當代營養學

Wardlaw's Contemporary Nutrition, 10E

Anne M. Smith
Angela L. Collene
著

蕭寧馨
譯

Mc Graw Hill Education

東華書局

國家圖書館出版品預行編目(CIP)資料

當代營養學 / Anne M. Smith, Angela L. Collene 著；蕭寧馨
譯. -- 初版. -- 臺北市：麥格羅希爾, 臺灣東華, 2017.2
面； 公分
譯自：Wardlaw's contemporary nutrition, 10th ed.
ISBN 978-986-341-305-9 (平裝)

1. 營養學

411.3 105024638

當代營養學

作　　者　Anne M. Smith, Angela L. Collene

編 譯 者　蕭寧馨

合作出版　美商麥格羅希爾國際股份有限公司台灣分公司
暨發行所　台北市 10044 中正區博愛路 53 號 7 樓
　　　　　TEL: (02) 2383-6000　FAX: (02) 2388-8822

　　　　　臺灣東華書局股份有限公司
　　　　　10045 台北市重慶南路一段 147 號 3 樓
　　　　　TEL: (02) 2311-4027　FAX: (02) 2311-6615
　　　　　郵撥帳號：00064813
　　　　　門市：10045 台北市重慶南路一段 147 號 1 樓
　　　　　TEL: (02) 2371-9320

總 經 銷　臺灣東華書局股份有限公司

出版日期　西元 2017 年 2 月 初版一刷

ISBN：978-986-341-305-9

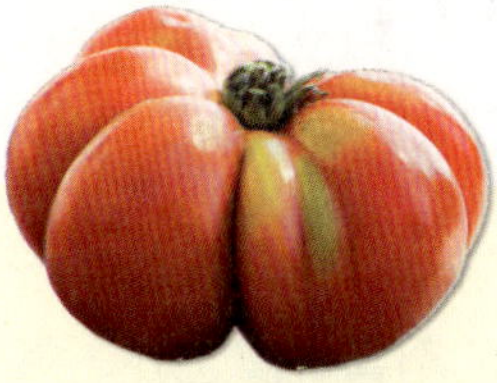

致學生，

歡迎來到營養學的迷人世界！在某種程度上，我們都是營養專家，因為我們都會吃東西，而且一天要吃好幾次。不過在另一方面，營養學似乎讓人有點困惑。比方說，「均衡營養」就讓人捉摸不定：不同的專家對於我們該怎麼吃有不同的意見，而且營養建議也一直在變！吃蛋是好或不好？我們是否該吃含有麩質的食物？其次，飲食的選項太多了。你知不知道超市的食物和飲料有 4 萬種？食品廠商和雜貨連鎖店只有一個目標：就是賺錢。一般說來，行銷做得最大的產品往往不是最健康的食物，這就讓我們在購物時非常難以抉擇。此外作為美國人，我們經常外食。如果我們所吃的食物由別人幫我們準備好，那麼食材的內容、產地在何處、份量有多少，都不歸我們管。我們還有許多東西要學，而且你一定對於自己該怎麼吃，飲食又怎麼影響自己，抱有濃厚的興趣。

這本《當代營養學》的設計針對各種領域的學生，正確地傳達了不斷變化而且似乎互相矛盾的營養訊息。一般學生對營養學抱持錯誤的觀念，而且生物學或化學的知識背景有限。然而我們所教導的營養觀念經過斟酌，會讓你能夠應用在實際生活中。

本書是《當代營養學》第 10 版。一如先前的版本，本書寫作的目的是為了讓你明智地選擇自己所吃的食物。我們不但仔細說明營養素與健康的關係，也會讓你了解影響飲食抉擇的諸多因素。本書的編排從頭至尾參考了許多嚴謹的研究、書籍、政策和網站。有了這些觸手可及的資訊，對於自己該吃什麼和吃多少，你就會胸有成竹。我們該學的東西不少，就從現在開始吧！

Anne Smith
Angela Collene

譯者序

本書是台灣近年來的第一本「西學為體，中學為用」的初階營養學教科書，除了當代營養學第十版的全書翻譯之外，每一章都加入了與課題相關的台灣最新資料 (只有飲食失調症的課題欠缺)。全書的架構依序涵蓋了正確營養知識的清晰說明，接著有美國人的應用實例，尤其是大學生在校園情境下的飲食生活，最後則對照同樣的知識在台灣的應用狀況。

近年來國人逐漸重視正確的飲食健康知識，也開始體會到營養知識並不是如廣告詞般的膚淺，一本知識與應用並列的書籍可以作為主修或是選修營養的入門書籍，也適合作為營養通識課程的教學依據和推薦讀物。

多年來翻譯美國的營養學教科書，一方面對版本的快速更新既驚又喜，代表營養知識和應用仍然快速變化，並非陳腔濫調；另一方面也不免懷疑紙本教科書存在的必要。在網路資訊充沛的環境中，我們還需要教科書嗎？事實上，網路資料龐大，處處連結，路徑繁多，若無指引則往往迷路徒勞而事倍功半。

初階教科書彷彿是特定領域的遊旅指南，有科學主軸和邏輯一致而正確可信。一本指南在手，可以幫助初遊者認識新地的概貌和脈絡，分章主題是不可錯過的景點，案例研究強化體驗印象，觀念檢查是詳細考慮的購物清單，重點整理則是清點每一站的收穫，確保這一趟行程滿載而歸。

蕭寧馨

譯者簡介

現任：

- 臺大生化科技學系營養學教授，長期講授食品營養概論、營養生化學暨實驗、礦物質營養學、分子營養學、食品安全等課程。
- 臺大生物科技研究中心副主任
- 財團法人癌症關懷基金會董事

經歷：

- 美國馬里蘭大學營養與食品科學系兼任教授
- 臺大農業化學系教授
- 輔大營養學系兼任教授
- 臺灣營養學會秘書長
- 行政院食品安全會報委員

學歷：

- 美國康乃爾大學食品科技博士
- 臺大管理碩士網路學分班 22 期結業 (2016)
- 臺大食品科技研究所碩士
- 臺大農業化學系學士

本書導覽

與今日營養學連線

了解我們的讀者

我們編寫《當代營養學》時，假設學生群少有大學程度的生物學、化學或生理學背景知識。因此我們在某些營養議題上（例如第 6 章蛋白質的合成），仔細補充必要的科學基礎。本書所呈現的科學淺顯易懂，大學生也能掌握這些教材而應用在自己的生活上。概念圖提供了巨量營養素的功能和特性的視覺描繪，也可幫助學生掌握營養科學。

涵蓋最近的指引和研究

營養學的領域不斷變化，大量的研究不斷重塑營養科學的知識。為了反映目前的營養知識和最新的健康／營養指引，第 10 版的內容仔細做了更新。對日常飲食而言，學生會學到 2010 美國飲食指南、我的餐盤和健康國民 2020。本版在討論特定的議題時，美國心臟協會、糖尿病協會、醫學研究所和心理協會的最新資料和建議都涵蓋在內。

每章都有「營養新知」專欄，敘述與本章議題相關的最新研究報告所使用的科學方法。此外，「營養連線」敦促學生進一步閱讀論文並應用其所學。

在頁緣的「醫藥箱」專欄，我們提供營養相關疾病的常用藥物資訊，說明藥物影響營養狀況的方式，以及食物／營養素如何影響藥效。

與個人需求連線

在個人層面應用營養學

本書從頭至尾強調，每一個人對營養素的反應都不相同。為了進一步傳達在個人生活中應用營養學的重要性，我們涵蓋了許多與大學生的人物和情境相關的實例。我們也強調篩選正確營養訊息的重要性，並且明智地應用在個人生活中。我們的目標是提供學生吃得健康所需的工具，並且在課程結束之後也能做出聰明的營養抉擇。這些特性多半都能透過營養連線評估，以幫助學生學習／應用營養知識。

挑戰學生的嚴謹思考

《當代營養學》提供許多機會讓學生更加了解自身和飲食，並且應用營養學知識提升自己的健康。這些教學項目包括「關鍵思考」、「案例研究」、「營養與你的健康」、「你會如何選擇？」以及「營養新知」。這些刺激思考的議題多半在營養連線的線上資源裡有進一步的擴充。

與視覺化連線

迷人而精確的插圖

本書的插圖、照片和圖表可以幫助學生更容易掌握複雜的科學觀念。

- 許多插圖已經更新以刺激學生的學習和理解，並且提升興趣和記憶。許多圖片用較明亮的顏色重新設計，以符合現代的風格。
- 在許多圖表中，色碼和箭頭的應用讓學生更容易掌握事件的過程，並了解其相互關係。過程的說明則出現在圖表之中。過程和說明併行讓學生能夠逐步學習並且強化教學的效率。

突出的視覺化效果不僅吸引讀者的注意力，並且達成明白易懂、嚴謹思考的目標。本版的版面設計清晰明亮，極為吸引人，亦且符合今日學生視覺導向的需求。

最近的更新

逐章修訂

第 1 章：營養、食物選擇和健康

- 第 1 章的新標題反映食物選擇及其對整體健康的影響。
- 圖 1-2 是新圖，說明針對美國兒童和青少年的食品飲料行銷費用。另外也討論了「兒童食品飲料廣告倡議」中限制針對兒童的食品廣告的呼籲。
- 更新餐廳菜單標示的規定。
- 現在利用烤雞三明治作為計算卡路里的實例。
- 討論營養建議背後的科學方法已經移到第 1 章（章節 1.5：營養學知識如何產生？），此外還添加了全書的「營養新知」專欄。新的圖 1-5 說明了測試所有假說的步驟。
- 圖 1-7 顯示 2012 年成人肥胖的百分比以及已經更新的其它肥胖統計數字。
- 增加「營養新知」專欄：嬰兒潮的健康狀況似乎比上一代差。
- 「營養與你的健康」專欄提出新證據：大部分的大學生並沒有增加「新生 15 磅」。
- 延伸閱讀更新 6 篇論文。

第 2 章：健康飲食的設計指南

- 第 2 章重新編排，從 2010 美國飲食指南和 2008 美國運動指南開始，至膳食參考攝取量 (DRI) 的說明結束。
- 「食品標示和飲食設計」已經移到新的「營養與你的健康」專欄，其後則是新的案例研究「利用營養標示挑選食物」。
- 新的「營養學家的選擇」說明各種飲料的營養素密度和能量密度。
- 第 2 章引進「比例」這個名詞以說明吃更營養的食物的觀念。
- 延伸閱讀有 6 篇新論文。

第 3 章：從營養學觀點看人體

- 在本書各章中，第 3 章的圖最多。我們了解許多學生對人體解剖和生理學的背景知識極為有限，而且儘早弄清消化和吸收作用會使後面章節的研讀更加順利。因此之故，我們使用較長的篇幅讓學生明白人體系統，尤其是消化系統，以及人體利用營養素的過程。比方說，現在圖 3-2 說明器官系統可讓我們明瞭營養與各人體系統的關聯。圖 3-5 更清楚顯示人體內在和外在環境間營養素和廢物的交換。圖片說明，例如圖 3-8，現在更加清楚地解釋了消化、吸收和代謝的結構和過程。
- 第 3 章增添幾個新名詞以擴大學生對營養與生理學關聯的了解。
- 人體系統的討論稍微重組以強調消化系統（章節 3.9）的重要性。
- 我們了解學生想要快速掌握重要資訊，所以特別努力將圖表呈現得清晰易懂。比方說，表 3-2 就加以擴大以釐清消化道分泌液的角色。
- 營養基因體學領域的發現強調了營養與遺傳有重要的關聯。章節 3.11 加以擴充，好讓學生明白個人化營養建議的重要性。
- 「營養與你的健康」專欄涵蓋許多更新，幫助學生以膳食療法預防／治療普通消化道疾病時，能夠撇清虛構，掌握事實。大腸激躁症的章節曾經修訂並擴充。此外，我們添加了資訊以回覆學生針對麩質不耐症和麩質敏感的疑問。

- 「醫藥箱」專欄討論質子泵抑制劑和 H_2 阻斷劑對營養狀況的影響。

第 4 章：碳水化合物

- 「你會怎麼選擇？」專欄利用我的餐盤飲食指南挑選幾種碳水化合物來源的餐點。
- 碳水化合物概念圖經過增補，包括每種碳水化合物的定義。
- 重新編排「食物中的碳水化合物」章節，以便包括全穀類、蔬菜類、水果類和奶類等小節。
- 代糖的資訊已經更新，現在包括羅漢果在內。
- 血糖對食物的反應已經更新，強調升糖指數的觀念而非食物的升糖負荷。
- 攝取糖的資訊已經重寫，以強調過量的糖對飲食品質的影響。
- 「營養新知」專欄提及美國人添加糖的攝取已經減少。
- 「營養與你的健康」專欄已經更新，包括美國糖尿病協會新的診斷建議。
- 「醫藥箱」專欄包括管理糖尿病的藥物資訊。
- 延伸閱讀包括 12 篇新論文。

第 5 章：脂質

- 必需脂肪酸的討論移至本章開頭。
- 圖 5-1 已經更新，包括脂肪酸的碳數，以便強調 ω-3、ω-6 和 ω-9 脂肪酸。
- 圖 5-5a 中三酸甘油酯的結構現在包含三個特定脂肪酸。
- 討論魚肉含汞的可能性與多吃魚的建議。
- 圖 5-10 的氫化作用圖現在比較合乎實際，顯示進行此過程的金屬槽。
- 反式脂肪的討論已更新，包括規範餐飲機構的提案。
- 新圖 5-12 提供更詳細的消化和吸收過程。
- 圖 5-14 現在顯示每一種脂蛋白的組成。
- 圖 5-16 顯示更磷脂質細胞膜的更多細節。
- 脂肪攝取建議已經擴充，包括 ω-3 的 α-次亞麻油酸。
- 「營養新知」專欄說明地中海飲食法預防心血管疾病的新研究。
- 「營養與你的健康」專欄針對心血管疾病的發展，現在包括巨噬細胞和泡沫細胞如何參與動脈壁斑塊的製造。
- 說明黑巧克力對 LDL 和 HDL 膽固醇濃度的益處。
- 「醫藥箱」專欄列舉治療和預防動脈硬化的常見藥物。
- 延伸閱讀包括 6 篇新論文。

第 6 章：蛋白質

- 圖 6-2 說明肽鍵的合成。
- 利用有食譜和食材的烹飪書說明蛋白質的合成。
- 美國肉類和禽肉的消費趨勢與全球的比較。
- 大豆和堅果過敏的章節已更新，包括一張新圖 6-10。
- 在頁緣加註麩質敏感。
- 「營養新知」專欄總結吃紅肉與夭折率上升的關聯。
- 討論素食主義的新趨勢，包括週一無肉日的倡議。
- 延伸閱讀包括 9 篇新論文。

第 7 章：能量平衡與體重控制

- 肥胖的盛行率和最新趨勢於新圖 7-1 討論。
- 瘦體組織影響基礎代謝的討論已經擴充，並於新圖 7-5 說明。

- 限制能量的減重效果已經修訂，以反映最新的證據。
- 身體質量指數的範疇列於表 7-1。
- 討論腹部肥胖的代謝效果，以及體脂肪過量對胃口調控荷爾蒙瘦素的影響。
- 擴大討論分量控制，並包括低能量密度飲食的原理。
- 增加新章節「控制飢餓」，包括「克服減重停滯期」。
- 在頁緣增加運動器材的卡路里估計的資訊。
- 行為矯正的章節包括用心飲食。
- 更新利用線上或智慧手機程式的資訊。
- 「營養新知」專欄包含減重新藥 Lorcaserin 的簡介。
- 討論減肥手術的最新發展。
- 增加新章節「增加肌肉而非脂肪的重量」。
- 強調 hCG 飲食的風險。
- 延伸閱讀增加 12 篇新論文。

第 8 章：維生素

- 「你會怎麼選擇？」專欄探討使用膳食補充品作為能源。
- 全章重新設計的圖片說明維生素的各大類食物來源。
- 新圖 8-1 概述維生素的功能角色。
- 每種微量營養素的討論都重新編排並擴充，以簡要的格式涵蓋其功能、缺乏症、食物來源、每日需要量以及毒性。
- 富含葉黃素和玉米黃素的蔬菜列於表 8-2。
- 增添各種維生素 D 的來源及製造。
- 新圖 8-8 說明維生素 D 在血鈣調控方面的角色。
- 新增含有大量天然維生素 D 的蘑菇。
- 圖 8-17 簡述維生素輔酶的名稱。
- 全穀類的益處在圖 8-18 中說明。
- 「營養新知」專欄探討 B 群維生素和認知功能之間的關係。
- 新圖 8-29 說明維生素 B_{12} 的消化和吸收過程。
- 「醫藥箱」專欄討論抗凝血藥劑，甲胺喋呤，各種影響維生素 B_{12} 吸收的藥物，以及利用維生素 A 衍生物治療粉刺。
- 更新表 8-4 和 8-5 以清晰明白的方式綜述維生素的功能、需要量、食物來源、缺乏症和毒性。
- 膽鹼的討論已經修訂和擴充以反映最近的研究。
- 「營養與你的健康」專欄反映美國癌症協會和癌症研究所的最新建議。

第 9 章：水和礦物質

- 全章重新設計的圖片說明水和和各種礦物質的食物大類來源。
- 水在人體內的許多角色已經擴充和重新編排。
- 奶類替代品的資訊出現在「避免太多鈣」的章節。
- 討論鈣補充劑的效力的最新發現，包括「營養新知」專欄的降低婦女髖骨骨折風險。
- 圖 9-21 說明利用 T-分數量表診斷骨質疏鬆症。
- 在銅的章節介紹兩種銅代謝的遺傳性疾病：威爾森氏症和緬克斯症候群。
- 「營養新知」專欄探討利用抗氧化補充劑預防癌症的實驗結果。
- 新增水源氟化的爭論。
- 兩個「醫藥箱」專欄解釋控制血壓和骨質喪失的藥物對營養的影響。

第 10 章：體健與運動營養學

- 「獲得並維持體適能」的新章節顯示如何利用 FITT 原理設計有效的體適能計劃。
- 「肌肉運動的能量來源」章節現在包括脂肪適應的討論。
- 探討減重與女運動員三症候群的危險，提醒學生注意第 11 章的飲食失調資訊。
- 有關運動員的蛋白質需求的爭論已根據最新的研究而更新。
- 新內容包括 B 群維生素和抗氧化劑對運動表現的影響。
- 表 10-6 和 10-10 已經更新以反映市面上新推出的運動營養產品。
- 我們了解先前版本對運動營養學的討論多半可應用於耐力運動，例如長跑和自由車。運動營養學的進步讓飲食對策能夠應用於更多不同的運動項目。因此之故，我們修訂並重組本章的飲食對策，以強化肌力和爆發力運動的體能表現。

第 11 章：飲食失調症

- 目前的研究顯示，除了環境因素之外，遺傳也會引發飲食失調。因此本章對飲食失調的討論都據此更新。
- 2013 年出版的「精神疾病診斷統計手冊」第 5 版中，劇食症已歸類為飲食失調的一種。新章節 11.4 就是探討劇食症最近的研究。圖 11-1 現在說明厭食症和暴食症之外，劇食症對身體的影響。
- 表 11-1 和 11-2 已經更新，包括「精神疾病診斷統計手冊」第 5 版中已修訂的厭食症和暴食診斷判準。「掏空」已修訂為較通用的「補償行為」。圖 11-3 以實例說明催吐對身體的影響。
- 雖然飲食失調盛行於年輕女性之間，但男性和年長女性也會受害。現已增加這方面的資訊。
- 名人罹患飲食失調的資料已經更新，讓年輕世代的學生能夠更加警惕。
- 在治療厭食症、暴食症和劇食症的討論中，最新的資訊已經分別添加在營養、心理、和藥物治療的層面。
- 「醫藥箱」專欄討論利用抗憂鬱劑治療飲食失調。
- 涵蓋較少見的飲食失調例如異食癖、掏空症、夜食症候群和低閾值飲食失調的章節已經更新，以反映「精神疾病診斷統計手冊」第 5 版的新資訊。此外，我們也說明了新興的飲食異常模式，例如糖尿暴食症和健康食品症。

第 12 章：世界性的營養不足

- 在世界性飢餓和糧食充裕的討論中介紹「營養充裕」的觀念。
- 討論全球營養不足，並且在圖 12-1 按地區說明。
- 「營養新知」專欄概述母親缺碘與子女學業表現較差的關聯。
- 有關美國救濟計劃的資訊已經更新。
- 討論根除「食品沙漠」的進展，包括利用「食物取得調查圖」。
- 戰爭和政治動盪對貧窮和飢餓的衝擊的統計資料已經更新。
- 新增全球對抗 HIV/AIDS 的努力所產生的正面影響。
- 討論減少開發中國家的營養不足以達成聯合國千禧年發展目標。
- 新增最近有關基改食品的安全性的爭論。

- 增加特定國家懷孕期間和兒童期營養不足所產生的影響實例。
- 延伸閱讀增加 10 篇新論文。

第 13 章：食品安全

- 討論最近食源性疾病爆發的實例，並總結於表 13-1。
- 討論家畜大量使用抗生素所產生的影響。
- 新增美國心臟協會對「公認安全名冊」中鈉的關切，以及其他團體對 FDA 管控食品添加物的流程的關切。
- 討論喝咖啡對健康的正面影響。
- 表 10-3 列舉自己採取措施以減少農藥暴露的更新資訊。
- 新增「骯髒的 12™」和「乾淨的 15」。
- 新增章節「魚類的環境污染物」。
- 討論對抗食源性疾病的工具——危害分析重要管制點 (HACCP)，以及停電時的食品安全措施。
- 延伸閱讀增加 8 篇新論文。

第 14 章：懷孕期和哺乳營養期

- 第 14 章新增章節 14.1「營養與生育力」，討論男女兩性的體重管理和其它營養對策以提高受孕機會。另外還討論多囊性卵巢症候群的定義和管理。
- 更新有關胎兒源起假說的資訊。此觀念首先在章節 14.1 定義，而與此假說相關的新近研究則貫穿本章的討論。
- 在章節 14.2 中，懷孕期間有害暴露的討論已經擴充，包含母親服用的合法和非法藥物的影響。
- 我們對懷孕成功的討論特別強調受孕時有健康的 BMI，而且增重在醫學研究所的建議範圍內。為了強調這一點，「營養新知」專欄解釋了妊娠增重與子女未來的認知能力的關聯。
- 在章節 14.4 中增加說明懷孕期間攝取足量維生素 D 的重要性。
- 更新妊娠高血壓的專有名詞以符合目前的醫學文獻。
- 章節 14.7，包括表 14-5，已經修訂以顯示哺乳對母嬰的更多益處。
- 葉酸與神經管缺陷的討論已從第 8 章移至第 14 章的「營養與你的健康」專欄。
- 更新「先天甲狀腺功能低下症」的專有名詞（原本稱為呆小症）以符合目前的醫學文獻。此外，新圖 14-11 說明患有此症的嬰兒。

第 15 章：嬰兒期到青春期的營養

- 在章節 15.1 中，我們更新了圖 15-1 以說明 WHO 和 CDC修訂的生長圖的應用。體重不足、健康體重、過重和肥胖的定義都是根據 BMI 對年齡，已經更新以符合目前的醫學文獻。
- 生長遲緩的章節已經擴充，包含更新的定義和可能原因的更多討論。
- 章節 15.2 嬰兒纖維和水的需求資訊已經擴充。
- 雖然在第 14 章已經討論過，我們在章節 15.3 再度強調哺乳優於配方哺餵之處。
- 本章一貫強調食品安全對嬰幼兒的重要性。
- 在章節 14.4 和 14.5 中，我們重新編排了提升學齡前／學齡兒童營養狀況的對策。新表 15-5 顯示幼兒的能量需求。在這些章節中，我們併入更多在家應用科學建議的自己動手做實例。表 15-7 已經更新，清楚列出可能造成幼兒窒息的食物。

- 避食／限食失調的新資訊已與「精神疾病診斷統計手冊」第 5 版同步。
- 章節 15.4 討論營養與自閉譜系障礙的關聯的最新研究。
- 在章節 15.4 中，我們更新了兒童肥胖和共病症的統計和建議。我們指出特定對策，例如吃早餐和忌喝甜飲料，可預防/糾正日益增加的公衛問題。
- 更新營養教育和學校早／午餐計劃的討論。
- 章節 15.6 特別強調青少年應少吃速食和咖啡因飲料。此外，未成年飲酒為害甚大。
- 「營養新知」專欄探討飲食與粉刺的可能關聯。
- 「營養與你的健康」專欄針對食物過敏和不耐症的討論已經更新，增加新的統計數字和專有名詞以符合目前的醫學文獻。

第 16 章：成年期營養

- 新圖 16-1 說明未來的人口結構變化會衝擊醫療保健。
- 目前針對營養與長壽的研究，強調維持健康體重、吃植物為主的飲食、以及經常運動。
- 在章節 16.2 中，包括老人蛋白質和鈉建議量的最新研究。
- 在章節 16.3 和表 16-2 中，我們對影響老人營養狀況的生理因素的討論已經重新編排並擴充，以促進學生了解迅速增加的老年人口的營養需求。此外我們也特別更新口腔衛生和體力活動的討論。為了對付肌少性肥胖和骨骼健康下滑，目前老人運動的建議包括耐力、肌力、柔軟度、以及平衡的運動。
- 現在表 16-3 包括更多老人使用的輔助和另類療法。
- 「營養與你的健康」專欄現在包括飲酒的資訊。現在用「飲酒失調」取代以往的酗酒或酒癮，與「精神疾病診斷統計手冊」第 5 版同步。飲酒失調的診斷判準也包括在專欄內。

目錄

第一篇　營養學：健康的關鍵
Part One　Nutrition: A Key to Health

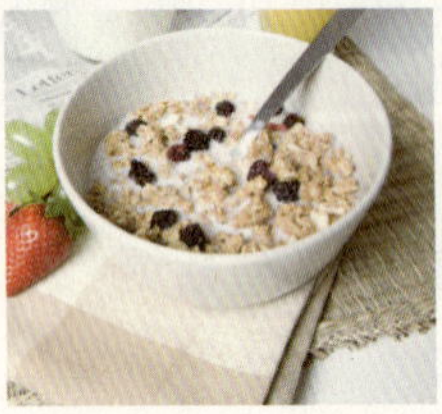
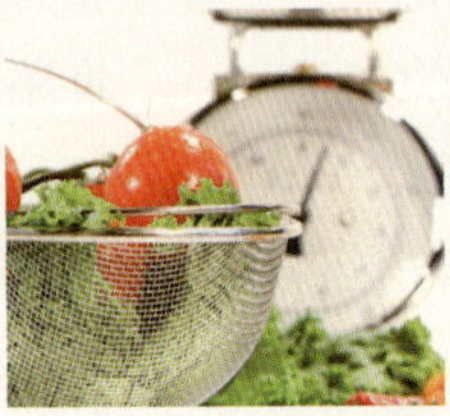
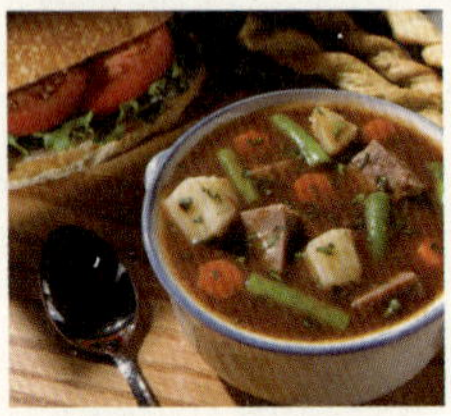

第二篇 能量營養素與能量平衡
Part Two Energy Nutrients and Energy Balance

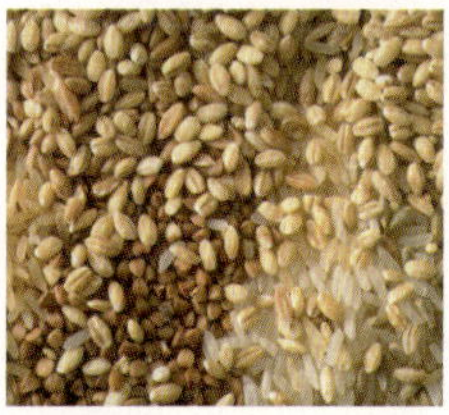
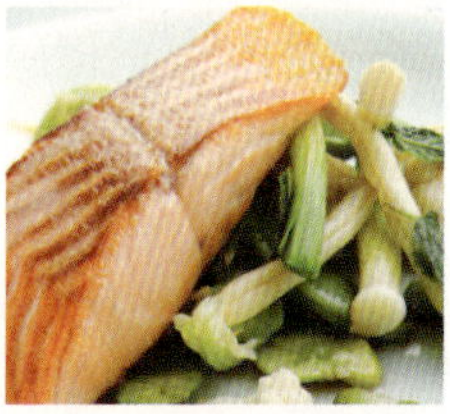
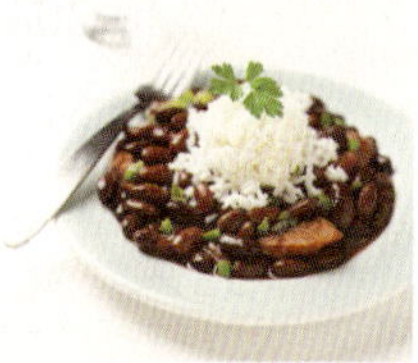
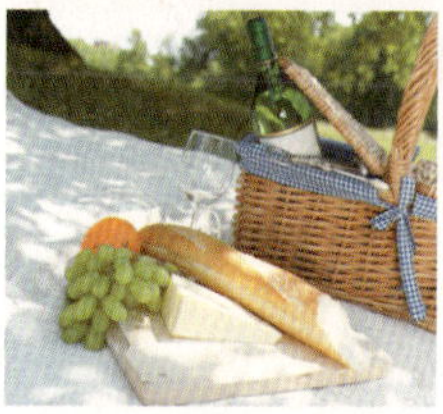

第三篇 維生素、礦物質和水
Part Three Vitamins, Minerals, and Water

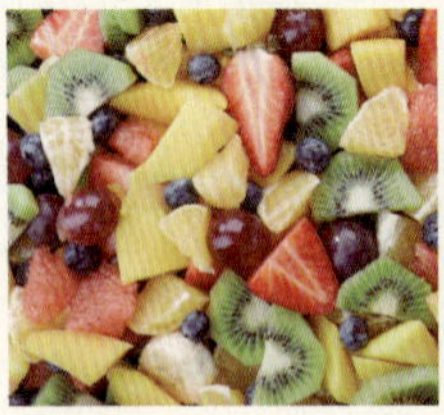

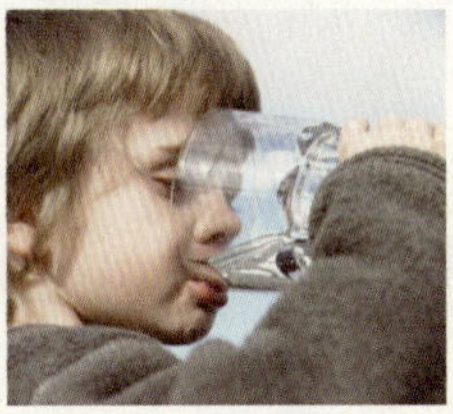

第四篇 營養：超越營養素
Part Four Nutrition: Beyond the Nutrients

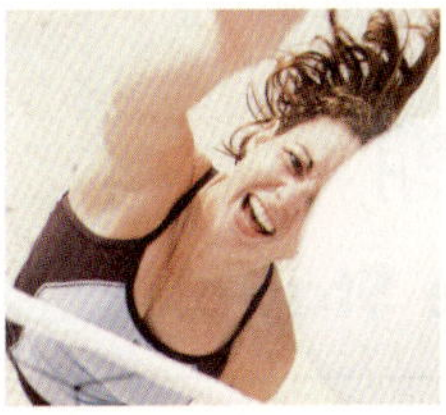
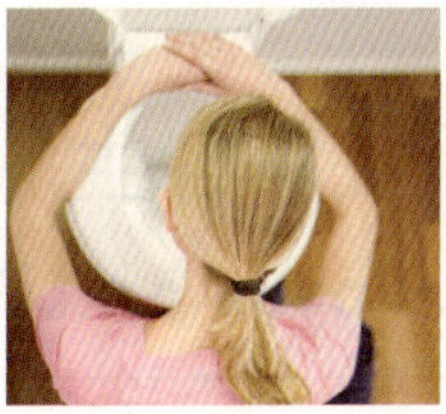
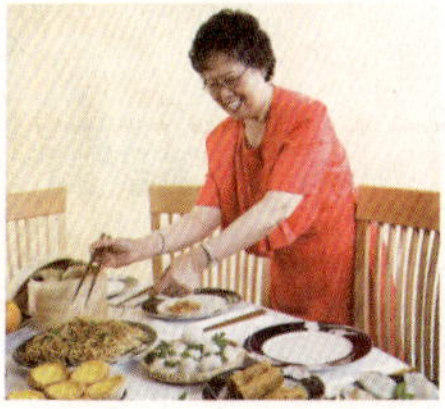
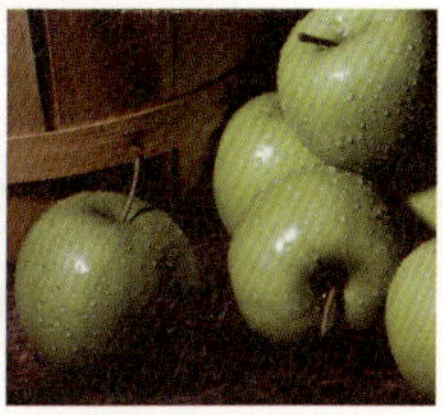

第五篇 營養：聚焦各生命期

Part Five Nutrition: A Focus on Life Stages

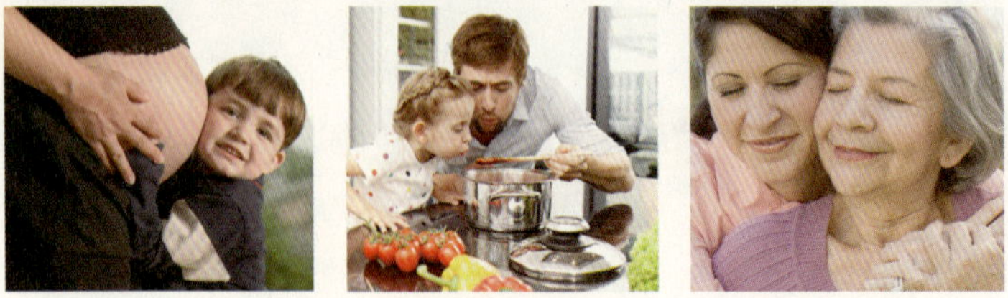

Chapter 1 營養、食物選擇和健康

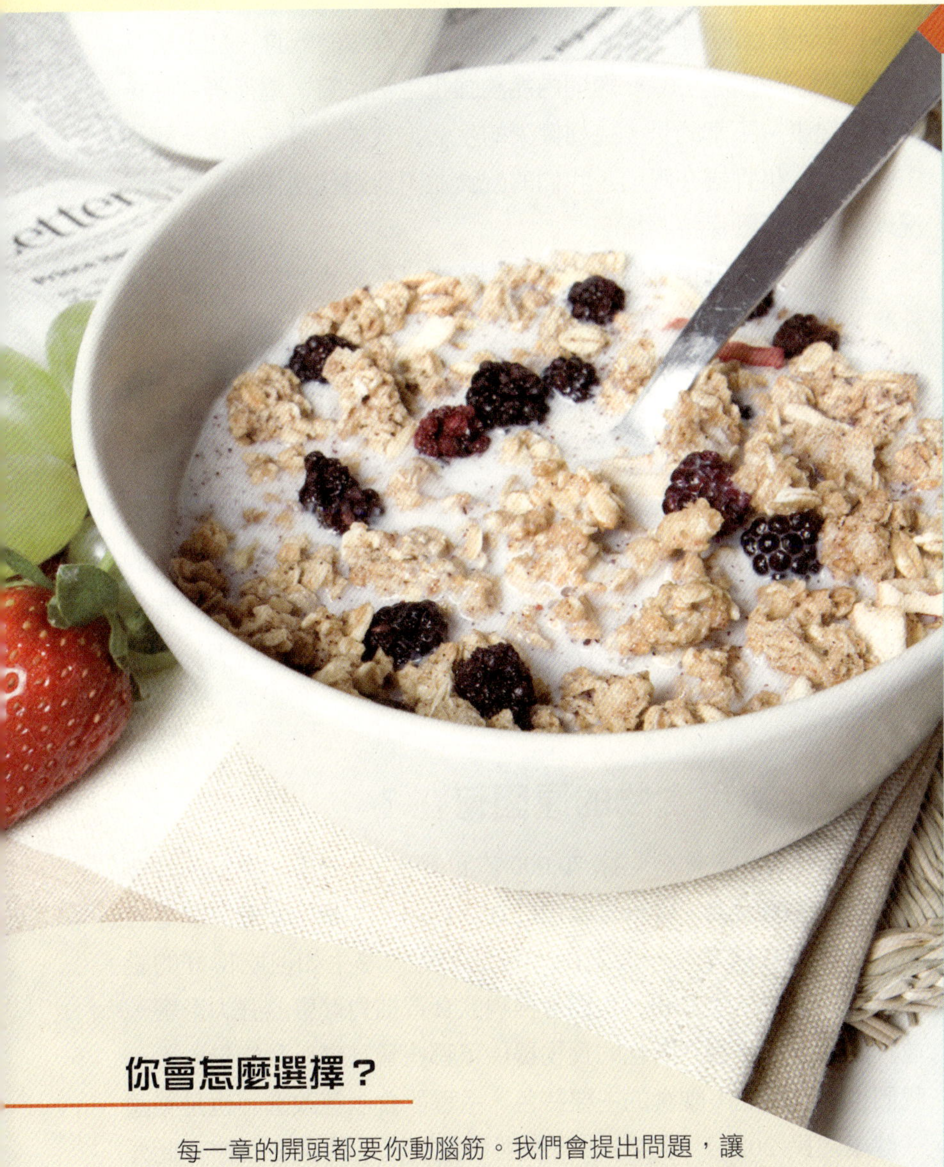

學習成果

第 1 章的設計是要讓你能夠：

1.1 說明我們的飲食習慣如何受到影響，包括食物的滋味、口感和外觀；日常生活和習慣；早年的經驗和風俗；廣告；對營養和健康的關注；餐廳；社會變遷；經濟情況；以及餐點的份量和成分對生理過程的影響。

1.2 確認飲食和生活方式的因素對北美 15 大死亡原因的影響。

1.3 定義營養、碳水化合物、蛋白質、脂質（脂肪）、酒精、維生素、礦物質、水、植化素、大卡以及纖維質等名詞。

1.4 利用能量營養素的重量和卡路里計算食物或飲食的總卡路里，英制單位轉換成公制，以及計算百分比，例如飲食中來自脂肪的卡路里百分比。

1.5 了解如何利用科學方法建立營養領域中的假說和理論，包括營養需求的測定。

1.6 列舉北美飲食的主要特性，需要改進的飲食習慣，以及《健康國民 2020》「營養與體重狀況」的主要目標。

1.7 說明促進健康和防止疾病的基本飲食計劃，以及良好營養和健康生活方式的益處。

1.8 了解大學生的飲食和營養問題。

你會怎麼選擇？

每一章的開頭都要你動腦筋。我們會提出問題，讓你利用本章討論的觀念做出適合自己的選擇。各章末尾都會有營養學家的建議，以及這些建議的道理何在。

昨晚熬夜做課堂報告直到凌晨 2:30，不幸的是，你的心理學課是今早 9:00 開始，當鬧鐘在 7:30 響起時，你決定再多睡 20 分鐘，省掉在餐廳坐下來吃早餐的時間。那麼你的省時早餐的最佳選項為何？哪些因素會妨礙你做出正確的抉擇？

a. 不吃早餐，在午餐和晚餐多吃一些額外的能量。
b. 從宿舍的販賣機購買低脂雜糧棒和冰咖啡。
c. 從宿舍的「食品儲藏室」迅速準備一碗麥片，再加上香蕉、低脂牛奶和優格。
d. 吃一個火腿蛋加起司的貝果。

營養連線

一邊閱讀第 1 章，一邊思考你的選擇，然後看看本章末尾的「營養學家的選擇」。

科學研究已經明白指出，富含蔬果和全穀類的飲食，加上經常運動的生活方式， 短期內能夠強化生活品質，還能維持往後多年的健康。不幸的是，這種健康的生活方式並不容易維持。講到「營養」，事實擺在眼前，我們的飲食並不能跟代謝作用、生理狀況以及體力活動保持平衡。

本章一開始就提出問題。何者影響你日常食物的選擇？口味、外觀、便利性、價格或價值的因素各有多重要？營養是否為你的考慮因素之一？你的食物選擇是否影響生活品質和長期的健康狀況？如果能夠做出最佳的選擇，我們就可以輕而易舉達到長壽和健康的目標。這就是本章的主題，也是本書一以貫之的主題。

本書的終極目標就是幫你找出獲取優質營養的最佳途徑。本書提供的資訊都是根據最新的科學研究，並且已經轉化為促進健康的日常行為。修完營養課程之後，應該可以了解自己的食物選擇背後的學理，並且為他人提供建議。選擇適合自己的食物之能力，可稱之為「營養涵養」，不同於「營養文盲」。

1.1 你挑選食物的原因何在？

在一生當中，你會吃掉 70,000 次正餐和 60 公噸的食物。許多外在與內在的因素，會影響我們的食物選擇。本章開頭先討論這些因素，然後在結尾來一段對話，特別針對大學生如何吃得好的議題。在開頭和結尾之間，我們會檢視飲食習慣對健康的強力影響，並且仔細看一看我們所吃的食物提供了哪些營養素以及能量卡數。我們也會討論北美飲食的主要特色，這種飲食亟待改進，也是美國《健康國民 2020》報告中「營養與體重狀況」的主要目標。此外也回顧了擬訂營養建議的科學方法，並且介紹貫穿本書的「營養新知」專欄。

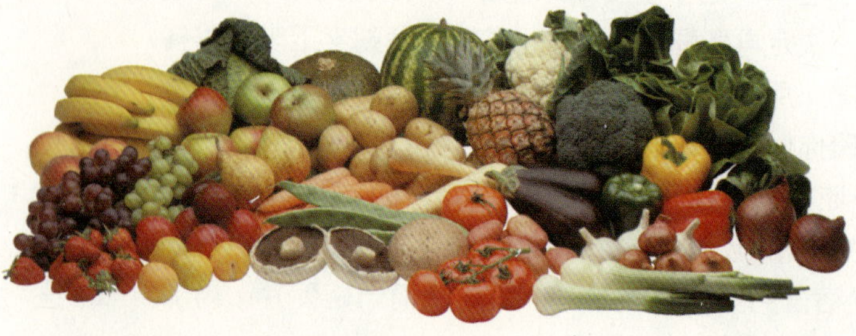

對驅使我們進食與影響我們食物選擇的各種現象有所了解，會幫助你明白影響飲食的複雜因素，尤其是日常生活和食品廣告的潛移默化（圖 1-1）。然後你就會明白，為什麼食物對不同的人有不同的意義，別人的飲食習慣和偏好為什麼會跟自己不一樣。

何者影響你的食物選擇？

食物的意義遠遠超過滋養品——它反映了我們對自身的許多看法。在一生當中，我們花了相當於 4 年的時間在吃東西。根據美國勞工統計局的估計，2011 年美國人花了相當於 19 天吃吃喝喝，如果我們可以活到 80 歲，那麼吃喝的時間加起來就是 4.1 年。總之，我們日常食物的選擇受到複雜的生物學和社會學共同的影響（參見圖 1-1）。讓我們檢視一下決定我們食物選擇的一些最關鍵的因素。

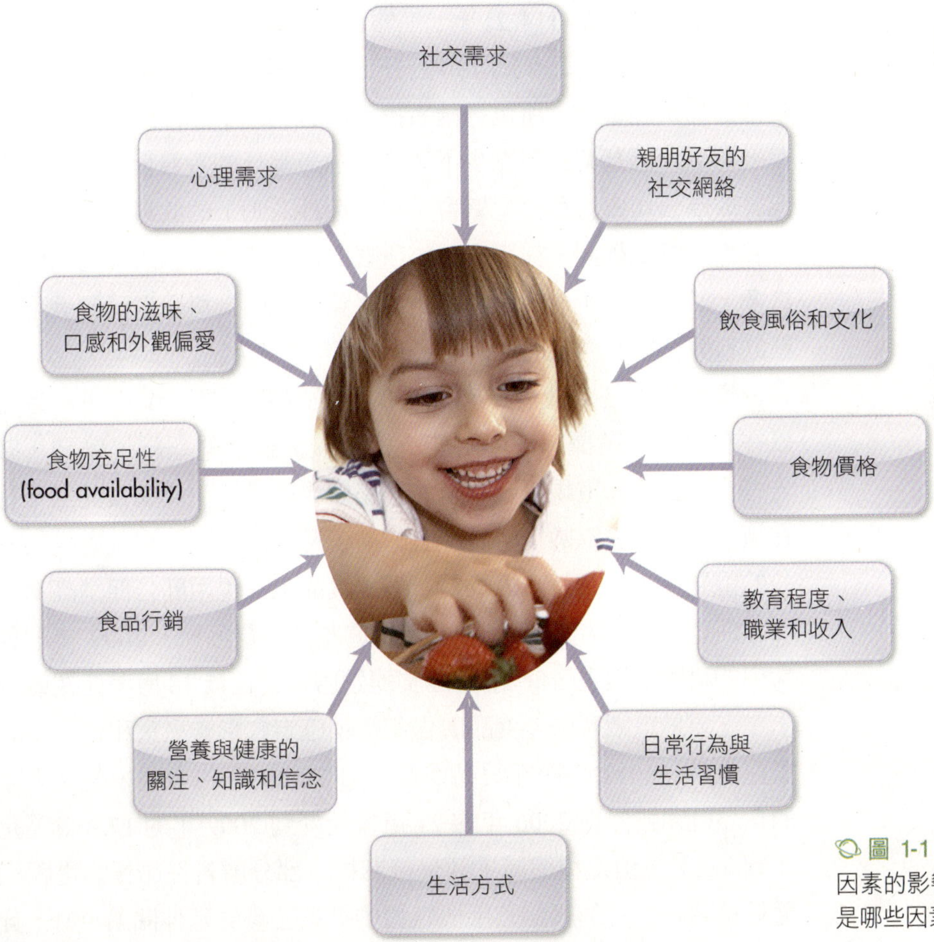
社交需求
心理需求
親朋好友的社交網絡
食物的滋味、口感和外觀偏愛
飲食風俗和文化
食物充足性 (food availability)
食物價格
食品行銷
教育程度、職業和收入
營養與健康的關注、知識和信念
日常行為與生活習慣
生活方式

圖 1-1 食物選擇受到許多因素的影響。對你影響最大的是哪些因素呢？

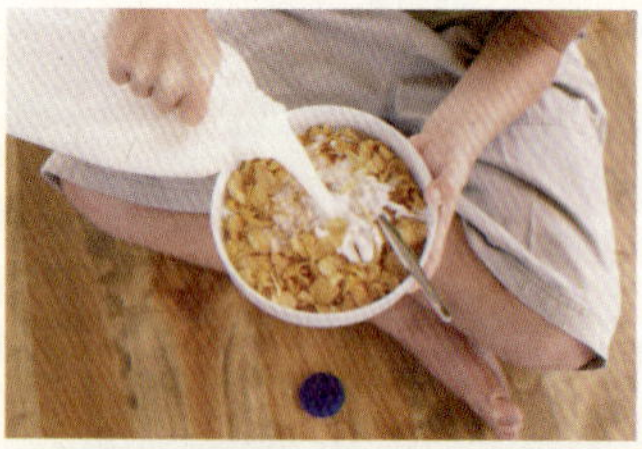

▲穀片和牛奶是美國人最常購買的食物，因為很多人天天吃這些食品當早餐

滋味、口感與外觀是挑選食物的最重要因素。食品工業的重心就是開發出既健康又賺錢的好吃食物。這些食物往往被稱為「健康」好選擇，或「對你比較好」。所以，食品工業的挑戰是在我們喜歡的「口味」與營養和健康之間維持平衡。

生命早年的影響，如與人、地、事等的關聯，對我們的食物選擇有長期和持續的衝擊。許多民族飲食模式始於我們童年期開始學吃的食物。父母已經幫我們打造了堅實的基礎，他們知道嬰兒期、幼童期、學齡前期的飲食會影響日後的健康行為。所以童年的健康飲食模式會一直伴隨我們，經歷青少年到成年，持續影響我們飲食的健康喜好和選擇。

日常行為和生活習慣與食物選擇密不可分。飲食習慣、食物充足性以及方便性強烈地影響我們的選擇。大多數人的飲食是取自一套核心食物群，其中涵蓋了大約 100 種基本食物，這些食物占了我們所吃食物的 75%。最近的調查指出，美國人最常購買的食物是牛奶（每年約 114 公升）、即食穀片、瓶裝水（每年約 95 公升）、清涼飲料（每年約 190 公升）以及麵包。由於美國人的早餐常常是牛奶加穀片，所以這兩者擠進前五名毫不意外。此外麵包也榜上有名，因為美式餐點少不了它，是最常見的穀類食品。瓶裝水已經成為公司會議和大型聚會（包括戶外活動）的飲料選項。儘管水和牛奶廣受歡迎，美國人每年所喝的汽水仍然是水或牛奶的兩倍之多。清涼飲料所含的大量糖分倍受關注，因為科學家已經發現含糖飲料與兒童肥胖之間的關聯（參見第 15 章）。

廣告是抓住消費者飲食興趣的重要媒體工具。現在消費者比以往有更多的選擇，然而這些選擇被撲天蓋地的報紙、雜誌、廣告牌、收音機、電視以及當紅的網路廣告所淹沒。美國食品工業花在廣告上的經費以數十億計。有的廣告還不錯，因為它宣導食物成分的重要性，例如鈣和纖維質。不過食品工業也用廣告促銷高糖穀片、餅乾、蛋糕和清涼飲料，因為這些產品最好賺。2009 年耶魯大學的科學家發現，前 20 大速食連鎖店一共花費 38 億美元在廣告上，主要是電視廣告。食品廣告和行銷確定會影響兒童和青少年的體重上升。2012 年聯邦貿易委員會 (FTC) 的報告發現，對青少年的食品行銷雖然從 2006 年的 21 億美元降到 2009 年的 17.9 億美元（圖 1-2），但這種縮減主要是廠商把一部分廣告從昂貴的電視媒體轉移到較便宜的網路和手機媒體的結果（參見延伸閱讀 9）。針

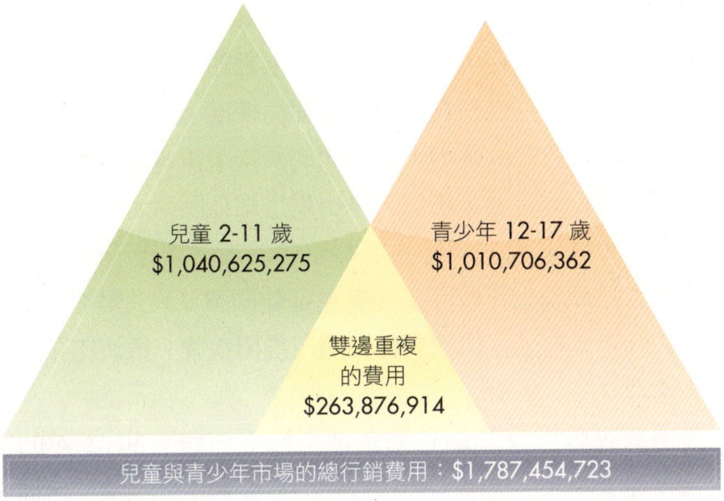

圖 1-2 2009 年美國針對兒童和青少年食品與飲料市場的行銷費用（資料來源：延伸閱讀 9）

關鍵思考

可以立法管理不健康的食物嗎？針對不健康的食物或成分，公衛當局希望加以查禁或者徵稅，藉以影響民眾的健康行為。然而食品工業和許多民眾反對政府擴權。這種兩難的局面在 2014 年夏天得到全國民眾的注意。由於越來越多證據顯示含糖飲料和肥胖的關係，紐約市有人提案在某些機構裡禁止販賣容量大於 500 毫升的甜飲料。這項提案得到當時的市長 Michael Bloomberg 的支持，市衛生委員會也批准這項禁令，已於 2013 年實施。不過飲料工廠堅決反對，而且紐約最高法院判決這項禁令無效。到了 2014 年 6 月，紐約上訴法庭裁定這項禁令逾越了健康部門的管理權限。決定哪種食物對你有益是誰的責任呢？

對數個西方國家的最新研究指出，食物和飲料的電視廣告與兒童肥胖都是在美國最為盛行（參見延伸閱讀 3 和 10）。鑑於廣告和行銷對兒童飲食與健康有負面影響，因而出現了幾個對策，其中之一是產業界的優良企業委員會 (CBBB) 在 2006 年發起了一項自律計劃，稱為「兒童食物和飲料廣告啟動 (CFBAI)」。這個計劃的成員是 16 家包裝食品公司和速食餐廳，他們承諾兒童的食品廣告必須符合營養科學的標準，甚至不從事針對兒童的廣告（參見延伸閱讀 13）。其他研究也指出，大眾媒體是飲食失調的始作俑者，因為它們刻畫極瘦的模特兒作為身材吸引力的樣板。這種行銷模式造成民眾對身體形象的扭曲和不滿，進而導致飲食失調病症。本章末尾的大學生好飲食段落會初步討論飲食失調症，第 11 章則有詳細的探討。

餐廳外食對我們的食物選擇有重大的影響。相較於家中食物，餐廳食物往往熱量密實、份量較多，而且營養品質較差。速食和披薩餐廳的菜單所強調的不外乎是肉類、起司、油炸食品以及汽水。最近為了回應消費者的要求，餐廳開始供應比較健康的食物，有的餐廳還在菜單上列出菜色的營養素含量。2010 年 3 月歐巴馬總統簽署了健康照護改革法案之後，過不多久餐廳菜單就必須標示餐點的熱量值。這個法案要求分店 20 家以上的連鎖餐廳，必須在菜單上註明餐點的熱量值；如果顧客提出要求，還得提供其它的營養資訊。美國食品藥物管理局 (US FDA) 在 2012 年 11 月公布了管理草案。雖然很多餐廳已在菜單上註明熱量卡數的資訊，大部分商家還是在觀望，將會一直拖到食品藥物管理局核准了菜單標示法為止。

省時與方便已經大幅地影響我們的食物選擇。因為我們的生活方式限制了備餐的時間，所以才會出現這兩種因素（參見延伸閱讀 4）。根據 2011 年營養與膳食專科學會的趨勢調查，62% 的美國成人認為自己備餐太花時間了（參見延伸閱讀 2）。緊迫的工作日程和長時間奔波在外，促使餐廳和超市推出快餐、微波主菜以及各種冷凍快理食品。

經濟狀況也在我們的食物選擇上扮上一角。2012 年的美國「食品暨健康調查」指出，挑選食物的首要理由就是價格，僅次於口味。現代的美國人在食物上的花費比以往來得少，不過年輕人和高收入者的食物花費仍然較多。收入增加時，外食的機會也跟著增加，食物的偏好也轉向餅乾、巧克力、起司和肉類。另外要謹記在心的是，熱量攝取增多時，食物的開銷也會跟著上升。本章末後會探討大學生在有限預算下吃得好的訣竅。

最後但同等重要的因素是營養──或者我們認定的「健康食物」也引導我們的食物選購。樂意購買營養食物的北美人，通常是受過高等教育的中產階級專業人士。這群人也同時具有健康取向，活躍的生活型態，並且注重體重管理。美國最近的「全國健康訪談調查」顯示，74% 的女性有習慣或每次都會閱讀食品上的營養標示，但只有 58% 的男性會這麼做。閱讀標示與身體質量指數（BMI，體重相對於身高）較低相關，尤其是女性。比不閱讀標示的婦女，閱讀者的 BMI 低了 1.48；轉換成中等身高的婦女，代表體重相差了 4 公斤（參見延伸閱讀 16）。

你為什麼這麼餓？

飢餓 (hunger) 和**胃口** (appetite) 是影響我們吃東西的兩大驅力，兩者之間有很大的差異。飢餓主要是身體性、生物性的驅力，由人體內的機制所控制；例如食物被胃腸消化和吸收之時，這些器官會對肝臟和腦發出訊號，以減少後續的食物攝取。

飢餓 (hunger)　主要的生理（內在）驅力，促使我們去覓食和進食，多半由內在訊號所調控。

胃口 (appetite)　主要的心理（外在）驅力，促使我們去覓食和進食，通常沒有明顯的飢餓。

胃口是我們吃東西主要的心理驅力，受到許多外在的食物選擇機制的影響，例如環境和心理因素，以及社會習慣（參見圖 1-1）。光是看到誘人的甜點或是聞到電影院的爆米花，就會觸動我們的胃口。吃了足夠的食物，滿足了飢餓或胃口的其中之一，或兩者都滿足，往往帶來**飽足感** (satiety)，滿足的感覺會暫時抑制繼續進食的欲望。

飽足感 (satiety) 不再想吃的狀態；滿足的感覺。

腦部有個區域協助調控飽足感。想像腦內有個拔河比賽，**進食中心和飽足中心**不斷採取對抗的策略，以便隨時獲取足夠的營養素。進食中心的細胞受到刺激時，會發出攝取食物的訊號。當我們吃入食物之時，飽足中心的細胞受到刺激，而使我們停止進食。舉例來說，我們有一陣子沒吃東西了，進食中心受到刺激，發出訊號驅動我們用餐。用餐後血中的營養素濃度上升，刺激了飽足中心，我們尋找食物的強烈欲望就減弱了。無可否認的是，進食中心和飽足中心這個拔河的觀念過度簡化了複雜的過程。人體細胞送到腦部的各種進食和飽足訊息並不會片面地決定吃什麼。我們吃東西往往是因為食物的愉悅作用（參見延伸閱讀 20）。每個人都有這種經驗，面對令人垂涎三尺的甜點，即使胃已塞滿，還是無法抗拒地吃下。它聞起來、嚐起來、看起來都很棒。我們吃的理由很多：今天的時機正當，正逢慶祝某事，或者想要克服憂鬱而尋求安慰。用餐後，記憶裡的愉悅味道和感覺會更強化胃口。如果壓力和沮喪驅使你走向冰箱，你多半是在尋求安慰，而不是尋求食物能量。胃口或許不是物理作用，但它確實會影響進食。在第 7 章討論能量平衡和體重控制時，我們會再進一步探討這個機制，包括餐點份量和組成分對飽足感的影響。

關鍵思考

莎拉主修營養學，深深了解健康飲食的重要性。最近有人分析了她的飲食，結果讓她感到困惑。她注意到自己吃了許多高脂食物，例如花生醬、起司、洋芋片、冰淇淋和巧克力，而蔬果和全穀類吃得很少。她每天喝卡布奇諾都要加很多鮮奶油，幾乎成癮。哪三種因素可能影響莎拉的食物選擇？要讓莎拉的飲食合乎自己的需求，你會給她什麼建議？

預想自己的食物選擇

下次拿起一根糖果棒或要第二份食物時，記得內在和外在因素會影響飲食行為。現在你應該了解，日常進食是生物學和社會學的複雜混合物。身體細胞、血中的營養素、荷爾蒙、腦內化學物質、以及我們的社會和家庭習慣，通通都會影響食物選擇。如果食物充裕，胃口——不是飢餓——多半是進食的動力。用餐過後的飽足感主要是駐留在我們的心理框架中。此外，由於飽足感的調控並不完美，體重會起伏不定。我們每餐的食物用量會成為習慣，當供應量減少時，我們會想要更多。如果要利用這個原理來減重，就得訓練自己的眼睛適應較少的食物，採用慢慢減少份量的方式，直到接近適量為止。那時你的胃口就會重新調整，因為你預期較少的食物。連續幾天密切注意觸發進食的原因，主要是飢餓或是胃口呢？本章有「評估你的餐盤」活動，也會要求你密切注意一天中影響進食的因素。

觀念檢查站 1.1

1. 影響食物選擇的因素有哪些？
2. 飢餓和胃口影響進食慾望的方法有何不同？
3. 哪些因素影響飽足感？

1.2 營養與健康如何相聯？

我們很幸運，因為所吃的食物在很多方面有益健康，視食物的成分而定。不過你剛學過，生活習慣和其他因素會影響我們的食物選擇，比食物成分本身的影響力更加強大。不幸的是許多北美人疾病纏身，如果他們對食物了解更多，就可以預防這些疾病，更重要的是把這些知識應用在規劃飲食和設計菜單方面。現在讓我們檢視食物選擇對眼前和未來健康的影響。

營養素 (nutrients) 食物中有益健康的化學成分，其中有許多是飲食中的必要成分。營養素滋養身體的作用包括：提供卡路里滿足能量需求，提供材料建構人體，並提供調控人體必要化學程序的因子。

必需營養素 (essential nutrient) 營養學名詞，這種物質如果從飲食中消除，會導致人體健康受損的徵候。人體或是無法製造這種營養素，或是製造量不敷需求。在造成永久傷害之前，如果把這種營養素放回飲食中就能恢復健康。

何謂營養學？

營養學是一門科學，研究食物與健康和疾病的關聯。它涵蓋人類攝取、消化、吸收、運送和排泄食物成分的過程。

營養素來自食物

食物和**營養素** (nutrients) 的不同在哪裡？食物提供能量（以卡路里的形式）以及建構和維持所有身體細胞的材料。營養素是從食物獲取得來的物質，對一生健康身體的成長和維護極為重要。如果某種成分是**必需營養素** (essential nutrient)，它必須具有三種特性：

- 首先，要確認在人體內，這種營養素具有至少一種特定的生物性功能。
- 其次，從飲食中消除這種營養素必會導致某些生物性功能降低，例如紅血球新生。
- 第三，在人體受到永久傷害之前，將消除的營養素放回飲食中，就能恢復正常的生物性功能。

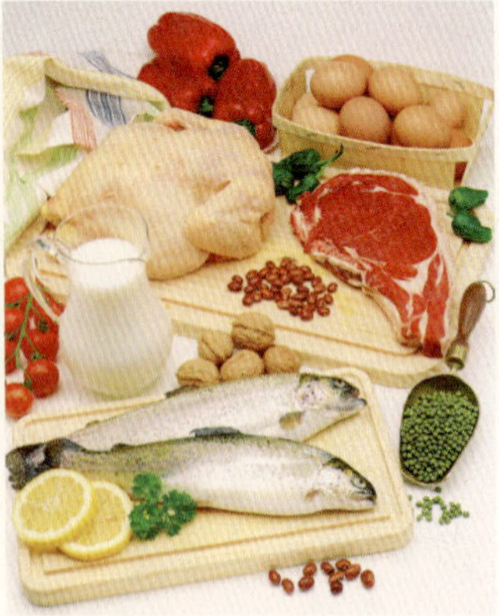

▲許多食物是營養素的豐富來源

為什麼學習營養學？

本書的序言提過，我們都是營養達人，因為大家一天要吃好幾餐。然而營養知識有時令人困惑，好像活動標靶而無所適從。營養相關的建議好像隨著來源而有不同；購買食物或外食的選項又何其繁多。我們才剛指出，營養是影響飲食習慣的諸多因素之一，所以還有更多要學，因為你對於應該吃什麼，以及食物如何影響個人，都很感興趣。學習營養學有助於消除錯誤的食品營養觀念，對飲食做出正確知情的抉擇，並且了解食物和健康的關聯。

營養是每個人發展並維持最佳健康狀態的重要生活因素。我們已經知道，飲食不良加上靜態的生活方式是許多致命的**慢性** (chronic) 疾病之**風險因素** (risk factor)，諸如**心血管（心臟）疾病** [cardiovascular (heart) disease]、**高血壓** (hypertension)、**糖尿病** (diabetes) 以及某些**癌症** (cancer)（表 1-1）。這些慢性病及其相關疾病占了北美所有死亡數的三分之二（表 1-3）（參見延伸閱讀 11）。年輕時沒有滿足營養需求，將使日後的健康更容易受損，例如**骨質疏鬆症** (osteoporosis) 引起的骨折。另一方面，營養素攝取

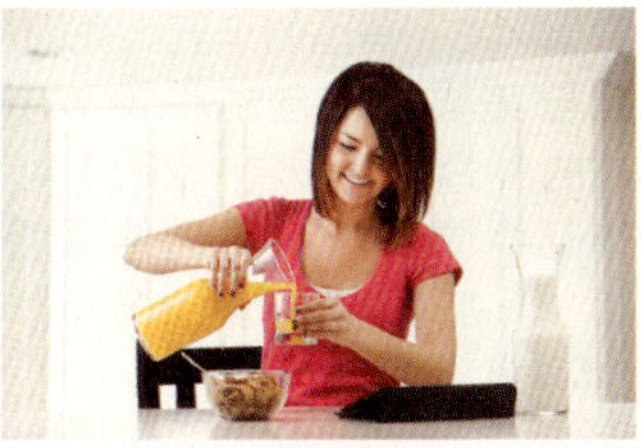

▲健康飲食，適度的熱量和充分的運動，可避免重大健康問題

葡萄糖 (glucose) 一種環狀六碳糖，存在血液中，並與果糖結合成為砂糖；又稱右旋糖，是簡單糖類的一種。

表 1-1 營養學入門辭彙*

癌症	異常細胞不受控制地生長之疾病
心血管（心臟）疾病	泛指心臟與循環系統的任何疾病。它的特徵是脂肪物質沉積在血管（動脈硬化），進而造成器官受損和死亡。又稱冠心病 (CHD)，因為心臟的血管是這種疾病的發源地
膽固醇	所有細胞中都有蠟性脂質，其結構有多個化學環。膽固醇只存在於動物性食品中
慢性	長期，隨著時間而發展。如果指的是疾病，表示一旦發作，病程緩慢而持久。心血管疾病就是個好例子
糖尿病	血中**葡萄糖** (glucose) 濃度偏高的一組疾病。第 1 型糖尿病是胰臟釋出的荷爾蒙胰島素不足或無法釋出，所以每天要注射胰島素。第 2 型糖尿病是胰島素釋出不足，或胰島素對某些細胞無法產生作用，例如肌細胞。第 2 型糖尿病患者可能需要，也可能不需要胰島素療法
高血壓	血壓持續偏高的狀況。肥胖、少運動、飲酒、攝取太多鹽，都會造成高血壓
大卡 (kcal)	食物所含能量的單位。具體的說，1 大卡是 1 公升的水升高攝氏 1 度所需的熱能。雖然 1 大卡 (kcal) 等於 1000 卡 (cal)，但英文中也常用大寫 Cal 代表大卡。卡路里是食物所含能量的通俗用詞，因此本書沿用
肥胖	體脂肪過多的狀況
骨質疏鬆症	因為老化（包括停經婦女雌激素減少）、遺傳背景或飲食貧乏所造成的骨量減少
風險因素	討論導致疾病的因素時常用的名詞。風險因素是指生命的某一方面，例如遺傳特質、生活型式（例如抽菸）或飲食習慣

*許多粗體字名詞的定義也列在各章的頁緣以及本書末尾的辭彙表

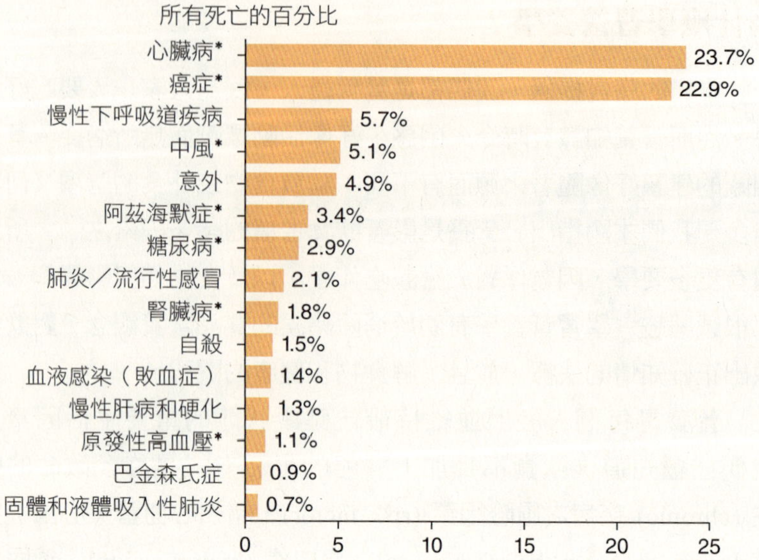

圖 1-3 美國的十五大死因來自美國疾病控制和預防中心的生命統計報告，2011 年的初步資料（參見延伸閱讀 11）。加拿大的統計十分類似

*死因與飲食有關

過量──例如維生素 A 補充劑──也有害處。另一個飲食問題是飲酒過量，也會造成許多健康問題。

美國政府的科學家曾經統計，飲食不良加上缺乏運動，每年造成數十萬美國成人的致命病例，包括心血管疾病、癌症和糖尿病。因此，飲食不良加上運動不足可能是美國致死的第二大原因。此外，美國醫學會最近才宣布為疾病的**肥胖** (obesity)，是北美排名第二的可預防死亡因素（居首的是抽菸）。肥胖又抽菸會導致更多的健康問題。肥胖和慢性病通常是可以預防的。要知道兒童和年輕人預防疾病的花費，通常只占日後治病費用的一小部分而已，這是保持健康和節省醫療支出的重要關鍵。

中風 (stroke) 腦動脈發生血栓或其它變化而使血流減少或中斷，會導致腦組織死亡。又稱為**腦血管意外**。

好消息是美國人對健康、體適能和營養日漸關注，因此直到 2011 年，心臟病、癌症和**中風** (stroke)（三大死亡原因）都有持續下降的趨勢。自從 1980 年開始，心臟病這個主要死亡原因的死亡率一直穩定下降。當你了解自己的營養習慣，並充實最佳營養的知識，就有機會大幅降低許多常見疾病的風險。近期的研究指出，健康飲食加上健康的生活方式，可以保護婦女免於心臟病猝死。健康飲食的定義是含有高比例的蔬菜、水果、堅果、ω-3 脂肪以及魚類的飲食（參見延伸閱讀 6）。為了給國民更多的協助，美國聯邦政府提供兩個網站，其內有許多健康和營養資源的連結（www.healthfinder.gov 和 www.nutrition.gov）。此外，www.webmd.com 和 www.eatright.org 也是實用的網站。

觀念檢查站 1.2

1. 營養的定義為何？
2. 哪三種美國的主要死亡原因與飲食相關？

1.3 營養素的分類和來源

學習營養學，讓我們從六大類營養素的概述開始。你可能已經熟習**碳水化合物** (carbohydrate)、**脂質**（lipid，脂肪和油）、**蛋白質** (protein)、**維生素** (vitamin) 和**礦物質** (mineral)。這些營養素加上**水** (water)，就是食物中所含的六大類營養素。

營養素可分派到三個功能類別：(1) 主要供應卡路里以滿足能量〔以**大卡** (kilocalories, kcal) 表示〕需求者；(2) 對成長、發育和維護有重要功能者；以及 (3) 讓身體機能運行順利者。這些類別有時會重疊（表 1-2）。能量營養素（碳水化合物、脂質和蛋白質）與水的需要量大，稱為**巨量營養素** (macronutrient)。維生素和礦物質的需要量很小，稱為**微量營養素** (micronutrient)。

碳水化合物

從化學結構上看，食物中的碳水化合物可分為簡單糖類和複合醣類。**簡單糖類** (simple sugars)，一般稱為糖，是相當小的分子。這些糖天然存在於水果、蔬菜和乳製品中。砂糖也叫蔗糖，是添加在許多食品中的簡單糖類之一。葡萄糖又稱為血糖或右旋糖，是血中的簡單糖類。許多簡單糖類結合在一起可生成**複合醣類** (complex carbohydrate)。舉例來說，植物以**澱粉** (starch) 的形式儲存碳水化合物，澱粉是由幾百個葡萄糖分子結合而成的複合醣類。麵包、穀

表 1-2 各類營養素的主要功能

供應能量的營養素類	促進生長、發育和維持的營養素類	調控身體機能的營養素類
大部分碳水化合物	蛋白質	蛋白質
蛋白質	脂質	某些脂質
大部分脂質	某些維生素	某些維生素
	某些礦物質	某些礦物質
	水	水

碳水化合物 (carbohydrate) 含有碳、氫和氧原子的化合物。糖、澱粉和纖維質都是不同形式的碳水化合物。

脂質 (lipid) 含有許多碳和氫原子但氧原子很少的化合物，有時還有其它原子。脂質不溶於水，成分包括脂肪、油和膽固醇。

蛋白質 (protein) 食物和人體中由胺基酸構成的化合物，結構中主要含有碳、氫、氧、氮等原子，有時還有其它原子。

維生素 (vitamin) 來自飲食且需要量很少的化合物，協助調控和支援人體的化學反應。

礦物質 (mineral) 促進化學反應和形成人體結構的元素。

水 (water) 萬用溶劑，化學結構是 H_2O，人體組成有 60% 是水分。

大卡 (kilocalories，kcal) 1 公升的水升高攝氏 1 度所需的熱能；也以大寫 Cal 表示。

巨量營養素 (macronutrient) 需要量以公克計算的營養素。

微量營養素 (micronutrient) 需要量以毫克或微克計算的營養素。

簡單糖類 (simple sugars) 由一個（單醣）或兩個糖分子（雙醣）構成的碳水化合物。

複合醣類 (complex carbohydrates) 由許多糖分子（多醣）構成的碳水化合物，例如肝醣、澱粉和纖維質。

澱粉 (starch) 由許多葡萄糖分子構成的複合醣類，人體可以消化。

細胞 (cell) 植物和動物的生物結構單元。細胞能從環境中吸收化合物，也能把化合物排泄到環境中。

鍵 (bond) 兩個原子之間的連結，例如共享電子而形成連結。

纖維質 (fiber) 植物性食品所含的物質，人體的胃和小腸無法消化和吸收。纖維質構成糞便的主體。存在食物中的天然纖維質又稱為膳食纖維。

片、五穀類和澱粉質蔬菜都是複合醣類的來源。

在消化過程中，複合醣類分解成單一的糖分子（例如葡萄糖），透過小腸內襯的**細胞** (cell) 吸收而進入血液中（參見第 3 章消化與吸收）。不過某些複合醣類分子中，例如**纖維質** (fiber)，糖分子之間的化學**鍵** (bonds) 無法被人類的消化作用分解。纖維質未消化就通過小腸，在大腸（結腸）中構成糞便的主體。

我們享受糖的滋味之外，飲食也需要糖和其它碳水化合物，用來滿足身體細胞一部分的能量需求。碳水化合物是身體的主要能量來源，每公克提供約 4 大卡。葡萄糖是人體可以從大多數碳水化合物得來的簡單糖類，也是大多數細胞的主要能量來源。當碳水化合物攝取不足時，人體就被迫從蛋白質製造葡萄糖——這可不是好辦法。第 4 章會詳細討論碳水化合物。

脂質

食物中的脂質（大部分是脂肪和油）也提供能量。由於化學結構的不同，每公克脂質所產生的能量高於碳水化合物——平均每公克 9 大卡。脂質也是人體儲存能量的主要形式。

脂質可溶解於某些化學溶劑中（例如乙醚和苯），但不溶於水。本書採用大家比較熟悉的脂肪和油來代替脂質。一般說來，脂肪是室溫下為固態的油脂，而油則是室溫下為液態的油脂。我們從動物和植物來源獲取**脂肪和油**。動物脂肪如奶油和豬油，在室溫下是固體。植物油如玉米油或橄欖油，在室溫下往往是液體。為了促進心臟健康，多用植物油來取代固體脂肪可使大多數人獲益（參見第 5 章）。

某些油脂成分是必需營養素，必須從飲食中獲取。這些人體無法製造的重要油脂成分，稱為「必需脂肪酸」，在體內執行多項重要的功能，例如協助調節血壓，參與細胞重要元件的合成和修復。然而我們每天只需要大約 4 湯匙的常用植物油（例如芥花油或大豆油），就能滿足這些必需脂肪酸。每週至少吃兩次富含油脂的魚類，例如鮭魚或鮪魚，是另一種健康的油脂來源。這些魚類含有獨特的脂肪酸，在健康方面可補充一般植物油之不足。脂質是第 5 章的主題，會有更詳細的說明。

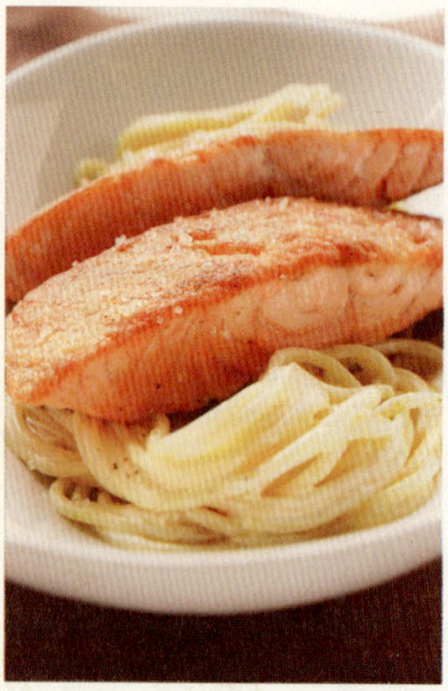

▲鮭魚富含油脂，是必需脂肪酸的良好來源

蛋白質

蛋白質是人體的主要結構材料。舉例來說，蛋白質構成了骨骼和肌肉的大部分；它也是血液、身體細胞、**酵素** (enzyme) 和免疫因子的重要成分。蛋白質也為身體提供能量——平均每公克 4 大卡。不過人體通常不用蛋白質作為日常的能量來源。蛋白質由許多**胺基酸** (amino acid) 鍵結而成。有些胺基酸是必需營養素。

酵素 (enzyme) 可加速化學反應的化合物，但本身不發生變化。幾乎所有的酵素都是蛋白質（有些由遺傳物質合成）。

胺基酸 (amino acid) 蛋白質的建構單位，含有一個中央碳原子，氮和其它原子附著其上。

我們飲食中的蛋白質來自動物也來自植物。在大部分的飲食中，畜肉、禽肉、魚類、乳製品和蛋類是蛋白質的重要來源。豆類、穀類和部分蔬菜是植物性蛋白質的良好來源，也是素食的重要部分。

大部分北美人所吃的蛋白質是維持身體健康所需的兩倍之多。飲食中額外蛋白質如此多，反映了多數北美人的生活水準和飲食習慣。對於沒有心臟或腎臟疾病、糖尿病、結腸癌或腎結石家族病史的健康人來說，這些額外蛋白質是無害的。過量蛋白質的用途是作為能量來源或製造碳水化合物，不過最終都轉變成脂肪而儲存。蛋白質是第 6 章的主題。

維生素

維生素的主要功能是促進體內許多**化學反應** (chemical reaction) 的進行。這些反應包括釋放碳水化合物、脂質和蛋白質所含的能量。不過要記得分辨的是，維生素本身並不含人體可用的卡路里。

化學反應 (chemical reaction) 兩種化學物質互相作用並使本身也發生變化。

維生素有 13 種，分為兩大群：四種（維生素 A、D、E 和 K）是**脂溶性** (fat-soluble)，因為它們可溶解於油脂；九種（維生素 B 群和維生素 C）是**水溶性** (water-soluble)，因為它們可溶解於水。這兩大群維生素的來源、功能和特性都不相同。水溶性維生素的主要來源是水果和蔬菜，而乳製品、堅果、種子、油脂以及早餐穀片是脂溶性維生素的重要來源。烹飪對水溶性維生素的破壞遠大於脂溶性維生素。水溶性維生素也遠比脂溶性維生素容易從身體排泄出去。因此之故，脂溶性維生素，尤其是維生素 A，攝取過量時會積聚在人體內而造成中毒。第 8 章會詳細說明維生素。

礦物質

礦物質是結構簡單而不含碳原子的**無機** (inorganic) 物質。礦物

無機 (inorganic) 化學結構中不具與氫結合的碳原子之任何物質。

質如鈉和鉀通常在人體內各自發揮作用，不過礦物質鈣和磷則在組織內（例如骨骼）一起發揮作用。礦物質由於結構簡單而不受烹飪破壞，不過還是會因溶於烹飪用水而流失。礦物質在神經功能、水分平衡、結構系統（例如骨骼）和許多細胞反應中都是重要角色，但是它們不會產生卡路里。

來自飲食的 16 種以上的必需礦物質分成兩大群：**巨量礦物質** (major minerals) 和**微量礦物質** (trace minerals)，因為兩群的需求量和體內含量都有極大的差異。每日的需求如果低於 100 毫克，就屬於微量礦物質；否則就屬於巨量礦物質。藉溶解於水產生電荷來發揮功能的礦物質，又稱為**電解質** (electrolytes)，包括鈉、鉀和氯。許多巨量礦物質天然存在於乳製品和水果，而許多微量礦物質存在於畜肉、禽肉、魚類和堅果。第 9 章會詳細說明礦物質。

電解質 (electrolytes) 在水中分解為離子的物質，因而能夠導電，例如鈉、氯和鉀。

水

水是第六類營養素。雖然有時會被忽略，水（化學式 H_2O）在人體內有許多重要的功能。水是**溶劑** (solvent) 和潤滑劑，可作為運送營養素和代謝廢物的媒介，也是調控體溫和化學反應的媒介。為了上述的理由，再加上人體約 60% 是水分，所以美國男性平均一天應該喝 3 公升——相當於 3000 公克或 13 杯——的水和／或其他液體；女性每天需要 2200 公克或 9 杯的水。不過液體需求量的個人差異很大，取決於身體質量和環境條件。由於口渴是脫水後期才出現的癥兆，尿液的顏色也可輔助判斷身體含水狀況；尿液顏色不可比檸檬汁還黃。

溶劑 (solvent) 可以溶解其它物質的液體。

水不只來自顯而易知的液體，有些食物如水果和蔬菜（萵苣、葡萄、甜瓜等）的主要成分也是水。人體**代謝作用** (metabolism) 生成的副產品之一也是水。第 9 章對水有詳細的說明。

代謝作用 (metabolism) 人體內的化學反應，可以供應能量並維持重要的生理活動。

其它重要的食物成分

食物中另外一群重要的化合物來自植物，尤其是水果和蔬菜類，科學家稱之為**植化素** (phytochemicals)。這些植物成分雖然不是飲食中的必需營養素，但其中多項具有重要的保健效果。很多科學研究專注於各種植化素降低某些疾病風險的效應；例如動物實驗和體外研究發現，藍莓和草莓中的化合物可以抑制某些癌細胞的生長。雖然有些植化素已經製成膳食補充品，不過研究顯示，從天然

植化素 (phytochemical) 植物所含的化學物質。有些植化素若經常攝取，可能降低癌症或心血管疾病的風險。

食物攝取植化素的保健效果最好。富含植化素的食物有時稱為「超級食物」，因為民眾期待它們有強大的保健效能。事實上，「超級食物」並沒有法定的定義，在某些食品行銷上的濫用反而令人擔心。表 1-3 列出一些值得注意的植化素及其食物來源。第 2 章會說明增加飲食植化素含量的方法。

有些研究中的化合物存在動物性食品中，例如鞘脂質（肉類和乳製品）和共軛亞麻油酸（肉類和起司）。這些化合物具有保健效益，但不屬於植化素，因為它們不是來自植物。

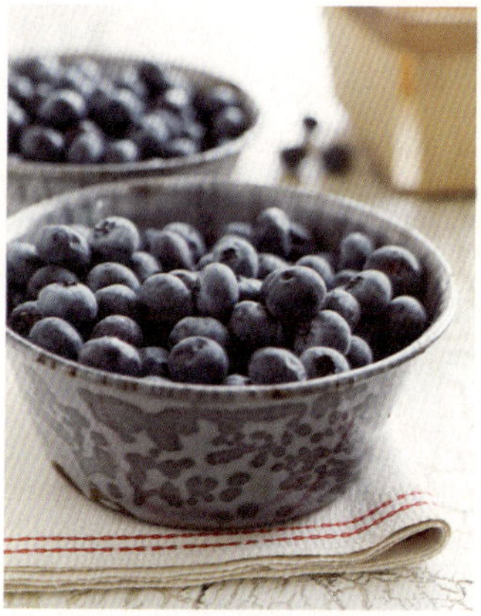

▲藍莓有時稱為「超級食物」，因為它富含有益健康的植化素

營養素來源

既然知道營養素有六大類，更要了解的是飲食中各類營養素的含量有很大的懸殊。我們一天大約吃 500 公克（或者大約 1 磅）的蛋白質、脂肪和碳水化合物。相反地，每天礦物質的攝取總量大約 20 公克（4 茶匙），而維生素一天的攝取量則低於 300 毫克（1/15 茶匙）。某些礦物質我們一天需要 1 公克左右，例如鈣和磷，其它

表 1-3 研究中的植化素及其食物來源

食物來源	植化素
大蒜、洋蔥、韭菜	丙烯基硫化物／有機硫類
大蒜、洋蔥、甘草、豆類	皂素
橙、紅、黃色蔬果（蛋黃也是來源）	類胡蘿蔔素（例如茄紅素）
柳橙、檸檬、葡萄柚	單萜類
辣椒	辣椒素
亞麻籽、莓果、全穀類	木酚素
十字花科蔬菜（青花菜、甘藍、羽衣甘藍）	吲哚類
十字花科蔬菜，尤其是青花菜	異硫氰酸鹽
大豆、其它豆類；黃瓜、其它蔬果	植物固醇
柑橘類水果、洋蔥、蘋果、葡萄、紅酒、茶、巧克力、番茄	類黃酮素
大豆、其它豆類	異黃酮
茶	兒茶素
藍莓、草莓、覆盆子、葡萄、蘋果、香蕉、堅果	多酚類
紅、藍、紫色植物（藍莓、茄子）	花青素
洋蔥、香蕉、柳橙（少量）	果寡醣類
葡萄、花生、紅酒	白藜蘆醇

礦物質一天只需要數毫克就夠了。比方說，我們每天需要 10 毫克的鋅，這只是少許之量而已。

飲食中的營養素含量與人體的營養素組成並不相同，這是因為人體的生長、發育和其後的維護都必須受細胞內遺傳物質 (DNA) 的控制。基因藍圖決定了各個細胞如何利用必需營養素以執行人體機能。所需的營養素可以從各種不同的來源取得，細胞並不管控胺基酸是來自動物或植物。葡萄糖可以來自砂糖，也可以來自澱粉。飲食提供基本物質給細胞，細胞根據遺傳物質（**基因**，genes）的指示來執行功能。第 3 章會說明遺傳與營養。

基因 (genes) 染色體上的特定區段，每段提供製造人體特定蛋白質的藍圖。

觀念檢查站 1.3

1. 六大類營養素為何？
2. 營養素在人體內有哪三種功能？

1.4 哪些數學觀念可以幫助你研讀營養學？

卡路里

為了執行非自主的身體機能和從事有意識的身體活動，我們從各種不同的卡路里來源獲取能量：碳水化合物（每公克 4 大卡）、脂肪（每公克 9 大卡）、蛋白質（每公克 4 大卡）。食物通常提供不止一種卡路里來源；不過植物油，例如黃豆油或芥花油，是個例外，它們是單純 100% 的油脂。

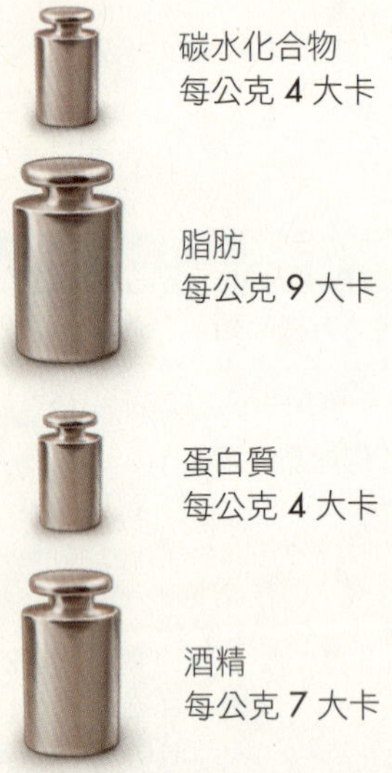

▲能量營養素與酒精的卡路里值。砝碼大小代表每公克對應能量的多寡

酒精 (alcohol) 也是卡路里的潛在來源，每公克提供 7 大卡。酒精並非必需營養素，因為人體的生理功能並不需要酒精；然而酒精飲料如啤酒——也富含碳水化合物——卻是許多成人飲食中的卡路里提供者。

酒精 (alcohol) 又稱為乙醇 (CH_3CH_2OH)，為酒精飲料中的化合物。

人體從碳水化合物、蛋白質和脂肪（以及酒精）的化學鍵釋放出能量，用處是：

- 合成新的化合物
- 從事肌肉活動
- 推動神經傳導
- 維持細胞內的電解質平衡

第 7 章說明能量營養素的化學鍵如何釋出能量，然後被人體細胞利用，以便執行上述這些功能。

食物中的能量在食品標示上通常以大卡數表示。如前所述，1 卡是 1 公克的水升高攝氏 1 度所需的熱能（第 7 章有測量食物能量的彈卡儀之圖）。由於卡的單位很小，所以食物能量用大卡來表示比較方便，1 大卡（如果卡的英文「c」以大寫表示，也是大卡的意思）等於 1000 卡。1 大卡 (kcal) 就是 1000 公克（1 公升）的水升高攝氏 1 度所需的熱量。本書一貫使用 kcal 表示大卡。在食品標示上，有時也含混地用小寫 cal 表示大卡。食品標示上的任何卡數，實際上都是大卡的意思（圖 1-4）。食品標示的參考值是每日 2000 cal，其實指的是 2000 大卡。

計算卡路里

利用前述的碳水化合物、脂肪和蛋白質的卡路里值是 4-9-4，可以估計食物的熱量大卡值，舉例如下：

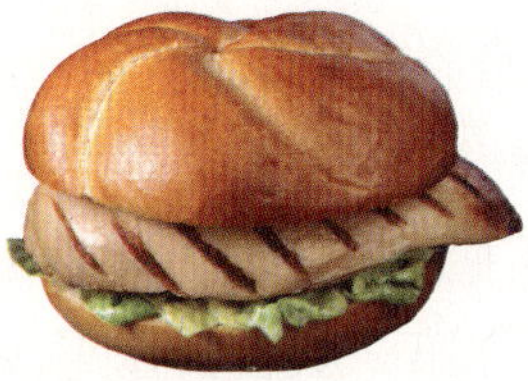

1 個烤雞三明治（Grams = 公克；kcal = 大卡）

碳水化合物	46 公克 ×4 =	184 大卡
脂肪	14 公克 ×9 =	126 大卡
蛋白質	45 公克 ×4 =	180 大卡
酒精	0 公克 ×7 =	0 大卡
總計		490 大卡

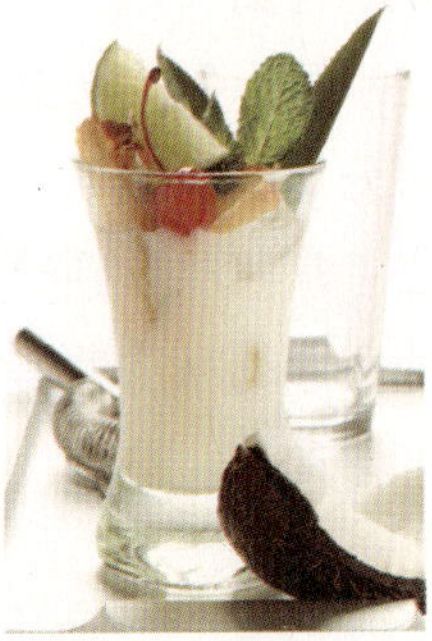

240 毫升鳳梨蘭姆酒

碳水化合物	57 公克 ×4 =	228 大卡
脂肪	5 公克 ×9 =	45 大卡
蛋白質	1 公克 ×4 =	4 大卡
酒精	23 公克 ×7 =	161 大卡
總計		438 大卡

你也可以利用 4-9-4 這組估計值算出各種能量營養素占總熱量的比例。假設某一天你吃了 290 公克碳水化合物、60 公克脂肪和 70 公克蛋白質，總共產生了 1980 大卡 ([290 × 4] + [60 × 9] + [70 × 4] = 1980)。那麼總大卡數來自各營養素的百分比計算如下：

kcal % 碳水化合物 = (290 × 4) ÷ 1980 = 0.59 (× 100 = 59%)

kcal % 脂肪 = (60 × 9) ÷ 1980 = 0.27 (× 100 = 27%)

kcal % 蛋白質 = (70 × 4) ÷ 1980 = 0.14 (× 100 = 14%)

全麥麵包

營養標示

一人份 1 片 (36公克)　　每包數量 19 公克

一人份含量

熱量大卡 80　　脂肪熱量大卡 10

	% 參考值*		% 參考值*
總脂肪 1 公克	2%	**總碳水化合物** 15 公克	5%
飽和脂肪 0 公克	0%	膳食纖維 2 公克	8%
反式脂肪 <1公克	**		
膽固醇 0 毫克	0%	糖 1 公克	
鈉 200 毫克	8%	**蛋白質** 3 公克	

維生素 A 0%　　維生素 C 0%　　鈣 0%　　鐵 4%

*% 參考是根據飲食熱量 2,000 大卡而計算。你的參考值可能較高或較低，取決於個人的熱量需求:

	熱量	2,000	2,500
總脂肪	<	65g	80g
飽和脂肪	<	20g	25g
膽固醇	<	300mg	300mg
鈉	<	2,400mg	2,400mg
總碳水化合物		300g	375g
膳食纖維		25g	30g

原料成分：
全麥粉，水，富化麵粉（麵粉、大麥芽、菸鹼素、還原鐵、維生素B_1、B_2），玉米糖漿，部分氫化棉籽油，鹽，酵母。

** 反式脂肪越少越好

圖 1-4　利用營養標示的數值計算熱量。根據碳水化合物、脂肪和蛋白質含量，此食物一份含有 81 大卡 ([15 × 4] + [1 × 9] + [3 × 4] = 81)。標示上列出的數值 80 乃是四捨五入的結果

檢查計算結果，把三個百分比相加，是不是等於 100%？

百分比

研讀營養學得應用幾個數學觀念。除了加減乘除之外，你還得知道如何計算百分比，以及把英制單位轉換成公制。

百分比 (%) 這個名詞指的是，如果把總數分成 100 份，那麼其中的一些是占幾份；比方說，如果你第一次營養學考試答對 80%，相當於 100 道題目答對 80 題，也相當於 10 題答對 8 題，或 20 題答對 16 題（16/20 = 0.80 或 80%）。百分比也可以用小數點的形式表示，因為 100% 等於 1.00。除非你了解百分比的意義，並且會計算百分比，否則營養學課程很難繼續念下去。當我們講到菜單和營養素組成分時，常常用到百分比。精通這個觀念的辦法就是動手計算，例如：

問題	解答
45 的 6% 是多少？	6% = 0.06，因此 0.06 × 45 = 2.7
3 是 99 的百分之幾？	3/99 = 0.03 或 3% (0.03 × 100)

喬伊午餐時吃了成人鐵建議攝取量的 15%（RDA = 8 毫克）。那麼他吃了幾毫克的鐵？

0.15 × 8 毫克 = 1.2 毫克

公制單位

公制的基本單位是公尺，代表長度；公克，代表重量；公升，

代表容量。本書的附錄 F 列出從公制換算成英制（磅、呎、杯）的公式，反之亦然。在此簡述如下：

1 公克 (g) 大約是 1 盎司的 1/30（1 盎司 = 28 公克）。
5 公克的糖或鹽相當於 1 茶匙。
1 磅 (lb) 等於 454 公克。
1 公斤 (kg) 是 1000 公克，相當於 2.2 磅。
把你的體重換算成公斤，只要除以 2.2。
154 磅的男性等於 70 公斤 (154/2.2 = 70)。
1 公克可以分成 1000 毫克 (mg)，或 1,000,000 微克 (μg 或 mcg）。
10 毫克的鋅（大約是成人的需要量）只有一點點而已。
公升分成 1000 份稱為毫升 (ml)。
1 茶匙相當於 5 毫升 (ml)，1 杯大約是 240 毫升，以及
1 夸脫（4 杯）大約等於 1 公升 (L)（正確說是 0.946 升）。
1 公分是 1 公尺的 1/100。2.54 公分等於 1 吋。

如果你想在任何科學領域發展，就必須學習公制。目前記住 1 公斤約等於 2.2 磅，1 盎司重 28 公克，2.54 公分等於 1 吋，以及 1 公升幾乎等於 1 夸脫。除此之外，要知道以下字首所代表的意義：micro（微，1/1,000,000），milli（毫，1/1000），centi（百分之一，1/100），以及 kilo（千，1000）。

觀念檢查站 1.4

1. 各項「能量營養素」的能量（卡路里）值為何？

1.5 營養學知識如何產生？

營養學知識是如何得來的？一句話，做研究。跟其他學門一樣，為營養學打下基礎的研究是利用科學方法，也就是設計實驗步驟以偵測並剔除錯誤。

科學方法

科學方法的第一個步驟是觀察自然現象（圖 1-5）。然後科學家提出可能的解釋，稱為**假說** (hypotheses)。有時候歷史事件為營

假說 (hypotheses) 科學家對某種現象提出嘗試性的解釋。

養科學提供了重要關係的線索，例如維生素 C 和**壞血病** (scurvy)（參見第 8 章）之間的關係。另外一個方法是科學家研究各種族群的飲食和疾病模式，這種研究方法稱為**流行病學** (epidemiology)。

因此，在各種健康問題中飲食的角色為何，可以藉由歷史事件和流行病學的調查研究建立假說。若要證實特定飲食成分的作用，還需要對照實驗。從實驗收集得到的資料，可能支持也可能反對假說。如果許多實驗的結果都支持某一假說，科學家就接受假說成為**學說** (theory)。然而一項實驗往往衍生出一組新的問題。

最嚴格的對照實驗是採用隨機**雙盲** (double-blind)，且安慰劑對照的實驗設計。在這種實驗中，一組參試者實驗組遵循特定的協議（例如攝取某種食物或營養素），而對應的**對照組** (control group) 參試者則繼續平日的習慣，或是攝取**安慰劑** (placebo)。參試者以隨機方式分派在兩組。在實驗期間，科學家觀察實驗組的表現，辨識是否出現對照組所沒有的現象。**個案對照研究** (case-controlled study) 是將一群疾病或症兆（例如肺癌）的患者與一群非患者互相比較的研究方法。

壞血病 (scurvy) 飲食缺乏維生素 C，經過數週或數月之後出現的疾病；早期徵象是皮膚點狀出血。

流行病學 (epidemiology) 研究不同族群間之疾病罹患率如何變化。

學說 (theory) 具有許多證據支持之某種現象的特定解釋。

雙盲研究 (double-blind study) 一種實驗設計，在實驗結束之前，參試者和研究員都不知道任何參試者的組別（實驗組或對照組）或研究結果。實驗完成之前，只有獨立的第三方持有實驗的解碼和數據資料。

對照組 (control group) 沒有接受任何約定處置的實驗參試者。

安慰劑 (placebo) 實驗中利用偽裝的藥物或處置以便隱瞞參試者。

個案對照研究 (case-controlled study) 將一群特定疾病或症兆（例如肺癌）的患者與一群非患者做比較的研究方法。

測試假說：高脂飲食可以減重嗎？

以下實例說明如何利用科學方法（圖 1-5）來測試低卡高脂飲食可以減重的假說。

步驟 1、觀察並提出問題。在 1950 年代中期，醫生發現吃低卡高脂飲食的人，比吃低卡高碳水化合物的人減重較快。

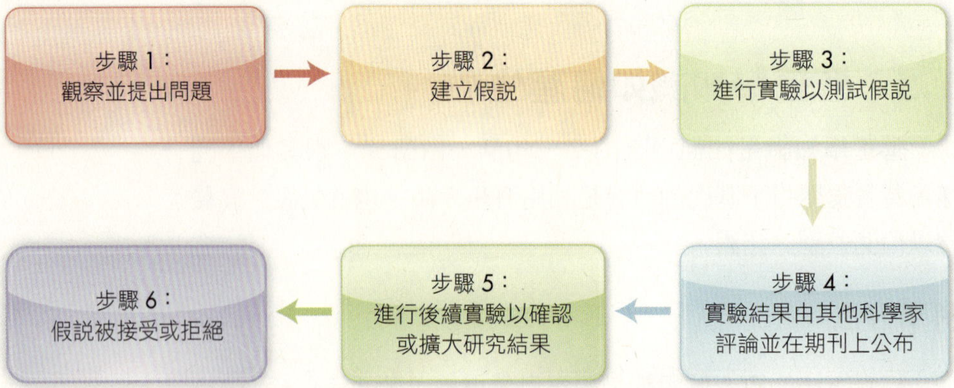

圖 1-5 科學方法。科學家測試假說時一致遵循的步驟。除非利用科學方法徹底考驗過，否則科學家不會接受任何營養學或其它學門的假說

步驟 2、建立假說。長期下來，吃低卡高脂飲食，例如阿金飲食 (Atkins diet)，比低卡高碳水化合物飲食的減重更多。

步驟 3、進行實驗。以一年為期，研究員追蹤低卡高脂組或低卡高碳水化合物組參試者共 63 人。實驗結束時，兩組的減重效果沒有顯著差異。

步驟 4、實驗結果由其他科學家評論並公布。同儕評審認為研究過程公正且合乎科學。此研究刊登於《新英格蘭醫學期刊》(348:2082, 2003)。

步驟 5、進行後續實驗以確認或擴大研究結果。2005 年一份研究報告了針對 160 人採用特定飲食一年的研究結果。特定飲食為低卡高脂飲食或低卡高碳水化合物飲食。一年結束時，兩組的減重效果仍舊沒有顯著差異。同儕評審認為此項研究合乎科學。研究刊登於《美國醫學會期刊》(293:43, 2005)。最新的兩年期研究比較了四種減卡飲食：低或高脂、平均或高蛋白質、低或高碳水化合物。兩年結束時，參試者的減重效果相當一致。研究刊登於《新英格蘭醫學期刊》(360:859, 2009)。

步驟 6、接受或駁回假說。根據目前的研究結果，低卡高脂減重的假說不成立。不論重點放在脂肪、蛋白質或碳水化合物，減卡飲食的減重效果沒有差異。

實驗的類型

關於營養素與健康的關係，人體實驗提供的證據最令人信服，不過這種實驗既不易執行也不合倫理。所以很多關於人類營養需求和機能的知識都是從動物實驗搜集而得。探討營養在人類疾病中扮演的功能時，利用動物實驗的可行性，取決於模擬人類疾病的實驗**動物模型** (animal model) 是否存在。如果沒有動物模型可供利用，人體實驗又不可行，科學知識就不可能超越流行病學研究的範圍。

動物模型 (animal model) 利用動物來研究疾病以深入了解人類的疾病。

實驗一旦完成，科學家總結研究結果並且尋找科學期刊公開發表。一般說來，在科學期刊發表之前，論文會經過研究領域相同的其他科學家之嚴格評審，藉以保證只有高品質和客觀的研究結果才能公開發表。

謹記證明一項假說或是提供營養建議的根據，光靠一個實驗是絕對不夠的。更精確地說，一個實驗室得出的結果還需要後續研究，必須由其他實驗室的類似實驗加以證實；而且可能的話，要

營養新知

本書一貫使用「營養新知」這個專欄強調科學方法與研究的重要性。本欄內容都是各章主題相關的最新研究結果，而且對我們的營養知識有重大衝擊者。第一個營養新知專欄出現在 1.6 節：今日北美飲食與健康的關係。

在各種不同的條件下證實。只有在這種情況下，我們才能真正信任並且利用此項研究結果。正如圖 1-6 所示，若能獲得越多證據的支持，該項觀念就越可能是真的。

流行病學研究能夠提出假說，不過，只有通過嚴格的對照實驗考驗的假說才能成為營養學的建議。舉例來說，流行病學家發現抽菸而常吃蔬果的人，比抽菸而少吃蔬果者，罹患肺癌的風險較低。有些科學家提出假說：可能是蔬果中的色素 β-胡蘿蔔素減少了香菸對肺的傷害。然而一項涵蓋重度吸菸者的雙盲研究顯示，服用 β-胡蘿蔔素補充劑者比沒有服用者肺癌風險更高（但不包括天然存在的少量 β-胡蘿蔔素的作用）。這項研究結果公布之後，由美國政府補助經費的另外兩項 β-胡蘿蔔素補充大型研究立刻叫停，因為這種補充對預防肺癌和心血管疾病無效。

觀念檢查站 1.5

1. 科學方法使用的六個步驟為何？

1.6 今日北美飲食與健康的狀況為何？

肥胖是否會危及我們的未來？

無庸置疑，肥胖流行病會危及美國人未來的健康。將**肥胖**定義

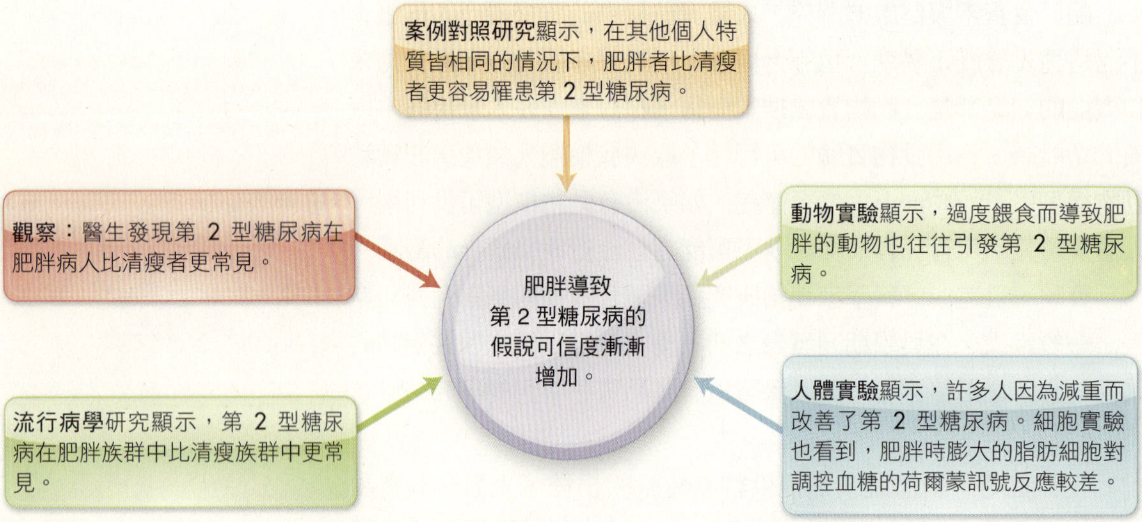
案例對照研究顯示，在其他個人特質皆相同的情況下，肥胖者比清瘦者更容易罹患第 2 型糖尿病。
觀察：醫生發現第 2 型糖尿病在肥胖病人比清瘦者更常見。
肥胖導致第 2 型糖尿病的假說可信度漸漸增加。
動物實驗顯示，過度餵食而導致肥胖的動物也往往引發第 2 型糖尿病。
流行病學研究顯示，第 2 型糖尿病在肥胖族群中比清瘦族群中更常見。
人體實驗顯示，許多人因為減重而改善了第 2 型糖尿病。細胞實驗也看到，肥胖時膨大的脂肪細胞對調控血糖的荷爾蒙訊號反應較差。

圖 1-6 匯整各種不同來源的資料而支持某個假說。本圖顯示不同類型的研究結果共同支持肥胖導致第 2 型糖尿病的假說

為體脂肪大量超過瘦體組織，那麼目前有超過 35% 的成人屬於肥胖。如果放寬標準，有三分之二的成人和三分之一的兒童屬於過重或肥胖。根據「疾病管制中心」(CDC) 的資料，美國成年男性的平均體重是 88.5 公斤，成年女性是 74.9 公斤。肥胖跟居住地也有關係，因為美國各州的肥胖率不盡相同。美國健康信託基金和 Robert Wood Johnson 基金會的最新報告指出，2011 年沒有任何一州的肥胖盛行率低於 20%，其中 11 州和哥倫比亞特區的盛行率介於 20% 和 25% 之間。兩機構的報告《肥胖如何危及美國的未來2012》（參見延伸閱讀 19）也指出，目前有 12 州的肥胖率超過 30%，對照 2006 年時只有一州。這份 2012 年報告的依據是 CDC 收集的各州自述肥胖數據（圖 1-7）（參見延伸閱讀 5），同時做出預測，假設肥胖盛行率以目前的速率繼續升高，到 2030 年就會對美國的健康和財富造成巨大災難。這份報告呼籲政府採取全國性的預防肥胖對策，並且描繪前景說，如果 2030 年的各州肥胖率可降低 9% 到 14%（各州不同），將可大幅減少肥胖相關的疾病和健康照護之花費。

充分的證據顯示，這 20 億公斤多餘的體重會帶來嚴重的後果。在 1.2 節中已經指出肥胖與慢性病相關，包括心臟病、中風、高血壓、高膽固醇、糖尿病、關節炎以及某些癌症。估計肥胖一年

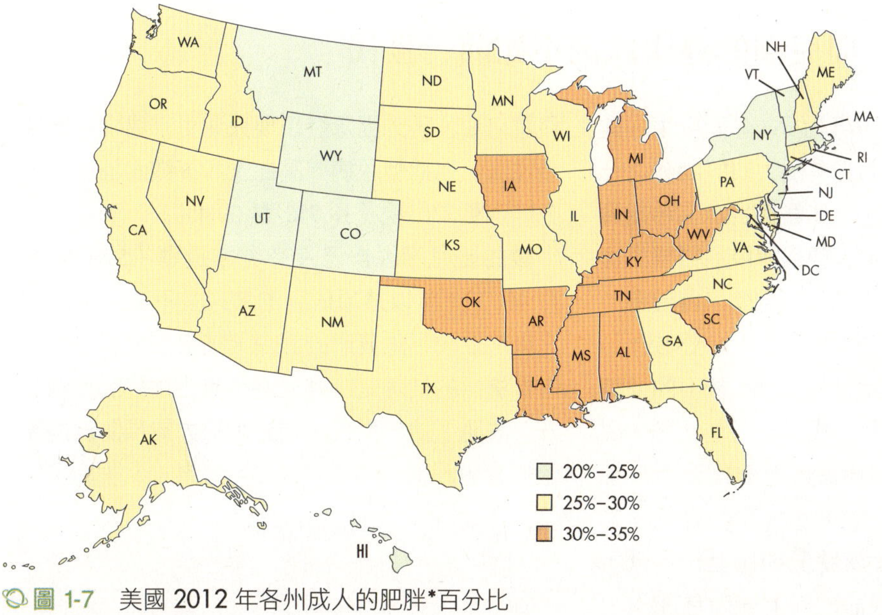

圖 1-7　美國 2012 年各州成人的肥胖*百分比

*身體質量指數 (BMI) ≧ 30，或身高 163 公分的人超重 14 公斤，根據自述的體重和身高

害死 20 萬美國人。由於肥胖導致這麼多慢性病，它本身也成為耗費不貲的疾病：肥胖相關的健康照護支出每年高達 1,900 億美元。肥胖也會造成生產力的巨大損失。因為肥胖者疾病纏身，比體重正常者更常請假。健康經濟學家估計，肥胖相關的缺勤每年使雇主損失 64 億美元之多，加上疼痛、呼吸短促及其它障礙而降低生產力，還會另外損失 300 億美元。事實擺在眼前，肥胖危機的解決之道並不單純。不過從營養學的觀點來看，這個問題並不複雜。大多數人一直吃得太多，尤其是高熱量卻低營養素的食物，而且我們的體力活動也不足。請閱讀下面的「營養新知」，關乎嬰兒潮世代健康狀況（包括肥胖）的最新研究。

評估當前的北美飲食

為了查明北美人吃什麼，政府執行調查以收集食物和營養消費的資料，以及飲食和健康的關係。美國由「衛生服務部」(DHHS) 執行「全國健康暨營養調查」來偵查食物消費狀態。加拿大則由衛生部與農業暨農產品部聯合收集數據。2009 到 2010 年的調查數據顯示，北美成人攝取的能量中，有 15% 是蛋白質，52% 是碳水化合物，33% 是脂肪。酒精不算在內，這些百分比落在美國科學研究院 (NAS) 之食品營養委員會 (FNB) 的建議範圍之內。食品營養

營養新知 嬰兒潮的健康狀況不如前一世代

「嬰兒潮」是指 1946 到 1964 年間出生在美國的 7,800 萬兒童，他們占美國人口的四分之一以上。由於嬰兒潮的有生之年醫藥進步、預期壽命增加，因此西維吉尼亞大學醫學院的科學家提出一個假說：嬰兒潮世代比前一世代來得健康。他們分析「全國健康暨營養調查」(NHANES) 的數據，研究嬰兒潮年長者（平均 54 歲）的整體健康狀況，並與前一世代（相同年齡）比較。嬰兒潮的正面成果是預期壽命比上一代更長、抽菸者更少、肺氣腫和心肌梗塞的比例更低。然而嬰兒潮的自我評估健康狀況卻比上一代低，只有 13.2% 自認健康良好，而上一代有 32%。具體來說，研究團隊發現嬰兒潮更容易罹患數種慢性病，包括糖尿病、高血壓和高膽固醇血症，肥胖也更常出現（38.7% 對 29.4%），而且超過半數的嬰兒潮說自己沒有經常運動（52.2% 對 17.4%）。所以這項研究的結果並不支持嬰兒潮比以前世代更加健康的假說。這份公開報告的作者群提出的結論是：嬰兒潮罹患慢性病的比例上升，說明了這一世代必須更加努力於預防疾病和促進健康。

資料來源：參見延伸閱讀 12

委員會的主張是：總熱量的 10% 到 35% 來自蛋白質，45% 到 65% 來自碳水化合物，20% 到 35% 來自脂肪。這些標準對美國人和加拿大人一體適用。

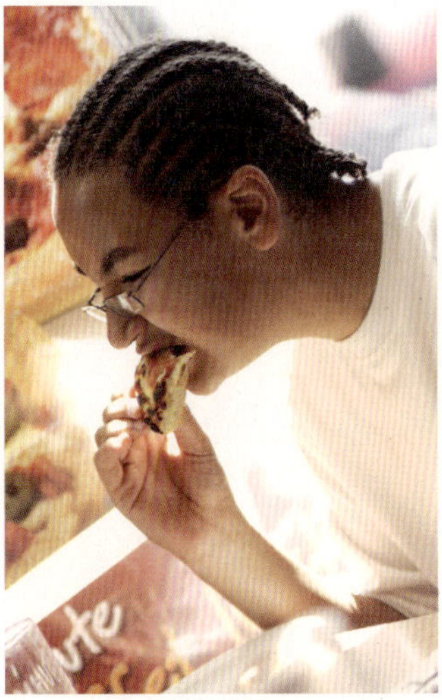

▲非裔和拉丁裔美國人比其他族裔更容易罹患高血壓，所以最好採用較健康的低鈉食品取代鹹味零食

食品消費資料也指出，大部分北美人攝取的蛋白質由動物來源提供三分之二，植物來源僅提供三分之一。世界其他許多地方的情況正好相反：植物蛋白質來自米、豆類、玉米和其它穀類以及蔬菜占蛋白質攝取量的大宗。北美飲食中的碳水化合物有一半來自簡單糖類，另外一半來自澱粉（例如麵條、麵包和馬鈴薯）。膳食脂肪中大約 60% 為動物來源，40% 為植物來源。

全國營養調查的結果和其他北美研究顯示，北美人攝取的能量比以往任何時期為多，而且來自各式各樣的食物。然而民眾通常不會挑選符合自己營養需求的食物。1909 到 2007 年的糧食供應數據證實，上一世紀增加的能量攝取量主要來自油脂、酥油、肉類、起司以及冷凍甜點。從 1970 年開始，添加的甜味劑增多，汽水消費量增加而犧牲了牛奶。

下一節要說明吃各樣營養素密實的食物之建議，尤其是全穀類、水果、蔬菜、低脂或脫脂牛奶或乳製品以及瘦肉和其它蛋白質來源。這些食物提供你經常忽略的營養素，包括維生素 B 群、維生素 C（尤其是吸菸者）、維生素 D、維生素 E、鈣、鉀、鎂、鐵、纖維質以及多種植化素。每天服用均衡的綜合維生素和礦物質補充劑也有助於滿足營養需求，不過並不能彌補不良的飲食，特別是鈣、鉀和纖維質的攝取。還要記得，服用營養補充品應跟醫生討論，以避免潛在的不良副作用（膳食補充品在第 8 章說明）。

專家通常都會建議多注意熱量攝取和個人需求之間要保持平衡。熱量攝取過量往往跟沈迷於糖、脂肪和酒精飲料有關。非裔和拉丁裔美人比其他族裔容易罹患高血壓，因此他們的飲食應該減少用**食鹽**（salt，氯化鈉），少碰酒。高血壓相關的危險因素眾多，其中之二正是食鹽和酒精。對所有成人來說，節制食鹽和酒精的攝取，加上節制某些脂肪、膽固醇和總熱量，都是有益健康的策略。

食鹽 (salt) 鈉和氯元素以重量比例 40:60 結合而成的化合物。

許多北美人如果吃均衡飲食將會獲益不少。對某些食物的要領是節制，如含糖飲料和油炸食品。至於其它食物，如水果和蔬菜，則應多量又多樣。「美國農業部」(USDA) 的「健康餐盤指南」提出新的建議「讓蔬果填滿餐盤的一半」，目前少有成人能做到。

2020 年美國人的健康目標

三十年來北美的公共衛生對策就是促進健康和預防疾病。這個對策的一部分就是《健康國民 2020》，這是美國衛生服務部的公共衛生署在 2010 年 12 月發布的報告。每隔十年，衛生服務部就會發布一套國家健康目標。這些目標是聯邦機構的專家擬定的，針對重大的公共衛生議題，為未來十年立下目標。《健康國民 2020》發布了超過 600 個健康目標，遍及 42 個議題範疇，為消除健康差距，改善獲取健康教育和優質醫療照護的機會，以及加強公衛服務等列舉出國家標準。2020 的願景是所有國民長壽又健康的社會。《健康國民 2020》的重要特色包括重視健康的公平性和健康的社會決定因素，還有一個互動的個人化網站：www.HealthyPeople.gov。《健康國民 2020》的總體目標為：

- 達成高品質和更長壽的生命，可預防疾病、失能、受傷和早逝。
- 實現健康公平性，消除差距，並且改善所有族群的健康。
- 營造促進全民健康的社會和自然環境。
- 提升各生命階段的生活品質、健康發展和健康行為。

《健康國民 2020》和之前的版本一樣，包含一個針對營養的議題範疇。這個議題稱為「營養與體重狀況」，他的目標涵蓋個人行為，以及支持這些行為的政策和環境。營養和體重狀況很重要，因為健康飲食可以降低許多疾病的風險；這些疾病會加重公衛系統的負擔，例如心臟病、高血壓、糖尿病、骨質疏鬆症以及某些癌症。因為營養對生長和發育很重要，所以這份報告也強調了兒童的良好營養。這個議題的目的是要透過健康飲食達到並維持健康體重，以促進健康和降低慢性疾病風險。這個目的也包括了家戶的糧食充裕和消除飢餓。

營養與體重狀況這個目標有強力的科學證據為基礎，就是健康飲食和維持健康體重確證有益健康。健康飲食的內容如下：

- 從多樣化食物中攝取營養素密實的食物，尤其是全穀類、水果、蔬菜、低脂或脫脂牛奶或乳製品以及瘦肉和其它蛋白質來源。
- 限制攝取固體脂肪、膽固醇、添加糖、鈉（食鹽）以及酒精。
- 限制熱量攝取以符合身體的能量需求。

▲《健康國民 2020》報告中有許多營養相關的目標。這份報告描繪美國在 2020 年預定達成的促進健康和預防疾病的目標

這些目標也強調，在努力改變飲食和體重時要關注個人行為，也要營造支持這些行為的政策和環境，例如學校、工作場所、醫療院所以及社區。表 1-4 列舉營養與體重狀況這個目標的六個類別，以及 22 個特定目標。表 1-5 提供其中九個特定目標的詳細範例，並且列出目前狀況和 2020 年預定達成的目標。

表 1-4 《健康國民 2020》：營養與體重狀況的類別和目標

類別 1：供應更健康的食物
1. 增加兒童保育有營養標準的州數
2. 增加在學校餐點外供應營養食物和飲料的學校比例
3. 增加對供應 2010 美國飲食指南推薦的食物之零售通路有獎勵政策的州數
4. 增加在零售店買得到 2010 美國飲食指南推薦的食物之美國人比例
類別 2：健康照護和工作場所環境
5. 增加為病人測量身體質量指數 (BMI) 的基層醫療醫生之比例
6. 增加提供營養或體重諮詢或教育的醫療院所之比例
7. 增加提供營養和體重管理課程和諮詢的工作場所之比例
類別 3：體重狀況
8. 增加體重健康成人的比例
9. 減少肥胖成人的比例
10. 減少有肥胖之虞的兒童和青少年之比例
11. 預防青年和成人的體重不當上升
類別 4：糧食匱乏
12. 消除兒童的糧食匱乏
13. 減少家戶的糧食匱乏，進而減少飢餓
類別 5：食物和營養攝取
14. 增加兩歲以上人口飲食的水果攝取
15. 增加兩歲以上人口飲食的蔬菜攝取與多樣化
16. 增加兩歲以上人口飲食的全穀類攝取
17. 減少兩歲以上人口的固體脂肪和添加糖之熱量攝取
18. 減少兩歲以上人口的飽和脂肪攝取
19. 減少兩歲以上人口的鈉攝取
20. 增加兩歲以上人口的鈣攝取
類別 6：缺鐵
21. 減少幼童和育齡婦女的缺鐵
22. 減少孕婦的缺鐵

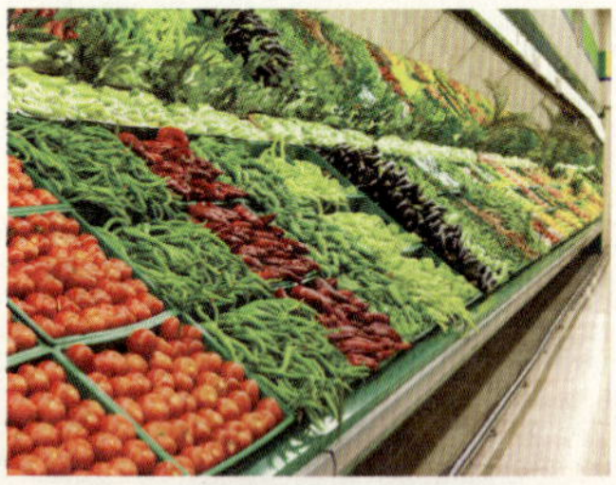
▲增加蔬果類的消費可以使北美人的飲食較為均衡

表 1-5 《健康國民 2020》營養和體重狀況目標的範例，以及目前狀況和 2020 預定達成的目標

	目標	現況估計
增加體重健康成人的比例	33.9%	30.8%
減少過重和肥胖的兒童與青少年之比例	14.6%	16.2%
增加兩歲以上人口飲食中以下食物的攝取（每 1000 卡）		
• 水果	0.9 杯	0.5 杯
• 蔬菜	1.1 杯	0.8 杯
• 全穀類	0.6 盎司	0.3 盎司
減少固體脂肪的熱量攝取（% 總卡路里）	16.7%	18.9%
減少添加糖的熱量攝取（% 總卡路里）	10.8%	15.7%
增加兩歲以上人口的鈣攝取	1300 毫克	1118 毫克
減少育齡婦女的缺鐵	9.4%	10.4%

註 1：1 杯 = 240 毫升；1 盎司 = 30 公克
註 2：後續的各章會探討更多營養相關的目標，例如骨質疏鬆症、各種癌症、糖尿病的預防和治療、食物過敏、心血管疾病、低出生體重、懷孕期營養、母乳哺餵、飲食失調、體能活動以及飲酒等

其他新議題範疇是針對特定人口族群的不同健康需求：童年早期和中期、青春期、老年期等。因為年輕人養成的習慣，包括飲食和運動行為，可能持續終生，所以新目標推動學校和社區的強化健康教育，並且營造年輕人可以培養健康習慣的環境。美國人口中以老年人增加最快，他們也是慢性病的高風險群，因而嚴重衝擊我們的醫療系統。針對老年人的目標包括改善就醫管道，協助老人管理自身的健康狀況，以及確保老人照護專家和非專家都得到適當的訓練和支持。

《健康國民 2020》報告中有一令科學家興奮的議題，就是**基因體學** (genomics)。十大死亡原因中有九項與遺傳強烈相關。現在基因檢測成為改善慢性病診斷和治療的有用工具，尤其是乳癌和結腸癌。家族疾病史結合基因檢測可幫助醫護人員在醫療選擇上指導病人，也包括生活方式的調整。遺傳與營養關係將在第 3 章討論。

觀念檢查站 1.6

1. 營養調查指出哪些食物來源可以改善個人的飲食？
2. 為了達到並維持身體健康，哪些食物應該減少攝取？

1.7 均衡營養和健康的生活型態有何益處？

美國的肥胖流行病和慢性病盛行，表明了飲食和／或生活方式出了問題。肥胖與健康不良的強烈相關乃盡人皆知；反向的關聯也同樣有詳盡的記錄：肥胖或過重的人只要減掉 5% 到 10% 的體重，許多慢性病的風險就會大幅降低。

健康體重

因為體重上升是每個人這輩子面臨的最大營養挑戰，所以鼓勵你尋找一種生活方式，使增重的難度提高，而讓維持健康體重變得比較容易。信不信由你，一開始就預防肥胖是最好的方法。不幸的是，我們社會在許多方面讓我們不增重都很難。我們越早（最好是童年期）養成優質營養、經常運動的習慣越好，避免沈迷於鹽、脂肪、甜食、高卡食物以及久坐不動的生活方式。進入職場的時候要挑選雇主，看他是否提供員工健康計劃，鼓勵體重管理和減重。你居住的城市或小鎮最好能夠提供運動的機會，例如自行車道、健行步道和公園，而且可以從農夫市集和社區農園買到新鮮蔬果。尋找跑步或健走俱樂部，並加入會員。養成習慣在販售各種蔬果和其他健康食物的雜貨店購物。外食的時候，挑選的餐廳要能夠提供美味又健康的菜色。

即使我們挑選的食物仍然含有太多熱量，過去十年許多其他飲食習慣已經有所改進。今天食品製造業持續創新的結果，讓我們能夠從各式各樣的產品中抉擇。我們比以往任何時期吃更多的早餐穀片、披薩、麵食主菜、菜肉炒飯、沙拉、塔可餅、玉米捲餅和法士達。全脂牛奶的銷售下跌，脫脂和 1% 低脂牛奶的銷售已經上升。冷凍蔬菜，而非罐頭蔬菜，的消費也在增加。儘管過重和肥胖的問題令人擔心，但是文化的多元性，形形色色的美食，和營養不虞匱乏，應該是我們身為北美人的自豪之處。

更長壽更健康

現代的北美人活得比以往更久，享有更好的健康狀況。許多人也更富有，可以挑選更多樣的食物和生活方式。然而這種趨勢造成的營養後果不盡相同。舉例來說，心血管疾病導致的死亡從 1960 年代開始就直線下降，部分原因是更好的醫療和飲食。不過富裕也造成久坐不動的生活方式和大量攝取動物脂肪、膽固醇、鹽和酒。這種生活型態已經導致問題，例如心血管疾病、高血壓、糖尿病、以及想當然爾的肥胖。一般民眾需要更加盡力以減少攝取動物脂肪和膽固醇，改善飲食的多樣性，特別是增加水果、蔬菜和全穀類。擁有更好的科技和更多的選擇，我們現在應該比以往吃得更好 只要我們懂得挑選食物。

整體膳食

營養專家一般同意食物沒有「好」或「壞」之分，不過有些食物所提供的營養素，相較於卡路里含量，簡直少得可憐。在第 2 章會學到，營養評估時要考慮的是個人的整體膳食。營養與膳食專科學會一向的立場是「整體膳食或飲食模式才是健康飲食的重點所在」（參見延伸閱讀 1）。健康專家已經準備好許多報告，列舉許多目標，期望我們儘快在 2020 年成為「健康國民」。第 2 章會討論 2010 年公布的美國「飲食指南」，以及 2011 年才露面的網站「ChooseMyPlate.gov」上的互動計劃。當你重新檢視自己的營養習慣時，記得健康大部分是自己的責任。你的身體有自我療癒的能力，只要滿足他的需求，他就會提供最好的服務。令人困惑和互相矛盾的健康訊息反而阻礙了飲食調整。

預防疾病是我們一生中的重要投資，包括讀大學這段期間在內。營養科學不是萬事通，不過你會發現，我們知道的已經夠多了，可以幫助你開闢一條健康之路，並且正視你往後學到的營養相關建議。表 1-6 列舉一些飲食、運動和生活方式的建議，可以促進健康並預防慢性病。除了表 1-6 的飲食和運動建議之外，要讓健康更上層樓必須有充足的睡眠（每晚 7 到 9 小時）、喝足夠的水（每天 9 到 13 杯，來自食物和飲料）、減少壓力、謹慎用藥，而且不用說你也知道，要謝絕禁藥。與他人維持緊密的聯繫，抱持積極的人生觀，也與降低疾病風險相關。最後，定期跟保健專家諮詢也很重要，因為及早診斷對許多疾病的病情控制有很大的幫助。總而言之，這些建議都是提升健康和預防上述疾病的途徑。本章最後一節是「營養與你的健康」：大學生活顧好飲食，精心描述與多數大學生密切相關的幾個營養議題，包括「新生 15 磅」、素食主義、運動員的燃料、飲食失調，以及酒精和暴飲。這一節的議題會在後續章節詳細探討，在此讓你「先睹為快」。

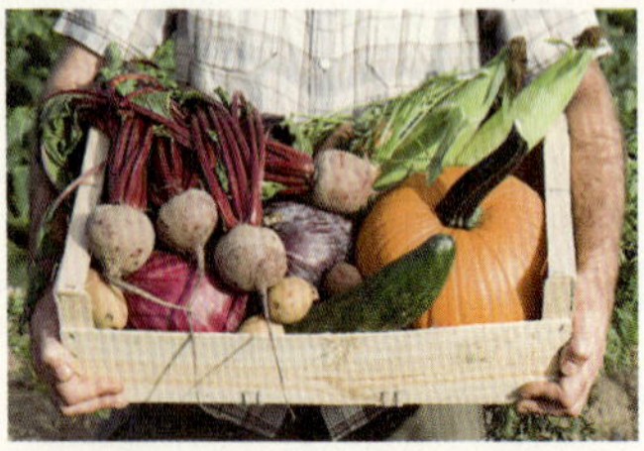

▲購買農夫市集和社區農園的新鮮蔬果對健康生活很重要

表 1-6 促進健康和預防疾病的建議

飲食
攝取充分的必需營養素，包括纖維質，同時節制能量、固體脂肪、膽固醇、添加糖以及酒精的攝取量，可以讓你：
• 在兒童期和青春期增加骨量
• 預防成人骨質流失和骨質疏鬆症，尤其是老年人
• 減少齲齒
• 預防消化問題，例如便秘
• 減少某些癌症上身
• 減少視網膜退化（尤其是吃綠色和橙色蔬菜）
• 降低肥胖及其相關疾病的風險，例如第 2 型糖尿病和心血管疾病
• 攝取足夠的鐵、葉酸和其它營養素，降低各種缺乏症（例如貧血）的風險
體能活動
充分而規律的體力活動（每天至少 30 分鐘）可以降低下列風險：
• 肥胖
• 第 2 型糖尿病
• 心血管疾病
• 成人骨質流失和肌肉張力喪失
• 提早老化
• 某些癌症
生活方式
少喝酒（每日男性不超過 2 杯，女性和 65 歲以上者不超過 1 杯）可以預防：
• 肝病 • 意外事故
不抽香菸和雪茄可以預防：
• 肺癌和其他肺病 • 腎臟病 • 心血管疾病 • 眼睛退化性疾病

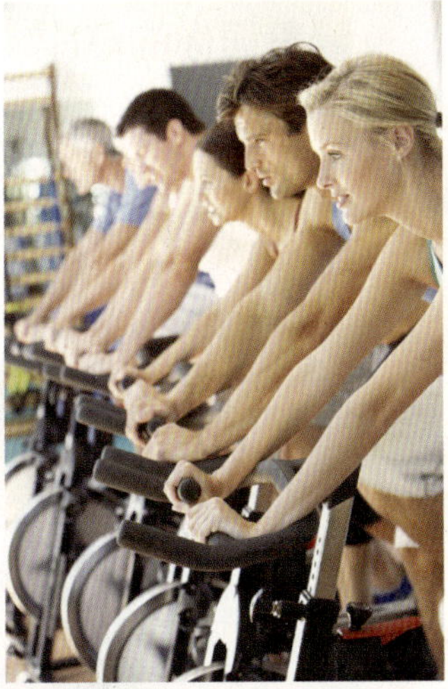

▲經常運動和健康飲食互補。一日之中不管是連續或斷續，在日常行事中安排 30 到 60 分鐘（或以上）的體力活動

觀念檢查站 1.7

1. 促進健康和預防疾病的飲食、體力活動及生活方式的建議為何？

營養與你的健康 Nutrition and Your Health (NAYH)

大學生活顧好飲食

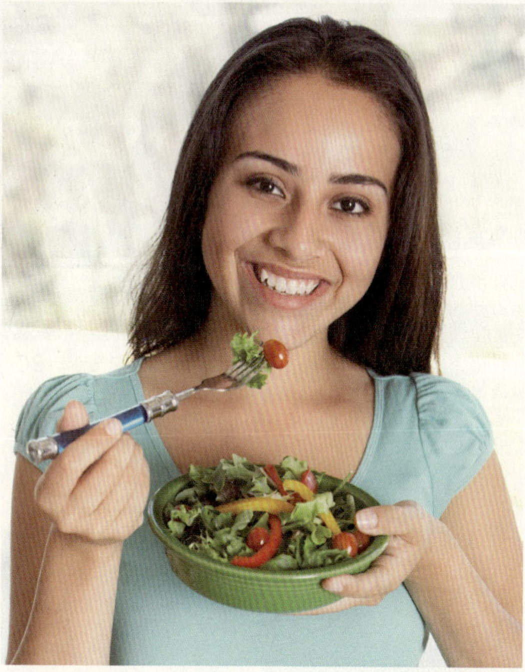

在自由自主的大學階段，你有機會建立自己的生活方式。研究顯示大學生的飲食欠佳。一般說來，達不到飲食建議量的有全穀類、蔬菜、水果、牛奶和肉類，反而大吃脂肪、甜食和酒精。這項資訊之所以令人不安，是因為年輕時代形成的健康行為往往持續終生。

大學的生活方式為何難以養成健康習慣？本節我們要討論幾個議題並提出解決之道。

挑選食物

大學生面臨學業要求、人際關係和生活環境的變化，這些情境壓力造成了不良的健康行為。比方說，在趕報告和為考試臨時抱佛腳時，均衡飲食輕而易舉就會被高脂和高卡的速食、快餐與咖啡因甜飲料所取代。犧牲運動時間用來念書。最近一項研究針對住在校園內外的大學生，三分之二的學生報告說不吃正餐，「沒時間準備」是主要的理由（參見延伸閱讀 7）。

而且試想看看，校園裡有各式各樣的餐飲選擇。餐廳、速食店、小吃館和販賣機，讓你一天 24 小時都有得吃。雖然在這些店裡你確實可以做出明智的飲食抉擇，但是方便、美味和價值（也就是便宜、超大份量）的誘惑可能說服大學生吃不健康的食物。

吃正餐和點心也是社交時間。如果你的同黨中午在餐廳聚會八卦而你要加入，不管餓或不餓，可能會無心地吃下一頓大餐。閒聊的時候，很容易忘記食物的份量而吃得太多。此外，在一個陌生而充滿壓力的場所，食物是熟悉感和安慰的來源。

體重控制和「新生 15 磅」

研究顯示大部分的美國大學生在一年級時體重上升（參見延伸閱讀 8）。「新生 15 磅」這個名詞指的是大學一年級新生增加的體重。雖然事實很明顯，大部分新生不會真的增加 15 磅（約 7 公斤），一項針對 7,000 名以上美國大學生的研究發現，第一年的離家生活平均增重 2.4 到 3.5 磅（約 1-1.5 公斤，參見延伸閱讀 21）。極少數（低於

10%）新生增加 15 磅（6.8 公斤）以上，而 25% 的新生體重下降。這項研究也統計了整個大學時代累積增重的狀況：女性平均增加大約 9 磅（4 公斤），而男性增加 13 磅（6 公斤）。學生增重的差異有兩項生活方面的因素，就是豪飲和打工。

維持健康體重有幾個理由。長期而言，體重一上升，慢性病風險也跟著上升。短期來說，減掉多餘體重可以改善你的感受和表現。發現腰部出現贅肉或感覺衣服變緊，就是過重的兩個良好指標。如果你有必要減重，具備知識和毅力可以讓你安全地減掉多餘的磅數。

行為研究明白指出，設立幾個小而容易達到的目標可以鼓舞動機。在第 7 章會學到，體重是吸收卡路里和燃燒卡路里之間的平衡表現。嘗試追蹤自己攝取的卡路里幾天，然後根據你的年齡、性別和活動量算出能量需求，兩者比較看看。你可以利用第 7 章的公式，或是網站 www.ChooseMyPlate.gov 的互動工具「超級追蹤器」評估自己的能量需求。

每週減掉 0.5 至 1 公斤是安全的速率。速率更快的減重不太可能持久。切記體重計

案例研究　典型大學生

安迪跟許多大學生沒兩樣。在成長過程中，早餐是快速的一碗穀片加牛奶，午餐是漢堡、薯條和可樂，在學校的自助餐廳或當地的速食店解決。晚餐他通常不吃任何沙拉或蔬菜，到了九點鐘，就埋頭猛吃洋芋片和餅乾。安迪把這些習慣幾乎通通搬到大學裡。他早餐寧可喝咖啡，或許再加一條巧克力棒。午餐大體仍是漢堡薯條可樂，不過他現在比高中時更常換換口味吃披薩和塔可餅。校園周邊的餐廳只要多加幾分錢，漢堡就有雙份或額外的起司，而披薩就有義式香腸。安迪很吃這一套，因為這樣一來伙食費就省而超值。所以他四處搜尋大份量的超值餐，已經成為午餐和晚餐的例行公事。

給安迪提供一些飲食上的忠告。一開始先讚美他的好習慣，然後利用你目前的知識提出建設性的批評。

回答下列問題，把你的答案跟本章末尾的解答核對看看。當你對安迪提出建議時，同時回想自己最愛的食物選擇，為什麼它們是你的最愛，

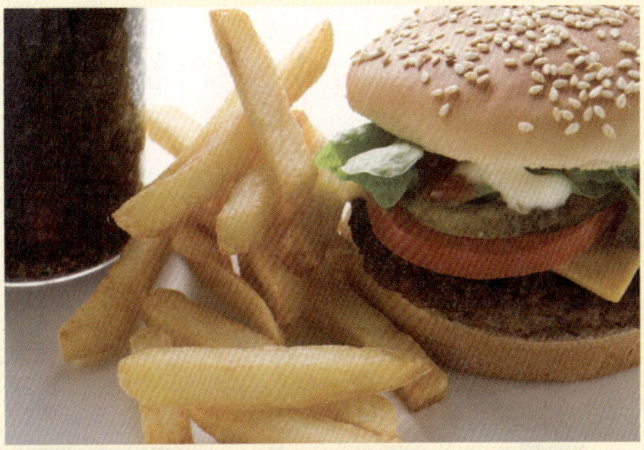

以及這些選擇是否正面。

1. 開始先讚美安迪的好習慣：安迪在當地餐廳吃東西時做了哪些健康的選擇？
2. 現在提供一些建設性的批評：
   a. 速食餐廳供應的食品有哪些負面品質？
   b. 為何吃「超值餐」是危險的習慣？
   c. 每一餐他可做出哪些較健康的替代方案？
   d. 列舉在校園速食餐廳他能做的更健康的選擇。

上的數字不如身體組成來得重要——亦即脂肪和瘦體組織的比例。為了減重，你必須創造出能量短缺的情況，或是限制能量攝取低於維持目前體重的需求，或是增加體力活動量。對過重的成人來說，每日 500 大卡的能量短缺，一年可以減重約 11 公斤。當體重下降時，能量需求也跟著慢慢下降，所以更多的能量短缺才能持續降低體重。

雖然許多學生不吃早餐，但早餐可是一天當中最重要的一餐。早上來一份低脂蛋白質食物（例如蛋、加拿大培根或蛋白質奶昔），一份強化的全麥早餐穀片、脫脂牛奶、加上一份水果，你就已經走在正確的道路上，符合纖維質、鈣和水果的建議量。雖然咖啡似乎能讓你在早晨頭腦清醒，但頭腦的最佳燃料是碳水化合物，不是咖啡因。研究也顯示，吃早餐可以避免午晚餐吃得過多。本章末尾的專欄「營養學家的選擇」對早餐有更多的建議。

美國大學生增重的最大因素之一是每天來自含糖或酒精飲料的數百大卡熱量。一罐 12 盎司（360 毫升）的普通可樂含有 140 大卡。一罐 12 盎司的普通啤酒含有 150 大卡。酷嗜美味咖啡，例如拿鐵或卡布奇諾，每天會多攝取 200 大卡（參見延伸閱讀 18）。甚至一杯 8 盎司（240 毫升）的果汁至少含有 100 大卡。此外，喝下 24 盎司（720 毫升）清涼飲料跟喝開水差不多，不會讓你覺得飽足，但會增加 300 大卡以上。隨身攜帶開水是止渴的最好辦法。

運動對任何減重和體重管理計劃都極為重要，可是很難持之以恆。當你沒時間時，運動往往第一個被犧牲掉。為了確保你的運動計劃成功，要挑選自己樂在其中的活動，例如與朋友一起在校園健康中心做運動，參與校內運動項目，或者參加活動課程，例如舞蹈課。不要忘記在教室之間快走。第 10 章有安排運動計劃更詳細的資訊。

酒精與暴飲

飲酒過量是大學校園內的一大問題。許多大學生認為喝酒，不管合不合法，是進入成年期的「考驗儀式」。在美國校園內，暴飲——男生連續喝五杯以上，女生四杯以上已經成為流行病。新興的「極限飲酒」標準更遠遠超過暴飲。舉例來說，最近的研究指

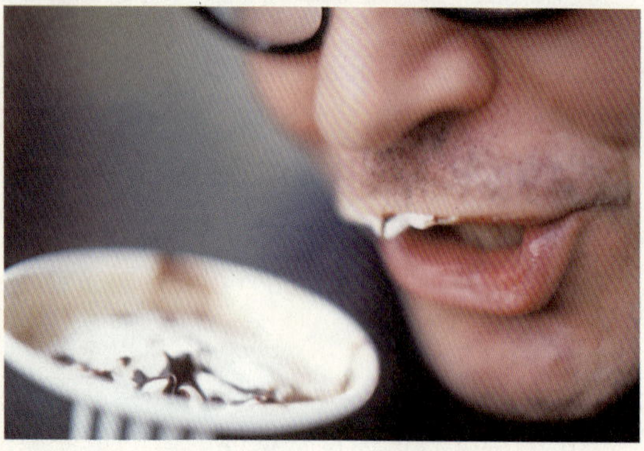

▲研究（參見延伸閱讀 13）顯示愛喝美味咖啡，例如拿鐵或卡布奇諾，會增加卡路里攝取量，一天大約 200 大卡

避免增重的五個點子

- 吃早餐。啟動你的代謝作用，吃一份蛋白質來源，例如蛋或低脂優格；至少一份全穀類；以及一份水果，例如香蕉。
- 先做打算。食用均衡的正餐，或每隔 3 至 4 小時吃一次點心。
- 限制液體卡路里。以開水代替高熱量的汽水、果汁、酒類或咖啡；如果喝酒，一天不要超過 1 到 2 杯。
- 塞滿冰箱。儲存低卡而美味的點心，例如椒鹽捲餅、低脂微波玉米花、水果（新鮮、罐頭或乾製）
- 經常運動。找個朋友一起運動。專家建議每天溫和運動 30 分鐘，每週至少 5 天。

出，大學生慶祝二十一歲生日，在生日那個禮拜比平日平均多喝八杯（參閱延伸閱讀 14）。

大學校園暴飲的統計數字令人驚心。據估計，每五個大學生就有兩位有暴飲行為。18 到 24 歲的大學生中，每年有 1,400 人因喝酒而意外受傷，包括汽機車事故。除了死亡和受傷，暴飲還帶來其他問題，包括不安全的性交及其後果、長期健康問題、自殺、學業問題、法律糾紛以及酗酒或酒癮。有 31% 的大學生落入飲酒失調的標準。

除此之外，飲酒確實會讓人增重——除了酒精本身的熱量，飲酒場合的食物也吃得比較多。如果你喝酒，就要知道節制——男性每天不超過兩杯，女性不超過一杯。注意以下的酒精中毒的警示徵候和症狀。青少年飲酒的特別議題會在第 15 章討論。

飲食失調

大學生有飲食失調風險者高達 30%。在第 11 章會學到，飲食異常是輕微而短期的飲食模式改變，通常是因為生活壓力，想要改變外表，或只是個壞習慣。有時候飲食異常的習慣會導致飲食失調，例如厭食症、暴食症或劇食症。如果你懷疑室友或朋友患了飲食失調，第 11 章會教你怎麼做。

肉體挨餓也會使頭腦挨餓，不止是學業表現退步而已。飲食異常的負面後果或許會持續終生。歸根結柢，飲食失調的根源不是食物的問題，而是自尊、操控和虐待關係的問題。

問題從飲食開始，往往成為惡性循環，造成更大的問題。飲食失調不止是飲食變差而已：它需要專家治療。如果置之不理，飲食失調會導致嚴重的惡果，例如月經中止、瘦到皮包骨、胃腸問題、腎臟問題、心臟異常和最後的死亡。

酒精中毒的警示徵候和症狀

- 半意識或無意識狀態
- 呼吸緩慢，每分鐘呼吸八次或更少，或是呼吸間隔超過 8 秒
- 皮膚冰冷、濕黏、蒼白或發青
- 散發強烈酒味，通常伴隨上述症狀

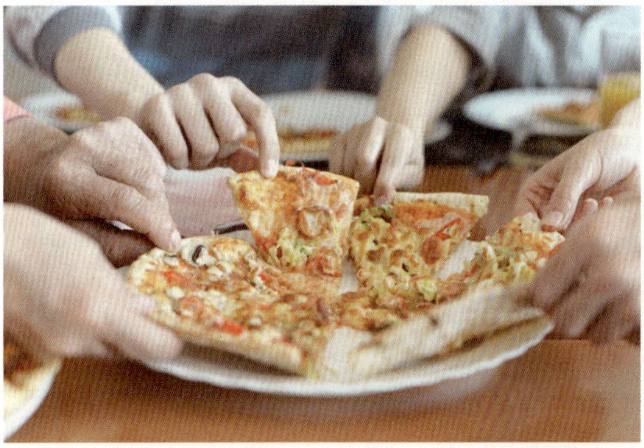

▲深夜的披薩會增加大學生額外的卡路里攝取量

選擇素食生活

許多大學生嘗試或採取素食的飲食模式。以植物為主的飲食能夠滿足營養需求，並且降低許多慢性病的風險，不過在生命各階段都要適當計劃才行。

蛋白質通常不會缺乏，即使是純素食不含動物性食品，也不會有問題。然而素食，尤其是純素食，會有缺乏數種維生素和礦物質的風險。選用即食早餐穀片可以獲得這些營養素，既方便又不貴。第 6 章有更多素食計劃的資訊。

由於大家對素食的興趣增加，餐廳和校園餐飲設施也開始供應素食菜色。為了你的健康著想，挑選烤、蒸或炒，而非油炸的食

物；挑選全穀類而非精製碳水化合物，並且吃維生素和礦物質強化的食物。即使你不是一直都吃素，每週吃幾次素食有助於體重控制，並且增加纖維質和植化素的攝取量。在第 2 章會學到，ChooseMyPlate 建議你的餐盤應大部分堆滿植物性食品，包括全穀類、水果和蔬菜。

比賽的燃料：學生運動員

學生參與運動比賽，例如校內和校際的體育賽事，需要多攝取卡路里和營養素。儘管運動項目強調清瘦的體型，各級運動員必須注意不要嚴格限制卡路里，以免影響運動表現和健康。

肌肉需要充足的碳水化合物做燃料，並且需要蛋白質供應生長與修復之需。同樣地，脂肪是重要的儲存能量來源，可供運動期間利用。女性能量供應偏低會造成月經中止（無月經症），因而付出骨骼長期健康的昂貴代價。

除了卡路里是身體的燃料，水分對健康和運動表現也很重要。在持續時間不到 60 分鐘的賽事中，補充水分就夠了；如果持續時間更長，補充運動飲料就很理想，因為碳水化合物可以給疲憊的肌肉補充燃料，而電解質可以補充蒸散所喪失的部分。為了比賽而刻意流失水分來「減重」，會危及健康和運動表現。

運動員也應該注意不要被補充劑產業所迷惑。運動訓練中，為了能量需求增多而增加食量，同時也能滿足大部分維生素和礦物質的需求。唯一的例外是，運動員可能會有缺鐵性貧血的風險。對大多數運動員來說，吃綜合維生素和礦物質補充劑就夠了。個別的維生素、礦物質、胺基酸或草藥補充品都不建議，不管廣告講得如何天花亂墜。

大學生有限預算顧好飲食的招數

由於高等教育很傷荷包，所以在校園內能用有限預算吃得不錯是個好消息。如果住在校園內，可以加入預付校園餐點計劃。這些計劃通常會供應多種實惠又健康的食物。如果住在校園外或有自己的廚房，就要先做打算。在家做午餐比匆匆忙忙隨便買個午餐要省得多，而且還能有自己的健康選擇。比方說，自己在家做三明治比在速食店或熟食店購買的要便宜一半以上。

絕對不要空著肚子去雜貨店購物：每樣東西看起來都好吃，你就會買得太多。除此之外，去雜貨店要帶著購物單並且堅持到底，因為衝動購買會使你的荷包縮水。購買雜貨店自有品牌的食物而非著名的品牌。挑選罐頭或冷凍蔬果：它們跟新鮮蔬果一樣營養，尤其是選用低鈉或低糖的產品。不要購買整箱果汁，挑選罐裝的濃縮果汁，在家裡自己加水沖淡。

同樣道理，購買雜貨店自有品牌的粉末（挑選無糖的）沖泡飲料，例如冰茶，可以省掉容器的費用。罐頭（水果，鮪魚）和乾製（燕麥）食品既營養又可長期保存，不至於腐壞而丟棄。最後，蛋和花生醬是便宜又方便的蛋白質來源。

總之，《大學生活吃得好指南》（參見延伸閱讀 15）和《宿舍飲食》（參見延伸閱讀 17）都是實用的好書，有更加詳細的方法讓大學生吃得健康又保持身材。

大學生的一些卡路里陷阱：

	大卡數
兩把杏仁	500
兩把雜糧麥片	330
單人份披薩	500 ~ 600
1 杯冰淇淋	300
兩把糖霜穀片	250
六罐啤酒	900

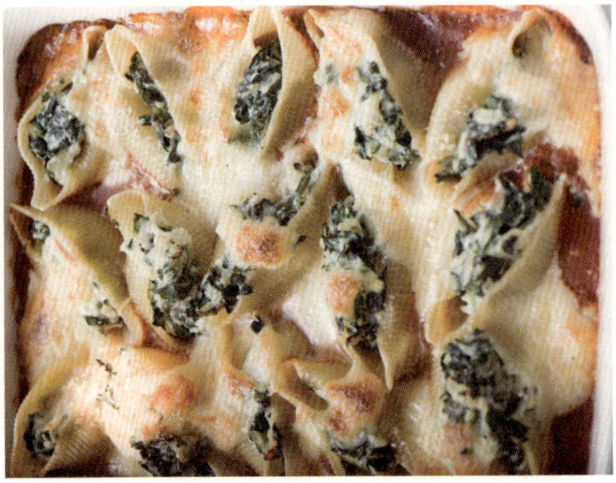
▲許多大學生吃素，圖中為義式蔬菜麵。第 6 章有營養素食菜單的設計指南

本章重點（數字代表章節）

1.1 食物的滋味、口感、外觀是影響人們食物抉擇的主要因素。影響飲食習慣和抉擇的其他因素還有：食物的來源和便利性，童年經驗和民族風俗，營養與健康的關注，廣告，餐廳，社會變遷，以及經濟情況等等。各種外在（胃口相關）因素影響生理飽足感（抑制繼續進食的滿足感）。飢餓訊號結合胃口暗號，例如食物隨手可得，促使我們進食。

1.2 營養是一項生活因素，也是維持身體健康的關鍵。飲食不良和久坐不動的生活方式是致命慢性病的風險因素，例如心臟病、高血壓、糖尿病、癌症等。年輕時沒有滿足營養需求，日後很容易疾病纏身。營養素過量也會造成傷害。飲酒過量是另一個飲食問題，會衍生出許多健康問題。

1.3 營養學是研究人體如何利用食物成分以促進和支持細胞的生長、維護與複製。食物中的營養素分為六大類：(1) 碳水化合物，(2) 脂質（大部分是脂肪和油），(3) 蛋白質，(4) 維生素，(5) 礦物質，和 (6) 水。前三者加上酒精，皆可提供熱量供人體利用。植化素是植物性化學物質，或許有助於降低疾病風險。

1.4 人體將碳水化合物、蛋白質、脂肪所含的能量轉變成可供人體利用的形式。每公克脂肪平均提供 9 大卡，而每公克碳水化合物和蛋白質平均提供 4 大卡。計算百分比和英制與公制單位的換算是研讀營養學的重要技巧。

1.5 針對某特定現象的推測性解釋稱為假說，測試假說是否正確的系統性步驟稱為科學方法。進行實驗可以支持或拒絕某個假說。一旦某個假說得到足夠的實驗數據之支持，這假說就稱為學說。在營養學領域中，所有人都必須對新觀念抱持懷疑，在採用任何營養建議之前需有許多實驗證據支持此一觀念。

1.6 2013 年美國的肥胖問題惡化，有 35% 的民眾為肥胖或過重。原因是吃太多，尤其是高卡低營養素的食物，而且體力活動量不夠。根據美國和加拿大的大型營養調查結果，部分北美人必須多吃含有某些維生素、礦物質和纖維質的食物。《健康國民 2020》是美國的國家策略，其中有「營養與體重狀況目標」，關乎健康飲食和維持健康體重。健康飲食包括吃多樣化的營養素密實的食物，尤其是全穀類、蔬果、低脂或脫脂牛奶或乳製品，以及瘦肉和其它蛋白質來源；少吃固體脂肪、膽固醇、添加糖、鈉（食鹽）和酒精；並且限制卡路里攝取量以符合能量需求。

1.7 促進健康和預防疾病的基本方案包括吃多樣化的飲食，經常運動，不抽菸，不濫用營養素補充劑（如果使用的話），喝足夠的水和其他液體，睡眠充足，節制飲酒（如果飲酒的話），以及減少壓力或適當處理壓力。營養計劃的主要重點在食物，不在膳食補充品。由食物提供人體所需的營養素可以避免嚴重的營養失衡。

NAYH 研究指出大學生的飲食和其他健康習慣欠佳。學生所吃的穀類、蔬果、牛奶、肉類的份數都不足，反而代之以脂肪、甜食、酒精。從公衛觀點看，這項資訊令人擔心，因為年輕時代所形成的許多健康行為可能會持續終生。大學校園特別重要的議題是體重控制，健康飲食，酒精和暴飲，以及飲食失調。

知識檢查站（解答在下方）

1. 促使我們進食的主要心理驅力，而且受到許多外在的食物選擇機制所影響。這種驅力稱為
   a. 飢餓　b. 胃口　c. 飽足感　d. 餵食
2. 能量營養素包括
   a. 維生素、礦物質和水
   b. 碳水化合物、蛋白質和脂肪
   c. 微量礦物質和脂溶性維生素
   d. 鐵、維生素 C 和鉀
3. 必需營養素
   a. 必須每餐都攝取
   b. 嬰兒需要但成人不需要
   c. 人體有需要時可自行合成
   d. 人體無法自行合成而必須攝取以維持健康
4. 糖、澱粉、纖維質等都是
   a. 蛋白質類　c. 碳水化合物類
   b. 維生素類　d. 礦物質類
5. 哪一類營養素對調控身體功能至為必要？
   a. 維生素類　c. 礦物質類
   b. 碳水化合物類　d. a 和 c
6. 一大卡是
   a. 熱能的量
   b. 食物所含脂肪的量
   c. 加熱器
   d. 描述食物所含糖和脂肪量的專有名詞
7. 食物含有 10 公克脂肪能產生的大卡數是
   a. 40　b. 70　c. 90　d. 120
8. 如果你某天吃了 300 公克碳水化合物，共攝取 2400 大卡，那麼碳水化合物提供總能量的百分比 % 是
   a. 12.5　b. 30　c. 50　d. 60
9. 下列關於北美飲食的敘述何者為真？
   a. 大部分蛋白質來自植物來源
   b. 大約一半的碳水化合物來自簡單糖類
   c. 大部分脂肪來自植物來源
   d. 大部分碳水化合物來自澱粉
10. 下列哪種行為會降低大學生增重的風險？
   a. 不吃早餐　c. 冰箱塞滿營養點心
   b. 喝更多液體卡路里　d. 不常運動

解答：1. b (LO 1.1), 2. b (LO 1.3), 3. d (LO 1.3), 4. c (LO 1.3), 5. d (LO 1.3), 6. a (LO 1.4), 7. c (LO 1.4), 8. c (LO 1.4), 9. b (LO 1.5), 10. c (LO 1.7)

學習問題（LO 數字是章首學習成果的章節）

1. 說明人體控制飢餓和飽足感的程序。列舉影響食物選擇的其他因素。(LO 1.1)
2. 說明你自己的飲食偏好如何受到下列因素塑造：a. 幼年接觸的食物 b. 廣告（你吃過哪種最新的食物） c. 外食 d. 同儕壓力 e. 經濟因素 (LO 1.1)
3. 超市中的產品，哪些反應了消費者對較健康食物的需求？哪些是方便的需求？(LO 1.1)
4. 指出一種與不良營養習慣相關的慢性病，然後列舉數個相關的風險因素。(LO 1.2)
5. 說明脂肪的兩種來源，並解釋這種差異為何對整體健康如此重要。(LO 1.3)
6. 列舉水在人體內的三種功能。(LO 1.3)
7. 解釋與食物相關的卡路里觀念。每公克碳水化合物、脂肪、蛋白質、酒精可產生多少大卡？(LO 1.4)
8. 一碗起司花椰菜湯含有 21 公克碳水化合物、13 公克脂肪、12 公克蛋白質。計算脂肪占總卡路里的百分比。(LO 1.4)
9. 根據美國營養調查，北美人攝取不足的營養素為何？你為何同意此種結論？(LO 1.5)
10. 列舉美國《健康國民 2020》的四個目標。針對這四個目標你如何評量自己？為什麼？(LO 1.5 & 1.6)
11. 列舉大學生避免增重的五個對策。(LO 1.7)

營養學家的選擇

即使是睡眼惺忪的慢郎中也可以在一天的開始給自己的身體添加燃料，然後去接受高等教育！不吃早餐不是聰明的做法。經過一段時間的禁食（也就是前晚），身體和腦筋需要燃料才能在最高效率下運轉。此外，許多研究顯示，吃一頓合理的早餐是控制體重的好方法。相較於吃早餐的人，不吃早餐者傾向於渴望高卡食物，整天會吃更多零食，並且在後續的正餐也吃得更多。考慮每天吃早餐，把這件事當成擊退「新生 15 磅」的武器。

抓了就走的食物選項，例如販賣機或速食店的食物，通常都是高卡低營養素。比方說，低脂雜糧棒只有 100 大卡和 3 公克脂肪，沒什麼別的營養。再說，用雜糧棒充飢也撐不了多久。

在另一方面，速食早餐三明治或許帶來飽足感，但它的卡路里、脂肪、鈉含量都太高了。這種三明治提供 550 大卡、23 公克脂肪（一個三明治占一天總卡路里的 38% 和全天脂肪限額的 35%）以及 1490 毫克的鈉（剛好低於鈉的充足攝取量 1500 毫克）。偶爾吃速食早餐三明治勉

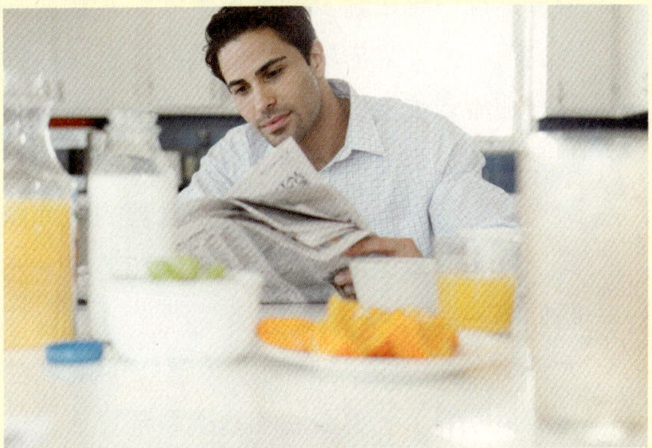

▲只要稍加計劃，早餐可以既快速又健康

強算是健康飲食的一部分，可是不能當做例行早餐。

對任何時間緊迫的大學生而言，讓營養又方便的早餐隨手可得是個好辦法。全穀類、營養強化、即食早餐穀片加脫脂牛奶是最佳選擇：即沖即食、提供各種維生素和礦物質，而且可提高纖維質攝取量。另外再加一份蛋白質來源，有助於支持身體機能並且使你的飽足感持久一點。白煮蛋或一把乾焙堅果提供即食形式的蛋白質。一杯低脂優格的好處是，除了蛋白質之外還提供鈣。新鮮水果和水果乾都攜帶方便，是早餐的營養選項。許多水果都含有鉀和維生素 C，另外還提供纖維質。一盒 1.5 盎司（45 公克）的葡萄乾提供 130 大卡，沒有脂肪或膽固醇，鈉極少，2 公克纖維質，以及 320 毫克鉀。葡萄乾不放冰箱也可以保存幾個月。

所以說，一碗穀片、香蕉、低脂牛奶以及一杯優格，全部來自你宿舍房間的「食品儲藏室」，這是最健康的選擇了。

案例研究解答　典型大學生

1. 安迪的飲食最有利的方面是含有蛋白質的良好來源如動物性食品，另外也富含鋅和鐵。把午餐的漢堡和薯條改成披薩和塔可餅是正確的方向。

2.a. 安迪飲食的缺點是乳製品、水果和蔬菜都很少。這樣會導致鈣、數種維生素和本章討論過的植化素（來自植物）的攝取不足。他的飲食纖維質也偏低，因為速食店主要使用精製穀類製品而非全穀類，而且菜單幾乎沒有蔬果的選項。大部分飲料都是含糖的清涼飲料。許多菜單選項，尤其是薯條和雞塊，脂肪偏高。

2.b. 大部分的超值選項是高油（薯條）或高糖（清涼飲料），導致油和糖攝取過量。

2.c. 他的早餐可以選擇低脂水果和雜糧棒，取代糖果棒。或者他可以花點時間吃一碗全穀類早餐穀片、水果和低脂或脫脂牛奶，以便增加纖維質和鈣（牛奶中）的攝取量。早餐喝果汁如柳橙汁，是在飲食中增加水果或蔬菜的飲料選項。總之，安迪可以將食物選項多樣化，在各類食物中維持平衡，藉以改善水果、蔬菜和乳製品的攝取量。

2.d. 安迪可以輪流吃塔可餅和豆子捲餅，以便在飲食中獲得植物蛋白質的益處。要在飲食中加入更多蔬菜和水果，安迪可以在塔可餅和漢堡中加入萵苣、番茄和洋蔥。如果選的是披薩，可以把高脂配料（例如義式香腸）和額外起司換成蔬菜（例如青椒和洋蔥）。許多潛艇堡店和熟食店供應幾種低脂三明治，著重瘦肉（例如火雞肉）和蔬菜配料。至於飲料方面，安迪至少可以把半數的飲料換成牛奶，並且用低卡汽水換取代普通汽水。這樣可以減少糖的攝取量。

延伸閱讀

1. Academy of Nutrition and Dietetics: Position of the Academy of Nutrition and Dietetics: Total Diet Approach to Healthy Eating. *Journal of the Academy of Nutrition and Dietetics* 113:307, 2013.
2. Academy of Nutrition and Dietetics: Nutrition and you: Trends 2011. www.eatright.org/nutritiontrends/ . Accessed March 4, 2013.
3. Andreyeva T and others: Exposure to food advertising on television: Associations with children's fast food and soft drink consumption and obesity. *Economics and Human Biology* 9:221, 2011.
4. Blake CE and others: Behavioral contexts, food-choice coping strategies, and dietary quality of a multiethnic sample of employed parents. *Journal of American Dietetic Association* 111:401, 2011.
5. Centers for Disease Control and Prevention: *Overweight and Obesity*. May 24, 2012. www.cdc.gov/obesity/. Accessed March 6, 2013.
6. Chiuve SE and others: Adherence to a low-risk, healthy lifestyle and risk of sudden cardiac death among women. *Journal of the American Medical Association* 306:62, 2011.
7. Choi S and Lee Y: Relationship of college students' residence to frequency of meal skipping and snacking pattern. *Journal of the Academy of Nutrition and Dietetics* 112:A24, 2012.
8. Edmonds MJ and others: Body weight and percent body fat increase during the transition from high school to university in females. *Journal of the American Dietetic Association* 108:1033, 2008.
9. Federal Trade Commission: *A Review of Food Marketing to Children and Adolescents, Follow-Up Report*, December 2012. www.ftc.gov/os/2012/12/121221foodmarketingreport.pdf Accessed 2/23/2013.
10. Goris JM and others: Television food advertising and the prevalence of childhood overweight and obesity: A multicountry comparison. *Public Health Nutrition* 13:1003, 2010.
11. Hoyert DL and Xu J: *National Vital Statistics Reports*, deaths: Preliminary data for 2011: 61, 2011.
12. King DE and others: The status of baby boomers' health in the United States: The healthiest generation? *Journal of the American Medical Association Internal Medicine*, 173:385, 2013.
13. Kolish ED and Hernandez M: The Children's Food and Beverage Advertising Initiative, A Report on Compliance and Progress During 2011, December 2012.
14. Lewis MA and others: Examining the relationship between typical drinking behavior and 21st birthday drinking behavior among college students: Implications for event-specific prevention. *Addiction* 104:760, 2009.
15. Litt AS: *The College Student's Guide to Eating Well on Campus*. Glen Echo, MD: Tulip Hill Press, 2005.
16. Loureiro ML and others: The effects of nutritional labels on obesity. *Agricultural Economics* 43:333, 2012.
17. Oz D: *The Dorm Room Diet: The 10-Step Program for Creating a Healthy Lifestyle Plan That Really Works*. Newmarket Press, 2010.
18. Shields DH and others: Gourmet coffee beverage consumption among college women. *Journal of the American Dietetic Association* 104:650, 2004.
19. Trust for America's Health: *F as in Fat: How Obesity Threatens America's Future 2012*. Robert Wood Johnson Foundation, September 2012. healthyamericans.org/report/100/ Accessed 2/27/2013.
20. Yanover T and Sacco WP: Eating beyond satiety and body mass index. *Eating and Weight Disorders* 13:119, 2008.
21. Zagorsky JL and Smith PK: The Freshman 15: A critical time for obesity intervention or media myth? *Social Science Quarterly* 92: 1389, 2011.

評估你的餐盤 Rate Your Plate

I. 仔細檢視你的餐盤

挑選能夠代表你的飲食模式的一天。利用附錄 C 的第一張表格，列出你在 24 小時內攝取的所有食物和飲料。此外，利用杯、重量、茶匙、湯匙等單位，記下你所吃食物的約略份量。在選擇的理由欄內用縮寫標示你為什麼挑選該食物或飲料。選擇食物或飲料的理由可能不止一種。

FLVR	滋味／口感	ADV	廣告	PEER	朋友
CONV	方便	WTCL	體重控制	NUTR	營養價值
EMO	情緒	HUNG	飢餓	$	價格
AVA	可得性	FAM	家庭／文化	HLTH	健康

應用

自問你吃喝最常用的理由是什麼。你以健康或營養價值為理由挑選食物到何種程度？你是否應該調高這兩種理由的優先順序？

II. 觀察超市的爆點

今日的超市貨品高達 60,000 種。仔細回想你上次去雜貨店的情形，以及你購買的食品。以下是 20 種超市貨架上較新上市的食品。如果你吃過這些食品，用上一題的方式標出你的理由。

________預先包裝的青菜沙拉（組合包，美式萵苣除外）
________美食用或可噴式沙拉油（如胡桃油、杏仁油、橄欖油、芝麻油）
________預煮冷凍火雞肉餅、預煮培根
________微波三明治（如袋餅或冷凍三明治）
________碗裝微波餐（如起司通心麵，湯品）
________冷藏的預煮麵食（如義大利餃、寬麵）和醬料（如青醬、茄汁羅勒）
________進口穀類產品（如義式燉飯、蝴蝶麵、馬鈴薯疙瘩、螺旋麵）
________全穀類麵食或米飯
________冷凍正餐（各式各樣，列舉你的最愛）
________瓶裝水（加味或原味）
________流行果汁（如桶裝蘋果酒、巴西莓、石榴）
________焙炒和／或加味咖啡（原豆、研磨、即溶、膠囊）
________碗裝即食熱粥（加水就走！）

________「快搖」鬆餅粉（加水，搖一搖，就可以烤了）

________早餐棒或甜餅乾（如雜糧或水果口味棒）

________代餐／健身產品（如「能量」棒、高蛋白棒、運動飲料）

________低卡馬芬或貝果

________包裝優格冰沙

________代用牛奶（如米漿或豆漿）

最後，列出你在去年看過但是不在上面名單內的三種食品。討論這些產品對北美消費者的吸引力。

台灣的營養與健康
(Nutrition and Health in Taiwan, TWNH)

生命與疾病統計

台灣飲食西化大約從民國 70 年代開始，西式速食餐飲業大規模進駐台灣。國人是否與美國一樣，開始承受飲食與生活型態普遍不健康的後果，未來的國民健康趨勢值得加以警惕。

根據台灣衛生福利部 (Ministry of Health and Welfare, MOHW) 的說明，103 年國人的平均餘命為 80 歲，男性達到 77 歲，女性 83 歲，比 95 年時增加約 1.8 歲（圖 TW1-1），但是有低於 102 年的現象。亞洲國家中最長壽的是日本 84 歲，韓國則有 82 歲。

衛福部的年報也指出，國人 103 年的總死亡率中，十大死因共占 77%，與飲食有關的至少有 5 項，占全因死亡率的 56.8%（圖 TW1-2）；其中 30 多年來一直居首的是惡性腫瘤，占全因死亡率的 28.3%；心臟、腦血管疾病和高血壓三者合計為高血壓相關疾病，共占全因死亡率的 22.5%（圖 TW1-3）。換言之，至少半數的死亡可以藉由改善飲食和生活

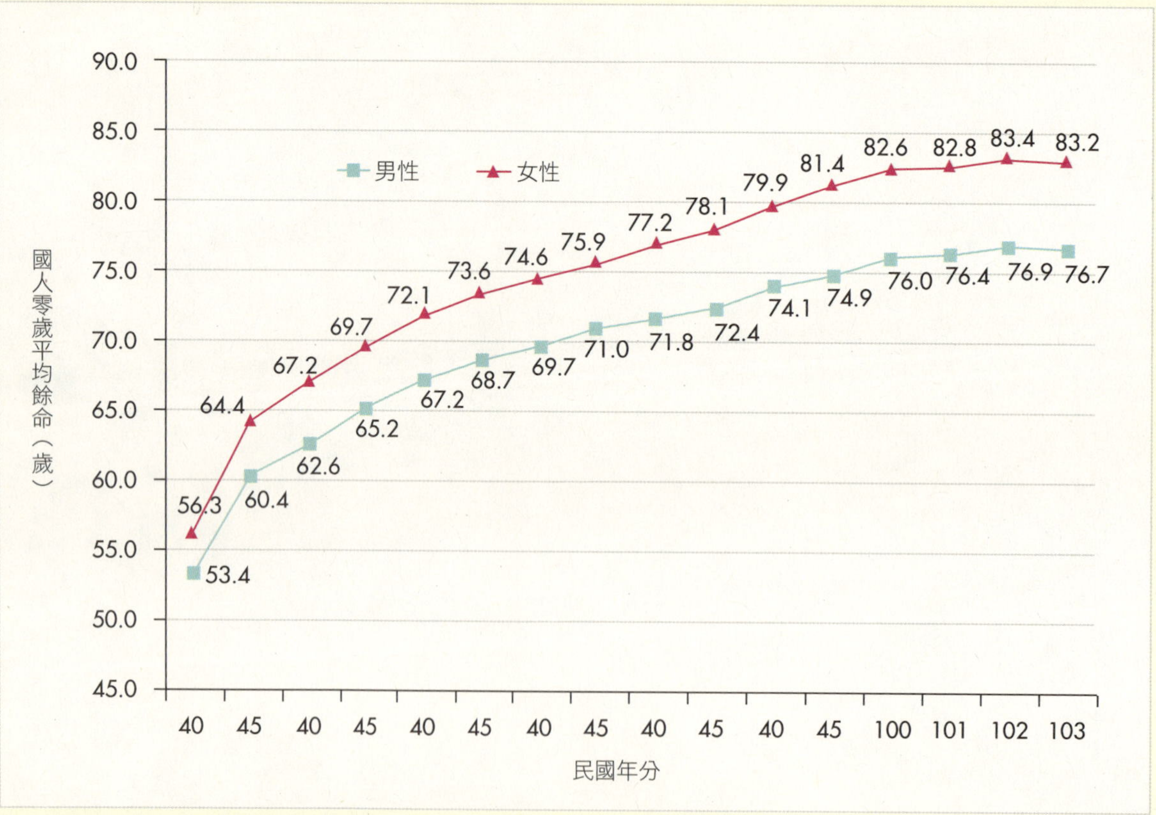

圖 TW1-1　台灣國民的零歲平均餘命變化趨勢，近年出現降低的趨勢

資料來源：參見參考資料 1,2

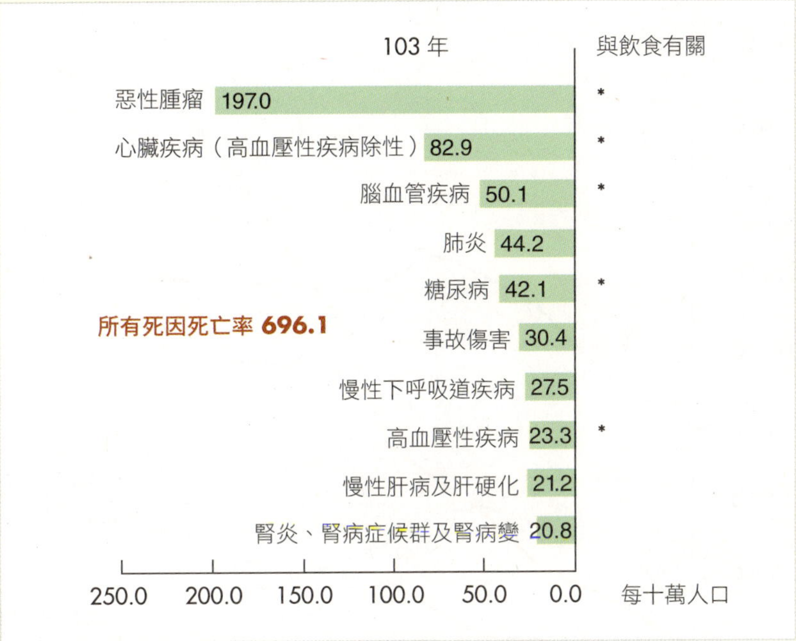

圖 TW1-2 國人 103 年的十大死因，標記「*」表示與飲食相關

資料來源：參見參考資料 1

型態來加以預防。

國人發生率最高的三種癌症，男女共通的是結直腸癌、肺癌和肝癌。女性必須警惕的是乳癌，為兩性癌症之首，超過男性最高的結直腸癌（表 TW1-1）。101 年的乳癌個案有 10,525 人，每十萬人口有 65.9 個案，占全癌症的 25%，表示每四位婦女癌症患者有一位乳癌。癌症主要是老年的疾病，國人癌症死亡年齡的中位數是 69 歲，但是女性乳癌、口腔癌與食道癌死亡年齡的中位數卻低於 60 歲。

我國在 99 年開始，全面推動子宮頸癌、乳癌、大腸癌及口腔癌等四項癌症篩檢，是國際上第一個由政府全面補助的國家，因為早期篩檢的存活率很高（表 TW1-2）。

參考資料：

1. 台灣衛生福利部 (2015) 中華民國 104 年版衛生福利年報。
2. 台灣衛生福利部 (2014) 中華民國 103 年版衛生福利年報。
3. 台灣衛生福利部 (2015) 103 年國人死因統計結果分析。
4. 台灣衛生福利部 (2016) 中華民國 104 年國人死因統計結果。
5. 國民健康署 (2015) 2012 年癌症登記報告。

死亡率 通常指粗死亡率，為一年內的死亡人數與該年的年中人口總數之比率，以平均每十萬人口中死亡人數表示。

標準化死亡率／發生率 係依世界衛生組織 (WHO) 編布之 2000 年世界標準人口年齡結構調整計算，以去除年齡組成的影響，可做不同族群或時期的客觀比較。

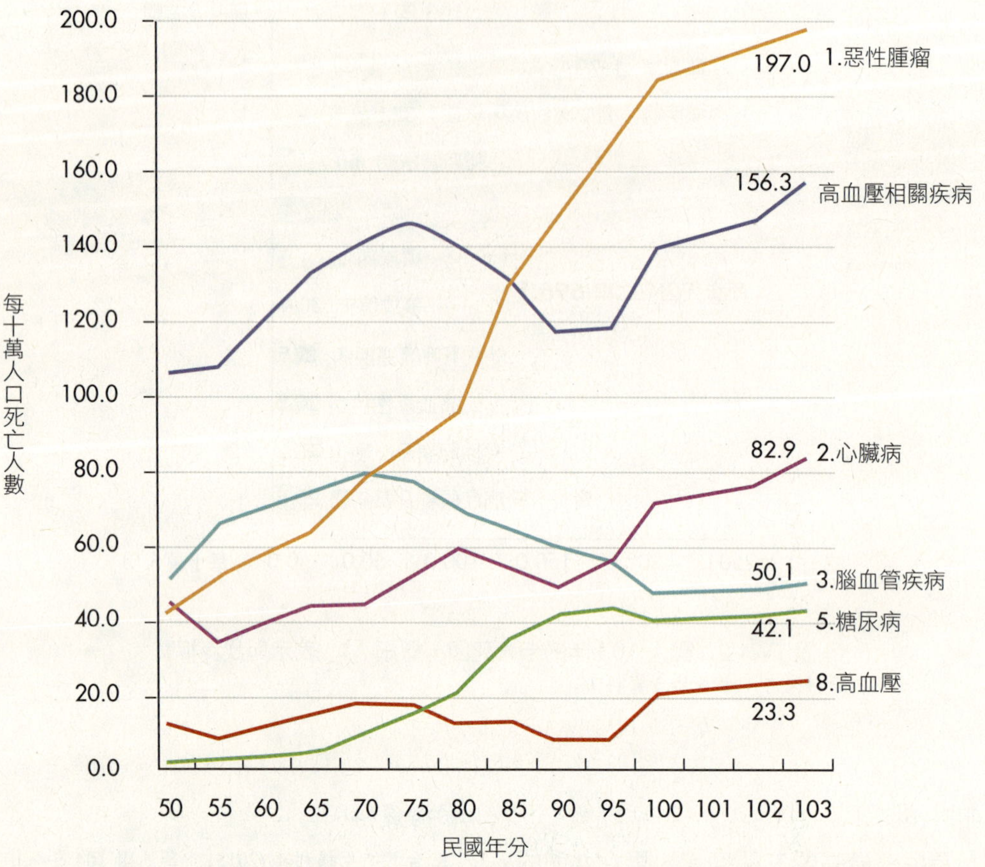

圖 TW1-3 國人飲食相關死因的變化趨勢（數字為 103 年資料，疾病前的數字是死因的排名），高血壓相關疾病為心臟病、腦血管疾病和高血壓的總和

資料來源：參見參考資料 3,4

表 TW1-1 台灣男女兩性的十大癌症死因與發生部位

排名	癌症死因（104 年）		癌症發生部位與標準化發生率（101 年）			
	男性	女性	男性		女性	
1	肺		大腸	53.7	乳房	65.9
2	肝與膽管		肝與膽管	50.5	大腸	37.3
3	結直腸		肺與氣管	44.0	肺與氣管	26.8
4	口腔	乳房	口咽	41.7	肝與膽管	20.3
5	食道	胃	攝護腺	29.7	甲狀腺	15.3
6	胃	胰	胃	14.5	子宮體	12.0
7	攝護腺	子宮頸	食道	13.8	子宮頸	9.6
8	胰臟	卵巢	皮膚	11.3	皮膚	8.2
9	非何杰金氏淋巴瘤		膀胱	8.7	卵巢	8.0
10	白血病		非何杰金氏淋巴瘤	8.3	胃	8.0
			小計（比率）	276.3 (85%)	小計（比率）	145.4 (55%)

資料來源：參見參考資料 4,5

表 TW1-2 台灣四種癌症五年期別的存活率

期別	乳癌	子宮頸癌	大腸癌	口腔癌
第 0 期	97.7	96.9	85.5	76.7
第 1 期	95.7	88.2	81.3	77.4
第 2 期	89.1	67.7	71.3	68.3
第 3 期	72.3	55.0	59.1	54.7
第 4 期	25.7	18.1	11.4	33.2

資料來源：參見參考資料 5

Chapter 2 健康飲食的設計指南

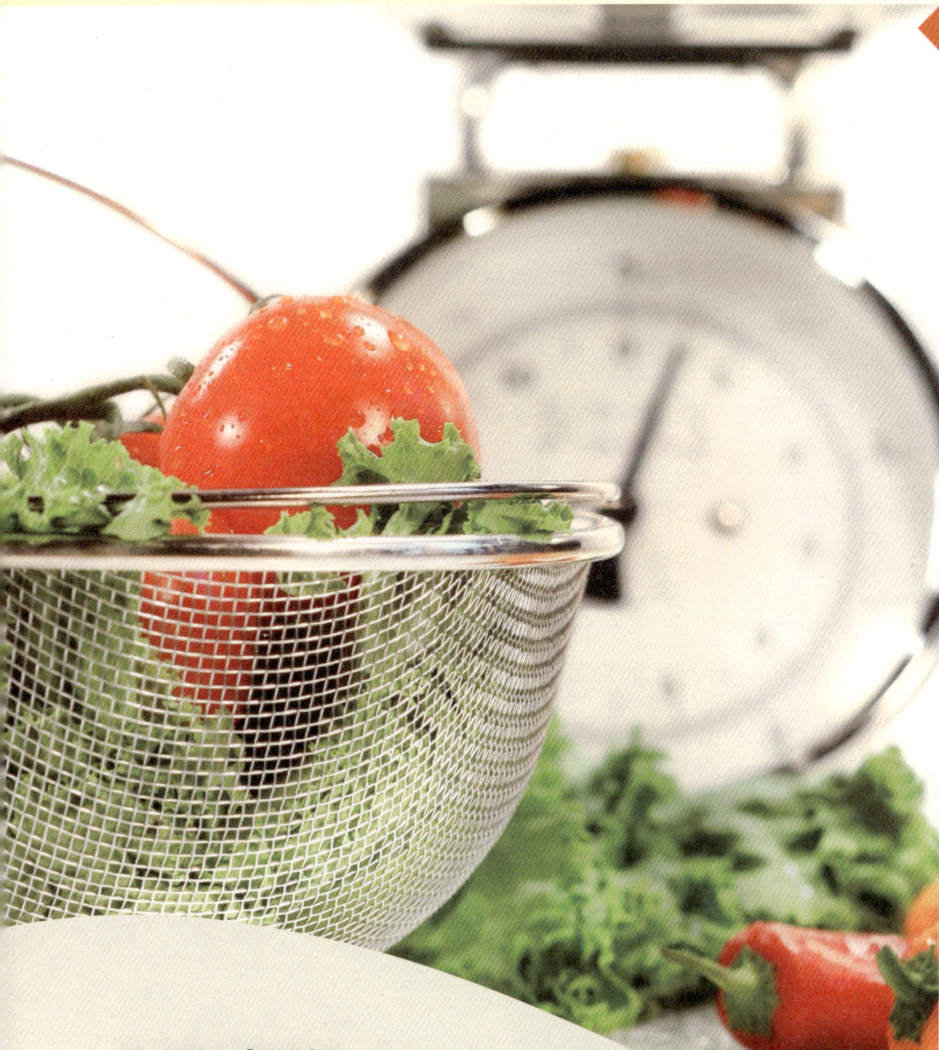

學習成果

第 2 章的設計是要讓你能夠：

2.1 利用多樣、均衡、適量、營養素密度、能量密度等觀念設計健康飲食。
2.2 列舉「美國飲食指南」和 2008「體能活動指標」的目標和重要建議。
2.3 設計符合健康餐盤建議以及地中海飲食和／或其他飲食指南的餐點。
2.4 說明營養健康的三種狀況。
2.5 概述營養評估的方法：人體測量、生化、臨床、飲食和環境狀況。
2.6 說明膳食營養素參考攝取量所涵括的營養標準類別。
2.7 認識營養資訊的可靠來源。
2.8 說明營養標示表中的項目和核准的健康宣稱與標示用語。

你會怎麼選擇？

在兩堂課之間，你到附近便利商店想買冷飲止渴並安撫咕嚕咕嚕叫的肚子。當你正要伸手去拿最喜歡的可樂時，忽然看見鍾士汽水公司®的個性化標示。你注意到他們的汽水不含高果糖玉米糖漿，而代之以純蔗糖。這兩種汽水的添加糖有營養上的差異嗎？以下飲料何者提供午後點心最佳的卡路里、營養素和能量？

a. 一罐約 600 ml 的普通可樂（例如可口可樂®），含高果糖玉米糖漿
b. 一罐約 600 ml 的低卡可樂（例如零卡可樂®），含人工甜味劑
c. 一罐約 360 ml 的鍾士汽水®，含純蔗糖
d. 一盒約 240 ml 的低脂 (1%) 巧克力牛奶
e. 一瓶約 500 ml 的瓶裝水

營養連線

一邊閱讀第 2 章一邊思考你的選擇，然後看看本章末尾的「營養學家的選擇」。

某種食品大膽放肆地宣稱具有無敵的健康功效，你聽過多少次了？當消費者開始重視飲食和疾病，食品廠商就聲明他們的產品有各種健康效益。「多吃橄欖油和燕麥麩會降低血膽固醇。」「喝石榴汁保護你的身體對抗自由基。」聽到這些宣稱，你會以為食品廠商無所不知。

廣告之外，營養素攝取量若與身體的需求失去平衡——如過量的卡路里、飽和脂肪、膽固醇、反式脂肪、食鹽、酒精、糖等——造成北美許多主要死亡原因，包括肥胖、高血壓、心血管疾病、癌症、肝病、第 2 型糖尿病。缺乏運動也很普遍。你在本章會學到健康飲食和生活方式的內容——可降低營養相關疾病的風險，用意是在詳細說明營養素之前，先清楚了解這些觀念。

2.1 務實的飲食理念

我們應該吃什麼才能降低營養相關疾病的風險？你或許覺得驚奇，答案正是你聽過多次的老生常談：**吃多樣化的食物而且每種食物適量攝取**。健康專家多年來一向建議同樣的基本飲食和健康計劃：

- 控制自己吃多少。
- 注意自己吃什麼：選擇全穀類、水果和蔬菜。
- 維持體能活躍。

健康飲食絕不意味剝奪和痛苦；只是需要一些基本營養知識和計劃而已。除此之外，長期摒除最愛的食物對「節食者」而言往往行不通。最佳計劃包括學習健康飲食的基本原理：多樣化、適量、均衡。對大多數人來說，追蹤總卡路里的攝取量也很重要，尤其是體重正在違心上升。

第 1 章提過，許多營養專家都同意，沒有絕對的「好」或「壞」食物。話雖如此，但講到健康飲食的基礎，許多北美人的飲食還是錯失目標。飲食含有過量的油膩肉類、油炸食品、含糖飲料、精製澱粉，會大幅加重營養相關慢性病的風險。

如果我們注重均衡和適量的飲食模式，會比較容易持守健康的飲食和生活方式。現在先來定義**多樣化**、**適量**和**均衡**；還要介紹兩個極為重要的觀念，可以幫助我們選擇健康的食物：營養素密度和

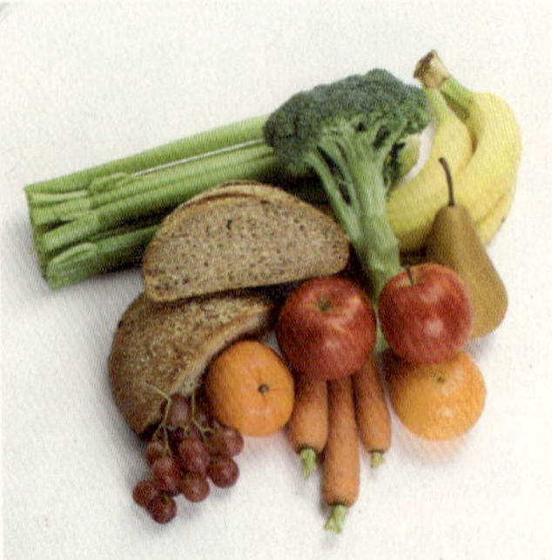

▲滿是水果、蔬菜以及全穀類麵包和麥片的菜單，讓你遠離疾病並且控制體重

能量密度。

多樣化就是吃許多不同的食物

飲食多樣化是指從所有的食物大類和子類挑選食物，而非日復一日的吃「老一套」。多樣化使餐點更有趣，而且可以確保飲食含有充分的營養素。多樣化食物是最好的，因為沒有一樣食物可以滿足所有的營養需求。舉例來說，肉類提供蛋白質和鐵，可是鈣很少而且沒有維生素 C。蛋類是蛋白質的來源，但提供很少的鈣，因為大部分的鈣都在蛋殼上。牛奶含鈣，但鐵很少。上述這些食物都不含纖維質。

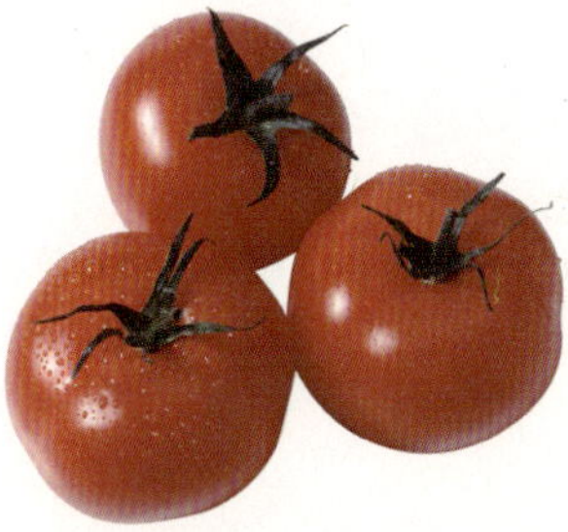

▲番茄算是機能食品，因為它含有植化素如茄紅素，對健康很重要

吃多樣化食物以平衡飲食的一個方法，就是每天從五大類食物中挑選食物：

- 五穀類
- 水果類
- 蛋白質類
- 蔬菜類
- 乳品類

「健康餐盤」是飲食指南，在 2.3 節會討論，提供視覺提示和策略，幫助你從每一大類食物做聰明的選擇。一份正餐包括豆子捲餅、萵苣和番茄沙拉淋油醋醬、一杯牛奶、加上一個蘋果，就涵蓋了五大類食物。

胡蘿蔔或許是你最愛的蔬菜，它提供纖維質和一種能形成維生素 A 的色素。然而如果每天選擇胡蘿蔔當做唯一的蔬菜來源，你就會漏失維生素葉酸。其它蔬菜如花椰菜和蘆筍就有豐富的葉酸。但願你現在開始了解，不同的食物和食物大類含有的營養素各異其趣。就目前而言，只要明白你的飲食要包含各類食物，因為人體需要的營養素分散在許多食物中。

飲食多樣化的額外收穫，尤其在蔬果類中，是富含植化素。許多植化素有顯著的健康效益。許多研究關注的焦點在於各種植化素可以降低某些疾病（如癌症）的風險。你不可能買一罐植化素來吃，因為它們只存在天然食品中。目前綜合維生素和礦物質補充劑只含有極少或完全沒有植化素。

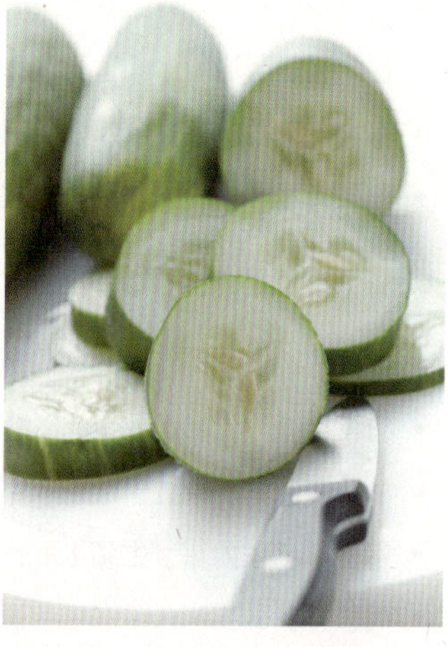

▲蔬菜如黃瓜切片可以添加在沙拉、三明治、披薩、塔可餅、湯等等以增加植化素的攝取量

許多人群研究顯示，常吃水果和蔬菜的人可以降低癌症風險（參見延伸閱讀 8）。研究員推測是蔬果中的某些植化素阻擋了癌症的發展。第 8 章會更詳細說明癌症與營養的關係。某些植化素也能降低心血管疾病的風險（參見延伸閱讀 2 和 8）。由於人類在演

化過程中吃各式各樣的植物食品，人體或許已經發展出對植化素和植物營養素的需求，以便維持最佳健康狀態。

機能食品 (functional foods) 自成一類的食品，能提供超越傳統營養素的健康效益。

富含植化素的食物現在已納入**機能食品** (functional foods) 的行列。機能食品提供了超越傳統營養素的健康效益。比方說番茄含有植化素之茄紅素，所以也是機能食品的一種。

科學家可能要花很多時間才能清楚食物中無數植化素的眾多重要功能，而且補充劑不可能含有所有的植化素和產生同等的效應。因此之故，權威的營養和醫學專家建議獲得植化素功效最可靠的辦法是利用富含水果、蔬菜、全穀麵包和穀片的飲食。

表 2-1 提供不少建議，讓飲食增添更多來自蔬果和全穀類的植化素。參見下列網站：www.fruitsandveggiesmorematters.org 和 www.fruitsandveggiesmatter.gov。有一點要注意的是，有些研究指出，增加飲食的多樣化會造成飲食過量。因此之故，當你的飲食包

表 2-1　在飲食中增加植化素的方法

- 使蔬菜成為主菜和副餐的一部分。把蔬菜加入米飯、煎蛋捲、馬鈴薯沙拉和麵食中。嘗試利用青花菜或花椰菜、蘑菇、豌豆、胡蘿蔔、玉米、甜椒等
- 在超市尋找方便穀類副餐。你會找到手抓飯、蒸粗麥粉、拌飯、麥粒番茄沙拉等等
- 挑選水果餡的餅乾，例如無花果棒，而非高糖餅乾。利用新鮮或罐頭水果作為布丁、冷／熱麥片粥、鬆餅和冷凍甜點的配醬
- 把葡萄乾、葡萄、蘋果塊、鳳梨、胡蘿蔔絲、櫛瓜，或將黃瓜放入涼拌菜絲、雞肉沙拉或鮪魚沙拉中
- 沙拉吧要有創意吃法：嘗試新鮮菠菜、葉萵苣、紫甘藍、櫛瓜、黃南瓜、花椰菜、豌豆、蘑菇、彩椒等
- 出門時打包新鮮或乾燥水果作為點心，而非抓個糖果棒或餓肚子
- 在你的三明治中，除了萵苣和番茄，添加黃瓜或櫛瓜切片、菠菜或紅蘿蔔薄片
- 每週吃一兩次素食，如豆子加米飯或麵食、炒蔬菜、通心麵加番茄糊
- 如果每日蛋白質攝取量超過建議量，減少燉菜、砂鍋和湯裡三分之一或一半的肉類、魚類或禽肉，代之以蔬菜和豆類
- 在冰箱裡放一盆蔬菜當點心吃
- 選擇蔬菜或水果汁（最好是多種 100% 原汁）而非清涼飲料
- 經常用茶取代咖啡或清涼飲料
- 放一碗新鮮水果在手邊
- 用散葉萵苣如羅曼生菜，取代美式生菜萵苣
- 用莎莎醬做玉米片或洋芋片的沾醬，取代奶油醬
- 選擇全穀類的早餐穀片、麵包和餅乾
- 為餐盤添加風味，用薑、迷迭香、羅勒、百里香、大蒜、洋蔥、歐芹和四季蔥取代食鹽
- 在餐點中加入黃豆製品，例如豆腐、豆漿、黃豆分離蛋白、烤黃豆等（參見第 6 章）

含各式各樣的食物時，同時也要注意總卡路里的攝取量。

關鍵思考

安迪的飲食如果更多樣化將受益不淺。他可以利用哪些實際做法增加蔬果的攝取量？

均衡就是吃更多營養密實的食物

均衡就是多吃營養密實的食物和飲料，例如水果、蔬菜、全穀類和脫脂或低脂乳製品，以及少吃含有某種脂肪、糖、膽固醇、食鹽和酒精的食物。均衡也是隨時使能量攝取（你吃的總卡路里）與能量支出（代謝作用和運動所燃燒的卡路里）達到一致。能量攝取與能量支出經常不平衡，會造成體重起伏不定。

食物的**營養素密度** (nutrient density) 是用來判斷營養品質的特性。某種食物的營養素密度取決於它的蛋白質、維生素或礦物質含量與卡路里含量的比較。如果一種食物相較於其它食物來源，含有大量的營養素和相對少量的卡路里，就可以斷定是營養密實食物。食物的營養素密度越高，就是越好的營養來源。比較不同食物的營養素密度，是評估它們相對營養品質的簡單方法。

營養素密度 (nutrient density) 食物的特定營養成分除以對應卡路里量的比例。當食物的營養素供應量超過對應的卡路里量，表示這個食物有較佳的營養素密度。

一般說來，營養素密度的判斷是針對個別的營養素。比方說，許多水果和蔬菜對應於些許卡路里含量，相對含有大量的維生素 C；也就是說，它們是「維生素 C 密實」的食物。圖 2-1 說明針對許多營養素而言，脫脂牛奶比含糖飲料更加營養密實，尤其是蛋白質、維生素 A、核黃素、鈣等。

前面提過，菜單設計應該把重點放在整體膳食——而非單一指定食物，把它當成適當飲食的關鍵。許多低價、營養密實的食物——如脫脂和低脂牛奶、瘦肉、豆類、柳橙、胡蘿蔔、花菜、全麥麵包、全穀類穀片等——確實有助於平衡營養較不密實的食物——例如糕餅和洋芋片，這是許多人愛吃的食物。後者往往叫作「空卡」食物，因為它們含有大量的糖和／或脂肪而沒什麼其它營養素。

對攝取相當低卡的人來說，營養密實食物尤其重要。這些人包括老人和減重的人。因為即使卡路里需求降低了，營養需求仍舊一樣高。

適量就是份量適中

飲食適量需要注意份量大小並且對一日的飲食有所設計，這樣才不會有任何營養素攝取過量。尤其重要的是所挑選的食物，要能夠幫你減少攝取動物脂肪、添加糖、膽固醇、食鹽和酒精。美國人

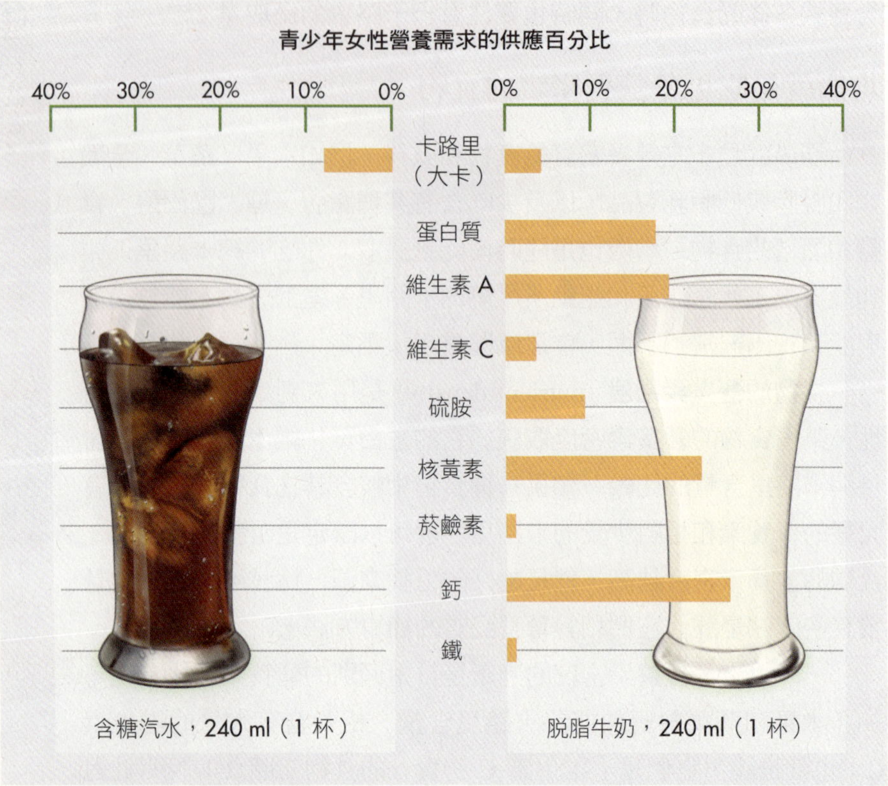

圖 2-1　等量的含糖汽水與脫脂（無脂或低脂）牛奶的營養品質比較，選用一杯脫脂牛奶可以比含糖汽水獲得更多營養素。利用本圖判斷營養素密度的簡單方法，就是比較維生素或礦物質長條與卡路里長條的長度。就汽水而言，沒有任何營養素超過卡路里含量。相反的，脫脂牛奶的蛋白質、維生素 A、維生素硫胺和核黃素以及礦物質鈣的長條都比卡路里長條更長。飲食包含許多營養密實食物可以滿足營養需求，同時不至於超過卡路里需求

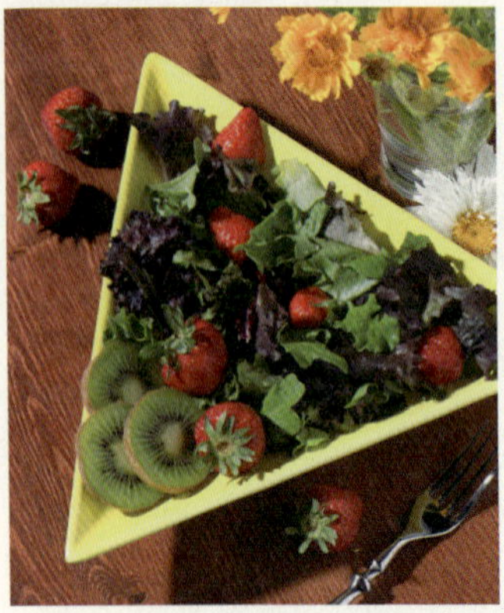

▲要滿足營養需求得多吃營養密實的食物。你餐盤裡的食物越是色彩繽紛，營養素和植化素的含量就越高

往往攝取太多這些食物成分——還加上過多的卡路里。舉例來說，如果你計劃在午餐吃培根起司堡（脂肪、食鹽和卡路里相當高），那麼在同一天的其它餐點應該吃水果和青菜沙拉（前述成分較不密實的食物類）。如果你喜歡全脂牛奶甚於低脂或脫脂牛奶，那麼就要在餐點的其它部分減少脂肪，例如使用低脂沙拉醬，或是塗抹吐司用果醬代替奶油／人造奶油。總之，提供大量脂肪、食鹽和糖的食物必須份量適中，而非完全剔除，這樣比較可行。

我們要弄清楚，所有食物成分都必須適量。比方說，許多北美人維生素 E 都攝取不足，這種維生素存在於植物油、堅果和某些蔬果中。然而攝取大劑量的維生素 E（例如吃補充劑）會造成流血不止，因為它會干擾凝血作用。好東西過多也會造成傷害！

能量密度 (energy density) 是一種計量，適用來描述食物的卡路里含量。食物的能量密度是由卡路里（大卡）含量與重量相比而計算出來的。某種富含卡路里的食物，如果重量相對很輕，就是能量密實食物；實例包括堅果、甜餅乾、一般油炸食品、甚至無脂點心如無脂椒鹽捲餅。低能量密度的食物包括水果、蔬菜以及烹煮時加入大量水分的食物如燕麥粥（表 2-2）。

能量密度 (energy density) 食物的卡路里 (大卡) 對應重量的比值。能量密實食物富含卡路里，不過重量很輕 (例如洋芋片)，而低能量密度的食物卡路里少而重量較重，例如柳橙。

研究員（包括 Barbara Rolls 博士，容積飲食法的創始者）已經指出，飲食包含許多低能量密度的食物，可以增加飽足感，而不致攝取太多卡路里（參見延伸閱讀 5 和 6）。理由可能是因為我們一餐吃固定重量的食物，而非固定卡數的食物。科學家還不知道食物的固定重量是如何調控的，不過謹慎的研究發現，如果一餐中的食物大部分是低能量密度，相較於大部分是高能量密度，可以減少卡路里的攝取。吃低能量密度飲食有助於減重或維持體重。

總之，含有大量水分和纖維質的食物（即低能量密度的食物）可使人感覺飽足的同時，也減少卡路里攝取量。另一方面，高能量密度的食物必須多吃一些才能帶來飽足感，這就是我們的飲食應該富含蔬果、全穀類的麵包和麥片的另一個理由，這是全世界非都會地區的典型飲食。不幸的是，低能量密度的食物通常比高能量密度來得貴。進一步了解這種情況請參閱延伸閱讀 3，這篇論文的綱要

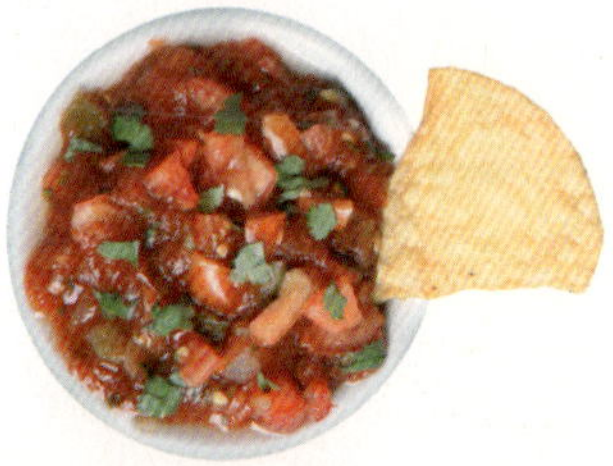

▲莎莎醬富含植化素且能量密度極低，可用來取代高卡路里的沾醬。莎莎醬可以平衡高能量密度的玉米片

表 2-2 常用食物的能量密度（由低而高依序排列）

極低能量密度（低於每公克 0.6 大卡）	低能量密度（每公克 0.6-1.5 大卡）	中能量密度（每公克 1.5-4 大卡）	高能量密度（每公克高於 4 大卡）
萵苣	全脂牛奶	蛋	雜糧餅乾
番茄	燕麥粥	火腿	無脂夾心餅乾
草莓	卡特基起司	南瓜派	巧克力
綠花菜	豆類	全麥麵包	巧克力餅乾
莎莎醬	香蕉	貝果	玉米片
葡萄柚	水煮魚	白土司	培根
脫脂牛奶	脫脂優格	葡萄乾	洋芋片
胡蘿蔔	即食早餐穀片	糖霜乳酪起司蛋糕	花生；花生醬
蔬菜湯	1% 低脂牛奶	椒鹽捲餅	美乃滋
西洋芹	原味烤馬鈴薯	米餅	奶油或乳瑪琳
包心菜	米飯		沙拉油
甜瓜	通心麵		

營養新知 飲食品質衝擊腰圍與荷包

低能量密度飲食不止關聯較高的營養素攝取量，也關聯較高的食物價格。研究員利用食物頻率問卷評估西雅圖 164 位男女的飲食和食物價格。飲食資料用來與社經地位做比較。家庭收入和教育程度是飲食能量密度的強力預測指標。女性的食物花費和和能量密度尤其強烈相關。財力有限的人恐怕很難遵循較低能量密度飲食的建議。低能量密度兼高營養素密度食物的價格攀升，可能會影響社經地位（如收入和教育）與肥胖率、營養相關慢性病發生率的關聯性。

資料來源：參見延伸閱讀 3

選錄在上面的營養新知。

許多食物如花生醬是能量和營養都密實的食物。即使是能量密實的食物，也可以在飲食模式中占一席之地，不過你必須計劃一下。比方說，巧克力是能量非常密實的食物，可是吃完正餐來點巧克力可以讓人感覺心滿意足。此外高能量密度的食物可以幫助胃口不好者如老人，以便維持體重或增重。

觀念檢查站 2.1

1. 多樣化、均衡和適量的意義為何，三者如何配合而構成健康飲食？
2. 營養素密度和能量密度的觀念如何不同？

2.2 飲食與運動指南

在二十世紀初期，研究員把營養科學轉換成實際的說法，讓一般民眾能夠評估自己是否滿足營養需求。早期食物指南系統的目標是要降低營養素缺乏症的風險，不過嚴重的缺乏症已經不常見。鈣、鐵、葉酸和其它 B 群維生素、維生素 C、維生素 D、維生素 E、鉀、鎂和纖維的邊緣性缺乏仍然是問題；不過對許多北美人而言，主要的健康問題源自過量攝取（一種或以上）：卡路里、飽和脂肪、膽固醇、反式脂肪、酒精、鈉等。

以下章節說明健康生活方式的設計指南和工具。你會發現多樣化、均衡、適量這些核心觀念，在我們說明飲食指南、健康餐盤和體力活動指標時一直出現。

飲食指南——菜單設計的基礎

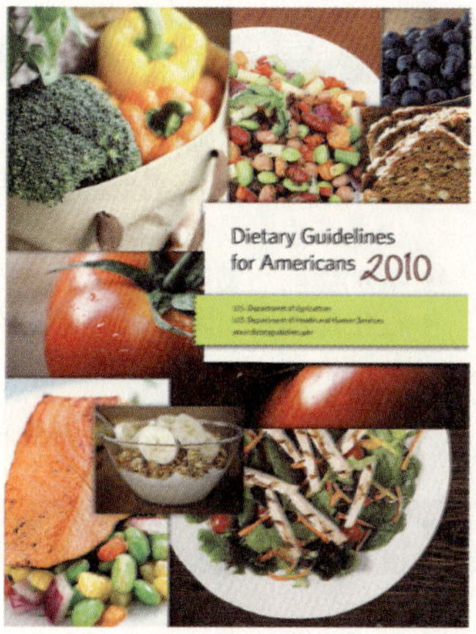

美國飲食指南 (Dietary Guidelines for Americans) 美國農業部與衛生服務部聯合公布的營養素攝取和飲食組成的總體目標。

2010 年《美國飲食指南》(*Dietary Guidelines for Americans*) 根據最新且最確實的科學資訊提供營養與運動策略，以改善兩歲以上美國人的健康（參見延伸閱讀 10 和 12）。從 1980 年開始，美國農業部和衛生服務部就公布飲食指南以協助菜單設計。鑑於目前過重和肥胖的流行病——波及三分之二成人與三分之一兒童和青少年的緊迫健康問題——卡路里平衡的訊息已經貫穿在第八版飲食指南之中（參見延伸閱讀 7）。

2010 年飲食指南對降低總卡路里、含糖飲料、飽和脂肪、鈉等的攝取極為重視。除此之外，這份報告呼籲所有人群增加迫切需要的運動量。這些最新的指南已經包括給慢性病高風險群的建議，也強調兒童健康的重要性。這些建議也更具文化敏感性，以反映美國人口中日漸增加的歧異和不同的健康問題。最後，2010 飲食指南承認糧食匱乏的盛行（參見第 12 章），必須協助食物來源有限的人群，在窘迫的資源中獲取足夠的營養。

飲食指南為教材的製作指引方向，協助政策制定者，並且充當消費者營養資訊的基礎（參見延伸閱讀 12）。總之，美國人應該利用這些資訊及其相關工具，如「健康餐盤」和「美國體力活動指標」，建立自己健康的生活方式。

這份報告提出 20 項關鍵建議（綱要參見圖 2-2）以支持三個主要目標：

- 用運動平衡卡路里以管理體重。
- 多攝取某些食物和營養素，如水果、蔬菜、全穀類、脫脂和低脂乳製品以及海鮮。
- 減少攝取鈉（食鹽）、飽和脂肪、反式脂肪、膽固醇、添加糖以及精製穀類。

完整報告含有飲食指南的製作背景，許多支援建議的豐富圖表，以及一份包容廣泛的清單，列舉消費者的行為以及達到每項建議的對策。這些資訊在下列網站：www.health.gov/dietaryguidelines。

平衡卡路里以利體重管理。卡路里攝取（來自食物和飲料）和卡路里支出（透過運動和代謝過程）之間的平衡決定了體重。攝取太多

平衡卡路里以管理體重

- 改善飲食和運動行為以預防和／或減少過重與肥胖。
- 控制卡路里攝取量以管理體重。對過重或肥胖的人來說，意指從食物和飲料攝取較少卡路里。
- 增加體能活動並減少久坐不動的時間。
- 在生命期每一階段維持適當的卡路里平衡——涵蓋兒童期、青春期、成年期、懷孕和哺乳期以及老年期。

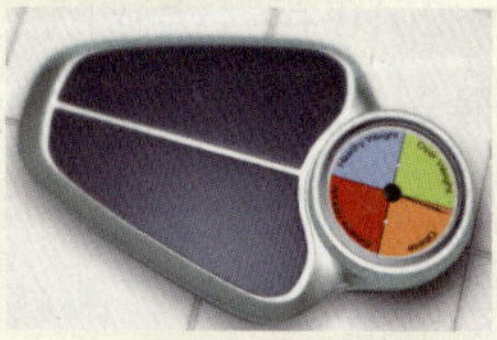

減少攝取的食物和食物成分

- 每日鈉攝取量減至 2300 毫克，51 歲以上和非裔或高血壓、糖尿病及慢性腎病患者進一步減至 1500 毫克。1500 毫克建議量適用於大約半數美國人口，包括兒童及大部分成人。
- 用單元和多元不飽和脂肪酸取代飽和脂肪酸，將後者攝取量降至卡路里的 10% 以下。
- 每日膳食膽固醇的攝取量降至 300 毫克以下。
- 反式脂肪酸攝取量越少越好，少吃含有合成來源反式脂肪酸的食物如部分氫化油，並且少吃其它固體脂肪。
- 減少攝取來自固體脂肪和添加糖的卡路里。
- 少吃含精製穀類的食物，特別是含有固體脂肪、添加糖和鈉的精製穀類食品。
- 如果飲酒，必須節制——每日女性不超過一杯，男性不超過二杯——只限於合法飲酒年齡的成人。

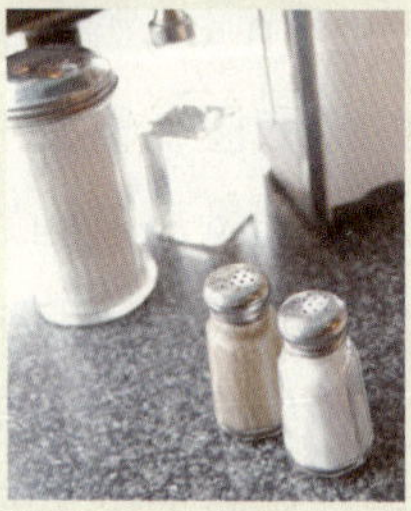

增加攝取的食物和營養素

- 增加蔬菜和水果的攝取。
- 吃多種蔬菜，特別是深綠、紅色、橙色蔬菜以及豆類和豌豆。
- 所吃穀類至少一半是全穀類，用全穀類食物取代精製穀類以增加攝取量。
- 增加攝取脱脂或低脂牛奶和乳製品如牛奶、優格、起司或強化豆漿。
- 選擇多樣化蛋白質食物，包括海鮮、瘦肉和禽肉、蛋類、豆類和豌豆、黃豆製品以及不加食鹽的堅果和種子。
- 增加海鮮的份量和種類，用海鮮取代部分肉類和禽肉。
- 用固體脂肪和卡路里和／或油脂來源含量較低的蛋白質取代固體脂肪含量較高者。
- 儘可能用油取代固體脂肪。
- 挑選能夠提供更多鉀、膳食纖維、鈣和維生素 D 的食物，這些是美式飲食容易缺乏的營養素。這些食物包括蔬菜、水果、全穀類以及牛奶和乳製品。

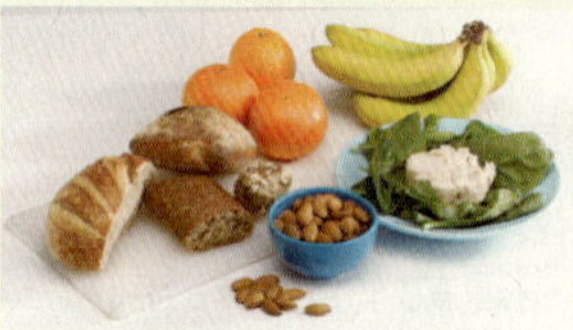

圖 2-2　2010 美國飲食指南的關鍵建議項目

卡路里而沒有增加運動量，無可避免就會增重，因而對個人和社區造成巨大的負擔。只要在卡路里限額內滿足營養需求，許多慢性病都可以緩解，尤其是心血管疾病、第 2 型糖尿病和骨質疏鬆症。

飲食指南鼓勵全體美國人達到並維持健康體重。知道自己每日需要多少卡路里是個好的開始（圖 2-3）。你可以自行計算自己的卡路里需求（參見第 7 章），或是利用線上計算器，如這個網站：www.ChooseMyPlate.gov。一旦知道了卡路里需求，下一步就是熟悉食物和飲料的卡路里含量。最後，追蹤一段時間的體重，看看你的飲食和運動是否達到平衡。

	卡路里範圍（大卡）		
兒童	靜態生活	→	動態生活
2–3 歲	1000	→	1400
女性			
4–8 歲	1200	→	1800
9–13	1400	→	2200
14–18	1800	→	2400
19–30	1800	→	2400
31–50	1800	→	2200
51+	1600	→	2200
男性			
4–8 歲	1200	→	2000
9–13	1600	→	2600
14–18	2000	→	3200
19–30	2400	→	3000
31–50	2200	→	3000
51+	2000	→	2800

圖 2-3 個人卡路里需求（大卡）的估計

減少攝取的食物和食物成分。典型美式飲食含有太多鈉（食鹽）、**固體脂肪** (solid fats)、**添加糖** (added sugars) 以及精製穀類（圖 2-4）。固體脂肪是奶油、牛油、酥油等在室溫下呈固態的脂肪。它們天然存在食物中，也可以在食品加工和烹飪過程中添加。添加糖是食品加工和烹飪過程中添加的糖與其它甜味劑。

固體脂肪和添加糖，現在統稱為 SoFAS，不但能量密實（卡路里很高），而且是許多**空卡** (empty calories) 的來源。SoFAS 也不含重要營養素，例如維生素、礦物質、膳食纖維等。飲食中 SoFAS 占強勢時，特別容易加重肥胖、第 2 型糖尿病、高血壓、心血管疾病、癌症等的風險。

適度飲酒可以降低心血管疾病、死亡、認知衰退等的風險。然而不喝酒的人不應當為了獲得這些健康效益而開始喝酒，因為即使適度飲酒也有風險，如升高乳癌、暴力、溺水以及跌倒和汽機車事故傷害的風險。豪飲本來就很危險，根本應該避免。

固體脂肪 (solid fats) 室溫下呈固態的脂肪，如奶油和人造奶油。含固體脂肪的食物通常富含飽和脂肪酸和反式脂肪酸。

添加糖 (added sugars) 在加工或備餐時添加的糖或糖漿。

空卡 (empty calories) 來自固體脂肪和／或添加糖的卡路里。空卡食物提供熱量，此外幾乎沒有營養素。

增加攝取的食物和營養素。飲食指南鼓勵美國人用營養密實食物取代我們討論過的問題食物。重視蔬菜、水果、全穀類、脫脂或低脂牛奶和乳製品、海鮮、瘦肉和禽肉、蛋類、豆類和豌豆以及堅果和種子。挑選植物油製品而非固體脂肪。

這些建議反映了公衛單位最為關注的營養不足：鉀、膳食纖維、鈣、維生素 D 等（圖 2-4）。每個人應該努力在不超過卡路里需求的情況下達到這些目標。重視蔬菜、水果、全穀類、瘦蛋白質來源和低脂或脫脂乳製品，不僅可以獲取充足的營養素，還能減少攝取問題營養素、改善消化功能、有助於體重管理、並且降低各種慢性病的風險。

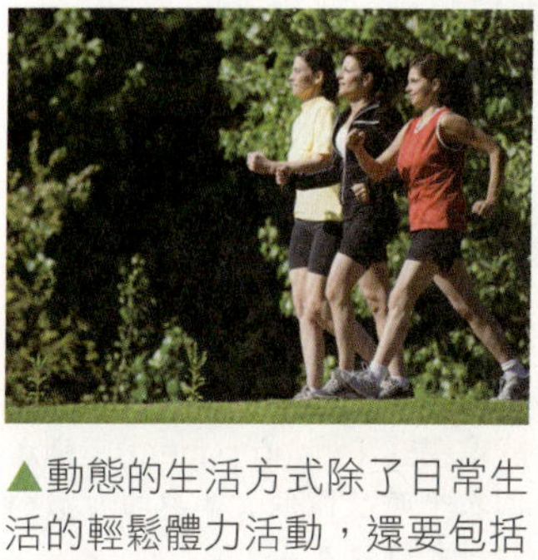

▲動態的生活方式除了日常生活的輕鬆體力活動，還要包括相當於每天以每小時 3 到 4 哩（5-6.5 公里）的速度步行 3 哩（約 5 公里）的運動量

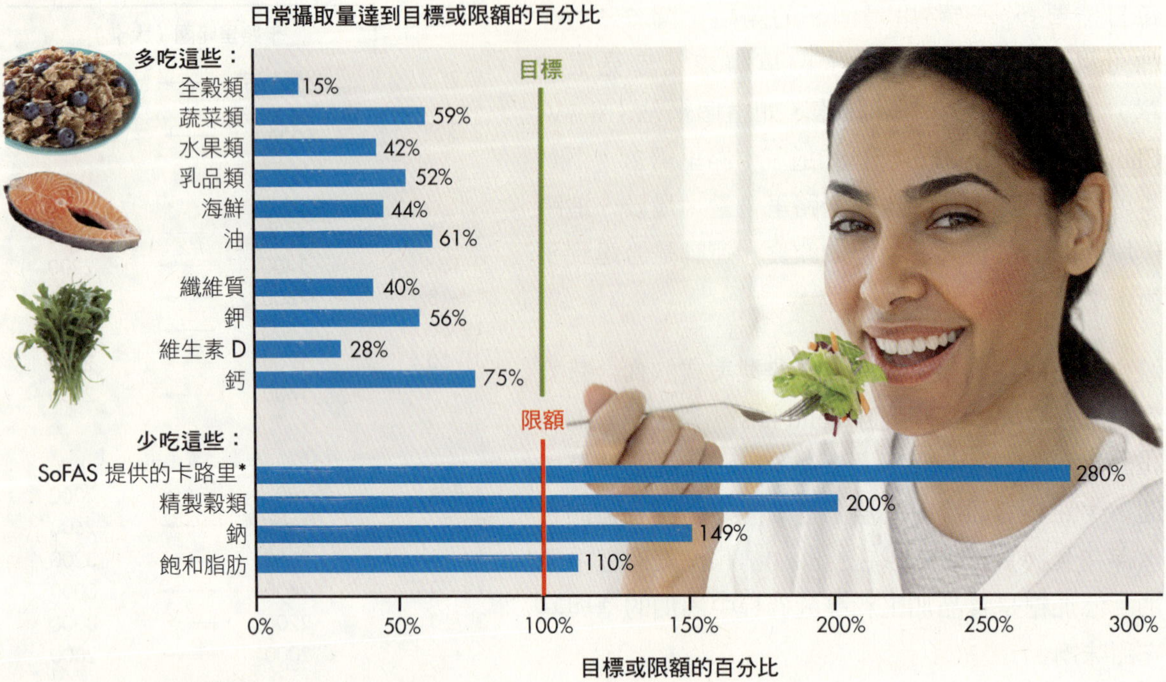

圖 2-4 美國飲食習慣與飲食指南的比較

*SoFAS＝固體脂肪和添加糖

註：長條代表人群的平均攝取量（1 歲或 2 歲以上，取決於資料來源），以建議量或限額的百分比表示。食物類的建議量與精製穀類和 SoFAS 的限額是根據美國農業部 2000 大卡飲食的數量。纖維質、鉀、維生素 D、鈣等的建議量是根據最高的足夠攝取量或 14 到 70 歲的 RDA。鈉的限額是根據上限攝取量，飽和脂肪占 10% 卡路里。蛋白質食物沒有出現在這裡，因為攝取量通常接近建議量

飲食指南的基本前提是，營養需求應該以攝取食物來滿足為主。食物提供一系列的營養素和其它有益健康的化合物。在某些情況下，須用營養強化食物和膳食補充品作為一種或多種營養素的良好來源，否則這些營養素的攝取量會低於建議量。對於飲食無法滿足一種或多種營養素建議量的人而言，強化食物和膳食補充品尤其重要，如維生素 D、維生素 E、鈣等。然而膳食補充品不能也不該取代健康飲食。

建立健康的飲食模式。飲食指南避免嚴格的處方，反而提出一系列健康選項，可以包容文化、種族、傳統和個人的偏好，以及食物價格和供應的因素。經過仔細研究而且符合飲食指南的**飲食模式** (eating pattern) 包括：防治高血壓飲食法 (DASH)、搭配「健康餐盤」的美國農部飲食模式、哈佛健康盤、素食模式、地中海飲食模式。這些飲食的共通點是豐富的蔬菜和水果、強調全穀類、適量而

飲食模式 (eating pattern) 構成個人平時整體飲食攝取的食物和飲料之組合方式。

多樣的豐富蛋白質來源、限制添加糖和固體脂肪、相較於飽和脂肪有高比例的不飽和脂肪、高鉀以及低鈉。

飲食指南與你。當你套用飲食指南時，必須考慮自身的健康狀況。做些特定的改變，看看對你是否有效。謹記效果不會在一夜之間出現，而且不一定符合你的期望。有些人即使遵循一種低飽和脂肪的飲食，膽固醇仍然偏高。而別人可以吃比較多的飽和脂肪，膽固醇仍然控制得很好。基因背景的差異是這種不同反應的主要原因。每一個人必須考慮自己的營養需求，以及罹患某些疾病的風險。計劃個人的飲食務必記得自己的特殊需求，一併考慮自己目前的健康狀況和家族病史。

雖然飲食指南不能為北美每一位公民量身訂做一套獨一無二的營養計劃，但確實能夠提供簡單的營養策略，任何想對自身健康邁出一步的人都可加以應用。表 2-3 根據飲食指南提供飲食改變建議的實例。雖然健康飲食的價格正在攀升，你還是可以在預算範圍內做出好選擇——罐頭或冷凍蔬果以及脫脂奶粉都是價格較低的食物。

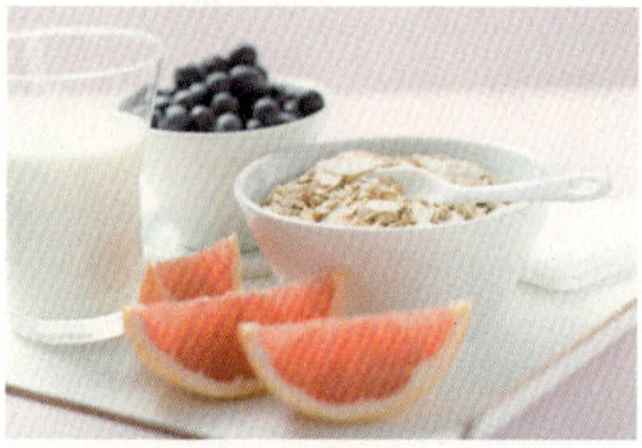
▲選擇低糖、高纖穀片加入新鮮水果，取代含糖早餐穀片

其他科學團體也曾發布成人的飲食建議，如美國心臟協會、國家科學院、美國癌症協會、加拿大衛生部、世界衛生組織等。這些建議都符合飲食指南的精神。這些機構團體都鼓勵民眾採用健康和愉快的方法調整自己的飲食行為。

美國體力活動指標

為了使所有美國人活得更健康、更成功、更有生產力，美國衛生服務部於 2008 年首度發布「美國體力活動指標」，與飲食指南相輔相成（參見延伸閱讀 9）。總體理念是經常運動——任何年齡、種族、身體狀況——會產生長期的健康效益。體力活動指標原本的目的是要健康專家和政策制定者的工作依據，不過也包括民眾適用的素材。「一路活躍：成人指南」把體力活動指標轉化成具有民眾親和力的實際策略，可在 www.health.gov 找到。

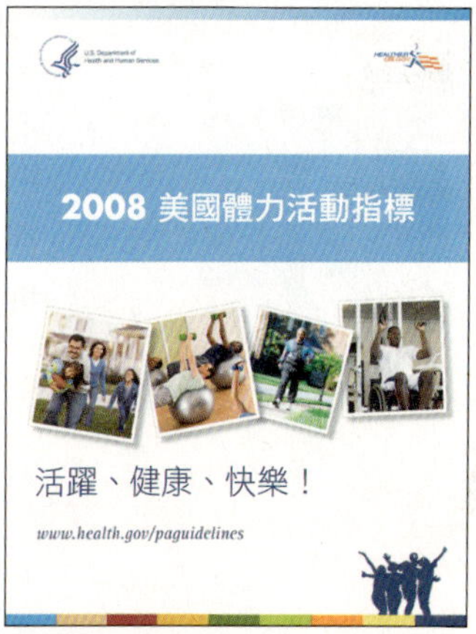

▲http://www.health.gov/PAGuidelines/

表 2-4 列出重要的指標項目，提供六歲以上美國人可量化的體力活動標準。另有針對特定人口的特別建議（表 2-4 未列出），包括孕婦、殘障成人以及慢性病患者。對成人而言，指標強調每週至少 150 分鐘的溫和運動可帶來健康效益。至於這 150 分鐘的分配，

表 2-3 根據飲食指南的飲食改變建議

如果通常吃這些	改吃這些	好處
白麵包	全麥麵包	• 加工程度較低，營養素密度較高 • 更多纖維質
含糖早餐穀片	低糖、高纖穀片加新鮮水果	• 營養素密度較高 • 更多纖維質 • 更多植化素
起司堡和薯條	漢堡和烤豆	• 較少飽和脂肪和反式脂肪 • 較少膽固醇 • 更多纖維質 • 更多植化素
馬鈴薯沙拉	三豆沙拉	• 更多纖維質 • 更多植化素
甜甜圈	麥麩馬芬或貝果加低脂乳酪奶油	• 更多纖維質 • 更少脂肪
普通汽水	低卡汽水	• 較少卡路里
水煮蔬菜	清蒸蔬菜	• 營養素密度較高，因為水溶性維生素的損失減少
罐頭蔬菜	新鮮或冷凍蔬菜	• 營養素密度較高，因為熱敏感維生素的損失減少 • 更少鈉
炸肉類	烤肉類	• 飽和脂肪較少
油膩肉類，如肋排或培根	瘦肉、雞肉、魚類	• 飽和脂肪較少
全脂牛奶	低脂或脱脂牛奶	• 飽和脂肪較少 • 卡路里較少 • 鈣更多
冰淇淋	冰沙或冷凍優格	• 飽和脂肪較少 • 卡路里較少
美乃滋或酸奶油沙拉醬	油醋醬或低脂沙拉醬	• 較少飽和脂肪 • 較少膽固醇 • 較少卡路里
甜餅乾	玉米花（鍋爆，用最少奶油或乳瑪琳）	• 較少卡路里和反式脂肪
高鹽食物	主要以香草、香料、檸檬汁調味的食物	• 鈉較少
洋芋片	扭結脆餅	• 脂肪較少

有各種靈活的方法，例如每週運動三天，每天 50 分鐘；或者把每天運動的時間分割得很短，只要一週加起來超過 150 分鐘就行。兒童和青少年應該每天運動 60 分鐘。為了達到最佳效益，運動應該包括有氧和肌力兩種。總之，運動對每個人來說，應該是既享受又安全。2012 年公布了後續報告「美國體力活動指標期中報告：青

表 2-4 2008 美國體力活動指標的建議精選*

兒童與青少年的關鍵指標
• 兒童和青少年每天應該運動 60 分鐘以上
• 有氧運動：60 分鐘必需大部分是中度或劇烈的有氧運動，而且一週至少有 3 天做劇烈運動
• 肌力運動：60 分鐘中一部分從事肌力運動，而且一週至少要有 3 天做肌力運動
• 骨骼強化運動：60 分鐘中部分從事骨骼強化運動，而且一週至少要有 3 天做骨骼強化運動
• 重要的是，鼓勵青少年參與適合自己年齡且有趣的多樣運動
成人的關鍵指標
• 所有成人都應避免靜態生活。有運動總比沒有好，不管運動時間長短都會帶來健康效益
• 為了實質健康效益，成人每週應該做至少 150 分鐘的溫和運動，或 75 分鐘的劇烈有氧運動，或是相當的溫和與劇烈搭配的有氧運動。做有氧運動一次應該持續 10 分鐘以上，而且最好平均分布在一週之內
• 為了額外和廣泛的健康效益，成人每週應該做 300 分鐘的溫和運動、或 150 分鐘的劇烈有氧運動，或是相當的溫和與劇烈搭配的有氧運動。運動量超過這個標準可獲得額外的健康效益
• 成人也應該每週 2 天以上做中度或高強度的肌力運動，活動所有大肌肉群，可提供額外的健康效益
老人的關鍵指標
• 老人如果因為慢性病而無法每週做 150 分鐘溫和有氧運動，應該在自己體力和疾病許可範圍內儘量運動
• 老人若有摔倒的風險，應做運動以維持或改善平衡
• 老人應該針對自己的體適能判斷自己所從事的運動強度
• 患有慢性病的老人應該了解自己的疾病是否會影響，或如何影響規律運動的安全性
安全體力活動的關鍵指標
安全從事體能活動並降低受傷和其他副作用的風險，民眾應該：
• 了解風險的存在，但要確信運動對幾乎每一個人都是安全的
• 針對自己目前的體適能和健康目標挑選合適的運動項目，因為有些運動比較安全
• 不論何時，如果需要增加運動量以符合指標或健康目標，必須逐步為之。不活動的人應該「緩慢加量」，逐漸增加運動的頻率和時間
• 利用適當裝備保護自己；尋找安全的環境；遵循規定和準則；對於何時、何地、如何運動做出明智抉擇
• 慢性病患者需有醫生指導。患者應該諮詢醫生關於適合自己的運動項目和運動量

*2008 美國體力活動指標也包括孕婦、殘障成人以及慢性病患者的建議，參見 www.health.gov

年體力活動的推廣對策」，提出在各種場合促進青年人增加體能活動的介入措施。

觀念檢查站 2.2

1. 2010 美國飲食指南的三個主要目標為何？
2. 2008 美國體力活動指標的建議是每週從事溫和運動多久？

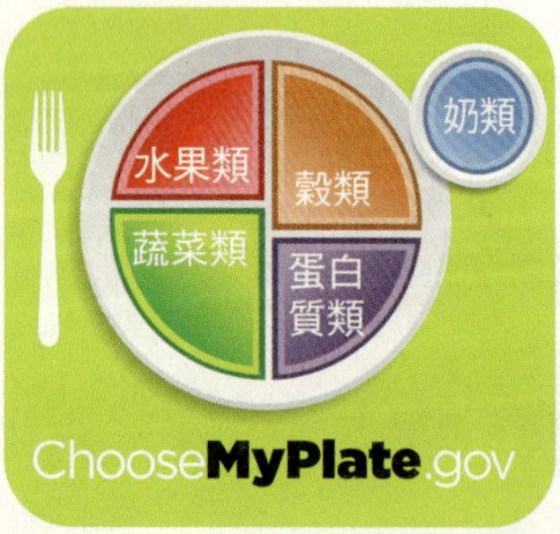

圖 2-5 「健康餐盤」是《2010 美國飲食指南》的視覺展現

2.3 健康餐盤——菜單設計的工具

自從美國農業部在一個世紀之前發布了第一版飲食指南以來，它的標題、食物分類、外觀一直不斷地變化。最新的飲食指南系統整合了運動，並且利用網路的互動科技提供個人化的飲食策略。

為了跟上《2010 美國飲食指南》和《健康國民 2020》（參見第 1 章）的腳步，「健康餐盤」公布於 2011 年，是描述美國健康飲食的重要基礎（圖 2-5）。健康餐盤（取代了大家熟悉的健康金字塔）把飲食指南的重要建議轉化成容易識別和極為實用的視覺展現。

端出健康餐盤。健康餐盤在眾多飲食建議中並非獨樹一格，它特別能提醒我們取食時如何組出健康的一餐（參見延伸閱讀 11）。它強調了美式飲食亟需改進的部分。記得美國飲食指南的討論，我們應該增加水果、蔬菜、全穀類和脫脂或低脂乳製品的相對用量，同時減少精製穀類和高脂肉類的攝取。新的健康餐盤圖示中包括五大類食物：

- **水果類**和**蔬菜類**占了一半的餐盤。這些食物儘管卡路里含量低，卻是營養素和有益健康的植化素的密集來源。
- **五穀類**占了多於四分之一的餐盤。健康餐盤的消費者教育一以貫之地強調穀類的一半應該是全穀類。
- 餐盤剩下的空間保留給**蛋白質類**的來源。具體來說，飲食指南建議瘦肉和禽肉、植物性蛋白質以及每週兩次的魚類。
- **奶類**一杯出現在餐盤旁邊。根據個人的卡路里建議量，每人每日應該需要 2 到 3 杯低脂或脫脂乳製品或其它鈣的豐富來源。

健康餐盤並沒有展示獨立的油脂類，因為它們大都混在其它食物之中。健康餐盤飲食指南建議限制固體脂肪，代之以植物油。植物油是必需脂肪酸和維生素 E 的來源。

消費者的健康訊息。消費者研究顯示我們需要簡單易行的健康訊息，以便攫取民眾的注意力，成功達到行為調整的目的。因此之故，網頁 ChooseMyPlate.gov 提供一系列簡明的建議，幫助美國人選擇更健康的食物。消費者訊息包括：

平衡卡路里

- 享受食物，但少吃一點。

• 拒絕超大份量。

多吃的食物

• 水果和蔬菜占餐盤的一半。
• 全穀類占穀類的一半。
• 改喝脫脂或 1% 低脂牛奶。

少吃的食物

• 比較食物中的鈉，如湯、麵包、冷凍餐點——選用含量較低者。
• 喝水代替含糖飲料。

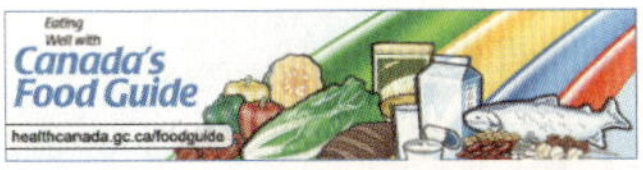

▲1942 年加拿大首次發布官方飲食規則。從那時開始，基於營養研究和民眾需求的變遷，飲食指南隨之改變。目前加拿大衛生部出版的《加拿大健康飲食指南》可在下列網址找到：http://hc-sc.gc.ca/fn-an/food-guide-aliment/index-eng.php

一日菜單。在網頁 www.ChooseMyPlate.gov 可以找到一個互動工具，它能估計你的卡路里需求，並且根據你的年齡、性別、身高和體重來建議一份菜單（表 2-5）。一日菜單提供各大類食物的實用資訊，包括一般家用度量的每日建議量。也有調整過的一日菜單可供學前兒童、孕乳婦以及減重者利用。記得登入上述網址，製作自己的一日菜單。

蔬菜類、水果類和奶類的建議份數以杯表示。五穀類和蛋白質食品類以重量盎司表示。參見圖 2-6 以了解健康餐盤的一人份是多少。當你遵循一日菜單以控制卡路里攝取量時，要密切注意食用份量的大小。

你對一份食物的大小有多熟悉呢？圖 2-7 顯示估計份量大小的

表 2-5　根據熱量需求的健康餐盤食物攝取模式

來自各大類食物的一日食用量												
大卡	1000	1200	1400	1600	1800	2000	2200	2400	2600	2800	3000	3200
水果類	1 cup	1 cup	1.5 cups	1.5 cups	1.5 cups	2 cups	2 cups	2 cups	2 cups	2.5 cups	2.5 cups	2.5 cups
蔬菜類 1,2	1 cup	1.5 cups	1.5 cups	2 cups	2.5 cups	2.5 cups	3 cups	3 cups	3.5 cups	3.5 cups	4 cups	4 cups
五穀類 3	3 oz-eq	4 oz-eq	5 oz-eq	5 oz-eq	6 oz-eq	6 oz-eq	7 oz-eq	8 oz-eq	9 oz-eq	10 oz-eq	10 oz-eq	10 oz-eq
蛋白質食品類	2 oz-eq	3 oz-eq	4 oz-eq	5 oz-eq	5 oz-eq	5.5 oz-eq	6 oz-eq	6.5 oz-eq	6.5 oz-eq	7 oz-eq	7 oz-eq	7 oz-eq
奶類 4	2 cups	2 cups	2 cups	3 cups	3 cups	3 cups	3 cups	3 cups	3 cups	3 cups	3 cups	3 cups

cup 代表杯；oz-eq 代表盎司當量；tsp 代表茶匙

1 蔬菜類分成五個子類（深綠、橙色、豆類、澱粉質、其它）。在一週之內，各種蔬菜應該都吃遍，尤其是綠色和橙色蔬菜

2 乾豆和豌豆可以算是蔬菜類（豆類子類）或是蛋白質食物類。一般說來，常吃肉類、禽肉、魚類的人，將乾豆和豌豆歸為蔬菜類。很少吃畜肉、禽肉、魚類的人（素食者）攝取較多的乾豆和豌豆，其中一部分算為蛋白質類，以滿足蛋白質的需求

3 至少一半的五穀類份數應是全穀類

4 大部分奶類應是脫脂或低脂

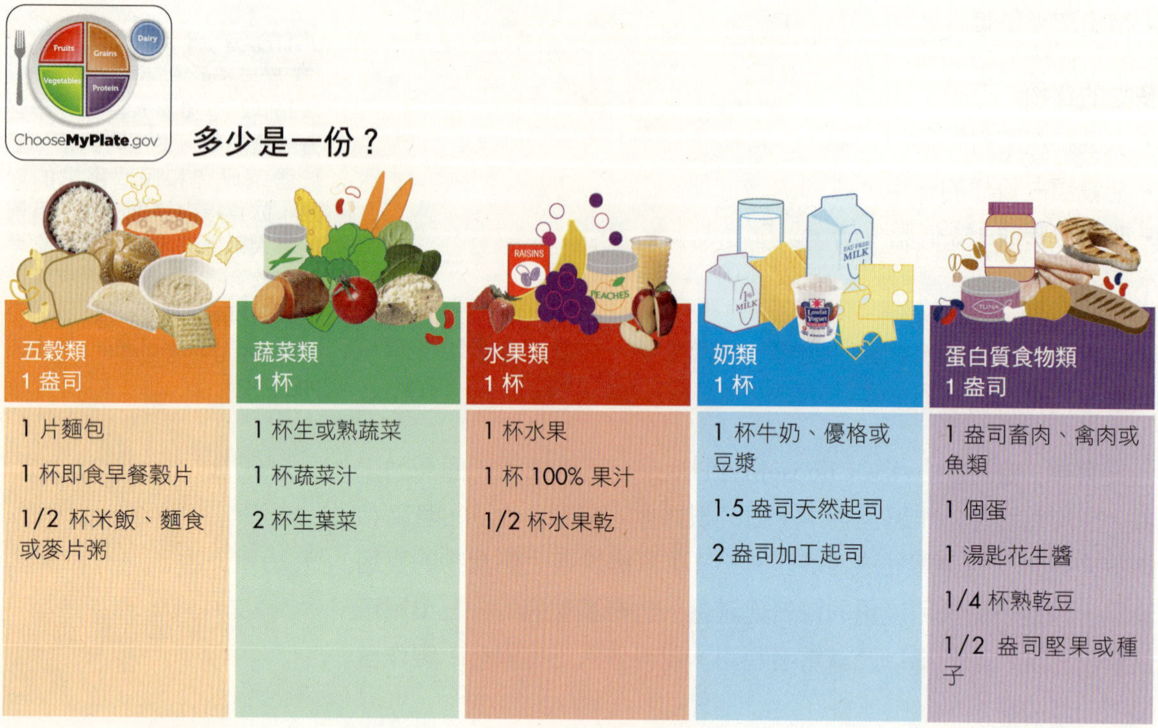
Fruits
Grains
Dairy
Vegetables
Protein
ChooseMyPlate.gov
多少是一份？
RAISINS
PEACHES
FAT-FREE MILK
MILK
Lowfat Yogurt
TUNA
五穀類
1 盎司
1 片麵包
1 杯即食早餐穀片
1/2 杯米飯、麵食或麥片粥
蔬菜類
1 杯
1 杯生或熟蔬菜
1 杯蔬菜汁
2 杯生葉菜
水果類
1 杯
1 杯水果
1 杯 100% 果汁
1/2 杯水果乾
奶類
1 杯
1 杯牛奶、優格或豆漿
1.5 盎司天然起司
2 盎司加工起司
蛋白質食物類
1 盎司
1 盎司畜肉、禽肉或魚類
1 個蛋
1 湯匙花生醬
1/4 杯熟乾豆
1/2 盎司堅果或種子

圖 2-6 健康餐盤：多少是一份？

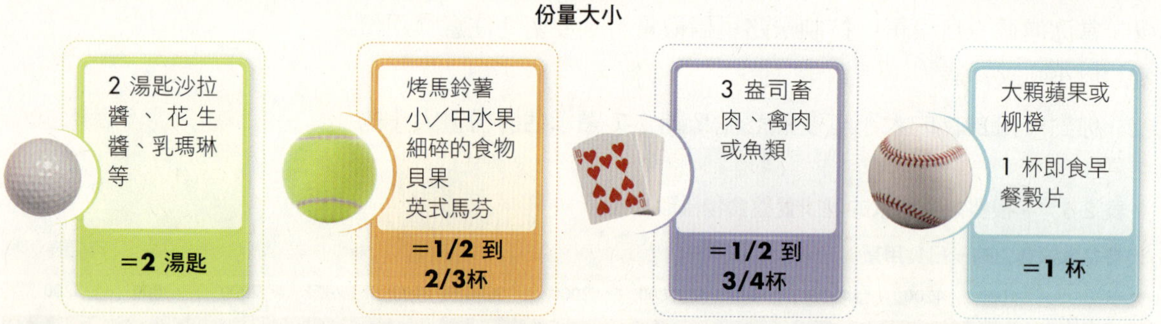
份量大小
2 湯匙沙拉醬、花生醬、乳瑪琳等
=2 湯匙
烤馬鈴薯
小／中水果
細碎的食物
貝果
英式馬芬
=1/2 到 2/3杯
3 盎司畜肉、禽肉或魚類
=1/2 到 3/4杯
大顆蘋果或柳橙
1 杯即食早餐穀片
=1 杯

圖 2-7 高爾夫球、網球、撲克牌和棒球都有標準規格，所以可用為判斷份量大小的簡便工具

簡便方法。一般家用單位及其公制當量列於附錄 F。重量盎司與液量盎司不同：前者是重量單位，後者是容量單位。

健康餐盤為空卡設下限額，空卡是來自固體脂肪和／或添加糖 (SoFAS) 的卡路里。SoFAS 添加卡路里到飲食中，卻沒貢獻什麼營養素。固體脂肪在室溫下呈固態，包括奶油、牛油、酥油等。有些固體脂肪如肋眼牛排的油花，是自然存在於食物中。其它固體脂肪如製作酥脆可頌而添加的酥油，是食品加工或製備時外加的。添加糖包括糖和糖漿，也是食品加工或製備時添加的。美式飲食中最主要的空卡來源是蛋糕、餅乾、西點、清涼飲料、能量飲料、起司、披薩、冰淇淋、加工肉品等。在 www.ChooseMyPlate.gov 中的一日菜單保留給空卡一些配額，範圍從每日 120 到 600 大卡，視總能量需求而定。

其他健康餐盤資源。ChooseMyPlate.gov 也為消費者提供關於飲食指南的深度資訊，以及下列額外互動工具。

- 美國農業部的「營養教育 10 招」系列，為消費者和營養教育者提供單頁列印文件。這些教材涵蓋二十多項議題，包括「適合兒童的蔬果」，「素食者的健康飲食」，以及「今天吃了乳品嗎？」列印成品很適合貼在冰箱上，其中的建議能幫助你開始朝向健康飲食前進。
- 對於已經準備好改變飲食，需要一個起跑點的消費者而言，有線上示範菜單和食譜可供利用。
- 「食物小百科」讓使用者找出特定食物的卡路里和分類資訊。
- 「超級追蹤器」讓使用者追蹤自己的食物和運動。

利用健康餐盤設計菜單。整體說來，健康餐盤示範了大家已經知道的健康飲食的基礎：多樣化、均衡和適量。為了達到最佳營養狀況，利用健康餐盤設計一日菜單時，記得以下幾點：

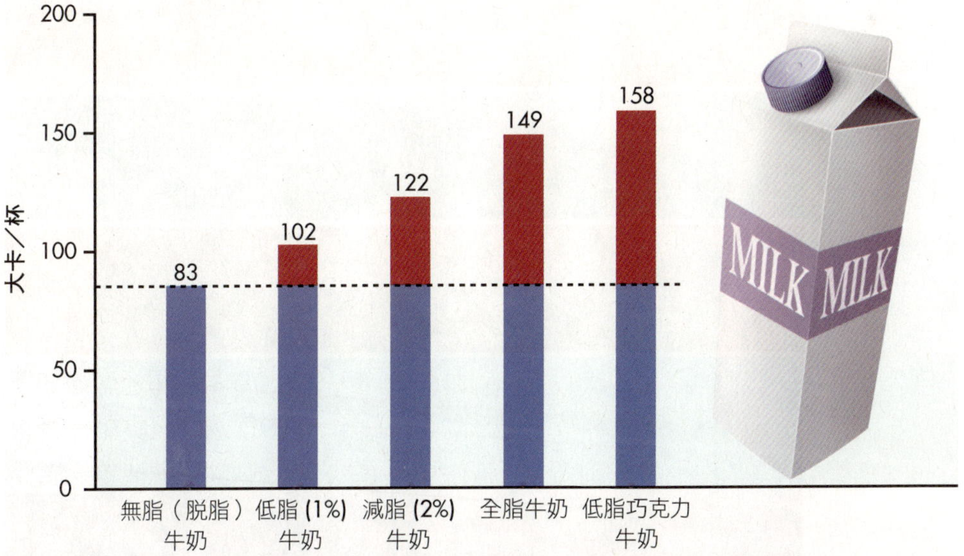

圖 2-8 空卡來自固體脂肪和／或添加糖 (SoFAS)。這張長條圖比較了各種牛奶的空卡數量，以紅色表示

在典型的美式飲食中，固體脂肪占總卡路里達 20%，而且幾乎不含必需營養素和膳食纖維。不要固體脂肪，挑選含植物油的食品。

- 這個指南不適用於嬰兒和小於 2 歲的兒童。2 到 8 歲兒童的一日菜單是依據年齡和性別的平均身高和體重而計劃的。
- 多樣化是健康餐盤成功實踐的關鍵。世上沒有單一、完美的食物是良好營養不可或缺的。每種食物都富含某些營養素，而缺乏至少一種必需營養素。同樣地，沒有一種食物大類比另外一種來得重要；每種食物大類對營養攝取都有重要而特殊的貢獻（表 2-6）。從每一大類選擇食物，而且在每一大類之內選擇不同食物。示範菜單參見表 2-7。
- 同一大類的食物在營養素和卡路里方面可能大不相同。舉例來說，3 盎司烤洋芋的卡路里含量是 98 大卡，而 3 盎司的洋芋片是 470 大卡。至於維生素 C，一個柳橙含有 70 毫克，而蘋果含有 10 毫克。
- 奶類的選擇基本上以低脂和脫脂產品為主。這種方法可減少卡路里攝取量，讓你可以從其它大類選擇更多食物。如果牛奶讓你腸道脹氣，改吃優格和起司（參見第 4 章乳糖不耐症的問題）。
- 選擇植物性蛋白質的良好來源，如豆類和堅果，每週至少數次，因為它們富含維生素（如維生素 E）、礦物質（如鎂）和纖維

表 2-6　健康餐盤中各食物大類主要貢獻的營養素

食物大類	主要營養素
五穀類	碳水化合物 維生素例如硫胺（來自強化） 礦物質如鐵（來自強化） 纖維質*
蔬菜類	碳水化合物 維生素如形成維生素 A 的植物色素 礦物質如鎂 纖維質
水果類	碳水化合物 維生素如葉酸和維生素 C 礦物質如鉀 纖維質
奶類	碳水化合物 蛋白質 維生素如維生素 D 礦物質如鈣和磷
蛋白質食物類	蛋白質 維生素如維生素 B6 礦物質如鐵和鋅

*全穀類

表 2-7　健康餐盤落實應用

餐點	食物大類
早餐	
1 個小柳橙	水果類
3/4 杯低脂雜糧	五穀類
加 1/2 杯脫脂牛奶	奶類
1/2 烤葡萄乾小貝果	五穀類
加 1 茶匙軟式乳瑪琳	油脂類
選項：咖啡或茶	
午餐	
火雞肉三明治	
2 片全麥麵包	五穀類
2 盎司火雞肉	蛋白質食物類
2 茶匙芥末	
1 個小蘋果	水果類
2 個燕麥-葡萄乾餅乾（小）	五穀類
選項：減肥汽水	空卡
下午 3 點午茶時間	
6 個全麥餅乾	五穀類
1 湯匙花生醬	蛋白質食物類
1/2 杯脫脂牛奶	奶類
晚餐	
生菜沙拉	
1 杯羅曼生菜	蔬菜類
1/2 杯番茄片	蔬菜類
1 1/2 湯匙義式沙拉醬	油脂類
1/2 條胡蘿蔔，切絲	蔬菜類
3 盎司烤鮭魚	蛋白質食物類
1/2 杯米飯	五穀類
1/2 杯青豆	蔬菜類
加 1 茶匙軟式乳瑪琳	油脂類
選項：咖啡或茶	
宵夜	
1 杯低脂水果優格	奶類
營養分析	
1800 大卡	
碳水化合物	56% of kcal
蛋白質	18% of kcal
脂肪	26% of kcal

本菜單符合 1800 大卡的一般成人所有維生素和礦物質需求。若是青少年或老年人，額外添加一份牛奶或其它富含鈣的來源。

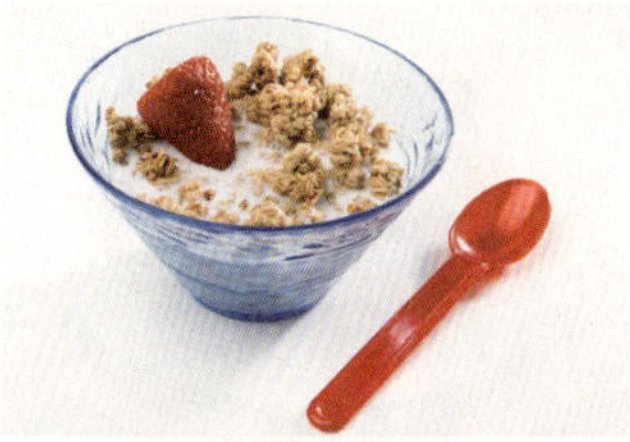

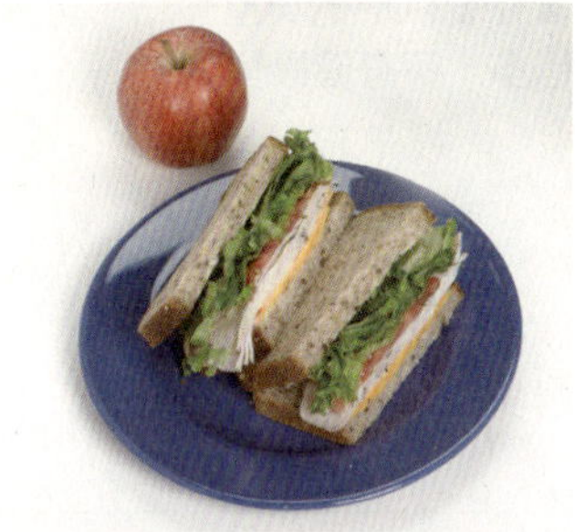

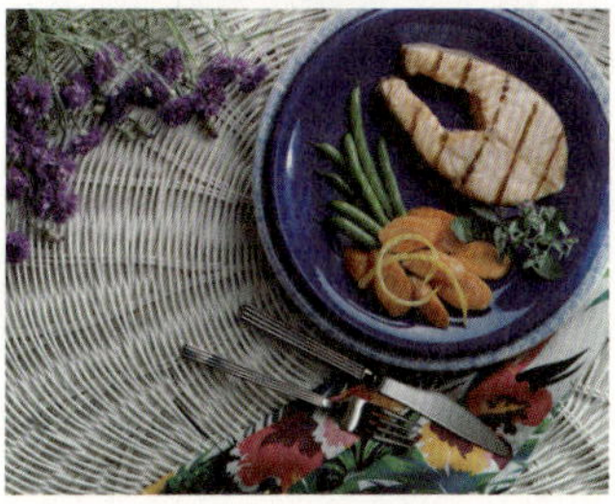

質。

- 至於蔬菜和水果，每天應選擇深綠或橙色蔬菜以獲取維生素 A，以及富含維生素 C 的水果，如柳橙。不要把馬鈴薯（如薯條）當作主要的蔬菜選項。營養調查指出，任何一天吃夠深綠蔬菜份

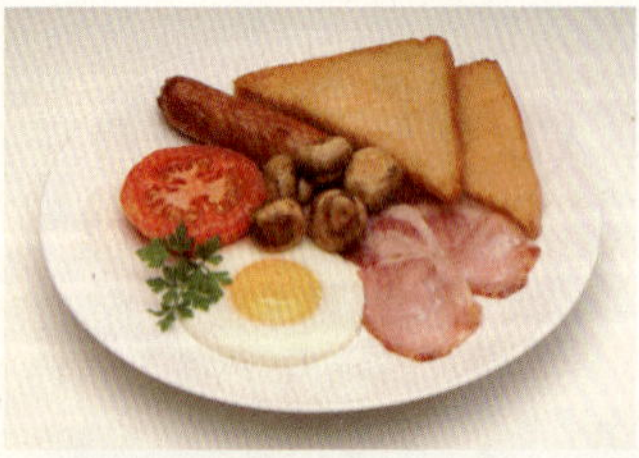

▲餐廳供應的典型餐點，份量過多，不符健康餐盤

美國糖尿病協會的「挑選你的食物」小冊提供另一種菜單設計工具。這些食物清單是根據卡路里、蛋白質、碳水化合物和脂肪含量配搭而成，結果形成易於管理的架構，可用來設計菜單，尤其適合糖尿病患者使用。食物清單的詳細資訊在附錄 B。

就營養而言，食物「品質」和食物「數量」同等重要。細想以下兩種餐點卡路里含量的差異，兩者都符合健康餐盤建議的比例：

炸雞排三明治含美乃滋和白麵包，1 個
薯條中包，1 份
蘋果餡餅，1 個
全脂牛奶，1 杯
1293 大卡

烤去皮雞胸肉，3 盎司
糙米飯，加低脂軟式乳瑪琳，1 杯
蒸青豆，1 杯
西瓜切塊，1 杯
脫脂牛奶，1 杯
513 大卡

數的成人不到 5%。多吃蔬果很重要，因為它們提供維生素、礦物質、纖維質和植化素。

- 選擇全穀類的麵包、穀片、米飯、麵食，因為它們提供維生素 E 和纖維質。每天一份全穀類即食早餐穀片是極佳選擇，因為其中例行添加維生素（如維生素 B6）和礦物質（如鋅），還加上纖維質，有助於填補日常的營養缺口。
- 每天攝取一些植物油，如沙拉醬裡的油，並且每週吃至少兩次魚類。植物油和魚油提供促進健康的必需脂肪酸。

健康餐盤的缺點。雖然健康餐盤能促進美式飲食的重大改變，它確實有些缺點。有些評論者說，它的圖示太簡單了。舉例來說，它無法立即提供總卡路里、份量大小或從各食物大類挑選份數的資訊。然而這些資訊多數都是因人而異。使用者必須登入 www.ChooseMyPlate.gov 取得相關資料，才能得到量身訂做的一日菜單。

健康餐盤的圖示沒有說明從各食物大類中挑選各樣食物。消費者要為體重管理和預防飲食相關疾病做出適當的飲食抉擇時，必須具備一些營養知識。幸運的是，公衛訊息和健康餐盤相關的線上內容都足以教育美國人。健康餐盤顯示在用餐時如何搭配各大類食物，卻沒有充分說明整體膳食。事實上，在正餐之間還有許多點心零食。未來數年健康零食將會成為對消費者溝通行銷的一部分。

在任何公衛運動中，最需要健康餐盤訊息的人反而最可能忽略它。受過教育的消費者知道應用健康餐盤的互動工具，他們可能早已遵循飲食指南的建議。飲食不良的人可能不願或無法上網按鍵搜索自己的一日菜單。

總之，健康餐盤的圖示是個吸引人的有力工具，直接告訴我們用餐時如何搭配食物。它的力量就在簡單扼要之中。當我們採購、烹飪和進食的時候，它傳達了我們需要的重大訊息，而這訊息在 www.ChooseMyPlate.gov 提供的詳細資料時會進一步強化。

你的餐盤評分如何？經常把你的日常飲食與個人化的一日菜單建議做比較，可以很容易評估你的整體飲食品質。根據每一食物大類所含的營養素，找出自己飲食中偏低的營養素。比方說，如果你攝取的奶類份數不足，鈣攝取量很可能太低。尋找自己喜歡的含鈣食物，如加鈣強化的柳橙汁。

若要進一步分析自己目前的飲食，利用 www.ChooseMyPlate.gov 的工具「超級追蹤器」。「營養計算機」軟體也可以幫助你將自己的飲食和健康餐盤做比較。有了詳細的飲食分析，你就可以把自己攝取的個別營養素與美國食品營養委員會設定的標準做比較，找出需要改善的地方。飲食與運動只要稍做改進，就能帶來健康效益。

地中海飲食金字塔

於 2009 年更新的「地中海飲食金字塔」（圖 2-9）是健康餐盤的另一選擇。它是根據南地中海地區的飲食模式製作的，這個地區享有最低的慢性病比率和最高的成人預期餘命。許多研究都支持地中海飲食的健康效益（參見延伸閱讀 8）。

「Oldways」是個享譽國際的非營利飲食教育智庫，他們也發布了「拉丁美洲飲食金字塔」。這個智庫曾是倡導食品包裝全穀類標示的幕後推手。

觀念檢查站 2.3

1. 與美國「健康餐盤」相關的所有工具可在哪個網址找到？
2. 美國「健康餐盤」的五大食物分類為何？

2.4 營養狀況

「美國飲食指南」和「健康餐盤指南」的營養策略之終極目的是要促進個人的最佳營養狀況。維持營養適當狀況的各種營養素需要量，是公布飲食攝取建議的基礎。我們已經討論過通用的飲食指南，章節 2.6 涵蓋更多特定營養素的建議量。人體的營養健康取決於每種營養素的**營養狀況** (nutritional state)。營養狀況一般分為三種：營養理想、營養不足、營養過量。通稱的**營養不良** (malnutrition) 可以是**營養過量** (overnutrition)，也可以是**營養不足** (undernutrition)，兩種狀況都不利於健康。除此之外，一個人可能同時滋養過量（如卡路里過量）和滋養不足（如必需維生素和礦物質攝取不足）。

各種營養素的需要量是維持營養理想狀況所必需，這就是各種飲食攝取建議的根基。

營養狀況 (nutritional state) 由人體測量（身高、體重、體圍等)、血液和尿液中營養素或其代謝副產物的生化測量、臨床（身體）檢查、飲食分析以及經濟評估等方法，判斷一個人的營養健康。

營養不良 (malnutrition) 飲食長期不符營養需求而導致的健康不良。

營養過量 (overnutrition) 營養攝取量大幅超過人體需求的狀況。

營養不足 (undernutrition) 飲食長期低於營養需求而導致的健康不良。

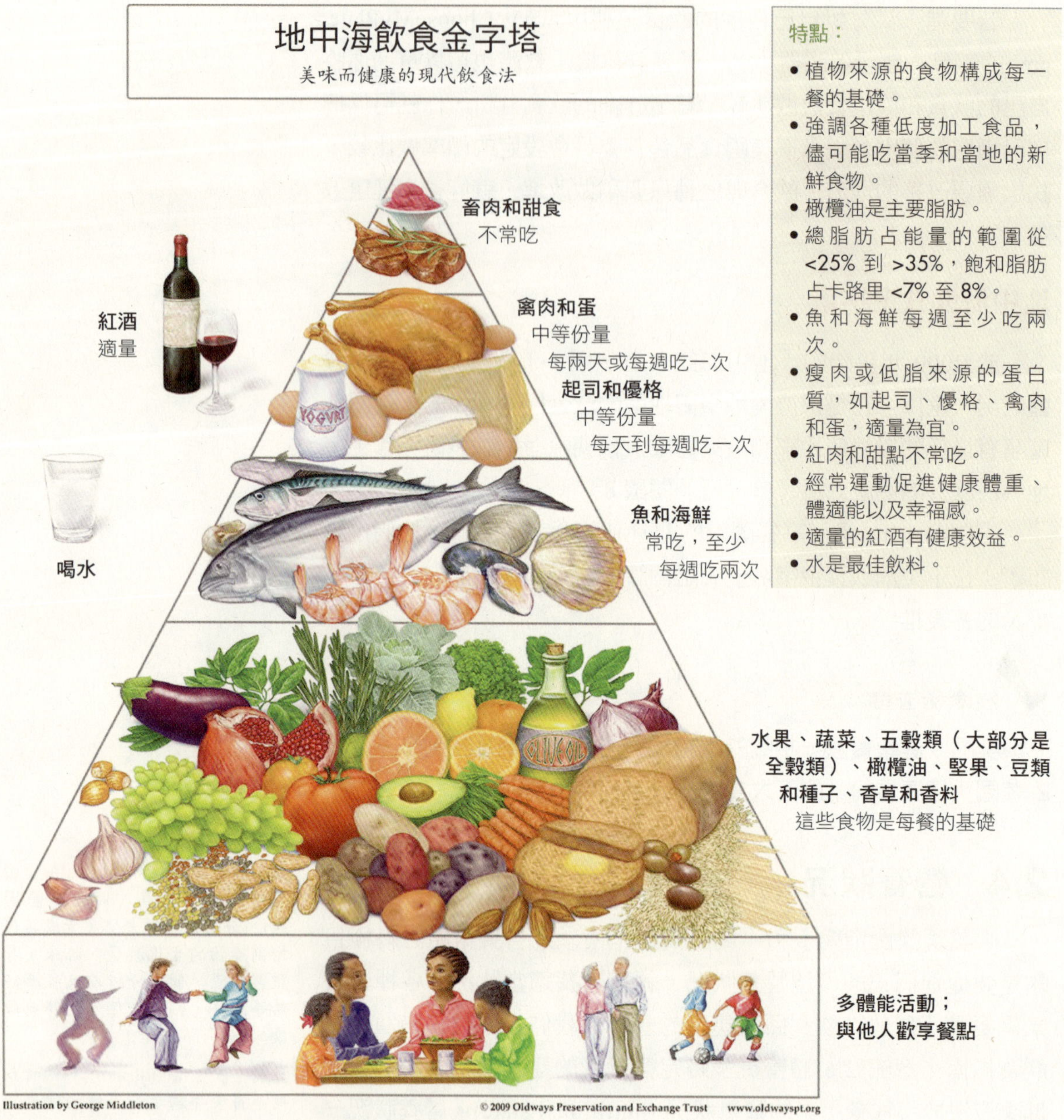
地中海飲食金字塔
美味而健康的現代飲食法
畜肉和甜食
不常吃
紅酒
適量
禽肉和蛋
中等份量
每兩天或每週吃一次
起司和優格
中等份量
每天到每週吃一次
YOGURT
喝水
魚和海鮮
常吃，至少
每週吃兩次
水果、蔬菜、五穀類（大部分是全穀類）、橄欖油、堅果、豆類和種子、香草和香料
這些食物是每餐的基礎
多體能活動；
與他人歡享餐點
Illustration by George Middleton
© 2009 Oldways Preservation and Exchange Trust www.oldwayspt.org

特點：

- 植物來源的食物構成每一餐的基礎。
- 強調各種低度加工食品，儘可能吃當季和當地的新鮮食物。
- 橄欖油是主要脂肪。
- 總脂肪占能量的範圍從 <25% 到 >35%，飽和脂肪占卡路里 <7% 至 8%。
- 魚和海鮮每週至少吃兩次。
- 瘦肉或低脂來源的蛋白質，如起司、優格、禽肉和蛋，適量為宜。
- 紅肉和甜點不常吃。
- 經常運動促進健康體重、體適能以及幸福感。
- 適量的紅酒有健康效益。
- 水是最佳飲料。

圖 2-9　地中海飲食金字塔是根據地中海地區的飲食模式製作而成，該地區有較低的慢性病比例和較長的平均餘命

營養理想

特定營養素的營養理想狀況是指，身體組織有足夠的該營養素可以支持代謝功能，而且有充裕儲量可供不時之需。從多樣化的食物獲取必需營養素可達到營養理想狀況。

營養不足

當營養素攝取量不能滿足需求時就是營養不足。首先，任何營養素儲量都會拿來利用；然後，儲存耗盡，健康開始走下坡。許多營養素的需求很高，因為人體細胞經常喪失與再生，如消化道的細胞。因此之故，某些營養素（包括許多 B 群維生素）的儲量會很快耗盡，所以要經常攝取。此外，有些北美婦女沒有攝取足夠的鐵以補充月經的喪失，最後耗盡鐵的儲存（圖 2-10）。

一旦某種營養素的供應跌到很低，生化證據顯示人體代謝過程已經變慢或中止。在這種缺乏狀況下，尚未出現外部**症狀** (symptom)，此時稱為**亞臨床** (subclinical) 缺乏。亞臨床缺乏會持續一段時間，直到醫生能夠偵測出它的影響。

症狀 (symptom) 個人體察到健康狀況出現問題的現象，如胃痛。

亞臨床 (subclinical) 疾病或失調的發展階段，尚未嚴重到出現可偵測或診斷的症狀。

最後，臨床症狀終於出現。營養缺乏的臨床證據——或許在皮膚、頭髮、指甲、舌頭、眼睛等——會在數月之內發生，但也可能需要數年時間才明顯可辨。醫生往往無法偵測出問題，直到某種缺乏產生外部病症，如缺乏維生素 C 而皮膚出現小塊瘀青。

營養過量

長期攝取過多營養素而超出人體的需求會造成營養過量。在短期內（如 1 到 2 週），營養過量或許只會引起幾少數症狀，如鐵攝

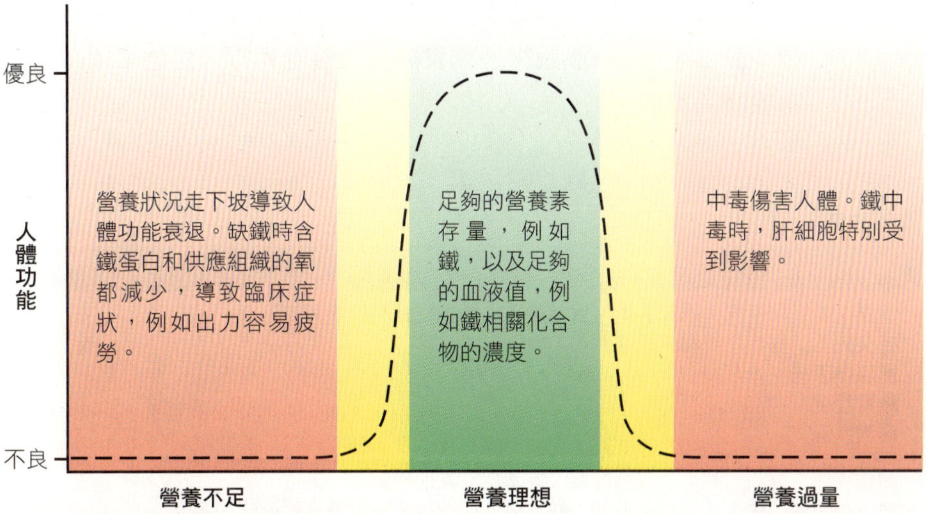

圖 2-10 營養狀況的全觀圖示。綠色代表優良狀況，黃色為邊緣狀況，紅色則是不良狀況（營養不足或營養過量）。此種觀念可以應用到所有營養素。挑選鐵作為例子是因為缺鐵是全世界最常見的營養素缺乏

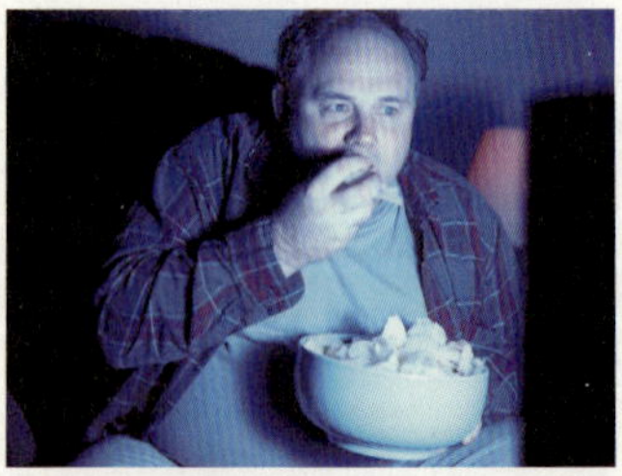
▲北美最常見的營養過量是卡路里攝取過量，往往造成肥胖

取過量導致胃痛。但若攝取過量持續下去，有些營養素會累積到中毒的數量，造成嚴重的疾病。舉例來說，懷孕期間太多維生素A會造成先天缺陷。

在已開發國家最常見的營養過量是造成肥胖的卡路里攝取過量。長期而言，肥胖的結果導致其他嚴重疾病，如第2型糖尿病和某些癌症。利用這個網址 www.shapeup.org 學習更多有關終身控制體重的重要性。

對大多數維生素和礦物質而言，理想攝取量和營養過量之間的差距很大。因此，即使每天服用綜合維生素和礦物質補充劑的人，可能也不會因為任何營養素過量而受害。理想攝取量和營養過量之間的差距最小的是維生素A和礦物質鈣、鐵、銅。所以如果你正在服用營養素補充劑，要密切注意來自食物和補充劑的維生素和礦物質之總攝取量，以免中毒（參見第8章對服用補充劑的進一步忠告）。

觀念檢查站 2.4

1. 營養不足、營養理想、營養過量三種營養狀況之間的主要差異為何？

2.5 評估你的營養狀況

想知道自己在營養上有多健康，就要做營養評估——全套或選項（表2-8）。一般說來，營養評估由醫師執行，但通常須有合格營養師的協助。

表 2-8 執行營養健康的評量

參數	實例
背景項目	病歷（如目前疾病、過去手術、目前體重、體重記錄和目前藥物治療） 社交史（如婚姻狀況和生活條件） 家族健康史 教育程度 經濟狀況
營養項目	體位評估：身高、體重、皮脂厚度、臂圍以及其他參數 血液和尿液的生化（檢驗）評估：酵素活性、營養素或營養素副產物的濃度 臨床評估（體檢）：皮膚、眼睛和舌頭的一般外觀，快速掉髮，觸覺，行走能力等 飲食評估：平日攝取或前一日的餐點記錄

分析背景因素

因為家族健康史會大幅影響個人的營養與健康狀況，所以必須仔細記錄並慎重分析，這也是營養評估的一部分。其他相關的背景資訊包括 (1) 病歷，尤其是會減少營養素的吸收或利用的疾病與治療；(2) 服用藥物的清單；(3) 社交史（如婚姻狀況和生活條件）；(4) 教育程度，以決定書寫資料和口頭討論的複雜度；(5) 經濟狀況，以決定購買、運送和烹飪食物的能力。

利用 ABCDE 評估營養狀況

除了背景因素之外，加上四大營養檢測類別就構成營養狀況的全貌。**體位測量** (anthropometric assessment) 包括身高、體重（及體重變化）、皮脂厚度以及體圍，提供當下的營養狀況數據。大部分人體組成的數值都很容易取得而且相當可靠。然而如果沒有較昂貴的**生化評估** (biochemical assessment)，就不能深入檢驗營養健康。生化評估包括血液、尿液和糞便中營養素與營養素副產物濃度的測量，以及特定血液酵素的活性測量。

臨床評估 (clinical assessment) 是健康專家尋找任何飲食相關疾病或缺乏症的身體證據（如高血壓）。然後**飲食評估** (dietary assessment) 就要仔細檢視個人飲食，包括至少最近幾天的飲食記錄，有助於判斷任何可能的問題源由。

最後還要加上**環境評估** (environmental assessment)（來自背景分析），進一步提供生活條件、教育程度和購買與準備食物的能力等詳細資料。如此一來，個人真正的營養狀況就浮出水面了。這五種方法加起來就是營養評估的 ABCDE：體位測量、生化、臨床、飲食和環境（圖 2-11）。

利用 ABCDE 評量營養狀況的實例，可以一位長期酗酒的人來說明。評量時醫生發現此人需要醫療照顧，包括充分供應營養。以下是醫生所根據的營養評估結果：

(A) 體重偏低，最近體重減少 4.5 公斤，上半身肌肉耗損
(B) 血液中維生素硫胺和葉酸的濃度偏低
(C) 精神混亂、臉部生瘡以及動作不協調
(D) 上一週的飲食除了紅酒和漢堡之外乏善可陳
(E) 目前住在街友庇護所；身上有 35 美元；失業

體位測量 (anthropometric assessment) 測量人體的高度和體重、圍長以及皮脂厚度。

生化評估 (biochemical assessment) 測量營養功能相關的生化項目（如血液或尿液中的營養素與其副產物的濃度，或特定酵素活性）。

臨床評估 (clinical assessment) 檢查皮膚、眼睛、舌頭等的一般外觀，快速掉髮的證據，觸覺，咳嗽和行走的能力等。

飲食評估 (dietary assessment) 主要根據個人日常飲食的描述或幾天內的飲食記錄，評估個人的飲食狀況。

環境評估 (environmental assessment) 包括個人的生活條件、教育程度，與購買、運送和烹飪食物的能力等之詳細資訊。個人每週購買食物的預算也是需要考慮的關鍵因素。

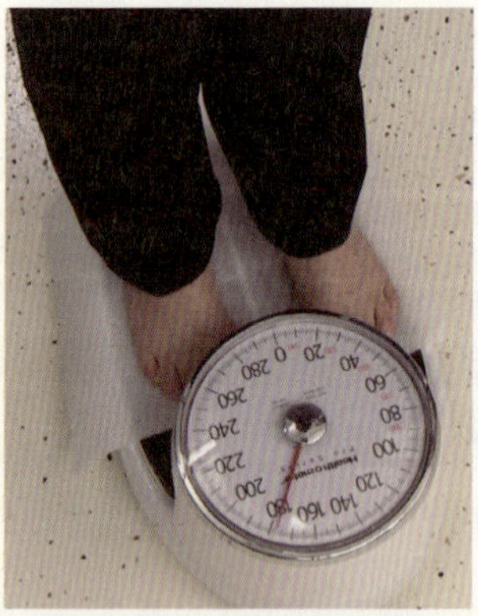

體位 (**A**ntrhopometric)

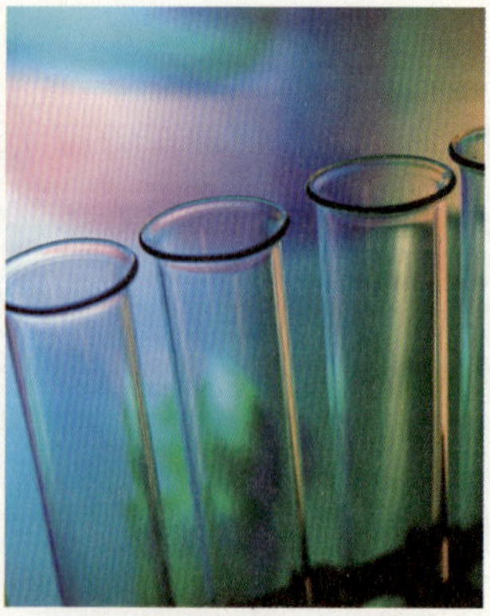

生化 (**B**iochemical)

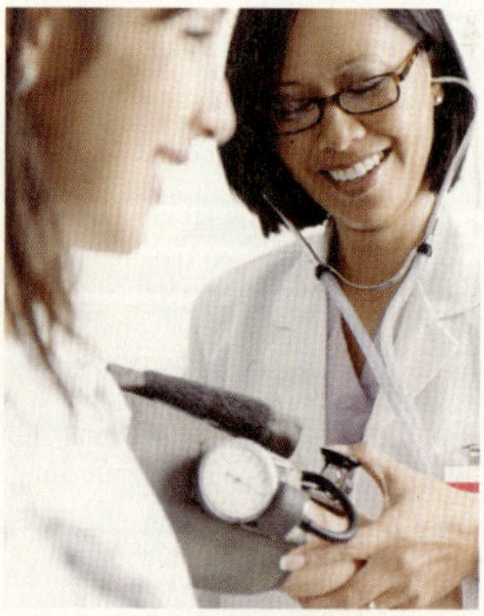

臨床 (**C**linical)

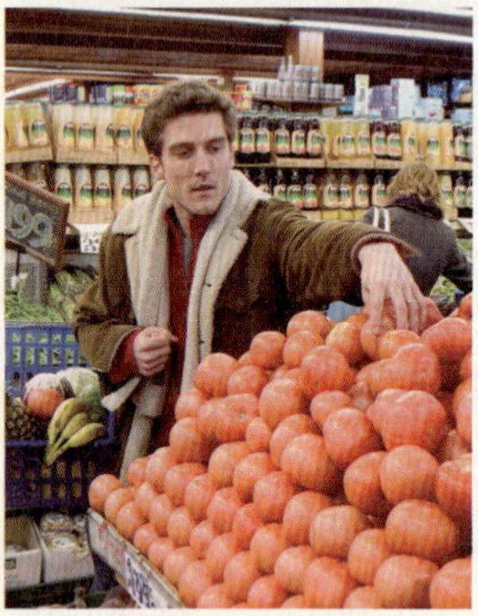

飲食 (**D**ietary)

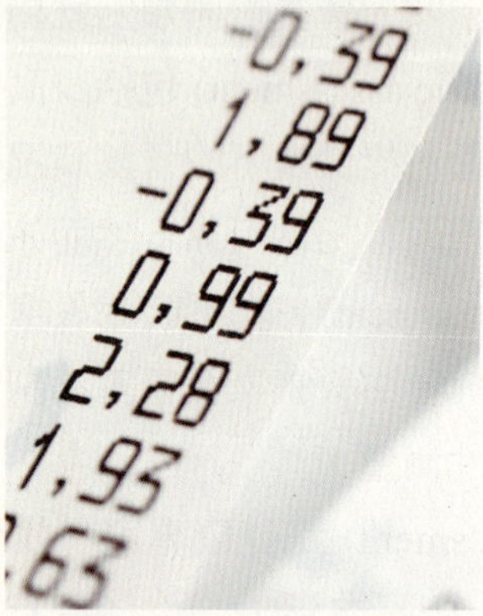

環境 (**E**nvironmental)

圖 2-11　完整的營養評估包括體位、生化、臨床和飲食資訊。環境狀況進一步提供資訊，合起來就是營養評估的 ABCDE

了解營養評估的缺點

從最初的營養狀況不良到首度出現臨床症狀，可能歷經一段漫長的時間。富含動物脂肪和其它固體脂肪的飲食往往使血膽固醇升高，但許多年都不會出現任何臨床症狀。然而當血管被膽固醇和其它物質嚴重阻塞時，就會發生運動時胸痛或**心肌梗塞** (heart attack)。營養研究的一個熱門領域就是發展出更好的方法，可以及早偵測營養相關問題的風險，如心肌梗塞。

心肌梗塞 (heart attack)　因為心臟血管的血流減少而導致心臟功能迅速降低，在此過程中有部分心肌死亡。

另外一個關於症狀延遲出現的嚴重狀況之實例是，缺鈣導致的骨密度偏低——與少女和年輕婦女特別相關的議題。許多年輕婦女攝取的鈣不敷所需，可是在年輕時期並不會有明顯的問題。然而這些婦女在成長年代鈣攝取不足，導致骨骼結構沒有充分生長，日後很容易發生骨質疏鬆症。

除此之外，有些營養缺乏的臨床症狀（如腹瀉、無法正常行走、臉部生瘡等）並無專一性，營養以外的原因也可能產生這些症狀。症狀需要長時間才會出現，以及症狀可能缺專一性，使得個人目前飲食與營養狀況的關聯建立具有難度。

關注自己的營養狀況很重要

第 1 章的表 1-6 描述了營養和健康的緊密關係。好消息是注重營養健康的人容易享受綿長而有活力的生命。舉例來說，最近的研究發現，與沒有健康生活習慣的女性相比，有健康生活方式者可降低心肌梗塞的風險（減少 80%）（參見下面的「營養新知」）。健康習慣包括：

- 吃健康飲食
  - 多樣化
  - 富含纖維質
  - 包括魚類
  - 減少動物脂肪和反式脂肪
- 維持健康體重
- 偶爾喝一點酒
- 每天運動至少 30 分鐘
- 避免抽菸

成人豈不是都應該這樣做呢（其中的飲酒是選項而非必需）？

雖然專家所做的營養建議針對的是全體健康人口，不過個人的需求會隨著特殊健康狀況和遺傳背景而不盡相同。根據對個人健康狀況的了解而做出建議，會更為適當，但也比較昂貴。

觀念檢查站 2.5

1. 用來評估營養狀況的 ABCDE 步驟為何？

營養新知 健康飲食降低女性心因性猝死的風險

心因性猝死（症狀出現後 1 小時內死亡）占所有心臟相關死亡的一半以上，而且往往發生在心臟出現初次病兆之時，尤其是女性。科學家分析「美國護理師健康研究」（81,722 位女性）的生活資料，用以評量健康生活型態對女性心因性猝死風險的影響。低風險的生活方式包括不抽菸、不過重、每天運動 30 分鐘以上以及吃地中海飲食。結合這四種方式的健康生活可使心因性猝死風險降低 92%。飲食越近似地中海飲食模式的女性，亦即高比例的蔬果、堅果、ω-3 脂肪和魚類，加上適度飲酒與少量紅肉，比飲食與此最偏離者，風險低了 40%。結論是健康飲食加上其他健康的生活項目，可以保護女性免於心因性猝死。

資料來源：參見延伸閱讀 2

2.6 特定營養素的標準與建議量

膳食營養素參考攝取量 (Dietary Reference Intake, DRI) 美國醫學研究院食品營養委員會發布的名詞，涵括其它的營養標準，如 RDA、AI、EER 和 UL 等。

建議攝取量 (Recommended Dietary Allowance, RDA) 能夠滿足特定生命階段的 97% 到 98% 人群需求的膳食營養素攝取量。

足夠攝取量 (Adequate Intake, AI) 營養素之資訊不足而無法制定 RDA 時的替代標準。AI 是根據在特定生命階段能夠維持特定營養水準的營養素之攝取量所估算而得的。

能量需要量 (Estimated Energy Requirement, EER) 符合特定生命階段人群的平均能量需求而估計出來的能量攝取量。

上限攝取量 (Tolerable Upper Intake Level, Upper Level, UL) 在特定生命階段長期攝取，且對幾乎所有人都不致引起反效果之特定營養素的每日最高攝取量。

任何健康飲食的首要目的都是滿足營養需求。首先為了維持健康，我們必須決定每種必需營養素的需要量。說明營養需求的大部分術語都涵蓋在這個全括性的術語之內：**膳食營養素參考攝取量** (Dietary Reference Intakes, DRIs)。DRI 的形成有賴於美國「醫學研究院」的「食品營養委員會」和「加拿大衛生部」的持續合作（參見延伸閱讀 12）。涵蓋在 DRI 之內的術語有：**建議攝取量** (Recommended Dietary Allowances, RDAs)、**足夠攝取量** (Adequate Intakes, AIs)、**能量需要量** (Estimated Energy Requirements, EERs)、以及**上限攝取量** (Tolerable Upper Intake Levels, Upper Levels, or ULs)。

在開始研讀營養學時，所有這些首字母縮寫詞看起來就像字母湯一樣！為了幫助你更容易區分這些營養標準，表 2-9 概述它們應用的一些基本知識。

建議攝取量

RDA 是從飲食獲得某種營養素的每日攝取量，能夠滿足特定年齡和性別人群中幾乎所有人 (97%) 的需求。每個人都可以把自己的特定營養素攝取量跟 RDA 做比較。雖然任何一天的攝取量稍微高於或低於 RDA 並無需擔心，但是明顯偏差——低於（約 70%）或高於（某些營養素約三倍以上）RDA，經過一段時間終究會導

表 2-9 美國與加拿大使用的營養標準

RDA	建議攝取量。用來評量你目前某種特定營養素的攝取量。你的攝取量高於或低於此一標準越久，就越容易出現營養問題。
AI	足夠攝取量。用來評量你目前的營養素攝取量。AI 的指定意味著科學家必須進一步研究才能制定更精確的建議量。
EER	估計的能量需要量。用來估計特定身高、體重、性別和運動量的人群之平均卡路里需求。
UL	上限攝取量。用來評量營養素長期攝取的每日最高量，此量對幾乎所有人（97% 到 98%）都不致引起反效果。這個數值指的是長期攝取量，它的制定是為了保護一般健康人群中十分敏感的人。如果攝取量超過此一標準，副作用的風險就會增加。
DV	每日參考值。比較某種食物的營養素含量與人體需求的粗略指南。一般說來，食品標示上的參考值是針對 4 歲到成年期。它根據的是 2000 大卡飲食。卡路里攝取量增加時，有些基準值也會稍微增加（參見食品標示章節的圖 2-13）。

致該營養素的缺乏或中毒。

足夠攝取量

制定特定營養素的 RDA 必須對人體的該營養素需求有足夠的數據。有些營養素如鉻，目前還沒有足夠的數據可制定 RDA 那樣精確的標準。對於鉻和其它營養素，就用 AI 來代替。這個標準的根據是能夠維持營養健康人群的實際膳食攝取量。科學家認為這個攝取量是足夠的，因為人群沒有明顯的營養缺乏證據。

能量需要量

對於能量需求，我們使用 EER 而非 RDA 或 AI。RDA 的制定高於營養素的平均需求，與此不同的是，EER 的制定是針對一般人群的平均需求。稍微過量的維生素和礦物質是無害的，但是少許的卡路里若長期過量必會導致增重。因此之故，EER 的計算必須更加精確，要把年齡、性別、身高、體重和運動量（如久坐不動或適度運動）都納入考慮。在某些情況下，生長和哺乳所需要的額外卡路里也包括在內（參見第 7、14 和 15 章的特殊公式）。注意 EER 針對的是人群「平均」，所以它只是估算卡路里需求的起點而已。

上限攝取量

科學家已經制定了一些維生素和礦物質的上限攝取量 (UL)。UL 是某特定營養素長期不致引起反效果的最高攝取量。如果攝取量超過了 UL，反效果的風險就會升高。攝取量不應日復一日超過 UL，因為可能中毒。均衡飲食和／或服用綜合維生素和礦物質的人，超過 UL 相當罕見。比較可能出現問題的是嚴重偏食，或吃許多營養強化食品，或服用過大劑量的個別維生素或礦物質補充劑。

每日參考值

跟日常生活比較相關的營養標準是參考值 (DV)。這是食品標示上通用的基準。它可以應用於 4 歲到成人的男女兩性，根據的是 2000 大卡的飲食。參考值大多採用各種年齡和性別層的（或接近）最高 RDA 值或有關的營養素標準

營養標示
一人份 1 個甜甜圈（52 公克）
每包含 12 份

一人份含量	
熱量大卡 200	**脂肪熱量大卡** 100
	% 參考值*
脂肪 12 公克	18%
飽和脂肪 3 公克	15%
反式脂肪 4 公克	
膽固醇 5 毫克	1%
鈉 95 毫克	4%
總碳水化合物 22 公克	7%
膳食纖維 <1 公克	1%
糖 10 公克	
蛋白質 2 公克	
維生素 A 0% • 維生素 C	2%
鈣 6% • 鐵	4%

*% 參考值是根據 2000 大卡飲食計算

▲參考值是應用於營養標示牌上的營養素基準。每種營養素的 % 參考值是根據 2000 大卡飲食計算

（參見附錄 A）。維生素、礦物質、蛋白質以及其他飲食成分都已經訂定有參考值。至於脂肪和膽固醇的參考值，代表的是最大限量，而非應該努力達到的目標。參考值讓消費者能夠把來自某種食品的攝取量與最佳攝取量或限量做出比較。

這些營養素標準如何應用？

當營養素攝取量增加時，最後會符合此營養素的 RDA（如果有的話），缺乏的狀態就不復存在（圖 2-12）。因為 RDA 的設定夠高，能包括幾乎所有人，所以個人的需求最可能得到滿足。滿足個人需求的其他 RDA 相關觀念就是 AI 和 EER 標準。這兩項標準分別用來估計個人某些營養素的需求和卡路里需求。不過要記得的是，這兩項標準並不像 RDA 那麼準確。比方說，如果某人運動量很大，EER 就需要向上調整。最後，營養素攝取量的增加若超過 UL，營養健康不良的情況可能再度出現。不過這種健康不良的原因是營養素的毒性效應，而非缺乏效應。

制定營養素攝取標準的種類，取決於可用實證的品質。如果某營養素的建議量有許多實驗與研究支持，就以 RDA 表示。如果某營養素還需要更多研究，就只能以 AI 表現。我們把 EER 當作判斷卡路里需求的起點。如果某營養素有毒性或反效果的資訊，科學家也會制定 UL。每隔一段時間，專家委員會會審查和解釋相關的研究，就會有新的 DRI 出現。

制定 RDA 和相關的標準，主要目的是提供菜單設計之用。具體來說，菜單設計應該以符合 RDA 或 AI 為宜，並且不要長期超過 UL（圖 2-12）。進一步探討這些營養素標準，請登入醫學研究院網站的食品營養連結 (www.iom.edu)。

觀念檢查站 2.6

1. RDA 和 AI 的定義有何不同？
2. 哪種 DRI 的類別包括營養素不致引起反作用的最大攝取量？

2.7 衡量營養資訊

以下建議應該可以幫助你做出健康又合理的營養抉擇：

1. 把營養學基本原理和《2010 美國飲食指南》及相關資源應用於

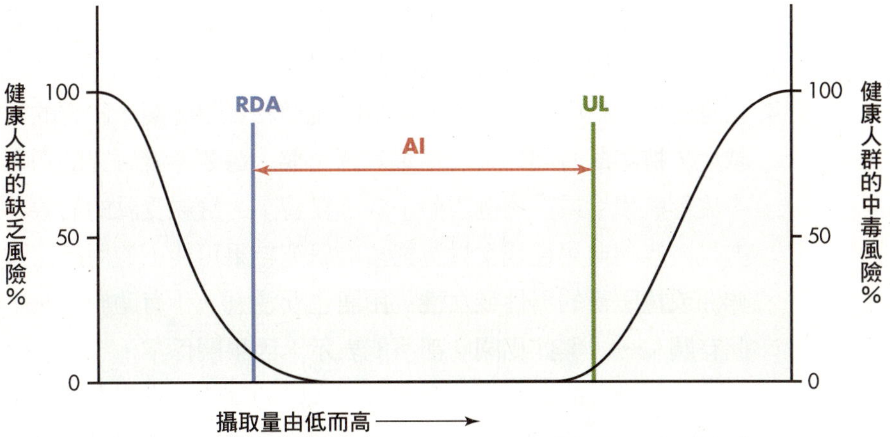

建議攝取量 (RDA)：能夠滿足生命期特定階段和性別的幾乎全部健康人口（97% 到 98%）需要的營養素攝取量。追求營養時以此攝取量為目標。

足夠攝取量 (AI)：針對某健康人群的營養素攝取量，以觀察或實驗方法估算出來的標準；沒有 RDA 時以此代之。追求營養時以此攝取量為目標。

上限攝取量 (UL)：營養素的最高攝取量，對幾乎所有的人都不致引起反效果。攝取量超過此一上限，反效果的風險隨之增加。

圖 2-12 本圖顯示膳食營養素參考攝取量 (DRI) 各項標準的相互關係以及它們涵蓋人群的百分比。攝取量在 RDA 和 UL 之間時，營養素缺乏或產生反效果的風險幾近於零。因此 UL 是營養素攝取量的上限，此標準對大多數人的反效果風險很低。超過 UL 時，出現反效果的風險就開始上升。有些營養素訂有 AI 而非 RDA。食品營養委員會聲明，營養素攝取量高於 RDA 或 AI 並沒有健康效益

任何營養宣稱，包括網路上的訴求。有沒有發現任何矛盾的說辭？有沒有可靠的參考文獻支持這種訴求？小心提防下列幾點：

- 個人經驗的證言
- 來自聲名可議的公眾刊物
- 神奇療效的承諾（很少成真）
- 缺乏其他科學研究的證據

2. 檢驗做出營養宣稱的個人、機構或刊物的背景和科學信譽。一般說來，信譽良好的作者其教育背景和目前職位會與全國知名的大學或醫學中心有關，而這些機構提供營養、醫學或密切相關專業領域的計劃或課程。
3. 下列任何關於營養宣稱的問題，如果答案是肯定的話，就要當心：
   - 只談益處而對壞處略而不談？
   - 宣稱可以「治癒」疾病？是否好得偏離真實？
   - 是否對醫療社群或傳統療法採取強烈偏見？為了治癒病人，醫

事人員會竭盡所能地採用有效技術，並不會忽略可信的訊息。
- 宣稱是否吹噓是最新的或機密的科學突破？

4. 注意營養宣稱引用的研究所涵蓋的規模和實驗時間。研究的規模越大，持續的時間越久，結果就越可靠。還要考慮研究的類型：「流行病學」或「病例對照」或「雙盲」。檢視受試的對象：比方說，以瑞典男性或女性為對象的研究結果可能不適用於南歐、非洲或拉丁裔的男性或女性。用語也要注意，「有助於」、「與此有關」、「與此相關」都不能表示「因果關係」。
5. 提防最新發現的記者招待會或天花亂墜的宣傳。它們大多經不起嚴格的科學檢驗。
6. 當你與營養專業人員面談時，他或她應該會有以下的表現：
   - 詢問你的病歷、生活方式和目前的飲食習慣。
   - 訂定適合你個人需求的飲食計劃，而不是發給你一張人人通用的單張。
   - 安排後續會面時間以便追蹤你的進展，回答任何疑問，並且給你協助和鼓勵。
   - 按需要邀請家庭成員也參加飲食計劃。
   - 直接和你的醫生討論，碰到非自己專業領域的健康問題時，會讓你的醫生接手處理。

超大劑量 (megadose) 營養素攝取量超過人體需求或均衡飲食的供應量，可用需要量的 2 到 10 倍作為判斷參考。

7. 對處方**超大劑量** (megadose) 維生素和礦物質補充劑給每個人的醫生應保持戒心。
8. 仔細檢查產品標示。不要輕信產品標示上沒有註明的宣傳。標示或包裝內的說明書（也是法定標示的一部分）上沒有特別註明的功能，很可能誇大不實。

合格營養師 (registered dietitian, R.D. 或 registered dietitian nutritionist, R.D.N.) 在美國為修畢「營養膳食教育認證委員會」規定的大學課程並獲得學士學位，完成 1200 小時的實習，並且通過證照考試且遵循再教育規範的營養專業人員。

想要了解自己的營養狀況，最好的方法是先去請教醫生或**合格營養師** (registered dietitian)（參見延伸閱讀 1）。登入 www.eatright.org 或 www.dietitians.ca，查找電話簿的黃頁，連絡當地營養師公會，或撥打地方醫院的營養部門，都可以找到北美的合格營養師。確定此人在他／她姓名之後有「R.D.」或「R.D.N.」的頭銜，表示此人已經完成嚴格的修課和臨床營養訓練，並且持續接受再教育訓練。附錄 E 也列出許多有公信力的營養訊息來源供你參考。總之，營養學是日新月異的領域，常有許多新發現。最後，以下民間和政府機構之網站可以幫助你評估營養和保健的宣稱：

acsh.org
美國科學與健康顧問團（ACSH，民間團體）

www.quackwatch.org
庸醫觀察網：提防不實醫療訊息、醫療騙術以及不智的抉擇（民間團體）

www.ncahf.org
美國反健康詐騙理事會（NCAHF，民間團體）

http://ods.od.nih.gov/
美國國家衛生研究院所轄膳食補充品辦公室 (ODS)

www.fda.gov
美國食品藥物管理署 (USFDA)

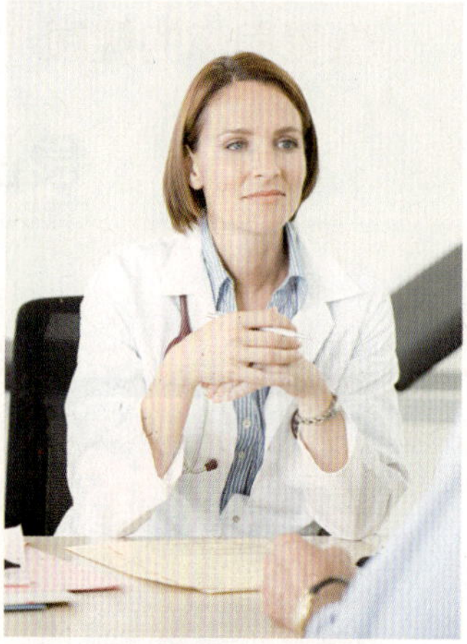
▲合格營養師提供可靠的營養訊息

營養與你的健康 Nutrition and Your Health (NAYH)

食品標示與菜單設計

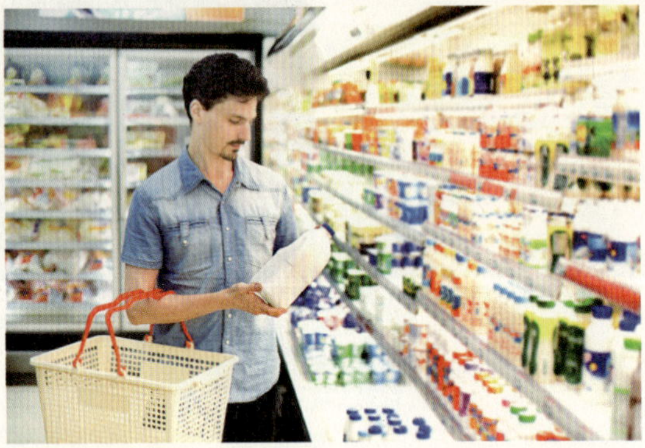

目前幾乎所有商店販售的食品都要在包裝上標示下列資訊：產品名稱、廠商名稱和地址、產品重量以及原料組成（依重量由大到小排列）。北美的食品和飲料標示由政府機構如美國食品藥物管理署負責監督。有的食品還必須在營養標示上列出成分項目（圖 2-13）。消費者可以利用營養標示的資訊清楚知道自己吃了什麼。下列成分必須依法列出：

- 總熱量（大卡）
- 來自脂肪的卡路里
- 總脂肪
- 飽和脂肪
- 反式脂肪
- 膽固醇
- 鈉
- 總碳水化合物
- 纖維質
- 糖
- 蛋白質
- 維生素 A
- 維生素 C
- 鈣
- 鐵

除了這些必須列出的成分之外，廠商還可以選擇性列出：多元與單元不飽和脂肪、鉀等等。如果產品添加某種營養素強化，或者宣稱該營養素有健康效益，該項成分就必須列出。

記得參考值是食品標示的通用基準。每種營養素的百分比參考 (% DV) 都要標示出來。這些百分比是根據 2000 大卡飲食計算的，如果某人每日所需能量高於或低於 2000 大卡甚多，那麼脂肪和碳水化合物的 % 參考值就必須調整。參考值大多採用（或接近）各種年齡和性別的最高 RDA 值或相關營養素標準。

同類產品的營養標示上，每份的含量必須一致。比方說，所有品牌的冰淇淋在標示上必須使用同樣的每份用量。這些含量可能會與健康餐盤的份量不同，因為前者是根據日常的食用量。食品包裝上的營養宣稱必須遵守法令的定義。表 2-10 列出一長串食品標示上能夠使用之營養宣稱的定義。比方說，如果某產品宣稱「低鈉」，它的鈉含量必須每人份低於 140 毫克。

許多廠商將脂肪、膽固醇、碳水化合物等飲食成分的參考值列在營養標示上，這是實用的參考點。如前所述，它們是根據 2000 大卡飲食所制定的，如果標示夠大，就連 2500 大卡的參考值也列上去。前面提過，參考值讓消費者把自己從某種食物的攝取量與適當（或最大）的每日攝取量互相比較。

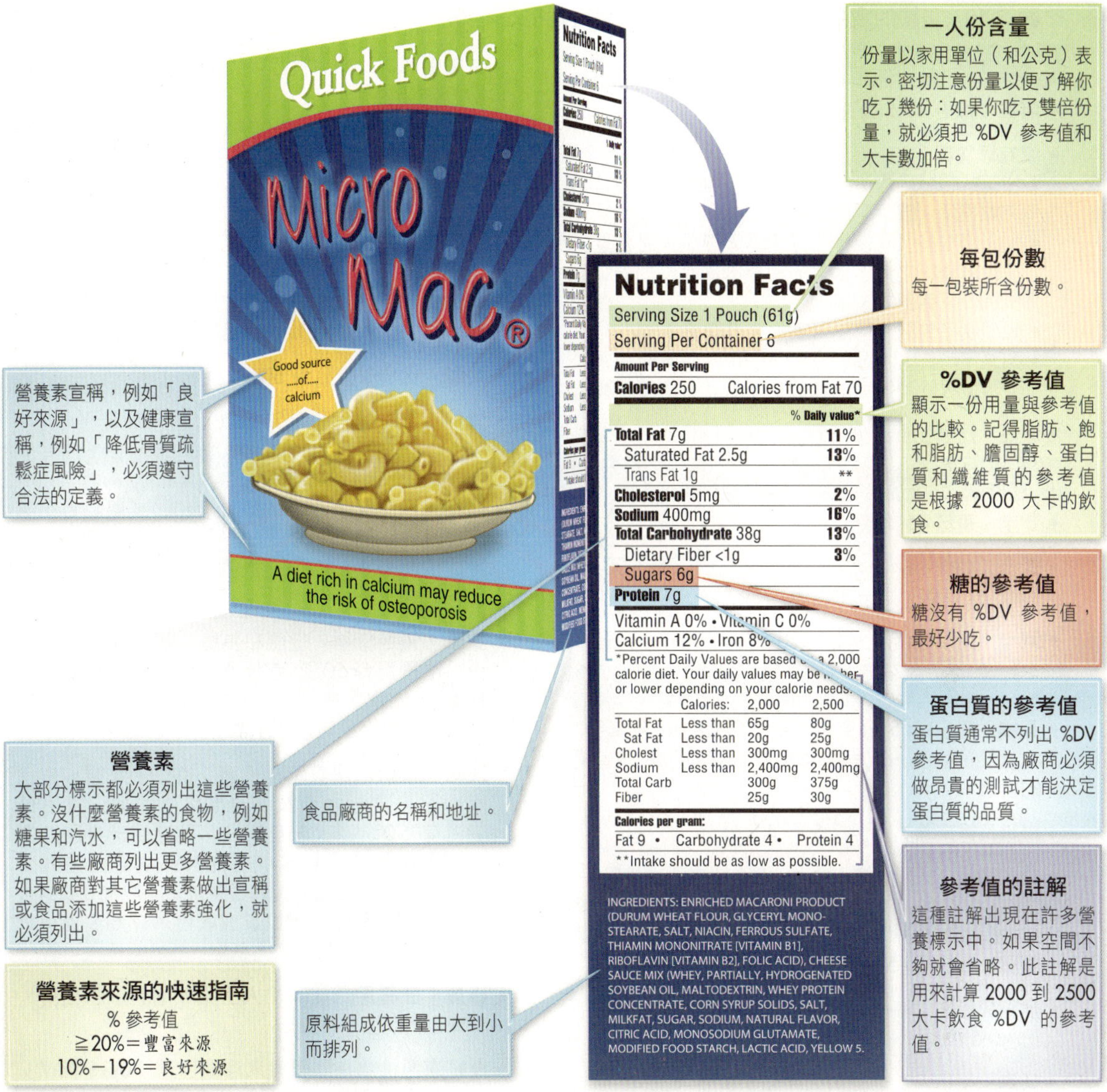
Quick Foods
Micro Mac®
Good source ....of.... calcium
A diet rich in calcium may reduce the risk of osteoporosis
一人份含量
份量以家用單位（和公克）表示。密切注意份量以便了解你吃了幾份：如果你吃了雙倍份量，就必須把 %DV 參考值和大卡數加倍。
每包份數
每一包裝所含份數。
%DV 參考值
顯示一份用量與參考值的比較。記得脂肪、飽和脂肪、膽固醇、蛋白質和纖維質的參考值是根據 2000 大卡的飲食。
糖的參考值
糖沒有 %DV 參考值，最好少吃。
蛋白質的參考值
蛋白質通常不列出 %DV 參考值，因為廠商必須做昂貴的測試才能決定蛋白質的品質。
參考值的註解
這種註解出現在許多營養標示中。如果空間不夠就會省略。此註解是用來計算 2000 到 2500 大卡飲食 %DV 的參考值。
營養素宣稱，例如「良好來源」，以及健康宣稱，例如「降低骨質疏鬆症風險」，必須遵守合法的定義。
營養素
大部分標示都必須列出這些營養素。沒什麼營養素的食物，例如糖果和汽水，可以省略一些營養素。有些廠商列出更多營養素。如果廠商對其它營養素做出宣稱或食品添加這些營養素強化，就必須列出。
食品廠商的名稱和地址。
營養素來源的快速指南
% 參考值
≧20%＝豐富來源
10%－19%＝良好來源
原料組成依重量由大到小而排列。
Nutrition Facts
Serving Size 1 Pouch (61g)
Serving Per Container 6
Amount Per Serving
Calories 250 Calories from Fat 70
% Daily value*
Total Fat 7g 11%
Saturated Fat 2.5g 13%
Trans Fat 1g **
Cholesterol 5mg 2%
Sodium 400mg 16%
Total Carbohydrate 38g 13%
Dietary Fiber <1g 3%
Sugars 6g
Protein 7g
Vitamin A 0% • Vitamin C 0%
Calcium 12% • Iron 8%
*Percent Daily Values are based on a 2,000 calorie diet. Your daily values may be higher or lower depending on your calorie needs:
Calories: 2,000 2,500
Total Fat Less than 65g 80g
Sat Fat Less than 20g 25g
Cholest Less than 300mg 300mg
Sodium Less than 2,400mg 2,400mg
Total Carb 300g 375g
Fiber 25g 30g
Calories per gram:
Fat 9 • Carbohydrate 4 • Protein 4
**Intake should be as low as possible.
INGREDIENTS: ENRICHED MACARONI PRODUCT (DURUM WHEAT FLOUR, GLYCERYL MONO-STEARATE, SALT, NIACIN, FERROUS SULFATE, THIAMIN MONONITRATE [VITAMIN B1], RIBOFLAVIN [VITAMIN B2], FOLIC ACID), CHEESE SAUCE MIX (WHEY, PARTIALLY, HYDROGENATED SOYBEAN OIL, MALTODEXTRIN, WHEY PROTEIN CONCENTRATE, CORN SYRUP SOLIDS, SALT, MILKFAT, SUGAR, SODIUM, NATURAL FLAVOR, CITRIC ACID, MONOSODIUM GLUTAMATE, MODIFIED FOOD STARCH, LACTIC ACID, YELLOW 5.

圖 2-13　食品包裝中必須列出產品名稱、廠商名稱和地址、產品重量以及原料組成。幾乎所有包裝食品都必須列出營養標示。標示上的 %DV 參考值是該產品一人份所提供的每日營養素需求的百分比值。加拿大的食品標示使用一組稍微不同的健康宣稱和標示用語

營養標示的修訂草案

美國食品藥物管理署在 2014 年 2 月提出營養標示新規則的草案，目的是提倡更健康的飲食並且對抗肥胖。營養標示的翻修將是 20 年來的首度升級，會包括各種營養素參考值的更新。其它的改變，如更實際的份量資訊，讓美國人更容易了解自己吃了多少卡路里。新標示會用較大字體列出卡數，而且份量資訊會精確反映你一口氣吃了多少。比方說，汽水的份量會從 8 盎司升到 12 盎

在營養標示上有時用卡路里來表示能量，所列出的數值是大卡數。

表 2-10　美國的食品標示中可合法使用的營養宣稱之定義

糖

- **無糖**：每份 <0.5 公克
- **沒有添加糖**：
  - 加工或包裝過程中沒有添加糖，但天然成分有糖（如果汁、蘋果泥或果醬）
  - 加工過程中沒有使糖含量超過天然原料之含量。（甜度調味之外，因食品功能需求而添加少量糖也在許可範圍內。）
  - 類似食品的替代產品可添加相近糖量
  - 如果不符低卡食品的條件，必須聲明本產品非低卡，並提醒消費者注意營養標示上的糖和卡數
- **減糖**：比類似食品少 25% 以上的糖量。

熱量

- **零卡**：每份 <5 大卡
- **低卡**：每份 ≦40 大卡；如果每份的重量 <30 公克或 <2 湯匙，則一份以 50 公克計算
- **減卡**：比類似食品少 25% 以上的大卡數

纖維質

- **高纖**：每份 ≧5 公克。（宣稱高纖的食品必須符合低脂的定義，或者總脂肪量必須列在高纖宣稱的旁邊。）
- **纖維良好來源**：每份 2.5 到 4.9 公克
- **添加纖維**：比類似食品增加 >2.5 公克的纖維質

脂肪

- **無脂**：每份 <0.5 公克
- **無飽和脂肪**：每份 <0.5 公克，而且反式脂肪酸每份 <0.5 公克
- **低脂**：每份 <3 公克。如果每份重量 <30 公克或 <2 湯匙，則一份以 50 公克計算。2% 牛奶不得再標示為低脂，因為其每份含脂肪 >3 公克，必須改稱為減脂
- **低飽和脂肪**：每份 <1 公克，並且來自飽和脂肪酸能量 <15%
- **減脂**：比類似食品少 25% 以上
- **減飽和脂肪**：比類似食品少 25% 以上

膽固醇

- **無膽固醇**：每份 <2 毫克，而且飽和脂肪低於 2 公克
- **低膽固醇**：每份 <20 毫克，而且飽和脂肪 <2 公克；如果每份重量 <30 公克或 <2 湯匙，則一份以 50 公克計算
- **減膽固醇**：比類似食品少 25% 以上，而且飽和脂肪低於 2 公克

鈉

- **無鈉**：每份 <5 毫克
- **極低鈉**：每份 <35 毫克；如果每份重量 <30 公克或 <2 湯匙，則一份以 50 公克計算
- **低鈉**：每份 <140 毫克；如果每份重量 <30 公克或 <2 湯匙，則一份以 50 公克計算
- **淡鹹**：比類似食品少 50% 以上
- **減鈉**：比類似食品少 25% 以上

其他術語

- **強化或富化**：所添加的維生素和／或礦物質是原來含量的 10% 以上。富化一般是指把加工過程中喪失的營養素加回去；而強化是添加原本食物中沒有的營養素
- **健康**：滿足低脂、低飽和脂肪、鈉 <360-480 毫克、膽固醇 <60 毫克各項條件，而且提供至少 10%DV 的維生素 A、維生素 C、蛋白質、鈣、鐵或纖維質的食品可以標示為健康
- **淡味**：這個用語表示兩件事：首先，比類似食品減少三分之一大卡數或一半脂肪（如果食品的能量有 50% 以上來自脂肪，則減少一半脂肪為必須）；第二，低卡或低脂食品的鈉含量減少 50%。此外「淡鹹」指鈉含量降低至少 50% 的食品。「淡」有時也指口感或顏色，只要名實相符即可，如淡色黑糖、淡而蓬鬆
- **節食**：此種用語與添加人工甜味劑的意思相當。有時也稱為低卡或減卡
- **良好來源**：意指該營養素含量達到 10-19%DV。如果 <5%DV 以下，則是較低來源
- **高**：意指某種營養素含量為 20%DV 以上
- **有機**：美國有機食品的聯邦標準是食品的許多原料之生產過程不使用化學肥料或殺蟲劑、基因工程、下水道污泥、抗生素或輻射線照射。至少要有 95% 的原料（以重量計）符合此一標準，才能在包裝正面使用「有機」(organic) 標示。如果包裝正面標示的是「以有機成分製造」，其中 70% 的原料必須是符合有機標準。至於動物性食品，動物必須在戶外放牧，並飼以有機飼料，也不能使用大量抗生素或生長荷爾蒙

表 2-10 美國的食品標示中可合法使用的營養宣稱之定義（續）

- **天然**：食品不含食用色素、合成調味料或任何人工合成物質

下列用語僅限於美國農業部管制的畜肉和禽肉製品

- **極瘦**：食品每份（或每 100 公克）含脂肪 <5 公克，飽和脂肪 <2 公克，膽固醇 <95 毫克
- **瘦**：食品每份（或每 100 公克）含脂肪 <10 公克，飽和脂肪 <4.5 公克，膽固醇 <95 毫克

各項定義主要依據美國 FDA 配合 1990 年的《營養標示與教育法案》(NLEA) 所編訂的術語辭典。

司，冰淇淋會從 1/2 杯升到 1 杯，而優格的份量會從 8 盎司降到 6 盎司。為了減少每包的份數和每份的卡數這種混亂，大包裝如 1 品脫的冰淇淋，營養標示會有兩欄：「每份」和「每包」。「添加糖」以及鉀和維生素 D 也會增列在標示上，而來自脂肪的卡路里會取消。營養標示草案的更多資訊和說明在 www.fda.gov/ForConsumers/ConsumerUpdates/ucm387114.htm。這個草案一旦核准，至少要兩年才會執行。

應用食品標示設計菜單

本章說明的所有工具都能大力協助菜單設計。菜單設計可以健康餐盤為起點，然後利用飲食指南評估飲食中食物大類的完整性。組成餐點的個別食物可利用營養標示上的參考值進一步仔細檢查。大致說來，這些參考值都符合 RDA 和相關的營養素標準。在辨識營養素密實食物（富含特定營養素如葉酸，但卡路里含量相對較少）和能量密實食物（可以飽足但營養素含量相對較少）時，營養標示特別好用。一般說來，你越熟練於整合這些工具，它們對你的飲食幫助就越大。研究指出，購買食物時，看營養標示的人比不看者有較佳的營養素攝取（參見延伸閱讀 4）。

食品標示的例外

新鮮水果、蔬菜和魚類目前還不需要做營養標示。然而許多食品商自願在海報或廣告小冊上提供消費者產品資訊。小冊內可能還有食譜，可以協助你改善飲食。

蛋白質缺乏並非美國公衛關注的議題，所以並不強制列出蛋白質的 %DV 值。若要列出 %DV，食品藥物管理署要求產品須經蛋白質品質分析。由於此項分析昂貴又耗時，所以許多廠商乾脆不標示蛋白質的 %DV。不過嬰兒和 4 歲以下兒童的食品，或是對蛋白質含量有宣稱的食品，都必須標示蛋白質的 %DV。

食品標示中的健康宣稱

針對有健康自覺的消費者，食品廠商宣稱他們的產品有各式各樣的好處。美國 FDA 有權監督大部分食品，在特定條件下准許某些健康宣稱。總體觀之，食品可作的宣稱有以下四種：

- 健康宣稱——USFDA 嚴密控管
- 試用健康宣稱——USFDA 控管，不過此類宣稱的證據不足
- 營養宣稱——USFDA 嚴密控管（參見表 2-10）

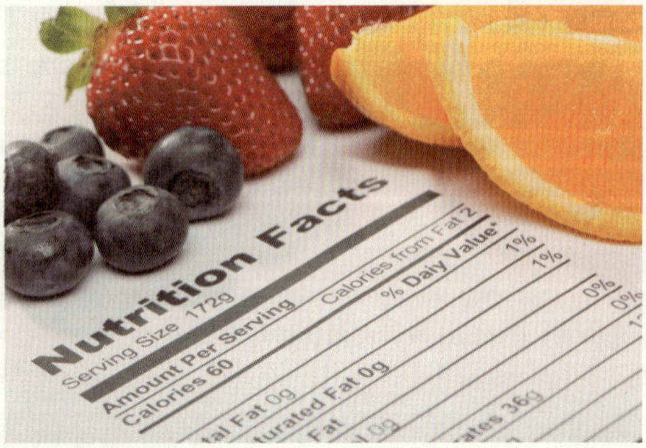

▲利用營養標示進一步了解你所吃食物的營養素含量。營養素含量以 %DV 表示。加拿大的食品法規和食品標示格式與美國稍微不同

- 結構／功能宣稱——不須經 USFDA 核可，也不一定有效

表 2-10 列舉食品標示上營養宣稱的各項定義。目前 USFDA 規定，疾病相關的健康宣稱只能適用於科學上已有一致結論的營養素、食品或食品成分。目前經 USFDA 核准的法定宣稱可以表明下列兩者之間的關係（必須加上「可能」這個修飾詞）：

- 飲食有充分的鈣和維生素 D，降低骨質疏鬆症風險
- 飲食總脂肪低，降低某些癌症風險
- 飲食飽和脂肪和膽固醇低，降低心血管疾病風險（標示上通常是說心臟病）
- 飲食富含纖維質——包括五穀類食品和蔬果，降低某些癌症風險
- 飲食低鈉高鉀，降低高血壓和中風風險
- 飲食富含蔬果，降低某些癌症風險
- 飲食含充分的合成葉酸，降低神經管缺損（先天缺陷的一種）風險
- 吃無糖口香糖，降低齲齒風險，尤其與高糖和高澱粉食物相較
- 飲食富含蔬果和有纖維質的五穀類食品，降低心血管疾病風險。燕麥（燕麥粥、燕麥麩、燕麥粉）和車前草是兩種富含纖維質的原料，可以宣稱它們能降低心血管疾病的風險，必須一併敘述飲食應該少含飽和脂肪和膽固醇
- 飲食富含全穀類和植物食品，以及低總脂肪、飽和脂肪和膽固醇，降低心血管疾病和某些癌症的風險
- 飲食低飽和脂肪和膽固醇並含有 25 公克大豆蛋白，降低心血管疾病風險。同時健康宣稱須加註「每份（產品名稱）提供____公克大豆蛋白」
- 魚油的脂肪酸，降低心血管疾病風險
- 人造奶油含植物固醇，降低心血管疾病風險

此外，產品提出健康宣稱之前，必須符合兩個條件。第一，該食品必須是纖維質、蛋白質、維生素 A、維生素 C、鈣或鐵的「良好來源」（未經強化之前，定義參見

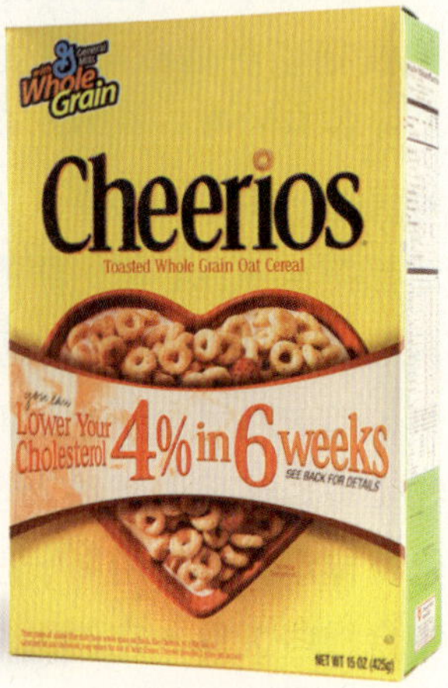

▲食品標示上可以做全穀類的特定健康宣稱。Cheerios® 是燕麥做的，可以宣稱它能降低心血管疾病的風險，必須一併敘述飲食應該少含飽和脂肪和膽固醇

表 2-10）。第二，該食品每份不能含有超過 13 公克脂肪、4 公克飽和脂肪、60 毫克膽固醇或 480 毫克鈉。只要其中任何一項過量，不管其它營養品質如何，都不允許有健康宣稱。舉例來說，全脂牛奶含高鈣，但是不能做鈣與骨質疏鬆症的健康宣稱，因為它每份含有 5 公克飽和脂肪。另外一個例子是關於脂肪與癌症的健康宣稱，一定要符合每份產品含脂肪 <3 公克（低脂食品的標準）。

美國 FDA 2003 年公布了「消費者健康資訊營養促進方案」：若有新證據顯示某種食物、食物成分或膳食補充品與降低疾病風險相關，就可使用「准用健康宣稱」。這種情況的實證並不充足，沒有達到 USFDA 法定核准的健康宣稱之嚴謹科學標準。以下數例是「當局有執法裁量權的准用健康宣稱」。若要更多資訊可查詢網站 http://www.fda.gov/Food/IngredientsPackagingLabeling/LabelingNutrition/ucm073992.htm。

癌症風險相關的准用宣稱

- 番茄和／或番茄糊與前列腺癌、卵巢癌、胃癌以及胰臟癌風險
- 鈣與結腸／直腸癌；鈣與直腸／結腸息肉的復發

心血管疾病風險相關的准用宣稱

- 堅果與心臟病
- ω-3 脂肪酸與冠心病
- 橄欖油的單元不飽和脂肪酸與冠心病

案例研究 應用營養標示選擇食物

蘿拉在下午的營養課結束後回家，半路上到超市買這禮拜的食物。她挑選了香蕉、優格、貝果和牛奶之後，到冷凍食品區找今晚的快餐。她想吃麵食，發現有兩種品牌（Luigi 和 Mario）的義式乳酪沙拉捲。蘿拉記得要看營養標示才能找出最健康的食物。幫蘿拉做出最佳選擇並回答下列問題。

1. 兩種產品重量相同，何者能量密度較高？
2. 比較兩種產品來自脂肪的卡路里。把來自脂肪的卡路里除以總卡路里，兩者的百分比各為多少？
3. 比較兩種產品之飽和脂肪占總卡路里的百分比。兩者的百分比各為多少？
4. 蘿拉發現 Mario 的總卡路里比 Luigi 低了很多，如果她吃了兩盒 Mario 產品，一共攝取多少卡路里？
5. 蘿拉要吃幾份 Luigi 產品才會有 100%DV 的鈉？
6. 維生素 C 的 DV 是 60 毫克。兩種產品維生素 C 的 %DV 各為多少？
7. 兩種產品中，何者的維生素 C 營養素密度比較高？
8. 鈣的 DV 是 1000 毫克。兩種產品的鈣 %DV 各為多少？
9. 兩種產品中，何者的鈣營養素密度較高？
10. 你會挑選哪一種品牌？營養標示上何種資訊促使你做這種決定？

Nutrition Facts
Serving Size 1 Package (260g)
Servings Per Container 1

Amount Per Serving	
Calories 390	Calories from Fat 160
	% Daily Value*
Total Fat 18g	**27%**
Saturated Fat 9g	**45%**
Trans Fat 2g	**
Cholesterol 45mg	**14%**
Sodium 880mg	**36%**
Total Carbohydrate 38g	**13%**
Dietary Fiber 4g	**15%**
Sugars 12g	
Protein 17g	

Vitamin A 10% • Vitamin C 4%
Calcium 40% • Iron 8%

*Percent Daily Values are based on a 2,000 calorie diet. Your daily values may be higher or lower depending on your calorie needs:

	Calories:	2,000	2,500
Total Fat	Less than	65g	80g
Sat Fat	Less than	20g	25g
Cholesterol	Less than	300mg	300mg
Sodium	Less than	2,400mg	2,400mg
Total Carbohydrate		300g	375g
Dietary Fiber		25g	30g

Calories per gram:
Fat 9 • Carbohydrate 4 • Protein 4

**Intake of *trans* fat should be as low as possible.

(a) Luigi's Manicotti

Nutrition Facts
Serving Size 1 Package (260g)
Servings Per Container 1

Amount Per Serving	
Calories 230	Calories from Fat 35
	% Daily Value*
Total Fat 4g	**6%**
Saturated Fat 2g	**10%**
Trans Fat 1g	**
Cholesterol 15mg	**4%**
Sodium 590mg	**24%**
Total Carbohydrate 28g	**9%**
Dietary Fiber 3g	**12%**
Sugars 10g	
Protein 19g	

Vitamin A 10% • Vitamin C 10%
Calcium 35% • Iron 4%

*Percent Daily Values are based on a 2,000 calorie diet. Your daily values may be higher or lower depending on your calorie needs:

	Calories:	2,000	2,500
Total Fat	Less than	65g	80g
Sat Fat	Less than	20g	25g
Cholesterol	Less than	300mg	300mg
Sodium	Less than	2,400mg	2,400mg
Potassium		3,500mg	3,500mg
Total Carbohydrate		300g	375g
Dietary Fiber		25g	30g

Calories per gram:
Fat 9 • Carbohydrate 4 • Protein 4

**Intake of *trans* fat should be as low as possible.

(b) Mario's Manicotti

本章重點（數字代表章節）

2.1 健康飲食計劃的基礎是吃多樣的食物，並且每樣食物的攝取適量，這樣可以降低營養相關疾病的風險。

均衡是吃營養素密度較高的食物。計算食物的營養素含量與卡路里含量的比值。營養素密實的食物是與卡路里含量比較，營養素相對豐富。

能量密度是由卡路里含量與對應的食物重量之比值。富含卡路里但重量相對極小的食物，如堅果、甜餅乾、一般油炸食品以及大多數點心（包括無脂的品牌），都是能量密實的食物。低能量密度的食物包括蔬果和烹煮時加入大量水分的任何食物如燕麥粥。

2.2 美國飲食指南的發布是為了改善所有兩歲以上美國人的健康。飲食指南強調平衡卡路里以便管理體重，經常運動，減少攝取脂肪、反式脂肪、膽固醇、糖、食鹽和酒精；並且多吃全穀類食品和蔬果。

2.3 健康餐盤及其線上工具的目的是把營養建

議轉化成多樣、均衡和適量的菜單。獲得最佳結果的方法是選擇低脂或脫脂乳製品；除動物蛋白質食品外，加入一些植物蛋白質；採用柑橘類水果和深綠色蔬菜；並且強調全穀類麵包和麥片。

2.4 個人的營養狀況可以區分為「營養理想」，身體有足夠的營養素儲量以備不時之需；「營養不足」，可能出現臨床症狀也可能沒有；以及「營養過量」，會造成維生素和礦物質中毒和各種慢性病。

2.5 評估營養狀況包括分析背景因素，以及體位測量、生化、臨床、飲食和環境評估。營養評估不一定能夠偵測出營養不足，因為缺乏症狀通常欠缺專一性，而且可能要經過許多年才會出現。

2.6 許多營養素都訂有建議攝取量 (RDA)。各種營養素的 RDA 可以滿足特定性別和年齡健康個人的需求。沒有充分的資訊制定精確的 RDA 時，就以足夠攝取量 (AI) 代之。能量攝取量 (EER) 為不同年齡的兩性和運動量制定平均卡路里需要量。有些維生素和礦物質已經制定了上限攝取量 (UL)。所有這些膳食標準都歸屬於膳食營養素參考攝取量 (DRI)。

每日參考值是營養標示上表示食物中營養素含量的基準，主要是根據 RDA。

2.7 應用營養學基本原理評估任何營養宣稱和訴求。錯誤營養訊息的跡象包括：沒有足夠的科學證據支持產品的宣稱，缺乏可靠的資訊來源，承諾神奇的結果，或是不信任醫學社群。要從虛構事實中找出真相，可諮詢合格營養師。

NAYH 食品標示，尤其是營養標示，是追蹤個人營養攝取的實用工具，可以更加了解你所吃的食物有何營養特性。任何法定健康宣稱都必須符合 USFDA 的規範。

知識檢查站（解答在下方）

1. 體位測量包括：
   a. 身高、體重、皮脂厚度和體圍
   b. 血液營養素濃度
   c. 以前的飲食記錄
   d. 血中的酵素活性
2. 高營養素密度的食物提供________營養素和________卡路里
   a. 最少，最少　　c. 最多，最少
   b. 最少，最多　　d. 最多，最多
3. 餐點包括豆子捲餅、生菜沙拉和牛奶，代表來自健康餐盤的食物大類中缺少了：
   a. 奶類　　c. 蔬菜類
   b. 蛋白質類　　d. 水果類
4. 美國飲食指南最近的修訂年份是：（2015 已經有最新版）
   a. 2000　　c. 2008
   b. 2005　　d. 2010
5. 2010 飲食指南建議多吃哪類食物？
   a. 精製穀類　　c. 海鮮類
   b. 全脂乳製品　　d. 添加糖
6. 2008 美國體力活動指標建議成人做溫和運動的時間是
   a. 每週 150 分鐘　　c. 每天 50 分鐘
   b. 每天 60 分鐘　　d. 每天 30 分鐘
7. 每日參考值 (DV) 是應用在
   a. 餐廳菜單　　c. 醫學圖表
   b. 食品標示　　d. 以上皆非
8. 上限攝取量是用來
   a. 估算一般人的卡路里需求
   b. 評估不致影響健康的營養素每日最高攝取量

c. 評估你目前特定營養素的攝取量
d. 比較食物的營養素含量與人體需求

9. 目前食品標示必須列出
a. 產品圖
b. 統一規格且實際的每份用量
c. 各年齡層的 RDA
d. 按字母順序排列的食品原料

10. 在工業化國家如美國，最常見的營養不足是
a. 厭食症　c. 肥胖
b. 蛋白質缺乏　d. 缺鐵

解答：1. a (LO 2.5), 2. c (LO 2.1), 3. d (LO 2.3), 4. d (LO 2.2), 5. c (LO 2.2), 6. a (LO 2.2), 7. b (LO 2.8), 8. b (LO 2.6), 9. b (LO2.8) 10. d (LO 2.4)

學習問題（LO 數字是章首學習成果的章節）

1. 你如何對小學四年級學生解釋營養素密度和能量密度的觀念 (LO 2.1)？
2. 說明美國飲食指南的內容。根據美國飲食指南的討論，提出兩種北美成人應該改變的飲食習慣 (LO 2.2)。
3. 根據健康餐盤的示範，為了符合健康飲食的標準，你的飲食需要如何調整 (LO 2.3)？
4. 說明從營養量轉變到營養不足的人，體內的營養素狀況會如何改變 (LO 2.4)？
5. 要評估滋養不足者的營養狀況，你會採取哪些步驟 (LO 2.5)？
6. RDA 和 AI 與 DV 的目的和應用有何不同 (LO 2.6)？
7. 你認為前五名可靠的營養資訊來源是什麼？這些來源為何可靠 (LO 2.7)？
8. 營養學家鼓勵所有人看食品包裝上的標示，進一步了解自己吃的是什麼。如果你經常看食品的營養標示，可以很容易追蹤飲食中的哪四種營養素 (LO 2.8)？
9. 說明美國農業部對「有機」這個名詞的定義 (LO 2.8)。
10. 列舉幾個可以合法出現在食品標示上的法定健康宣稱 (LO 2.8)。

營養學家的選擇

當你需要迅速補充能量時，含碳水化合物的飲料是明智的選擇。部分民眾也依賴飲料中的咖啡因提神。市面上許多飲料含有高濃度的碳水化合物，稱為「添加糖」。最近添加糖成為許多爭論的主題，因為添加糖的攝取量從 1970 年代開始持續上升，而過量的糖已知與多種健康問題相關。添加糖的主要來源是汽水、能量飲料、運動飲料等。

這裡的主要議題是清涼飲料提供許多空卡。研究顯示，液體卡路里不能像食物卡路里那樣提供飽足感。換句話說，攝取 250 大卡的可樂沒有產生飽足感，不會使你少吃一片披薩來平衡熱量。過量的卡路里不管來源為何，時間一久都會使體重上升。

關於飲料的空卡，份量是重點所在。一瓶 20 盎司普通可樂含 68 公克（約 15 茶匙）甜味劑約 250 大卡。一瓶 12 盎司的汽水如鍾士汽水®，因為容量較小，比例上含糖較少（48 公

克）。如果每天清涼飲料不超過一瓶，甜味劑量的小差異不會造成重大影響。如果每天數瓶清涼飲料，最好選用無卡產品如零卡可樂或白開水。含人工甜味劑的飲料如零卡可樂®，不含熱量但可讓你好過。有些產品中的咖啡因會使你精神一振。水才是最佳飲料，能補充水分和防止脫水，也不含卡路里。

當你需要迅速補充能量時，低脂巧克力牛奶是最佳選擇。在這些飲料之中，營養素密實的巧克力牛奶不僅提供較少的糖，而且也是全營養的最佳來源。大部分便利店販售的巧克力牛奶有 500 ml 瓶裝或 240 ml 紙盒裝（類似學校自助餐供應的那種）。紙盒裝 240 ml 的巧克力牛奶提供不少能量（150 大卡）和 8 公克蛋白質、2.5 公克脂肪和 25 公克糖。它也提供鈣（290 毫克）、維生素 A (490 IU)、維生素 D（2.8 微克）、還有其它維生素和礦物質。瓶裝 500 ml 可提供雙倍的能量和營養素。此外巧克力也提供咖啡因，或許正合你意。

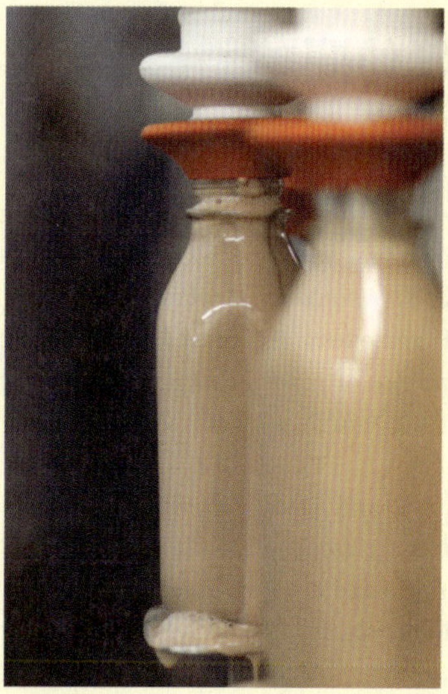

案例研究解答 應用營養標示選擇食物

1. Luigi 產品的能量密度較高，因為每公克含的大卡數較多（390 除以 260 公克）。
2. 來自脂肪的卡路里百分比，Luigi 產品是 41%，而 Mario 產品是 15%。
3. 飽和脂肪占總脂肪的百分比，Luigi 產品是 50%，Mario 產品也是 50%。雖然 Luigi 每份所含的飽和脂肪較多，但兩種品牌的飽和脂肪對總脂肪的比例相同。
4. 如果蘿拉吃了兩盒 Mario 產品，將會攝取 460 大卡，因為 230 × 2 = 460。
5. 蘿拉必須吃將近三份 Luigi 產品，才會攝取 100%DV 的鈉，因為 100% 除以 36% 等於 2.78。
6. 維生素 C 的 %DV，Luigi 產品是 4%，而 Mario 產品是 10%。
7. 就維生素 C 而言，Mario 產品的營養素密度較高。
8. 鈣的 %DV，Luigi 產品是 40%，而 Mario 產品是 35%。
9. 就維生素 C 而言，Mario 產品的營養素密度（35% DV 每 230 大卡）比 Luigi 產品（40% DV 每 390 大卡）來得高。雖然 Mario 的 DV 較低，但它的卡數更低。
10. Mario 產品是較好的選擇，因為它營養素密度較高而能量密度較低；也就是說，蘿拉可以獲得較多營養素和較少卡路里。如果她想增加卡路里攝取量，吃兩份 Mario 比吃一份 Luigi 來得健康，因為可以增加蛋白質、維生素、礦物質和纖維質的攝取量，但總脂肪和飽和脂肪的攝取量都低於一份的 Luigi。

延伸閱讀

1. Academy of Nutrition and Dietetics: Practice Paper of the Academy of Nutrition and Dietetics: Communicating accurate food and nutrition information. *Journal of the Academy of Nutrition and Dietetics* 112:759, 2012.
2. Chiuve SE and others: Adherence to a low risk, healthy lifestyle and risk of sudden cardiac death among women. Journal of the American Medical Association 306: 62, 2011.
3. Monsivais P and Drewnowski A: Lower-energy-density diets are associated with higher monetary costs per kilocalorie and are consumed by women of higher socioeconomic status. *Journal of the American Dietetic Association* 109:804, 2009.
4. Ollberding NJ and others: Food label use and its relation to dietary intake among U.S. adults. *Journal of the American Dietetic Association* 110:1233, 2010.
5. Perez-Escamilla R and others: Dietary energy density and body weight in adults and children: A systematic review. *Journal of the Academy of Nutrition and Dietetics* 112: 671, 2012.
6. Rolls B and Hermann M: *The ultimate volumetrics diet: Smart, simple, science-based strategies for losing weight and keeping it off*. New York: HarperCollins, 2012.
7. Rowe S and others: Translating the Dietary Guidelines for Americans 2010 to bring about real behavior change. *Journal of the American Dietetic Association* 111:28, 2011.
8. Sofi F and others: Adherence to Mediterranean Diet and health status: Meta-analysis. *British Medical Journal* 337:a1344, 2008.
9. U.S. Department of Health and Human Services: *2008 Physical Activity Guidelines for Americans*. 2008. www.health.gov/PAGuidelines/Accessed 3/13/2013.
10. U.S. Department of Health and Human Services: *Dietary Guidelines for Americans, 2010*. 2011. www.health.gov/dietaryguidelines/2010 Accessed 3/4/2013 .
11. United States Department of Agriculture: *USDA's MyPlate*. 2011. www.choosemyplate.gov Accessed 3/4/2013 .
12. Watts ML and others: The art of translating nutritional science into dietary guidance: History and evolution of the Dietary Guidelines for Americans. *Nutrition Reviews* 69:404, 2011.

評估你的餐盤 Rate Your Plate

你的飲食符合健康餐盤嗎？

利用第 1 章你做的飲食記錄，填寫以下的健康餐盤表格。每項食物都要寫下所對應食物類別的份數。你吃的食物有很多會涵蓋不只一大類。例如肉醬通心麵涵括三大類：五穀類、蔬菜類、蛋白質類。填好所有數值之後，把每大類食物所吃的份數加總。最後，與表 2-5 或 www.ChooseMyPlate.gov 的每類食物的建議量作個比較。如果食用量比建議量少，就做（－）記號，如果和建議量一樣或更多，就做（＋）記號：

食物或飲料	食用量	五穀類	蔬菜類	水果類	奶類	蛋白質類
各類總計						
建議食用份數						
份數過少或過多						

台灣的營養與健康
(Nutrition and Health in Taiwan, TWNH)

飲食指南與膳食營養素參考攝取量

「每日飲食指南」針對的是健康飲食的食物分類和組合。台灣最新版的「每日飲食指南」在 2011 年發布，其目標是達到 70% 膳食營養素參考攝取量，而能預防營養素缺乏，同時將降低心臟血管代謝疾病及癌症風險列入考量。利用扇型的示意圖，表示六大類食物用量的相對多寡，並且加入運動和攝取水分的概念，另外還增加配合每日能量需求的計量組合建議（圖 TW2-1）。因此，在均衡飲食的基礎原則上，增加應用的彈性，讓個人依照實際的需求來組合健康的飲食。

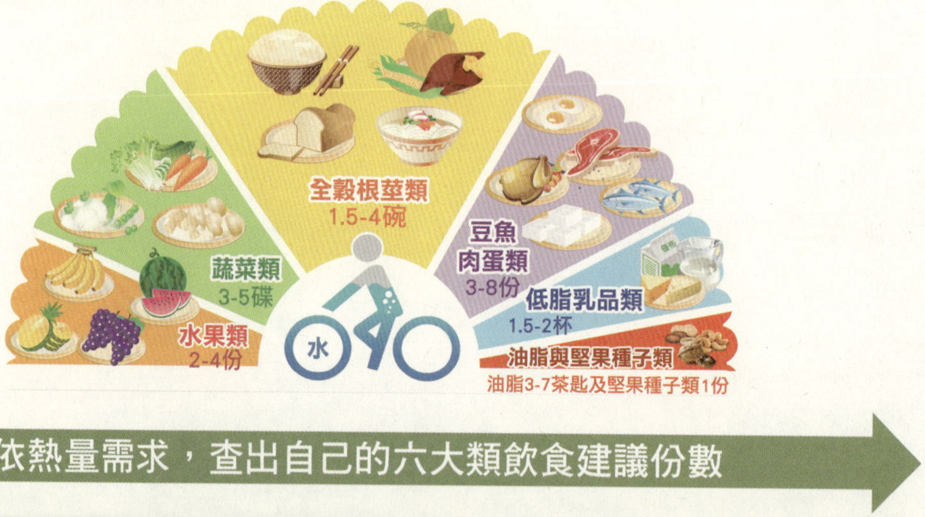
全穀根莖類
1.5-4碗
蔬菜類
3-5碟
水果類
2-4份
豆魚肉蛋類
3-8份
低脂乳品類
1.5-2杯
油脂與堅果種子類
油脂3-7茶匙及堅果種子類1份
水
依熱量需求，查出自己的六大類飲食建議份數

	1200 大卡	1500 大卡	1800 大卡	2000 大卡	2200 大卡	2500 大卡	2700 大卡
全穀根莖類（碗）	1.5	2.5	3	3	3.5	4	4
全穀根莖類（未精製）（碗）	1	1	1	1	1.5	1.5	1.5
全穀根莖類（其它）（碗）	0.5	1.5	2	2	2	2.5	2.5
豆魚肉蛋類（份）	3	4	5	6	6	7	8
低脂乳品類（杯）	1.5	1.5	1.5	1.5	1.5	1.5	2
水果類（份）	2	2	2	3	3.5	4	4
油脂與堅果種子類（份）	4	4	5	6	6	7	8

圖 TW2-1　台灣 2011 年版每日飲食指南，除了食物分類之外，並提供 7 組每日能量需求所對應的食物組合

資料來源：參見參考資料 1

主要的飲食建議包括：

1. 合宜的三大能量營養素比率（蛋白質 10-20%、脂質 20-30%、碳水化合物 50-60%）；
2. 六大類食物中強調全穀類、低脂乳品類、並於油脂類中增加堅果種子，蛋白質類食品以植物性和海產來源優先；可知均衡不是平均分配。
3. 提供七組每日能量需求，最少是 1200 大卡，最多是 2700 大卡；

必須提醒的是，針對個人飲食設計的建議是依照能量來區分，而不是僵化地依照性別與年齡分組，這是切合實際的策略。試想一位每天有慢跑習慣的年輕女性，每日所需能量大約 1900-2100 大卡，而活動量低的靜態生活男性只需 1800-2100 大卡（表 TW2-1）。

《膳食營養素參考攝取量》針對的是人體的營養素需求和飲食的供應量，用來作為飲食指南與飲食設計的營養標準。台灣自民國 45 年由內政部通過《暫定國人每日營養素需要量表》，到民國 82 年的《每日營養素建議攝取量》共有五版，都是 RDA 的概念。自民國 92 年開始改訂為《國人膳食營養素參考攝取量 (DRIs) 及其說明》，最新版是 101 年的第七修訂版，其內容大綱與美國 DRI 系列相似。各項營養素的標準如下：

1. RDA：蛋白質，維生素有 A、C、B_1、B_2、B_6、B_{12}、菸鹼素、葉酸，礦物質有鎂、鐵、碘、硒。
2. AI：維生素有 D、E、K、膽素、生物素、泛酸，礦物質有鈣、磷、鋅、氟。
3. UL：維生素有 A、D、E、C、B_6、菸鹼素、葉酸、膽素，礦物質有鈣、磷、鎂、鐵、鋅、碘、硒、氟。

表 TW2-1　台灣男女性成人依活動量分級的每日能量需求

男性	依活動量分級的每日能量需求（大卡）			
年齡（歲）	低	稍低	適度	高
19-30	1850	2150	2400	2700
31-50	1800	2100	2400	2650
51-70	1700	1950	2250	2500
71~	1650	1900	2150	
女性	**依活動量分級的每日能量需求（大卡）**			
年齡（歲）	低	稍低	適度	高
19-30	1450	1650	1900	2100
31-50	1450	1650	1900	2100
51-70	1400	1600	1800	2000
71~	1300	1500	1700	

資料來源：參見參考資料 2

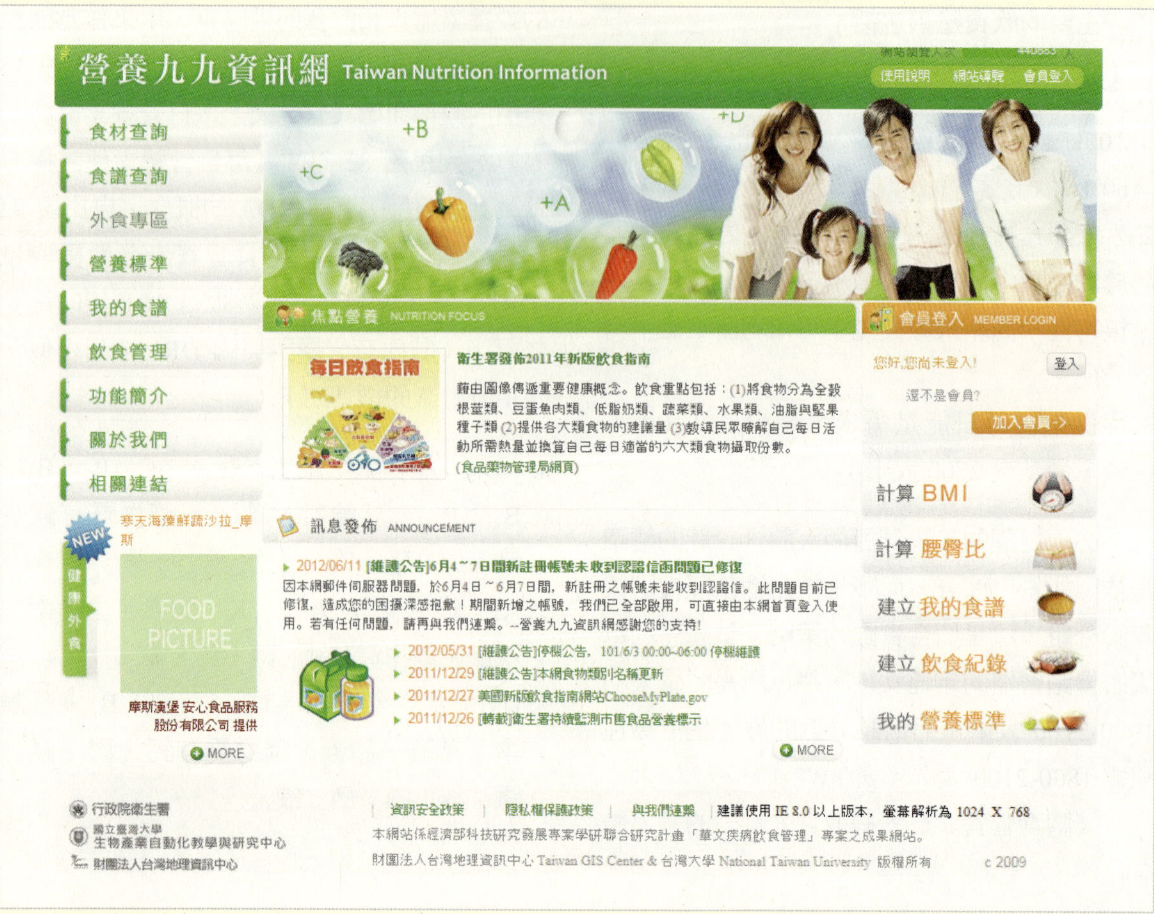
營養九九資訊網 Taiwan Nutrition Information
使用說明
網站導覽
會員登入
食材查詢
食譜查詢
外食專區
營養標準
我的食譜
飲食管理
功能簡介
關於我們
相關連結
+B
+C
+A
焦點營養 NUTRITION FOCUS
每日飲食指南
衛生署發佈2011年新版飲食指南
藉由圖像傳遞重要健康概念。飲食重點包括：(1)將食物分為全穀根莖類、豆蛋魚肉類、低脂奶類、蔬菜類、水果類、油脂與堅果種子類 (2)提供各大類食物的建議量 (3)教導民眾瞭解自己每日活動所需熱量並換算自己每日適當的六大類食物攝取份數。
(食品藥物管理局網頁)
會員登入 MEMBER LOGIN
您好,您尚未登入!
登入
還不是會員?
加入會員->
計算 BMI
計算 腰臀比
建立 我的食譜
建立 飲食紀錄
我的 營養標準
NEW
寒天海藻鮮蔬沙拉_摩斯
健康外食
FOOD PICTURE
摩斯漢堡 安心食品服務股份有限公司 提供
MORE
訊息發佈 ANNOUNCEMENT
2012/06/11 [維護公告]6月4~7日間新註冊帳號未收到認證信函問題已修復
因本網郵件伺服器問題，於6月4日~6月7日間，新註冊之帳號未能收到認證信。此問題目前已修復，造成您的困擾深感抱歉！期間新增之帳號，我們已全部啟用，可直接由本網首頁登入使用。若有任何問題，請再與我們連繫。--營養九九資訊網感謝您的支持!
2012/05/31 [維護公告]停機公告，101/6/3 00:00~06:00 停機維護
2011/12/29 [維護公告]本網食物類別名稱更新
2011/12/27 美國新版飲食指南網站ChooseMyPlate.gov
2011/12/26 [轉載]衛生署持續監測市售食品營養標示
MORE
行政院衛生署
國立臺灣大學 生物產業自動化教學與研究中心
財團法人台灣地理資訊中心
資訊安全政策 | 隱私權保護政策 | 與我們連繫 | 建議使用 IE 8.0 以上版本，螢幕解析為 1024 X 768
本網站係經濟部科技研究發展專案學研聯合研究計畫「華文疾病飲食管理」專案之成果網站。
財團法人台灣地理資訊中心 Taiwan GIS Center & 台灣大學 National Taiwan University 版權所有 c 2009

華文個人化飲食管理工具：營養九九資訊網（http://inyoung99.cloud.ntu.edu.tw/）

台灣的這個平台與美國的「Super Tracker」有相似的功能，開放給民眾免費利用。平台的資料庫擁有台灣地區食品營養成分資料庫所有食材資料約 3,000 項，華人食譜資料超過 10,000 筆；營養素涵蓋三大能量營養素、脂肪酸、膽固醇、水溶性與油溶性維生素，以及巨量和微量礦物質等，超過 50 多種；所有資料均經過專業檢核之後才收錄。

平台提供三大功能：

1. 營養資訊查詢：食物與食譜的各種營養素含量，有重量和居家單位，最獨特的是具有營養密度計算、查詢與排序功能，可以在相同的熱量之下，提出營養素含量較高的食物建議。
2. 個人化營養標準和運算：包括 BMI、腰圍、國人膳食營養素參考攝取量、台灣飲食指南等飲食設計，都可以按照性別、年齡、活動量程度與生命期階段而查詢。
3. 個人化飲食管理：依照個人資料設計飲食、執行每日飲食與營養攝取之分析回饋；飲食記錄的保留和追蹤可長達一年，並提供圖像化回饋，包括：飲食狀況、營養素狀況、營

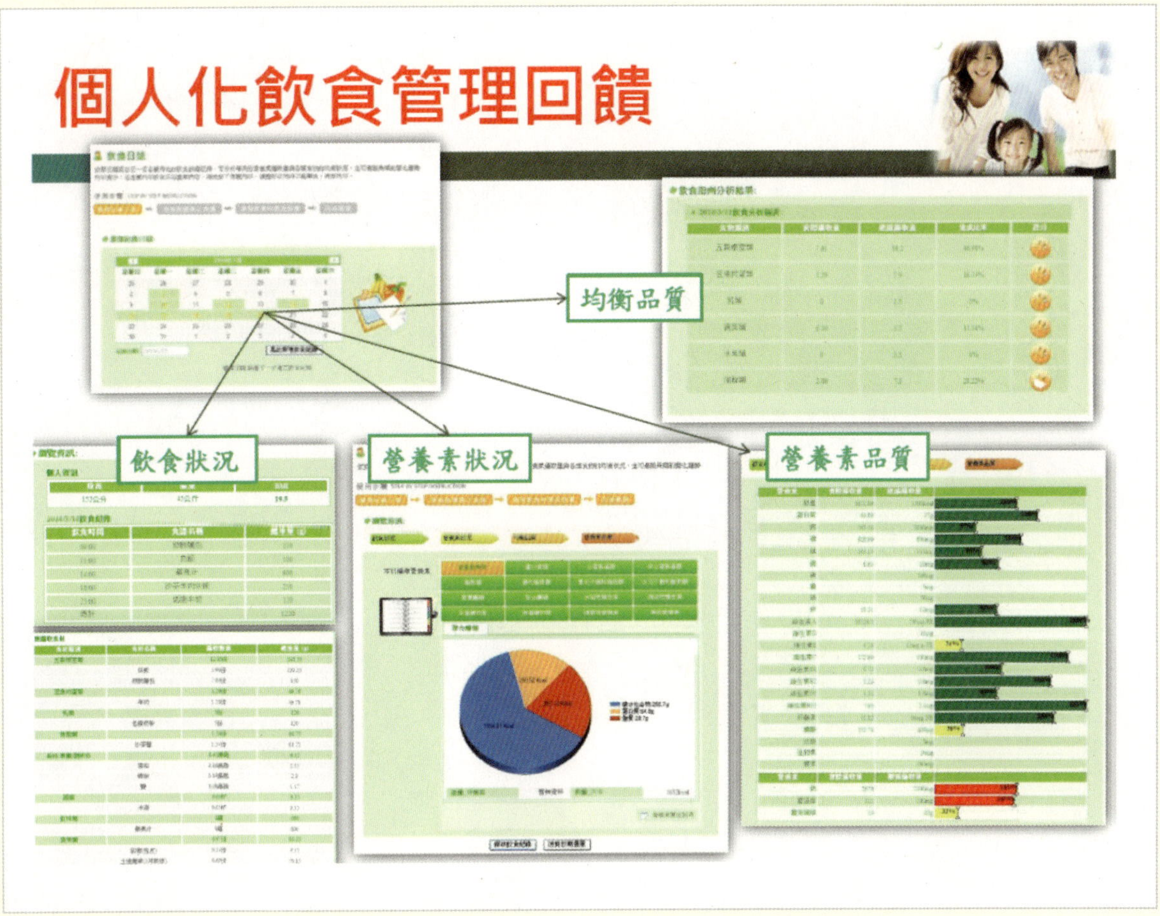

養素品質，還有長期食物類別與營養素攝取的變化曲線。

參考資料：

1. 衛生署食品藥物管理局 (2011) 每日飲食指南。台灣。
2. 衛生署食品藥物管理局 (2011) 國人膳食營養素參考攝取量及其說明第七版。
3. 營養九九資訊網 http://inyoung99.cloud.ntu.edu.tw/

Chapter 3 從營養學觀點看人體

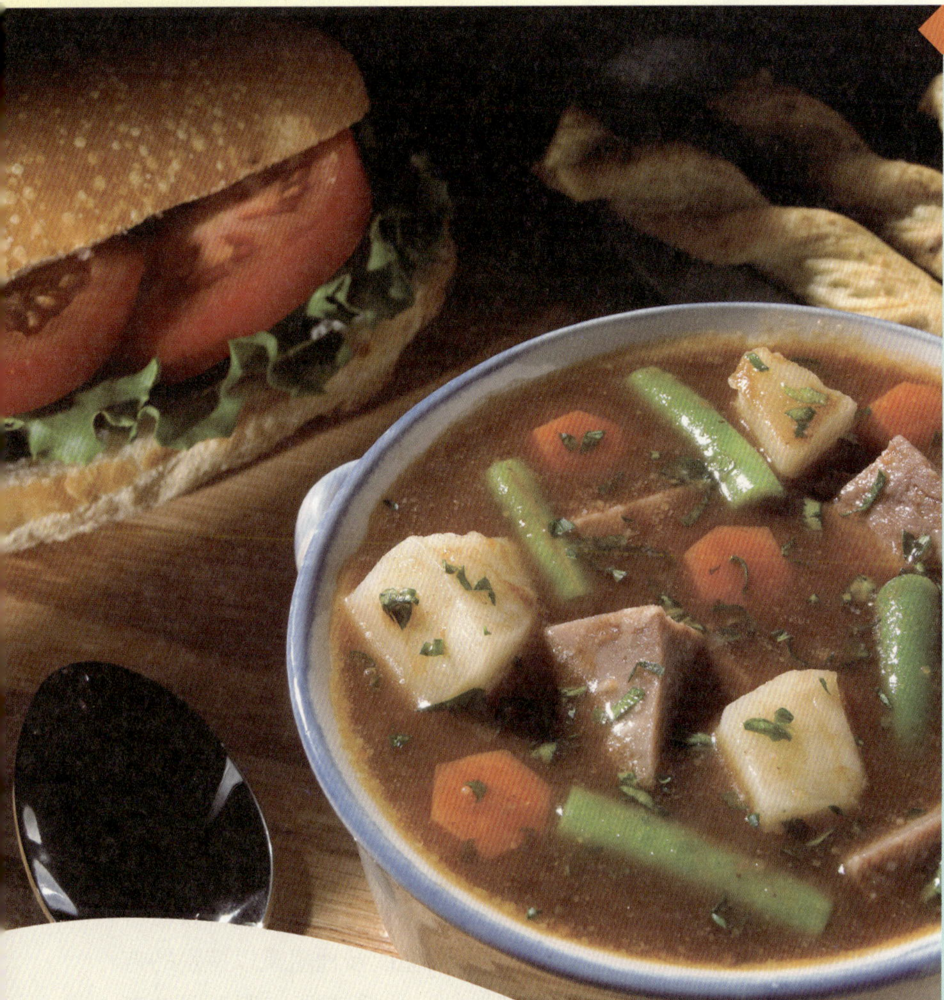

學習成果

第 3 章的設計是要讓你能夠：

3.1 了解營養素在人體生理中的一些基本功能。
3.2 認識常見細胞元件的功能。
3.3 定義組織、器官和器官系統。
3.4 認識心血管系統和淋巴系統在營養的角色。
3.5 列舉神經系統的基本特性及其在營養的角色。
3.6 列舉內分泌系統（特別是胰臟）的基本特性及其在營養的角色。
3.7 列舉免疫系統的基本特性及其在營養的角色。
3.8 概述口腔、胃、小腸、大腸的消化和吸收過程，以及肝臟、膽囊、胰臟所扮演的角色。
3.9 列舉泌尿系統的基本特性及其在營養的角色。
3.10 了解營養素儲存在人體的重要性。
3.11 了解新興的營養基因體學領域。
3.12 認識營養相關的主要消化問題及其治療方法。

你會怎麼選擇？

春假期間你志願去幫忙建造仁愛之家的房子。你跟一些朋友共乘並住在靜修院裡。不幸的是，旅行、預算、住宿安排以及造屋計劃讓你整個禮拜不能自己備餐。脫離生活常軌，僅靠速食三明治和披薩裹腹，結果就是便秘。這下提醒你必須在速食餐廳做聰明的抉擇。為了解決便秘，在披薩自助餐應該選擇何種菜單組合？

a. 2 片義式香腸披薩和 2 杯青菜沙拉
b. 2 片素食披薩和 1 杯豆子麵條湯
c. 2 片火腿鳳梨披薩和 1 杯白醬義大利麵
d. 2 片起司披薩和 1 條大蒜麵包加番茄醬

營養連線

一邊閱讀第 3 章一邊思考你的選擇，然後看看本章末尾的「營養學家的選擇」。

食物單靠狼吞虎嚥並不能滋養身體。我們必須首先消化食物，將它分解成必需營養素的可用形式，然後吸收進入血液。營養素一旦進入血液，就可以運送到細胞，並供細胞利用。

我們鮮少思考食物的消化和吸收。除了幾項自主性反應——如吃什麼或何時吃，如何咀嚼食物，以及何時排便——大部分的消化和吸收過程都是自動運行。如本章的漫畫所示，我們並沒有指揮胰臟何時分泌消化物質進入小腸，或是食物推進腸道有多快。荷爾蒙和神經衝動控制這些機能。你只會感覺到這些非自主反應如午餐之前的絞胃飢餓感，或吃掉最後一片披薩的飽脹感。

你以前已經學過細胞、組織和器官，不過現在我們要用營養觀點來檢視人體。循環系統、神經系統、內分泌系統、免疫系統和泌尿系統的基本解剖學（結構）和生理學（機能）的記憶都要翻新。特別是當你檢視消化系統時，會深入了解你吃的食物如何滋養你的身體。

3.1 營養在生理學上的角色

人體的日常機能依賴許多高度結構化的器官系統之協調合作。這些器官系統是由數以兆計的細胞構成的。每個細胞都是獨立存在的實體。相同類型的細胞通常結合在一起，利用細胞間的物質組合形成**組織** (tissues) 如肌肉組織。一種、兩種或多種組織以特別的方式結合成更複雜的結構，稱為**器官** (organ)。所有器官對營養健康都有貢獻，而個人的整體營養狀況也決定了每個器官的機能是否良好。在更高層級的協調上，數個器官為共同目的而合作，構成**器官系統** (organ system) 如消化系統。

組織 (tissues) 能夠執行特定功能的細胞集合體。

器官 (organ) 能夠執行特定功能的組織集合體；比方說心臟，含有肌肉組織、神經組織等等。

器官系統 (organ system) 能夠共同執行整體功能的器官集合體。

每個細胞的內部都經常在進行化學程序（反應），製造新物質並分解舊物質以達到平衡，骨骼不斷形成和分解就是現成的例子。細胞進行這種新陳代謝需要不斷的能量供應，而能量來自飲食中的碳水化合物、脂肪和／或蛋白質。細胞也需要水；建造材料，尤其是蛋白質和礦物質；化學調節成分如維生素。幾乎所有細胞都需要穩定的氧氣供應。這些物質能使人體組織（由細胞構成）發揮正常功能。

要讓身體細胞獲得足夠的所有營養素，就必須吃健康飲食。而細胞、組織、器官和器官系統也必須有效運作，才能使營養素獲得充分利用。

本章涵蓋細胞和主要器官系統的解剖學與生理學，特別是與營養相關的系統。你將要學習的資訊僅限於各種器官系統的元件。這些系統特別受到 45 種以上必需營養素的影響，這些營養素會在後續各章一一討論。

觀念檢查站 3.1

1. 討論人體結構的層級。
2. 說明必需營養素支持細胞功能的三種方式。

3.2 細胞：結構、功能和代謝作用

細胞是生命的基本結構與功能單位。生物體是由許多執行特定功能的不同種類特化細胞所建構而成，而且所有的細胞都源自先前已存在的細胞。人體內的所有細胞都有某些共同的特性，它們都有細胞膜和執行特定功能的**胞器** (organelles)（圖 3-1）。胞器至少有 15 種，不過這裡要討論的主要是與營養相關的 6 種胞器。代謝作用是細胞內發生的化學反應，這裡一併討論。

胞器 (organelles) 細胞內執行特定功能的隔室、粒子或纖絲。

細胞膜

每個細胞都以細胞膜為邊界而有內外之分。（請注意動物細胞沒有細胞壁。）細胞膜本身並非胞器，不過它包住細胞的內容物

FRANK & ERNEST® by Bob Thaves

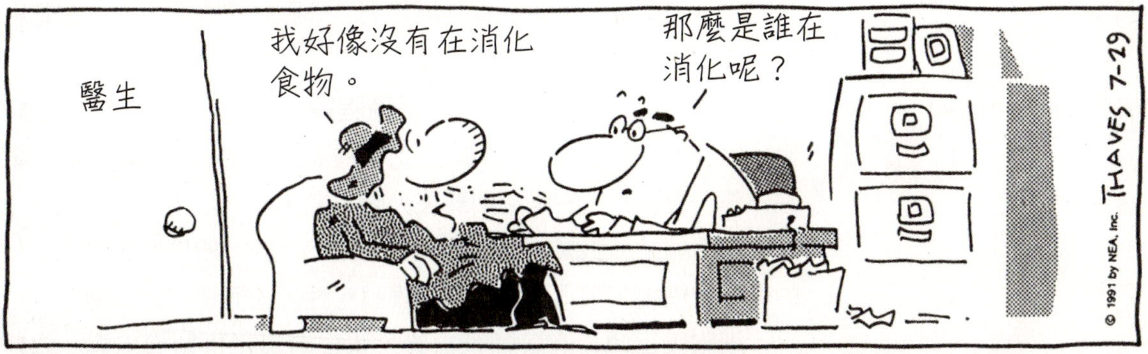
醫生
我好像沒有在消化食物。
那麼是誰在消化呢？
THAVES 7-29
© 1991 by NEA, Inc.

▲有些流行（風尚）飲食法建議不要同時吃肉類和馬鈴薯，以便改善消化功能，而且水果應該僅限於正午以前吃。這些飲食法可能也主張食物會卡在人體內，然後腐爛，產生毒素。選擇吃東西的時間可以改善消化功能？有任何科學證據支持這種說法嗎？某些飲食行為可以改善消化和後續的吸收功能嗎？本章將會提出解答

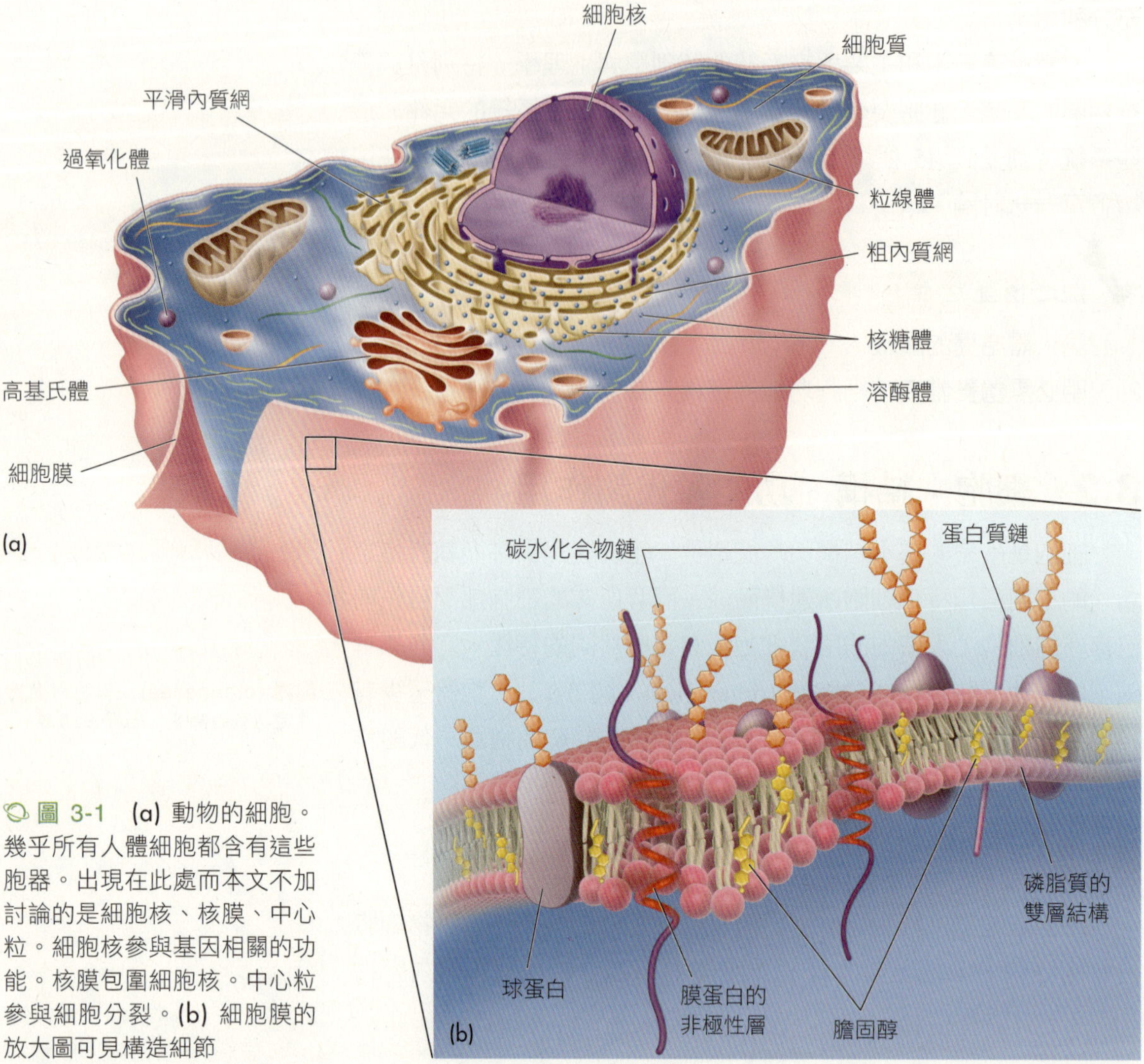

圖 3-1 (a) 動物的細胞。幾乎所有人體細胞都含有這些胞器。出現在此處而本文不加討論的是細胞核、核膜、中心粒。細胞核參與基因相關的功能。核膜包圍細胞核。中心粒參與細胞分裂。(b) 細胞膜的放大圖可見構造細節

（細胞質與胞器），並且調控物質出入細胞的流量與方向。細胞與細胞間的訊息也是由細胞膜傳遞。

磷脂質 (phospholipid) 任何含有磷、脂肪酸、和含氮鹼基的脂肪相關物質。磷脂質是每個細胞必不可少的成分。

細胞膜如圖 3-1(b) 所示，是**磷脂質** (phospholipid) 的雙層結構，內層與外層的親水性頭端分別朝內面對細胞內部與朝外面對細胞外部，而厭水性的尾端則藏在夾層中間。

膽固醇是細胞膜的另一成分，是脂溶性的，所以嵌雜在細胞膜的雙層結構內。膽固醇提供細胞膜固定性，因而使細胞膜穩定。

酵素 (enzyme) 可加速化學反應速率而本身不受改變的化合物。幾乎所有酵素都是蛋白質。

細胞膜上也嵌有各種蛋白質。蛋白質可提供結構支撐，擔任運輸工具，並且具有控制細胞膜上化學反應的**酵素** (enzyme) 功能（參見章節 3.9 消化作用的酵素）。有些蛋白質是開放的通道，能

讓水溶性物質進出細胞。細胞膜外表面的蛋白質是受體，會捕捉細胞需要的物質而將它拉進細胞內。其它蛋白質則像大門一般，時開時關以控制各種粒子進出細胞。

除了脂質和蛋白質外，細胞膜也含有界定細胞外緣的碳水化合物，這些碳水化合物與蛋白質或脂質結合，幫助傳送訊息給胞器，並且擔任細胞的標記；此外，它們也能偵測入侵者並啟動防衛機制。總之，這些碳水化合物是辨認細胞身份及彼此互動的重要標籤。

細胞質

細胞質 (cytoplasm) 是細胞內的液體物質和胞器的總稱，但不包括細胞核。（接下來會說明一些胞器。）細胞液中的化學反應能製造少量的能量供細胞使用，對生命的存活相當重要，也是紅血球唯一的能量來源；由於此程序不需要氧氣，也稱為**無氧** (anaerobic) 代謝。

粒線體

粒線體 (mitochondria) 有時稱為細胞的「發電廠」或「動力室」。這種胞器能將能量營養素（碳水化合物、蛋白質、脂肪）所含的能量轉化成細胞可直接利用的能量分子。這是**有氧** (aerobic) 反應的過程，利用我們吸入的氧氣和水、酵素和一些維生素與礦物質（詳情參見第 8 章）。除了紅血球之外，所有細胞都含有粒線體，不過它們的大小、形狀、數目各不相同。

細胞核

除了紅血球之外，所有細胞都含有一個或更多的核。**細胞核** (cell nucleus) 的邊界有雙層核膜，其內含有遺傳物質，可控制細胞內的活動。遺傳物質包括許多**染色體** (chromosomes)，其中含有**去氧核糖核酸** (deoxyribonucleic acid, DNA) 構成的許多**基因** (genes)。DNA 是「密碼簿」，含有製造細胞所需物質，特別是蛋白質，的指令。密碼簿雖在細胞核內，但可藉「傳訊者」分子核糖核酸 (ribonucleic acid, RNA) 把資訊傳遞給其它胞器。RNA 的任務是**轉錄** (transcription) DNA 的資訊，並從核膜上的小孔進入細胞質。然後 RNA 將密碼帶到合成蛋白質的場所，稱為**核糖體** (ribosomes)，

細胞質 (cytoplasm) 細胞內的液體和胞器，但不包括細胞核。

無氧 (anaerobic) 不需要氧氣。

粒線體 (mitochondria) 細胞內製造能量的主要場所，所含代謝途徑中包括氧化脂肪的產能途徑。

有氧 (aerobic) 需要氧氣。

細胞核 (cell nucleus) 內含染色體的胞器，具有雙層的核膜。染色體含有蛋白質合成與細胞複製的基因資訊。

染色體 (chromosome) 單條的 DNA 分子與蛋白質的結合物，含有許多基因，可儲存並傳遞基因資訊。

基因 (gene) 染色體上的特定區段；基因提供蛋白質製造的藍圖。

去氧核糖核酸 (deoxyribonucleic acid, DNA) 細胞內遺傳資訊的儲存分子，指導蛋白質的合成。

核糖核酸 (ribonucleic acid, RNA) 單股的核苷酸分子，具有轉錄基因資訊並將它轉譯為蛋白質的功能。

轉錄 (transcription) 合成蛋白質的過程中，DNA 的基因資訊拷貝到 RNA 的程序。

核糖體 (ribosomes) 細胞質中的微粒，負責將胺基酸連接成蛋白質；它可能附著在內質網上，也可能游離在細胞液中。

轉譯 (translation) 利用 RNA 拷貝而得的基因資訊來指導胺基酸排列以合成蛋白質的過程。

基因表現 (gene expression) 利用基因上的 DNA 資訊製造蛋白質，是細胞發育的主要決定因素。

並將密碼**轉譯** (translation) 成為特定的蛋白質（詳情參見第 6 章蛋白質的合成）。這整個過程稱為**基因表現** (gene expression)。

在細胞複製期間，所有 DNA 都會拷貝。DNA 是雙股的分子，當細胞開始分裂時，兩股各自分開並且以自己為模板拷貝另一股。所以新的 DNA 分子有一股來自原本的 DNA 和另一股新合成的 DNA。如此一來，基因密碼就可以從舊一代細胞傳到新一代。（粒線體有自己的 DNA，所以它們的自我複製與細胞核無關。）

內質網

內質網 (endoplasmic reticulum, ER) 細胞質中的胞器，呈管狀網絡；粗內質網含有核糖體，平滑內質網則沒有。

細胞核的外核膜銜接的管狀網絡，稱為**內質網** (endoplasmic reticulum, ER)。內質網有粗和平滑兩種形式。粗內質網有核糖體附著其上，平滑內質網則無。如前所述，核糖體是合成蛋白質的場所，這些蛋白質在營養上有重要功能。平滑內質網的功能包括脂質合成，毒物的解毒作用，以及細胞內鈣的儲存和釋出。

高基氏體

高基氏體 (Golgi complex) 細胞核接鄰的胞器，負責處理新近合成的蛋白質，以便分泌胞外或運送到其它胞器。

分泌小囊 (secretory vesicles) 高基氏體製造的薄膜小囊，含有蛋白質和其它化合物以供細胞分泌之用。

溶酶體 (lysosome) 含有消化酵素的胞器，用於細胞內部元件的更新。

高基氏體 (Golgi complex) 負責包裝蛋白質，以供細胞質內部利用或出口到細胞外部。它含括散布在細胞質中一些小囊，稱為**分泌小囊** (secretory vesicles)，蛋白質在此「包裝」以供細胞分泌。

溶酶體

溶酶體 (lysosomes) 是細胞的消化系統。它們是含有酵素的小囊，可以消化外來物質。溶酶體也負責消化老化或破損的細胞元件，所以又叫「自殺包」。有些免疫細胞含有大量溶酶體。

過氧化體

過氧化體 (peroxisome) 可以摧毀細胞內有毒物質的胞器。

過氧化體 (peroxisomes) 含有消除化學毒物的解毒酵素群。酵素反應的產物有過氧化氫 (H_2O_2)，這是過氧化體得名的由來。過氧化體含有一種具保護作用的酵素稱為「過氧化氫酶」（觸媒），可分解過氧化氫以防細胞內積聚過量而造成重大的損傷。過氧化體也能代謝部分酒精作為細胞的能源。

細胞代謝

代謝作用是指維持生命所需而進行的所有化學反應的集合，包括細胞內全系列的化學步驟。這些生化反應發生在剛說明過的細胞液和胞器內。細胞代謝讓我們能夠釋放並利用食物中的能量，從一種物質合成另一種物質，以及排泄廢物。

人體內進行的代謝反應可以分為兩大套。一套是合成代謝，結合不同的分子，因而需要能量。另一套是分解代謝，把分子拆解，因而釋出能量。碳水化合物、蛋白質和脂肪的代謝互相關聯並且產生能量。維生素和礦物質有助於酵素的活化，而這些酵素支持細胞內的代謝作用。

製造能量的代謝作用始於細胞質內的葡萄糖無氧分解，其餘的有氧步驟則在粒線體內進行。最終細胞利用這些互相關聯的反應，把食物中的能量轉變成儲存在高能化合物**三磷酸腺苷** (adenosine triphosphate, ATP) 分子內的能量。詳情參見第 8 章的能量代謝。

三磷酸腺苷 (adenosine triphosphate, ATP) 細胞的主要能量貨幣。ATP 可以用在推動離子泵、酵素活化和肌肉收縮等各方面。

觀念檢查站 3.2

1. 何謂胞器？
2. 列舉三種胞器並說明其與營養的關聯。
3. 合成與分解反應的差異何在？ATP 如何參與細胞代謝？

3.3 人體系統

如前所述，同類細胞集合在一起執行特定的功能，稱為組織。人體的構造具有四大類組織：**上皮** (epithelial)、**結締** (connective)、**肌肉** (muscle) 和**神經** (nervous)。上皮組織的細胞覆蓋了身體的外表和內裡。比方說，呼吸道的內襯就是由上皮細胞所構成。這些細胞分泌重要物質，吸收營養素，並排泄廢物。結締組織保護人體，儲存脂肪，並製造血液細胞。肌肉組織的專長是運動，神經組織存在腦和脊髓裡，用來傳遞訊息。這四種組織結合形成不同器官，最後形成器官系統（圖 3-2）。

上皮組織 (epithelial tissue) 覆蓋人體的外表和體內對外通道的表皮細胞。

結締組織 (connective tissue) 把體內不同結構連結在一起的蛋白質組織。某些身體構造如肌腱和軟骨就是結締組織，它也是骨骼構造的一部分，並形成動脈和靜脈的非肌肉結構。

肌肉組織 (muscle tissue) 能夠收縮並產生運動的組織。

神經組織 (nervous tissue) 由極度分岔而拉長的細胞組成，能把神經衝動由人體的一部位傳到另一部位。

本章的重點是消化系統。食物所含的營養素除非經過消化系統處理，否則無法利用。運用化學和機械方式改變食物，才能使營養素釋放出來，然後由人體吸收並運送到各組織。

有時某系統內的器官可以同時為另一系統服務。舉例來說，消化系統的主要功能是把所吃的食物轉變成可吸收的營養素。與此同時，消化系統也能防止病原體侵入人體造成疾病，所以也為免疫系統服務。許多器官都具有這種多重角色（圖 3-2）。

本章的首要目標是了解營養素對各種細胞、組織、器官、器官系統的影響機轉。每種器官系統——心血管、淋巴、泌尿、神經、內分泌、免疫、消化——都會一面受到營養素影響，同時又決定了營養素的利用。

本章也會介紹遺傳與營養的相互作用。本書一貫的理念是，如何根據自己的遺傳背景打造個人專屬的營養策略。如此一來，你就

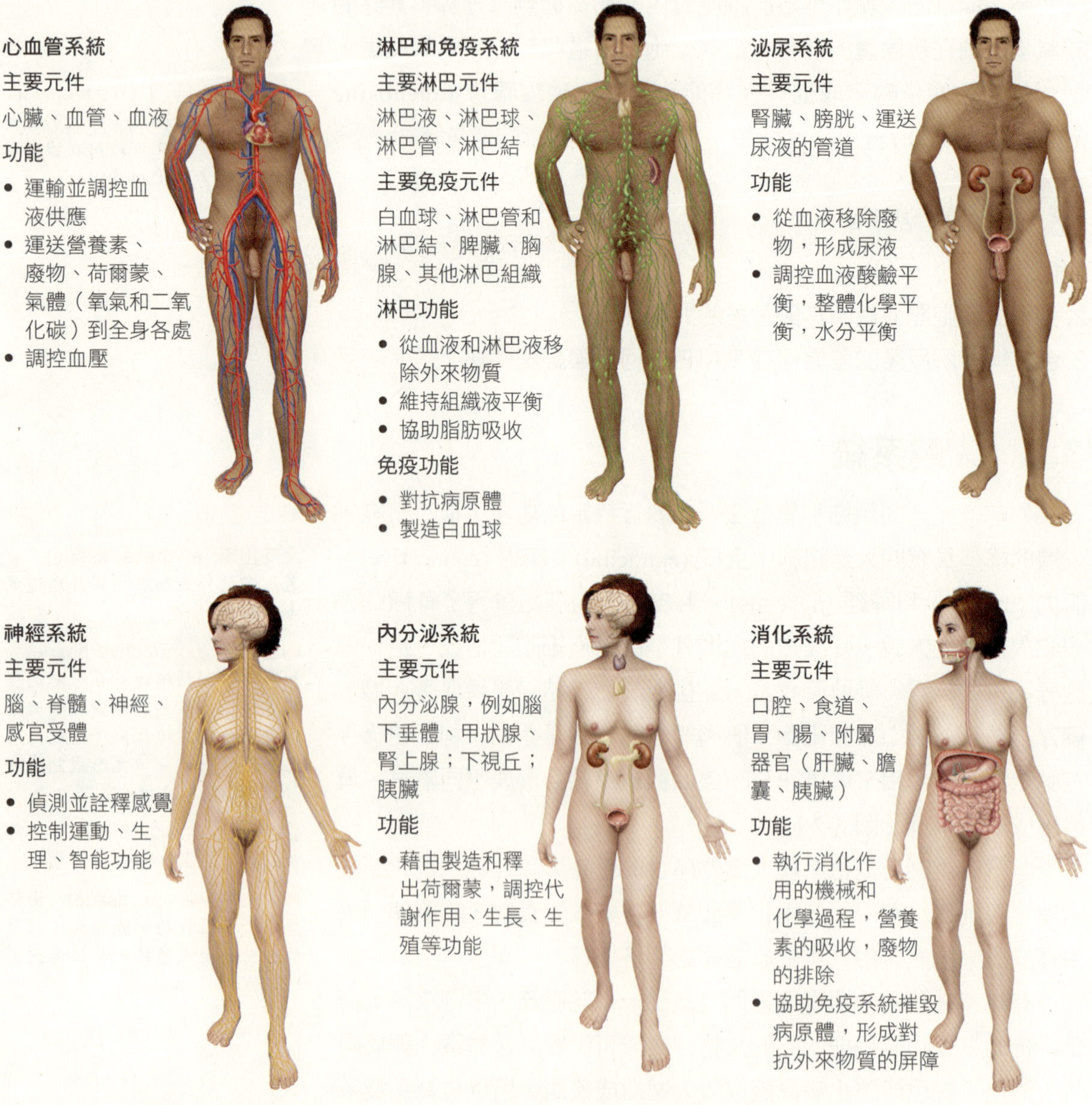
心血管系統
主要元件
心臟、血管、血液
功能
• 運輸並調控血液供應
• 運送營養素、廢物、荷爾蒙、氣體（氧氣和二氧化碳）到全身各處
• 調控血壓
淋巴和免疫系統
主要淋巴元件
淋巴液、淋巴球、淋巴管、淋巴結
主要免疫元件
白血球、淋巴管和淋巴結、脾臟、胸腺、其他淋巴組織
淋巴功能
• 從血液和淋巴液移除外來物質
• 維持組織液平衡
• 協助脂肪吸收
免疫功能
• 對抗病原體
• 製造白血球
泌尿系統
主要元件
腎臟、膀胱、運送尿液的管道
功能
• 從血液移除廢物，形成尿液
• 調控血液酸鹼平衡，整體化學平衡，水分平衡
神經系統
主要元件
腦、脊髓、神經、感官受體
功能
• 偵測並詮釋感覺
• 控制運動、生理、智能功能
內分泌系統
主要元件
內分泌腺，例如腦下垂體、甲狀腺、腎上腺；下視丘；胰臟
功能
• 藉由製造和釋出荷爾蒙，調控代謝作用、生長、生殖等功能
消化系統
主要元件
口腔、食道、胃、腸、附屬器官（肝臟、膽囊、胰臟）
功能
• 執行消化作用的機械和化學過程，營養素的吸收，廢物的排除
• 協助免疫系統摧毀病原體，形成對抗外來物質的屏障

圖 3-2 人體的器官系統

能認識「可控制的」風險因素，避免家族遺傳疾病。

觀念檢查站 3.3

1. 列舉四類組織並舉例說明在人體何處可找到它們。
2. 檢視圖 3-2。舉出三例說明一種系統的器官可以支持另一系統的功能。

皮毛系統

主要元件

皮膚、毛髮、指甲、汗腺

功能

- 保護人體
- 調控體溫
- 防止水分喪失製造維生素 D

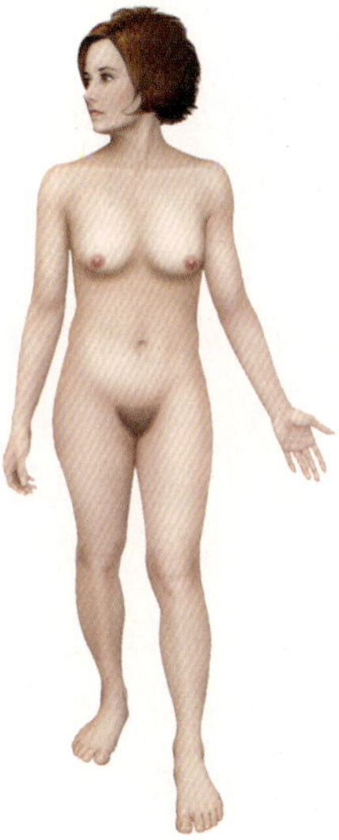

骨骼系統

主要元件

骨骼、軟骨、韌帶、關節

功能

- 保護器官
- 支撐體重
- 運動
- 製造骨骼細胞
- 儲存礦物質

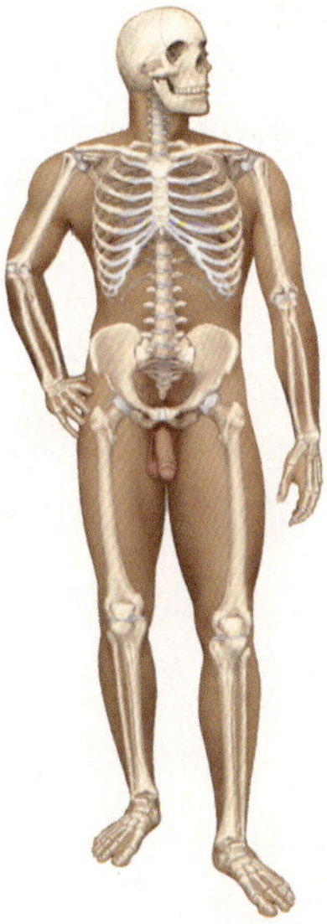

肌肉系統

主要元件

平滑肌、心肌、骨骼肌

功能

- 產生運動、心跳、體溫
- 在消化道中推進食物
- 維持姿勢

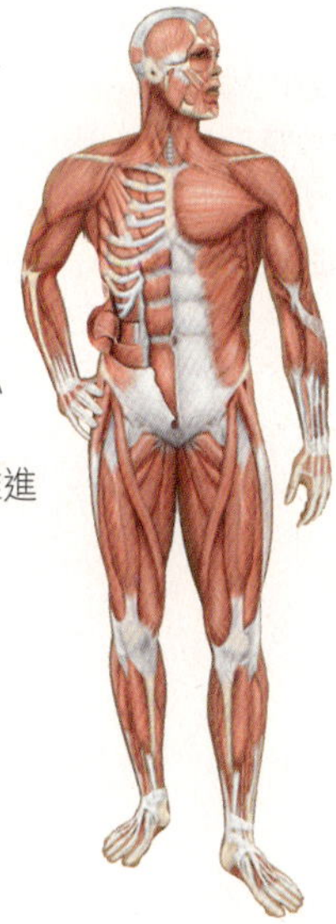

呼吸系統

主要元件

肺和呼吸道

功能

- 在血液和空氣之間交換氣體（氧和二氧化碳）
- 調控血液酸鹼平衡

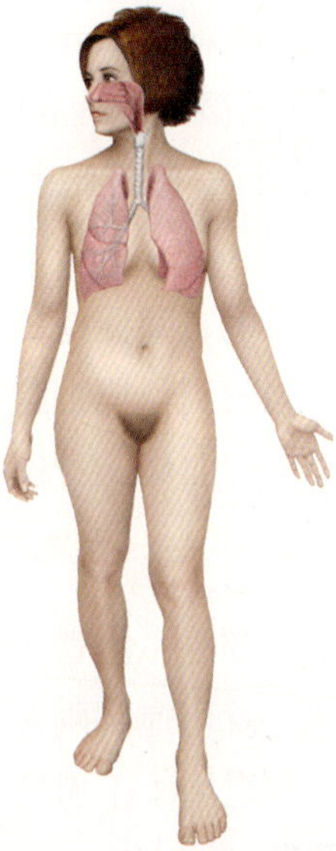

生殖系統

主要元件

性腺（卵巢和睪丸）、生殖器、乳房

功能

- 執行性成熟和生殖過程
- 影響性功能和性行為
- 製造母乳以哺餵嬰兒

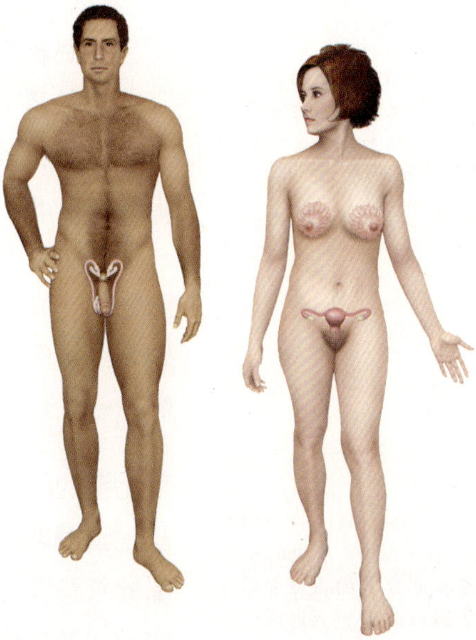

3.4 心血管系統與淋巴系統

心血管系統 (cardiovascular system) 由心臟、血管、血液構成的人體系統。此系統運送營養素、廢物、氣體和荷爾蒙等循環全身，並且在免疫反應和調控體溫中扮演重要角色。

淋巴系統 (lymphatic system) 由淋巴管和淋巴液構成的系統，接收細胞間的液體和大型粒子如脂肪吸收的產物。淋巴液最後由淋巴系統注入血液。

淋巴液 (lymph) 淋巴管中流動的清澈液體；運送小腸吸收的大部分脂肪。

血漿 (plasma) 血液的液體部分，含有血清和所有凝血因子。血漿去除凝血因子後就是血清。

人體有兩個獨立的系統將體液循環全身：**心血管系統** (cardiovascular system) 和**淋巴系統** (lymphatic system)。有些教科書將這兩種系統合稱循環系統，但它們的元件和功能各不相同。心血管系統由心臟和血管構成，而淋巴系統由淋巴管和一些淋巴組織構成。血液在心血管系統中流動，而**淋巴液** (lymph) 在淋巴系統中流動。

心血管系統

心臟是個肌肉幫浦，人體休息的時候每分鐘收縮和放鬆 50 到 90 次。這種連續不斷的縮放，可由脈搏測量得知，使血液一直在血管中流動。在心血管系統中流動的血液是由**血漿** (plasma)、紅血球、白血球、血小板以及許多其它物質構成。血液流動有兩條基本途徑。第一條途徑是血液從心臟右側出發，經過肺臟，然後返回心臟。血液在肺中擷取氧氣而釋出二氧化碳。經過氣體交換之後，血液變得「飽氧」並回到心臟左側。第二條途徑是飽氧血液從心臟左側出發，流向身體其他細胞，最後回到心臟右側（圖 3-3）。血液循環全身後，就「脫氧」了。（復習心血管系統的時候，記得先前學過的生物學：所謂心臟的*左側*和*右側*指的是你的左側和右側，不是教科書頁面的方向。）

動脈 (artery) 將血液帶離心臟的血管。

微血管 (capillary) 小動脈和小靜脈之間，顯微鏡下才看得見的微細血管；細胞和血液之間的營養素、氧氣、廢物在此交換。

靜脈 (vein) 將血液送回心臟的血管。

在心血管系統中，血液經由**動脈** (artery) 離開心臟，進入分支，直到細微的網狀結構，稱為**微血管** (capillary)。血液和細胞之間的營養素、氧氣、廢物交換就透過微血管上的小孔進行（圖 3-4）。微血管床遍布身體各處，它只有一個細胞的寬度。血液經由**靜脈** (vein) 返回心臟。

心血管系統在人體的內在和外在環境之間促進氧氣、營養素、廢物的交換。其他功能還包括運送荷爾蒙到目標細胞，維持體溫恆定，以及作為免疫系統的一部分，分送白血球到身體各部對抗病原體（參見章節 3.8「免疫系統」）。

肝門循環 (hepatic portal circulation) 循環系統的一部分，從腸和部分胃的微血管將富含營養素的血液運送到肝臟的一條大靜脈（肝門靜脈）。

消化道的肝門靜脈循環。水溶性營養素經由微血管床轉送到循環系統。營養素一旦透過胃壁或腸壁吸收，就可運到兩個目的地之一。部分營養素由腸和胃細胞擷取以供自身之用；不過這些來自剛吃食物的水溶性營養素大部分進入**肝門循環** (hepatic portal circulation)。

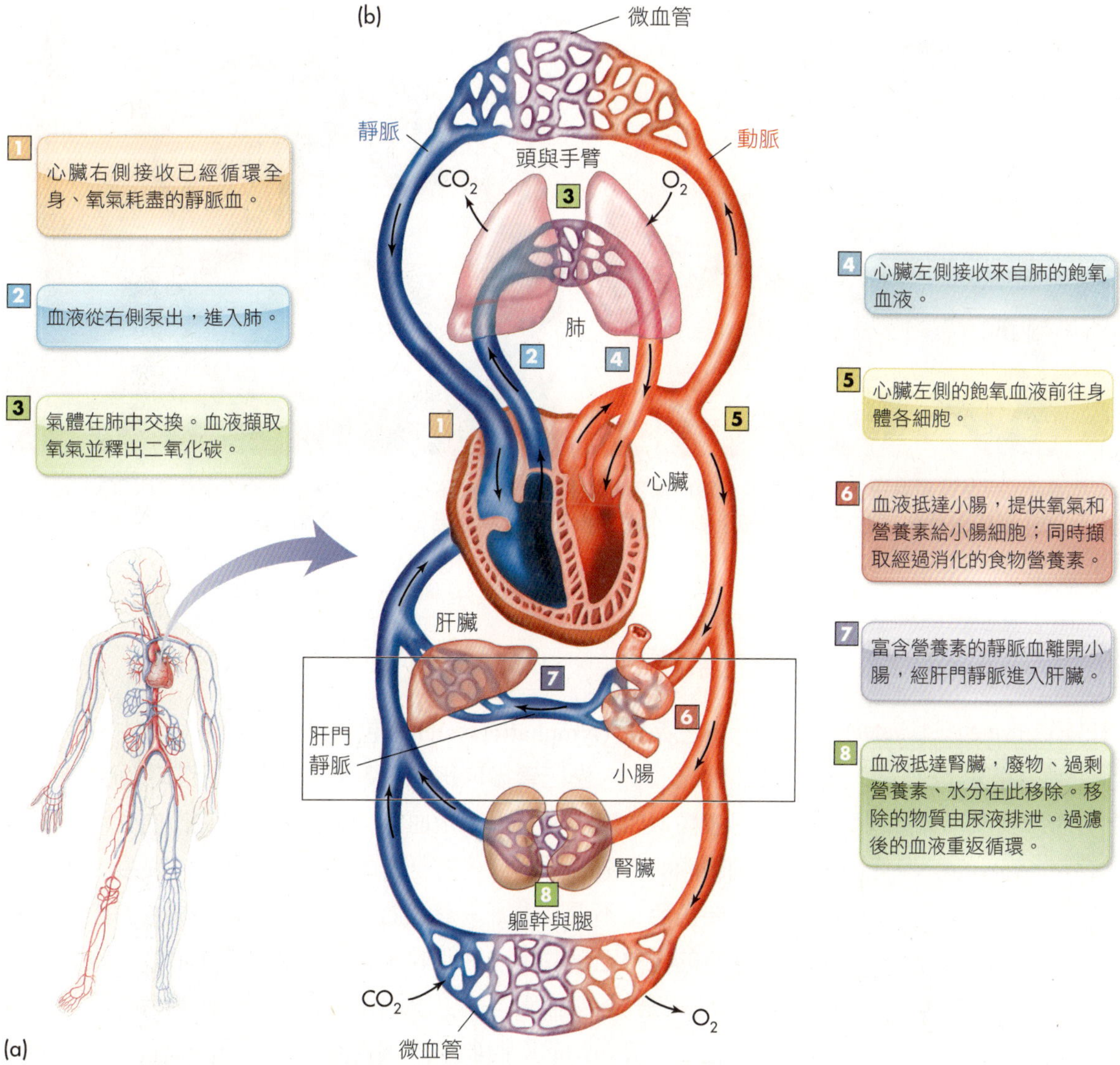

圖 3-3　流經全身各部的血液循環。(a) 心血管系統的心臟與部分大動脈和靜脈。(b) 血液從心臟到肺 (1-3)，返回心臟 (4)，以及循環身體其他各部 (5-8) 的途徑。紅色代表血液含有較多氧氣，藍色表示血液攜帶較多二氧化碳。記得動脈和靜脈通往全身各部

（hepatic 是指肝臟，有時簡稱為門靜脈循環；生理學還有其他門靜脈系統。）營養素要進入肝門靜脈循環，先從腸微血管進入靜脈，最後注入一條很大的靜脈，稱為**肝門靜脈** (hepatic portal vein)。肝門靜脈不像人體大部分的靜脈——把血液帶回心臟，而是把血液直接帶到肝臟。這樣肝臟就可以先處理吸收的營養素，然後再讓它們進入血液循環。總之，肝門循環是心血管系統中一種特殊形式的循環。

肝門靜脈 (hepatic portal vein)
從胃和腸直接到肝臟的大靜脈。

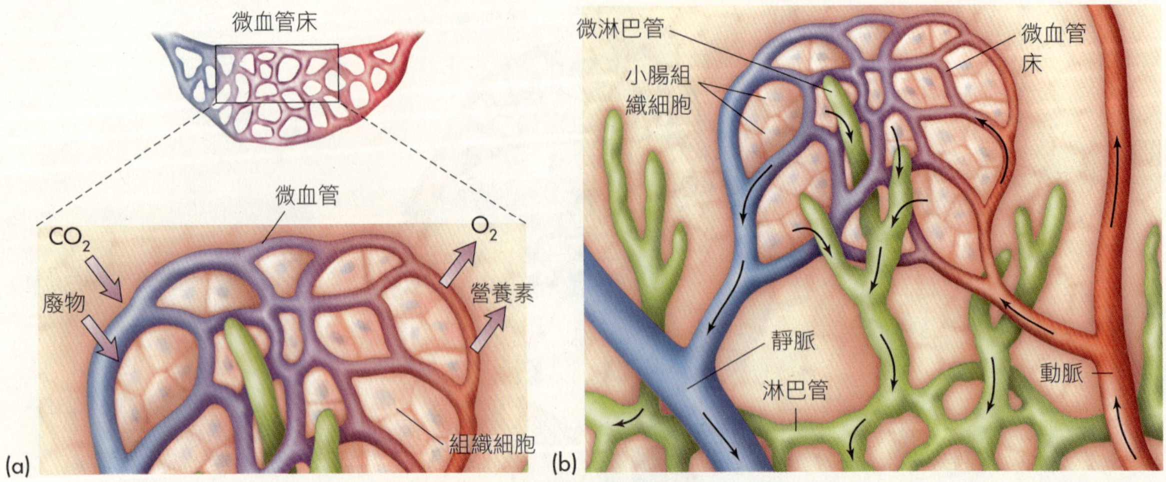

圖 3-4 微血管和淋巴管。(a) 在微血管與鄰近組織細胞間，氧氣 (O_2) 和營養素交換二氧化碳 (CO_2) 和其它廢物。(b) 淋巴管也出現在微血管床如小腸。小腸的淋巴管也稱為乳糜管。淋巴管的末端封閉，對脂肪吸收很重要

淋巴系統

淋巴系統 (lymphatic system) 淋巴管和淋巴液構成的系統，接收細胞周圍的液體和大型粒子如脂肪吸收的產物。淋巴液最後從淋巴系統注入血液中。

淋巴系統 (lymphatic system) 包含淋巴管網絡和管中流動的液體（淋巴液）。淋巴管擷取細胞間過剩的液體，將它帶回血液中。淋巴液類似血液，成分大都是血漿；這些血漿是從微血管滲出而進入細胞間的空隙。淋巴液含有全套的各種白血球，在免疫系統中扮演重要角色；不過其中既沒有紅血球，也沒有血小板。淋巴液由遍布全身的微淋巴管收集，進入越來越大的淋巴管，最後通過心臟附近的大靜脈注入心血管系統。淋巴系統沒有幫浦（類似心臟）；淋巴液是由身體活動的肌肉收縮所驅動的。

消化道中的淋巴循環。淋巴系統除了對抗入侵的病原體之外，小腸中的淋巴管還有營養上的重要功能。這些淋巴管擷取並運送大部分脂肪消化和吸收的產物。這些脂肪相關的產物粒子很大，無法直接進入血液，所以通常只能透過淋巴系統注入血流中。

觀念檢查站 3.4

1. 何謂肝門循環？
2. 哪些營養素被吸收進入淋巴液？為什麼？
3. 說明人體內在和外在環境之間，營養素、氧氣、廢物如何交換。

3.5 泌尿系統

泌尿系統 (urinary system) 由兩個腎臟構成，脊柱兩邊各一個。每個腎臟由**輸尿管** (ureter) 連接到膀胱。膀胱則藉著**尿道** (urethra) 排空（圖 3-5）。腎臟的主要功能是移除人體內的廢物。腎臟不停地過濾血液，藉以控制血液的成分。過濾的結果就是形成尿液，其中有水分、溶解的代謝廢物如**尿素** (urea)、以及過量的和無用的水溶性維生素和各種礦物質。

腎臟和肺一起維持血液的**酸鹼平衡** (pH)。腎臟也將維生素 D 轉變成活化的荷爾蒙形式，並製造一種刺激紅血球合成的荷爾蒙**紅血球生成素** (erythropoietin)（參見第 10 章，有些運動員誤用這種荷爾蒙）。在禁食期間，腎臟甚至能由胺基酸合成葡萄糖。因此腎臟執行許多營養相關的重要功能，是人體必不可少的器官。

腎臟的正常功能與心血管系統的健康密切相關，尤其是維持適當血壓的能力和攝取足夠的水分。未受控制的糖尿病、高血壓、藥物濫用都會傷害腎臟。

泌尿系統 (urinary system) 由腎臟、膀胱、運輸尿液的管道所組成的身體系統。此系統從循環系統移除廢物，並且調控人體的血液酸鹼平衡，整體化學平衡，以及水分平衡。

輸尿管 (ureter) 從腎臟運輸尿液到膀胱的管道。

尿道 (urethra) 從膀胱輸送尿液到體外的管道。

尿素 (urea) 蛋白質代謝產生的含氮廢物，是尿中的主要氮源。

酸鹼平衡 (pH) 溶液相對酸鹼度的度量，其值在 0 和 14 之間。pH 低於 7 為酸性，高於 7 為鹼性。

紅血球生成素 (erythropoietin) 主要由腎臟分泌的荷爾蒙，能促進紅血球的合成，並且刺激骨髓釋放紅血球。

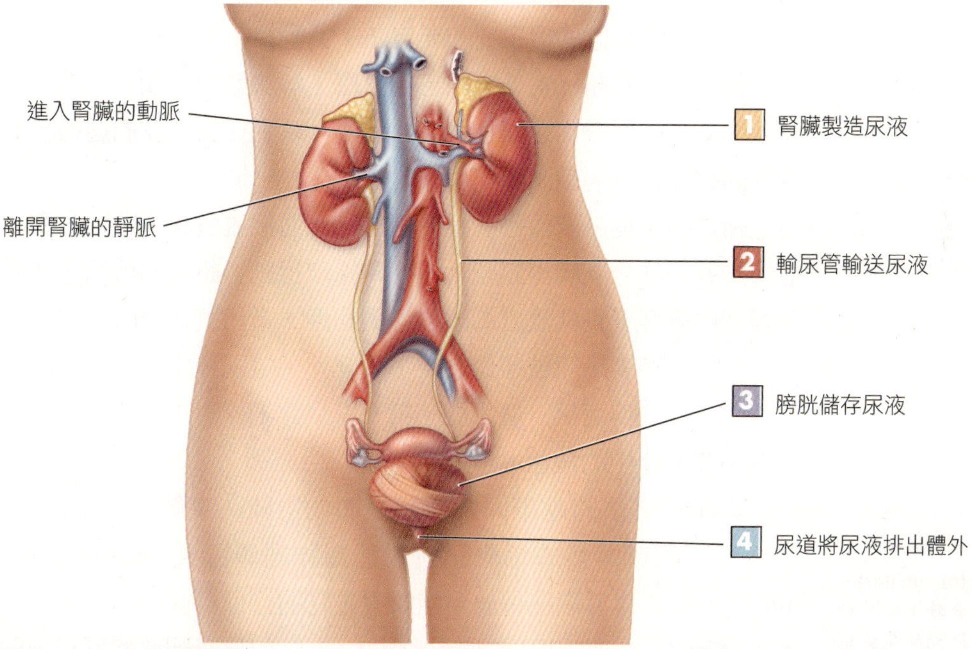

圖 3-5 泌尿系統的器官。(1) 腎臟如豆形，位於脊柱兩邊，能從血液過濾廢物，形成尿液。尿液由 (2) 輸尿管運送到膀胱，並且儲存在 (3) 膀胱。(4) 尿道輸送尿液至體外。本圖是女性的泌尿系統，男性的尿道延伸至陰莖，其餘結構均同

觀念檢查站 3.5

1. 腎臟從血液過濾廢物。試述廢物排出人體的途徑。
2. 腎臟與骨骼健康如何相關？

3.6 神經系統

神經系統 (nervous system) 由腦、脊髓、神經、感覺受體所構成的身體系統，可偵測感覺並控制運動以及生理／心智功能。

神經系統 (nervous system) 是調控大部分人體機能的控制系統，它可以偵測各種器官和外在環境發生的變化，並且在必要時採取措施以維持人體內的恆定性。神經系統也可以在瞬間調控活動，例如隨意肌的收縮和對壓力或危險的反應。人體有許多感官受體，能夠感知體內和外在環境正在發生的事。這些受體大部分在眼睛、耳朵、皮膚、鼻子和胃，我們透過神經系統之感官受體的訊息並採取行動。

神經元 (neuron) 神經系統的基本結構和功能單位，由細胞體、樹突、軸突構成。

神經系統的基本結構和功能單位是**神經元** (neuron)。神經元是拉長並有很多分支的細胞。人體含有大約 1,000 億個神經元，它會對電和化學訊號產生反應，傳導神經衝動，並釋出化學調節素。總之，神經元讓我們能夠感知環境變化，進行學習活動，記憶重要資訊，並且控制身體的自主（和非自主）活動。

腦部儲存資訊，對外來訊息起反應，解決問題，並產生思想。此外腦部還能根據其它感官輸入而計劃一系列行動。我們透過腦部以外的神經系統對刺激做出反應。

總之，神經系統透過各種受體的刺激而接收資訊，處理資訊，並且透過各種分支發出訊號，必要時採取行動。訊號的傳輸是透過神經元中兩種營養素濃度的改變：鈉和鉀。當訊號送出時，鈉注入神經元而鉀喪失。訊號通過之後，神經元中這兩種礦物質的濃度恢復正常，以便傳送另一個訊號。第 9 章會詳細探討這些電解質礦物質在神經傳導中的角色。

突觸 (synapse) 神經元和另一神經元（或細胞）之間的空隙。

神經傳導素 (neurotransmitter) 神經細胞製造的化合物，用於神經細胞與其他細胞之間的訊號傳遞。

當訊號必須跨越不同神經元之間的空隙（**突觸**，synapse）時，電訊號就轉變成化學訊號，稱為**神經傳導素** (neurotransmitter)。神經傳導素被釋放到空隙中，它的目標可能是另一神經元或不同種類的細胞如肌肉細胞（圖 3-6）。如果訊號傳遞到另一神經元，就可以一路傳下去直到終點。神經傳導素通常由一般食物中的營養素合成，例如胺基酸——色胺酸轉化成血清素，酪胺酸轉化

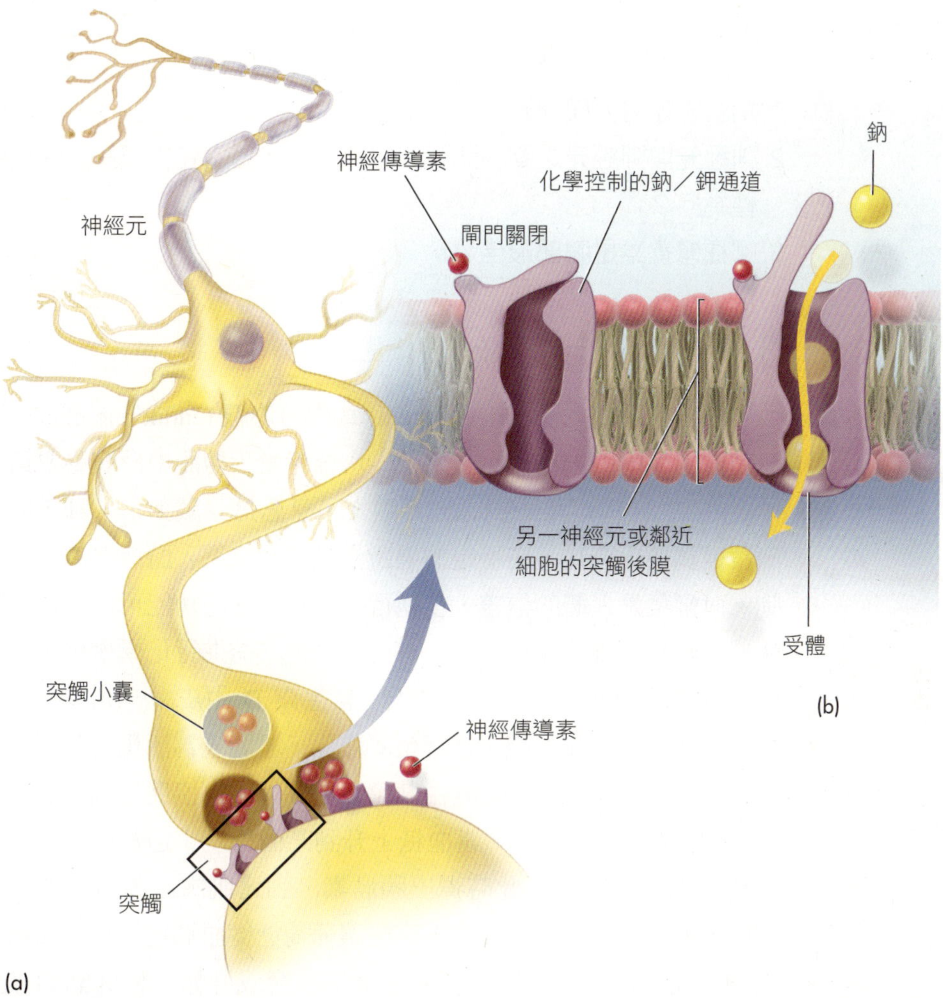

圖 3-6 訊息藉著神經傳導素從神經元傳送到另一個神經元或細胞。(a) 含有神經傳導素的分泌小囊與神經元的細胞膜融合，並釋出神經傳導素進入突觸。(b) 放大圖顯示神經傳導素與鄰近的神經元（或細胞）上的受體結合。如此一來，訊息就從神經元傳遞到另一神經元，或是接收訊息而執行動作的細胞

成**正腎上腺素** (norepinehprine) 和**腎上腺素** (epinephrine)。

其它營養素也在神經系統中扮演角色，如神經元釋出神經傳導素需要鈣。**鞘磷脂** (myelin) 是神經元的絕緣材料，它的合成與維生素 B_{12} 有關。最後，葡萄糖是腦部的重要燃料，必須經常供應。腦也能利用其它能源，不過通常還是依賴葡萄糖。

正腎上腺素 (norepinehprine) 神經末稍釋出的神經傳導素和腎上腺分泌的荷爾蒙。它在受到壓力時釋出，參與飢餓、血糖等生理調控。

腎上腺素 (epinephrine) 腎上腺（位於腎臟）受到壓力時釋出的荷爾蒙，作用之一是促進肝臟中的肝醣分解。

鞘磷脂 (myelin) 包覆神經纖維的脂質和蛋白質結合物（脂蛋白）。

觀念檢查站 3.6

1. 鈉和鉀如何參與神經衝動的傳導？
2. 神經元與神經元之間的訊號如何傳遞？在這過程中胺基酸的重要性為何？
3. 哪種營養素是腦部最佳燃料？

3.7 內分泌系統

內分泌系統 (endocrine system) 由各種腺體及其分泌的荷爾蒙組成的人體系統。此系統在人體內有重要的調控功能如生殖和細胞代謝。

內分泌腺 (endocrine gland) 製造荷爾蒙的腺體。

胰島素 (insulin) 胰臟製造的荷爾蒙，具有許多功能。可促進肝臟中肝醣的合成和血糖進入人體細胞。

內分泌系統 (endocrine system) 藉**內分泌腺** (endocrine gland) 製造和釋出荷爾蒙，在代謝、生殖、水分平衡等功能中扮演重要角色（表 3-1）。荷爾蒙一詞源自希臘文，意思是「激動」。真正的荷爾蒙是調控化合物，在特定的場所合成，然後進入血液抵達目標細胞。荷爾蒙是人體的信差，在執行任務時，它的功能可以開啟、關閉或與其它荷爾蒙共同合作。有些化合物必需進行化學變化，才能成為具有功能的荷爾蒙。比方說，維生素 D 由皮膚合成或來自食物，它要在肝臟和腎臟中進行化學變化，才能成為活化的荷爾蒙。

荷爾蒙**胰島素** (insulin) 由胰臟合成和釋出，協助控制血液中葡萄糖的濃度（圖 3-7）。當血糖上升到某個程度（通常在餐後），胰島素就大量製造。此時釋出胰島素，到達肌肉、脂肪組織和肝細胞。胰島素具有許多功能，它能讓葡萄糖從血液進入肌肉和脂肪細胞。在肝細胞內，胰島素刺激葡萄糖合成肝醣，使肝醣的存量增加。一旦血糖清除到一定程度，胰島素的製造就會減少。荷爾蒙如腎上腺素、正腎上腺素、升糖素、生長激素等，對血糖的影

表 3-1 內分泌系統中與營養相關的荷爾蒙

荷爾蒙	腺體／器官	目標	作用	營養角色
胰島素	胰臟	脂肪組織、肌肉、肝細胞	降低血糖	細胞擷取和儲存葡萄糖、脂肪、胺基酸
升糖素	胰臟	肝臟	升高血糖	肝臟釋出葡萄糖，脂肪組織釋出脂肪
腎上腺素，正腎上腺素	腎上腺	心臟、血管、腦、肺	升高代謝速率和血糖	釋出葡萄糖和脂肪進入血液
生長激素	腦下垂體	大部分細胞	促進細胞擷取胺基酸，升高血糖	促進蛋白質合成和生長，促進脂肪作為能源
甲狀腺素	甲狀腺	大部分器官	促進耗氧，生長，腦部發育	蛋白質合成，升高代謝率

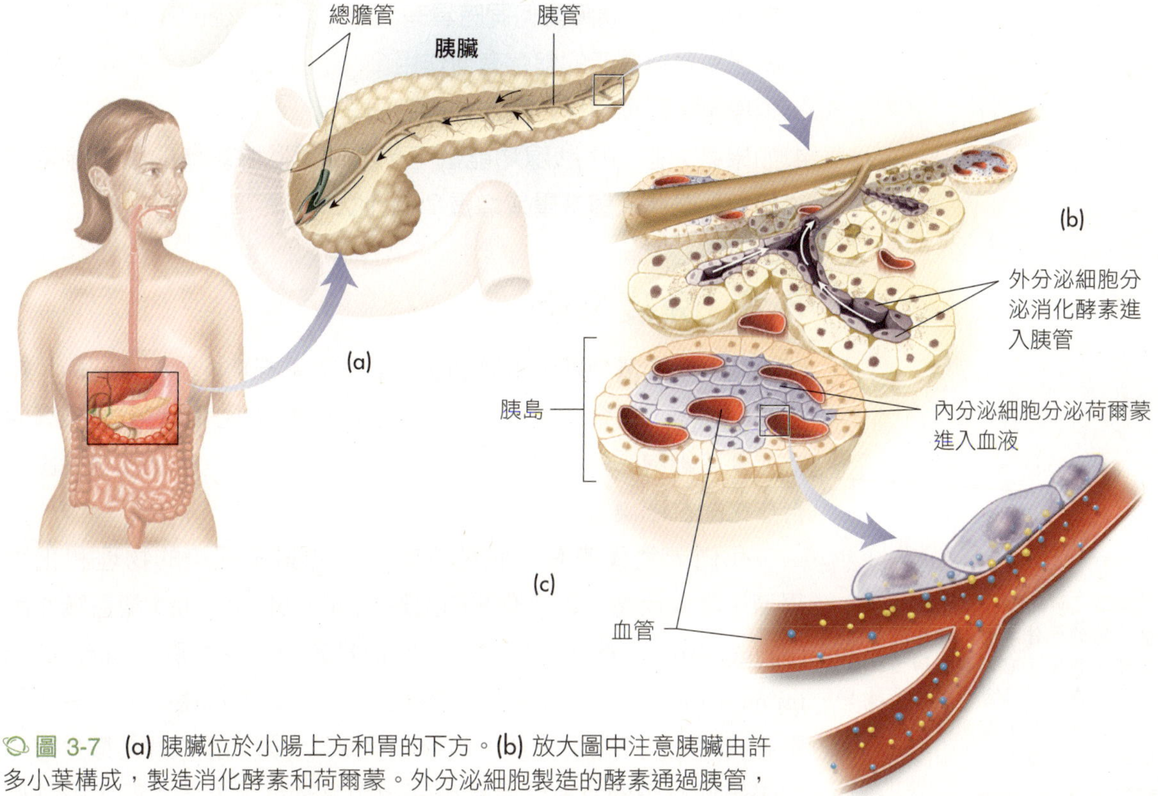

圖 3-7 (a) 胰臟位於小腸上方和胃的下方。(b) 放大圖中注意胰臟由許多小葉構成，製造消化酵素和荷爾蒙。外分泌細胞製造的酵素通過胰管，然後進入小腸。(c) 內分泌細胞聚集成群（「島」）並緊鄰血管，所製造的荷爾蒙會進入血液，抵達目標細胞

響正好相反。它們會透過各種作用讓血糖上升（表 3-1）。**甲狀腺素** (thyroid hormones) 由甲狀腺合成和釋出，協助控制人體的代謝速率。其它荷爾蒙在調控消化過程中特別重要（參見章節「消化系統」）。

並非所有細胞都能攝取荷爾蒙，只有帶正確**受體** (receptor) 蛋白質的細胞才能攝取。這些結合的位置通常在細胞膜上，專屬某種特定的荷爾蒙。荷爾蒙會附著在細胞膜上的專屬受體。此種結合活化了細胞內的其它化合物，稱為第二信使，去執行特定任務。胰島素正是如此。有數種荷爾蒙能穿透細胞膜，與細胞核內 DNA 的受體結合（例如甲狀腺素和雌激素）。

甲狀腺素 (thyroid hormones) 甲狀腺製造的荷爾蒙，調控生長和代謝的速率。

受體 (receptor) 化合物如荷爾蒙與細胞結合的位置；具有特定化合物受體的細胞，會受到該化合物局部的控制。

觀念檢查站 3.7

1. 檢視圖 3-7。胰臟如何同時具有內分泌和外分泌的功能？
2. 胰島素對營養素的儲存有何作用？
3. 列舉至少三種可以升高血糖的荷爾蒙。
4. 如果某人患有甲狀腺功能低下，亦即甲狀腺製造的甲狀腺素不足，那麼此人會減重或增重？為什麼？

3.8 免疫系統

免疫系統清楚顯示了營養狀況與器官系統功能的相互關係。在開發中國家，糧食短缺是常有的事，由於營養不良而導致傳染病橫行。全身細胞——皮膚和腸細胞——與免疫系統的細胞和組織協力合作來對抗感染。

我們天生就帶有一些免疫功能，如對抗感染的物理和化學屏障、發炎反應，以及有些**白血球** (white blood cells) 藉**吞噬作用** (phagocytosis) 吞噬微生物。這些都是**非特異性免疫** (nonspecific immunity)，因為它們保護人體對抗入侵的任何微生物。皮膚和腸細胞支援免疫系統的方式，是形成重要的屏障抵擋入侵的微生物。如果這些屏障的完整性受到破壞，微生物就會入侵入體，引發疾病。皮膚和腸細胞分泌的物質也能摧毀病原體。

當非特異性免疫無法抵擋微生物入侵血液時，細胞和化學物質就會啟動**特異性免疫** (specific immunity)，辨識並摧毀病原體。在此過程中，白血球製造**抗體** (antibody)，又稱為**免疫球蛋白** (immunoglobulins)，把特定微生物或外來蛋白質（**抗原**，antigens）當作攻擊目標。人體初次接觸抗原之後會產生「記憶」，下次再碰到同樣抗原時，會產生更劇烈和迅速的攻擊。

免疫系統的許多細胞更新很快——只需數小時或數天。不停的細胞合成需要穩定的營養素供應。免疫系統所需的營養素包括蛋白質、必需脂肪酸、鐵、銅、鋅、維生素 A、C、D 和一些 B 群維生素。

觀念檢查站 3.8

1. 比較非特異性免疫和特異性免疫。

白血球 (white blood cells) 循環系統的元件之一；能擠過細胞間隙而移動。它們吞噬細菌、真菌、病毒，並且針對過敏反應，細胞受傷，和其它免疫細胞產生的蛋白質去毒化。

吞噬作用 (phagocytosis) 細胞膜形成凹陷使粒子或液體進入，然後被細胞吞入的過程。

非特異性免疫 (nonspecific immunity) 不需事先與病原體遭遇就能抵抗它們的入侵，也稱為先天免疫。

特異性免疫 (specific immunity) 白血球針對特定抗原的免疫功能，也稱為適應性免疫。

抗體 (antibody) 血液中的蛋白質，可與外來蛋白質結合，有助於感染的預防和控制；又稱免疫球蛋白。

抗原 (antigens) 任何外來物質經過一段潛伏期後，引起敏感狀態和／或對微生物或毒物的抗性；會激發免疫系統產生某特定反應的外來物質。

2. 在免疫反應中，抗原和抗體的角色為何？
3. 列舉三種支援免疫系統的營養素。

3.9 消化系統

我們所攝取的食物和飲料大部分必須經過**消化系統** (digestive system) 的明顯改變，才能提供我們可利用的營養素。消化作用 (digestion) 和**吸收作用** (absorption) 的過程發生在一根長管中，此管兩頭開口，分別是口腔和肛門；這長管就是**消化道** (gastrointestinal tract)（圖 3-8）。消化道內部的開放空間稱為**內腔** (lumen)。食物中的營養素必須穿越消化道的管壁——從內腔穿越消化道的細胞內襯——才能被吸收進入血液。構成消化道的器官，加上鄰近附屬器官，統稱為消化系統。

在消化系統中，食物被機械和化學兩種方式分解。你開始咀嚼食物的那一瞬間，就啟動了機械性消化作用，接下來是肌肉的收縮同時混合並推進食物通過消化道，此過程稱為**能動性** (motility)。

化學性消化作用是指食物被酸和分泌進入消化道的酵素所分解。酵素是消化作用的關鍵所在，每一種化學反應都有專屬的酵素。舉例來說，辨識並消化砂糖（蔗糖）的酵素並不理會乳糖。酵素不但只針對特定的化學物質發揮作用，而且對酸鹼條件、溫度以及參與其中的維生素和礦物質都很敏感。在胃的酸性環境下作用的消化酵素，在小腸的鹼性環境下不能運作良好。胰臟和小腸製造了大部分的消化酵素，不過口和胃也製造自己的酵素參與消化過程。消化系統的器官能夠針對食物的營養組成和份量而調整消化酵素的製造。總之，消化系統的各種酵素一起合作，努力把攝取的食物分解成可吸收的營養素（圖 3-9）。

當食物沿著消化道前進時，營養素被吸收而廢物抵達大腸。除了食物中的營養素之外，大腸中的細菌也會製造一些可吸收的維生素（維生素 K 和生物素）。消化作用的最後步驟是排出廢物。

大部分的消化和吸收過程都是自主神經所控制，也就是無意識的動作。幾乎所有的消化和吸收功能都受到神經系統，來自內分泌系統的荷爾蒙，以及類荷爾蒙化合物的訊號所控制。許多常見的病痛來自消化系統的問題。本章末尾的「營養與你的健康」專欄會討論。

消化系統 (digestive system) 包括消化道及其附屬器官之肝臟、膽囊、胰臟的身體系統。此系統執行營養素機械性與化學性的消化和吸收步驟，並排除糞便。

消化作用 (digestion) 食物中的大分子經由化學和機械方法分解成腸壁可以吸收的小分子之過程。

吸收作用 (absorption) 營養素被消化道吸收而進入血液或淋巴液的過程。

消化道 (gastrointestinal tract) 人體消化和吸收營養素的主要場所，包括口、食道、胃、小腸、大腸、直腸和肛門。

內腔 (lumen) 管狀物的內部空間，例如消化道。

能動性 (motility) 自發性運動的能力，亦指食物通過消化道的運動。

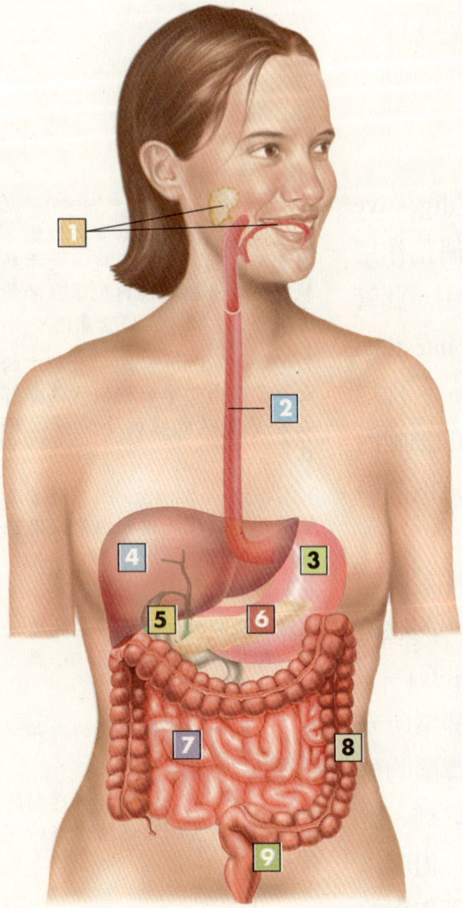

器官	消化功能
1 口和唾液腺	咀嚼食物 感覺味道 用唾液潤濕食物 用黏液潤滑食物 釋出少量澱粉消化酵素（澱粉酶）和脂肪消化酵素（脂肪酶） 啟動吞嚥反射
2 食道	用黏液潤滑食物 以蠕動的方式把食物推送入胃（吞嚥）
3 胃	儲存、混合、溶解，並繼續消化食物 用分泌物溶解食物粒子 用酸殺死微生物 釋出蛋白質消化酵素（胃蛋白酶）和脂肪消化酵素（脂肪酶） 用黏液潤滑並保護胃壁 調控食糜排空進入小腸 製造內在因子以促進維生素 B_{12} 的吸收
4 肝臟	製造膽汁以協助脂肪消化和吸收
5 膽囊	儲存、濃縮並釋出膽汁進入小腸
6 胰臟	分泌碳酸氫鈉和酵素，以利碳水化合物（澱粉酶）、脂肪（脂肪酶）、蛋白質（胰蛋白酶和糜蛋白酶）的消化
7 小腸	混合並推進內容物 用黏液潤滑 利用胰臟（參見上述）和小腸細胞（乳糖酶、蔗糖酶、麥芽糖酶、肽酶）製造的酵素消化和吸收大部分物質
8 大腸	混合並推進內容物 吸收鈉、鉀 水分 提供細菌居所 用黏液潤滑 合成維生素和短鏈脂肪酸 形成糞便
9 直腸	儲存糞便並由肛門排出體外

圖 3-8　消化道生理學。許多器官協同合作將食物營養素加以消化和吸收。部分消化的食物停留在胃 2 到 3 小時（大餐需要較長時間）。通過小腸需要 3 到 10 小時，其後停留在大腸高達 72 小時。平均說來，一餐的消化和吸收需要兩天左右。食物通過男性消化道通常比女性來得快

消化系統由六個獨立的器官組成，每個器官執行一種（或以上）的特定功能。現在我們要簡單探討各器官的角色。這些器官參見圖 3-8。以後各章的個別營養素討論中，會更詳細說明消化程序。

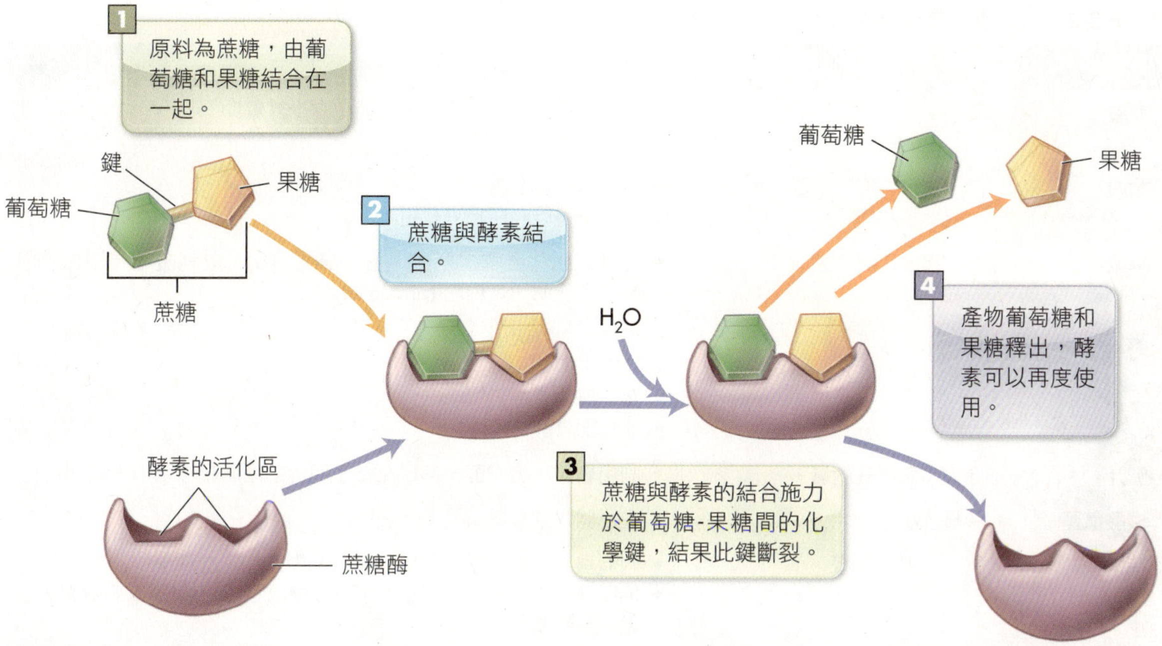

圖 3-9 酵素反應的模型。酵素蔗糖酶分解蔗糖，成為較小的葡萄糖和果糖。（注意酵素有時需要能量才能推動反應）

口

消化食物時口執行許多功能。把食物咀嚼成較小粒子的同時，口也感覺到食物的滋味。舌頭利用味蕾辨識食物的特殊味道。甜、酸、鹹、苦和**鮮味** (umami) 構成我們經驗到的主要味覺。令人驚異的是，鼻子和嗅覺大幅增加我們對滋味的感受能力。當我們咀嚼食物的時候，化學物質釋出並刺激鼻孔。這就是為什麼當我們感冒而鼻子不通時，即使最愛的食物嚐起來也不如以往。

嚐到食物或期望食物就已經通知消化道的其餘部位準備消化食物。食物一旦入口，機械性和化學性的消化作用就開始了。唾液腺製造**唾液** (saliva)，它的作用類似溶劑，可讓食物粒子進一步分解和品嚐。此外唾液含有澱粉消化酵素，唾液**澱粉酶** (amylase)（參見第 4 章更詳盡的澱粉消化酵素）和脂肪消化酵素，**脂肪酶** (lipase)（參見第 5 章）。**黏液** (mucus) 是唾液的另一種成分，可讓食物容易吞嚥。然後食物就進入食道。表 3-2 列出消化作用的重要分泌物和產物。

鮮味 (umami) 肉汁和高湯的可口味道。在食物中加入麩胺酸鈉時可以增強這種味道。

唾液 (saliva) 唾液腺分泌的水狀液體，含有潤滑劑、酵素和其它物質。

澱粉酶 (amylase) 唾液腺和胰臟製造的澱粉消化酵素。

脂肪酶 (lipase) 唾液腺、胃和胰臟製造的脂肪消化酵素。

黏液 (mucus) 身體各部分泌的濃稠液體，含有一種兼具碳水化合物和蛋白質特性的化合物。它的功能是潤滑和保護細胞。

表 3-2 消化道的重要分泌物

分泌	製造場所	目的
唾液	口	• 含有酵素，對澱粉和脂肪的消化有少許幫助 • 潤滑食物以利吞嚥
黏液	口、食道、胃、小腸、大腸	• 保護消化道細胞 • 潤滑食物以利通過消化道
酵素	口、胃、小腸、胰臟	• 促進碳水化合物、脂肪、蛋白質的消化，以利吸收，例如澱粉酶、脂肪酶、蛋白酶 (protease)
酸	胃	• 促進蛋白質吸收 • 摧毀病原體 • 溶解礦物質 • 活化部分酵素
膽汁	肝臟（儲存在膽囊）	• 利用膽酸、膽固醇、卵磷脂使小腸內的脂肪懸浮水中，以利消化
碳酸氫鹽	胰臟、小腸	• 在小腸內中和胃酸
荷爾蒙	胃、小腸、胰臟	• 刺激酸、酵素、膽汁、重碳酸鹽的製造和／或釋出 • 協助調控蠕動和消化道的流程（例如胃泌素、胰泌素、膽囊收縮素、升糖素）
內在因子	胃	• 促進小腸內維生素 B_{12} 的吸收

蛋白酶 (protease) 胃、小腸、胰臟製造的蛋白質消化酵素

食道 (esophagus) 連接喉頭與胃的長管。

喉頭 (pharynx) 消化道和呼吸道的器官，位於口腔與鼻腔後面，一般叫作喉嚨。

會厭軟骨 (epiglottis) 吞嚥時會翻下來蓋住氣管的組織。

食糰 (bolus) 由口腔進入喉頭的濡濕食物團。

蠕動 (peristalsis) 協調的肌肉收縮，在消化道中推進食物。

下食道括約肌 (lower esophageal sphincter) 環狀肌肉，封閉食道通往胃的開口。又稱為胃食道括約肌或賁門括約肌。

食道

食道 (esophagus) 是連接**喉頭** (pharynx) 和胃的長管。喉頭附近有一個組織構成的封蓋，稱為**會厭軟骨** (epiglottis)，可以防止**食糰** (bolus) 進入氣管（圖 3-10）。吞嚥的時候，食物落在會厭軟骨上，使它翻下來蓋住氣管的開口，呼吸也自動中止。這些反應確保吞下的食物只會進入食道。如果食物進入氣管，人就會嗆噎，不能說話、咳嗽或呼吸。有一組技術可以應付這種情況，稱為哈姆立克法（詳情參見 www.heimlichinstitute.org）。

在食道頂端的神經纖維發出訊號，通知消化道食物已經攝取。此舉讓消化道的肌肉活躍起來，稱為**蠕動** (peristalsis)。這種連續的波浪狀肌肉收縮與放鬆，把食物從食道沿著消化道推進（圖 3-11）。

食道末端是**下食道括約肌** (lower esophageal sphincter)，食物進入胃後就會封閉。括約肌的主要功能是防止消化道的內容物逆流。括約肌會對各種刺激做出反應，例如神經系統的訊號、荷爾蒙、酸鹼條件，以及括約肌附近累積的壓力。下食道括約肌的主要功能是防止酸性的胃內容物逆流進入食道。此括約肌功能不良會引起一些

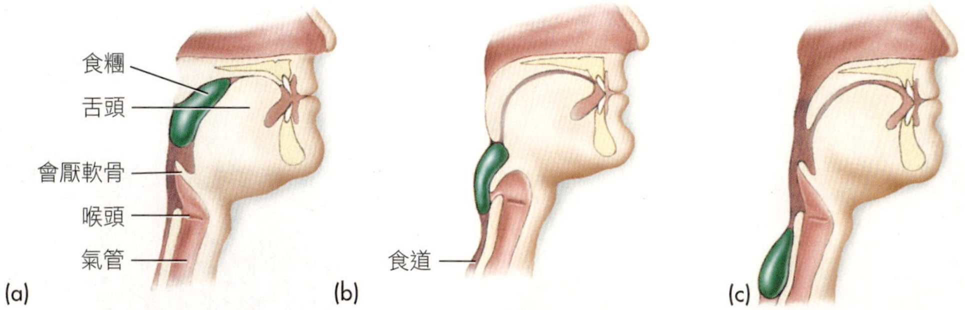

圖 3-10 吞嚥的過程。(a) 吞嚥時，通常食物不會進入氣管，因為會厭軟骨蓋住喉頭。(b) 關閉的會厭軟骨讓食物進入食道。嗆噎時食物卡在氣管上，堵住通往肺的氣流。(c) 食物進入食道，氣管再度開放

健康問題，在本章末尾的「營養與你的健康」會加以討論。

食道沒有任何消化或吸收作用，它只是把食物從口運送到胃。食道細胞分泌黏液潤滑食物，但沒有製造消化酵素。

胃

胃是個大袋子，可以容納 4 杯（約 1 公升）食物好幾個小時，直到所有食物能夠進入小腸為止。胃的容量因人而異，也可用手術縮減胃容量，這是激進的肥胖治療法（參見第 7 章）。食物在胃內與胃液混合，胃液含有水分、鹽酸、酵素。胃液中的酸可以破壞蛋白質的生物活性，活化消化酵素，消化部分食物蛋白質，並溶解膳食礦物質以利吸收。胃內產生的液態混合物稱為**食糜** (chyme)，以每次一茶匙（5 毫升）的速率慢慢從胃進入小腸。從用餐過後，到食糜排空進入小腸，約需 1 至 4 小時。**幽門括約肌** (pyloric sphincter) 位於胃底，控制食糜進入小腸（圖 3-12）。胃會吸收一些水分和酒精，此外還有極少量營養素。

你或許覺得奇怪，胃如何防止自己被自己製造的酸和酵素消化掉。首先，胃壁有一層厚厚的黏液來保護自己。其次，酸和酵素的製造需要特定荷爾蒙（胃泌素）的刺激，而胃泌素只在進食時或想進食時才會釋出。最後，當胃酸濃度上升時，荷爾蒙調控就會逐漸停止胃酸的產生。

胃的另一項重要功能是**內在因子** (intrinsic factor) 的製造。這種類似蛋白質的物質對維生素 B_{12} 的吸收很重要。

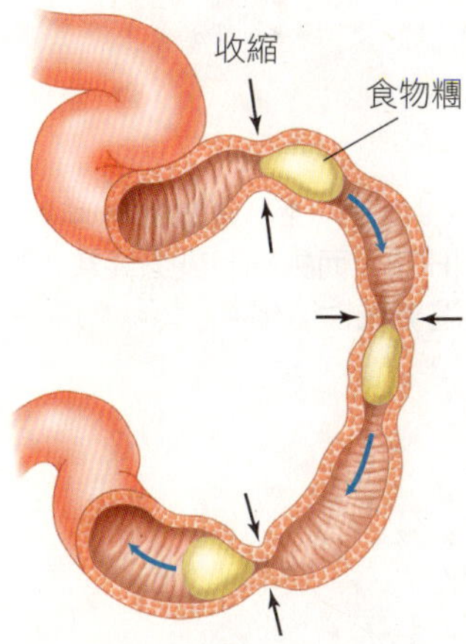

圖 3-11 蠕動。蠕動是一種連續運動，推動食物沿著消化道前進。開始的時候，在消化道管壁放鬆的部位產生環狀收縮，把食物往前推。前進的食物在下個區域啟動另一個環狀收縮，把食物推得更遠。環狀收縮像波浪一樣沿著消化道前進，把食物往前推

食糜 (chyme) 胃內的分泌物與部分消化的食物所形成的液態混合物

幽門括約肌 (pyloric sphincter) 位於胃與小腸分界處的平滑肌環。

內在因子 (intrinsic factor) 胃製造並釋出的類似蛋白質化合物，可促進維生素 B_{12} 的吸收。

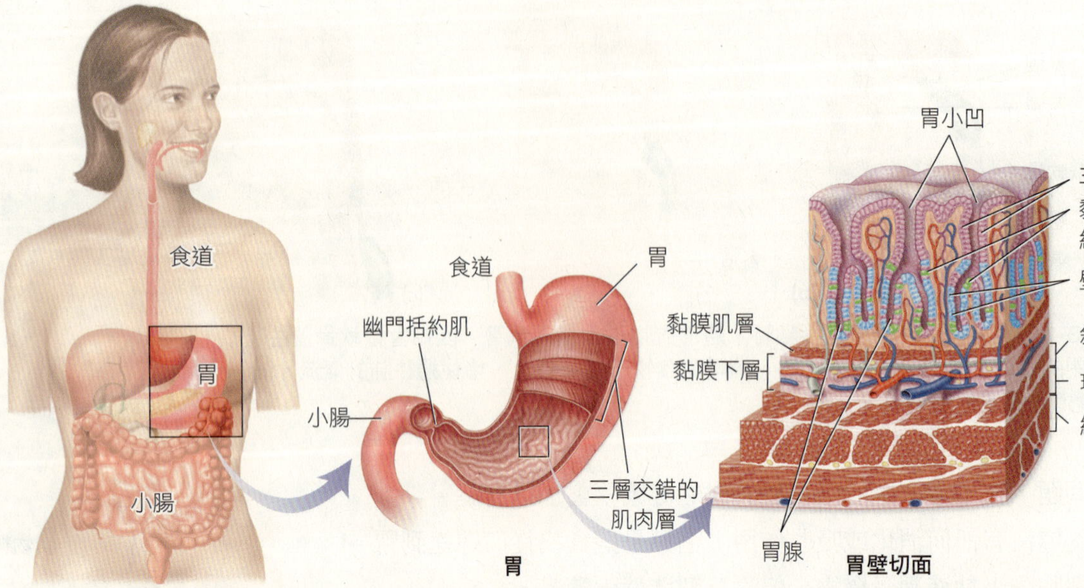

圖 3-12 胃的生理學。胃內面的黏液細胞製造黏液，保護胃不受胃酸和酵素的侵蝕。壁細胞製造鹽酸(HCl)，而主細胞製造酵素。黏液頸細胞散布在胃小凹內的細胞之間，也能製造黏液。胃外壁有三層肌肉，可促進機械性消化

小腸

小腸之所以被稱為「小」，是因為管徑只有 2.5 公分。不過它很長，從胃延伸到大腸有 3 公尺（圖 3-13）。小腸可分為三段：**十二指腸** (duodenum)（前段 25 公分）、**空腸** (jenunum)（中段 1.2 公尺）和**迴腸** (ileum)（後段 1.5 公尺）。大部分的消化和吸收作用都在小腸進行。當食糜從胃進入小腸前段時，仍然極酸。前面提過，胃有厚厚一層黏液保護自己，不畏強酸。然而小腸如果鋪上黏液，消化和吸收作用就不易進行。因此，胰臟和小腸細胞分泌碳酸氫鹽以便中和胃酸。中性環境也促進小腸內消化酵素的活性。食糜藉小腸的蠕動前進，同時與小腸消化液充分混合（參見圖 3-11）。這些消化液含有許多酵素，能夠分解碳水化合物、蛋白質、脂肪，並且預先處理維生素和礦物質以利吸收。

小腸的物理結構對身體消化和吸收營養素的能力極為重要。小腸的內襯稱為黏膜層，表面皺褶多次；這些皺褶充滿手指狀的突出物，稱為**絨毛** (villi)。這些「手指」一直動個不停，有助於捕捉食物，強化吸收作用。每根獨立的絨毛由許多**吸收細胞** (absorptive cells) 組成，而這些細胞的細胞膜更進一步皺褶成**微絨**

十二指腸 (duodenum) 小腸前段，接收胃的食糜和胰臟與膽囊的消化液。此處進行大部分的化學性消化作用，長度大約 25 公分。

空腸 (jenunum) 小腸中段，長度約 1.2 公尺。

迴腸 (ileum) 小腸後段，長度約 1.5 公尺。

絨毛 (villi，單數 villus) 小腸內腔的指狀突出結構，參與消化與吸收作用。

吸收細胞 (absorptive cells) 覆蓋在小腸絨毛表面的細胞，參與營養素的吸收。

微絨毛 (microvilli) 吸收細胞的細胞膜上大量的皺褶。

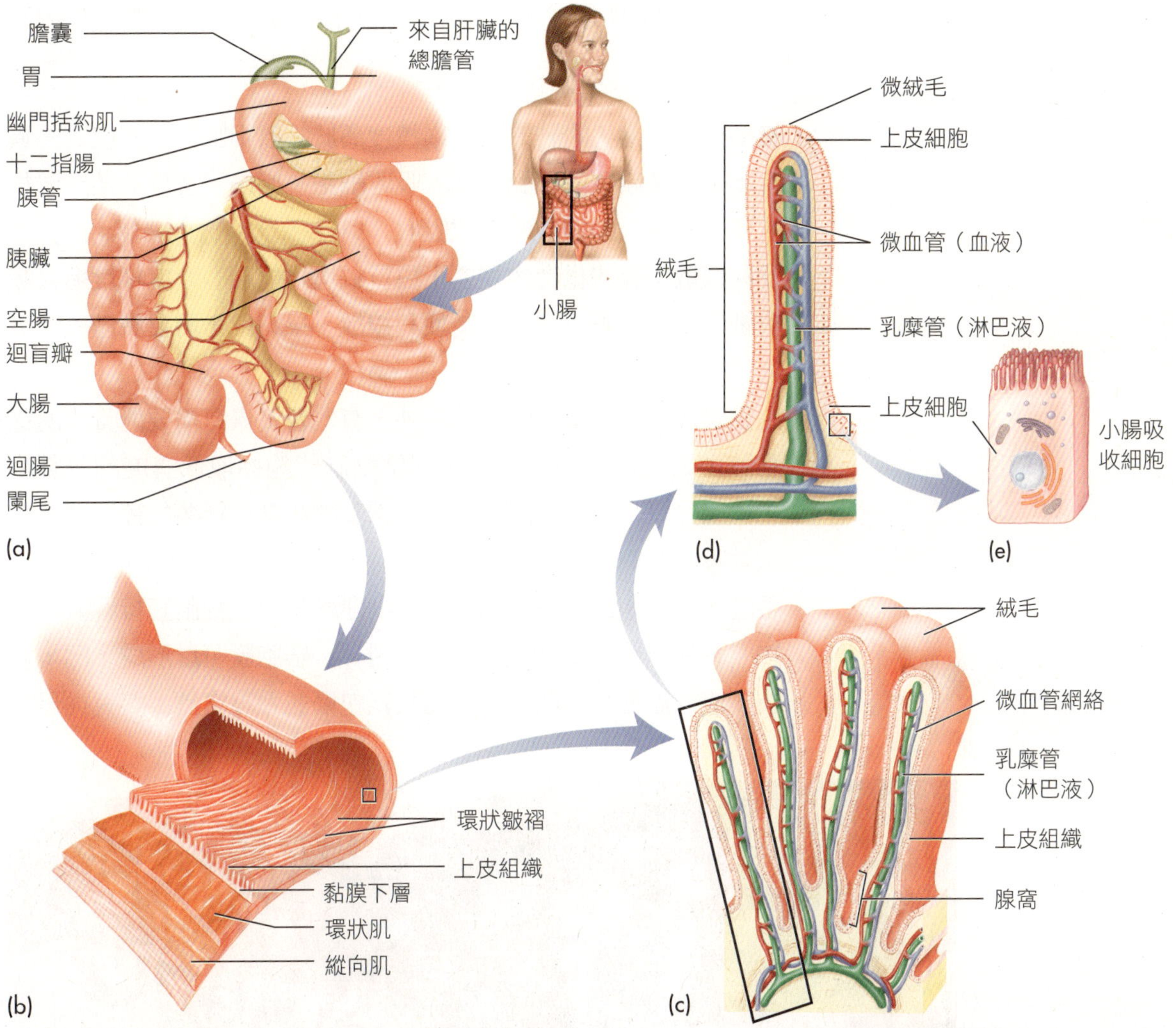

圖 3-13 小腸的結構。(a) 小腸分為三段：十二指腸（25 公分）、空腸（1.2 公尺）和迴腸（1.5 公尺）。(b) 數層肌肉協力合作，混合並推進食糜通過小腸。(c) 高度皺褶的小腸內襯之吸收面積比平滑表面增加達 600 倍之多。(d) 吸收細胞鋪滿絨毛。絨毛內的微血管和乳糜管從吸收細胞運送營養素進入血液和淋巴液。(e) 吸收細胞表面鋪滿微絨毛，使營養素的吸收面積增加到最大極限

毛 (microvilli)。小腸內絨毛和微絨毛的所有皺褶加起來，比平滑表面增加了 600 倍的面積（圖 3-13）。

吸收細胞的壽命很短。小腸內襯的腺窩持續製造新的吸收細胞（圖 3-13），每天都出現在絨毛狀的「手指」上。或許因為吸收細胞在嚴酷的環境下工作，所以才需要不斷的更新。細胞替換如此之快，使得小腸的營養需求偏高。幸運的是許多老化細胞可以分解，其中的元件可供再度利用。各種荷爾蒙和參與消化過程的物質都能進一步促進腸細胞的健康。

如圖 3-14 所示，小腸利用各種方法與步驟吸收營養素通過腸壁：

- **被動擴散**：當小腸腔的營養素濃度高於吸收細胞時，濃度的差異會驅動營養素擴散移動，進入吸收細胞。脂肪、水分、某些礦物質就是利用被動擴散的方式吸收。
- **便利擴散**：有些化合物需要蛋白質載體才能順著濃度梯度進入吸收細胞，這種吸收方式稱為便利擴散。果糖就是需要載體才能吸收的化合物。
- **主動吸收**：除了蛋白質載體之外，有些營養素還需要能量才能從腸腔進入吸收細胞。這種機制讓細胞能夠擷取低濃度的營養素（也就是說，違反濃度梯度）。胺基酸和某些糖類如葡萄糖就是主動吸收的例子。
- **吞噬作用和胞飲作用**：另一類主動運輸是吸收細胞直接吞入化合物（吞噬作用）或液體（胞飲作用）。細胞膜可以形成小凹，當粒子或液體進入小凹時，細胞膜就包圍並吞沒它們。嬰兒從母乳

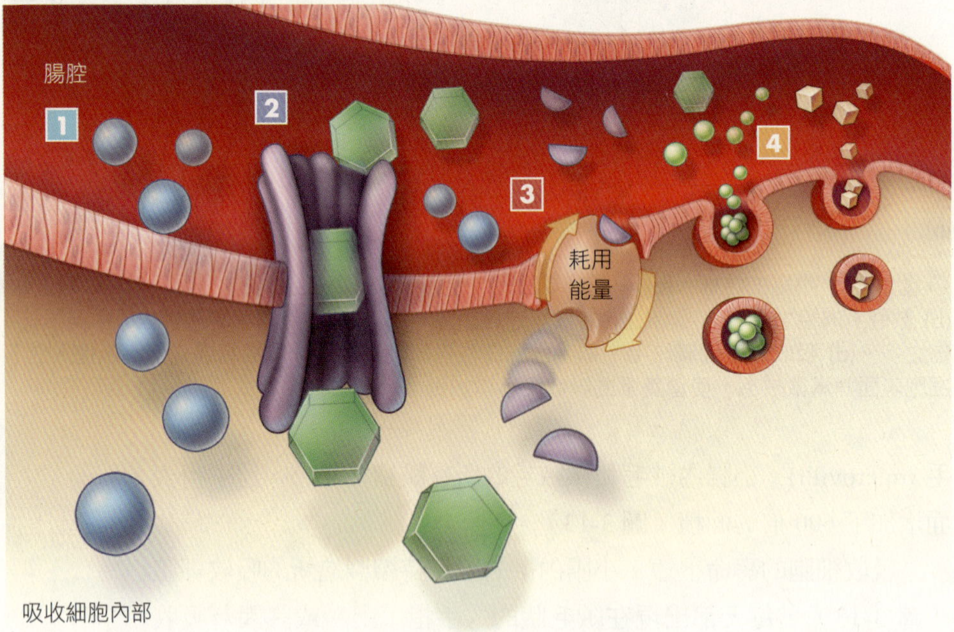

圖 3-14 營養素的吸收依賴四種吸收作用。(1) 被動擴散（藍色）是營養素以擴散作用通過吸收細胞的細胞膜。(2) 便利擴散（綠色）利用蛋白質載體將營養素送往低濃度的區域。(3) 主動吸收（紫色）利用蛋白質載體和能量將營養素送往高濃度的吸收細胞內。(4) 吞噬作用和胞飲作用（綠色和棕色）是另類的主動運輸，吸收細胞的細胞膜形成小凹來吞入營養素

中吸收抗體就是利用這種方式（參見第 14 章）。

水溶性化合物如葡萄糖和胺基酸一旦吸收，就由微血管運送到肝門靜脈。記得肝臟是這個過程的終點（圖 3-3）。大部分的脂肪被吸收進入淋巴管，最後注入血液（圖 3-3 和圖 3-4）。

未消化的食物無法吸收進入小腸細胞。任何未消化的食物抵達小腸末端，必須通過**迴盲括約肌** (ileocecal sphincter) 進入大腸（圖 3-15）。迴盲括約肌防止大腸的內容物再度進入小腸。

迴盲括約肌 (ileocecal sphincter) 小腸末端與大腸前端之間的環狀平滑肌。

大腸

當小腸的內容物進入大腸時，它的外觀跟我們原本吃的食物可說是大異其趣。在正常情況下，只有少量 (5%) 的碳水化合物、蛋白質、脂肪逃過吸收作用抵達大腸（表 3-3）。

大腸有時稱為結腸，可分為五段：盲腸、升結腸、橫結腸、降結腸和乙狀結腸（圖 3-15）。從生理學觀點來看，大腸跟小腸的

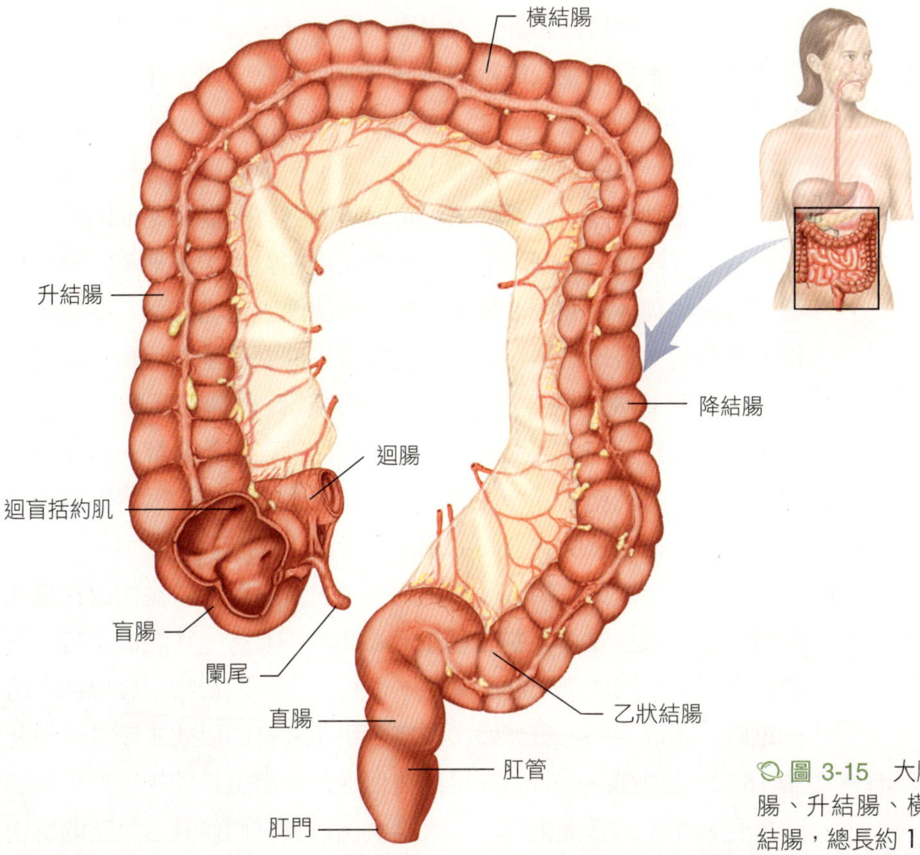

圖 3-15 大腸的分段依序包括：盲腸、升結腸、橫結腸、降結腸、乙狀結腸，總長約 1.1 公尺

關鍵思考

某些流行（風尚）飲食法的作者主張，有些食物搭配著吃會妨礙消化，例如肉類和水果。根據你目前所學有關酵素和消化的知識，這種說法站得住腳嗎？

表 3-3　消化道中主要的吸收場所

器官	吸收的主要營養素
胃	酒精（總量的 20%） 水（少量）
小腸	鈣、鎂、鐵、其它礦物質 葡萄糖 胺基酸 脂肪 維生素 水（總量的 70% 到 90%） 酒精（總量的 80%） 膽酸
大腸	鈉 鉀 一些脂肪酸 氣體 水（總量的 10% 到 30%）

不同之處在於它沒有絨毛也沒有消化酵素。沒有絨毛表示大腸很少進行吸收作用。大腸吸收的營養素包括水分、一些維生素、一些脂肪酸以及礦物質鈉和鉀。大腸跟小腸不同，它有很多黏液製造細胞。這些細胞分泌黏液的目的是把糞便結合在一起，並且保護大腸不受細菌活動的影響。

大腸是一大群細菌的家園，品種不下於 500 種。胃和小腸只有些許細菌活動，而大腸是細菌大量聚集的器官。從嬰兒期開始，飲食就決定了消化道細菌的種類。科學家現在對大腸中細菌的數目和種類很感興趣。研究顯示腸道細菌對維持健康，尤其是結腸健康有很大的影響。科學家推測較多的益菌可以抑制病菌的活動，這也說明了腸道是重要的免疫器官。一般認為雙歧桿菌和乳酸菌有益健康，而梭胞桿菌則會製造麻煩。大腸中的細菌能夠分解一些食物殘渣，例如牛奶乳糖（乳糖不耐的人）和一些纖維質。大腸細菌的代謝產物，包括各種脂肪酸和氣體，也能被人體吸收。

某些含活體微生物如乳酸菌的食物，具有健康效益如改善腸道健康。這些微生物稱為**益生菌** (probiotic)，因為一旦吃進人體，它們就會定居大腸並帶來健康效益。你可以在一些食物中發現益生菌的蹤跡，如液態奶、發酵奶、優格，也有丸錠的形式（參見延伸閱讀 16）。**益生素** (prebiotic) 是能夠促進益生菌生長的物質如果寡醣（參見表 1-3 的膳食來源）。大腸益菌以及它們作為益生菌的應用

益生菌 (probiotic)　含有特定細菌的產品如優格；食用的目的是讓這些細菌在大腸定居。

益生素 (prebiotic)　促進大腸細菌生長的物質。

營養新知 腸道細菌與健康和疾病的關係

已有超過 700 篇研究報告證實益生菌和益生素的健康效益。特別是益生菌，目前專家建議用來預防和治療消化道疾病如發炎、感染、過敏等。這些微生物的效益有科學證據的支持，認為它們有助於治療對策和實際應用。

資料來源：參見延伸閱讀 16

請參見上面的「營養新知」。

大腸內容物中仍有殘留的水分，因為小腸只吸收 70% 到 90% 水分，其中包括消化過程中消化道分泌的大量分泌物。餐點的殘餘物也含有一些礦物質和纖維質。因為大腸會吸收水分，所以它的內容物通過大腸三分之二段後會呈半固體狀態。**糞便** (feces) 中除了水分和未消化的纖維質之外，含有堅硬的結締組織（來自動物性食品）、大腸細菌以及人體廢棄物，如死亡的腸道細胞。

糞便 (feces) 通過大腸由肛門排出的殘渣，包括水分、纖維、堅韌的結締組織、細菌、脫落的腸道細胞等。

直腸

糞便停留在大腸末端，也就是**直腸** (rectum)，直到肌肉運動將它推進**肛門** (anus) 而排出體外。糞便的存在會刺激排便。肛門有內和外二層**肛門括約肌** (anal sphincters)，外括約肌可自主控制，當它放鬆時即可排便。

直腸 (rectum) 大腸末端的部位。

肛門 (anus) 消化道最末端，是消化系統的排出口。

肛門括約肌 (anal sphincters) 控制排便的內外二層括約肌。

附屬器官

肝臟、**膽囊** (gallbladder)、胰臟與消化道一起工作，因此是消化過程的附屬器官（參見圖 3-8）。食物會通過消化道，附屬器官不是消化道的一部分，但它們在消化過程中扮演重要角色。這些器官分泌消化液進入消化道，促進食物的消化和吸收過程。

膽囊 (gallbladder) 附著在肝臟外面的器官，儲存並濃縮肝臟分泌的膽汁。

肝臟製造一種物質，稱為**膽汁** (bile)，膽汁在膽囊中儲存並濃縮，一直到膽囊接到荷爾蒙訊號才會釋出。這種訊號是由小腸內的脂肪誘發的。膽汁經由膽管釋出，注入十二指腸（圖 3-16）。

膽汁 (bile) 肝臟分泌的物質，儲存在膽囊裡，由總膽管注入十二指腸。可協助脂肪的消化和吸收。

膽汁的作用有如肥皂。它的成分讓大部分脂肪分散成較小的油滴，因而能夠懸浮於水中（第 5 章會討論這個過程的細節）。有趣的是，有些膽汁的成分可以「回收」再利用，這個過程稱為**腸肝循環** (enterohepatic circulation)。這些膽汁成分由小腸再吸收，經由肝

腸肝循環 (enterohepatic circulation) 在小腸和肝臟之間連續不斷的化合物回收，膽酸即為回收的化合物。

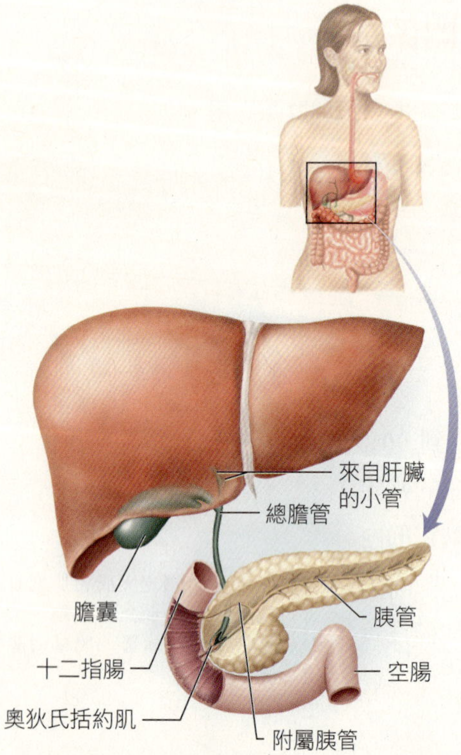

圖 3-16 膽汁由肝臟製造並儲存在膽囊裡。胰臟製造胰液，其中含有水分、碳酸氫鹽、消化酵素。當食糜抵達小腸時，膽汁即從膽囊透過總膽管釋出。此外，胰液流經胰管，胰管與總膽管在奧狄氏括約肌會合。此括約肌放鬆即釋出膽汁和胰液一起進入十二指腸，促進消化作用

門靜脈回到肝臟，以便再度使用。

除了膽汁之外，肝臟可排出許多廢棄的物質，跟膽汁一起進入膽囊，最後經由小腸進入大腸而排泄出去。肝臟以這種方式移除血液中的廢物（其它副產物由尿液排泄，參見章節 3.5「泌尿系統」）。

胰臟同時具有內分泌和消化的功能。胰臟作為內分泌系統的腺體，會製造荷爾蒙——胰島素和升糖素——分泌進入血液，調控血糖濃度（參見圖 3-7）。也可作為消化系統的器官，它會製造「胰液」，這是水分、碳酸氫鹽及各種消化酵素的混合物，能夠分解碳水化合物、蛋白質和脂肪。碳酸氫鹽是鹼性物質，可以中和從胃進入十二指腸的酸性食糜。如前所述，小腸並沒有黏液保護層，因為黏液會阻礙營養素的吸收。來自胰臟的碳酸氫鹽具有中和的能力，因此保護了小腸壁不受酸的侵蝕，否則就會形成潰瘍（參見本章末尾「營養與你的健康」專欄）。

觀念檢查站 3.9

1. 任選三種消化系統的分泌物。它們的分泌部位為何？在消化過程中的功能分別為何？
2. 何謂酵素？膽汁是酵素嗎？
3. 消化道的黏液與表面積如何影響吸收作用？
4. 哪些吸收步驟需要能量？濃度梯度如何影響吸收步驟？
5. 你今天午餐吃了什麼？透過消化系統追蹤餐點的途徑。當它通過消化道時，各種營養素在何處分解？在何處吸收？

3.10 營養素儲存能力

人體要有營養素的庫存，否則我們就必須一直吃個不停。每一種營養素的儲量各不相同。大部分的脂肪儲存在特別為它準備的脂肪組織裡。碳水化合物在短期內以肝醣的形式儲存於肌肉和肝臟。血液也有少量葡萄糖和胺基酸的儲存。許多維生素和礦物質儲存在肝臟，而其它營養素則儲存在身體其他部位。

當人體攝取的營養素不敷需求時，富含該營養素的組織就會分

解以提供營養素。舉例來說，骨骼能提供鈣質，而肌肉提供蛋白質。所以長期缺乏營養素會傷害身體組織。

許多人認為過量攝取某種營養素——如服用維生素或礦物質補充劑——只有需要的部分會留在體內，其餘則排出體外。對某些營養素如維生素 C 而言，這種想法並沒有錯。不過補充劑中往往有大劑量的其它營養素如維生素 A 和鐵，會造成有害的副作用，因為它們不易排泄。這就是為什麼我們應該從均衡飲食攝取營養素，而不要倚賴補充劑的原因之一。這是獲得營養素和維持健康最安全的方式。

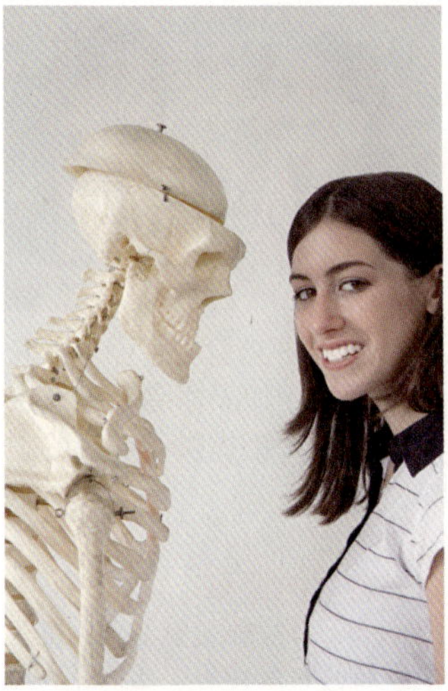

▲飲食含鈣不足時，骨骼系統即成為每日所需鈣質的來源。長此以往將會損害骨骼

觀念檢查站 3.10

1. 人體最有效的能量儲存形式為何？
2. 每日攝取營養素的重要性何在？
3. 維生素和礦物質的攝取量超過 RDA 或 AI 可以確保最佳營養狀況嗎？為什麼可以？或為什麼不行？

3.11 營養學與遺傳學

營養素和其它飲食成分一旦進入細胞，可能會與我們的基因互相作用並且影響基因表現。細胞以及整個有機體的生長、發育、維護，都由細胞內的基因所控制。每個基因基本上就是一份食譜，註明成分（胺基酸）以及這些成分應該如何搭配（製造蛋白質）。在烹飪書（人體基因體）中，所有食譜的成品（蛋白質）就組成了人體。**表觀基因體** (epigenome) 是細胞核內基因體標識和包裝的方式，它與基因體共同控制了個人特徵的表現，如身高、眼睛顏色、和易患何種疾病等。**表觀遺傳學** (epigenetics) 是利用不改變 DNA 序列的機轉來改變基因表現。我們的基因體含有人體製造蛋白質的密碼，而表觀基因體就是影響基因活性的額外指導階層。在許多情況下，能夠利用飲食或治療加以修復的是表觀基因體，而非基因體。

表觀基因體 (epigenome) 細胞核內基因體標識和包裝的方式。

表觀遺傳學 (epigenetics) 不改變 DNA 序列而改變基因表現的機轉。

基因變異會直接影響受該基因編碼的蛋白質，因而造成不同的：
- 個人的營養素需要量。
- 罹患特定疾病的敏感度。
- 環境因素（如飲食）對基因和對應蛋白質的影響。

慢性病的成因相當複雜，而且與遺傳有重大關聯。值得慶幸的是，在營養與遺傳學關聯的知識已有了突破，開始影響我們的生活。遺傳學的發現導致新藥的開發，能在分子層面阻斷病程，而且經過檢驗就能預測患病的風險。

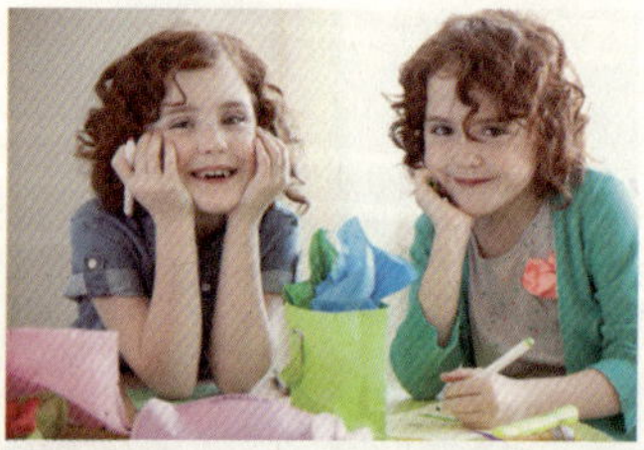

▲雙胞胎研究對於基因與飲食的互相作用以及兩者對疾病風險的影響，都提供了明確的證據

營養學基因體學 (nutritional genomics) 研究營養學與遺傳學之間的相互作用；包括營養遺傳學和營養基因體學。

營養遺傳學 (Nutrigenetics) 研究基因對營養健康的影響，例如基因變異對營養需求和飲食調整的反應的影響。

營養基因體學 (nutrigenomics) 研究食物如何影響健康，例如藉由與基因的互動及對後續基因表現的作用。

營養基因體學的新興領域

在不久的將來，基因資訊的取得能夠幫助健康專家將營養建議個人化，進而使營養狀況最佳化並改善營養相關疾病的治療。營養學和遺傳學的互相作用統稱為**營養學基因體學** (nutritional genomics)。個人的營養狀況顯然會影響基因體，也會被基因體所影響。**營養遺傳學** (Nutrigenetics) 是營養學基因體學的分支，檢視基因變異如何影響營養健康。比方說，個別營養素的吸收、代謝、排泄的效率由基因控制。在另一方面，**營養基因體學** (nutrigenomics) 探討飲食成分如何影響基因表現——特別是當它與營養相關疾病的發展和治療有關時，如心血管疾病。讓我們進一步檢視營養學基因體學每一分支。

在第 2 章你了解了膳食營養素參考攝取量是如何制定的。記得營養素建議量如 RDA 並不是絕對的，而是能夠符合某一人群大多數人（97% 到 98%）需求的估計攝取量。舉例來說，葉酸（B 群維生素的一種）的 RDA 是每日 400 微克。對大部分人來說，每日從食物或補充劑攝取 400 微克葉酸就足敷所需，可以完全發揮它在人體內的功能，如製造紅血球和代謝胺基酸。然而對人群中的某子群而言，400 微克的葉酸是不夠的。這些人有基因變異，改變了胺基酸代謝所需的一種酵素的製造，因此這些人的葉酸需要量可能是 RDA 的十倍。營養遺傳學家正積極研究像這種基因變異如何影響個人的營養需求，如何辨識這些人，以及如何根據這種知識量身訂做營養策略（參見延伸閱讀 1 和 6）。

在營養基因體學中，研究員的興趣是營養素或飲食成分如何影響基因表現，特別是當它與慢性病的發展相關時。傳統上，營養和生活方式的建議是根據人群整體飲食與疾病的關聯所做的觀察或實驗的結果。目前營養基因體學強調的是，疾病預防和管理的營養療法絕非「單一尺寸」。愈發明顯的事實是，籠統的營養建議不能適用於人群的每一個體。飲食中的營養素或其它化合物可以打開或關閉某些基因，藉由控制蛋白質的製造而能影響——正向或負向——疾病的發展或進程。目前的研究領域包括肥胖、心血管疾病、麩質不耐症、骨質疏鬆症、阿茲海默症等。由於對基因和飲食的互相作用更加了解，不久以後我們就能為各種基因相關疾病的患者量身訂做飲食建議。

與遺傳有關的營養疾病

包括雙胞胎和被領養者的家族研究，顯示出遺傳對各種疾病有強烈的影響。事實上，在許多營養相關的疾病中，家譜是重要的危險因素。

心血管疾病。有強烈證據顯示心血管疾病是基因——環境互相作用的結果。第 1 章討論過，高血膽固醇是心血管疾病的主要風險因素。科學家發現心血管疾病的基因——飲食互動效應，尤其是在高血脂濃度的案例，可能是首度利用量身訂做的營養計劃來降低心血管疾病的風險。在北美人口中，每 500 人就有一位因為基因缺陷而阻礙血膽固醇的清除。另外一種基因變異會引發同半胱胺酸（胺基酸的一種）濃度異常升高，因而升高心血管疾病風險。改變飲食不無幫助，但也可能需要醫療甚至外科手術。

肥胖。大多數肥胖的北美人中，他們的雙親至少有一位也是肥胖者。這種情形明確顯示了遺傳關係。許多人體研究發現，各種不同的基因（可能超過 60 個）參與體重控制。比方說，特定的基因變異與飲食過量的傾向和能量利用效率有關。

即使有些人先天的基因傾向於累積身體脂肪，但是否會儲存脂肪還是取決於到底攝取了多少過剩（超過人體需求）的熱量卡數。一般的營養觀念是：後天的「養育」（生活方式和環境因素）讓先天的「天性」（個人的遺傳傾向）有機會表現出來。雖然擁有肥胖基因的人不一定就會肥胖，但他們確實比沒有這種基因的人容易肥胖。

糖尿病。兩種常見的糖尿病——第 1 型和第 2 型——都與基因有關。證據來自家族和雙胞胎研究，以及某些族群偏高的糖尿病罹患率（如南亞或 pima 印地安人）。糖尿病事實上是複雜的疾病，與 200 個以上的基因相關。需要精確而廣樣的檢測才能判斷誰是高風險者。第 2 型糖尿病占所有病例的 90%，也與肥胖強烈相關。一般說來，第 2 型糖尿病的遺傳傾向往往在變成肥胖之後（而非之前）表現出來，再度說明了後天養育會影響先天體質。

癌症。某些癌症（如結腸癌和乳癌）和遺傳有強烈的關聯，其他癌症（如前列腺癌）也可能有遺傳因素。因為肥胖會升高某些癌症的

關鍵思考

魏斯理在家族聚會裡注意到，他的父母、伯叔、姑母、兄姊都喝很多酒。他爸爸和一位姑母都曾因醉酒駕駛而遭到逮捕。兩個伯叔父都因酗酒而在 60 歲之前去世。等魏斯理到了合法飲酒的年齡，他擔心自己會落入命定的飲酒模式。你會給魏斯理什麼樣的忠告呢？

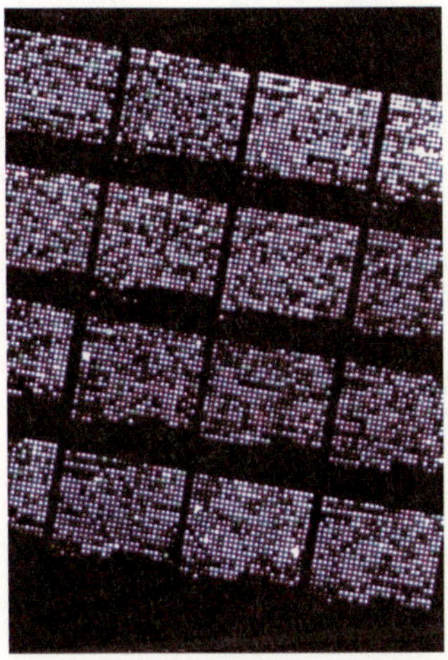

▲由於升高疾病風險的基因不斷被分離出來並加以辨識，未來基因檢測將會更加普遍，以降低罹病風險

以下網址能幫助你收集更多遺傳疾病和基因檢測的資訊：

http://nutrigenomics.ucdavis.edu/
營養學基因體學卓越中心。致力於提升營養學基因體學的網站。

www.geneticalliance.org
基因支援團體聯盟

www.kumc.edu/gec/support
遺傳疾病和罕見疾病的資訊

www.cancer.gov/cancertopics/pdq/genetics
國家癌症協會提供基因資訊

http://www.genome.gov/
國家人類基因體研究所（位於國家衛生研究院）的首頁。說明最新的研究結果，討論倫理爭議，並提供口語辭彙。

http://history.nih.gov/exihibits/genetics/
革命大步向前：人類遺傳學和醫學研究

風險，所以長期攝取過量的熱量也是危險因素之一。雖然基因是癌症的重要決定因素，但是環境和生活方式的因素，例如日曬過度或飲食不良，對風險也有重大的影響。

你的基因譜

從以上的討論你會發現，基因會大幅影響某些疾病的風險。辨認出自己的疾病傾向，可以及早改變行為，以免進一步升高風險。你要如何知道自己的基因譜？基因檢測如果能夠確定你帶有某種疾病的基因，而且可以採取行動跟它對抗，那麼這個檢測就很有價值。如果你不知道自己的家族醫療史，或者你的家譜有缺口，做基因檢測也有益處。要讀出你的 DNA，顯示你最容易患哪些疾病，費用通常在 1,000 美元左右。許多檢測在醫療保險的承保範圍內。2008 年 5 月反基因歧視法正式成為法律，禁止醫療保險公司根據基因資訊提高保費或拒絕承保，並且適用於帶有疾病風險基因者。DNA 檢測需要提供唾液樣本，從中分離出 DNA。然後讀出基因體的某些範圍，並且做基因型鑑定。這個過程耗時一到兩個月，你就能拿到自己的 DNA 檔案以補家譜之不足。未來 DNA 研究若有新發現，你也可以拿自己的 DNA 檔案加以比較。

常見疾病如糖尿病的許多相關基因仍屬未知。雖然某些疾病可做基因檢測，不過疾病的家族史仍然是基因譜和疾病風險的極佳指標。如「評估你的餐盤」所示，編輯血親（兄弟姊妹、父母、姑姨叔伯、祖父母）的關鍵事實，可組合成一棵疾病和死亡的家譜樹。一般說來，得某種遺傳性疾病的親戚越多，或者和自己的關係越親近，風險就越高。若有某種疾病的家族史，最好及早改變生活方式。比方說，有乳癌家族史的女性應當避免肥胖、少喝酒、定期做乳房 X 光攝影。

圖 3-17 顯示家譜樹（又稱家系圖）的實例。家族中有兩位以上的一級親屬（包括父母、兄弟姊妹、子女）罹患某病，你就屬於高風險群。另一個危險徵兆是，一級親屬在 50 到 60 歲之前就罹患某種遺傳疾病。在圖 3-17 的家族中，前列腺癌害死了父親，表示兒子要定期做前列腺癌篩檢。母親死於乳癌，他的姊妹應該經常做乳房 X 光攝影，並採取預防措施。因為心肌梗塞和中風也常見於家族成員中，所以後代應該調整生活方式，如節制動物脂肪和食鹽的攝取，把風險降到最低。結腸癌也常見於家族中，所以終身仔細

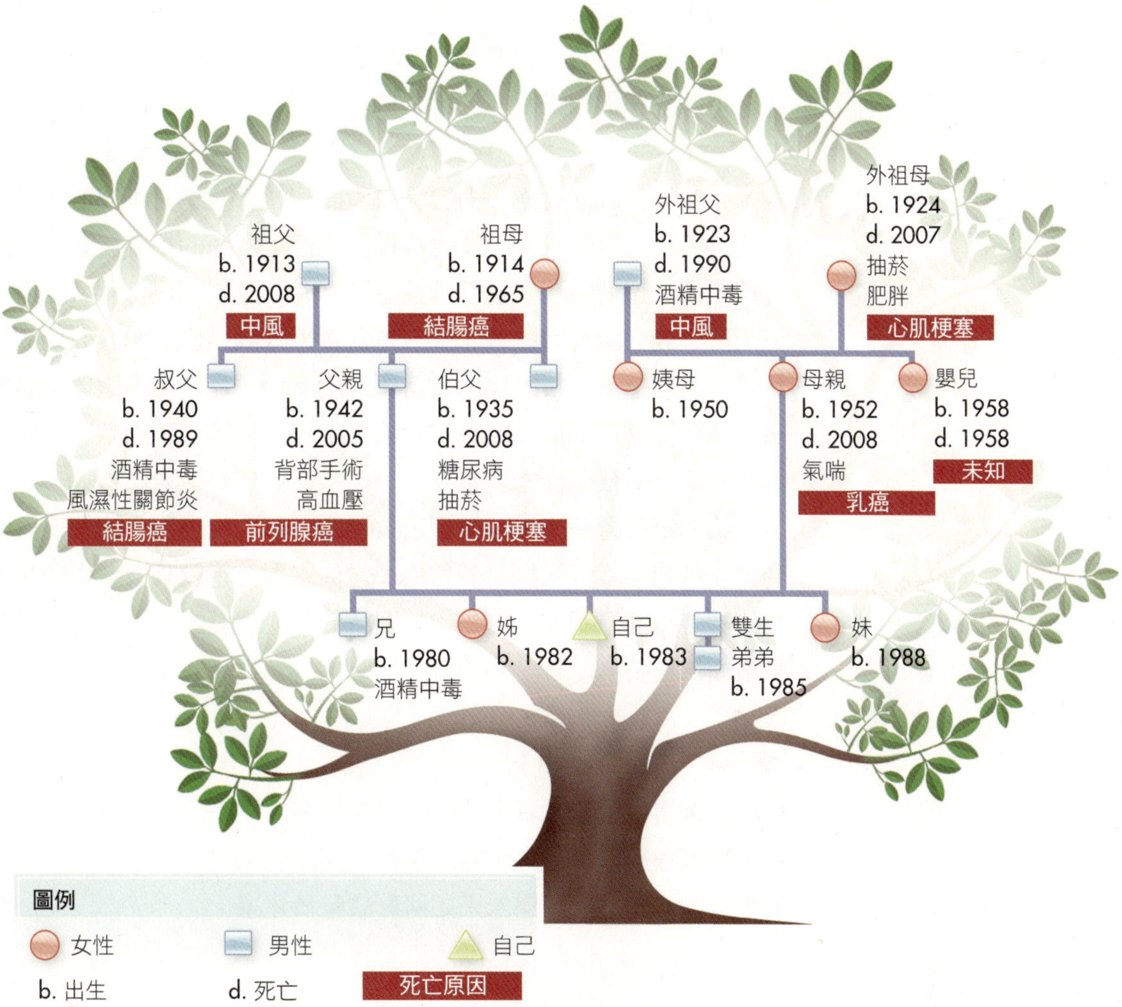

圖 3-17 賈斯汀的家譜樹，他本人位於樹幹。家族成員的性別以顏色區分（藍色方塊是男性，橙色圓圈是女性）。出生年分 (b)和死亡年分 (d) 列於成員下方。如果已經去世，死亡原因以反白文字表示。家族成員所罹患的其他疾病註明在名字下方。利用「評估你的餐盤」的圖例並參考本圖，製作自己的疾病家譜。然後把這家譜拿給你的醫生看，以便進一步了解這項資訊對自己健康的意義

篩檢也屬必要之舉。

個人基因組成的資訊對飲食和生活方式的影響會越來越大。本書從頭至尾都在討論，如何根據個人的基因背景打造個人專屬的營養保健策略，如此就能確認並避免家族疾病的「可控制性」風險因素。

個人化的營養保健策略

營養專家已經意識到，飲食策略必須符合個人偏好和文化傾

向。現在科學研究已經整合基因檢測的結果，可以決定哪種飲食對哪個人最好。目前已有針對 1,500 種疾病的基因檢測。許多公司——大部分在網路上——已經根據基因檢測結果提供飲食策略和補充劑。

第 2 章曾經討論過，對於營養資訊和營養宣稱必須小心評估。有些 DNA 檢測公司腳踏實地，有些則否。廠商的行銷計劃或許對客戶貶低了遺傳科學。儘管營養學基因體學近年來已有重大進展，但尚待研究之處還有很多。不只是營養學基因體學尚處於嬰兒期，健康專家對這項科技的應用還需要進階訓練才行。大多數健康專家同意基因檢測可輔助營養建議和飲食指標之不足，不過基因檢測自身的「黃金時代」尚未到來。

第 3 章從營養學觀點複習了人體解剖學、生理學、遺傳學，以利第 4 到第 9 章深入探討營養素。當你學習特定營養素或預防疾病的建議時，要謹記在心的是：基因譜的差異對擬訂個人專屬的營養策略極為重要。

觀念檢查站 3.11

1. 營養遺傳學和營養基因體學的差異何在？
2. 列舉兩種受遺傳強力影響的營養相關疾病。
3. 預測營養學基因體學未來如何影響營養建議。

營養與你的健康 Nutrition and Your Health (NAYH)

常見的消化問題

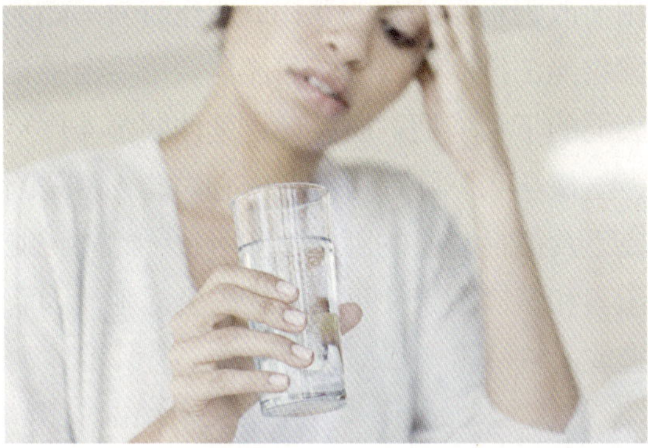

心灼痛或 GERD 患者在下列情況下必須就醫：

- 吞嚥困難或吞嚥疼痛
- 心灼痛持續 10 年以上
- 年過 50 才出現心灼痛
- 藥物治療心灼痛無效
- 突然、不明原因體重下降
- 胸痛
- 失血或貧血
- 便血或嘔血

消化系統毫不張揚，默默從你吃的食物中萃取營養素，供給數以兆計身體細胞的需求。直到某天出了問題，你才會注意到消化這回事。在本節你會學到利用營養策略對付心灼痛、潰瘍、便秘、痔瘡、大腸激躁症、腹瀉、膽結石、麩質不耐症等。另外三種消化疾病——乳糖消化不良、憩室症、囊腫纖維症——將在第 4 和 5 章討論。

心灼痛

大約半數北美人偶爾會心灼痛，又稱為胃酸逆流（圖 3-18）。這種上胸腔的疼痛起因於胃酸進入食道。反覆發生因而比較嚴重的情況就叫作**胃食道逆流症** (gastroesophageal reflux disease, GERD)。食道和胃不一樣，只分泌少許黏液，所以胃酸會迅速侵蝕食道內壁而造成疼痛。症狀或許還有反胃、嘔吐、咳嗽、嗓音嘶啞。GERD 的病徵是：這種胃酸逆流的症狀每週發生兩次或以上。這是因為 GERD 患者的胃食道

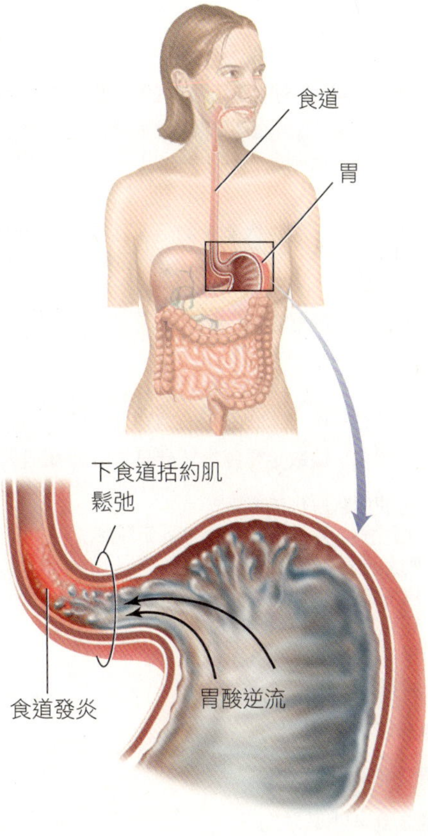

圖 3-18 心灼痛的原因是胃酸逆流進入食道

胃食道逆流症 (gastroesophageal reflux disease, GERD) 胃酸逆流進入食道的病症，胃酸刺激食道內壁而引起疼痛。

括約肌會偶爾鬆弛。在正常情況下，只有吞嚥時括約肌才會放鬆，不過患者在其它時刻也會放鬆。對某些人而言，胃內容物進入小腸的速度緩慢，使這個問題更加複雜化（參見延伸閱讀 14）。

大部分心灼痛患者說，這種病嚴重影響生活品質，尤其是無法享受許多最愛的食物。然而更嚴重的是，如果未加治療，會造成食道發炎並升高食道癌風險。心灼痛患者應該遵循表 3-4 的一般建議。偶爾心灼痛，用非處方的制酸劑即可迅速緩解。服用制酸劑可以減少胃酸，但不會阻止胃酸逆流。每週數次或每天的心灼痛或 GERD，可能需要 H_2 阻斷劑或**質子泵抑制劑** (proton pump inhibitors, PPIs)（下一節的「醫藥箱」會討論）。質子泵抑制劑減少胃酸的製造，因而提供長效的緩解；不過要在每天的第一餐之前服用，因為它需要較長的時間才能發揮作用。改善胃腸蠕動的藥物或許也有效。如果藥物無法控制 GERD，可能需要用手術強化衰弱的下食道括約肌（參見延伸閱讀 4）。

懷孕和肥胖都可能造成心灼痛，這是因為下食道括約肌的壓力增加所致。此外，雌激素和黃體激素使下食道括約肌鬆弛，因而造成心灼痛。

表 3-4　照護心灼痛和潰瘍的營養與生活方式的建議

	心灼痛	消化性潰瘍
避免抽菸	√	√
除非醫生指示，避免大劑量的阿斯匹靈、ibuprofen 或其它非類固醇消炎藥[a]	√	√
維持健康體重	√	√
少量多餐和低脂飲食	√	√
節制飲酒	√	√
節制咖啡因的攝取（如咖啡、某些清涼飲料）	√	√
吃均衡飲食，攝取足量纖維（參見第 4 章纖維質的來源）	√	√
忌吃會使症狀惡化的食物[b]		
－酸性食物（例如柳橙汁、番茄製品）	√	√
－刺激性食物（例如辣椒、黑胡椒）	√	√
－汽泡飲料	√	√
－巧克力	√	√
－洋蔥與大蒜	√	
－薄荷與留蘭香	√	
避免穿緊身衣物	√	
床頭墊高 15 到 20 公分	√	
餐後 3 到 4 小時才躺下	√	
經常洗手，遵循食品安全指南（參見第 13 章）		√

[a] 對於必須使用這些藥物的人，美國 FDA 已經核准一種和非類固醇消炎藥併用的胃藥，可減少胃的傷害。這種藥會減少胃酸的製造並促進黏液分泌。

[b] 這些食物不會引起心灼痛或潰瘍，不過會刺激食道或胃已經受傷的部位。

案例研究 胃食道逆流症

凱琳 20 歲，就讀大學二年級。這幾個月來，她經常心灼痛，往往是在午間或晚上的大餐之後發作。晚餐後她偶爾彎腰撿東西時，胃的內容物會經過食道逆流進入嘴裡。凱琳嚇壞了，所以到大學的健康中心檢查。

中心的護理師稱許凱琳沒有諱疾忌醫，她懷疑這是胃食道逆流症 (GERD)。她告訴凱琳，這種病沒控制好會有大麻煩，可能導致某種罕見的癌症。她給凱琳一本說明 GERD 的小冊子，並且預約醫生做進一步的檢查。

回答下列問題。解答在本章末尾。

1. 哪種飲食和生活習慣造成凱琳的 GERD 症狀？
2. 哪種飲食和生活方式的管理可以幫助凱琳對付這個問題？
3. 哪些藥物治療這種疾病特別有效？
4. 大致說來，凱琳要如何應付這個健康問題，她會痊癒嗎？
5. 管理 GERD 為何重要？

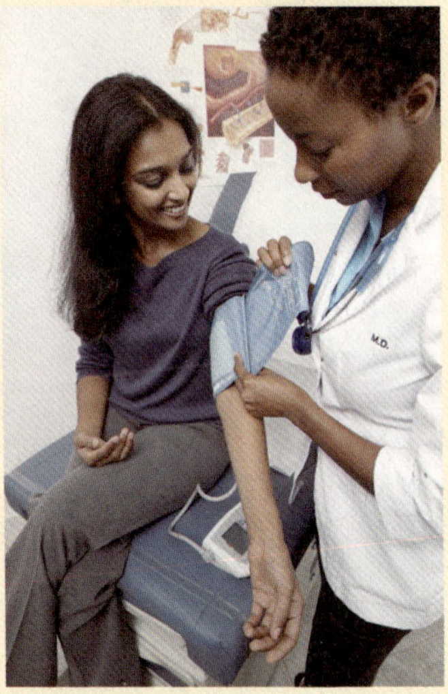

▲凱琳為了持續的心灼痛去看健康專家，這是明智的做法

潰瘍

消化性**潰瘍** (ulcer) 是指食道、胃或小腸的內襯被胃酸腐蝕（圖 3-19）。胃潰瘍的形成是因為保護胃的黏液層損毀，導致胃的內襯受酸和蛋白質消化酵素的侵蝕。這種狀況會造成疼痛、失血、甚至穿孔。酸也會腐蝕食道和小腸前段（十二指腸）的內襯。不管任何時候，總有 450 萬美國人受到消化性潰瘍的影響。年輕人的潰瘍大多發生在小腸，而中老年人主要發生在胃。

如何知道自己是否有消化性潰瘍？有些人一點症狀也沒有，不過大部分患者在餐後 2 小時會胃痛。當餐點從潰瘍部位移開之後，胃酸就會刺激這個部位。其他症狀可能包括體重減輕、沒有胃口、反胃和嘔吐、脹氣。吐出鮮血或像咖啡渣的東西，或者排出黑便，都是消化道出血的徵象。有任何消化道出血的證據都必須立刻就醫。

沒多久以前，發生潰瘍的主要原因一般都認為是胃酸過多，所以中和與抑制胃酸的分泌成為合理的療法。雖然酸仍然是形成潰瘍的重要因素，研究員已經發現禍首是抗酸的細菌（幽門螺旋桿菌）感染了胃，以及重度用藥阻礙了胃內黏液的製造。壓力是潰瘍

潰瘍 (ulcer)　組織內襯的侵蝕，通常發生在胃和小腸前段。一般統稱為消化性潰瘍。

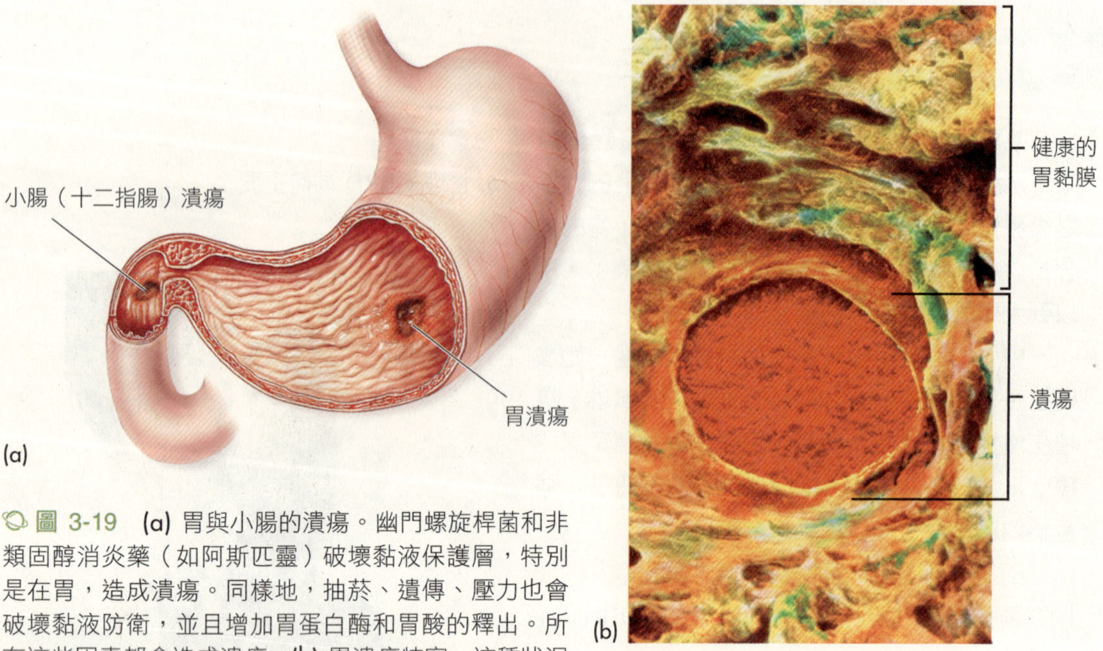

圖 3-19 (a) 胃與小腸的潰瘍。幽門螺旋桿菌和非類固醇消炎藥（如阿斯匹靈）破壞黏液保護層，特別是在胃，造成潰瘍。同樣地，抽菸、遺傳、壓力也會破壞黏液防衛，並且增加胃蛋白酶和胃酸的釋出。所有這些因素都會造成潰瘍。(b) 胃潰瘍特寫。這種狀況需要治療，否則可能會胃穿孔

的誘發因素，尤其是受幽門螺旋桿菌感染或是有焦慮症的人。抽菸也會造成潰瘍並引起併發症如出血，並且使潰瘍的治療失敗。

胃潰瘍和十二指腸潰瘍患者 80% 以上帶有幽門螺旋菌。這種細菌相當常見，不過感染的人只有 10% 到 15% 會導致潰瘍。雖然幽門螺旋菌造成潰瘍的機制還不完全清楚，不過用抗生素治療感染可讓潰瘍痊癒，並且不再復發。2005 年兩位澳大利亞醫生獲頒諾貝爾獎「因為他們發現幽門螺旋菌以及這種細菌在消化性潰瘍中的角色。」

非類固醇消炎藥 (non-steroidal anti-inflammatory drugs, NSAIDs) 使用於疼痛發炎的狀況如關節炎。阿斯匹靈、ibuprofen、naproxen 是最常用的 NSAIDs。NSAIDs 會抑制胃分泌黏液。比較新的藥叫作「Cox-2 抑制劑」，用來取代 NSAIDs，因為比較不會引起胃潰瘍。這種藥具有 NSAIDs 所沒有的一些優點，但是對某些人並不安全，特別是有心血管疾病或中風病史的人。

潰瘍的主要風險是胃壁或腸壁完全蝕穿的可能性。此時消化道的內容物會泄漏進入腹腔，造成嚴重感染。除此之外，潰瘍會破壞血管，導致大量失血。因此，絕不可輕忽早期潰瘍的警訊，如餐後或半夜胃部附近突然持續疼痛。

目前潰瘍的治療採用組合式療法。感染幽門螺旋菌的人給予抗生素和阻酸藥物，叫作離子泵抑制劑。在治療的第一週，幽門螺旋菌感染的治癒率達 90%。如果感染完全消除，就不會復發，如果消除不完全，必會一再復發（參見延伸閱讀 13）。

制酸劑也可用來治療潰瘍，例如 H_2 阻

非類固醇消炎藥 (non-steroidal anti-inflammatory drugs, NSAIDs) 包括阿斯匹靈、ibuprofen、naproxen 等抗發炎藥物。

醫藥箱

質子泵抑制劑是抑制胃細胞分泌氫離子（也就是質子）的藥物。低劑量或許無需處方。由於胃酸對維生素 B_{12} 的吸收很重要，長期使用這種藥會損害維生素 B_{12} 的營養狀況。

例如：

- Omeprazole (Prilosec OTC®)
- Rabeprazole (Aciphex®)
- Lansoprazole (Prevacid®)
- Esomeprazole (Nexium®)

H_2 阻斷劑能夠阻止組織胺對胃酸製造細胞的誘發。

例如：

- Cimetidine (Tagamet®)
- Nizatidine (Axid®)
- Ranitidine (Zantac®)
- Famotidine (Pepcid®)

斷劑，它能抑制**組織胺** (histamine) 相關的胃酸分泌。覆蓋潰瘍的藥物也普遍使用。

改變飲食是否能預防或治療消化性潰瘍？許多人以為吃辛辣或酸性的食物會引發潰瘍。與民眾的看法相反，這些食物不會引發潰瘍。然而一旦有了潰瘍，這些食物會刺激受傷的組織。所以對某些人來說，忌吃辛辣或酸性食物可以緩解症狀。

以前的人用牛奶和奶油療法來緩解潰瘍。臨床醫生現在知道，這兩種食物只會使潰瘍更加惡化。因為它們所含的鈣會刺激胃酸分泌，使潰瘍無法復原。

總之，藥物治療幽門螺旋菌感染是革命性的潰瘍療法，使得改變飲食成為無足輕重之舉。潰瘍患者應該戒菸，儘量少用 NSAIDs。目前的飲食療法只是建議別吃會惡化症狀的食物（表 3-4）。

便秘

便秘 (constipation) 是指排便困難或次數太少，成人常有此症。糞便通過大腸太慢，才會造成便秘。因為大腸持續吸收糞便水分，停留太久使糞便變得乾硬。

經常忽略排便反應的人，長期下來容易便秘。有時候在工作或社交場合不方便上廁所，就會忽視本能的反應。大腸肌肉痙攣也會減緩糞便的推進，造成便秘。藥物如制酸劑、鈣、鐵補充劑也會引起便秘。

治療輕微便秘最好的方法是吃富含纖維質的食物，如全穀類麵包、麥片、豆類，並且喝足夠的水以防脫水（參見延伸閱讀 10）。纖維質吸收水分進入大腸，刺激蠕動，並且形成體積大而軟的糞便。水果乾是

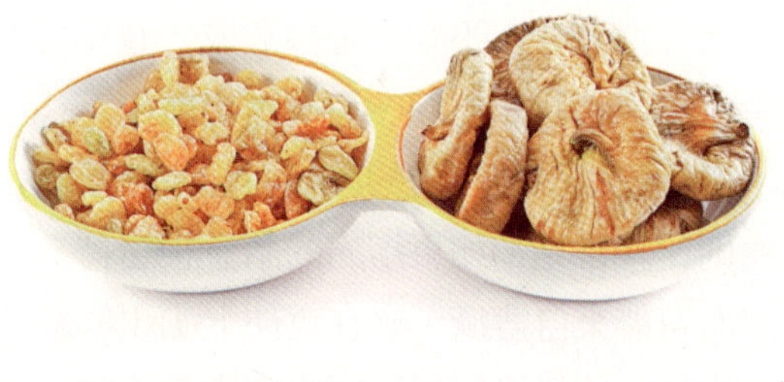

▲水果乾是纖維質的天然來源，搭配足夠的水分可以預防便秘

關鍵思考

艾美麗聽說吃過大餐之後服用瀉藥，可以減少卡路里的攝取量，避免體脂肪的積聚。瀉藥可以加速大腸排空，增加水分流失。根據你所學的營養素的消化和吸收，你認為艾美麗能依賴瀉藥預防體脂肪的增加嗎？

組織胺 (histamine) 組胺酸（胺基酸的一種）分解的產物，能刺激胃酸分泌，對人體還有其他功能，如平滑肌的收縮、增加鼻液分泌、放鬆血管、收縮氣管等。

纖維質的良好來源，有助於排便。另外要多喝水，以便促進纖維質在大腸的作用。除此之外，便秘者最好養成定時排便的習慣；每天在固定時間排便，可以訓練大腸做規律的反應。最後，放鬆心情和經常運動也能治療便秘。

瀉藥 (laxatives) 能緩解便秘。有的瀉藥是刺激腸神經以促進蠕動，其它含有纖維質的瀉藥是把水分吸入大腸以增加糞便體積。大塊的糞便撐開蠕動肌肉，使它們彈回並收縮。不過經常服用瀉藥須由醫生指示。總之，服用含纖維質的瀉藥比較安全。

痔瘡

痔瘡 (hemorrhoids) 是指腫脹的直腸和肛門靜脈。這個部位的血管受到很大的壓力，尤其是排便的時候。對血管的額外壓力來自懷孕、肥胖、久坐、劇烈咳嗽或噴嚏、使勁的排便（尤其是便秘時）等，都會造成痔瘡。痔瘡會在不知不覺中形成，直到排便時才出現症狀如疼痛、發癢、出血。

發癢是由肛門內的濕氣引起，腫脹和疼痛則比較常見。如果疼痛的話會相當持久。出血可能來自痔瘡，會在糞便上出現鮮紅色的條紋。排便後感覺肛門內有東西卡住，是內痔突出肛門所致。

任何人都可能長痔瘡，年過 50 的成人半數會得此症。飲食、生活習慣、甚至遺傳都有份。舉例來說，低纖飲食造成排便困難，因而導致痔瘡。如果你懷疑自己長痔瘡，應該去看醫生。直腸出血雖然常是痔瘡所引起，但也可能是其他問題如癌症。

醫生可能會建議各種自我療法。溫熱而輕柔的緊壓，或在溫水中坐浴 15 到 20 分鐘，可以緩解疼痛。飲食建議與治療便秘相同，要攝取足夠的纖維質和水分。非處方藥物，例如 Preparation H®，也能緩解症狀。

大腸激躁症

許多成人（單是美國就有 2,500 萬人）罹患大腸激躁症，症狀包括腹絞痛、脹氣、腸道功能異常（腹瀉、便秘或兩種症狀交替出現）。年輕婦女比年輕男性易得此症，至於中老年人則男女比例為 50:50。美國每年有 350 萬人為此就醫。

大腸激躁症的症狀包括明顯可見的腹部膨脹，排便後疼痛緩解；疼痛時排便頻繁，糞便稀鬆，帶有黏液，排便後覺得沒有排乾淨。此症雖然惱人卻屬無害，既無癌症風險也非嚴重的消化問題。

大腸激躁症真正的致病原因很難查明。最近的研究指出，調控食物通過消化道的荷爾蒙異常或許是禍首。除此之外，有些患者的消化道發炎反應也牽涉其中。大部分患者認為自己的症狀是食物引起的，不過少有食物過敏或不耐症的確實證據（參見延伸閱讀 5）。講到特定食物，消化不良的碳水化合物是頭號嫌犯（參見延伸閱讀 9）。果糖、糖醇、以及其它碳水化合物如果未消化就抵達大腸，就會造成腹瀉或脹氣。沮喪和壓力也與大腸激躁症有關；有 50% 的患者說，他們遭受到言辭侮辱或性虐待。

由於症狀和致病原因分歧，治療方法也因人而異。以前的建議是吃高纖飲食，不過最近的研究顯示沒什麼效果。有些患者多吃

瀉藥 (laxative) 刺激排便的藥劑或其它物質。

痔瘡 (hemorrhoid) 大靜脈明顯腫脹，尤其是指肛門部位的靜脈。

水溶性膳食纖維或許有效，但是不溶水膳食纖維似乎會使症狀惡化（參見第 4 章）。剔除乳製品和容易脹氣的食物如豆類和某些蔬菜（包心菜、豆子、花菜）及水果（葡萄、葡萄乾、櫻桃、甜瓜），就能夠緩解症狀。草藥製劑、益生菌和認知行為療法可以減少症狀，改善生活品質（參見延伸閱讀 3 和 8）。患者應該節制咖啡因的攝取，或完全禁絕含咖啡因的食物和飲料。低脂和少量多餐的飲食可能有幫助，因為大餐會讓大腸緊縮。其他方法還有：減少壓力、心理諮商、抗憂鬱劑以及其他藥物。嚴重病例使用催眠療法可緩解症狀。

在飲食中剔除某些食物或整大類食物會造成營養不足。研究證實大腸激躁症患者某些營養素，如鈣和維生素 A 的攝取不足。患者應向合格營養師請教如何追蹤飲食，辨識問題食物，計劃均衡飲食。

腹瀉

腹瀉是消化道疾病，通常會持續數天；它指的是排便次數增加，糞便較多或較稀。大多數的腹瀉是由細菌或病毒感染腸道而引起的，它們所製造的物質使腸細胞變成以分泌液體為主，而不是吸收液體。另一種腹瀉是吃了不能吸收的物質，如無糖口香糖中的山梨醇（糖醇的一種，參見第 4 章）；或是大量的高纖來源如麥麩。吃了大量無法吸收的物質，會吸取水分進入腸道，造成腹瀉。

任何腹瀉的飲食療法，目標都是預防脫水。對付脫水最重要的方法就是增加水分和電解質的攝取。對嬰兒和老人而言，迅速治療（在 24 到 48 小時之內）特別重要，因為他們很容易因腹瀉而脫水（參見第 15 和 16 章）。成人腹瀉超過 7 天必須就醫，因為有可能是更嚴重的腸病，尤其是糞便如果帶血的話。

如果是感染引發的腹瀉，就沒有必要改變平日的飲食。有人建議暫時減少攝取咖啡因、脂肪、纖維以及不易吸收的碳水化合物（參見延伸閱讀 11），也有人證實維持平日飲食可加速復原。含有益生菌的食物或可幫助復原。如果是難以吸收的物質引起腹瀉，如過量的糖醇或乳糖，遠離它們就對了。

膽結石

膽結石是疾病與手術的主要原因之一，影響 10% 到 20% 的美國成人。當膽汁中的物質——主要是膽固醇（80% 的膽結石）——形成結晶狀粒子而在膽囊內出現固體物質，就是膽結石。這些物質可能像砂粒一樣小，也可能跟高爾夫球一樣大（圖 3-20）。這些結石的形成有諸多因素，體重過重是主要的可改善因素，尤其是 20 到 60 歲的女性。其他因素包括基因背景（如美洲原住民）、老年（男女兩性超過 60 歲）、懷孕、膽囊活動減少（比平常收縮得少）、

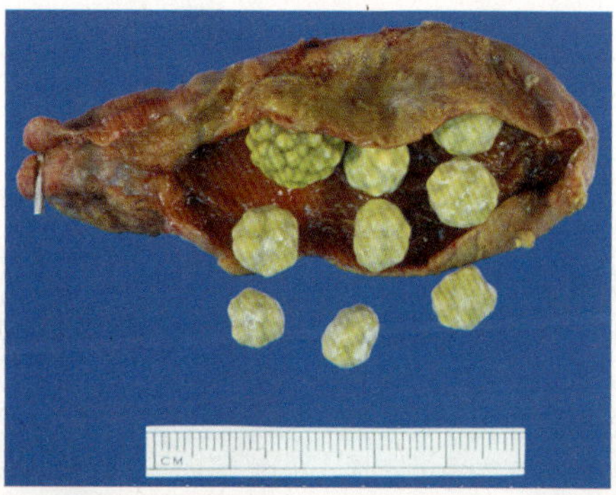

圖 3-20 手術摘除後的膽囊與膽結石。結石的大小和組成因人而異

膽汁成分改變（如膽固醇太多或膽鹽太少）、糖尿病、飲食（如低纖飲食）等等。除此之外，在快速減重或長期禁食期間也會形成結石（因為肝臟代謝更多脂肪，也分泌更多膽固醇進入膽汁）。

膽結石的症狀包括上右腹間歇性疼痛、脹氣、反胃或嘔吐等。有藥物可溶解結石，不過需要長時間才會發生作用，而且容易復發。因此，動手術移除結石是最為常見的方法（美國一年有 50 萬台手術）。

預防膽結石不外乎避免過重，尤其是女性。避免快速減重（每週超過 1.4 公斤），節制動物蛋白質而代之以植物蛋白質（特別是堅果），吃高纖飲食等，都同樣有效。專家也建議經常運動，節制攝取咖啡因和酒精（參見延伸閱讀 12）。

麩質不耐症與麩質敏感

麩質不耐症 (celiac disease) 影響了 1% 的美國人口。麩質不耐症的發展取決於兩個因素：遺傳傾向和飲食含有一種稱為麩質的蛋白質。麩質存在於某些穀類中：小麥、裸麥、大麥等。消化道中的蛋白質消化酵素可分解麩質的一些肽鍵，不過消化並不完全，留下一些小肽和個別的胺基酸。消化作用產生的小肽可被吸收進入小腸內襯細胞。如果某人具有麩質不耐的遺傳傾向，並且接觸到這些來自麩質的小肽時，就會產生發炎反應。雖然許多人認為麩質不耐症是食物過敏，但它確實是自體免疫反應：免疫系統攻擊並摧毀自己的細胞。（詳情參見第 6 和 15 章。）

接觸麩質而產生的免疫反應把小腸細胞作為攻擊目標，使絨毛變得扁平而減少吸收面積（圖 3-21）。某些消化酵素減少，而且小腸吸收營養素的能力受到削弱。吸收不良造成各種消化道狀況：腹瀉、脹氣、腹絞痛等。事實上，麩質不耐症往往被誤診為大腸激躁症。不過麩質不耐症的後果要比大腸激躁症嚴重得多。久而久之，營養素吸收不良會導致疲勞、體重下降（或兒童的生長不良）、貧血、不孕、甚至骨質流失等（參見延伸閱讀 7 和 15）。

如果懷疑有麩質不耐症，正式診斷的第一步是做血液檢驗，看有沒有麩質的抗體。然後做小腸切片檢查以確定病理缺陷。也可以做麩質不耐症的基因檢測，不過擁有這種基因並不能準確預知此症的發展。

對麩質不耐症唯一有效的管理辦法是，嚴格限制含有小麥、裸麥、大麥的食品。要

麩質不耐症 (celiac disease) 有麩質不耐遺傳傾向的人接觸麩質而產生的自體免疫疾病。

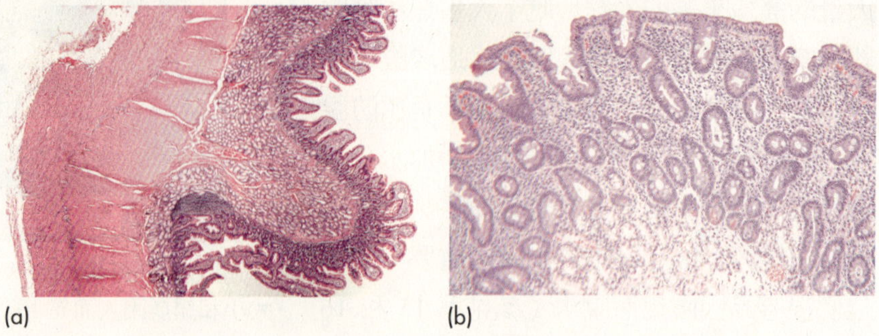

圖 3-21 麩質不耐症患者與非患者的組織切片檢查。(a) 正常小腸細胞，注意完好無損的絨毛，大幅增加營養素吸收的面積。(b) 麩質不耐症患者的小腸細胞，絨毛變平

遵循無麩質飲食必須仔細閱讀食品標示。美國國會 2004 年通過「食品過敏原標示暨消費者保護法案」，規定食品廠商必須在產品上標示八種主要的食品過敏原。小麥是其中之一，但裸麥和大麥不包括在內。因此，吃無麩質飲食的人必須仔細閱讀食品原料清單，辨識麩質來源。在穀類之中，稻米、馬鈴薯粉、玉米粉、蕎麥、竹芋、黃豆等不含麩質，不過小麥、裸麥、大麥、麥麩、全麥粉、粗粒麥粉、斯佩耳特小麥、麥芽等都是麩質來源。燕麥一般不含麩質，不過在田野中或加工過程中可能受到麩質污染。

麩質不耐症患者很快就學到，小麥、裸麥、大麥是許多食物中的隱藏成分：小麥及其製品是醬料和佐料的增稠劑，是乳製品和許多加工食品的調味劑，也是油炸蔬菜和肉類的裹粉。目前許多食品廠商自願在產品上標示有或無麩質。然而並非所有產品都能清楚辨識麩質。外食仍舊是項挑戰：少許撒粉就足以對麩質不耐症患者有不良的影響。

吃了幾個禮拜無麩質飲食之後，小腸內襯已經再生。腸胃症狀消失，營養素吸收也改善。到目前為止，無麩質飲食是唯一對付麩質不耐症的方法，不過其他療法的研究已在進行。食品科學家正在研發不含麩質的小麥、裸麥、大麥品種。在胃腸方面，其他療法是提供消化酵素，在麩質引發自體免疫反應之前就將它分解掉；或是利用高分子將麩質抓住，避免它被吸收。在免疫方面，研究員正在尋找藥物來阻斷免疫反應，以免小腸受到損害。

與此相關的議題是**麩質敏感** (nonceliac gluten sensitivity)。有些人吃了麩質之後，出現麩質不耐症的症狀，但是小腸並沒有受損，體內也沒有出現抗體。有報告指出，每診斷出一位麩質不耐症患者，就有六位麩質敏感者。除了消化道症狀之外，麩質敏感者也報告自己疲勞、頭痛、肌肉關節痛和／或睡眠障礙。他們吃無麩質飲食後，這些症狀就會消失；再吃麩質，症狀就再出現。醫療社群認為麩質敏感是可驗證的狀況，不過背後的免疫機制並不清楚。這種狀況尚無診斷測試——只有無麩質飲食可緩解症狀的效應（參見延伸閱讀 2）。許多疑問還在：麩質敏感是永久的狀況嗎？攝取麩質是否有個不會引發症狀的臨界點？麩質似乎引發多重免疫反應，這些反應可由基因特質加以預測（參見延伸閱讀 7）。

總之，麩質不耐和麩質敏感的盛行和認知正方興未艾。盛行率上升的確切原因不明，不過有些科學家推測小麥生產方式改變，或者食品工業廣泛使用小麥是禍首。其他科學家懷疑是感染或環境毒素增加了腸胃滲透性，導致麩質過敏化。

總結

以上討論的各種狀況或許極為嚴重，可能導致營養不良、內出血以及致命的感染。如果你自己或朋友懷疑消化道出了問題，一定要諮詢合格的醫護人員。不過你應該自豪可以控制一部分風險，利用營養和調整生活方式以補醫療之不足。總之，維持健康體重，攝取足量的纖維和水分，避免抽菸和過度依賴非類固醇消炎劑，可以幫助你對抗幾種常見的消化道障礙。

麩質敏感 (nonceliac gluten sensitivity) 非麩質不耐症患者攝取麩質而引發類似麩質不耐症的至少一種免疫相關症狀。

本章重點（數字代表章節）

3.1 同類細胞聚集而形成組織，多種組織結合而形成器官，器官協力合作構成器官系統。

3.2 人體的基本結構單位是細胞。幾乎所有的細胞都含有相同的胞器。不過細胞執行的功能不同，其結構也不相同。

3.3 上皮、結締、肌肉、神經組織是構成人體的四大類組織。每一器官系統都會受營養素攝取量的影響。

3.4 透過消化道細胞，水溶性營養素被吸收進入微血管；脂溶性營養素被吸收進入淋巴管，最後注入血液中。血液循環全身時，輸送營養素和氧氣供給細胞，並且擷取廢物。

3.5 泌尿系統包括腎臟，負責過濾血液，移除血液廢物，並且維持血液的化學組成。

3.6 神經系統負責交流與調控。鞘磷脂是包覆神經元的絕緣體的一部分。神經衝動的傳導依賴鈉和鉀。神經傳導素由胺基酸合成。

3.7 內分泌系統製造荷爾蒙——蛋白質為主的化學信差——調控代謝反應和血液中營養素的濃度。

3.8 藉由皮膚和消化道的協助，免疫系統保護人體對抗病原體。免疫系統的功能依賴蛋白質，必需脂肪酸，維生素 A、C、D，部分 B 群維生素，礦物質鐵、鋅、銅等。

3.9 消化道由口、食道、胃、小腸、大腸（結腸）、直腸、肛門構成。

消化道每隔一段距離就有括約肌，控制內容物的流動方向。蠕動推動內容物沿著消化道前進。神經、荷爾蒙和其它物質控制括約肌和蠕動肌的運動。

消化酵素由口、胃、小腸、胰臟分泌。胃和大腸進行少量的消化和吸收作用，不過部分蛋白質在胃內消化。

大部分的吸收作用透過小腸絨毛上的細胞進行。吸收作用包括被動擴散、便利擴散、主動運送、吞噬與胞飲作用。

一部分水和礦物質在大腸中吸收。一些未消化的碳水化合物被大腸細菌分解後，產物有些可被吸收。剩餘未消化的殘渣以糞便排出體外。

肝臟、膽囊、胰臟參與消化和吸收作用。這些器官的產物如酵素和膽汁，進入小腸協助蛋白質、脂肪、碳水化合物的消化。

3.10 血液中儲存的少量營養素可供立即使用。有些營養素如礦物質和脂溶性維生素，可以廣泛儲存在骨骼、脂肪組織、肝臟中。儲存過量的營養素會造成中毒。相反地，在需要的時候分解重要組織可提供營養素，不過終究會損害健康。

3.11 營養學基因體學的研究包括基因如何影響營養狀況（營養遺傳學），以及營養素和飲食其它成分如何影響基因表現（營養基因體學）。家譜和基因檢測對飲食規劃很有幫助。

NAYH 常見的消化道疾病如心灼痛、便秘、大腸激躁症等，可由飲食調整和藥物加以治療。

知識檢查站（解答在下方）

1. 胃保護自己不受消化傷害是分泌
   a. 碳酸氫鹽
   b. 濃稠黏液層
   c. 羥基離子以中和胃酸

d. 摧毀酵素的抗胃蛋白酶

2. 下食道括約肌位於哪兩者之間

a. 胃與食道　　c. 迴腸與盲腸

b. 胃與十二指腸　　d. 結腸與肛門

3. 推動食物沿著消道前進的肌肉收縮稱為

a. 括約肌　　c. 重力作用

b. 腸肝循環　　d. 蠕動

4. 來自胰臟的碳酸氫根離子 (HCO_3^-)

a. 在胃部中和胃酸

b. 在幽門括約肌合成

c. 在十二指腸中和膽汁

d. 在十二指腸中和胃酸

5. 大部分消化過程發生於

a. 口　　c. 小腸　　e. 肝臟

b. 胃　　d. 大腸

6. 膽汁形成於________並儲存於________

a. 胃，胰臟　　c. 肝臟，膽囊

b. 十二指腸，腎臟　　d. 膽囊，肝臟

7. 大腸中進行的消化作用大多是由________進行

a. 脂肪酶　　c. 唾液

b. 胃蛋白酶　　d. 細菌

8. 治療潰瘍的方法

a. H_2 阻斷劑　　c. 抗生素

b. 質子泵抑制劑　　d. 以上皆是

9. 研究食物如何與基因互相作用而影響健康的是

a. 營養基因體學　　c. 免疫學

b. 流行病學　　d. 營養遺傳學

10. 細胞液中進行的能量產出是無氧代謝，因為它不需要

a. 水分　　c. 合成代謝類固醇

b. 氧氣　　d. 厭氧菌

解答：1. b (LO 3.8), 2. a (LO 3.8), 3. d (LO 3.8), 4. d (LO 3.8), 5. c (LO 3.8), 6. c (LO 3.8), 7. d (LO 3.8), 8. d (LO 3.12), 9. a (LO 3.11), 10. b (LO 3.2)

學習問題（LO 數字是章首學習成果的章節）

1. 針對營養相關的 12 種器官系統，各舉出一種以上的功能 (LO 3.3)。
2. 畫出細胞元件並加標示。說明營養相關的各胞器的功能。(LO 3.2)
3. 從心臟右側開始，追蹤血液流向，直到返回起點。血液如何流經小腸？哪些營養素經由血液進入人體？哪些經由淋巴液 (LO 3.4)？
4. 在消化道中，小腸比任何器官都適合執行吸收功能，理由何在 (LO 3.8)？
5. 辨識五種基本味覺，並且各舉出一種食物為例 (LO 3.8)。
6. 在消化過程中，胃酸的角色為何？它在何處分泌 (LO 3.8)？
7. 營養素主動吸收與被動擴散步驟的差異何在 (LO 3.8)？
8. 列舉兩種將內容物注入小腸的附屬器官。這些器官所分泌的物質如何協助食物的消化 (LO 3.8)？
9. 下列物質會出現在何種器官系統中？

食糜 (LO 3.8)　　血漿 (LO 3.4)

淋巴液 (LO 3.4)　　尿液 (LO 3.9)

10. 在何種營養相關疾病中，遺傳或家譜是重要的風險因素，試說明之 (LO 3.11)。

案例研究解答

1. 用餐時吃得太飽應該是凱琳心灼痛的原因。
2. 一般的飲食建議包括：少量多餐的低脂飲食，用餐時不要過飽，餐後 2 小時才可躺下，床頭墊高約 15 公分（參見表 3-4）。這些建議降低胃內容物逆流進入食道的風險。此外，減重（如果過重的話）也可緩解 GERD。
3. 如果飲食建議無法改善症狀，主要的藥物治療是抑制胃酸的製造（參見本章「營養與你的健康」利用質子泵抑制劑治療消化性潰瘍的討論）。如果藥物治療無效，可以考慮動手術強化下食道括約肌。
4. 凱琳的 GERD 雖然可以治療，但很可能會持續終生。即使手術也無法完全解決這個問題。終生的飲食和生活方式管理，加上藥物治療，才是解決之道。
5. 終生的 GERD 管理很重要，因為長期的 GERD 會升高食道癌的風險。

營養學家的選擇

便秘的原因是大腸內糞便的移動太慢。在飲食中增加纖維和水分往往可以緩解便秘，無需借助非處方的瀉劑。要增加纖維質攝取量，就選擇全穀類、蔬果、豆類。這個任務可不簡單，因為速食店和便利店的食品大多是低纖的。

在挑選披薩的時候，尋找蔬菜和水果較多的切片；如此一來，每片披薩可增加 1 公克纖維質。若是全穀類麵皮的披薩，每片又可增加 1 公克纖維質。這些做法只是小小的改善，你還需要另外尋找纖維質的來源。

你的副餐是什麼？麵食和麵包棒除非是全穀類製品，否則沒多少纖維質。一根麵包棒和一杯麵食加白醬，可以分別增加 1 和 2 公克纖維質。不過這些富含碳水化合物的附加物提供額外的卡

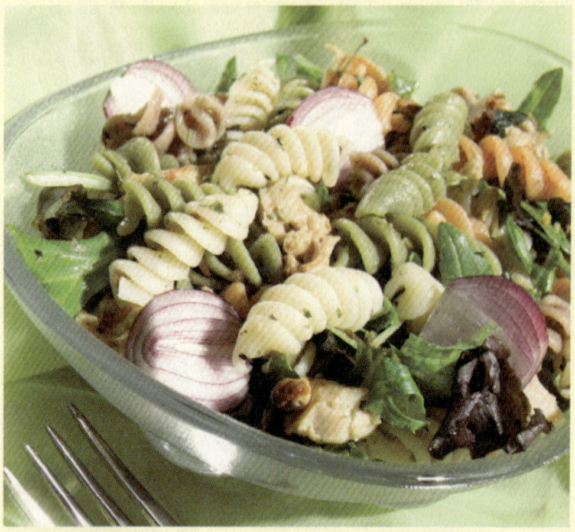

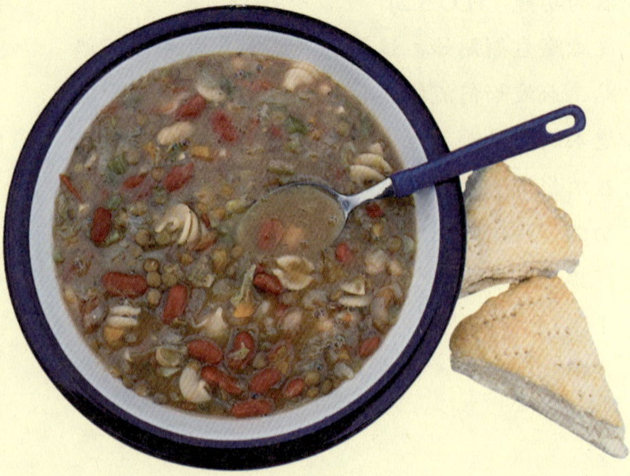

▲全穀類麵食和沙拉與湯的豆子是纖維質的良好來源，能夠預防腸道問題如便秘

路里，最好能免則免。沙拉依其份量與成分，可提供 1 到 3 公克纖維質。青菜沙拉的主成分—萵苣、黃瓜、番茄—大部分是水，纖維質並不多；而佐料如起司、蛋、肉末對緩解便秘都沒有幫助。水果乾（如蔓越莓或葡萄乾）和堅果反而能提供較多纖維質。

不過最佳選擇是湯！一杯豆子麵湯就如醫生所指示的，能夠緩解便秘。它提供 6 公克纖維質和額外的水分。

最後，一定要喝足夠的水。脫水是便秘的原因之一，但往往被忽略。水分有助於潤滑消化道，而且纖維質會吸水，能增加糞便體積。

延伸閱讀

1. Baumler, MD: Nutrigenetics—building a platform for dietitians to offer personalized nutrition. *Today's Dietitian* 14:48, 2012.
2. Bizzaro N and others: Cutting-edge issues in celiac disease and in gluten intolerance. *Clinical Reviews in Allergy and Immunology* 42:279, 2012.
3. Camilleri M: Probiotics and irritable bowel syndrome: Rationale, putative mechanisms, and evidence o*f clinical efficacy.* Journal of Clinical Gastroenterology 40:264, 2006.
4. DeVault KR and Castell DO: Updated guidelines for the diagnosis and treatment of gastroesophageal reflux disease. *American Journal of Gastroenterology* 100:190, 2005.
5. El-Salhy M and others: The role of diet in the pathogenesis and management of irritable bowel syndrome (review). *International Journal of Molecular Medicine* 29:723, 2012.
6. Fenech M and others: Nutrigenetics and nutrigenomics: Viewpoints on the current status and applications in nutrition research and practice. *Journal of Nutrigenetics and Nutrigenomics* 4:69, 2011.
7. Ferretti GF and others: Celiac disease, inflammation, and oxidative damage: A nutrigenetic approach. *Nutrients* 4:243, 2012.
8. Lynch A and Webb C: What are the most effective nonpharmacologic therapies for irritable bowel syndrome? *Journal of Family Practice* 57:57, 2008.
9. Marcason W: What is the FODMAP diet? *Journal of the Academy of Nutrition and Dietetics* 112:12, 2012.
10. Muller-Lisser SA and others: Myths and misconceptions about constipation. *American Journal of Gastroenterology* 100:232, 2005.
11. National Digestive Diseases Information Clearinghouse: Diarrhea (2011). Available at http://digestive.niddk.nih.gov/ddiseases/pubs/diarrhea/index.aspx. Accessed July 21, 2014.
12. National Digestive Diseases Information Clearinghouse: Gallstones (2007). Available at http://digestive.niddk.nih.gov/ddiseases/pubs/gallstones/index.aspx. Accessed July 21, 2014.
13. National Digestive Diseases Information Clearinghouse: H. pylori and peptic ulcers (2010). Available at http://digestive.niddk.nih.gov/ddiseases/pubs/hpylori/index.aspx. Accessed July 21, 2014.
14. National Digestive Diseases Information Clearinghouse: Heartburn, Gastroesophageal Reflux (GER), and Gastroesophageal Reflux Disease (GERD) (2007). Available at http://digestive.niddk.nih.gov/ddiseases/pubs/gerd/index.aspx. Accessed July 21, 2014.
15. Presutti RJ and others: Celiac disease. *American Family Physician* 76:1795, 2007.
16. Wallace TC and others: Human gut microbiota and its relationship to health and disease. *Nutrition Reviews* 69:392, 2011.

評估你的餐盤 Rate Your Plate

I. 你愛護自己的消化道嗎？

我們應當關心消化道的健康。要養成良好的生活習慣，並且隨時注意出現的症狀。以下的評估是用來協助你檢查生活習慣和消化道的症狀。下一節的營養觀點會解釋檢查生活習慣的重要性。在每一題前面的空格裡填上「Y」代表「是」或「N」代表「否」。

____ 1 你目前的生活是否相當緊張而且有壓力？
____ 2 你是否有家族遺傳的消化道疾病（如潰瘍、痔瘡、憩室症、便秘、乳糖不耐症）？
____ 3 飯後兩個小時胃部是否會感到疼痛？
____ 4 你抽菸嗎？
____ 5 你是否常吃阿斯匹靈？
____ 6 你是否每週至少一次感到心灼痛？
____ 7 你在吃過大餐之後是否常常躺下來？
____ 8 你在一天之內是否飲酒超過二或三次？
____ 9 你在吃過乳製品之後的 1.5 到 2 小時是否會感到腹痛和脹氣？
____ 10 你排便時是否常常需要用力使勁？
____ 11 你每天喝的水和其他液體是否少於 9 杯（女性）或 13 杯（男性）？
____ 12 你每天的運動（如慢跑、游泳、快走、划船、爬樓梯）量是否少於 60 分鐘？
____ 13 你所吃的飲食是否只含少量膳食纖維（富含膳食纖維的食物有：全穀類麵包和麥片、水果、蔬菜、豆類、堅果和種子）？
____ 14 你是否經常腹瀉？
____ 15 你是否常服用瀉藥或制酸劑？

把答案為「是」的數目全部加起來。如果分數在 8 到 15 之間，你的習慣和症狀很可能會造成消化道疾病。請特別注意答案為「是」的習慣，不要和你的消化道作對。

II. 製作與健康相關的家譜

將下圖套用在你自己的家譜上。在每一位成員下方，儘可能註明出生和死亡年份、一生所患的主要疾病以及死亡原因。請參考圖 3-17 的範例。

請注意，家譜上所列出的疾病你都有罹患的風險。可能的話擬定一個計劃來預防這些疾病——尤其是家族成員在 50 到 60 歲前就罹患的疾病。做完這個練習之後，和醫生討論你的感想。

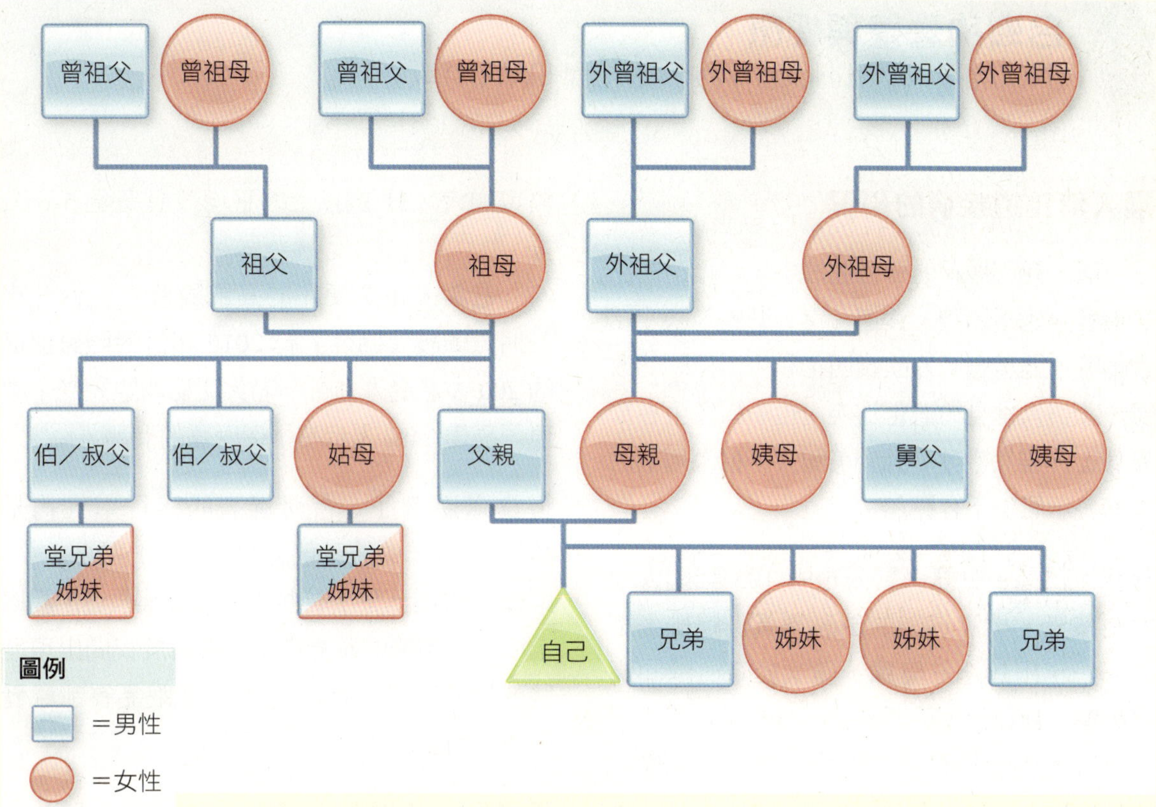
曾祖父
曾祖母
曾祖父
曾祖母
外曾祖父
外曾祖母
外曾祖父
外曾祖母
祖父
祖母
外祖父
外祖母
伯／叔父
伯／叔父
姑母
父親
母親
姨母
舅父
姨母
堂兄弟姊妹
堂兄弟姊妹
自己
兄弟
姊妹
姊妹
兄弟
圖例
＝男性
＝女性

台灣的營養與健康
(Nutrition and Health in Taiwan, TWNH)

國人消化道疾病的現況

國人死因居首的惡性腫瘤中，消化道的部位最多，包括口腔、食道、胃、肝膽、胰、結直腸等。隨著國人的飲食西化和生活型態的改變，北美人常見的消化道疾病也一樣發生在國人身上，雖然盛行率低於美國人，但是增加的趨勢表示風險不容輕忽。

便秘。根據中央健保署公布的 103 年國人十大用藥量，中和胃酸的制酸劑氧化鎂排名第三，一年用量達三億顆，僅次於降血糖和高血壓藥。便秘用藥成長快速，100 年全國用了一億五千萬顆，102 年增加到一億七千萬顆。便秘藥物中，許多人習慣使用浣腸劑。這些統計顯示，便秘是國人平日常見的消化道問題。

「台灣國小學童營養健康狀況調查 2001-2002」總共完成全台北、中、南各地 2,419 位學童（1,296 位男童、1,123 位女童）的便秘問卷研究，整體便秘盛行率是 32.7%，其中女童較男童為高。放學後返家排便的學童占 86.8%。排便習慣規律的學童有 59.2%，這些學童較少出現便秘的現象。與飲食比對分析可發現，有便秘問題的學童平日的蔬菜、水果、豆類製品以及蛋類的攝取量較少，而且便秘學童的身體質量指數平均是 17.5 kg/m^2，但無便秘問題的學童則有 18.3 kg/m^2。台灣營養基金會也於 2015 年利用網路問卷進行「學童飲食與便秘問題調查」，取得全台 1,210 個家庭的資料，同樣發現近三成的學童有便秘問題。便秘的學童平均身高約矮 3 公分，年齡越大差異也加大，11 歲以上的平均差異高達 5-6 公分。

老年人也是便秘的高風險群。『台北市長期照顧發展協會』於 2010 年針對照護機構的 200 多名老人進行「老人便秘問題調查」發現，高達 74% 表示有排便困難的問題。

胃食道逆流症。台灣過去的盛行率大約是 5%，但近年的統計已經升高到 10～20%，各家醫院的統計數字有些差異，好發於 30 歲以上成人。美國的研究指出，患者於夜間出現症狀的比例高達 89%，生活和睡眠品質都深受影響，而且會落入惡性循環。

膽結石是所有腸胃疾病中，最常導致住院的原因之一，而且常見於健康、年輕的族群。根據統計，台灣地區估計約有 10% 的成人罹患膽結石症，以女性的比例較高。大部分膽結石病患都不會有症狀，每年有症狀的只有 2%，因此，膽結石容易被忽略，常常是在體檢時意外發現。

結石可按成分可分為兩大類：

1. 色素結石：主要是膽紅素及鈣鹽；黑色素結石 (black pigment stones)，好發於有肝硬化或慢性溶血性疾病（如鐮刀狀紅血球貧血）的病患；棕色素結石 (brown pigment stones)，好發於東方人。
2. 膽固醇結石：主成分是膽固醇，多為白色而堅硬，以西方國家較常見，與飲食有關，台灣近年也逐漸增多。

然而最多的是混合型結石，膽固醇及膽紅色素約各占一半。

結石因滑動而擋住膽囊的出口時，膽汁無法排出，通常在飯後 15 分鐘到 2 小時間感覺上腹部及右上腹部腫脹疼痛 。若膽管阻塞持續，膽囊因壓力過大，會腫脹誘發發炎反應，而引起急性膽囊炎。大約有十分之一會併發總膽管結石，進而引起急性膽囊炎、急性膽管炎、急性胰臟炎、急性肝炎等嚴重併發症。如果有發燒、黃疸及長期疼痛的現象，應該盡速就醫。

消化性潰瘍。人體的消化道各個部位都可能發生潰瘍，不過目前用來指胃潰瘍和十二指腸潰瘍。台灣的消化性潰瘍盛行率是 8～10%，還會引起出血、穿孔、阻塞等併發症，20 歲以後就有增加的情形，男性對女性的比率約 2:1。病人求診的月份以每年 12 月至隔年 3 月之間最多，好發於較冷的季節。

胃潰瘍與十二指腸潰瘍不能混為一談。胃潰瘍好發在 50～60 歲，與服用非類固醇消炎藥有關；不少患者是在服用治療關節痠痛的止痛藥後發生的。十二指腸潰瘍好發在 20～40 歲，與消炎藥劑較無關聯。過去的治療策略復發率很高。

胃部是強酸性的環境，通常細菌無法存活，但是胃幽門螺旋桿菌推翻了這個原則。這種細菌具有鞭毛，可以快速深入胃表面的黏液層，並且具有「尿素酶 (urease)」，可以分解尿素生成碳酸氫根與氨等鹼性物質，用來中和胃酸。因此這種菌不被胃酸殺滅，反而可以附著胃壁，產生毒素破壞胃壁細胞，並且引起發炎反應等傷害。

根據流行病學統計，台灣的健康人群中感染「胃幽門螺旋桿菌」的高達一千多萬人；他們也是胃腺癌的高風險群。疾病調查顯示，消化性潰瘍患者七成以上都有感染這種細菌。目前最普遍的治療稱為「三合一療法」，合併使用質子泵抑制劑和兩種抗生素，連續服用一週，然後繼續服用質子泵抑制劑，這樣可使潰瘍得到完全的治療，復發率可由 75% 降至 5%。這種治療可獲得健保給付長達四個月。

參考資料：

1. 中央健康保險署 (2014) 藥品使用量分析。
2. 吳子聰、陳亮恭、許曉琦、黃信彰 (2002) 台灣國小學童營養健康狀況調查 2001-2002——台灣國小學童便秘與相關因子的探討。
3. 蕭宗賢 (2013) 胃食道逆流的診斷與治療。台北市醫師公會會刊 2013;57:39-43。
4. 全民健康保險醫療品質資訊公開網：消化性潰瘍簡介。衛生福利部中央健康保險署。
5. Nobel Prizes and Laureates (2005) 胃幽門桿菌簡介。http://www.nobelprize.org/nobel_prizes/medicine/laureates/2005/illpres/illpres.html。

Chapter 4 碳水化合物

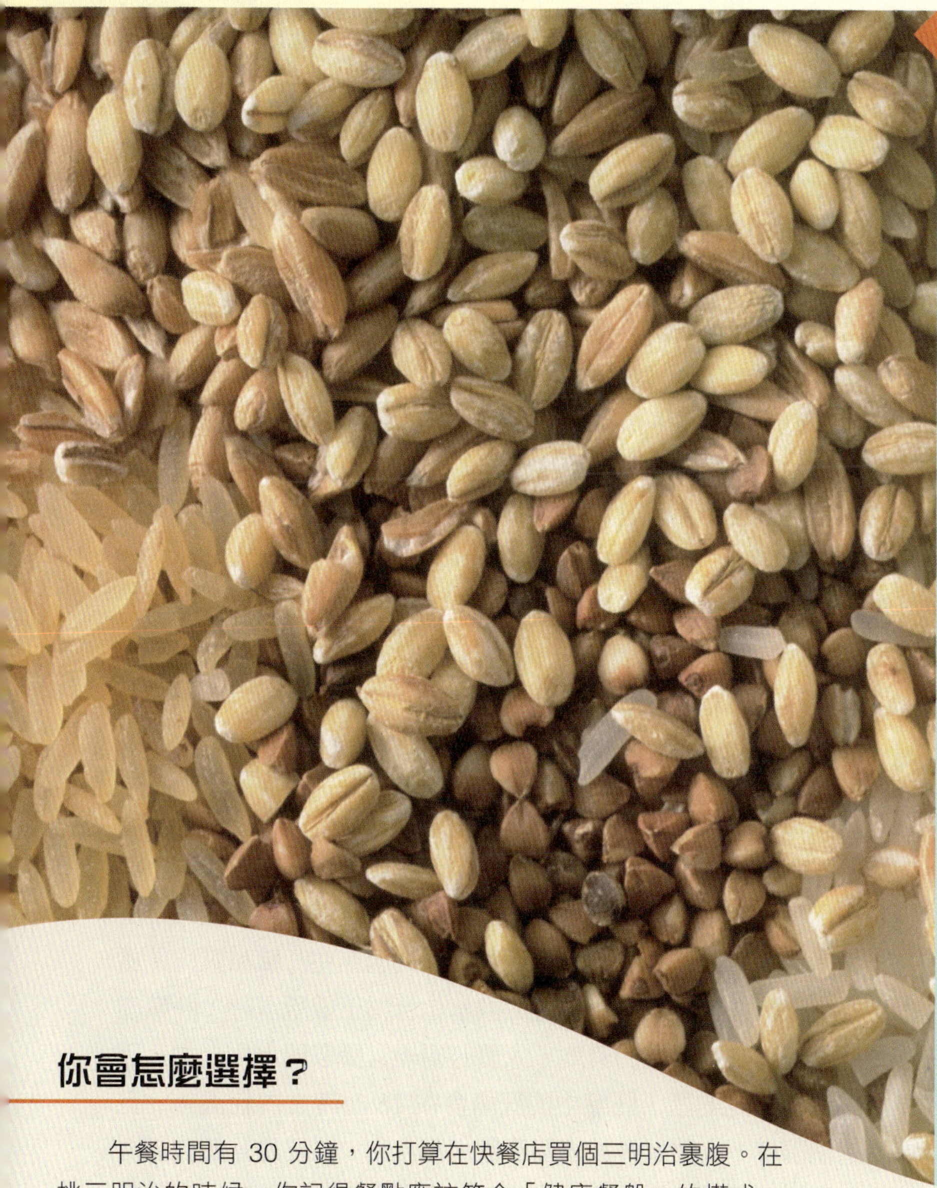

學習成果

第 4 章的設計是要讓你能夠：

4.1 說明碳水化合物最重要的營養功能，以及它們的源頭。

4.2 辨識主要碳水化合物的基本結構：單醣類、雙醣類、多醣類（如澱粉）、纖維質等。

4.3 說明碳水化合物的食物來源並且列舉一些代糖。

4.4 解釋人體如何攝取並利用碳水化合物，包括消化、吸收、代謝和血糖調控的過程。

4.5 列舉碳水化合物在人體內的功能，碳水化合物攝取不足所造成的問題，以及纖維質對人體的益處。

4.6 說明碳水化合物的 RDA 和關乎碳水化合物攝取的各種指南。

4.7 認識糖尿病的後果並說明能夠減輕這些後果的適當飲食。

你會怎麼選擇？

午餐時間有 30 分鐘，你打算在快餐店買個三明治裹腹。在挑三明治的時候，你記得餐點應該符合「健康餐盤」的模式，讓幾種食物大類提供碳水化合物的來源。所有三明治都提供 350 大卡左右，纖維質含量從 1 公克到 7.5 公克不等。為了從各種健康來源獲取最多碳水化合物份數，你會選擇哪種三明治？

a. 火雞肉、瑞士起司和裸麥麵包，加番茄片、羅曼生菜、黃瓜片、芥末

b. 火腿、瑞士起司和酸種麵包，加特瘦火腿和美乃滋

c. 鮪魚沙拉和全麥麵包，由鮪魚、胡蘿蔔絲、洋蔥、美乃滋做成沙拉，再加上苜蓿芽、羅曼生菜、黃瓜片

d. 熱狗和白麵包，加酸黃瓜醬、芥末、番茄醬

e. 黃豆漢堡和全麥麵包，加番茄、酸黃瓜、羅曼生菜、美乃滋

f. 花生醬、果醬和軟白麵包，加草莓果醬和軟滑花生醬

營養連線

一邊閱讀第 4 章一邊思考你的選擇，然後看看本章末尾的「營養學家的選擇」。

哪些食物提供你目前正在使用的能量？第 4-6 章將檢視此一問題，並把重點放在人體用做燃料的營養素。這些能量營養素主要是碳水化合物（平均 4 大卡／公克）和油脂（平均 9 大卡／公克）。雖然蛋白質（平均 4 大卡／公克）也能作為燃料，不過人體通常將它保留作為其它用途。

你可能才剛吃過水果、蔬菜、乳製品、五穀類、麵包、麵食等，所有這些食物都提供碳水化合物。雖然有些碳水化合物的來源較佳，不過碳水化合物應該是飲食中的主要成分。許多人認為富含碳水化合物的食物令人發胖——其實不會。對比之下，油脂更容易令人發胖。除此之外，高碳水化合物的食物，特別是富含纖維質的食物如水果、蔬菜、全穀類麵包和麥片、豆類等，除了卡路里之外也提供許多健康效益。幾乎所有富含碳水化合物的食品（純糖除外）也能提供多種必需營養素，攝取量應該占每日能量攝取總量的 45% 到 65%。現在讓我們進一步探討碳水化合物。

4.1 碳水化合物——我們最重要的能源

肝醣 (glycogen) 由許多葡萄糖組合而成的碳水化合物，結構上有許多分支。此為人體內葡萄糖的儲存形式，合成並儲存於肝臟和肌肉中。

碳水化合物是某些細胞的主要能源，尤其是腦、神經系統、紅血球等。劇烈運動的肌肉也要倚賴大量碳水化合物的支撐。碳水化合物平均每公克可以產生 4 大卡的能量，它以血糖的形式隨時提供燃料給所有細胞，以**肝醣** (glycogen) 的形式儲存在肝臟和肌肉。當你數小時沒有進食，或飲食供應的碳水化合物不敷所需時，肝臟儲存的肝醣可以維持血糖的濃度。人體必須經常攝取碳水化合物，因為如果沒有補充的話，肝臟中的肝醣會在 18 小時之內耗盡。一旦超過這個限度，人體就會被迫製造碳水化合物，主要是分解體蛋白質作為原料。最後必會造成健康問題如喪失肌肉組織。為了獲得足夠的能量，美國醫學研究院的食品營養委員會建議，每日所攝取的總熱量要有 45% 到 65% 來自碳水化合物。〔參見本書封底最後五頁 DRI 圖表中的「巨量營養素適當分布範圍」(AMDR)。〕

儘管碳水化合物是重要的卡路里來源，有些形式的碳水化合物比其它形式來得健康。在本章你會發現，全穀類麵包和麥片比精製和加工的碳水化合物有更大的健康效益。經常挑選最健康的碳水化合物來源，而節制比較不健康的來源，會使你的飲食計劃更加完善。飲食所含的碳水化合物不敷身體所需是不太可能，不過攝取過量的簡單碳水化合物造成健康問題卻比較常見。現在讓我們進一步來探討這個觀念。

綠色植物合成食物中的碳水化合物。樹葉的細胞捕捉太陽能，並將它轉變成化學能。當空氣中的二氧化碳和土壤中的水合成葡萄糖時，能量就儲存在葡萄糖的化學鍵裡。這個複雜的過程稱為**光合作用** (photosynthesis)。

$$6\ 二氧化碳\ (CO_2) + 6\ 水\ (H_2O) + 太陽能 \rightarrow 葡萄糖\ (C_6H_{12}O_6) + 6\ 氧\ (O_2)$$

用文字敘述就是：6 分子二氧化碳與 6 分子水結合，形成 1 分子**葡萄糖** (glucose)。這個過程的關鍵就是把太陽能轉變成糖中的化學鍵。六分子的氧氣釋入空氣中。

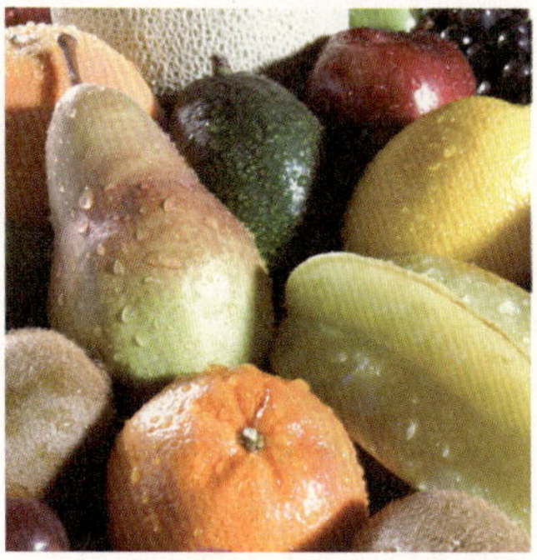

▲水果如柳橙和梨子，是碳水化合物的極佳來源，特別是簡單糖類和纖維質

光合作用 (photosynthesis) 植物利用太陽光能來合成能量化合物如葡萄糖的程序。

葡萄糖 (glucose) 環狀的六碳單醣，存在血液中；它和果糖鍵結就成為食用的砂糖；又稱為右旋糖。

觀念檢查站 4.1

1. 為何碳水化合物是我們最寶貴的能源？

4.2 碳水化合物的種類

碳水化合物一如其名，大部分是由碳、氫、氧原子所構成。簡單形式的碳水化合物稱為**糖** (sugar)。較大而複雜的形式主要是**澱粉** (starch) 或**纖維質** (fiber)，取決於人體消化酵素對它們的消化能力。澱粉是可消化的，纖維質則否。本章節提供的碳水化合物概念圖歸納碳水化合物的形式和特性。

糖 (sugar) 分子式為 $(CH_2O)_n$ 的簡單碳水化合物。所有糖的基本單位是六碳、環狀的葡萄糖。飲食中主要的糖是葡萄糖和果糖結合的蔗糖。

澱粉 (starch) 由許多葡萄糖結合，而且人體可以消化的碳水化合物，也是複合碳水化合物之一。

纖維質 (fiber) 植物性食品中的成分，無法在胃或小腸消化，最後構成糞便的體積。食物中的天然纖維自成一類，稱為膳食纖維。

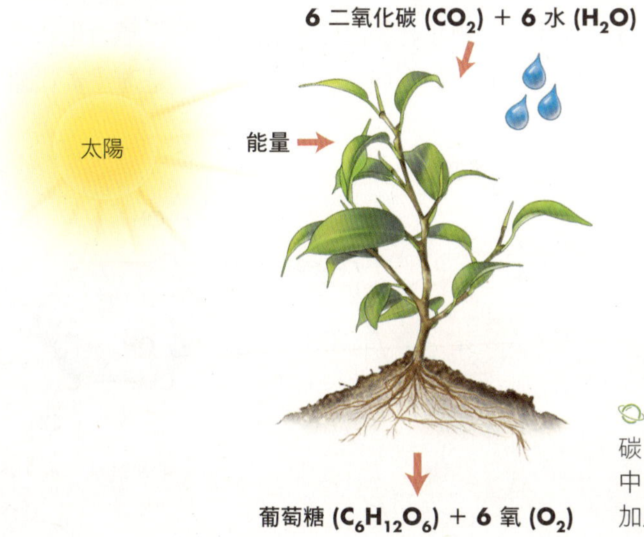

圖 4-1 光合作用的摘要。植物利用二氧化碳、水、能量製造葡萄糖。葡萄糖儲存在樹葉中，但可進一步代謝成為澱粉和纖維質。葡萄糖加入土壤或空氣中的氮，也能轉化成蛋白質

簡單碳水化合物只含一個或兩個糖分子，分別稱為單醣類或雙醣類。在食品標示中，兩者統稱為「糖」。

單醣類——葡萄糖、果糖和半乳糖

單醣類 (monosaccharide) 是**簡單糖類** (simple sugar) 的結構單元，也是所有碳水化合物的基本單位。食物中最為常見的單醣類是葡萄糖、果糖和半乳糖（圖 4-2）。

葡萄糖 (glucose) 是人體內主要的單醣類。葡萄糖也叫右旋糖，血液中的葡萄糖又稱血糖。雖然食物中的碳水化合物很少是葡萄糖，但它是人體細胞的重要能源。大部分的葡萄糖是食物中的澱粉和**蔗糖**（sucrose，食用砂糖）的消化產物。蔗糖是葡萄糖和果糖兩個單醣類結合而成。大致說來，食物中的糖和其它碳水化合物最後都在肝臟中轉變成葡萄糖，然後成為細胞的燃料來源。

果糖 (fructose) 也是常見的單醣類。它天然存在水果中，形成蔗糖分子的一半。果糖進入人體後會被小腸吸收，然後運送到肝臟，很快就代謝掉。果糖的攝取如果很大量，多半會轉變成葡萄糖，剩下的就形成其它化合物如脂肪。我們飲食中的游離果糖大多來自**高果糖玉米糖漿** (high-fructose corn syrup, HFCS)。清涼飲料、糖果、果醬、果凍以及許多水果製品和甜點都使用這種糖漿（參見章節 4.3 營養甜味劑的討論）。果糖也天然存在於水果中，形成蔗糖分子的一半。

半乳糖 (galactose) 的結構和葡萄糖幾乎一模一樣。大自然中沒有大量的純粹半乳糖存在。相反的，半乳糖往往與葡萄糖結合形成**乳糖** (lactose)，這就是牛奶和乳製品中的糖。乳糖經過消化和吸收之後，半乳糖就抵達肝臟：或是轉變成葡萄糖，或是進一步代謝成

單醣類 (monosaccharide) 簡單糖類如葡萄糖，在消化過程中無法進一步分解成更小單元。

簡單糖類 (simple sugar) 飲食中的單醣類或雙醣類。

蔗糖 (sucrose) 果糖與葡萄糖的結合產物，即食用砂糖。

果糖 (fructose) 六碳單醣類，通常呈環狀；存在水果和蜂蜜中。

高果糖玉米糖漿 (high-fructose corn syrup, HFCS) 玉米糖漿經過加工而有 42% 到 90% 果糖的甜味產品。

半乳糖 (galactose) 六碳單醣類，通常呈環狀；與葡萄糖密切相關。

乳糖 (lactose) 葡萄糖與半乳糖的結合產物。

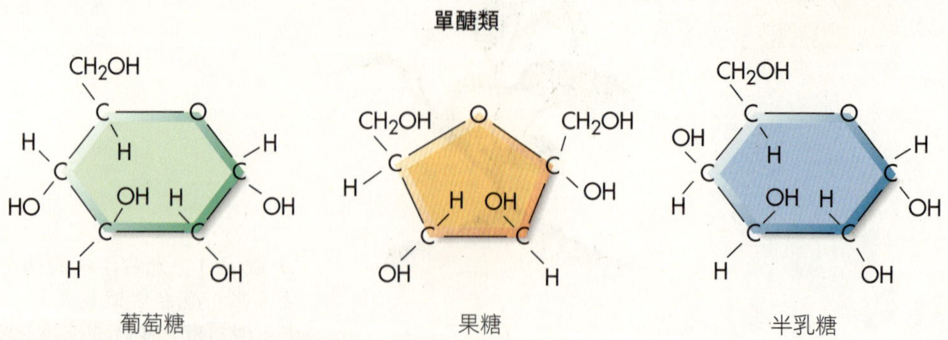

圖 4-2 重要單醣類的化學式

肝醣。這個例子說明了人體所利用的營養素，並不一定是它們原本的樣式。有些物質被分解，然後再組合成相同或不同的物質，端看何時或何處需要它們。飲食中的半乳糖多半代謝成葡萄糖。日後產婦要在乳腺中製造母乳時，就將葡萄糖再轉化成半乳糖，然後形成乳糖。所以產婦並不需要喝牛奶才能製造母乳！

雙醣類

蔗糖：葡萄糖＋果糖
乳糖：葡萄糖＋半乳糖
麥芽糖：葡萄糖＋葡萄糖

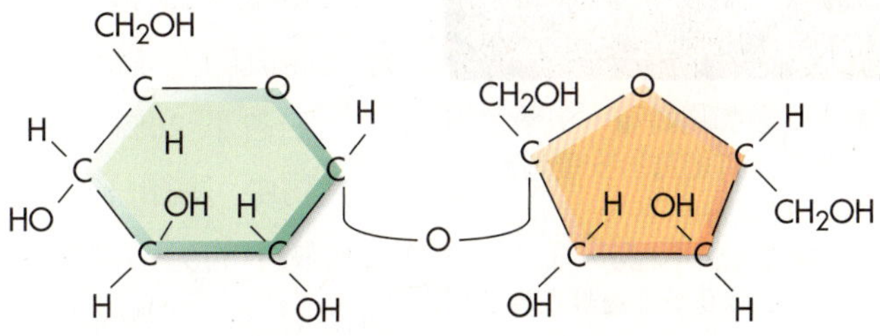

蔗糖

圖 4-3　雙醣類之蔗糖的化學式

雙醣類：蔗糖、乳糖和麥芽糖

雙醣類 (disaccharide) 由兩個單醣結合而成。食物中的雙醣類為蔗糖、乳糖和**麥芽糖** (maltose)，全都含有葡萄糖。

雙醣類 (disaccharide)　由兩個單醣以化學鍵結合而成的產物。

麥芽糖 (maltose)　葡萄糖與葡萄糖結合而成的產物。

蔗糖是葡萄糖和果糖結合在一起（圖 4-3）。蔗糖天然存於甘蔗、甜菜、蜂蜜、楓糖中。這些產品經過不同程度的加工，成為黑糖、白糖、糖粉等。動物除了肝醣之外，不會製造蔗糖或任何碳水化合物。

乳糖是在合成乳汁時由半乳糖和葡萄糖結合而成。因此我們主要的乳糖來源是乳製品。章節 4.4 討論乳糖消化不良和乳糖不耐，這是無法消化乳糖的人所遭遇的問題。

當澱粉分解，只剩兩個葡萄糖分子結合在一起的產物，就是麥芽糖。麥芽糖在啤酒和烈酒產業中扮演重要角色。在釀酒的過程中，各種穀類中的澱粉首先被穀類中的酵素轉變成分子較小的碳水化合物。然後將這個階段的產物——麥芽糖、葡萄糖、其它糖類——在無氧狀態下與酵母菌混合。酵母菌透過**醱酵** (fermentation) 的過程，糖類大部分轉變成酒精（乙醇）和二氧化碳。最終產物所殘留的麥芽糖很少。其它含有麥芽糖的食品或飲料非常少數。事實上，小腸所消化的麥芽糖大部分來自我們飲食澱粉的消化產物。

醱酵 (fermentation)　碳水化合物在無氧狀態下轉化成酒精、酸、二氧化碳等產物的程序。

複合碳水化合物

在許多食物中，由許多單醣分子結合而成的長鏈分子，稱為多醣類。**多醣類** (polysaccharides) 又稱複合碳水化合物或澱粉，含有

多醣類 (polysaccharides)　含有許多葡萄糖分子（數目從 10 到 1000 或以上）的碳水化合物。

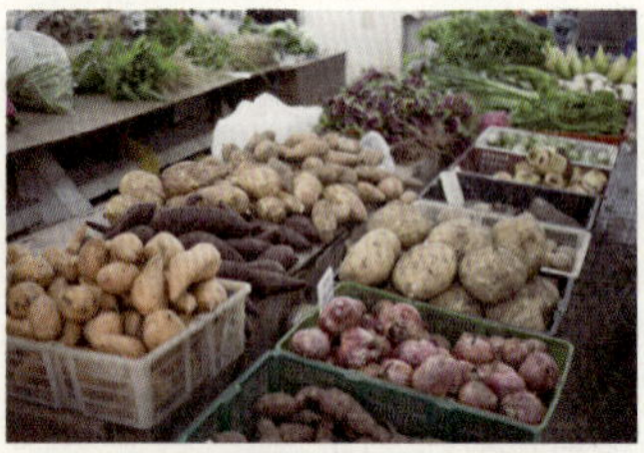

▲根莖類如馬鈴薯、山藥、樹薯等都含有豐富的支鏈澱粉

直鏈澱粉 (amylose) 由許多葡萄糖分子結合成直鏈形式的可消化澱粉。

支鏈澱粉 (amylopectin) 由許多葡萄糖分子結合成具有支鏈的可消化澱粉。

1000 個以上的葡萄糖，主要存在於五穀類、蔬菜、水果中。營養標示上的「其它碳水化合物」主要就是指澱粉。

植物以兩種形式儲存人類能夠消化的澱粉：**直鏈澱粉** (amylose) 和**支鏈澱粉** (amylopectin)。直鏈澱粉是許多葡萄糖分子結合而成的直鏈形分子；在蔬菜、豆子、麵包、麵食、米飯的澱粉中，它占了 20% 左右。支鏈澱粉是極度分叉的長鏈形分子，構成了食物中可消化澱粉的 80%（圖 4-4）。纖維素（纖維質的一種）是植物中的另一種複合碳水化合物，雖然與直鏈澱粉類似，但人體無法消化。我們將在下一節討論。

將澱粉分解成葡萄糖和其它糖類的酵素，只作用於葡萄糖鏈的末端。支鏈澱粉分子的分叉多，提供較多的末端供酵素發揮作用，因此支鏈澱粉比直鏈澱粉消化更快，提升血糖也更快（參見章節 4.5 升糖指數的討論）。

如前所述，動物——包括人類——都以肝醣的形式儲存葡萄糖。肝醣是具有很多支鏈的葡萄糖聚合物，甚至比支鏈澱粉提供酵素更多作用的部位（參見圖 4-4）。因為肝醣這種支鏈結構的分解迅速，所以是人體儲存碳水化合物的理想形式。

肝臟和肌肉是肝醣的主要儲存場所。因為體液中的葡萄糖量只有大約 120 大卡，所以肌肉和肝臟供應的碳水化合物能量——共約 1800 大卡——非常重要。在這 1800 大卡中，肝臟中的肝醣（400 大卡）能轉變成血糖，而肌肉中的肝醣（1400 大卡）則不能。但是肌肉中的肝醣在劇烈和持久的運動時，能供應葡萄糖給肌肉使用。雖然動物在肌肉中儲存肝醣，但動物食品如肉類、魚類、禽肉並非碳水化合物的良好來源，因為動物死亡後肝醣就迅速分解了。

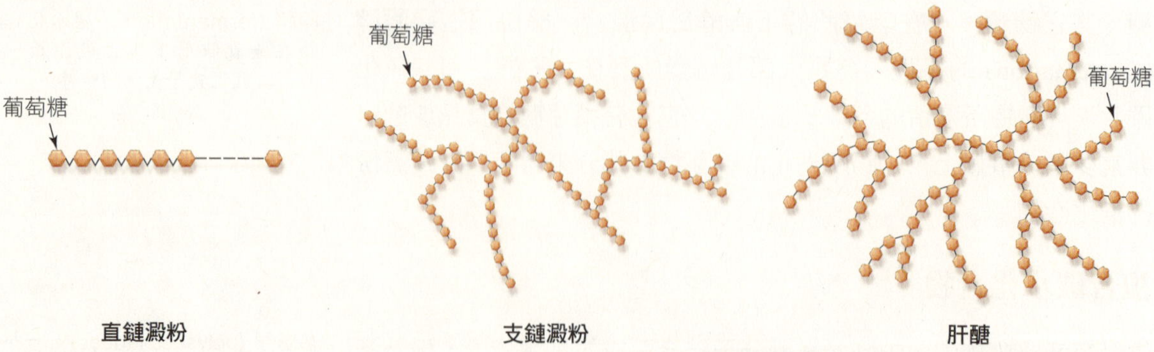

圖 4-4 常見的直鏈與支鏈澱粉及肝醣。事實上肝醣並非食物，人體內的肝醣都是由細胞製造的，主要儲存在肝臟和和肌肉中

纖維質

纖維質大部分由多醣類構成，不過纖維質之所以跟澱粉不同，是因為結合糖分子的化學鍵不能被人類的酵素消化。這些糖無法從纖維質中釋出，所以也不能被小腸吸收。纖維質並非單一成分，而是一組特性類似的物質。這組物質的成分是碳水化合物如**纖維素** (cellulose)、**半纖維素** (hemicellulose)、**果膠** (pectin)、樹膠和**黏膠質** (mucilages)，以及非碳水化合物的**木質素** (lignin)。總之，它們構成了食物中所有的非澱粉多醣類。營養標示通常不會列出纖維質的個別形式，而是統稱它們為**膳食纖維** (dietary fiber)。

纖維素、半纖維素、木質素是植物的結構單位。所有五穀類都包覆著麩皮，所以**全穀類**（whole grains，也就是未精製）是麩皮纖維的良好來源（圖 4-5）。麩皮纖維富含半纖維素和木質素。（青花菜梗木頭似的纖維部分來自木質素。）由於這些纖維質通常既不溶於水又無法被腸道細菌代謝，所以叫作**難醱酵** (nonfermentable) 或不溶性纖維。不溶性纖維存在於麥麩、堅果、果皮、部分蔬菜中，它們能夠加速食物通過消化道，作用有如天然瀉劑。

果膠、樹膠、黏膠質存在於植物細胞的內部和四周。這些纖維質放入水中時不是溶解就是膨脹，因此稱為**黏稠性** (viscous) 或水溶性纖維。它們在大腸中也可被細菌醱酵。這些纖維存在於豆類、

纖維素 (cellulose) 葡萄糖分子結合而成的直鏈多醣類，人體無法消化，也難以醱酵。

半纖維素 (hemicellulose) 難醱酵纖維的一種，其中木糖、半乳糖、葡萄糖、和其它單醣結合在一起。

果膠 (pectin) 一種黏稠性纖維，含有半乳糖醛酸和其它單醣的長鏈；主要存在於植物的細胞壁之間。

黏膠質 (mucilage) 一種黏性纖維，含有半乳糖、甘露糖和其它單醣的長鏈；主要存在於海藻。

木質素 (lignin) 由多環醇（非醣類）構成的難醱酵纖維。

膳食纖維 (dietary fiber) 食物中天然存在的纖維質。

全穀類 (whole grain) 穀類植物種子的全部，包括麩皮、胚芽、胚乳（含澱粉的部分）；例如全麥和糙米。

難醱酵纖維 (nonfermentable fiber) 腸道細菌難以代謝的纖維質，又稱不溶性纖維。

黏稠性纖維 (viscous fiber) 能夠被大腸細菌醱酵的纖維質，又稱水溶性纖維。

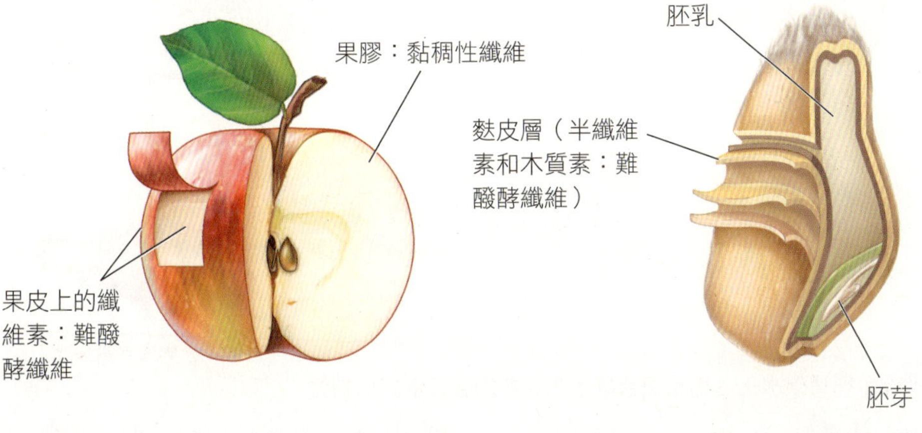

圖 4-5 黏稠性（水溶性）纖維和難醱酵（不溶性）纖維。(a) 蘋果皮由難醱酵的纖維素構成，賦予蘋果外形。而黏稠性的果膠把水果細胞「黏」在一起。(b) 小麥粒的外表有幾層麩皮（主要是半纖維素，一種難醱酵纖維），是纖維質的良好來源。總之，水果、蔬菜、全穀類麵包和麥片、豆類都富含纖維質

碳水化合物概念圖

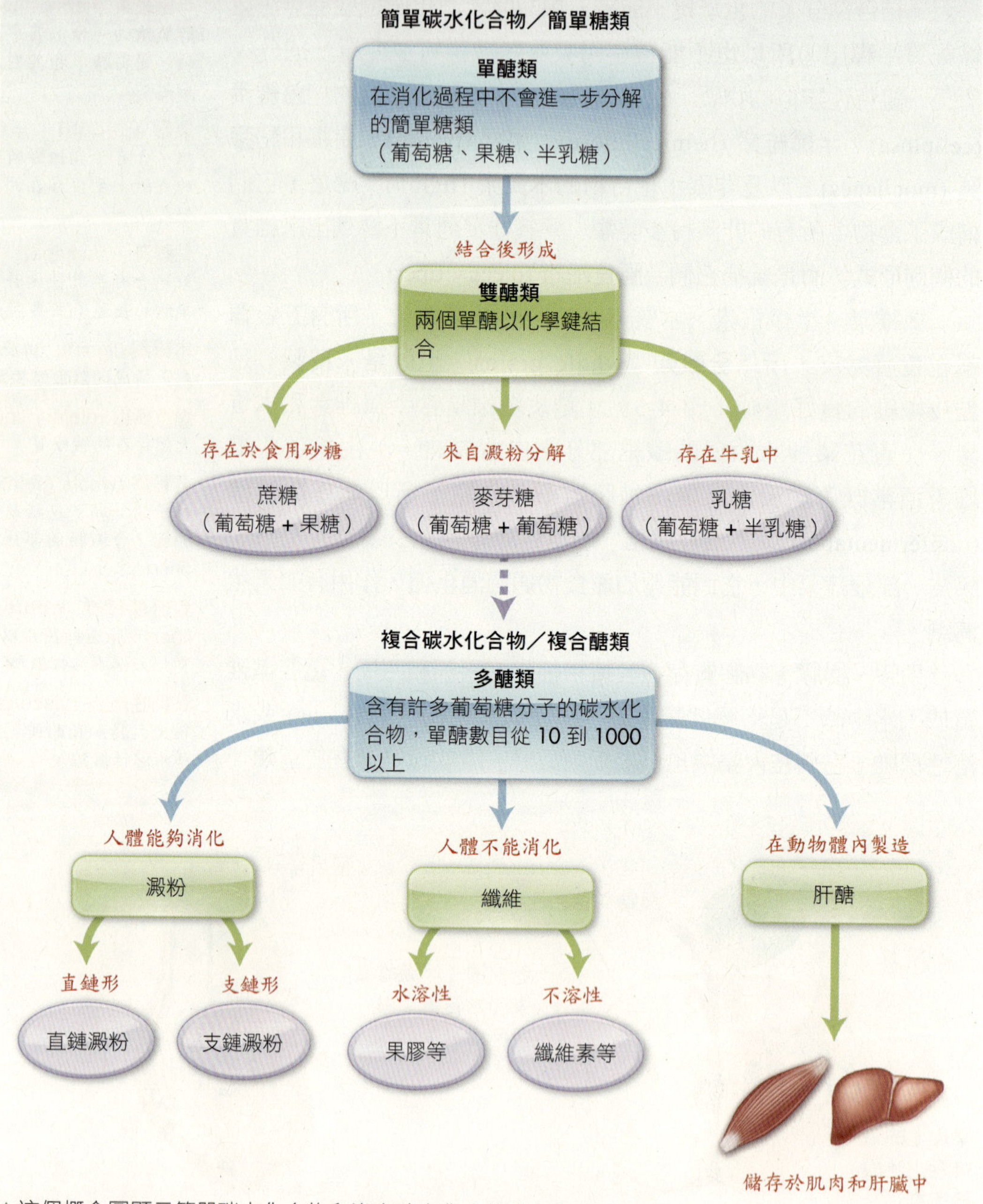

▲這個概念圖顯示簡單碳水化合物和複合碳水化合物的各種形式與特性

燕麥、燕麥麩、部分蔬果中，並且以阿拉伯膠、關華豆膠、槐豆膠等形式存在於沙拉醬、冷凍甜點、果醬、果凍中。水溶性纖維吸留進入消化道的水分，因而延緩吸收速率，可降低血膽固醇，並且控制血糖。

大部分食物兼有水溶性和不溶性纖維的混合物。食品標示通常不會區分這兩者，不過食品廠商可以自行決定區分它們。如果食物是某種纖維質的良好來源，通常也會含有一些其它纖維質。最近纖維質的定義已經擴充，包括膳食纖維（涵蓋天然存在於植物中不消化的碳水化合物和木質素）和**機能纖維**（functional fiber，這是萃取分離而得的不消化碳水化合物，因為具有健康效益而添加到食品中）。商業製造的機能纖維或分離纖維有抗性澱粉、葡聚糖、糊精、菊糖，這是目前最流行的食品添加物。這些纖維質的健康效益仍有不明之處，因此是熱門的討論議題（參見延伸閱讀 7 和 10）。

機能纖維 (functional fiber) 具有健康效益而添加於食品中的纖維質。

在機能纖維的範圍中，有一些纖維質稱為益生素。益生素包括一群短鏈碳水化合物或寡醣，無法消化但能被大腸細菌醱酵。一般認為它們能刺激大腸益菌的生長和活性，因而有益宿主的健康。

觀念檢查站 4.2

1. 單醣類和雙醣類的名稱與定義為何，它們被消化和吸收之後結果如何？
2. 何謂多醣類，植物的各種多醣類如何區分？
3. 人體內葡萄糖儲存的形式和部位為何？
4. 為何纖維質與其它碳水化合物有巨大的差異；難醱酵纖維、黏稠性纖維、機能纖維的差異何在？

4.3 食物中的碳水化合物

健康餐盤的四大類食物——穀類、蔬菜類、水果類、奶類——是碳水化合物營養最密實的來源（圖 4-6）。在規劃富含碳水化合物的健康飲食時，必須強調不含太多糖或脂肪的四大類食物。由於植物以澱粉的形式儲存葡萄糖，植物性食品是澱粉的最佳來源，例如：豆類、馬鈴薯以及製造麵包、麥片、麵食的穀類。富含這些澱粉的飲食提供許多碳水化合物以及許多微量營養素和植化素。這些

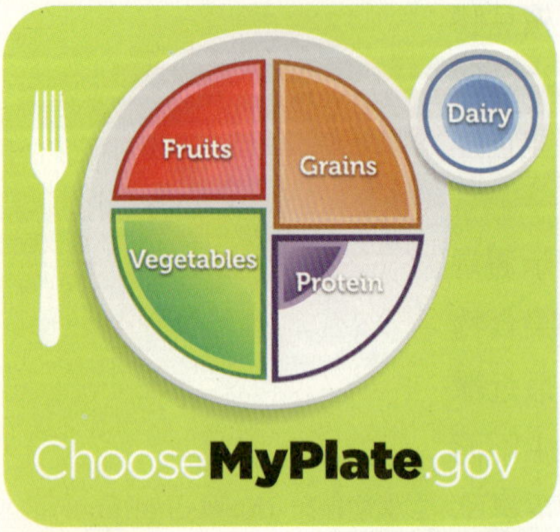

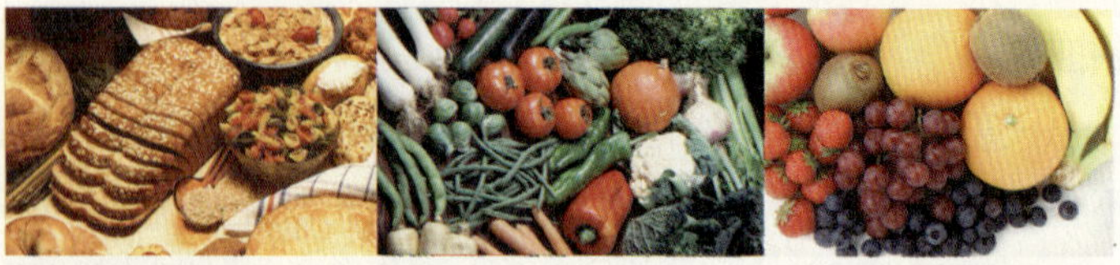

健康餐盤：
碳水化合物來源

五穀類	蔬菜類	水果類	奶類	蛋白質類
• 所有種類	• 所有種類	• 所有種類	• 牛奶 • 優格	• 豆類 • 堅果
每份 15 公克	每份 5 公克	每份 18 公克	每份 12 公克	每份 4-10 公克

圖 4-6　健康餐盤的碳水化合物來源。總之，五穀類、蔬菜類、水果類、奶類都是碳水化合物營養密實的食物

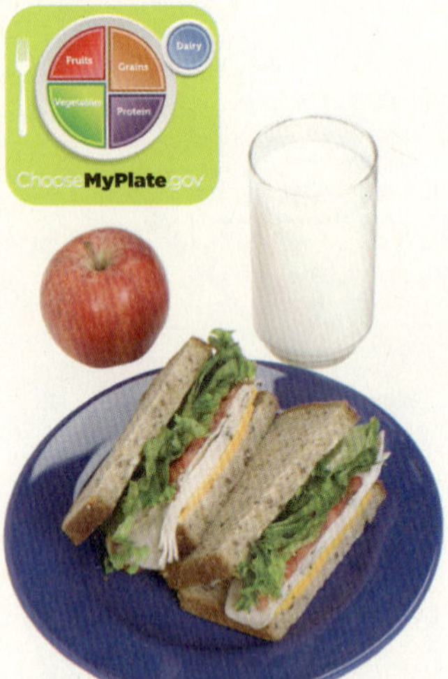

▲火雞肉、起司、萵苣、番茄加全麥麵包的三明治，搭配一個蘋果和一杯低脂牛奶，這樣的午餐是否符合「健康餐盤」的建議？

食物同時也含有纖維質，所以富含全穀類、豆類、馬鈴薯的飲食也提供大量的膳食纖維。水溶性纖維（果膠、樹膠、黏膠質）存在於許多水果和莓果的果皮與果肉中；當作增稠劑和安定劑加於果醬、優格、調味料、內餡中；以及洋車前和海藻製品中。纖維質也可以做成補充劑，或作為食品添加物（機能纖維），讓膳食纖維攝取不足的人也可以得到纖維質的健康效益。

不幸的是，美國成人的前五大碳水化合物來源是白麵包、清涼飲料、糕餅（包括甜甜圈）、糖、糖漿、果醬和馬鈴薯。記得這些食物都是名列在飲食指南中「少吃的食物和食物成分」的清單中。許多北美人已經開始仔細檢視自己的碳水化合物來源，並從營養觀點加以改善，例如多吃全穀類的麵包、麵食、米飯、麥片，以及水果和蔬菜。過去 8 年來，美國清涼飲料的消費下降尤其令人鼓舞，民眾以水、能量飲料、咖啡取而代之。「飲料滙編」的統計數據顯示，美國人仍舊每年平均喝 44 加侖的汽水，不過已經比 1998 年的高峰下降了 18.5%。

以重量計，含碳水化合物百分比最高的前十大食物列於下頁右表中。雖然食物中的碳水化合物總量很重要，但在規劃健康飲食的時候，更重要的是了解來自碳水化合物的能量百分比。在飲食成分中，來自碳水化合物百分比最高的是砂糖、蜂蜜、果醬、果凍、水果以及原味烤洋芋（圖 4-7）；其次是玉米片、米飯、麵包、麵條等，全都含有至少 75% 的碳水化合物能量。含適量碳水化合物能量的食物是豌豆、綠花菜、燕麥粥、乾豆及其它豆類、奶油派、薯條、脫脂牛奶等。在些食物中，碳水化合物會被蛋白質稀釋（例如脫脂牛奶），或被脂肪稀釋（例如奶油派）。實質上不含碳水化合物的食物是牛肉、蛋類、雞肉、魚類、植物油、奶油、乳瑪琳等。

碳水化合物重量比最高的前 10 大食物

砂糖	99.9%
硬糖果和軟糖	98–99%
甜穀片	90–93%
水果乾	75–90%
糕餅	84%
低脂餅乾、米餅、洋芋片	82%
果醬和蜜餞	64–68%
薯餅	35%
薯條	27%
烤洋芋	21%
低脂沙拉醬	32%
披薩	22–30%

全穀類

美國「2010 飲食指南」建議我們所吃的穀類至少一半是全穀類；用全穀類取代精製穀類；減少攝取精製穀類食品，尤其是含有

碳水化合物的食物來源

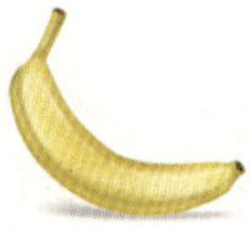
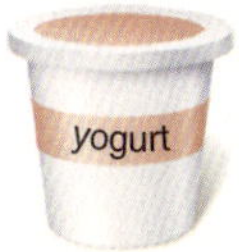

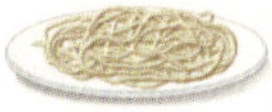

食物	碳水化合物（公克）	%RDA
RDA	130	100%
烤洋芋，1 個	51	39%
可樂，12 液量盎司	39	30%
原味 M&Ms 巧克力豆，1/2 盎司	30	23%
香蕉，1 根	28	22%
米飯，1/2 杯	22	17%
熟玉米，1/2 杯	21	16%
低脂優格，1 杯	19	15%
腰豆，1/2 杯	19	15%
義大利麵，1/2 杯	19	15%
柳橙，1 個	16	12%
七穀麵包，1 片	12	9%
脫脂牛奶，1 杯	12	9%
鳳梨塊，1/2 杯	10	8%
熟紅蘿蔔，1/2 杯	8	6%
花生，1 盎司	6	5%

ChooseMyPlate.gov

圖例：
- 穀類
- 蔬菜類
- 水果類
- 奶類
- 蛋白質類
- 空卡

圖 4-7 碳水化合物的食物來源與 130 公克碳水化合物的 RDA 比較

果菜汁比完整蔬果來得健康嗎？

榨果菜汁已經成為攝取蔬果的流行方式，你不喜歡吃的蔬果也可以榨汁來喝。好消息是，在榨汁的過程中，從蔬果萃取的維生素、礦物質、植化素大部分都保留在汁液中。除此之外，你可以自行決定加入多少糖和防腐劑。榨汁的缺點是，蔬果中天然存在纖維質就此消失不見。意思就是說，果菜汁不會比蔬果來得健康。有人宣稱果菜汁別具健康效益或是營養素比較容易吸收，不過沒有科學證據支持這種說法。如果你喜歡榨汁，記得果菜汁含有大量的天然糖，攝取過量的話卡路里很快就會升高。要讓你的果菜汁比較健康，可以添加一些果菜渣回去，這樣就可以獲得寶貴的纖維質並且帶來飽足感。果菜渣的創意用法可以為食譜增加纖維質，例如添加在鮪魚沙拉、速成麵包、鬆餅、麵食中。

固體脂肪、添加糖、鈉的精製穀類。飲食指南對全穀類的定義是：穀類植物的完整種子，包括麩皮、胚芽、胚乳三個部分。如果食品包裝上有「**全穀類**」字樣，表示該產品依重量計至少有 51% 的全穀類成分。與此相反的是，精製穀類通常只含有種子的澱粉質胚乳部分。這些高度加工的穀類纖維質很少，因為纖維質多半在種子的外層，加工時已經移除了。

雖然全穀類的主要益處是提供更多纖維質，但還有許多益處與數種成分有關。這些成分包括纖維質、礦物質、微量礦物質、維生素、類胡蘿蔔素、其它植化素等，主要存在於麩皮和胚芽部分。美國「2010 飲食指南」建議每天吃二到三份全穀類。有多項研究指出，這種做法已經足以帶來許多健康效益，如降低心血管疾病、糖尿病、代謝症候群、某些癌症、肥胖等的風險。

根據估計，十個人有九位沒有符合每天吃三份全穀類的建議。雖然美國人喜歡五穀類，平均每天吃 6.4 盎司，不過其中只有 0.6 盎司是全穀類。每天吃不到一份的全穀類實在是遠低於建議量。為何美國人不熱衷於全穀類，理由是與精製穀類相較下其滋味、口感、價格、方便性都有差異。

除了我們對精製穀類的偏好之外，許多想要選擇全穀類製品的消費者卻被穀類食品的錯誤行銷訊息弄得很困惑。舉例來說，食品標示上寫麥片是「全穀類製造」，並不表示麥片是 100% 全穀類。諸如「**碎麥麵包**」、「**石磨小麥**」、「**強化麥粉**」、「**12 穀麵包**」、「**綜合穀類**」等名詞令人不知所從，事實上這些產品所含的全穀類幾近於無。綜合穀類或許含有許多穀類，不過它們多半是精製的，只是添加少許全穀類而已。有些「全穀類麵包」是白麵包偽裝的，不過是在白色強化麵粉中添加棕色色素（參見延伸閱讀 6）。

在令人摸不著頭腦的時髦術語中，至關重要的是跳脫食品包裝正面上的宣稱，直接檢視原料成分清單。為了確定產品含有 100% 全穀類，先在成分中尋找「全」這個字頭。宣稱全穀類的甜麥片或許先列出全穀類成分，例如玉米、米、燕麥、小麥，不過接下來的成分可能是幾種不同形式的糖，這些糖的重量加起來要超過全穀類（參見延伸閱讀 13 和 15）。

在雜貨店的貨架上，雖然全穀類只占穀類食品的 10% 到 15%，不過要尋找全麥製品和全穀類麵食已經比以前容易了。表

4-1 是幾種市面上全穀類的資訊，包括它們的健康效益。為了簡化尋找全穀類食品的過程，Oldways 飲食智庫的全穀類顧問團製作了全穀類印花供食品廠商用在穀類產品上。這種印花有兩個版本。100% 印花使用於所有穀類原料都是全穀類的產品上，而且必須每份至少含 16 公克全穀類。如果產品含有至少 8 公克（半份）全穀類加上精製穀類，則可使用初級印花。初級印花也能使用在含有大量全穀類（23 公克、37 公克、41 公克等），但同時也添加額外

白全麥是真的全穀類嗎？

白全麥是全穀類。所製成的麵包有全麥的營養效益，不過滋味較淡、口感較軟、顏色也淡。傳統的全麥是由紅麥製造，顏色較深，含有風味強烈的酚類化合物。喜愛白麵包的滋味和口感的人比較能夠接白全麥。

表 4-1 了解全穀類

五穀類	特性	如何發現全穀類	健康效益
大麥	纖維質最多，外殼堅硬，脫殼會損失部分麩皮；很難煮熟。	尋找全大麥、脫殼大麥、無殼大麥。珍珠大麥不算全穀類，因為喪失少量麩皮。	大麥纖維比燕麥纖維更能有效降低膽固醇。
蕎麥	富含抗氧化劑芸香素和蛋白質；大黃的遠親，其實不算是穀類——更不是小麥。	如果蕎麥出現在成分表上，幾乎一定是全蕎麥。	芸香素促進血液循環並且防止 LDL 膽固醇阻塞血管。
玉米	以甜味知名	尋找「全玉米」字樣，避免「去胚芽」。	在所有穀類和蔬菜中，玉米含有最多抗氧化劑。
燕麥	富含蛋白質，加工時幾乎從未除去麩皮和胚芽。具有甜味，是受歡迎的早餐麥片。	成分表上的燕麥幾乎一定是全燕麥。鋼切燕麥是整顆燕麥粒切碎以利水分滲入和便於烹煮。美國燕麥大多蒸熟壓扁，做成「老式」燕麥、快煮燕麥、即食燕麥等。	燕麥纖維降低膽固醇特別有效。
藜麥	富含高品質蛋白質。小而淺色的圓形穀類，外表類似芝麻。	如果藜麥出現在成分表上，幾乎一定是全藜麥。	含有全部必需胺基酸的完整蛋白質。
稻米	許多全穀類品系，如糙米、黑米、紫米、紅米。糙米的纖維質較少，不過富含營養素。白米是精製米，胚芽和麩皮已去除。	糙米是全穀類，其它顏色的米也大部分是全穀類，如黑米或紅米。	最容易消化的穀類；適合節食或麩質不耐的人。
裸麥	裸麥是穀類中的異類，因為它的胚乳也富含纖維質——不只是麩皮而已。	尋找成分表上的全裸麥或莓子黑麥。	裸麥纖維迅速帶來飽足感，特別適合減重的人。裸麥製品的升糖指數比小麥和其它穀類來得低，適合糖尿病患者。
小麥	西式飲食的大宗穀類，含大量麩質（彈性蛋白質，可做出美味的麵包）。	尋找「全麥」字眼（加拿大稱為「全穀類全麥」）。	由於小麥是美國人最常吃的穀類，大部分「全穀類」的研究都能證實全麥的健康效益；例如降低中風、第 2 型糖尿病、心臟病、炎症、氣喘的風險；有助於體重和血壓管理。

資料來源：Adapted from the Whole Grains Council, Whole Grains A to Z, at http://wholegrainscouncil.org/whole-grains-101/whole-grains-a-to-z.

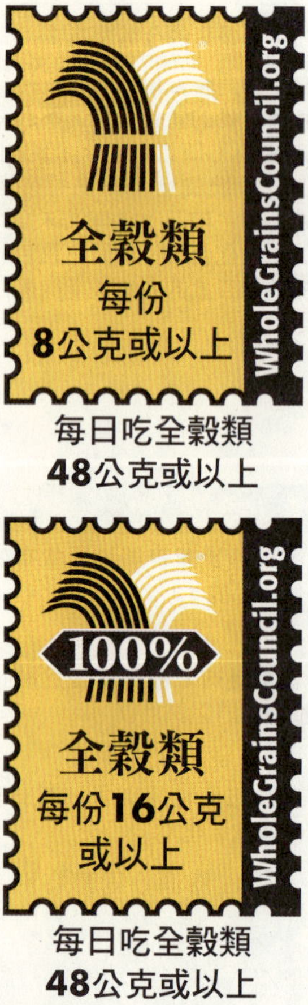
全穀類
每份
8公克或以上
WholeGrainsCouncil.org
每日吃全穀類
48公克或以上
100%
全穀類
每份16公克
或以上
WholeGrainsCouncil.org
每日吃全穀類
48公克或以上

▲全穀類顧問團製作穀類產品的全穀類印花，幫助我們辨識全穀類食品。100% 印花使用於所有穀類原料都是全穀類的產品上，而且這產品必須每份至少含 16 公克全穀類。產品若含有至少 8 公克（半份）全穀類可使用初級印花，不過同時可能也含有精製穀類

的麩皮、胚芽或精製穀類的產品。這件事提醒我們，產品即使含有全穀類，也可能同時含有許多糖或固體脂肪。在 2012 年 11 月，全穀類印花使用在超過 41 個國家的 8,000 種產品上。選擇帶有 100% 全穀類印花的產品可以幫助我們達到每日三份全穀類的最低目標（參見延伸閱讀 6）。學校正努力增加學童的全穀類攝取，以符合 2010 年「消除飢餓健康兒童法案」的規定。要符合聯邦學校餐點和兒童營養的富含全穀類標準，食物必須含有至少 50% 全穀類。

蔬菜類

蔬菜提供澱粉和纖維質，是碳水化合物的寶貴來源。它們的脂肪和卡路里含量低，並且富含重要營養素如鉀、葉酸、維生素 A、維生素 C 等。攝取建議用量的蔬菜可以降低多種慢性病的風險。如前所述，蔬菜中的纖維質可降低心臟病、肥胖、第 2 型糖尿病的風險。在健康餐盤指南中，任何蔬菜或 100% 蔬菜汁都算是蔬菜類的成員。蔬菜根據所含的營養素分為五個子類：深綠色、澱粉質、紅橙色、豆莢類和豌豆、其它類。蔬菜的選項可以是生或熟；新鮮、冷凍、罐頭或乾燥／脫水；完整、切開或搗泥，不過應該從各子類選用。雖然不必每天每各子類的蔬菜都吃，不過每週每子類都要吃足夠的份數，以符合每日建議量。

蔬菜的需要量取決於年齡、性別、運動量。比方說，19 到 50 歲女性的每日建議量是 2.5 杯。一般說來，1 杯生／熟蔬菜或蔬菜汁，或 2 杯生菜葉，都算做「1 杯」蔬菜類。各蔬菜子類的每週建議量是一週應該吃的食用量；例如 19 到 50 歲女性是 1.5 杯深綠蔬菜、5.5 杯紅橙蔬菜、1.5 杯豆類和豌豆、5 杯澱粉質蔬菜、4 杯其它蔬菜如花菜或蘑菇。

水果類

水果以天然的糖和纖維質提供碳水化合物。吃水果的健康效益類似吃蔬菜，多吃水果可以降低多種慢性病的風險。水果中的膳食纖維有助於減少血膽固醇，因而降低心臟病風險，並且有助於排便。水果的纖維質能夠協助體重管理，因為它提供飽足感而卡路里含量低。記得完整或切開的水果是膳食纖維的良好來源，而果汁中幾乎沒有纖維質。

奶類

奶類食物提供的碳水化合物是乳糖。乳製品也提供重要營養素如鈣、鉀、維生素 D、蛋白質等，可帶來許多健康效益，特別是改善骨骼健康。加鈣強化的豆漿已經列入奶類，而幾乎全是脂肪的乳製品，如奶油乳酪、鮮奶油、奶油都不屬於奶類。乳製品的乳糖含量各不相同。以下的高乳糖食物含有 5 到 8 公克乳糖：1/2 杯液體牛奶（全脂、減脂、脫脂、酸奶），一半奶油一半鮮奶，原味優格，酸奶油，鮮奶油；3/4 杯卡特基起司，乳清起司，冰奶油，冰牛奶等。以下的低乳糖食物含有 0 到 2 公克乳糖：1/2 杯牛奶加乳糖酶和冰沙；1 盎司熟起司（藍紋、磚形、切達、卡拜、瑞士、帕爾瑪）和加工起司。有些人吃高乳糖食物會有乳糖不耐和乳糖消化不良的狀況，我們將在章節 4.4「使碳水化合物能供人體利用」中討論。你必須吃多少奶類食物取決於你的年齡，所有男性和 9 歲以上女性的每日的建議量是 3 杯。一般說來，1 杯牛奶、優格、豆漿，1.5 盎司天然起司或 2 盎司加工起司，都算作 1 杯奶類食物。

營養甜味劑

能增加食物甜味的各種物質分為兩大類：營養甜味劑類，能提供卡路里，以及代糖類，多半不含卡路里。如表 4-2 所示，每公克代糖的甜度比營養甜味劑強得多。蔗糖的滋味和甜度是測量其它甜味劑的基準。蔗糖來自甘蔗和甜菜，這兩種糖和糖醇除了甜味還提供卡路里。許多不同食品都含有糖，而糖醇的用處比較有限。

糖 Sugars。先前所討論的單醣類（葡萄糖、果糖、半乳糖）和雙醣類（蔗糖、乳糖、麥芽糖）全部都屬於營養甜味劑，因為它們提供卡路里。許多種類的糖，包括天然存在食物中的糖與加工或烹飪過程中添加的糖，加起來使每人每天平均攝取 30 茶匙的總糖。美國 2010 飲食指南建議減少攝取來自添加糖的卡路里。添加糖的定義是，加工或烹飪過程中或是食用之前添加的熱量甜味劑。據估計，美國人每天平均攝取 20 茶匙添加糖，遠超過每天少於 8 茶匙的建議量。最近美國的「全國健康與營養調查」的資料指出，14.6% 的總能量來自添加糖，而其中 60% 來自甜飲料、穀類甜點、果汁飲料等。

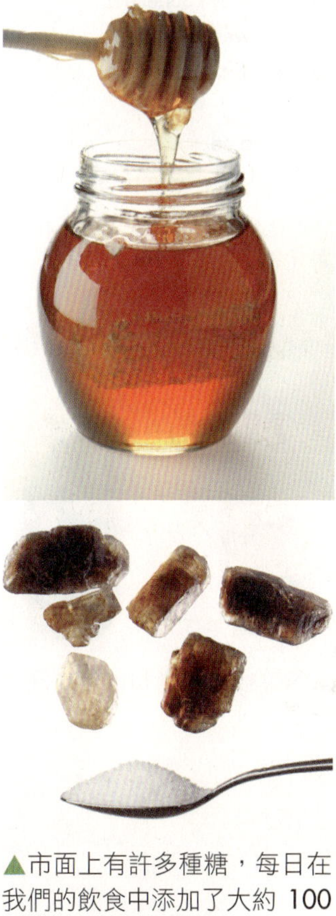

▲市面上有許多種糖，每日在我們的飲食中添加了大約 100 公克（20 茶匙）的糖

高果糖玉米糖漿 (HFCS) 是目前使用於所有食物的甜味劑，從

表 4-2 糖（營養）與代糖的甜度

甜味劑	相對甜度*（蔗糖=1）	來源
糖		
乳糖	0.2	乳製品
麥芽糖	0.4	發芽的種子
葡萄糖	0.7	玉米糖漿
蔗糖	1.0	砂糖、大部分甜食
轉化糖**	1.3	糖果、蜂蜜
果糖	1.2-1.8	水果、蜂蜜、清涼飲料
糖醇		
山梨醇	0.6	減肥糖、無糖口香糖
甘露醇	0.7	減肥糖
木糖醇	0.9	無糖口香糖
麥芽糖醇	0.9	烘焙食品、巧克力、糖果
代糖		
甜菊糖 (Truvia®)	100 到 300	代糖粉、食品成分
羅漢果 (Nectresse®)	150-300	代糖粉、食品成分、甜味劑混合物的成分
阿斯巴甜 (Equal®)	180	減肥汽水、減肥水果飲料、無糖口香糖、代糖粉
醋磺內酯鉀 (Sunette®)	200	無糖口香糖、減肥飲料、代糖粉、布丁、果凍甜點
糖精 (Sweet'N Low®)	300	減肥汽水、代糖粉
蔗糖素 (Splenda®)	600	減肥汽水、代糖粉、無糖口香糖、果醬、冷凍甜點
紐甜	700 到 13,000	代糖粉、烘焙食品、果醬、冷凍甜點
Advantame	20,000	代糖粉、清涼飲料、烘焙食品、果醬、冷凍甜點、糖漿

*每公克
**蔗糖分解成葡萄糖和果糖
資料來源：參見延伸閱讀 11

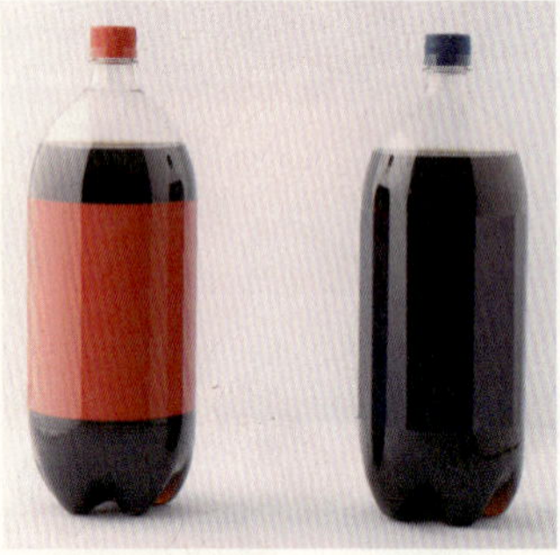
▲清涼飲料是糖和代糖的日常來源

清涼飲料到烤肉醬。HFCS的製造是利用酵素將玉米澱粉的部分葡萄糖轉變成果糖，而果糖比葡萄糖來得甜。「高果糖」玉米糖漿的意思是它含有 55% 的果糖，相較之下蔗糖只含 50% 果糖。美國盛產玉米，價格比甘蔗或甜菜便宜，而且甘蔗和甜菜多半是進口的。食品廠商偏好 HFCS 是因為它價格低廉而且應用廣泛，此外它容易運送、保質能力佳，且可改善食物品質。每位美國人一年平均消費約 30 公斤的 HFCS。有許多困惑和爭論圍繞著 HFCS 的使用和對健康的影響。爭論多半源於 2004 年發表的一篇科學評論，其論點為 HFCS 的攝取與肥胖相關。從那時候開始，科學社群已經檢視過這個議題並且下結論說，與肥胖或健康惡果相關的 HFCS 和蔗糖所造成的代謝或內分泌反應並沒有差異（參見延伸閱讀 12）。

除了蔗糖和 HFCS 之外，黑糖、紅糖（粗糖）、蜂蜜、楓糖漿、龍舌蘭蜜等也添加入食物。黑糖基本上是蔗糖，在加工製造蔗糖時沒有完全除去糖蜜而保留一部分就成為黑糖，或者是將糖蜜加入蔗糖結晶而成為黑糖。紅糖是部分精製的粗糖。將糖楓樹在冬末流出的樹液加以熬煮並濃縮就成為楓糖漿。由於楓糖漿很貴，大部分的鬆餅糖漿主要是玉米糖漿和 HFCS 加入楓糖香料而成。

蜂蜜是植物花蜜經過蜜蜂酵素轉化的產品。這種酵素將花蜜的蔗糖大多分解成果糖和葡萄糖。蜂蜜的營養價值基本上和簡單糖類一樣——除了能量來源之外，所餘無幾。不過用蜂蜜餵食嬰兒並不安全，因為其中含有肉毒桿菌的孢子，會引發致命的食源性疾病。成人胃內的酸性環境能抑制細菌生長，但嬰兒製造的胃酸不多，容易遭受這種細菌威脅。

糖醇 Sugar Alcohols。要獲得甜味同時攝取較少的糖和卡路里，食品廠商和消費者都有很多選擇。糖醇和代糖的主要目的是讓糖尿病患者享受甜味而又能控制血糖；它們也是給減重或控制體重的人使用的無卡或極低卡的糖代用品。

糖醇如**山梨醇** (sorbitol) 和**木糖醇** (xylitol) 是營養甜味劑，不過提供的卡路里比糖少（每公克 2.6 大卡），吸收和代謝成葡萄糖也比其它糖來得慢。因此它們停留在腸道的時間較長，大量的糖醇可能造成腹瀉。事實上，食品所含的糖醇如果可能讓人每日食取 50 公克，必須標示「食取過量有致瀉效果」。

山梨醇 (sorbitol)　葡萄糖的醇類衍生物，每公克產生 3 大卡能量，能被小腸緩慢吸收。應用在無糖口香糖和減肥食品上。

木糖醇 (xylitol)　由五碳糖木糖衍生的糖醇。

糖醇必須在營養標示上列出，如果只用到一種糖醇，要指明是哪一種；如果用到兩種或兩種以上，只要指明它們是「糖醇類」即可。每一種糖醇的實際能量值都經過計算，加到產品的總能量，所以美國營養標示上的總能量包括糖醇在內。

糖醇應用在無糖口香糖、口氣清香劑、糖果等。它們不會很快就被口腔細菌代謝成酸，所以不像蔗糖那樣容易造成齲齒。

代糖

代糖不像糖醇，以一般食品中的用量來說，代糖只含有很少的能量，或不含能量。除此之外，它們不會被口腔細菌代謝，所以不會造成齲齒。目前美國使用的代糖有八種（表 4-2）。

美國 FDA 為每一種甜味劑制定了**每日容許攝取量** (Acceptable Daily Intake, ADI)。ADI 的制定是根據動物實驗的最大無作用量除以安全係數而得。代糖對成人和兒童都很安全，懷孕期間食用也安

每日容許攝取量 (Acceptable Daily Intake, ADI)　估計甜味劑終身食用可安全無虞的每日用量。ADI 以每日每公斤體重的毫克數表示。

全無虞。

糖精 (saccharin) 代糖的一種，比蔗糖甜 300 倍，但不含能量。

糖精 Saccharin。糖精是歷史最悠久的代糖，占北美代糖市場的半數（典型的包裝是粉紅色小包，例如 Sweet 'N Low®）。糖精曾在動物實驗被認為會升高膀胱癌風險，不過現已不認為會造成人類的癌症。糖精的 ADI 是每公斤體重 5 毫克，相當於 9 到 12 包代糖粉。

阿斯巴甜 (aspartame) 由兩種胺基酸和甲醇合成的代糖，比蔗糖甜 200 倍。

阿斯巴甜 Aspartame。阿斯巴甜風行全世界（典型的包裝是藍色小包，例如 Equal®），超過 90 個國家批准使用阿斯巴甜，並經過世界衛生組織、美國醫學會、美國糖尿病協會以及其他社群的認可。

阿斯巴甜的成分是苯丙胺酸和天門冬胺酸（兩者皆為胺基酸），再加上甲醇。胺基酸原是構成蛋白質的原料，所以阿斯巴甜比較像是蛋白質而不像碳水化合物。它每公克產生 4 大卡能量，但比蔗糖甜大約 200 倍。所以只要少量的阿斯巴甜就可以獲得甜味的效果，它所產生的能量也就無足輕重了。但像其它蛋白質一樣，加熱太久會破壞它，所以不能用在需要烹煮的產品上。阿斯巴甜應用在飲料、果凍甜點、口香糖以及淋醬。

阿斯巴甜的 ADI 是每公斤體重 50 毫克，相當於 18 罐低卡汽水或 8 包 Equal®。阿斯巴甜對孕婦和兒童似乎沒有害處，不過有些專家認為還是要小心，尤其是需要許多能量以維持生長的幼兒。以前有人懷疑阿斯巴甜與腦瘤有關，不過國家癌症研究院經過廣泛的調查，於 2009 年宣布阿斯巴甜與腦瘤無關。

苯酮尿症 (phenylketonuria，PKU) 因為肝臟機能的缺陷，無法將苯丙胺酸代謝成酪胺酸；未加治療的話，苯丙胺酸的毒性副產物會在人體內積聚而造成心智障礙。

苯酮尿症 (phenylketonuria, PKU) 患者無法代謝苯丙胺酸，應當避免食用阿斯巴甜，因為它含有大量的苯丙胺酸。PKU 患者會在含有阿斯巴甜的產品上看到警告標示。

蔗糖素 (sucralose) 用氯取代蔗糖分子的三個羥基 (−OH) 而形成的代糖，比蔗糖甜 600 倍。

蔗糖素 Sucralose。蔗糖素 (Splenda®) 是把三個氯加入蔗糖分子。它既不能分解也不能吸收，所以不會產生能量，而且比蔗糖甜 600 倍。蔗糖素在高溫下不會分解，可以應用於烹煮和烘焙。美國 FDA 批准蔗糖素，以食品添加物應用於汽水、口香糖、烘焙食品、糖漿、果凍、冷凍乳製甜點（如冰淇淋）、果醬、加工水果、果汁、代糖粉等。蔗糖素的 ADI 是每公斤體重 5 毫克（相當於一位成人喝 6 罐低卡汽水）。

紐甜 Neotame。紐甜最近由美國 FDA 批准，是一般用途的甜味劑，不過只用在極少數食品中。根據所添加食物的不同，它的甜度比砂糖甜 7,000 到 13,000 倍。紐甜能夠耐熱，可以用在餐桌和廚房。一般人食用紐甜相當安全，包括兒童、孕產婦、糖尿病人。雖然化學結構式和阿斯巴甜很像，但對苯酮尿症患者也安全無虞，因為食用之後在體內不會分解成胺基酸。

紐甜 (neotame) 廣用型的非營養甜味劑，比蔗糖甜 7,000 到 13,000 倍。它的化學結構和阿斯巴甜很像。

醋磺內酯鉀 Acesulfame-K。醋磺內酯鉀是有機酸與鉀 (K) 結合，比蔗糖甜 200 倍。於 1988 年經美國 FDA 批准使用，商標為 Sunette®。醋磺內酯鉀耐熱，所以能應用在烘焙食品上。目前它在美國被批准為一般用途的甜味劑。醋磺內酯鉀的 ADI 是每公斤體重 15 毫克，相當於 6 罐低卡汽水。

醋磺內酯鉀 (acesulfame-K) 代糖的一種，比蔗糖甜 200 倍，但不含能量。

甜菊糖 Stevia。甜菊糖以 Truvia® 和 Sweet Leaf® 販售，是源自南美灌木的代糖。甜菊糖萃取物比蔗糖甜 100 到 300 倍，而且不提供能量。從 1970 年代開始，日本就應用於茶和作為甜味劑，而美國 FDA 於 2008 年 12 月將甜菊糖列入「安全認定」(GRAS) 清單，可安全應用於食品。

甜菊糖 (stevia) 源自南美灌木的代糖；比蔗糖甜 100 到 300 倍。

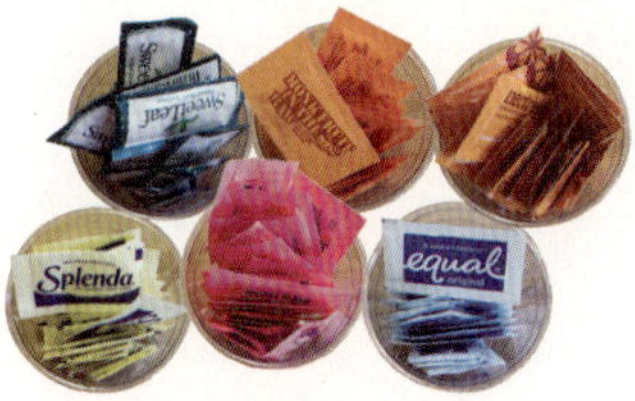

▲市面上各種代糖粉末包

羅漢果 Luo han guo。美國 FDA 於 2009 年核准，羅漢果以 Nectresse® 和 Monk Fruit in the Raw® 販售。它比蔗糖甜 150 到 300 倍。

Advantame。美國 FDA 於 2014 年 5 月發布核可一種新的食品添加物，Advantame，作為一般用途的甜味劑和增味劑為安全無虞。Advantame 能耐受高溫，餐桌和廚房皆可使用。Advantame 的化學結構類似阿斯巴甜，不過甜得多，它比蔗糖甜 20,000 倍。由於用量很少，所以含 Advantame 的食品無需警告 PKU 患者。

觀念檢查站 4.3

1. 我們飲食中主要的碳水化合物來源是哪些食物大類？
2. 哪些食物含有最高百分比的碳水化合物卡路里？
3. 常見的營養甜味劑為何？
4. 美國 FDA 核准哪些代糖可添加在食品中？

4.4 使碳水化合物能供人體利用

第 3 章曾經討論過，食物無法直接提供營養素給人體細胞，必須先進行消化和吸收作用。

澱粉與糖的消化

烹煮食物可以當作碳水化合物消化的開始，因為加熱軟化了堅硬的植物纖維組織，如花椰菜梗。澱粉加熱的時候，它的顆粒會吸水而膨脹，使它們比較容易消化。所有這些烹煮的效果讓食物更容易咀嚼、吞嚥，並且在消化過程中容易分解。

澱粉酶 (amylase) 來自唾液腺或胰臟的澱粉消化酵素。

澱粉的酵素分解始於口中，唾液含有**澱粉酶** (amylase)，在咀嚼的過程中它和食物中的澱粉混合。澱粉酶將澱粉分解成較小的單位，例如雙醣類的麥芽糖（圖 4-8）。在吃鹽酥餅乾的時候，你可以觀察到這種轉變的過程。餅乾經長時間的咀嚼會變得比較甜，因為部分澱粉分解成比較甜的麥芽糖。然而食物停留在口中的時間並不長，以致這段期間的消化作用微不足道。此外，一旦食物通過食道進入胃，酸性環境就抑制了唾液澱粉酶的活性。

碳水化合物抵達小腸時，鹼性環境更適合碳水化合物進一步消化。胰臟分泌酵素如胰澱粉酶，協助澱粉最後階段的消化。經過澱粉酶的作用之後，食物中原有的碳水化合物現在成為小腸中的單醣類葡萄糖和果糖（這是食物中原有的），以及雙醣類（澱粉分解而成的麥芽糖，乳製品中的乳糖，食物原有的和從糖罐添加的蔗糖）。

麥芽糖酶 (maltase) 小腸吸收細胞製造的酵素，可消化麥芽糖成為兩個葡萄糖。

蔗糖酶 (sucrase) 小腸吸收細胞製造的酵素，可消化蔗糖成為葡萄糖和果糖。

乳糖酶 (lactase) 小腸吸收細胞製造的酵素，可消化乳糖成為葡萄糖和半乳糖。

乳糖消化不良（原發性和續發性）(primary and secondary lactose maldigestion) 原發性乳糖消化不良是指沒有明顯原因而乳糖酶製造不足。續發性乳糖消化不良是有特殊原因如長期腹瀉，而造成乳糖酶製造不足。食用乳糖後出現明顯的症狀，稱為乳糖不耐症。

雙醣一旦接觸到小腸壁，吸收細胞上的特定酵素就會把它消化成單醣。**麥芽糖酶** (maltase) 把麥芽糖分解成兩個葡萄糖分子。**蔗糖酶** (sucrase) 把蔗糖分解成葡萄糖和果糖。**乳糖酶** (lactase) 把乳糖分解成葡萄糖和半乳糖。

乳糖消化不良與乳糖不耐症

乳糖酶製造不足會阻礙乳糖的消化，最常見的是**原發性乳糖消化不良** (primary lactose maldigestion)，這是過了童年早期（約 3 到 5 歲）之後常見的生理狀況。這種原發性乳糖消化不良的發生率估計約占全世界人口的 75%，但其中有些人並不會出現症狀。**續發性乳糖消化不良** (secondary lactose maldigestion) 是因為疾病（例如

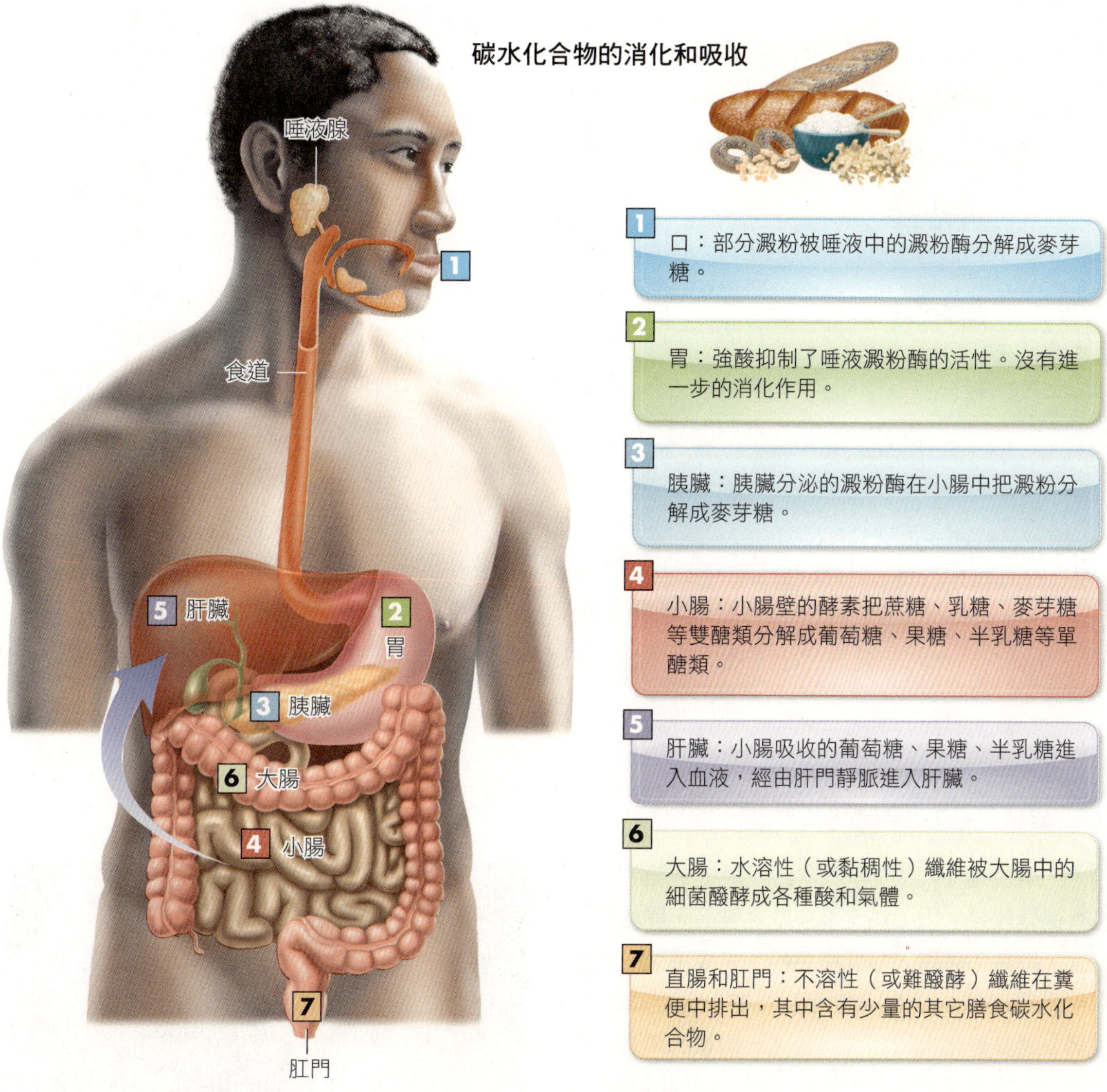
碳水化合物的消化和吸收
唾液腺
食道
1
2 胃
3 胰臟
4 小腸
5 肝臟
6 大腸
7
肛門
1 口：部分澱粉被唾液中的澱粉酶分解成麥芽糖。
2 胃：強酸抑制了唾液澱粉酶的活性。沒有進一步的消化作用。
3 胰臟：胰臟分泌的澱粉酶在小腸中把澱粉分解成麥芽糖。
4 小腸：小腸壁的酵素把蔗糖、乳糖、麥芽糖等雙醣類分解成葡萄糖、果糖、半乳糖等單醣類。
5 肝臟：小腸吸收的葡萄糖、果糖、半乳糖進入血液，經由肝門靜脈進入肝臟。
6 大腸：水溶性（或黏稠性）纖維被大腸中的細菌醱酵成各種酸和氣體。
7 直腸和肛門：不溶性（或難醱酵）纖維在糞便中排出，其中含有少量的其它膳食碳水化合物。

圖 4-8　碳水化合物的消化和吸收。口、胰臟、小腸分泌的酵素參與了消化的過程。大部分碳水化合物的消化和吸收都在小腸中進行。第 3 章對消化和吸收的生理學有詳盡的討論

腹瀉）造成乳糖酶不足而產生的暫時性狀況。另外一種罕見的狀況是**先天乳糖酶缺乏症** (congenital lactase deficiency)。這些乳糖消化不良的狀況都會造成脹氣、絞痛、腹瀉。脹氣是由於大腸的細菌醱酵乳糖而造成的；腹瀉則是大腸中未消化的乳糖從循環系統吸取水分而造成。攝取乳糖後出現明顯症狀時，稱為**乳糖不耐症** (lactose intolerance)。必須注意的是，乳糖消化不良和其後導致的乳糖不耐症並不等於牛乳過敏。

先天乳糖酶缺乏症 (congenital lactase deficiency)　無法製造乳糖酶的先天遺傳缺陷，從出生開始就必須吃無乳糖飲食。

乳糖不耐症 (lactose intolerance)　嚴重的乳糖消化不良而出現脹氣和腹瀉等症狀。

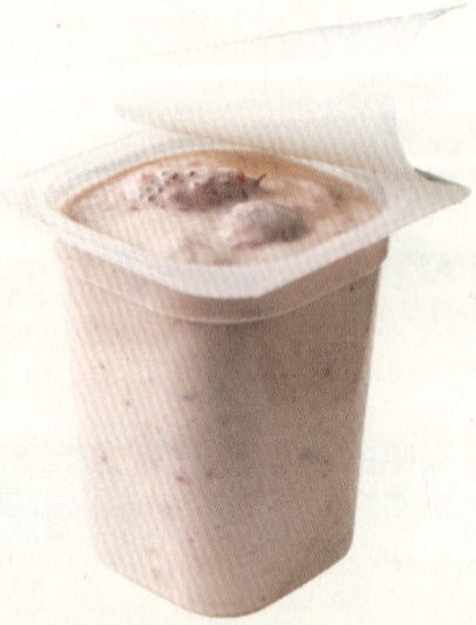
▲乳糖消化不良的人吃優格可以滿足鈣的需求

科學家推測在 3,000 到 5,000 年前，依賴牛乳和乳製品為主食的地區產生基因變異，讓當地居民（主要是北歐、非洲牧民、中東）終身保持製造大量乳糖酶的能力。北美地區約有 25% 的成人對乳糖的消化能力降低，其中有許多是亞裔、非裔、拉丁裔，特別發生在年紀成長之時。其中許多人還是能吃適量的乳糖而不會（或很少）出現胃腸不適的症狀，因為乳糖畢竟會被大腸的細菌分解。研究已經指出，大多數乳糖酶不足的人每餐可以耐受 120 到 240 毫升的牛奶，也可以適應乳糖被大腸細菌分解產生氣體的問題。所以對這些人而言，沒有必要嚴格限制含乳糖的食物如牛乳和乳製品。乳製品富含鈣質，對維持骨骼健康很重要。飲食涵蓋牛奶和乳製品的話，要獲取足夠的鈣和維生素 D 就容易多了。

乳製品和其它食物共食也有幫助，因為有些食物的特性對消化作用的速率有正面的效果。例如脂肪可以拖慢消化速率，讓乳糖酶有充分時間發揮作用。硬質起司和優格也比牛奶容易耐受。在起司的製造過程中喪失許多乳糖，而優格中的活菌被小腸分解時會釋出

案例研究 喝牛奶的問題

米雪是 19 歲的非裔女性，最近她讀到鈣質有保健效果，因此決定要多吃乳製品。開始的時候，她在午餐喝一杯低脂牛奶。過後不久，她開始覺得脹氣、絞痛。她懷疑禍首就是她喝的牛奶，尤其是她父母和姊妹也抱怨同樣的問題。不過，她想要調查牛奶是否真正是造成她腸胃不適的原因。所以第二天中午她以一杯優格來代替牛奶，結果一切正常。

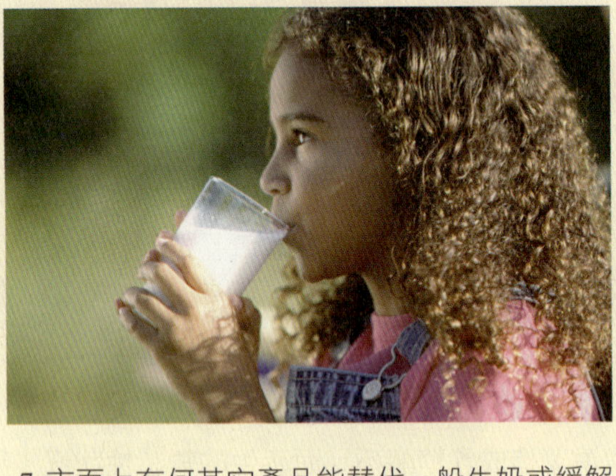

回答下列問題。解答在本章末尾。

1. 為何米雪認為自己對牛奶敏感？
2. 米雪喝牛奶之後出現的問題，是牛奶中的何種成分所引起的？
3. 為何這種成分會引起某些人腸道不適？
4. 這種狀況如何稱呼？
5. 哪些人最容易出現這種狀況？
6. 為何米雪喝優格沒有出現相同症狀？
7. 市面上有何其它產品能替代一般牛奶或緩解這些症狀？
8. 有這種狀況的人可以喝一般牛奶嗎？
9. 如果不吃乳製品，可能缺乏何種營養素？
10. 為何有些人在腸道病毒感染期間和之後無法耐受乳製品？

乳糖酶來分解乳糖。除此之外，還有一系列的產品，諸如無乳糖或低乳糖牛奶（Lactaid® 和 Dairy Ease®），這是經過乳糖酶處理過的牛奶。乳糖消化不良的人想吃乳製品也可以借助於乳糖酶補充劑。許多植物性「乳品」，例如豆漿、杏仁乳、米漿本來就不含乳糖，可以作為牛奶的替代品。

碳水化合物的吸收

食物中天然存在的，和澱粉與雙醣類在口中和小腸分解產生的單醣類採用主動吸收（只有果糖除外）。第 3 章討論過，這個過程需要特定的蛋白質載體和消耗能量，才能讓小腸的吸收細胞發揮作用。葡萄糖和它的近親半乳糖進行主動吸收，它們和鈉一起被抽送進入小腸細胞。

另一方面，果糖採用便利擴散方式進入小腸細胞；也就是說，只利用蛋白質載體，但不耗費能量。這種吸收方式比葡萄糖或半乳糖的吸收來得慢。所以大量的果糖不易吸收，會滯留在小腸提高滲透壓而吸附水分，進而造成腹瀉。

一旦葡萄糖、半乳糖和果糖進入吸收細胞，一部分果糖就被代謝成葡萄糖。然後這些單醣經由肝門靜脈直接進入肝臟。肝臟把所有的半乳糖和果糖都代謝轉成葡萄糖，並且：

- 經由血液運送到各器官如腦、肌肉、腎臟、脂肪組織等
- 製造碳水化合物的儲存形式：肝醣
- 製造脂肪（少量）

在這三個功能中，當碳水化合物攝取量偏高而且總卡路里超過需求時，就會製造脂肪。

除非因為生病導致吸收不良，或者是碳水化合物不耐症（如乳糖或果糖不耐），只有少量的糖（約 10%）逃過消化作用。任何未消化的碳水化合物進入大腸，會被細菌醱酵成酸和氣體，然後被大腸吸收。科學家懷疑這些細菌代謝的產物提供大腸能源，因而促進了它的健康。

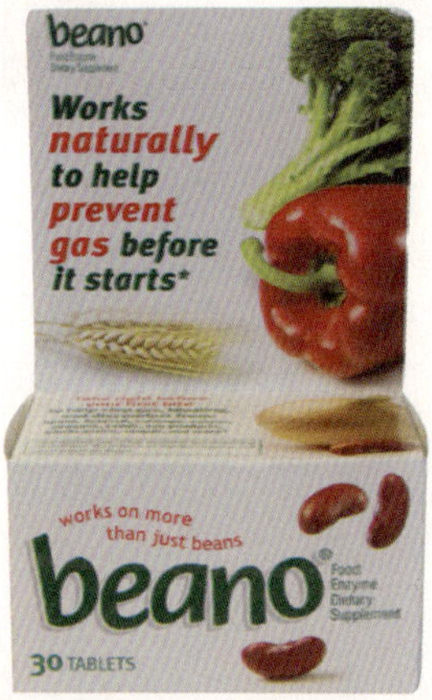

▲Beano® 是含有天然消化酵素的膳食補充品。它可以減少大腸細菌代謝豆子和部分蔬菜中難消化的糖類而產生的氣體

纖維質與腸道健康

大腸中的細菌將水溶性纖維醱酵成酸和氣體。這些酸一旦吸收，也能提供人體卡路里。水溶性纖維利用這種方式，每公克提供

1.5 到 2.5 大卡。雖然細菌醱酵產生的氣體對人無害，不過會造成疼痛甚至尷尬。然而經過一段時間之後，人體適應了高纖，製造的氣體就會減少。你會發現容易產生氣體的食物是水溶性纖維的良好來源。

由於不溶性纖維是未消化的碳水化合物，它存留在腸道賦予糞便體積，使得排便更容易。由於纖維會吸水，所以足量的纖維質讓糞便量多而軟；量多能刺激腸部肌肉運動，排便就不會太吃力。如果纖維質吃得太少，糞便會又小又硬；結果可能造成便秘，排便時必須施予大腸更大的壓力。過多的壓力使部分大腸壁肌肉外凸形成小囊，稱為**憩室** (diverticula)（圖 4-9）。排便困難也會造成**痔瘡** (hemorrhoid)（參見第 3 章「營養與你的健康」）。有 80% 長憩室的人不會有症狀，這種情況稱為**憩室症** (diverticulosis)。如果糞便（和細菌）進入憩室，可能會發炎或感染而成為痛苦的**憩室炎** (diverticulitis)。這時就要減少纖維質的攝取以限制細菌的活動。發炎消退後要改吃高纖飲食以利排便，並且避免日後復發。

憩室 (diverticula) 大腸外壁突出的小囊。

痔瘡 (hemorrhoid) 大靜脈的顯著隆起，特指肛門部位的靜脈。

憩室症 (diverticulosis) 大腸上有許多憩室的症狀。

憩室炎 (diverticulitis) 大腸憩室內細菌代謝產生酸而造成的發炎。

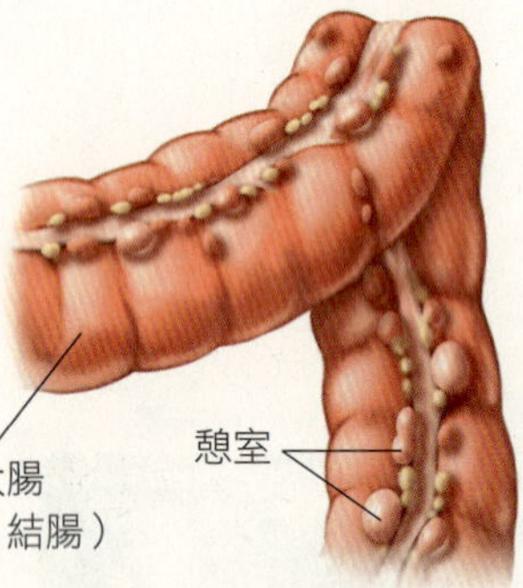

圖 4-9 大腸中的憩室。低纖飲食促進了憩室的形成。超過 45 歲的人有 1/3 長有憩室，而過了 85 歲則有 2/3 會發生憩室

在另一方面，極高纖飲食——例如一天 60 公克——會有健康風險，所以要有醫師指導。吃高纖飲食必須增加水分的攝取，這點極為重要。水分攝取不足會使糞便極硬，造成排便疼痛。在嚴重的病例中，纖維質太多和水分太少造成腸道阻塞，可能需要動手術治療。除了影響消化道的通順之外，高纖飲食也會減少營養素的吸收。纖維質的某些成分會與必需礦物質結合，因而妨礙它們的吸收。比方說，大量的纖維質會阻礙鋅和鐵的吸收。

過去 30 年來，許多族群研究都指出，增加纖維質攝取量和降低結腸癌的關係。大部分結腸癌的研究，重點都放在預防方面，例如水果、蔬菜、全穀類麵包和麥片、豆類的攝取（並非僅是纖維質而已）。總之，高纖飲食對結腸的保健效益可能來自高纖食物所含的多種營養素，例如維生素、礦物質、植化素、必需脂肪酸等。所以要增加纖維質的攝取，最好是吃天然的高纖食物，而非依賴纖維質補充劑。

觀念檢查站 4.4

1. 碳水化合物以何種形式吸收？吸收後的去向如何？
2. 碳水化合物的消化酵素其名稱與產生部位為何？
3. 為何有些人攝取大量乳糖後感覺不舒服？如何避免這些症狀？

4. 纖維質對腸道有何益處？

4.5 使碳水化合物在人體內發揮作用

如前所述，所有可消化的碳水化合物最終都轉變成葡萄糖。所以葡萄糖是碳水化合物在人體代謝中發揮功能的形式。其它糖通常都轉變成葡萄糖，而澱粉也分解成葡萄糖，所以這裡所敘述的功能可以應用在大部分的碳水化合物。葡萄糖在人體內的功能始於提供能量。

提供能量

葡萄糖的首要功能是提供卡路里供人體利用。人體有些組織如紅血球，只能利用葡萄糖和其它簡單碳水化合物作為燃料。大部分的腦和中樞神經系統只能從葡萄糖獲取能量，除非飲食提供的葡萄糖幾近於無。在這種情況下，腦可以利用脂肪部分分解的產物——稱為**酮體** (ketone bodies)——作為能源。其他人體細胞，包括肌肉細胞，可以利用簡單碳水化合物做燃料，不過這些細胞多半也能利用脂肪或蛋白質作為能源。

酮體 (ketone bodies) 脂肪部分代謝分解的產物，含有三或四個碳的分子。

飲食提供足夠的可消化碳水化合物，避免蛋白質分解作為能源，稱為「蛋白質救援」。在正常情況下，飲食中可消化的碳水化合物大部分轉變成血糖，而蛋白質保留作為構成和維持肌肉與重要器官之用。不過如果所吃的碳水化合物不夠，身體就被迫從人體蛋白質製造葡萄糖，消耗細胞中重要的胺基酸庫。在長時間的挨餓期間，從肌肉、心臟、肝臟、腎臟和其他重要器官持續擷取蛋白質，會導致身體虛弱，功能不良，甚至器官系統衰竭。

由於在長期禁食期間，消耗蛋白質可能有性命之虞，所以廠商在快速減重的產品裡提供了足夠的碳水化合物。如此可以避免在快速減重的過程中分解蛋白質，保護重要的組織和器官，包括心臟在內。這種極低卡產品大多是粉末狀，可以混入各種不同的液體，一天吃五到六次。使用任何減重產品時，一定要確保總膳食提供的碳水化合物至少符合 RDA。

你吃的碳水化合物不夠時，除了損失體組織的蛋白質之外，也會使脂肪代謝變得沒有效率。碳水化合物不夠的時候，脂肪在代謝中沒有完全分解，反而會產生酮體。這種狀況稱為**酮症** (ketosis)，

酮症 (ketosis) 血液和組織中含有高濃度的酮體和相關分解產物的狀況。

應當加以避免，因為會干擾人體的酸鹼平衡，並且產生其他健康問題。因此，低碳水化合物飲食法雖風行一時，但長期使用的安全性值得懷疑。

調控血糖

在正常情況下，血糖濃度被控制在狹窄的範圍內。當碳水化合物消化而被小腸吸收細胞擷取時，產生的單醣被直接送往肝臟。而肝臟的功能之一，就是防止餐後過量的葡萄糖進入血液。肝臟與胰臟合作調控血糖。

胰島素 (insulin) 胰臟分泌的荷爾蒙，作用是促進肝臟合成肝醣，促進葡萄糖從血液進入身體細胞。

用餐期間或餐後血糖升高時，胰臟釋出**胰島素** (insulin) 進入血液。胰島素傳遞兩種不同的訊息給各身體細胞以便降低血糖。首先，胰島素指示肝臟將葡萄糖儲存為肝醣。其次，胰島素指示肌肉、脂肪以及其他細胞從血液擷取葡萄糖。藉由肝臟中的肝醣合成和血糖進入身體細胞，胰島素得以預防血糖飆高（圖 4-10）。

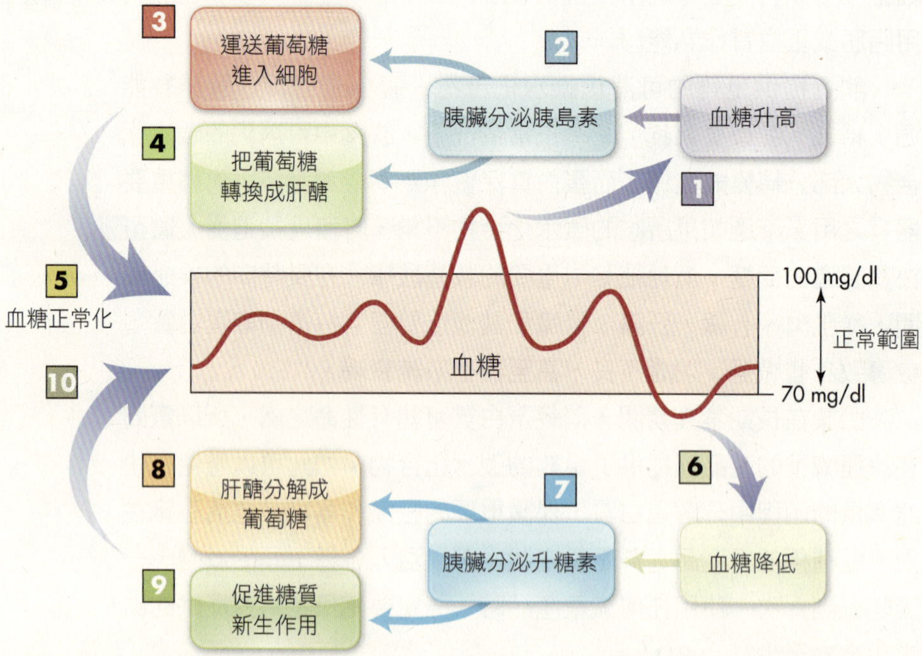

圖 4-10 血糖的調控。胰島素和升糖素是控制血糖的關鍵因素。當血糖升高超過正常範圍 70-100 mg/dl 時 (1)，胰島素釋出 (2)，血糖降低 (3)，以及 (4) 血糖恢復正常 (5)。當血糖低於正常範圍時 (6)，升糖素釋出 (7)，與胰島素的作用相反，使肝醣分解 (8)，同時糖質新生增加 (9)，血糖因而恢復正常 (10)。其它荷爾蒙如腎上腺素、正腎上腺素、皮質醇、生長激素等，也都有助於血糖的調控

另一方面當數小時沒有進食而血糖開始下降時，胰臟就釋出荷爾蒙**升糖素** (glucagon)。升糖素的作用與胰島素相反。它促進肝臟的肝醣分解成葡萄糖，然後釋出進入血液。升糖素以這種方式避免血糖過低。

升糖素 (glucagon) 胰臟分泌的荷爾蒙，作用是促進肝臟中的肝醣分解成葡萄糖，因而升高血糖。

在受到緊急壓力時，另外一種機制會升高血糖。**腎上腺素** (epinephrine) 是負責「戰或逃」反應的荷爾蒙。受到威脅時如汽車迎面撞來，腎上腺素和相關化合物就會從腎上腺（位於兩個腎臟上方）和神經末稍大量釋出。這些荷爾蒙促使肝臟中的肝醣迅速分解成葡萄糖，其結果就是血糖迅速升高，使人的心智和體力都能做出快速反應。

腎上腺素 (epinephrine) 腎上腺（位於兩個腎臟上方）和神經末稍釋出的荷爾蒙，能促進肝臟的肝醣分解。

人體倚賴一套複雜的控制系統將血糖維持在正常範圍內，避免血糖極度升高（**高糖血症**，hyperglycemia）或者偏低（**低糖血症**，hypoglycemia）。事實上，胰島素對血糖的作用受到升糖素、腎上腺素和其它荷爾蒙的抗衡。如果無法維持荷爾蒙的平衡，例如胰島素或升糖素的分泌太多或太少，血糖濃度就會發生大幅的變動。第 1 型糖尿病就是胰島素製造不足的實例。本章末尾的「營養與你的健康」會討論血糖失控。

高糖血症 (hyperglycemia) 血糖偏高，> 125 mg/100 mL。

低糖血症 (hypoglycemia) 血糖偏低，<40 到 50 mg/100 mL。

升糖指數與血糖。人體對不同來源的碳水化合物反應也不一樣，一份高纖食物如烤豆，與一份馬鈴薯泥相比，前者提升的血糖較少。我們關心不同食物對血糖的影響，因為使血糖升高較多的食物會促使胰臟釋出大量的胰島素。經常大量分泌胰島素對人體有許多害處，例如血液三酸甘油酯升高，增加脂肪組織的脂肪積聚，增加血液凝塊的傾向，促進肝臟合成脂肪，以及餐後容易感到飢餓（胰島素加速巨量營養素的儲存，降低了它們在血液中的濃度）。長期下來，增加的胰島素會使肌肉對胰島素的作用產生抗性，最後造成第 2 型糖尿病。

升糖指數 (glycemic index, GI) 是計量含碳水化合物的食物升高血糖的程度，因而有助於規劃飲食，以避免高糖血症和高胰島素釋出。升糖指數是食用某種食物之後，血糖反應和標準食物（葡萄糖或白麵包）的百分比對照（表 4-3）。各類食物按 GI 由大至小排列。

升糖指數 (glycemic index, GI) 食用某種食物之後，血糖反應和標準食物（葡萄糖或白麵包）的百分比對照。升糖指數的影響因素包括澱粉結構、纖維質含量、食品加工、物理結構、餐點中的巨量營養素如脂肪。

影響升糖指數的因素包括澱粉結構、纖維質含量、加工方法、物理結構、餐點中的巨量營養素如脂肪。因此，一種食物單獨吃的

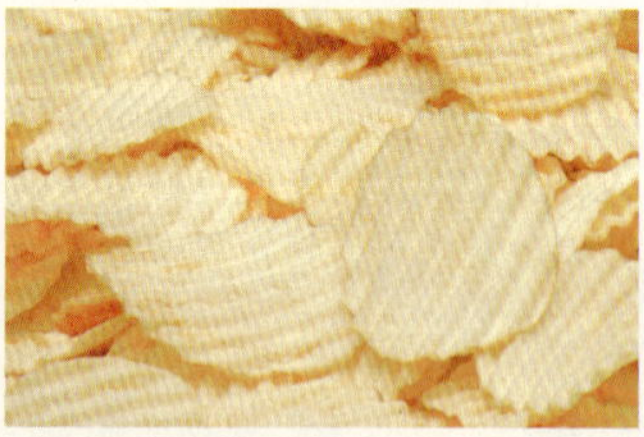

▲食物的升糖指數並非營養價值的明顯指標。比方說，洋芋片升糖指數低，但並非營養素密實的食物

你或許會覺得奇怪，為何白麵包和全麥麵包的升糖指數差不多。這是因為全麥麵粉磨得很細，可以快速消化，使得纖維質延緩消化過程對葡萄糖吸收的作用不再明顯。有些專家建議穀類加工程度越低越好（粗磨、鋼切、碾壓），如全麥麵粉和燕麥片，以便獲得纖維質的完整效益，並降低血糖濃度。

表 4-3 常用食物*的升糖指數 (GI)

參考食物葡萄糖＝100
低 GI 食物——55 以下
中 GI 食物——55 到 70
高 GI 食物——70 以上

	升糖指數 (GI)		升糖指數 (GI)
麵食／穀類		**麵包和馬芬糕**	
長粒白米	56	貝果	72
短粒白米	72	全麥麵包	69
義大利麵	41	白麵包	70
蔬菜		**水果**	
紅蘿蔔，水煮	49	蘋果	38
甜玉米	55	香蕉	55
馬鈴薯，烤	85	柳橙	44
乳製品		**飲料**	
牛奶，脫脂	32	柳橙汁	46
優格，低脂	33	運動飲料	78
冰淇淋	61	可口可樂	63
豆類		**點心**	
烤豆	48	洋芋片	54
菜豆	27	香草夾心餅	77
白豆	38	果凍糖	80
糖類			
蜂蜜	73		
蔗糖	65		
果糖	23		

*根據一份食物提供 50 公克碳水化合物
資料來源：Foster-Powell K and others: International table of glycemic index and glycemic load. *American Journal of Clinical Nutrition* 76:5, 2002.

GI 不同於跟其它食物一起吃。一般說來，加工程度越高的食物 GI 越高。比方說，果汁的 GI 比全水果來得高。GI 特別高的食物是馬鈴薯，尤其是烤馬鈴薯（紅馬鈴薯比較低，因為支鏈澱粉的含量較低）、馬鈴薯泥（因為暴露的表面積增加）、短粒白米、蜂蜜和果凍糖。高 GI 食物如果搭配蘋果、菜豆、牛奶或加沙拉醬的沙拉等低 GI 食物，可以平衡對血糖的影響。其他低 GI 的食物還有豆類、所有非澱粉質蔬菜、大部分的生鮮水果，以及全穀類麵包和穀片等。一般說來，含大量黏稠性（水溶性）纖維的食物如燕麥纖維，可以延緩小腸內葡萄糖的吸收，因而有助於血糖調控。

應付高 GI 食物最重要的方法是，不要在一餐之內吃太多這種食物。如此一來即可大幅減弱它們對血糖以及胰島素分泌的影響。每餐至少以一種低 GI 食物取代高 GI 者，例如用長粒米或義大利麵取代烤洋芋。記住 GI 值只是顯示食物所含碳水化合物的性質而非數量。份量大小對血糖和體重的管理仍然很重要。維持健康體重和經常運動可進一步減少高 GI 飲食的影響。治療糖尿病時，用低 GI 碳水化合物取代高 GI 食物頗有助益。不過要注意的是，許多營養密實的食物如燕麥粥，它的 GI 還高於沒什麼營養價值的食物如巧克力。

纖維質：降低膽固醇吸收和肥胖風險

攝取纖維質除了有助於規律排便，還有許多其他健康效益。記得黏稠性纖維的良好來源是蘋果、香蕉、柳橙、紅蘿蔔、大麥、燕麥、菜豆等。攝取大量的黏稠性纖維也能抑制膽固醇和膽酸的吸收，因而降低了血膽固醇，也可能降低心血管疾病和膽結石的風險。大腸益菌分解水溶性纖維所產生的脂肪酸，也可能減少肝臟中膽固醇的合成。

此外，水溶性纖維減緩葡萄糖的吸收，連帶使得胰島素的分泌減少。胰島素會刺激肝臟中膽固醇的合成，所以胰島素的減少有助於降低血膽固醇。總而言之，由蔬果、豆類、全穀類麵包和穀片（包括全穀類早餐穀片）構成的高纖飲食，可以降低心血管疾病（冠心症和中風）的風險。這裡再度顯示了低碳水化合物飲食法所沒有的益處。

富含纖維質的飲食有助於控制體重並降低肥胖的風險（參見延伸閱讀 14）。高纖食物由於體積較大，需要較多時間咀嚼，可以填飽肚子而不會產生許多卡路里。要讓餐點帶來滿足和飽足，多吃高纖食物是策略之一（參見第 2 章關於能量密度的討論）。

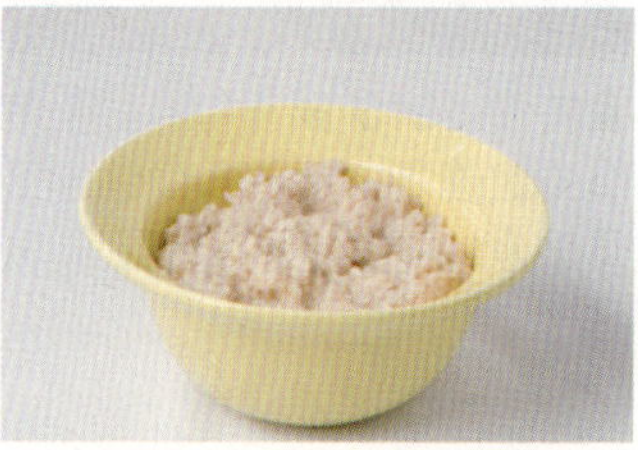

▲燕麥富含水溶性（又稱為黏稠性）纖維。美國 FDA 准許燕麥可以降低血膽固醇的健康宣稱

觀念檢查站 4.5

1. 碳水化合物在人體內的首要角色為何？
2. 碳水化合物攝取量太低時，人體如何反應？
3. 血糖維持在狹小範圍內的機制為何？
4. 升糖指數如何應用在菜單設計？
5. 纖維質的重要功能為何？

4.6 碳水化合物的需求

成人的碳水化合物 RDA 是每日 130 公克。這個數值的根據是提供腦和中樞神經系統足量的葡萄糖，而不需要倚賴脂肪不完全分解所產生的酮體。稍微超過這個數值並無不妥；美國食品營養委員會建議，碳水化合物應占總攝取能量的 45% 到 65%。營養標示使用 60% 的能量作為碳水化合物建議攝取量的標準，相當於 2000 大卡飲食中有 300 公克碳水化合物。

北美人每日攝取 180 到 330 公克的碳水化合物，占總攝取能量的 50%。但是據估計，全世界人口的飲食碳水化合物占總攝取能量的 70%，在某些國家甚至高達 80%。幾乎所有專家一致同意（包括美國 2010 飲食指南）的建議是，碳水化合物的主要來源應該是水果、蔬菜、全穀類麵包和穀片以及豆類，而非精製穀類、馬鈴薯和糖等。

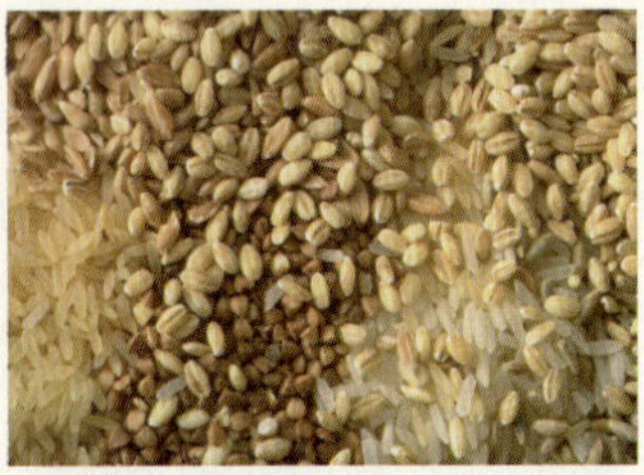

▲美國 2010 飲食指南對全穀類的定義是，整顆穀粒包含三個部分：麩皮、胚芽和胚乳

美國 2010 飲食指南建議我們經常挑選富含纖維的水果、蔬菜與全穀類。更具體地說，三盎司（或以上）的穀類，大約我們所吃穀類的半數，應該是全穀類。記得 2010 飲食指南對全穀類的定義是，整顆穀粒包含三個部分：麩皮、胚芽和胚乳。即使經過磨粉、搗碎和碾壓，這些成分應該大致不變（參見延伸閱讀 13 和 15）。

我們需要多少纖維質？

纖維質足夠攝取量的根據是以降低心血管疾病（可能包括糖尿病）風險為目的。女性的纖維質足夠攝取量是每日 25 公克，男性是 38 公克。這個數值根據的是每 1000 大卡含 14 公克纖維質的目標。年過 50 之後，足夠攝取量分別降至每日 21 公克和 30 公克。食品和補充劑標示的纖維質基準值是 25 公克（2000 大卡飲食）。

在北美地區，全穀類的攝取每日不到一份；每日纖維質的攝取女性只有 13 公克，男性只有 17 公克。如此低的攝取量源於對全穀類的益處缺乏了解，在購物時也無法辨識全穀類產品。所以我們必須增加纖維質的攝取量，每日至少要吃三份全穀類。吃早餐高纖穀片（每份高於 3 公克）是不錯的選擇（圖 4-11；參見延伸閱讀 7 和 10）。

在「評估你的餐盤」練習中顯示，能量適中的飲食可含有 25 或 38 公克的纖維質。飲食包含許多全穀類麵包、水果、蔬菜、豆

Nutrition Facts

Serving Size 1 cup (55g/2.0 oz.)
Servings Per Container 10

Amount Per Serving	Cereal	Cereal with ½ Cup Vitamins A & D Skim Milk
Calories	170	210
Calories from Fat	10	10
	% Daily Value**	
Total Fat 1.0g*	**2%**	**2%**
Sat. Fat 0g	**0%**	**0%**
Trans Fat 0g		*
Cholesterol 0mg	**0%**	**0%**
Sodium 300mg	**13%**	**15%**
Potassium 340mg	**10%**	**16%**
Total Carbohydrate 43g	**14%**	**16%**
Dietary Fiber 7g	**28%**	**28%**
Sugars 16g		
Other Carbohydrate 20g		
Protein 4g		
Vitamin A	15%	20%
Vitamin C	20%	22%
Calcium	2%	15%
Iron	65%	65%
Vitamin D	10%	25%
Thiamin	25%	30%
Riboflavin	25%	35%
Niacin	25%	25%
Vitamin B_6	25%	25%
Folic acid	30%	30%
Vitamin B_{12}	25%	35%
Phosphorus	20%	30%
Magnesium	20%	25%
Zinc	25%	25%
Copper	10%	10%

*Amount in cereal. One half cup skim milk contributes an additional 40 calories, 65mg sodium, 6g total carbohydrate (6g sugars), and 4g protein.
**Percent Daily Values are based on a 2,000 calorie diet. Your daily values may be higher or lower depending on your calorie needs:

	Calories:	2,000	2,500
Total Fat	Less than	65g	80g
Sat Fat	Less than	20g	25g
Cholesterol	Less than	300mg	300mg
Sodium	Less than	2,400mg	2,400mg
Potassium		3,500mg	3,500mg
Total Carbohydrate		300g	375g
Dietary Fiber		25g	30g

Calories per gram:
Fat 9 • Carbohydrate 4 • Protein 4

*Intake of *trans* fat should be as low as possible.

Ingredients: Wheat bran with other parts of wheat, raisins, sugar, corn syrup, salt, malt flavoring, glycerin, iron, niacinamide, zinc oxide, pyridoxine hydrochloride (vitamin B6), riboflavin (vitamin B2), vitamin A palmitate, thiamin hydrochloride (vitamin B1), folic acid, vitamin B12, and vitamin D.

Nutrition Facts

Serving Size: ¾ Cup (30g)
Servings Per Package: About 17

Amount Per Serving	Cereal	Cereal With ½ Cup Skim Milk
Calories	170	210
Calories from Fat	0	5
	%Daily Value**	
Total Fat 0g*	**0%**	**1%**
Saturated Fat 0g	**0%**	**1%**
Trans Fat 0g		*
Cholesterol 0mg	**0%**	**1%**
Sodium 60mg	**2%**	**4%**
Potassium 80mg	**2%**	**8%**
Total Carbohydrate 35g	**9%**	**11%**
Dietary Fiber 1g	**4%**	**4%**
Sugars 20g		
Other Carbohydrate 13g		
Protein 3g		
Vitamin A	25%	30%
Vitamin C	0%	2%
Calcium	0%	15%
Iron	10%	10%
Vitamin D	10%	20%
Thiamin	25%	25%
Riboflavin	25%	35%
Niacin	25%	25%
Vitamin B_6	25%	25%
Folic acid	25%	25%
Vitamin B_{12}	25%	30%
Phosphorus	4%	15%
Magnesium	4%	8%
Zinc	10%	10%
Copper	2%	2%

*Amount in Cereal. One-half cup skim milk contributes an additional 65mg sodium, 6g total carbohydrate (6g sugars), and 4g protein.
**Percent Daily Values are based on a 2,000 calorie diet. Your daily values may be higher or lower depending on your calorie needs:

	Calories:	2,000	2,500
Total Fat	Less than	65g	80g
Sat. Fat	Less than	20g	25g
Cholesterol	Less than	300mg	300mg
Sodium	Less than	2,400mg	2,400mg
Potassium		3,500mg	3,500mg
Total Carbohydrate		300g	375g
Dietary Fiber		25g	30g

Calories per gram:
Fat 9 • Carbohydrate 4 • Protein 4

*Intake of *trans* fat should be as low as possible.

Ingredients: Wheat, Sugar, Corn Syrup, Honey, Caramel Color, Partially Hydrogenated Soybean Oil, Salt, Ferric Phosphate, Niacinamide (Niacin), Zinc Oxide, Vitamin A (Palmitate), Pyridoxine Hydrochloride (Vitamin B6), Riboflavin, Thiamin Mononitrate, Folic Acid (Folate),Vitamin B12 and Vitamin D.

圖 4-11 閱讀營養標示有助於挑選更營養的食品。根據營養標示上的資訊，哪一種穀片適合當早餐？比較它們的纖維質含量。所列出來的原料成分提供了什麼線索？（註：原料按重量從大到小排列。）挑選早餐穀片的關鍵在纖維質。簡單糖類的含量也可作為參考，不過有時候它的數值並不反映添加的糖，而是其中所含的水果如葡萄乾，使得評估不易

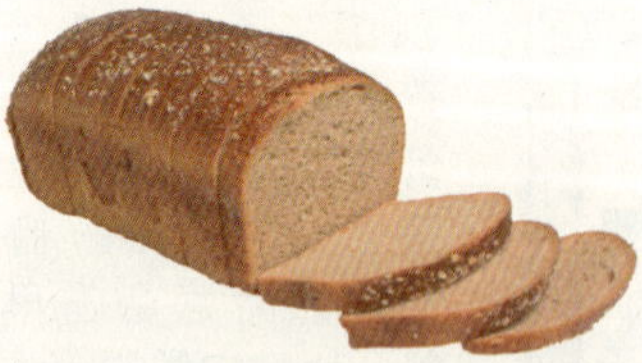

▲許多人買麵包時看到「小麥麵包」的標示，就以為是全麥麵包了。事實並非如此。食品商在食品標示上把強化的白（精製）麵粉標示為小麥麵粉。如果標示沒有列出「全麥麵粉」，那麼這個產品就不會是全麥麵包，也不會含有許多纖維質。仔細閱讀營養標示才能找到更多全穀類產品，獲取更多纖維質

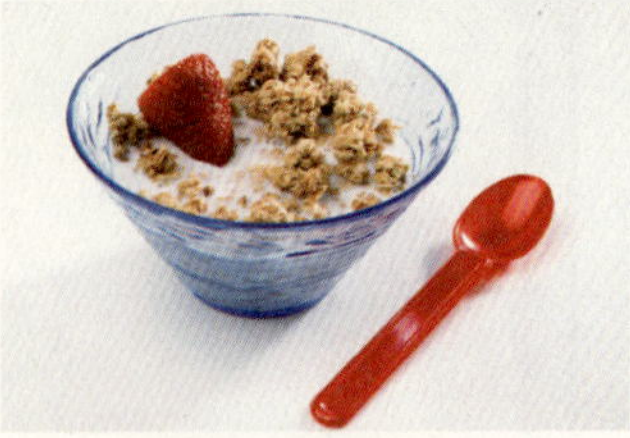

▲全穀類食品如雜糧片，是纖維質的極佳來源

關於碳水化合物的攝取，2010 美國飲食指南提供以下建議：

- 限制含有精製穀類的食物，尤其是含有固體脂肪、添加糖、鈉的精製穀類食品。
- 多吃蔬菜和水果。
- 吃各種蔬菜，特別是深綠、橙色、紅色蔬菜，以及豆莢和豌豆。
- 攝取的穀類至少一半是全穀類，儘量以全穀類取代精製穀類。
- 挑選鉀、膳食纖維、鈣、維生素 D 含量較高的食物（這些營養素是美式飲食容易缺乏的），如蔬果、全穀類、牛奶和乳製品。

類，不但符合纖維質建議量而且極為享受。利用「評估你的餐盤」練習評估你的飲食中含有多少纖維質。你吃的纖維質夠嗎？

記得極高纖飲食可能不健康，而且吃高纖飲食要增加水分攝取量。高纖飲食也會減少必需礦物質的吸收，如鋅和鐵。

總之，要謹記在心的是「過猶不及」。任何營養素攝取過量都會造成問題，碳水化合物和纖維質也不例外。高醣、高纖和低脂並不意味著零卡路里。碳水化合物相較於脂肪，是可以節制能量的攝取，不過它本身所含的能量也必需計算在內。

多少糖算過量？

糖吃太多所衍生的問題，主要是它提供了空卡，並且升高齲齒的風險。

糖攝取過量使飲食品質下降。飲食中含有太多的糖，就排擠了其它營養密實的食物如水果和蔬菜。兒童和青少年特別容易以空卡取代了成長所需的營養素。現在的兒童和青少年比以前喝更多的汽水和含糖飲料，而較少喝牛奶。牛奶含鈣和維生素 D，兩者都可促進骨骼生長；所以以汽水代替牛奶犧牲的是骨骼的健康。

美國食品營養委員會制定「添加糖」的上限是總卡路里的 25%。記得「添加糖」是食品加工或烹煮時外加的糖。超過此一上限的飲食可能就排擠了維生素和礦物質。世界衛生組織一再重申的「強烈建議」是，添加糖不超過每日總卡路里的 10%，相當於 2000 大卡飲食中 50 公克（或 12 茶匙）的糖。

由於過量的糖與多種代謝異常相關，美國心臟協會建議減少攝取添加糖：女性每日不超過 100 大卡（25 公克），男性不超過 150 大卡（37.5 公克）（參見延伸閱讀 9）。世衛組織在 2014 年 3 月提出類似的「條件性建議」：為了避免增重和齲齒等健康風險，糖的攝取量應以每日卡路里的 5% 為目標（對正常 BMI 成人而言約 25 公克）。

我們所吃的糖大多來自食物和飲料在加工和／或製造過程中添加的糖。一般說來，北美人每日吃 82 公克的外加糖，相當於總攝取能量的 15%。外加糖的主要來源有汽水、蛋糕、餅乾、水果飲料、乳製甜點例如冰淇淋（圖 4-12）。只要少吃糕餅和冰淇淋（全脂或減脂），要減少攝取添加糖就比較容易（表 4-4）。今天

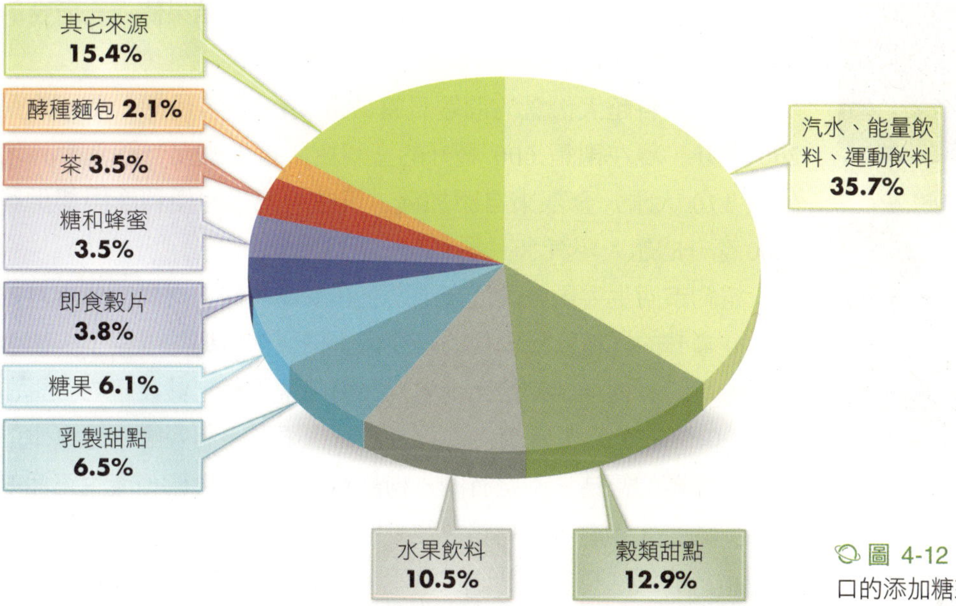

圖 4-12 美國 2 歲以上人口的添加糖來源

表 4-4 減少簡單糖類攝取的建議

在超市

- 閱讀食品標示，了解食品中所有的外加糖，儘量挑選含糖量少者。
- 購買新鮮水果，或是浸泡於水、果汁或淡糖漿中的水果，不要挑選浸泡於濃糖漿者。
- 少買含糖量高的食品，如市售烘焙食品、糖果、甜麥片、甜點、汽水或水果飲料；代之以消化餅、雜糧餅、貝果、英式馬芬糕、低卡汽水或其它低糖替代品。
- 購買低脂的微波爆米花取代糖果當點心。

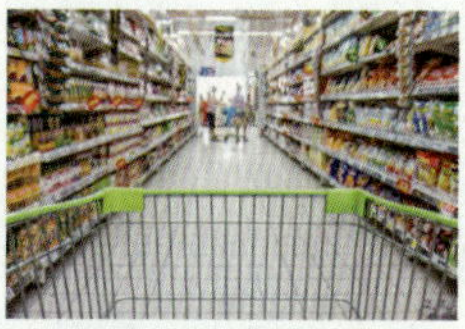

在廚房

- 烹飪時減少用糖。嘗試新食譜或調整舊食譜，逐步減少用糖，降到原本用量的三分之一左右。
- 嘗試用香料加強食物的味道，如肉桂、小豆蔻、胡荽、肉豆 、薑和豆蔻。
- 自製含糖量低的糕餅，取代市售含糖量高的糕餅。

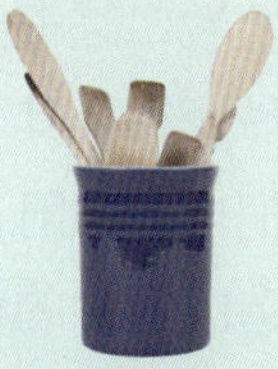

在餐桌

- 儘量少用糖，包括白糖、紅糖、蜂蜜、糖蜜、糖漿、果醬和果凍。
- 少吃含糖量高的食品，如市售烘焙食品、糖果和甜點。
- 吃點心或飯後甜點時，以新鮮水果取代甜食。
- 食物少放糖，如咖啡、茶、穀片和水果。用量減半，習慣之後看能否再減。用代糖取代部分的糖。
- 少喝含糖汽水、水果飲料、果汁，代之以水、低卡汽水和水果。

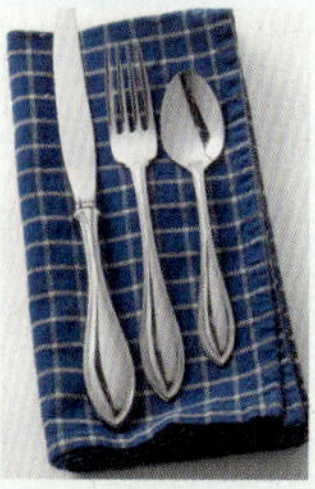

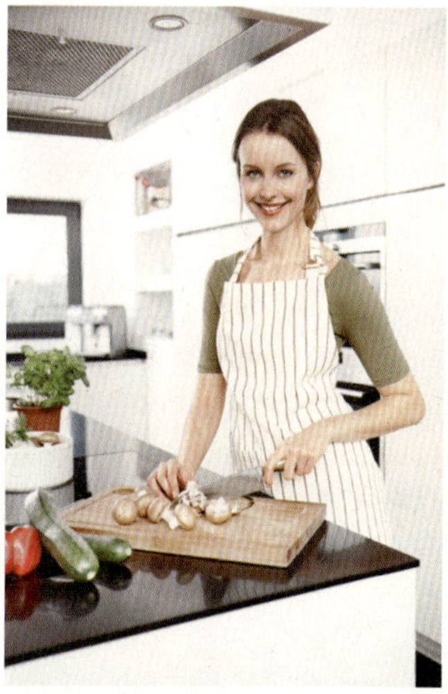

▲我們喜愛的食物有許多是甜食，但不宜多吃

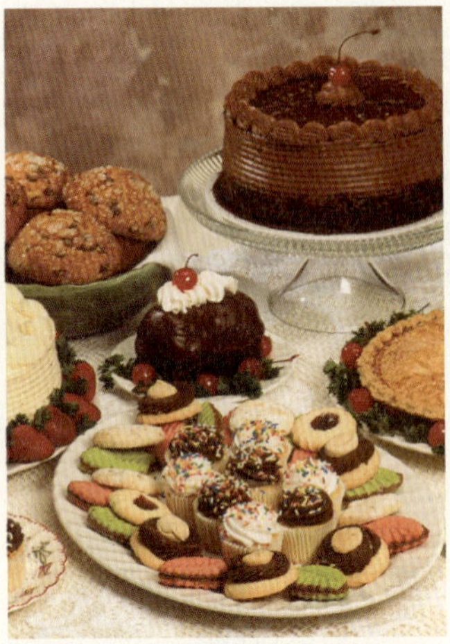

▲蛋糕餅乾是美國成人碳水化合物的五大來源之一

最近發現過量的含糖汽水與成人的增重和第 2 型糖尿病相關。

的低脂和無脂點心通常添加許多糖以增加滋味，結果使得它所含的卡路里和同類的高脂產品一樣多，甚至更多。

含糖飲料超大份量的問題日趨嚴重；1950 年代的一瓶汽水是 200 毫升，現在則是 600 毫升的塑膠瓶。這種改變為飲食額外增加了 170 大卡，全部來自添加糖。現在大部分的便利商店都供應 2000 毫升的超大杯汽水。

紐約市衛生委員會最近嘗試禁止在餐廳和其它機構販賣容量超過 500 毫升的含糖飲料，目的是要減少攝取來自糖的卡路里。衛生委員會是否有權限制或禁止合法食品引起了爭議，其後紐約上訴法庭在 2013 年 7 月裁定衛生委員會逾越權限，限制餐廳供應汽水的份量是違憲的行為。不過有關含糖飲料的健康訊息已經產生正面的效果，過去 8 年汽水的銷售已經下跌。行銷研究指出，年輕人更常選擇水、能量飲料、咖啡取代汽水。更多的資訊在「營養新知」和延伸閱讀 16。

糖與過動。有種流傳很廣的說法是，吃太多糖會引發兒童的過動症，它是注意力缺乏／過動症候群的症狀之一。然而許多研究發現，蔗糖正好有相反的效果。高醣低脂低蛋白的飲食有鎮靜效果，使人打瞌睡；原因可能和腦的神經傳導素，如血清素的合成發生變化有關。造成過動可能是高糖食物通常配合興奮的場合，如生日派對或萬聖節。

齲齒 (dental caries) 細菌把糖代謝成酸，因而腐蝕了牙齒的表面。

糖與口腔健康。飲食所含的糖（以及容易在口中醱酵的澱粉，如餅乾和白麵包）會增加**齲齒** (dental caries) 的罹患率。糖和其它碳水化合物被口腔細菌代謝成酸，因而形成齲齒。這些酸溶解了牙齒表面的琺瑯質及其下層的結構。細菌也會利用糖製造黏性的牙菌斑，不但把自己黏附在牙齒上，而且減少了唾液對酸的中和作用。

造成齲齒的禍首是黏性而含糖量高的食物如焦糖，它們會黏在牙齒上，提供細菌源源不絕的糖。液態的糖如果汁，雖然不像黏性物質對牙齒的威脅那麼大，但也不可掉以輕心。經常吃甜食等於一直給細菌補給糖，也會造成齲齒。

在兩餐之間嚼食含糖的口香糖是主要的不良習慣之一。但並不是只有含糖的食物才會讓口腔細菌製造酸。前面提及，含澱粉的食物如餅乾和麵包長期含在口中，會被酵素分解成糖；細菌會再把糖製造成酸。總之，食物所含的糖和澱粉，以及它們滯留口中的時

營養新知 美國的添加糖攝取量正在下降

雖然添加糖與慢性病如肥胖、糖尿病、心臟病等相關，不過美國並未調查近年的添加糖攝取量，也沒有跟飲食指南比較。本研究的目的是檢視 8 年來添加糖攝取的趨勢。研究設計是利用美國 1999-2008 年「全國健康和營養調查」的飲食資料，以及健康金字塔對應資料庫中的添加糖含量數據，針對 42,316 位 2 歲以上民眾的大型橫斷面研究。本研究的結果指出，在 1999-2000 年和 2007-2008 年之間，添加糖的絕對攝取量從平均每日 100.1 公克減少至 76.7 公克。之所以有大幅變化（範圍約每日 37.4 公克到 22.8 公克），是因為碳酸飲料的消費量下跌。在研究期間唯一增加的添加糖來源是能量飲料，不過攝取量巔峰也僅是每日 0.15 公克。添加糖占總能量的百分比也從 18.1% 降到 14.6%。作者的結論是，1999 到 2008 年這 8 年間由於碳酸飲料消費量減少，添加糖的攝取量雖然跟著減少，不過仍然超出添加糖應占總能量的 5% 到 15% 的建議。

資料來源：Welsh JA and others: Consumption of added sugars is decreasing in the United States. *American Journal of Clinical Nutrition* 94:726, 2011.

間，決定了它們導致齲齒的可能性。

氟有強化牙齒的效果，過去 20 年加氟的自來水和牙膏已減少了北美兒童齲齒的數目（參見第 9 章）。研究也指出某些食物如起司、花生、無糖口香糖等，有助於減少牙齒上的酸。此外，餐後或吃過東西之後漱口，也可以減少口中的酸。總之，均衡的營養，良好的習慣（如嚼無糖口香糖），和定期的檢查都有助於改善牙齒健康。

關鍵思考

約翰和麥克是同卵雙胞胎，他們喜歡同樣的遊戲、運動、食物。但是約翰喜歡嚼無糖口香糖，而麥克不喜歡。上次檢查牙齒的時候，約翰沒有蛀牙，而麥克有兩顆。麥克想知道為何約翰飯後嚼口香糖就沒有蛀牙，你要如何向他解釋呢？

觀念檢查站 4.6

1. 總碳水化合物的每日建議攝取量為何？一般民眾的膳食攝取量為何？
2. 纖維質的每日建議攝取量為何？
3. 如何減少添加糖的攝取？
4. 糖與口腔健康的關聯為何？

營養與你的健康 Nutrition and Your Health (NAYH)

糖尿病——血糖失控

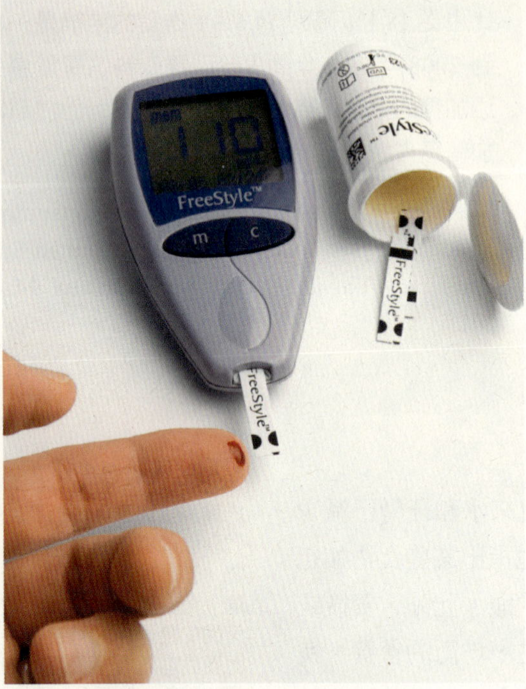

血糖調控不當會造成高糖血症或低糖血症。血糖偏高最常與糖尿病相關，而糖尿病影響了北美將近 2,600 萬（或 11.3%）的 20 歲以上人口（參見延伸閱讀 4）。據估計在這些人當中，超過 37% 不知道自己有糖尿病。2007 年北美有 231,404 人因糖尿病而死亡。糖尿病在美國已經達到流行病的程度，2010 年 20 歲以上人口診斷出 190 萬新病例。美國糖尿病協會建議 45 歲以上的成人每 3 年檢驗一次空腹血糖。幾十年來糖尿病的診斷標準都是空腹血糖高於 126 毫克/100 mL。2010 年糖尿病協會跟幾個國際糖尿病組織建議，利用糖化血色素 (HbA1c) 檢測（臨界值為 6.5%）來診斷糖尿病。對血糖控制不良者而言，糖化血色素是比空腹血糖更加敏感的長期指標。當血糖偏高時，葡萄糖在血液中堆積並與血紅素（紅血球中的蛋白質）結合而使其糖化。糖化血紅素數的含量反映了過去數週的血糖濃度（參見延伸閱讀 3）。

糖尿病

糖尿病主要可分為兩種：**第 1 型糖尿病** (type 1 diabetes)（以前稱為胰島素依賴，或幼年型糖尿病），和**第 2 型糖尿病** (type 2 diabetes)（以前稱為非胰島素依賴，或成人型糖尿病）（表 4-5）。糖尿病的重新命名是由於許多非胰島素依賴的糖尿病人，最後還是要依靠胰島素的注射。此外，現在也有許多兒童罹患第 2 型糖尿病。

還有第三種糖尿病是孕婦的妊娠糖尿病（參見第 14 章），通常用飲食療法控制胰島素，分娩後即可恢復正常。但有證據指出，妊娠糖尿病的孕婦日後罹患糖尿病的風險較高。

糖尿病的傳統症狀有三頻：頻尿、頻渴和頻餓。這三種症狀分開時並非糖尿病的症狀。其他伴隨傳統症狀的還有：不明原因的體重降低、疲倦、視力模糊、手腳震顫、經

第 1 型糖尿病 (type 1 diabetes) 糖尿病的一種，患者的胰島素製造細胞受到破壞，需用胰島素治療。

第 2 型糖尿病 (type 2 diabetes) 糖尿病的一種，因胰島素抗性而致病，常與肥胖相關。通常不需胰島素。

表 4-5 第 1 型和第 2 型糖尿病的對比

	第 1 型糖尿病	第 2 型糖尿病
罹患率	占糖尿病病例的 5-10%	占糖尿病病例的 90%
原因	自體免疫	胰島素抗性
風險因素	中度的遺傳傾向	強烈的遺傳傾向 肥胖與缺乏運動 種族 代謝症候群 糖尿病前期
特性	明顯的症狀（頻渴、頻餓、頻尿） 酮症 體重減輕	輕微的症狀，尤其是發病的早期（疲倦和夜尿） 通常不會出現酮症
治療	胰島素 飲食 運動	飲食 運動 口服藥劑 胰島素（晚期病例）
併發症	心血管疾病 腎臟病 神經疾病 失明 感染	心血管疾病 腎臟病 神經疾病 失明 感染
追蹤	血糖 尿酮 糖化血色素*	血糖 糖化血色素

*血紅素 A1c

常感染、傷口癒合困難、陽萎等。

第 1 型糖尿病

第 1 型糖尿病通常在童年晚期，10 到 14 歲左右發病，但也有可能在任何年齡發病。兒童與青少年的罹患率每年上升 3% 到 4%。兒童往往因為餐後血糖太高和酮症而入院。

第 1 型糖尿病肇始於胰臟分泌的胰島素不足。血中胰島素下降，血糖就升高，特別是在餐後。圖 4-13 顯示在 75 公克葡萄糖的負荷測試中，第 1 型糖尿病患者的葡萄糖耐受曲線。當血糖超過腎臟的負荷時，葡萄糖就會出現在尿液中，這也是「糖尿」這個病名的由來。

> **糖尿病症狀**
>
> 糖尿病的症狀可能會突然出現，包括下列至少一種現象：
> - 極渴
> - 頻尿
> - 困倦、昏睡
> - 突然視力模糊
> - 胃口增加
> - 體重突然下降
> - 尿液含糖
> - 呼氣有水果味、甜味、酒味
> - 呼吸沈重
> - 恍惚、昏迷

大多數第 1 型糖尿病始於免疫反應的失調，破壞了胰臟製造胰島素的細胞。這種疾病可能源於遺傳、自體免疫或環境因素。最

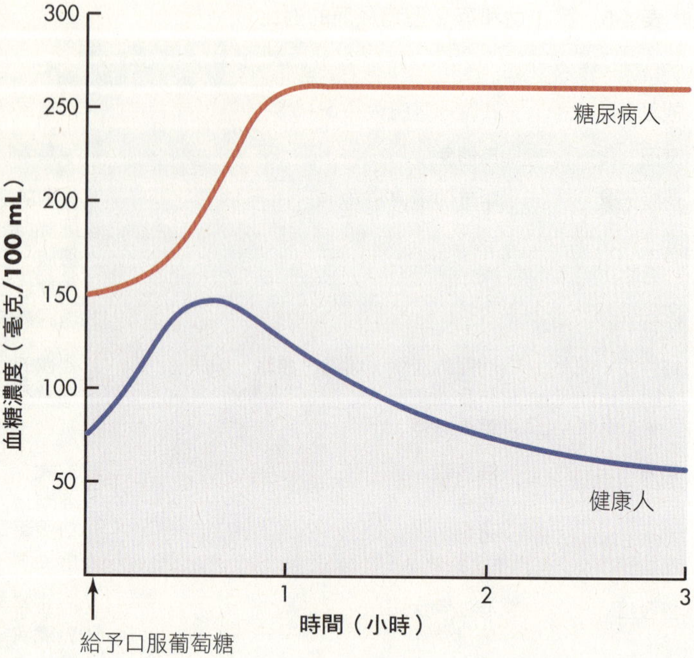

圖 4-13 葡萄糖耐受試驗。攝取 75 公克葡萄糖後之健康成人與未治療之糖尿病人的血糖反應曲線

有可能的是病毒或外來的蛋白質啟動了自體免疫的破壞行為。胰臟細胞受此行為的影響而釋出其它蛋白質，結果引來更猛烈的攻擊。最後胰臟失去製造胰島素的能力，開啟了這種疾病的臨床階段。只有在 90% 以上的胰島素分泌細胞受到破壞之後，高糖血症和其他症狀才會慢慢出現。糖化血色素、空腹血糖、口腔葡萄糖耐受測試都能用來診斷糖尿病。記得糖化血色素是建議的診斷方法，因為經過一段時間之後血糖會黏附於紅血球的血紅素，而且血糖持續偏高就黏附越多。糖化血色素超過 7% 就表示血糖控制不良。

第 1 型糖尿病主要是靠胰島素療法，或是注射，或是利用胰島素泵。這種泵以穩定的速率將胰島素打入體內，用餐過後份量稍微提高。飲食療法是利用胰島素和運動計劃平衡碳水化合物的攝取，以利血糖管理。碳水化合物攝取的份量和次數必須日復一日保持一致，血糖才好控制。患者調整用餐時間的胰島素劑量或者使用胰島素泵時，必須根據碳水化合物攝取量調整胰島素用量。有幾種方法可以估算食物的碳水化合物含量，例如碳水化合物計量、食物代換表、食物的升糖指數等（參見延伸閱讀 2 和 5）。糖尿病

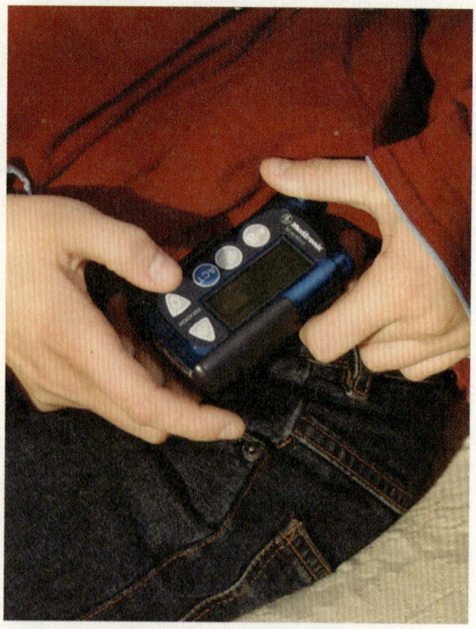

▲胰島素泵減輕每天皮下注射數次的不適

營養療法的更多資訊在延伸閱讀 1-3。萬一吃得太少，注射的胰島素就會造成嚴重的血糖過低，因為葡萄糖雖少但胰島素的作用不變。飲食必須含適量的簡單碳水化合物、足量的纖維質和多元不飽和脂肪，提供符合需求的能量，並且少吃動物脂肪和反式脂肪。兒童患者必須獲得足夠的卡路里和營養素以利生長和發育。

第 1 型糖尿病患者若未治療，荷爾蒙的異常會造成體脂肪分解而進入肝臟。大部分的脂肪轉變成酮體，因而造成酮症。血液中的酮體大量增加，最後連尿液中也有。酮體將鈉和鉀離子也一併帶入尿液。這一系列的連鎖反應將會導致脫水、離子失衡、昏迷，甚至死亡，控制不良的第 1 型糖尿病患者尤其嚴重。治療方法包括補充胰島素和水分，還有礦物質鈉、鉀、氯等。

糖尿病的併發症是退化性疾病，導因於血糖控制不良，尤其是長期的高糖血症，例如心血管疾病、失明、腎臟病、神經受損。血糖偏高會損傷小血管（微血管）和神經。如果不正常的神經刺激發生在腸道，會造成間歇性腹瀉和便秘。由於四肢的神經退化，許多人失去因受傷或感染而帶來的痛覺。因為無法感覺痛，往往就延誤了治療。這一延誤，再加上傷口細菌大量繁衍（細菌因葡萄糖而大盛），使四肢的情況惡化而可能需要截肢。高血糖也會使體內其它蛋白質和脂肪糖化，形成所謂的晚期糖化終產物 (advanced glycation end-products, AGEs)。這些物質對細胞具有毒性，特別是免疫系統和腎臟的細胞。

目前的研究指出，糖尿病的血管和神經併發症可用激進療法控制血糖而加以延緩。糖化血色素維持在接近正常的範圍（6% 或更低），可大幅降低死亡和其他疾病的風險。糖尿病患者必須與醫生和營養師密切合作，在飲食和醫藥方面雙管齊下，以便安全地從事運動。運動促進肌肉吸收葡萄糖（不需胰島素的作用），因而降低了血糖。這種結果當然有益處，不過糖尿病患者必須注意運動對血糖的影響，並適當地加以補充。

第 2 型糖尿病

第 2 型糖尿病通常在 30 歲以後發病。這是最常見的糖尿病，約占北美已診斷出的病例的 90% 到 95%。這種疾病是漸進的，在許多病例中，從發病到診斷經過很長一段時間。高糖血症進展很慢，在早期階段典型症狀雖然尚未出現，但併發症的風險已經升高。第 2 型糖尿病的風險因素有遺傳和環境兩種，包括糖尿病家族史；年老；肥胖，尤其是腹部肥胖；缺乏運動；先前的妊娠糖尿病史；糖尿病前期；種族等等；以拉丁裔、非裔、亞裔、美洲原住民、太平洋島民等的風險較高。由於美國人口普遍肥胖和缺乏運動，這型糖尿病的人數也日漸增加。事實上由於過重和缺乏運動，第 2 型糖尿病的兒童患者已經大量增加。

第 2 型糖尿病的發病與身體組織（尤其是肌肉組織）細胞表面的胰島素受體作用產生抗性有關。在這種情況下，胰島素的分泌或是正常、或是減少、或是增加，但血糖就是無法進入細胞而滯留在血液中，造成高糖血症。胰臟嘗試增產胰島素加以彌補，不過作用有限。所以並非胰島素產量不足，尤其是剛發病的時候仍十分充足。到了後來，胰臟的功能開始喪失，胰島素的產量也減少。

你有糖尿病前期嗎？

第 2 型糖尿病患者往往不會突然發病，在症狀出現之前可能已經潛伏了幾年。糖尿病前期是血糖高於正常範圍的狀況，等到症狀出現時組織和器官已經受損。簡單的測試空腹血糖可以判斷是否糖尿病前期。及早偵測出糖尿病風險可以調整生活方式來預防。如果你有糖尿病的家族病史，或是生活習慣不好（缺乏運動和過重，以及飲食不良），發現自己的血糖處於糖尿病前期的階段是值得慶幸的事。糖尿病前期又稱為「空腹血糖異常」，如果空腹血糖濃度在 100 到 125 毫克/100 mL之間，或是糖化血色素在 5.7% 到 6.4% 之間，即可確診。

由於第 2 型糖尿病的遺傳關聯，有家族病史的人必須小心避免危險因素，如肥胖和缺乏運動。經常測量血糖也很重要。

許多第 2 型糖尿病的病例（約 80%）和肥胖（特別是腹部積聚脂肪）有關，但是肥胖不會直接造成血糖過高。事實上，體型較瘦的人也會罹患第 2 型糖尿病。肥胖者巨大的脂肪細胞只是增加了胰島素抗性的風險，因而增加了第 2 型糖尿病的風險。

與肥胖相關的第 2 型糖尿病在減重之後往往消失不見。所以治療的首要目標就是維持健康體重，即使體重下降不多，仍有助於血糖控制。許多第 2 型糖尿病患者經由減掉過量的脂肪組織後病情緩解，但仍有不少人無法減重。這些人糖尿病纏身，並且經歷與第 1 型糖尿病相同的退化性併發症；不過第 2 型糖尿病患很少出現酮症。患者有需要時可用降血糖藥物和胰島素。模仿消化道激素的新藥可以幫助患者克服長期性問題，這是傳統療法無能為力的。（參見「醫藥箱」管理糖尿病的藥物資訊）

規律的餐點和運動是第 2 型糖尿病療法的重要基礎。運動幫助肌肉攝取更多葡萄糖。飲食療法應該強調整體的卡路里控制，多吃富含纖維質的食物和魚類，少吃添加糖和固體脂肪。把碳水化合物的攝取分散在一天之內可以避免血糖濃度的波動。跟第 1 型糖尿病一樣，碳水化合物計量、食物代換表、食物的升糖指數都是管理碳水化合物攝取的好用工具。積極的患者合併使用食物的升糖指數和碳水化合物計量，可以達到管理血糖的目標。此外每天必須攝取 25 到 30 公克纖維質，其中要有水溶性纖維，因為它有助於控制血糖。

雖然糖尿病人無需完全禁糖，但應遵循建議，少吃為妙。如果糖已經包括在菜單內，應代之以其它碳水化合物來源。因為糖尿病人是心血管疾病的高風險者，所以規劃菜單時要包括心臟健康的選項。第 2 型糖尿病患者如果血中三酸甘油酯偏高，可以降低碳水化合物的攝取量，代之以植物油和纖維質。

低糖血症

糖尿病人施打胰島素時若吃得不夠可能

登入 www.diabetes.org 和 www.ndep.nih.gov 有更多糖尿病資訊。

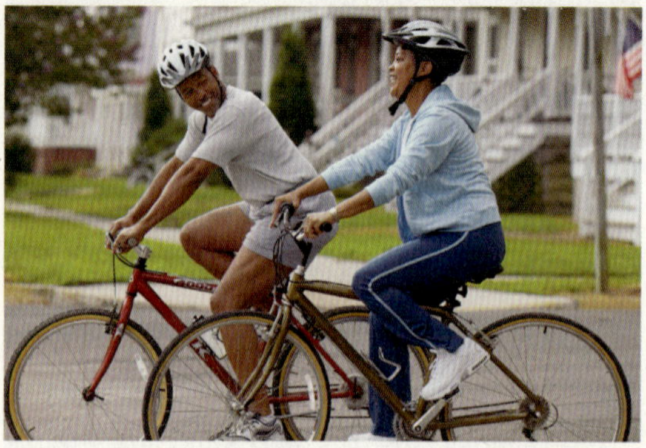

▲經常運動是預防（和控制）第 2 型糖尿病的重要項目（參見延伸閱讀 8）

醫藥箱

胰島素。用來治療糖尿病的合成「人類」胰島素或其類似物，依照其發揮作用的速度和藥效時間的長短來分類。

- 速效型胰島素幾分鐘內就開始作用，藥效持續幾個小時。例如：Humalog，Novolog，Aprida。
- 一般或短效型胰島素需要 30 分鐘才開始作用，藥效 3 到 6 小時。例如：Humulin R，Novolin R。
- 中效型胰島素需要 2 到 4 小時才開始作用，藥效長達 18 小時。例如：Humulin N，Novolin N。
- 長效型胰島素需要 6 到 10 小時才抵達血液，不過藥效長達一天。例如：Lantus，Levemir。

糖尿病注射劑用來刺激胰島素釋出。這些藥物模仿消化道荷爾蒙，與胰島素注射劑併用。例如：Byetta，Victoza。

口服糖尿病藥劑通常開給第 2 型糖尿病患者以控制血糖，此時人體仍會製造一些胰島素。各類藥物作用方式不同。

- **Sulfonylureas**。刺激胰臟釋出更多胰島素以降低血糖。例如：Glucotrol，DiaBeta，Micronase，Glynase PresTab，Amaryl。
- **Biguanides**。改善胰島素搬移葡萄糖進入細胞的能力，並且防止肝臟釋出儲存的糖。例如：metformin (Glucophage，Riomet，Fortamet，Glumetza)。

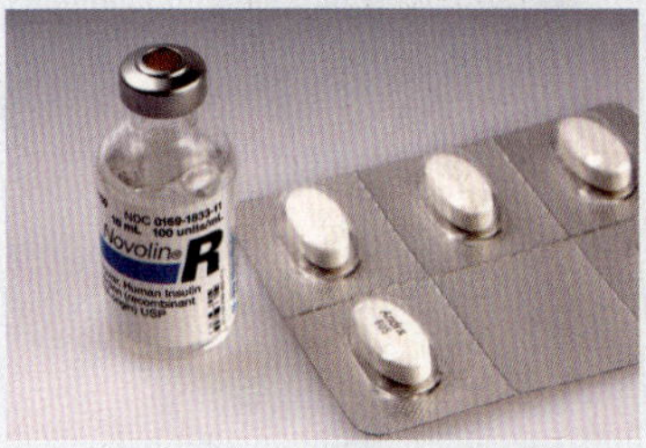

- **Thiazolidinediones**。改善胰島素對肌肉和脂肪組織的效能（改善胰島素抗性）並減少肝臟釋出糖。這些藥物與心血管不良事件有關。例如：Actos，Avandia。
- **α-葡萄糖苷酶抑制劑**。阻斷消化澱粉的酵素以延緩血糖上升。這類藥丸可能造成腹瀉或脹氣。例如：Precose，Glyset。
- **Meglitindes**。血糖升高時刺激胰臟釋出更多胰島素以降低血糖。例如：Prandin，Starlix。
- **二肽基肽酶抑制劑**。第 2 型糖尿病人血糖升高時促進胰臟釋出胰島素以降低血糖，並減少肝臟釋出糖。例如：Januvia，Nesina，Onglyza，Tradjenta。
- **合併療法**：合併兩種藥物做成藥丸。例如：Glucovance 合併 glyburide，sulfonylurea 合併 metformin。

造成血糖過低。低糖血症最初的徵象是震顫、出汗、心悸、焦慮、飢餓等。後期症狀是到達腦部的血糖不足所引起的，包括心智混亂、極度疲憊、痙攣、失去意識等。此時必須立刻給予患者葡萄糖或是含碳水化合物的食物。

代謝症候群

代謝症候群 (metabolic syndrome) 的特

代謝症候群 (metabolic syndrome) 患者具有血糖調控不良、高血壓、血液三酸甘油酯升高的狀況。通常伴隨著肥胖、缺乏運動、飲食富含精製碳水化合物等。又稱 X 症候群。

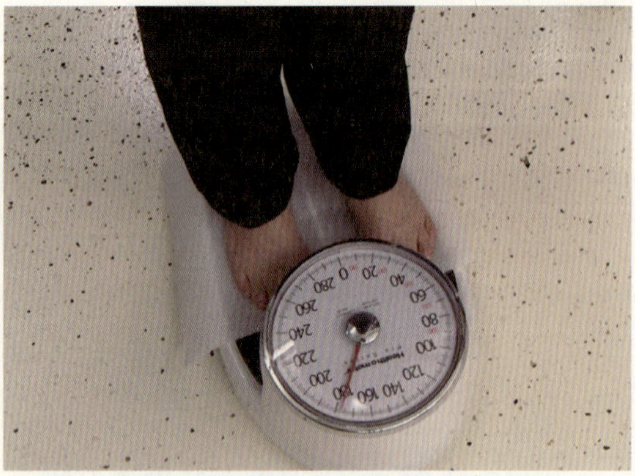

▲降低體重和增加運動量可預防代謝症候群

徵是具有糖尿病和心血管疾病的幾種風險因素。當事人必須具有以下至少三種代謝風險因素（或是正在服藥治療這些風險因素）才可診斷為代謝症候群：因腹部肥胖而腰圍巨大，高血液三酸甘油酯，低 HDL 或「好」膽固醇，高血壓，高空腹血糖（圖 4-14）。代謝症候群的每一方面都是獨特的健康問題，治療方法各不相同。不過在代謝症候群中，這些風險因素都聚集在一起，使當事人罹患心血管疾病的風險加倍，罹患糖尿病的風險增加五倍。

一般認為有個關鍵因素把代謝症候群的各方面結合在一起：胰島素抗性。本章曾經討論過，胰島素是荷爾蒙，它指示組織把葡萄糖拉出血液，並且進入細胞儲存或作為燃料。有了胰島素抗性，胰臟雖然製造許多胰島素，人體細胞卻無法做出有效的反應。相反的，過量的葡萄糖滯留在血液中。有一陣子，胰臟或許能夠補償細胞對胰島素的抗性，過度生產胰島素。不過久而久之，胰臟就無法保持胰島素的加速生產，而血糖依舊偏高。在代謝症候群中，血糖不至於高達糖尿病的標準（≧126 毫克/分公升），可是如果不治療，可能會惡化成糖尿病。

代謝症候群的風險指標

患者必須具有以下的至少三種風險因素才可診斷為代謝症候群。

- **高血壓**
  130/85 mmHg 以上
- **低 LDL 膽固醇**
  - 男性 LDL 濃度低於 40 mg/dl
  - 女性 LDL 濃度低於 50 mg/dl
- **血糖升高**
  空腹血糖 100 毫克/分公升或以上
- **三酸甘油酯（血脂）升高**
  150 mg/dl 或以上
- **腹部肥胖**
  - 男性腰圍大於 40 吋
  - 女性腰圍大於 35 吋

圖 4-14 代謝症候群的特徵是具有糖尿病和心血管疾病的幾種風險因素

遺傳和老化會造成胰島素抗性和代謝症候群的其他症狀，不過環境因素如飲食和運動也扮演重要角色。肥胖，尤其是腹部肥胖，與胰島素抗性高度相關。美國成人一半以上過重，30% 肥胖，而這些數字年復一年攀升。兒童和青少年體重增加令人憂心，因為童年期肥胖使他們成為這些健康問題的高風險群。體重增加促成心血管疾病和糖尿病風險的快速上升：目前估計有 5,000 萬美國人罹患代謝症候群。

導致第 2 型糖尿病的的胰島素抗性也會造成幾種代謝症候群的症狀。造成高血液三酸甘油酯的禍首就是攝取太多的糖和精製澱粉，以及太少的纖維，再加上運動不足。營養與調整生活方式是對抗代謝症候群所有不健康狀況的關鍵對策。建議的療法包括：

- 降低體重。過重或肥胖者即使少許改善（例如減掉 5% 體重）都可降低疾病風險。最成功的減重和體重管理計劃包括節制飲食與運動雙管齊下。
- 經常運動。為了降低慢性病風險，2010 美國飲食指標建議每週至少做 150 分鐘中等強度的運動。
- 限制總脂肪攝取量，尤其是動物脂肪和反式脂肪。不過 ω-3 脂肪（例如魚類和堅果）是健康的脂肪，可包括在你的菜單內以對抗數種慢性病。第 5 章會探討脂肪的不同形式與來源。
- 心血管疾病風險特別高者有必要用藥物降低血壓、總膽固醇、三酸甘油酯。

本章重點（數字代表章節）

4.1 植物利用光合作用製造的碳水化合物，是人體細胞的主要燃料。未加工的碳水化合物來源（例如全穀類、豆類和蔬果）提供了精製和加工產品所沒有的健康效益。

4.2 食物中常見的單醣類是葡萄糖、果糖和半乳糖。它們被小腸吸收後就進入肝臟，果糖和半乳糖多半轉變成葡萄糖。

主要的雙醣類是蔗糖（葡萄糖+果糖）、麥芽糖（葡萄糖+葡萄糖）和乳糖（葡萄糖+半乳糖），它們消化後就分解成單醣。

葡萄糖的儲存形式構成一組重要的多醣類：植物的澱粉和人類的肝醣。它們可被人體的消化酵素分解，釋出葡萄糖分子。主要的植物澱粉——直鏈澱粉和支鏈澱粉——可被口和小腸的酵素消化。人體內的肝醣是在肝臟和肌肉組織合成。在荷爾蒙的影響下，肝臟的肝醣隨時可分解成葡萄糖而進入血液。

纖維主要是由多醣類的纖維素、半纖維素、果膠、樹膠、黏膠質以及非碳水化合物的木質素所構成，這些物質無法被人體的消化酵素分解。不過水溶性（又稱黏性）纖維可被大腸細菌醱酵分解。

4.3 砂糖、蜂蜜、果凍、水果以及原味烤洋芋都是碳水化合物最密集的來源。其它高碳水化合物食物，例如派餅和脫脂牛奶，已被脂肪或蛋白質稀釋。食物中的營養甜味劑包括蔗糖、高果糖玉米糖漿、黑糖和楓糖漿等。FDA 核准的代糖有：糖精、阿斯巴甜、蔗糖素、紐甜和醋磺內酯鉀等。

4.4 部分澱粉的消化在口內進行。碳水化合物的消化在小腸完成。部分纖維被大腸細菌消化；未消化的植物纖維成為糞便的一部分。腸內的單醣類大部分進行主動吸收，然後經門靜脈直接運送到肝臟。

隨著年紀增加，乳糖消化能力往往下降。乳糖消化不良通常發生於童年早期，最常見於非洲裔、亞裔、拉丁裔。未消化的乳糖進入大腸，造成脹氣、疼痛、腹瀉等症狀。攝取乳糖出現嚴重的症狀稱為乳糖不耐症。大部分乳糖消化不良的人可以耐受起司、優格以及適量的牛奶。

4.5 碳水化合物提供卡路里（每公克約 4 大卡），保護身體蛋白質免於分解，並且預防酮症。碳水化合物的 RDA 是每日 130 公克。如果碳水化合物的攝取不符人體需求，蛋白質就會被代謝成葡萄糖以提供能量。不過代價是喪失身體蛋白質，酮症，身體虛弱。因此之故，不建議長期吃低碳水化合物飲食。

血糖濃度被控制在 70 到 99 mg/dl 的狹窄範圍內。胰島素和升糖素是控制血糖的荷爾蒙。當我們用餐時，胰島素促進細胞擷取葡萄糖。空腹時，升糖素促進肝臟從肝醣釋出葡萄糖。

不溶性（又稱難醱酵）纖維提供糞便體積，因而促進排便。大劑量的水溶性纖維可降低糖尿病人的血糖，並且降低血膽固醇。

4.6 含有許多複合碳水化合物的飲食值得推薦，可取代高脂飲食。飲食中半數碳水化合物為複合碳水化合物是良好的目標，通常 45% 到 65% 的總卡路里來自碳水化合物。應該常吃的食物是全穀類食品、麵食、豆類、蔬果等，這些食物含有許多纖維。

少吃糖，尤其是在兩餐之間，可以降低齲齒的風險。代糖如阿斯巴甜可減少糖的攝取。

NAYH 糖尿病的特徵是血糖持續偏高。強調纖維並減少外加糖和固體脂肪的均衡飲食加上經常運動，對第 1 型和第 2 型糖尿病人都有益處。胰島素是主要的藥物：第1型糖尿病需要用到，而第 2 型糖尿病或許會用到。

知識檢查站（解答在下方）

1. 膳食纖維的功能有
   a. 升高血膽固醇濃度
   b. 加速食物通過消化道
   c. 引發憩室症
   d. 造成便秘
2. 胰臟偵知血糖過量時會釋出
   a. 酵素澱粉酶　c. 荷爾蒙胰島素
   b. 單醣類的葡萄糖　d. 荷爾蒙升糖素
3. 纖維素是
   a. 不可消化的纖維　c. 能量營養素
   b. 簡單碳水化合物　d. 動物性多醣類
4. 白糖消化後分解成________和________
   a. 葡萄糖、乳糖　c. 蔗糖、麥芽糖
   b. 葡萄糖、果糖　d. 果糖、蔗糖
5. 澱粉是
   a. 複合碳水化合物　c. 簡單碳水化合物
   b. 纖維質　d. 麩質
6. 添加________可增加飲食的纖維質含量
   a. 新鮮水果　c. 蛋類　e. a & d
   b. 魚類和禽肉　d. 全穀類和麥片
7. 哪種糖尿病最常見？
   a. 第 1 型　c. 第 3 型
   b. 第 2 型　d. 妊娠
8. 纖維質的每日建議攝取量大約________公克
   a. 5　c. 100
   b. 30　d. 450
9. 乳糖不耐症是________的結果
   a. 喝高脂牛奶　c. 乳糖酶活性不足
   b. 吃大量的優格　d. 高纖飲食
10. 代謝症候群的症狀之一是
    a. 過重　c. 低血糖
    b. 腰圍太大　d. 低血壓

解答：1. b (LO 4.5), 2. c (LO 4.5), 3. a (LO 4.2), 4. b (LO 4.2), 5. a (LO 4.2), 6. e (LO 4.3), 7. b (LO 4.7), 8. b (LO 4.6), 9. c (LO 4.4), 10. b (LO 4.7)

學習問題（LO 數字是章首學習成果的章節）

1. 我們為何需要飲食中的碳水化合物 (LO 4.3)？
2. 三種主要的單醣類和雙醣類分別為何？說明它們在飲食中的功能 (LO 4.2)。
3. 有些食物如餅乾和脫脂牛奶含有許多碳水化合物，為何不算是碳水化合物的密實來源 (LO 4.3)？
4. 說明各種碳水化合物在人體內的消化過程 (LO 4.4)。
5. 為何有些人不能耐受大量的牛奶 (LO 4.4)？
6. 列舉三種可以取代簡單糖類而增加飲食甜度的替代物 (LO 4.3)。
7. 簡述血糖調控的基本步驟，包括胰島素和升糖素的角色 (LO 4.5)。
8. 纖維質在飲食中的重要角色為何 (LO 4.5)？
9. 目前碳水化合物攝取量的建議為何 (LO 4.6)？
10. 飲食中的糖已經證明會帶來何種惡果 (LO 4.7)？

營養學家的選擇

三明治是中午快餐不錯的選擇，能夠提供多種食物大類。大多數人認為三明治是兩片麵包夾肉或起司。這種觀念可以確保豐富的穀類、蛋白質、甚至乳製品。菜單上的所有三明治通常提供 1.5 到 2.5 盎司的蛋白質。熱狗與花生醬三明治提供最少的 1.5 盎司，而黃豆漢堡提供最多的 2.5 盎司。其餘三明治都提供 2 盎司蛋白質。就穀類的份數而言，所有三明治都同樣提供兩份（2 盎司）。

接下來的挑戰是如何填滿餐盤的另一半，也就是說，獲得一些蔬菜或水果。除此之外，還得考慮穀類、蛋白質、乳製品的營養品質。如果根據碳水化合物的來源評估這些三明治，會發現其中三種提供蔬菜。添加兩片番茄、四片黃瓜或酸黃瓜、兩葉萵苣的火雞肉三明治和黃豆漢堡，分別提供 3/4 杯蔬菜。鮪魚沙拉三明治提供最多蔬菜，1 又 1/4 杯：1/2 杯芽菜、兩葉萵苣、四片黃瓜等。

我們通常不會在三明治看到水果，這些三明治也是這樣。雖然花生醬三明治有草莓果醬，但果醬不算水果，反而提供 32 大卡（約占 10% 的三明治卡路里）的添加糖。

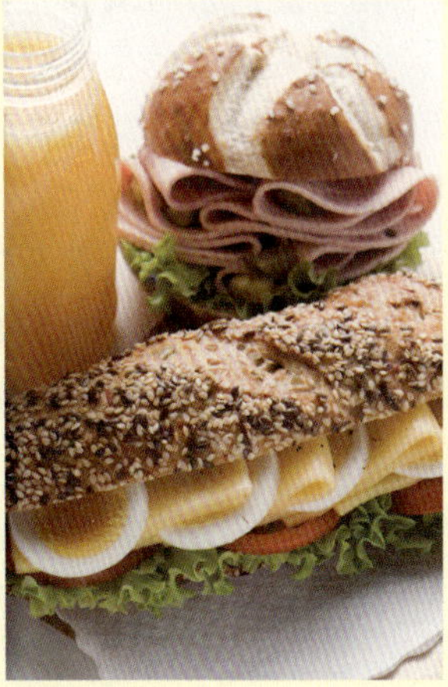

如果要符合健康餐盤的穀類標準，三明治的麵包最好是全穀類。幸運的是，兩種蔬菜含量較多的三明治提供全穀類麵包。鮪魚沙拉和全麥麵包與黃豆漢堡和全麥麵包均提供 2 盎司全穀類。蔬菜與全穀類一共提供了不少膳食纖維。鮪魚沙拉三明治有 7 公克膳食纖維，而黃豆漢堡有 7.5 公克，接近於每日 25 到 38 公克建議量的30%。黃豆漢堡的另一優點是同時有來自黃豆的水溶性纖維和來自全麥麵包的不溶性纖維。花生醬三明治也提供 3 公克來自

花生醬的水溶性纖維。

火雞肉和瑞士起司三明治提供不錯的 4 公克纖維，以及 3/4 杯乳製品；不幸的是，裸麥麵包不是全穀類。火腿和瑞士起司提供 2 盎司瘦蛋白質和 3/4 杯乳製品；不過纖維質只有 1.5 公克，因為酸種麵包是由精製白麵粉製造的。它的另一項缺點是鈉含量（約 1100 毫克）。

雖然熱狗和白麵包是美國人愛吃的食物，但它提供的營養最少。穀類只有最低的 1.5 盎司，並且是精製而非全穀類。蛋白質含量也是最低的 1.5 盎司，而且只有 1 公克纖維。此外，鈉高達 700 毫克，還有 6 公克動物脂肪。

總之，營養學家會挑選無肉的黃豆漢堡或是鮪魚沙拉三明治，以擴大健康碳水化合物來源的份數，包括蔬菜和全穀類。

案例研究解答 喝牛奶的問題

1. 米雪懷疑自己對牛奶敏感是因為用餐時喝牛奶造成脹氣。
2. 雙醣類的乳糖最可能造成米雪的症狀。
3. 當小腸內沒有或很少乳糖酶時，未消化的乳糖進入大腸並且被細菌醱酵，造成脹氣和疼痛的問題。可能也會腹瀉，因為乳糖會將血管中的水分吸入大腸。
4. 在不以牛奶和乳製品為主食的地區，兒童從 3 到 5 歲就開始有乳糖消化不良的情形，這是正常的生理現象。攝取乳糖而出現嚴重症狀時，稱為乳糖不耐症。
5. 乳糖消化不良的人據估計占全世界人口 75%。美國乳糖消化不良的人大部分是非裔（如米雪）、亞裔以及拉丁裔。隨著年齡增加，乳糖消化不良的發生率也跟著增加。
6. 優格中的活躍細菌可消化乳糖，當它們在小腸內破裂時會釋出乳糖酶。
7. 有許多產品如低乳糖牛奶或乳糖酶丸，可讓乳糖消化不良的人耐受牛奶。
8. 許多乳糖消化不良者可攝取適量乳糖而沒什麼不舒服，因為大腸細菌終究會分解乳糖。
9. 在北美和西歐，牛奶和乳製品是鈣和維生素 D 的重要來源，對維持骨骼健康很重要。
10. 因為生病（如病毒感染而長期腹瀉）造成乳糖酶的製造大幅減少，會導致續發性乳糖消化不良。

延伸閱讀

1. American Diabetes Association: Nutrition recommendations and interventions for diabetes: A position statement of the American Diabetes Association. *Diabetes Care* 31 (suppl 1):S61, 2008.
2. American Diabetes Association and Academy of Nutrition and Dietetics: *Choose your foods*: Food lists for diabetes. 2014.
3. American Diabetes Association: Standards of Medical Care in Diabetes-2014: *Diabetes Care* 37:S14, 2014.
4. Centers for Disease Control and Prevention: National Diabetes Fact Sheet: *National Estimates and General Information on Diabetes and Prediabetes in the United States, 2011*. Atlanta, GA: U.S. Department of Health and Human Services, Centers for Disease Control and

Prevention, 2011.

5. Franz MJ and others: The evidence for medical nutrition therapy for type 1 and type 2 diabetes in adults. *Journal of the American Dietetic Association* 110:1852, 2010.
6. Getz L: Deciphering whole grain food labels: Separating fact from fiction. *Today's Dietitian* 14(6):44, 2012.
7. Hall M: Fiber facts about cereal. *Today's Dietitian* 14(12):30, 2012.
8. Hayes C and Kriska A: Role of physical activity in diabetes management and prevention. *Journal of the American Dietetic Association* 108:S19, 2008.
9. Johnson RK and others: Dietary sugars intake and cardiovascular health: A scientific statement from the American Heart Association. *Circulation* 120(11):1011, 2009.
10. Position of the American Dietetic Association: Health implications of dietary fiber. *Journal of the American Dietetic Association* 108:1716, 2008.
11. Position of the Academy of Nutrition and Dietetics: Use of nutritive and nonnutritive sweeteners. *Journal of the Academy of Nutrition and Dietetics* 112:739, 2012.
12. Rippe JM and Angelopoulos TJ: Sucrose, high-fructose corn syrup, and fructose, their metabolism and potential health effects: What do we really know? *Advances in Nutrition* 4:236, 2013.
13. Schaeffer J: Boosting whole grain consumption. *Today's Dietitian* 15 (2):33, 2013.
14. Slavin J and others: How fiber affects weight regulation. *Food Technology*, p. 34, February 2008.
15. Webb D: Whole grain goodness. *Today's Dietitian* 14(9):56, 2012.
16. Welsh JA and others: Consumption of added sugars is decreasing in the United States. *American Journal of Clinical Nutrition* 94:726, 2011.

評估你的餐盤 Rate Your Plate

估計你的纖維質攝取量

檢視表 4-6 的菜單樣本。第一張菜單含有 1600 大卡和 25 公克纖維質（女性 AI）；第二張菜單含有 2100 大卡和 38 公克纖維質（男性 AI）。

表 4-6　1600 大卡含 25 公克纖維質，和 2000 大卡含 38 公克纖維質的菜單樣本*

	25 公克纖維質			38 公克纖維質		
菜單	份量**	碳水化合物（公克）	纖維質（公克）	份量**	碳水化合物（公克）	纖維質（公克）
早餐 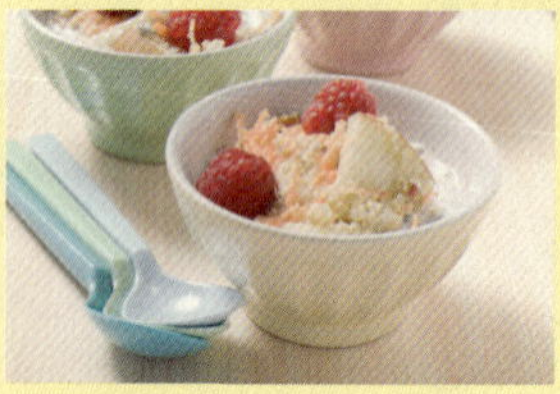						
什錦穀片	1 cup	60	6	1 cup	60	6
覆盆子	½ cup	11	2	½ cup	11	2
全麥吐司	1 slice	13	2	2 slices	26	4
人造奶油	1 tsp	0	0	1 tsp	0	0
柳橙汁	1 cup	28	0	1 cup	28	0
低脂牛奶	1 cup	24	0	1 cup	24	0
咖啡	1 cup	0	0	1 cup	0	0
午餐 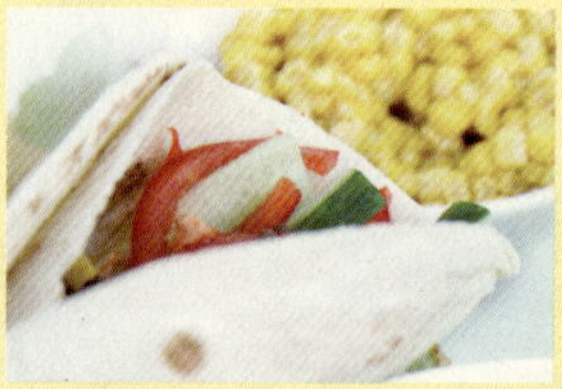						
豆子蔬菜捲餅	2 small	50	4.5	3 small	75	7
酪梨醬	¼ cup	5	4	¼ cup	5	4
蒙特里起司	1 oz	0	0	1 oz	0	0
梨（帶皮）	1	25	4	1	25	4
胡蘿蔔棒	—	—	—	¾ cup	6	3
氣泡礦泉水	2 cups	0	0	2 cups	0	0
晚餐 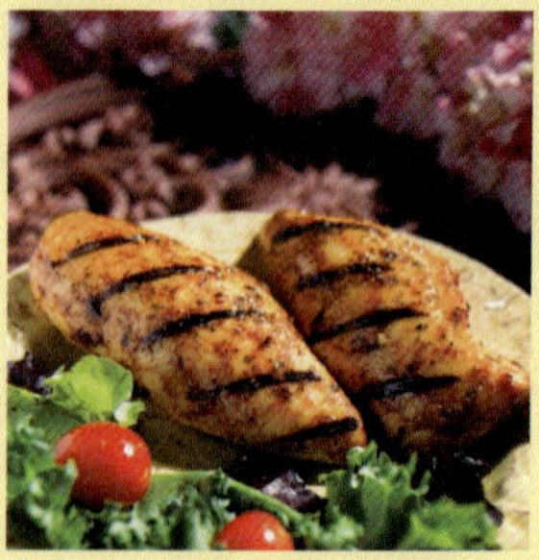						
烤雞（去皮）	3 oz	0	0	3 oz	0	0
沙拉						
紫甘藍	½ cup	7	3	½ cup	19	6
羅曼生菜	½ cup			½		
桃子切片	¼ cup			1 cup		
烤杏仁	—	—	—	½ oz	3	2
無脂沙拉醬	2 tbsp	0	0	2 tbsp	0	0
低脂牛奶	1 cup	24	0	1 cup	24	0
總計		247	25		306	38

*菜單設計根據健康餐盤。熱量分布：碳水化合物 58%，蛋白質 12%，脂肪 30%

** cup = 杯；slice = 片；tsp = 茶匙；small = 小；oz = 盎司；tbsp = 湯匙

要大略估計每日纖維質攝取量，先計算你昨天吃的每類食物的份數。把份數乘以表格內的數值然後加總，就是纖維質的攝取總量。

食物	份數	公克
蔬菜 （份量：1 杯生葉菜或 1/2 杯其它蔬菜）	_____× 2	_____
水果 （份量：1 個水果、1/2 個葡萄柚、1/2 杯莓果或水果丁和 1/4 杯水果乾）	_____× 2.5	_____
豆莢、扁豆、豌豆 （份量：1/2 杯，煮熟）	_____× 7	_____
堅果、種子 （份量：1/4 杯；2 湯匙花生醬）	_____× 2.5	_____
全穀類 （份量：1 片全麥麵包；1/2 杯全麥麵食、糙米飯或其它全穀類，和 1/2 個麥麩或全麥馬芬糕）	_____× 2.5	_____
精製穀類 （份量：1 片麵包，1/2 杯麵條、米飯或其它穀類；和 1/2 個精製貝果或馬芬糕）	_____× 1	_____
早餐穀片 （份量：檢視營養標示上的份量大小以及每份所含的纖維質）	_____× 每份所含纖維質（公克）	_____
纖維質總量＝		_____

資料來源：Adapted from Fiber: Strands of protection. *Consumer Reports on Health*, p. 1, August 1999.

把你昨天攝取的纖維質和女性 25 公克，男性 38 公克的建議食用量相比，結果如何呢？

如果不敷你的需求，應該如何補救呢？

台灣的營養與健康
(Nutrition and Health in Taiwan, TWNH)

醣類與糖的攝取狀況

根據近十年內的台灣營養健康狀況變遷調查 (NAHSIT, Nutrition And Health Survey in Taiwan)，民眾各年齡層的醣類攝取量以老年人最低，其他年齡大約在每天 250-350 公克，相當於 1-1.5 碗白飯；醣類占熱量的比例大約 50%，符合我國飲食指南的建議（表 TW4-1）。

檢視提供醣類的食物，可見複合醣類減少，簡單糖類增加的趨勢（圖 TW4-1）。精製的米麥主食類仍為大宗，而且表現出米類減少，小麥製品增多的現象，因為速食食品如泡麵、麵包、三明治、漢堡、包子和水餃等，都成為方便取得的主食。全穀類、乾豆類和根莖類的攝取量明顯比過去增多，表示膳食纖維攝取增多。但是含糖的糕點餅乾類也明顯增多（圖 TW4-1）。一般民眾從小到老，膳食纖維的攝取量都沒有達到最低的建議量（表 TW4-1）。

成人攝取的簡單糖類占熱量比值越年輕越高，只有老年人不超過 5%（表 TW4-1）。來自飲料、果汁、冰品類的糖量增加了一倍，男性從 25 公克增為 50 公克（200 大卡），女性從 17 公克增加到 38 公克（150 大卡）；這樣的糖量對總熱量的比率是男性 8.5%，女性 8.8%，兩者都超過 WHO (2014) 最新建議的 5% 熱量，也超過美國心臟病協會建議的男性 <150 大卡和女性 <100 大卡的標準（圖 TW4-1）。

糖尿病的風險和防治系統

糖尿病是台灣排名第五的死因，在第一章的死因變化趨勢圖（圖 TW1-3）可見，糖尿病致死在民國 70-80 年代急速攀升。根據 NAHSIT 2005-2008 的結果，糖尿病定義為禁食血漿血糖值 ≧ 126 mg/dl，或有服用降血糖藥物，19 歲以上成人的盛行率是男性 10.9%，女性 7.2%，兩性都是隨著年齡增長

表 TW4-1 台灣民眾每日的各種醣類和膳食纖維之平均攝取量

年齡（歲）	男性醣類		女性醣類		膳食纖維（公克/天）		簡單糖類熱量比 (%)	
	攝取量（公克/天）	熱量比 (%)	攝取量（公克/天）	熱量比 (%)	男性	女性	男性	女性
≧65	231	54	184	56	17.2	14.5	3.4	2.6
31–64	282	52	217	52	16.7		6.6	6.9
19–30	274	49	235	50			10.3	6.9
高中生 (16-18)	359	52	267	52	13.8	12.6		
國中生 (13-15)	320	50	256	50	13.5	12.4		
國小生 (6-12)	279	54	249	54	16.4	15.6		

資料來源：參見參考資料 1,2

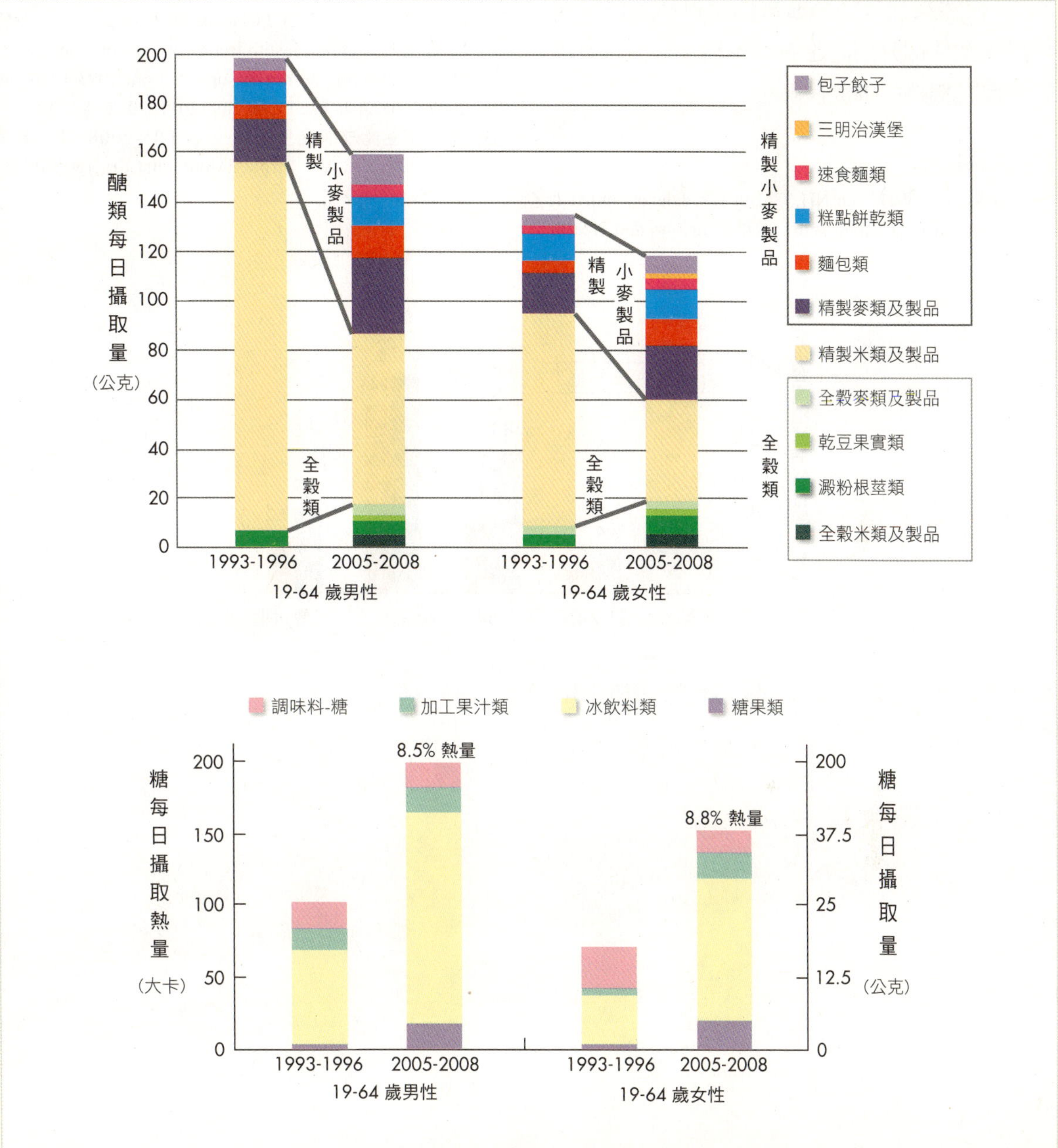

圖 TW4-1 台灣 19-64 歲成人每日攝取的醣類和糖的食物來源，顯示複合醣類減少，簡單糖類增加的趨勢

資料來源：參見參考資料 1,2

而升高，45 歲以上罹病率快速攀增（圖 TW4-2）。雖然女性罹病率通常低於男性，但是原住民男女性卻分別高達 19.5% 與 20.7%，表示原住民有獨特的糖尿病風險。

參考資料：

1. Wu SJ, Pan WH, Yeh NH, Chang HY. Dietary nutrient intake and major food sources: theNutrition and Health Survey of Taiwan elementaryschool children 2001-2002. Asia Pacific J Clin Nutr 2007; 16 (S2): 518-53.
2. Pan WH, Wu HJ, Yeh CJ,Chuang SY, Chang HY, Yeh NH, Hsieh YT. Diet and health trends in Taiwan: comparison of two nutrition and health surveys from 1993-1996 and 2005-2008. Asia Pac J Clin Nutr 2011; 20: 238-250.
3. 台灣營養健康狀況變遷調查：2005-2008 國人血漿血糖異常之狀況。http://nahsit.nhri.org.tw/public_frontpage?page=5

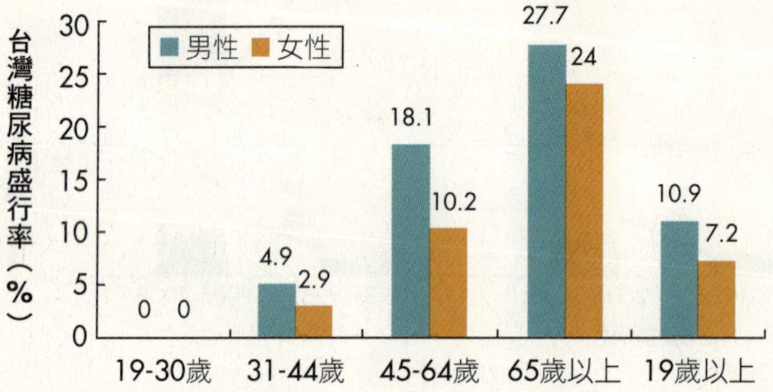

圖 TW4-2 台灣成年民眾的糖尿病盛行率隨性別和年齡的變化趨勢

資料來源：參見參考資料 3

Chapter 5 脂質

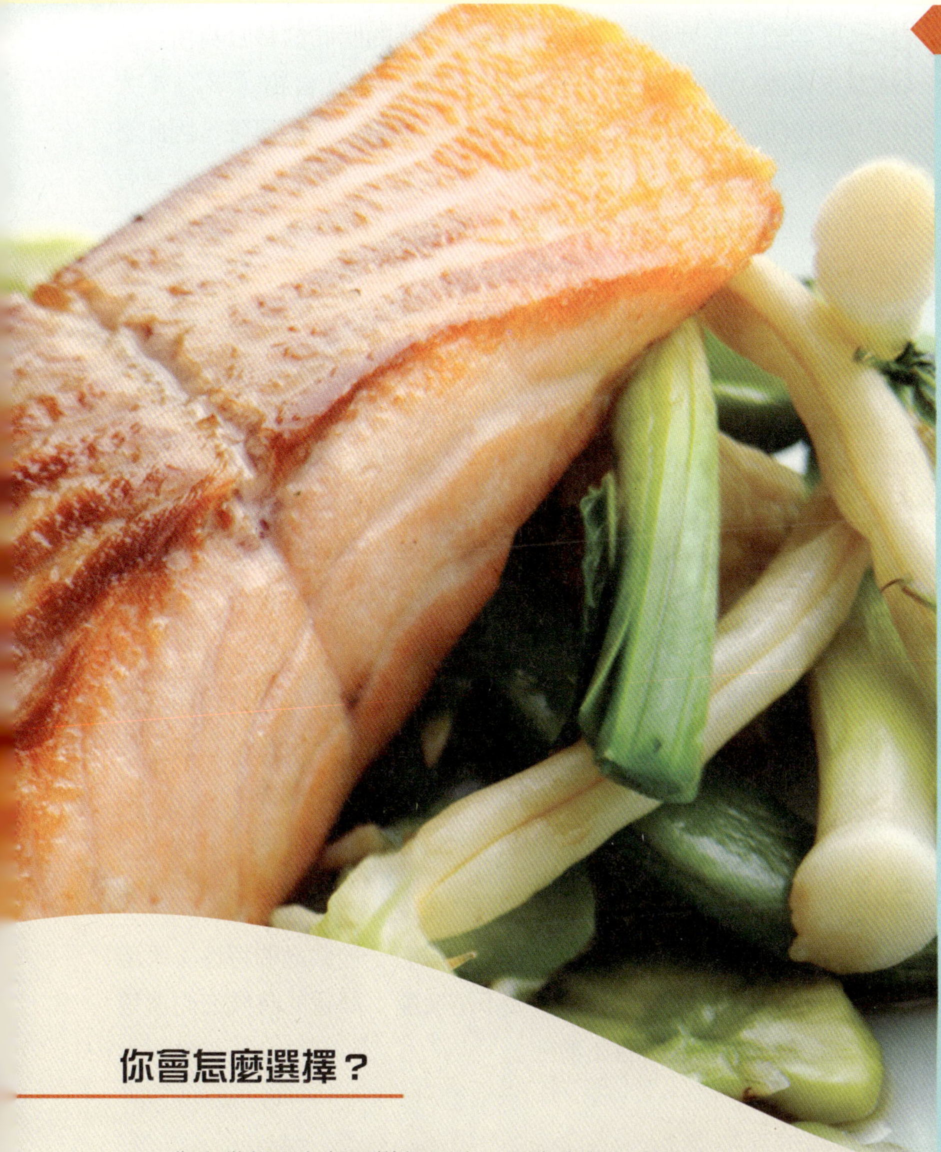

學習成果

第 5 章的設計是要讓你能夠：

5.1 了解脂質的一般特性。
5.2 列出脂質（脂肪）的三類結構成分及其在飲食中的角色。分辨脂肪酸和三酸甘油酯。討論必需脂肪酸的重要性以及 ω-3 和 ω-6 脂肪酸平衡對健康的影響。
5.3 區分飽和、單元不飽和、多元不飽和脂肪酸與膽固醇的食物來源。
5.4 解釋脂質如何消化和吸收。
5.5 說明脂蛋白的分類並根據它們的功能加以分類。
5.6 列舉脂質的功能，包括磷脂質以及膽固醇在人體內的功能。
5.7 解釋脂肪攝取的建議量。
5.8 描述心血管疾病的症狀並強調出已知的風險因素。

你會怎麼選擇？

你和幾個朋友想要辦個野炊，而你自願負責燒烤。漢堡是你們主要的「蛋白質類」來源。（記得健康餐盤上蛋白質類的大小嗎？）你曾聽說吃紅肉對心臟不好，不過所有紅肉都對心臟不好嗎？在雜貨店的肉品區，你看到幾種牛絞肉。為了心臟健康，你會挑選下列哪種牛絞肉？

a. 後腿牛絞肉
b. 肩胛牛絞肉
c. 腰脊牛絞肉
d. 普通牛絞肉

營養連線

一邊閱讀第 5 章一邊思考你的選擇，然後看看本章末尾的「營養學家的選擇」。

脂肪的能量密度很高：來自三酸甘油酯的脂肪酸每公克所含的卡路里（平均 9 大卡）是蛋白質和碳水化合物（平均 4 大卡）的兩倍以上。飽和脂肪酸還會增加心血管疾病的風險，因此必須注意某些脂肪的過量攝取。不過某些人體內和食物中的脂質具有重要的功能。飲食中的脂肪是維持人體健康所不可或缺。事實上，海鮮中的脂肪如鮭魚，可「降低」多種慢性病風險。一般說來，脂肪宜占成人總攝取能量的 20% 到 35%。

人類只需要很少的脂肪就可以維持健康。事實上，每天在餐食中加入 2 到 4 湯匙植物油，每週吃兩次富含脂肪的魚類，如鮭魚或鮪魚，就能獲得足夠的必需脂肪酸。美國食品營養委員會的建議是，成人攝取的脂肪可高達總能量的 35%。有些專家的建議甚至高達 40%，只要脂肪的主要類型有益健康，例如橄欖油。對本章所討論的脂質——脂肪、油、相關的化合物等——有進一步的認識之後，你可以決定自己要吃多少脂肪。

現在我們要詳細探討脂質——它們的形式、功能、代謝和食物來源。本章最後將說明脂質和北美的主要「殺手」疾病（心血管疾病，包括冠狀動脈心臟病及體內其他動脈血管）的關係。

5.1 脂質：一般特性

脂質包括許多分歧的化合物，它們只有一種共通的特性：不溶於水。想想看沙拉吧的油醋醬，油不溶於醋；靜置的時候它們清楚地分為兩層，油在上而醋在下。

觀念檢查站 5.1

1. 所有脂質化合物的共同特性為何？

5.2 脂質：三酸甘油酯、磷脂質與固醇

脂質的化學結構相當分歧。脂質（大部分是脂肪和油）主要是由碳和氫兩種元素構成；它們所含的氧原子比碳水化合物來得少。因為這種成分的差異，脂質產生的卡路里（平均每公克 9 大卡）比碳水化合物多。**三酸甘油酯** (triglycerides) 是人體和食物中最常見的脂質。每個三酸甘油酯分子包含一個**甘油** (glycerol) 和三個與之結合的脂肪酸。**磷脂質** (phospholipid) 和**固醇** (sterol)，包括**膽固醇**

三酸甘油酯 (triglycerides)　人體和食物中最主要的脂質形式，分子結構包含一個甘油（醇類）和三個與之結合的脂肪酸。

甘油 (glycerol)　構成三酸甘油酯的三碳醇。

磷脂質 (phospholipid)　任何含有磷、脂肪酸、含氮鹼基的脂肪相關物質，是每個細胞的重要成分。

固醇 (sterol)　含有多環（類固醇）結構和羥基 (−OH) 的化合物，膽固醇即其一例。

膽固醇 (cholesterol)　所有人體細胞都具有的蠟狀脂質，含有多環結構。膳食膽固醇只存在動物食品中。

(cholesterol)，也屬於脂質，不過它們的結構和三酸甘油酯大不相同。所有這些脂質都在本章的討論範圍之內。

食品專家如主廚，把在室溫下呈固體的脂質稱為「脂肪」，呈液體的稱為「油」。大多數人並不明白這種差異，所以把所有的脂質都叫作**脂肪**。然而，脂質是三酸甘油酯和其它許多物質的總稱。為了簡化起見，本章將採用營養標示上的名詞**脂肪**。必要的時候我們會用脂質的專有名詞如膽固醇。這些名詞的用法和一般民眾的保健知識相符合。

脂肪酸與三酸甘油酯

脂肪酸：最簡單的脂質。三酸甘油酯是人體和食物中主要的脂質，而脂肪酸存在於三酸甘油酯中。基本上它是一條碳原子連接而成的長鏈，鄰邊布滿了氫。在分子的一端（α 端）是**羧酸** (acid group)，另一端（ω 端）是**甲基** (methyl group)（圖 5-1）。

食物中的脂肪不是只含單一形式或單一種類的脂肪酸。相反地，每種膳食脂肪或三酸甘油酯，是許多不同脂肪酸的複雜混合物，它們的結合給每種食物帶來獨特的風味。

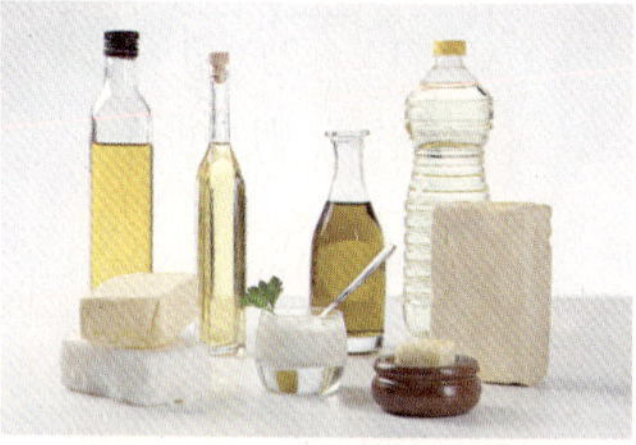

▲飽和脂肪如奶油，在室溫下呈固態；而不飽和脂肪如橄欖油和玉米油，在室溫下呈液態

脂肪酸的氫原子數可以是飽和，也可以是不飽和。碳原子依其化學結構，可以形成四個鍵。在脂肪酸的碳鏈中，每個碳原子與其它兩個碳原子以及氫原子結合。如果碳原子間的化學鍵都是單鍵，這個脂肪酸就稱為**飽和脂肪酸** (saturated fatty acid)。這種結構可使結合的氫原子數目最大化。要了解這個觀念，想像一塊吸飽了水的海綿，同樣地，飽和脂肪酸如硬脂酸，也吸飽了氫（圖 5-1a）。飽和脂肪酸呈直線形，可以緊密地聚集在一起。飽和脂肪分子這種緊密的聚集或堆疊，使它們在室溫下固態化。

飽和脂肪酸 (saturated fatty acid) 碳與碳之間不含雙鍵的脂肪酸。

單元不飽和脂肪酸 (monounsaturated fatty acid) 含有一個碳-碳雙鍵的脂肪酸。

多元不飽和脂肪酸 (polyunsaturated fatty acid) 含有兩個或兩個以上碳-碳雙鍵的脂肪酸。

動物脂肪富含飽和脂肪酸，在室溫下呈固態。觀察室溫下的生牛排，可以發現固態的脂肪。雞的脂肪含的飽和脂肪較少，所以呈半固體。不過有些食物如全脂牛奶的固態飽和脂肪懸浮於液體中，就比較看不出來。

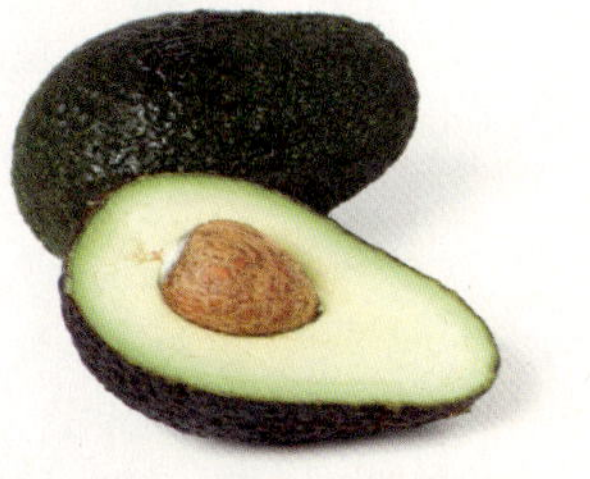

▲酪梨是單元不飽和脂肪的豐富來源

如果脂肪酸的碳鏈含有一個雙鍵，鏈中的碳與氫結合的鍵就減少了，這條鏈就稱為「不飽和」。如果脂肪酸只含有一個雙鍵，就是**單元不飽和** (monounsaturated)（圖 5-1b）。芥花油和橄欖油中單元不飽和脂肪酸的比例較高。如果含有兩個或兩個以上的雙鍵，就是**多元不飽和** (polyunsaturated) 脂肪酸（圖 5-1c, d）。不飽和脂肪

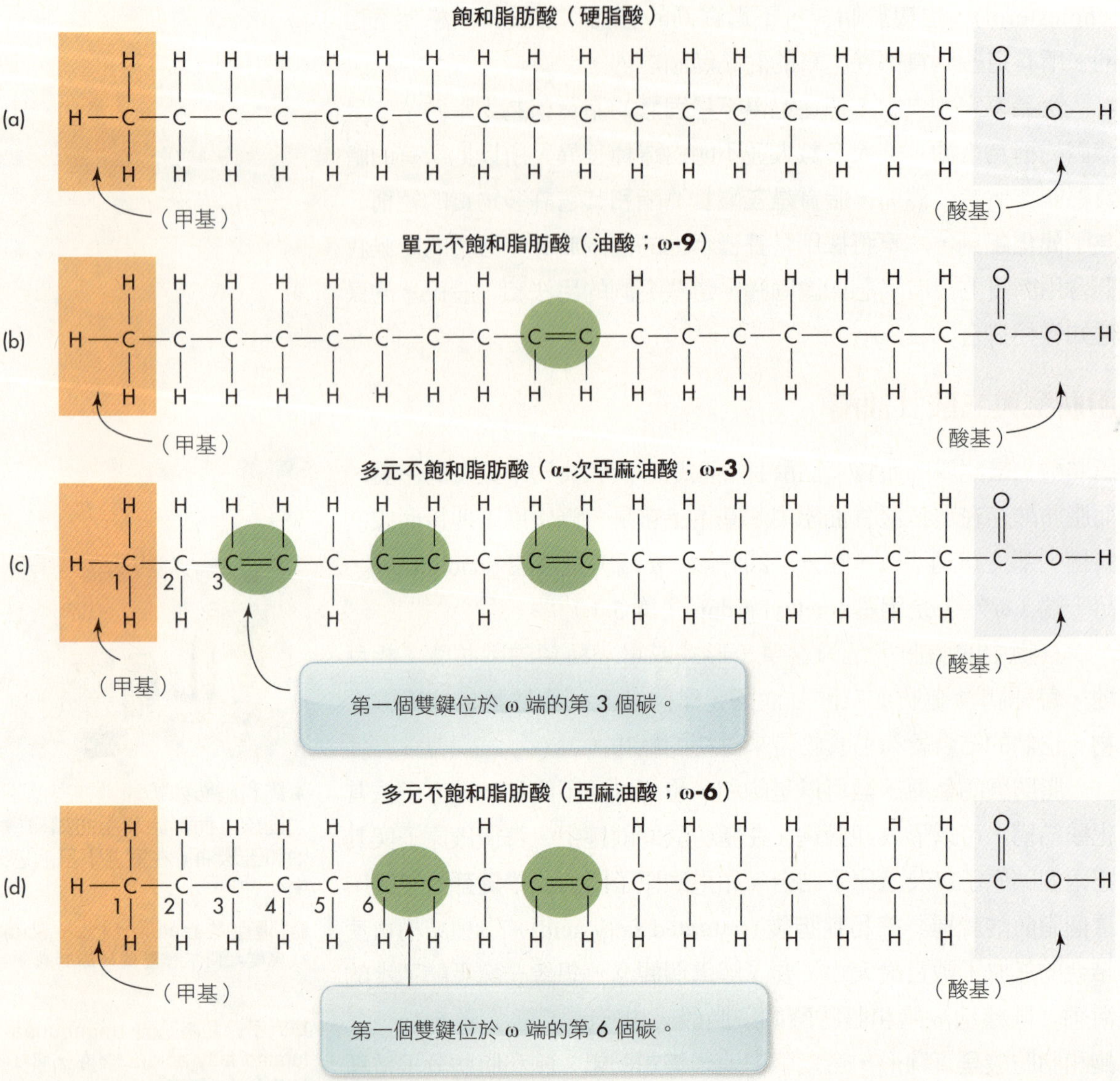

圖 5-1 (a-d) 飽和、單元不飽和、多元不飽和脂肪酸的化學式。這些脂肪酸都含有 18 個碳原子，不過雙鍵的位置與數目各不相同。雙鍵在綠色陰影中。如 (a) 所示，飽和脂肪酸形狀筆直，使它們可以緊密聚集在一起，在室溫下形成固體。與此相反，不飽和脂肪酸 (b-d) 在雙鍵的位置有「彎折」（參見圖 5-2）。因此之故，不飽和脂肪酸只能鬆散地聚在一起，在室溫下通常為液體

酸的結構在雙鍵的位置有彎折，因此只能鬆散地聚在一起，在室溫下通常為液體。玉米油、大豆油、葵花油和紅花籽油含豐富的多元不飽和脂肪酸。

不飽和脂肪酸的雙鍵可以有兩種結構式：順式和反式。天然存在的單元不飽和脂肪酸和多元不飽和脂肪酸往往是順式（圖 5-2）。**順式脂肪酸** (*cis* fatty acid) 按照定義就是，氫都在碳-碳雙鍵

順式脂肪酸 (*cis* fatty acid) 不飽和脂肪酸的形式，氫都在碳-碳雙鍵的同一邊。

的同一邊。在某些食品加工（參見章節 5.3）的過程中，有些氫轉到碳-碳雙鍵的另一邊而成為反式，這就是**反式脂肪酸** (*trans* fatty acid)。從圖 5-2 可見，順式鍵造成脂肪酸的骨幹彎曲，而反式鍵讓骨幹保持筆直，使得它的形狀和功能與飽和脂肪酸相似。美國食品營養委員會建議加工食品中的反式脂肪酸（或是反式脂肪）吃得越少越好。稍後你就會知道為什麼。

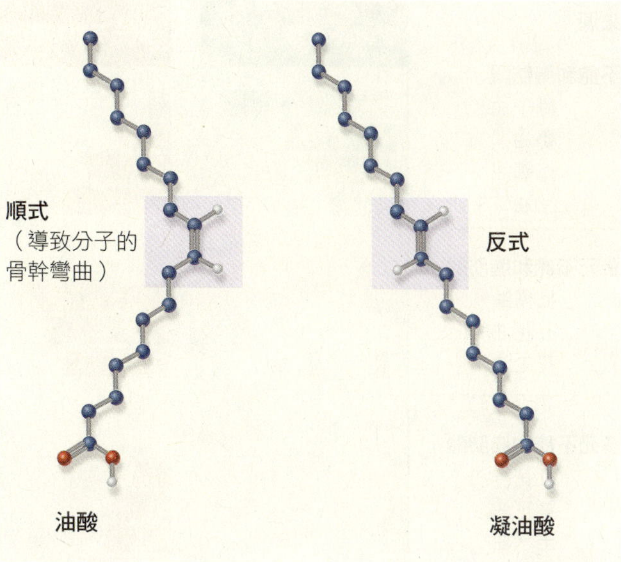

圖 5-2 順式與反式脂肪酸。在順式脂肪酸中，氫（白色）都在碳-碳雙鍵的同一邊，造成脂肪酸的骨幹彎曲。與此相反的是，在反式脂肪酸中，碳-碳雙鍵上的氫不在同一邊，讓脂肪酸的骨幹保持筆直，類似飽和脂肪酸。順式脂肪酸在食物中比較常見。反式脂肪酸主要出現在含有部分氫化脂肪的食物中，如人造奶油、酥油、油炸食品等

你或許會覺得驚訝，有些反式脂肪酸，稱為共軛亞麻油酸 (conjugated linoleic acid, CLA)，是天然存在的。CLA 是亞麻油酸（脂肪酸的一種）的一群衍生物。住在某些反芻動物（如牛、綿羊和山羊等）瘤胃裡的細菌，把餵飼的草料裡之多元不飽和脂肪轉變成反式脂肪酸。這些天然的反式脂肪或 CLA，最後出現在牛肉、牛奶和奶油等食物中，科學家已經對此做過大量的研究。臨床與流行病學研究的結論是，天然反式脂肪可改善糖尿病的胰島素濃度，降低心臟病、癌症和肥胖的風險，其作用與人造的反式脂肪正好完全相反。天然與人造反式脂肪化學結構上的微小差異，造成這種截然不同的影響。CLA 含有順式與反式兩種鍵，而反式鍵所在的位置與人造反式脂肪不同。西式飲食中的反式脂肪酸有 20% 來自於此。CLA 的膳食補充劑市面上買得到，不過品質良莠不齊。

反式脂肪酸 (*trans* fatty acid) 不飽和脂肪酸（在食物中通常是單元不飽和脂肪酸）的形式，其中碳-碳雙鍵上的氫不在同一邊。

多元不飽和脂肪酸的雙鍵有一重要特性，就是容易與活躍的氧分子起反應。這種氧化反應可以在食品與人體內發生。有些隨機的氧化反應在人體內迅速發生，造成發炎和組織受損，科學家認為這是導致老化、動脈硬化和癌症的原因之一。幸運的是，抗氧化劑如維生素 E 能中斷連鎖的氧化反應。膳食脂肪攝取建議的許多特點，就是為了避免這些有害的氧化反應。

總之，脂肪或油根據它們所含的主要脂肪酸而分類為飽和、單元不飽和以及多元不飽和（圖 5-3）。食物中的脂肪主要是飽和脂

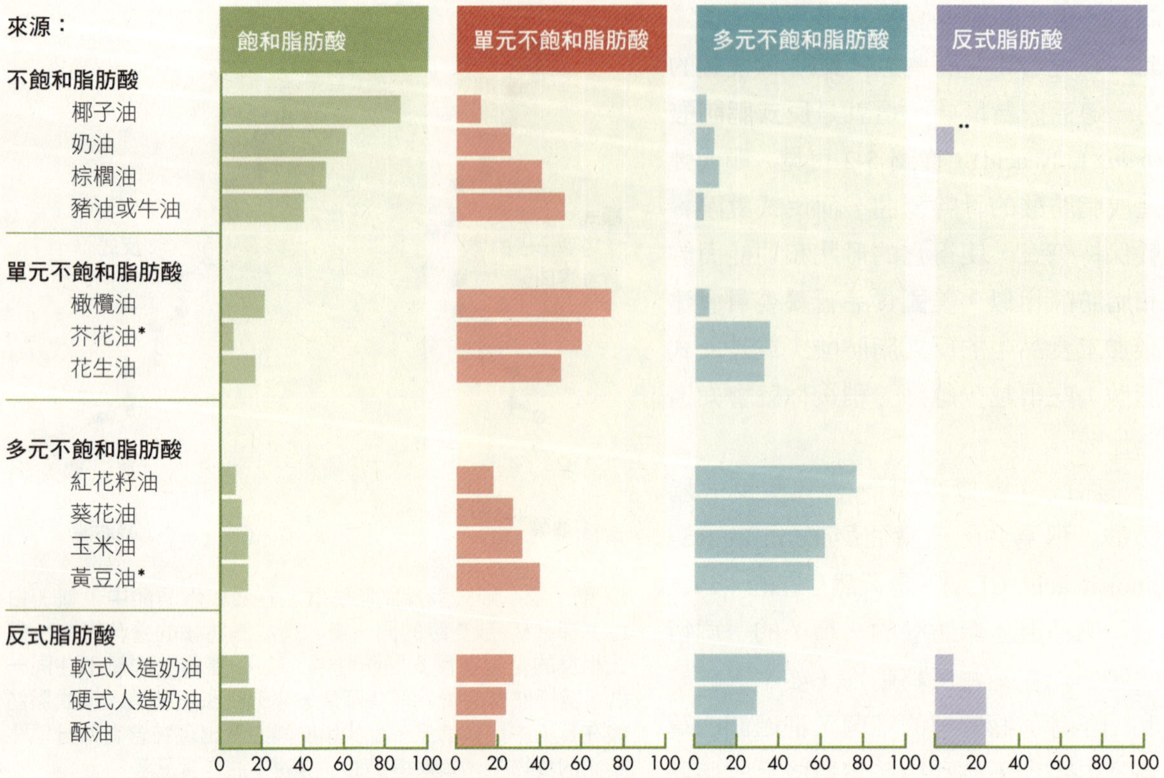

*ω-3 脂肪酸和 α-次亞麻油酸的豐富來源（分別占黃豆油和芥花油的 7% 和 12%）
**奶油中的天然反式脂肪酸不但對人體無害，甚至有保健效果，例如防止某些癌症

圖 5-3 常見脂肪和油的飽和、單元不飽和、多元不飽和反式脂肪酸的組成（以各脂肪酸的百分比表示）

長鏈脂肪酸 (long-chain fatty acid) 脂肪酸含有 12 個以上的碳。

ω-3 脂肪酸 (ω-3 fatty acid) 不飽和脂肪酸的第一個雙鍵始於甲基 ($-CH_3$) 端的第 3 個碳。

ω-6 脂肪酸 (ω-6 fatty acid) 不飽和脂肪酸的第一個雙鍵始於甲基 ($-CH_3$) 端的第 6 個碳。

α-次亞麻油酸 (alpha-linolenic acid) ω-3 必需脂肪酸，含有 18 個碳和 3 個雙鍵。

亞麻油酸 (linoleic acid) ω-6 必需脂肪酸，含有 18 個碳和 2 個雙鍵。

必需脂肪酸 (essential fatty acid) 必需由飲食供應以維持健康的脂肪酸。目前只有 α-次亞麻油酸和亞麻油酸被歸類為必需脂肪酸。

肪酸者在室溫下為固體，特別是長碳鏈的飽和脂肪酸（也就是**長鏈脂肪酸**，long-chain fatty acid）。與此相反的是，脂肪主要是單元不飽和或多元不飽和脂肪酸者（無論長鏈或短鏈）在室溫下通常為液體。人體內與食物中的所有脂肪酸幾乎都是長鏈的版本。

不飽和脂肪酸第一個雙鍵的位置至關重要，從甲基端數過來可能是第 3、第 6 或第 9 個碳。如果第一個雙鍵在甲基端（ω 端）數過來第 3 個碳，就叫 **ω-3 脂肪酸** (omega-3 fatty acid)（參見圖 5-1c）；如果在甲基端（ω 端）數過來第 6 個碳，就叫 **ω-6 脂肪酸** (omega-6 fatty acid)（參見圖 5-1d）。ω-9 脂肪酸的第一個雙鍵在甲基端數過來第 9 個碳（參見圖 5-1b）。在食物中，**α-次亞麻油酸** (alpha-linolenic acid) 是主要的 ω-3 脂肪酸，**亞麻油酸** (linoleic acid) 是主要的 ω-6 脂肪酸。這兩者也是我們必須攝取的**必需脂肪酸** (essential fatty acid)（參見章節 5.6）。**油酸** (oleic acid) 是主要的

ω-9 脂肪酸。

必需脂肪酸（essential fatty acids）。各類脂肪在人體內有不同的功能，都對人體健康很重要。不過在所有脂肪中，只有某些多元不飽和脂肪酸是飲食中不可或缺的；而其它脂肪酸可由人體自行合成，所以在飲食中不是非有不可。亞麻油酸（ω-6 脂肪酸）和 α-次亞麻油酸（ω-3 脂肪酸）被稱為「必需」脂肪酸，因為我們必須從食物中獲取才能維持健康（圖 5-4）。這些 ω-6 和 ω-3 脂肪酸形成人體重要結構的成分，執行免疫系統和視力的重要功能，協助構成細胞膜，並且製造**類二十碳酸** (eicosanoids)，它們參與了幾乎所有重要的人體功能。ω-6 和 ω-3 脂肪酸必須從飲食中獲取，因為人體缺乏製造它們的酵素。只有植物能夠製造 ω-6 和 ω-3 脂肪酸。

必需脂肪來自 ω-3 和 ω-6 脂肪酸，然後人體酵素將它們轉變成長鏈多元不飽和脂肪酸如**二十碳五烯酸** (eicosapentaenoic acid, EPA) 和**二十二碳六烯酸** (docosahexaenoic acid, DHA)，它們對腦和神經系統特別重要。EPA 除了對腦部的功能之外，專注力和視力都需要它，並且被轉化成強力消炎劑。由於 DHA 對腦部結構的功能，在懷孕期間它對胎兒腦部和神經系統的發育特別重要。其它脂肪酸如 ω-9 脂肪酸，人體可以自行合成，因此不是飲食中的必要成分。

我們對必需脂肪酸的需要量大約占總能量 5% 即可，相當於每日 2 到 4 湯匙的植物油，很容易從堅果和種子，以及每週兩份富含

油酸 (oleic acid)　ω-9 脂肪酸，含有 18 個碳和 1 個雙鍵。

類二十碳酸 (eicosanoids)　由多元不飽和脂肪酸如花生四烯酸合成的類激素化合物，參與了幾乎所有重要的人體功能。

二十碳五烯酸 (eicosapentaenoic acid, EPA)　含有 20 個碳和 5 個碳-碳雙鍵的 ω-3 脂肪酸。魚油富含 EPA，但人體也能自 α-次亞麻油酸慢慢合成。

二十二碳六烯酸 (docosahexaenoic acid, DHA)　含有 22 個碳和 6 個碳-碳雙鍵的 ω-3 脂肪酸。魚油富含 DHA，但人體也能自 α-次亞麻油酸慢慢合成。視網膜和腦都含有 DHA。

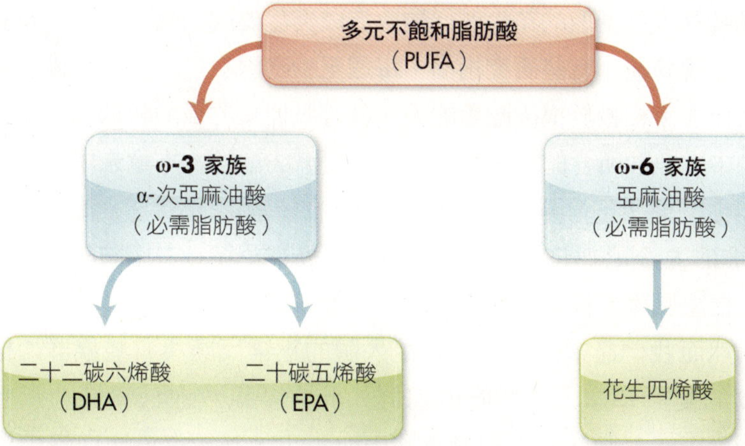

圖 5-4　必需脂肪酸 (EFA) 家族。全部都能從飲食中獲得；人體無法合成亞麻油酸和 α-次亞麻油酸，是為必需脂肪酸。圖中其它脂肪酸可以從必需脂肪酸轉化合成

脂肪的魚類中獲得。最佳的植物油來源是芥花油（亞麻仁油含有更多 ω-3 脂肪酸，不過在廚房中應用不廣）。常吃蔬菜與全穀類麵包和穀片也有助於獲取必需脂肪酸。如果必需脂肪酸吃得不夠，皮膚會成為鱗片狀並發癢，而且還會有腹瀉或感染等其他症狀，也可能導致生長遲緩、傷口不易癒合、貧血等。如果**全靜脈營養** (total parenteral nutrition) 液不含脂肪或含脂肪太少，病患經 2 到 3 週的注射會出現缺乏的症狀。然而人體的需要約相當於 2 到 4 湯匙的植物油，所以只要根據健康餐盤規劃飲食，並且每週吃兩次魚類，即使是低脂飲食也能供應足夠的必需脂肪酸。

全靜脈營養 (total parenteral nutrition) 經由靜脈供應所有的必需營養素，包括最基本的蛋白質、碳水化合物、脂質、維生素、礦物質、電解質等。

科學研究也指出，我們應當經常攝取既成的 ω-3 脂肪酸如二十碳五烯酸 (EPA) 和二十二碳六烯酸 (DHA)，以確保腦部和心血管的健康。雖然人體能從必需脂肪酸（α-次亞麻油酸）合成 EPA 和 DHA，但是數量可能不敷所需。EPA 和 DHA天然存在於富含脂肪的魚類中如鮭魚、鮪魚、沙丁魚、鯡魚、鯖魚、白鮭、鱒魚、旗魚和大比目魚等。每週至少吃兩次這些魚類可以獲取 EPA 和 DHA。ω-3 脂肪酸的其它來源包括芥花油、黃豆油、核桃、奇亞籽和亞麻籽等（參見延伸閱讀 5）。如果沒有膳食來源，建議吃 EPA/DHA 補充劑。

花生四烯酸 (arachidonic acid) 由亞麻油酸製造 ω-6 脂肪酸，含有 20 個碳和 4 個雙鍵。

出血性中風 (hemorrhagic stroke) 腦血管破裂、出血，以致部分腦組織遭受破壞。

科學家觀察從 ω-3 脂肪酸製造的化合物可減少血栓和發炎反應，因而建議攝取 ω-3 脂肪酸。ω-6 的亞麻油酸在人體內轉化成長鏈的**花生四烯酸** (arachidonic acid, AA)，此為人體所不可或缺，不過也有促進發炎的作用。當 ω-6 脂肪酸攝取過量，從亞麻油酸製造和從動物來源獲取的花生四烯酸會造成炎症如關節炎、血栓以及其他心血管問題。有些研究指出，每週至少吃兩次魚（一週總攝取量為 8 盎司）相較於很少吃魚的人，其心肌梗塞的風險較低。在這些案例中，魚油所含的 ω-3 脂肪酸似乎可減少血栓。本章末尾的「營養與你的健康」專欄中會詳細討論心肌梗塞與血栓。除此之外，ω-3 脂肪酸對心律也有助益。總之，從魚類攝取 ω-3 脂肪酸可降低心肌梗塞風險，特別有利於高風險的人。

魚類的 ω-3 脂肪酸（公克/100 公克食用量）

大西洋鮭	1.8
鯷魚	1.7
沙丁魚	1.4
彩虹鱒	1.0
銀鮭	0.9
青魚	0.8
鱸魚	0.8
白鮪，罐頭	0.7
大比目魚	0.4
斑點鯰魚	0.2

ω-3 脂肪酸（α-次亞麻油酸）每日建議量：

男性	1.6 公克
女性	1.1 公克

然而我們必須記住，血栓是人體的正常反應。有些族群如格陵蘭的愛斯基摩人，所吃的海鮮如此之多以致血液凝結功能受到損害。ω-3 脂肪酸攝取過量會出血不止，甚至造成**出血性中風** (hemorrhagic stroke)。不過適量攝取 ω-3 脂肪酸的研究則顯示中風的風險並未升高。過量攝取海鮮中的長鏈脂肪酸也會抑制免疫反應

而促進感染。

科學研究也顯示，來自魚類的大量 ω-3 脂肪酸（每日 2 至 4 公克）可使高三酸甘油酯的人降低其血液三酸甘油酯濃度。此外，ω-3 脂肪酸可抑制免疫反應，因而有助於緩解風濕性關節炎的疼痛和發炎。攝取 ω-3 脂肪酸也可改善某些行為異常和輕度憂鬱（參見延伸閱讀 11）。

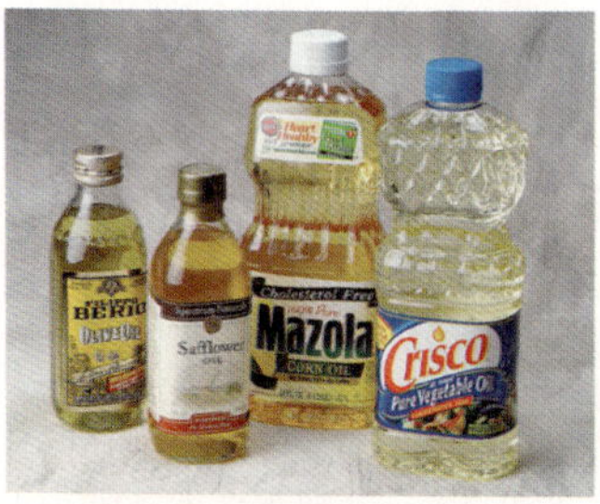

▲植物油的脂肪酸成分各不相同。外觀相似的脂肪其脂肪酸成分可能大異其趣。橄欖油和芥花油富含單元不飽和脂肪；近年來橄欖油日益受到重視。但對消費而言，芥花油要便宜得多。紅花籽油富含多元不飽和脂肪

三酸甘油酯。食物中的脂肪和油大部分都是三酸甘油酯的形式。人體內的脂肪也是一樣。在血液中有些脂肪酸會和蛋白質結合以便運送，但人體內大部分的脂肪酸都結合成三酸甘油酯。

三酸甘油酯含有一個簡單的三碳醇—甘油，它是三個脂肪酸的骨幹（圖 5-5a）。從三酸甘油酯分解失去一個脂肪酸就成為**雙酸甘油酯** (diglyceride)。三酸甘油酯分解失去兩個脂肪酸就成為**單酸甘油酯** (monoglyceride)。稍後你會發現，在大部分膳食脂肪被吸收之前，在小腸的消化過程中，外圍的兩個脂肪酸已經從三酸甘油酯移除。消化過程的產物是脂肪酸和單酸甘油酯的混合物，被小腸細胞吸收，其後大部分又重新結合成三酸甘油酯。

雙酸甘油酯 (diglyceride) 三酸甘油酯的分解產物，由 2 個脂肪酸與甘油骨幹結合在一起。

單酸甘油酯 (monoglyceride) 三酸甘油酯的分解產物，由 1 個脂肪酸與甘油骨幹結合在一起。

磷脂質

磷脂質也是脂質的一種，它和三酸甘油酯一樣，利用甘油作為結構的骨幹。但是其中至少有一個脂肪酸被含磷（和其它元素如氮）的化合物取代（圖 5-5b）。人體含有許多不同形式的磷脂質，尤其是腦部。它們是構成細胞膜的重要成分。**卵磷脂** (lecithin) 是常見的磷脂質，存在人體細胞中，也參與脂肪的消化、吸收和運送。人體能夠製造本身所需的全部磷脂質。即使卵磷脂已經做成膳食補充品銷售，也出現在許多食品的添加物中，但它仍舊不是飲食中的必要成分。

卵磷脂 (lecithin) 細胞膜主要成分的一群化合物。

固醇

固醇別具一格的多環結構使它們和其它脂質顯得不同（圖 5-5c）。最常見的固醇是膽固醇，它是一種蠟狀的物質，看起來和三酸甘油酯不一樣，它沒有甘油的骨幹也沒有脂肪酸。然而因為它不溶於水，所以是脂質。膽固醇的功能是形成荷爾蒙和膽酸，並且是細胞結構的成分之一。人體能夠製造本身所需的全部膽固醇。

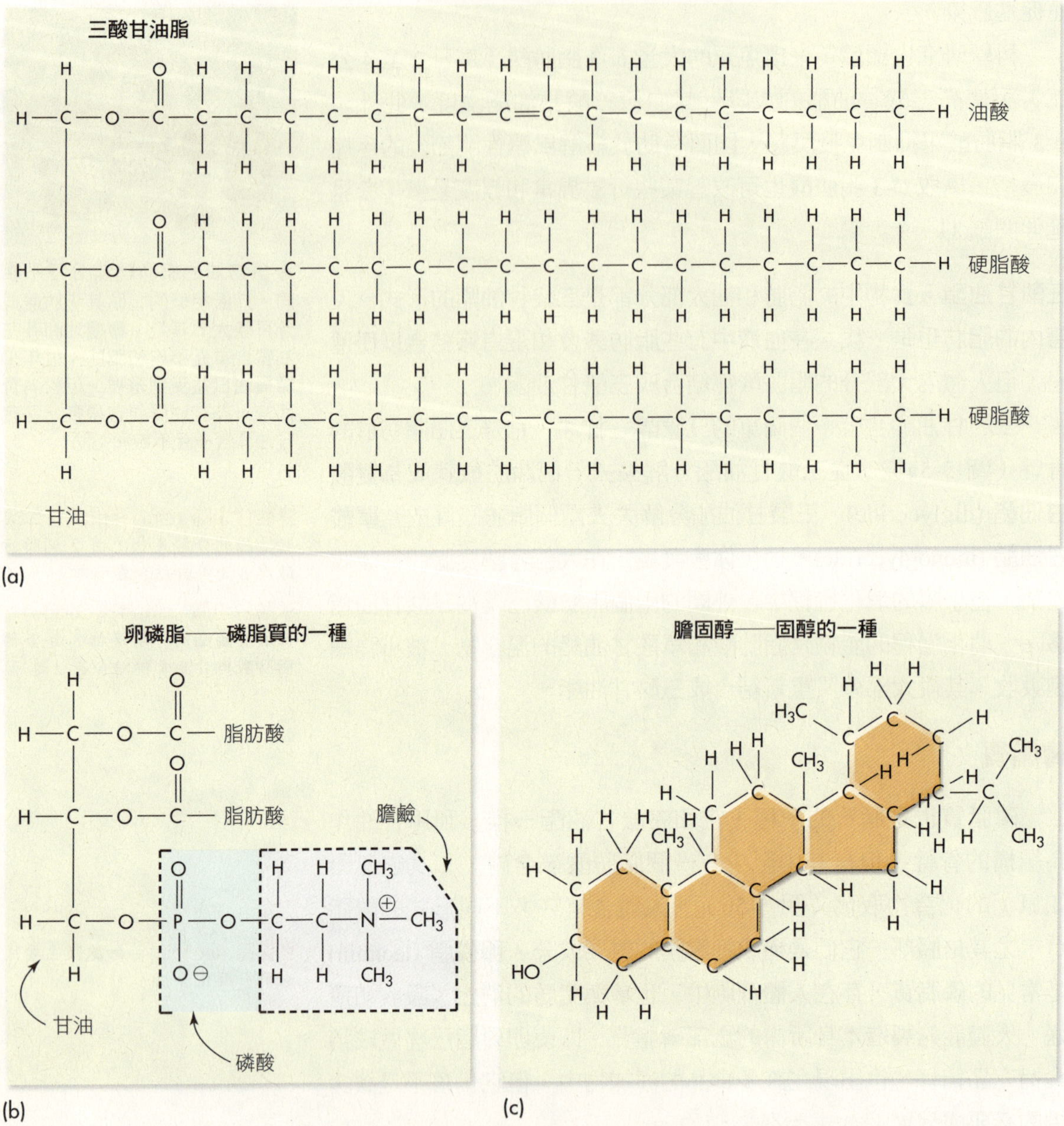

圖 5-5 常見脂質的化學式：(a) 三酸甘油酯，(b) 磷脂質（以卵磷脂代表），(c) 固醇（以膽固醇代表）

觀念檢查站 5.2

1. 脂質的四種結構類型為何？
2. 各種脂肪酸如何區分？
3. 飽和與不飽和脂肪酸的區別何在？ω-3 和 ω-6 脂肪酸的區別何在？

4. 哪些脂肪酸是必需脂肪酸？
5. 三酸甘油酯與磷脂質有何不同？
6. 膽固醇在人體內的主要功能為何？

5.3 物中的脂肪和油

在北美飲食中，三酸甘油酯形式的脂質相當豐富。脂肪含量最高（因此能量最密集）的食物是沙拉油和奶油、人造奶油和美乃滋等抹醬。它們所含的能量幾乎 100% 來自脂肪。在減脂的人造奶油中，水取代了一部分的脂肪。一般的人造奶油以重量計有 80% 是脂肪（11 公克/湯匙），而有些減脂人造奶油的脂肪低到 30%（4 公克/湯匙）。在食譜中使用減脂人造奶油會造成質感和體積的改變。使用這些產品時，烹飪書會修正食譜來加以彌補。

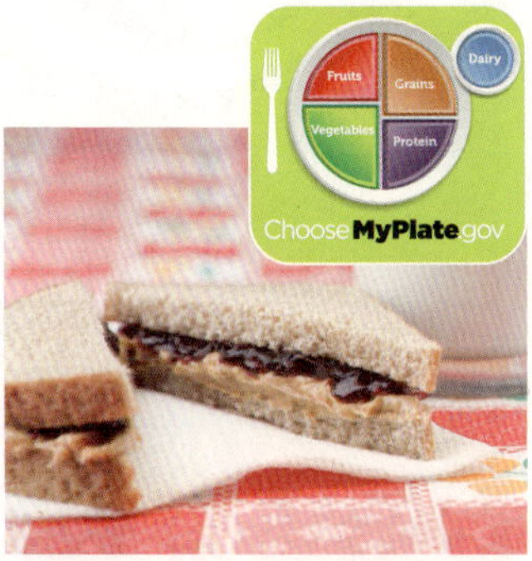

▲全麥麵包（穀類）夾花生醬（蛋白質類）和果醬搭配低脂牛奶（奶類）符合健康餐盤指南，並且提供來自花生醬的健康植物油。所缺乏者是哪些大類？

胡桃、臘腸、酪梨和培根有 80% 的能量來自脂肪（圖 5-6）。其次，花生醬和切達起司是 75%。帶脂牛排和漢堡肉（牛肩胛絞肉）是 60%，而巧克力棒、冰淇淋、甜甜圈和全脂牛奶為 50%。蛋、南瓜派和杯子蛋糕是 35%，牛腿和牛腰等瘦肉也是一樣。麵包含有 15%。最後，玉米片、糖和脫脂牛奶實質上不含脂肪。圖 5-7 列出脂肪的各種食物來源。以上數值只是粗略的估計，要仔細閱讀食品標示才能知道正確的脂肪含量。考慮到我們飲食中的肉類所提供的脂肪能量，必須記得把肉類的食用量限制在 90 公克。

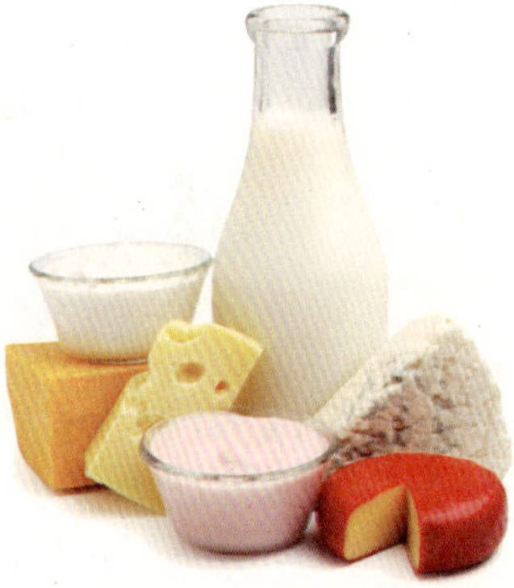
▲乳製品是我們飲食中飽和脂肪的主要來源

食物中脂肪的種類和總量都很重要，必須多加考慮。動物脂肪中是北美飲食主要的飽和脂肪酸來源。乳製品和肉品有 40 到 60% 是飽和脂肪酸。富含脂肪的魚類提供 50% 來自脂肪的能量，不過它們也是重要的 ω-3 脂肪酸來源。植物油的成分大多是不飽和脂肪酸，占脂肪總量的 73% 到 94%。芥花油、花生油和橄欖油所含的單元不飽和脂肪酸占脂肪總量的 49% 到 77%。有些動物脂肪也是單元不飽和脂肪酸的良好來源（30 到 47%）（參圖 5-3）。玉米油、棉籽油、葵花油、大豆油和紅花籽油所含的大部分是多元不飽和脂肪酸，占脂肪總量的 54% 到 77%。這些是我們常吃的植物油，也是我們飲食中 ω-6 亞麻油酸的主要來源。平衡這些 ω-6 脂肪酸與 ω-3 的 α-次亞麻油酸的供應很重要。在植物油中，芥花油和黃豆油提供最多 α-次亞麻油酸。ω-3 脂肪酸的其它來源包括魚油、奇亞籽、核桃和亞麻籽等。

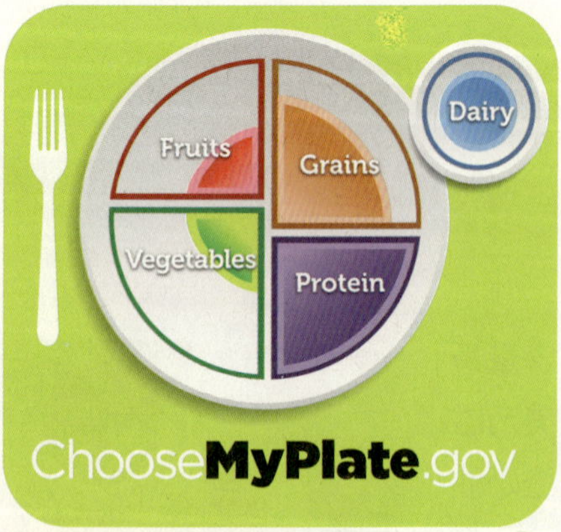

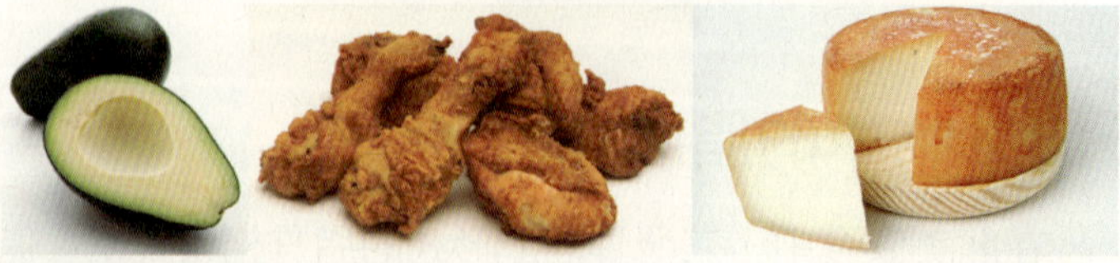

健康餐盤：脂肪來源

穀類	蔬菜類	水果類	奶類	蛋白質類
• 餅乾 • 麵食與添加脂肪	• 薯條 • 油炸蔬菜 • 油烤蔬菜	• 水果派 • 酪梨	• 全脂牛奶 • 低脂牛奶 • 優格 • 起司 • 冰淇淋	• 帶脂肉類 • 培根 • 禽肉（皮） • 油炸肉類 • 堅果
每份 0-18 公克	每份 0-27 公克	每份 0-11 公克	每份 0-10 公克	每份 7-17 公克

圖 5-6 健康餐盤的脂肪來源。水果類和蔬菜類通常含少量脂肪，其它大類則高脂和低脂的食物都有。仔細閱讀食品標示有助於挑選低脂版的食物。一般說來，任何油炸食物都會添加大量脂肪，例如薯條和炸雞

乳化劑 (emulsifier) 能夠在油脂小滴的外表包覆水或其它物質，讓油脂懸浮於水中的化合物。

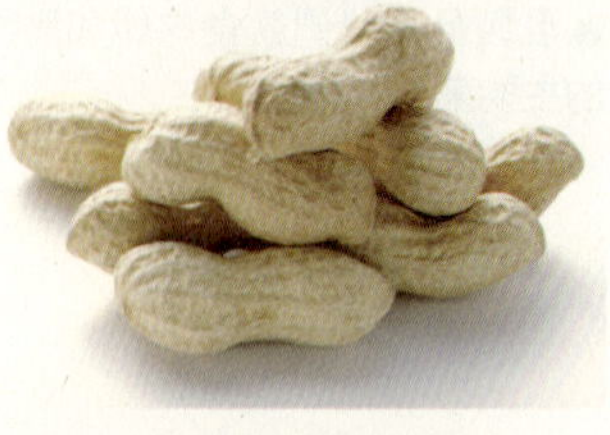

▲除了小麥胚芽和蛋黃之外，花生也是卵磷脂的來源

小麥胚芽、花生、蛋黃、大豆和肉類都富含磷脂質。磷脂質如卵磷脂（蛋黃中的成分）常添加在沙拉醬中。卵磷脂可以作為**乳化劑** (emulsifier)，因為它能把脂質和水混合在一起（圖 5-8）。沙拉醬裡的乳化劑使沙拉油懸浮於水中，而蛋糕糊的蛋也是同樣乳化脂肪和牛奶。

膽固醇只存在於動物性食品中。一個蛋黃含有 210 毫克膽固醇。蛋是我們主要的膽固醇來源，此外還有肉類和全脂牛奶。食品商吹噓他們的花生醬、植物酥油和人造奶油等植物油「不含膽固醇」，這是欺騙無知的消費者：因為這些產品原本就不會含膽固醇。有些植物含有類似膽固醇的其它固醇類，不過它們不會危害心臟健康。事實上，有些植物固醇還可以降低血膽固醇（參見本章「營養與你的健康」專欄探討降低血脂的醫學療法）。

脂肪的食物來源

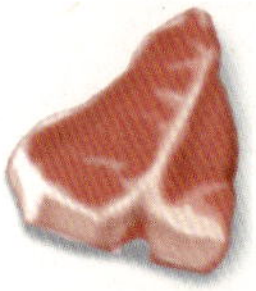

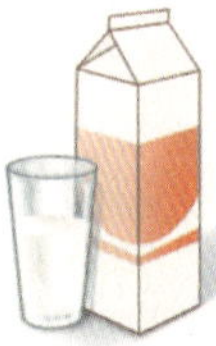

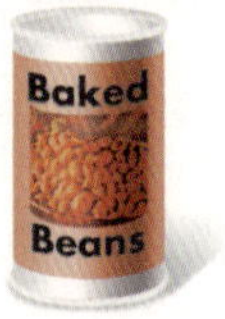

食物	脂肪（公克）	來自脂肪的能量 %	% 心臟協會建議
心臟協會建議	70	30%	100%
丁骨牛排，90 公克	17	66%	24%
綜合堅果，30 公克	16	78%	23%
芥花油，1 湯匙	14	100%	20%
漢堡包，1 個	12	39%	17%
人造奶油，1 湯匙	12	100%	17%
酪梨，120 毫升	11	86%	16%
切達起司，30 公克	10	74%	14%
鮭魚，90 公克	10	54%	14%
全脂牛奶，240 毫升	8	49%	11%
帶皮雞胸肉，90 公克	7	36%	10%
全脂優格，24 0毫升	7	28%	10%
餅乾，30 公克	7	45%	10%
烤豆子，120 毫升	7	31%	10%
M&M 巧克力，30 公克	6	39%	9%
亞麻籽，1 湯匙	3	62%	4%
無花果餅乾，2 個	3	23%	4%

ChooseMyPlate.gov

圖例：
- 穀類
- 蔬菜類
- 水果類
- 奶類
- 蛋白質類
- 空卡
- 脂肪類

圖 5-7　脂肪的食物來源與美國心臟協會 (AHA) 建議的 2100 大卡飲食含 70 公克脂肪或 30% 能量的比較

食物中隱藏的脂肪

到目前為止所討論的脂肪，有些是明顯可見的：麵包上的奶油、馬鈴薯沙拉中的美乃滋以及牛排上的脂肪紋路。其它食物中難以察覺的脂肪也占了膳食脂肪相當的比例。脂肪隱藏在全脂牛奶、

魚肉中的水銀

每週至少吃兩次富含脂肪的魚類是 ω-3 脂肪酸的良好來源。有些魚可能含有水銀，大量攝取會中毒，尤其是劍旗魚、鯊魚、鯖魚和馬頭魚等（參見第 13 章）。長鰭鮪也可能含有水銀，不過其它鮪魚水銀含量很低。水銀含量低的魚類包括鮭魚、沙丁魚和鯡魚等。至於其它魚類，不要單吃同一品種，儘量多樣化。專家建議每週限額 12 盎司（每週吃二到三次魚類或貝類），可減少接觸水銀的風險，尤其是孕婦和兒童。研究指出吃魚的保健效果，尤其是降低心血管疾病風險，勝過水銀污染的風險。

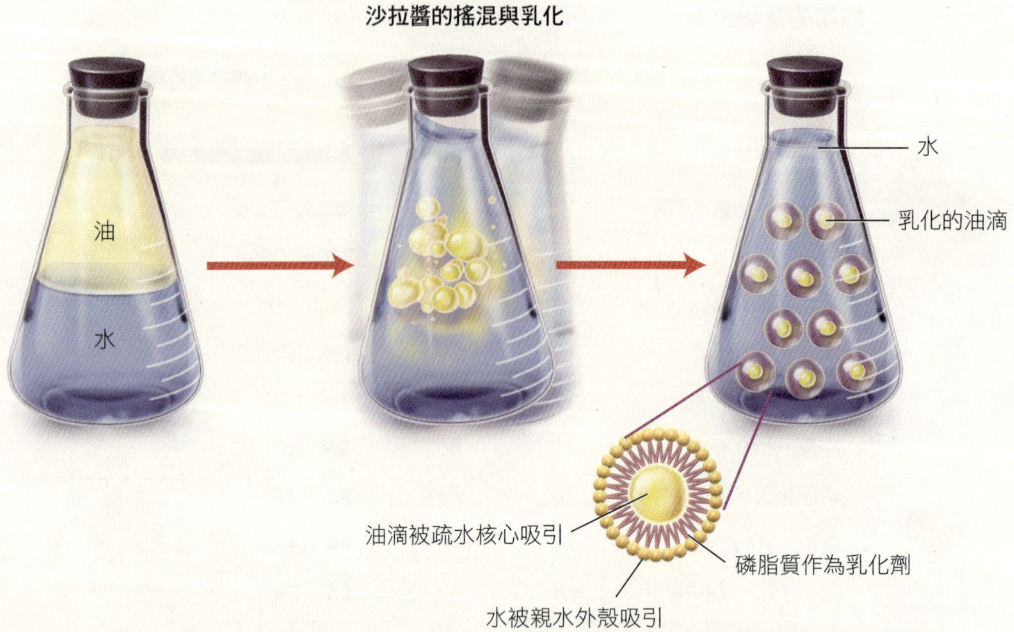

圖 5-8 乳化劑的作用，可防止沙拉醬中的油與調味汁分離。它吸引脂肪酸進入結構內部，而親水端朝外。將它加入沙拉醬中攪拌均勻，就可使其中的脂肪懸浮於水中。在食品製造和脂肪消化／吸收中，乳化作用都很重要

糕餅、起司、熱狗、薯條和冰淇淋中。若要減少脂肪的攝取，除了明顯可見的脂肪之外，必須找出隱藏的脂肪並且加以控制。

搜尋隱藏的脂肪可以從營養標示上著手。閱讀食品標示讓你對食品的脂肪成分有進一步的了解（圖 5-9）。有些食品會警告你脂肪的存在，例如動物脂肪如培根、牛肉、火腿、羊肉、豬肉、雞肉和火雞肉；豬油；乳脂肪如奶油和乳酪；蛋和蛋黃粉；堅果；植物油以及部分氫化酥油或植物油等。方便的是，食品標示上的成分是按重量排列，所以如果脂肪名列前茅，你就知道這大概是高脂食品。

第 2 章的表 2-10 列出標示上諸如「低脂」、「無脂」和「減脂」等名詞的定義。記得「低脂」表示該產品每份所含的脂肪不超過 3 公克。如果產品宣稱無脂，每份所含脂肪必須少於 0.5 公克。宣稱「減脂」表示它比同類產品少 25% 以上的脂肪。如果沒有營養標示可看，縮小份量是讓你少吃脂肪的好辦法。

規劃低脂飲食最好的方法就是把重點放在水果、蔬菜以及全穀類麵包和麥片，而非許多人選擇的減脂版西點、餅乾和蛋糕等。是否挑選高脂食物應當取決於當天你已經吃了多少脂肪，或是你將要

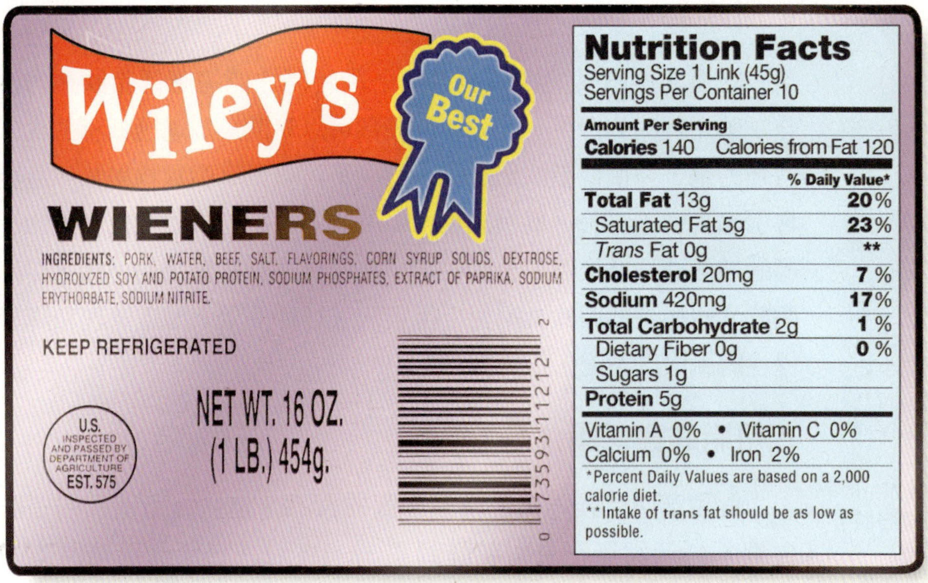
Wiley's
Our Best
WIENERS
INGREDIENTS: PORK, WATER, BEEF, SALT, FLAVORINGS, CORN SYRUP SOLIDS, DEXTROSE, HYDROLYZED SOY AND POTATO PROTEIN, SODIUM PHOSPHATES, EXTRACT OF PAPRIKA, SODIUM ERYTHORBATE, SODIUM NITRITE.
KEEP REFRIGERATED
U.S. INSPECTED AND PASSED BY DEPARTMENT OF AGRICULTURE EST. 575
NET WT. 16 OZ. (1 LB.) 454g.
Nutrition Facts
Serving Size 1 Link (45g)
Servings Per Container 10
Amount Per Serving
Calories 140 Calories from Fat 120
% Daily Value*
Total Fat 13g 20%
Saturated Fat 5g 23%
Trans Fat 0g **
Cholesterol 20mg 7 %
Sodium 420mg 17%
Total Carbohydrate 2g 1 %
Dietary Fiber 0g 0 %
Sugars 1g
Protein 5g
Vitamin A 0% • Vitamin C 0%
Calcium 0% • Iron 2%
*Percent Daily Values are based on a 2,000 calorie diet.
**Intake of trans fat should be as low as possible.

圖 5-9 閱讀食品標示有助於找出隱藏的脂肪。誰會想到熱狗的能量有 85% 來自脂肪？熱狗從外表看來並不像是所有的能量幾乎全部來自脂肪，但標示上的記載正是如此。讓我們計算一下：總脂肪 13 公克 × 9 大卡/公克 = 120 大卡來自脂肪；120 大卡/140 大卡總熱量 = 0.86 或 86% 來自脂肪

吃多少脂肪。所以如果你計劃在晚餐吃高脂的食物，可以在午餐時少吃脂肪以維持平衡。

脂肪使食物提供飽足感、滋味和口感

對於高脂食物是否會增加飽足感有許多爭論。有研究發現，某些脂肪會影響飽足感，某些則否。其他研究指出蛋白質和碳水化合物能提供更大的飽足感。每個人都知道的事實是，脂肪含有的卡路里超過蛋白質和碳水化合物的兩倍。因此之故，高脂餐點就是高卡餐點。

各種脂肪在食物中扮演重要角色，所以減脂食品的製造必須花費許多巧思才能保留滋味和口感。在某些情況下，「無脂」意味著「無味」。脂肪賦予食物質感和滋味。如果你吃過高脂的黃色起司或奶油起司，或許會同意脂肪在舌尖溶化的感覺真好。低脂和全脂牛奶中的脂肪賦予牛奶稠度，這是脫脂牛奶所沒有的。最嫩的肉也富含脂肪，從它表面的脂肪紋路就可以看出。此外，許多調味料都溶於脂肪。把香料放在油中加熱，強化了印度咖哩或墨西哥美食的味覺和嗅覺滋味。

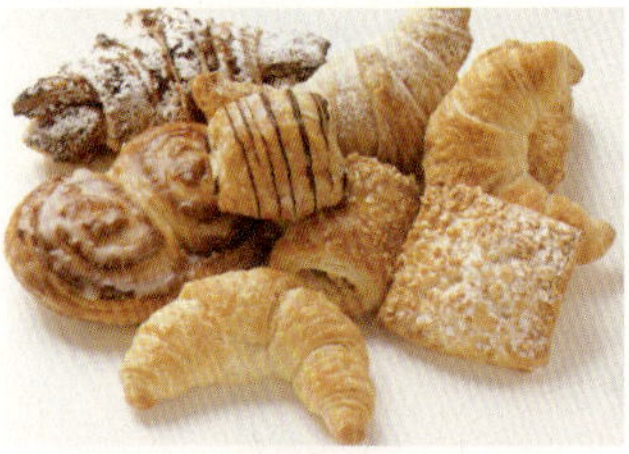

▲北美飲食中有許多高脂食物如西點餅乾。這類食物少吃為宜，尤其是想要減重的人

食品標示中脂肪和膽固醇之營養宣稱的定義

脂肪

- 無脂：每份低於 0.5 公克。
- 無飽和脂肪：每份低於 0.5 公克，而且反式脂肪酸不超過每份 0.5 公克。
- 低脂：每份少於 3 公克。如果每份重量低於 30 公克（或少於 2 湯匙），則以 50 公克為一份。2% 牛奶不得再標示為低脂，因為每份高於 3 公克，必須稱為減脂。
- 低飽和脂肪：每份少於 1 公克，並且來自飽和脂肪酸的能量不超過 15%。
- 減脂：每份比類似食品少 25% 以上。
- 減飽和脂肪：每份比類似食品少 25% 以上。

膽固醇

- 無膽固醇：每份低於 2 毫克，而且飽和脂肪低於 2 公克。
- 低膽固醇：每份低於 20 毫克，而且飽和脂肪低於 2 公克；如果每份重量低於 30 公克（或少於 2 湯匙），則以 50 公克為一份。
- 減膽固醇：每份比類似食品少 25% 以上，而且飽和脂肪低於 2 公克。

低脂飲食

吃慣北美飲食的人可能需要一段時間才能適應低脂飲食的滋味。強調美味的水果、蔬菜和全穀類可以幫助民眾適應低脂飲食。有趣的是，習慣低脂飲食之後，可能不再覺得高脂食物美味，甚至會引起腸胃不舒服。舉例來說，喝慣全脂牛奶的人改喝低脂牛奶，經過幾個禮拜之後再喝全脂牛奶，會覺得好像在喝奶油一樣。從高脂飲食轉換到低脂飲食絕對行得通。這種轉換帶來體重管理和降低慢性病風險的益處，值得努力。

代用脂肪與低脂食品

食品廠商已經推出許多減脂版的食品。這些減脂產品的脂肪含量，從無脂無花果餅乾降到零，一直到其它產品降至原本的 75%。不過大部分減脂產品的總卡路里並不比原來的產品降低多少。一般說來，從產品中剔除脂肪必須代之以其它物質，而這物質往往就是糖。如果從產品中同時剔除脂肪和糖，就很難保持滋味和口感。因此之故，許多減脂產品（例如蛋糕和餅乾）的能量密度仍然很高。要利用營養標示挑選符合自己能量需求的產品。

為了幫助消費者降低脂肪攝取量同時享受脂肪賦予的口感，食品廠商提供許多減脂版的產品。用來取代脂肪的物質有水、蛋白質（Simplesse® 和 Dairy-Lo®）或碳水化合物，如澱粉衍生物 (Z-trim®)、纖維物質（Maltrin®、Stellar™ 和 Oatrim）、樹膠等等。食品商也應用人造脂肪，例如 olestra (Olean®) 和 salatrim (Benefat®)。人造脂肪由脂肪和蔗糖（食用砂糖）合成，但無法完全消化和／或吸收，因此提供的能量很少，甚至沒有。代用脂肪 olestra 的主要問題是它攜帶脂溶性維生素一起排泄，因而降低了它們的吸收率。

到目前為止，代用脂肪對飲食的影響微不足道，部分是因為核准使用的品項用途不廣。此外，提供最多脂肪的牛肉、起司、全脂牛奶和糕餅等食物都用不上代用脂肪。

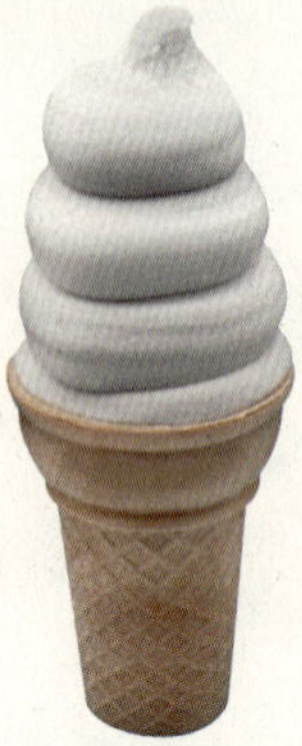

▲代用脂肪如樹膠纖維質應用於霜淇淋

脂肪酸敗影響食品保存期限

脂肪腐敗會發出令人不快的氣味，嚐起來有酸臭味。不新鮮的洋芋片就是現成的例子。當不飽和脂肪酸中的雙鍵分解時，就會出

現酸敗 (rancid) 的副產物。紫外線、氧氣和高溫（例如油炸時）都會打斷雙鍵，因而破壞了多元不飽和脂肪酸的結構。飽和脂肪和反式脂肪比較穩定，因為它們所含的雙鍵比較少。

對消費者而言，脂肪酸敗並不是大問題，雖然吃了會生病，但它的氣味令人退避三舍，我們不太可能吃到會生病的地步。但是對食品商和餐飲業而言，酸敗是個問題，因為它會減少食品的保存期限。所以食品商往往在產品中添加部分氫化植物油以延長保存期限。最容易酸敗的食物是油炸食品和有大量表面暴露在外的食品。多元不飽和的脂肪是做沙拉醬的好選擇，而較飽和的脂肪適合高溫烹煮。魚油非常容易酸敗，因為它含有大量的多元不飽和脂肪。

維生素 E 是抗氧化劑，有助於保存食品免於酸敗。植物油中天然存在的維生素 E 可抑制脂肪酸雙鍵的分解。食品製造商要防止多元不飽和脂肪的酸敗，含脂肪的產品如沙拉醬和蛋糕粉中，通常添加合成抗氧化劑 BHA 和 BHT 或維生素 C。製造商也會把產品密封或用其它技術來減少包裝袋內的氧氣。

加拿大否決了在食品中使用 olestra；美國成了唯一准許使用這種代用脂肪的國家。

酸敗 (rancid) 因含有脂肪酸的分解產物，產生令人不快的味道。

關鍵思考

艾麗生決定要開始吃低脂飲食，她告訴你說，只要減少奶油、沙拉油和人造奶油的用量，就可以大幅減少飲食所含的脂肪。你要如何向她解釋隱藏脂肪也不可忽略？

BHA, BHT 丁羥甲醚和丁羥甲苯，人工合成的抗氧化劑，常添加於食品中。

氫化作用 (hydrogenation) 碳-碳雙鍵上添加兩個氫變成單鍵。

氫化脂肪酸有助於食品製造但也增加了反式脂肪酸的含量

如前所述，含有長鏈飽和脂肪酸的脂肪在室溫下呈固體，而含有不飽和脂肪酸者在室溫下呈液體。在某些食品的製造過程中，使用固態脂肪的效果比用液態油來得好。例如派餅皮，用固態脂肪可以做出薄片狀，而用液態油的皮比較油膩而易碎。如果要用液態油來取代固態脂肪，就必須把不飽和脂肪酸變得比較飽和（加氫），以植物油為原料，利用這種方法可製造酥油和人造奶油。加氫的方法是在壓力下將氫氣導入植物油中，此一過程稱為**氫化作用** (hydrogenation)（圖 5-10）。脂肪酸並沒有完全氫化成飽和的形式，這樣做會使產品變得太硬而且易碎。部分氫化——保留一些單元不飽和反式脂肪酸——造出半固體的產品。

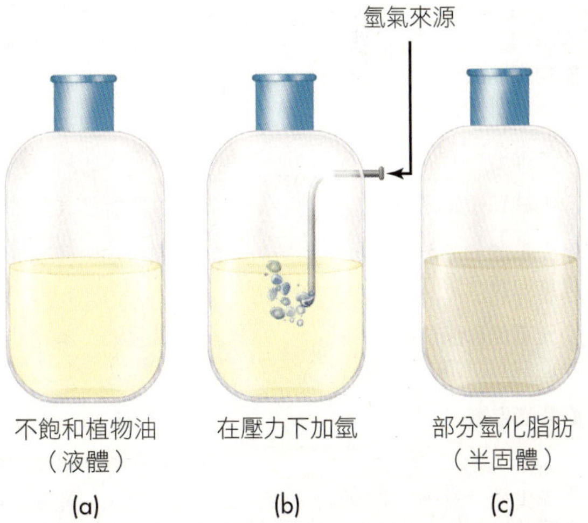

圖 5-10 液態油如何變成固態脂肪。(a) 大型金屬槽中不飽和脂肪酸呈液態。(b) 加氫（氫化作用）把一些碳-碳雙鍵變成單鍵，並產生一些反式脂肪酸。(c) 製造出部分氫化的產品，可以用於人造奶油、酥油或油炸用油

在氫化的過程中會產生反式脂肪酸，我們在章節 5.2 已經說明過。在自然的情況下，單

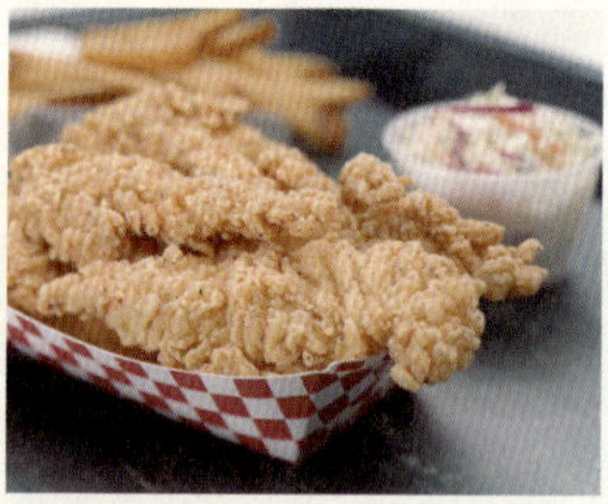

▲油炸食物富含脂肪和反式脂肪，少吃這類食物可降低血脂

元不飽和與多元不飽和脂肪酸都是順式，造成脂肪酸的骨幹彎曲，而反式脂肪讓骨幹保持筆直，與飽和脂肪酸相似。這就是反式脂肪酸會升高心臟病風險的原理。研究也指出反式脂肪並不健康，因為它會增加人體內的發炎狀況。因此我們應該避免攝取部分氫化脂肪，也就是反式脂肪。對一般人來說，只要飲食含有足量的多元不飽和脂肪，並且不吃過量的反式脂肪，就不必太過重視反式脂肪的問題。不過由於反式脂肪對維持人體健康並沒有好處，所以美國最新的飲食指南、美國心臟協會、美國食品營養委員會都建議反式脂肪少吃為宜。

製造商於食品加工主要使用部分氫化（富含反式脂肪）的大豆油，而剔除富含飽和脂肪的熱帶油脂（棕櫚油、棕櫚仁油和椰子油）。當部分氫化油製造的食品變得普遍時，專家對其中所含的反式脂肪及其壞處並不了解。直到 1990 年代，科學家開始了解反式脂肪對健康的不利影響。目前在美國，反式脂肪的攝取占總能量的 3% 到 4%，相當於每日 10 公克左右。表 5-1 列出反式脂肪的一般來源。

美國心臟協會強烈建議，應該把反式脂肪的攝取限制在總卡路里的 1% 以下。也就是說，如果你每天需要 2000 大卡，反式脂

表 5-1　脂肪酸的主要來源及其在室溫下的狀態

形式與對健康的影響	主要來源	室溫下的狀態
飽和脂肪酸 升高血膽固醇		
長鏈	豬油；牛肉、豬肉和羊肉中的油	固體
中鏈和短鏈	牛奶脂肪（奶油）、椰子油、棕櫚油和棕櫚仁油	半固體或液體
單元不飽和脂肪酸 降低血膽固醇	橄欖油、芥花油和花生油	液體
多元不飽和脂肪酸 降低血膽固醇	黃豆油、葵花油、玉米油、紅花籽油和魚油	液體
必需脂肪酸		
ω-3：α-次亞麻油酸 減少發炎反應、血液凝結和血中三酸甘油酯	冷水魚（鮭魚、鮪魚、沙丁魚、鯖魚）、核桃、亞麻籽、大麻油、芥花油、黃豆油、奇亞籽和紫蘇油	液體
ω-6：亞麻油酸 調控血壓和促進血液凝結	牛肉、禽肉、紅花籽油和玉米油	固體到液體
反式脂肪酸 比飽和脂肪更能升高血膽固醇	人造奶油（擠壓式、盒裝、棒狀）和酥油	半固體到極硬

肪最好少於 2 公克或 20 大卡。美國食品藥物管理署也採取行動，希望民眾更加警覺食物中反式脂肪的含量。從 2006 年開始，聯邦法律規定反式脂肪的含量必須列在食品的營養標示上（參見圖 5-9）。加拿大的食品標示也必須列出反式脂肪。有些食品公司已經對這個議題做出回應，率先推出較低或不含反式脂肪的產品（每份少於 0.5 公克）。2013 年美國 FDA 提案改變反式脂肪的管制方式，而今已經通過，食品商再也不能添加反式脂肪到食物中。

那麼沒有營養標示的食物要怎麼辦呢？一旦外食，人們對那種食物含有反式脂肪酸還是茫然不知，因為聯邦營養標示規定目前並未涵蓋餐廳食物。只有一州（加州）和幾個地區（例如紐約市）已經立法禁止餐飲機構的食物出現反式脂肪（參見延伸閱讀 4）。美國 FDA 最近的立法建議，將禁止餐廳購買含反式脂肪的部分氫化油。

要降低反式脂肪的攝取，一般的原則是少吃煎炸（尤其是油炸）食品、任何西點或酥脆麵粉製品（例如派餅皮、餅乾、可頌、比斯吉）以及糕餅。最重要的是儘量不用硬式人造奶油或酥油，而代之以植物油和杯裝人造奶油（食品標示上的第一項成分是植物油或水）。避免用酥油來炸食物。烘焙、煎炒、燒烤、蒸煮或油炸都使用高「發煙點」的未氫化植物油——高發煙點表示它們在油炸的高溫下不會分解。花生油、紅花籽油、葵花油和芥花油等都是很好的選擇。用低脂或脫脂牛奶來取代非乳製奶精，因為大部分的非乳製奶精都富含氫化的植物油。最後，要閱讀食品標示上的成分表，利用先前學過的方法估計反式脂肪的含量。如果部分氫化脂肪在成分表上排進前三名，你就可以判斷其中含有大量反式脂肪。

堅果醬含有「好」脂肪嗎？

堅果醬是植物製品，因此天然不含膽固醇，提供 2 到 3 公克纖維質，可降低血膽固醇。堅果也是不飽和脂肪的良好來源。二湯匙堅果醬提供 12 公克不飽和脂肪和 3 公克的飽和脂肪。你已經學過，單元不飽和與多元不飽和脂肪都可降低血膽固醇。要避開反式脂肪，就得注意成分表上的部分氫化脂肪，這種脂肪是為了延長保存期限，不過食品商已經逐漸淘汰它們。最後要注意糖的含量。堅果醬天然含 1 到 2 公克糖，不過加工製品（例如肉桂捲）可能含有高達 9 公克的糖。選擇天然堅果醬並控制食用份量可獲得最佳健康效益。

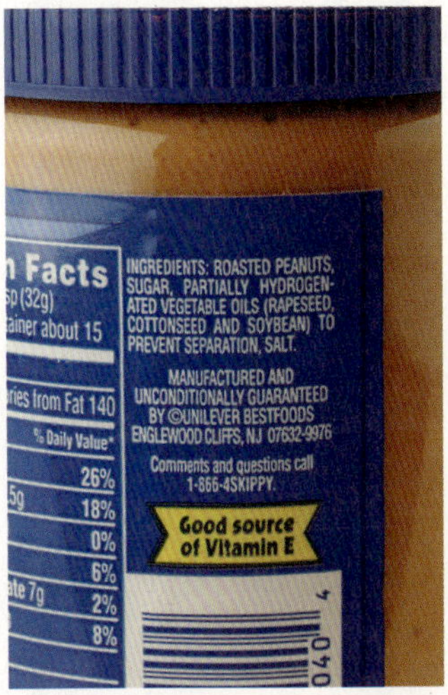

觀念檢查站 5.3

1. 能量最密實的食物（脂肪超過 60% 總能量）有哪些？
2. 膽固醇存在於何種食物中？
3. 哪些脂肪可作為乳化劑？它們在食物中的功能為何？
4. 製造減脂食品的策略為何？
5. 脂肪如何發生酸敗？如何預防酸敗？
6. 不飽和脂肪在氫化過程中發生何種變化？
7. 為教育並保護民眾遠離反式脂肪而制定的法規為何？

5.4 使脂質能供人體利用

我們都知道脂肪和油會讓食物令人垂涎不止。脂肪賦予食物滋味、濕潤、口感。不過脂質吃下肚後會怎樣？讓我們進一步探討脂質在人體內的消化、吸收和生理角色。

消化作用

脂肪酶 (lipase) 唾液腺、胃、胰臟製造的脂肪消化酵素。

在脂肪消化的第一階段，胃（唾液腺也貢獻少許）分泌酵素**脂肪酶** (lipase)。脂肪酶主要作用在具有短鏈脂肪酸的三酸甘油酯如奶油。不過與小腸中胰臟分泌的脂肪酶一比，唾液和胃脂肪酶的作用就相形見絀了。一般植物油和肉類中的三酸甘油酯和其它脂質有較長的碳鏈，一直要等到進入小腸之後才開始消化（圖 5-11）。

在小腸中，三酸甘油酯被脂肪酶分解成較小的產物，也就是單酸甘油酯（甘油骨架附著一個脂肪酸）和脂肪酸。在適當的環境下，消化作用既迅速又完全。「適當的」環境包括膽囊釋出的膽汁。膽汁中的膽酸是乳化劑，作用在脂肪分解後的產物上，使單酸甘油酯和脂肪酸懸浮在水性的消化液中。這種乳化作用促進了消化和吸收作用，因為大的脂肪球分解成小滴，增加了脂肪酶作用的總面積（圖 5-12）。在用餐期間，膽酸的循環途徑始於肝臟，經過膽囊，然後進入小腸，參與脂肪消化之後，大部分的膽酸可被吸收，最後又回到肝臟。大約 98% 的膽酸回收再利用，只有 1% 到 2% 進入大腸，從糞便排出。

如果膽囊已經切除（例如膽結石手術），膽汁就會從肝臟直接進入小腸。適量攝取脂肪仍可充分消化，不過有人吃了高油餐點後糞便變得鬆軟，這是因為未吸收的脂肪進入大腸所致。

關於磷脂質的消化，是胰臟和小腸壁細胞分泌的酵素負責分解，最後產生甘油、脂肪酸以及含磷的物質。關於膽固醇的消化，任何與脂肪酸結合的膽固醇都被胰臟釋出的酵素分解，成為游離的膽固醇和脂肪酸。這些脂肪酸可被分解，產生能量，不過所產生的能量與三酸甘油酯相比可說微乎其微。

吸收作用

在小腸內，脂肪消化的產物是單酸甘油酯和脂肪酸。這些產物藉擴散作用進入小腸吸收細胞。大約 95% 的膳食脂肪以這種方式吸收。進入吸收細胞之後，脂肪酸的碳鏈長度就決定了單酸甘油酯和脂肪酸自己的命運。如果脂肪酸是少於 12 個碳，它就可溶於水並能離開吸收細胞，通過門靜脈進入肝臟。如果脂肪酸是長鏈，它

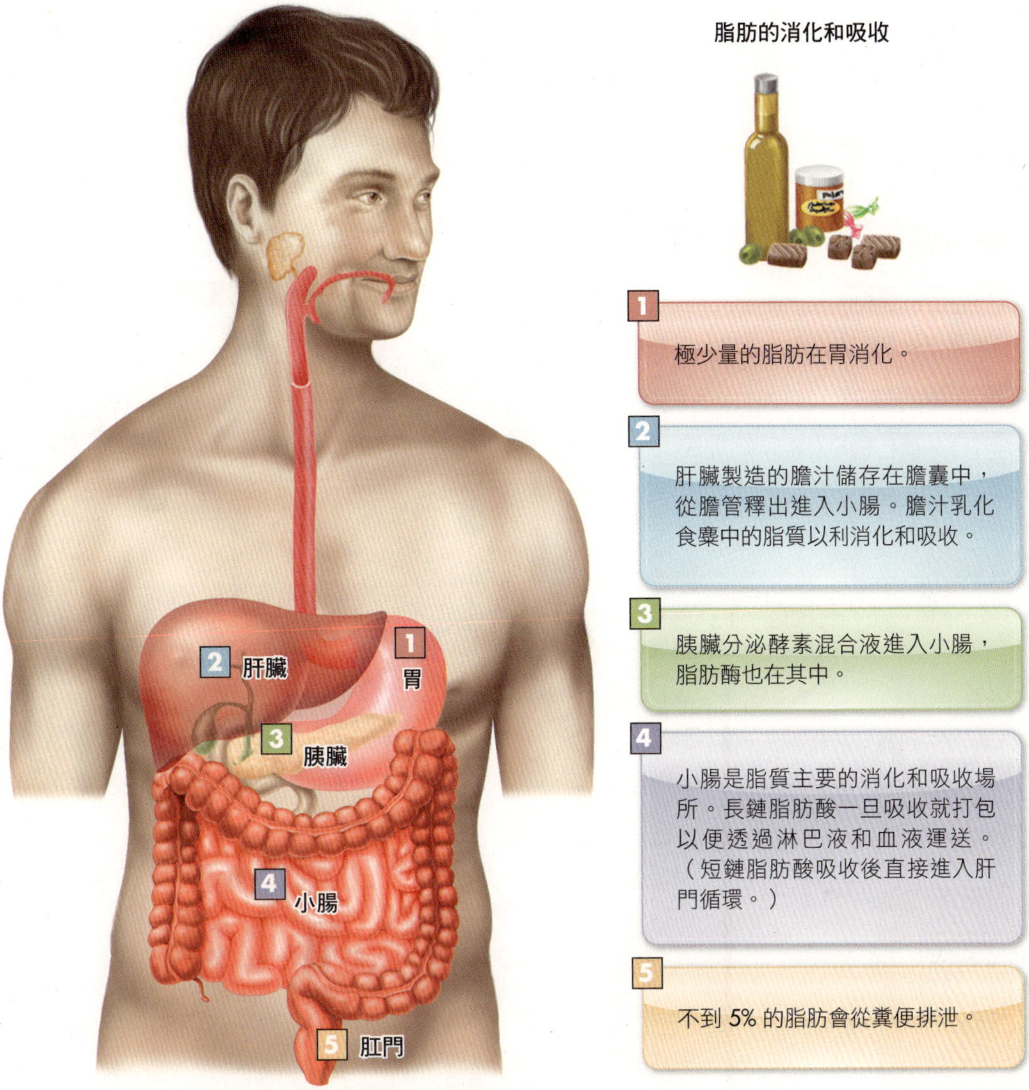
脂肪的消化和吸收
1
極少量的脂肪在胃消化。
2
肝臟製造的膽汁儲存在膽囊中，從膽管釋出進入小腸。膽汁乳化食糜中的脂質以利消化和吸收。
3
胰臟分泌酵素混合液進入小腸，脂肪酶也在其中。
4
小腸是脂質主要的消化和吸收場所。長鏈脂肪酸一旦吸收就打包以便透過淋巴液和血液運送。（短鏈脂肪酸吸收後直接進入肝門循環。）
5
不到 5% 的脂肪會從糞便排泄。
2 肝臟
1 胃
3 胰臟
4 小腸
5 肛門

圖 5-11 脂肪消化與吸收的摘要。第 3 章已經說明過這個過程的各個方面

會在吸收細胞重新合成三酸甘油酯，最後經由淋巴系統進入血液循環。

觀念檢查站 5.4

1. 何種酵素負責三酸甘油酯的消化？
2. 脂肪消化的終產物為何？
3. 長鏈和短鏈脂肪酸的吸收程序有何差異？

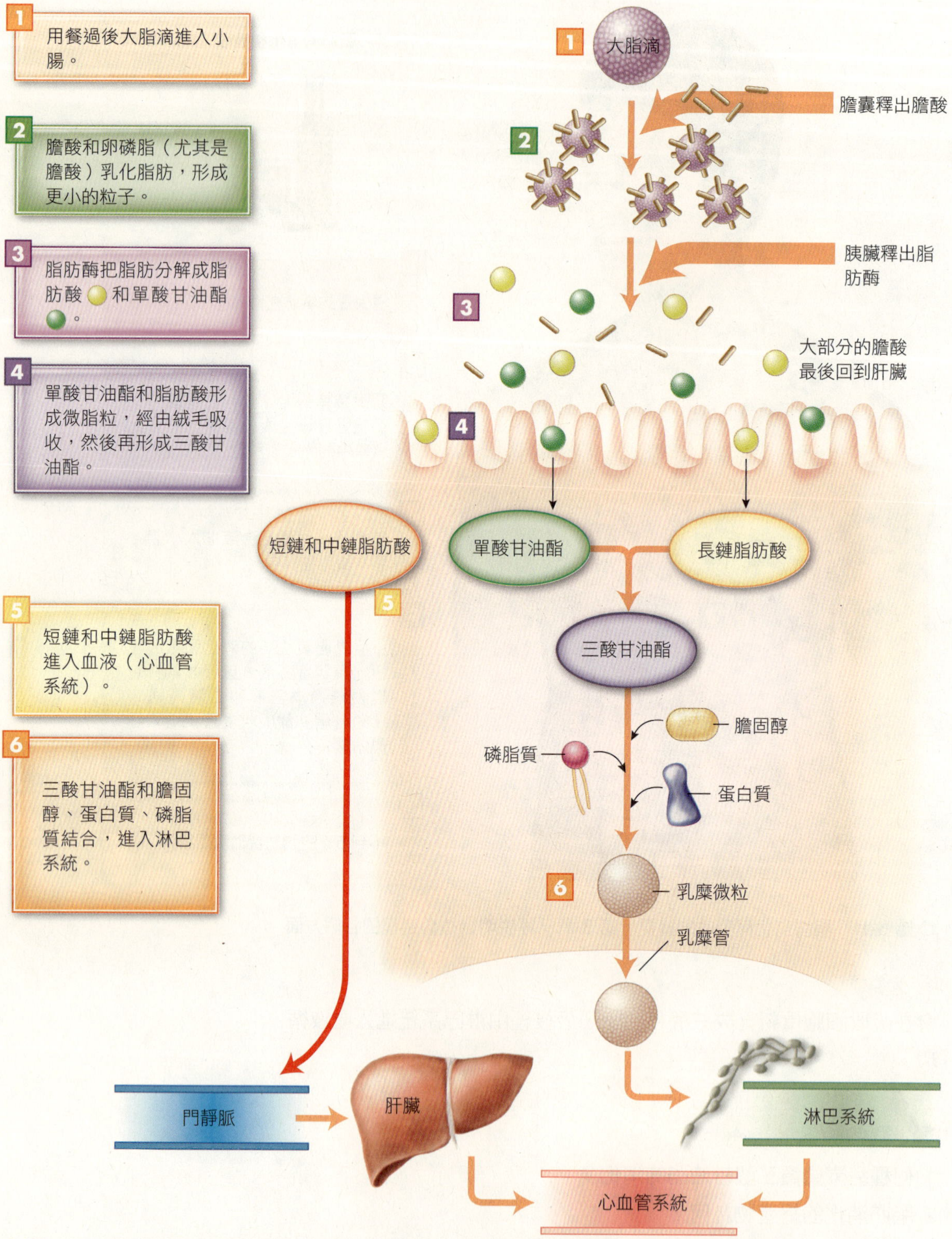
1 用餐過後大脂滴進入小腸。
2 膽酸和卵磷脂（尤其是膽酸）乳化脂肪，形成更小的粒子。
3 脂肪酶把脂肪分解成脂肪酸和單酸甘油酯。
4 單酸甘油酯和脂肪酸形成微脂粒，經由絨毛吸收，然後再形成三酸甘油酯。
5 短鏈和中鏈脂肪酸進入血液（心血管系統）。
6 三酸甘油酯和膽固醇、蛋白質、磷脂質結合，進入淋巴系統。
1
大脂滴
膽囊釋出膽酸
2
胰臟釋出脂肪酶
3
大部分的膽酸最後回到肝臟
4
短鏈和中鏈脂肪酸
單酸甘油酯
長鏈脂肪酸
5
三酸甘油酯
膽固醇
磷脂質
蛋白質
6
乳糜微粒
乳糜管
門靜脈
肝臟
淋巴系統
心血管系統

圖 5-12　膽酸與脂肪混合後形成小滴，以利單酸甘油酯和脂肪酸被吸收進入小腸黏膜細胞

5.5 血液中的脂質

如前所述，脂肪與水不易混合。由於脂肪和水不相容，藉著水性的血液和淋巴液運送脂肪就成為一種挑戰。**脂蛋白** (lipoprotein) 就是從小腸和肝臟運送脂質到身體組織的載體（表 5-2）。它存在於血液中，含有一個脂質核心，外面包覆著磷脂質、膽固醇和蛋白質的外殼（圖 5-13）。

脂蛋白 (lipoprotein) 血液中的化合物，含有脂質的核心和由蛋白質、磷脂質和膽固醇構成的外殼。

脂蛋白質根據它們的密度分為四類——乳糜微粒、VLDL、LDL 和 HDL。脂質的密度比蛋白質低。因此之故，脂質比例高的脂蛋白之密度較脂質少者為輕（圖 5-14）。

乳糜微粒攜帶膳食脂肪

你在前面章節學過，膳食脂肪的消化產生甘油、單酸甘油酯和脂肪酸的混合物。這些產物一旦被小腸細胞吸收，就重新組合成三酸甘油酯。然後小腸細胞就將三酸甘油酯包裝成**乳糜微粒**

乳糜微粒 (chylomicron) 由膳食脂肪與表層包覆之蛋白質、磷脂質、膽固醇組合的外殼所構成的脂蛋白。乳糜微粒在小腸的吸收細胞內合成，經由淋巴系統進入血液。

表 5-2 血液中主要脂蛋白的組成和角色

脂蛋白	主要組成	重要角色
乳糜微粒	三酸甘油酯	從小腸攜帶膳食脂肪到細胞
VLDL	三酸甘油酯	攜帶肝臟製造或擷取的脂質到細胞
LDL	膽固醇	攜帶肝臟製造及其它來源的膽固醇到細胞
HDL	蛋白質	協助細胞移除膽固醇並排出體外

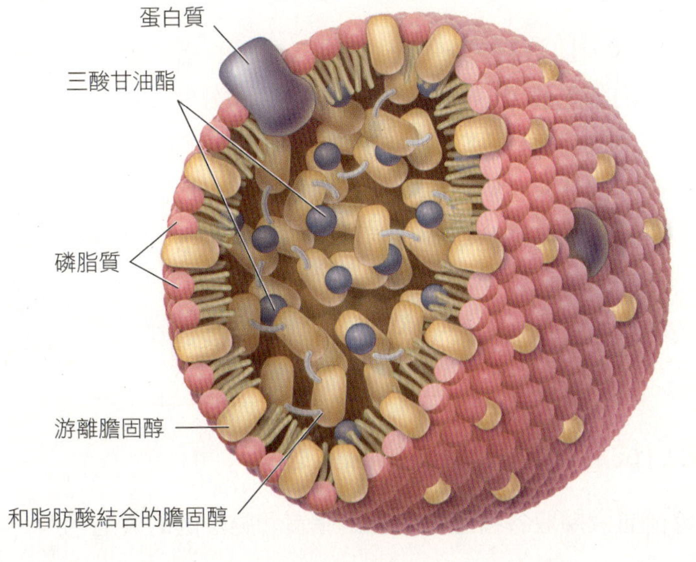

圖 5-13 脂蛋白的結構，以 LDL 為例。此結構讓脂肪可以在水性的血液中循環。血液中有各種脂蛋白。LDL 的主要成分是膽固醇

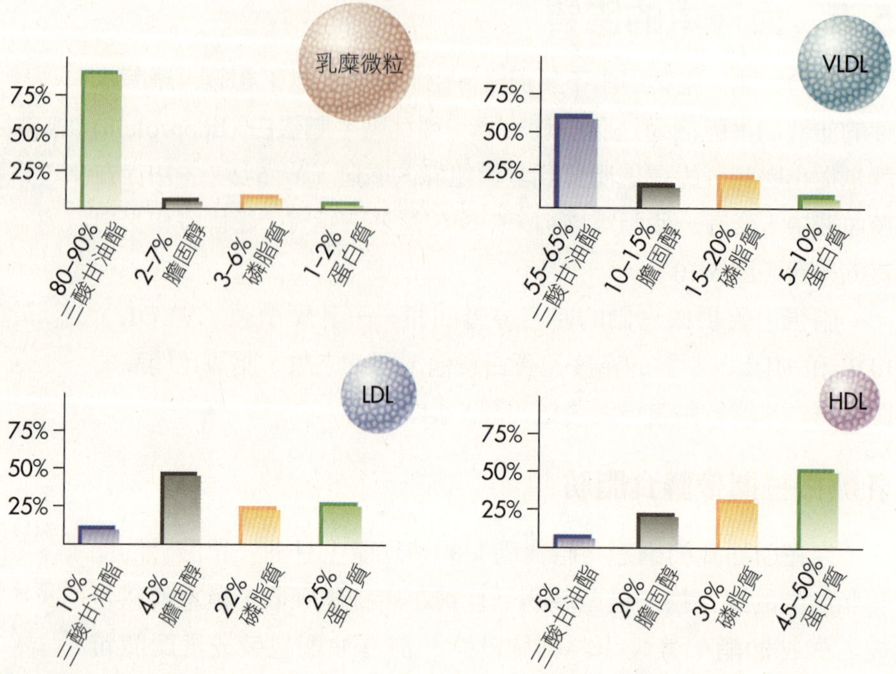

圖 5-14　脂蛋白的組成

(chylomicron)，進入淋巴系統，最後注入血液中。乳糜微粒是最大的脂蛋白，含有膳食脂肪，而且只能由腸細胞製造。乳糜微粒跟其它脂蛋白一樣，大脂滴表面包覆著薄薄的磷脂質、膽固醇和蛋白質的外殼（圖 5-14）。乳糜微粒水溶性的外殼讓它所攜帶的脂質能夠自由漂浮在水性的血液中。外殼上的蛋白質會協助其他細胞辨識這些乳糜微粒。

脂蛋白脂肪酶 (lipoprotein lipase) 微血管的內皮細胞上所附著的酵素，能將三酸甘油酯分解成游離脂肪酸和甘油，而進入細胞利用。

乳糜微粒進入血液之後，核心裡的三酸甘油酯就被附著在血管內壁的**脂蛋白脂肪酶** (lipoprotein lipase, LPL) 分解成脂肪酸和甘油（圖 5-15）。脂肪酸一進入血液就立刻被附近的細胞吸收，而甘油多半循環回到肝臟。肌肉細胞可以立即應用吸收的脂肪酸作為燃料。另一方面，脂肪細胞傾向於再把它們合成三酸甘油酯儲存起來。三酸甘油酯已被移除之後，乳糜微粒的殘留物仍然存在。最後肝臟從血液中移除乳糜微粒殘留物，回收其成分製造其它脂蛋白和膽酸。

其它脂蛋白從肝臟運送脂質到身體細胞

肝臟會從血液擷取各種脂質，也是脂質和膽固醇的製造場所。

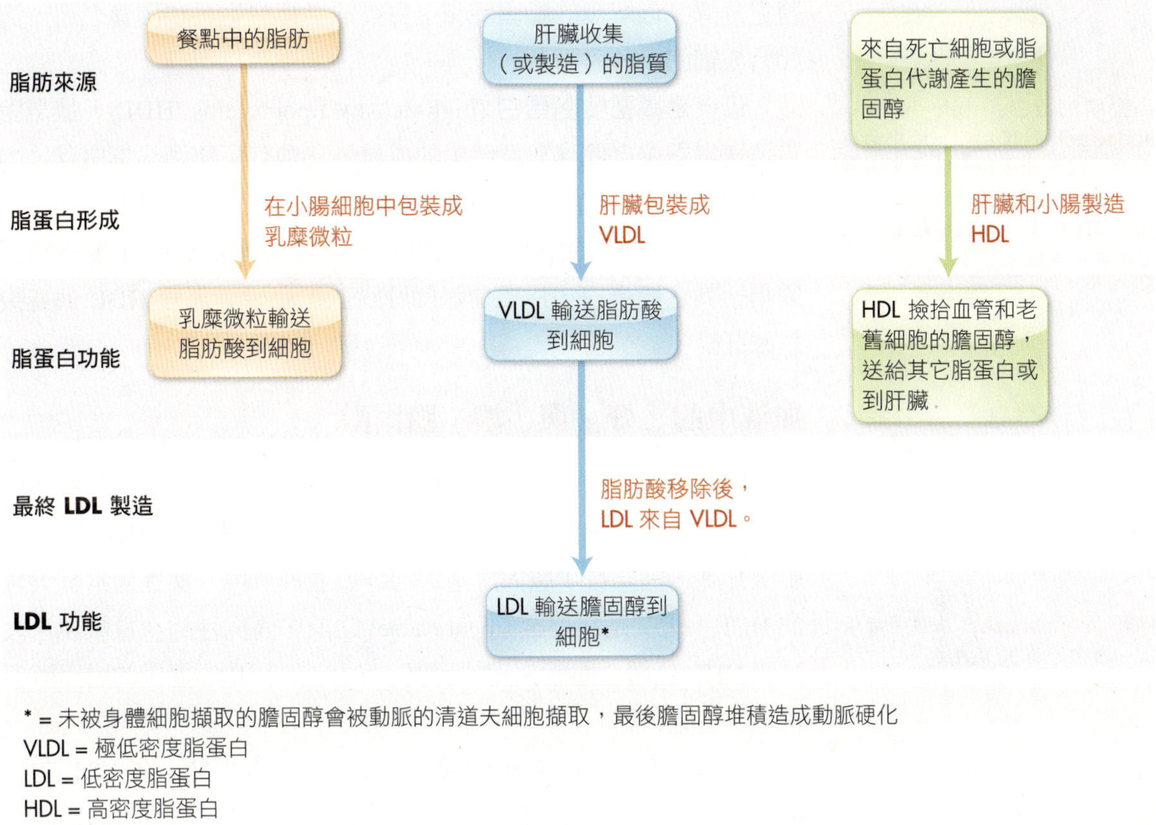
餐點中的脂肪
肝臟收集（或製造）的脂質
來自死亡細胞或脂蛋白代謝產生的膽固醇
脂肪來源
脂蛋白形成
在小腸細胞中包裝成乳糜微粒
肝臟包裝成VLDL
肝臟和小腸製造HDL
脂蛋白功能
乳糜微粒輸送脂肪酸到細胞
VLDL 輸送脂肪酸到細胞
HDL 撿拾血管和老舊細胞的膽固醇，送給其它脂蛋白或到肝臟
最終 LDL 製造
脂肪酸移除後，LDL 來自 VLDL。
LDL 功能
LDL 輸送膽固醇到細胞*
* = 未被身體細胞擷取的膽固醇會被動脈的清道夫細胞擷取，最後膽固醇堆積造成動脈硬化
VLDL = 極低密度脂蛋白
LDL = 低密度脂蛋白
HDL = 高密度脂蛋白

圖 5-15 脂蛋白的形成與功能。乳糜微粒攜帶吸收的膳食脂肪到細胞。VLDL 攜帶肝臟擷取自血液與任何自己製造的脂肪到細胞。LDL 來自 VLDL，攜帶大部分的膽固醇到細胞。HDL 大部分來自肝臟和小腸，攜帶來自細胞的膽固醇給其它脂蛋白，或到肝臟以便排泄

製造脂質和膽固醇的原料是擷取自血液的脂肪酸，以及衍生自碳水化合物、蛋白質、酒精的碳和氫。然後肝臟必須把自製的脂質包裝成脂蛋白，藉著血液運送到身體細胞。

肝臟製造的脂蛋白首先是**極低密度脂蛋白** (very-low-density liporpoteins, VLDL)。這些粒子的成分是膽固醇和三酸甘油酯和包覆外表的水溶性的外殼。VLDL 富含三酸甘油酯，因此密度極低。它一旦進入血液，血管內壁的脂蛋白脂肪酶就會將其中的三酸甘油酯分解成脂肪酸和甘油。這些脂肪酸和甘油就進入細胞利用。

釋出三酸甘油酯之後，VLDL 的密度變高。許多 VLDL 殘留的碎片稱為**低密度脂蛋白** (low-density liporpoteins, LDL)，其成分主要為殘留的膽固醇。LDL 的主要功能是運送膽固醇到組織。細胞（尤其是肝細胞）上的特定受體會從血液中擷取 LDL 粒子，然後

極低密度脂蛋白 (very-low-density lipoprotein, VLDL) 肝臟製造的脂蛋白，運送從血液中獲得的膽固醇和脂質，以及肝臟本身合成的脂質。

低密度脂蛋白 (low-density lipoprotein, LDL) 血液中的脂蛋白，主要成分是膽固醇；LDL 膽固醇升高和心血管疾病有強烈的相關。

將它分解。分解後的膽固醇和蛋白質則供細胞生長和發育之用，例如合成細胞膜和荷爾蒙。

高密度脂蛋白 (high-density lipoprotein, HDL) 血液中的脂蛋白，從死亡細胞和其它來源撿拾膽固醇，藉血液運到肝臟。血液中 HDL 濃度偏低會增加心血管疾病的風險。

最後是**高密度脂蛋白** (high-density lipoproteins, HDL)，這是脂質運送過程中重要且有益健康的成員。它含有高比例的蛋白質，因此是密度最高的脂蛋白。肝臟和小腸製造大部分的 HDL，它漫遊在血液中，從死亡細胞和其它來源撿拾膽固醇。HDL 主要將膽固醇捐給其它脂蛋白，以便運送回肝臟並排泄掉。部分 HDL 則直接返回肝臟。

血液中的「好」與「壞」膽固醇

HDL 和 LDL 往往分別被稱為「好」與「壞」膽固醇。許多研究指出，血液中 HDL 的數量與心血管疾病密切相關。HDL 減少則風險升高，因為較少膽固醇運送回肝臟並排泄掉。女性通常有大量的 HDL，尤其是在**停經** (menopause) 之前，而男性的含量較少。大量的 HDL 延緩心血管疾病的發展，所以任何 HDL 攜帶的膽固醇都是「好」膽固醇。

停經 (menopause) 女性月經停止，通常始於 50 歲左右。

在另一方面，LDL 有時被認為是「壞」膽固醇。在 LDL 的討論中，你已經知道各種細胞經由受體擷取 LDL。如果 LDL 沒有從血液中立刻清除，動脈裡的**清道夫細胞** (scavenger cells) 就會將它擷取，造成膽固醇堆積在血管中。這種堆積稱為**動脈粥狀硬化** (atherosclerosis)，大幅升高心血管疾病的風險。科學家相信動脈硬化始於動脈的最內層受損，久而久之，脂肪、膽固醇、血小板、細胞碎片、鈣等便沈積在動脈壁上。LDL 膽固醇在血液中停留的時間越久，越可能氧化而被清道夫細胞清除。清道夫細胞「吞食」膽固醇，成為**泡細胞** (foam cells) 並且埋入動脈壁中（參見本章「營養與你的健康」專欄）。血液中的 LDL 只有在濃度太高時才會成為問題，因為人體日常所需的膽固醇並不多。

清道夫細胞 (scavenger cells) 白血球的一種，能將自己埋入動脈壁因而堆積 LDL。因為這些細胞擷取 LDL，所以與動脈硬化相關。

動脈粥狀硬化 (atherosclerosis) 動脈（包括環繞心臟的動脈）內積聚脂肪物質（斑塊）。

泡細胞 (foam cells) 血管壁上充滿脂質的白血球，其內充滿大量的膽固醇。

食物中的膽固醇並沒有「好」或「壞」之分。只有在肝臟製造或加工過後的膽固醇，出現在血液之中才有 LDL 和 HDL 的區別。不過飲食模式會影響膽固醇的代謝。飲食所含飽和脂肪、反式脂肪、膽固醇較低時，會促進肝臟擷取 LDL，因而移除血液中的 LDL，並且降低清道夫細胞在血管壁形成斑塊的能力。依此類推，飲食富含飽和脂肪、反式脂肪、膽固醇時，會抑制肝臟擷取 LDL，因而升高血液中的膽固醇和心血管疾病的風險。所以要留意

> 飽和脂肪酸似乎會增加肝臟中的游離膽固醇（未與脂肪酸結合者），而不飽和脂肪酸的作用正好相反。當肝臟中的游離膽固醇增加時，會抑制肝臟從血液擷取膽固醇，因而升高血膽固醇。（反式脂肪酸的作用與飽和脂肪酸類似。）

你的飲食中哪些食物所含的飽和脂肪、反式脂肪、膽固醇較高。

觀念檢查站 5.5

1. 脂質如何在血液中運送？
2. 膳食脂肪如何在小腸包裝和運送？
3. VLDL 在何處製造？其成分為何？
4. LDL 來自何處？其目的為何？
5. 為何 HDL 是「好」膽固醇？

5.6 人體內脂質的廣泛角色

脂肪在人體內的許多重要功能，例如能量儲存、絕緣、運送脂溶性維生素等，都是利用三酸甘油酯。

供應能量

在休息和輕度活動時，肌肉主要是靠飲食和脂肪組織中的三酸甘油酯提供燃料。在耐力運動中，肌肉主要燃燒脂肪和碳水化合物的混合物做燃料，不過在短時間的劇烈運動中，肌肉主要是倚賴碳水化合物。當運動時間拉長時，脂肪酸利用的比例上升，而碳水化合物的比例則下降。其他的身體組織也仰賴三酸甘油酯供應的能量。大致說來，人在休息和輕度活動時所消耗的能量有一半來自脂肪酸。從整體的觀點來看，骨骼肌和心肌利用脂肪酸，神經系統和紅血球細胞利用葡萄糖，能源有平衡的利用。第 4 章曾經討論過，細胞代謝脂肪酸也需要靠碳水化合物的協助。第 7 和第 12 章會詳細探討我們如何燃燒脂肪作為燃料。

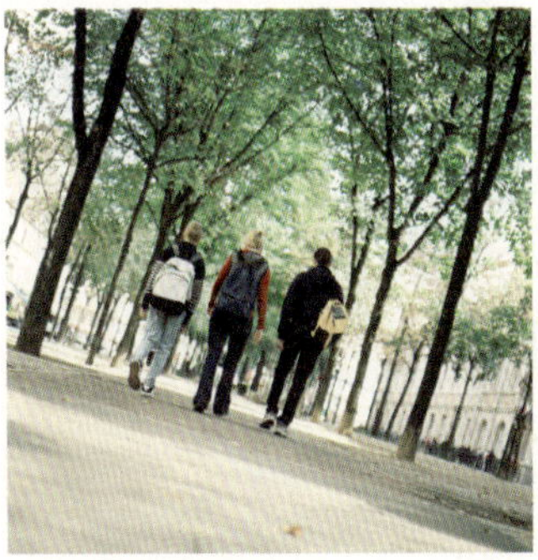

▲在休息和輕度活動時，人體主要是靠脂肪酸提供燃料

儲備能量

我們主要是以三酸甘油酯的形式儲存能量。人體儲存脂肪的能力實質上可以無限擴張。儲存脂肪的組織，也就是脂肪細胞，重量可以增加到 50 倍。萬一要儲存的脂肪太多，細胞膨脹也裝不下，人體可以再製造新的脂肪細胞。

利用三酸甘油酯來儲存能量的最大好處是，他們含有密實的能量。記得脂肪每公克能產生 9 大卡的能量，而蛋白質和碳水化合物的能量大約只有 4 大卡。此外，三酸甘油酯的化學性質相當穩定，

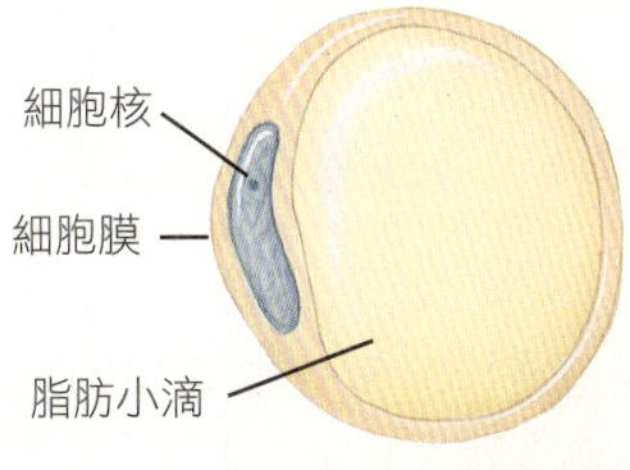

脂肪細胞

不會和其他細胞成分發生反應，所以可以安全地用來儲存能量。最後，脂肪細胞是儲存三酸甘油酯的最佳場所，因為他含有 80% 的脂質與 20% 的水分和蛋白質。與此相反的是，肌肉組織含有 73% 的水分，試想看看，如果要利用他來儲存能量，體重將會戲劇性地暴增。同樣道理，如果我們以肝醣的形式儲存能量，每儲存 1 公克肝醣會同時儲存 3 公克的水。

絕緣和保護人體

皮膚底下的脂肪絕緣層大部分由三酸甘油酯構成。脂肪組織也環繞和保護某些器官（例如腎臟）以免受傷。我們通常不會注意脂肪組織絕緣功能的重要性，因為我們穿衣服，而且有需要時就再添衣服。但是動物的絕緣脂肪層就明顯可見，尤其是寒帶的動物。北極熊、海象、鯨魚都有一層厚厚的脂肪組織包覆，把自己和寒冷的環境隔絕。多餘的脂肪也可以儲存起來，以備食物稀少時可以利用。

運送脂溶性維生素

食物中的三酸甘油酯和其他脂肪能攜帶脂溶性維生素進入小腸，並且協助他們的吸收。脂肪吸收不良的人，例如囊腫纖維症患者，也有缺乏脂溶性維生素的風險，尤其是維生素 K。用餐時吃礦油作為瀉藥也會有同樣的風險。因為人體無法消化或吸收礦油，未消化的油會把食物中的脂溶性維生素帶入糞便而排出體外。未吸收的脂肪酸會與礦物質結合，例如鈣和鎂，藉著糞便排出體外，如此一來就損害了礦物質的營養狀況（參見第 9 章）。記得代用脂肪 olestra 的主要問題，就是它會攜帶脂溶性維生素一起排泄而減少了吸收。

人體內的磷脂質

人體含有許多不同形式的磷脂質，尤其是腦部。他們是構成細胞膜的重要成分。磷脂質存在小腸細胞中，參與脂肪的消化作用。記得不同形式的卵磷脂（參見章節 5.2），這是常見的磷脂質（參見圖 5-5b）。

細胞膜主要是由磷脂質構成。細胞膜有如磷脂質海，上面有蛋白質的「小島」（圖 5-16）。蛋白質的功能包括擔任荷爾蒙的受

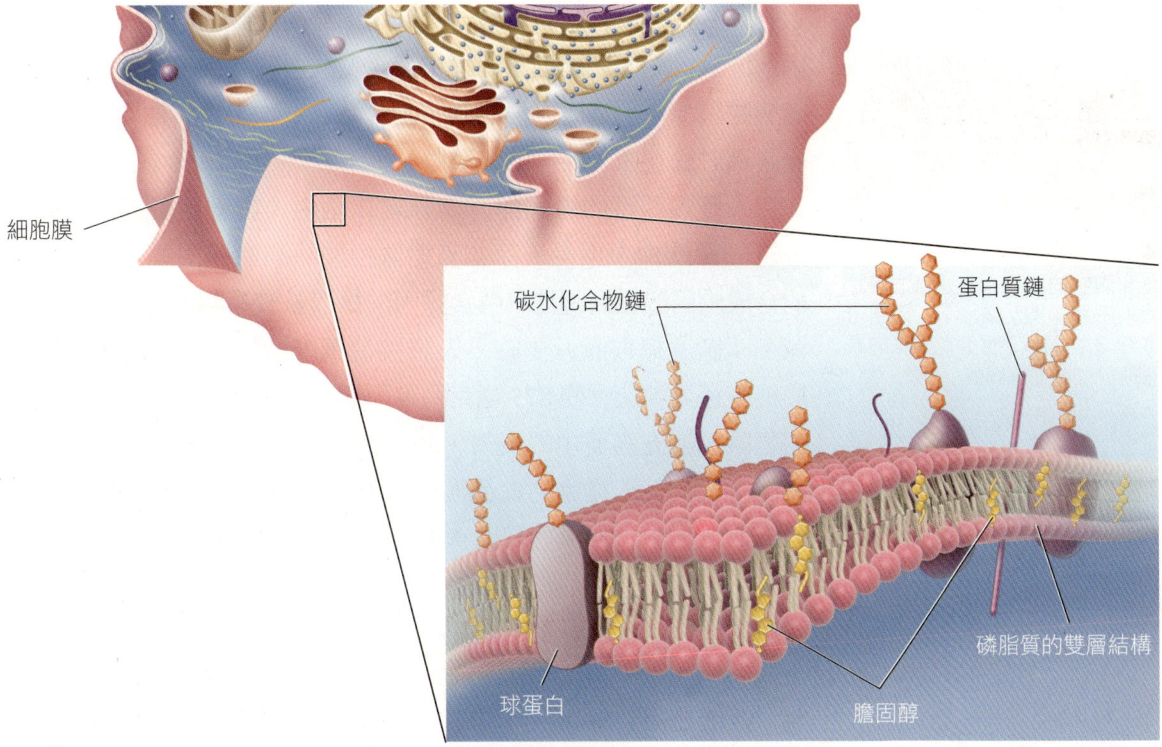

圖 5-16 磷脂質是細胞膜的主要成分，形成脂質的雙層結構

體，執行酵素的作用和運送營養素。磷脂質上的脂肪酸是供應細胞的必需脂肪酸來源。有些膽固醇也出現在細胞膜上。

乳化劑把脂肪顆粒分裂成小滴，讓脂肪懸浮於水中。它在油和水之間搭起了橋樑，造成微小油滴外面包覆著薄薄一層水的形式。脂蛋白外殼中的磷脂質使脂肪懸浮於血液中，就像沙拉醬裡的卵磷脂使醋懸浮於油中。鞘磷脂是保護神經細胞的磷脂質。

人體的主要乳化劑是卵磷脂和膽酸。後者由肝臟製造，在消化過程中由膽囊釋出進入小腸。

人體內的膽固醇

膽固醇在人體內執行許多重要功能。他是某些重要荷爾蒙的成分，例如雌激素、睪固酮和一種維生素 D 荷爾蒙的前驅物。膽固醇是細胞重要的結構單元，也是在血液中運送脂質的脂蛋白粒子的外層。心臟、肝臟、腎、腦都含有相當多的膽固醇，反映出它在這些器官中的重要性。膽固醇也是膽酸的結構材料，為脂肪消化所需。前面討論過，膽酸在參與脂肪消化過後，有 98% 被吸收而重

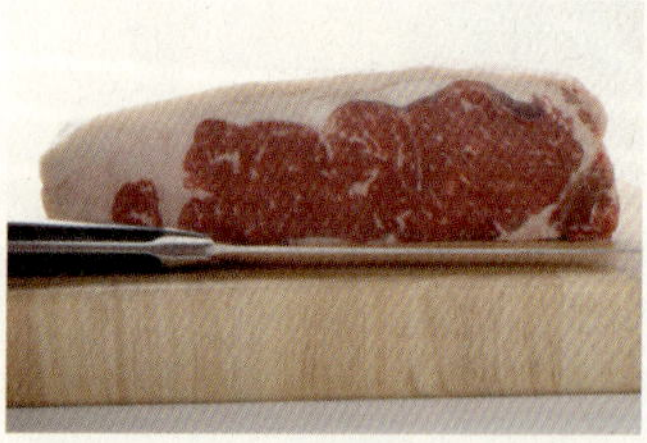

▲切除食物的脂肪部位可以減少飽和脂肪的攝取，不過無法切除大理石紋（脂肪條紋）。限制份量在 3 盎司以下並少吃油膩肉類有助於控制血膽固醇

返肝臟。利用藥物阻斷膽酸再吸收是治療高血膽固醇的一種方法。因為肝臟會從血液擷取膽固醇來補充膽酸。飲食中的黏稠性纖維也能與膽酸結合，造成同樣的效果（參見本章「營養與你的健康」專欄詳細討論心血管疾病的醫學療法）。

人體內循環的膽固醇有三分之二是由人體細胞製造，其餘三分之一從飲食中獲得。除非有遺傳相關的高血膽固醇，否則人體的合成膽固醇受到調控。膳食膽固醇攝取量較高時，人體製造量就減少；膳食攝取量減少時，人體製造量就增加。一般說來，我們的細胞每天製造大約 875 毫克的膽固醇。其中 400 毫克用來合成新的膽酸以補充糞便中的喪失，50 毫克用來合成荷爾蒙。至於飲食方面，我們每天從動物食品獲得 180 到 325 毫克的膽固醇，男性的攝取量高於女性。對於飲食的膽固醇，人體的吸收率是 40% 到 65%。血膽固醇（尤其是 LDL 膽固醇）對心血管疾病風險的影響將在本章的「營養與你的健康」討論。

觀念檢查站 5.6

1. 人體內的三酸甘油酯有何功能？
2. 人體內何處有磷脂質？
3. 人體內有哪些化合物是由膽固醇製造？

美國《健康國民 2020》的目標之一是 2 歲以上人口減少飽和脂肪攝取量至總卡路里的 9.5%。

5.7 脂肪攝取量的建議

成人的脂肪攝取量並沒有 RDA，只有為嬰兒設定的足夠攝取量（參見第 15 章）。美國 2010 飲食指南與「巨量營養素適當分布範圍」(AMDR) 的建議是脂肪攝取量宜控制在總卡路里的 20% 到 35%，相當於 2000 大卡飲食中有 78 公克脂肪。最精確的脂肪攝取量建議來自美國心臟協會（參見延伸閱讀 6）。許多北美人都有心血管疾病風險，所以心臟協會針對降低風險而提出飲食和生活方式的目標。這些目標包括健康飲食模式，適當體重，理想的血膽固醇、血壓、血糖等。在表 5-3 中，更詳細的建議清單可供高風險者或心血管疾病患者參考。

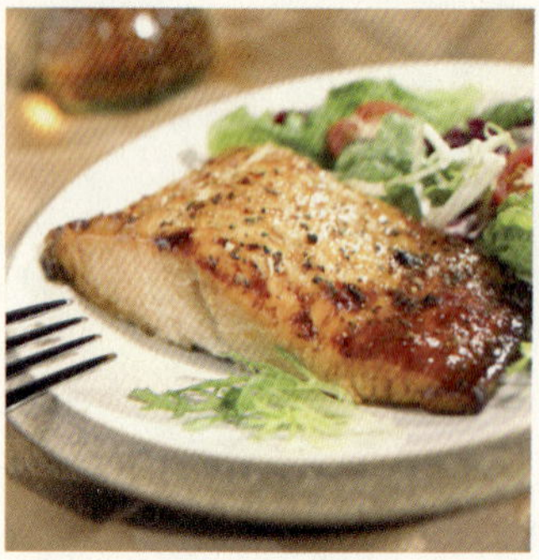

▲美國心臟協會建議每週至少吃二次富含脂肪的魚類如鮭魚。魚類是 ω-3 脂肪酸的來源，有益心臟健康，而且是動物性蛋白質的良好來源；其他來源可能富含飽和脂肪和膽固醇

為了降低心血管疾病風險，心臟協會建議飽和脂肪不要超過總卡路里的 7%，反式脂肪不要超過 1% 兩者都是升高 LDL 的主要脂肪酸。除此之外，膽固醇的上限是每日 300 毫克。表 5-4 列出一些

表 5-3 美國心臟協會 2006 年之降低心血管疾病風險的飲食與生活方式建議

• 平衡能量攝取與運動量以達到或維持健康體重
• 吃富含蔬菜和水果的飲食
• 選擇全穀類、高纖食物
• 每週至少吃兩次魚類，尤其是富含脂肪者
• 限制飽和脂肪低於能量的 7%，反式脂肪低於能量的 1%，膽固醇低於每日 300 毫克 ✓ 選擇瘦肉和蔬菜替代品； ✓ 挑選脫脂或低脂乳製品；而且 ✓ 儘量少吃部分氫化脂肪
• 儘量少吃有添加糖的食物和飲料
• 選擇或烹煮低鹽或無鹽食物
• 節制飲酒
• 外食時遵循美國心臟協會的飲食和生活方式建議

資料來源：Lichtenstein AH and others: Diet and lifestyle recommendations revision 2006. A scientific statement from the American Heart Association Nutrition Committee. *Circulation* 114:82, 2006.

表 5-4 食物的膽固醇含量

3 盎司牛腦	2635 mg
3 盎司牛肝	337 mg
1 個大蛋黃*	209 mg
3 盎司蝦仁	166 mg
3 盎司牛肉*	75 mg
3 盎司豬肉	75 mg
3 盎司雞肉或火雞肉（白肉）*	75 mg
1 杯冰淇淋	63 mg
3 盎司鱒魚	60 mg
3 盎司鮪魚	45 mg
3 盎司熱狗	38 mg
1 盎司切達起司*	30 mg
1 杯全脂牛奶*	24 mg
1 杯低脂牛奶	12 mg
1 杯脫脂牛奶	5 mg
1 個大蛋白	0 mg

*美式飲食的主要膽固醇來源

比較美國 2010 飲食指南對脂肪的建議與表 5-3 之美國心臟協會建議。

- 飽和脂肪攝取量低於卡路里的 10%，代之以單元不飽和或多元不飽和脂肪酸。
- 膳食膽固醇低於每日 300 毫克。
- 儘量少吃反式脂肪酸。限制含有合成的反式脂肪如部分氫化油的食品，並且限制固體脂肪。
- 減少攝取固體脂肪和添加糖的卡路里。
- 儘可能用單元不飽和油（橄欖油、芥花油和花生油）取代固體脂肪。
- 限制精製穀類食品，尤其是含固體脂肪、添加糖以及鈉的精製穀類。
- 用固體脂肪含量較低的蛋白質食品（例如豆類、堅果和種子）取代固體脂肪含量較高者。
- 增加海鮮的種類和份量以取代部分肉類和禽肉。
- 增加攝取脫脂或低脂乳製品，例如牛奶、優格、起司或強化豆漿。

食物的膽固醇含量。減少飽和脂肪和反式脂肪時，往往膽固醇也會一併減少。表 5-5 是脂肪占 20% 或 30% 卡路里的飲食實例。將這些建議與北美人實際攝取量加以比較：脂肪占卡路里的 33%，飽和脂肪占卡路里的 13%，每日攝取 180 到 320 毫克膽固醇。

專家建議常吃富含脂肪的魚類，而且比吃魚油補充劑來得有效和安全。魚類不但是 ω-3 脂肪酸的豐富來源，而且也是能保護心血管的蛋白質和微量元素的寶貴來源。燒烤魚類要比油煎來得好，因為油煎會升高 ω-6 對 ω-3 脂肪酸的比例，而且可能產生對心血管不利的反式脂肪酸和氧化脂質。

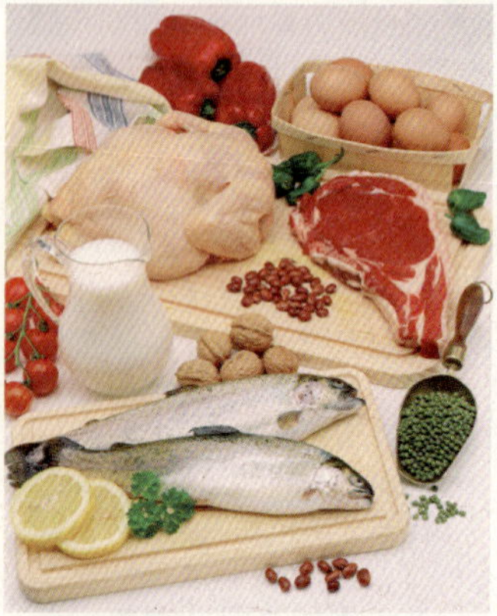

▲**全穀類**（碎麥、全麥麵包、燕麥餅乾和爆米花）、**水果**（柳橙汁、蘋果、香蕉和葡萄乾）、**蔬菜**（胡蘿蔔、萵苣和番茄）、**瘦肉**（烤牛肉、火雞肉和雞肉）以及脫脂牛奶等是表 5-5 低脂菜單的主要食物

表 5-5　含有 2000 大卡和不同比例脂肪的一日菜單

30% 的能量來自脂肪		20% 的能量來自脂肪	
食物	脂肪（公克）	食物	脂肪（公克）
早餐			
柳橙汁，240 毫升	0.5	相同	0.5
碎麥，90 毫升	0.5	碎麥，120 毫升	0.7
烤全麥貝果	1.1	相同	1.1
花生醬，3 茶匙	8.0	相同	8.0
低脂牛奶，120 毫升	2.5	脫脂牛奶，120 毫升	0.6
午餐			
全麥麵包，2 片	2.4	相同	2.4
烤牛肉，60 公克	4.9	低脂火雞肉捲，60 公克	0.9
芥末醬，3 茶匙	0.6	相同	0.6
瑞士起司，3 片	15.6	瑞士起司，1 片	7.8
萵苣	–	相同	–
番茄	–	相同	–
燕麥餅，1 個	3.3	燕麥餅，2 個	6.6
點心			
蘋果	–	相同	–
晚餐			
冷凍雞排餐	18.0	無油雞排	–
胡蘿蔔，60 毫升	–	相同	–
餐包，1 個	2.0	相同	2.0
橄欖油，1.5 茶匙	6.8	相同	6.8
香蕉	0.6	相同	0.6
低脂牛奶，120 毫升	2.5	脫脂牛奶，120 毫升	0.6
宵夜			
葡萄乾，2 茶匙	–	葡萄乾，1/2 杯	–
無脂玉米花，360 毫升	1.0	無脂玉米花，720 毫升	2.0
帕米森起司，2 湯匙	2.8	相同	2.8
總計	**73.1**		**44.0**

雖然一般認為吃魚比服用魚油補充劑來得健康，不過如果有人不愛吃魚，就不妨代之以魚油膠囊。一般說來，建議量是每日 1 公克 ω-3 脂肪酸（大約 3 個魚油膠囊），尤其是已有心血管疾病症狀者。（魚油膠囊服用前先冷凍，或挑選腸溶包膜或維生素 E 包膜，可減少魚腥餘味。）美國心臟協會最近也建議使用魚油補充劑（每日提供 2 到 4 公克 ω-3 脂肪酸）治療高血膽固醇。不過對於有出血性疾病、服用抗凝血劑或即將動手術的人，最好不要吃魚油膠囊，因為會升高流血不止和出血性中風的風險。因此之故，吃魚油膠囊或其它膳食補充品最好遵循醫生指示。記得魚油補充劑不受美國 FDA 的管制，因此品質並未標準化，其中所含的天然污染物可能也未去除。

亞麻籽和核桃容易買到，是 α-次亞麻油酸（ω-3 脂肪酸）豐富的植物性來源。作為 ω-3 脂肪酸的來源，建議每日 2 湯匙亞麻籽。許多天然食品店都出售亞麻籽，並不貴。食用時必須充分嚼碎，否則不會消化，直接排出體外。有人用咖啡豆研磨機將它磨碎再吃，也很方便。亞麻籽油也買得到，不過很容易酸敗，尤其是沒有冷藏的話。核桃相較於其它堅果和種子，是 α-次亞麻油酸最豐富的來源（每盎司或 14 個開邊核桃含 2.6 公克）。α-次亞麻油酸的足夠攝取量是男性每日 1.6 公克，女性 1.1 公克。除此之外，核桃也是植物固醇的豐富來源，可抑制小腸吸收膽固醇。

關於必需脂肪酸，美國食品營養委員會發布了 ω-6 和 ω-3 脂肪酸的建議量。表 5-6 計算出兩種必需脂肪酸占 5% 卡路里的攝取量。嬰兒與兒童需求較低（參見第 15 章）。每週至少吃兩次魚是邁向滿足必需脂肪酸需求的第一步。

一般北美飲食的能量中多元不飽和脂肪酸約占 7%，與需求相符。通常的建議是多元不飽和脂肪酸的能量以 10% 為上限，因為它們在脂蛋白中的分解（氧化）與動脈膽固醇的加速沈積有關（參見本章「營養與你的健康」）。另外有人懷疑攝取過量的長鏈多元不飽和脂肪酸 (EPA/DHA) 會抑制免疫功能。

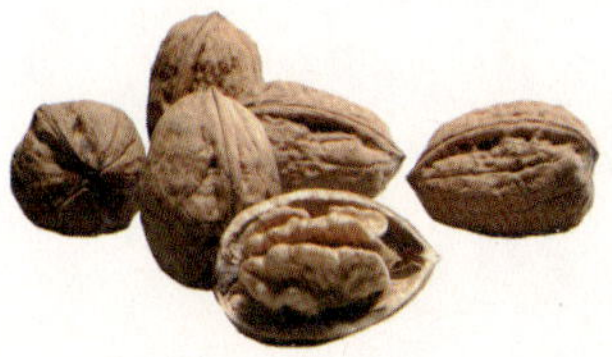

▲核桃是 α-次亞麻油酸（ω-3 脂肪酸）最豐富的植物性來源，也有豐富的植物固醇

脂肪占 20% 到 35% 卡路里的建議不適用於嬰兒和兩歲以下幼兒。嬰幼兒正在形成需要脂肪的新組織，尤其是腦部，因此不可大幅限制脂肪和膽固醇的攝取。

表 5-6 食品營養委員會對 ω-6 和 ω-3 脂肪酸的每日建議量

	男性（公克／日）	女性（公克／日）
亞麻油酸 (ω-6)	17（3.6 茶匙）	12（2.6 茶匙）
α-次亞麻油酸 (ω-3)	1.6（0.35 茶匙）	1.1（0.24 茶匙）

地中海飲食法。最近這些年來，地中海飲食法（參見延伸閱讀 3 和 13，以及下面的「營養新知」）吸引了許多人的眼光，因為吃這種飲食的人慢性病罹患率較低。地中海飲食最顯著的效果就是心血管疾病的減少。這種飲食的脂肪主要來源是豐富的橄欖油和少量動物脂肪（來自肉類、蛋、乳製品）。與此相反的是，北美飲食脂肪的主要來源是肉類、全脂牛奶、糕餅、起司、人造奶油、美乃滋等。雖然膳食脂肪的來源確定能夠預防慢性病，必須記得生活方式的其他方面對疾病風險也有重大的影響。吃地中海飲食的人通常也傾向於節制飲酒（一般喝紅酒，其中含有許多抗氧化劑），吃許多全穀類而少碰精製碳水化合物，並且也比典型的北美人更常從事體力活動（參見延伸閱讀 10）。

純素 (vegan) 只吃植物性食品的人。

歐尼許 (Ornish) 飲食法。另外一種減少心血管疾病的替代方法，是歐尼許博士的**純素** (vegan) 飲食法（參見延伸閱讀 9）。這種飲食脂肪極低，例如烹飪只用少許植物油，加上植物食品中少量脂肪而已。不過脂肪攝取量限制在 20% 卡路里必須有醫生指導，因為這種飲食會增加碳水化合物攝取量，有些人會因而升高血液三酸甘油酯，這可不是好現象。然而經過一段時間之後，原本低脂飲食引發的高血三酸甘油酯的問題會自動修正。遵循歐尼許飲食法的人一

營養新知 地中海飲食法降低心血管疾病風險

根據早期對地中海飲食法與心血管疾病風險反向相關的觀察，西班牙率先利用隨機的多中心實驗設計，研究地中海飲食法對預防心血管疾病的影響。參與者（7,447 人，55 到 80 歲，57% 為女性）為心血管疾病高風險者，不過在研究之初並未發病。這些人隨機分派為地中海飲食加特級初榨橄欖油組；地中海飲食加混合堅果組；或是建議減少膳食脂肪的對照組。經過平均 4.8 年的追蹤，參與者以下列主要心血管疾病的發病率評估：心肌梗塞、中風或心血管原因致死，結果兩個地中海飲食組都有良好的表現。288 位參與者罹患至少一種嚴重的心血管疾病：其中 96 位是地中海飲食加特級初榨橄欖油組，83 位是地中海飲食加混合堅果組，109 位是對照組。研究員的結論是，地中海飲食未限制卡路里不過輔以特級初榨橄欖油或堅果，可大幅降低心血管疾病高風險者的發病率。因此之故，此項研究支持地中海飲食法可防止心血管疾病的健康效益。

資料來源：Estruch R and others: Primary prevention of cardiovascular disease with a Mediterranean diet. *New England Journal of Medicine* 368:1279–1290, 2013.

開始血液三酸甘油酯升高，不過只要吃高纖碳水化合物、控制（或改善）體重、經常運動，一年之內就會恢復正常值。

總之，營養專家的共識是，限制飽和脂肪、膽固醇、反式脂肪的攝取是重點所在，而且飲食必須維持 ω-3 和 ω-6 脂肪酸的平衡（表 5-7）。除此之外，如果攝取的脂肪超過總卡路里的 30%，這些脂肪應該來自單元不飽和脂肪如橄欖油。營養與膳食專科學會、加拿大營養師協會（參見延伸閱讀 1）、國家膽固醇教育計劃、美國食品營養委員會都一致同意美國心臟協會的建議。美國 2010 飲食指南也支持這項建議。除了脂肪攝取量，控制總卡路里也很重要，因為體重控制是預防心血管疾病的重要關鍵。

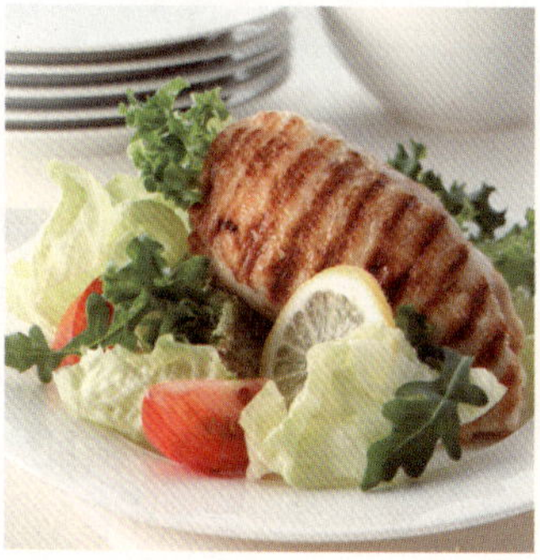

▲如果你想降低飽和與反式脂肪的攝取量，不妨以低脂食物取代高脂食物。你認為本圖與 224 頁油炸餐點的比較如何？與健康餐盤的建議比較又如何？

觀念檢查站 5.7

1. 北美飲食中來自脂肪的卡路里百分比與建議量比較的結果為何？
2. 膽固醇攝取量的上限為何？
3. 地中海飲食法的特質為何？

表 5-7 避免攝取太多脂肪、飽和脂肪、膽固醇、反式脂肪的建議

	少吃這些食物	多吃這些食物
穀類	• 拌起司或奶油醬的麵食 • 可頌麵包 • 西點 • 甜甜圈 • 派餅皮	• 全麥麵包 • 全穀類麵食 • 糙米 • 無脂爆米花
蔬菜類	• 薯條 • 洋芋片 • 奶油、起司或奶油醬調味的蔬菜	• 新鮮、冷凍、烤或蒸蔬菜
水果類	• 水果派	• 新鮮、冷凍或罐頭水果
奶類	• 全脂牛奶 • 冰淇淋 • 高脂起司 • 乳酪蛋糕	• 脫脂和減脂牛奶 • 低脂冷凍甜點（例如優格、冰沙和冰牛奶） • 減脂或部分脫脂起司
蛋白質類	• 培根 • 香腸 • 內臟（例如肝臟） • 蛋黃	• 魚類 • 去皮禽肉 • 瘦肉（切除脂肪） • 大豆製品 • 蛋／蛋代用品

案例研究 規劃對心臟有利的飲食

賈姬今年 21 歲，主修商業，很注重身體健康。最近她學到富含飽和脂肪的飲食會造成高血膽固醇，以及運動對心臟有益。現在她每天上學之前快走 30 分鐘，並且將飲食中的脂肪減到最少，並代之以碳水化合物。她早餐吃一碗水果口味的穀片，加一杯脫脂牛奶和半杯蘋果汁。中午是白麵包加萵苣、番茄、芥末的火雞肉三明治，一小包無脂鹹酥餅和五個減脂消化餅。晚餐吃一大盤加了橄欖油和大蒜的麵食，和一小份灑了檸檬汁的生菜沙拉。她的點心常是烤洋芋片、低脂餅乾、脫脂優格或無脂鹹酥餅，整天喝的都是低卡汽水。

回答下列問題並與本章末尾的解答核對看看。

1. 針對降低血膽固醇和維持心臟健康，賈姬調整飲食的做法是否恰當？
2. 賈姬的新菜單是否仍有許多脂肪？她有必要大幅減少脂肪攝取量嗎？
3. 賈姬應該攝取哪種脂肪？為何這種脂肪最符合她的需要？

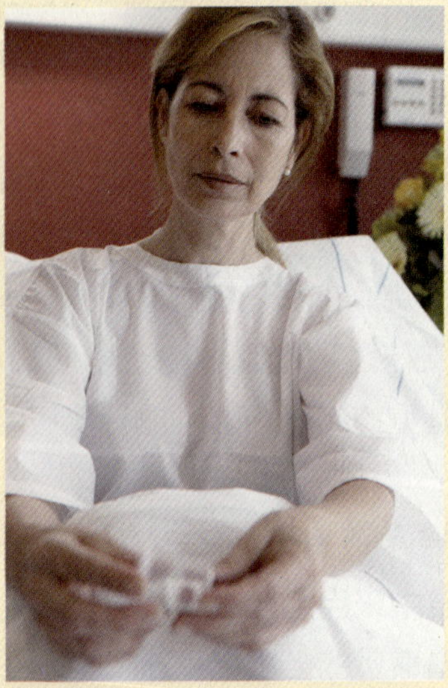

▲賈姬的新菜單是否缺乏某些重要的食物大類？

4. 賈姬用哪些食物替代飲食中的脂肪？
5. 賈姬的新菜單缺乏哪種食物大類？這些食物大類應該吃多少份？
6. 賈姬的新運動計劃適當嗎？

脂質概念圖

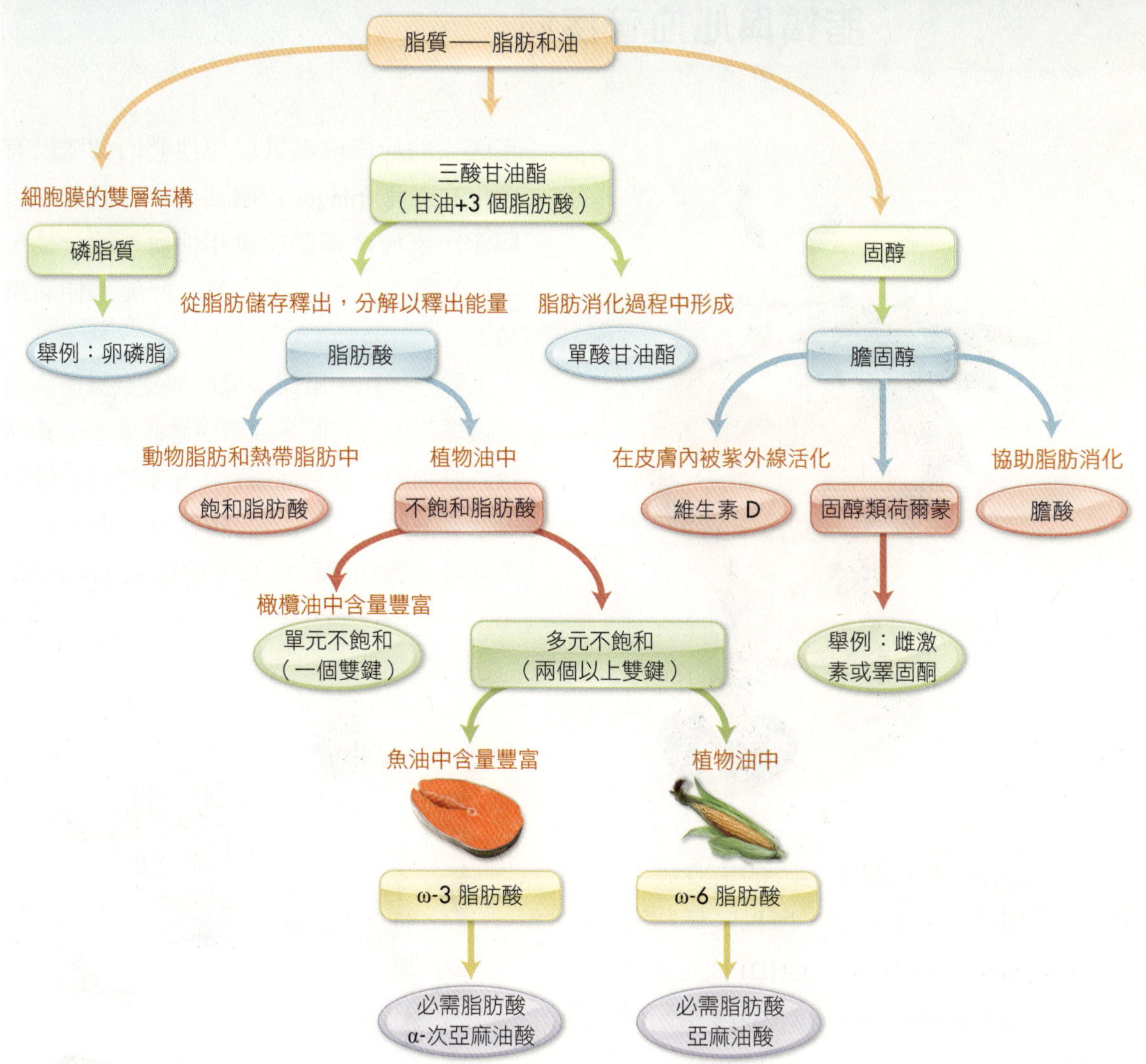
脂質——脂肪和油
細胞膜的雙層結構
磷脂質
舉例：卵磷脂
三酸甘油酯
（甘油+3 個脂肪酸）
從脂肪儲存釋出，分解以釋出能量
脂肪消化過程中形成
脂肪酸
單酸甘油酯
動物脂肪和熱帶脂肪中
植物油中
飽和脂肪酸
不飽和脂肪酸
橄欖油中含量豐富
單元不飽和
（一個雙鍵）
多元不飽和
（兩個以上雙鍵）
魚油中含量豐富
植物油中
ω-3 脂肪酸
ω-6 脂肪酸
必需脂肪酸
α-次亞麻油酸
必需脂肪酸
亞麻油酸
固醇
膽固醇
在皮膚內被紫外線活化
協助脂肪消化
維生素 D
固醇類荷爾蒙
膽酸
舉例：雌激
素或睪固酮

營養與你的健康 Nutrition and Your Health (NAYH)

脂質與心血管疾病

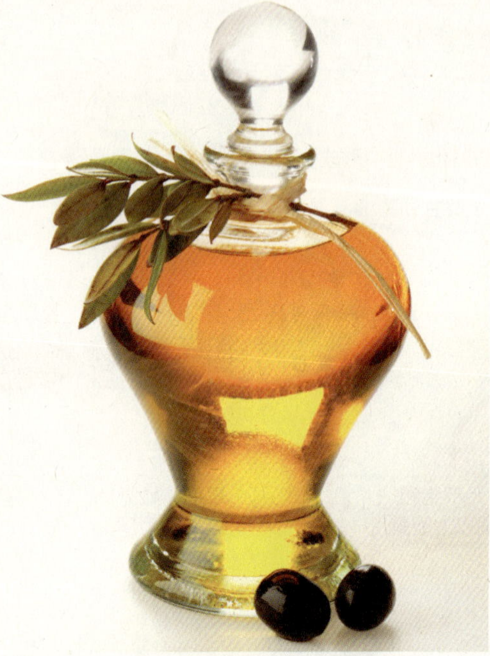

心血管疾病是北美人的主要殺手。它通常與冠狀動脈有關，所以又稱為冠心病 (coronary heart disease, CHD) 或冠狀動脈症 (coronary artery disease, CAD)。美國每年有 600,000 人死於冠心病，715,000 人心肌梗塞。女性發病的年齡通常比男性晚 10 年，然而心臟病高居女性死亡原因的首位。每年光是冠心病的支出就高達 1,089 億美元，包括健康照護、藥物治療、生產力喪失的代價。

心血管疾病的病程

心血管疾病的症狀經過許多年的發展，到了老年才變得比較明顯。然而 20 歲以下年輕人的屍體解剖就發現他們的動脈已有硬化的**斑塊** (plaque)（圖 5-17）。研究結果顯示，斑塊沈積始於童年期而持續一生，期間有許多年都未被察覺（參見延伸閱讀 12）。

冠心病和中風與斑塊堆積及心臟與腦的血液循環不良有關。血液供應氧氣和營養素給心肌和腦（及其他器官）。當環繞心臟的冠狀動脈血流受阻，心肌就會受損。其結果就是心臟病發作或**心肌梗塞** (myocardial

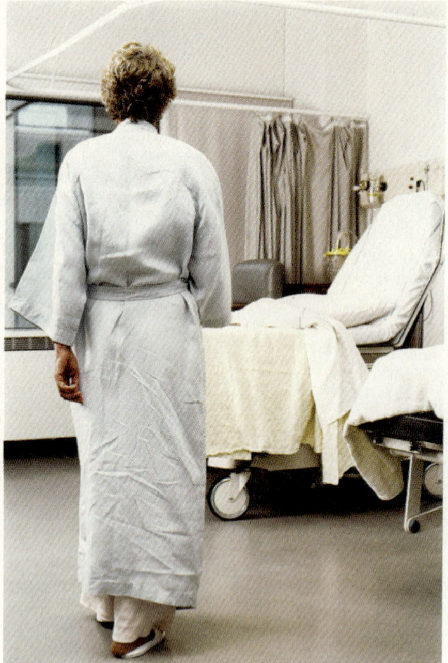

▲心血管疾病高居女性死亡原因的首位

斑塊 (plaque) 沉積在血管壁上的富含膽固醇的物質；含有各種白血球、平滑肌細胞、各種蛋白質、膽固醇和其它脂質以及鈣等。

圖 5-17 心臟病發作的過程。動脈壁受損啟動此一過程。然後持續的斑塊沈積在動脈壁上。心臟病發作就是這個過程的後果。此處明顯可見左冠狀動脈被血栓阻塞。仰賴此段冠狀動脈供應氧氣和營養素的心肌因而受損，甚至死亡。其結果就是心臟功能大幅降低，往往導致心臟衰竭

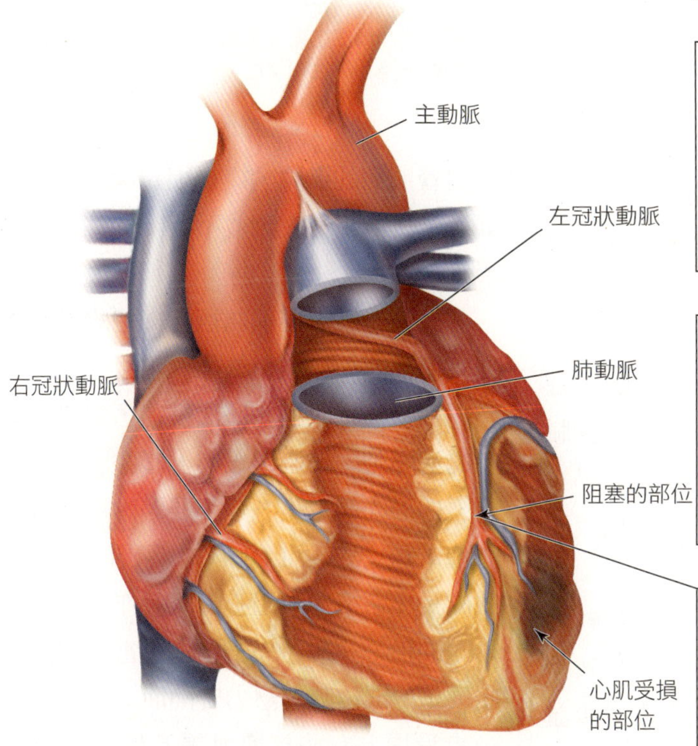

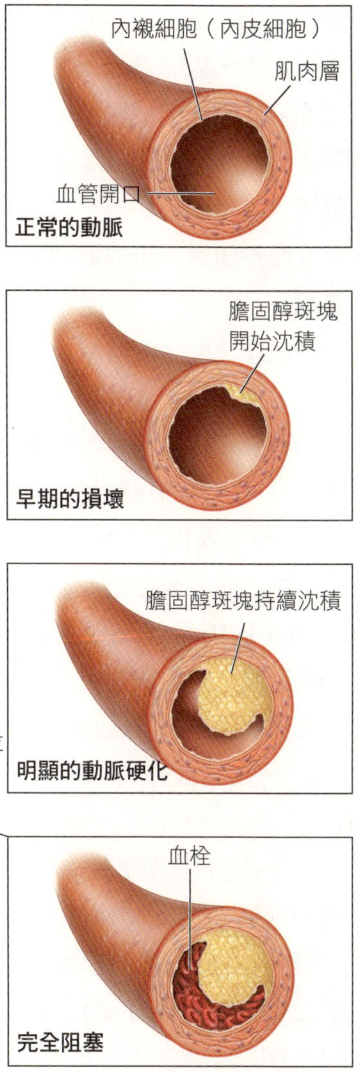

infarction)（參見圖 5-17），心臟搏動變得不規則，甚至完全停止。有 25% 的人沒有熬過第一次心臟病發作。如果腦部血管阻塞夠久，造成部分腦細胞死亡，稱為中風或**腦血管意外** (cerebrovascular accident, CVA)。

心臟病發作會突然像把大錘重擊，痛感上至脖子下達手臂。它也會在夜晚偷襲，偽裝成消化不良，胸腔帶有一點痛感或壓力。男性比較容易出現嚴重的胸痛（參見延伸閱讀 12）。許多時候女性的症狀是如此輕微，以致當它突然發作的時候，對當事者和醫護人員來說都已太遲。若有任何心臟病發作的跡象，患者首先要打 119，然後充分咀嚼一顆阿斯匹靈（325 毫克）。阿斯匹靈可以減少造成心臟病發作的血栓。

血管內的血栓不停地形成和分解是正常

心肌梗塞 (myocardial infarction) 部分心肌壞死，又稱心臟病發作。

腦血管意外 (cerebrovascular accident, CVA) 又叫作中風。腦血管阻塞而造成部分腦組織壞死。

現象。不過在斑塊沈積的部位，血栓比較容易原封不動，因而截斷或減少血液流向心臟（經由冠狀動脈）或腦部（經由頸動脈）。超過 95% 的心臟病發作是由於冠狀動脈完全阻塞，這是因為在已有斑塊部分阻塞的部位形成血栓所致。斑塊破裂到最後甚至會形成血栓。

動脈硬化開始的時候可能是要修補血管內襯的破損。科學家懷疑血管持續發炎是其破損的原因。（血液「C 反應蛋白」的實驗診斷方法可用來偵測發炎，參見延伸閱讀 8）。其他原因也可能造成這種破損，例如抽菸、糖尿病、高血壓、病毒或細菌感染、LDL 等。LDL 除了造成動脈破損，還會進入破損區域，開始積聚。全身各部位的動脈都可能出現硬化，不過這種破損特別容易發生在動脈分叉的地方，這些地方因為血流改變而受到較大壓力。

血管破損一旦發生，下一步就是動脈硬化的進展期。此時斑塊沈積於原本破損的位置。在進展期，斑塊堆積的速度與血液中 LDL 的多寡直接相關。造成動脈硬化的 LDL 是被自由基改變而成為**氧化的** (oxidized) LDL，它優先被動脈壁的清道夫細胞擷取。具有**抗氧化劑** (antioxidant) 特性的營養素和植化素可以減少 LDL 的氧化作用－水果和蔬菜特別富含這些化合物。所以常吃蔬果可以減少斑塊堆積，延緩心血管疾病的進展。有些蔬果在這方面特別有益，例如豆類、堅果、梅乾、葡萄乾、莓果、梅子、蘋果、櫻桃、柳橙、葡萄、菠菜、花菜、紅甜椒和洋蔥等。茶、咖啡和黑巧克力也是抗氧化劑的來源。美國心臟協會並不支持用抗氧化補充劑（例如維生素 E）來降低心血管疾病的風險。這是因為大批研究已經顯示，抗氧化補充劑並不能降低心血管疾病風險。

心臟病發作的典型徵候是：

- 強烈而持久的胸部疼痛或壓力，有時擴散到上半身的其他部位（男性和女性）
- 呼吸短促（男性和女性）
- 出汗（男性和女性）
- 噁心和嘔吐（尤其是女性）
- 暈眩（尤其是女性）
- 虛弱（男性和女性）
- 顎、頸和肩部疼痛（尤其是女性）
- 心律不整（男性和女性）

人體也會送出稱為巨噬細胞的白血球到血管壁上膽固醇堆積的位置，目的是要摧毀它。巨噬細胞包圍脂肪沈積物，製造充滿脂質的泡細胞。經過了幾年，當膽固醇斑塊在動脈內形成並生長，終於要開始阻斷血流。斑塊的核心富含 LDL，以緩慢而受控的方式成長，它很少引起心臟病發作，不過會使動脈硬化、狹窄、失去彈性。當血液通過動脈硬化的部位時，壓力升高而造成動脈的進一步受損。有些斑塊變得不穩而從動脈剝離，因而形成血栓，在數分鐘之內血流就會中斷，造成心臟病發作或中風。

造成心臟病發作的危險因素包括脫水；劇烈的感情壓力（例如解雇員工）；超過負荷的體力活動（例如鏟雪）；半夜醒來或早上起床（與壓力突增有關）；以及吃高脂大餐（促進凝血作用）。

氧化 (oxidize) 在最基本的意義上，是一種化學物質失去一個電子或獲得一個氧。這種變化會改變此一物質的形狀或功能。

抗氧化劑 (antioxidant) 可中斷氧化劑（搜尋電子的物質）的破壞作用，防止食品或人體中的物質（尤其是脂肪）氧化。

心血管疾病的風險因素

許多人並沒有動脈硬化的危險因素，若是如此，健康專家的忠告是吃均衡飲食，經常運動，20 歲左右做一次徹底的空腹脂蛋白分析，以及每五年重新評估一次風險因素。

不過對大多數人來說，最可能的風險因素是：

- **總膽固醇濃度超過 200 mg/dl**，尤其是高於 240 mg/dl，並且 LDL-膽固醇高於 130 到 160 mg/dl。（我們使用 LDL-膽固醇或 HDL-膽固醇因為檢驗的是兩種脂蛋白中的膽固醇含量。）
- **抽菸**。抽菸使女性較晚發病的優勢不再，而且是 20% 的心血管疾病死亡的主要原因。香菸和口服避孕藥併用使問題更加惡化。遺傳相關的心血管疾病會因抽菸而大幅升高風險，連血脂低時也不能倖免。抽菸也促進血液凝結。即使二手菸也有害。
- **高血壓**。**收縮壓** (systolic blood pressure) 超過 139 (mmHg) 和**舒張壓** (diastolic blood pressure) 超過 89 是為高血壓。理想的血壓分別是低於 120 和低於 80。（第 9 章討論高血壓的治療。）
- **糖尿病**。糖尿病幾乎一定導致心血管疾病，所以糖尿病患者屬於高風險群。胰島素促進肝臟合成膽固醇，因而增加了血液中的 LDL。這種疾病抵銷了女性的優勢。

以上四項風險因素加起來，涵蓋了大部分心血管疾病的病例。

其他風險因素還有：

- **HDL-膽固醇**低於 40 mg/dl，特別是總膽固醇對 HDL-膽固醇的比例高於 4：1（3.5：1 以下較理想）。女性應該有較高的 HDL-膽固醇，所以評估風險因素時女性應當檢驗 HDL-膽固醇。≥ 60 mg/dl 尤其具有保護作用。每週運動四次，每次至少 45 分鐘，可增加 5 mg/dl 的 HDL。減掉多餘的體重（尤其是腰部肥胖），避免抽菸，食不過飽，節制飲酒等，都有助於維持或增加 HDL。
- **年齡**。男性超過 45 歲和女性超過 55 歲。
- **家族病史**。有早發性心血管疾病（尤其是 60 歲之前）的家族病史。
- **血液三酸甘油酯**。空腹時高於 200 mg/dl（低於 100 mg/dl 最佳）。
- **肥胖**（尤其是脂肪積聚在腰腹）。成人體重增加是 LDL-膽固醇增加的主要原因，與人體老化相似。肥胖也會造成胰島素抗性，風險和糖尿病類似。肥胖也會增加身體各部位的發炎。
- **缺乏運動**。運動可以訓練動脈承受壓力。經常運動也會改善胰島素的活性。胰島素分泌減少時，肝臟合成的脂蛋白也會減少。有氧運動和阻力運動都是很好的建議。心血管疾病患者和老人從事這類運動之前，應先獲得醫生的許可。

「風險因素」這個名詞並不等於致病原因；但是個人有越多的風險因素，最後罹患心血管疾病的機會也越大。一個絕佳的實

收縮壓 (systolic blood pressure)　心臟收縮而送出血液時動脈所受到的壓力。

舒張壓 (diastolic blood pressure)　心臟兩次搏動之間動脈所受到的壓力。

例就是第 4 章談到的**代謝症候群** (metabolic syndrome)。患者腹部肥胖、高血液三酸甘油酯、低 HDL-膽固醇、高血壓、血糖控制不良（也就是空腹高血糖）以及血液凝結增強；這些因素大幅提升了心血管疾病的風險。好消息是，低 LDL-膽固醇、血壓正常、不抽菸和沒有糖尿病的族群很少會患心血管疾病。把這些風險因素降到最低，再加上遵循表 5-3 的美國心臟協會的飲食建議，並且經常運動的人，也可以減少許多其他次要的危險因素。換句話說，就是規劃並遵守一整套的生活方式。也可以利用藥物降低血脂，下一節會討論。最後，個人如果有早發性心血管疾病的家族病史，但沒有一般常見的風險因素，就有可能因少見的因素而致病。此時最好做個徹底的身體檢查，確認有無其他潛在的原因。

降低血脂的藥物治療

對某些人來說，飲食和調整生活方式都不足以降低血膽固醇。幸運的是，藥物治療可提供更積極的方式治療高膽固醇。需要降膽固醇藥物的人包括

- 有動脈硬化的臨床症狀者（圖 5-17），
- LDL 濃度在 190 mg/dl 或以上者，
- 年齡 40 到 75 歲且 LDL 濃度在 70 到 189 mg/dl，並患糖尿病者，或
- 年齡 40 到 75 歲且 LDL 濃度在 70 到 189 mg/dl，並且在往後 10 年間動脈硬化風險大於 7.5%（參見表 5-8，利用整體風險評估工具判斷）。

整體風險評估工具是根據數個大型的心血管疾病觀察研究的資料而制定的。它的適用對象是非拉丁裔黑人與非拉丁裔白人的男性和女性，年齡在 40 到 79 歲之間，且非心血管疾病患者。其他年齡和種族也有替代的評估工具。

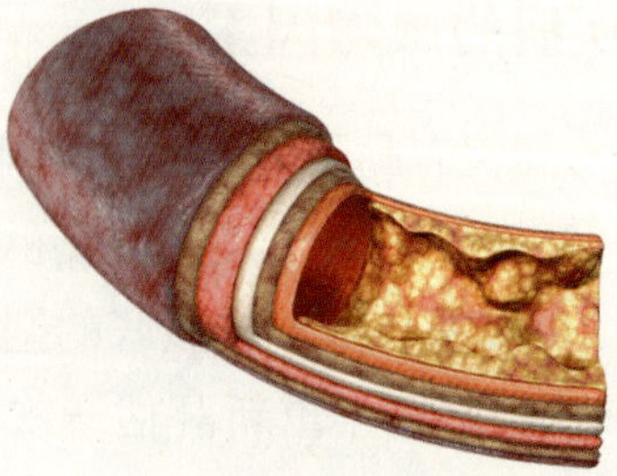

▲動脈壁上斑塊的堆積稱為動脈硬化。人體送出稱為巨噬細胞的白血球到斑塊的位置，目的是要摧毀它。巨噬細胞包圍脂肪沈積物，製造充滿脂質的泡細胞，如圖所示，在動脈壁呈現泡沫狀的外觀。

使用藥物降低血膽固醇有數種方式。史他汀類藥物可減少肝臟合成膽固醇，參見下頁的「醫藥箱」。這類藥物有副作用，尤其是對肝功能的影響，因此必須由醫生追蹤。此種藥物療法的價格差異頗大，從每月 12 美元到 500 美元都有（參見延伸閱讀 2）。

第二類降膽固醇藥物在小腸與膽酸結合，防止膽酸再吸收，並由糞便排出體外。

尋找更多心血管疾病的資訊，請登入美國心臟協會 www.americanheart.org 或健康發現者的心臟病部門 www.healthfinder.gov/tours/heart.htm。這個網站是美國政府為消費者設置的。另外還有 www.nhlbi.nih.gov/。

《健康國民 2020》設定了目標，要把成人的血膽固醇從 198 毫克/100 mL 降到 178 毫克/100 mL，並且把高血膽固醇的成人比例從 15% 降到 13.5%。

有兩種方法可以反轉動脈硬化，一種是歐尼許博士的純素飲食和調整生活方式，另外一種利用藥物降低 LDL。

醫藥箱

阿斯匹靈。預防冠心病患者心臟病發作最常使用的藥物，可協助血液流向心臟。

史他汀類藥物 (statins)。最常處方的降膽固醇藥物，可阻斷肝臟酵素合成膽固醇，因而降低血液中的膽固醇。

例如：

- Atorvastatin (Lipitor®)
- Fluvastatin (Lescol, Lescol XL®)
- Lovastatin (Altoprev, Mevacor®)
- Pravastatin (Pravachol®)
- Simvastatin (Zocor®)
- Rosuvastatin (Crestor®)
- Simvastatin + ezetimibe (Vytorin®)

膽酸螯合劑（樹脂）。樹脂在小腸與膽酸結合並從糞便排泄，減少了膽酸的供應。這種方法刺激肝臟利用更多膽固醇製造更多膽酸，因而降低血膽固醇。

例如：

- Cholestyramine (Questran®)
- Colestipol (Colestid®)
- Colesevelam (Welchol®)

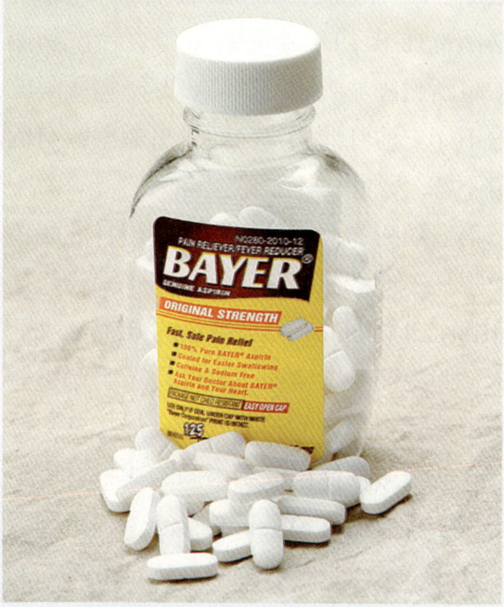

▲若有任何心臟病發作的跡象，患者首先要打 119，然後充分咀嚼一顆阿斯匹靈。小劑量的阿斯匹靈可以減少血栓。它通常由醫生指示，用來治療有心臟病發作和中風風險的人，尤其是曾經發作過者。每日 80 到 160 毫克具有保健效益。針對年過 40 的男性、抽菸者、停經婦女、糖尿病患者、高血壓以及有心血管疾病家族病史者，阿斯匹靈療法特別有效

表 5-8　解釋動脈硬化的風險因素*

風險因素	說明
性別	男性動脈硬化的風險高於女性。
年齡	年齡增加時，風險隨之升高。
種族	非裔的風險高於白人。
總膽固醇	總膽固醇高於 170 mg/dl 時，風險隨之升高。
HDL 膽固醇	HDL 膽固醇低於 50 mg/dl 時，風險隨之升高。
收縮壓	收縮壓高於 110 mmHg 時，風險隨之升高。
服用降血壓藥物	有高血壓病史者風險較高。
糖尿病	有糖尿病病史者風險較高。
抽菸	抽菸者風險比非抽菸者高。

*Goff DC and others: 2013 ACC/AHA guideline on the assessment of cardiovascular risk: a report of the American College of Cardiology/American Heart Association Task Force on Practice Guidelines. *Journal of the American College of Cardiology* 63: 2935, 2014.

第 3 章提過，肝臟分泌膽汁（含有膽固醇）經由膽囊進入小腸以協助脂肪的消化。通常 98% 的膽酸會再吸收利用。當這類藥物與膽酸結合時，它就無法再吸收利用，所以肝臟必須從血液 LDL 擷取膽固醇以合成新膽酸。阻斷膽固醇吸收的藥物，其降膽固醇的效力不如史他汀類藥物。而且這類藥物有的味道不好，因此使用不廣。

第三類藥物抑制肝臟製造三酸甘油酯，因而降低了血液三酸甘油酯。這些藥物包括 gemfibrozil (Lopid) 和高劑量的維生素之菸鹼素。服用菸鹼素會產生副作用，不過這些副作用都在可控制的範圍內。

有些藥廠把作用機制不同的藥物合併在一起。一種史他汀藥 (simvastatin) 和另一種藥 (ezetimibe) 合併使用，以 Vytorin® 的商標上市，可以對付飲食與遺傳兩種來源的膽固醇；史他汀減少肝臟製造膽固醇，而 ezetimibe 阻斷膳食膽固醇的吸收作用。

藥物治療的強度取決於患者狀況的嚴重程度，或對藥物的耐受程度。舉例來說，患者若經歷過心臟病發作就用高劑量的史他汀，可以減少 50% 的 LDL 膽固醇。如果患者苦於高劑量藥物的副作用（例如損害肝功能），醫生或是降低劑量或是改用其他藥物。

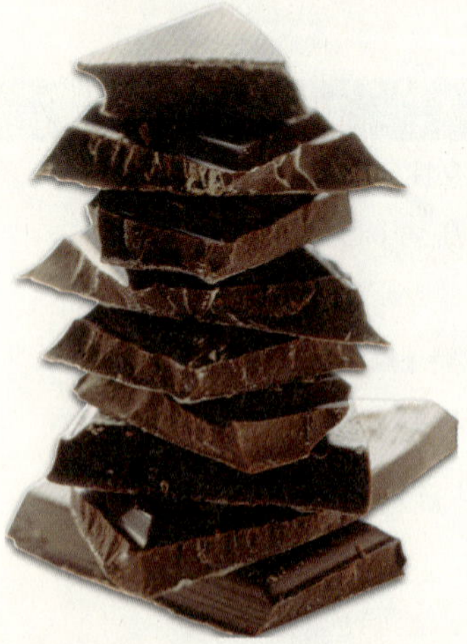

▲黑巧克力含有高比率的可可固形物，其中的黃酮具有抗氧化和消炎的作用。食用黑巧克力可降低 LDL 膽固醇，並升高 HDL 膽固醇

用植物固醇治療心血管疾病

植物固醇天然具有降膽固醇的作用，其中 CoroWise® 是領導品牌。臨床上植物固醇可降低 LDL（壞）膽固醇，含天然植物固醇的產品可以標示 FDA 核准的健康宣稱：「每份食品含有至少 0.4 公克植物固醇，每日兩次搭配低飽和脂肪、低正餐吃，每日總攝取量至少 0.8 公克，可降低心臟病風險」。例如 Smart Balance® 人造奶油和 Minute Maid HeartWise® 柳橙汁都含有植物固醇。植物固醇在小腸與膽固醇結合，因而降低了膽固醇的吸收，並防止它經由腸肝循環回到肝臟。於是肝臟就從血液中擷取更多的膽固醇。針對植物固醇降血膽固醇效果的研究指出，每日 2 到 5 公克的植物固醇能降低總膽固醇 8% 到 10%，降低 LDL-膽固醇 9% 到 14%（與某些降膽固醇藥物的效果相似；參見延伸閱讀 7）。

對於總膽固醇接近上限的人（在 200 到 239 mg/dl 之間），植物固醇可以讓他們不必服藥。植物固醇也做成藥丸的形式販售。記得堅果含有豐富的天然植物固醇，小麥芽、芝麻、開心果和葵瓜籽也都是豐富的來源。

心血管疾病的手術治療

治療冠狀動脈栓塞最常見的兩種手術是氣球擴張術和繞道手術。前者是從手臂或鼠踝的動脈插入氣球導管，到達栓塞的部位時把氣球擴張以打開通路。這種手術在只有一條血管栓塞時最有效，而且必須裝上金屬支架撐開。繞道手術必須切除一段隱靜脈（腿部的大靜脈）或乳動脈，然後將它縫在主動脈上以繞過栓塞的動脈。這種手術可以用於一處以上的栓塞。

本章重點（數字代表章節）

5.1 脂質是不溶於水的一群化合物。脂肪酸是脂質最簡單的形式。每個三酸甘油酯都有三個脂肪酸，這是人體和食物中最常見的脂質。磷脂質和固醇是另外兩種人體和食物中的脂質。

5.2 飽和脂肪酸的碳鏈不含碳-碳雙鍵，單元不飽和脂肪酸含一個碳-碳雙鍵，而多元不飽和脂肪酸含兩個或以上碳-碳雙鍵。ω-3 多元不飽和脂肪酸的第一個碳-碳雙鍵位於甲基端第三個碳，而 ω-6 多元不飽和脂肪酸的第一個碳-碳雙鍵位於甲基端第六個碳。必需脂肪酸是亞麻油酸（一種 ω-6 脂肪酸）和 α-次亞麻油酸（一種 ω-3 脂肪酸），兩者都必須從食物中獲得以維持健康。從 ω-3 脂肪酸製造的類荷爾蒙化合物可減少人體內血液凝結、血壓、發炎反應等，而從 ω-6 脂肪酸製造者會增加血液凝結。

三酸甘油酯由甘油骨架和三個脂肪酸構成。富含長鏈脂肪酸的三酸甘油酯在室溫下為固體，而富含單元不飽和與多元不飽和脂肪酸者在室溫下為液體。三酸甘油酯是食物和人體內最主要的脂質形式，它是有效的能量儲存形式，可保護器官，運送脂溶性維生素，並且隔絕人體。

5.3 富含脂肪的食物包括沙拉油、奶油、人造奶油和美乃滋等。堅果、臘腸、酪梨、培根、花生醬和切達起司等也含有許多脂肪。牛排、漢堡肉和全脂牛奶含適量脂肪。許多穀類製品和蔬菜一般只含少量脂肪。

食物中的脂肪和油有數種功能。脂肪賦予食物滋味和口感，並且提供飽足感。有些食物利用磷脂質作為乳化劑，使脂肪懸浮於水中。脂肪酸分解時，食物就酸敗，產生腐臭和令人不快的味道。

氫化作用是在碳-碳雙鍵的位置加氫，使其轉變成單鍵的過程。植物油的脂肪酸部分氫化使其呈半固體，有助於食品製造並減少酸敗。氫化作用也會增加反式脂肪酸的含量。飲食中不宜含有大量反式脂肪，以免增加 LDL 並減少 HDL。

5.4 脂肪的消化主要在小腸進行。胰臟釋出的脂肪酶把長鏈三酸甘油酯消化成單酸甘油酯（甘油骨架附著一個脂肪酸）和脂肪酸。然後小腸吸收細胞擷取這些分解產物。這些產物在小腸細胞內大部分重新組合成三酸甘油酯，最終進入淋巴系統，然後注入血液中。

5.5 血液中的脂質由各種脂蛋白攜帶，這些脂蛋白由三酸甘油酯核心覆以蛋白質、膽固醇和磷脂質的外殼所構成。小腸細胞釋出乳糜微粒，以便攜帶膳食脂質。極低密度脂蛋白 (VLDL) 和低密度脂蛋白 (LDL) 攜帶肝臟擷取和合成的脂質。高密度脂蛋白 (HDL) 從細胞擷取膽固醇，並將它送回肝臟。

5.6 三酸甘油酯使用於儲存能量、隔絕人體和運送脂溶性維生素。磷脂質是三酸甘油酯的衍生物，其中一或二個脂肪酸被含磷化合物所取代。磷脂質是細胞膜的重要成分，有些可作為乳化劑。

膽固醇形成重要的生物化合物，例如荷爾蒙、細胞膜的成分、膽酸等。不論我們是否食取膽固醇，人體都會製造膽固醇，所以它不是成人飲食的必要成分。

5.7 目前成人的脂肪沒有 RDA。植物油應占總卡路里的 5% 以便符合必需脂肪酸（亞麻油酸和 α-次亞麻油酸）的足夠攝取量。富含脂肪的魚類是 ω-3 脂肪酸的豐富來源，應該每週至少吃兩次。

許多衛生機構和科學社群建議脂肪攝取量不超過總卡路里的 30% 到 35%。有些健康專家甚至建議將脂肪攝取量降至總卡路里的 20%，以維持某些人的正常 LDL 值，不過這種飲食需要專家指導。「史他汀類」藥物也可用來降低 LDL。如果脂肪攝取量超過總卡路里的 30%，這種飲食必須強調單元不飽和脂肪。典型北美飲食的脂肪占總卡路里的 33%。

NAYH 血液中升高的 LDL 和降低的 HDL 是心血管疾病風險的強力指標。其他風險因素包括抽菸、高血壓、糖尿病、肥胖以及運動不足等。

知識檢查站（解答在下方）

1. 人造奶油通常利用________的過程製造，亦即將氫原子加入植物油多元不飽和脂肪酸的碳-碳雙鍵
   a. 飽和作用　　c. 異構化作用
   b. 酯化作用　　d. 氫化作用
2. 可減少血液凝結的必需脂肪酸為
   a. ω-3 脂肪酸　　c. ω-9 脂肪酸
   b. ω-6 脂肪酸　　d. 前列環素
3. 膽固醇是
   a. 需由膳食供應，人體無法合成
   b. 存在於植物性食品中
   c. 人體細胞膜的重要成分，也是製造荷爾蒙所不可或缺
   d. 以上皆是
4. 下列何者是飽和脂肪酸的重要來源？
   a. 橄欖油、花生油、芥花油
   b. 棕櫚油、棕櫚仁油、椰子油
   c. 紅花籽油、玉米油、黃豆油
   d. 以上皆是
5. 脂蛋白的功能是
   a. 在血液和淋巴系統中運送脂質
   b. 合成三酸甘油酯
   c. 合成脂肪組織
   d. 製造酵素
6. 下列何者是 ω-3 脂肪酸的最佳來源？
   a. 富含脂肪的魚類
   b. 花生醬與果醬
   c. 豬油與酥油
   d. 牛肉和其它紅肉
7. 用餐過後，新近消化和吸收的膳食脂肪與下列何者一起出現於淋巴液和血液中？
   a. LDL　　c. 乳糜微粒
   b. HDL　　d. 膽固醇
8. 血液中高濃度的________可降低心血管疾病風險
   a. 低密度脂蛋白　　c. 高密度脂蛋白
   b. 乳糜微粒　　d. 膽固醇
9. 磷脂質如卵磷脂廣泛應用於食品製備，因為它們
   a. 提供脂肪在舌頭上溶化的美好感覺
   b. 是極佳的乳化劑
   c. 提供重要的口感
   d. 賦予美妙的滋味
10. 我們飲食中主要的脂質形式是

a. 膽固醇　　c. 三酸甘油酯
b. 磷脂質　　d. 植物固醇

解答：1. d (LO 5.3), 2. a (LO 5.2), 3. c (LO 5.6), 4. b (LO 5.3), 5. a (LO 5.5), 6. a (LO 5.3), 7. c (LO 5.5), 8. c (LO 5.5), 9. b (LO 5.6), 10. c (LO 5.2)

學習問題（LO 數字是章首學習成果的章節）

1. 說明飽和與多元不飽和脂肪酸的化學結構以及它們在食物和人體內的不同作用。(LO 5.2)
2. 飲食中 ω-3 脂肪酸的需求與每週至少吃兩次魚有何相關？(LO 5.7)
3. 說明血液中四種主要脂蛋白的結構、來源、角色。(LO 5.5)
4. 各醫療機構對脂肪攝取量的建議為何？如何將建議套用在食物選擇上？(LO 5.7)
5. 食物中的脂肪有哪兩種重要的特質？這些特質與人體內脂質的一般功能有何不同？(LO 5.3)
6. 說明減脂食品的意義與用途。(LO 5.6)
7. 血液中的總膽固醇濃度可以完全說明心血管疾病的風險嗎？(LO 5.8)
8. 列舉心血管疾病相關的四種主要風險因素。(LO 5.8)
9. 哪三種生活方式因素可降低心血管疾病風險？(LO 5.8)
10. 在心血管疾病的療法中，何時最需要藥物治療？各類藥物以何種方式降低風險？(LO 5.8)

營養學家的選擇

若要保持心臟健康，應當選擇脂肪、飽和脂肪、膽固醇含量最低的絞肉。如果有營養標示，比較各種產品的脂質含量。尋找脂肪含量最低的「後腿」或「腰脊」肉。

美國農業部准許生牛絞肉含高達 30% 的脂肪（依重量計），因此牛肉的部位至關重要。一般說來，普通牛絞肉含最多脂肪（約 20% 到 30% 脂肪）。其次是肩胛絞肉（約 15% 脂肪），然後是後腿絞肉（約 10% 脂肪），以及腰脊絞肉（約 3% 脂肪）。表 5-9 顯示各種牛絞肉脂肪含量進一步的分析。根據這項資訊，你會發現腰脊絞肉可做成最瘦的漢堡肉。

然而腰脊絞肉也是最昂貴的。因此之故，你可以利用烹飪手法使脂肪含量最高的絞肉去除一

表 5-9　各種牛絞肉的卡路里、脂肪、膽固醇含量

	能量（大卡）	總脂肪（公克）	飽和脂肪（公克）	膽固醇（毫克）
普通牛絞肉 3.5 盎司，熟	273	18	7	82
肩胛牛絞肉 3.5 盎司，熟	232	14	5	86
後腿牛絞肉 3.5 盎司，熟	204	11	4	82
腰脊牛絞肉 3.5 盎司，熟	164	6	3	76

半的脂肪。一般說來，普通牛絞肉最便宜，瘦肉比例提高時，價格跟著水漲船高。

做漢堡肉、肉丸或肉捲時先將絞肉塑形，然後放在烤架上烘烤，這樣脂肪就會流失，然後讓烤好的肉品在紙巾上靜置一分鐘。若要將絞肉混入其它食物，例如做成砂鍋或義大利麵醬，烹煮絞肉時先弄碎、攤平，然後利用紙巾吸油或在溫水下漂洗，如此一來脂肪含量會與後腿肉相當。利用漂洗的方法，100 公克普通牛絞肉最後只剩 4 公克脂肪。由於烹飪過程中損失較多成分，最後的成品會變少。不過沒關係，大部分美國人所吃的蛋白質是需要量的二到三倍之多。不然利用豆子填補失去的肉量，反而對心臟更有利。用這種方法做辣肉醬或塔可餅值得一試。

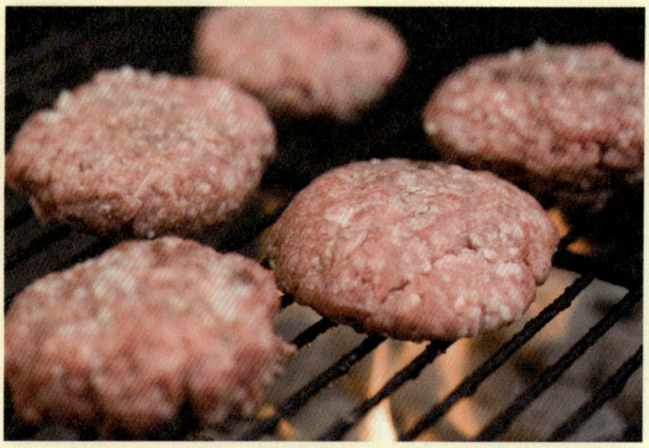

▲雖然較貴的後腿絞肉和腰脊絞肉脂肪含量低，但較便宜的普通絞肉和肩胛絞肉可在烹飪過程中去除脂肪。所以你可以衡量脂肪含量和價格，然後做出抉擇

案例研究解答 規劃對心臟有利的飲食

1. 賈姬降低血膽固醇的方法並非最好的。她排除飲食中大量的脂肪，或許超過了必要的程度，而且也沒有涵蓋可降膽固醇的食物大類。
2. 大幅減少脂肪真的沒有必要，尤其是像她這樣活躍的 21 歲女性。
3. 賈姬飲食中的脂肪量可以寬鬆一些，加入多一點單元不飽和脂肪。芥花油橄欖油以及堅果和酪梨中的脂肪，都是單元不飽和脂肪的豐富來源。這些脂肪不會增加血膽固醇。此外，她的飲食應該涵蓋 ω-3 脂肪酸的來源，例如富含脂肪的魚、核桃、亞麻籽和黃豆油等。比方說，沙拉使用芥花油的油醋醬取代檸檬汁。
4. 她剔除了飲食中大量的脂肪，代之以精製碳水化合物。
5. 為了使飲食對心臟更加有利，賈姬應該每天至少吃 2 杯水果和 3 杯蔬菜，加上全穀類製品。用全麥麵包取代三明治的白麵包，而且早餐穀片每份至少要有 3 公克纖維。
6. 每天早晨快走是很好的運動方式，最好每天運動至少 30 分鐘。運動可以升高 HDL 膽固醇濃度，並降低心血管疾病風險。

延伸閱讀

1. ADA Reports: Position of the American Dietetic Association and Dietitians of Canada: Dietary fatty acids. *Journal of the American Dietetic Association* 107:1599, 2007.
2. Consumers Union: Evaluating statin drugs to treat high cholesterol and heart disease: Comparing effectiveness, safety, and price. *Consumer Reports Health Best Buy Drugs*. Consumers Union of United States, Inc., **http://www.consumerreports.org/health/resources/pdf/best-buydrugs/StatinsUpdate-FINAL.pdf 2012.** Accessed March 10, 2013.
3. Estruch R and others: Primary prevention of cardiovascular disease with a Mediterranean diet. *New England Journal of Medicine* 368:1279–1290, 2013.
4. Getz L: A burger and fries (hold the trans fats). *Today's Dietitian* 11(2):35, 2009.
5. Kris-Etherton PM and Hill AM: Omega-3 fatty acids: Food or supplements? *Journal of the American Dietetic Association* 108:1125, 2008.
6. Lichtenstein AH and others: Diet and lifestyle recommendations revision 2006. A scientific statement from the American Heart Association Nutrition Committee. *Circulation* 114:82, 2006.
7. Micallef MA and Garg ML: The lipid-lowering effects of phytosterols and (omega-3) polyunsaturated fatty acids are synergistic and complementary in hyperlipidemic men and women. *Journal of Nutrition* 138:1086, 2008.
8. Myers GL and others: National Academy of Clinical Biochemistry laboratory medicine practice guidelines: Emerging biomarkers for primary prevention of cardiovascular disease. *Clinical Chemistry* 55:378, 2009.
9. Palmer S: Fighting heart disease the Dean Ornish way. *Today's Dietitian* 2:48, 2009.
10. Palmer S: The Mediterranean diet: A practical guide to shopping, menu ideas, and recipes. *Today's Dietitian* 14(5):30, 2012.
11. Sarris J and others: Omega-3 for bipolar disorder: Meta-analyses of use in mania and bipolar depression. *Journal of Clinical Psychiatry* 73:81, 2012.
12. Schaeffer J: Prevent heart disease: How to dispel the five common heart-health myths with clients and set the record straight. *Today's Dietitian* 15(2); 20, 2013.
13. Shai I and others: Weight loss with a low-carbohydrate, Mediterranean, or low-fat diet. *New England Journal of Medicine* 359:229, 2008.

評估你的餐盤 Rate Your Plate

I. 挑選有益心臟的食物

提示：A 欄的食物富含飽和脂肪、反式脂肪酸、膽固醇和總脂肪等。在 B 欄填入這些成分較低的替代食物。填完之後，與我們建議的食物比較看看，這些食物可降低心血管疾病風險。

A 欄		B 欄
培根加蛋	或	
甜甜圈或甜麵包	或	
早餐香腸	或	
全脂牛奶	或	
起司堡	或	
薯條	或	
肩胛絞肉	或	
奶油濃湯	或	
起司通心粉	或	
奶油水果派	或	
奶油餡餅	或	
冰淇淋	或	
奶油或棒狀人造奶油	或	

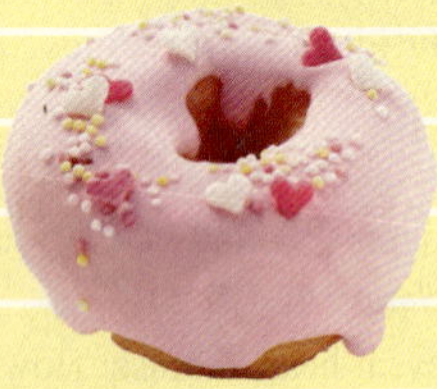

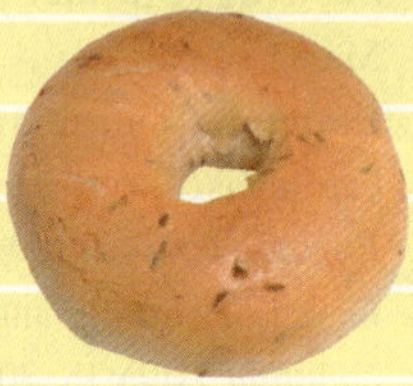

即食全穀類早餐麥片
全麥餐包、貝果或麵包
水果
減脂、低脂或脫脂牛奶
火雞肉三明治，無起司
原味烤洋芋和莎莎醬
後腿絞肉
肉類清湯
茄醬通心粉
全麥餅乾
雜糧棒
冷凍優格、冰沙或減脂冰淇淋
植物油或軟式人造奶油

II. 應用營養標示挑選日常食物

假設你人在超市，想要尋找點心補充下午的能量。在點心區你看中兩種產品（參見 a 和 b 的營養標示）。利用左方的表評估產品。

比較兩種產品的營養素，勾選下列各項目含量較低者。			
卡路里	(a)	(b)	相同
來自脂肪的卡路里	(a)	(b)	相同
總脂肪	(a)	(b)	相同
飽和脂肪	(a)	(b)	相同
反式脂肪	(a)	(b)	相同
膽固醇	(a)	(b)	相同
鈉	(a)	(b)	相同
總碳水化合物	(a)	(b)	相同
膳食纖維	(a)	(b)	相同
糖	(a)	(b)	相同
蛋白質	(a)	(b)	相同
鐵	(a)	(b)	相同
何者每包所含份數較多？			
	(a)	(b)	相同

Nutrition Facts

Serving Size: 2 bars (42g)
Servings Per Container: 6

Amount Per Serving	
Calories 180	Calories from Fat 50
	% Daily Value*
Total Fat 6g	**9%**
Saturated Fat 0.5g	**3%**
Trans fat 0g	**
Cholesterol 0mg	**0%**
Sodium 160mg	**7%**
Total Carbohydrates 29g	**10%**
Dietary Fiber 2g	**8%**
Sugars 11g	
Protein 4g	
Iron	6%

Not a significant source of Vitamin A, Vitamin C, and calcium.

** Intake of *trans* fat should be as low as possible.

* Daily values are based on a 2,000 calorie diet. Your daily values may be higher or lower depending on your calorie needs:

** Intake should be as low as possible.	Calories	2,000	2,500
Total Fat	Less than	65g	80g
Saturated Fat	Less than	20g	25g
Cholesterol	Less than	300mg	300mg
Sodium	Less than	2,400mg	2,400mg
Total Carbohydrates		300g	375g
Dietary Fiber		25g	30g

INGREDIENTS: WHOLE GRAIN ROLLED OATS, SUGAR, CANOLA OIL, CRISP RICE WITH SOY PROTEIN (RICE FLOUR, SOY PROTEIN CONCENTRATE, SUGAR, MALT, SALT), HONEY, BROWN SUGAR SYRUP, HIGH FRUCTOSE CORN SYRUP, SALT, SOY LECITHIN, BAKING SODA, NATURAL FLAVOR, PEANUT FLOUR, ALMOND FLOUR, HAZELNUT FLOUR, WALNUT FLOUR, PECAN FLOUR.

(a)

Nutrition Facts

Serving Size: 2 cookies (38g)
Servings Per Container: about 12

Amount Per Serving	
Calories 180	Calories from Fat 70
	% Daily Value*
Total Fat 7g	**11%**
Saturated Fat 2g	**10%**
Trans fat 2g	**
Cholesterol 0mg	**0%**
Sodium 100mg	**4%**
Total Carbohydrate 26g	**9%**
Dietary Fiber 1g	**4%**
Sugars 12g	
Protein 2g	
Vitamin A 0% •	Vitamin C 0%
Calcium 0% •	Iron 2%

** Intake of *trans* fat should be as low as possible.

* Daily values are based on a 2,000 calorie diet. Your daily values may be higher or lower depending on your calorie needs:

** Intake should be as low as possible.	Calories	2,000	2,500
Total Fat	Less than	65g	80g
Saturated Fat	Less than	20g	25g
Cholesterol	Less than	300mg	300mg
Sodium	Less than	2,400mg	2,400mg
Total Carbohydrates		300g	375g
Dietary Fiber		25g	30g

Calories per gram: • Fat 9 • Carbohydrate 4 • Protein 4

INGREDIENTS: ENRICHED FLOUR (WHEAT FLOUR, NIACIN, REDUCED IRON, THIAMINE MONONITRATE, RIBOFLAVIN, FOLIC ACID), SUGAR, VEGETABLE OIL SHORTENING (PARTIALLY HYDROGENATED SOYBEAN, COCONUT, COTTONSEED, CORN AND/OR SAFFLOWER AND/OR CANOLA OIL), CORN SYRUP, HIGH FRUCTOSE CORN SYRUP, WHEY (A MILK INGREDIENT), CORN STARCH, SALT, SKIM MILK, LEAVENING (BAKING SODA, AMMONIUM BICARBONATE), ARTIFICIAL FLAVOR, SOYBEAN LECITHIN, COLOR (CONTAINING FD&C YELLOW #5 LAKE).

(b)

1. 你會挑選哪個品牌？

____

____

2. 營養標示的哪些資訊讓你做出這種選擇？

____

____

台灣的營養與健康
(Nutrition and Health in Taiwan, TWNH)

飲食的油脂攝取狀況

台灣民眾的油脂攝取量有超過建議量的現象。根據 2000-2011 年期間的台灣營養健康狀況變遷調查（NAHSIT）（表 TW5-1），民眾各年齡層的油脂平均每日攝取量以男性多於女性，攝取量最高的是國中與高中學生，男生每天約 100 公克，女生約 80 公克。成人中以老年人最低，成年男性約 85 公克，女性約 60-70 公克。油脂占熱量的比率只有老年人低於 30%，其他都維持在 31-35%，已經超過我國飲食指南建議的 30%。十年來的油脂攝取量，只有老年人有明顯的減少現象，青少年的攝取量隨著年齡增長而明顯增多（圖 TW5-1）。

表 TW5-1 台灣民眾每日的油脂與膽固醇平均攝取量

年齡（歲）	男性油脂		女性油脂		膽固醇（毫克/天）	
	攝取量（公克/天）	熱量比例（%）	攝取量（公克/天）	熱量比例（%）	男性	女性
≧ 65	55	29	41	28	233	155
31 – 64	84	33	59	31	418	284
19 – 30	86	35	72	34		
高中生（16-18）	100	33	76	33	500	373
國中生（13-15）	96	34	79	35	477	414
國小生（6-12）	75	31	68	31	356	316

資料來源：參見參考資料 1,2

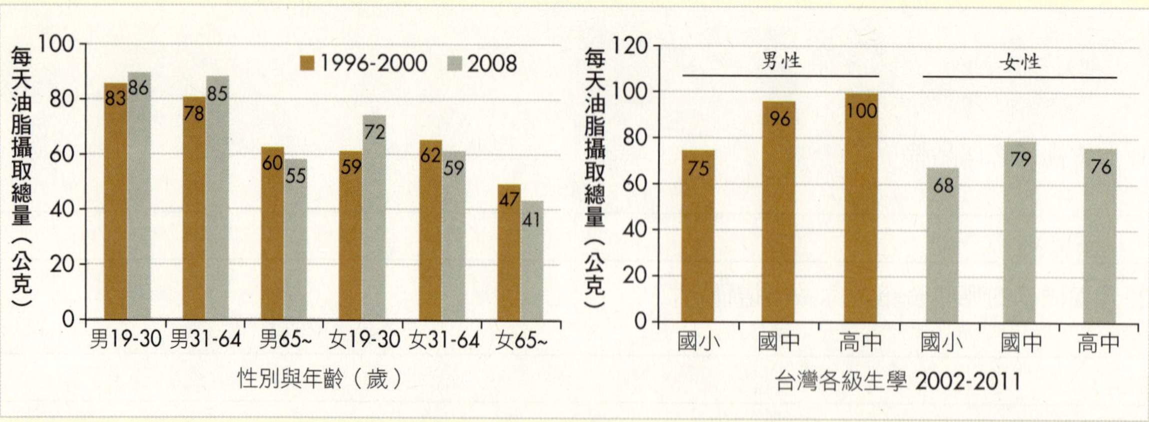

圖 TW5-1 近二十年來台灣民眾油脂攝取量的變化趨勢，除了老年人之外，油脂攝取沒有減少，而且隨著年齡增加

資料來源：參見參考資料 2,3

民眾改變最大的是居家用油的種類。1993-1996 年以大豆油、花生油、豬油和調合油（豬油加大豆油）為主，2005-2008 年以大豆油、橄欖油和葵花油為主。傳統的花生油與豬油則明顯地減少，外來的油脂如葡萄籽油、橄欖油和葵花油，還有西式飲食常用的沙拉醬都明顯地增多了（圖 TW5-2）。這些油脂以健康為訴求而吸引民眾，價格也較黃豆沙拉油為高，民國 102 年的重大食安事件就是廠商以低價油混合而假冒橄欖油，充分地反映出國人的飲食習慣已經不知不覺因食品行銷而改變了，這樣的趨勢還在持續進行之中。

各年齡層的每日膽固醇攝取量都是男性多於女性，除了老年人與成年女性的攝取量不超過 300 毫克之外，其他年齡層都超過建議的範圍。

血脂的表現

血液中的三酸甘油酯、總膽固醇和 LDL 膽固醇過高，或 HDL 膽固醇過低，都增加心血管疾病的風險。台灣成人中血脂異常的比率都是男性高於女性，並且隨著年齡增長而升高（圖 TW5-3）。

用氣相層析儀之極性管柱分析脂肪酸成分，可辨認 31 種脂肪酸。DHA 是神經細胞膜結構的最主要成分，用以維持正常的神經功能。大腦的海馬迴 (hippocampus) 掌管短期記憶，阿茲海默症患者海馬迴中的 DHA 量減少一半。年輕人的血漿 w-3 PUFA 與長鏈 DHA 比率都低於年長者（圖 TW5-4），表示台灣年輕成人的飲食中魚海產類少，是不利健康的飲食習慣。

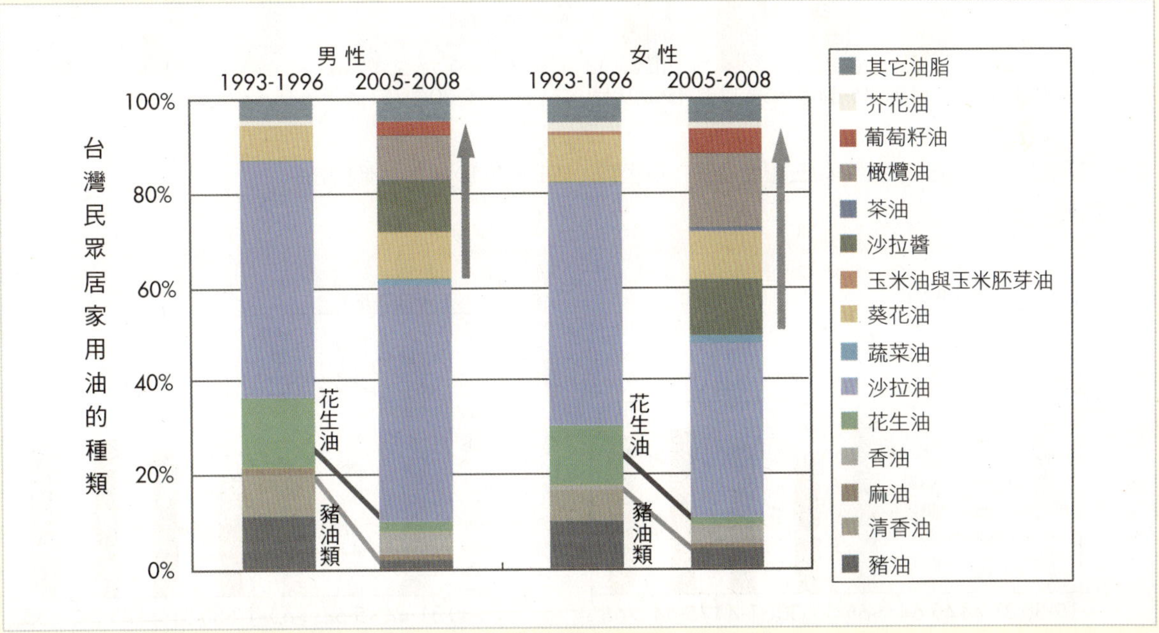

圖 TW5-2　台灣民眾居家用油的種類已經有明顯的變化

資料來源：參見參考資料 2,3

血脂成分過高的標準值	
血清三酸甘油酯或服用降血脂藥物者	TG≧200 mg/dl
血清總膽固醇	≧240 mg/dl
血清低密度脂蛋白膽固醇	LDL≧160 mg/dl
血清高密度脂蛋白膽固醇	HDL<35 mg/dl
總膽固醇/HDL 比值	≧5

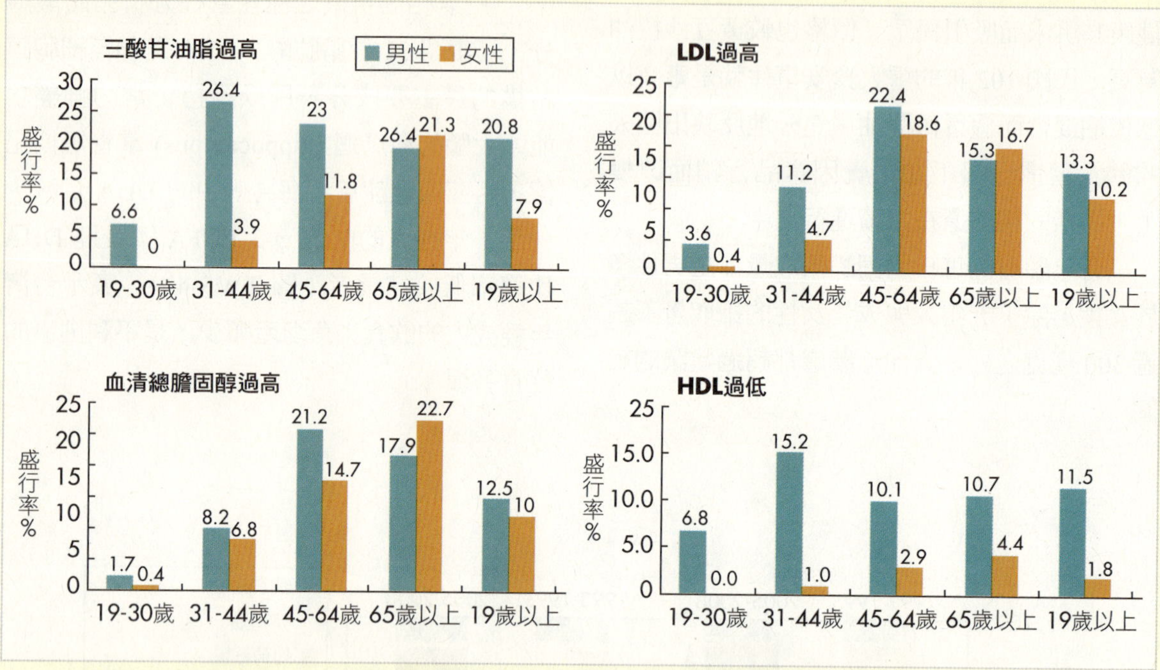

圖 TW5-3 台灣成年民眾血中三酸甘油酯、膽固醇、LDL 過高和 HDL 過低的比例
資料來源：參見參考資料 4

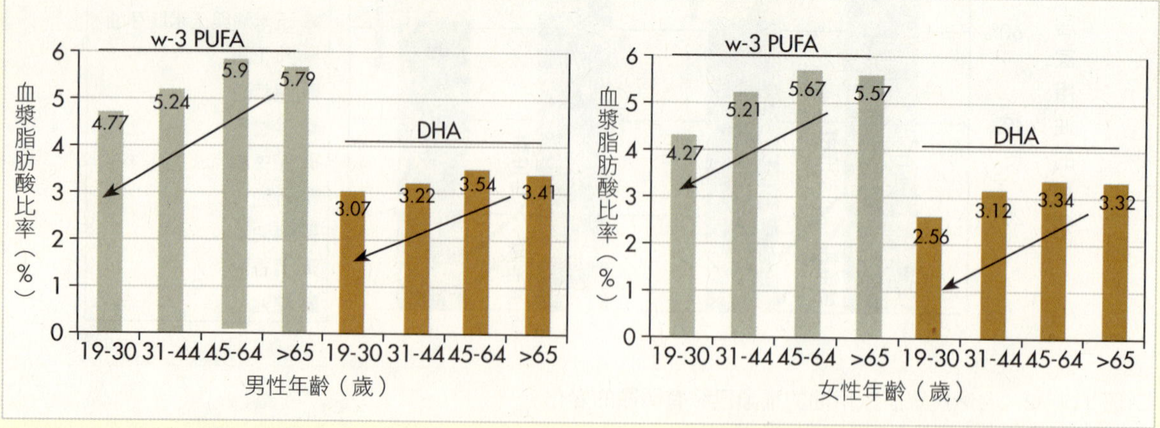

圖 TW5-4 台灣成年民眾血漿中 w-3 脂肪酸和 DHA 之比率以年輕者低於年長者
資料來源：參見參考資料 5

參考資料：

1. Wu SJ, Pan WH,Yeh NH, Chang HY. Dietary nutrient intake and major food sources: the Nutrition and Health Survey of Taiwan Elementary School Children 2001-2002.Asia Pacific J Clin Nutr 2007;16 (S2):518-53.
2. Chuang SY, Lee SC, Hsieh YT, Pan WH. Trends in hyperuricemia and gout prevalence: Nutritionand Health Survey in Taiwan from 1993-1996 to 2005-2008. Asia Pac J Clin Nutr 2011;20 :301-308.
3. Pan WH, Wu HJ, Yeh CJ,Chuang SY, Chang HY, Yeh NH, Hsieh YT. Diet and health trends in Taiwan: comparison of two nutrition and health surveys from 1993-1996 and 2005-2008. Asia Pac J Clin Nutr 2011;20 :238-250.
4. 台灣營養狀況變遷調查：2005-2008 國人血脂異常之狀況。
5. 蘇慧敏 (2012)，93-97 年度國民營養健康狀況變遷調查之血液脂肪酸組成之營養生化評估計畫。

Chapter 6 蛋白質

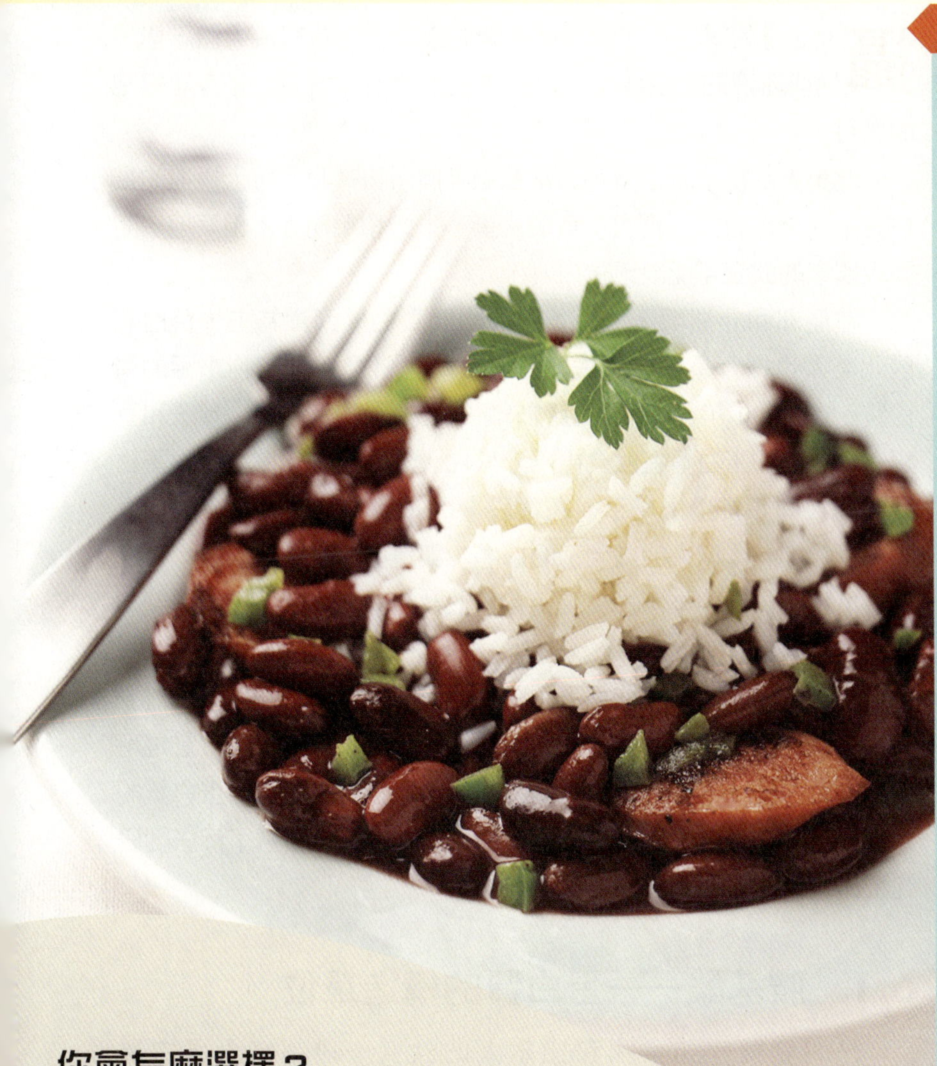

學習成果

第 6 章的設計是要讓你能夠：

6.1 分別必需與非必需胺基酸，並且說明為何合成蛋白質需要每種必需胺基酸都俱足。

6.2 說明胺基酸如何構成蛋白質。

6.3 認識蛋白質的食物來源，分辨高品質和低品質蛋白質，並說明互補蛋白質的觀念。

6.4 說明蛋白質在人體內的消化、吸收和代謝。

6.5 列舉蛋白質在人體內的主要功能。

6.6 應用目前的蛋白質攝取量建議判斷健康成人的蛋白質需求。

6.7 說明高蛋白飲食的害處，以及「正蛋白質平衡」、「負蛋白質平衡」和蛋白質平衡。

6.8 說明蛋白質-能量營養不良最後如何引發身體疾病。

6.9 規劃符合營養需求的素食菜單。

你會怎麼選擇？

大約三個禮拜之前，你開始在學生活動中心練舉重。你很失望，因為沒有見到預期的成果。現在你可以比剛開始時舉得更重，不過你希望自己更加健壯，練出手臂、背部、腹部的肌肉。或許你需要更多蛋白質。健身雜誌有許多蛋白質和胺基酸補充劑廣告，不過價格昂貴。為了支持自己的舉重運動，你會如何選擇？

a. 吃個別胺基酸補充劑。

b. 吃乳清蛋白補充劑。

c. 多吃動物蛋白質。

d. 吃各種蛋白質來源提供 10% 到 35% 卡路里的飲食。

營養連線

一邊閱讀第 6 章一邊思考你的選擇，然後看看本章末尾的「營養學家的選擇」。

攝取足量的蛋白質才能維持身體健康。蛋白質組成人體結構，構成血液的重要成分，幫助調控人體機能，並且是身體細胞的燃料。

北美人吃很多蛋白質，通常超過身體所需。我們每天攝取的蛋白質主要來自畜肉、禽肉、魚類、蛋、牛奶和起司等。相反地，開發中國家的飲食可能缺乏蛋白質。

在亞洲和非洲地區，大多數人的飲食仍以素食為主，目前有些北美人也採行這種飲食法。北美人是應當多重視植物來源的蛋白質。在 1900 年代初期，植物來源的蛋白質——堅果、種子和豆類——和動物蛋白質在飲食中平分秋色。然而這些年來，植物蛋白質已經被肉類排擠出局了。在這段期間，民眾認為堅果是高脂食物，豆類則有「窮人的肉類」的惡名。與這些流行的錯誤觀念相反是，植物蛋白質的來源提供諸多營養效益——從降低血膽固醇到預防某些癌症都有。

我們可以吃更多的植物蛋白質而獲得益處，不過這種做法需要一些知識；滿足蛋白質需求的同時，也享受動物和植物蛋白質是可行的中庸之道。本章將仔細檢視蛋白質，包括飲食中植物蛋白質的效益。也會一併檢視素食的益處和潛在風險。我們將會了解仔細研究蛋白質有其必要性。

6.1 胺基酸——蛋白質的構造單位

蛋白質 (protein) 食物和人體內的化合物，由胺基酸構成；蛋白質含有碳、氫、氧、氮、有時還有其它原子。蛋白質所含的氮是人體最容易利用的形式。

已開發國家如美國和加拿大的飲食一般都富含**蛋白質** (protein)，因此沒有必要特別重視蛋白質的攝取量。然而開發中國家的飲食往往缺乏蛋白質，所以在規劃飲食的時候都把重點放在蛋白質。

胺基酸 (amino acid) 構成蛋白質的基本單元，以碳原子為中心，連結一個氮原子和其它原子。

人體中有數以千計的物質是由蛋白質合成的。除了水之外，蛋白質是瘦體組織的主要成分，總共占體重的 17%。這種瘦體組織主要由肌肉構成。**胺基酸**（amino acids，構成蛋白質的原料）的特別在於它們含有氮，以及碳、氧和氫等。植物將土壤中的氮與碳和其它元素結合在一起，形成胺基酸；然後又將胺基酸結合，構成蛋白質。我們食用蛋白質以獲取所需的氮。蛋白質的重要性就在於供應我們隨時可以取用的氮——也就是胺基酸。在大部分的情況下，人類無法直接利用簡單形式的氮。

蛋白質對於人體的調控和維持非常重要。人體的機能如血液凝結、體液平衡、荷爾蒙和酵素的製造、視覺過程、在血液中運送許多物質、細胞修復等等都需要特定的蛋白質。人體製造各種結構和大小的蛋白質，讓它們能夠執行各式各樣的功能。所有這些蛋白質的製造都是利用來自食物蛋白質的胺基酸，還有細胞自己合成的胺基酸。蛋白質也能供應能量——大約 4 大卡／公克。

如果你連續幾個禮拜所吃的蛋白質都不足，許多代謝過程都會慢下來。這是因為人體無法獲得足夠的胺基酸來製造所需的蛋白質。舉例來說，免疫系統缺乏關鍵的蛋白質便不能有效地運作，因而使人體容易感染和生病，甚至死亡。

胺基酸大部分由碳、氫、氧和氮結合而成。圖 6-1 顯示通用的胺基酸結構以及兩種特別的胺基酸。其它胺基酸與圖中的通用胺基酸略有不同，它們的化學組成也各不相同（參見附錄 D）。每種胺基酸都有一個「羧酸」基、一個「胺」基以及一個特定的側邊或 R 基。

有些胺基酸的 R 基外形分叉，像一棵樹，稱為**支鏈胺基酸** (branched-chain amino acids)，如白胺酸、異白胺酸和纈胺酸等。支鏈胺基酸是供應肌肉能量的主要胺基酸。乳清蛋白（來自牛奶）的支鏈胺基酸特別豐富，因此在肌力訓練的選手中很受歡迎（參見第 10 章）。

人體需要利用 20 種胺基酸來發揮功能（表 6-1）。雖然它們都很重要，但其中有 11 種（丙胺酸、精胺酸、天冬醯胺酸、天冬胺酸、半胱胺酸、麩胺酸、麩醯胺酸、甘胺酸、脯胺酸、絲胺酸和酪胺酸等）是**非必需** (nonessential) 胺基酸。所有人體組織都有部分能力合成非必需胺基酸，只要有適當的原料——關鍵因素是另一胺基酸所含的氮。因此之故，我們的飲食不一定要有這些胺基酸。

支鏈胺基酸 (branched-chain amino acids) 碳架分叉的胺基酸如白胺酸、異白胺酸和纈胺酸，都是必需胺基酸。

非必需胺基酸 (nonessential amino acids) 人體可以自行合成，不必仰賴食物供給的胺基酸。非必需胺基酸共有 11 種。

表 6-1 胺基酸的分類

必需胺基酸	非必需胺基酸
組胺酸	丙胺酸
異白胺酸*	精胺酸
白胺酸*	天冬醯胺酸
離胺酸	天冬胺酸
甲硫胺酸	半胱胺酸
苯丙胺酸	麩胺酸
羥丁胺酸	麩醯胺酸
色胺酸	甘胺酸
纈胺酸*	脯胺酸
	絲胺酸
	酪胺酸

*支鏈胺基酸

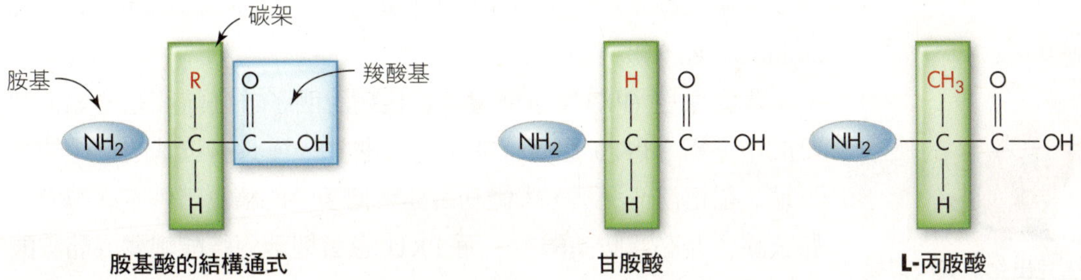

圖 6-1 胺基酸的結構。R 基決定了甘胺酸和丙胺酸的不同

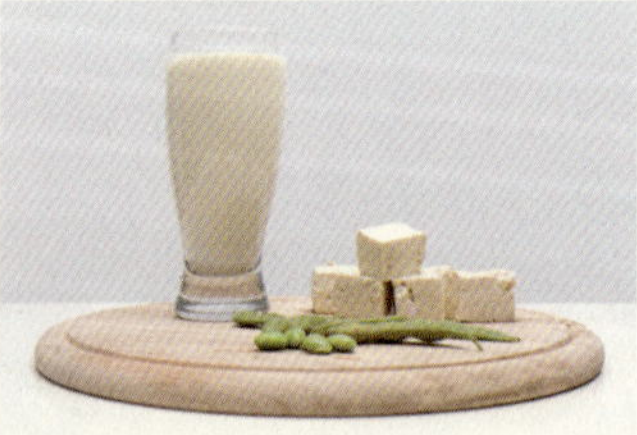

▲黃豆製品如豆漿、豆腐、黃豆麵包，以及黃豆本身提供植物來源的所有必需胺基酸

必需胺基酸 (essential amino acid) 人體無法自行合成，必需仰賴食物供給的胺基酸。必需胺基酸共有 9 種。

限制胺基酸 (limiting amino acid) 對人體的需求而言，食物或飲食中含量最低的必需胺基酸。

必需胺基酸

人體不能合成的九種胺基酸（組胺酸、異白胺酸、白胺酸、離胺酸、甲硫胺酸、苯丙胺酸、羥丁胺酸、色胺酸和纈胺酸）稱為**必需** (essential) 胺基酸，必須由食物中獲得。這是因為身體細胞不能製造胺基酸的碳骨幹（或稱為碳架），不能把胺基加到碳架上，或是製造的速度不敷身體的需求。

均衡飲食可以提供我們維持健康的必需和非必需胺基酸。含有蛋白質的食物同時含有非必需和必需胺基酸。如果飲食不能提供足量的必需胺基酸，人體首先就要被迫努力保留必需胺基酸。最後，人體製造新蛋白質的速度慢下來，直到人體分解蛋白質的速度高於合成的速度。當這種情形發生時，健康就受損了。

食物或飲食中供應量最低的必需胺基酸成為人體需求的限制因素（稱為**限制胺基酸**，limiting amino acid），因為它限制了人體所能合成的蛋白質量。成人的蛋白質需要量只要有 11% 來自必需胺基酸就足夠了。一般飲食所含的蛋白質有 50% 來自必需胺基酸。

嬰兒和學齡前兒童由於快速生長和發育的需要，必需胺基酸應占蛋白質總量的 40%；不過到了兒童期的後期，需求就降至 20%。所以幼兒的飲食應該要仔細搭配以確定能獲得高品質蛋白質。在嬰幼兒的飲食中包括一些動物食品如母乳或嬰兒配方，或牛奶都有幫助。對兒童來說，最危險的是饑荒的時候只有一種穀類可吃，因而無法獲取所有的必需胺基酸。章節 6.8 的「蛋白質-能量營養不良」(PCM) 會再討論這個議題。

半必需胺基酸 (conditionally essential amino acids) 攝取不足時必須由必需胺基酸製造的非必需胺基酸。

半必需胺基酸。也稱為「條件性必需胺基酸」。雖然人體能自行合成非必需胺基酸，不過在快速成長、生病或代謝壓力的情況下，有些非必需胺基酸會成為必需。比方說，從手術或燒傷復原的病人需要大量的胺基酸，以致合成非必需胺基酸的酵素活性跟不上需求的腳步。精胺酸和麩醯胺酸就是**半必需胺基酸** (conditionally essential amino acids) 的例子。

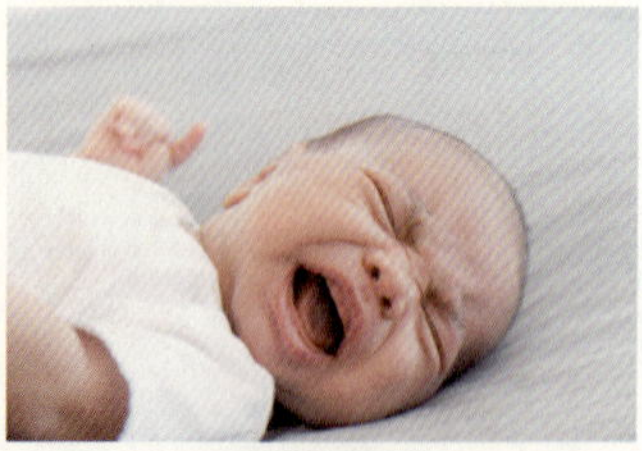

▲所有新生兒出生數天內都要接受苯酮尿症篩檢

苯酮尿症 (PKU) 這種遺傳性疾病說明了非必需胺基酸如何轉變成半必需。PKU 患者代謝苯丙胺酸（一種必需胺基酸）的能力不足。在正常情況下，人體利用酵素把多半的膳食苯丙胺酸轉變成酪胺酸（非必需胺基酸）。而 PKU 患者把苯丙胺酸轉變成酪胺酸的酵素活性不足，其結果就是 (1) 酪胺酸變成必需胺基酸（必需從

食物中獲取），(2) 苯丙胺酸在血液中堆積而導致中毒。升高的苯丙胺酸濃度破壞腦部功能，造成智障。PKU 患者必須吃限制苯丙胺酸但補充酪胺酸的特殊飲食。

觀念檢查站 6.1

1. 胺基酸的化學基本結構為何？
2. 必需與非必需胺基酸的差異為何？

6.2 蛋白質的合成與結構

在人體細胞內，胺基酸由化學鍵——也就是**肽鍵** (peptide bond)——結合在一起，形成蛋白質（圖 6-2）。肽鍵是一個胺基酸的胺基與另一個胺基酸的酸（羧）基之間連合而成。利用胺基酸的肽鍵，細胞可以合成雙肽（結合 2 個胺基酸）、三肽（結合 3 個胺基酸）、寡肽（結合 4 到 9 個胺基酸）、**多肽**（polypeptide，結合 10 個或以上的胺基酸）。大部分蛋白質都是多肽，含有 50 到 2,000 個胺基酸。這些肽鍵很難打斷，不過在烹飪和化學性消化的過程中，熱度、酸、酵素以及其它化學劑能夠打斷它們。

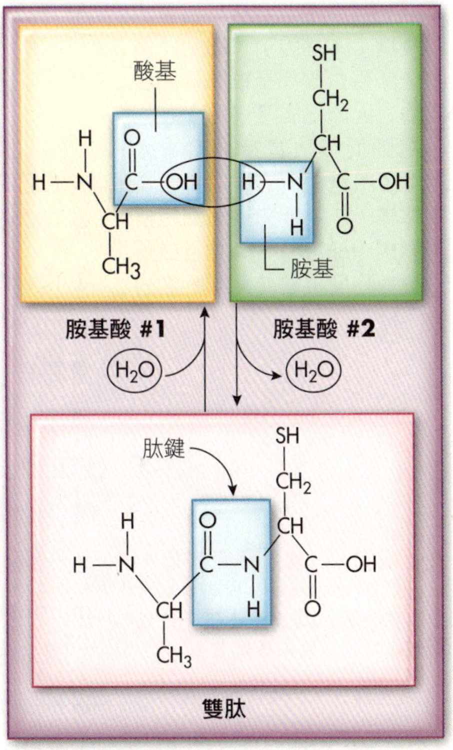

圖 6-2 肽鍵結合兩個胺基酸，這是脫水反應，產生一個水分子。當肽鍵被打斷（例如消化時），得加入一個水分子（水解作用）

人體可以利用肽鍵將 20 種胺基酸結合成各式各樣不同的蛋白質。

蛋白質的合成

關於蛋白質的合成，我們是從 DNA 開始討論。DNA 在細胞核中，含有指示蛋白質合成的密碼（也就是說，哪些胺基酸要以哪種順序放進蛋白質）。第 3 章已經提過，DNA 是雙股的分子。

不過細胞內蛋白質的合成在細胞質中進行，而非在細胞核內。因此之故，DNA 的密碼必須傳送到細胞質才能合成蛋白質。這項任務由「信使 RNA」(mRNA) 擔綱。細胞核中的酵素讀取 DNA 鹼基序列上的密碼（特定基因），將它「轉錄」成互補的單股 mRNA（圖 6-3），然後就可以離開細胞核了。

mRNA 進入細胞質，抵達核糖體。核糖體讀取 mRNA 上的密

肽鍵 (peptide bond) 胺基酸之間形成的化學鍵。

多肽 (polypeptide) 50 到 2000 個（或以上）胺基酸鍵結在一起。

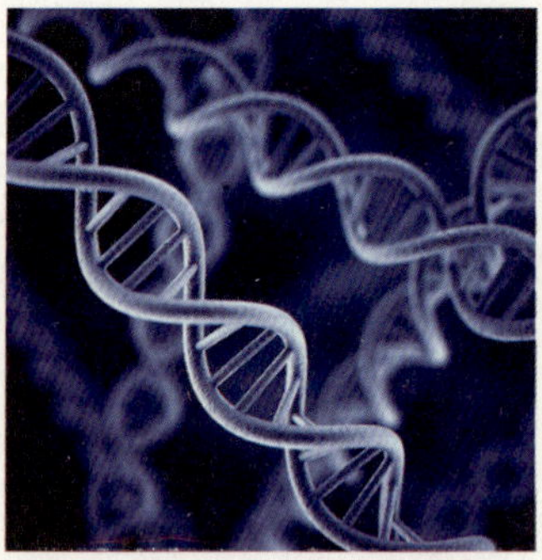

▲基因在 DNA 的雙螺旋上。細胞核含有人體大部分的基因。DNA 可以比擬成「烹飪書」，其中含有合成蛋白質的「食譜」（基因），細胞所需的全部蛋白質都是根據基因合成的。因為這本烹飪書存在核心電腦而無法直接交給「大廚」（核糖體），所以食譜需要轉譯，成為能夠離開細胞核的形式 (mRNA)。構成蛋白質的胺基酸則相當於食譜所需的「食材」

碼，「轉譯」其中的指示以便製造特定的蛋白質。根據 mRNA 上的指示，一次添加一個胺基酸到多肽鏈上。蛋白質合成的另一個重要參與者是「轉移 RNA」(tRNA)，它把合成蛋白質所需的胺基酸帶到核糖體（參見圖 6-3）。添加胺基酸需要 ATP 的能量，使得蛋白質的製造變成人體的「耗能產業」。

一旦多肽的合成抵達密碼的終點，它就扭轉和摺疊成為適當的三度空間結構。這種結構上的變化是根據多肽鏈上胺基酸之間的相互作用而產生的。有些多肽鏈（例如荷爾蒙胰島素）的結構，會在細胞內進行更多變化才能發揮功能。

蛋白質的結構

人體利用 20 種胺基酸合成數以千計的不同蛋白質，而胺基酸的序列就決定了蛋白質的形狀。這裡的重點是，只有擺放在正確位置的胺基酸，才能互相作用而折疊成正確的蛋白質形狀。這種獨一無二的立體形狀，如圖 6-4 所示的血紅蛋白，決定了蛋白質的特定功能。如果蛋白質的結構不對，就無法發揮作用。

DNA 與細胞製造的蛋白質之間的關係極為重要。如果 DNA 的密碼有誤，mRNA 也會跟著出錯。接著核糖體讀取錯誤的訊息，添加錯誤的胺基酸而產生錯誤的多肽鏈。未來的基因工程或許能夠修正許多基因缺陷，把正確的 DNA 密碼放進細胞核中，這樣核糖體就能造出正確的蛋白質了。

鐮狀細胞症 (鐮狀細胞貧血，sickle cell disease) 因為血紅素蛋白質鏈的結構出了差錯，造成紅血球結構不良而導致貧血。

鐮狀細胞症 (sickle cell disease) 又叫**鐮狀細胞貧血** (sickle cell anemia)，說明了蛋白質的結構中，胺基酸失序會造成何種後果（圖 6-5）。非裔特別有這種遺傳疾病的傾向。這種貧血與營養無關，而是因為血紅素（如圖 6-4 所示紅血球中攜氧的蛋白質）的基因密碼發生突變。這種突變導致麩胺酸被纈胺酸取代，使血紅素的結構產生了深遠的影響：它無法構成預期的形狀，因而不能有效地攜帶氧氣。紅血球的形狀也不再是正常的雙凹盤狀，而萎縮成為新月形（或鐮刀形，圖 6-5）。鐮形紅血球又硬又黏，會堵塞血流並且分解，造成骨骼與關節的劇痛、腹痛、頭痛、抽搐和癱瘓，甚至因為缺氧而死亡。

這種微小而關鍵的胺基酸序列錯誤，造成了致命的症狀。為何會發生這種錯誤？因為遺傳自雙親的基因藍圖 (DNA) 缺陷所致。DNA 的缺陷會指示錯誤的胺基酸加入蛋白質的序列。有許多疾

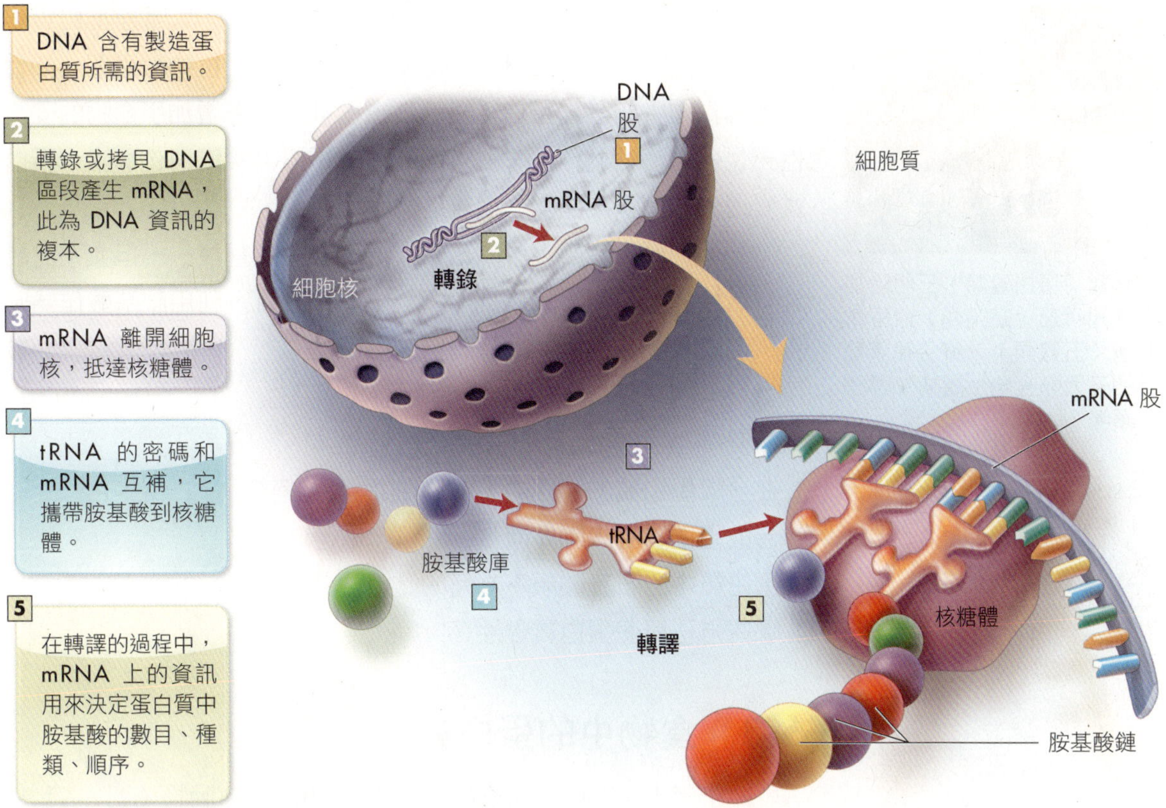
1
DNA 含有製造蛋白質所需的資訊。
2
轉錄或拷貝 DNA 區段產生 mRNA，此為 DNA 資訊的複本。
3
mRNA 離開細胞核，抵達核糖體。
4
tRNA 的密碼和 mRNA 互補，它攜帶胺基酸到核糖體。
5
在轉譯的過程中，mRNA 上的資訊用來決定蛋白質中胺基酸的數目、種類、順序。
DNA 股
細胞質
mRNA 股
細胞核
轉錄
mRNA 股
tRNA
胺基酸庫
轉譯
核糖體
胺基酸鏈

圖 6-3 蛋白質的合成（簡圖）。mRNA 上的資訊充分解讀之後，胺基酸就全部連接到多肽上，然後進入細胞質，進一步加工成為細胞蛋白質

病，包括癌症，都源自 DNA 密碼的錯誤。

蛋白質變性

接觸酸性或鹼性物質、加熱和震盪（例如攪打蛋白）等，都能改變蛋白質的結構，使它的盤繞狀態解開甚至變形。這種改變蛋白質立體結構的過程稱為**變性**（denaturation，參見圖 6-11）。改變蛋白質的形狀往往也摧毀了它的正常功能，使它失去生物活性。

蛋白質變性對某些人體功能

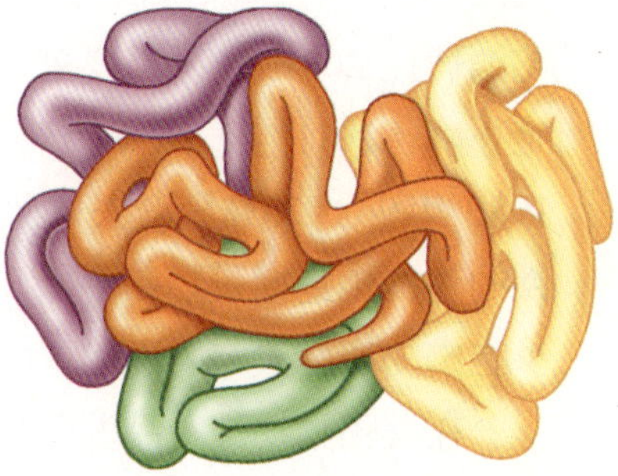

圖 6-4 蛋白質的結構。蛋白質往往是盤繞的形狀，例如本圖的血紅蛋白。這種形狀是由蛋白質鏈上的胺基酸序列所決定的。要了解它的大小，試想一茶匙（5 毫升）的血液含有 10^{18} 個血紅素分子。（十億是 10^9。）

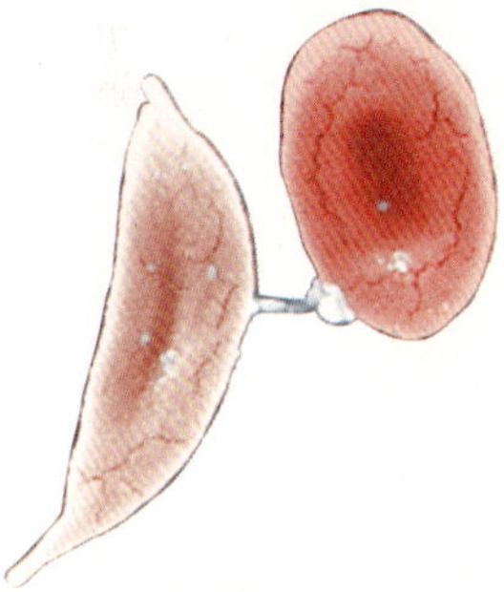

圖 6-5 蛋白質的胺基酸失序所造成的後果實例。正常的圓盤形紅血球與異常的鐮刀狀紅血球一併呈現

變性 (denaturation) 由於加熱、酵素、酸性或鹼性溶液或是震盪，使蛋白質的立體結構因而發生改變。

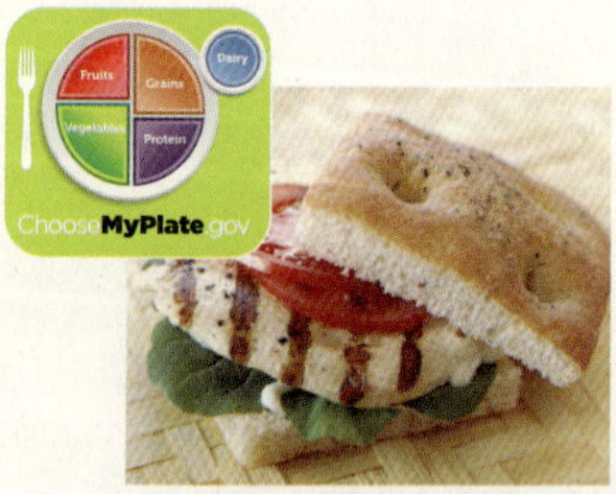

▲烤雞（蛋白質類）三明治加萵苣和番茄（蔬菜類）與香草麵包（五穀類），符合健康餐盤的三大類食物，還缺少哪些大類呢？

頗有用處，尤其是消化作用。烹飪過程的加熱會使部分蛋白質變性。吃下食物之後，胃酸的分泌使細菌蛋白質、植物荷爾蒙、活性酵素和食物中的其它蛋白質變性。這兩種過程都增加了食物的安全性，也促進了消化作用──拆開的蛋白質容易接觸消化酵素。蛋白質變性也會減少某些食物引起的過敏反應。

記得我們需要飲食中的蛋白質供應必需胺基酸──但並不需要具有活性的蛋白質。我們拆解飲食中的蛋白質，利用胺基酸作為原料，合成我們自己需要的蛋白質。

觀念檢查站 6.2

1. 在合成蛋白質的過程中，DNA 的角色為何？
2. 合成蛋白質的步驟為何？
3. 蛋白質中的胺基酸順序為何如此重要？
4. 哪些方法可使蛋白質變性？

6.3 食物中的蛋白質

幾十年來，美國人所吃的蛋白質有 70% 來自動物（圖 6-6）。在傳統的北美飲食中，前五大蛋白質來源是牛肉、禽肉、牛奶、白麵包以及起司（圖 6-7）。然而飲食消費調查指出，美國肉類和禽肉的消費已經暴跌。根據美國農業部的資料，2012 年肉類和禽肉的消費比 2007 年少了 12.2%。具體來說，過去 20 年的牛肉消費穩定下降。2011 年每人平均消費 26 公斤，比 10 年前少了 13%，比 1980 年少了 25%。過去 5 年雞肉和豬肉的消費也減少了。這種下跌的趨勢也包括蛋類和牛奶，似乎是這些食物的價格攀升、為健康少吃肉的理智決定、環境、社會等因素的結果。

在美國動物性食品消費下跌的同時，1950 至 2009 年間全世界肉類和乳製品的消費翻了一倍，而且預估未來 40 年還會增加四倍（參見延伸閱讀 7）。特別有意思的是，開發中國家對肉類、蛋類和乳製品的需求以驚人的速度增長。聯合國糧農組織 (FAO) 報告說，在 1980 與 2005 年間，開發中國家每個人牛奶的消費幾乎增加一倍，肉類消費增加超過三倍，蛋類消費增加五倍。消費上漲最多的地區是東亞與南亞，例如中國每人的牛奶消費增加十倍（1980 至 2005 年間從 2.3 公斤上升到 23.3 公斤），而肉類的消費則變成四倍。印度也提升了牛奶的生產和消費，目前是全世界最大的牛奶

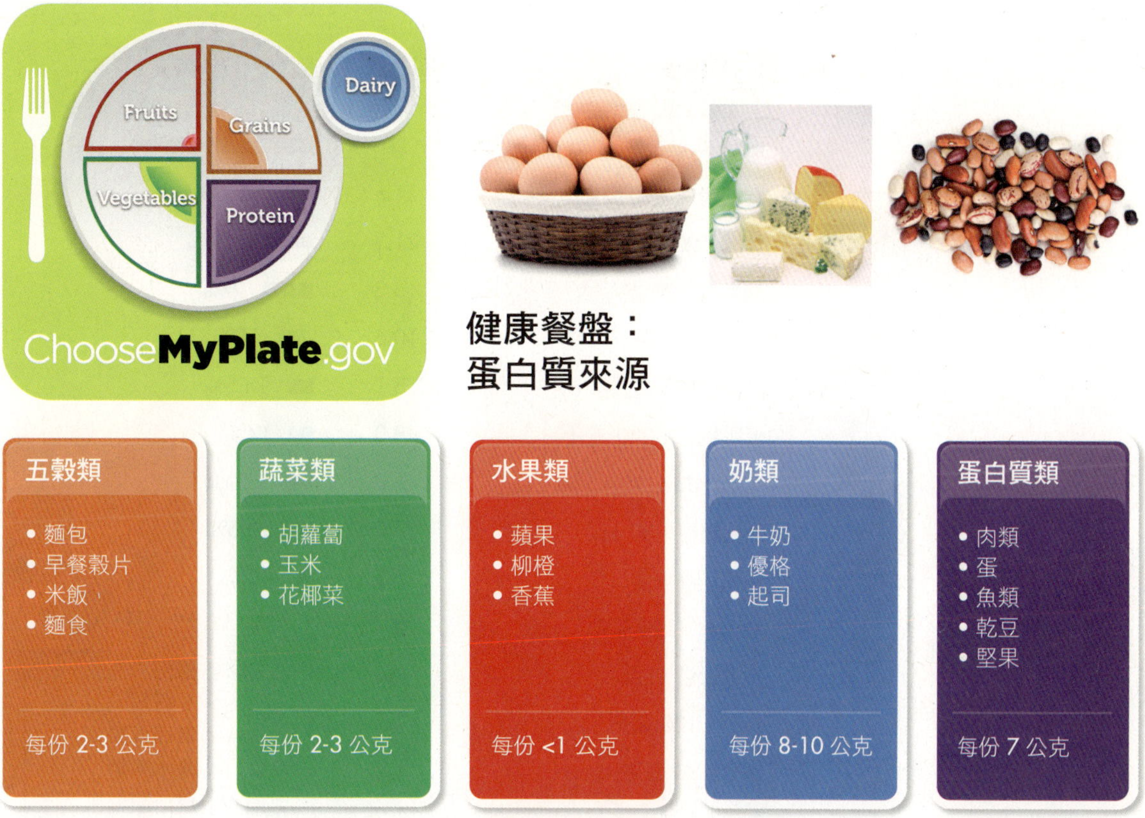
Dairy
Fruits
Grains
Vegetables
Protein
ChooseMyPlate.gov
健康餐盤：
蛋白質來源
五穀類
• 麵包
• 早餐穀片
• 米飯
• 麵食
每份 2-3 公克
蔬菜類
• 胡蘿蔔
• 玉米
• 花椰菜
每份 2-3 公克
水果類
• 蘋果
• 柳橙
• 香蕉
每份 <1 公克
奶類
• 牛奶
• 優格
• 起司
每份 8-10 公克
蛋白質類
• 肉類
• 蛋
• 魚類
• 乾豆
• 堅果
每份 7 公克

圖 6-6 健康餐盤的蛋白質來源。盤中的彩色區域（幾無，1/3，2/3，或全滿）代表該類食物可提供的蛋白質密度。總之，奶類和蛋白質類包括許多富含蛋白質的食物。根據健康餐盤的份量大小，水果類提供的蛋白質極少（每份低於 1 公克）。蔬菜類和穀類提供適量蛋白質（每份 2-3 公克）。提供許多蛋白質的是奶類（每份 8-10 公克）和蛋白質類（每份 7 公克）

生產國。總之，這些需求與消費的增長對農業產生了重大的衝擊，因為三十年來農場動物的數目大幅上升 (23%)。「工廠化農場」的出現嚴重衝擊環境，因為使用了大量的土地和水，並且產生許多廢棄物。這些負面作用加深了大量攝取動物性食品對健康的不利影響（參見延伸閱讀 8）。科學家預測肉類和乳製品攝取量上升對農業和生態資源，以及未來的糧食供應會產生深遠的影響。由於地中海飲食法少肉多蔬果，添加糖和飽和脂肪也少，是專家建議的永續飲食模式。聯合國糧農組織也推薦這種飲食法，這是討論如何制定永續農業政策的一個起點（參見延伸閱讀 2）。

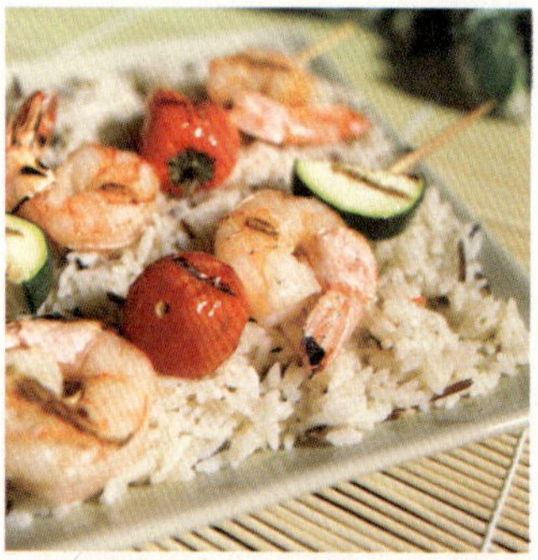

▲餐點中的五穀類和蔬菜搭配少量動物性蛋白質，很容易滿足每日的蛋白質需求

食物的蛋白質品質

動物性和植物性蛋白質所含的必需和非必需胺基酸的比例有很

圖 6-7 蛋白質的食物來源與 70 公斤男性的 56 公克 RDA 比較

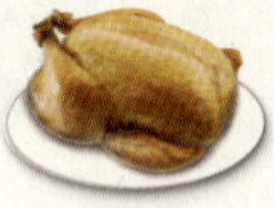

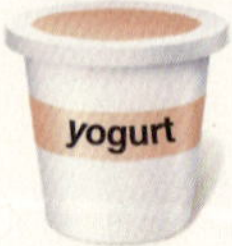

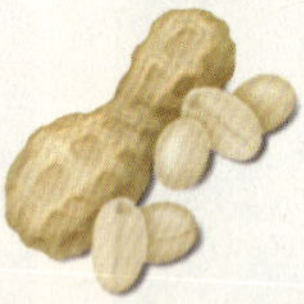

蛋白質的食物來源

食物與份量	蛋白質（公克）	%RDA
RDA	56*	100%
罐頭鮪魚，90 公克	21.6	38.6%
烤雞，90 公克	21.3	38%
烤牛肉，90 克	15.3	27%
優格，240 毫升	10.6	19%
菜豆，120 毫升	8.1	14.5%
低脂牛奶，240 毫升	8.0	14%
花生，30 公克	7.3	13%
切達起司，30 公克	7.0	12.5%
蛋，1 個	5.5	10%
熟玉米，120 毫升	2.7	5%
雜糧麵包，1片	2.6	4.6%
白飯，120 毫升	2.1	4%
麵食，30 公克	1.2	2%
香蕉，1 根	1.2	2%

*70 公斤男性

圖例：
- 穀類
- 蔬菜類
- 水果類
- 奶類
- 蛋白質類

大的差異。動物性蛋白質含有豐富的九種必需胺基酸。（由動物性蛋白質膠原製成的明膠例外，因為在製造過程中失去一種必需胺基酸，而且其它必需胺基酸的含量也很少。）植物性蛋白質不能像動物性蛋白質一樣符合我們對必需胺基酸的需求，只有黃豆和藜麥例外。許多植物性蛋白質，尤其是五穀類所含的蛋白質，缺乏一種或一種以上的必需胺基酸。

我們可以預料得到，人體能夠有效利用單一來源的動物蛋白質，這是單一植物蛋白質所做不到的。因此動物性蛋白質（明膠除外）是**高品質（完全）蛋白質** (high-quality, or complete proteins)——它們含有豐富的九種必需胺基酸。個別的植物蛋白質（黃豆和藜麥除外）是**較低品質（不完全）蛋白質** (lower-quality, or incomplete proteins)，因為它們或是含量很低，或是缺少一種或一種以上的必需胺基酸。這是由於植物的胺基酸組成和人體大不相同。因此單一植物蛋白質如玉米，無法維持生命所需；要獲得足量

高品質（完全）蛋白質 (high-quality, or complete proteins) 九種必需胺基酸齊備且含量豐富的膳食蛋白質。

較低品質（不完全）蛋白質 (lower-quality, or incomplete proteins) 含量較低或缺乏一種以上必需胺基酸的膳食蛋白質。

的九種必需胺基酸，必須攝取各種不同的植物蛋白質。

即使吃了各種較低品質蛋白質，仍可能無法獲取足量的必需胺基酸。所以這類蛋白質的攝取要比較大量，才能符合人體的需求。此外，只要九種必需胺基酸其中任何一種用完，蛋白質的合成就無法再繼續進行。這就是「全有全無律」：或是九種胺基酸一起利用，或是一種也不能用。剩餘的胺基酸將作為能源，或轉變成碳水化合物或脂肪儲存起來。

關鍵思考

伊凡是個素食者，他聽過蛋白質合成的「全有全無律」，但並不了解它在人體內如何運作。他問你：「這個觀念對飲食計劃有何重要性？」你要如何回答他呢？

若有兩種或兩種以上的蛋白質，能互相補足所缺乏的必需胺基酸，稱為**互補蛋白質** (complementary proteins)。多樣化的飲食能提供高品質蛋白質，因為有蛋白質互補的效果。比方說，許多豆類缺乏必需胺基酸甲硫胺酸，而五穀類缺乏離胺酸。豆類和五穀類搭配一起吃，如豆子加米飯，就能獲取足量的所有必需胺基酸（圖6-8）。同樣道理，蔬菜缺乏甲硫胺酸，可以搭配缺乏離胺酸的堅果。因此一般人不用太在意飲食中是否九種必需胺基酸都俱全。即使是素食者也不用每餐都吃互補蛋白質，只要維持一日之內的飲食均衡即可，因為細胞內和血液中都存有備用的胺基酸（參見圖 6-14）。

互補蛋白質 (complementary protein) 兩種蛋白質互相補足所缺乏的必需胺基酸而成為高品質（完整）蛋白質。

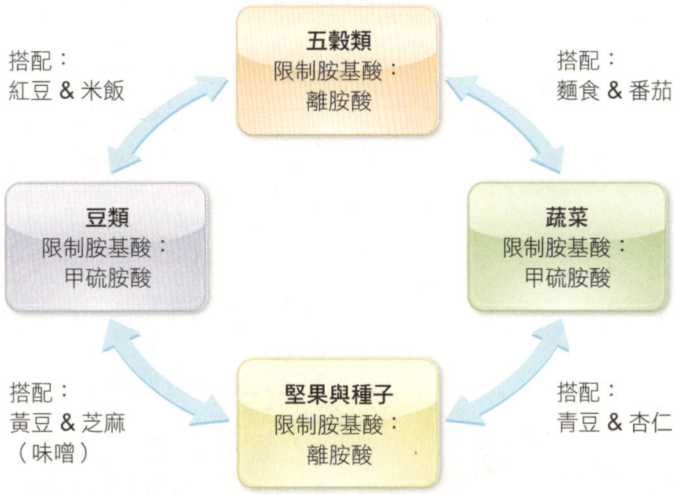

圖 6-8 植物食品根據本身的限制胺基酸互相搭配成為高品質蛋白質

一般說來，北美人應當更加留意植物蛋白質的重要性。植物食品所含能量比大部分動物食品來得低，而且能夠提供豐富的蛋白質（圖 6-9）。蛋白質的蔬菜來源，尤其是豆類和堅果，對心臟有益，可取代動物蛋白質。因為它們只含極少量膽固醇和飽和脂肪（除非在加工或烹飪過程中添加進去）。

檢視蛋白質的植物來源

就每公克蛋白質而言，植物食品比動物食品提供更多鎂、纖維質、葉酸、維生素 E、鐵（若維生素 C 同時存在可促進吸收）、鋅和鈣等。除此之外，植物食品的植化素也能預防各種慢性病。

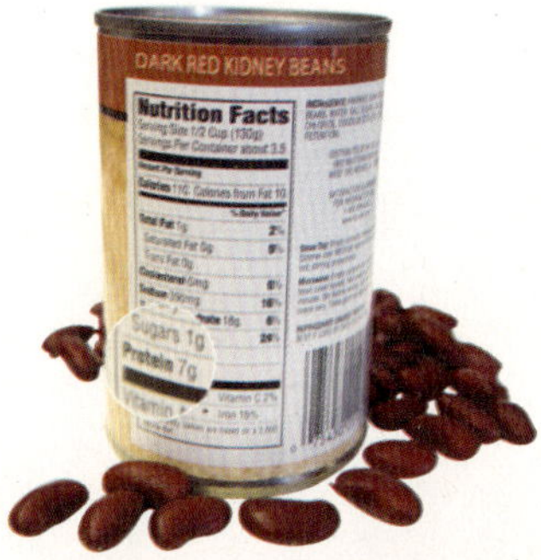

圖 6-9 豆類是蛋白質的豐富來源。大紅豆提供大量蛋白質：每份（1/2 杯）7 公克

豆類是植物的一科，由豆莢包覆著一排種子，例如：豌豆、

黑眼豆、菜豆、大北白豆、扁豆、黃豆和花生等。成熟的種子曬乾後，可以提供豐富的蛋白質、維生素、礦物質、纖維質。半杯豆類提供 100 到 150 大卡，5 到 10 公克蛋白質，脂肪不到 1 公克以及大約 5 公克纖維質。第 4 章提過吃豆子會造成腸道脹氣，因為人體缺乏可分解豆子碳水化合物的酵素。將乾豆浸泡在水中，使無法消化的碳水化合物溶出，是個不錯的方法。然而腸道脹氣對人體無害，事實上碳水化合物的醱酵產物反而可以促進結腸的健康。

堅果和種子也是植物蛋白質的極佳來源。常吃的堅果有杏仁、開心果、核桃和山胡桃等，它們的共通點是都長在樹上。要記得花生是豆類，因為它們長在地底下。種子的營養成分類似堅果，例如南瓜籽、芝麻和葵瓜籽等。一份堅果或種子含有 160 到 190 大卡、6 到 10 公克蛋白質以及 14 到 19 公克脂肪。堅果和種子雖然是卡路里的密實來源，但適量攝取極具保健效果。

總之，植物蛋白質含有豐富的營養，可替代動物蛋白質。它們便宜、好搭配、美味，可為你的餐盤增添色彩，除了提供蛋白質，其它還有健康效益。利用植物蛋白質取代不健康的食物可以降低許多疾病的風險。本章末尾「營養與你的健康」專欄會討論植物蛋白質對健康的影響。

食物蛋白質過敏

當免疫系統碰到自認為是外來的蛋白質而起反應時，就會產生過敏。就食物過敏而言，免疫系統誤認食物蛋白質是有害的入侵者。有些人對黃豆、花生、堅果（例如杏仁和核桃）以及小麥等過敏。大致說來，4 歲以下幼兒有 8% 會對食物過敏，而成人只有 2% 會過敏。有八種食物占了所有過敏案例的 90%，黃豆、花生、堅果和小麥是其中四種。（另外四種是牛奶、蛋類、魚類和貝類；圖 6-10。）過敏反應的程度可能是輕微的不耐，也可能會致命。嬰兒 4 到 6 個月大開始餵食一點過敏性食物如花生醬和蛋，是對抗食物過敏的新方法，第 15 章會進一步討論。

觀念檢查站 6.3

1. 哪些食物含有高品質蛋白質？
2. 搭配植物食品來源時為何必須重視互補蛋白質？

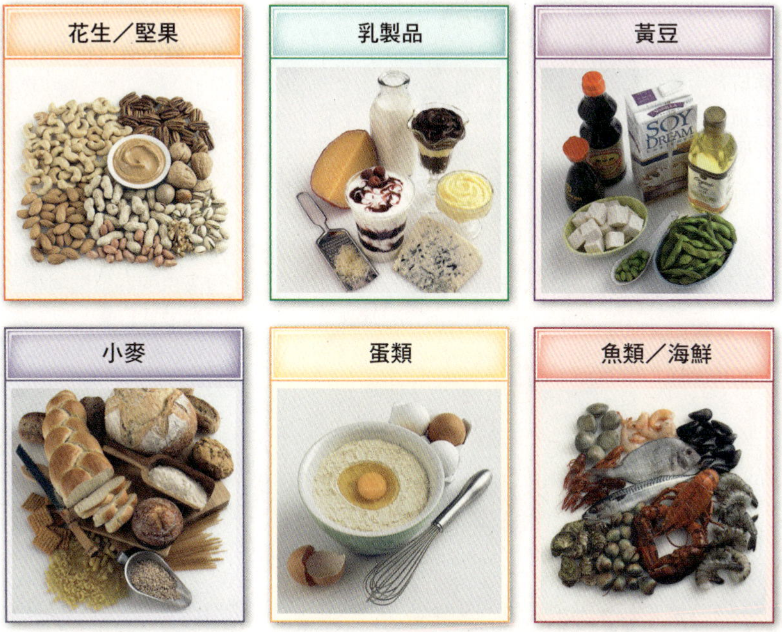
花生／堅果
乳製品
黃豆
SOY DREAM
小麥
蛋類
魚類／海鮮

圖 6-10 最常見的食物過敏原

6.4 蛋白質的消化和吸收

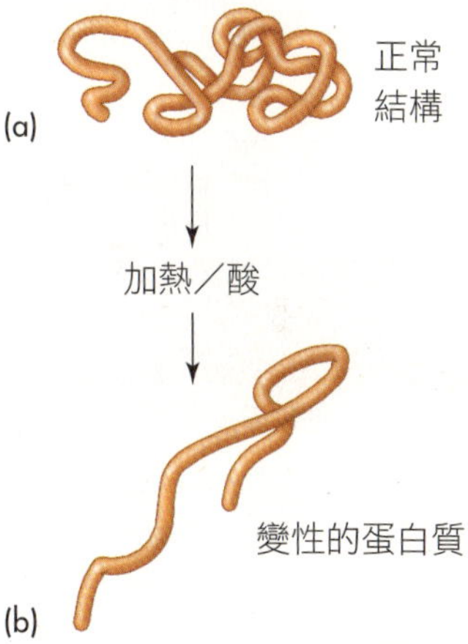

圖 6-11 蛋白質變性。
(a) 蛋白質的正常盤繞狀態。
(b) 蛋白質部分結構解開。變性使蛋白質降低生物活性，並且讓消化酵素作用於肽鍵

和碳水化合物一樣，烹煮食物也可以當作蛋白質消化的第一個步驟。烹煮使蛋白質拆解（變性）（圖 6-11），並且軟化肉類堅韌的結締組織。烹煮也使許多富含蛋白質的食物容易咀嚼、吞嚥，並且在消化和吸收過程中容易分解。烹煮還可使許多富含蛋白質的食物，例如肉類、蛋、魚、禽肉吃起來比較安全。

消化作用

蛋白質的酵素消化從胃開始（圖 6-12）。蛋白質被胃酸變性之後，**胃蛋白酶** (pepsin)（消化蛋白質的主要酵素）就開始發揮作用。胃酸解開了蛋白質，對消化過程的啟動相當重要。胃蛋白酶因而能夠接觸多肽鏈，把它們分解成較短的胺基酸鏈。胃蛋白酶並不能把蛋白質完全分解成胺基酸，因為它只能分解一部分的肽鍵。胃蛋白酶的分泌由荷爾蒙胃泌素 (gastrin) 所控制。想到食物或咀嚼食物會刺激胃中的胃泌素分泌。胃泌素也刺激「壁細胞」製造胃酸。

胃蛋白酶 (pepsin) 胃所製造，消化蛋白質之酵素。

部分消化的蛋白質和食糜一起從胃移動，進入小腸前端的十二指腸。多肽（和脂肪）一旦進入小腸，就刺激腸壁細胞分泌荷爾蒙「膽囊收縮素」(CCK)。膽囊收縮素進入血液，到達它的目標器

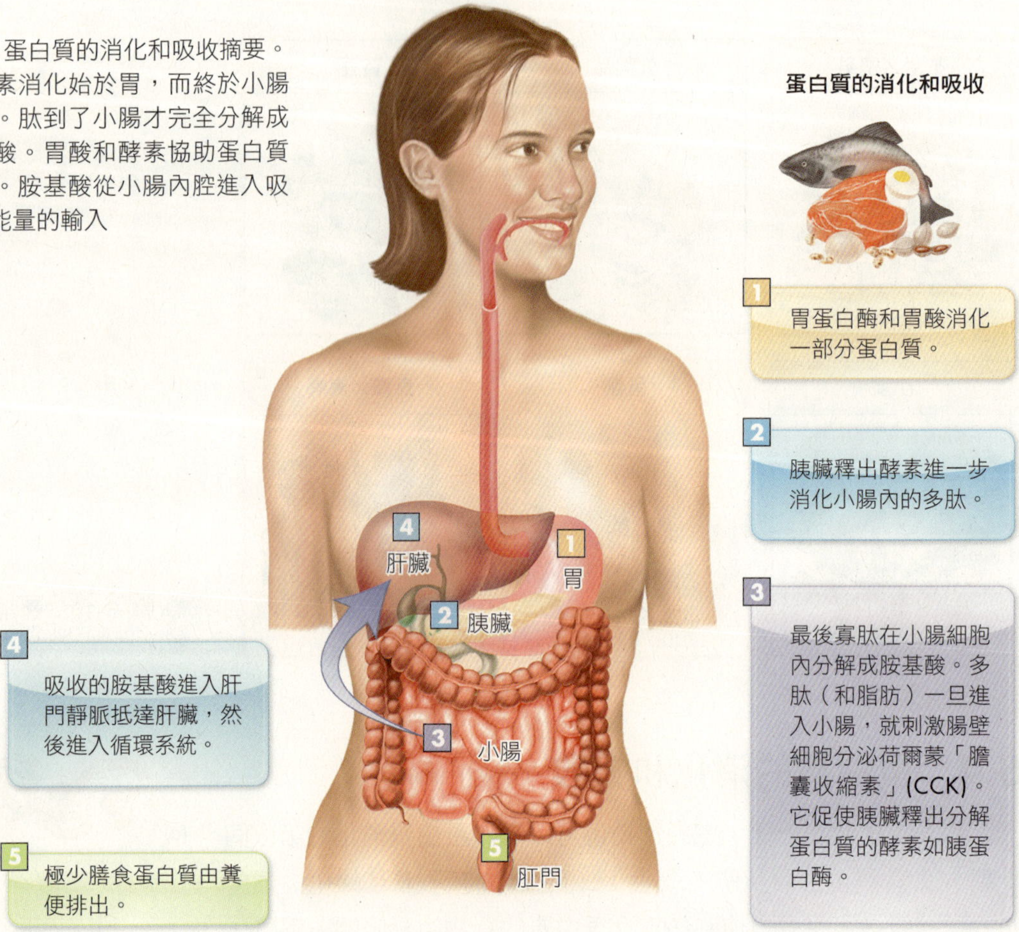
蛋白質的消化和吸收
1 胃蛋白酶和胃酸消化一部分蛋白質。
2 胰臟釋出酵素進一步消化小腸內的多肽。
3 最後寡肽在小腸細胞內分解成胺基酸。多肽（和脂肪）一旦進入小腸，就刺激腸壁細胞分泌荷爾蒙「膽囊收縮素」(CCK)。它促使胰臟釋出分解蛋白質的酵素如胰蛋白酶。
4 吸收的胺基酸進入肝門靜脈抵達肝臟，然後進入循環系統。
5 極少膳食蛋白質由糞便排出。
4 肝臟
1 胃
2 胰臟
3 小腸
5 肛門

圖 6-12 蛋白質的消化和吸收摘要。蛋白質的酵素消化始於胃，而終於小腸的吸收細胞。肽到了小腸才完全分解成個別的胺基酸。胃酸和酵素協助蛋白質的消化作用。胺基酸從小腸內腔進入吸收細胞需要能量的輸入

胰蛋白酶 (trypsin) 胰臟分泌而在小腸作用的蛋白質消化酵素。

官，也就是胰臟和膽囊。它促使胰臟釋出分解蛋白質的酵素如**胰蛋白酶** (trypsin)。這些酵素共同合作，將多肽分解成短肽和胺基酸。最後經由小腸黏膜上及小腸吸收細胞內的酵素，把所有的肽都分解成胺基酸。

吸收作用

小腸腔內的寡肽和胺基酸以主動吸收的方式進入小腸細胞。任何殘餘的肽鍵都在小腸細胞內斷解，產生個別的胺基酸。胺基酸是水溶性，因此與其他吸收的營養素經由肝門靜脈進入肝臟。在肝臟中，胺基酸可進行數種變化，視身體組織的需求而定。胺基酸在此可組合成蛋白質；分解以提供能量；進入血液循環；轉化成非必需胺基酸、葡萄糖或脂肪。如果蛋白質攝取過量，胺基酸的最後歸宿就是轉化成脂肪。

完整的蛋白質分子很少被吸收，只有在嬰兒期（4 到 5 個月大

以前）例外，這個階段嬰兒的小腸能吸收完整的蛋白質。所以餵嬰兒吃牛奶和蛋白容易造成食物過敏，專家建議等到嬰兒 4 到 6 個月大才開始吃固體食物（詳情參見延伸閱讀 5 和第 15 章）。

觀念檢查站 6.4

1. 蛋白質消化在何處開始？如何開始？
2. 在胃和小腸內進行的消化步驟為何？
3. 蛋白質消化的最終產物為何？這些產物吸收之後去向為何？

6.5 使蛋白質在人體內發揮作用

蛋白質在代謝作用和人體結構方面有許多重要的功能。我們仰賴食物供應胺基酸，以便合成所需的蛋白質。我們也必須吃足夠的碳水化合物和脂肪，食物中的蛋白質才能得到充分的利用。如果能量攝取不足，有些胺基酸就會被分解作為能源，而不是用來製造身體蛋白質。

製造人體的重要成分

細胞內的胺基酸庫可以用來製造身體蛋白質，以及其他各種產物。每個細胞內都含有蛋白質。肌肉組織、結締組織、黏液、凝血因子、脂蛋白（血液中的運送蛋白質）、酵素、抗體、荷爾蒙、視覺色素，以及骨骼內的支撐結構，大多是由蛋白質製造而成。攝取過量的蛋白質並不會促進身體成分的合成，但是攝取不足會阻礙這種合成。

人體大部分的蛋白質經常在動態的分解、重建和修復，比方說，腸道的內襯細胞就經常脫落。消化道對待剝落的細胞就像食物一般，將他們消化並吸收其中的胺基酸。事實上人體釋出的胺基酸大部分都回收進入胺基酸庫，供未來合成蛋白質之用。總之，**蛋白質新陳代謝** (protein turnover) 的過程讓細胞回應環境的變化，並且利用目前不需要的蛋白質去製造必要的蛋白質。

成人一天之中要製造和分解 250 公克的蛋白質；許多胺基酸都是回收再利用。一般北美成人每日攝取 65 到 100 公克的蛋白質，相較之下你就可以了解體內胺基酸回收的重要性。

如果蛋白質長期攝取不足，重建和修復身體蛋白質的過程就會延遲。久而久之，骨骼肌、血液蛋白質以及其他重要器官（例如心

麩質敏感

麩質是蛋白質的一種，存在於某些五穀類中：小麥、裸麥和大麥等。消化道中的蛋白質消化酵素分解麩質的一些肽鍵，不過消化並不完全，留下一些小肽和個別的胺基酸。消化作用產生的小肽可被吸收進入小腸黏膜細胞。如果某人具有麩質不耐的遺傳傾向，並且接觸到這些來自麩質的小肽時，就會產生發炎反應。雖然許多人認為麩質不耐症是食物過敏，但它確實是自體免疫反應：免疫系統攻擊並摧毀自己的細胞。麩質不耐症的發展取決於兩個因素：遺傳傾向和飲食含有一種稱為麩質的蛋白質。管理麩質不耐症唯一有效的辦法是，嚴格限制含有小麥、裸麥和大麥的食品。（參見延伸閱讀 3 和第 3 章麩質不耐症的討論。第 15 章會詳細探討食物過敏。）

蛋白質新陳代謝 (protein turnover) 細胞分解老化的蛋白質而合成新蛋白質的過程。細胞利用這種方法製造當下所需的蛋白質。

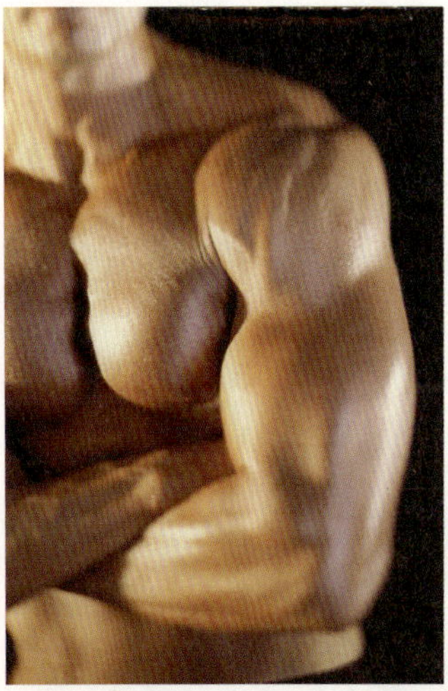
▲蛋白質賦予肌肉結構和功能

臟和肝臟）會萎縮。只有腦能抗拒蛋白質的分解。

維持體液平衡

微血管床 (capillary bed)　在動脈和靜脈循環滙合處的微小血管（管徑約一個細胞的寬度）網絡。身體細胞和血液之間的氣體和營養素交換在此進行。

胞外空間 (extracellular space)　細胞外的空間；體液有三分之一存在胞外空間。

水腫 (edema)　胞外空間積聚過多的體液。

血液蛋白質協助維持體液的平衡。動脈中的血壓強迫血液進入微血管床。其後血液中的體液由**微血管床** (capillary bed) 進入鄰近的細胞空間〔**胞外空間** (extracellular space)〕，提供營養素給各個細胞（圖 6-13）。不過血液中的蛋白質太大，無法離開微血管床進入組織。這些蛋白質將體液吸回微血管床，以平衡部分的血壓。

除非攝取足夠的蛋白質，否則血液中的蛋白質濃度終究會下降。血液蛋白質不足時，無法把足夠的體液吸回血液，使得鄰近的組織積聚過多的體液。此時組織腫脹，造成臨床上的**水腫** (edema)。水腫有可能是各種疾病引發的症狀，所以必須釐清原因。檢驗血液蛋白質濃度是診斷的重要步驟。

維持酸鹼平衡

蛋白質有助於調控血液的酸鹼平衡。位於細胞膜上的蛋白質抽送離子進出細胞，這種抽送的活動使血液保持微鹼性。除此之外，

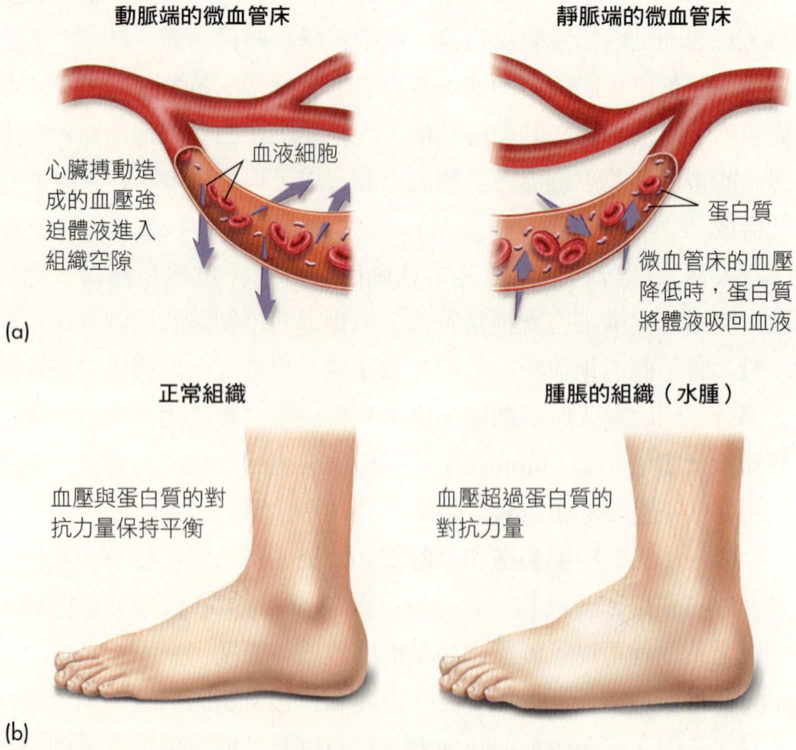

圖 6-13　蛋白質協助維持體液平衡。心臟泵送血液時，部分體液滲出血管。正常情況下，血液蛋白質將體液吸回微血管床。血液蛋白質不足時，體液滯留在組織中，造成水腫

有些血液蛋白質是人體優良的**緩衝物質** (buffers)。緩衝物質是維持小範圍內酸鹼平衡的化合物。

緩衝物質 (buffers) 能使溶液抗拒酸鹼變化的化合物。

製造荷爾蒙和酵素

許多荷爾蒙（人體內的傳訊者）的合成都需要胺基酸。有些荷爾蒙只由一個胺基酸構成，例如甲狀腺素由酪胺酸構成。在另一方面，胰島素含有 51 個胺基酸。幾乎所有的酵素都是蛋白質，或含有蛋白質的成分。

> 神經末梢所分泌的神經傳導素通常是胺基酸的衍生物，例如多巴胺和正腎上腺素（兩者皆由酪胺酸合成），以及血清素（由色胺酸合成）。

參與免疫反應

免疫系統所利用的細胞主要是由蛋白質構成；例如抗體是由白血球製造的蛋白質。這些抗體能和血液中的外來蛋白質結合，這是消滅入侵者的重要步驟。對營養不良的兒童而言，缺乏蛋白質會使麻疹轉變成致命的疾病。

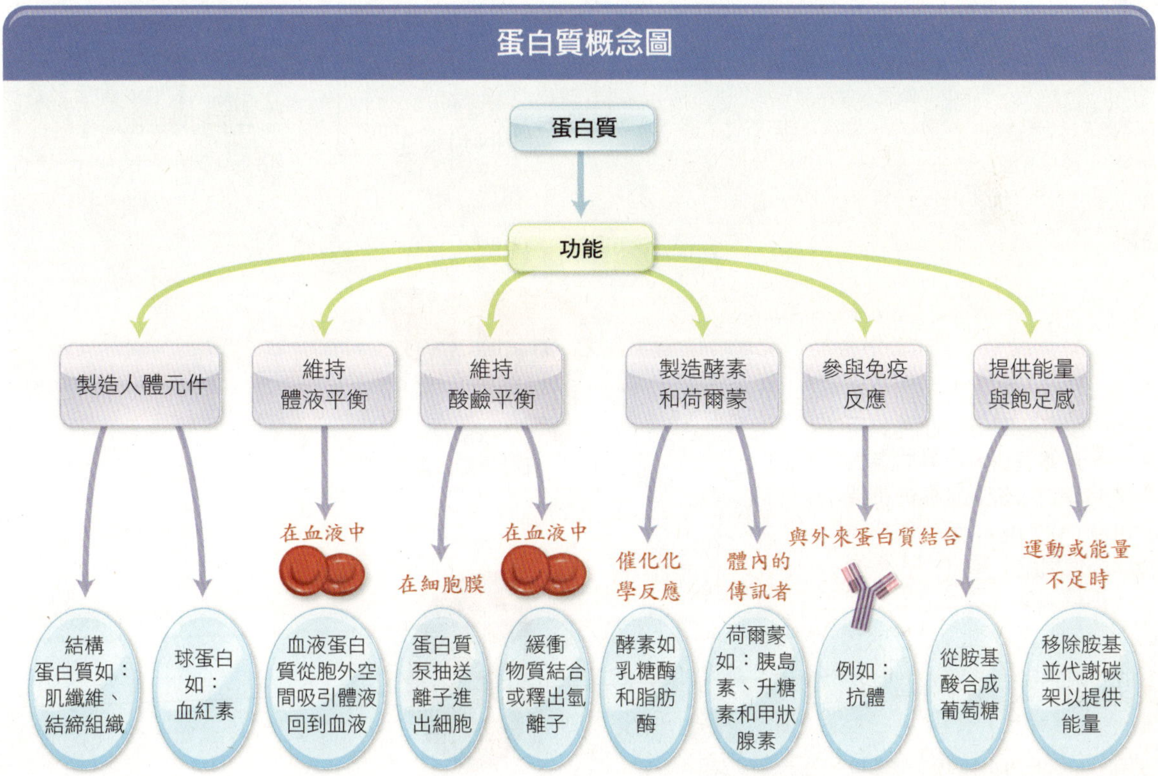

生成葡萄糖

維生素菸鹼素能由色胺酸製造，這也是蛋白質的另一個功能。

在第 4 章提過，人體必須維持相當穩定的血糖濃度，以提供能量給腦、紅血球和神經組織。休息時腦部利用了 19% 的能量，而這些能量大都來自葡萄糖。如果碳水化合物所提供的葡萄糖不敷所需，肝臟就會被迫從身體組織的胺基酸合成葡萄糖（腎臟也會，不過較少）（參見圖 6-14）。

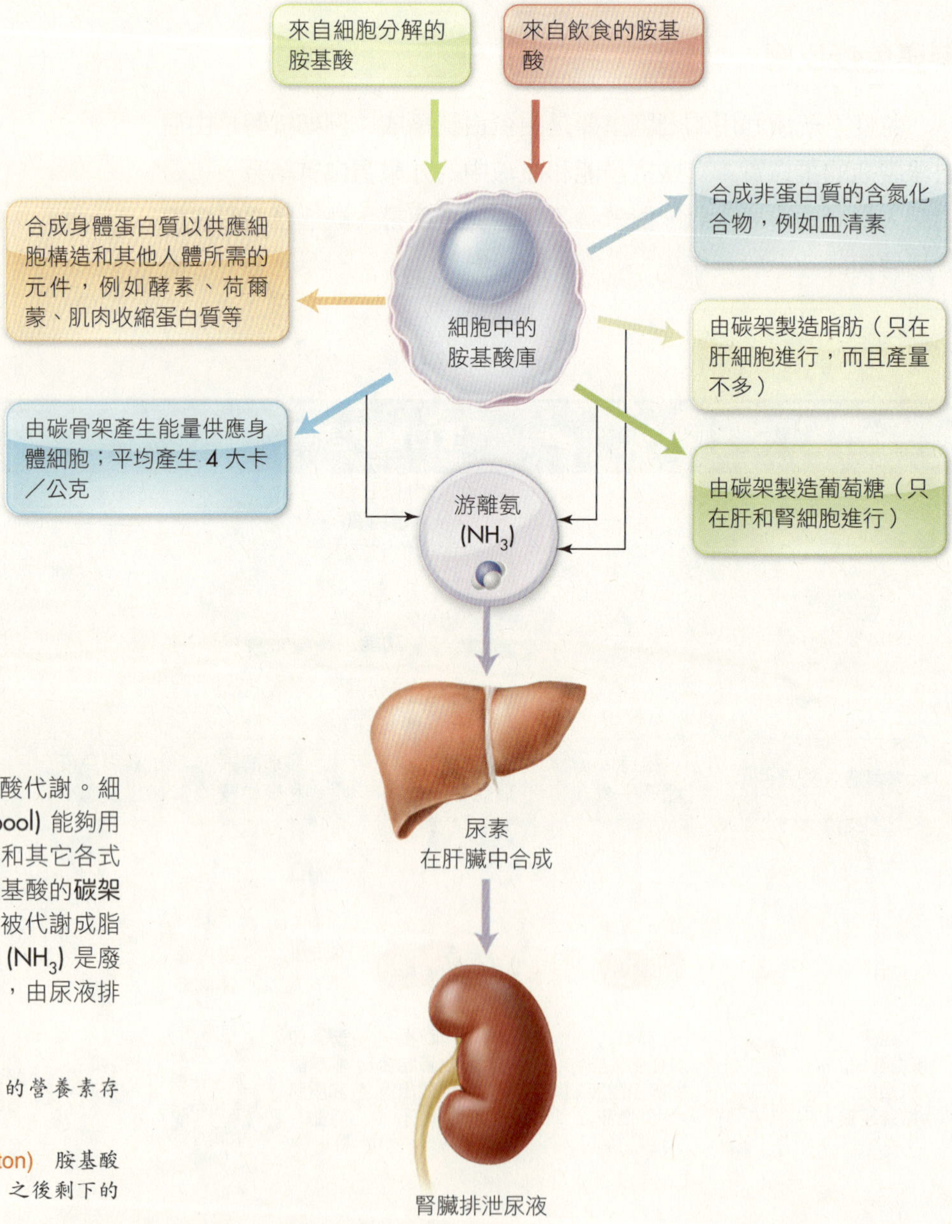

圖 6-14 胺基酸代謝。細胞中的胺基酸**庫** (pool) 能夠用來製造身體蛋白質和其它各式各樣的產物。當胺基酸的**碳架** (carbon skeleton) 被代謝成脂肪或葡萄糖時，氨 (NH_3) 是廢物。氨轉變成尿素，由尿液排泄

庫 (pool) 人體內的營養素存量，可供不時之需。

碳架 (carbon skeleton) 胺基酸移除胺基 $(-NH_2)$ 之後剩下的碳鏈構造。

從胺基酸製造葡萄糖的過程相當常見。舉例來說，如果早餐不吃，而且從前一天晚上七點以後就沒吃任何東西，人體就非合成葡萄糖不可。在極端的情況下，例如飢荒的時候，胺基酸轉變成葡萄糖消耗了許多肌肉組織，可能會造成水腫。

供應能量

對體重穩定的人而言，蛋白質很少作為人體的能量來源。只有在兩種情況下人體確實會利用蛋白質作為能源，一是從事長時間的運動，二是能量受限的期間，例如吃減肥飲食。此時胺基酸的胺基 ($-NH_2$) 被移除，剩餘的碳架則代謝以提供能量（圖 6-14）。當胺基酸的碳架被代謝成脂肪或葡萄糖時，**氨** (NH_3) 是廢物。氨轉變成**尿素** (urea)，由尿液排泄。在大多數的情況下，細胞主要是由脂肪和碳水化合物供應能量。雖然蛋白質和碳水化合物所含的能量相同（4 大卡/公克），然而蛋白質是非常昂貴的能源，他需要經過肝臟和腎臟辛勤的代謝才能加以利用。

尿素 (urea) 蛋白質代謝產生的含氮廢物，也是尿液中主要的含氮物質，化學式為

$$\mathrm{NH_2-\overset{\overset{\displaystyle O}{\|}}{C}-NH_2}$$

提供飽足感

與其他巨量營養素相較，用餐過後蛋白質最能提供**飽足感** (satiety)。因此之故，每餐都吃些蛋白質有助於控制食量。許多專家都警告，減重時不要剋扣蛋白質。滿足蛋白質需求仍舊重要，減重時超過需求還會得到額外的益處。數種有效的減肥飲食法中，蛋白質占能量百分比從 10% 到 35%，接近「巨量營養素適當分布範圍」的上限。一般說來，如果營養均衡（尤其是含有適量脂肪和足夠纖維質），這些飲食法是適當的。

飽足感 (satiety) 感到滿足並且不想再吃東西。

觀念檢查站 6.5

1. 哪些身體組成主要是蛋白質？
2. 每日蛋白質的轉換率為何？
3. 如何從蛋白質製造葡萄糖？

6.6 蛋白質的需求

我們每天必須吃多少蛋白質（確切地說，是胺基酸）呢？如果不是處於生長期，蛋白質的攝取量只需彌補任何分解的損失即可。

蛋白質平衡 (protein equilibrium) 蛋白質攝取量等於消耗量的狀態。

正蛋白質平衡 (positive protein balance) 蛋白質攝取量高於消耗量的狀態，例如成長期間。

負蛋白質平衡 (negative protein balance) 蛋白質的喪失超過攝取量，例如得了急症時。

測量尿液中的尿素和其他含氮化合物，以及從糞便、皮膚、頭髮、指甲等處消耗的蛋白質就可判斷分解量有多少。簡單地說，我們必須平衡蛋白質的攝取與消耗，維持**蛋白質平衡** (protein equilibrium) 的狀態（圖 6-15）。

在發育成長或從病中恢復時，需要「**正蛋白質平衡**」(positive protein balance) 以供應額外的蛋白質作為構造新組織的原料。此時每天所吃的蛋白質應該多於消耗的蛋白質。此外，胰島素、生長激素、睪固酮都會促進正蛋白質平衡。阻力運動（重量訓練）也會促進蛋白質的合成。蛋白質的攝取量低於需求就造成「**負蛋白質平衡**」(negative protein balance)，例如急症減少了食慾，以致蛋白質的消耗多於攝取量。

對健康的人來說，必須吃多少蛋白質才能維持蛋白質平衡（蛋白質的攝取量正好彌補蛋白質的消耗量），可以由增加攝取量直到抵達平衡點而得知。同時必須攝取足夠的能量，以免胺基酸被當作能源。

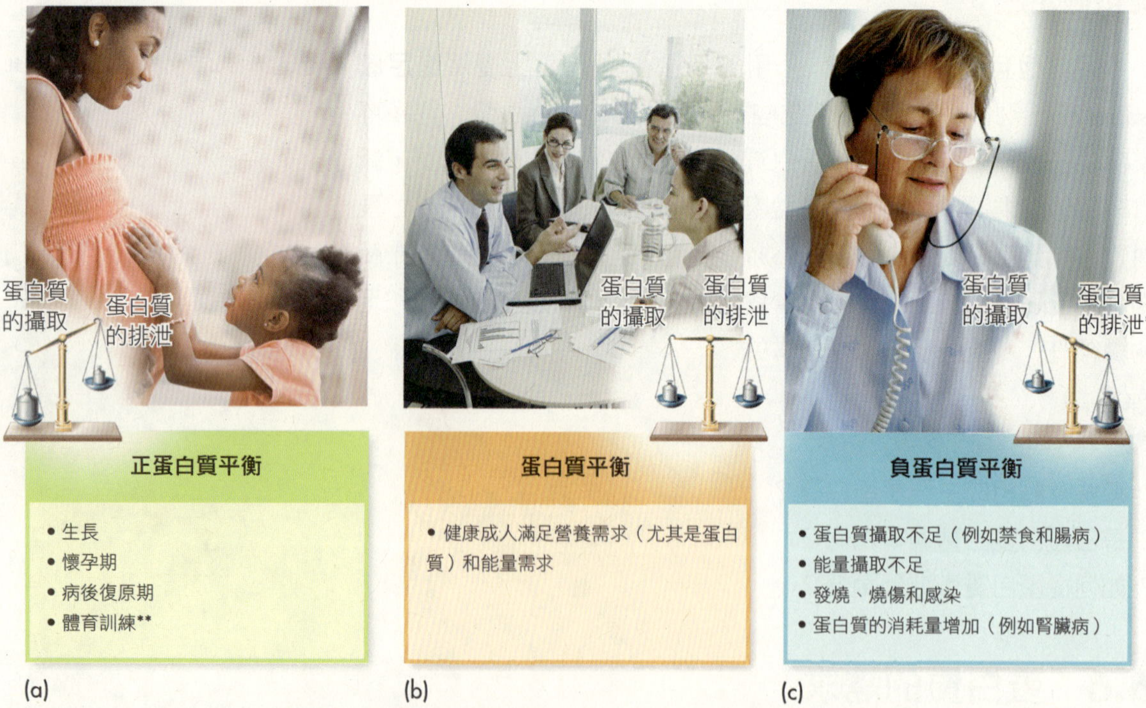
蛋白質的攝取
蛋白質的排泄
正蛋白質平衡
• 生長
• 懷孕期
• 病後復原期
• 體育訓練**
(a)
蛋白質的攝取
蛋白質的排泄
蛋白質平衡
• 健康成人滿足營養需求（尤其是蛋白質）和能量需求
(b)
蛋白質的攝取
蛋白質的排泄*
負蛋白質平衡
• 蛋白質攝取不足（例如禁食和腸病）
• 能量攝取不足
• 發燒、燒傷和感染
• 蛋白質的消耗量增加（例如腎臟病）
(c)

圖 6-15 蛋白質平衡的實例：(a) 正蛋白質平衡，(b) 蛋白質平衡，(c) 負蛋白質平衡

*根據尿液中尿素和其他含氮廢物的喪失，以及糞便、毛髮和指甲等途徑的消耗。

**增加瘦體組織質量。然而運動員所吃的蛋白質可能已經足夠支持額外的蛋白質合成，不需吃蛋白質補充劑。

目前的估計是，維持蛋白質平衡最好是每公斤健康體重攝取 0.8 公克蛋白質。0.8 公克/公斤體重是蛋白質的 RDA。在生長期間如懷孕期和嬰兒期，需要量會較高。以健康體重為基準是因為過多的脂肪與蛋白質的需求並不相干（第 7 章討論健康體重的觀念）。根據計算，體重 70 公斤（154 磅）的男性和 57 公斤（125 磅）的女性，他們的蛋白質 RDA 分別是 56 公克和 46 公克。

蛋白質的 RDA 相當於總卡路里的 10%。許多專家建議升高到 15%，讓飲食計劃更有彈性，也能涵蓋許多北美人常吃的富含蛋白質的食物。有些富含蛋白質的食物，例如豆類、堅果、種子、脫脂牛奶、海鮮等，也是屬於 2010 美國飲食指南中「應多吃的食物與營養素」。如前所述，美國食品營養委員會已經設定蛋白質攝取量的上限是總卡路里的 35%。如表 6-2 所示，目前我們每天所吃的蛋

美國 2010 飲食指南中「應多吃的食物與營養素」章，關於蛋白質攝取量提供以下建議，作為健康飲食的一部分並且符合能量需求：

- 增加脫脂或低脂牛奶和乳製品的攝取，例如牛奶、優格、起司和強化豆漿等。
- 挑選各種蛋白質食物，例如海鮮、瘦肉和禽肉、蛋、豆類和豌豆、黃豆製品以及無鹽堅果和種子等。
- 增加海鮮的份量和種類，取代部分肉類和禽肉。
- 替換高脂的蛋白質食物，代之以固體脂肪和能量較低者和／或油的來源。

表 6-2　1600 和 2000 大卡示範菜單的蛋白質含量

	菜單	1600 大卡		2000 大卡	
		份量	蛋白質（公克）	份量	蛋白質（公克）
早餐 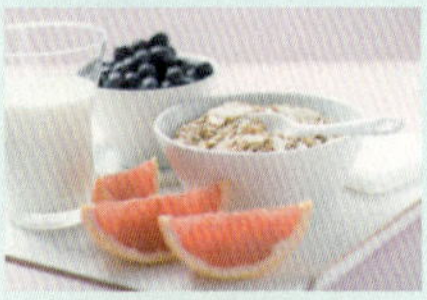	低脂雜糧穀片	2/3 cup	5	2/3 cup	5
	藍莓	1 cup	1	1 cup	1
	脫脂牛奶	1 cup	8.5	1 cup	8.5
	咖啡	1 cup	0	1 cup	0
午餐 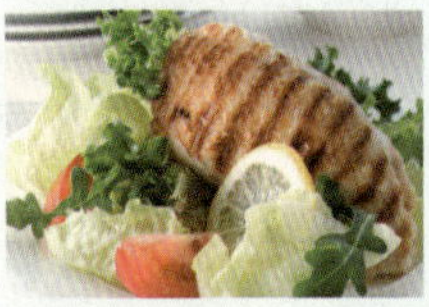	烤雞胸肉	3 oz	25	4 oz	33
	青菜沙拉	3 cups	5	3 cups	5
	烤塔可餅	1/2 cup	2	1/2 cup	2
	低脂沙拉醬	2 tbsp	0	2 tbsp	0
	脫脂牛奶	1 cup	8.5	1 cup	8.5
晚餐 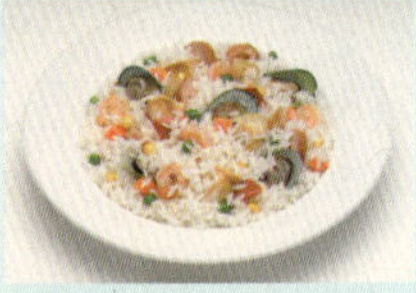	黃米飯	1 1/4 cups	5	2 1/2 cups	10
	蝦	4 large	5	6 large	7
	貽貝	4 medium	8	6 medium	12
	蛤蜊	5 small	12	10 small	24
	豌豆	1/4 cup	2	1/2 cup	4
	紅甜椒	1/4 cup	0	1/2 cup	0
宵夜 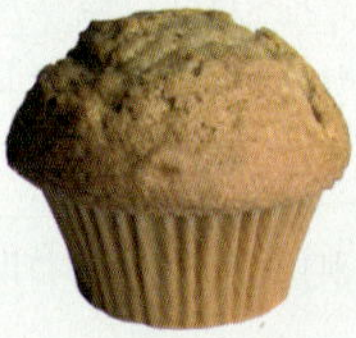	馬芬	1 small	4	1 small	4
	瑞士起司	1 oz	7.5	1 oz	7.5
	香蕉	1/2 small	0.5	1/2 small	0.5
	總計		101		132

cup = 杯；oz = 盎司；tbsp = 湯匙；large = 大；medium = 中；small = 小

白質很容易就能符合需求。北美男性平均每日吃 100 公克蛋白質，女性是 65 公克。美國大多數人吃的蛋白質量都高過 RDA 甚多，因為我們愛吃高蛋白食物而且付得起。過多的蛋白質無法全部儲存，它的碳架轉變成葡萄糖或脂肪，可儲存或經過代謝成為能源（參見圖 6-14）。

精神壓力、體力活動和例行的週末運動並不需要增加額外的蛋白質量。運動選手在做耐力訓練或繁重的訓練程序下，蛋白質的需求可能會超越 RDA。這是運動營養學爭議的領域：美國食品營養委員會並不建議增加需求，但有些專家認為攝取量應該在每公斤體重 1.7 公克。許多北美人（尤其是男性）所吃的蛋白質已經在這個範圍之內。

觀念檢查站 6.6

1. 在哪些情況下人體處於「正蛋白質平衡」？
2. 70 公斤男性的蛋白質 RDA 為何？
3. 一般美國人的蛋白質攝取量為何？

6.7 高蛋白飲食有害嗎？

人們常問：蛋白質攝取量超過 RDA 是否有害。高蛋白飲食的問題根源在於蛋白質來源多為動物性食品。高蛋白飲食往往含較少的植物食品，所以也含較少的纖維質、某些維生素（例如葉酸）、某些礦物質（例如鎂）和植化素。此外，這種飲食通常富含飽和脂肪和膽固醇，因此並不符合美國飲食指南或美國心臟協會對降低心血管疾病風險的建議。

有些（不是全部）研究指出，高蛋白飲食會增加鈣從尿液流失。如果攝取的鈣符合需求，可以不用擔心蛋白質的影響。問題是北美飲食通常缺鈣。

肉類是蛋白質最豐富的來源之一。根據族群研究，吃太多紅肉，尤其是加工肉品，和結腸癌有關。除此之外，男女兩性吃紅肉與心血管疾病和癌症導致的總死亡率和早逝死亡率也有關聯（參見延伸閱讀 6 和 10，以及下面的「營養新知」）。

這種關聯有幾個可能的原因。加工肉品如火腿和義式臘腸中所含的醃製劑或許會致癌。高溫烹調紅肉所產生的物質也可能致癌。

英磅體重換算成公斤：
154 磅 ÷ 2.2 磅/公斤
= 70 公斤
125 磅 ÷ 2.2 磅/公斤
= 57 公斤

計算蛋白質 RDA：
70 公斤 × 0.8 公克/公斤體重
= 56 公克
57 公斤 × 0.8 公克/公斤體重
= 46 公克

營養新知 紅肉與早逝的關聯

由於紅肉是大部分膳食蛋白質和脂肪的主要來源，而且吃紅肉與多種慢性病風險的升高相關，因此研究員提出假說：吃紅肉會提高早逝率。本研究的設計是從兩個前瞻性大型研究，包括沒有心血管疾病和癌症的「美國醫事人員後續研究」(1986-2008 年) 的 37,698 位男性和「美國護理師健康研究」(1980-2008 年) 的 83,644 位女性，評估吃紅肉與死亡原因。在研究期間有 23,926 人死亡，其中 5,910 人死於心血管疾病，9,464 人死於癌症。紅肉攝取量分析顯示，攝取加工與未加工紅肉會升高男女兩性心血管疾病和癌症的總死亡率。作者估計每天以一份健康的蛋白質來源（例如魚類、禽肉、堅果、豆類、低脂乳製品和全穀類等）取代一份紅肉，可降低 7% 到 19% 的死亡風險。作者也估計這批人如果每天少吃半份紅肉（約每日 42 公克），在研究結束時可減少男性 9.3% 的死亡和女性 7.6% 的死亡。這些研究結果支持以下假說：吃紅肉會升高心血管疾病和癌症導致的總死亡和早逝風險。

資料來源：參見延伸閱讀 10

吃許多紅肉以致於連帶吃了太多脂肪，或因此而吃太少纖維質，也可能有關。因此之故，有些營養專家建議吃禽肉、魚類、堅果、豆類和種子以獲取蛋白質。此外，在烹調（尤其是燒烤）肉類之前，任何肉眼可見的脂肪都應先切除。

有些研究員認為，高蛋白飲食會產生過量的尿素形式的氮，因而增加了腎臟的負擔。此外，動物蛋白質可能會使某些人產生腎結石。在腎臟病的早期階段，吃低蛋白飲食可以稍微延緩腎臟功能的惡化。動物實驗的結果顯示，蛋白質的攝取剛好符合需求，長期下來要比高蛋白飲食更能維持腎臟功能。對於糖尿病患者、腎臟病人或只有一個腎臟可用的人而言，維持腎臟功能特別重要，因此不宜吃高蛋白飲食。高蛋白飲食會增加尿量，轉而增加脫水的風險，運動選手尤其要注意。

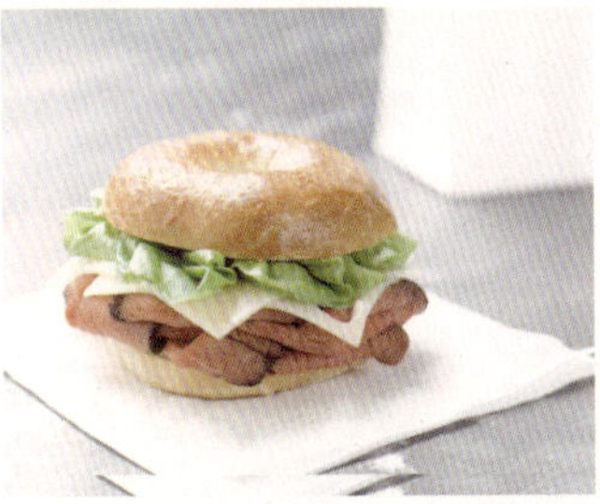

▲動物蛋白質食物如烤牛肉（2 盎司）和瑞士起司（1 盎司）加貝果（3.5 吋），是典型北美飲食的主要蛋白質來源。這個三明治提供 332 大卡和 31 公克蛋白質

胺基酸補充劑

蛋白質和胺基酸補充劑的使用者主要是運動員和節食者。運動員希望藉此增加肌肉量。前面提過的支鏈胺基酸尤其受到想要增強表現的運動員歡迎。節食者吃這類補充劑是希望減掉更多體重。雖然飲食中正確份量的蛋白質有助於運動表現和體重控制，不過吃胺基酸補充劑並不安全。

本章稍早提過，消化系統適合處理全蛋白質作為胺基酸的膳食來源。個別的胺基酸補充劑會以壓倒性的優勢破壞小腸的吸收機制，造成人體的胺基酸不平衡。因為化學性質相似的胺基酸會彼此競爭進入吸收細胞，如果有一種胺基酸過量，就會妨礙其他胺基酸的吸收。比方說，離胺酸和精胺酸利用相同的載體吸收，離胺酸過量時就會妨礙精胺酸的吸收。最容易因為攝取過量而引起中毒的胺基酸是甲硫胺酸、半胱胺酸、組胺酸等。胺基酸攝取不平衡和中毒的問題相當嚴重，所以並不建議吃個別的補充劑。這些胺基酸也有令人不快的味道，並且比食物蛋白質昂貴得多。加拿大法規禁止販售個別胺基酸給消費者。本章末尾「營養學家的選擇」有更多這個議題的資訊。

觀念檢查站 6.7

1. 常吃高蛋白飲食的壞處為何？

6.8 蛋白質-能量營養不良

蛋白質缺乏很少單獨發生，通常是食物不足引起的，並且伴隨著能量和其他營養素缺乏。在已開發國家，酒精中毒會造成蛋白質缺乏的病例，因為酒類提供了大部分能量，而其中沒有多少蛋白質。蛋白質與能量營養不良是全世界醫院中的重大問題，影響的病患從嬰兒到老人都有。營養不良的原因或是因病入院，或是住院本身所引起的（參見延伸閱讀 4）。開發中國家居民的飲食往往只有少量的能量和蛋白質。這種營養不足的情況阻礙了兒童的生長，並且終其一生容易感染疾病。（第 12 章的主題是營養不足。）蛋白質和能量攝取不足會造成**蛋白質-卡路里營養不良** (protein-calorie malnutrition, PCM)，也叫作蛋白質-能量營養不良 (protein-energy malnutrition, PEM)。情況不嚴重的話，很難辨別 PEM 患者是缺能量還是缺蛋白質，或者兩者都缺乏。營養素（包括蛋白質）攝取不足，再加上原本就有的疾病所造成的營養不良叫作**夸許奧卡症** (kwashiorkor)。但如果營養素（尤其是能量）缺乏的情況嚴重，會導致**消瘦症** (marasmus)。這兩種疾病的患者通常是兒童，不過成人也會罹患，甚至包括北美的住院病人。這不過是營養不足冰山的一角而已，甚至一個人會有同時有這兩種疾病的症狀（圖 6-16）。

蛋白質-卡路里營養不良 (protein-calorie malnutrition, PCM) 能量和蛋白質經常攝取不足所造成的症狀，最後會導致身體消耗（尤其是瘦體組織）和容易感染。又稱蛋白質-卡路里營養不良。

夸許奧卡症 (kwashiorkor) 能量中度缺乏，蛋白質極度缺乏，再加上已有的疾病，常見於幼兒。這些兒童往往受到感染並出現水腫的症狀，發育不良，虛弱，而且容易導致更嚴重的疾病。

消瘦症 (marasmus) 蛋白質和能量均極度缺乏而導致的疾病，是蛋白質-能量營養不良所造成的疾病之一。患者幾無脂肪儲存，肌肉質量少而力氣小，常因感染而死亡。

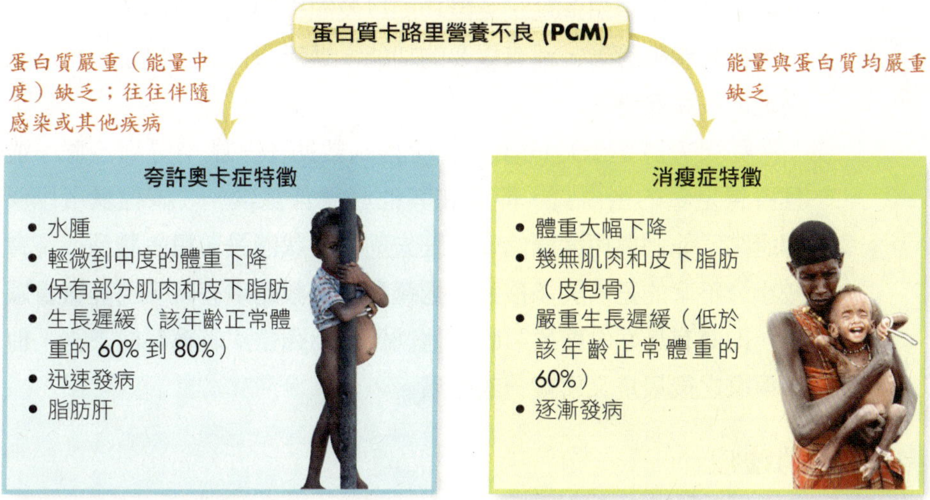
蛋白質卡路里營養不良 (PCM)
蛋白質嚴重（能量中度）缺乏；往往伴隨感染或其他疾病
能量與蛋白質均嚴重缺乏
夸許奧卡症特徵
• 水腫
• 輕微到中度的體重下降
• 保有部分肌肉和皮下脂肪
• 生長遲緩（該年齡正常體重的 60% 到 80%）
• 迅速發病
• 脂肪肝
消瘦症特徵
• 體重大幅下降
• 幾無肌肉和皮下脂肪（皮包骨）
• 嚴重生長遲緩（低於該年齡正常體重的 60%）
• 逐漸發病

圖 6-16　兒童營養不足的分類圖

夸許奧卡症

夸許奧卡是迦納語，意謂「老二出生時老大所得的病」。在開發中國家，嬰兒從出生開始通常都是母乳哺餵。當小孩長到一歲或一歲半時，母親再度懷孕或已經再度生產，此時老大已不可能再吃母乳。他的飲食從營養豐富的母乳突然轉換成澱粉質的根莖和**稀粥** (gruels)。這些食物與總能量相較，是屬於低蛋白質密度的食物。除此之外，這些食物含有許多植物纖維，體積比較龐大，小孩難以從中獲取足夠的能量。小孩也可能受到感染，因而急遽升高了能量和蛋白質的需求。總而言之，這些孩童只能勉強滿足能量需求，而蛋白質的需求則無法滿足，也不足以對抗感染。此外，維生素和礦物質也往往嚴重缺乏。饑荒的災民面臨的正是同樣的問題。

稀粥 (gruels)　五穀類或豆類加水或牛奶的稀薄混合物。

夸許奧卡的主要症狀是虛弱、腹瀉、倦怠、發育不良並且畏縮。這些症狀會使其他疾病更加惡化。舉例來說，痲疹只會使健康兒童生病一週左右，但對夸許奧卡症的孩童卻會變成重症，甚至導致死亡。這種疾病的進一步症狀是頭髮顏色改變、缺鉀、皮膚鱗片狀脫落、脂肪肝、肌肉質量減少以及腹部與四肢嚴重水腫。仍有少許皮下脂肪的孩童患有水腫，是夸許奧卡症的標識（參見圖 6-16）。此外，這些孩童很少移動。如果抱起他們，他們也不會哭。抱著他們感覺不出肌肉和脂肪組織，有的只是水腫的鼓脹。

夸許奧卡的許多症狀都可以由蛋白質的角色來解釋。蛋白質在體液平衡、脂蛋白運送、免疫功能以及組織製造（例如皮膚、消化道內襯和頭髮等），都有重要的功能。缺乏蛋白質的兒童不可能正常地成長和發育。

如果夸許奧卡症的孩童及時得到救助——感染得到治療，並且獲得足量的蛋白質、能量和其他必需營養素——病程就可以反轉過來。他們會再度開始成長，先前的症狀消失，只是體型或許會較小。不幸的是，許多孩童在抵達醫院或救助中心時，已經嚴重感染。即使有最好的醫療照顧，他們仍不治死亡；就算存活下來，他們返家之後只是又重複一次循環。

消瘦症

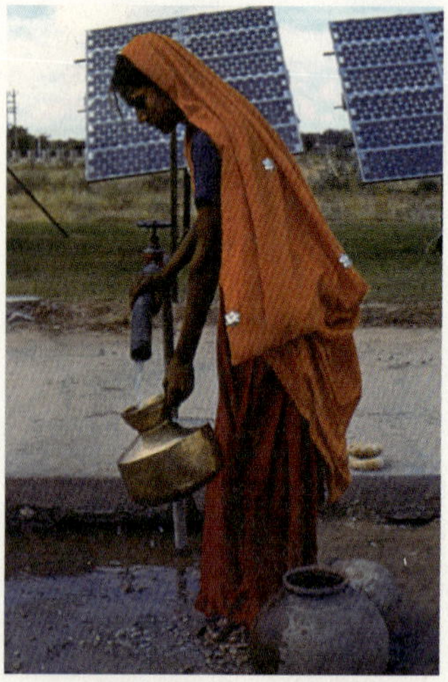

▲開發中國家供水不安全造成消瘦症，尤其是奶瓶哺餵的嬰兒

典型的消瘦症是嬰兒緩慢地餓死，這是由於飲食所含的蛋白質、能量和其它營養素都不足所致。前面提過，這種疾病也叫作**蛋白質-能量營養不良**，尤其是指較大的兒童和成人。*Marasmus* 是希臘文，意指「日漸消瘦」。患者的外表只有「皮包骨」，幾乎沒有皮下脂肪（參見圖 6-16）。

消瘦症通常發生在非母乳哺餵或是很早就斷奶的嬰兒。在貧窮和衛生設施不足的環境裡，奶瓶哺餵往往造成消瘦症。因為飲水不安全造成斷奶配方沖泡不當，或是父母負擔不起足夠的嬰兒配方。後一種情況下只好把配方稀釋，結果讓嬰兒只是喝了許多水。

嬰兒消瘦症通常發生在貧窮國家的大都市裡。在都市裡當母親外出工作或不在家時，嬰兒必須由他人代為照顧，所以奶瓶哺餵有其必要。消瘦症的嬰兒需要大量的能量和蛋白質（有如**早產兒**，preterm），如果得不到供應就不可能復原。從懷胎開始一直到週歲，是腦部的生長期。事實上，出生之後腦部就以飛快的速度生長。如果飲食無法支持出生頭幾個月的腦部生長，日後恐怕就不能長到成人般大小。這種腦部生長不足可能導致智力低下。夸許奧卡症和消瘦症嚴重打擊嬰兒和兒童；在開發中國家的死亡率往往高出北美 10 到 20 倍。

早產兒 (preterm) 妊娠不足 37 週即出生的嬰兒。

觀念檢查站 6.8

1. 夸許奧卡症和消瘦症的特徵分別為何？
2. 為何在貧窮國家奶瓶哺餵的嬰兒是消瘦症的高風險群？

營養與你的健康 Nutrition and Your Health (NAYH)

素食與蔬食

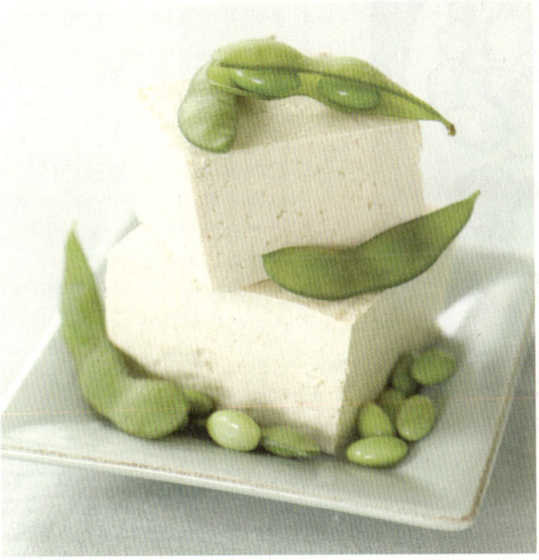

素食主義經過許多世紀的演變，已經從不得不然變成為一種選項。很難統計美國到底有多少人吃素。最近蓋洛普民意調查發現，5% 的美國成人自稱是素食者，而 2012 年「素食時代」的研究顯示 4% 的美國成人（900 萬人）吃素，而其中只有 200 萬人是嚴格的純素食者（參見延伸閱讀 11）。大學裡也風行素食主義。根據 2009-2010 年的調查發現，有 12% 的大學生認為自己是素食者。

素食已經發展出許多黃豆為主的肉類替代品。此外烹飪書也配合各種程度的素食者，重視水果、蔬菜和調味料的使用，讓他們有更多的選擇。

越來越風行的素食造成市面上的許多變遷。許多消費者外食的時候希望有素食的選項，餐廳為了因應也開始提供素食（參見延伸閱讀 11）。大學校園的餐館每餐都有素食。

隨著營養學的發展，許多新的資訊有助於素食菜單的設計。素食者應該重視這方面的新知，因為光吃植物食品會缺乏各種營養素，而且會造成嬰兒和兒童的生長遲緩。素食者只要遵循幾條基本規則來設計菜單，就可以符合營養需求。

吃素的健康效益已有廣泛的記錄可查。研究顯示，素食者的心血管疾病、高血壓、癌症、第 2 型糖尿病以及肥胖等慢性病的死

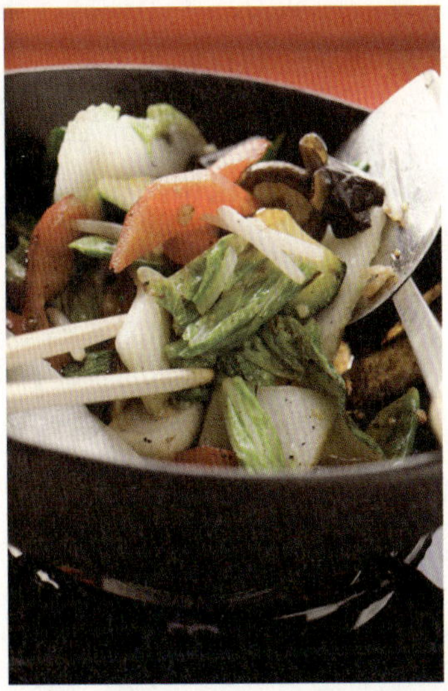

▲「週一無肉日」是響應《健康國民 2010》減少 15% 膳食飽和脂肪的目標，於 2003 年創立的非營利運動。「週一無肉日」運動建議週一的飲食剔除肉類，代之以蔬果、全穀類和豆類等。在理想情況下，這種飲食模式逐漸擴展到平日而成為更健康的飲食習慣（參見延伸閱讀 9）

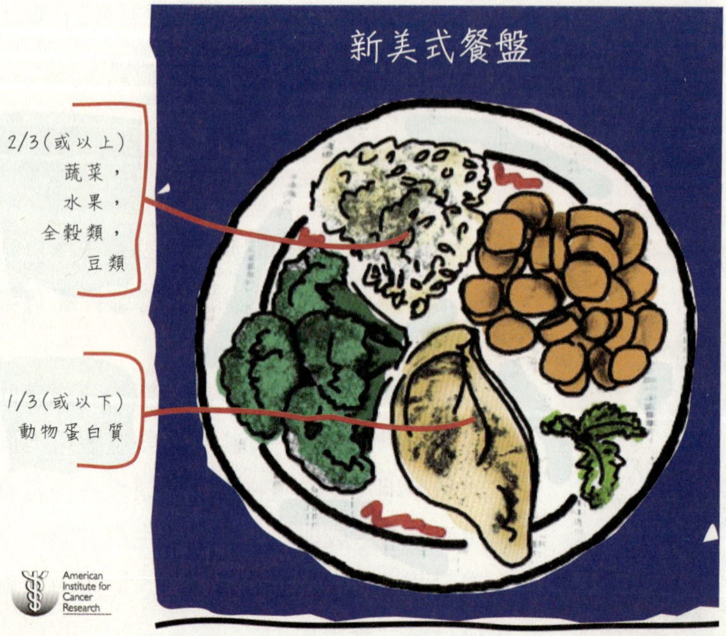

「新美式餐盤」由美國癌症研究院發布，是體現「健康餐盤」觀念的先驅。

美國癌症研究院的防癌建議：

1. 越瘦越好，但不要體重不足。
2. 經常運動，每天至少 30 分鐘。
3. 不喝含糖飲料。少吃能量密集食物。
4. 多吃各種蔬果、全穀類和豆類等。
5. 少吃紅肉（例如牛肉、豬肉和羊肉等），不吃加工肉品。
6. 節制飲酒，男性每日二杯，女性一杯。
7. 少吃含鹽（鈉）食物。
8. 不要利用補充劑防癌。

而且永遠記住……
不要抽菸或嚼菸草。

亡率，低於非素食者。素食者往往較長壽，例如奉行素食主義的宗教團體。這也可能與素食者健康的生活方式（不抽菸、遠離酒精和毒品和經常運動）有關。

在第 2 章提到，「健康餐盤」和美國飲食指南強調全穀類麵包和麥片與蔬果等植物為主的飲食。除此之外，美國癌症研究院倡導「新美式餐盤」，其中三分之二（或以上）是蔬食，而肉類、魚類、禽肉和低脂乳製品只占三分之一（或以下）。雖然這些建議仍然包括動物食品，但已經比典型的北美飲食更近似素食了。

為何吃素？

人類吃素的理由千百種，包括道德倫理、宗教、經濟與健康等。有人認為殺死動物而吃它們的肉是不道德的。印度教和天主教的苦修派吃素，這是他們宗教儀式的一部分。在美國，許多基督復臨安息日會的教友根據聖經而吃素，他們認為這是比較健康的生活方式。

有人了解到動物並非有效率的蛋白質工廠，因而選擇吃素。在美國，將近 70% 的穀類作物用來餵養動物，而全世界 35% 的穀物收成用來製造動物蛋白質。雖然食用動物有時吃的是人類無法消化的青草，但它們也吃許多人類能吃的穀物。根據聯合國環境總署的資料，穀物飼養動物需要大約 3 公斤穀物才能產生 1 公斤蛋白質（參見延伸閱讀 7）。在草原上吃草的家畜有項長處，就是它們將青草轉變成蛋白質的效率比穀物飼養的動物來得有效。

人類也會為了健康的理由而吃素，因為素食含有豐富的碳水化合物，維生素 A、E、C、類胡蘿蔔素、鎂與纖維質等，而飽和脂肪和膽固醇的含量較低。

預防疾病

植物來源的蛋白質具有心臟保健效益。首先，我們所吃的植物食品不含膽固醇和反式脂肪，只有少量飽和脂肪。如第 5 章所述，純素飲食加上經常運動，以及其他生活方式的調整，可以反轉動脈硬化。植物食品的脂肪主要是單元不飽和與多元不飽和脂肪。堅果尤其富含單元不飽和脂肪，有助於降低血膽固醇。

豆類和堅果含有水溶性纖維，會在小腸內與膽固醇結合，防止它被小腸細胞吸收。此外，大豆製品所含的植化素可抑制肝臟製造膽固醇，雖然影響不是很大（約減少 2% 到 6%）。從 1999 年開始，美國 FDA 批准大豆製品可降膽固醇的健康宣稱，美國心臟協會也建議高膽固醇者吃大豆蛋白。如第 2 章所述，要在食品標示上列出健康宣稱，每份產品必須含有至少 6.25 公克大豆蛋白，並且少於 3 公克脂肪，1 公克飽和脂肪和 20 毫克膽固醇。

植物食品還含有其它保護心臟的化合物。某些植化素有助於防止血栓並放鬆血管。堅果尤其富含保護心臟的營養素，例如維生素 E、葉酸、鎂和銅等。經常攝取堅果（每週五次，每次約 1 盎司）可降低心血管疾病的風險。第 2 章提到，美國 FDA 批准堅果可降低心血管疾病風險的合格健康宣稱。

植物食品中的許多植化素也能預防乳癌、前列腺癌和結腸癌等。許多具有抗癌效果的植物食品是透過抗氧化機制而發揮作用。

攝取植物蛋白質可預防心血管疾病和癌症，不過還有其他領域可供未來的研究。糖尿病人和葡萄糖不耐者吃植物蛋白質尤其有益，因為植物食品的高纖可以緩和血糖的上升。常吃堅果甚至能降低膽結石、肥胖和第 2 型糖尿病的風險。

飲食增加植物蛋白質

下列建議可讓你的飲食增加植物蛋白質的用量。

- 下次野炊時嘗試做素肉漢堡。素肉通常是豆製品，在雜貨店的冷凍食品區可以找到，有各種好吃的口味可選。許多餐廳也供應素肉漢堡。
- 在沙拉上撒些葵瓜籽或碎杏仁可增添滋味和口感。
- 製作香蕉麵包時，在麵糊中混入碎核桃可獲取單元不飽和脂肪。
- 大豆仁和毛豆是很好的零嘴。
- 在貝果上抹花生醬，取代奶油或乳酪醬。
- 晚餐換掉牛肉或雞肉塔可餅。用煎鍋加熱一罐大北豆與半包塔可調味料，加上碎番茄，作為玉米烙餅的內餡。
- 如果你是乳糖吸收不良或乳糖不耐的患者，考慮改喝豆漿，尤其是加鈣強化的豆漿。

素食者的飲食計劃

據估計有 5% 的美國成人自認為是素食者，但只有不到 2% 是完全素食者或**純素者 (vegan)**，他們只吃植物食品（也不使用動物製品如皮鞋或羽毛枕頭）。**果素者 (fruitarian)** 主要吃水果、堅果、蜂

純素者 (vegan) 只吃植物食品的人；完全不用動物食品。

果素者 (fruitarian) 主要吃水果、堅果、蜂蜜和植物油的人；完全不用動物食品。

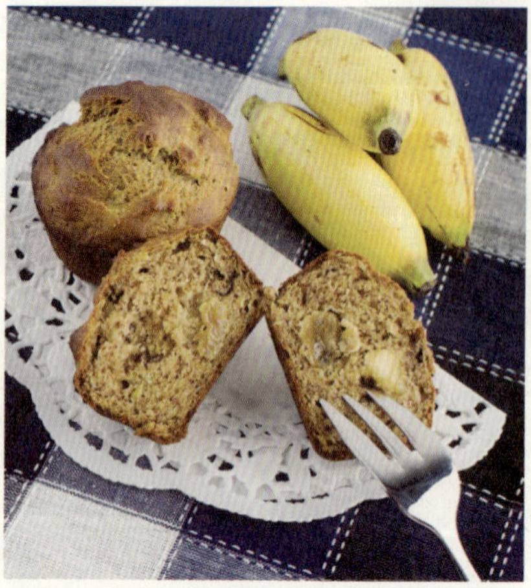

▲有多種方式可將植物蛋白質併入日常飲食，例如將核桃加入香蕉馬芬

蜜和植物油；這型素食對各個年齡層都可能造成營養素缺乏，所以並不建議。**奶素者** (lactovegetarian) 稍微修正了素食主義，吃乳製品和植物食品。**奶蛋素者** (lactoovovegetarian) 更進一步，吃乳製品和蛋，再加上植物食品。在飲食中涵蓋這些動物食品讓飲食計劃更加容易，因為它們可以補充許多植物食品所無，或含量很低的營養素，例如維生素 B_{12} 和鈣。飲食越多樣化就越容易滿足營養需求。因此純素和果素者不沾任何動物食品，使他們和其他半素食者截然不同。

純素飲食規劃

規劃純素飲食需要知識和創意，才能在沒有動物食品的情況下獲得高品質蛋白質和重要營養素。在章節 6.3 你學到互補蛋白質，知道某種食物蛋白質所缺的必需胺基酸，可以由同一餐或下一餐的其他蛋白質來源加以彌補（圖 6-8）。舉例來說，許多豆類的甲硫胺酸含量不足，而五穀類所含的離胺酸很少（上述二者都是必需胺基酸），這兩種食物若搭配著吃，就可以獲得足量的兩種胺基酸，所以穀類和豆類可互補不足（圖 6-8）。就像任何飲食一樣，多樣化對純素飲食的營養尤其重要。表 6-3 舉例說明素食計劃，強調五穀類、豆類、堅果和種子等，以滿足蛋白質需求。

除了胺基酸之外，純素者某些微量營養素攝取不足也是問題。最容易缺乏的是核黃素、維生素 D 和 B_{12}、鐵、鋅、碘和鈣等。雖然利用綜合維生素和礦物質補充劑可以彌補，不過仍應採行下列飲食建議。

核黃素可以從綠色葉菜、全穀類、酵母和豆類獲得。維生素 D 可以由經常日曬、營養強化食品（例如人造奶油）以及某些品種的蘑菇中獲得。

天然的維生素 B_{12} 只存在動物食品中。植物食品中微量的維生素 B_{12} 只是來自土壤和微生物的污染，可以忽略不計。由於肝臟儲存的維生素 B_{12} 足敷四年所需，所以吃純素要經過很長一段時間之後，才會出現缺乏的症狀。持續缺乏膳食維生素 B_{12} 會導致貧

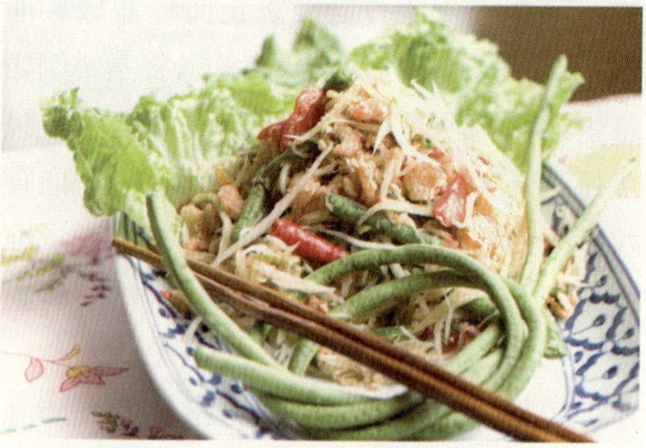

▲記住蔬菜中的胺基酸要不同來源互相搭配才能充分利用

奶素者 (lactovegetarian) 吃乳製品和植物食品的人。

奶蛋素者 (lactoovovegetarian) 吃乳製品、蛋和植物食品的人。

表 6-3 根據健康餐盤的素食計劃

	健康餐盤份數		
食物大類	奶素*	純素**	重要營養素***
穀類	6–11	8–11	蛋白質、硫胺、菸鹼素、葉酸、維生素 E、鋅、鎂、鐵、纖維質等
豆類	2–3	3	蛋白質、維生素 B_6、鋅、鎂和纖維質等
堅果和種子	2–3	3	蛋白質、維生素 E 和鎂等
蔬菜類	3–5（每日包含一份深綠葉菜）	4–6（每日包含一份深綠葉菜）	維生素 A、維生素 C、葉酸、維生素 K、鉀、鎂等
水果類	2–4	4	維生素 A、維生素 C、葉酸等
奶類	3	—	蛋白質、核黃素、維生素 D、維生素 B_{12} 和鈣等
強化豆漿	—	3	蛋白質、核黃素、維生素 D、維生素 B_{12} 和鈣等

*此計劃含 75 公克蛋白質和 1650 大卡
**此計劃含 79 公克蛋白質和 1800 大卡
***一份富含維生素和礦物質的即食早餐穀片可以補足營養缺口，綜合維生素和礦物質補充劑也可。純素者也可利用強化豆漿提供鈣、維生素 D 和維生素 B_{12} 等

血、神經受損、精神障礙等。文獻上有吃素的母親和她們的嬰兒都缺乏維生素 B_{12} 的記錄；吃素的母親所分泌的乳汁只含少量的維生素 B_{12}。純素者應當找尋維生素 B_{12} 的可靠來源，例如營養強化的豆漿、即食早餐麥片或利用富含維生素 B_{12} 的培養基所培養的酵母。

至於鐵，可以從全穀類、水果乾、堅果和豆類中獲得。這些食物中的鐵質並不像動物食品的鐵那樣容易吸收，不過這些食物搭配維生素 C 共食可以增加鐵的吸收率。所以每當吃富含鐵質的食物就吃維生素 C 是個不錯的主意。用鐵鍋烹飪也可以為飲食添加鐵質。

純素者可以從全穀類（尤其是即食早餐穀片）、堅果和豆類獲取鋅，不過這些食物中的植酸和其他物質會抑制鋅的吸收。麵包是鋅的良好來源，因為麵糰醱酵過程降低了植酸的作用。碘鹽是碘的可靠來源，應當用它取代原味的鹽。這兩種鹽在美國超市都買得到。

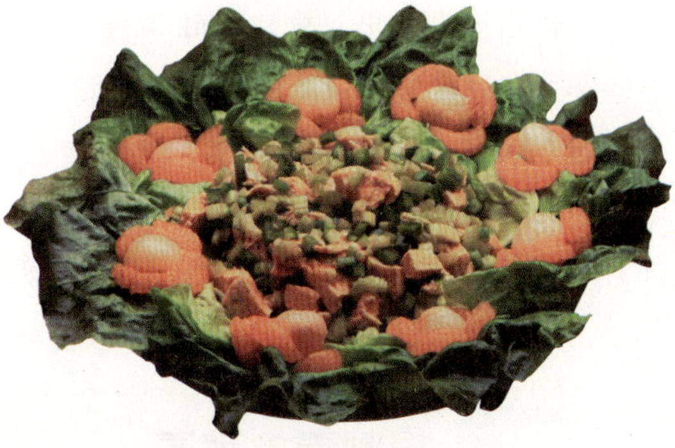

▲沙拉含有多種蔬菜和豆類，是健康的素食

純素者在所有的營養素中，鈣和維生素 D 的攝取量最可能不足。要獲取鈣質，純素者可以喝加鈣強化的豆漿或柳橙汁，吃加鈣強化的豆腐（閱讀食品標示）或其他食品如早餐麥片和點心。綠色葉菜和堅果也含有鈣質，但有吸收不易或含量不高的缺點。另一

個選擇是吃鈣補充劑。特別設計菜單仍然必要，因為綜合維生素和礦物質補充劑也可能無法供應足夠的鈣以維持骨骼健康。

攝取足量的 ω-3 脂肪酸是素食者（尤其是純素者）必須關切的另一問題。魚類和魚油是這些對心臟有益的油脂的豐富來源，可是都被素食剔除掉了。ω-3 脂肪酸的植物來源是芥花油、大豆油、海藻、微藻類、亞麻籽、奇亞籽和核桃等。

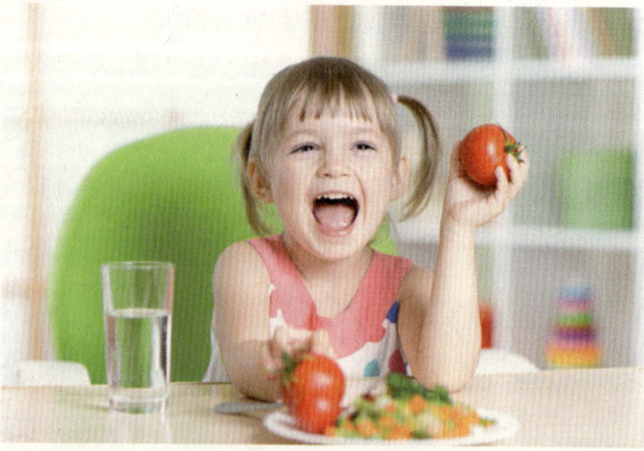

▲兒童可以安全地享受素食和純素食，只要做些調整以滿足符合他們年齡的營養需求

嬰兒與兒童需要特別關注

嬰兒和兒童沒有不挑嘴的，他們的素食和純素食如果規劃不當很容易就會缺乏營養素。只要利用互補蛋白質和剛討論過的問題營養素的良好來源，吃素食和純素食的嬰兒和兒童其卡路里、蛋白質、維生素和礦物質的需求都可得到滿足（參見延伸閱讀 1）。這些嬰兒和兒童會出現的健康問題，最常見的情況是缺鐵、鈣、維生素 D 和維生素 B_{12} 等。

素食和純素食往往體積大、高纖且低卡，可帶來飽足感。對大多數成人而言，這種飲食或許沒問題，不過兒童胃容量小而營養需求相對較高，因此在滿足能量需求之前可能已經覺得吃飽了。因此之故，兒童飲食的纖維質含量必須減少，可用精製穀類食品、果汁或去皮水果等替換高纖來源。其他高密度的能量來源，例如：營養強化的豆漿、堅果、水果乾和酪梨等很適合吃素食和純素食的兒童。

案例研究 規劃素食菜單

喬丹是大一新生，住學校宿舍裡，下午擔任武術教練。他每天在宿舍的自助餐廳吃兩到三餐，並在兩餐之間吃點心。喬丹和他的室友最近從網路讀到素食帶來健康的文章，因而決定要成為素食者。他昨天的素食菜單是早餐吃丹麥麵包，午餐吃番茄米飯（不含肉），加鹹酥餅乾和低卡汽水。下午武術課結束後，吃奶昔和兩片甜餅乾。晚餐吃素食潛艇堡（含有萵苣、芽菜、番茄、黃瓜和起司等）和兩杯水果飲料。宵夜是一碗爆米花。

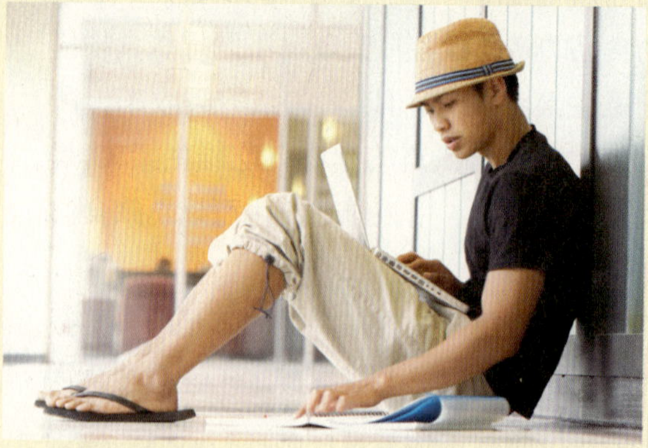

回答下列問題。解答在本章末尾。

1. 喬丹可從妥善規劃的素食獲得何種健康效益？
2. 喬丹目前的飲食缺乏哪些素食應該注重的食物？
3. 目前的飲食缺乏哪些營養素？
4. 目前的飲食有沒有哪些成分應該減少或避免？
5. 他該如何改善素食菜單以符合營養需求，並且避免不當的食物成分呢？

本章重點（數字代表章節）

6.1 胺基酸是蛋白質的構造單位，它所含的氮對人體極為有用。食物所含的 20 種胺基酸中，9 種是必需胺基酸，其餘是人體可自行合成的非必需胺基酸。

6.2 個別胺基酸鍵結在一起成為蛋白質。胺基酸的序列決定了蛋白質的形狀和功能，而這種序列是由細胞核內的 DNA 指定的。如果多肽鏈上的胺基酸不對就會引發疾病，例如鐮狀細胞貧血。當蛋白質的立體結構被熱度、酸或鹼溶液解開（變性）時，就會失去生物活性。

6.3 幾乎所有動物食品都是蛋白質的密實來源。高品質蛋白質意味著它們可以輕易轉化成人體蛋白質。豐富的植物來源蛋白質如豆類，同樣可供人體利用。

高品質（完整）蛋白質含有豐富的 9 種必需胺基酸，而較低品質（不完整）蛋白質缺乏一種以上的必需胺基酸；典型的植物食品皆如此，尤其是穀類。因此搭配不同的植物食品可以互補，因而提供高品質蛋白質。

6.4 蛋白質消化始於胃，胃酸和胃蛋白酶分解蛋白質成為較短的多肽鏈。到了小腸，這些多肽鏈最後在吸收細胞內分解成胺基酸。游離胺基酸經由肝門靜脈進入肝臟，其中一部分則進入血液中。

6.5 重要的人體元件，例如肌肉、結締組織、血液中的運送蛋白質、視覺色素、酵素、荷爾蒙和免疫細胞等等，都是蛋白質構成的。這些蛋白質都不停地在新陳代謝。必要時蛋白質的碳鏈可以用來製造葡萄糖或脂肪。

6.6 成人的蛋白質 RDA 是每公斤健康體重 0.8 公克。對 70 公斤的成人而言，相當於每日 56 公克蛋白質；對 57 公斤的人而言，相當於 46 公克蛋白質。北美飲食一般提供許多蛋白質，男性每日攝取約 100 公克蛋白質，女性攝取 65 公克。這些日常攝取的蛋白質其品質也足以支持人體功能，甚至均衡的素食也不例外。

6.7 我們必須平衡蛋白質的攝取與喪失，以維持**蛋白質平衡**的狀態。

當人體正在成長或是從病中恢復時，需要「正蛋白質平衡」以便提供建造新組織的原料。為達此目的，攝取的蛋白質必須比喪失的多。攝取的蛋白質少於需要量造成「負蛋白質平衡」，例如因急症而失去胃口，以致喪失的蛋白質多於攝取量。

6.8 營養不足會造成蛋白質-能量營養不良，例如夸許奧卡症和消瘦症。造成夸許奧卡症的主要原因是攝取的蛋白質不敷所需，因而加重目前的疾病和感染。夸許奧卡症往往發生於兒童斷奶之時，只有澱粉質的稀粥可吃。消瘦症的原因是極度飢餓，蛋白質和能量的攝取幾近於無。消瘦症一般發生於飢荒時期，尤其是嬰兒。

NAYH 素食與其他植物為主的飲食具有許多健

康效益，例如降低心血管疾病、糖尿病和癌症等慢性病風險。這些效益似乎源於蔬食的飽和脂肪和膽固醇含量較低，而纖維質、維生素、礦物質和植化素等含量較高。

知識檢查站（解答在下方）

1. 製造蛋白質的「指示」位於
   a. 細胞膜　c. 溶酶體
   b. 細胞核　d. 細胞質
2. 純素飲食容易缺乏的營養素為
   a. 維生素 C　c. 鈣
   b. 葉酸　d. 以上皆是
3. 規劃素食菜單時，何者為蛋白質互補實例
   a. 麥片與牛奶　c. 米飯與豆子
   b. 培根與蛋　d. 通心粉與起司
4. 合成蛋白質時若缺乏必需胺基酸
   a. 細胞會製造胺基酸
   b. 蛋白質的合成將中止
   c. 細胞會繼續製造蛋白質
   d. 蛋白質的半成品將儲存起來以待日後完成
5. 只吃植物食品的人是
   a. 植物保護人　c. 奶素者
   b. 純素者　d. 奶蛋素者
6. 下列何者造成胺基酸的差異？
   a. 胺基　c. 酸基
   b. 側鏈　d. 酮基
7. 胺基酸的吸收主要在________進行
   a. 胃　c. 小腸
   b. 肝臟　d. 大腸
8. 傑克體重 80 公斤，非運動選手。他的蛋白質 RDA 是________公克
   a. 32　c. 64
   b. 40　d. 80
9. 蛋白質的基本構造單位是
   a. 脂肪酸　c. 胺基酸
   b. 單醣類　d. 基因
10. 關於美國人的蛋白質攝取下列何者為真？
    a. 大部分人蛋白質攝取不足
    b. 大部分人的攝取量正好平衡損失
    c. 運動員不吃補充劑就無法獲取足夠的蛋白質
    d. 大部分人的攝取量超過所需

解答：1. b (LO 6.2), 2. c (LO 6.3), 3. c (LO 6.2), 4. b (LO 6.9), 5. b (LO 6.9), 6. b (LO 6.1), 7. c (LO 6.4), 8. c (LO 6.6), 9. c (LO 6.1), 10. d (LO 6.7)

學習問題（LO 數字是章首學習成果的章節）

1. 討論飲食中必需與非必需胺基酸的相對重要性。為何身體喪失的必需胺基酸必須由飲食補充？(LO 6.1)
2. 膽囊收縮素 (CCK) 在蛋白質消化中的角色為何？(LO 6.4)
3. 何謂限制胺基酸？說明這個觀念在素食中有何重要性。素食者要如何彌補特定食物中的限制胺基酸？(LO 6.8)
4. 簡述蛋白質的結構。這種結構會如何改變或破壞？蛋白質結構破壞的後果為何？(LO 6.2)
5. 說明蛋白質的四種功能。舉例說明蛋白質的結構如何與功能相關。(LO 6.5)

6. DNA 與蛋白質合成如何相關？(LO 6.2)
7. 對某些人而言，把高蛋白質攝取量降至 RDA 有何益處？(LO 6.6)
8. 哪八種食物是引起過敏的主要蛋白質來源？(LO 6.3)
9. 簡述夸許奧卡症和消瘦症的主要差異。(LO 6.8)
10. 6 個月到 4 歲大兒童若蛋白質攝取不足將有何長遠的後果？(LO 6.8)

營養學家的選擇

攝取足量的蛋白質對修復與合成肌肉很重要，不過任何來源的蛋白質如果攝取過量，則毫無益處。過量的蛋白質並非儲存在人體內，而是代謝成燃料或儲存成脂肪（不是肌肉）。事實上，多餘的皮下脂肪或許蓋住了你鍛鍊出來的肌肉，使你看不到。當你鍛鍊肌肉的時候，削減能量或常做耐力運動有助於減掉體重和體脂肪。特別是動物蛋白質，往往是過量的總脂肪、飽和脂肪、膽固醇的來源。因此蛋白質過量不僅妨礙減重的努力，而且對健康不利。

一般說來，美國人攝取的蛋白質是需要量的二到三倍之多。美國男性每日攝取 100 公克蛋白質，女性是 65 公克，輕易就可滿足阻力運動最高的蛋白質建議量（每公斤體重 1.7 公克蛋白質）。除此之外，雜食性飲食甚至規劃良好的純素飲食都能供應豐富的胺基酸，足以支持肌肉的修復與合成。

吃個別的胺基酸補充劑不是好主意。你的消化道善於處理全蛋白質：鹽酸和酵素把多肽分解成胺基酸，好讓小腸細胞能夠吸收。服用大劑量的單一胺基酸會妨礙其它胺基酸的吸收和／或代謝。

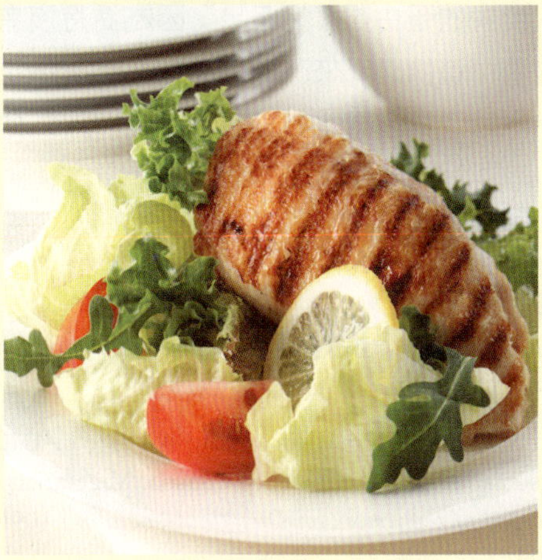

乳清蛋白是從牛奶製造起司的副產品，它是高品質蛋白質，含有全部必需胺基酸而且容易消化。它是支鏈胺基酸如纈胺酸、白胺酸和異白胺酸的來源。支鏈胺基酸是運動中的肌肉的燃料，而且對合成肌肉組織特別重要。乳清蛋白支持運動過後的肌肉復原和合成代謝。蛋白質和胺基酸補充劑不但昂貴而且對健康不利。飲食選用各種瘦肉使含有總能量 10% 到 35% 的蛋白質，不但經濟而且安全。

案例研究解答 規劃素食菜單

1. 研究顯示，素食者的心血管疾病、高血壓、癌症、第 2 型糖尿病以及肥胖等慢性病的罹患率和死亡率，都低於非素食者。
2. 許多健康素食的成分——全穀類、堅果、大豆製品、豆類、每日 2 到 4 份水果以及 3 到 5 份蔬菜——都不見蹤影。飲食中的蔬果少得可憐，也無法獲取植化素的眾多健康效益。
3. 飲食中的蛋白質可能不足，因為喬丹沒有用植物蛋白質的良好來源取代肉類。他所挑選的食物也缺乏維生素 B_{12}、鐵和鋅等。因為他吃乳製品（奶昔和起司），所以不會缺乏鈣和核黃素。
4. 有些食物富含脂肪（丹麥麵包、奶昔和餅乾）和糖（水果飲料）。
5. 健康素食包括全穀類、堅果、大豆製品、豆類、每日 2 到 4 份水果以及 3 到 5 份蔬菜。明顯可見喬丹不明白互補蛋白質的觀念，所以飲食中的蛋白質品質較低。餐點若能將豆類或蔬菜與穀類或堅果搭配（參見圖 6-8），就可以提供他所需的全部胺基酸。

延伸閱讀

1. ADA Reports: Position of the American Dietetic Association and Dietitians of Canada: Vegetarian diets. *Journal of the American Dietetic Association* 109:1266, 2009.
2. Burlingame B and Dernini S: Sustainable diets: The Mediterranean diet as an example. *Public Health Nutrition* 14:2285, 2011.
3. Cooper CC: Gluten free and healthy. *Today's Dietitian* 14(5):24, 2012.
4. Fessler TA: Malnutrition: A serious concern for hospitalized patients. *Today's Dietitian* 10(7):44, 2008.
5. Fleischer DM and others: Primary prevention of allergic disease through nutritional interventions. *Journal of Allergy and Clinical Immunology: In Practice* 1:29, 2013.
6. Micha R and others: Red and processed meat consumption and risk of incident coronary heart disease, stroke, and diabetes mellitus: A systemic review and meta-analysis. *Circulation* 121:2271, 2010.
7. Moomaw WT and others: The critical role of global food consumption patterns in achieving sustainable food systems and food for all. *A UNEP Discussion Paper*, United Nations Environment Programme, Division of Technology, Industry and Economics, Paris, France, 2012. http://www.humanmedia.org/dcc/pdf/unep_food_report_2012 .pdf. Accessed 4/12/2013.
8. Nierenberg D and Reynolds L: Farm animal populations continue to grow. *Vital Signs*, Worldwatch Institute, March 23, 2012. h ttp://vitalsigns. worldwatch.org/vs-trend/farm-animal-populations-continuegrow. Accessed 4/12/2013.
9. Palmer S: Meatless Monday. *Today's Dietitian* 15(1):38, 2013.
10. Pan A and others: Red meat consumption and mortality: Results from two prospective cohort studies. *Archives of Internal Medicine* 172:555, 2012.
11. Stahler C: How often do Americans eat vegetarian meals? And how many adults in the U.S. are vegetarian? *Vegetarian Journal* 31:12, 2012.
12. Williams CD and other: Associations of red meat, fat, and protein intake with distal colorectal cancer risk. *Nutrition and Cancer* 62(6):701, 2010.

評估你的餐盤 Rate Your Plate

蛋白質與素食者

艾蘭娜吃素，因為她認為素食有許多保健效果。不過她擔心所攝取的蛋白質是否符合需求，也懷疑是否會缺乏維生素和礦物質。利用食物組成表計算看看，她是否有必要擔心。

	蛋白質（公克）
早餐 加鈣強化的柳橙汁，240 毫升 豆漿，240 毫升 強化麥麩麥片，240 毫升 香蕉，中等大小	
點心 加鈣強化的燕麥棒	
午餐 素食漢堡肉，120 公克 全麥餐包 芥末醬，1 湯匙 大豆起司，30 公克 蘋果，中等大小 散葉萵苣，360 毫升 花生，30 公克 葵瓜籽，60 毫升 番茄片，2 片 蘑菇，3 朵 油醋醬，2 湯匙 冰茶	
晚餐 腰豆，120 毫升 糙米飯，180 毫升 強化人造奶油，2 湯匙 綜合蔬菜，60 毫升 熱茶	
宵夜 草莓，120 毫升 天使蛋糕，1 小塊 豆漿，120 毫升	
	蛋白質總量（公克）________

艾蘭娜的飲食含有 2150 大卡，________公克蛋白質（足敷所需？），360 公克碳水化合物，57 公克總脂肪（只有 9 公克是飽和脂肪），和 50 公克纖維質；對素食者特別重要的維生素和礦物質——維生素 B_{12}、維生素 D、鈣、鐵和鋅等——都不缺乏。

台灣的營養與健康
(Nutrition and Health in Taiwan, TWNH)

國人蛋白質需要量的經典研究

在世界衛生組織出版的蛋白質專書《Protein and Amino Acid Requirements in Human Nutrition》，以及美國的巨量營養素參考攝取量《Dietary Reference Intakes for Energy, Carbohydrate, Fiber, Fat, Fatty Acids, Cholesterol, Protein and Amino Acids》中，都引用了台灣關於蛋白質需要量的研究成果文獻「Protein Requirements of Young Chinese Male Adults on Ordinary Chinese Mixed Diet and Egg Diet at Ordinary Levels of Energy Intake」。這份報告發表在國際知名的營養學期刊 J. Nutr. 112: 897-907, 1982；研究學者是台灣大學醫學院的黃伯超教授和林嘉伯博士。這項研究的數據至今依然適用，可見對人類營養的重要貢獻，這也是我國訂定蛋白質 RDA 的科學實證依據。

實驗原理是氮平衡實驗，攝取每種飲食期間，收集所有糞便和尿液來分析排泄的總氮量，與飲食攝取的氮量比較，找出達到氮平衡的蛋白質攝取量。

參試對象是 28 位自願的台大醫學院男性學生，年齡 20-29 歲。飲食依蛋白質品質分為提供完全蛋白質的雞蛋飲食，以及台灣人的典型混合飲食（白米為主，搭配少量豬肉、雞肉、魚、蛋和奶粉）。飲食中的蛋白質含量，雞蛋飲食有三種，混合飲食有四種，共有七種，每

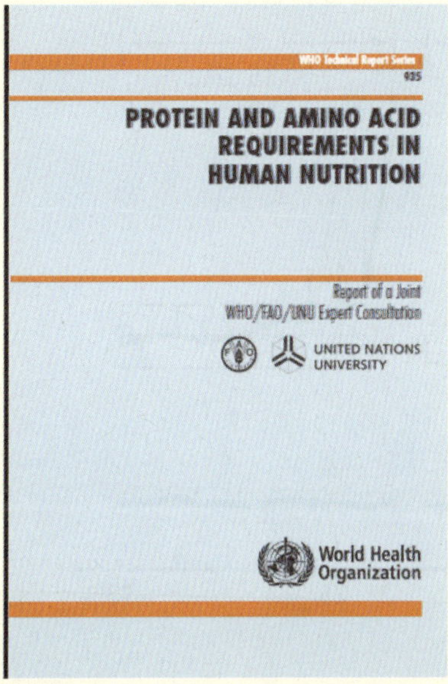

▲WHO 2007 年的人體蛋白質需要量專書，提供給世界各國參考
資料來源：參見參考資料 1

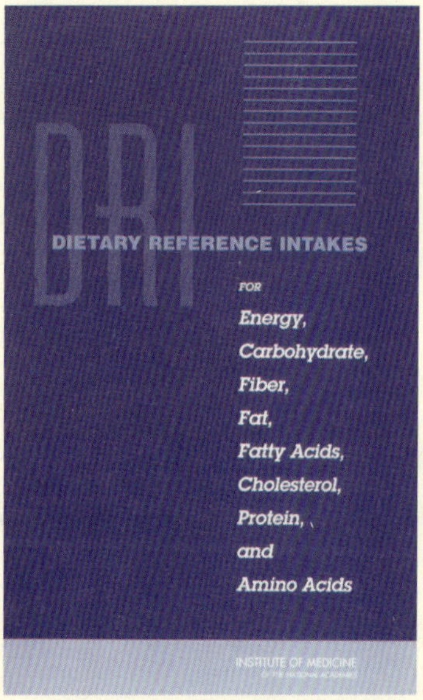

▲美國 2002 年出版的巨量營養素 DRI
資料來源：參見參考資料 2

種有 15 位參試者。

實驗設計為每段實驗的第一天攝取低蛋白飲食，接著先採用一種實驗飲食持續攝取十天，然後改用正常飲食 3-4 天，再接著更換另一種實驗飲食。

結果摘要：

- 飲食蛋白質量改變時，身體的代謝需要約 6 天的適應期，尿液的總氮量才能穩定（圖 TW6-1）。
- 飲食蛋白質量增多，尿液排泄的總氮量也會增多（圖 TW6-1）。
- 氮平衡有個人差異，表示每個人的蛋白質需要量不盡相等（圖 TW6-2）。
- 蛋白質量低時，兩種飲食都是負平衡，表示攝取的蛋白質不夠身體之需。蛋白質量增多時，氮平衡逐漸升（圖 TW6-2）。
- 利用外插法得到氮平衡為 0 的蛋白質平均量，雞蛋飲食是每公斤體重需 0.61 公克，混合飲食是 0.79 公克（圖 TW6-2）。
- 考慮個人差異，為了滿足需要量大的人，每公斤體重的蛋白質需要量是雞蛋飲食 0.89 公克，混合飲食 1.18 公克（圖 TW6-2）。

成果應用在訂定台灣的蛋白質 RDA，因為實證數據來自國人與本地典型的飲食組合。品質好的蛋白質需要量較少。由於現代國人的飲食中有充足的動物性蛋白質食物，因此可以比照雞蛋飲食的供應量。目前的蛋白質的 RDA 是 70 歲以下成人每公斤體重 0.9 公克，71 歲以上為 1 公克。

蛋白質攝取狀況

根據 2000-2011 年期間的台灣營養健康狀

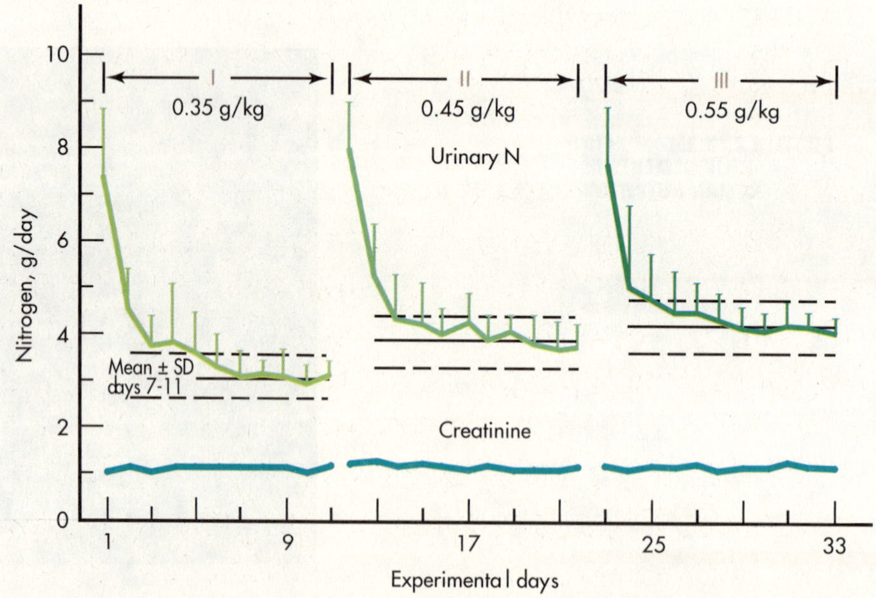

圖 TW6-1 雞蛋飲食提供完全蛋白質，蛋白質供應量從每公斤體重 0.35 公克增加到 0.55 公克時，每次飲食變動都會影響尿氮量，約需 6 天才能穩定。穩定後可見，蛋白質攝取增多，尿中每天的總氮量也隨之增多

資料來源：參見參考資料 3

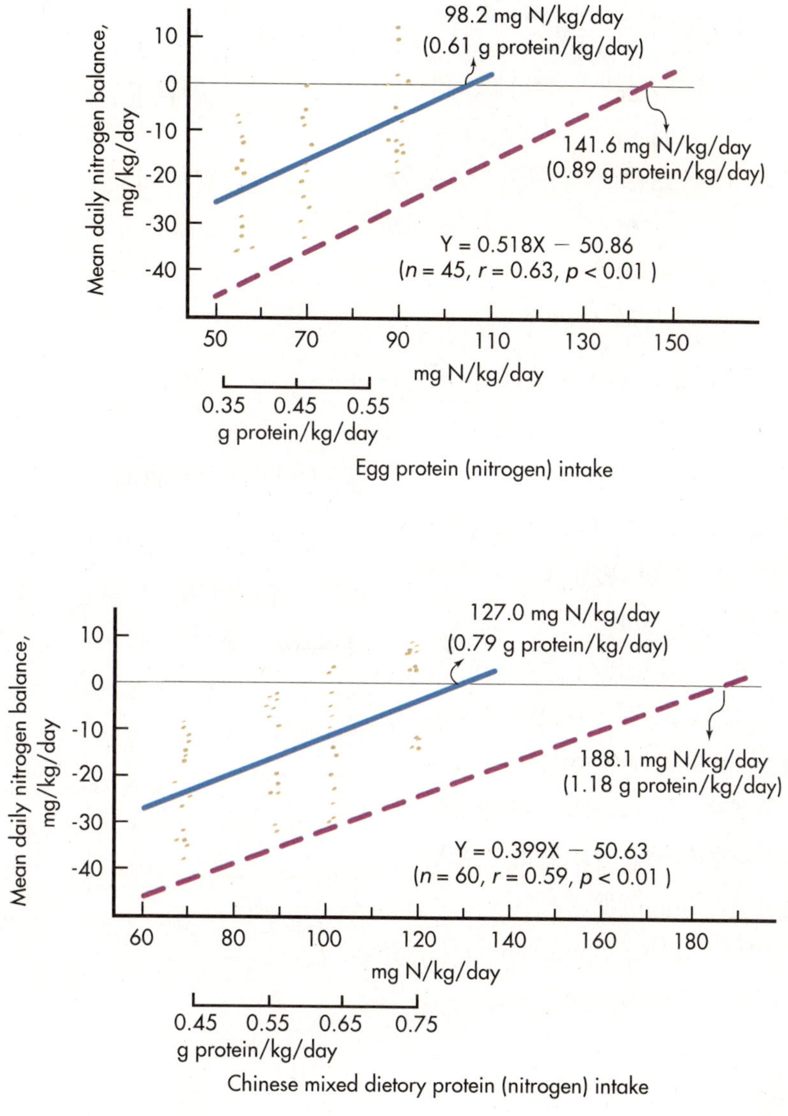

圖 TW6-2　雞蛋飲食（上）與混合飲食（下）的氮平衡劑量反應圖。蛋白質量低時，兩種飲食都是負平衡，蛋白質量增多時，氮平衡逐漸升高。維持氮平衡為 0 所需的蛋白質平均量，雞蛋飲食是每公斤體重需 0.61 公克，混合飲食是 0.79 公克。蛋白質品質好則需要量較低

資料來源：參見參考資料 3

況變遷調查 (NAHSIT)，民眾各年齡層的蛋白質平均每日攝取量，成人中以老年人最低，國中以上男性大約每天 100 公克，女性約 75 公克。蛋白質占熱量的比率維持在 15-16%，符合我國飲食指南的建議（表 TW6-1）。各年齡的攝取量都超過蛋白質的 RDA，表示一般民眾的蛋白質營養大致充足，其中動物性蛋白質約占一半，表示品質完全；不過群體資料無

表 TW6-1 台灣民眾每日的蛋白質平均攝取量

年齡（歲）	男性		女性	
	每日攝取量（公克）	熱量比例(%)	每日攝取量（公克）	熱量比例(%)
≧ 65	72 (36)*	17	55 (25)*	17
31 – 64	98 (51)*	17	72 (35)*	16
19 – 30	95 (54)*	17	77 (39)*	16
高中生 (16-18)	105	15	75	15
國中生 (13-15)	101	16	79	16
國小生 (6-12)	83	16	73	16

* ( ) 中數字代表動物性蛋白質
資料來源：參見參考資料 4,5

法排除某些個人存有不足的狀況。

二十年來民眾對蛋白質食物的攝取總量變化不大，但是食物種類的選擇發生了明顯的變化，男女性攝取的畜產肉類減少了約 30%，但是禽肉、魚海產類和黃豆類食物都大幅增多，乳品和蛋類則變化不多（圖 TW6-3）。這個改變符合飲食指南中多用植物性蛋白質的建議。改用禽肉可減少飽和脂肪量，魚海產類攝取增加則伴有較多的長鏈 ω-3 脂肪酸，都是有益心血管和腦神經健康的選擇。

痛風與高尿酸血症

痛風 (gout) 是眾所周知的「富貴病」，因為飲食豐盛富裕的族群發生率最高。這是疼痛最劇烈的一種關節炎，病因是體內累積了過多的尿酸，尖銳的尿酸鹽結晶沉澱在關節部位，造成發炎、紅腫和疼痛（圖 TW6-4）。

國民營養調查 NAHSIT 2005-2008 指出，成人痛風盛行率是：男性 8.4%，女性 3%。各年齡層中，男性痛風盛行率均高於女性，並且隨著年齡增長而上升，31 歲以上快速增多

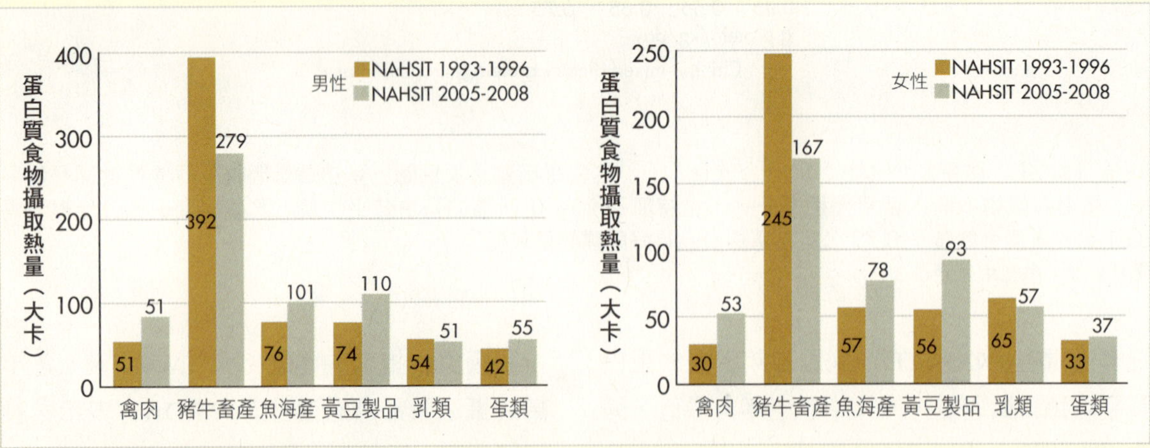

圖 TW6-3 台灣 19-64 歲男女兩性之主要蛋白質食物的改變
資料來源：參見參考資料 4,5

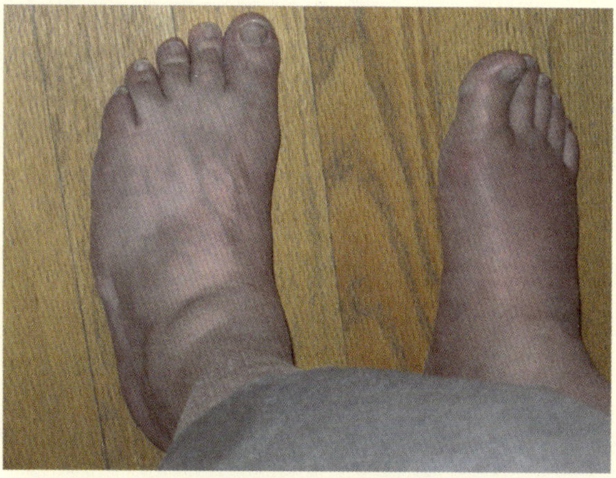

圖 TW6-4 右腳拇指因痛風而紅腫

資料來源：https://commons.wikimedia.org/wiki/File:Gout_Advanced.jpg

（圖 TW6-5）。在全國不同地區中，山地層和澎湖層的男性與女性最高。

高尿酸血症 (hyperuricemia) 是指血液中尿酸濃度過高，這是痛風的危險因子。成人高尿酸盛行率是：男性 21.9%，女性 9.8%；高尿酸與痛風的性別與年齡分布非常一致，男性從國中就有高尿酸風險，痛風是長期高尿酸的後果（圖 TW6-5）。

從第一次國民營養調查 (NAHSIT 1993-1996) 就知道，台灣民眾的血清尿酸濃度特別高，男性的平均值為 6.77 mg/dl，女性為 5.33 mg/dl；高尿酸血症盛行率是男性 25.3%，女性 16.7%。最近 2005-2008 的調查可見略有降低的趨勢，但是男性各年齡層仍多超過 20%，老年女性甚至超過 30%（表 TW6-2）。

要注意，各國採用的血液尿酸標準不相同，美國營養調查 NHANES 採用男性≧7.0 mg/dl 和女性≧5.7 mg/dl；我國則是男性≧7.7 mg/dl 和女性≧6.6 mg/dl，或有服用降尿酸藥物。美國和中國的尿酸標準較低，若依照他們的標準，國人的高尿酸比率還會更多。

國人的高尿酸問題不可忽視。先進國家的調查研究指出高尿酸與許多慢性疾病有關，包括糖尿病、高血壓、中風、血脂異常、腎臟病、新血管疾病和心臟衰竭等；痛風也是心臟衰竭與代謝症候群的危險因子。

尿酸來自普林成分的代謝，高普林的食物

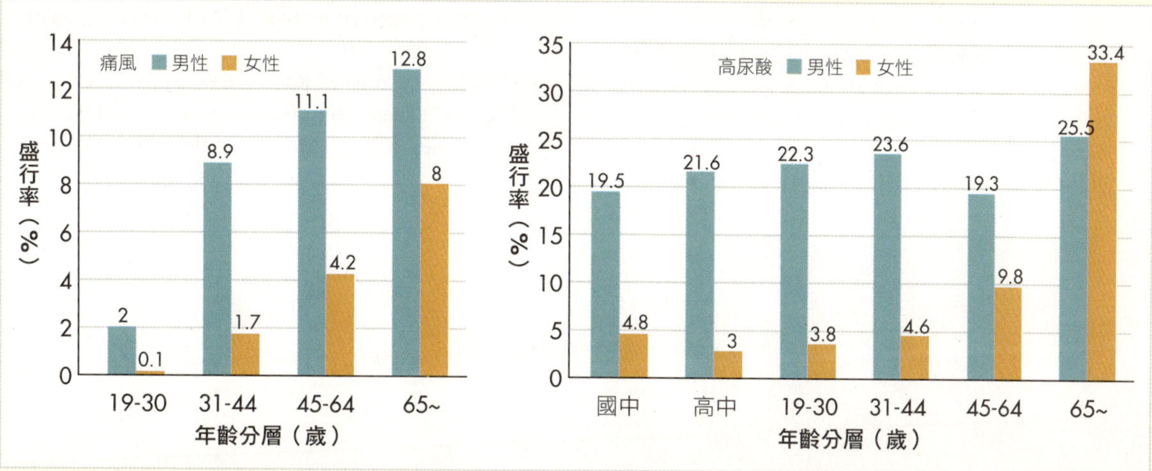

圖 TW6-5 台灣的痛風和高尿酸血症之盛行率，各年齡層都是男性比女性嚴重，男性從國中就有高尿酸的風險，痛風是長期高尿酸的後果

資料來源：參見參考資料 6-8

表 TW6-2 台灣民眾的血清尿酸濃度與痛風盛行率

性別 \ 年分	台灣 1993-1996		台灣 2005-2008		美國 NHANES		中國	
	男性	女性	男性	女性	男性	女性	男性	女性
標準	7.7	6.6			7.0	5.7	7.0	6.0
平均值	6.77	5.33	6.59	4.97	6.14	4.87	6.29	4.41
高尿酸盛行率 (%)	25.3	16.7	21.9	9.8	21.2	21.6	19.4	7.9
痛風盛行率	4.74	2.19	8.21	2.33	5.9	2.0	1.5	0.9

資料來源：參見參考資料 6-8

有肉類、魚海產類、豆類等；但是研究指出，高普林的蔬菜類（黃豆、青豆、蘆筍、菠菜、高麗菜和草菇等）並不會增加負擔。美國的調查分析指出，內臟與肉類和海產的攝取量增多時，痛風與血中尿酸濃度都會升高。因此，必須節制的食物應該是動物性食物與酒精。

參考資料：

1. World Health Organization. Protein and amino acid requirements in human nutrition. Report of a joint FAO/WHO/UNU expert consultation (WHO Technical Report Series 935). 2007, WHO Press.
2. Institute of Medicine. Dietary Reference Intakes for Energy, Carbohydrate, Fiber, Fat, Fatty Acids, Cholesterol, Protein, and Amino Acids (Macronutrients). 2002, National Academies Press.
3. Huang PC, Lin CP. Protein requirements of young chinese male adults on ordinary chinese mixed diet and egg diet at Ordinary Levels of Energy Intake. J Nutr 1982;112: 897-907.
4. Wu SJ, Pan WH, Yeh NH, Chang HY. Dietary nutrient intake and major food sources: the Nutrition and Health Survey of Taiwan Elementary School Children 2001-2002. Asia Pacific J Clin Nutr 2007;16 (S2):518-53.
5. Pan WH, Wu HJ, Yeh CJ, Chuang SY, Chang HY, Yeh NH, Hsieh YT. Diet and health trends in Taiwan: comparison of two nutrition and health surveys from 1993-1996 and 2005-2008. Asia Pac J Clin Nutr 2011;20 :238-250.
6. Chuang SY, Lee SC, Hsieh YT, Pan WH. Trends in hyperuricemia and gout prevalence: Nutrition and Health Survey in Taiwan from 1993-1996 to 2005-2008. Asia Pac J Clin Nutr 2011;20 :301-308.
7. 趙強：痛風飲食面面觀。
8. 台灣營養狀況變遷調查：2005-2008 國人尿酸及痛風之狀況。
9. Choi HK, Liu S, Curhan G. Intake of Purine-Rich Foods, Protein, and Dairy Products and Relationship to Serum Levels of Uric Acid. The Third National Health and Nutrition Examination Survey. Arthritis & rheumatism 2005; 52: 283–289.
10. Choi HK, Atkinson K, Karlson EW, Willett W, Curhan G. Purine-rich foods, dairy and protein intake, and the risk of gout in men. N Engl J Med 2004;350:1093-103.

Chapter 7 能量平衡與體重控制

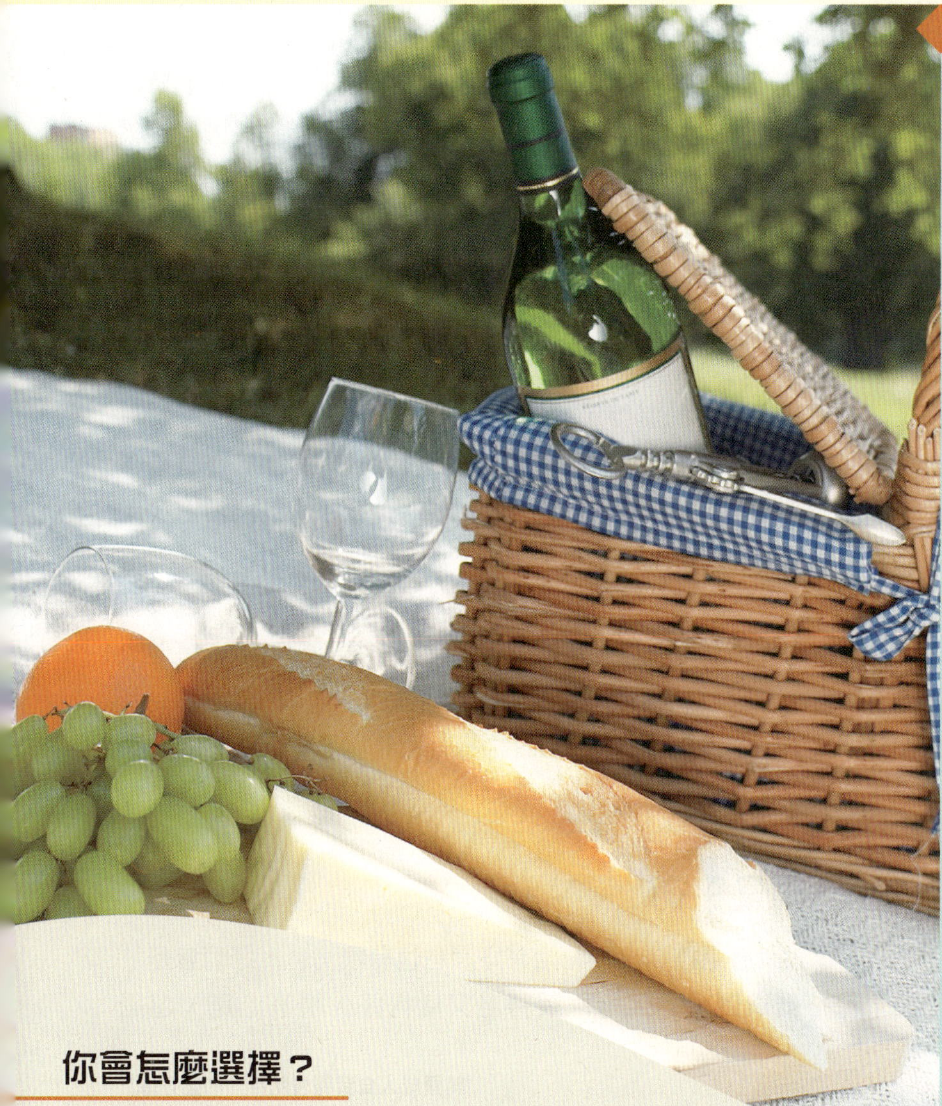

學習成果

第 7 章的設計是要讓你能夠：

7.1 說明能量平衡和人體的能量利用。
7.2 比較各種測量人體能量利用的方法。
7.3 討論各種評估身體組成的方法並判斷體重和身體組成是否健康。
7.4 解釋肥胖的相關因素並簡述過重或肥胖的健康風險。
7.5 列舉並討論正確減重計劃的特性。
7.6 說明為何減少卡路里攝取是減重與維持體重的關鍵。
7.7 討論為何運動是減重以及往後體重管理的關鍵。
7.8 說明行為調整為何與如何配合減重計劃。
7.9 簡述嚴重肥胖各種減重方法的利弊。
7.10 討論體重不足的原因與治療。
7.11 評估流行的減重飲食法並判斷何者安全又有效。

你會怎麼選擇？

控制卡路里攝取有許多方法。吃了甜點還有可能控制體重嗎？要挑選適合體重管理的食物，營養標示上的何種資訊最為有用？限制份量大小對能量控制有何作用？如果能量控制是你的目標，你會選擇哪種甜點？

a. 普通冰淇淋
b. 低脂冰淇淋
c. 冷凍優格

營養連線

一邊閱讀第 7 章一邊思考你的選擇，然後看看本章末尾的「營養學家的選擇」。

過去這 25 年（自從你們出生以來），過重或肥胖的百分比急遽增長。北美與全世界肥胖的比例都在上升。記得第 1 章提過，據估計全世界大約有十億人超重。這個問題不僅在美國日趨嚴重，全世界富裕人口以及西式飲食（高脂和高糖）盛行的開發中國家莫不如此。超重增加許多疾病的風險，例如心血管疾病、癌症、高血壓、骨骼與關節異常以及第 2 型糖尿病，尤其是如果缺乏運動的話。

今天，十之八九的減重計劃在體重降至健康範圍之前就偃旗息鼓了。乏味又嚴格的流行（或稱風尚）減肥飲食，甚至危害到兒童、青少年、孕婦和有病在身的族群。然而合理的減重方法直截了當：(1) 少吃；(2) 多做體力活動；以及 (3) 改變不良飲食習慣（參見延伸閱讀 1）。

北美的各種團體，包括政府機構、食品工業、健康專家以及社區都開始對付日漸嚴重的體重問題。如果國家提不出有效維持健康體重的方法，我們預期目前的趨勢還會持續下去（圖 7-1；參見延伸閱讀 4、14 和 20）。本章的討論將有助於你了解肥胖的前因後果以及治療的方法。

7.1 能量平衡

本章討論體重控制，一開始有好消息也有壞消息。好消息是，如果保持健康體重，你可以活得老又活得好。壞消息是，超過

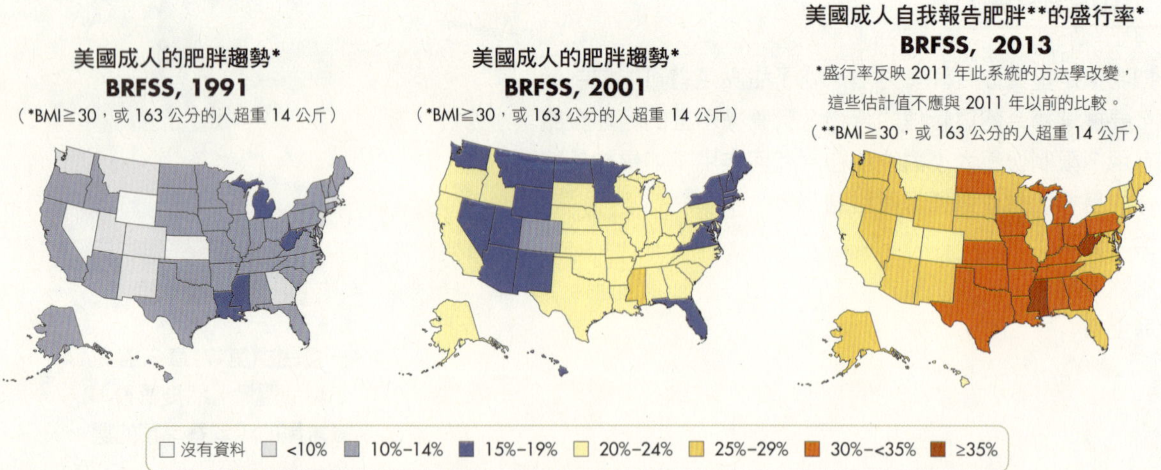

圖 7-1 美國成人的肥胖趨勢：1991，2001，2013
* BRFSS 是美國疾病防治中心 (CDC) 的行為風險因素監測系統

68.8% 的北美成人超重，比 1980 年代上升許多。這些人中有 50% 屬於肥胖，相當於總人口的 34%。任何人都應該小心防止體重增加，否則很快就會加入超重一族。體重增加 4、5 公斤，或是腰圍增加 5 公分就是警訊，應該重新評估飲食與生活方式了。

最近幾項研究曾經分析美國肥胖的盛行率和趨勢。其中一項研究利用美國疾病防治中心 1990-2008 年肥胖資料的統計模型，估計 2030 年成人肥胖與嚴重肥胖的盛行率。此項研究估計，如果目前的趨勢持續不變，未來 20 年肥胖盛行率將升高 33%，嚴重肥胖盛行率將升高 130%，到了 2030 年將有 51% 的人口屬於肥胖。如果肥胖率停止攀升，維持在目前水平，未來 20 年的醫療支出將節省 5,000 億美元以上（參見延伸閱讀 5）。

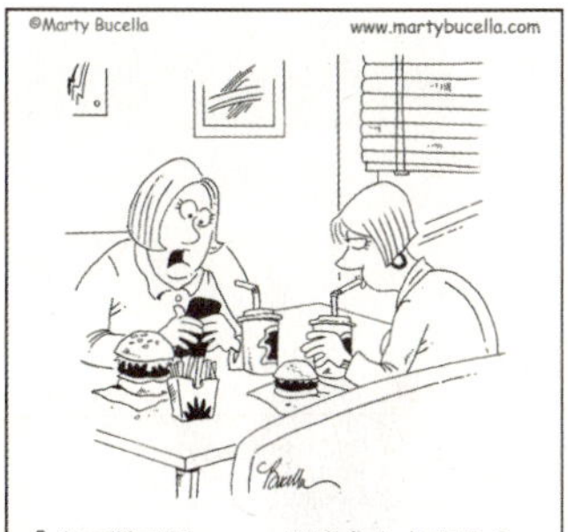

「你下載減肥 apps 燃燒多少卡路里？」

▲成功的減肥計劃有哪些要素？何謂「風尚」飲食？為何全世界過重和肥胖日趨嚴重？這種趨勢有何後果？本章將提供部分答案

另外兩項研究對我們肥胖的趨勢帶來好消息。首先，2009-2010 年全國健康與營養調查 (NHANES) 估計美國成人肥胖盛行率，並與前些年調查的成人肥胖與身體質量指數 (BMI) 數據加以比較。在 2009-2010 年，成年男性肥胖率為 35.5%，成年女性為 35.8%，自從 2003-2008 年以來並沒有太大變化。這些結果顯示，與 1980-1999 年觀察到的肥胖率上升的情況比較，目前已經趨緩或趨於平穩（參見延伸閱讀 6）。

日趨嚴重的過重／肥胖問題

20 到 74 歲成人的過重或肥胖百分比：

1960–1962	45%
1971–1974	47%
1976–1980	47%
1988–1994	56%
1999–2008	68%
2009–2010	68.8%

因為能量攝取是體重的關鍵因素，另外一項研究利用 NHANES 從 1971-1975 年到 2009-2010 年的資料，檢視能量攝取的趨勢。研究員發現能量攝取從 1971-1975 年的每日 1955 大卡上升到 2003-2004 年的 2269 大卡，不過在 2009-2010 年已經降至 2195 大卡。事實上，從 1999-2000 年到 2009-2010 年間，研究員已經觀察到能量攝取下降的趨勢（參見延伸閱讀 7）。這些最近的研究結果顯示，過去 10 年（或以上）能量攝取的下降對延緩肥胖的趨勢只有微小的影響。不管廣告如何吹嘘，過重沒有速效的療法。成功的減重來自努力和決心。減少能量攝取，增加體力活動以及行為調整，三管齊下是對付過重最有效的方法。毋庸置疑的是，一開始就預防過重才是上策。

正與負能量平衡

如果我們對**能量平衡** (energy balance)（圖 7-2）的觀念多加注

能量平衡 (energy balance) 以食物或飲料的形式所攝取的能量，與基礎代謝和體力活動所消耗的能量相符合。

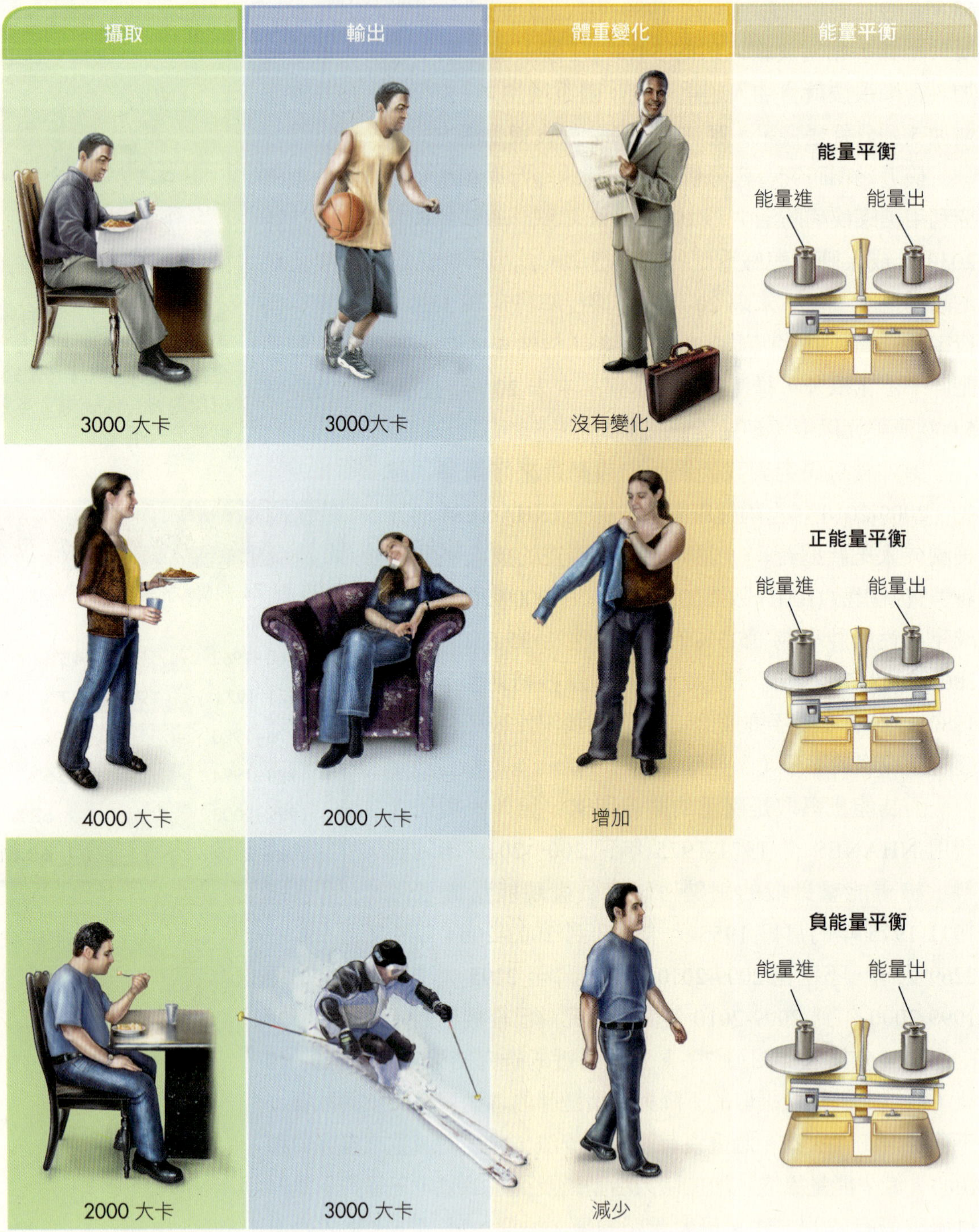
攝取
輸出
體重變化
能量平衡
3000 大卡
3000大卡
沒有變化
能量平衡
能量進
能量出
4000 大卡
2000 大卡
增加
正能量平衡
能量進
能量出
2000 大卡
3000 大卡
減少
負能量平衡
能量進
能量出

圖 7-2 能量平衡的模型：輸入對比輸出。本圖以實際的生活描述能量平衡

意，就能保持健康體重。可將能量平衡想像成公式：

能量輸入＝能量輸出
（來自食物的卡路里）（代謝；消化、吸收、運送營養素；身體活動）

平衡取決於能量的輸入和輸出，然後又影響能量的儲存，主要指的是脂肪組織中的三酸甘油酯含量。如果攝取的能量大於消耗的能量，你就是處於**正能量平衡** (positive energy balance)。過剩能量的儲存導致體重上升。正能量平衡有時是正常和健康的，例如懷孕期間，多餘的能量供應了胎兒的發育。嬰兒與兒童也必須處於正能量平衡以便生長和發育。然而，成人只要有少許正能量平衡就會儲存成為脂肪而非肌肉和骨骼，久而久之，體重就會增加。

在另一方面，**負能量平衡** (negative energy balance) 是由於能量透支，攝取的能量低於消耗的能量。負能量平衡的狀態可以讓人減重。不過我們必須了解，減去的體重除了脂肪組織還有部分瘦體組織。

維持能量平衡能降低許多常見疾病的風險，大幅增加健康幸福。成人期往往會在不知不覺中增加體重，如果不加注意就會導致肥胖。不過年齡並非增重的主要原因，飲食過量和體能活動太少，加上代謝變慢才是元凶。讓我們詳細檢視影響能量平衡的各種因素。

美國《健康國民 2020》體重狀況的目標

- 增加 10% 成人有健康體重的百分比。
  - 2020 目標： 33.9%
  - 2005-2008 基準： 30.8%
- 減少 10% 肥胖成人的百分比。
  - 2020 目標： 30.6%
  - 2005-2008 基準： 34.0%
- 減少 10% 有肥胖之虞的兒童和青少年（2 到 19 歲）百分比。
  - 2020 目標： 14.6%
  - 2005-2008 基準： 16.2%
- 預防青年和成人不當的體重上升。

正能量平衡 (positive energy balance) 能量攝取高於能量消耗的狀態，通常會造成體重增加。

負能量平衡 (negative energy balance) 能量攝取低於能量消耗的狀態，通常會造成體重降低。

能量的攝取

飲食滿足我們的能量需求，以每天所吃的卡路里數來表示。對我們來說，挑選適量和適當的食物以滿足能量的需求是一大挑戰。我們攝取食物的欲望和有效利用食物的能力是由演化而來的生存機制。然而，在現代北美食物供應的情況下，我們獲取食物能量的方式實在太過順利了。豐盛的食物導致飲食過量，以及過多體脂肪的儲存。供應價格便宜和隨手可得的美味餐點的販賣機、得來速窗口、社交聚會和速食（快餐）店——慷慨供應「超大分量」餐點——難怪現在的成人比僅僅十年之前胖了 3.6 公斤。為了回應這種飲食文化的潮流，我們需要不斷堅持「防衛性飲食」（也就是仔細挑選食物，特別留意份量大小）。

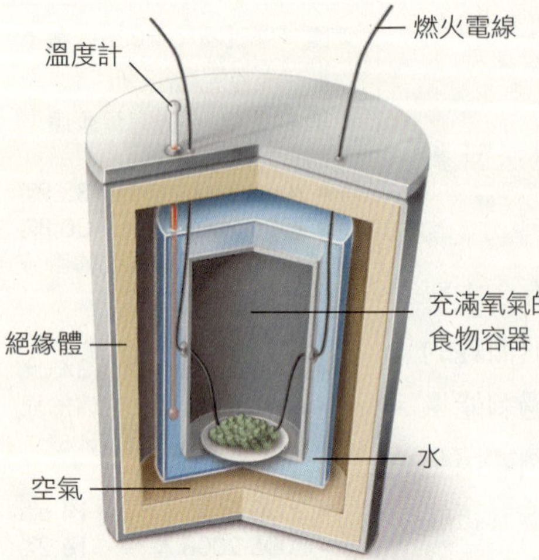

圖 7-3　彈卡儀將乾燥的食物放入浸在水中的容器，然後用氧燃燒。食物燃燒時放出熱量，使容器四周的水溫升高。水溫升高的度數可以推算食物中所含的卡數。記得 1 大卡等於 1 公斤的水升高 1°C 所需的熱量

彈卡儀 (bomb calorimeter)　測量食物所含能量的儀器。

食物中含有多少能量呢？可以用**彈卡儀** (bomb calorimeter) 加以測量（圖 7-3）。彈卡儀可以測量源自碳水化合物、脂肪、蛋白質和酒精的能量值。記得碳水化合物產生 4 大卡/公克，蛋白質產生 4 大卡/公克，脂肪產生 9 大卡/公克，而酒精產生 7 大卡/公克。這些能量值曾經根據 (1) 我們對食物的消化能力和 (2) 食物中能夠燃燒但不能為人體產生能量的物質如植物纖維質而修正過。最後再將這些數值修飾為整數。不過我們今天只要知道食物中碳水化合物、蛋白質和脂肪（或許還有酒精）的含量，再根據上述的大卡/公克，就可以估計食物供應的總能量。（記得第 1 章說明過如何做這種計算。）

能量的輸出

到目前為止，已經討論過有關能量攝取的一些因素，現在我們來看看這個關係的另一面：能量輸出。

人體利用能量有三個目的：基礎代謝、體力活動以及消化、吸收和營養素的處理。此外，因為冷而發抖以及坐立不安也都會使少量的能量轉變為熱量，稱為「適應性生熱作用」（圖 7-4）。

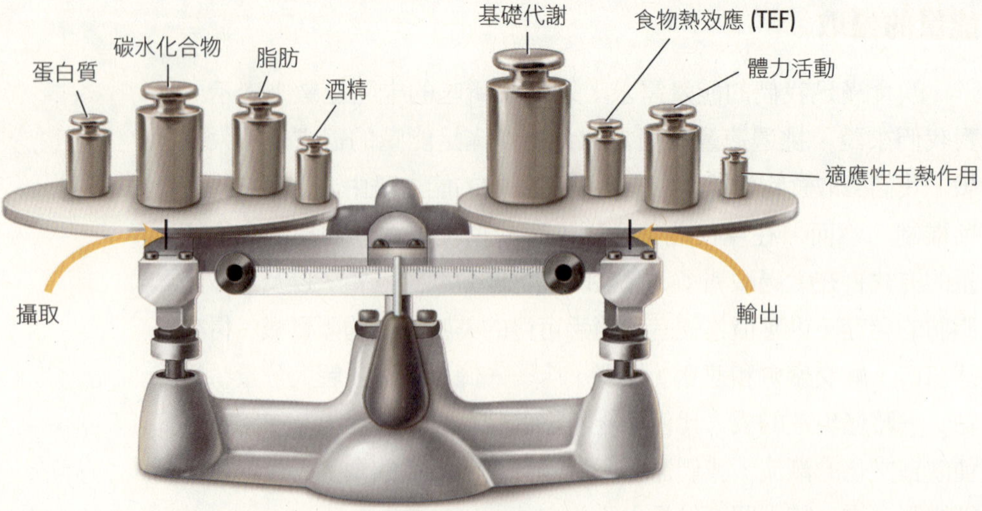

圖 7-4　能量的攝取與消耗。此圖包含了影響能量平衡的主要變數。注意酒精是某些人額外的能量來源。砝碼的大小代表該變數對能量平衡的貢獻程度

基礎代謝。**基礎代謝** (basal metabolism) 以基礎代謝率 (BMR) 表示，是指在禁食的情況下，處於溫暖且安靜的環境中，保持休息而清醒的狀態下，所耗費的最低能量。如果一個人過的是靜態的生活方式，基礎代謝占了總能量的 60% 到 75%。用於維持心跳、呼吸、和其他器官如肝臟、腦、腎臟等的活動；但不包括體力活動或消化、吸收、處理新近攝取的營養素所耗費的能量。如果某人並非空腹或處於完全休息的狀態，就稱之為**休息代謝** (resting metabolism)。休息代謝通常高於基礎代謝。

要了解基礎代謝如何影響能量需求，假設某位婦女的體重是 130 磅。首先，我們知道 1 公斤等於 2.2 磅。將她的體重換算成公制：

$$130 \text{ 磅} \div 2.2 \text{ 磅/公斤} = 59 \text{ 公斤}$$

然後利用粗估的婦女基礎代謝率每小時每公斤體重 0.9 大卡（男性是每小時每公斤體重 1.0 大卡），計算她的基礎代謝：

$$59 \text{ 公斤} \times 0.9 \text{ 大卡/公斤/小時} = 53 \text{ 大卡/小時}$$

最後，乘以 24 小時就是全天的基礎代謝所需能量：

$$53 \text{ 大卡/小時} \times 24 \text{ 小時} = 1272 \text{ 大卡}$$

這些計算只是基礎代謝的估計值，每個人的基礎代謝有 25% 到 30% 的差異。升高基礎代謝的因素有：

- 較多的**瘦體組織** (lean body mass)
- 較大的體表面積（例如體重相同的人，高個子比小個子有較大的身體表面積）
- 男性（因為瘦體組織較多）
- 體溫（發燒或寒冷環境下）
- 甲狀腺素（甲狀腺機能亢進）
- 壓力（釋出正腎上腺素）
- 懷孕
- 攝取咖啡因與抽菸（利用抽菸控制體重並不可取，因為會增加太多健康風險）

關鍵思考

你有一位 28 歲的同學，成天想著老化的過程。她最擔心的是變老的時候體重會增加。你要如何向她解釋能量平衡的觀念？

基礎代謝 (basal metabolism) 人在禁食的情況下，處於溫暖且安靜的環境中，保持清醒的休息狀態下，所耗費的最低能量需求。男性約每小時每公斤體重 1 大卡，女性約每小時每公斤體重 0.9 大卡，這個數值常叫作基礎代謝率 (BMR)。

休息代謝 (resting metabolism) 禁食 4 小時，在清醒的休息狀態（例如 15 到 30 分鐘），並且處於溫暖、安靜的環境中，身體所消耗的能量，即是休息代謝率 (RMR)；通常比基礎代謝高 6%，因為這種測試的規範較不嚴格。

瘦體組織 (lean body mass) 體重減去脂肪儲存量就是瘦體組織，包括腦、肌肉、肝臟等器官，以及骨骼、血液和其它體液。

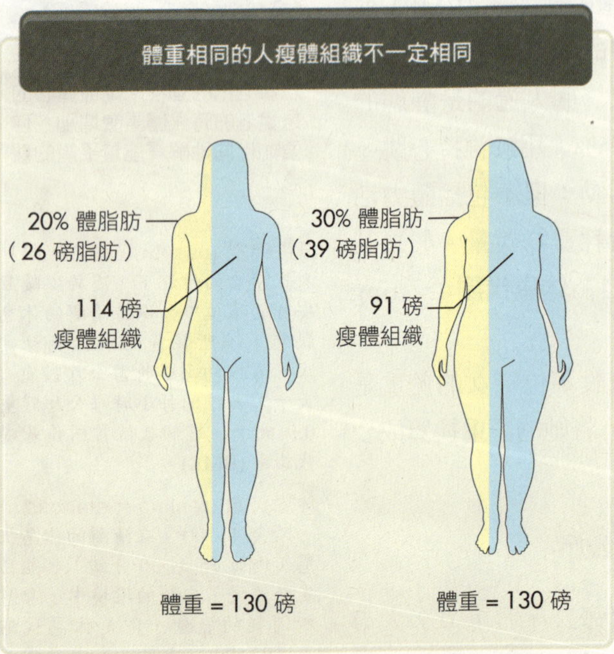

圖 7-5 瘦體組織是基礎代謝最重要的決定因素，個人之間差異頗大。體重相同的人其瘦體組織和體脂肪含量並不一定相同

在這些因素之中，個人有多少瘦體組織最為重要。瘦體組織較多的人，有較高的基礎代謝，因為瘦體組織的代謝活性高於脂肪組織，因此需要較多能量支持其代謝活動。雖然過重和肥胖的人體脂肪較多，但他們也有較多瘦體組織，因而基礎代謝也較高（圖 7-5）。

與基礎代謝升高相反的是，能量攝取偏低如減肥飲食）會減少基礎代謝 10% 到 20%（約 150 到 300 大卡/日），因為身體已經轉變為節能模式。這樣會使減重變得不易。此外，老化的結果也使體重維持變得困難。年過 30 之後，基礎代謝每十年減少 1% 到 2%，因為瘦體組織逐年緩慢而穩定地減少。不過，由於體力活動有助於維持瘦體組織，所以老化時經常運動可以維持高基礎代謝，因而有助於體重控制。

某位 130 磅重的婦女在休息狀態下，各個器官所利用的總能量百分比如下：

腦	19%	242 kcal/day
骨骼肌	18%	229 kcal/day
肝臟	27%	343 kcal/day
腎臟	10%	127 kcal/day
心臟	7%	89 kcal/day
其他	19%	242 kcal/day
總計	100%	1272 kcal/day

體力活動所需的能量。體力活動所耗費的能量超過基礎代謝 15% 到 35%。選擇活動或者不活動，就決定了一天的能量消耗。不同於基礎代謝，個人的體力活動所耗費的能量差異頗大。比方說，爬樓梯而不搭電梯，出門步行而不開車，和搭車時站立而不坐下，都會增加體力活動，因而增加能量消耗。北美肥胖率的攀升令人憂心，部分原因是活動量太少。工作不必耗費體力，休閒時間往往就癱坐在電視或電腦前面。

食物熱效應 (thermic effect of food, TEF) 在能量營養素的消化、吸收與代謝過程中所增加的能量消耗，大約占所攝取能量的 5% 到 10%。

食物熱效應。除了基礎代謝與體力活動之外，人體利用能量來消化、吸收、並進一步處理最近攝取的營養素。處理這些工作所用的能量稱為**食物熱效應** (thermic effect of food, TEF)。熱效應的能量消耗有如營業稅，你所吃的總能量必須繳 5% 到 10% 的稅，用來支付食物處理的費用。在用餐時間和用餐過後，我們甚至能夠感受到代謝作用增加而升高了體溫。為了繳「稅」，若要供應基礎代謝和體力活動所需的 100 大卡，你得吃 105 到 110 大卡。如果每日攝取的能量是 3000 大卡，食物熱效應就用掉 150 到 300 大卡。由於能量輸出的項目不同，這個總量多少因人而異。

食物的組成會影響 TEF。富含蛋白質的餐點之 TEF 值（20% 到 30%）高於富含碳水化合物的餐點（5% 到 10%）或富含脂肪的餐點（0% 到 3%）。這是因為把吸收的脂肪存入脂肪組織，或是把葡萄糖轉變成肝醣，所需要的能量少於把過剩的胺基酸代謝成脂肪。此外，大餐的 TEF 值高於同樣份量但少量多餐的 TEF 值。酒精的 TEF 值是 20%。

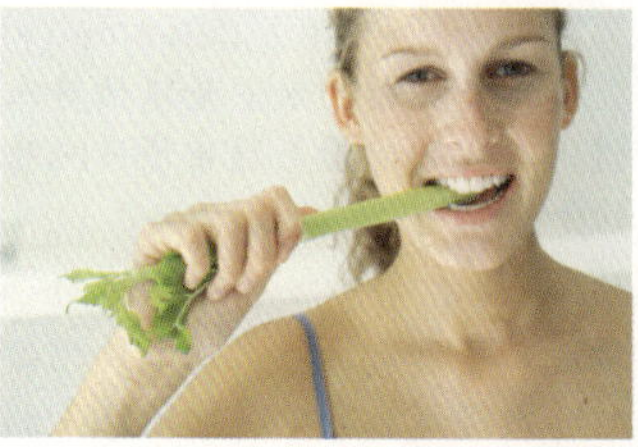

▲有些食物如芹菜，消耗的 TEF 比食物本身所含的卡路里還要多，因而成為負卡食物。低油的蛋白質食物如雞胸肉、蛋白和白魚等，擁有最高的熱效應：30%。換句話說，如果你吃 100 大卡的雞胸肉，光是消化它就要燒掉 30 大卡

適應性生熱作用。適應性生熱作用 (adaptive thermogenesis) 指的是由於寒冷或過熱而引起非自主運動的增加。這種運動包括寒冷時顫抖、坐立不安、肌肉緊繃和保持固定姿勢（非躺臥時）。研究顯示，有的人藉飲食過量引發生熱作用而不至於增重，不過其他人卻達不到同樣的程度。

全部的能量消耗中生熱作用所占極少。久坐不動的人其基礎代謝加上食物熱效應消耗了 70% 到 85% 的能量。其餘的 15% 到 30% 大部分用於體力活動，只有少量用於生熱作用。

嬰兒體內有少量的**褐脂組織** (brown adipose tissue)，這是參與生熱作用的特化脂肪組織。他之所以會呈現褐色，是因為其中有較多的粒線體。褐脂組織使能量營養素釋出部分熱量到環境中，而非製造 ATP，因而增加了生熱作用。嬰兒的褐脂組織占體重高達 5%，對體溫調控很重要。冬眠的動物也利用褐脂組織產生熱能而度過漫長的冬天。成人的褐脂組織極少，其功能不明。

適應性生熱作用 (adaptive thermogenesis) 這個名詞涵蓋人類在極小範圍內調節體溫的能力，兩個明顯的例子就是坐立不安和寒冷時顫抖。

褐脂組織 (brown adipose tissue) 特化的脂肪組織，可代謝能量營養素產生大量的熱能，但提供人體有用的能量不多。未使用的能量皆以熱能的形式釋出。

觀念檢查站 7.1

1. 能量平衡的要素為何？
2. 食物所含的能量要如何測定和表示？
3. 人體利用能量的四個主要目的為何？每個目的所消耗的能量各為多少？

7.2 計算人體的能量消耗

人體所消耗的能量可由直接和間接的測卡法得知，或是根據身高、體重、體力活動量和年齡的估算而得知。

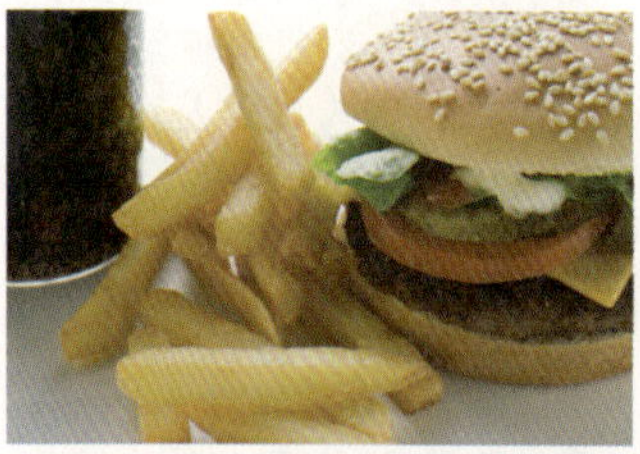

▲流行的大份量高卡食物很容易造成正能量平衡，應付之道就是將它與別人分享

直接測卡法 (direct calorimetry) 直接測量人體的散熱量以估算人體所消耗的能量，通常使用絕緣的小房間。

間接測卡法 (indirect calorimetry) 藉由測量氧氣的吸入與二氧化碳的呼出得以推算能量的消耗。利用公式把氣體交換量轉變成能量消耗量。

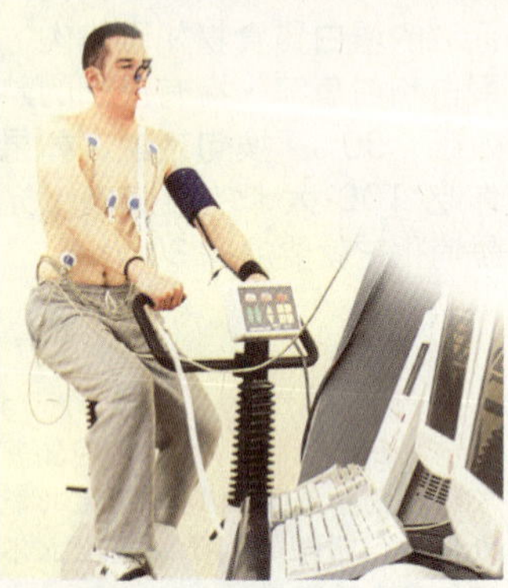

圖 7-6 間接測卡法。這種方法能在運動時監測氧氣的輸入與二氧化碳的輸出，因而得以計算能量的消耗

直接與間接測卡法

直接測卡法 (direct calorimetry) 測量人體的散熱量。受測者被置於絕緣的小房間內，釋出的體熱升高了包圍房間的水溫。在人體散熱前後測量水溫，科學家就可以算出能量的消耗。直接測卡法之所以有效，是因為人體所消耗的能量最後幾乎都以熱能的形式離開人體。不過很少研究使用直接測卡法，因為它不但昂貴而且複雜。

最常用的**間接測卡法** (indirect calorimetry) 不測量散熱量，而是測量呼吸的氣體交換，也就是耗氧量與二氧化碳排出量（圖 7-6）。人體所消耗的能量與氧氣有一定的關係。舉例來說，代謝一頓含有碳水化合物、脂肪和蛋白質的餐點——典型的能量營養素混合物——人體需要 1 公升的氧氣才能產生 4.85 大卡的能量。

間接測卡法中用來測量氧氣消耗量的儀器具有多功能。它們能夠裝上小車推到醫院的病床邊，也可以裝入背包讓受測者背著打網球或慢跑。現在甚至還有新的手持式儀器。製作各種運動的能量需求表，就是靠間接測卡法研究所獲得的資訊。大多數運動器材也能顯示運動期間所燃燒的卡路里。這些數值的準確性將在後面進行討論。

能量需求的估計

如第 2 章所述，美國食品營養委員會最近發布了幾個估計能量需求的公式，稱為能量需求估計 (Estimated Energy Requirement, EER)。成人的公式如下所述。當你計算自己的 EER 時，記得在加和減之前先乘和除！（有關兒童、青少年、孕婦和產婦的特殊資訊列於第 14 和 15 章。）

男性 ≧ 19 歲

EER = 662 − (9.53 × 年齡) + PA × (15.91 × 體重 [公斤] + 539.6 × 身高 [公尺])

女性 ≧ 19 歲

EER = 354 − (6.91 × 年齡) + PA × (9.36 × 體重 [公斤] + 726 × 身高 [公尺])

要追蹤你的能量消耗以及能量需求，可以利用附錄 C 的表格。首先定出 24 小時的期間，列舉你從事的所有活動，包括睡眠。記錄每種活動所花費的時間（分鐘）；總數必須等於 1440 分鐘（24 小時）。然後以大卡/分鐘計算每種活動所耗費的能量。將耗費的能量乘以分鐘，就得到每種活動消耗的總能量。全部活動加總就得到當日能量消耗的估計值。

PA 是體力活動 (physical activity) 的估計

活動量	PA（男性）	PA（女性）
久坐不動（例如不運動）	1.00	1.00
低活動量（例如每日以 3-4 mph 的速度步行 2 哩的運動量）	1.11	1.12
中活動量（例如每日以 3-4 mph 的速度步行 7 哩的運動量）	1.25	1.27
高活動量（例如每日以 3-4 mph 的速度步行 17 哩的運動量）	1.48	1.45

以下是某位 25 歲男性，身高 175 公分，體重 70 公斤，每日進行中度體力活動的計算實例。他的 EER 是：

$$EER = 662 - (9.53 \times 25) + 1.25 \times (15.91 \times 70 + 539.6 \times 1.75) = 2997\text{大卡}$$

接下來再算一位 25 歲女性，身高 162 公分，體重 54.5 公斤，每日進行中度體力活動，PA 是 1.27。她的 EER 是：

$$EER = 354 - (6.91 \times 25) + 1.27 \times (9.36 \times 54.5 + 726 \times 1.62) = 2323\text{ 大卡}$$

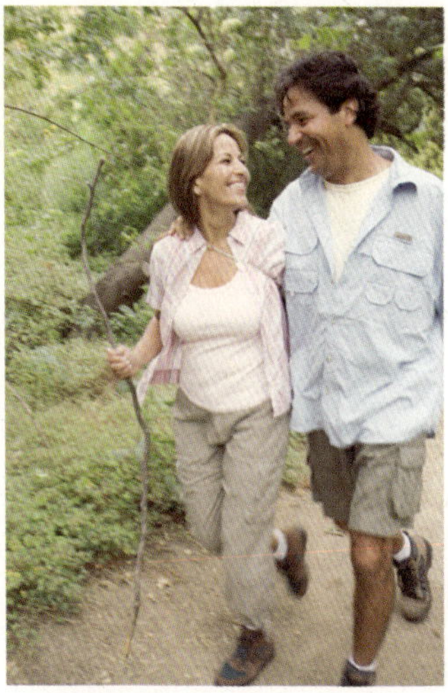

▲體力活動如步行，是能量消耗的重要方式

現在你已經算出男性每日 EER 約 3000 大卡，女性約 2300 大卡。記住這只是估計值，許多其他因素如遺傳和荷爾蒙，會影響真正的能量需求。

這個網站 (www.ChooseMyPlate.gov) 提供一種互動工具叫作「每日飲食計劃」可以估計你的能量需求。圖 7-7 顯示各年齡層和性別的活動量範圍和能量建議。

觀念檢查站 7.2

1. 哪些方法可以用來測量人體所消耗的能量？
2. 能量需求估計可以根據哪五項因素來計算？

7.3 健康體重的評估

有許多方法可以用來設定健康體重。目前常用健康體重來表示體重建議，醫學文獻已不再使用舊

健康餐盤的卡路里值

兒童	靜態	→	活躍
2-3 歲	1000	→	1400
女性	**靜態**	→	**活躍**
4-8 歲	1200	→	1800
9-13	1400	→	2200
14-18	1800	→	2400
19-30	1800	→	2400
31-50	1800	→	2200
51+	1600	→	2200
男性	**靜態**	→	**活躍**
4-8 歲	1200	→	2000
9-13	1600	→	2600
14-18	2000	→	3200
19-30	2400	→	3000
31-50	2200	→	3000
51+	2000	→	2800

圖 7-7 健康餐盤各年齡層和性別的卡路里值

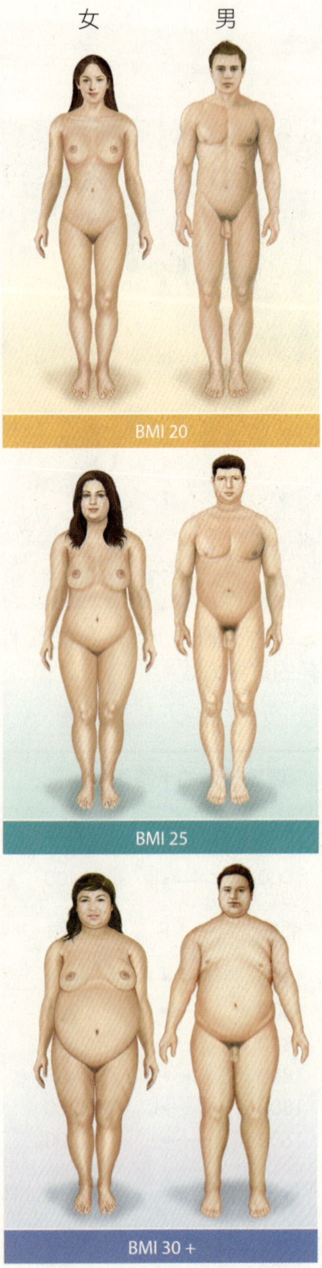

圖 7-8 不同 BMI 值的體型差異

身體質量指數 (body mass index, BMI) 體重（公斤）除以身高（公尺）的平方；≧25 表示過重而≧30 表示肥胖。

的名詞如理想體重和滿意體重，因為不夠個人化。身高-體重對照表通常都是根據大型人口研究結果而制定。這些表實際應用在族群上時，能估計出與健康和壽命相關的體重。不過這些表並不一定直接與個人的體重和健康狀況相關。舉例來說，有許多瘦體組織但體脂肪較低的運動員，其體重要比久坐不動的人還要重。

傾聽身體飢餓的信號，常吃健康飲食，並且經常運動，都有助於維持適當的身高／體重比。關於健康體重我們必須釐清：他完全是個人的事。體重不是數字計算，健康才是重點所在。總之，每個人應該在醫生的指導下，根據體重記錄、脂肪分布型式、家族的體重相關疾病史與目前的健康狀況，設定「個人的」健康體重（或者需要減重）。體重不健康的指標應當包括下列體重相關的疾病：

- 高血壓
- 高 LDL 膽固醇
- 家族遺傳的肥胖、心血管疾病和癌症（例如子宮癌、結腸癌）
- 上身肥胖的脂肪分布型式
- 高血糖

這種評估能顯示個人對目前超重的適應程度。所以，身高／體重標準只是概略的指標而已。從實用觀點來看，下列的問題也很中肯：一年之內最少增加多少體重？喜歡的最大號衣服是幾號？以前節食時需維持多少體重才不至於常常感到飢餓？此外，健康的生活型態比體重計的讀數更加重要。健康與過重不是不能並存，如果一個人不常運動，瘦也不代表健康。

身體質量指數 (BMI)

目前醫學和營養文獻幾乎一致採用**身體質量指數** (body mass index, BMI) 作為身高體重對照的標準，因為它在臨床測量中最符合體脂肪含量（圖 7-8）。

$$\text{BMI 的計算公式是} \ \frac{\text{體重（公斤）}}{\text{身高}^2\text{（公尺）}}$$

$$\text{BMI 的另一個計算公式是} \ \frac{\text{體重（磅）} \times 703}{\text{身高}^2\text{（吋）}}$$

表 7-1 列出 BMI 的體重類別。理想的 BMI 是介於 18.5 到 24.9

表 7-1 BMI 的類別。BMI 應用廣泛，是評估體脂肪相關疾病風險的好用工具

類別	BMI
體重過輕	<18.5
健康體重	18.5-24.9
過重	25-29.9
肥胖	30-39.9
嚴重（病態）肥胖	>40

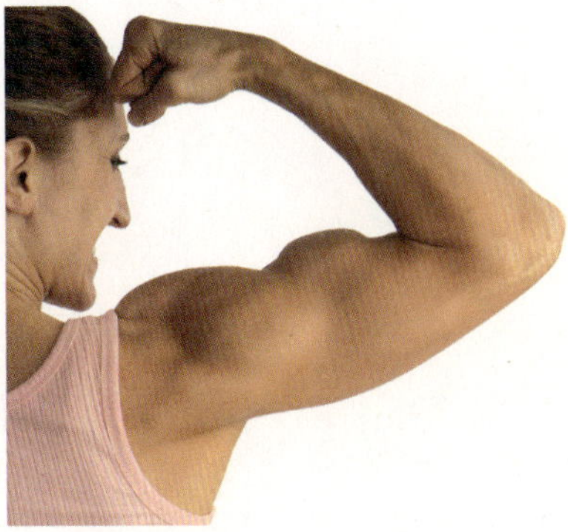

▲高 BMI 不一定代表過重或脂肪過多。肌肉發達的人 BMI 可能超過 25

之間。當 BMI≧25 時，就開始有超重帶來的健康風險。你的 BMI 是多少呢？如果要使 BMI 達到 25 或 30，體重該增減多少？25 和 30 分別代表過重和肥胖的切點值。圖 7-9 列出各種身高和體重的 BMI。

BMI 的概念不分男女一體適用，所以非常方便。不過，任何身高體重對照的標準都是大略估算。要記住的是，BMI 在 25 和 29.9 之間是過重的標識（與標準人口對照），不見得是體脂肪過多。許多男性（尤其是運動員）的 BMI 大於 25 是因為肌肉組織較多。而且，極矮的成人（150 公分以下）可能有偏高的 BMI，但不一定是過重或脂肪過多。因此之故，BMI 應該只能用來篩檢過重或肥胖。即使大家認可的 BMI 體重標準也不見得適用於每一個人。成人 BMI 不應套用於兒童、尚在生長的青少年、孱弱的老人、孕婦和產婦、以及肌肉發達的人。

此外，脂肪過多與過重的情況往往同時出現。由於體脂肪測量不易，臨床上還是要仰賴 BMI。

體重（磅）

身高（英呎和吋）	120	130	140	150	160	170	180	190	200	210	220	230	240	250
4′6″	29	31	34	36	39	41	43	46	48	51	53	56	58	60
4′8″	27	29	31	34	36	38	40	43	45	47	49	52	51	56
4′10″	25	27	29	31	34	36	38	40	42	44	46	48	50	52
5′0″	23	25	27	29	31	33	35	37	39	41	43	45	47	49
5′2″	22	24	26	27	29	31	33	35	37	38	40	42	44	46
5′4″	21	22	24	26	28	29	31	33	34	36	38	40	41	43
5′6″	19	21	23	24	26	27	29	31	32	34	36	37	39	40
5′8″	18	20	21	23	24	26	27	29	30	32	34	35	37	38
5′10″	17	19	20	22	23	24	26	27	29	30	32	33	35	36
6′0″	16	18	19	20	22	23	24	26	27	28	30	31	33	34
6′2″	15	17	18	19	21	22	23	24	26	27	28	30	31	32
6′4″	15	16	17	18	20	21	22	23	24	26	27	28	29	30
6′6″	14	15	16	17	19	20	21	22	23	24	25	27	28	29
6′8″	13	14	15	17	18	19	20	21	22	23	24	26	26	28

健康體重　過重　肥胖

美國國家健康統計中心與慢性病預防暨保健中心共同製作

圖 7-9 方便的 BMI 身高／體重表。健康體重的 BMI 落在 18.5 到 24.9 之間

體脂肪估計與肥胖症診斷

如果能量的攝取量超過消耗量，長期下來就會過重甚至肥胖，健康問題也隨之而來（表 7-2）（參見延伸閱讀 16）。如前所述，BMI 是方便的臨床工具，可以用來篩檢 20 歲以上的成人過重（≧25）、肥胖（≧30）、嚴重肥胖（≧40）等。不過醫學專家認為個人肥胖的切點不應完全置於體重，而要考慮脂肪總量，體脂肪的分布，以及是否患有體重相關的疾病。

體脂肪在個人之間差異頗大。男性體脂肪的適當範圍是 11%

表 7-2　體脂肪過多所帶來的健康問題

健康問題	部分原因
手術風險	增加麻醉的需要量以及傷口感染的風險（後者與免疫功能下降有關）
肺病與睡眠障礙	肺與咽頭受到重壓
第 2 型糖尿病	脂肪細胞變大，不易與胰島素結合，並且對胰島素的訊息反應遲鈍；較少合成協助胰島素的因子，而且脂肪細胞合成較多抑制胰島素的因子
高血壓	增加脂肪組織中血管的長度，增加血液量以及脂肪細胞製造的荷爾蒙增加血流阻力
心血管疾病（如冠心症和中風）	升高 LDL 膽固醇和三酸甘油酯，降低 HDL 膽固醇，減少運動量，還有膨脹的脂肪細胞增加合成血栓和發炎的因子。也會因為心律異常而增加心臟衰竭的風險
骨骼與關節病變（包括痛風）	膝蓋、足踝和髖關節受到額外壓力
膽結石	增加膽汁中的膽固醇含量
皮膚病變	皮膚皺褶含藏濕氣與微生物
各種癌症，例如腎癌、膽囊癌、結直腸癌、子宮癌和前列腺癌	脂肪細胞製造雌激素；動物實驗顯示過量的雌激素會導致腫瘤
身材較矮（與肥胖有關）	青春期提早到來
懷孕風險	生產更加困難，增加天生缺陷以及增加麻醉需求
行動不便，增加意外事件和摔跤的風險	過重使人行動遲緩
月經失調與不孕	受脂肪細胞製造的荷爾蒙（如雌激素）的影響
視力問題	較常出現白內障和其他眼疾
死產	本表所列各種疾病的風險因素
感染	降低免疫系統功能
肝臟損傷甚至衰竭	過量脂肪積聚在肝臟
男性勃起障礙	過量脂肪引起低度發炎，過重造成血管內襯細胞功能不良

一般說來，肥胖的程度越高，這些健康問題就越容易發生，病情也會更嚴重。上身肥胖和超過雙倍健康體重的人更容易有這些問題。

到 20%，女性則是 16% 到 30%。男性的體脂肪如果超過 24%，女性超過 37%，就算是肥胖。女性在生理上需要較高比例的體脂肪，以便維持生殖功能，包括雌激素的製造。

一般測量體脂肪含量的方法，就是利用體重和體積計算人體密度。體重用傳統磅秤很容易測量。而測量體積要數**水中稱重法** (underwater weighing) 最為精確。這種技術利用傳統體重與水中體重的差異，以及脂肪組織與瘦體組織的相對密度，再加上特殊的數學公式來計算人體的體積。這個過程需要受過訓練的技師把人完全沈入水池中（圖 7-10）。**排氣測量法** (air displacement) 是另一種測量體積的方法。這是測量人體在密閉艙中排除的空氣量而得知體積，例如 BodPod（圖 7-11）。

水中稱重法 (underwater weighing) 首先用標準磅秤量出體重，然後沒入水中再稱一次，利用這兩次體重的差異計算體脂肪含量的方法。

排氣測量法 (air displacement) 利用身體在密閉艙中所占體積而估計身體組成的方法。

一旦知道體積，再加上體重就可以利用下面的公式計算身體密度。然後利用身體密度算出體脂肪含量。

$$\text{身體密度} = \text{體重} \div \text{體積}$$
$$\%\,\text{體脂肪} = (495 \div \text{身體密度}) - 450$$

舉例來說，假設某人在圖 7-10 的水池中測得身體密度為每立方公分 1.06 公克。利用第二個公式算出體脂肪為 17% ([495 ÷ 1.06] − 450 = 17)。

雖然皮脂測量法的精確度有其限制，卻是另一常見的體脂肪估計方法。臨床醫生用「測徑器」直接測量不同部位的皮下脂肪層厚度，然後代入數學公式（圖 7-12）。

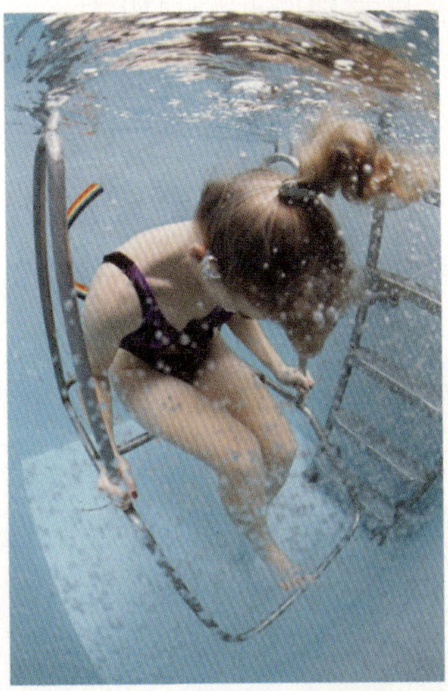

圖 7-10　水中稱重法。受測者盡最大力呼盡氣體，然後閉氣，彎腰。一旦完全沈入水中，記下他在水中的體重。利用這個數值可計算出身體的體積

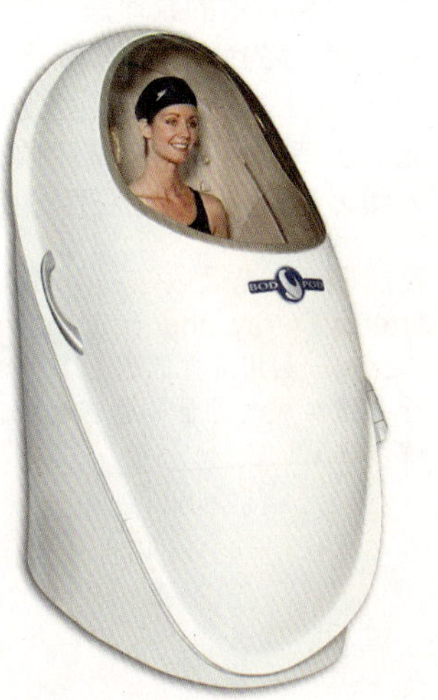

圖 7-11　BodPod。這種裝置以在密閉艙中坐數分鐘所排除的空氣而測得人體的體積

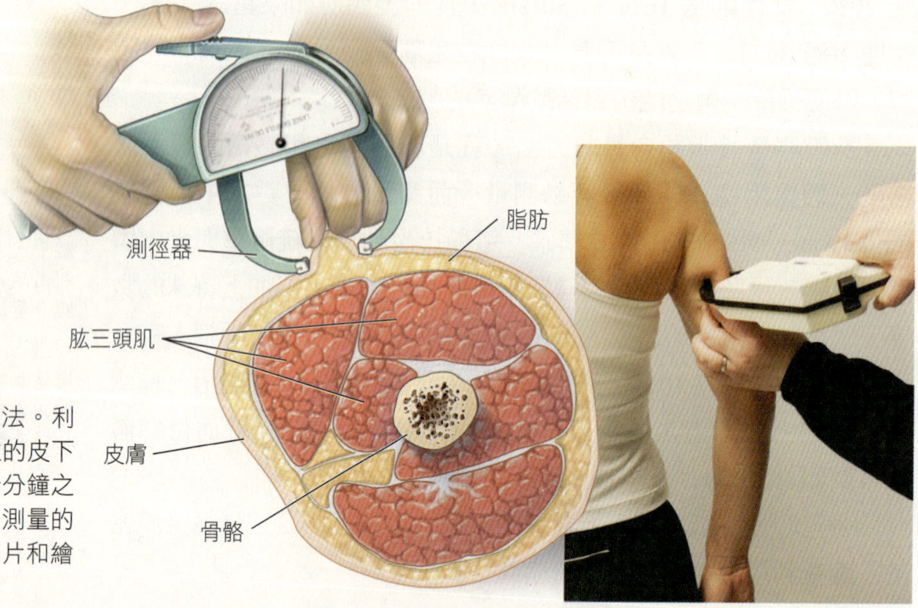

圖 7-12 皮脂測量法。利用測徑器測量不同部位的皮下脂肪層厚度，可以在十分鐘之內估計出體脂肪含量。測量的部位包括三頭肌，如相片和繪圖所示

生物電阻法 (bioelectrical impedance) 利用低能量電流估計體脂肪的方法。脂肪儲存量越大，電阻就越大。

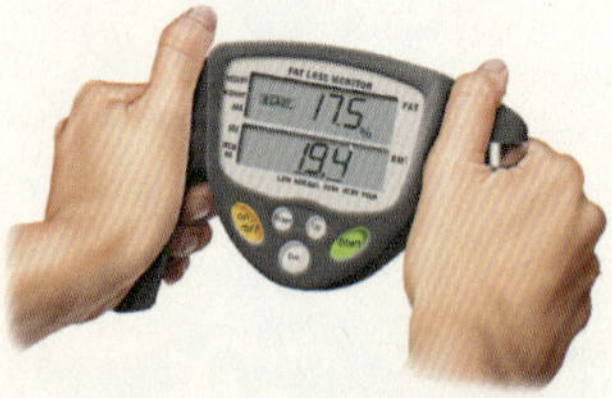

圖 7-13 生物電阻法五分鐘之內就能估算出體脂肪的含量。這種方法的原理是，脂肪組織所含的水分和電解質較少，因此對電流的電阻比較大。手持式儀器送出電流通過人體，藉以計算體脂肪百分比

雙能量 X 光吸收法 (double energy X-ray absorptiometry, DEXA) 利用多重低能量 X 光測量身體組成、骨量、骨密度的精確方法。

臨床醫生已經開始利用**生物電阻法** (bioelectrical impedance) 來測量體脂肪。這種方法是利用電線和電極貼布送出無痛的低能量電流通過人體。研究人員推測脂肪組織的電阻比瘦體組織來得大，因為前者所含的電解質和水分比後者來得少。所以，如果脂肪組織的比例較高，就表示人體的電阻較大。只要人體的含水量正常，幾秒鐘之內生物電阻分析儀就能把電阻轉換成大約的體脂肪含量（圖 7-13）。利用生物電阻法的身體組成監測器，或稱體脂肪計算器，現在可供家庭使用。這種儀器的外形和用法類似浴室的體重機，電流可以輕易通過導電的腳踏墊和／或手持電極。這類家用儀器可望鼓勵民眾不僅關心體重，更關心體重到底是來自脂肪還是肌肉。

估計體脂肪最先進的方法是**雙能量 X 光吸收法** (double energy X-ray absorptiometry, DEXA)。DEXA 是最精確的估計體脂肪的方法，不過設備昂貴，因此不普及。這種 X 光系統能把體重分成三個部分——脂肪、不含脂肪的軟組織和骨骼礦物質。一般使用的放射線劑量低於胸部 X 光，全身掃描約需 5 到 20 分鐘。這種方法也可以用來評估骨質密度和骨質疏鬆症的風險（圖 7-14）。

評估身體組成還有其他幾個方法，不過上面介紹的五種方法是診所、健身中心以及本書參考的文獻中最為常見者。在臨床醫生熟練的操作下，這些評估方法提供了身高體重之外寶貴的體脂肪資訊。

利用體脂肪分布進一步評估肥胖

體脂肪除了儲存量的多寡，儲存的部位也可以預測疾病的風險。有的人體脂肪儲存在上半身，有的人儲存在下半身。**上身肥胖** (upper-body obesity) 的特徵是腹部龐大，又稱**腹部肥胖**或**中央型肥胖**，與胰島素抗性和脂肪肝相關，容易導致糖尿病、高血脂和心臟病等。由於上身肥胖者多為男性，因此又稱**雄性肥胖**。其他部位的脂肪細胞將脂肪直接排入循環系統，而腹部脂肪細胞排出的脂肪卻藉著門靜脈直接進入肝臟。脂肪的注入會干擾肝臟利用胰島素的能力，並且改變肝臟的脂蛋白代謝。腹部脂肪細胞不僅是儲存倉庫而已，還具有代謝活性，會釋出許多荷爾蒙和其他叫作脂肪因子的肽，長期參與能量控制。當這些脂肪細胞充滿過量的脂肪，就會造成功能不良並釋出變異的分泌物，導致發炎、胰島素抗性和其他慢性病。

血液中高濃度的睪固酮（主要的男性荷爾蒙）和抽菸或飲酒一樣，很容易造成上身肥胖。這種男性特有的脂肪儲存型式使人體呈現「蘋果串」的形狀（腹部大而臀部與大腿細小）。只要量腰圍（介於最低肋骨與髖骨上方之間或肚臍附近）就知道是否上身肥胖。男性腰圍大於 102 公分，女性腰圍大於 89 公分均屬上身肥胖（圖 7-15）。如果 BMI 也≧25，疾病風險會大幅升高。

雌激素與黃體激素（主要的女性荷爾蒙）促使脂肪囤聚在下半身，造成**下身肥胖** (lower-body obesity) ——典型的女性肥胖形式。腹部小而臀部與大腿粗大，使體型呈現西洋梨的形狀。儲存在下半身的脂肪往往不易擺脫。停經婦女血液中的雌激素下降，會促使脂肪積聚在上半身並大幅升高停經後婦女的慢性病風險。

觀念檢查站 7.3

1. 如何計算身體質量指數？
2. 導致男性和女性之過重相關疾病風險升高的 BMI、體脂肪百分比、腰圍值各為多少？
3. 估計體脂肪含量的五種方法為何？
4. 肥胖會升高哪些疾病的風險？

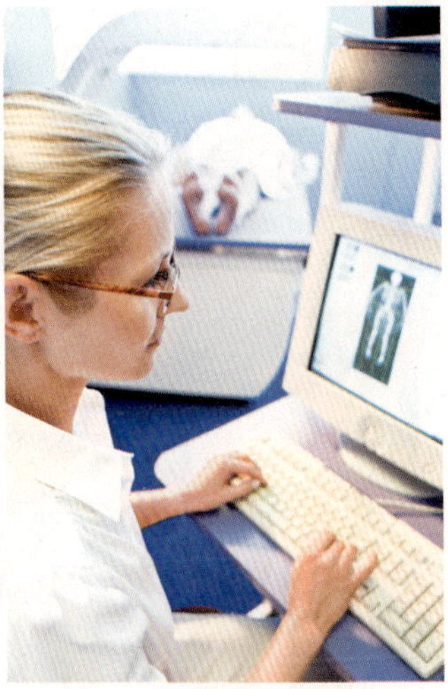

圖 7-14 雙能量 X 光吸收法 (DEXA)。這種方法是用少量放射線照射人體，然後以偵測器定量脂肪、瘦體組織或骨骼。掃描臂從頭部移動到腳趾，就可以估算出體脂肪與骨密度。DEXA 是目前估計體脂肪最精確的方法

美國肥胖相關疾病的總支出每年已達 1,470 億美元，十年之間翻了一倍。半數的支出由納稅人負擔，挹注醫療保險和醫療補助計劃。

上身肥胖 (upper-body obesity) 脂肪主要儲存在腹部的肥胖形式；男性腰圍＞102 公分，女性腰圍＞89 公分均屬此種肥胖。又稱雄性肥胖。

下身肥胖 (lower-body obesity) 脂肪主要積聚在臀部與大腿的肥胖形式。

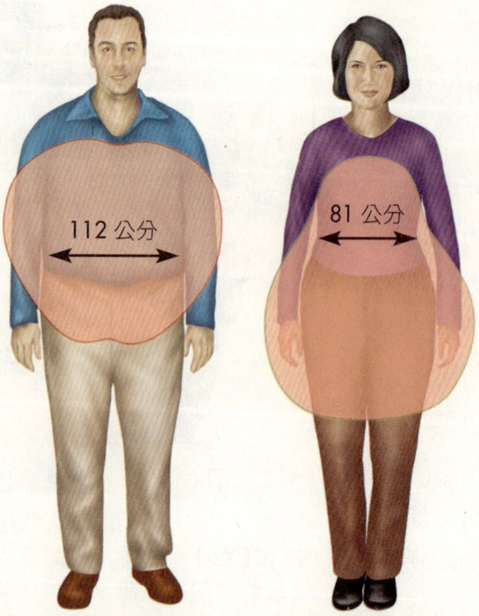

圖 7-15 上身與下身的體脂肪分布。上身囤聚脂肪比下身囤聚脂肪容易招致重大疾病。圖中女性的腰圍是 81 公分，男性腰圍是 112 公分，所以男性屬於上身肥胖而女性則否（切點是男性＞102 公分，女性＞89 公分）

7.4 肥胖的原因——遺傳或環境

造成肥胖的能量失衡的多重原因涵蓋文化、經濟和社會因素（參見延伸閱讀 6）。許多肥胖研究指出，這種上升趨勢來自全球食品系統的成長和運作，包括食品加工和行銷的進步，以致平價食物隨手可得。

遺傳（先天）和環境（後天）的因素都會升高肥胖風險（表 7-3）。脂肪在體內的儲存部位受到遺傳強烈的影響，尤其是在懷孕期間，基因表現就銘刻在胎兒身上。舉例來說，研究發現肥胖母親所生的子女，日後就屬於肥胖高風險群。考慮這種可能性，即肥胖是後天的環境讓先天遺傳表現出來。有些肥胖者是因為基礎代謝較慢，又過著靜態的生活方式，加上高度精製、能量密集的飲食而造成的。這些人是後天環境而增重，促使先天的肥胖傾向表現出來。即使個人遺傳傾向肥胖，也可以藉著增加體力活動和減少能量攝取而維持健康體重。

遺傳如何造成肥胖？

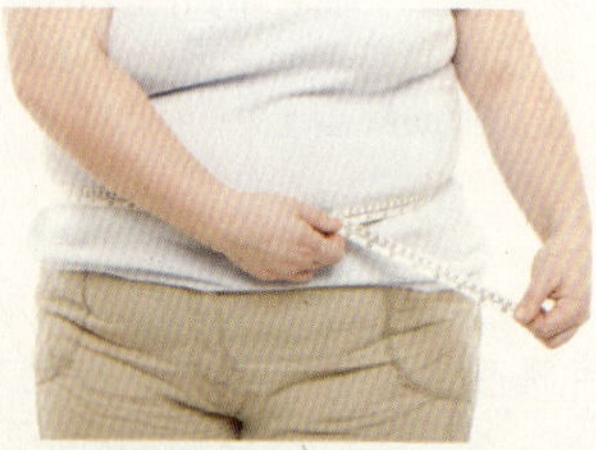

▲腰圍是體重相關疾病風險的重要指標

同卵雙胞胎 (identical twins) 由單一卵子與精子發育而成的兩個個體，因此具有相同的基因構造。

同卵雙胞胎 (identical twins) 的研究讓我們對肥胖的先天因素有了洞見。分開撫養時，他們增重的模式大抵相似，包括體重與體脂肪的分布皆然。雙胞胎的成長環境不同，後天學得的飲食習慣各異，所以環境對肥胖的影響似乎不如基因來得大。事實上雙胞胎研究顯示，人與人之間的體重差異，基因背景的影響要占 70%。非肥胖的父母所生的小孩，只有 10% 的機率會肥胖。父母其中一人肥胖者（常見於我們社會中），小孩肥胖的機率是 40%；如果父母都肥胖，機率高達 80%。我們的基因決定了代謝速率、燃料利用以及腦部化學作用的差異。這些因素都會影響到體重。

我們也遺傳了特殊的體型，體型高瘦的人似乎輕輕鬆鬆就可以維持健康體重。身體表面積增加時，基礎代謝也跟著增加。這是因為體型細長的人比粗壯的人擁有較大的體表面積，所以即使休息的時候他們也耗費較多的能量。

有些人遺傳了所謂的「儉用」代謝，也就是能量消耗很省，使

表 7-3 體脂肪過多與肥胖的原因

因素	如何影響脂肪存量
年齡	體脂肪過量常見於成人與中年人
停經	增加腹部脂肪的積聚
性別	女性擁有較多脂肪
正能量平衡	長期的正能量平衡促進脂肪儲存
飲食組成	攝取過多脂肪、酒精和能量密集食物會造成肥胖
體力活動	缺乏體力活動（「沙發馬鈴薯」）造成正能量平衡和脂肪儲存
基礎代謝	甲狀腺問題或能量限制等因素使基礎代謝降低，會導致增重
食物熱效應	有些肥胖者代謝營養素效率較高
飢餓感升高	有些人無法抗拒豐盛的食物，可能與食物報償途徑中各種腦化學物質的活性相關
脂肪與瘦肉組織的比例	比例偏高與體重增加有關
脂肪組織所吸收的脂肪	有些肥胖者儲存脂肪效率較高，即使減重仍然維持不變（甚至更高）
各種社會與行為因素	肥胖與社經地位、家庭狀況、交遊網絡、生活步調緊湊、無暇顧及飲食均衡、暴食、隨處可見低廉的「超大份量」高脂食物、休閒活動模式、看電視、戒菸、酗酒以及經常外食有關
未定的遺傳特質	影響能量消耗，剩餘能量儲存為脂肪組織或瘦體組織，以及人體利用脂肪與碳水化合物的相對比例
種族	有些族群崇尚較高體重，造成飲食過量
藥物	副作用升高飢餓感／胃口
生育	如果婦女生產過後沒有返回孕前的大致體重，可能會複製懷孕期間的增重模式。沒有哺乳的婦女在懷孕期間為哺乳而儲存的脂肪可能不會消失
地理	區域差異，例如美國中西部與南部的高脂飲食與靜態的生活方式，造成較高的肥胖率

得他們比其他人容易儲存脂肪。在人類歷史的早期，我們的基因適應了糧食有時緊縮的環境，因此儉用代謝可以保護人免於挨餓。在糧食充裕的今天，我們必須仔細挑選食物並且經常運動才能維持能量平衡。根據我們從雙親遺傳的特質，在現代飲食環境下有些人就是比其他人容易增重。

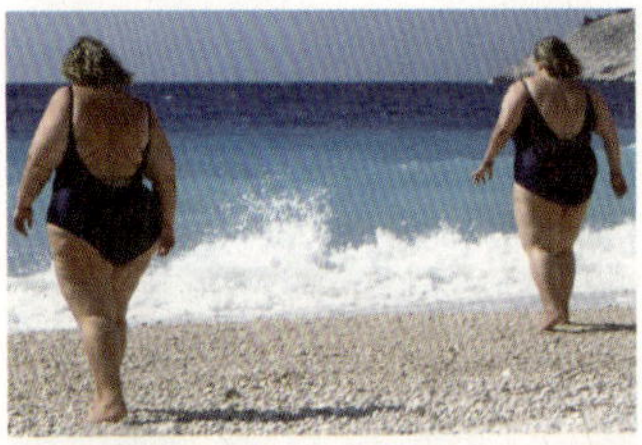

▲同卵雙胞胎的研究讓我們對肥胖的先天因素有所洞見

體重是否有定點？體重維持的**定點** (set-point) 論擁護者認為，人體能嚴密地調控體重。這種理論主張人類具有先天決定的體重或是體脂肪含量，這是無法輕易改變的。在削減能量和減重的過程中所發生的一些生理變化，支持此一理論。比方說，研究顯示**下視丘** (hypothalamus) 監控人類的體脂肪含量，並且努力要使它保持不變。脂肪細胞釋出並循環全身的荷爾蒙**瘦素** (leptin) 能提升飽足

定點 (set-point) 用於體重理論通常指個人體重受到嚴密的控制；但是對負責定點作用的細胞，或是定點如何控制體重，都毫不了解。不過有證據支持這種有利維持體重的機制。

下視丘 (hypothalamus) 腦的底部區域，負責調控能量攝取、呼吸、體溫和其他人體功能。

瘦素 (leptin) 脂肪組織製造的荷爾蒙，其量與體內總脂肪存量成正比而影響其長期存量；也影響胰島素的分泌。

感，因而縮減了胃口。當脂肪細胞的大小和數目增加時，瘦素的製造增加，應該會抑制胃口。如果脂肪量減少，瘦素濃度降低，胃口應會增加。然而此系統並非萬無一失。研究顯示過重的人有大量的來自脂肪細胞的瘦素，不過他們的腦部似乎具有「瘦素抗性」，並沒有接收到停止進食的訊號。

甲狀腺素濃度也會改變。能量攝取減少時，血液中的甲狀腺素濃度下降，使基礎代謝變慢。減重後負重活動的能量消耗減少，因此減重之前燃燒 100 大卡的活動，減重之後只燃燒 80 大卡。除此之外，人體在減重過後脂蛋白脂肪酶（吸收脂肪進入細胞的酵素）的活性會增加，使得脂肪儲存效率更高。藉著這些變化，人體阻止了體重進一步的降低。

吃得過飽時，基礎代謝在短期內會變快，有助於防止體重增加。不過長期而言，增重的抗性遠低於減重的抗性。如果某人增重並維持一段時間，人體就傾向於在新的定點建立能量平衡。

反對定點論的人爭辯說，成年期間的體重並不是一成不變，通常會緩慢增加一直到老年期才停止。再說，人類處於不同的社會、感情或物質環境下，體重往往會明顯地增加或減少，並且一直保持下去。這些論點顯示，定點並非由基因或脂肪細胞的數目所決定，而是個人根據自身所處環境而產生的穩定體重。

「接納體型不節食」或「健康無關體型」運動這類觀點，等於間接認定體重有定點。他們定義健康體重是，吃均衡飲食並經常運動而自然形成的天生體重。總之，定點有利於防止減重，但難以防止增重。如果不採行健康的生活方式，單靠定點的協助也無法避免增重。

環境也有影響嗎？

環境因素如高脂飲食和缺乏運動，確實會塑造我們的體型。試想過去 50 年內我們的基因庫一點也沒改變，但據美國疾病防治中心所言，過去 25 年肥胖人口的增加已經成為流行病。

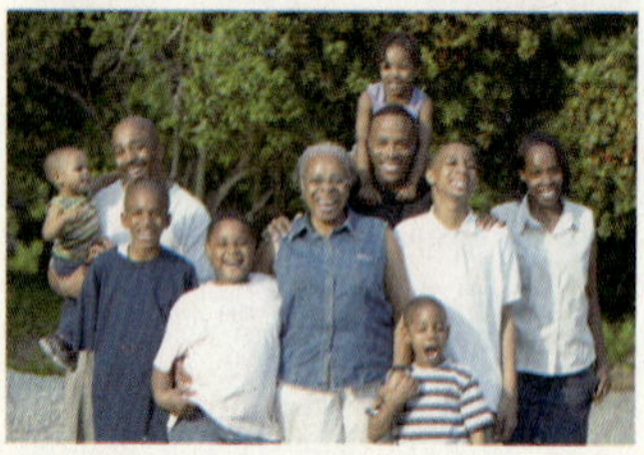

▲影響體重的因素很多，涵蓋遺傳與環境面向。我們與父母相似因為繼承相同的遺傳，以及學自父母的生活形態如飲食等

許多人會爭辯說，家庭成員體重類似是因為後天學得的飲食習慣多於基因的相似。即使是沒有遺傳關聯的夫妻，飲食習慣也會趨於一致，最後呈現相同程度的胖或瘦。成年女性的肥胖往往根植於童年期的肥胖。此外，較少運動，常感壓力與無聊，還有懷孕期增重過多，都是造成婦女肥胖的原因。（第 14 章特別提到，授乳有

助於減掉一部分懷孕帶來的多餘脂肪。）這些模式顯示了社會與基因都具有影響力。不過男性肥胖與童年期的肥胖並沒有強烈相關，反而是從 30 歲以後才開始。這種強力而普遍的模式顯示了環境對肥胖的主要影響大於遺傳。

貧窮與肥胖有關嗎？出人意表的是，在已開發國家答案是「有關」。社經地位較低的北美人，尤其是少數族裔，比社經地位較高的人容易肥胖。有幾項社會和行為因素促進脂肪儲存，支持社經地位與肥胖的關聯。這些因素包括：較低社經地位、過重的朋友和家人、偏好較高體重的文化／種族族群、妨礙健康飲食與經常運動的生活方式、便宜的高卡食物隨手可得、新鮮蔬果不易取得、看太多電視節目、戒菸、睡眠不足、感情壓力、經常外食等等。戒菸造成的增重是能量攝取增加所致，所增加的體重 96% 是脂肪。

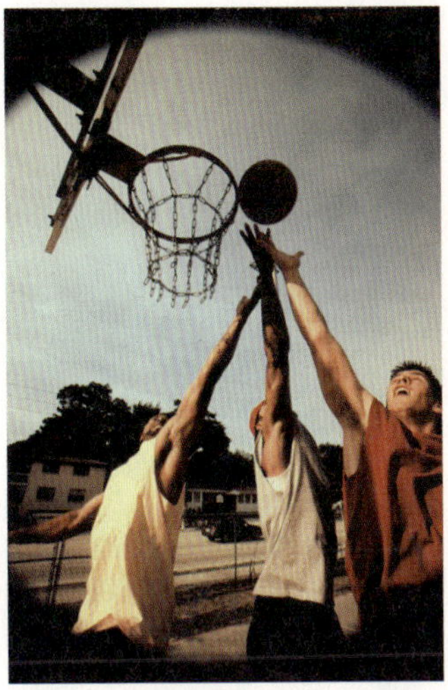

▲學生的生活通常充滿體力活動，與日後的職場生活大相逕庭，因此趨向增重很難避免

觀念檢查站 7.4

1. 說明體重如何受遺傳影響。
2. 環境對體重的影響為何？

7.5 過重和肥胖的治療

治療過重和肥胖需要時間，就像治療慢性病一樣，需要長期的改變生活形態，不像流行減肥書所倡導的速成法就能見效。然而我們常把「節食」視為暫時的手段，一旦達到目標就回復到原本（通常不良）的飲食習慣。這就是為什麼有這麼多人減重失敗的原因。我們該做的是，在可能的範圍內改善飲食並且調整行為，過著健康而有活力的生活，這樣才能成功減重並維持成果。維持健康體重不是短期間內減重，需要終身改變習慣才行。

減去體脂肪

減去 1 磅體重等於減去脂肪組織與支撐的瘦體組織，相當於每磅 3300 大卡（約每公克 7.2 大卡）。由於每磅脂肪組織約 3500 大卡，過去 50 年的減重建議都是每日必須短缺 500 大卡，一週才可減掉 1 磅脂肪組織。這就是相當簡單的「3500 大卡法則」。然而目前專家認為這種減重法則並不正確，讓減重者有不切實的期望，以致挫折了往後繼續減重的努力。這些年來能量平衡的研究指出，

當你閱讀節食計劃的宣傳小冊、部落格、文章或研究報告時，不僅要問節食者是否減重，也要問減重結果是否能維持下去。如果做不到，整個計劃都徒勞無功。

美國 2010 飲食指南關於「平衡卡路里以管理體重」提供以下建議：

- 改善飲食和運動行為以預防和／或減少過重與肥胖。
- 控制卡路里攝取量以管理體重。對過重或肥胖的人來說，意指從食物和飲料攝取較少卡路里。
- 增加體力活動並減少久坐不動的時間。
- 在生命期每一階段維持適當的卡路里平衡—包括童年期、青春期、成年期、懷孕／哺乳期以及老年期。

減重要比 3500 大卡法則所預測的來得慢，因為有幾項因素從中作梗，包括減重期間肌肉與脂肪一起減掉。

專家已經制定出新的減重預測公式，可以預測一個緩慢而更為實際的減重模式。對一般過重的成人而言，每日短缺 10 大卡，3 年可以減掉 1 磅體重。研究員強調體重變化並非直線型，改變能量平衡後，第一年變化最快，但接下來兩年就會變慢。除此之外，必須長期堅持能量攝取和體力活動的改變。比方說，每日減少攝取 500 大卡，第 1 年可減重 25 磅，到第 3 年結束時可再減 22 磅。與此相反的是，過時的 3500 大卡法則會預測一年就能減掉 52 磅。

新的減重預測公式更多資訊可參閱延伸閱讀 8。網路上的「體重模擬器」可以更精確地預測長期的減重成果。體重模擬器可在 http://bwsimulator.niddk.nih.gov 找到，根據個人的身高、體重、年齡、目前的能量攝取、能量削減、運動量而規劃長時間的減重。一如既往，新的指標強調每日的能量短缺來自減少能量攝取、增加體力活動或是雙管齊下。

穩妥減重計劃的要素

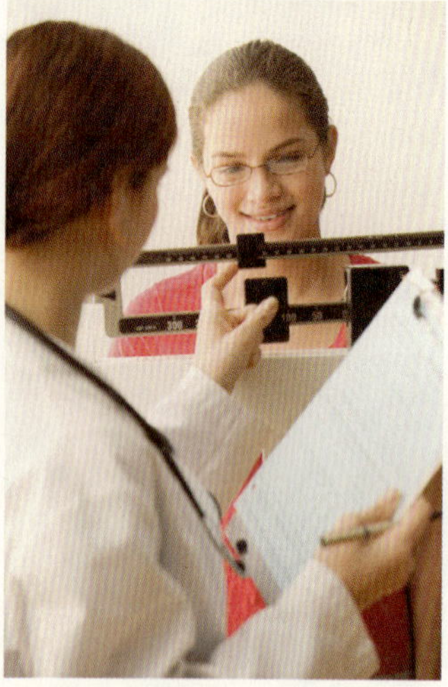

▲緩慢、穩定的減重是穩妥減重計劃的要素

想要減重的人可以求助於健康專家如合格營養師，擬定行動計劃。互動工具如 www.ChooseMyPlat.gov 也可提供協助。合理的減重計劃（圖 7-16）必須包括下列要素：

1. 控制能量的攝取。例如每日減少 500 大卡可維持緩慢、穩定的減重。
2. 增加體力活動以達到每週至少從事 150 分鐘（最好是 300 分鐘）中等強度的有氧運動。
3. 行為調整。

單靠片面的能量攝取限制很難有成效，加上經常運動與樂觀的心境有助於體重的減少與維持（圖 7-17）。強調健康的飲食抉擇與增加體力活動的 2010 美國飲食指南關於「平衡卡路里以管理體重」的建議列於頁緣。

前瞻性減重

上述這些原則指出預防肥胖的重要性。此一觀念得到廣泛的支持，因為克服身心失調非常困難。針對目前的肥胖問題，公衛策略

減重速率

- ☐ 鼓勵緩慢、穩定的減重，而非迅速減重，以利體重管理
- ☐ 設定每週減去 1 磅脂肪的目標
- ☐ 一旦減掉 10% 體重之後，先維持這樣的體重幾個月
- ☐ 在繼續減重之前，評估是否需要繼續減重

彈性

- ☐ 繼續參與日常活動（例如派對與外食）
- ☐ 配合個人習慣和口味

進食

- ☐ 滿足其他營養需求（能量例外）
- ☐ 包含日常食物，世間沒有神奇或特殊食物可加速減重
- ☐ 建議攝取營養強化的即食早餐穀片和綜合維生素礦物質補充劑，尤其是每日攝取低於 1600 大卡時
- ☐ 遵循健康餐盤或類似的飲食指南挑選食物

調整行為

- ☐ 維持終身的健康生活方式和均衡飲食
- ☐ 行為改變需合理可行
- ☐ 鼓勵社會支持
- ☐ 容許體重反彈，如此一來遭受挫折時不會輕易放棄
- ☐ 改變不良的飲食習慣
- ☐ 鼓勵自我監控，例如飲食記錄和設定目標

整體健康

- ☐ 有下列情形應該先看醫生：已有健康問題；男性超過 40 歲或女性超過 50 歲，並計劃從事劇烈運動；想要快速減重
- ☐ 強調經常運動，充足睡眠，減輕壓力，以及其他生活形態的改進
- ☐ 注意潛伏的心理問題，例如憂鬱或婚姻壓力

圖 7-16　合理減重計劃的特性。採行任何新的減重計劃之前，先用這個檢核表評估

必須適合所有年齡層的民眾。尤其必須特別關注兒童和青少年，因為小時候養成的過重和靜態生活模式會持續終身，因而升高體重相關疾病和死亡率的風險。至於成人，則必須把注意力放在均衡飲食和體力活動以維持健康體重。

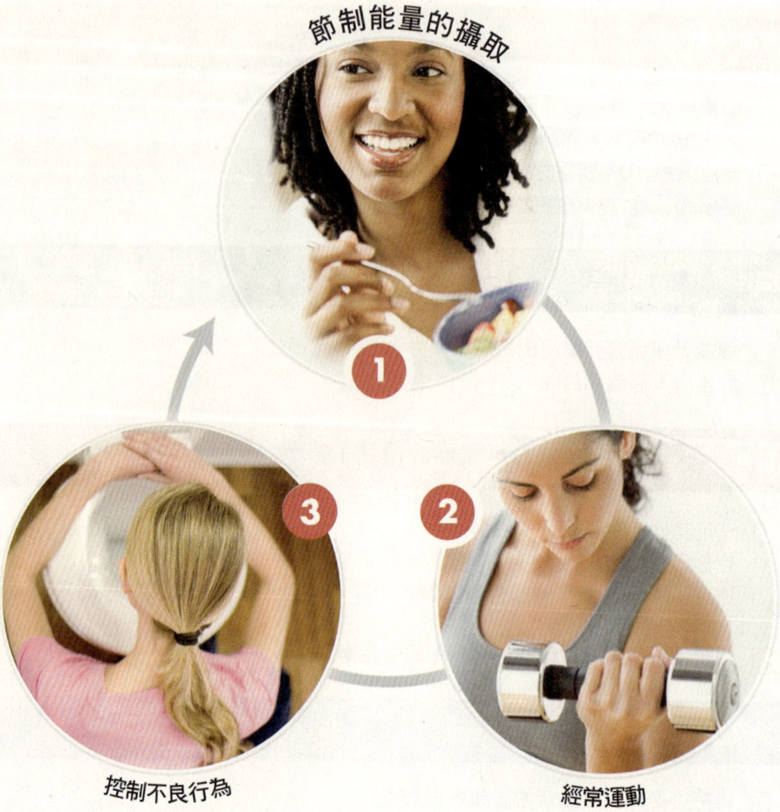

節制能量的攝取
1
2
3
控制不良行為
經常運動

圖 7-17 減重三合一。不妨將體重的減少與維持想像成一個三角形，它的三個角落是 (1) 節制能量的攝取，(2) 經常運動，和 (3) 控制不良行為。三角形的三個角互相支持，缺一不可。換句話說，如果缺了這三個關鍵的其中之一，體重的減少與維持就不可能成功

體重控制資訊網 (Weight-Control Information, WIN) 含有豐富的體重控制、肥胖和營養的資訊：www.niddk.nih.gov/index.htm，或撥打電話 800-WIN-8098。體重管理的完整指引：www.nhlbi.nih.gov/guidelines/index.htm。另外還有其他網站：www.caloriecontrol.org, www.weight.com, www.obesity.org 和 www.cyberdiet.com。

要尋找互動式飲食和運動的工具，請登入 www.ChooseMyPlate.gov，其中有 SuperTracker 和 Daily Food Plan。

觀念檢查站 7.5

1. 穩妥的減重計劃有哪些的特性？
2. 飲食指南中平衡卡路里以管理體重的策略為何？

7.6 控制能量攝取是體重管理的關鍵

美國女性每日需要 1800 到 2400 大卡，男性需要 2200 到 3000 大卡。如果目標是每週減掉 1 磅左右的體脂肪，女性必須把能量攝取限制在每日 1200 大卡，男性則是每日 1500 大卡。如果活動量極大，攝取量可以再提高，不過在靜態生活的社會，務必要降低能量的攝取。記住能量攝取極為嚴格，尤其是攝取量一向超過需要量的人。除此之外，任何能量削減都會同時喪失瘦體與脂肪組織。至於攝取較少的能量，有的專家建議少吃脂肪（特別是飽和脂肪和反式脂肪），另外有些專家則建議少吃碳水化合物，尤其是精製（高血糖負荷）的碳水化合物來源。蛋白質的攝取也應注意不要超過需

求。這幾種方法一起併用也可以。不過長期的研究顯示，低脂高纖的方法最為成功。最近一份研究報告（參見「營養新知」）證實我們所吃的食物種類，長期下來對增重有很大的影響。每個人都可以從嘗試錯誤的過程找出適合自己的方法。指認某種飲食法能夠促進人體消耗大量卡路里，這種觀念毫無根據（參見延伸閱讀 17、18、19）。

大卡或卡路里？ 大卡 (kcal) 是食物所含能量的單位。具體來說，一大卡是 1000 公克（1 公升）的水升高攝氏 1 度所需的熱能。雖然 1 大卡等於 1000 卡路里，不過大家比較熟悉卡路里這個名詞，因此本書講到食物所含的能量時都使用卡路里，提到數值的單位時用大卡。

飲食的份量會影響能量攝取，因此份量控制是另外一項挑戰，需要改變我們的飲食習慣。節食者可以利用能量密度的觀念，挑選每公克含較少卡路里的食物，如此一來可以在餐盤堆入更多的食物但熱量不增：份量既足、能量又低。這些低能量密度的食物確保我們吃較少卡路里而不會吃較少食物，讓我們在減重的同時能獲得愉悅和飽足感。水果和蔬菜就是低能量密度食物的最佳實例。體積 (volumetrics) 飲食法（參見第 2 章的延伸閱讀 7）就是利用低能量密度的食物達到減重的目的。雖然沒有食物是禁忌，不過減重者最好謹守低能量密度的原則，例如以爽脆的胡蘿蔔加鷹嘴豆泥取代洋芋片加沾醬。

節食者在開始減重時，想要追蹤能量的攝取可以從閱讀營養標示著手。閱讀標示很重要，因為許多食物的能量密度比我們想像的要來得高（圖 7-18）。另外一個方法是記下 24 小時內所吃的食物（附錄 C），然後利用本書附錄的食物組成表或是你的飲食分析軟體，算出所攝取的能量，作為以後挑選食物的參考。由於我們在記錄所吃的食物時往往低估了份量的大小，所以可以利用量杯作為輔助工具。

表 7-4 顯示如何著手降低能量的攝取。現在你應當可以了解，為什麼減重計劃必須涵蓋飲食習慣的改變。此外還要注意飲料，因

營養新知 長期小改變可得體重極大變化

在一項針對生活方式和體重變化的大型研究中，參與者在 20 年內平均增重 20 磅（約 10 公斤）。運動不足導致增重，不過參與者所吃食物的種類比運動的影響更大。光是多吃薯條，每四年會增重 3.4 磅。多吃蔬果、全穀類、優格和堅果可以減重或保持體重不變。這項研究的結果顯示，飲食、運動和其他習慣的小小改變，長期下來會造成體重的極大變化。

資料來源：Mozaffarian D and others: Changes in diet and lifestyle and long-term weight gain in women and men. *New England Journal of Medicine* 364:2392, 2011.

Nutrition Facts
Serving Size: 1/2 cup (65g)
Servings Per Container: 10

Amount Per Serving	
Calories 100	Calories from Fat 20
	% Daily Value*
Total Fat 2g	**4%**
Saturated Fat 1g	**7%**
Trans fat 0g	**
Cholesterol 10mg	**3%**
Sodium 30mg	**1%**
Total Carbohydrates 17g	**6%**
Dietary Fiber 0g	**0%**
Sugars 13g	
Protein 3g	
Vitamin A 2% • Vitamin C 0%	
Calcium 6% • Iron 0%	

** Intake of *trans* fat should be as low as possible.

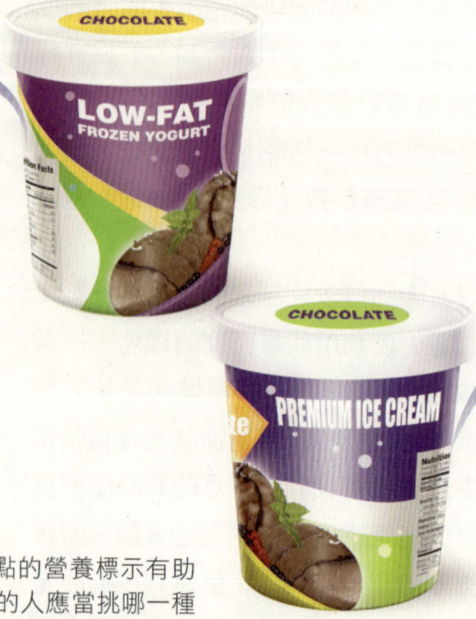

Nutrition Facts
Serving Size: 1/2 cup (106g)
Servings Per Container: 10

Amount Per Serving	
Calories 270	Calories from Fat 150
	% Daily Value*
Total Fat 17g	**25%**
Saturated Fat 11g	**54%**
Trans fat 0g	**
Cholesterol 120mg	**40%**
Sodium 85mg	**4%**
Total Carbohydrates 20g	**7%**
Dietary Fiber 0g	**0%**
Sugars 20g	
Protein 5g	
Vitamin A 10% • Vitamin C 0%	
Calcium 15% • Iron 0%	

** Intake of *trans* fat should be as low as possible.

圖 7-18　閱讀兩種冷凍甜點的營養標示有助於挑選能量較低的食物。減重的人應當挑哪一種呢？% 基準值是 2000 大卡。參見「營養學家的選擇」

表 7-4　如何著手降低能量攝取

減少的能量	以此代之	原本的食物
45 kcal	1 杯低脂牛奶	1 杯全脂牛奶
50 kcal	12 盎司淡啤酒	12 盎司普通啤酒
60 kcal	1 杯玉米片	1 杯糖霜玉米片
65 kcal	1/2 杯煮洋芋	1/2 杯煎洋芋
135 kcal	1 杯原味玉米花	1 盎司洋芋片
140 kcal	3 盎司瘦牛肉	3 盎司霜降牛肉
140 kcal	1 杯生蔬菜	1/2 杯馬鈴薯沙拉
150 kcal	2 湯匙低卡沙拉醬	2 湯匙普通沙拉醬
150 kcal	1 個英式馬芬	1 個丹麥麵包
150 kcal	6 盎司蘇打水做的水果酒	6 盎司琴湯尼
150 kcal	12 盎司無糖汽水	12 盎司普通汽水
175 kcal	1/2 烤雞	1/2 炸雞
185 kcal	1 塊天使蛋糕	1 塊冷凍蛋糕
210 kcal	3 盎司瘦烤牛肉	1/2 杯酸奶油牛肉
310 kcal	1 個蘋果	1 片蘋果派

為液體卡路里不會像固體那樣刺激飽足機制。專家的建議是喝低卡或零卡飲料，並且限制含糖飲料。

控制飢餓感

大多數減重計劃的挑戰是，在少吃多運動的同時如何控制飢餓感。飢餓感會破壞減重計劃，所以區分真正的飢餓（而非習慣性或情緒性飢餓）是邁向控制飢餓感的第一步。荷爾蒙和神經系統可以幫助你知道何時飢餓。血液中的飢餓荷爾蒙和空空的胃會向腦部發出你肚子餓了的訊號。同樣地，當你吃飽時胃的神經也會向腦部發出訊號，不過這些訊號要花費 20 分鐘才會抵達腦部。目的是要讓你在用餐時間感到飢餓但又不至於餓到想要暴食，然後在你感到吃飽喝足之後停止進食。如果在兩餐之間感到飢餓，要判斷是否真正的飢餓；如果是真的，用少量的高纖點心撐住，直到下一餐為止。喝杯水也有助於緩解兩餐之間的飢餓。餐點涵蓋低脂的蛋白質食物（堅果、低脂乳製品、黃豆蛋白、瘦肉、魚類、雞肉等）不會讓你很快感到飢餓。富含水分和纖維質的大體積食物提供較少卡路里，但能裝滿胃並向腦部發出飽足的訊號。多留意自己所吃的食物對控制飢餓感和能量攝取大有幫助（參見章節 7.8 的用心進食）。當你放慢步調進食，不但能夠享受每一口食物，並且讓你的胃有足夠的時間向腦部發出吃飽的訊號。

克服減重停滯期

任何減重的人都必須了解，健康的減重過程緩慢而不規則，有時會到達停滯期，這是正常的現象。減重經過幾週，體重下降一些，然後突然停住不動。幸運的是，有些策略可以克服停滯期，使體重繼續下降。減重之所以會停滯有幾個理由。減重一開始的時候，減掉的是脂肪加上體液，比預期的每週減 1 至 2 磅還要多。由於健康的減重計劃是要減掉脂肪而非肌肉或體液，過了第一週之後，減重速率就會慢下來。此外能量削減難以為繼，你或許會多吃一些卡路里。這種「偷渡卡路里」促成了停滯期，甚至體重回升。這種情況發生的時候，必須回頭追蹤卡路里，食物要估量和稱重以了解正確的份量。體重停滯的另外一個可能原因是，你的代謝已經適應了較低卡路里。如果是這樣，卡路里攝取就得再減一些。你的代謝或許也適應了日常的體力活動，所以把運動強度調高一些，讓肌肉燃燒更多卡路里，以便走出體重停滯期。肌力訓練加上燃燒卡路里的有氧運動可以增加肌肉量，而肌肉代謝會消耗更多卡路里。

觀念檢查站 7.6

1. 荷爾蒙如何參與飢餓控制？
2. 何謂「偷渡卡路里」和減重停滯期？它們如何使體重回升？

7.7 經常運動有助於減重和維持健康體重

經常運動對每個人都很重要，尤其對想要減肥或保持較輕體重的人。運動中和運動後都可促進能量的消耗，所以減肥時運動和縮減能量攝取量相輔相成。許多人的日常活動不外坐著、站著和睡覺。運動所耗費的能量遠超過休息狀態。每天在日常生活之外多消耗 100 到 300 大卡，加上控制能量的攝取，就可以穩定地減重。不僅如此，運動還有其它諸多效益，包括增進自尊。美國 2010 飲食指南的一項重要建議是，增加體力活動並減少久坐不動的時間。飲食指南符合 2008 美國運動指標的具體建議。在制定運動指標時，體重管理以及其他健康成果（例如疾病與疾病風險因素）都考慮進去。雖然有些人需要較多的運動，一般建議是成人應該每週至少從事 150 分鐘中等強度的有氧運動，以達到並維持健康體重。有些人可能需要相當於每週 300 分鐘中等強度的運動。

運動器材上的卡路里估計

運動器材的控制面板通常會顯示你運動的時間、速度、距離和能量消耗等。一般說來，時間、速度和距離的數值相當準確，但能量消耗只是根據你開始運動計劃時的體重所做的粗略估計。廠商根據志願者使用這種運動器材的測試而導出公式，用以計算能量消耗。公式不會很準，因為它沒有考慮體重以外的因素，例如體脂肪比例、體能狀況、體型和跑步效率等。

跑步機和其它有氧運動器材通常高估 15% 到 20% 的能量消耗。心跳監測器在估計能量消耗方面要比運動器材上所顯示的來得準確。

進行表 7-5 所列的任何一種活動，都可以增加能量的消耗。利用運動減重的秘訣在於規律與恆心，與運動的強度無關。挑選你能夠持之以恆的運動，例如每天快走 5 公里，效果與有氧舞蹈或慢跑一樣好。此外，強度較低的運動比較不會造成運動傷害。做些阻力運動（重量訓練）可以增加瘦體組織，並消耗脂肪（參見第 10 章）。運動也會增加肌肉量，進而升高整體代謝率。記得快走、慢跑、騎單車等有氧活動所燃燒的脂肪超過阻力運動。在減重期間做運動，甚至有助於維持骨骼健康。

日常生活中耗費能量的機會已經所剩不多了：科技有系統地把我們使用肌肉的良機消滅殆盡。增加體力活動的最好辦法，就是把它變成日常生活愉悅的一部分。開始的時候可以帶雙運動鞋，每天放學或下班後繞著停車場散步，然後再加入經常爬樓梯。有一妙計就是把車停在遠離購物中心的地方，這樣你就有機會多走路了。

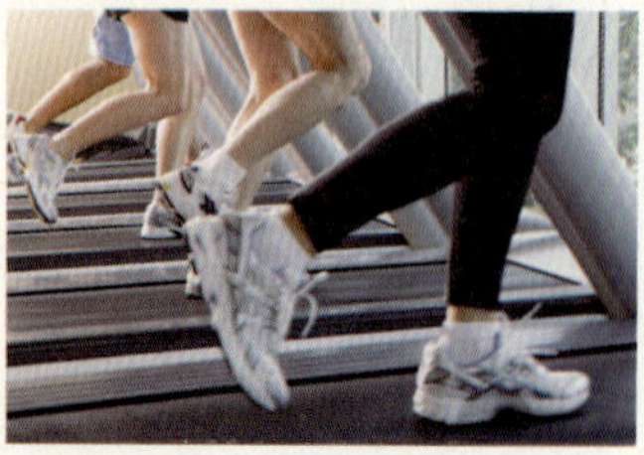

▲運動與飲食計劃相輔相成

表 7-5 各種活動所耗費的能量（以體重 68 公斤的人為例）

活動	大卡／公斤體重／小時	大卡／小時	活動	大卡／公斤體重／小時	大卡／小時
有氧體操－重度	8.0	544	騎馬小跑	5.1	346
有氧體操－中度	5.0	340	溜冰 (10 MPH)	5.8	394
有氧體操－輕度	3.0	204	慢跑－中速	9.0	612
徒步旅行	9.0	612	慢跑－低速	7.0	476
籃球－激烈	10.0	680	躺臥－休息	1.3	89
保齡球	3.9	265	壁球－聯誼性質	8.0	544
健美操－重度	8.0	544	直排輪	5.1	346
健美操－輕度	4.0	272	跑步或慢跑 (10 MPH)	13.2	897
獨木舟 (2.5 MPH)	3.3	224	滑雪 (10 MPH)	8.8	598
打掃（女性）	3.7	253	睡眠	1.2	80
打掃（男性）	3.5	236	游泳 (0.25 MPH)	4.4	299
烹飪	2.8	190	網球	6.1	414
自行車 (13 MPH)	9.7	659	排球	5.1	346
自行車 (5.5 MPH)	3.0	204	步行 (3.75 MPH)	4.4	299
打扮／淋浴	1.6	106	步行 (2.5 MPH)	3.0	204
開車	1.7	117	滑水	7.0	476
進食（坐姿）	1.4	93	舉重－重度	9.0	612
購物	3.6	245	舉重－輕度	4.0	272
簡易美式足球	7.0	476	擦窗戶	3.5	240
高爾夫	3.6	244	寫作（坐姿）	1.7	118

表中所列的數值代表全部的能量支出，包括活動本身所耗費的能量，加上基礎代謝、食物熱效應以及生熱作用所需的能量。你可以利用 http:/www.acefitness.org/acefit/health_living_tools_content.aspx?id=9 的運動卡路里計數器計算其他運動的卡路里消耗量。

計步器是可以計算行走步數的裝置，價格不貴。一般說來，我們每天應該走 10,000 步，不過大部分人走不到這個數目的一半。計步器可以追蹤我們走路的步數。卡路里計數器是新上市的裝置，可以追蹤全日的能量消耗。它藉測量心跳率、出汗率、熱量的喪失和生產而計算卡路里。這種計數器和計步器能激勵使用者做更多運動。

觀念檢查站 7.7

1. 運動是減重計劃的一部分，減重者應該記住什麼？

7.8 體重管理的行為修正策略

減掉體重並維持下去的動機會帶來「翹翹板」的效果，到頭來減重的慾望會比大吃大喝的慾望來得強大。

設定合理的目標是邁向減重和體重管理的第一項行為修正。合理的減重目標能讓你保持專注和積極，有助於成功減重。成功的減重計劃不外是轉變到較健康的生活方式。最好的目標是強調行為改變，例如每週運動三次或每天吃五份蔬菜，而非達到某個體重標準。改變生活方式首先要找出造成增重的問題行為。控制能量攝取就是修正這些問題行為。只有節食者能夠決定哪些行為在妨礙能量控制？哪些事情促使我們開始（或停止）進食？有哪些因素影響食物選擇？

2010 飲食指南指出下列行為與體重強烈相關：

- 注意攝取的總卡路里。
- 監控飲食攝取。
- 外食時選擇較小份量或較低卡食物。
- 準備、供應並攝取較小份量的食物和飲料，尤其是高卡者。
- 吃營養素密集的早餐。
- 限制螢幕時間。

用心進食

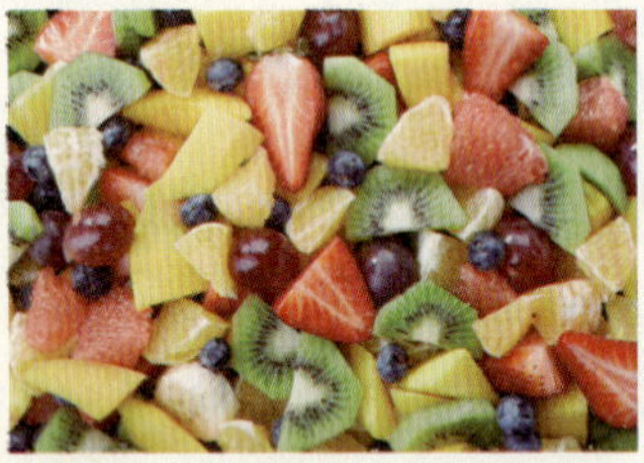

▲水果是最佳點心——營養素密度高而能量密度低

如前所述，多留心自己吃的是什麼，有助於控制飢餓感和能量攝取。自從 2006 年康乃爾大學的飲食行為專家 Brian Wansink 博士出版暢銷書《盲目進食：想得少、吃得多》之後，用心進食的觀念越來越流行。要改變盲目進食的習慣，就得避免會引誘你吃不健康的食物和／或吃太多的因素。用心進食的原則就是注意從備餐到吃的整體進食經驗，包括認識和重視身體的飢餓和飽足訊號，以及做出明智的飲食抉擇。目前有許多書籍、網站、計劃等教你用心進食的技巧。Michelle May 在她的著作《吃你所愛，愛你所吃》中提出下列重要的問題，幫你了解自己是否為了飢餓以外的原因而吃東西（參見延伸閱讀 9）。回答這些問題有助於改變飲食行為。

- 我為什麼吃？
- 我什麼時候想吃？
- 我吃了什麼？
- 我如何吃？
- 我吃了多少？
- 能量到哪裡去了？

用心進食的一個關鍵項目是不帶批判地觀察自己的飲食模式，以期在自己與食物之間建立更健康的關係。

其他行為修正的策略

心理學家使用中斷連鎖、刺激控制、認知重建、危機管理和自我監控等行為修正策略將問題定位，並發展出介入的各個步驟。

中斷連鎖 (chain-breaking) 把傾向於同時發生的行為分隔開來——例如在看電視的時候吃洋芋片。儘管這些活動沒有必要一起進行，他們還是有如難兄難弟。節食者必須打斷這種連鎖反應。

管控刺激 (stimulus control) 促使我們管理各種誘惑。例如把誘人的食物置於冰箱深處，把高脂點心從廚房的長桌移走，以及行走動線避免經過販賣機。提供正面的刺激，例如儲存低脂點心以便滿足飢餓／胃口。

重建認知 (cognitive restructuring) 是改變我們的心理結構。例如辛苦工作一天之後，避免利用酒精或食物迅速解除壓力。相反地，以健康、輕鬆的活動取而代之，例如在鄰里間散步或偕友談心。

把某些食物貼上「禁止食用」的標籤，會造成想吃該食物的內心掙扎。我們會覺得受到剝削，因此必輸無疑。最好是以中庸之道處理食物的選擇。如果你愛吃的食物給你帶來麻煩，暫時將它置於遠處，直到你學會自制再將它放回原處。

危機管理 (contingency management) 是預先做好處理危機的準備。我們可以事先排練以面對阻礙——例如吃不停（在派對中有食物傳來）或妨礙運動（下雨）等。

自我監控 (self-monitoring) 能揭露造成問題的飲食模式，例如不自覺的飲食過量。飲食與運動記錄能鼓勵你建立新的習慣以對抗舊的不良飲食習慣。肥胖專家認為這種做法是所有減重計劃的關鍵工具（參見延伸閱讀 10）。頁緣列有一些免費的線上工具可供自我監控，其中幾個也有行動裝置或智慧型手機使用的行動程式 apps（參見延伸閱讀 4 有益心臟的智慧型手機行動程式）。

總之，針對吃零食、強迫性進食和飲食過量等特定問題，必須對症下藥。行為修正的原則（表 7-6）是減重與維持體重的重要項目。改變行為才能建立終身的健康生活形態，並達成體重控制的目標。登入「營養連線」將這些行為修正付諸實行。

中斷連鎖 (chain-breaking) 打斷引導吃喝過量的兩種（或以上）行為之間的關係，例如邊看電視邊吃零食。

管控刺激 (stimulus control) 改變環境以便降低飲食的刺激——例如，從視線可及之處移走食物，並將它們儲存在廚房的櫃子裡。

重建認知 (cognitive restructuring) 改變一個人對進食的認知架構——例如，改變藉口工作勞累而大吃大喝，代之以偕友輕鬆散步。

危機管理 (contingency management) 擬定行動計劃以應付可能過食的情況，例如在派對中，點心就在伸手可及之處。

自我監控 (self-monitoring) 追蹤所吃的食物以及影響進食的情況；利用日記記錄飲食行為，包括時間、地點和心理狀況。這種做法有助於進一步了解自己的飲食習慣。

追蹤與飲食與運動

你可以在下面的免費網站記錄自己的飲食和運動：
http://www.myfitnesspal.com/
https://www.supertracker.usda.gov/
www.fitday.com
http://www.livestrong.com
http://nutritiondata.self.com
www.sparkpeople.com

防範重蹈覆轍很重要

避免重蹈覆轍是體重控制最困難的部分——甚至比減重還難。節食者難免會犯錯，所以要為犯錯預做準備。關鍵在於不要反應過度，只要立即處理就好。把「我吃了那塊餅，我是個失敗者」轉換成「我吃了那塊餅，但我就只吃那麼一塊而已！」。當節食者犯錯而偏離了減重計劃時，新建立的飲食習慣應該能夠帶他回到正軌。節食者如果沒有強而有力的**防範重蹈覆轍** (relapse prevention) 的辦法，難免會一再犯錯，終至全盤皆錯。不良的飲食模式一旦開始，節食者可能自覺失敗而偏離計劃愈遠。久而久之，節食計劃就不了了之。減重並不容易，再好的計劃也可能會以失敗收場。總之，維持減重成果需要三個 M：動機 (motivation)、行動 (movement) 與監控 (monitoring)。

防範重蹈覆轍 (relapse prevention) 幫助節食者預防並面對體重控制上犯錯的一系列策略，例如認識各種高風險的環境，並預先排練適當的反應。

社會支援有助於行為改變

健全的社會支援有助於體重控制。節食者如果知道能獲得許多支援，會使體重控制變得更容易。家人與朋友能夠給予讚美和鼓勵。不幸的是，你的社交網絡也可能破壞你減重的努力，所以要倚賴能夠支持你的人。合格營養師或其他體重控制專家可以提供諮詢，並協助節食者度過難關。長期與專家聯絡對往後的體重維持頗有助益。參加節食者組成的團體也能夠互相打氣。

全社會為降低肥胖而努力

美國肥胖率已達流行病的程度。流行病是公衛問題，而公衛問題需要集體行動。事實上，改善國民健康需要許多部門共同提出辦法。雖然最後我們在個人層面做出抉擇，但支持健康飲食和活躍生活的夥伴、計劃、政策必須協調合作。2010 美國飲食指南的行動號召包括三個指導原則：

1. 確保所有美國人能獲得營養的食物和運動的機會。
2. 透過環境策略讓民眾更容易做出健康抉擇，以達到行為改變的目的。
3. 促進終身的健康飲食、體力活動、體重管理的行為。

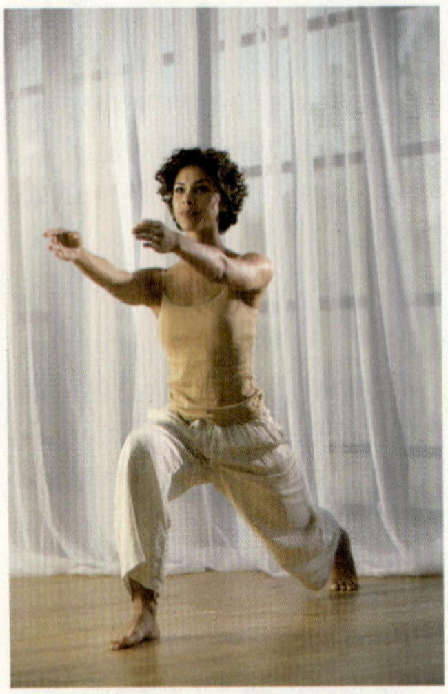

▲成功維持減重成果的人會採行各種策略如瑜珈，以面對行為修正過程的壓力和挑戰

公私機構和非營利組織已經開始合作，以應付並反轉此一公衛

表 7-6 有助於減重的行為修正

購物
1. 吃飽之後才購買食物——買有營養的食物
2. 按購物單採買；少買令人無法抗拒的「問題」食物。在主要商店周邊採購生鮮食物
3. 儘量不要買立即可食的食品
4. 拖延食物的採購，直到非買不可的時候

計劃
1. 擬定減少食量的計劃
2. 以體力活動代替吃零食
3. 按時吃正餐與點心；不要略過正餐

行動
1. 食物存放在視線不及之處（最好是冰箱），以降低進食的衝動
2. 在固定的地點進食
3. 菜盤不擺在餐桌上，尤其是調味醬和肉汁
4. 使用較小的碗盤和烹飪器皿

假日與派對
1. 少喝酒精飲料
2. 派對前先擬訂進食計劃
3. 派對前先吃低卡點心
4. 練習有禮貌地拒絕食物
5. 偶有挫折不要灰心

飲食習慣
1. 咀嚼食物時放下刀叉
2. 細嚼慢嚥
3. 盤內留置部分食物
4. 用餐中間暫停一會兒
5. 專心進食，不要一心二用（例如邊吃邊看書或看電視）

獎勵
1. 擬定特定行為的獎勵（行為契約）
2. 徵求家人與朋友的協助，並建議他們如何協助。鼓勵家人與朋友給予讚美與獎品作為協助
3. 按照自我監控的記錄獲取獎勵

自我監控
1. 記錄進食的時間和地點
2. 列出所吃食物的種類與份量
3. 記錄何人在場以及你的情緒
4. 利用這本飲食記錄找出有問題的地方
5. 利用線上或行動／智慧型手機 apps 追蹤自己的進步，包括新的營養／健康目標和習慣（參見延伸閱讀 4）

認知重建
1. 避免設定不切實際的目標
2. 注意自己的進步而非自己的缺點
3. 避免使用命令語氣，例如「永遠」和「絕不」
4. 以積極思考對抗消極思考

份量控制
1. 使用替代物，例如用普通漢堡代替大漢堡，或用黃瓜代替沙拉中的麵包丁
2. 少就是好。點主菜並與他人分享。以湯杯取代湯碗，或以開胃菜取代主菜
3. 利用打包袋。要求侍者在主菜上桌前先分一半放入打包袋

本章開頭談到，我們需要「防衛性用餐」；感覺飽足之後要拒絕食物，也要減少餐點份量。

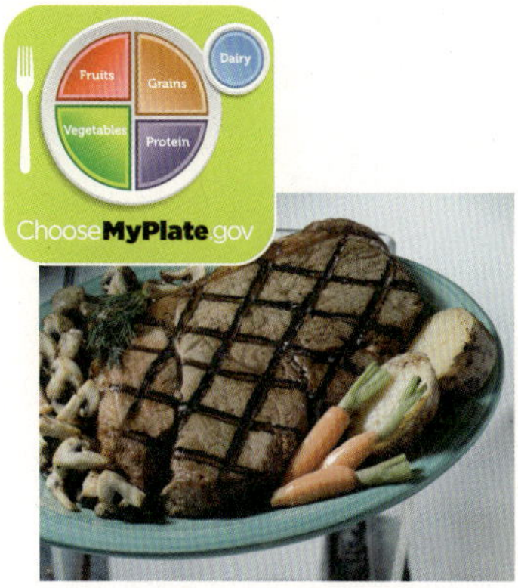

▲大份量的食物如這份牛排，提供許多過食的機會。要有毅力才能吃得健康。此圖的份量與健康餐盤所建議的份量相比，結果如何呢？

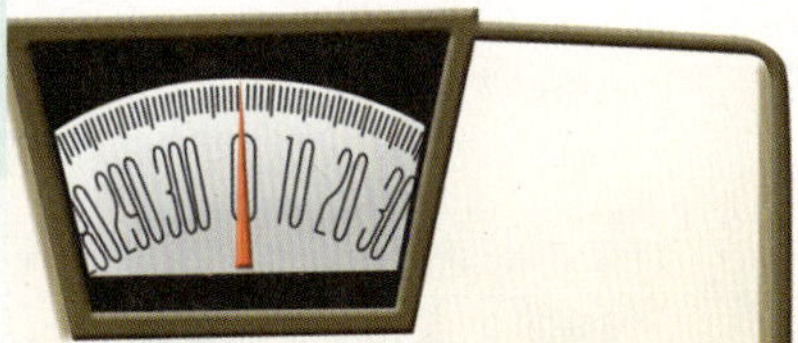

美國體重控制研究所 (National Weight Control Registry) 所列成功的節食者與體重維持者的行動：

- 吃低脂高碳水化合物飲食（脂肪能量只占 25%）。
- 每天吃早餐。
- 每天稱重並做飲食日記以自我監控。
- 每天運動 1 小時。
- 每週外食僅限 1 至 2 次。

其他新近的研究支持這些做法，尤其是後面四項。

危機。舉例來說，美國 FDA 召集產業、政府、學術、公衛團體等各界的領導人，藉著改變外食的食物（餐廳和外帶食物），找出解決肥胖流行病的辦法。這些團體通力合作並做出建議，提升消費者管理能量攝取的能力，例如促進健康飲食和活躍生活的「社會行銷」計劃。

觀念檢查站 7.8

1. 哪些行為修正步驟有助於改變不良的飲食行為並促進減重成功？
2. 節食時用心進食如何幫助控制飢餓感？

7.9 專家協助

家庭醫師是我們諮詢減重計劃的首要對象。醫生有完整的專業，藉著檢查因為過重而改變的健康指標如血壓、血脂、血糖等，而評估整體健康與減重計劃。醫生也能為特殊的減重計劃介紹合格營養師，並且回答與節食有關的問題。合格營養師尤其有資格擬定減重計劃，因為他們了解食物的成分及其心理上的重要性。運動生理學家能對體力活動提出建議。目前在美國這種專家諮詢的費用有的可以抵稅（請詢問稅務顧問），若是醫生處方往往有健保給付。

許多社區都有各種減重組織。其中有自助的團體，例如 Take Off Pounds Sensibly 和 Weight Watchers。不適合一般減重者的計劃例如 Jenny Craig 和 Physicians' Weight Loss Center，因為他們要求購買食物，並不鼓勵自己準備健康食物，諮詢者往往並非合格營養師或受過訓練的健康專家；再說這些計劃也很昂貴，因為他們需要密集的諮詢或強制吃減肥食品和補充劑。這些商業減肥產品和需要購買產品的減肥計劃往往造成體重回升，稱為「溜溜球效應」，結果反而增重更多。此外，聯邦貿易委員會曾經控告這些（以及其他）減重公司，利用未經證實的宣稱與不實的證言誤導消費者。

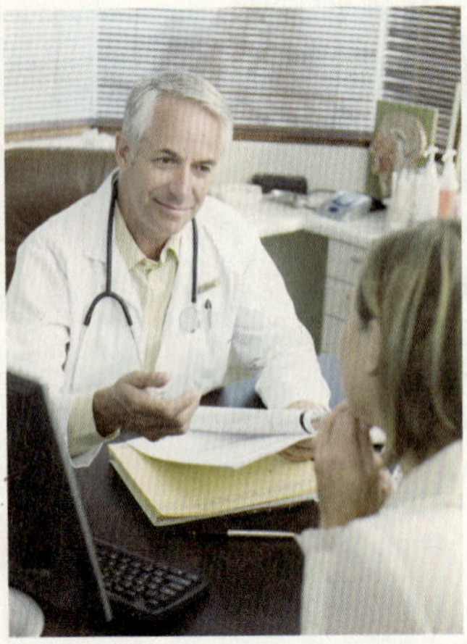

▲所有減重計劃都應當從諮詢家庭醫生開始

藥物治療

適合藥物治療的肥胖者包括 BMI 30（或以上）的人，或 BMI 在 27 到 29.9 而患有體重相關疾病，例如第 2 型糖尿病、心血管疾病、高血壓或是腰圍過大的人；對藥物沒有禁忌症的人；以及想要改變生活形態的人。不過單靠藥物治療是沒有效果的。成功的藥物治療僅見於改變行為、控制攝取能量和經常運動的人。治療肥胖的有效藥物必需經過美國 FDA 核准，並證實相當安全。

目前所用的藥物主要有三類。**安非他命** (amphetamine) 類的藥物可以延長腦中腎上腺素與正腎上腺素的作用。這種療法短期內對某些人有效，不過長期而言效果尚待證實。目前美國大多數州的醫藥委員會都限制 12 週的服用期，只有參與醫學研究的人例外。孕婦和產婦或 18 歲以下者禁用此藥。

安非他命 (amphetamine) 會刺激中樞神經系統的一類藥物，對人體有副作用。濫用安非他命會造成肉體與心理的上癮。

第二類 FDA 核准的減肥藥是羅氏鮮 (orlistat)。它與含有脂肪的餐點一起吃時，會抑制小腸內脂肪酶的作用（圖 7-19）而減少大約 30% 的脂肪消化，因而能在 2 小時內降低三分之一膳食脂肪的吸收。未吸收的脂肪隨即由糞便排出體外。不過，我們**必須控制脂肪的攝取**，因為糞便含大量脂肪會有許多副作用如脹氣和油便。有趣的是，服用羅氏鮮確實會提醒人吃低脂飲食，因為吃高脂餐點很快就會出現副作用。羅氏鮮與含油脂的餐點一起吃。由於未吸收的脂肪會帶著脂溶性維生素排出體外，吃羅氏鮮的人必須在睡前服用綜合維生素和礦物質補充劑。如此一來，白天所沒有吸收到的微量營養素都能獲得補充；晚餐的脂肪吸收不良對深夜的微量營養素吸收作用不會有太大的影響。目前在美國低劑量的羅氏鮮 (alli™)

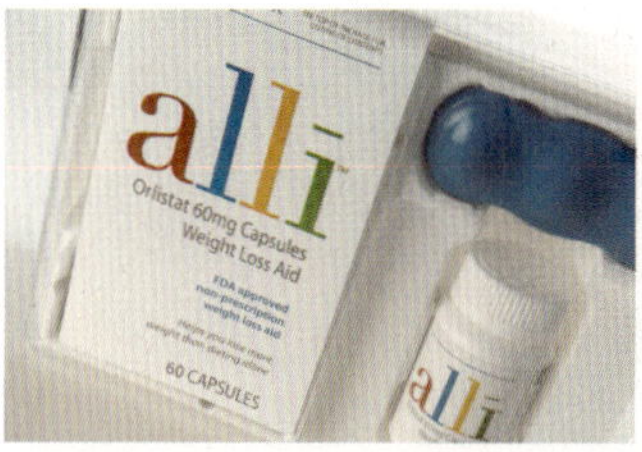

▲alli™ 是非處方減肥藥，可阻擋脂肪的消化和吸收

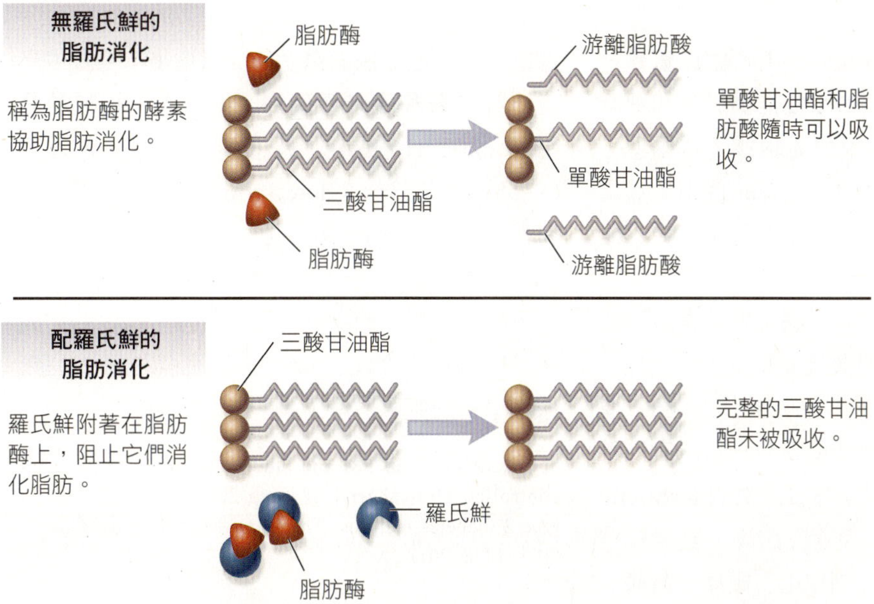

圖 7-19　羅氏鮮是作用於消化系統的減肥藥，可以阻擋約三分之一的膳食脂肪消化。目前低劑量的羅氏鮮 (alli™) 在美國不需處方就能買到

不需處方就買得到。

美國最近核准的三種減肥藥各以不同方式抑制胃口。Lorcaserin hydrochloride (Belviq®) 改變腦內下視丘攝食中樞的血清素受體，藉此抑制胃口（參見延伸閱讀 13）。它的作用類似禁藥芬氟拉明和諾美婷，它們會引發各種心臟問題（參見延伸閱讀 11）。不過 Lorcaserin 比較有選擇性，臨床測試並未發現心臟問題。使用 Lorcaserin 減重也可協助第 2 型糖尿病患者控制血糖（參見次頁的「營養新知」）。

Qsymia® 是結合芬他命和癲癇／偏頭痛藥物 topiramate。後者能夠減重是因為它會讓你感覺飽足，使食物的滋味不那麼誘人，並且有助於燃燒更多卡路里。不過 Qsymia® 有嚴重副作用，懷孕期間服用可能會造成天生缺陷。

最新核准的減肥藥是 Contrave，它是結合 bupropion（抗憂鬱劑 Wellbutrin 的有效成分）和 naltrexone（抗成癮劑）。這種藥帶有警告：會升高自殺或癲癇的風險。所有新藥都在持續測試中。

有時醫生所開的並非核准的減肥藥，而是有減肥副作用的藥物——稱為「藥品仿單標示外使用」(*off-label use*)。不需處方的成

營養新知 減肥新藥

新的減肥藥 lorcaserin 做過五次臨床實驗，於 2012 年 6 月由美國 FDA 批准供過重和肥胖管理之用。FDA 的批准部分是根據下述兩項研究的結果：「行為修正與 lorcaserin 使用於過重和肥胖管理」研究，以及將這項研究應用於糖尿病患者的研究。後面這項研究的假說是：使用 lorcaserin 可讓第 2 型糖尿病患者減重並改善血糖控制。此項研究為隨機且安慰劑對照實驗，有 604 位患者參與（18-65 歲，BMI 27-45，糖化血色素 7-10%），他們接受每日一次的安慰劑或 lorcaserin 10 毫克，或是每日二次的 lorcaserin 10 毫克，並且接受節食與運動諮詢。安全監控包括多次的心臟超音波。副作用有頭痛、背痛、鼻咽炎、反胃等。Lorcaserin 使用於這些肥胖與過重的第 2 型糖尿病患者時間長達 1 年，產生具有統計顯著和臨床意義的減重效果。相較於服用安慰劑者 (16.1%)，每日兩次 lorcaserin 的患者 (37.5%) 或每日一次 lorcaserin 的患者 (44.7%)，有較多人減掉 5%（或以上）的體重。Lorcaserin 也與改善血糖控制相關，糖化血色素與空腹血糖均下降。根據血糖控制的重大改善，作者的結論是，lorcaserin 可以作為過重與肥胖的第 2 型糖尿病患者的體重管理工具。

資料來源：O'Neil PM and others: Randomized placebo-controlled clinical trial of lorcaserin for weight loss in type 2 diabetes mellitus: The BLOOM-DM Study. *Obesity* 20(7):1426, 2012.

藥和補充劑被當成治療肥胖的神奇藥物廣泛行銷，不過在某些情況下它們弊多於利。今天，消費者必須比以往更加提防任何非醫生處方的減重輔助工具。

總之，老練的醫師所開的處方藥有助於減重，不過藥物並不能取代能量與脂肪攝取量的控制、不良飲食習慣的改變以及增加運動量。事實上，藥物治療期間所減掉的體重大部分是個人努力的成果。

嚴重肥胖的治療

嚴重（病態）肥胖——BMI 超過（或等於）40，比健康體重多出 45 公斤以上，或是雙倍的健康體重——需要專業的治療。由於病態肥胖會帶來嚴重的健康問題，所以可能需要激烈的醫療措施。不過只有在傳統的節食法和藥物治療失敗之後才會採取這種措施。激烈的減重步驟會伴隨著生理和心理的副作用，所以需要醫師的小心監控。

極低卡飲食。如果傳統的節食法無法發揮作用，可以嘗試用**極低卡飲食** (very-low-calorie diet, VLCD) 來治療嚴重肥胖，尤其是當事者患有肥胖相關的疾病（例如高血壓和第 2 型糖尿病）。有的研究員認為，體重超出健康體重 30% 的人也適用這種產品。這種飲食療法有危險性，因為缺乏脂肪這種必需營養素。主要的風險是心臟病和膽結石。這種極為嚴格的減肥法幾乎都是由醫學中心或診所提供，因為全程必須由醫生仔細監控。

極低卡飲食 (very-low-calorie diet, VLCD) 又稱為節省蛋白質修正斷食法 (protein-sparing modified fast, PSMF)。這種飲食每日提供 400-800 大卡，通常是流質。其中 120-480 大卡是碳水化合物，其餘大部分是高品質蛋白質。

市面上販售的 Optifast 就是這類產品。這種飲食提供 400 到 800 大卡/日，通常是液體形式。（這種飲食以前稱為「節省蛋白質修正斷食法」protein-sparing modified fast。）配方中含有碳水化合物 30 到 120 公克（120 到 480 大卡），其餘的是高品質的蛋白質 70 到 100 公克（280 到 400 大卡）。攝取如此低的碳水化合物往往會造成酮症，因而降低飢餓感。不過體重降低的主要原因是攝取的能量極低以及無法挑選食物。每週可以降低 1 到 2 公斤體重，男性通常降得比女性快。如果再配合體力活動和阻力訓練，會減掉更多的脂肪組織。

這種療法難免會有擾人的體重回升的問題，尤其是沒有配合行為改變和體力活動。若有行為療法和體力活動長期配合，要維持減重成果比較可能，但也相當困難。任何減重計劃都必須包括成果的維持。目前抗肥胖藥物也可用來搭配這種療法。

肥胖病學 (bariatrics) 治療肥胖的醫學專業。

肥胖手術。**肥胖病學** (bariatrics) 是治療肥胖的醫學專業。肥胖手術僅限於嚴重肥胖者，手術的目的是提升減重效果。目前常見的有效肥胖手術有兩種（參見延伸閱讀 12）。兩種手術都可在腹部中央的切口（8 到 10 吋）進行，或是利用腹腔鏡手術，切開數個較小切口（1/2 到 2 吋），讓相機和儀器可以進入腹部。**可調節胃束帶手術** (adjustable gastric banding) 是限制型手術，從食道到胃的開口用一條中空的胃束帶縮減。結果形成一個小袋和通往胃的其餘部分的狹窄通道，因而縮減了可舒服地進食的食量。束帶可藉皮下的端口充氣或放氣。研究顯示長期而言，超重 45 公斤者做可調節胃束帶手術比吃極低卡飲食（400 到 800 大卡）來得有效。

可調節胃束帶手術 (adjustable gastric banding) 限制型手術，從食道到胃的開口用一條中空的胃束帶縮減。

胃繞道手術 (gastroplasty) 又稱胃間隔手術，是另外一種治療嚴重肥胖的手術。這種最常見也最有效的手術是把胃的容量減少到 30 毫升左右（一顆蛋或一個烈酒杯的大小），並且繞過一小段的小腸前端。**袖狀胃切除術** (sleeve gastrectomy) 沿著胃的主要弧線切除一大部分，縮減 75% 的胃容量（僅餘一根香蕉大小）（圖 7-20）。這兩種手術能夠減重，主要是因為吃過量的固體食物變得不太可能，因為很快就會得到飽足感，而且過食會不舒服或嘔吐。

胃繞道手術 (gastroplasty) 又稱胃間隔手術，把胃的容量減少到 30 毫升左右。

袖狀胃切除術 (sleeve gastrectomy) 縮減 75% 胃容量（僅餘一根香蕉大小）的外科手術。

肥胖手術的選擇標準包括：

- BMI 必須大於 40。
- BMI 在 35 到 40 之間，但患有嚴重的肥胖相關疾病。
- 至少 5 年的肥胖史，並且嘗試過幾次其它的減重方法。
- 必須沒有酒精中毒或未治療的重大精神病的病史。

肥胖手術的風險包括死亡和早期與晚期的術後併發症，例如出血、血栓、疝氣、嚴重感染等。這些重大手術的死亡風險高達 2%（有經驗的外科醫生風險較低）。這些風險取決於外科醫生和設備、病患以及手術相關的許多因素。若是單純的限制型手術（例如可調節胃束帶手術和袖狀胃切除術），不會造成吸收不良也鮮少影響腸胃功能。不過對於引發吸收不良的手術（例如胃繞道手術），如果患者術後幾年沒有適當照護會有營養缺乏的風險，可能發生貧血或骨質喪失。

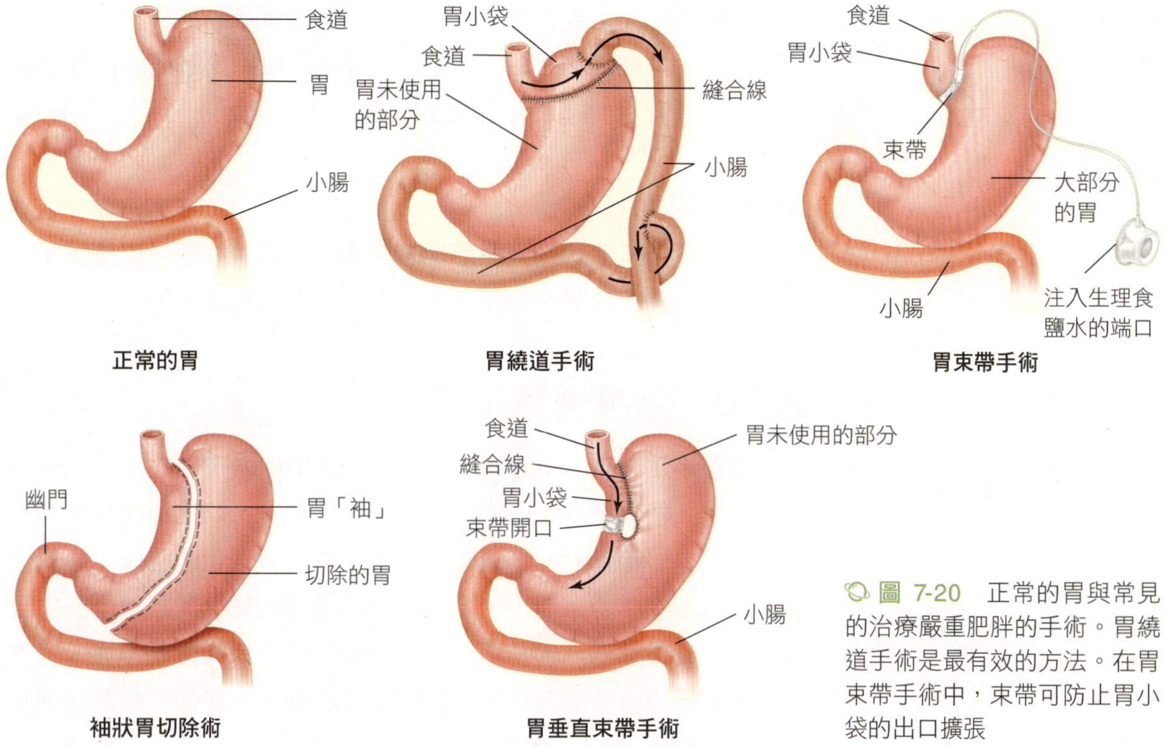

圖 7-20 正常的胃與常見的治療嚴重肥胖的手術。胃繞道手術是最有效的方法。在胃束帶手術中，束帶可防止胃小袋的出口擴張

患者也必須考慮手術費用昂貴而且可能不在醫療保險範圍內。胃繞道手術費用在 $18,000 到 $35,000 美元之間，而可調節胃束帶手術在 $17,000 到 $30,000 美元之間。此外減重之後往往還需要後續手術，處理脂肪消失使皮膚變得鬆垮的問題。還有術後需要調整主要的生活方式，例如少量多餐。因此採行這種激烈減肥法的人必須歷經好幾個月困難的適應。

儘管肥胖手術有許多潛在的副作用，它的效益往往超越了風險。從長期的減肥成功來看，肥胖手術在所有治療方法中效果最好。減重統計因手術方法而異，不過平均說來，75% 的嚴重肥胖者最後減去 50% 以上的過剩體重。除此之外，許多患者在血糖、膽固醇、血壓方面都大幅改善。手術絕非解決肥胖問題的方便快捷的辦法，不過帶著永遠改變生活方式和長期與健康專家合作的重大的決心，手術對生活的質與量都帶來正面的影響。

抽脂手術。利用減重與運動無法做到重點減肥，不過抽脂手術倒是可以削減局部的脂肪。這種手術是用鉛筆粗細的管子插入皮膚切口，抵達脂肪組織（例如臀部或大腿），然後抽出脂肪。手術帶來的風險包括感染；皮膚塌陷；可能導致腎衰竭甚至死亡的血栓。每次手術可以抽取大約 1.8 到 3.6 公斤脂肪。費用是每個部位 $1,800 美元；全部費用加起來大約 $2,600 到 $9,000 美元。

觀念檢查站 7.9

1. 肥胖者使用其他減肥策略都無法減重，有哪些手術可供選擇？
2. 極低卡飲食的限制性如何？為何必須由合格專家追蹤？

7.10 治療體重不足

體重不足 (underweight) 身體質量指數低於 18.5。由於這方面的研究較少，切點不如肥胖準確。

體重不足 (underweight) 的定義是 BMI 低於 18.5，造成的原因不只一端，例如癌症、傳染病（例如結核病）、消化道疾病（例如慢性腸炎）、節食過度、運動過量等。基因背景也會造成休息的代謝率較高和／或骨架瘦小。體重不足所造成的健康問題包括喪失月經功能、骨量偏低、懷孕與手術的併發症以及病後復原緩慢。嚴重的體重不足也會升高死亡率，特別是抽菸的人。我們常會聽到肥胖的風險，但很少聽到體重不足的風險。在我們的社會中，體重不足的人比肥胖者容易被接納。

有的時候體重不足需要醫療介入。首先要看醫生以排除荷爾蒙失調、憂鬱症、癌症、傳染病、消化道疾病、運動過量以及其他潛伏的疾病，例如嚴重的飲食失調（詳情參見第 11 章的飲食失調）。

體重不足的原因與肥胖的原因並非完全不同。內在與外在的飽足訊號失常、代謝速率、遺傳傾向和心理特質都會造成體重不足。

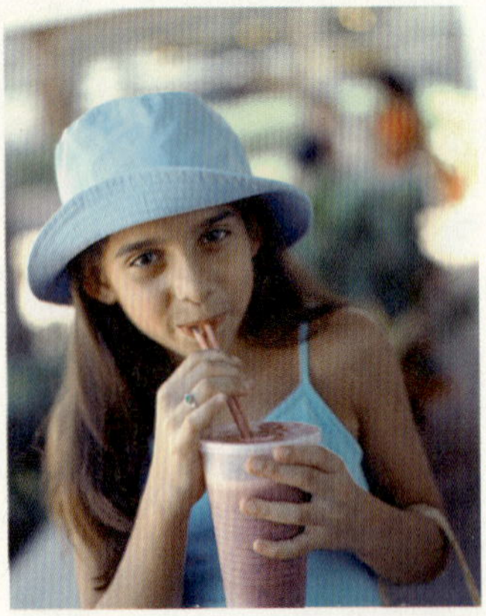

▲體重不足的人應該多吃能量與營養素都密實的食物，例如果昔

成長中的兒童需要許多能量支持體力活動與生長，可能因而體重不足。在青少年加速生長的時期，好動的孩子可能沒時間攝取足夠的能量。此外，對於體重不足的人來說，增重頗不容易。每天必須多吃 500 大卡才有可能慢慢增重，因為生熱作用所消耗的能量也會增加。與減重的人相反，要增重的人只有多吃一途。

體重不足的成人若要增重，可以漸漸增加能量稠密的食物的攝取量，尤其是富含植物油的食物。堅果和燕麥捲都是低飽和脂肪而富含能量的良好來源。水果方面可以挑選能量密度高的水果乾和香蕉。飯後吃這些食物不會很快帶來飽足感。沙拉和湯品也建議挑選能量高者。體重不足的人應該用良好的能量來源（例如果汁和果昔）取代能量偏低的食品（例如低卡汽水）。

按時吃三餐與點心有助於體重的增加。有時體重不足的人在工作上受到壓力，或是太過忙碌以致於沒有吃飯。把三餐定時列為首要之務不但能幫助他們增重，也有助於治療消化疾病（例如便秘），他們有時候源於三餐不定時。

增加肌肉而非脂肪的重量

節食與肌力訓練結合才能增加肌肉。肌力訓練能夠延緩節食與老化帶來的肌肉喪失，鍛鍊肌肉與結締組織的力量，並且增加骨密度，對節食者尤其重要。當體重降低時，其中有四分之一是肌肉的重量，代謝作用因而變慢。肌力訓練有助於重建節食所喪失的肌肉——或者保持肌肉，避免他先喪失掉。開始肌力訓練最好的辦法是找一對一的合格健身教練，他能了解你的目標和侷限，幫助你協調和操作每一種練習。

當你規劃節食與訓練時，有幾件事情需要考慮。在鍛鍊期間，身體進入一種分解肌肉的狀態。一旦做完舉重，你會想要進入重建肌肉的狀態。至關重要的是，此時你的體內要有營養才能進入重建階段。在理想的情況下，鍛鍊之前和之後各吃一份蛋白質可以強化運動表現並重建肌肉量。可將乳清蛋白加入奶昔、花生醬、燕麥粥或其他任何食物。另外一件也很重要的事是，除了蛋白質之外，攝取一些碳水化合物，以利蛋白質的吸收並提供鍛鍊所需的能量。雖然在健身房裡蛋白質棒和奶昔是方便的蛋白質來源，但不要侷限於此。正餐裡的低脂蛋白質來源，例如瘦雞肉、瘦牛肉、黃豆、豆類等都是最健康的選擇。鍛鍊肌力而只吃脂肪和卡路里的話，會得到覆蓋在肌肉之上的脂肪。為了獲得肌肉量，必須吃蛋白質和碳水化合物的均衡飲食，包括水果、蔬菜、全穀以及少量脂肪。每日鍛鍊所需的卡路里數大不相同，取決於你的體重、運動量、年齡、肌肉量等。如果每週鍛鍊 3 天，每磅體重可吃 15 大卡。如果每週鍛鍊 5 天，就提高到 20 大卡。

觀念檢查站 7.10

1. 體重不足的定義為何？造成體重不足的主要原因為何？
2. 增加肌肉而非脂肪的具體做法為何？

營養與你的健康 Nutrition and Your Health (NAYH)

令人擔心的流行減肥飲食

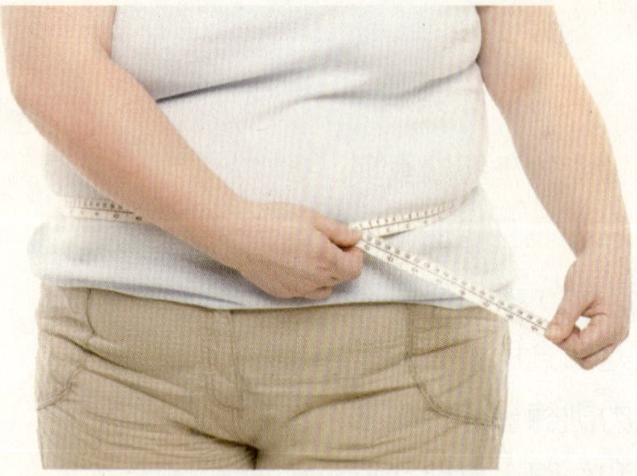

有許多過重的人利用最新流行的減肥書籍，想要進行自助式的減重。不過到頭來這些減肥飲食大都無效，有的甚至傷害了節食者（表 7-7）。研究顯示，青少年期的節食和其他不健康的體重控制法會升高增重、過重、飲食失調的風險。

最近許多減肥專家應美國農業部的要求，聚在一起評估減肥飲食。他們的結論是：把這些流行的減肥飲食丟到一邊去吧。這些飲食大多數營養不足，並且包含一些我們平常吃得很少的食物。專家的說法是，少吃一些平常愛吃的食物並且增加運動量，要比吃那些減肥餐有效多了。減肥者需要的是他們可以長期食用的餐點，以便長久維持健康體重。目標應該設定在終身的體重控制，而不是一時的減重。每種流行的減肥飲食都有或多或少立即的減重效果，因為每日的攝取量受到限制，而且食物的選擇相當單調。Jared Fogle 的經驗證明了吃千篇一律的食物有助於減重。他主要以潛艇堡為食，吃了 11 個月減去 111 公斤的體重。不過他說這並非神奇的減肥餐——他也是歷經奮鬥才得以成功。除此之外，還有許多吃單調飲食減肥成功的實例。總之，傳統的溫和減肥飲食加上經常的運動就足以減重了。

節食的人 BMI 通常在 18.5 到 25 之間。這些人委實不必擔心體重，而應當把注意力放在能維持體重的健康生活形態上。首要的目標是改善生活形態，並且接受自己獨特的體質。

事實上，節食狂熱大抵是一種社會問題，它起源於對體重不切實際的幻想（尤其是女性），並且對天生多樣化的體型與體重缺乏了解。不是每個女人都能看起來像時尚模特兒，也不是每個男人都能看起來像希臘神祇，不過我們都可以努力過得健康而有活力。

「體型接納非節食」或「健康無關體型」等運動，都想要改變一窩蜂吃減肥飲食的現象。這項運動的目標與體重毫不相干，而是涵蓋改善自我形象，飲食行為正常化，以及增加體力活動。

如何辨識可疑的減肥飲食

章節 7.5 討論過根據安全性和有效性來評估減肥計劃的標準（參見圖 7-16）。與此相反的是，可疑的減肥飲食都有下列共通的特性：

1. 鼓吹快速減肥。這是吸引減肥者最主要的誘惑。如前所述，初步減掉的主要是水分

表 7-7 流行減肥飲食摘要

分類	實例*	特性	營養學家的評論
適度限制卡路里	• Dieting for Dummies (2003) • Dieting with the Duchess (2000) • Dr. Phil's Ultimate Weight Solution (2003, 2005) • Flat Belly Diet (2008) • Jenny Craig (1980s) • Jumpstart to Skinny (2013) • Picture Perfect Weight Loss (2003) • Slim-fast (1980s) • Sonoma Diet (2005) • Ultimate Volumetrics Diet (2012) • Wedding Dress Diet (2000) • Weight Watchers (1960s) • You on a Diet (2006)	• 通常每日 1200 大卡到 1800 大卡 • 含有適量脂肪 • 平衡的巨量營養素 • 鼓勵運動 • 有的包含行為療法	如果搭配綜合維生素和礦物質補充劑並有家庭醫生指導，不妨嘗試
注重碳水化合物	• Carbohydrate Addicts Diet (1993, 2001) • Dr. Atkin's Diet Revolution (1973, 2002) • Dr. Gott's No Flour, No Sugar Diet (2006) • Eat, Drink & Weigh Less (2006) • G.I. (Glycemic Index) Diet (2003) • Healthy for Life (2005) • New Glucose Revolution (2002) • Nutrisystem (2003) • South Beach Diet (especially initial phases) (2003) • Sugar Busters Diet (1998, 2003) • Zone Diet (1995)	• 碳水化合物通常低於 100 公克/日 • 有的注重碳水化合物的選擇（例如低升糖指數的食物）	碳水化合物的高纖、全穀類來源有助於體重控制和預防慢性病。不過嚴格限制碳水化合物會造成酮症、運動能力降低（因為肌肉中肝醣存量不足）、攝取過量的動物脂肪、便秘、頭痛、口臭和抽筋等。嚴格限制碳水化合物的減肥法造成營養失衡，不適合長期使用
低脂	• 20/30 Fat and Fiber Diet Plan (2000) • Complete Hip and Thigh Diet (1989, 1999) • Eat More, Weigh Less (1993, 2001) • Fit or Fat (1977, 2005) • Foods That Cause You to Lose Weight (1992, 2003) • McDougall Program (1983, 1995) • Pritikin Diet (1984, 1995) • Rice Diet Solution (2005) • T-Factor Diet (1989, 2001) • Okinawa Program (2002)	• 脂肪提供不到 20% 的能量 • 限制（或剔除）動物性蛋白質來源；也限制植物油、堅果和種子	低脂飲食有其必要，不過某些方面必須修正。可能出現的副作用包括胃腸脹氣、礦物質吸收不良（由於過量的膳食纖維）和剝削感（因為食物種類不多）等
神奇飲食	• 17-Day Diet (2011) • 3-Hour Diet (2005) • Alkaline Cure (2014) • Beverly Hills Diet (1981, 1996) • Cabbage-Soup Diet (2004) • Eat Right 4 Your Type (1996) • Fast Metabolism Diet (2013) • Fat Smash Diet (2006) • Fit for Life (1987, 2001) • Metabolic Typing Diet (2002) • Paleo Diet (2010) New Hilton Head Metabolism Diet (1983, 1996) • Ultrametabolism (2006) • Weigh Down Diet (2002) • Wheat Belly (2011)	• 鼓勵多吃特定營養素、食物或食物組合，認為它們含有獨一無二且前所未見的神奇功效	神奇飲食通常營養不均衡，可能導致營養不良。此外，飲食習慣未變而重蹈覆轍，食物種類不切實際而導致暴食

*列出的日期是最初發布的日期，後面跟著的是最近發布的日期（如果有的話）

和瘦體組織。

2. 限制食物的選擇並做特殊的規定，例如早餐只能吃水果，或是每天喝包心菜湯。
3. 利用社會名流做見證，並與著名的城市拉關係，例如比佛利山莊和邁阿密南灘。
4. 宣稱自己是萬靈藥，任何人一體適用，不管肥胖的形式或個人的長處和短處。
5. 往往建議購買昂貴的補充品。
6. 不會建議你永久改變飲食習慣。節食者遵照指引獲得減重效果，然後又回復到原先的飲食習慣——例如吃一個月的米飯，減掉體重，然後又回復舊習。
7. 通常排斥專家學者。因為醫生與合格營養師沒有快速的減肥手段，部分民眾轉而嘗試偏方。
8. 他們宣稱毋需運動。

或許這些減肥飲食最殘酷的特性是：保證一定失敗收場。這些飲食並非為了保持減重成果而設計的。飲食習慣並未改變，食物種類如此貧乏，減肥者不可能長期都吃這種飲食。他們以為減掉了脂肪，事實上減掉的大部分是肌肉和體液。只要一開始吃正常飲食，減掉的組織就會長回來。數週之內大部分的體重都會回復。減肥者以為自己失敗了，事實上失敗的是減肥餐。體重增增減減的循環稱為體重反彈或「溜溜球」效應。這一套劇本為他們增添了自責和內疚，使他們的自我價值受到挑戰。而且可能付出健康代價，例如上半身脂肪增多。如果需要減肥方面的協助，最好是找專家諮詢。不幸的是目前的趨勢鼓勵民眾花費更多時間和更多金錢在「速成減肥」上，棄專家於不顧。

最近推出的 hCG 飲食是符合上述特性的不安全飲食的實例。人類絨毛膜促性腺激素 (human chorionic gonadotropin, hCG) 是孕婦尿液中的荷爾蒙，它之所以會跟減肥相關，是因為理論上它能壓抑飢餓感並觸發人體利用脂肪作為能源。然而臨床研究揭示的真相是，hCG 對減肥無效。美國 FDA 不僅沒有批准任何 hCG 減重產品，而且 FDA 和聯邦貿易委員會還發出警告信函給行銷毋需處方的 hCG 減重產品（標示為「順勢療法」）的公司，警告他們銷售未經核准藥物以及做出不實宣稱已經違反聯邦法律。hCG 飲食確實能夠減重，不過那是因為節食者每天只能攝取 500 大卡加上 hCG 針劑或舌下滴劑。這種極低卡飲食委實難以為繼，並且會造成營養素缺乏和注射帶來的不良副作用。

流行減肥飲食的種類

高蛋白低碳水化合物飲食

高蛋白且低碳水化合物是最常見的減肥飲食。這種飲食通常有 30% 到 50% 的能量

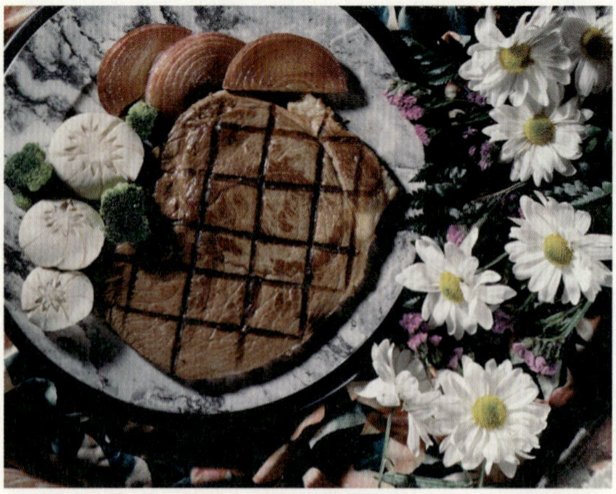

▲經過一段時間之後，極低醣、高蛋白飲食往往因為過於單調而被棄之不顧，這類飲食失敗率很高

來自蛋白質，並且嚴格限制碳水化合物。碳水化合物的攝取量偏低，使肝醣的合成變少，體內的水分也跟著減少（每公克肝醣約儲存 3 公克水分）。第 4 章曾經討論過，極低醣飲食會強迫肝臟製造人體所需的葡萄糖；而這種葡萄糖的碳架大部分來自組織的蛋白質。所以低醣飲食會造成蛋白質組織（含有約 72% 的水分）的喪失，以及重要離子如鉀從尿液的流失。在低碳水化合物飲食的初步階段，喪失的肝醣存量、瘦體組織、水分使節食者很容易就減掉體重。不過只要恢復正常飲食，蛋白質組織就會重建而體重也會恢復。

除此之外，限制碳水化合物使人體燃燒脂肪而非碳水化合物作為燃料。理論上燃燒過量的脂肪可使體重下降，不過要記住，光是燃燒脂肪會造成酮症。雖然酮症的好處是你不會覺得那麼餓，不過長期膳食引發的酮症尚未有充分的研究加以評估。

對某些節食者而言，從正常飲食轉換到低碳水化合物飲食，變化如此之大以致難以為繼。不過研究指出，有些人可以有效利用低碳水化合物飲食長期替代低脂飲食。最近一項為期 12 個月的研究發現，不論健康、過重或肥胖成人，吃低碳水化合物飲食要比吃低脂飲食減掉更多體重。除此之外，儘管擔心高蛋白飲食會導致心血管疾病，但低碳水化合物節食者在減掉體重的同時，血脂卻有較大的改善（參見延伸閱讀 2）。最近新英格蘭醫學期刊發表了一項為期兩年的研究，中度肥胖的成人吃低碳水化合物飲食減掉 12 磅體重，而吃地中海飲食者減掉 10 磅，吃限脂飲食者減掉 7 磅。這項研究顯示，減肥者能夠長期堅持中度限卡飲食，比飲食的正確巨量營養素組成更有利於減重（參見延伸閱讀 17）。

低碳水化合物飲食法中最流行的是阿金博士的 New Diet Revolution。較溫和的飲食法還有各種的 Zone diets（熱量 40% 是碳水化合物）、Sugar Busters diet, South Beach diet（南灘飲食，尤其是在初步階段）。

注重碳水化合物的飲食法

最近幾種飲食法，包括 Sugar Busters、the Glucose Revolution 和 Eat, Drink, and Weigh Less 等，都不限制碳水化合物，而是強調用「好」碳水化合物取代「壞」或「有害的」碳水化合物。這些飲食法建議多吃水果、蔬菜、全穀類，而剔除簡單糖類和加工穀類。注重碳水化合物的飲食法主要依賴低升糖指數的食物。理論上這類食物會使餐後血糖緩慢而穩定地起伏，有助於控制飢餓感。

低脂飲食

極低脂飲食有 5% 到 10% 的熱量來自脂肪，而碳水化合物含量極高。最著名的是 Pritikin Diet 和 Dean Ornish 博士的「Eat More, Weigh Less」。如果持之以恆，這些飲食法可以減重並且降低心臟病的風險。然而吃這種飲食的人很快就會厭倦，因為許多心愛的食物都不能吃。他們主要是吃五穀類、水果、蔬菜，很少人能夠長久忍受，最後他們會渴望脂肪或蛋白質含量較高的食物。除此之外，對有糖尿病遺傳傾向的人來說，這種飲食碳水化合物太多了。

神奇飲食

許多減肥飲食都是花招。有的神奇飲食

強調某種或某類食物，而排斥其它大部分的食物。1940 年代有一種米飯飲食，是設計給血壓偏低的人吃的；現在這種飲食已經重出江湖，搖身變為減肥飲食。它的第一個階段是光吃米飯和水果，直到你再也受不了為止。比佛利山莊飲食大部分吃的是水果。古代飲食法是模仿穴居人的飲食，專吃肉類、海鮮、蔬菜、水果、堅果等。

在各種神奇飲食中，最怪誕的說法是「食物會卡在人體內」，例如 Fit for Life、Beverly Hills Diet 和 Eat Great, Lose Weight 等皆屬之。他們的推論是食物會卡在腸道內腐爛發臭，產生毒素；然後毒素會侵入血液，造成疾病。為了回應這個問題，他們建議肉類不應與馬鈴薯共食，新鮮水果只能在中午以前吃。這種建議沒有任何生理學上的意義，只會促成體重反彈。

代餐

代餐有多種形式，例如飲料或配方，冷凍或耐儲存的主菜，以及餐點棒。大部分的代餐都添加維生素和礦物質強化，適合取代每日的一兩次正餐或點心。代餐雖非減肥的「靈丹妙藥」，不過有些人可利用它減重。這種方便的產品有它的好處，因為它所提供的份量和卡路里一目瞭然，容易控制。缺點則是，如果減肥者仰賴別人準備好的食物，就學不會自己挑選和準備健康的食物。

流行減肥飲食的特性就是招搖撞騙

許多流行的減肥飲食擺明了就是要行騙。它們往往出售所費不貲的產品和服務。提供這種產品和服務的人往往不知道自己在害人，因為他們本身也是受害者。舉例來說，他們試用過產品，而基於巧合這產品對他們有效，所以他們就想把這產品賣給所有的親朋好友。

多如過江之鯽的減肥花招來了又去，有的可能還會東山再起。如果有朝一日真的發現了重要的減肥法，主要的期刊例如美國營養與膳食專科學會期刊、美國醫學會期刊，或新英格蘭醫學期刊等都會報導。你大可不必依賴宣傳小冊或報紙廣告來獲取減肥資訊。

案例研究 挑選減肥計劃

喬伊的生活步調忙亂。白天他在一家郵購公司滿是訂單的倉庫裡有份全職工作。每個禮拜有三個晚上他選修當地社區大學的課程，以便獲得電腦證照。週末他喜歡看電視的運動節目，還要讀書並擠出時間陪他的家人與朋友。他很少有時間考慮自己的飲食——一切以方便為原則。上班途中買咖啡和糕餅，中午在快餐店吃漢堡或披薩，晚餐則是上學途中在得來速買的炸雞或炸魚。糟糕的是，過去這幾年喬伊的體重不斷攀升。他身高 178 公分，體重 79 公斤。最近當班的時候常常喘不過氣來。前幾天晚上看電視的時候，他看到一段短片在推銷減肥產品，說是可以讓人增加精力，並且大吃大喝也不會增

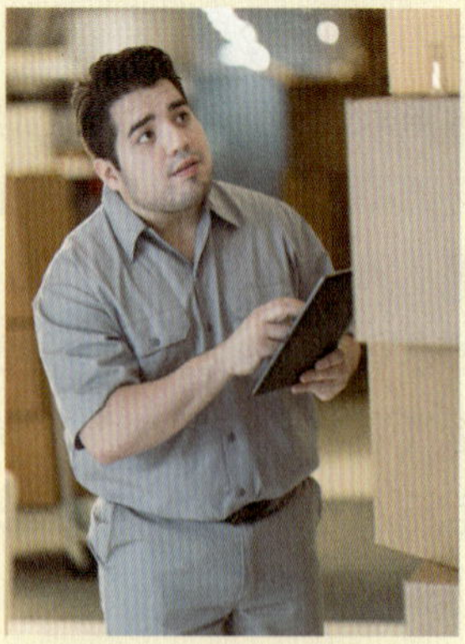

▲喬伊可在日常生活和飲食中做出哪些改變以防止體重上升？

加體重。有一位名演員現身說法，支持此一產品。喬伊對此大為動心。

回答下列問題。解答在本章末尾。

1. 過去這幾年喬伊是正或負能量平衡？他的 BMI 是多少？
2. 喬伊生活中的哪些方面（飲食除外）影響他的能量平衡？他可以改變哪些習慣以便減重或維持體重？
3. 喬伊的飲食要如何改變以便減重或維持體重？
4. 喬伊為何應該對電視上的減肥產品抱持懷疑的態度？
5. 回顧可疑減肥產品的特性，你可以給喬伊什麼樣的忠告？

本章重點（數字代表章節）

7.1 能量平衡指的是能量的攝取與消耗。如果能量的消耗超過攝取，就是負能量平衡，會造成體重下降。正能量平衡是能量的攝取超過消耗，會造成體重上升。

人體的總能量消耗包括基礎代謝、食物熱效應、體力活動和適應性生熱作用。基礎代謝是人處於清醒的休息狀態下的最低能量需求，主要受到瘦體組織、身體表面積和甲狀腺素濃度的影響。體力活動是大於休息狀態的能量消耗。食物熱效應是新近攝取的營養素的消化、吸收和代謝過程中所增加的能量消耗。適應性生熱作用包括不由自主的活動，例如坐立不安和寒冷時顫抖，會增加能量消耗並且抵銷過食的額外卡路里。如果一個人過的是靜態的生活，70% 到 85% 的能量消耗在基礎代謝和食物熱效應。

7.2 人體的能量消耗可由直接測卡法的測量散熱量，或是間接測卡法的測量耗氧量而得知。根據個人的性別、身高、體重、年齡和運動量可以計算出能量需求估計。

7.3 身體質量指數（公斤體重除以公尺身高的平方）在 18.5到 24.9 之間是健康體重的指標之一。健康體重最好是由醫生做整體評估而後決定。身體質量指數在 25 到 29.9 之間代表過重。肥胖的定義是體脂肪百分比超過 25%（男性）或 35%（女性），或是身體質量指數大於 30。

肥胖者的脂肪分布決定了自身的健康風險。上半身肥胖如男性腰圍大於 102 公分，或女性腰圍大於 89 公分，會升高高血壓、心血管疾病和第 2 型糖尿病的風險。

7.4 遺傳（先天）與環境（後天）因素都會升高肥胖風險。定點理論認為人類具有先天決定的體重和體脂肪含量，由人體自身調控。

7.5 正確的減肥計劃若要滿足減肥者的營養需求，必須注重多樣化的低卡，大體積食物，符合減肥者的生活習慣，由隨手可得的食物組成，努力改變不良飲食習慣，強調經常運動，而且如果減肥者要迅速減肥或者年齡超過 40 歲（男性）或 50 歲（女性）要大幅增加體力活動必須有醫生指導。

7.6 新的減肥公式預期更加緩慢而合理的減肥模式：每日短缺 10 大卡，3 年內減輕 1 磅體重。體重變化並非直線型，改變能量平衡的第一年減重最快，其後 2 年如果持續維持能量限制和體力活動，減重也會趨於平緩。

7.7 運動是減肥計劃的一部分，應該注重持續時間而非運動強度。成人要避免增重，最好每天從事 60 分鐘中等強度的運動。

7.8 行為修正是減重計劃的重要項目，因為許多不良習慣會妨礙體重的維持。特殊的行為修正技巧，例如管控刺激和自我監控，有助於改變不良習慣。

7.9 抑制胃口的藥物，例如芬他命和 lorcaserin，可以幫助減重。羅氏鮮配合餐點服用可以減少脂肪的吸收。減肥藥保留給肥胖或有體重相關疾病的患者，而且要有醫生密切監控。

嚴重肥胖的治療包括每日 400 到 800 大卡的極低卡飲食，以及把胃容量減至 30 毫升的肥胖手術。採用其他較保守的減肥方法而失敗收場的人，才考慮上述這兩種方法。這些方法也要有醫生密切監控。

7.10 造成體重不足的原因不只一端，例如運動過量和遺傳背景。有時體重不足需要醫療介入，首先要看醫生以排除潛在的疾病。體重不足的人必須增加食量，多吃能量密集的食物。除此之外，按時吃三餐和點心也有助於增加和維持體重。

NAYH 許多過重的人嘗試流行的減肥飲食，不過多半無效而且傷身。可疑的減肥飲食有一些共同特徵，例如鼓吹快速減重，限制食物種類，利用名人見證，毋需運動等。

知識檢查站（解答在下方）

1. 每日 100 大卡的能量短缺會在________期間減重 10 磅
   a. 1 週　c. 1 年　b. 4 週　d. 3 年
2. 食物熱效應代表________的能量消耗
   a. 咀嚼食物
   b. 蠕動作用
   c. 基礎代謝
   d. 消化、吸收、包裝營養素
3. 完善的減肥計劃應該
   a. 增加體力活動　c. 減少能量攝取
   b. 改變不良習慣　d. 以上皆是
4. 以下因素都與較高的基礎代謝有關，只有________除外。
   a. 壓力　c. 發燒
   b. 能量攝取偏低　d. 懷孕
5. 肥胖手術的目的是
   a. 減少胃容量
   b. 延緩食物通過消化道的時間
   c. 移除脂肪組織
   d. 防止吃零嘴
6. 基礎代謝
   a. 占 30% 的總能量消耗
   b. 維持心跳、呼吸等功能以及體力活動所消耗的能量
   c. 占 60% 到 75% 的每日總能量消耗
   d. 包括消化食物所需的能量
7. 專家建議成人應當每週從事中等強度的有氧運動________分鐘以利減重和維持健康體重
   a. 60　b. 90　c. 150　d. 300
8. 造成目前美國肥胖率的可能因素是
   a. 食品廣告　c. 運動不足
   b. 吃零嘴　d. 吃薯條
9. 治療肥胖的主要目標是減少
   a. 體重　c. 體液
   b. 體脂肪　d. 人體蛋白質
10. 對大多數成人而言，最大的能量消耗是
   a. 運動　c. 基礎代謝
   b. 睡眠　d. 食物熱效應

解答：1.d (LO 7.6), 2.d (LO 7.2), 3.d (LO 7.6), 4.b (LO 7.1), 5.a (LO 7.10), 6.c (LO 7.1), 7.d (LO 7.8), 8.c (LO 7.5), 9.b (LO 7.6), 10.c (LO 7.1)

學習問題（LO 數字是章首學習成果的章節）

1. 說明後天與先天因素如何影響肥胖。遺傳與環境因素都會造成肥胖的兩種最具說服力的證據為何？(LO 7.4)
2. 能量失衡（包括運動的角色）如何導致增重和肥胖？(LO 7.1)
3. 對你而言，最合理的健康體重的定義為何？(LO 7.3)
4. 臨床上定義肥胖的實際方法為何？(LO 7.3)
5. 列舉三種肥胖者會面臨的健康問題，以及產生這些問題的原因。(LO 7.3)
6. 正確的減肥計劃的三種主要特性為何？(LO 7.5)
7. 為何宣稱快速、毋需努力的減肥方法都是誤導？(LO 7.5)
8. 定義何謂行為修正，並且舉例說明相關的名詞如刺激控制、自我監控、中斷連鎖、防止重蹈覆轍、認知重建等。(LO 7.8)
9. 為何肥胖治療應該是終身的努力而非短期間內的降低體重？(LO 7.5)
10. 體重不足的人想要增加肌肉而非脂肪必須採取哪些步驟？(LO 7.10)

營養學家的選擇

在這個案例中，營養學家在選擇甜點之前先看營養標示。研究顯示閱讀營養標示與減少肥胖相關，尤其是比較常看營養標示的女性（參見延伸閱讀 13）。普通冰淇淋按重量計至少含有 10% 的奶油，因此是脂肪、飽和脂肪、膽固醇的來源。奶油賦予冰淇淋特有的潤滑、細膩的口感。你可以看到普通冰淇淋含有 180 大卡、10 公克脂肪、6 公克飽和脂肪、65 毫克膽固醇等。糖的含量是 19 公克，部分來自天然的乳糖，部分是為了增添滋味而添加的糖。

冰淇淋專賣店裡的頂級冰淇淋每份（1/2 杯）可能含有 300 大卡、18 公克脂肪和 30 公克糖！相當於 4 茶匙奶油和 7 茶匙糖。這種豐盛的點心只能偶爾嘗嘗，或者保留給特殊的節日。

減脂、低脂、淡味或無脂冰淇淋的乳脂肪少於 10%。製作方法是使用較低脂牛奶，用明膠代替蛋，使用代用脂肪，猛烈攪動以增加空氣含量等，或並用這些方法。「減脂」的新產品應比原來的產品降低至少 25% 的脂肪。「低脂」的標準是每份的脂肪少於 3 公克。「淡味」冰淇淋比普通冰淇淋至少減少 50% 的脂肪。「無脂」表示每份的脂肪低於 0.5 公克。此處列出的品牌是「淡味」，所含脂肪和糖低於普通冰淇淋。它每份含有 110 大卡、3 公克脂肪、2 公克飽和脂肪、10 毫克膽固醇以及 14 公克糖

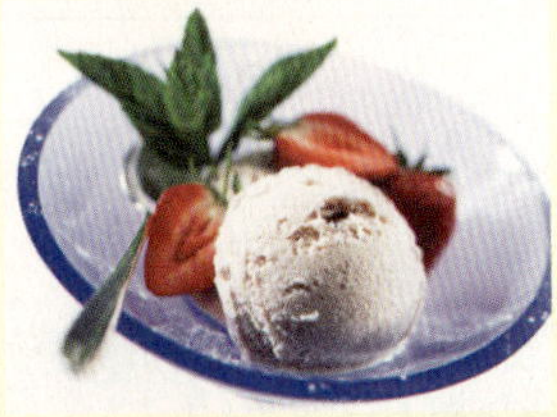

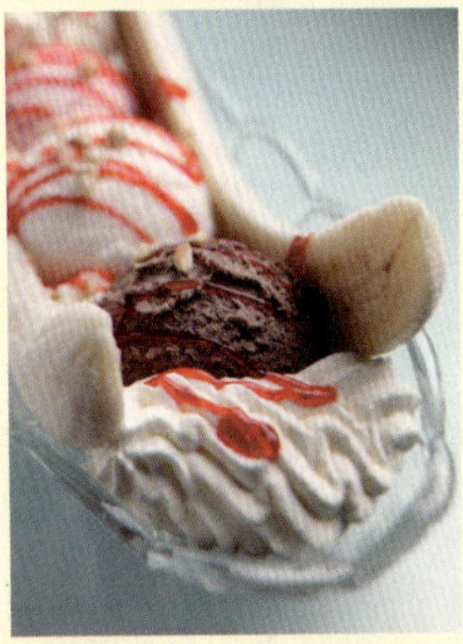

等，比普通冰淇淋少了 70 大卡、7 公克脂肪和 5 公克糖，有利於體重管理。

減少冰淇淋的脂肪同時也減少了細膩的口感，不過在大部分的減脂、低脂、淡味產品中，這種差異並不明顯。

冷凍優格所含的卡路里通常不會低於冰淇淋。它不必像冰淇淋必須符合 10% 乳脂肪的標準，因此脂肪和糖的含量差異頗大。這個品牌的冷凍優格含有 180 大卡、3 公克脂肪、1 公克飽和脂肪和 45 毫克膽固醇等。此產品標示為「低脂」——確實每份只含 3 公克脂肪，不過另外還有 22 公克糖。這是個絕佳的例子，說明了低脂產品不一定是低卡產品。

對能量控制而言，營養標示的份量大小是最重要的部分。任何產品的卡路里、脂肪、糖含量不管如何的低，只要吃了多份，就會攝取太多能量。同樣道理，要控制能量就得吃較小份量的頂級冰淇淋。

Nutrition facts

Kroger Private Selection—Country Made Vanilla Ice Cream

Serving Size: 1/2 cup

Calories	180	Sodium	45 mg
Total Fat	10 g	Potassium	0 g
Saturated	6 g	Total Carbs	19 g
Polyunsaturated	0 g	Dietary Fiber	0 g
Monounsaturated	0 g	Sugars	19 g
Trans	0 g	Protein	6 g
Cholesterol	65 mg		
Vitamin A	8%	Calcium	10%
Vitamin C	2%	Iron	2%

*Percent Daily Values are based on a 2000 calorie diet. Your Daily Values may be higher or lower depending on your calories needs.

Nutrition facts

Kroger Deluxe—Vanilla Bean Light Ice Cream

Serving Size: 1/2 cup

Calories	110	Sodium	50 mg
Total Fat	3 g	Potassium	0 g
Saturated	2 g	Total Carbs	17 g
Polyunsaturated	0 g	Dietary Fiber	0 g
Monounsaturated	0 g	Sugars	14 g
Trans	0 g	Protein	3 g
Cholesterol	10 mg		
Vitamin A	6%	Calcium	10%
Vitamin C	2%	Iron	0%

*Percent Daily Values are based on a 2000 calorie diet. Your Daily Values may be higher or lower depending on your calories needs.

Nutrition facts

Haagen-Dazs—Yogurt Frozen Low Fat Vanilla

Serving Size: 1/2 cup

Calories	180	Sodium	45 mg
Total Fat	3 g	Potassium	0 g
Saturated	1 g	Total Carbs	30 g
Polyunsaturated	0 g	Dietary Fiber	0 g
Monounsaturated	0 g	Sugars	22 g
Trans	0 g	Protein	9 g
Cholesterol	45 mg		
Vitamin A	2%	Calcium	20%
Vitamin C	0%	Iron	0%

*Percent Daily Values are based on a 2000 calorie diet. Your Daily Values may be higher or lower depending on your calories needs.

案例研究解答 挑選減肥計劃

1. 喬伊的體重一直在攀升，所以他處於正能量平衡的狀態。
2. 喬伊不上班的時候運動量不足。看電視和讀書消耗不了多少能量。他應該在下班後或週末找時間運動。
3. 平衡能量的攝取和消耗是減重與維持體重的關鍵。喬伊可以減少外帶餐點中的高脂和高卡食品，並且多吃蔬果和全穀類。早餐的糕餅可用全穀類麥片和水果來取代。

   中餐改吃烤雞三明治或塔可沙拉營養比較均衡。晚餐較健康的選擇是烤雞或辣味烤洋芋或沙拉。表 7-4 有許多替換食物的點子可減少卡路里。
4. 喬伊如果買了廣告裡的產品就白花錢了。不幸的是，補充品的產業無法可管。如果有朝一日減肥法有了重大突破，衛生當局如軍醫署或國家衛生研究院會公告讓每一位北美人都知道。
5. 正確的減肥飲食的特性列於表 7-16。這些特性包括緩慢而穩定的減重，個人習慣與口味的彈性，營養充分，行為修正，運動以及維持整體健康等。

延伸閱讀

1. Academy of Nutrition and Dietetics. Position of the Academy of Nutrition and Dietetics: Total Diet Approach to Healthy Eating. *Journal of the Academy of Nutrition and Dietetics* 113:307, 2013.
2. Bazzano LA and others: Effects of low-carbohydrate and low-fat diets: A randomized trial. *Annals of Internal Medicine* 161(5): 309, 2014.
3. Centers for Disease Control and Prevention (CDC). *Overweight and Obesity* September 5, 2014. http://www.cdc.gov/obesity/data/prevalence-maps.html. Accessed September 9, 2014.
4. Dyczkowski CT and Seher CL: Smartphone apps for heart-healthy living—clients can track diet and exercise habits at their fingertips. *Today's Dietitian* 14(8):18, 2012.
5. Finkelstein EA and others: Obesity and severe obesity forecasts through 2030. *American Journal of Preventive Medicine* 42(6): 563, 2012.
6. Flegal KM and others: Prevalence of obesity and trends in the distribution of body mass index among U.S. adults, 1999–2010. *Journal of the American Medical Association* 307(5):491, 2012.
7. Ford ES and Dietz WH: Trends in energy intake among adults in the United States: Findings from NHANES. *American Journal of Clinical Nutrition* 97(4): 848, 2013.
8. Hall KD and others: Energy balance and its components: Implications for body weight regulation. *American Journal of Clinical Nutrition* 95:989, 2012.
9. Harris C: Mindful eating—studies show this concept can help clients lose weight and better manage chronic disease. *Today's Dietitian* 15(3): 42, 2013.
10. Hollis JF and others: Weight loss during the intensive intervention phase of the weight-loss maintenance trial. *American Journal of Preventive Medicine* 35:118, 2008.
11. James WPT and others: Effect of sibutramine on cardiovascular outcomes in overweight and obese subjects. *New England Journal of Medicine* 363(10):905, 2010.
12. Keidar A: Bariatric surgery for type 2 diabetes reversal: The risks. *Diabetes Care* 34:S361, 2011.
13. Loureiro ML and others: The effects of nutritional labels on obesity. *Agricultural Economics* 43:333, 2012.
14. Miller LE: Lorcaserin for weight loss: Insights into U.S. Food and Drug Administration approval. *Journal of the Academy of Nutrition and Dietetics* 113:25, 2013.
15. National Center for Chronic Disease Prevention and Health Promotion: *Obesity: Halting the Epidemic by Making Health Easier*. Centers for Disease Control and Prevention, Department of Health and Human Services, 2009.
16. See R and others: The association of differing measures of overweight and obesity with prevalent atherosclerosis: The Dallas Heart Study. *Journal of the American College of Cardiology* 50:752, 2007.
17. Shai I and others: Weight loss with a low-carbohydrate, Mediterranean, or low-fat diet. *New England Journal of Medicine* 359:229, 2008.
18. Slavin J and others: How fiber affects weight regulation. *Food Technology* 62:34, 2008.
19. Svetkey LP and others: Comparison of strategies for sustaining weight loss: The weight-loss maintenance randomized controlled trial. *Journal of the American Medical Association* 299:1139, 2008.
20. Trust for America's Health: F as in Fat: How Obesity Threatens America's Future 2012. Robert Wood Johnson Foundation, (2012). Available at http://healthyamericans.org/report/100/ . Accessed April 5, 2013.

評估你的餐盤 Rate Your Plate

檢視你的體重狀況

利用以下兩個指標評估你的體重狀況：身體質量指數和腰圍。

身體質量指數（BMI）

你的體重：________公斤

你的身高：________公尺

利用下列公式計算你的 BMI：

BMI＝體重（公斤）／身高^2（公尺）

BMI＝________公斤／________公尺^2＝________

腰圍

利用軟尺測量你的腰圍（放鬆腹肌，繞過肚臍）。

你的腰圍＝________公分

說明

1. BMI 超過 25 就會開始升高肥胖的疾病風險。BMI 超過 30 最好要考慮減重。你的 BMI 是否超過 25（或 30）？

   是________ 否________

2. 如果 BMI 超過 25，而且男性腰圍大於 102 公分，女性腰圍大於 89 公分，就會升高心血管疾病、高血壓和第 2 型糖尿病的風險。你的腰圍是否超過標準？

   是________ 否________

3. 你認為自己需要減重嗎？

   是________ 否________

應用

從本章所學得的知識，列舉三種你可以採取的行動以便邁向（或維持）健康體重。

____

____

____

台灣的營養與健康
(Nutrition and Health in Taiwan, TWNH)

能量攝取與食物來源

國民營養調查的結果指出，老人攝取的總能量最低，各年齡層中以國高中生的攝取量最高，若搭配靜態生活，則身體熱量平衡過剩，青少年的肥胖風險必然升高。飲食中三大熱量營養素之分配，蛋白質比值範圍是 15-17%，老人一定要攝取充足的蛋白質以避免肌肉的損耗；醣類比值以成人和高中生最低；油脂比值只有老年人低於 30%，其他都超過建議範圍。

能量的主要食物來源，各年齡層都以五穀根莖類和蛋白質類食物為最大宗（圖 TW7-1）。值得注意的是含醣的速食食品如泡麵、麵包、三明治、漢堡、包子水餃等成為方便取得的主食，攝取量增多；肉類中畜肉減少，禽肉、魚海產與黃豆類都增加（表 TW7-1）。

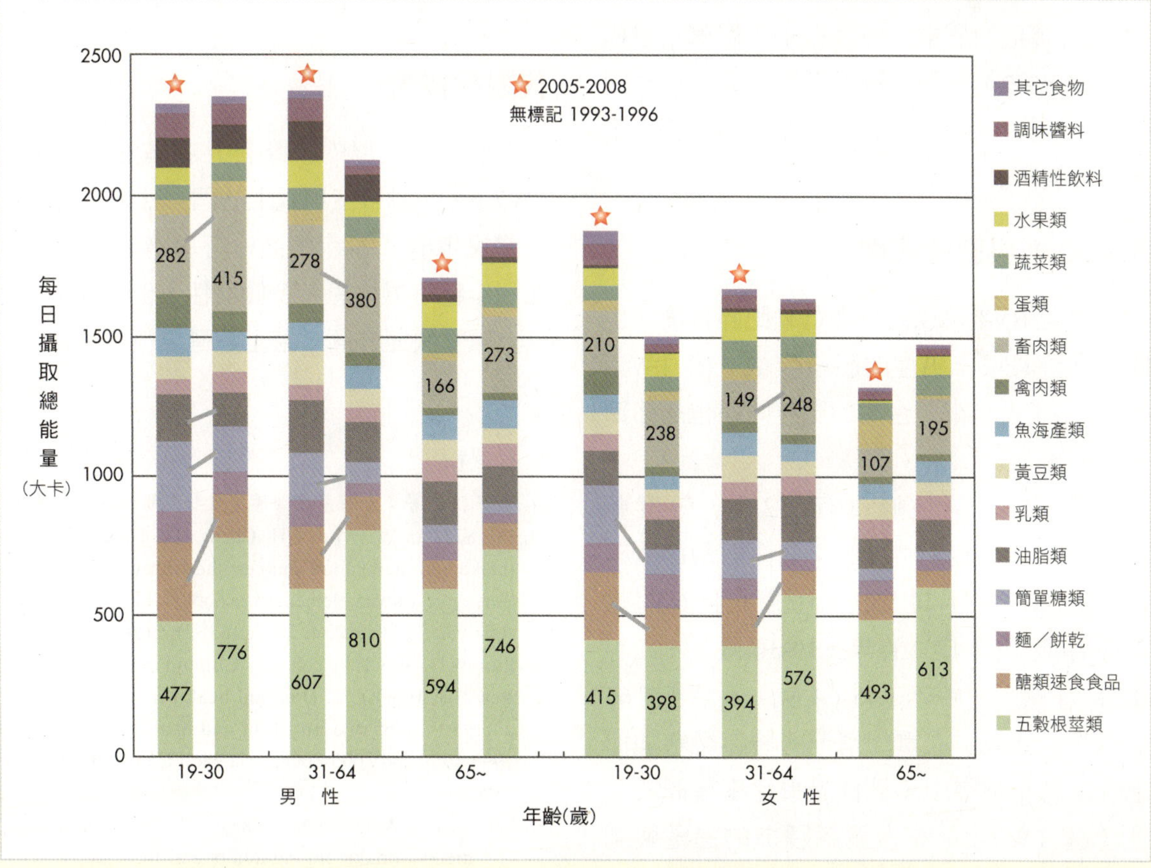

圖 TW7-1　台灣成年民眾的能量來源食物類。灰線標記兩次調查中攝取量明顯改變的類別：速食食品、油脂、簡單糖類、黃豆類都增加；畜肉類減少，但禽肉和魚海產類增多

資料來源：參見參考資料 1-4

表 TW7-1　台灣民眾的能量攝取與熱量營養素的分配比

	男性				女性				建議範圍
年齡（歲）	≧65	19-64	高中	國中	≧65	19-64	高中	國中	%總熱量
總熱量（大卡/天）	1711	2361	2752	2544	1316	1733	2043	2037	
醣類 (%)	54	50	52	50	56	50	52	50	50-60
脂肪 (%)	29	33	33	34	28	33	33	35	20-30
蛋白質 (%)	17	17	15	16	17	16	15	16	10-20

資料來源：參見參考資料 1-4

台灣民眾的健康體重範圍

台灣的體位標準也採用 BMI，正常體位的範圍是 BMI 介於 18.5-24 之間，年輕人可以選擇較低的值。台灣的飲食指南採用 BMI＝22 來計算健康體重，可當作維持體重的目標（表 TW7-2）。個人每天攝取的能量可根據性別、年齡和活動量來估計，飲食指南提供了參考數值（表 TW7-3）。

體位標準與肥胖問題

利用 BMI 可以區分過重和肥胖程度，也應用在評量成年男性的服役資格（表 TW7-4）。二十多年來，台灣的肥胖問題也是節節升高。

成人中，男性過重有 32%，輕度肥胖 13%，中重度肥胖 6%；女性則是過重有 19.3%，輕度肥胖 10.5%，中重度肥胖 6.4%。若分為四個年齡層：青年（19-30 歲）、壯年（31-44 歲）、中年（45-64 歲）及老年（65 歲以上）比較，過重的情況隨著年齡增加而上升；各年齡層中，男性過重比率皆高於女性（圖 TW7-2）。台灣各縣市的過重與肥胖十分普遍，男性都超過 40%，女性則超過 20%；男女過重問題較低的是台北市、桃園縣、台中市與高雄市（表 TW7-5）。

成人的過重通常延續自兒童與青少年期的體重異常。2013 至 2014 年的調查顯示，國小學童的過重肥胖率約 26%，其中男童為 32%、女童為 20%。

代謝症候群

代謝症候群的診斷有五項異常指標（表 TW7-6），具有三項以上的個人就是患者了。台灣民眾的代謝症候群盛行率隨著年齡而增加，年輕時男性患者多於女性，但女性 45 歲以上風險快速升高，甚至超過男性（圖 TW7-3）。

參考資料

1. 國民健康署：台灣國民營養健康狀況變遷調查結果。
2. Wu SJ, Pan WH, Yeh NH, Chang HY. Dietary nutrient intake and major food sources: the Nutrition and Health Survey of Taiwan elementary school children 2001-2002. Asia Pacific J Clin Nutr 2007; 16 (S2): 518-53.
3. Pan WH, Wu HJ, Yeh CJ, Chuang SY, Chang HY, Yeh NH, Hsieh YT. Diet and health trends in Taiwan: comparison of two nutrition and health surveys from 1993-1996 and 2005-2008. Asia Pac J Clin Nutr 2011; 20: 238-250.
4. Wu SJ, Pan WH, Yeh NH, Chang HY. Trends in nutrient and dietary intake among adults and the elderly: from NAHSIT 1993-1996 to 2005-2008. Asia Pac J Clin Nutr 2011; 20: 251-265.

表 TW7-2 台灣民眾的正常體重範圍

身高（公分）	健康體重（公斤）	正常體重範圍（公斤）18.5≦BMI*＜24	身高（公分）	健康體重（公斤）	正常體重範圍（公斤）18.5≦BMI*＜24
145	46.3	38.9~5.04	168	62.1	52.2~67.6
146	46.9	39.4~51.1	169	62.8	52.8~68.4
147	47.5	40.4~51.8	170	63.6	53.5~69.3
148	48.2	40.5~52.5	171	64.3	54.1~70.0
149	48.8	41.1~53.2	172	65.1	54.7~70.9
150	49.5	41.6~53.9	173	65.8	55.4~71.7
151	50.2	42.2~54.6	174	66.6	56.0~72.6
152	50.8	42.7~55.3	175	67.4	56.7~73.4
153	51.5	43.3~56.1	176	68.1	57.4~74.2
154	52.2	43.9~56.8	177	68.9	58.0~75.1
155	52.9	44.4~57.6	178	69.7	58.6~75.9
156	53.5	45.0~58.3	179	70.5	59.3~76.8
157	54.2	45.6~59.1	180	71.3	59.9~77.7
158	54.9	46.2~59.8	181	72.1	60.6~78.5
159	55.6	46.8~60.6	182	72.9	61.3~79.4
160	56.3	47.4~61.3	183	73.7	62.0~80.3
161	57.0	48.0~62.1	184	74.5	62.6~81.2
162	57.7	48.6~62.9	185	75.3	63.3~82.0
163	58.5	49.2~63.7	186	76.1	64.0~82.9
164	59.2	49.8~64.5	187	76.9	64.7~83.8
165	59.9	50.4~65.2	188	77.8	65.4~84.7
166	60.6	51.0~66.0	189	78.6	66.1~85.6
167	61.4	51.6~66.8	190	79.4	66.8~86.5

*身體質量指數 (Body Mass Indes, BMI)＝體重（公斤）／身高（公尺）^{2}
資料來源：參見參考資料 5

5. 衛生福利部：每日飲食指南。
6. 衛福部 (2012) 國人膳食營養素參考攝取量及其說明第七版。
7. 台灣營養健康狀況變遷調查：2005-2008 國人代謝症候群 (Metabolic Syndrome) 之狀況。

表 TW7-3　每天能量攝取的參考值

查出自己的熱量需求

性別	年齡	熱量需求 (Kcal)				身高 (cm)	體重 (kg)
		活動強度					
		低	稍低	適度	高		
男	19-30	1850	2150	2400	2700	171	64
	31-50	1800	2100	2400	2650	170	64
	51-70	1700	1950	2250	2500	165	60
	71+	1650	1900	2150		163	58
女	19-30	1450	1650	1900	2100	159	52
	31-50	1450	1650	1900	2100	157	54
	51-70	1400	1600	1800	2000	153	52
	71+	1300	1500	1700		150	50

資料來源：參見參考資料 6

表 TW7-4　BMI 的應用

19 歲以上的體位標準	男子的服役資格
BMI≧35 為重度肥胖	免役體位：BMI＜16.5
30≦BMI< 35 為中度肥胖	替代役體位：16.5≦ BMI＜17
27≦BMI< 30 為輕度肥胖	常備役體位：17≦BMI≦31
24≦BMI< 27 為過重	替代役體位：31＜BMI≦31.5
	免役體位：31.5＜BMI

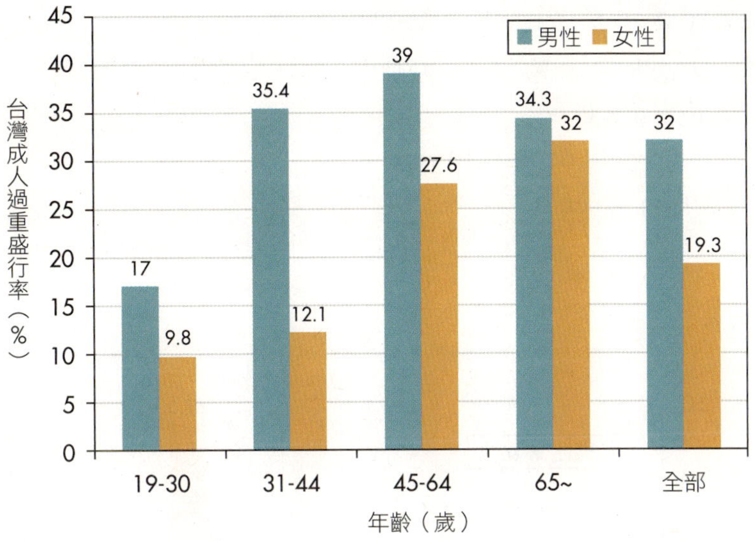

圖 TW7-2　台灣成人的過重比率，隨著年齡而升高，男性比女性高

資料來源：參見參考資料 1

表 TW7-5　台灣各地區成人的過重肥胖盛行率

	成年男性	成年女性		成年男性	成年女性
雲林縣	55.2	32.4	彰化縣	47.1	31.3
台東縣	54.6	39.0	基隆市	47.1	33.5
澎湖縣	50.6	28.4	新竹縣	46.9	33.4
台北縣	49.7	30.6	苗栗縣	46.0	28.5
宜蘭縣	49.3	29.9	台南縣	45.6	33.6
高雄縣	48.6	35.1	高雄市	45.5	24.7
花蓮縣	48.3	33.9	台中市	45.4	27.3
台中縣	48.0	30.4	台南市	44.8	29.1
南投縣	47.8	31.8	桃園縣	44.5	27.5
新竹市	47.8	21.6	嘉義縣	44.0	29.3
嘉義市	47.7	24.8	台北市	43.9	20.8
屏東縣	47.5	34.2			

資料來源：參見參考資料 7

表 TW7-6 代謝症候群的異常指標

(1) 腹部肥胖：男性腰圍 90 公分以上、女性腰圍 80 公分以上。
(2) 高血壓：收縮血壓 130 mmHg 以上，或舒張血壓 85 mmHg 以上。
(3) 高血糖：空腹血糖值 100 mg/dL 以上。
(4) 偏低的 HDL：男性低於 40 mg/dL、女性低於 50 mg/dL。
(5) 高三酸甘油酯血症：150 mg/dL 以上。

資料來源：參見參考資料 7

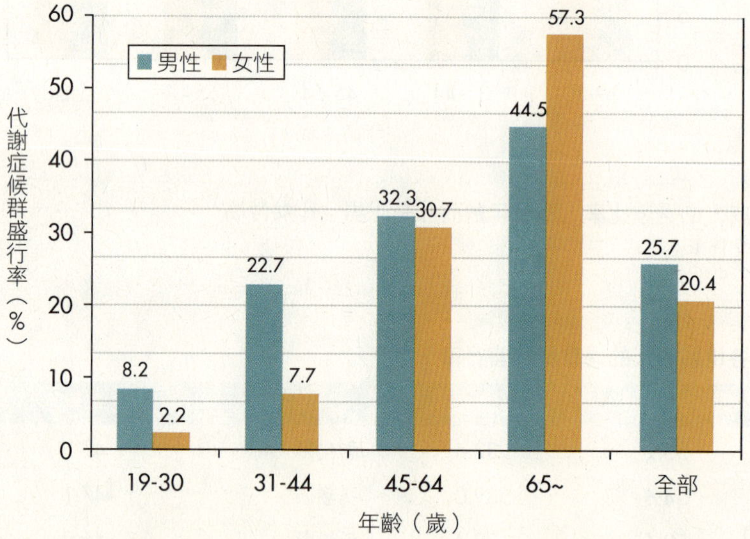

圖 TW7-3 台灣成人的代謝症候群盛行率，隨著年齡而升高，45 歲以上女性逐漸高於男性
資料來源：參見參考資料 7

Chapter 8 維生素

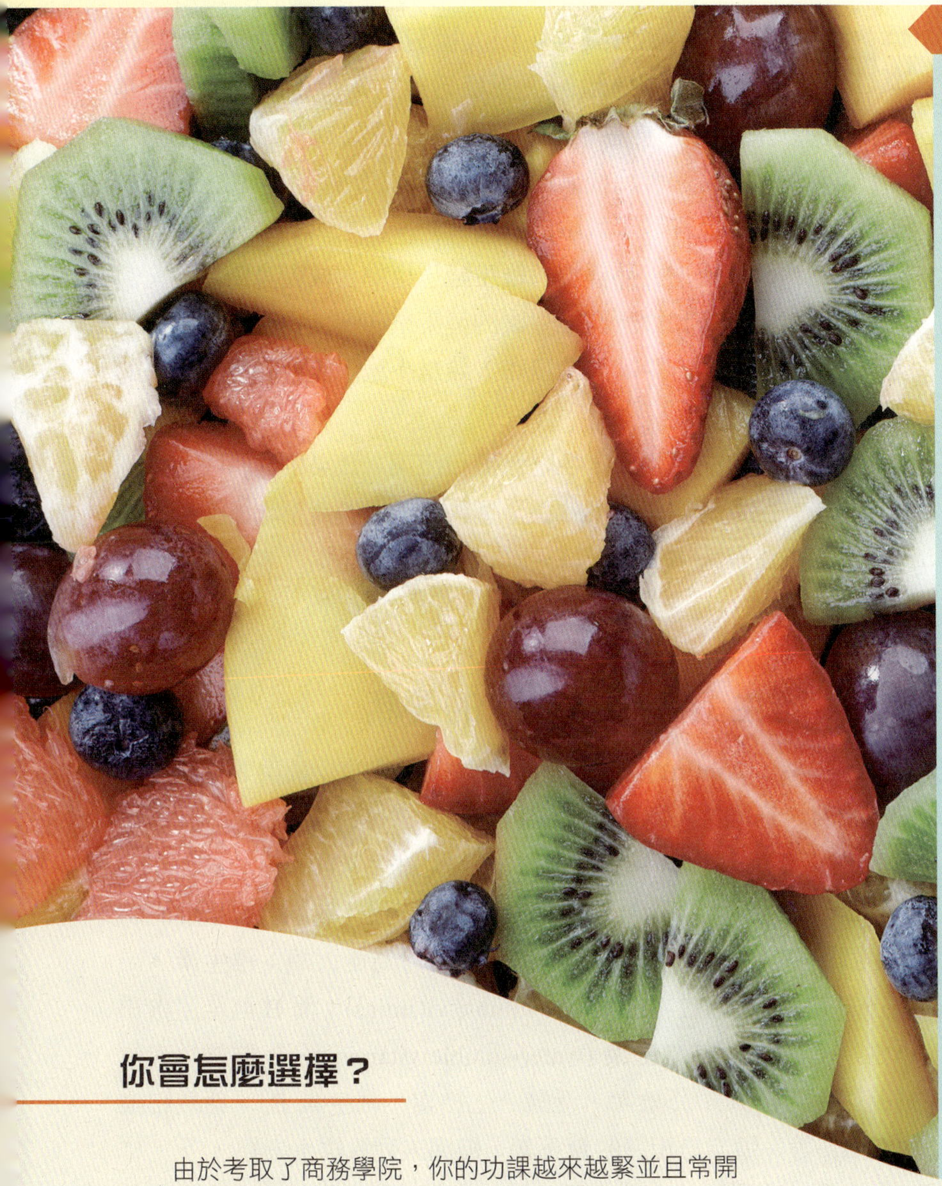

學習成果

第 8 章的設計是要讓你能夠：

8.1 說明脂溶性或水溶性維生素的一般特性，維生素吸收和儲存的一般過程，維生素中毒的危險，和食物中維生素的保存。

8.2 說明維生素 A 和類胡蘿蔔素在視力、生長、發育、生殖和預防癌症等方面的功能，以及缺乏和中毒的徵候和症狀，並且了解它的膳食需要量和如何從飲食獲取足量的維生素 A，以及避免從膳食補充品獲取過量的維生素 A。

8.3 解釋維生素 D 的功能和來源，包括由紫外線照射的合成；了解它的膳食需要量，並說明維生素 D 缺乏和中毒的徵候和症狀。

8.4 簡述維生素 E 的功能，了解它的膳食需要量，並說明它的食物來源與缺乏和中毒的症狀。

8.5 說明維生素 K 在血液凝結方面的角色以及缺乏和中毒的徵候和症狀，了解它的膳食需要量，並說明它的食物來源。

8.6 說明水溶性維生素的特性和 B 群維生素在能量代謝中的功能。

8.7 說明硫胺在碳水化合物代謝中的功能，並列舉它的來源、膳食需要量和缺乏症狀等。

你會怎麼選擇？

由於考取了商務學院，你的功課越來越緊並且常開夜車。你也需要工作經驗，所以每週在書店工作 20 小時。扣除上課、工作、家庭作業、跟朋友出去玩的時間，你每天只睡 4、5 個小時，幾乎沒有時間用餐。你感到筋疲力竭，想要找個補充能量的辦法。你會挑選下列何者來補充能量？（這些產品的補充劑標示在本章末尾。）

a. 2 盎司的能量飲料 5-Hour Energy®
b. Nature Made® 的維生素 B 群和維生素 C 補充劑
c. 善存®的成人綜合維生素和礦物質補充劑
d. 少量多餐和每晚 7 到 9 小時的睡眠

營養連線

一邊閱讀第 8 章一邊思考你的選擇，然後看看本章末尾的「營養學家的選擇」。

8.8 說明核黃素在能量代謝中的功能，並了解它的膳食需要量和來源，以防止缺乏症。
8.9 說明菸鹼素在能量代謝中的功能，並列舉其來源、膳食需要量、缺乏與中毒的症狀等。
8.10 說明維生素 B_6 在胺基酸代謝中的功能，並了解如何從飲食獲取足量的維生素 B_6，以避免缺乏症和預防膳食補充品中毒。
8.11 說明泛酸和生物素在能量代謝中的功能，了解它們的膳食需要量，並列舉其食物來源、缺乏的徵候和症狀。
8.12 簡述葉酸在細胞代謝中的功能，了解預防巨球性貧血的膳食需要量，並列舉其食物來源。
8.13 了解維生素 B_{12} 吸收的過程和它在葉酸代謝中的角色，防止缺乏症的膳食需要量，以及它的食物來源。
8.14 說明維生素 C 的功能、膳食需要量、來源、缺乏和中毒的徵候和症狀等。
8.15 了解膽素和其它類維生素物質的功能和來源。
8.16 評估膳食補充品對人體的利弊。
8.17 說明能量和脂肪如何影響癌症風險，並了解其它食物成分在防癌中的角色。

雖然維生素是必需營養素，但人體只需要少量就可防止缺乏症。有些人認為遠超過需要量的維生素可以提供額外的精力，預防疾病，並且青春永駐。這些人似乎認為，如果維生素有益，自然多多益善。美國成人超過半數經常服用維生素和／或礦物質補充劑，有的已經到了危險的程度。

動物食品和植物食品都提供維生素。植物合成自身所需的全部維生素，它們也是動物所需維生素的健康來源。動物合成維生素的能力各不相同，比方說，天竺鼠和人類是少數不能合成自身所需的維生素 C 的生物。

公衛當局一向建議民眾多吃水果和蔬菜。蔬果中含有哪些特別的維生素？蔬果有哪些健康效益？哪些慢性病與蔬果吃太少相關？如果飲食中沒有蔬果，是否每天該吃維生素補充劑？本章將提供部分解答。

8.1 維生素：維持生命的要素

維生素 (vitamin) 的定義是，由飲食供應的少量重要有機（含碳）物質，乃維持人體正常功能和生長所必需。一般說來，我們每吃 70 公斤的食物，只要其中含有 28 公克維生素就不至於缺乏了。儘管需要量很低，每種維生素對人體都有一種（或以上）重要的功能（圖 8-1）。維生素根據其溶解性質可分為兩大類：維生素 A、D、E 和 K 是**脂溶性維生素** (fat-soluble vitamins)；而 B 群維生素和維生素 C 是**水溶性維生素** (water-soluble vitamins)。B 群維生素包括硫胺、核黃素、菸鹼素、泛酸、生物素、維生素 B_6、葉酸和維生素 B_{12} 等。膽素是相關的營養素，但尚未列入維生素類。

人類飲食不可缺少維生素，因為它們或是人體無法合成，或是人體的合成量受環境因素影響而減少。有數個例外值得注意，如維生素 A 在人體可由某些植物色素合成；維生素 D 在皮膚受到充足日曬時可由人體自行合成；菸鹼素可由胺基酸色胺酸合成；維生素 K 和生物素可由腸道細菌合成一部分。

歸類為維生素的化合物必須符合下列標準：(1) 人體無法合成足量的此化合物以維持健康，(2) 飲食中無此化合物經過一段時間會出現缺乏的症狀，如果來得及，再補充此化合物即可迅速治癒。並非所有人體無法合成的化合物都是維生素，必須有證據證明少了

維生素 (vitamin) 由飲食供應以調控人體內化學反應的少量重要有機（含碳）化合物。

脂溶性維生素 (fat-soluble vitamins) 溶於油脂以及苯和醚，而不溶於水的維生素，例如維生素A、D、E、K等。

水溶性維生素 (water-soluble vitamins) 溶解於水的維生素，包括B群維生素和維生素C。

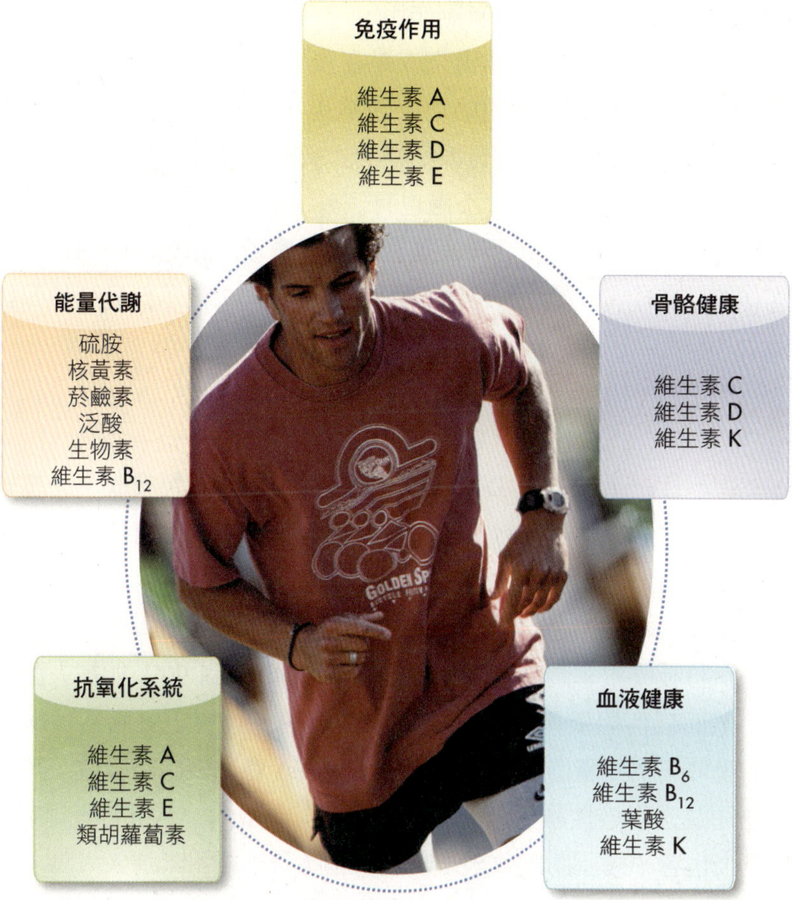
免疫作用
維生素 A
維生素 C
維生素 D
維生素 E
能量代謝
硫胺
核黃素
菸鹼素
泛酸
生物素
維生素 B_{12}
骨骼健康
維生素 C
維生素 D
維生素 K
抗氧化系統
維生素 A
維生素 C
維生素 E
類胡蘿蔔素
血液健康
維生素 B_6
維生素 B_{12}
葉酸
維生素 K

圖 8-1 維生素在人體內的眾多功能

這種物質會危害健康。

自從科學家開始辨識出各種維生素之後，相關的缺乏症如**壞血病** (scurvy) 和**佝僂症** (rickets) 很快就治癒了。維生素剛發現時，大多按字母順序命名：A、B、C、D 和 E 等。有些物質一開始被歸類為維生素，後來發現它並非人類所需，所以把它從名單上剔除掉。其它維生素原本認為只有一種化學形式，後來變成許多種，所以在字母下面加上數字來分類（B_6 和 B_{12} 等）。

除了治療缺乏症之外，有些維生素也有治療非缺乏症的其他疾病的功效。這種應用通常需要**超大劑量** (megadose)，遠超過人體對維生素的需求。舉例來說，超大劑量的菸鹼素可以用來降低某些人的血膽固醇。然而對維生素補充劑所宣稱的任何益處，尤其是超過上限攝取量（如果有設定的話）時，必須小心檢視，因為有許多訴求都未經審核批准。記得任何大劑量的補充劑都屬於藥物，也就是

壞血病 (scurvy) 維生素 C 缺乏症，特徵是虛弱、疲憊、傷口不易癒合、已癒合傷口裂開、骨痛、骨折、牙齦疼痛和出血、腹瀉以及皮膚有點狀出血等。

佝僂症 (rickets) 由於生長期間鈣質沈積太少，造成骨骼礦化不足的疾病。這是嬰兒和兒童缺乏維生素 D 荷爾蒙的疾病。

超大劑量 (megadose) 某種營養素的攝取量大幅超過預防缺乏或均衡飲食之含量；一般是指攝取量超過人體需求的 2 到 10 倍。

說，它跟其他藥物一樣會有副作用。

不論是由食物中分離出來或是在實驗室中合成，維生素的化學結構既相同，在人體內的功能通常也一樣。健康食品的廣告宣稱他們的維生素是由食物分離出來的「天然」產品，事實上不會比人工合成的產品更健康。不過也有例外。天然維生素 E 比人工合成的更有效力。另一方面，添加在即食早餐穀片和麵粉中的合成葉酸 (folic acid)，其效力是天然葉酸 (folate) 的 1.7 倍（參見延伸閱讀 5）。

維生素的吸收與儲存

脂溶性維生素 (A、D、E 和 K) 與膳食脂肪一起吸收，一起形成乳糜微粒的一部分，然後由血液運送到身體細胞。這些維生素有一部分由血液中的特殊載體協助運送。脂溶性維生素大部分儲存在肝臟和脂肪組織。

脂肪吸收效率高時，脂溶性維生素有 40% 到 90% 能被人體吸收。然而任何阻礙脂肪消化和吸收的疾病，也會阻礙脂溶性維生素的吸收。例如囊腫纖維症 (cystic fibrosis) 會妨礙脂肪吸收，其患者往往缺乏脂溶性維生素。有些減肥藥如羅氏鮮（Alli，參見第 7 章），也會干擾脂肪吸收。未吸收的脂肪帶著維生素進入大腸，與糞便一起排出體外。脂肪吸收不良的患者特別容易缺乏維生素 K，因為它在人體內的存量比其它脂溶性維生素都來得低。這些患者可以在醫生的指示下服用維生素補充劑，以防止缺乏症。最後，用餐時服用礦油當瀉藥的人可能會缺乏脂溶性維生素。因為脂溶性維生素溶解在礦油中，而小腸不吸收礦油，因此這些維生素就隨礦油排出體外。

水溶性維生素的處理與脂溶性維生素大不相同。在胃和小腸中，食物的 B 群維生素從活性的**輔酶** (coenzyme) 形式分解成游離維生素，然後被小腸吸收。一般說來，飲食所含的水溶性維生素有 50% 到 90% 會被吸收，表示它們有相當高的**生體可用率** (bioavailability)。水溶性維生素經由肝門靜脈進入肝臟，然後分送到人體組織；它們一旦進入細胞，就再度合成活性的輔酶形式。雖然有些補充劑廠商販售輔酶形式的維生素，但輔酶形式對人體無益，因為在消化過程會被分解，在細胞內有需要時才會再度活化。

輔酶 (coenzyme) 與未活化的酵素結合的化合物（例如水溶性維生素），形成具催化作用的活化形式。輔酶即以此方式協助酵素發揮功能。

生體可用率 (bioavailability) 我們所吃的營養素能被身體消化、吸收，然後利用的程度。

維生素的排泄主要根據它們的溶解度而各不相同。脂溶性維生素除了維生素 K 之外，不易由人體排泄，因此有可能造成中毒。水溶性維生素的排泄是根據**組織飽和度** (tissue saturation) 亦即組織內維生素存量充滿的程度。組織的儲存容量有其限度，一旦飽和就會由腎臟迅速排泄，以免中毒。不過維生素 B_6 和 B_{12} 與其它水溶性維生素不同，它們儲存在肝臟，不容易由尿液排泄。

組織飽和度 (tissue saturation) 組織內水溶性維生素有限的儲存容量。

由於許多水溶性維生素有組織飽和度的限制，它們最好每天都由飲食供應。不過即使是水溶性維生素偶爾缺乏供應也無大礙。只有在飲食中缺乏供應，並且身體的儲存也已耗盡，才會出現維生素缺乏的症狀。舉例來說，一般人停吃硫胺 10 天，或是維生素 C 停吃 20 到 40 天，才會開始出現相關的缺乏症狀。

維生素的毒性

對大部分水溶性維生素而言，攝取量超過 RDA 或 AI 時，腎臟會從血液中迅速濾除過量的部分，藉尿液排泄出去。特殊的例外是儲存在肝臟的維生素 B_6 和 B_{12}，它們雖是水溶性維生素，卻可能積聚而造成中毒。

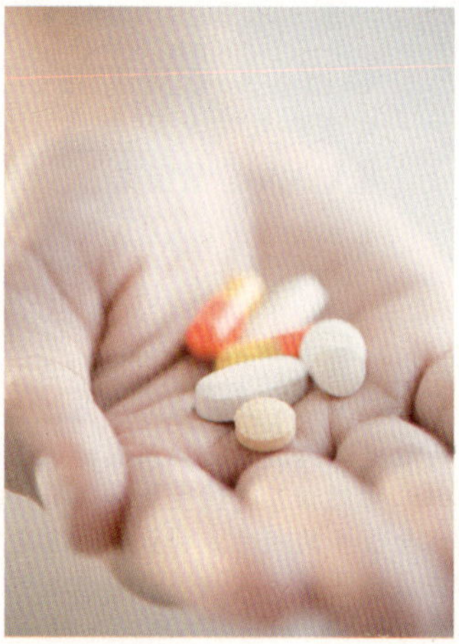

▲維生素不易中毒，除非服用大量的補充劑

與水溶性維生素相反的是，脂溶性維生素排泄不易，有的容易積聚在體內而造成中毒。理論上任何維生素過量都有可能中毒，不過脂溶性的維生素 A 最容易中毒。維生素 A 的攝取量只要超過 RDA 的 2 倍就會中毒。維生素 E 和水溶性的菸鹼素、維生素 B_6 以及維生素 C 也會中毒，不過只有在攝取量極大的時候（人體需求的 15 到 100 倍以上）。總之，維生素不易中毒，除非服用大量的（丸錠形式）補充劑。

有些人認為遠超過需要量的維生素可以提供額外的精力，預防疾病，並且青春永駐。這些人似乎認為，如果維生素有益，自然多多益善。「每日一顆」的綜合維生素和礦物質補充劑的成分通常少於每日參考值 (DV) 的兩倍，所以對男性和非懷孕的女性不至於造成中毒。但是吃許多維生素丸可能會有問題，尤其是強效的維生素 A 來源。參見章節 8.16 的適當應用膳食補充品。

食物維生素的保存

所有食物大類都有維生素的良好來源，尤其是水果類和蔬菜類（圖 8-2）。然而儲存時間和多種環境因素都會影響食物的維生素含量。食物越成熟，維生素含量就越多，不過水果或蔬菜從採收到

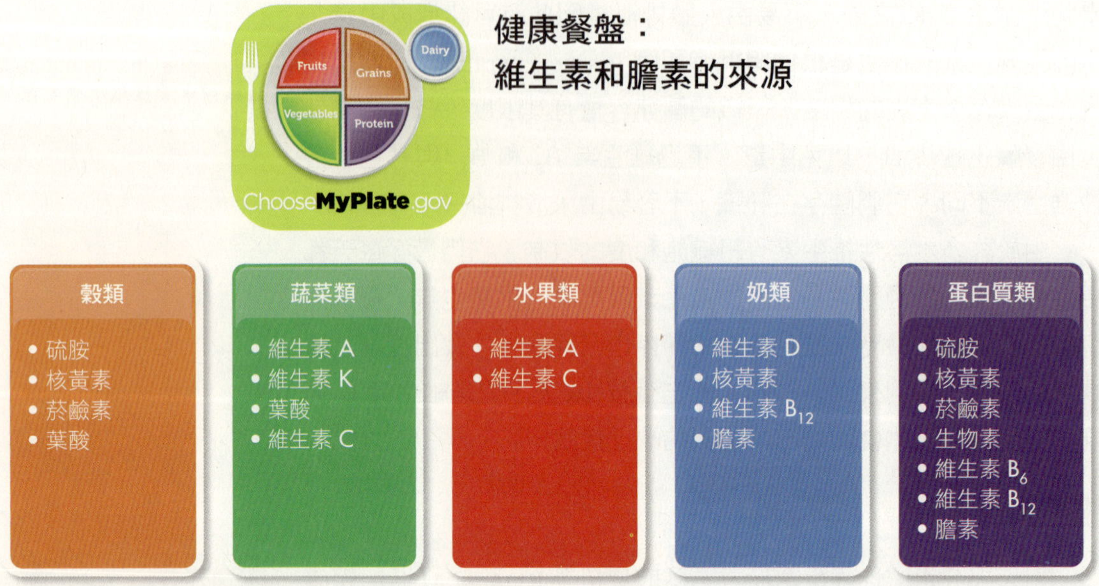
健康餐盤：
維生素和膽素的來源
Fruits
Grains
Dairy
Vegetables
Protein
ChooseMyPlate.gov
穀類
• 硫胺
• 核黃素
• 菸鹼素
• 葉酸
蔬菜類
• 維生素 A
• 維生素 K
• 葉酸
• 維生素 C
水果類
• 維生素 A
• 維生素 C
奶類
• 維生素 D
• 核黃素
• 維生素 B_{12}
• 膽素
蛋白質類
• 硫胺
• 核黃素
• 菸鹼素
• 生物素
• 維生素 B_6
• 維生素 B_{12}
• 膽素

圖 8-2 健康餐盤的某些食物大類是各種維生素和膽素的豐富來源，參見本圖所列舉的維生素。每種維生素在其它大類的食物中也有，不過含量較低。除此之外，泛酸在許多大類中都有一些含量，維生素 E 在植物油中含量豐富

社區型農業 (community-supported agriculture, CSA) 由社區的種植者與消費者共同支持的農田，他們相互支持並且共同分擔糧食生產的風險和利益，通常包括每週運送或採收蔬果的系統，有時乳製品和肉類也包括在內。

食用的過程會喪失大部分的維生素。因此之故，收成之後越早食用越好。食物合作社、**社區型農業** (community-supported agriculture, CSA)、農民市集等都是剛收成的新鮮蔬果的極佳來源。水溶性維生素——尤其是硫胺、維生素 C 和葉酸——會因為儲存不當或過度烹煮而遭受破壞。溫度、光線、暴露在空氣中、水煮和鹼都會破壞維生素。

當你購買、儲存、準備水果和蔬菜時，可採取幾個步驟保存營養素（表 8-1）。冷凍蔬菜與水果的營養價值和新鮮的所差無幾，因為它們都是在收成之後立刻加工處理。冷凍之前的蔬菜都在沸水中迅速燙過，破壞了分解維生素的酵素。食物如果不在數天之內吃完，冷藏是保存營養素最好的方法。

觀念檢查站 8.1

1. 輔酶 Q (CoQ) 是參與電子傳遞鏈的有機化合物，具有抗氧化功能。它在細胞內合成，大部分情況下合成量足敷所需。輔酶 Q 是維生素嗎？為什麼？
2. 何謂超大劑量？服用超大劑量維生素有不良後果嗎？何種情況下超大劑量維生素有用？

表 8-1 保存蔬果中維生素的方法

做法	理由
食用之前將蔬果保存在陰涼處	蔬果摘採之後，酵素就開始破壞其中的維生素。陰涼的環境可以緩和破壞過程
把蔬果放入保鮮盒或蔬菜盒冷藏（馬鈴薯、番茄、香蕉和洋蔥例外）	在接近零度、高濕度與隔絕空氣的環境下，營養素的保存情況最好
儘量避免蔬果的修整、去皮和切塊，只要切掉不能食用的部分即可	表面暴露越大，氧氣越容易破壞維生素。蔬果儘可能連皮烹煮
蔬菜使用微波爐、蒸汽或用少量的油快炒	接觸的水分越少，烹煮的時間越短，就能保留越多的營養素
儘量縮短烹煮時間	長時間烹煮（慢鍋燉煮）和重複加熱會破壞維生素
煮蔬菜的水如果要倒掉，在煮的過程中不要加入油脂	這種做法會喪失脂溶性維生素。蔬菜煮熟並瀝乾之後，才加入油脂
不要為了強化綠色而在蔬菜中加小蘇打	鹼會破壞維生素 D、硫胺和其它維生素
仔細儲存罐頭和冷凍蔬果	為了保存罐頭食品，要將它們儲存在乾燥陰涼的地方。為了保存冷凍食品，要將它們儲在攝氏零下 0 度以下，並在 12 個月內吃完

3. 列舉至少三項脂溶性和水溶性維生素的差異。
4. 列舉三種儲存、準備或烹煮食物時保存維生素含量的方式。

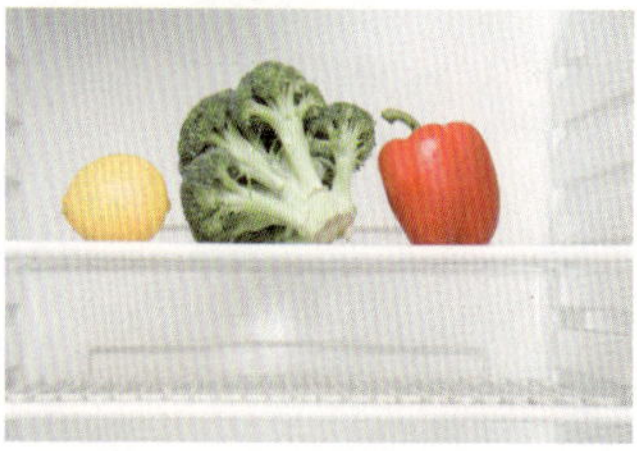

▲健康點心時間到！在冰箱內儲存新鮮蔬果以保存維生素，以免破壞

8.2 維生素 A（視網醇衍生物）和類胡蘿蔔素

維生素 A 是科學家最早確證為人體健康必需的重要食物成分。幾乎所有 (90%) 維生素 A 都儲存在肝臟，其餘 10% 儲存在脂肪組織、腎臟和肺。維生素 A 缺乏或中毒都會引發嚴重的問題，在這兩種狀況之間的最佳攝取量範圍很小。

維生素 A 是**視網醇衍生物** (retinoids) 的一種，它有三種活化形式：**視網醇** (retinol)、**視網醛** (retinal) 和**視網酸** (retinoic acid)。它們通稱為既成維生素 A，只存在動物食品中。視網醇儲存時會酯化（加入一個脂肪酸）成為**視網酯** (retinyl ester)。在補充劑中，你會發現維生素 A 被標識成乙酸視網酯或棕櫚酸視網酯。

植物含有**類胡蘿蔔素** (carotenoids) 這類色素。類胡蘿蔔素是植化素，也就是說，它是具有保健效益的植物化學品。類胡蘿蔔素是維生素 A 的前體，有強力的抗氧化性質。由於類胡蘿蔔素可以轉化成維生素 A，所以稱為**維生素 A 前體** (provitamin A)。β-胡蘿蔔素是胡蘿蔔中的橙黃色素，它是唯一能被充分吸收並轉化成視網醇

視網醇衍生物 (retinoids) 既成維生素 A 的化學形式；動物食品是其來源之一。

視網醇 (retinol) 維生素 A 的醇形式。

視網醛 (retinal) 維生素 A 的醛形式。

視網酸 (retinoic acid) 維生素 A 的酸形式。

視網酯 (retinyl ester) 維生素 A 的儲存形式，視網醇與脂肪酸結合而成的分子。

類胡蘿蔔素 (carotenoids) 植物食品中的維生素 A 前體。

維生素 A 前體 (provitamin A) 能轉化成維生素 A 的物質，但本身不具活性。

的類胡蘿蔔素，是重要的維生素 A 來源和強力抗氧化劑。另外兩種能轉化成維生素 A（效率不是很高）的類胡蘿蔔素是 α-胡蘿蔔素和 β-隱黃素。β-胡蘿蔔素在人體細胞內被分解成兩個視網醛分子。無論是類胡蘿蔔素轉化成維生素 A，或是類胡蘿蔔素的吸收，都不是很有效率的過程。其它具有保健效益，但非維生素 A 前體的類胡蘿蔔素包括茄紅素、玉米黃素和葉黃素等。

維生素 A 和類胡蘿蔔素的功能

上皮細胞的健康與免疫功能。上皮細胞分布在肺、小腸、胃、陰道、泌尿道、膀胱以及眼睛和皮膚的內外表面，而維生素 A 維持上皮細胞的健康。未成熟的上皮細胞需要視網酸才能成熟，成為具有功能的上皮細胞。如果沒有維生素 A，形成肌肉的細胞（例如腸道和肺的細胞）會退化並失去功能。對眼睛而言，這種情況可能造成失明（參見下一節）。缺乏維生素 A 也會導致皮膚細胞過度角質化，因而阻塞毛囊，造成「雞皮疙瘩」或「蟾蜍皮」的外觀。皮膚細胞過量的角質蛋白使皮膚變得乾硬。

前述的上皮組織是阻擋感染的重要屏障。維生素 A 也支持某些免疫細胞的活性，尤其是 T-淋巴球或 T-細胞。缺乏維生素 A 的動物和人類感染率會升高，不過只要補充維生素 A 就可改善免疫反應。因此之故，維生素 A 有時叫作「抗感染」維生素。

夜盲症 (night blindness) 由於缺乏維生素 A，眼睛在光線不足的情況下無法視物。

視網膜 (retina) 眼睛背面的感光層，含有視網醛。

古埃及利用肝臟萃取液治療**夜盲症** (night blindness)，從那時候開始，維生素 A 與夜間視力的關聯就已為人所知。維生素 A 對明-暗視力有重要的功能，對彩色視力也有一部分功能。進入眼睛的光線抵達**視網膜** (retina)。視網膜由桿狀和錐狀細胞，以及神經細胞所構成。桿狀細胞偵測黑白影像，負責夜間的視力；錐狀細胞則負責彩色視力。桿狀和錐狀細胞都需要維生素 A 才能發揮功能。維生素 A 的一種形式（視網醛）可讓眼睛細胞適應微弱光線（例如看過迎面而來的車頭燈之後；圖 8-3）。

黃斑病變 (macular degeneration) 眼睛慢性疾病，肇因於黃斑（視網膜中央部位）退化，造成視野中心模糊不清。

有些維生素 A 前體的類胡蘿蔔素對視力也很重要。黃斑位於視網膜中央，負責最詳細的中央視力；它含有足量的葉黃素和玉米黃素以致呈現黃色。老年性**黃斑病變** (macular degeneration)（圖 8-4）是視網膜的黃斑退化所致，為北美老人失明的主要原因。在一項老人研究中，飲食含類胡蘿蔔素的種類越多（β-胡蘿蔔素、葉黃素和玉米黃素），黃斑病變的風險越低。葉黃素和玉米黃素最豐

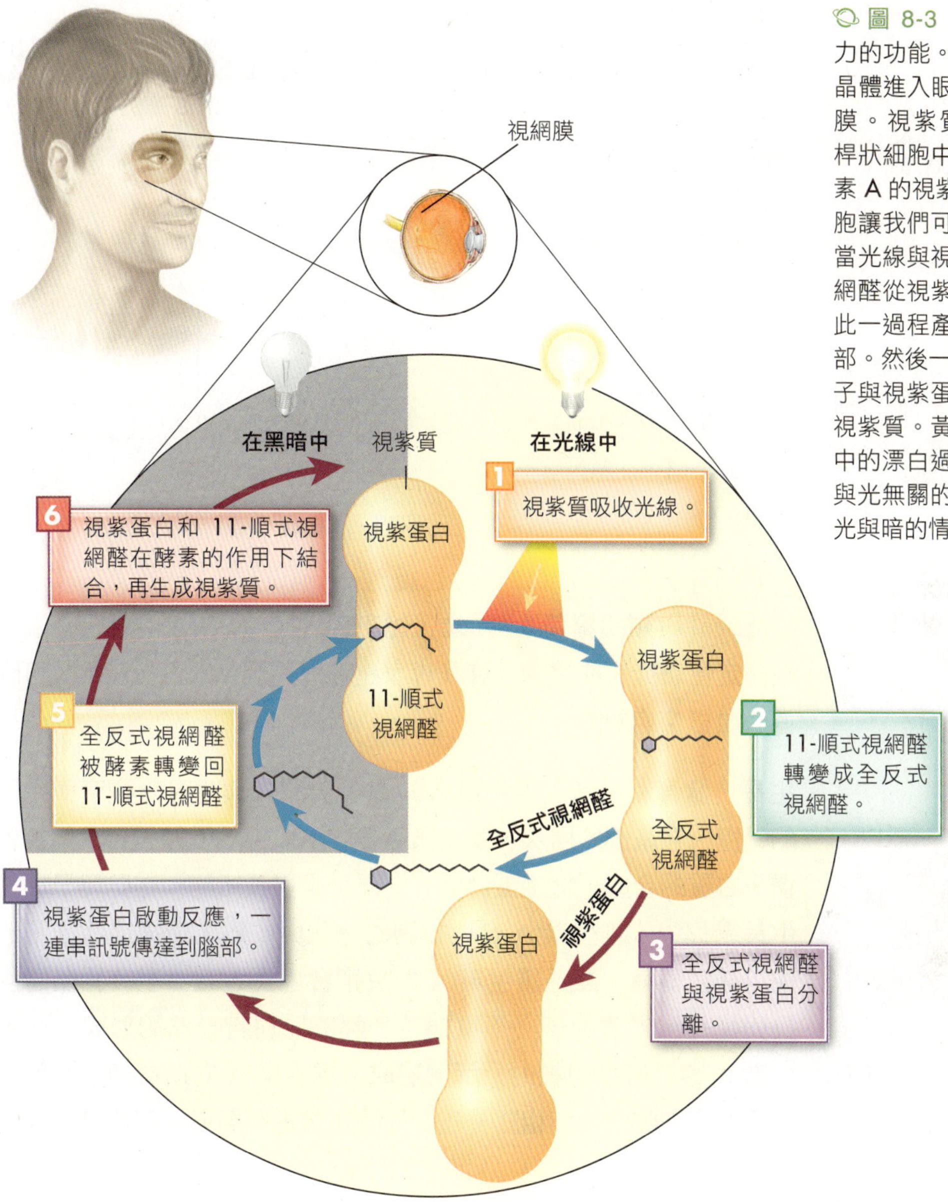
視網膜
在黑暗中
視紫質
在光線中
1 視紫質吸收光線。
視紫蛋白
11-順式視網醛
視紫蛋白
2 11-順式視網醛轉變成全反式視網醛。
全反式視網醛
全反式視網醛
視紫蛋白
3 全反式視網醛與視紫蛋白分離。
視紫蛋白
4 視紫蛋白啟動反應，一連串訊號傳達到腦部。
5 全反式視網醛被酵素轉變回11-順式視網醛
6 視紫蛋白和 11-順式視網醛在酵素的作用下結合，再生成視紫質。

圖 8-3 維生素 A 維持視力的功能。光線透過角膜和水晶體進入眼睛，然後抵達視網膜。視紫質儲存在視網膜的桿狀細胞中，光線與含有維生素 A 的視紫質起反應。桿狀細胞讓我們可以看見黑白影像。當光線與視紫質起反應時，視網醛從視紫質分離（漂白），此一過程產生的電脈衝直抵腦部。然後一個新的維生素 A 分子與視紫蛋白結合，再度產生視紫質。黃色背景表示在光線中的漂白過程；灰色背景表示與光無關的再生過程－後者在光與暗的情況下都會發生

富的來源是綠色葉菜類（表 8-2）。

這些類胡蘿蔔素也能降低白內障風險。研究指出，富含類胡蘿蔔素的蔬果本身可以降低眼睛病變的風險，不過專家並不建議服用類胡蘿蔔素補充劑。老人專用的綜合維生素和礦物質補充劑（例如銀髮善存TM）被當成葉黃素的來源來行銷。消費者必須注意，類胡蘿蔔素的研究針對的是食物而非補充劑。

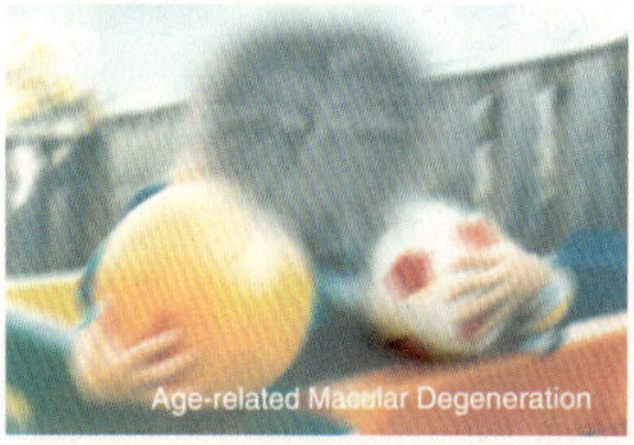
Age-related Macular Degeneration

圖 8-4 影像中心模糊不清，模擬黃斑病變患者的視力

預防心血管疾病。類胡蘿蔔素可預防高風險者的心血管疾病。此一

維生素 A

RDA

男性：900 微克 RAE

女性：700 微克 RAE

DV：1000 微克 (5000 IU)

UL：3000 微克 RAE

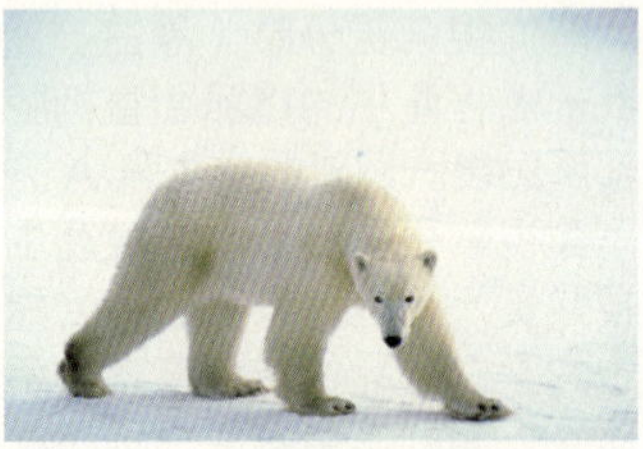

▲長久以來，住在北極區的因紐特人就知道別吃北極熊的肝，探險家也很快就學會這件事。因為 120 公克北極熊肝就足以令人中毒，其中含有維生素 A 136 萬 RAE，也就是 RDA 的 136 倍！

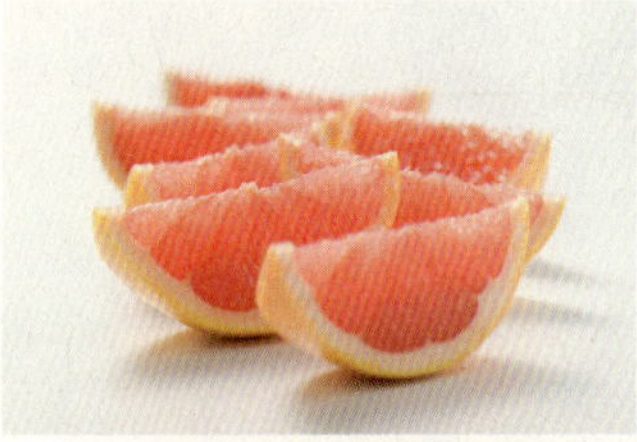

▲類胡蘿蔔素之茄紅素是番茄、西瓜、粉紅葡萄柚和番石榴中的紅色色素，似乎可對抗前列腺癌

表 8-2　富含葉黃素和玉米黃素的蔬菜

蔬菜（份量）	葉黃素和玉米黃素（毫克）
甘藍（1 杯，熟）	23.8
菠菜（1 杯，熟）	20.4
牛皮菜（1 杯，熟）	19.2
羽衣甘藍（1 杯，熟）	14.6
菠菜（2 杯，生）	7.4
豌豆（1 杯，熟）	3.8
花椰菜（1 杯，熟）	2.4
羅曼生菜（2 杯，生）	2.2
抱子甘藍（1 杯，熟）	2.0
櫛瓜（1 杯，熟）	2.0

功能或許與類胡蘿蔔素可抑制低密度脂蛋白 (LDL) 的氧化有關。在確定性研究完成之前，許多專家建議每天至少吃五份蔬果，可降低心血管疾病風險。

生長、發育和生殖。維生素 A 以數種方式參與生長、發育與生殖的過程。在基因的層次，維生素 A 與 DNA 上的受體結合，增加各種蛋白質的合成。這些蛋白質有一部分是生長所需。在胎兒早期的生長過程中，維生素 A 參與細胞的分化與成熟，最後這些細胞形成組織和器官。缺乏維生素 A 的兒童會生長遲緩。至於骨骼的生長與延長，老舊骨骼必須重塑（分解）以利新骨骼的形成，而維生素 A 協助骨骼組織的分解與形成。維生素 A 有助於精子的製造（與上皮細胞的功能相關）和女性的正常生殖周期，因此是生殖作用所不可或缺。

可能的防癌作用。關於維生素 A 的防癌作用，可能有利也可能有弊。維生素 A 參與細胞分化和胚胎發育的過程。有許多研究發現，飲食富含維生素 A 前體的類胡蘿蔔素可降低皮膚癌、肺癌、膀胱癌、乳癌的風險。與此相反的是，記得第 1 章美國與芬蘭的研究，男性抽菸者和非抽菸者補充 β-胡蘿蔔素 5 年（或以上）無法降低肺癌風險。事實上，與對照組相較，男性抽菸者服用 β-胡蘿蔔素反而增加了肺癌的病例。這個議題沒有進行女性的比較研究。雖然進一步的研究尚在進行，大部分研究員同意補充 β-胡蘿蔔素並沒有抗癌作用。這個例子再度說明，最好倚賴食物來源的此種或其它類胡蘿蔔素。

北美男性最常見的癌症之一是**前列腺** (prostate gland) 癌。膳食類胡蘿蔔素之茄紅素（番茄、西瓜、粉紅葡萄柚和番石榴中的紅色色素）似乎可對抗這種癌症。科學家推測，這是因為茄紅素具有抗氧化作用所致。有些食品公司已經開始利用「茄紅素的重要來源」來行銷他們的番茄製品。

前列腺 (prostate gland)　環繞男性尿道前段的堅硬栗子狀器官，分泌物質進入精液。

缺乏維生素

如果缺乏足量的膳食維生素 A，眼睛細胞無法在微弱光線下迅速調整，就會造成夜盲症。

一旦缺乏維生素 A 的狀況持續下去，眼睛的角膜細胞（亦即透明視窗）無法製造黏液，就會造成**乾眼症** (xerophthalmia)。到了最後，灰塵粒子刮傷眼睛的乾燥表面，導致失明。乾眼症發展到一個階段，死亡細胞和分泌物積聚在眼睛表面，稱為畢特氏斑 (Bitot's spots)（圖 8-5）。

乾眼症 (xerophthalmia)　角膜硬化和眼睛表面乾燥，會導致失明。

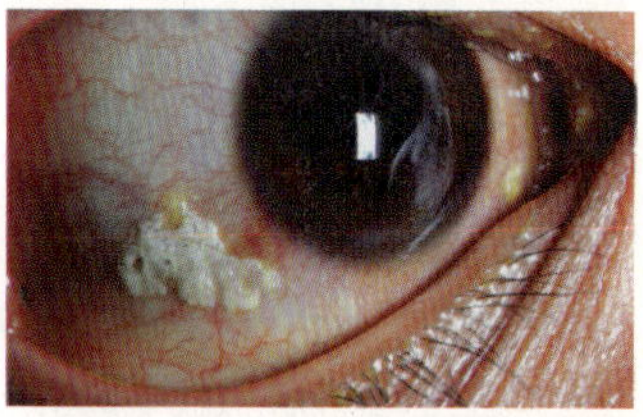

圖 8-5　缺乏維生素 A 造成死亡細胞的堆積，最後會導致失明。注意這隻眼睛的嚴重症狀，這是今日東南亞常見的問題

缺乏維生素 A 是全世界失明的主要原因，但北美人的風險很低，因為典型的美式飲食含有許多既成維生素 A 的來源，例如強化牛奶和蛋類。然而維生素 A 攝取不足，脂肪攝取偏低以致維生素 A 吸收不足，維生素 A 存量偏低等，會使兒童在快速生長期間無法滿足需求。全世界約有三分之一的兒童苦於維生素 A 缺乏症。在開發中國家，尤其是東南亞和非洲，每年有數以十萬計的兒童因缺乏維生素 A 而失明，其中有些兒童最後死於感染。減少這種問題的措施包括鼓勵母乳哺餵，每年給予兩次大劑量的維生素 A，以及在糖和人造奶油中添加維生素 A 強化。利用食物載體解決問題是因為開發中國家的民眾常吃這些食物，而且在某些國家已經證明有效。

另外一項措施是治療開發中國家母親的夜盲症。孕婦的夜盲症是缺乏維生素 A 的指標，可能造成懷孕相關死亡、營養不良、貧血和嬰兒死亡等。篩檢孕婦並補充維生素 A 可以有效治療並防止此一公衛問題。

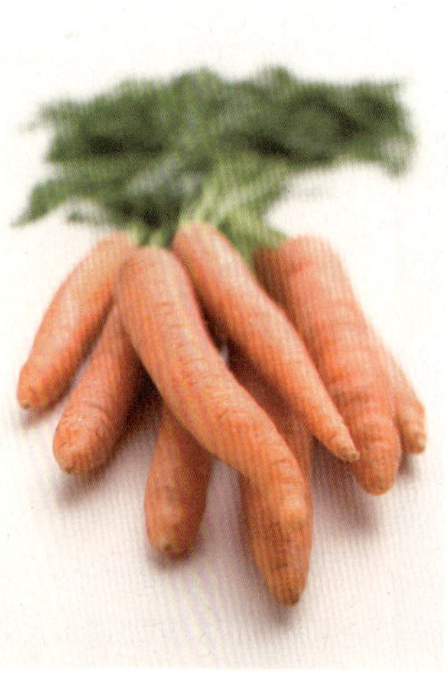

▲來自食物（而非補充劑）的維生素 A 前體之類胡蘿蔔素，是滿足維生素 A 需求最安全的方式。一份胡蘿蔔是健康餐盤的蔬菜類中極佳食物。烹煮食物來源的類胡蘿蔔素可提高其生體可用率

獲取足量的維生素 A 和類胡蘿蔔素

既成維生素 A 如視網醇、視網醛和視網酸等，存在於肝臟、

魚類、魚油、強化牛奶、奶油、優格和蛋類等（圖 8-6）。人造奶油和抹醬也添加了維生素 A 強化。

在典型的北美飲食中，大約 65% 的維生素 A 來自既成維生素 A，而在世界其他地區窮人的飲食中，則是維生素 A 前體（類胡蘿蔔素）占了絕大部分。維生素 A 前體之類胡蘿蔔素，主要存在深

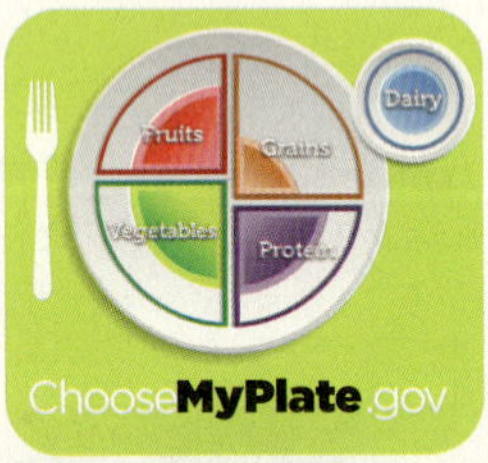

(a)

圖 8-6 維生素 A 和類胡蘿蔔素的食物來源。(a) 各食物大類背景顏色的填滿度（空白，1/3，2/3，或填滿），代表維生素 A 和類胡蘿蔔素的營養素密度。(b) 長條圖顯示各食物大類中多種食物的維生素 A 含量與 RDA 的比較。整體而言，水果類和蔬菜類提供許多類胡蘿蔔素的豐富來源，而強化乳製品和某些蛋白質類的食物是維生素 A 前體的良好來源。穀類中也有些營養素密集食物，因為它們添加了維生素 A 強化

(b)

	食物與份量	維生素 A（微克 RAE*）	成年男性的 %RDA（900 微克 RAE）	成年女性的 %RDA（700 微克 RAE）
穀類	Cream of Wheat®，1/2 杯	280	31%	40%
穀類	玉米馬芬，中型 1 個	228	25%	33%
穀類	烤番薯，大型 1 個	59	7%	8%
蔬菜類	熟菠菜，1 杯	1730	192%	247%
蔬菜類	熟甘藍，1 杯	943	105%	135%
蔬菜類	哈密瓜，1 杯	885	98%	126%
水果類	杏乾，1/2 杯	300	33%	43%
水果類	芒果，1 杯	117	13%	17%
水果類		90	10%	13%
奶類	脫脂牛奶，1 杯	150	17%	21%
奶類	強化豆漿，1 杯	134	15%	19%
奶類	切達起司，1.5 盎司	113	13%	16%
蛋白質類	炒牛肝，3 盎司	6273	697%	896%
蛋白質類	烤藍鰭鮪，3 盎司	643	71%	92%
蛋白質類	水煮蛋，大型 1 個	74	8%	11%
油脂類	奶油，1 茶匙	34	4%	5%
油脂類	人造奶油，1 茶匙	0	0%	0%
油脂類	橄欖油，1 茶匙	0	0%	0%

*視網醇當量

綠和橙黃色的蔬菜和部分的水果中，例如胡蘿蔔、菠菜及其它綠色蔬菜、南瓜、番薯、青花菜、芒果、哈密瓜、桃子和杏等。β-胡蘿蔔素是胡蘿蔔呈現橘色的部分原因。綠色蔬菜也含有維生素 A 前體，不過這種橘黃色的 β-胡蘿蔔素被葉綠素的深綠色蓋過。綠色葉菜類如菠菜和甘藍，含有大量的葉黃素和玉米黃素。番茄製品含有大量的茄紅素。烹煮食物可改善類胡蘿蔔素的生體可用率，因為在生的蔬果中，類胡蘿蔔素與蛋白質結合在一起，烹煮打斷了蛋白質鍵並釋出類胡蘿蔔素以利吸收。

維生素 A 的 RDA（參見頁緣）以視網醇當量 (retinol activity equivalent, RAE) 表示。RAE 兼顧既成維生素 A 和類胡蘿蔔素的活性。β-胡蘿蔔素和其它類胡蘿蔔素並沒有個別的 DRI。食物的總 RAE 值是計算既成維生素 A 加上維生素 A 前體的類胡蘿蔔素的總量而得。

1 RAE =

- 1 微克視網醇（或視網醛或視網酸）
- 12 微克食物或補充劑的 β-胡蘿蔔素
- 24 微克來自食物的其它類胡蘿蔔素

IU 換算成 RAE

- IU ÷ 3.3，若補充劑為既成維生素 A（例如乙酸視網酯）
- IU ÷ 6.6，若補充劑為類胡蘿蔔素（通常是 β-胡蘿蔔素）

你或許已經注意到，維生素 A 的 RDA 以微克表示，而補充劑標示的維生素 A 含量以**國際單位** (international units, IU) 表示。國際單位是營養素的生物活性的估計，而非它的絕對數量（參見頁緣的換算方式）。補充劑廠商在法律上必須以 IU 提供維生素 A 的含量。

國際單位 (international unit, IU) 根據動物的生長速率而粗略估計的維生素活性。今天這些單位已經被更精確的毫克或微克等實際重量所取代。

北美成人的飲食通常含有足量的維生素 A，大部分人肝臟中的維生素 A 存量是需要量的三到五倍。因此之故，多數人沒有補充維生素 A 的必要。北美人口中有缺乏維生素 A 風險者包括少吃蔬菜者（例如兒童、老人和都市窮人等）；酒精中毒或肝病患者；脂肪嚴重吸收不良者等。

每天只要吃四到五根大胡蘿蔔，就會造成高胡蘿蔔素血症。停吃胡蘿蔔和南瓜，皮膚就會恢復正常。

避免維生素 A 和類胡蘿蔔素過量

攝取超過上限的維生素 A 會造成天生缺陷和肝中毒，其他可能的副作用包括髖骨骨折和不良懷孕成果。

懷孕初期攝取大量的既成維生素 A 尤其危險，因為會導致胎兒畸形和自發性流產。這是因為維生素 A 會與 DNA 結合，因而影響細胞發育。美國 FDA 建議育齡婦女，飲食和補充劑的既成維生素 A 總攝取量不要超過 100% DV 值，另外要少吃豐富的食物來源如肝臟。這些建議同樣適用於可能懷孕的婦女，因為維生素 A 長期儲存在體內，懷孕前幾個月大量攝取會置**胎兒** (fetus) 於險境。

胎兒 (fetus) 人類從受孕 8 週後直到出生的生命形式。

與此相反的是，攝取大量的類胡蘿蔔素不會造成中毒。血液

醫藥箱

有兩種維生素 A 的衍生物被用來治療中度到嚴重的痤瘡。「維甲酸」(tretinoin) 是外用藥，而「異維甲酸」(isotretinoin) 是內服藥。這些藥物似乎能夠改變皮膚細胞的基因表現。不過服用維生素 A 補充劑或在皮膚上塗抹補充劑並沒有治療痤瘡的效果。事實上，大劑量的維生素 A 會造成中毒，包括天生缺陷。異維甲酸的標示上清楚地警告懷孕期間禁用，並且由美國 FDA 嚴密控管。婦女要接受此種藥物治療，必須通過兩種妊娠測試陰性；簽署病患知情同意書；同意使用兩種有效避孕法；病患及其醫師和藥師在 iPLEDGE 登記 (www.ipledgeprogram.com/)；同意遵循此計劃的所有指示。

中高濃度的類胡蘿蔔素（稱為高胡蘿蔔素血症）是因為經常吃大量的胡蘿蔔或服用含 β-胡蘿蔔素的藥丸（超過每日 30 毫克），或者嬰兒吃太多南瓜，皮膚因而呈黃橙色，尤其是手掌和腳底。但它與黃疸（肝衰竭的徵候）不同，眼白不會呈現黃色。高胡蘿蔔素血症似乎無害，只要減少攝取類胡蘿蔔素就會消失。膳食類胡蘿蔔素不會造成中毒是因為 (1) 它們轉化成維生素 A 的速率緩慢而且受到調控，而且 (2) 類胡蘿蔔素攝取量增加時，吸收率即大幅下降。

觀念檢查站 8.2

1. 四種具有抗氧化功能的類胡蘿蔔素為何？
2. 類胡蘿蔔素如何與維生素 A 相關？
3. 缺乏維生素 A 的後果為何？
4. 類胡蘿蔔素的豐富膳食來源為何？

8.3 維生素 D（鈣醇或鈣三醇）

維生素 D 是脂溶性維生素，它具有兩項獨特的性質。首先，維生素 D 是唯一也是荷爾蒙的營養素。荷爾蒙是人體內的器官或組織所製造的化合物，能進入血液而影響其他器官或組織的生理作用。參與合成活性維生素 D 荷爾蒙的細胞（皮膚、肝臟和腎臟等）與對維生素 D 荷爾蒙起反應的細胞（例如骨骼和腸）不同；因此之故，維生素 D 是荷爾蒙。

其次，維生素 D 是皮膚暴露於紫外線所製造的唯一營養素。人體製造維生素 D 始於太陽紫外線將皮膚中的維生素 D 前體 **7-脫氫膽固醇** (7-dehydrocholesterol) 轉變成非活化形式的**維生素 D_3 膽鈣醇** (cholecalciferol)。如圖 8-7 所示，此化合物必須在肝臟活化成 **25-羥基維生素 D_3 或鈣二醇** (25-hydroxyvitamin D_3, calcidiol)，

7-脫氫膽固醇 (7-dehydrocholesterol) 皮膚中的維生素 D 前體。

維生素 D_3 或膽鈣醇 (cholecalciferol) 前維生素 D，天然存在於某些動物來源，例如魚類和蛋黃。

25-羥基維生素 D_3 或鈣二醇 (25-hydroxyvitamin D_3, calcidiol) 血液中的維生素 D 形式。

或在腎臟活化成 **1,25-二羥基維生素 D_3** 或**鈣三醇** (1,25-dihydroxyvitamin D_3, calcitriol)，才能發揮維生素 D 荷爾蒙的功能。

皮膚吸收紫外線並合成維生素 D 受到許多因素的影響，例如膚色、緯度、一日中的時段、季節、天候、體表被衣物或防曬劑覆蓋多少等。只要雲層完全遮蓋或嚴重的空氣污染，就能減少 50% 的紫外線。除此之外，紫外線無法穿透玻璃。老化會降低合成維生素 D 的能力——70 歲時降低 70%！手、臉和手臂每天日曬 15 分鐘，即可合成足量的維生素 D 供健康的兒童和青年之用，不過中老年人和膚色深者需要三到五倍的日曬才夠。表 8-3 列舉破壞維生素 D 合成、吸收、活化的各種因素。

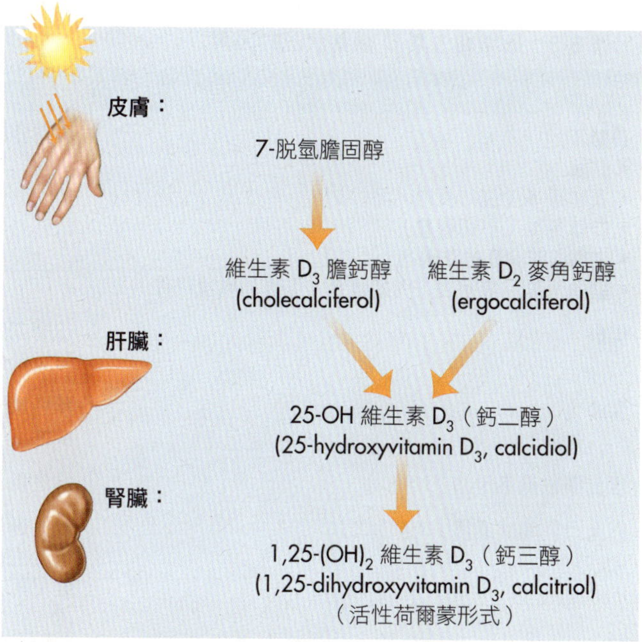

圖 8-7 日曬時皮膚合成維生素 D 的前體。前維生素 D 必需由肝和腎進一步修飾才能具有最大的活性

1,25-二羥基維生素 D_3 或鈣三醇 (1,25-dihydroxyvitamin D3, calcitriol) 具有生物活性或荷爾蒙功能的維生素 D。

維生素 D 的功能

調控血鈣。維生素 D（鈣三醇）的主要功能是維持血液中鈣和磷的正常濃度。維生素 D 與荷爾蒙副甲狀腺素和抑鈣素一起合作，將血鈣仔細維持在狹窄的範圍內，以確保所有細胞都能夠獲取適量的鈣。維生素 D 以三種方式調控血鈣：(1) 影響小腸吸收鈣和磷；(2) 與副甲狀腺素和抑鈣素一起調控腎臟的鈣排泄；(3) 影響骨骼礦物質的沈積和提取（圖 8-8）。

基因表現與細胞生長。目前科學家已經發現維生素 D 的作用遠超過鈣的調控與骨骼健康。維生素 D 參與基因表現和細胞生長；它與免疫系統、腦和神經系統、副甲狀腺、胰臟、皮膚、肌肉以及生殖器官的細胞結合，進而影響它們的功能。事實上，維生素 D 是細胞生長最有力的調節器，能夠影響某些細胞的正常發育（例如皮膚、結腸、前列腺和胸部等），進而減少這些部位的癌症（參見延伸閱讀 21）。除了影響癌症的風險，有證據顯示維生素 D 也能預防某些慢性病，例如心血管疾病、糖尿病和高血壓等。

黑色素賦予皮膚顏色，是強力的天然遮光劑。人類學家認為黑膚色可保護人體對抗紫外線，因為赤道附近的人口許多世代以來都是黑膚色。

表 8-3 破壞維生素 D 營養狀況的因素

因素	說明
日曬不足 • 北緯 • 衣物過多（例如長袍／面紗） • 空氣污染（亦即霧霾） • 指數 SPF > 8 的防曬劑 • 室內活動時間過長（例如健康、工作和環境條件）	暴露於紫外線的時間太少，降低皮膚合成維生素 D 的能力
年齡	皮膚減少合成維生素 D 腎臟減少活化維生素 D
深膚色	黑色素降低皮膚製造維生素 D 的能力，尤其是中老年人和女性
膳食攝取量不足	維生素 D 的膳食攝取量無法彌補日曬不足
完全母乳哺餵或很少吃嬰兒配方	嬰兒通常日曬不足 母乳的維生素 D 含量很少 嬰兒配方含有維生素 D，不過較小嬰兒的攝取量可能不敷需求
脂肪吸收不良 • 肝病 • 纖維囊腫症 • 減肥藥	膳食脂肪吸收不良減少了維生素 D 的吸收
肥胖	從皮下脂肪釋出維生素 D 的效率不足
肝病	肝臟減少活化維生素 D
腎病	腎臟減少活化維生素 D

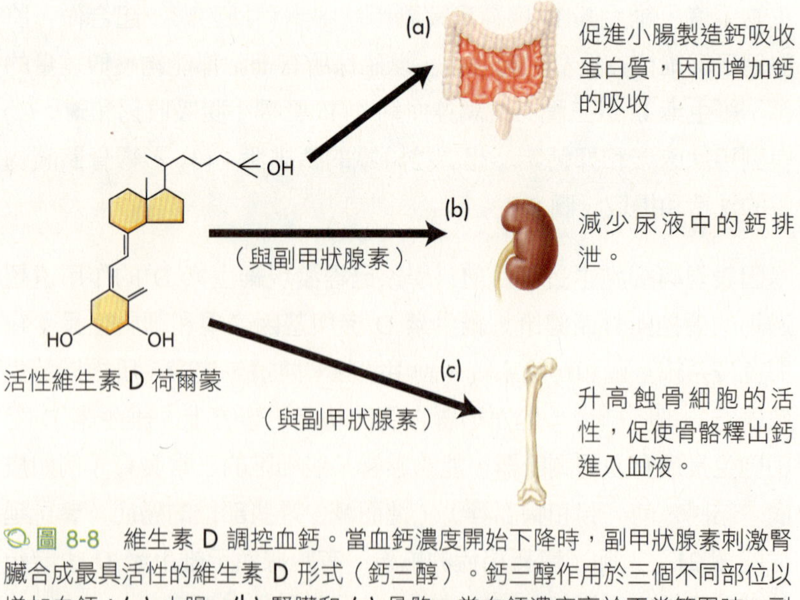

圖 8-8 維生素 D 調控血鈣。當血鈣濃度開始下降時，副甲狀腺素刺激腎臟合成最具活性的維生素 D 形式（鈣三醇）。鈣三醇作用於三個不同部位以增加血鈣：(a) 小腸，(b) 腎臟和 (c) 骨骼。當血鈣濃度高於正常範圍時，副甲狀腺素受到抑制而抑鈣素釋出——它的作用與副甲狀腺素相反

缺乏維生素 D

當維生素 D 的濃度足夠時，膳食鈣在小腸的吸收率是 30% 到 40%。如果血液中的維生素 D 濃度偏低，小腸只能吸收 10% 到 15% 的膳食鈣，不足以維持骨骼健康和其他功能。缺乏維生素 D 隨時都可能發生，不過如果發生在嬰幼兒時期會造成佝僂症。佝僂症的骨骼異常包括弓形腿、手腕和腳踝粗大、脊柱彎曲、雞胸（胸腔突出）、頭顱變形以及骨盆畸形等（圖 8-9）。研究顯示美國的兒童和青少年缺乏維生素 D 相當普遍。據估計，2009 年美國兒童有 9%（760 萬）缺乏維生素 D（參見延伸閱讀 7）。

成人的佝僂症稱為**軟骨症** (osteomalacia)，導因於鈣攝取不足、小腸對鈣的吸收不良或腎臟對鈣的保留不良。軟骨症大多是因為腎臟、胃、膽囊、腸病（特別是切除大部分腸）以及肝硬化而導致的。這些疾病影響了維生素 D 的活化和鈣的吸收，造成骨密度下降。骨骼因而變得多孔和脆弱，容易骨折。研究顯示，每日 10 到 20 微克（400 到 800 IU）維生素 D 加上充分的膳食鈣，可降低老人骨折的風險。因此對骨骼健康而言，維生素 D 和鈣同等重要。

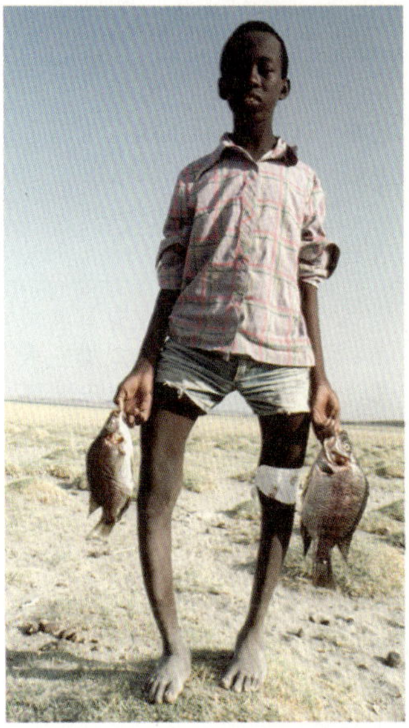

圖 8-9　缺乏維生素 D 造成佝僂症，骨骼與牙齒未能正常發育

軟骨症 (osteomalacia)　成人形式的佝僂症。因骨骼礦化不足而有骨折的風險。

年過 60、居住於北緯地區、深膚色者，以及足不出戶或經常塗防曬霜、患慢性腎病、所服藥物會干擾維生素 D 吸收、脂肪吸收不良、切除部分胃或腸，都是缺乏維生素 D 的高風險者。結合日曬、膳食維生素 D 和維生素 D 補充劑可預防缺乏症。

獲取足量的維生素 D

維生素 D 有兩種形式：維生素 D_2 和維生素 D_3。**維生素 D_2（麥角鈣醇）**(Vitamin D_2, ergocalciferol) 是衍生自植物固醇（麥角固醇）的輻射產物，有時當作補充劑成分。維生素 D_3（膽鈣醇）是人體內合成的形式，較常應用於補充劑和強化食品。這兩種形式都必須在腎臟和肝臟經過化學反應的修飾（圖 8-7）才能活化。

維生素 D_2（麥角鈣醇）(Vitamin D_2, ergocalciferol)　非動物來源的維生素 D，例如蘑菇。

日曬是維生素 D 的最佳來源。與補充劑不同，日曬不會劑量太大而中毒。根據統計，手臂和腿部經充足陽光日曬 10 分鐘，即可合成 3000 IU 的維生素 D。在某種程度上，天氣好時製造的維生素 D 可儲存在肝臟和脂肪細胞以備不時之需。然而現在大多數人都避免日曬，以降低皮膚癌的風險。除非你住在終年天氣晴朗的地

維生素 D
RDA：15 微克 (600 IU)
DV：10 微克 (400 IU)
UL：100 微克 (4000 IU)

許多日光浴機會產生適當波長的紫外線，使皮膚合成維生素 D。不過美國 FDA 和皮膚科學會並不建議使用日光浴機，因為有潛在的危險（曬傷、傷眼和皮膚癌等）。

方，而且在早上 10 點到下午 3 點之間經常外出，否則光靠日曬無法滿足維生素 D 的需求。因此之故，住在高緯度地區和鮮少日曬的人必須從膳食另覓來源，尤其是在冬季（圖 8-10）。總之，任何無法從直接日曬合成足量維生素 D 的人，必須由飲食供應。維生素 D 的 RDA（參見頁緣）是根據很少日曬的人維持骨骼健康和正常鈣代謝的需求而制定的。

維生素 D 的膳食來源有限，天然富含維生素 D 的食物並不多（圖 8-11）。富含油脂的魚類是維生素 D 最豐富的來源，名列第一的野生鮭魚每份（3.5 盎司）含 600 到 1000 IU；而養殖鮭魚含量較低，每份 100 到 250 IU。鮪魚更少一些，罐頭白鮪 6 盎司提供 300 IU 維生素 D。蛋是另外一個天然來源，1 個大蛋黃含有 41 IU。雖然奶油、肝臟、多種品牌的人造奶油含有少量維生素 D，但只是聊勝於無，不能算是真正的來源。

強化食品和補充劑是在飲食中添加維生素 D 的有效方法。自 1930 年代開始，美國利用維生素 D 強化牛奶掃除了佝僂症。由於維生素 D 是脂溶性維生素，因此每杯全脂牛奶所含的維生素 D (124 IU) 稍多於低脂牛奶 (120 IU) 或脫脂牛奶 (115 IU)。即食早餐穀片也添加了維生素 D 與其它維生素和礦物質，其中有多種提供高達每杯 100 IU，不過大部分提供 40 IU 左右。如果你在強化穀片中加入牛奶，那麼維生素 D 的攝取量就幾乎增加了一倍。有些品牌的柳橙汁現在也添加維生素 D 強化（每杯約 140 IU）。添加維

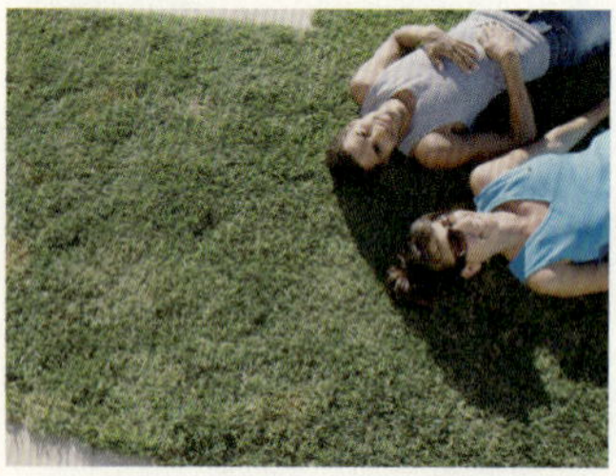

▲陽光（紫外線）照射皮膚是維持維生素 D 營養狀況最好的方法，並且供應 80% 到 100% 的人體所需。如果日曬不足，就必須倚賴膳食來源的維生素 D。充足陽光下日曬 10 分鐘所獲得的維生素 D，相當於吃 30 份強化穀類或 30 杯強化柳橙汁

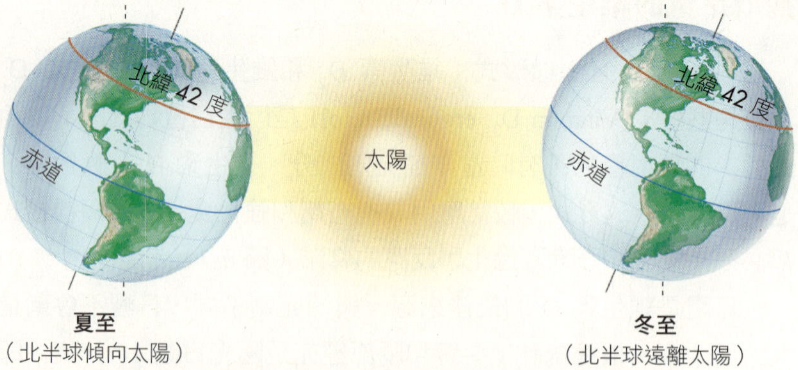
北緯 42 度
赤道
太陽
北緯 42 度
赤道
夏至
（北半球傾向太陽）
冬至
（北半球遠離太陽）

圖 8-10 陽光強度依季節而不同。如果你居住在北緯 42 度以北，冬天太陽的角度會使陽光減至一年之中最弱的季節。42 度線通過北美，從西岸的加州北界，直到東岸的波士頓。在極北地區（例如阿拉斯加），這種影響長達 6 個月。居住於北緯 34 度以南（亦即洛杉磯南部到南卡羅萊納的哥倫比亞），每日 10 分鐘的紫外線照射足敷一整年維生素 D 之需

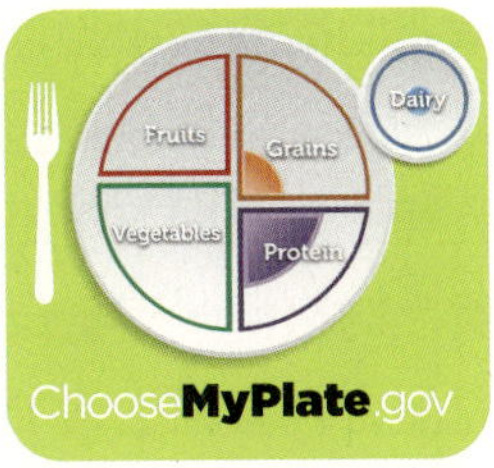

(a)

圖 8-11 維生素 D 的食物來源。(a) 各食物大類背景顏色的填滿度（空白，1/3，2/3，或填滿），代表維生素 D 的營養素密度。(b) 長條圖顯示各食物大類中數種食物的維生素 D 含量與成人 RDA 的比較。整體而言，維生素 D 最豐富的來源是魚類、強化乳製品和強化早餐穀片等。蔬菜類沒有包括在內，因為除了多種蘑菇之外，蔬菜類並非維生素 D 的來源

(b)

	食物與份量	維生素 D（微克）	成年男性和女性的 %RDA（15 微克）
穀類	Total® 葡萄乾麥麩，1 杯	2.5	17%
	加樂氏穀片，1 杯	1.0	7%
	白麵包，1 片	0.0	0%
水果類	強化柳橙汁，1 杯	2.5	17%
	黑莓，1 杯	0.0	0%
	奇異果，1 杯	0.0	0%
奶類	全脂牛奶，1 杯	3.2	21%
	脫脂牛奶，1 杯	2.9	19%
	甜杏仁乳，1 杯	2.4	16%
蛋白質類	烤鮭魚，3 盎司	11.0	73%
	水煮蛋，大型 1 個	1.1	7%
	烤鱈魚，3 盎司	1.0	7%
油脂類	強化人造奶油，1 茶匙	0.5	3%
	奶油，1 茶匙	0.1	1%
	橄欖油，1 茶匙	0.0	0.0

生素 D 強化的食品每份不會超過 100 IU，因為美國政府規定不可超過此上限。

我們需要稍做規劃才能滿足每日維生素 D 的需求。如果你在室內工作，居住在北部，有皮膚癌家族病史，不是每天吃鮭魚，就得補充維生素 D。在補充劑和強化食品中，維生素 D 有 D_2 和 D_3 兩種形式；最近的研究顯示，維生素 D_3 在提升血液維生素 D 濃度和降低骨折風險方面最有效。

在生長期間（亦即從嬰兒期到青少年期）攝取足量的維生素 D 才能達到最佳的骨骼礦化。美國小兒科學會建議所有嬰兒、兒童

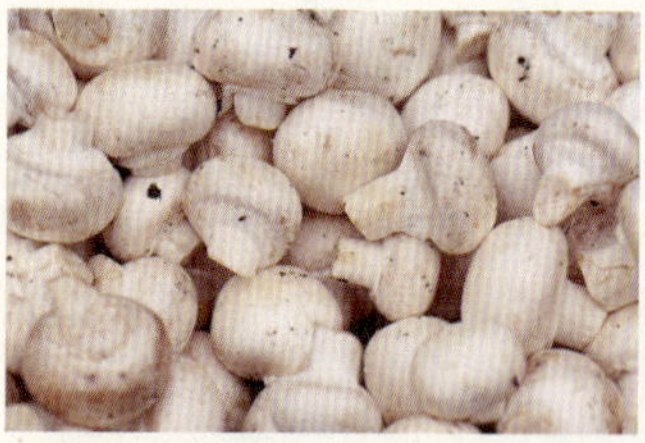

▲最近科學家發現蘑菇是富含維生素 D 的天然食物。蘑菇是含有麥角醇（維生素 D 前體）的唯一蔬菜。它與人類相似，也能利用紫外線製造維生素 D。雖然生長在暗處的蘑菇不含維生素 D，不過利用紫外線照射可刺激它們合成維生素 D。市面上已經買得到富含維生素 D 的波托貝洛蘑菇，每份 3 盎司（約一杯蘑菇丁）提供 400 IU 維生素 D

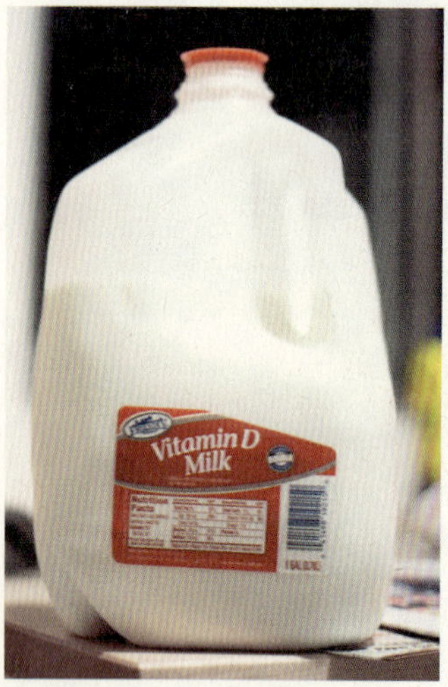

▲牛奶通常添加維生素 D 和維生素 A 強化。注意維生素 D 的 DV 低於成人的 RDA

2010 美國飲食指南建議，所有 9 歲以上兒童和成人應該多吃含有維生素 D 的食物，因為美式飲食容易缺乏該營養素（參見延伸閱讀 2）。

和青少年每日至少攝取 400 IU 的維生素 D。除非能從飲食中獲取這些數量的維生素 D，否則就得由醫生指示加以補充。這個建議包括所有嬰兒在內（涵蓋完全母乳哺餵、部分母乳哺餵以及配方哺餵等）。在第 14 章你會學到，母乳是維生素 D 貧乏的來源，完全母乳哺餵加上日曬不足可能造成佝僂症。即使嬰兒配方含有維生素 D（每 100 大卡 60 IU），但幼小嬰兒食量不大，可能無法滿足維生素 D 的需求。專家根據臨床實驗和先前病例的證據，而設定嬰兒和幼兒的維生素 D 劑量（參見延伸閱讀 3）。然而必須謹記在心的是，嬰兒補充維生素 D 要十分小心，以免中毒。

成人年過 70 的 RDA 會增加，因為小腸吸收維生素 D 的能力降低，而且皮膚合成維生素 D 的能力也降低。有些專家建議老人，尤其是鮮少日曬或深膚色且年過 70 者，從維生素 D 強化食品和綜合維生素礦物質補充劑，必要時加上單項的補充劑，每日接受 1000 IU（25 微克）的維生素 D（參見延伸閱讀 14）。

其他難以滿足維生素 D 需求的族群包括純素食者和對牛奶過敏或乳糖不耐症患者。不吃乳製品的人可用維生素 D 補充劑或強化豆漿或果汁來替代。

避免維生素 D 過量

嬰兒和兒童經常攝取過量的維生素 D 會造成嚴重的後果。由於維生素 D 會影響鈣的吸收、排泄以及從骨骼釋出鈣，因此大劑量的維生素 D 會使血鈣濃度超出正常範圍。維生素 D 的上限（參見第 382 頁緣）是根據鈣過度吸收和沈積於腎臟和其他器官的風險而制定的。鈣沈積於器官會造成代謝障礙和細胞死亡。中毒症狀也包括虛弱、失去胃口、腹瀉、嘔吐、心智障礙以及頻尿。請注意維生素 D 中毒並非由於日曬過度，因為人體自會調控皮膚的產量（也就是說，當日曬增加時，維生素 D 的合成即減少）。

觀念檢查站 8.3

1. 為何維生素 D 有時被認為非「必需」營養素？
2. 維生素 D 如何在人體內活化？
3. 維生素 D 如何維持血鈣濃度？
4. 維生素 D 的豐富膳食來源為何？
5. 維生素 D 會造成中毒嗎？

8.4 維生素 E（生育醇）

在 1920 年代，科學家發現一種脂溶性化合物與老鼠的生育力密切相關。此化合物被命名為「生育醇」，其後又稱這種必需營養素為維生素 E。維生素 E 包含四種生育醇 (tocopherol) 和四種三烯生育醇 (tocotrienol)，依化學結構分為 α、β、γ、δ 家族。它們的差異是：生育醇含有飽和的側鏈，而三烯生育醇則有不飽和的側鏈。三烯生育醇不像生育醇那樣受到廣泛的研究，不過最近的研究發現它們有預防癌症、糖尿病、心血管疾病的功能。在維生素 E 的八種形式的中，α-生育醇是最具生物活性、效力最強的一種。

維生素 E 的功能

抗氧化劑。維生素 E 在人體內的主要功能是抗氧化劑。維生素 E 是脂溶性維生素，主要存在於脂肪組織和細胞膜的雙層脂質中（圖 8-12）。細胞膜內的許多脂質都是多元不飽和脂肪酸，特別容易遭受自由基的氧化攻擊。自由基的形成會使細胞膜變得不穩定，進而使細胞無法發揮正常功能。維生素 E 可以捐出電子或氫給細胞膜內的自由基，使它穩定下來。對於持續暴露在高濃度氧氣中的細胞，維生素 E 的抗氧化功能似乎特別重要，特別是紅血球和肺的內襯細胞。

專家建議增加維生素 E 的攝取量，以便預防多種與氧化破壞相關的慢性病。舉例來說，氧化的 LDL 膽固醇是動脈斑塊的主要成分，而斑塊會造成動脈硬化。維生素 E 能夠預防或減少 LDL 膽固醇的氧化，因而延緩斑塊的形成（參見延伸閱讀 4）。除此之外，眼睛蛋白質的氧化破壞導致白內障。氧化的蛋白質結合並沈積在水晶體上，使水晶體混濁而影響視力。膳食抗氧化劑攝取不足會升高這些疾病的風險。

專家還不知道超大劑量的維生素 E 是否能夠有效對付氧化破壞的相關疾病。不過科學社群一致同意，養成良好生活習慣比補充

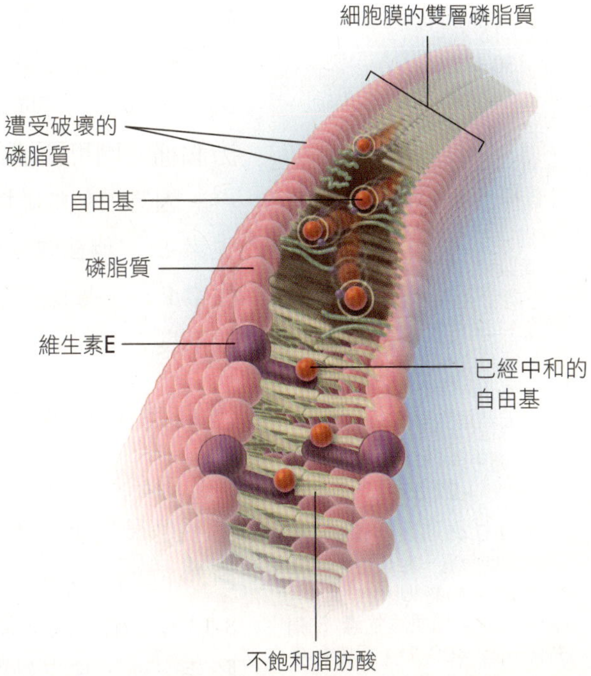

圖 8-12 脂溶性維生素 E 將自己插入細胞膜，有助於阻止自由基的連鎖反應。這些反應如果未被打斷，會對細胞造成氧化破壞並使細胞死亡

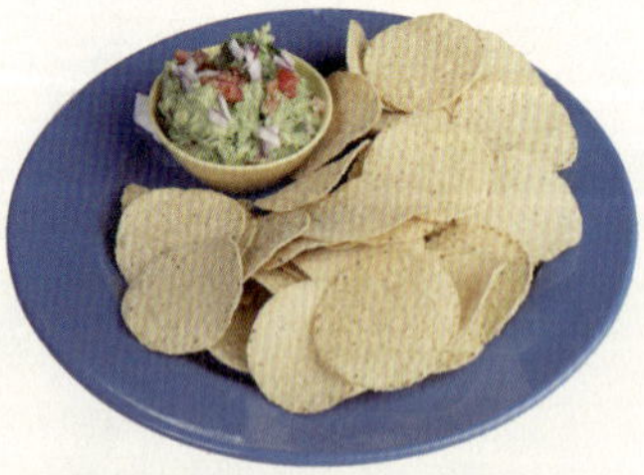

▲酪梨醬中的酪梨和玉米片中的油脂都是維生素 E 的良好來源

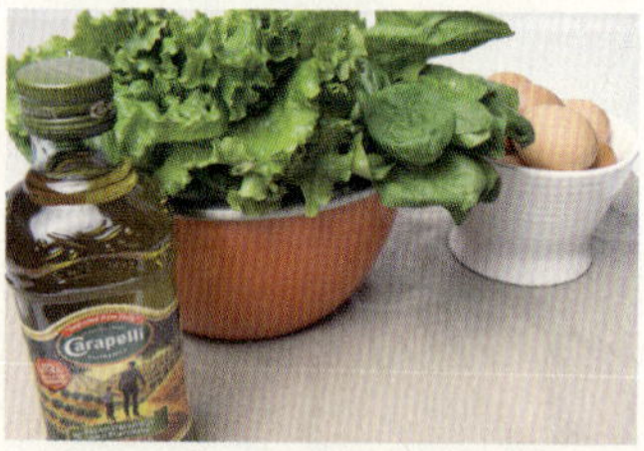

▲橄欖油、菠菜等葉菜類和蛋黃等都是維生素 E 的來源

維生素 E

RDA：15 毫克
DV：30 毫克
UL：1000 毫克

計算補充劑中的維生素 E 含量

IU 乘以 0.67 即為天然維生素 E 的毫克含量。相反地，毫克乘以 1.49 即為 IU。

舉例來說：維生素 E 的 RDA 是每日 15 毫克，相當於多少 IU 的天然維生素 E？

$$15 \text{ 毫克} \times 1.49 \text{ IU/毫克} = 22.35 \text{ IU}$$

IU 乘以 0.45 即為合成維生素 E 的毫克含量。相反地，毫克乘以 2.22 即為 IU。

舉例來說：如果維生素 E 補充劑含有 400 IU，相當於多少毫克的維生素 E？

$$400 \text{ IU} \times 0.45 \text{ 毫克/IU} = 180 \text{ 毫克}$$

抗氧化劑更有保健效果。科學研究團體（例如美國心臟協會、美國預防醫學專案小組）的立場是，根據目前的知識和大型臨床實驗無法顯示一致的保健效益，不宜向一般民眾建議補充維生素 E。這個結論符合美國科學院食品營養委員會最新的維生素 E 研究報告。此外，美國 FDA 已經否決了廠商所提的「補充維生素 E 可降低心血管疾病和癌症風險」健康宣稱。

維生素 E 的其他功能。雖然維生素 E 是許多動物的生育力所不可或缺，不過對人類而言似乎沒有這種功能。然而在人類早期的發育過程中，維生素 E 對肌肉和中樞神經系統的形成相當重要。如果維生素 A 的膳食攝取量偏低，維生素 E 可促進其吸收率。維生素 E 也參與細胞內鐵的代謝，並且有助於維持神經組織和免疫的功能。

缺乏維生素 E

有些特定族群容易處於邊緣性缺乏維生素 E 的狀況。早產兒的維生素 E 存量偏低，因為在懷孕後期母親才會將維生素 E 轉移給胎兒。因此之故，早產兒紅血球的細胞膜特別容易遭受氧化破壞而導致溶血症。早產兒生長迅速，加上未成熟的肺需要大量氧氣，因而大幅升高紅血球的壓力。使用早產兒專用的維生素 E 強化配方和補充劑可彌補其不足。吸菸者是另一缺乏維生素 E 的高風險群，因為吸菸會破壞肺的維生素 E。有項研究顯示，超大劑量的維生素 E 也無法改善吸菸者維生素 E 遭受破壞的狀況。其他缺乏維生素 E 的高風險群包括吃極低脂飲食者（$<$ 15% 總脂肪）和脂肪吸收不良者。

獲取足量的維生素 E

由於維生素 E 只能由植物合成，因此植物製品（尤其是油脂）是最佳來源。在北美飲食中，將近三分之二的維生素 E 來自沙拉油、人造奶油、抹醬（低脂人造奶油）和酥油等（圖 8-13）。添加維生素 E 強化的早餐穀片是良好來源，不過除了小麥胚芽之外，其它穀類製品的維生素 E 含量大都很少。碾磨穀類去除胚芽，也去除了其中的油脂（大部分是多元不飽和脂肪酸）和維生素 E。去除胚芽的穀類製品比較不容易變質（亦即多元不飽和脂

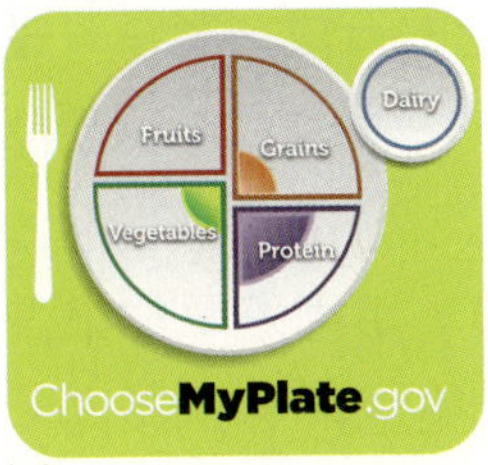

(a)

圖 8-13 維生素 E 的食物來源。(a) 各食物大類背景顏色的填滿度（空白，1/3，2/3，或填滿），代表維生素 E 的營養素密度。(b) 長條圖顯示各食物大類中多種食物的維生素 E 含量與成人 RDA 的比較。整體而言，維生素 E 最豐富的來源是堅果、種子、植物油和強化早餐穀片等。奶類沒有包括在內，因為除了植物為主的替代品之外，奶類並非維生素 E 的來源

(b)

	食物與份量	維生素 E（毫克）	維生素 E (IU)	成年男女兩性的 %RDA（15 毫克）
穀類	Total® 葡萄乾麥麩，1 杯	13.5	20.1	90%
穀類	全麥麵包，1 片	0.9	1.3	6%
穀類	熟藜麥，1/2 杯	0.6	0.9	4%
蔬菜類	熟菠菜，1 杯	3.7	5.5	25%
蔬菜類	熟蘆筍，1 杯	2.7	4.0	18%
蔬菜類	烤番薯，1 杯	1.4	2.1	9%
水果類	黑莓，1 杯	1.7	2.5	11%
水果類	芒果，1 杯	1.5	2.2	10%
水果類	橄欖，大型 5 個	0.7	1.0	5%
蛋白質類	烤葵瓜籽，1 盎司	7.4	11.0	49%
蛋白質類	熟蝦仁，3 盎司	1.9	2.8	12%
蛋白質類	水煮蛋，大型 1 個	0.5	0.8	3%
油脂類	葵花油，1 茶匙	1.9	2.8	12%
油脂類	義式沙拉醬，2 湯匙	0.6	1.0	4%
油脂類	奶油，1 茶匙	0.1	0.2	1%

肪酸的酸敗），可延長上架期限。其它維生素 E 的良好來源是堅果和種子。

由於植物油中大部分是不飽和脂肪酸，其中所含的維生素 E 自然會保護這些不飽和脂質免於氧化。在另一方面，動物製品（肉類、乳製品和蛋等）和魚油幾乎不含維生素 E（圖 8-13）。維生素 E 很容易遭受氧氣、金屬、光線以及溫度的破壞，尤其是反覆油炸；因此之故，食物的維生素 E 含量取決於收成、加工、儲存和烹調的方式。

維生素 E 的成人 RDA 是每日 15 毫克的 α-生育醇（最具活性

的天然維生素 E），相當於 22.4 毫克活性較低的合成來源。一般說來，北美成人攝取的膳食維生素 E 占 RDA 的三分之二。食品標示和補充劑標示上的維生素 E 基準值是 30 毫克。

維生素 E 補充劑的含量與維生素 A 一樣，用國際單位來表示，以便反應天然維生素 E 的生物活性與合成維生素 E 的不同。補充劑含有維生素 E 的各種化學形式和立體異構物，其中只有半數具有生物活性。因此之故，等重的補充劑所含的合成維生素 E 比天然維生素 E 的生物活性較低（亦即 IU 較低）。比較昂貴的天然維生素 E 補充劑只含具有生物活性的形式。參見第 386 頁緣維生素 E 補充劑含量的換算方式。

避免維生素 E 過量

維生素 E 不像其它脂溶性維生素，並不儲存在肝臟，而是儲存在全身的脂肪組織中。維生素 E 的上限是每日 1000 毫克的 α-生育醇，攝取過量會干擾維生素 K 的凝血機制而造成出血。如果維生素 E 補充劑與抗凝血劑（例如 Coumadin 或大量的阿斯匹靈）併用，凝血不足的風險尤其高，因此必須當心補充劑的使用。維生素 E 補充劑除了藥物干擾和出血不止的重大風險之外，還會造成反胃、腸胃不適和腹瀉等。

觀念檢查站 8.4

1. 維生素 E 如何防止氧化破壞？
2. 維生素 E 的豐富膳食來源為何？
3. 早產兒、吸菸者和脂肪吸收不良者，其細胞膜為何特別容易遭受氧化破壞？
4. 維生素 E 中毒的後果為何？

8.5 維生素 K（醌類）

維生素 K 是一組存在於植物、植物油、魚油和動物製品中的化合物。維生素 K 也可由人類結腸中的細菌合成，能滿足人體需要量的 10% 左右。維生素 K 有三種形式：葉綠醌 (phylloquinone) 是最豐富的維生素 K，由綠色植物合成；甲萘醌 (menaquinone) 由大腸細菌合成；menadione 是人工合成的補充劑形式。有趣的是，人工合成的 menadione 之生體可用率是另外二者的兩倍之多！

維生素 K

AI

男性：120 微克

女性：90 微克

DV：80 微克

UL：無

維生素 K 的功能

人體內多種蛋白質需要添加 CO_2 分子才能與鈣結合，維生素 K 即是參與這些化學反應的輔因子。這就是維生素 K 在生死攸關的血液凝結過程中的角色。在血液凝結的一連串過程中（圖 8-14），維生素 K 賦予 7 種不同的蛋白質與鈣結合的能力，最後使水溶性的纖維蛋白原轉變成不溶性的纖維蛋白（亦即血凝塊）。

醫藥箱

容易產生血栓的人會服用抗凝血劑或「血液稀釋劑」如 Plavix，它的作用是抑制血小板的功能。另外一種常用的處方藥是Coumadin，能抑制維生素 K 所參與的凝血因子。服用 Coumadin 或類似藥物時，必須每天持續攝取維生素 K（參見延伸閱讀 12）。

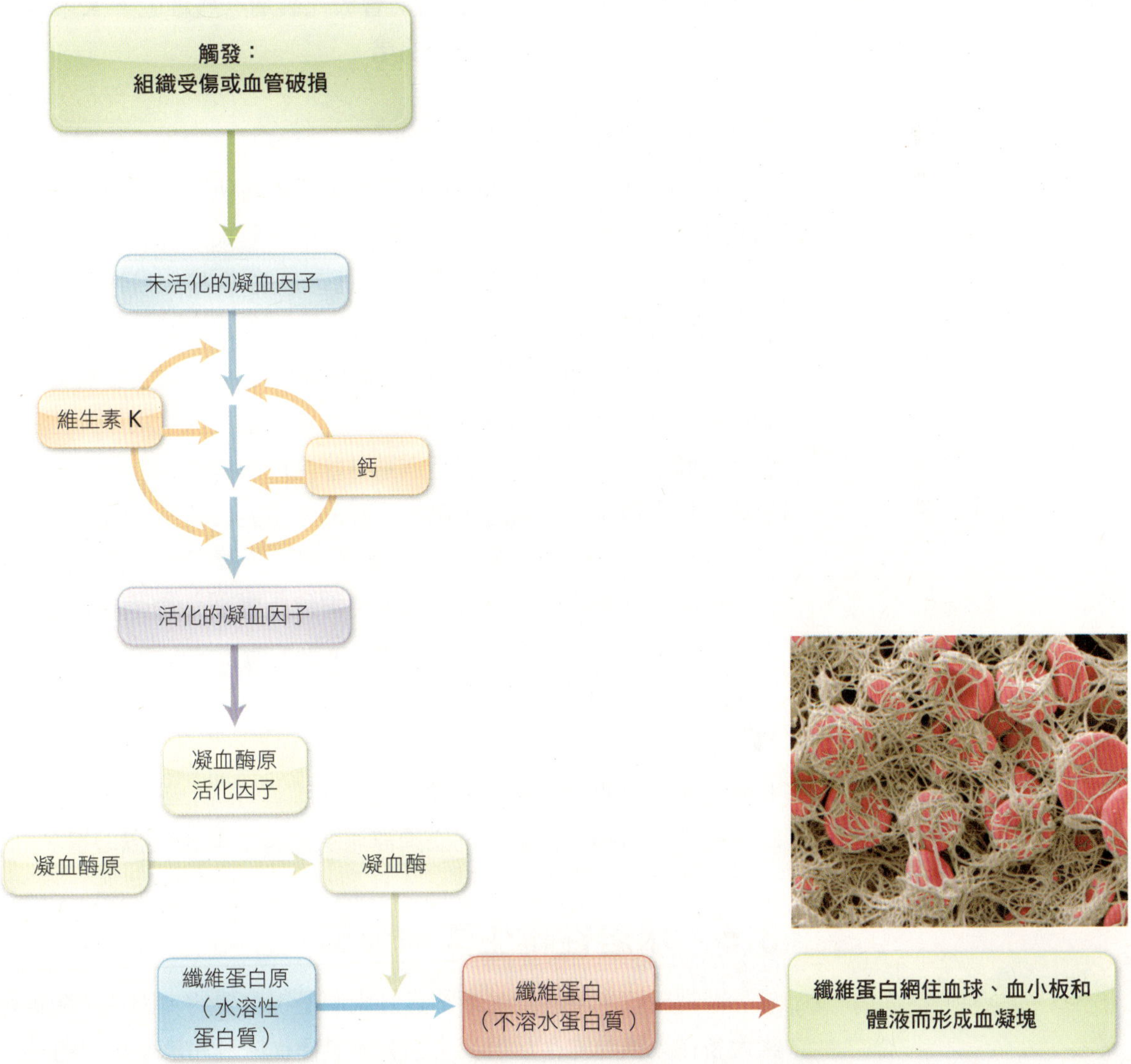

圖 8-14　維生素 K 活化凝血因子，使它能與鈣結合；此兩者結合才能形成血凝塊

「K」代表 coagulation（凝血作用）的丹麥拼法 koagulation，因為丹麥的研究員首先發現這種維生素與凝血作用的關聯。

維生素 K 除了凝血功能之外，對骨骼健康也很重要。骨骼中三種與鈣結合的蛋白質（例如骨鈣素）需要維生素 K 的協助，才能發揮它們在骨骼礦化中的功能。

缺乏維生素 K

嬰兒剛出生時腸道是「無菌的」，亦即腸道細菌不足。新生兒如果受傷或需要開刀，可能無法製造足夠的維生素 K 讓血液凝結。因此之故，嬰兒一出生會例行注射維生素 K。容易缺乏維生素 K 的成人是長期服用抗生素者（會殺死製造一些維生素 K 供人體使用的細菌）或是脂肪吸收不良者。

獲取足量的維生素 K

維生素 K 的葉綠醌的主要膳食來源是綠色葉菜、花椰菜、蘆筍和豌豆等（圖 8-15）。維生素 K 的甲萘醌來自肉類、蛋、乳製品以及細菌所合成者。動物製品的維生素 K 含量比植物來源低得多。此外，維生素 K 頗能經得起烹煮。

維生素 K 與其它脂溶性維生素相同的是，它的吸收需要膳食脂肪和足量的肝臟與胰臟分泌物；與其它脂溶性維生素不同的是，它在人體內的存量不多，而且過量時能由尿液排泄。因此膳食攝取量若不足，很快就會缺乏，例如年長的人可能由於綠色蔬菜吃太少而有缺乏的風險。然而膳食維生素 K 相當普遍而且結腸細菌也能合成，所以缺乏症很少發生。目前沒有維生素 K 中毒的報告。

表 8-4 是我們討論過的脂溶性維生素的摘要。

觀念檢查站 8.5

1. 維生素 K 在血液凝結中的角色為何？
2. 服用 Coumadin 的人為何必須監測膳食維生素 K 的攝取量？

8.6 水溶性維生素和膽素

經常攝取水溶性維生素的良好來源是很重要的，因為這類維生素大多在人體內的存量很少，稍有過量便從尿液和糞便排出體外。水溶性維生素溶解於水，因此在加工或烹煮過程中會大量喪失。想

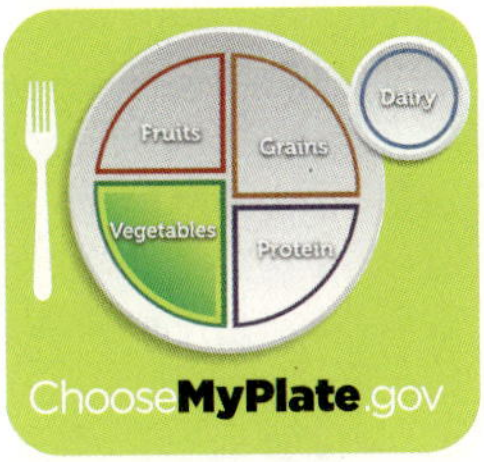

(a)

圖 8-15 維生素 K 的食物來源。(a) 各食物大類背景顏色的填滿度（空白，1/3，2/3，或填滿），代表維生素 K 的營養素密度。(b) 長條圖顯示各食物大類中多種食物的維生素 K 含量與成年男女兩性 AI 的比較。整體而言，綠色葉菜類是最豐富的來源。穀類不在此圖中，因為維生素 K 含量極少

(b)

	食物與份量	維生素 K（微克）	成年男性的 %AI（120 微克）	成年女性的 %AI（90 微克）
穀類	熟菠菜，1杯	889	741%	987%
	熟花椰菜，1 杯	220	183%	244%
	熟球芽甘藍，1 杯	219	183%	243%
蔬菜類	熟大黃，1 杯	51	42%	56%
	藍莓，1 杯	29	24%	32%
	石榴，1 杯石榴籽	29	24%	32%
水果類	切達起司，1.5 盎司	6*	5%	7%
	豆漿，1 杯	4	3%	4%
	低脂牛奶，1 杯	1*	1%	1%
蛋白質類	熟豆腐，1 杯	6*	5%	7%
	水煮蛋，大型 1 個	4*	3%	4%
	炒牛肝，3 盎司	3	3%	4%
油脂類	大豆油，1 茶匙	8	7%	9%
	人造奶油，1 茶匙	4	4%	5%
	奶油，1 茶匙	0	0%	0%

*數值包括葉綠醌和甲萘醌

要保留食物中的水溶性維生素，最好是用蒸、炒、微波等烹飪方式（參見表 8-1）。

B 群維生素是硫胺、核黃素、菸鹼素、泛酸、生物素、維生素 B_6、葉酸和維生素 B_{12} 等。膽素是相關營養素，不過目前並未將它歸類為維生素。維生素 C 也是水溶性維生素。

B 群維生素往往同時出現在一種食物中，所以如果缺乏某一種 B 群維生素，意味著其它 B 群維生素也可能缺乏。B 群維生素的功能都是作為輔酶——輔酶是與酵素互相作用的小分子，能夠活化酵

表 8-4 脂溶性維生素摘要

維生素	主要功能	RDA 或 AI	膳食來源	缺乏症狀	中毒症狀
維生素 A（既成維生素 A 和維生素 A 前體）	• 提升夜間與彩色視力 • 促進生長 • 防止皮膚和眼睛乾燥 • 對抗細菌感染和提升免疫功能	男性： 900 微克 RAE（3000 IU 既成）維生素 A) 女性： 700 微克 RAE（2300 IU 既成）維生素 A)	既成維生素 A： • 肝臟 • 強化牛奶 • 強化早餐穀片 維生素 A 前體： • 甘藷 • 菠菜 • 葉菜 • 胡蘿蔔 • 甜瓜 • 杏 • 花椰菜	• 夜盲症 • 乾眼症 • 生長不良 • 皮膚乾燥	• 胎兒畸形 • 掉髮 • 皮膚病變 • 骨痛 • 骨折 上限是 3000 微克 (10,000 IU) 的既成維生素 A，根據的是天生缺陷和肝中毒的風險
維生素 D	• 促進鈣和磷的吸收 • 維持最佳的血鈣與骨骼鈣化 • 調控細胞發育	15 微克 (600 IU)	• 強化牛奶 • 強化早餐穀片 • 魚油 • 沙丁魚 • 鮭魚	• 兒童佝僂症 • 成人軟骨症	• 生長遲滯 • 腎臟受損 • 鈣沈積於軟組織 上限是 100 微克 (4000 IU)，根據的是血鈣升高的風險
維生素 E	• 抗氧化劑；防止維生素 A 和不飽和脂肪酸的分解	15 毫克 α-生育醇（22 IU 天然形式，33 IU 合成形式）	• 植物油 • 植物油製品 • 葉菜類 • 水果 • 堅果和種子 • 強化早餐穀片	• 紅血球的溶血作用 • 神經退化	• 肌肉衰弱 • 頭痛 • 反胃 • 抑制維生素 K 的代謝 上限是 1000 毫克（1100 IU 的合成形式或 1500 IU 的天然形式），根據的是出血的風險
維生素 K	• 活化凝血因子 • 活化參與骨骼代謝的蛋白質	男性： 120 微克 女性： 90 微克	• 綠色蔬菜 • 肝臟 • 植物油 • 鈣補充劑	• 出血 • 骨折	沒有設定上限

縮寫：RAE＝視網醇當量；IU＝國際單位。

素的功能。也就是說，輔酶促進了酵素的活性（圖 8-16）。

B 群維生素作為輔酶，在代謝作用中扮演許多重要的角色。碳水化合物、脂肪、胺基酸的代謝途徑，都需要 B 群維生素參與其中。由於 B 群維生素在能量代謝中的作用，當能量消耗增加

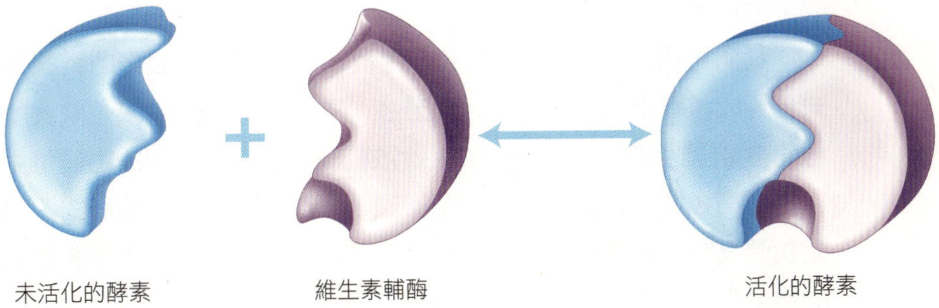

圖 8-16 B 群維生素形成的輔酶協助各種酵素發揮功能。如果沒有輔酶，酵素無法作用，就會出現維生素缺乏的症狀。健康食品店販售的輔酶形式的維生素比較貴，但是沒有必要，因為人體會從維生素自行合成輔酶

時，它們的需要量也會增加。不過這個問題並不重要，因為能量需求增加時食量也增加，B 群維生素的攝取量自然會跟著增加。許多 B 群維生素是互相依存的，因為它們參與相同的生化反應（圖 8-17）。缺乏 B 群維生素的症狀通常發生在腦和神經系統、皮膚和消化道等。這些組織的細胞代謝活躍，而且皮膚和消化道的細胞也

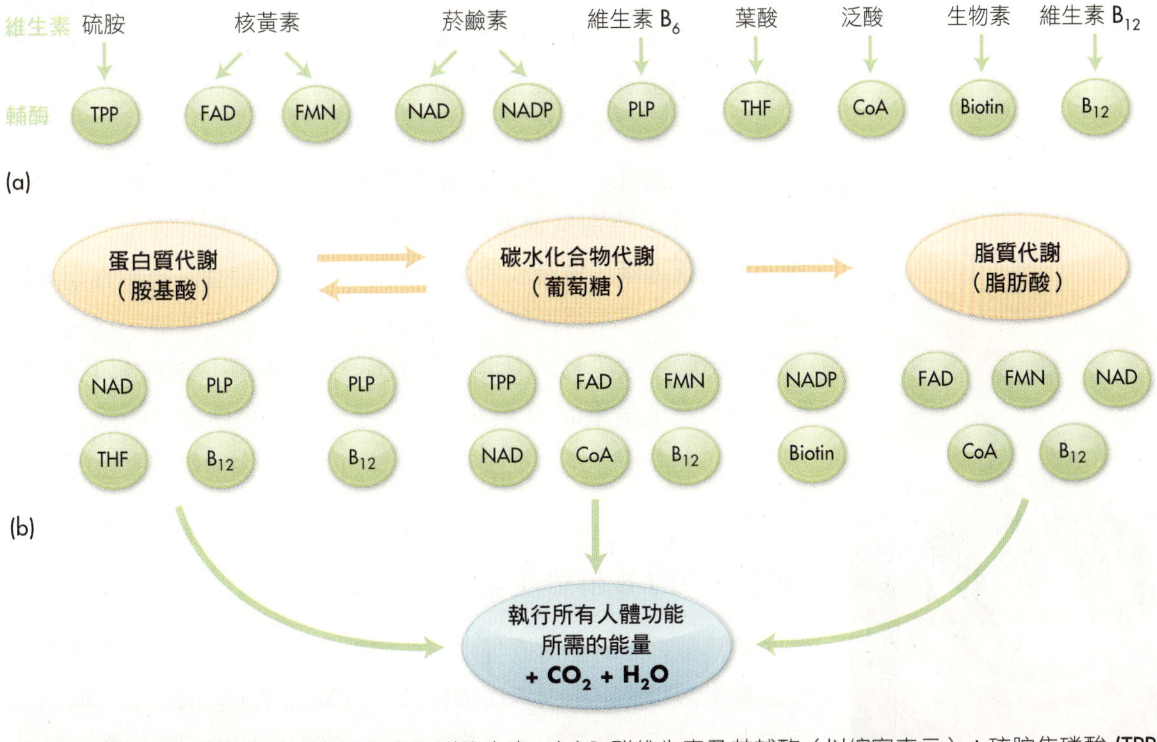

圖 8-17 能量代謝利用輔酶形式的 B 群維生素。(a) B 群維生素及其輔酶（以縮寫表示）：硫胺焦磷酸 (TPP) 形式的硫胺，黃素腺嘌呤雙核酸 (FAD) 和黃素單核酸 (FMN) 形式的核黃素，菸醯胺腺嘌呤雙核酸 (NAD) 和菸醯胺腺嘌呤雙核酸磷酸 (NADP) 形式的菸鹼素，輔酶 A 形式的泛酸，磷酸吡哆醛 (PLP) 形式的維生素 B_6，和四氫葉酸 (THF) 形式的葉酸。(b) 輔酶及其參與的代謝途徑

經常汰舊換新。

我們所攝取的 B 群維生素，在胃和小腸首先從活化的輔酶形式分解成游離維生素，然後大部分在小腸吸收。一般說來，飲食所含的 B 群維生素有 50% 到 90% 會被吸收，意味著它們的生體可用率相當高。進入細胞之後，維生素又再度合成活化的輔酶形式，因此我們沒有必要攝取輔酶形式的維生素。健康食品店出售輔酶形式的維生素，不過它們會在消化過程中分解，人體在必要時才會將它們活化。

北美人的 B 群維生素攝取狀況

一般說來，大多數北美人的 B 群維生素的狀況都不錯。我們的飲食中含有豐富的這類維生素。此外，許多常見的食物（例如即食早餐穀片）都添加了一種或數種的 B 群維生素。然而在開發中國家，缺乏 B 群維生素的問題就比較常見，有時造成重大的公共衛生問題（第 12 章詳細討論全世界營養不足的問題）。

由於 B 群維生素的水溶性，它們在人體內的存量很少，多餘的部分都從尿液和糞便排泄。在食品加工和烹煮的過程中，這些維生素會因為溶解於水而喪失 10% 到 25%。想要保留食物中的水溶性維生素，最好是用蒸、炒或微波等烹飪方式（參見表 8-1）。

即使一般北美人的 B 群維生素狀況不錯，有些民眾仍然處於缺乏的邊緣，特別是食量很小的老人或是飲食貧乏的人。短期來說，在缺乏邊緣只會造成疲勞和其他不特定的症狀。雖然長期處於缺乏邊緣的結果不得而知，不過可能會增加心血管疾病、癌症和白內障的風險。除了酒精中毒者之外，健康成人很少會因為單獨的攝取不足而造成嚴重的 B 群維生素缺乏症。酒精中毒者的飲食極不均衡，加上酒精干擾了維生素的吸收和代謝，因而造成嚴重的營養缺乏風險。

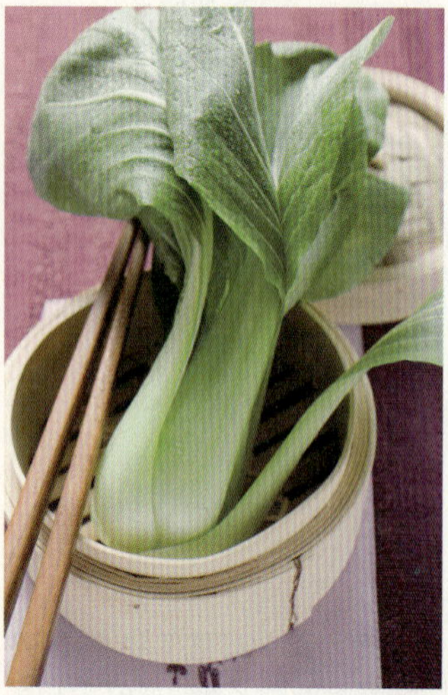

▲以少量的水快煮蔬菜有助於保存其中的維生素，例如蒸煮

五穀類中的 B 群維生素

在精製穀類的生產過程中，例如從小麥到白麵粉，會喪失許多 B 群維生素和其它維生素與礦物質。在穀類的碾製過程中，種子被碾碎而且胚芽、麩皮和外皮都去除掉。經過這個過程就只剩下澱粉質的胚乳，然後用來製造麵粉、麵包和穀類製品。不幸的是，許多營養素都隨著胚芽、麩皮和外皮一併被丟棄了。美國為了彌補這

些損失，由碾製過的穀粒所製作的麵包和穀類製品都添加了四種 B 群維生素（硫胺、核黃素、菸鹼素和葉酸）以及礦物質鐵。

美國的穀類富化始於 1930 年代，目的是要對抗營養素缺乏症，例如癩皮病（缺乏菸鹼素）和缺鐵性**貧血** (anemia)。在 1998 年，葉酸也加入了富化的名單之中。然而富化不是將碾製過程中喪失的所有營養素都添加回去；其中維生素 E 和 B_6、鉀、鎂、纖維等的含量仍舊比全穀類來得低。因此之故，營養專家和飲食指南都建議每天攝取全穀類製品，例如全麥麵包和糙米飯，而非精製穀類製品（圖 8-18）。

貧血 (anemia) 血液攜氧能力不足，原因有多種，例如缺鐵或失血。

觀念檢查站 8.6

1. 參與能量代謝的 B 群維生素及其輔酶為何？
2. 缺乏 B 群維生素時，何種器官或組織最可能出現症狀？
3. 為何水煮食物容易喪失 B 群維生素？
4. 哪些人群缺乏 B 群維生素的風險極高？
5. 在精製穀類的過程中營養素密度為何會下降？
6. 穀類製品的「富化」添加了什麼？其重要性為何？

8.7 硫胺（維生素 B_1）

硫胺的功能

硫胺是最先發現的水溶性維生素，它的主要功能是協助釋出

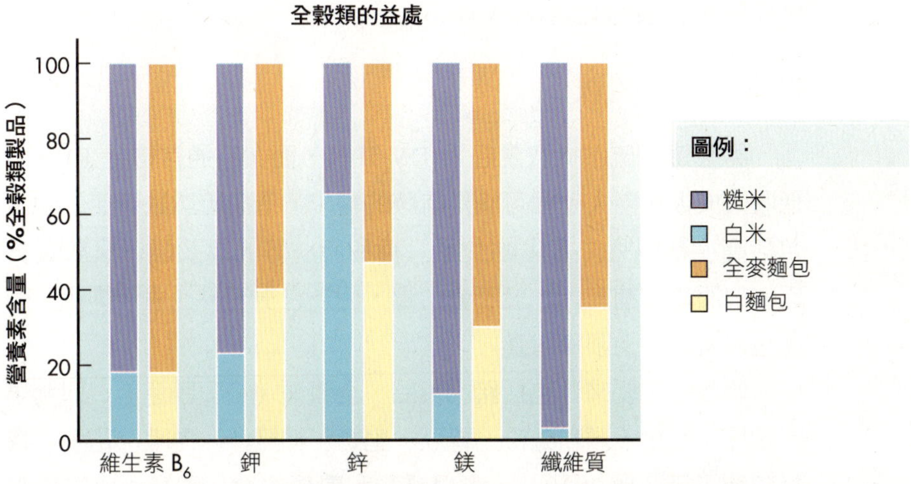

圖 8-18 精製穀類與全穀類的營養素含量比較。營養素以全穀類製品的百分比表示

碳水化合物的能量。硫胺的輔酶形式是硫胺焦磷酸 (TPP)，它參與許多產生二氧化碳 (CO_2) 的反應。這些反應在人體製造 ATP 的途徑中特別重要，其中包括碳水化合物和胺基酸的分解（參見圖 8-17）。硫胺也參與製造 RNA、DNA 和神經傳導素的化學反應。

硫胺缺乏症

腳氣病 (beriberi) 由於缺乏硫胺而引起的疾病，症狀有肌肉衰弱，失去胃口，神經退化，有時還會水腫。

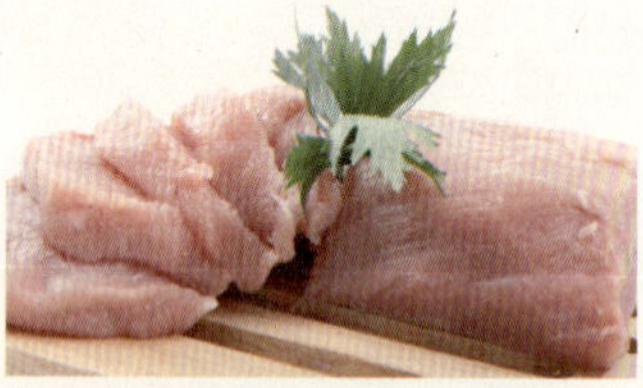

▲豬肉是硫胺極佳的來源

硫胺缺乏症稱為**腳氣病** (beriberi)，在斯里蘭卡人所說的錫蘭語中，*beriberi* 是「我不行，我不行」的意思。早在 1910 年發現硫胺之前，人類就已經知道這種疾病。它的症狀包括虛弱、失去胃口、易怒、全身神經刺痛、手腳不協調和小腿深層肌肉痛等。腳氣病患者往往心臟擴大，有時嚴重貧血。

腳氣病常見於以稻米為主食，而且吃精製米（白米）而非糙米（全穀類）的地方。在全世界大部分地區，甚至貧窮國家，民眾都偏好白米而去除糙米的麩皮和胚芽。白米只含少量硫胺，除非是美國販售的富化白米。

腳氣病的原因是缺乏硫胺，以致於葡萄糖（腦和神經細胞的主要燃料）無法代謝並釋出能量。由於硫胺輔酶參與葡萄糖代謝，缺乏硫胺時首先出現的徵候是依賴葡萄糖的功能（例如腦和神經活動）發生問題。無硫胺飲食只要吃 10 天，就會出現缺乏症狀。

酗酒增高硫胺缺乏症的風險。飲酒會大幅降低硫胺的吸收和利用，並且促進硫胺的排泄。酒精中毒者往往飲食貧乏，使得情況更加惡化。人體內硫胺的存量很少，因此酗酒 1 至 2 週很快就會耗盡存量而出現缺乏症狀。腳氣病加上酒精中毒也稱為韋尼克－柯沙可夫症候群 (Wernicke-Korsakoff Syndrome)。

獲取足量的硫胺

硫胺
RDA
男性：1.2 毫克
女性：1.1 毫克
DV：1.5 毫克
UL：無

男性每日硫胺攝取量超過 DV 50%，而女性通常符合 RDA。低收入成人和老人勉強可滿足硫胺的需求。造成硫胺缺乏症的因素包括高度精製且未富化的食品、糖和脂肪等，以及酗酒又飲食貧乏。口服硫胺補充劑一般不會中毒，因為它很容易從尿液排泄，因此也沒有設定上限攝取量。

硫胺的主要來源包括豬肉製品、全穀類（小麥胚芽）、即食早餐穀片、富化穀類和麵粉、青豆、生奶、柳橙汁、內臟、花生、乾豆和種子等（圖 8-19）。蛋白質類和穀類的食品是富含硫胺的來

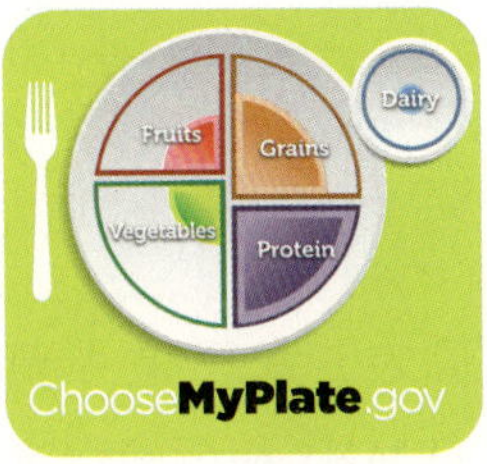

(a)

圖 8-19 硫胺的食物來源。(a) 各食物大類背景顏色的填滿度（空白，1/3，2/3，或填滿），代表硫胺的營養素密度。(b) 長條圖顯示各食物大類中多種食物的硫胺含量與 RDA 的比較。整體而言，肉類（尤其是豬肉）、全穀類、強化早餐穀片是硫胺最豐富的來源

(b)

	食物與份量	硫胺（毫克）	成年男性的 %RDA（1.2 毫克）	成年女性的 %RDA（1.1 毫克）
穀類	Cheeriors® 穀片，1 杯	0.4	31%	34%
	小麥胚芽，2 湯匙	0.3	25%	27%
	玉米烙餅，8 吋	0.2	17%	18%
蔬菜類	熟青豆，1 杯	0.4	35%	38%
	熟橡子南瓜，1 杯	0.3	29%	31%
	熟玉米，1 杯	0.1	12%	13%
水果類	新鮮柳橙汁，1 杯	0.2	17%	18%
	葡萄乾，1/2 杯	0.1	6%	7%
	西瓜，1 杯	0.1	4%	5%
奶類	原味脫脂優格，1 杯	0.1	10%	11%
	脫脂牛奶，1 杯	0.1	9%	10%
	豆漿，1 杯	0.1	6%	6%
蛋白質類	罐頭火腿，3 盎司	0.8	68%	74%
	熟芸豆，1/2 杯	0.1	12%	13%
	烤雞胸肉，3 盎司	0.1	5%	5%

源。

觀念檢查站 8.7

1. 硫胺如何參與能量代謝？
2. 缺乏硫胺時，人體何種器官或組織最容易出現症狀？
3. 哪些人群缺乏硫胺的風險極高？
4. 硫胺的極佳來源為何？

8.8 核黃素（維生素 B_2）

核黃素的功能

核黃素
RDA
男性：1.3 毫克
女性：1.1 毫克
DV：1.7 毫克
UL：無

核黃素的名稱源於顏色（*flavin* 是拉丁文，意思是「黃色」）。核黃素的兩種輔酶形式是黃素單核酸 (FMN) 和黃素腺嘌呤雙核酸 (FAD)，它們參與許多能量代謝的途徑，例如脂肪酸的分解（參見圖 8-17）。維生素和礦物質的某些代謝也需要核黃素。核黃素在人體內也有間接的抗氧化作用，因為它協助穀胱甘肽過氧化酶這種酵素的功能。

核黃素缺乏症

核黃素缺乏症 (ariboflavinosis) 因缺乏核黃素而造成皮膚、口腔、喉嚨發炎；通常伴隨卡路里和蛋白質攝取不足。

口角炎 (cheilosis) 一邊或兩邊的嘴角皮膚發炎，可能是缺乏營養素的非特異性症狀，或僅是機會性感染而致病。

缺乏核黃素（即**核黃素缺乏症**，ariboflavinosis）的症狀包括口腔和舌頭發炎、皮膚炎、**口角炎** (cheilosis)、各種眼睛疾病、對陽光敏感以及意識混亂等（圖 8-20）。飲食缺乏核黃素時，經過 2 個月就會出現這些症狀。缺乏核黃素通常伴隨菸鹼素、硫胺和維生素 B_6 的缺乏，因為這些營養素往往同時出現在食物中。

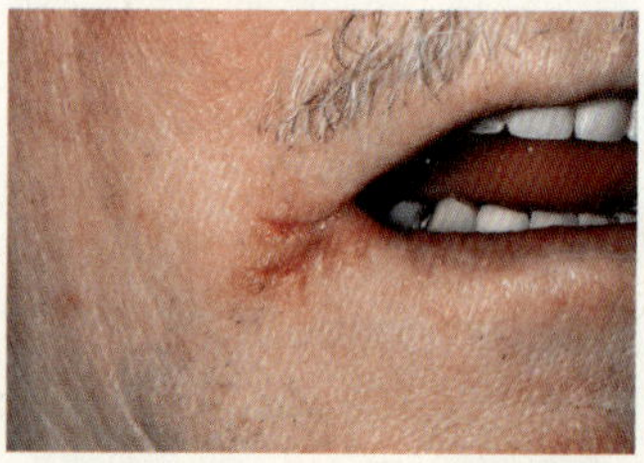

圖 8-20 口角炎是缺乏核黃素的後果，會使嘴角皮膚裂開而疼痛。其他疾病也會產生口角炎，所以在診斷為營養素缺乏時必須進一步評估

獲取足量的核黃素

一般說來，核黃素的每日攝取量稍微高於 RDA。酒精中毒者因為飲食貧乏而缺乏硫胺，同樣也有缺乏核黃素的風險。服用大量核黃素似乎沒有副作用，所以沒有設定上限攝取量。攝取大量的核黃素的補充劑或強化食品時，尿液會呈現鮮黃色。

穀類、奶類和蛋白質類的食品是核黃素最密集的來源（圖 8-21）。核黃素的主要來源是即食早餐穀片、牛奶和乳製品、富化穀類、肉類以及蛋等。蔬菜如蘆筍、花椰菜和各種葉菜（例如菠菜）也是良好來源。核黃素是相當穩定的水溶性維生素，不過會被光線破壞。牛奶裝在紙盒或不透明塑膠容器中販售，是為了保護核黃素。許多美國人每天吃三份乳製品以達到核黃素的建議量。

觀念檢查站 8.8

1. 核黃素如何參與能量代謝？
2. 缺乏核黃素時，人體何種器官或組織最容易出現症狀？
3. 哪些食物是核黃素的最佳來源？

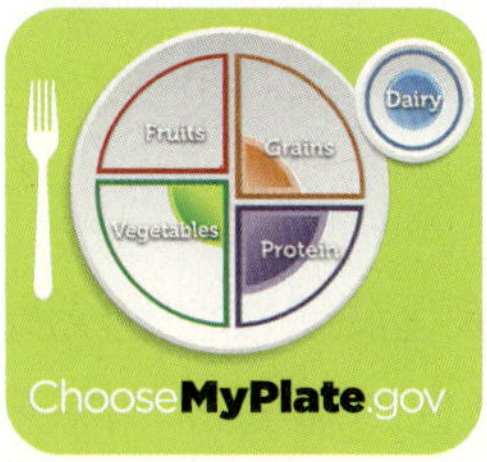

(a)

(b)

	食物與份量	核黃素（毫克）	成年男性的 %RDA（1.3 毫克）	成年女性的 %RDA（1.1 毫克）
穀類	家樂氏全麥麩®穀片，1 杯	0.8	62%	73%
穀類	熟雞蛋麵，1/2 杯	0.1	8%	9%
穀類	白麵包，1 片	0.1	8%	9%
蔬菜類	生蘑菇，中型 5 朵	0.4	31%	36%
蔬菜類	熟菠菜，1 杯	0.4	31%	36%
蔬菜類	熟蘆筍，1 杯	0.3	23%	27%
奶類	原味脫脂優格，1 杯	0.5	38%	45%
奶類	脫脂牛奶，1 杯	0.4	31%	36%
奶類	菲達起司，1.5 盎司	0.4	31%	36%
蛋白質類	炒牛肝，3 盎司	2.8	215%	255%
蛋白質類	水煮蛋，大型 1 個	0.3	23%	27%
蛋白質類	熟黑豆，1/2 杯	0.1	4%	5%

圖 8-21　核黃素的食物來源。(a) 各食物大類背景顏色的填滿度（空白，1/3，2/3，或填滿），代表核黃素的營養素密度。(b) 長條圖顯示各食物大類中多種食物的核黃素含量與 RDA 的比較。整體而言，肉類（尤其是肝臟）、乳製品和強化早餐穀片都是核黃素最豐富的來源。水果類（不在圖內）並非核黃素的良好來源

8.9 菸鹼素（維生素 B_3）

菸鹼素的功能

菸鹼素在人體內執行功能的是兩種相關化合物：菸鹼酸和菸鹼醯胺。而菸鹼素以輔酶形式在許多細胞代謝途徑中發揮功能。人體燃燒碳水化合物和脂肪以產生能量 (ATP) 時，必須利用菸鹼素的輔酶——菸鹼醯胺腺嘌呤雙核酸 (Nicotinamide adenine dinucleotide, NAD) 或菸鹼醯胺腺嘌呤雙核酸磷酸 (Nicotinamide adenine dinucleotide phosphate, NADP)。細胞內的合成途徑（製造新的化合物）往往也會利用菸鹼素的輔酶，尤其是脂肪酸的合成（參見圖 8-17）。

> **菸鹼素**
> RDA
> 　男性：16 毫克
> 　女性：14 毫克
> DV：20 毫克
> UL：35 毫克（菸鹼酸形式）

菸鹼酸曾經應用於降低血脂（包括 LDL 膽固醇），不過因為

有潛在的副作用，專家並不建議這種做法。

菸鹼素缺乏症

癩皮病 (pellagra) 飲食中缺乏菸鹼素所造成的疾病，有失智症、腹瀉和皮膚炎等症狀，最後可能會死亡。

失智症 (dementia) 智能降低或喪失的狀況。

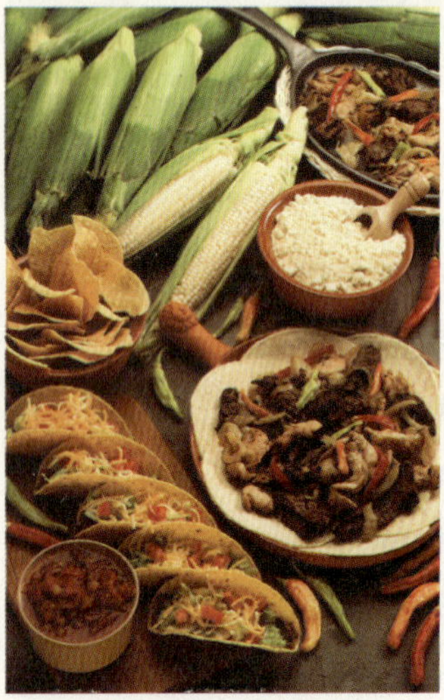

▲玉米浸泡鹼液可釋出與蛋白質結合的菸鹼素，因而增加玉米製品（例如玉米粉、玉米片和玉米餅等）中菸鹼素的利用率

由於菸鹼素輔酶參與 200 多種酵素反應，缺乏菸鹼素會造成廣泛的問題。早期的症狀包括胃口不好、體重降低和虛弱等。缺乏菸鹼素的一組明顯症狀稱為**癩皮病** (pellagra)，造成皮膚粗糙與疼痛（圖 8-22）。這種疾病的三種明顯症狀是**失智症** (dementia)、腹瀉、皮膚炎（尤其是日曬的部位），如果沒有治療會導致死亡。

癩皮病是美國唯一曾經到達流行病程度的膳食營養缺乏症。1800 年代晚期在美國東南部地區成為主要的問題，一直持續到 1930 年代生活和飲食水準提升為止。在以玉米為主食的族群中，癩皮病特別盛行。因為玉米中的菸鹼素與蛋白質結合在一起，從而抑制其吸收，降低其生體可用率。將玉米浸泡在鹼液中如石灰水（氫氧化鈣加水），可以釋出菸鹼素從而增加其生體可用率。北美的拉丁裔族群傳統上將玉米浸泡在石灰水中，然後再做成烙餅。這種處理方式使得他們從未盛行過癩皮病。今天在西方社會罕有癩皮病，不過在開發中國家仍可看得到。

獲取足量的菸鹼素

菸鹼素的 RDA 以菸鹼素當量 (NE) 表示，用以計算來自飲食與色胺酸合成的菸鹼素：飲食中 60 毫克的色胺酸可產生 1 毫克的菸鹼素。成人攝取的菸鹼素大約是 RDA 的兩倍，不包括來自色胺酸

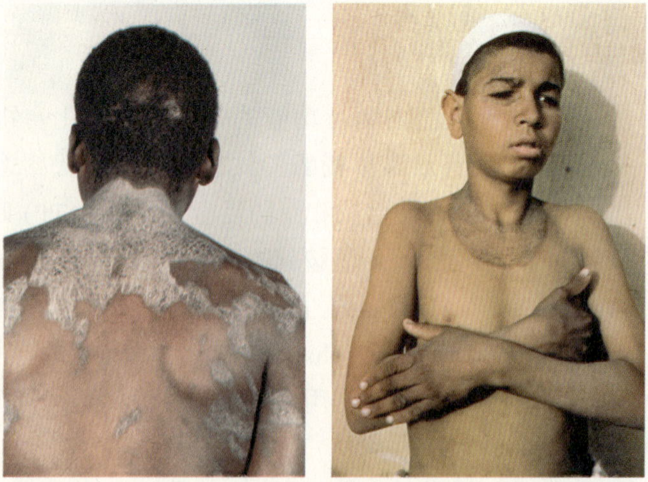

(a) (b)

圖 8-22 癩皮病的皮膚炎。(a) 癩皮病的典型特徵是身體兩側的皮膚發炎。日曬使症狀更加惡化。(b) 頸部粗糙的皮膚稱為卡薩爾頸圈 (Casal's necklace)

的菸鹼素。（食物組成表也忽略來自色胺酸的菸鹼素。）癩皮病雖然一度盛行，現今僅見於酒精中毒者、貧窮且飲食貧乏者、以及罕見的色胺酸代謝異常者（例如哈勒普氏病）。

菸鹼素的最佳來源是蛋白質類的食物（圖 8-23）。菸鹼素的主要來源是鮪魚、禽肉、花生、魚類、即食穀片、牛肉和蘆筍等。咖啡和茶也含有一些菸鹼素。菸鹼素耐熱，烹煮時不易喪失。除了蛋白質食物中的既成菸鹼素，人體也能從胺基酸之色胺酸合成菸鹼素。我們每日所需的菸鹼素約有 50% 是自行合成的，在合成的過程中需要兩種其它維生素作為輔酶（核黃素和維生素 B_6）。

避免菸鹼素過量

菸鹼素的上限攝取量僅適用於菸鹼酸形式（用於補充劑）。菸

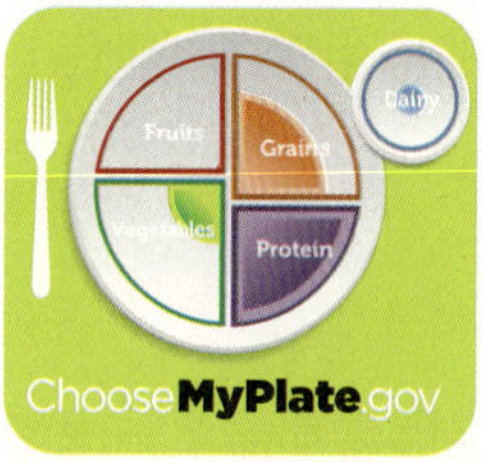

(a)

圖 8-23 菸鹼素的食物來源。(a) 各食物大類背景顏色的填滿度（空白，1/3，2/3，或填滿），代表菸鹼素的營養素密度。(b) 長條圖顯示各食物大類中多種食物的菸鹼素含量與 RDA 的比較。整體而言，肉類（尤其是肝臟）、乳製品和強化早餐穀片是菸鹼素最豐富的來源。奶類（不在圖內）並非菸鹼素的良好來源

(b)

	食物與份量	菸鹼素（毫克）	成年男性的 %RDA（16 毫克）	成年女性的 %RDA（14 毫克）
穀類	Total® 葡萄乾麥麩穀片，1 杯	20	125%	143%
穀類	玉米餅，8 吋	1.8	11%	13%
穀類	全麥麵包，1 片	1.4	9%	10%
蔬菜類	生蘑菇，5 朵	4.7	29%	34%
蔬菜類	馬鈴薯，1 個	2.1	13%	15%
蔬菜類	熟蘆筍，1 杯	2.0	13%	14%
水果類	新鮮柳橙汁，1 杯	1.0	6%	7%
水果類	香蕉，中型 1 根	0.8	5%	6%
水果類	藍莓，1 杯	0.6	4%	4%
蛋白質類	烤黃鰭鮪，3 盎司	18.8	118%	134%
蛋白質類	烤雞胸肉，3 盎司	11.8	74%	84%
蛋白質類	花生醬，2 湯匙	4.2	26%	30%

鹼素中毒的症狀包括頭痛、發癢以及血液大量流向皮膚（因為身體各部血管擴張之故）。每日攝取量超過 100 毫克就會出現這些症狀。長此以往，消化道和肝臟可能會受損，因此任何超大劑量的使用，包括治療心血管疾病的大劑量，都需要嚴密的監測。

觀念檢查站 8.9

1. 菸鹼素如何參與能量代謝？
2. 菸鹼素缺乏症的三種明顯徵候為何？
3. 菸鹼素的最佳來源為何？
4. 色胺酸和菸鹼素的關聯為何？

8.10 維生素 B_6（吡哆醇）

這種維生素以其代號知名，而非其通用名稱。維生素 B_6 是三種結構類似的化合物家族，都能轉變成為活化的維生素 B_6 輔酶，磷酸吡哆醛 (pyridoxal phosphate, PLP)。

維生素 B_6 的功能

參與碳水化合物、蛋白質和脂質代謝的許多酵素都需要維生素 B_6 輔酶的協助。

維生素 B_6 以輔酶的角色參與 100 種以上的化學反應，包括胺基酸和蛋白質的代謝（參見圖 8-17）。維生素 B_6 輔酶 (PLP)參與非必需胺基酸的合成，它協助將胺基酸的胺基 ($-NH_2$) 打斷以供另一胺基酸利用。維生素 B_6 在非蛋白質胺基酸之同**半胱胺酸** (homocysteine) 代謝中也扮演重要角色（參見營養新知和延伸閱讀 10）。

維生素 B_6 的其他重要功能包括神經傳導素的合成，例如血清素和 γ-胺基丁酸 (GABA)；色胺酸轉變成菸鹼素；儲存的肝醣分解成葡萄糖；合成血紅素和白血球等。維生素 B_6 也參與合成**血紅素** (hemoglobin) 的血基質。

維生素 B_6 缺乏症

由於維生素 B_6 在血紅素合成中的角色，缺乏維生素 B_6 會影響許多身體系統，例如心血管、免疫、神經系統以及整體的能量代

同半胱胺酸 (homocysteine) 甲硫胺酸代謝過程中產生的胺基酸。維生素 B_6、葉酸、維生素 B_{12}、膽素等，均參與此一代謝過程。同半胱胺酸濃度升高會增加心血管疾病的風險。

血紅素 (hemoglobin) 紅血球中的含鐵蛋白質，運送氧到細胞並從細胞帶走二氧化碳。血液之所以呈現紅色也是由於血紅素的緣故。

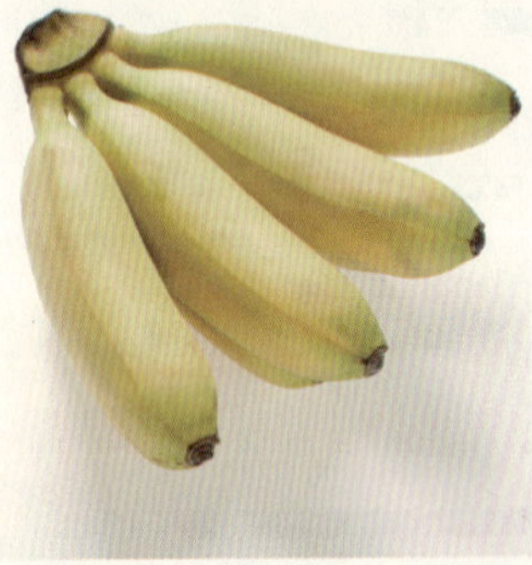
▲香蕉是含維生素 B_6 豐富的植物食品

謝。缺乏維生素 B_6 也會造成廣泛的症狀，包括沮喪、嘔吐，皮膚病變、神經發炎、貧血和免疫反應不足等。

酒精中毒者容易缺乏維生素 B_6。酒精代謝所產生的一種代謝產物會替代維生素 B_6 的輔酶形式，使其容易遭受破壞。除此之外，酒精會抑制維生素 B_6 的吸收，並減少其輔酶形式的合成。肝硬化和肝炎（酒精中毒而引起）也會破壞健康的肝組織。因此之故，硬化的肝臟無法充分代謝維生素 B_6 或合成其輔酶形式。

獲取足量的維生素 B_6

維生素 B_6 的主要來源是動物製品和強化的即食早餐穀片（圖 8-24）。其它來源是蔬菜和水果如馬鈴薯、菠菜、香蕉和哈密瓜等。整體而言，蛋白質類食品是維生素 B_6 的豐富來源。動物製品

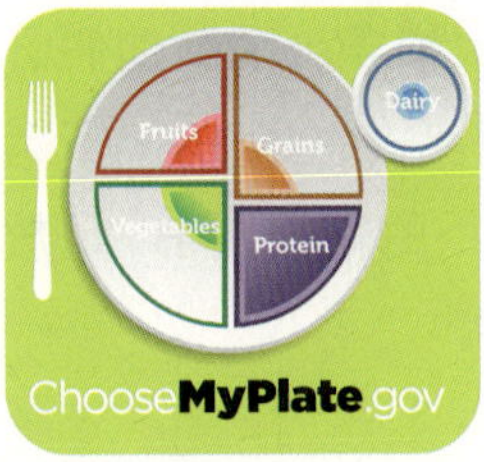

(a)

圖 8-24 維生素 B_6 的食物來源。(a) 各食物大類背景顏色的填滿度（空白，1/3，2/3，或填滿），代表維生素 B_6 的營養素密度。(b) 長條圖顯示各食物大類中多種食物的維生素 B_6 含量與 RDA 的比較。整體而言，肉類（尤其是肝臟）、乳製品、強化早餐穀片是維生素 B_6 最豐富的來源。奶類（不在圖內）並非維生素 B_6 的良好來源

(b)

	食物與份量	維生素 B_6（毫克）	成年男性與女性的 %RDA（1.3 毫克）
穀類	Special K® 穀片，1 杯	2.0	154%
穀類	加樂氏 Eggo® 鬆餅，2 個	0.4	31%
穀類	糙米飯，1/2 杯	0.1	3%
蔬菜類	烤帶皮洋芋，中型 1 個	0.5	10%
蔬菜類	熟菠菜，1 杯	0.4	9%
蔬菜類	熟冬南瓜，1 杯	0.3	5%
水果類	香蕉，中型 1 根	0.4	8%
水果類	葡萄乾，1/2 杯	0.1	3%
水果類	西瓜，1 杯	0.1	1%
蛋白質類	炒牛肝，3 盎司	0.8	16%
蛋白質類	烤火雞胸肉，3 盎司	0.7	14%
蛋白質類	烤葵瓜籽，1 盎司	0.2	5%

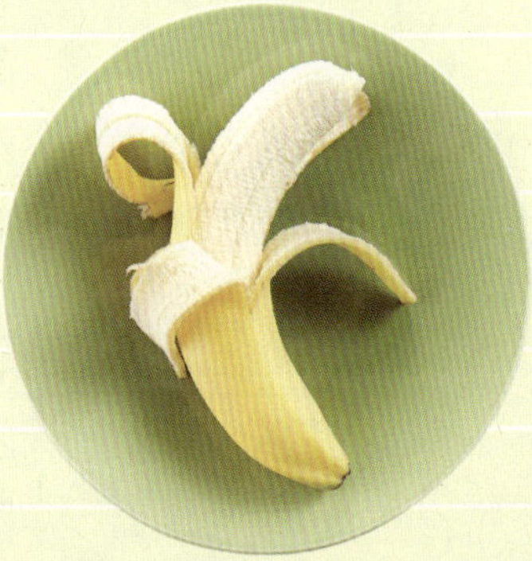

營養新知 維生素 B_6 與結直腸癌風險的降低

有多種慢性病，包括癌症，與血液中同半胱胺酸濃度的升高相關。維生素 B_6 參與 100 多種酵素反應，包括同半胱胺酸的代謝。有證據顯示維生素 B_6 可降低結直腸癌風險，而且中老年人的維生素 B_6 攝取量可能不足。此項研究是血清維生素 B_6（磷酸吡哆醛）和結直腸癌的統合分析。作者發現血液中維生素 B_6 濃度高者，其結直腸癌風險較低。

資料來源：Larsson SC and others: Vitamin B-6 and risk of colorectal cancer: A meta-analysis of prospective studies. *Journal of the American Medical Association* 303:1077, 2010.

和強化穀類製品是最可靠的來源，因為它們所含的維生素 B_6 比植物食品容易吸收。維生素 B_6 相當不穩定，高溫和低溫都會輕易破壞它。

維生素 B_6
RDA
男性：1.7 毫克
女性：1.3 毫克
DV：2 毫克
UL：100 毫克

北美人吃許多動物製品，因此每日攝取的維生素 B_6 高於 RDA（參見頁緣）。運動員所需的維生素 B_6 比常人稍多，因為他們必須代謝大量的肝醣和蛋白質，而這些過程都需要維生素 B_6。不過話說回來，除非運動員限制食量，否則飲食提供的維生素 B_6 足敷所需。

避免維生素 B_6 過量

維生素 B_6 的上限攝取量（參見頁緣）是根據神經受損的風險而設定的。研究顯示，每日攝取 2 到 6 公克維生素 B_6，持續 2 個月或以上，會造成不可逆轉的神經傷害。維生素 B_6 中毒的症狀包括步履艱難，手腳刺痛和麻痺。有些個別的神經元受損或可復原，不過神經節（許多神經纖維的滙集處）的傷害是永久性的。健康食品店販售的維生素 B_6 一錠就有 500 毫克，很容易造成中毒（參見延伸閱讀 15）。

觀念檢查站 8.10

1. 維生素 B_6 在能量代謝和其他身體功能中的角色為何？
2. 維生素 B_6 的主要來源為何？
3. 維生素 B_6 補充劑是否安全？

8.11 泛酸（維生素 B_5）和生物素（維生素 B_7）

泛酸

泛酸

AI：5 毫克
DV：10 毫克
UL：無

輔酶 A (CoA) 參與碳水化合物、脂質和蛋白質的能量代謝，而它的合成需要泛酸。泛酸也活化脂肪酸，使其產生能量（參見圖 8-17），並且應用在脂肪酸合成的初始步驟。泛酸的食物來源相當廣泛，因此健康的人吃多樣化飲食不可能會缺乏泛酸。希臘文 *pantothen* 的意思是「廣泛」。酒精中毒者吃貧乏的飲食可能會缺乏泛酸。不過泛酸缺乏的症狀會被硫胺、核黃素、維生素 B_6 或葉酸等的缺乏症所掩蓋，因而難以確認。泛酸不具毒性，因此也沒有上限攝取量。

獲取足量的泛酸。成人泛酸的足夠攝取量是每日 5 毫克。一般人所攝取的遠超過這個數量。食品與補充劑標示的 DV 是 10 毫克。泛酸的豐富來源是葵瓜籽、蘑菇、花生和蛋等（圖 8-25）。其它豐富來源是肉類、牛奶以及多種蔬菜。

生物素

生物素

AI：30 微克
DV：300 微克
UL：無

生物素以其輔酶形式協助幾十種化學反應。它幫助化合物添加二氧化碳以便合成葡萄糖和脂肪酸，並且幫助分解胺基酸。缺乏生物素的症狀包括皮膚鱗狀發炎、唇舌病變、胃口減少、反胃、嘔吐、貧血、沮喪、肌肉痛和虛弱、生長不良等。

獲取足量的生物素。富含蛋白質的食物如蛋黃、花生、起司等，都是生物素的良好來源（圖 8-26）。食物中的生物素含量通常沒有測定，因此食物組成表或營養素資料庫往往沒有生物素的數值。由於腸道細菌合成一些人體能夠吸收的生物素，因此不可能會缺乏。不過科學家並不確定腸道細菌合成多少生物素，所以我們仍需由飲食供應一部分。如果細菌合成的生物素不夠，例如切除大段結腸或服用抗生素數個月的人，必須特別注意是否滿足生物素的需求。

根據食物中生物素-蛋白質複合物的多寡，生物素的生體可用率差異極大。在生蛋白中，生物素與卵白素結合在一起，因而妨礙它的吸收。吃許多生蛋白會造成生物素缺乏症，不過只要煮熟，使

圖 8-25 泛酸的食物來源。(a) 各食物大類背景顏色的填滿度（空白，1/3，2/3，或填滿），代表泛酸的營養素密度。(b) 長條圖顯示各食物大類中多種食物的泛酸含量與 AI 的比較。整體而言，強化食品和富含蛋白質的食品是泛酸的最佳來源

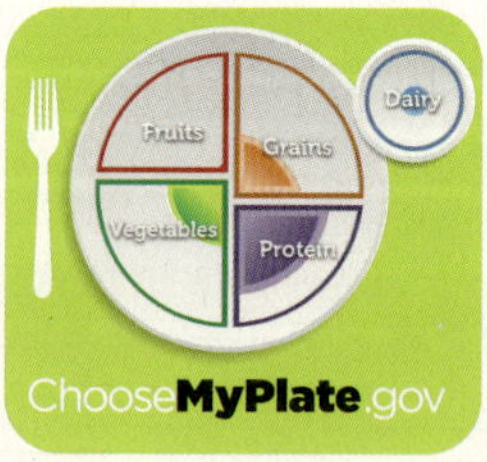

(a)

(b)

	食物與份量	泛酸（毫克）	成年男性和女性的 %AI（5 毫克）
穀類	Whole Grain Total® 穀片，1 杯	10.0	200%
穀類	糙米飯，1/2 杯	0.4	8%
穀類	白麵包，1 片	0.1	2%
蔬菜類	生蘑菇，中型 5 個	1.3	26%
蔬菜類	熟橡子南瓜，1 杯	1.0	20%
蔬菜類	熟花椰菜，1 杯	1.0	20%
水果類	新鮮柳橙汁，1 杯	0.5	10%
水果類	藍莓，1 杯	0.2	4%
水果類	富士蘋果，中型 1 個	0.1	2%
奶類	原味脫脂優格，1 杯	1.6	32%
奶類	脫脂牛奶，1 杯	0.9	18%
奶類	豆漿，1 杯	0.3	6%
蛋白質類	能量棒，1根	10.8	216%
蛋白質類	炒牛肝，3 盎司	5.6	112%
蛋白質類	烤葵瓜籽，1/4 杯	2.6	52%

蛋白質之卵白素變性，它就不會與生物素結合。除了食品安全的考量（參見第 13 章），這就是我們不應吃生蛋的重要原因。

日常飲食提供每人每日 40 到 60 微克的生物素。食品與補充劑標示的 DV 值是 AI 的 10 倍；生物素的 DV 是在 AI 之前數年設定的，因此已經過時。不過生物素完全沒有毒性。生物素代謝缺陷的兒童長期服用大劑量（每日 1 毫克）生物素並沒有不良副作用。因此之故，它沒有上限攝取量。

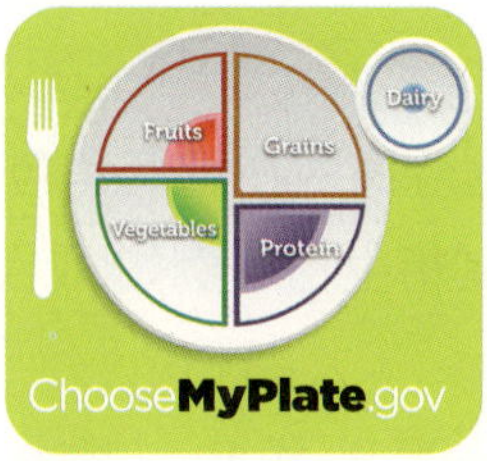

(a)

圖 8-26 生物素的食物來源。(a) 各食物大類背景顏色的填滿度（空白，1/3，2/3，或填滿），代表生物素的營養素密度。(b) 長條圖顯示各食物大類中多種食物的生物素含量與 AI 的比較。整體而言，富含蛋白質的食品是生物素的最佳來源。穀類（即使經過強化）僅含少量生物素，所以不在此圖中

(b)

	食物與份量	生物素（微克）	成年男性和女性的 %AI（30 微克）
蔬菜類	烤番薯，1 杯	2.9	10%
	罐頭蘑菇，1/2 杯	1.7	6%
	熟胡蘿蔔，1 杯	0.9	3%
水果類	草莓，1 杯	2.3	8%
	沖泡濃縮柳橙汁，1 杯	1.0	3%
	葡萄乾，1/2 杯	0.3	1%
奶類	美式起司，2 盎司	1.7	6%
	切達起司，1.5 盎司	0.6	2%
	脫脂牛奶，1 杯	0.3	1%
蛋白質類	炒牛肝，3 盎司	35.0	106%
	白煮蛋，大型 1 個	10.0	33%
	烤花生，1 盎司	4.9	16%

觀念檢查站 8.11

1. 泛酸在能量代謝中的角色為何？
2. 泛酸的豐富來源為何？
3. 生物素在能量代謝中的角色為何？
4. 缺乏生物素的徵候和症狀為何？
5. 生物素的最佳來源為何？
6. 吃生蛋為什麼會造成生物素缺乏症？

8.12 葉酸（維生素 B_9）

我們用 folate 代表食物中天然存在以及人體內的葉酸，而 folic acid 代表人工合成的葉酸，添加在強化食品和補充劑中。

葉酸的功能

葉酸輔酶的主要角色是提供或接受單碳化合物。在這個角色中，葉酸輔酶協助形成 DNA 和代謝胺基酸及其衍生物，例如同半胱胺酸。

代謝同半胱胺酸除了葉酸之外，還需要維生素 B_6 和 B_{12}（參見延伸閱讀 23）。血液同半胱胺酸濃度與心血管疾病的風險相關；升高的同半胱胺酸濃度是動脈硬化的獨立風險因素。目前科學家仍在研究葉酸（和其它 B 群維生素）對心血管疾病風險的影響。

科學家也在研究葉酸與防癌的關聯。葉酸協助 DNA 的合成，因此稍微缺乏葉酸就可能使 DNA 異常，進而影響致癌基因。滿足葉酸的 RDA 或許是降低癌症風險的一種方法。

最後，葉酸協助腦中神經傳導素的合成，因此滿足葉酸需求可改善某些憂鬱症的病例。

葉酸缺乏症

巨母紅血球 (megaloblast) 存在骨髓內大型且未成熟的紅血球，由於前導細胞無法分裂所造成。（megalo = 大；blast = 未成熟）。

巨球性貧血 (megaloblastic, or macrocytic anemia) 由於紅血球大型且未成熟而導致的貧血。

缺乏葉酸的一種主要後果就是紅血球合成的早期無法分裂，因為它們無法形成新的 DNA。這些細胞逐漸變大，因為它們仍然合成足夠的蛋白質和細胞元件，準備製造新細胞。等到細胞分裂的時間到來時，DNA 的分量不足以形成兩個細胞核。這些大而不成熟的細胞稱為**巨母紅血球** (megaloblast)（圖 8-27）。

只有為數很少的成熟紅血球進入血液，因為缺乏葉酸時，骨髓製造的大部分是不成熟的巨母紅血球。成熟紅血球減少時，血液的攜氧能力就降低，這種狀況稱為**巨球性貧血** (megaloblastic anemia 或 macrocytic anemia)。

臨床醫生把紅血球當成葉酸營養狀況的指標，因為它們容易收集並檢測。不過缺乏葉酸會干擾全身細胞的分裂。其它缺乏葉酸的症狀包括舌炎、腹瀉、生長不良、心智混亂、沮喪以及神經功能的問題。

醫藥箱

甲胺喋呤 (methotrexate) 是治療癌症的藥物，它與葉酸極為相似，但沒有葉酸的功能。服用大劑量的甲胺喋呤可以阻礙葉酸代謝，其結果就是 DNA 的合成受阻和細胞分裂減少。癌細胞是人體內分裂最迅速的細胞，所以它們最先受到影響；然而其它快速分裂的細胞，例如腸道和皮膚細胞，也會受影響。甲胺喋呤療法的副作用可以想見，就是腹瀉、嘔吐和掉髮，與缺乏葉酸的症狀相同。目前病患服用甲胺喋呤必須吃富含葉酸的飲食或葉酸補充劑，以便緩解藥物副作用。大劑量的葉酸補充劑對甲胺喋呤的效能並無影響或影響很小。

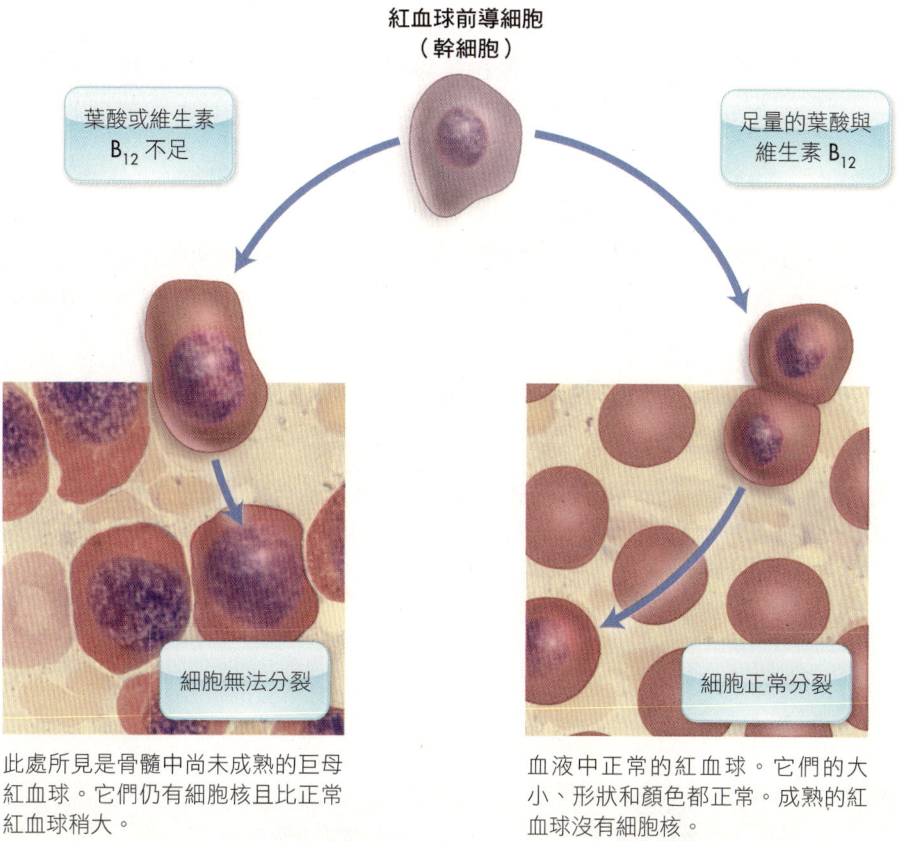
紅血球前導細胞
（幹細胞）
葉酸或維生素 B_{12} 不足
足量的葉酸與維生素 B_{12}
細胞無法分裂
細胞正常分裂
此處所見是骨髓中尚未成熟的巨母紅血球。它們仍有細胞核且比正常紅血球稍大。
血液中正常的紅血球。它們的大小、形狀和顏色都正常。成熟的紅血球沒有細胞核。

圖 8-27 巨球性貧血是因為血球細胞無法分裂，造成大型而不成熟的紅血球。缺乏葉酸或維生素 B_{12} 都會造成這種情形。檢驗這兩種維生素在血液中的濃度有助於釐清貧血的原因

母體缺乏葉酸（加上葉酸代謝的基因異常）會造成胎兒的**神經管缺陷** (neural tube defect)。這些缺陷包括**脊裂** (spina bifida)（脊髓或脊髓液突出背部）和**無腦畸形** (anencephaly)（缺腦）。所有生育年齡的婦女都應當攝取足量的葉酸，因為神經管閉合完成於受孕的第 28 天，這段期間許多婦女甚至還不知道已經懷有身孕。第 14 章將詳細探討營養與天生缺陷的關係。

老年人因為葉酸攝取不足和吸收能力下降，而有缺乏葉酸的風險。他們或許因為貧窮或者缺牙，以致蔬果吃得太少。除此之外，酒精中毒者因為攝取和吸收都不足，也會缺乏葉酸。葉酸相關的貧血症狀可以提醒醫生酒精中毒的可能性。

神經管缺陷 (neural tube defect) 胎兒早期的發育期間神經管的製造發生缺陷。這種缺陷會造成各種神經系統的病變如脊裂。孕婦缺乏葉酸會增加胎兒罹患此症的風險。

脊裂 (spina bifida) 胚胎發育期間神經管閉合不全而導致的缺陷，脊髓或脊髓液會突出背部。

無腦畸形 (anencephaly) 缺乏部分或全部腦和頭骨的先天缺陷。

獲取足量的葉酸

folate 這個字源自拉丁文的 *folium*，意指葉子。可想而知，深

綠色的葉菜類是這種維生素的最豐富的來源。除此之外，其它蔬菜、柳橙汁、乾豆和內臟也是葉酸極佳的來源（圖 8-28）。對許多成人而言，強化的即食早餐穀片、麵包和牛奶是合成葉酸的重要來源。

葉酸容易遭受溫度和氧化的破壞。食物中如柳橙汁，同時存有維生素 C，會保護葉酸免於氧化破壞，不過食物的加工和烹煮會破壞 50% 到 90% 的葉酸。所以常吃新鮮水果和快煮蔬菜是很重要的。

除了育齡婦女之外，所有人的葉酸建議量都以「膳食葉酸當

圖 8-28 葉酸的食物來源。(a) 各食物大類背景顏色的填滿度（空白，1/3，2/3，或填滿），代表葉酸的營養素密度。(b) 長條圖顯示各食物大類中多種食物的葉酸含量與 RDA 的比較。整體而言，綠色葉菜和強化穀類是葉酸的最佳來源

(a)

(b)

	食物與份量	葉酸（微克 DFE）	成年男性和女性的 %RDA（400 微克 DFE）
穀類	Cheerios® 穀片，1 杯	336	84%
穀類	小麥胚芽，2 湯匙	150	38%
穀類	玉米餅，8 吋	98	25%
蔬菜類	熟蘆筍，1 杯	268	67%
蔬菜類	熟菠菜，1 杯	263	66%
蔬菜類	熟花椰菜，1 杯	168	42%
水果類	新鮮柳橙汁，1 杯	74	19%
水果類	哈密瓜，1 杯	37	9%
水果類	生草莓，1 杯	36	9%
奶類	原味優格，1 杯	29	7%
奶類	低脂卡特基起司，1 杯	23	6%
奶類	豆漿，1 杯	22	6%
蛋白質類	炒牛肝，3 盎司	211	53%
蛋白質類	熟扁豆，1/2 杯	179	45%
蛋白質類	烤葵瓜籽，1/4 杯	76	19%

量」(DFE) 表示。補充劑和強化食品中的合成葉酸比天然葉酸容易吸收。DFE 的單位也顧及這些生體可用率的差異（參見頁緣）。

> **膳食葉酸當量 DFE**
>
> 1 DFE = 食物天然葉酸 1 μg
> = 與食物共食之補充劑合成葉酸 0.6 μg
> = 空腹攝取補充劑合成葉酸 0.5 μg

孕婦需要額外的葉酸（總共 600 微克 DFE），以便供應自己和胎兒大量的細胞分裂和 DNA 合成之用。其實均衡飲食就可供應足量的葉酸，不過產前照護往往包括特殊配方的綜合維生素礦物質補充劑，並且添加葉酸強化以便符合懷孕期間較高的 RDA。

在 1998 年之前，美國男性的葉酸攝取量大約是每日 320 微克，而女性是 220 微克。1998 年美國 FDA 強制規定穀類製品添加葉酸強化，目的是減少脊柱的先天缺陷。從此以後，美國人每日增加 200 微克的攝取量。雖然除了缺乏葉酸之外，還有其他因素（例如遺傳與環境）會造成神經管缺陷，不過研究顯示穀類製品添加葉酸強化之後，美國嬰兒的神經管缺陷減少了 15% 到 30%，而在其他神經管缺陷背景發生率較高的國家，則減少了 50%（參見延伸閱讀 8）。

穀類強制添加葉酸富化也導致心血管風險顯著下降，尤其是中風的風險，因為美國成人的血液同半胱胺酸濃度下降了。葉酸、B_6、B_{12} 的補充劑已經用來降低同半胱胺酸，並減少心臟和中風的風險。不過這種療法似乎只對原本同半胱胺酸濃度偏高者有效。對於血液同半胱胺酸濃度正常者而言，服用大劑量的葉酸並沒有效用。除此之外，有些研究指出過量的合成葉酸會引發腫瘤。因此之故，即使葉酸強化這公衛策略成功地預防了神經管缺陷，適用於全部人口的劑量仍然有待研究（參見延伸閱讀 8）。

避免葉酸過量

葉酸的上限攝取量只針對合成葉酸（參見頁緣），這是因為天然葉酸的吸收率有限的緣故。大劑量的合成葉酸會掩蓋維生素 B_{12} 缺乏的徵候，使得診斷不易。具體來說，經常攝取大量的葉酸會隱藏缺乏維生素 B_{12} 的早期徵候：紅血球擴大。因此之故，美國 FDA 限制補充劑（非孕婦）的葉酸含量為 400 微克。

> **葉酸**
>
> RDA：400 毫克
> DV：400 毫克
> UL：1000 毫克（合成）

觀念檢查站 8.12

1. 解釋巨球性貧血發生的原因。
2. 孕婦的葉酸需求從每日 400 微克增加到 600 微克的原因何在？

8.13 維生素 B_{12}（鈷胺素或氰鈷胺素）

維生素 B_{12} 在水溶性維生素中別具一格，它是唯一在結構中含有礦物質的維生素。它的分子是所有維生素中最大的。維生素 B_{12} 不像其它水溶性維生素，它可以大量儲存在肝臟，所以無維生素 B_{12} 的飲食要吃上好幾個月才會出現缺乏的症狀。維生素 B_{12} 是唯一天然存在於動物食品中的維生素。最後，人體吸收維生素 B_{12} 的方法相當複雜，只要其中一個步驟出了差錯，就會妨礙吸收而造成缺乏症。為了說明維生素 B_{12} 吸收的多步驟過程，我們將追蹤含有維生素 B_{12} 的餐點在消化道中的歷程（圖 8-29）。

食物中的維生素 B_{12} 多半與蛋白質結合而無法吸收。食物入口時，唾液腺分泌**蛋白質 R** (R-proteins)。食糰與蛋白質 R 一起通過食道進入胃。胃內的酸和酵素使維生素 B_{12} 和蛋白質分離，而後游離的維生素 B_{12} 與蛋白質 R 結合。食物在胃中時，胃細胞釋出類似蛋白質的化合物，稱為**內在因子** (intrinsic factor)。食糜抵達十二指腸時，胰酵素使維生素 B_{12} 和蛋白質 R 分離，而後游離的維生素 B_{12} 與內在因子結合。一直要到維生素 B_{12}－內在因子的複合物進入迴腸時，維生素 B_{12} 才被吸收。

蛋白質 R (R-protein) 唾液腺製造的蛋白質，在胃內與維生素 B_{12} 結合，能保護維生素不受胃酸破壞。

內在因子 (intrinsic factor) 胃製造的類似蛋白質化合物，能促進維生素 B_{12} 在迴腸的吸收。

上述這些步驟只要有任何變動，維生素 B_{12} 的吸收率就會降至 1% 到 2%。在這種情況下，患者通常每月注射一次維生素 B_{12}；使用維生素 B_{12} 鼻用膠漿（經鼻腔吸收不需因在因子）；或者每週服用超大劑量維生素 B_{12} 補充劑（RDA 的 300 倍）。超大劑量是為了克服吸收不良的問題，提供足量的維生素 B_{12} 以簡單擴散的方式吸收。

維生素 B_{12} 缺乏的原因 95% 是吸收不良而非攝取不足。老人尤其如此，因為老化使胃酸和內在因子的製造減少，不利於維生素 B_{12} 的吸收。

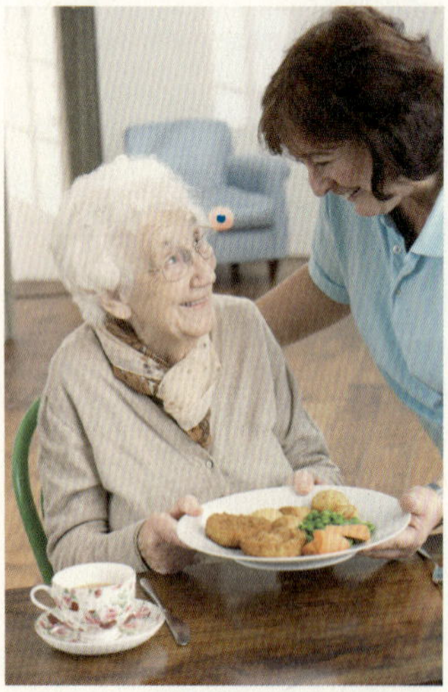

▲年老時因為胃酸的分泌減少，使得維生素 B_{12} 的吸收效率降低

維生素 B_{12} 的功能

維生素 B_{12} 參與各種細胞功能，其中最為重要的是葉酸代謝。葉酸輔酶需要維生素 B_{12} 才能活化，進而參與代謝反應，例如合成 DNA。如果沒有維生素 B_{12}，細胞內需要活化形式的葉酸參與的反應就無法進行。因此之故，缺乏維生素 B_{12} 會產生缺乏葉酸的症狀，例如同半胱胺酸濃度升高和巨球性貧血（參見延伸閱讀

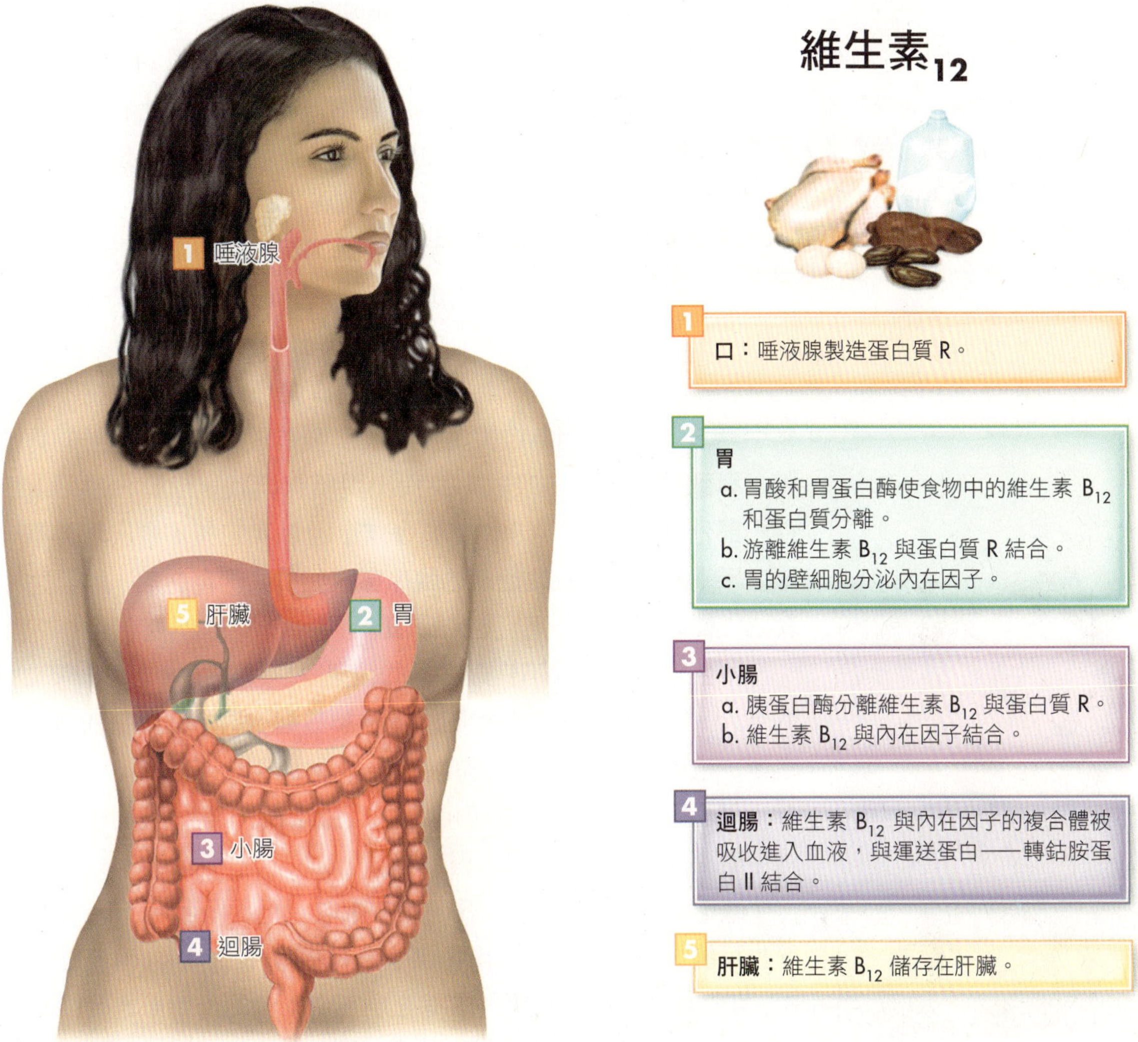
維生素12
1 唾液腺
5 肝臟
2 胃
3 小腸
4 迴腸
1 口：唾液腺製造蛋白質 R。
2 胃
a. 胃酸和胃蛋白酶使食物中的維生素 B_{12} 和蛋白質分離。
b. 游離維生素 B_{12} 與蛋白質 R 結合。
c. 胃的壁細胞分泌內在因子。
3 小腸
a. 胰蛋白酶分離維生素 B_{12} 與蛋白質 R。
b. 維生素 B_{12} 與內在因子結合。
4 迴腸：維生素 B_{12} 與內在因子的複合體被吸收進入血液，與運送蛋白——轉鈷胺蛋白 II 結合。
5 肝臟：維生素 B_{12} 儲存在肝臟。

圖 8-29 維生素 B_{12} 的吸收需要口、胃、小腸製造的多種化合物。胃或小腸發生問題都會干擾維生素 B_{12} 的吸收，因而導致缺乏症

23）。

維生素 B_{12} 的另一重要功能是維護鞘磷脂以隔絕神經元。缺乏維生素 B_{12} 的神經系統初步症狀包括肌肉動作不穩和反射動作障礙。最後髓鞘破壞導致癱瘓，甚至死亡。以前缺乏維生素 B_{12} 造成死亡，主要是因為神經遭受破壞。

維生素 B_{12} 缺乏症

缺乏維生素 B_{12} 的致命後果，可以從**惡性貧血** (pernicious anemia) 這種疾病看出來。pernicious 字面上的意義是「致命」。

惡性貧血 (pernicious anemia) 無法吸收足量的維生素 B_{12} 而造成的貧血，伴隨著神經退化，最後會導致癱瘓和死亡。

醫藥箱

有些藥物會限制維生素 B_{12} 的吸收。用來抑制胃酸分泌的制酸劑或其它藥劑會升高胃的 pH 值，因而限制了維生素 B_{12} 與蛋白質的分離。胃潰瘍或逆流症患者會服用此類藥劑。治療糖尿病的常用藥物 metformin 會抑制維生素 B_{12} 的吸收。服用這些藥物必須與醫生討論是否需要補充維生素 B_{12}。

過去確實有許多人死於這種疾病，不過後來人們發現吃大量的生肝（富含維生素 B_{12}）可以治癒此病。惡性貧血的特徵是巨球性貧血（以及所有貧血的徵候）、口瘡、沮喪、背痛、冷漠、導致四肢麻痺的嚴重神經退化、虛弱及癱瘓，最後因為心臟衰竭而死亡。

惡性貧血患者的飲食往往不缺乏維生素 B_{12}，而是因為自體免疫破壞了製造胃酸和內在因子的胃細胞，導致維生素 B_{12} 吸收不良而出現所有症狀。由於人體可以儲存一部分維生素 B_{12}，惡性貧血發作經過 3 年之後才會出現神經破壞。不幸的是，早在缺乏症的臨床徵候如貧血出現之前，神經往往就已大幅破壞，且為不可逆的破壞。

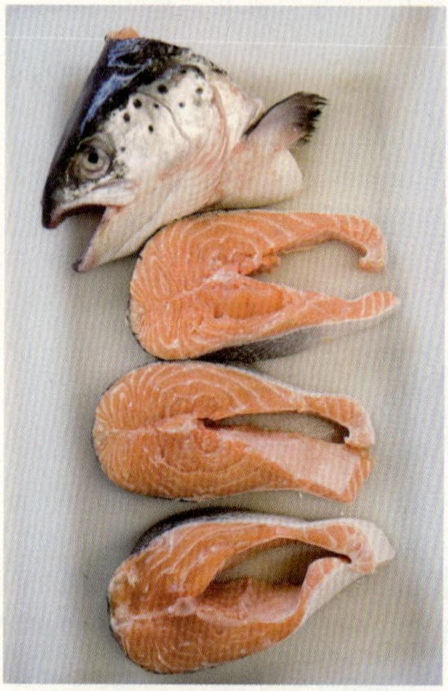

▲鮭魚、彩虹鱒以及其它海鮮是維生素 B_{12} 的極佳來源

維生素 B_{12} 吸收不良最常見的後果是惡性貧血，它影響了 2% 的老人。除此之外，老化相關的胃酸製造細胞退化和小腸細菌繁殖過多，也會影響維生素 B_{12} 的吸收。胃酸的製造減少時，大腸細菌會入侵小腸而與小腸細胞競相吸收維生素 B_{12}。某些藥物也會阻礙維生素 B_{12} 的吸收（參見「醫藥箱」）。

缺乏維生素 B_{12} 往往不是因為攝取不足的緣故，不過這種情況也可能發生。純素飲食僅提供少量維生素 B_{12}，除非涵蓋維生素 B_{12} 富化食品（例如豆漿）或補充劑。由素食的母親母乳哺餵的嬰兒有缺乏維生素 B_{12} 的風險，並且伴隨著貧血和長期的神經系統問題，例如腦生長不足、脊髓退化、智能不足等。如果孕婦缺乏維生

營養新知　葉酸和維生素 B_{12} 可防止認知功能衰退

在一項隨機對照實驗中，九百零九位老人（年齡從 60 到 74 歲不等）在 24 個月期間接受安慰劑或含有 400 微克葉酸和 100 微克維生素 B_{12} 的補充劑，以便評估 B 群維生素對沮喪的影響。次級資料分析顯示，接受葉酸和維生素 B_{12} 者短期和長期記憶較佳，也與血漿同半胱胺酸濃度升高較少有關。因此老人補充這兩種維生素或許有助於維持認知功能。

資料來源：Walker JG and others: Oral folic acid and vitamin B-12 supplementation to prevent cognitive decline in community-dwelling older adults with depressive symptoms—the Beyond Ageing Project: A randomized controlled trial. *American Journal of Clinical Nutrition* 95:194, 2012.

素 B_{12}，這些問題早在懷孕期間就已經種下根源了。因此純素飲食者需要妥善規劃飲食，以便獲取足量的維生素 B_{12}。

維生素 B_{12}
RDA：2.4 微克
DV：6 微克
UL：無

獲取足量的維生素 B_{12}

維生素 B_{12} 原本是由細菌、真菌和其它低等生物所合成，當動物攝取它們時，維生素 B_{12} 就併入動物組織中。內臟（例如肝、腎和心臟等）是維生素 B_{12} 特別豐富的來源。其它維生素 B_{12} 的主要來源包括肉類、海鮮、強化早餐穀片、牛奶和蛋等（圖 8-30）。年過 50 的成人應當另覓合成維生素 B_{12} 的來源以便增加吸收率，因為內在因子和胃酸的製造已經減少了。合成維生素 B_{12}並未與食物結合，因此不需要胃酸將它與食物分離，也比食物中的 B_{12} 容易吸收（參見延伸閱讀 16）。強化早餐穀片和補充劑是合成維生素 B_{12} 的兩個來源。

鑑於葉酸強化措施的成功，有些專家建議在食品中廣泛添加維生素 B_{12}（參見延伸閱讀 6）。

一般說來，成人的維生素 B_{12} 攝取量約是 RDA 的兩倍以上（參見頁緣）。如此高的攝取量與吃肉有關，肝臟中的儲存量可供

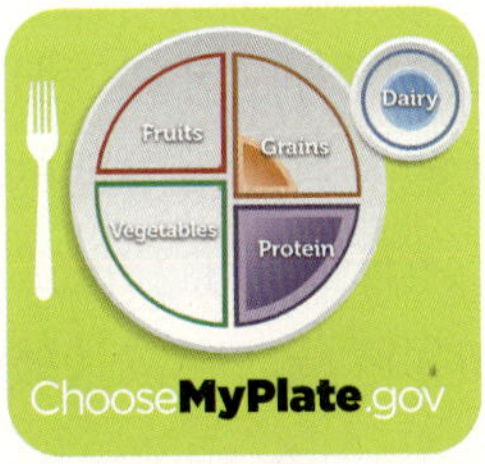

(a)

圖 8-30　維生素 B_{12} 的食物來源。(a) 各食物大類背景顏色的填滿度（空白，1/3，2/3，或填滿），代表維生素 B_{12} 的營養素密度。(b) 長條圖顯示各食物大類中多種食物的維生素 B_{12} 含量與 RDA 的比較。整體而言，動物製品和強化穀類是維生素 B_{12} 的最佳來源

(b)

	食物與份量	維生素 B_{12}（微克）	成年男性和女性的 %RDA（2.4 微克）
穀類	Cheerios® 穀片，1 杯	1.9	79%
穀類	熟雞蛋麵，1/2 杯	0	0%
穀類	熟藜麥，1/2 杯	0	0%
奶類	強化豆漿，1 杯	2.1	86%
奶類	原味無脂優格，1 杯	1.5	63%
奶類	脫脂牛奶，1 杯	1.2	50%
蛋白質類	烤蛤蜊，3 盎司	84.1	3504%
蛋白質類	炒牛肝，3 盎司	67.3	2804%
蛋白質類	熟腰豆，1/2 杯	0	0%

2 到 3 年之用。一個人吃完全不含維生素 B_{12} 的飲食，大約 20 年才會出現神經破壞的狀況。（惡性貧血的發病要迅速得多，因為消化過程中排入腸胃的 B_{12} 再吸收能力降低，加上膳食來源的吸收減少。）純素飲食不含動物製品，必須另覓維生素 B_{12} 的可靠來源，例如強化豆漿或米漿、即食早餐穀片以及用 B_{12} 培養的酵母。另一選項是含有 B_{12} 的綜合維生素礦物質補充劑。維生素 B_{12} 補充劑不會造成中毒，因此沒有設定上限攝取量。

觀念檢查站 8.13

1. 說明維生素 B_{12} 吸收的過程。
2. 巨球性貧血是缺乏哪兩種營養素？
3. 哪兩種族群有缺乏維生素 B_{12} 的風險？原因何在？

8.14 維生素 C（抗壞血酸）

維生素 C 的功能

合成膠原蛋白。維生素 C（又稱為**抗壞血酸**）最為人所知的功能是合成膠原蛋白。這種蛋白質大量存在於結締組織、骨骼、牙齒、肌腱和血管中。維生素 C 在結締組織中的重要功能，可以用早期的缺乏症狀來說明：皮膚針點狀出血（圖 8-31）、牙齦出血和關節痛等。維生素 C 對傷口癒合極為重要，它增加膠原蛋白中胺基酸的交叉聯結，因而強化了結構組織。

形成其它化合物。維生素 C 在合成許多化合物中有特殊的功能。肉鹼是運送脂肪酸到粒線體的化合物，它的合成需要維生素 C 的參與。除此之外，維生素 C 也參與兩種神經傳導素的合成：血清素和正腎上腺素。

抗氧化劑。維生素 C 較為普遍的功能是抗氧化作用，因為它很容易接受和捐出電子。由於這種抗氧化特性，科學家推測它能夠減少胃內致癌物亞硝胺的形成。維生素 C 在捐出一個電子給自由基之後，也協助維生素 E 的再活化。人群研究顯示，維生素 C 的抗氧化特性可預防某些癌症（食道癌、口腔癌和胃癌等）和白內障。在目前的科學研究中，維生素 C 具有多少預防疾病的功能仍有爭議。

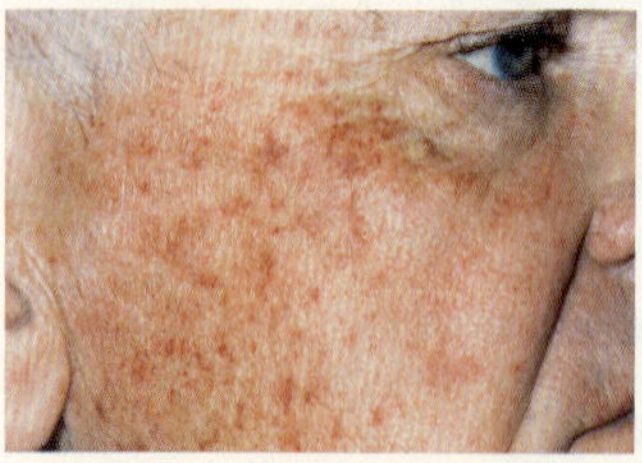

圖 8-31 壞血病的早期症狀——皮膚針點狀出血，這是少量血液流入毛囊而造成的。患者通常也有傷口不易癒合的問題，這些症狀都與膠原蛋白的合成有關

鐵的吸收。維生素 C 使鐵保持在最容易吸收的形式，尤其是在小腸的鹼性環境下。用餐時攝取 75 毫克以上的維生素 C，可大幅提升此餐點的鐵吸收率——多吃富含維生素 C 的食物有助於改善鐵營養狀況。缺鐵性貧血在美國相當常見，而且是全世界排名第一的營養素缺乏症。

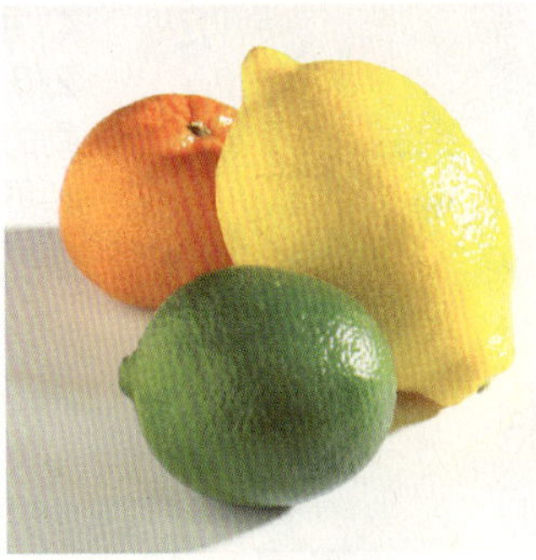
▲柑橘類水果是維生素 C 的良好來源

免疫功能。最後、但同樣重要的是，維生素 C 使免疫系統能夠發揮正常功能。維生素 C 不但保護免疫細胞免於被自身的強力氧化反應（用來殺死病原體）所破壞，而且促進白血球的迅速增殖。攝取維生素 C 是否能夠防止感冒？許多設計完善的雙盲研究無法證實維生素 C 可預防感冒。不過維生素 C 確實能夠縮減一天左右的病程，並且緩解症狀的嚴重程度。關鍵在於症狀一出現就立刻補充維生素 C，等到感冒掌控全局再補充就沒有效果了。

維生素 C 缺乏症

在十八世紀中期以前的海上長途航行中，有半數或以上的水手會死於壞血病，亦即維生素 C 缺乏症。壞血病的症狀如牙齦出血、牙齒脫落、瘀青和鱗狀皮膚等，說明了維生素 C 對結締組織的重要性。如果沒有維生素 C，皮膚和血管就會衰弱，傷口也不易癒合。在 1740 年，英國的醫官 James Lind 首先發現柑橘類水果——每日兩個柳橙和一個檸檬——可以預防壞血病。此後五十年英國水兵的口糧都有萊姆（因此得了「萊姆佬」的諢名）。即使有此發現，壞血病仍然持續肆虐，美國內戰期間因為缺乏維生素 C 而死亡數千人。

獲取足量的維生素 C

維生素 C 的主要來源是柑橘類水果、草莓、青椒、花菜、花椰菜、甘藍、木瓜和羅曼生菜等（圖 8-32）。顏色越鮮艷的蔬果，往往維生素 C 含量越高。新鮮而成熟的蔬果富含維生素 C，如果將它們存放在雜貨店或家中進一步「熟化」，維生素 C 的含量並不會增加，反而會減少。

即食早餐穀片、馬鈴薯和強化果汁飲料也是維生素 C 的良好來源（圖 8-32）。每日五份蔬果可提供足量的維生素 C。維生素 C 對溫度、鐵、銅和氧很敏感並且溶解於水，因此在加工或烹飪的過

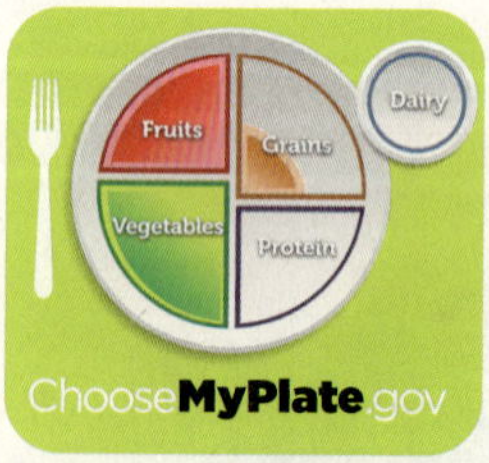

(a)

圖 8-32 維生素 C 的食物來源。(a) 各食物大類背景顏色的填滿度（空白，1/3，2/3，或填滿），代表維生素 C 的營養素密度。(b) 長條圖顯示各食物大類中多種食物的維生素 C 含量與 RDA 的比較。整體而言，蔬果是維生素 C 最豐富的來源。奶類和蛋白質類（不在圖內）並非維生素 C 的良好來源

(b)

	食物與份量	維生素 C（毫克）	成年男性的 %RDA（90 毫克）	成年女性的 %RDA（75 毫克）
穀類	Whole Grain Total® 穀片，1 杯	60	67%	80%
穀類	起司義式餃子，1/2 杯	0	0%	0%
穀類	糙米飯，1/2 杯	0	0%	0%
蔬菜類	生紅甜椒，1 杯	190	211%	253%
蔬菜類	熟抱子甘藍，1 杯	97	108%	129%
蔬菜類	生菠菜，2 杯	17	19%	23%
水果類	草莓，1 杯	89	99%	119%
水果類	柳橙，中型 1 個	83	92%	111%
水果類	罐裝葡萄柚汁，1 杯	72	80%	96%

程中很容易喪失。長時間烹煮蔬果會破壞許多維生素 C 或使它從食物中溶解出來。

美國人每日攝取的維生素 C 大約 70 到 100 毫克。美國人儘管新鮮蔬果吃得不多，仍然不缺維生素C，因為維生素 C 是應用廣泛的食品添加物（參見第 13 章）。適量攝取的維生素 C（亦即每日 60 到 100 毫克）之吸收率約 80% 到 90%。不過吸菸者必須額外增加 35 毫克/日。菸霧的毒性副產物和香菸中的氧化劑增加了維生素 C 的抗氧化作用的需求。

避免維生素 C 過量

攝取大劑量的維生素 C 時，超過每日需求的部分會從糞便和尿液排泄。攝取量超過每日 100 毫克時，腎臟就會開始迅速排泄維生素 C。攝取量一增加，吸收率就下降——每日攝取 1000 毫克時，吸收率約 50%；攝取 6000 毫克時，吸收率約 20%。經常攝取 2000 毫克/日會導致胃炎和腹瀉。即使 1000 毫克的補充劑也會讓

> **維生素 C**
> RDA
> 男性：90 毫克
> 女性：75 毫克
> DV：60 毫克
> UL：2000 毫克

人有點反胃和腸胃不適。最近的研究發現，常吃維生素 C 補充劑者，腎結石風險較高；因此之故，有腎結石傾向者不要服用大劑量的維生素 C。由於維生素 C 會促進鐵的吸收，過度吸收鐵和鐵存量太高者不建議補充維生素 C。大劑量的維生素 C 會干擾糖尿病和血便的醫學化驗。你若服用維生素 C 補充劑，不論劑量如何，務必告知你的醫生。醫生如果不了解大劑量維生素對體檢結果的影響，就可能會誤診。

觀念檢查站 8.14

1. 維生素 C 在抗氧化和再造維生素 E 中的功能為何？
2. 缺乏維生素 C 的徵候與其它維生素的許多功能有何相關？
3. 為何新鮮食物是維生素 C 的最佳來源？

8.15 膽素與其它類維生素化合物

在飲食成分中，膽素最後才加入必需營養素的名單。在 1998 年，美國醫學研究所認可膽素是必需營養素。2000 年膳食營養素參考攝取量 (DRI) 公布時，對於膽素的需要量僅有少量的研究。一項男性志願者的研究顯示，當他們接受缺乏膽素的靜脈營養時，膽素存量下降並且肝臟受損。基於這項人體實驗和其它動物實驗，科學家認為膽素是必需營養素，但尚未將它歸類為維生素。

膽素的功能

膽素雖非維生素，但所有細胞都需要它，並且在人體內扮演多種重要的角色。

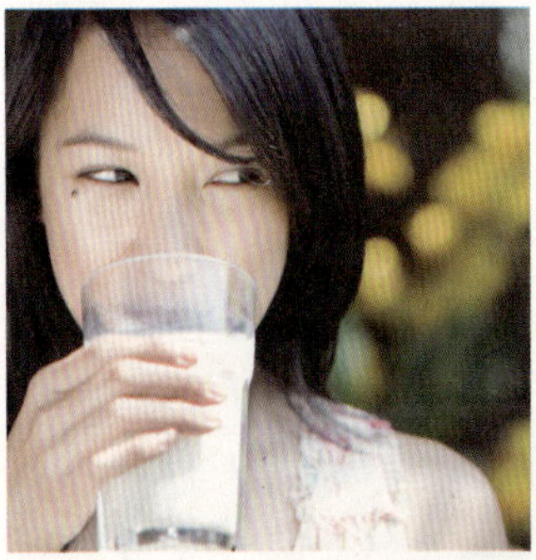

▲膽素對胎兒的腦部發育很重要。牛奶和其它乳製品提供部分膽素

細胞膜結構。膽素是多種磷脂質的前體。磷脂膽素（又稱卵磷脂）占細胞膜中磷脂質的半數。第 5 章提過，磷脂質賦予細胞膜彈性，並且讓水溶性和脂溶性化合物存在於細胞膜中。由於膽素在細胞膜結構中的角色，它對每個細胞的健康都很重要，尤其是腦組織（其中含有大量膽素）。

單碳代謝。膽素是甜菜鹼的前體，後者參與許多重要的化學反應，包括代謝作用中單碳基的轉移如合成神經傳導素、在胚胎發育期間修飾 DNA、代謝同半胱胺酸等。在章節 8.10、8.12 和 8.13 中你已經知道，血液中高濃度的同半胱胺酸會升高心臟病的風險。甜菜鹼和 B 群維生素的葉酸都提供單碳基，將同半胱胺酸轉變成另一化合物，因而降低血液同半胱胺酸濃度。

最近的研究指出，足量的膽素可預防天生缺陷（參見延伸閱讀 22）。在預防天生缺陷方面，膽素的角色類似葉酸。葉酸和膽素都參與胚胎發育期間 DNA 的合成。在第 14 章你會學到，合成 DNA 時出了問題會導致天生缺陷。動物實驗證實，在胚胎發育的關鍵階段，補充母體的膽素可改善子女的學習和記憶能力。人體研究也顯示，膽素攝取量偏低的孕婦與攝取量正常者相較，其子女天生缺陷的比例高出四倍。

神經功能和腦部發育。膽素是乙醯膽素的一部分，後者是神經傳導素，與專注、學習、記憶以及肌肉控制等功能相關。鞘磷脂是含有膽素的磷脂質，它是隔絕神經細胞的髓磷脂鞘。前面提過，腦組織中的膽素特別多。在懷孕期間，羊水的膽素濃度很高，以供應胎兒腦部發育之用。動物實驗發現，懷孕期間缺乏膽素對腦部發育、學習能力、記憶力都有不良的影響。為了維持正常的腦部發育，懷孕和哺乳期間膽素的足夠攝取量會增加。

脂質運送。膽素作為磷脂質的一部分，它也是脂蛋白的成分，後者在血液中運送脂質。動物和人類缺乏膽素會減少脂蛋白的製造，例如極低密度脂蛋白 (VLDL)。肝臟無法輸出脂肪到身體各部，會使脂肪堆積在肝臟。肝臟中有少量脂肪是正常的，但過量的脂肪會使肝組織結疤，進而影響肝功能。脂肪肝是肝硬化常見的原因。

膽素在脂質運送和同半胱胺酸代謝中的角色，意味著它能防止心血管疾病。然而研究也發現，膽素對心血管疾病的風險可能不利。最近的研究發現，腸道微生物對膳食磷脂膽素的代謝會產生促進動脈硬化的化合物，因而升高心血管疾病的風險（參見延伸閱讀 19）。

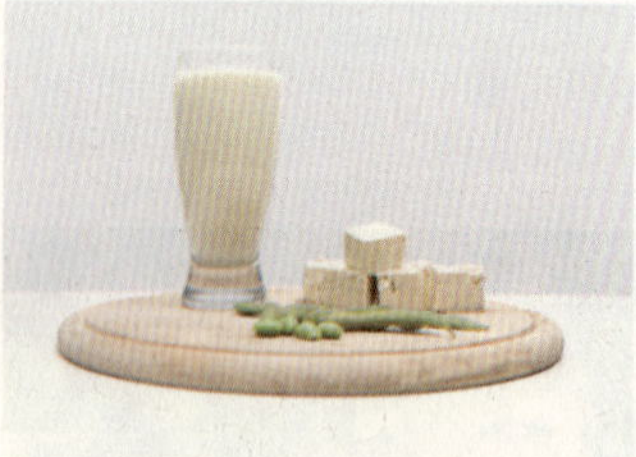

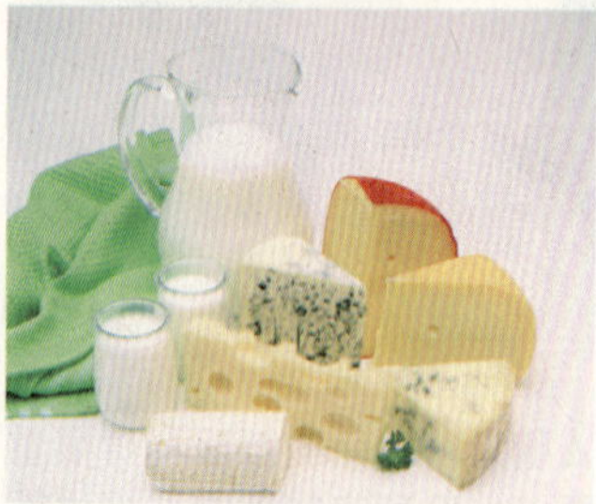

▲乳製品、黃豆、杏仁和花生是膽素的天然來源

獲取足量的膽素

膽素廣泛存在於食物中（圖 8-33）。大豆、蛋黃、牛肉、花菜、杏仁和花生都是良好來源。除了天然的食物來源之外，食品加工過程往往添加卵磷脂作為乳化劑，這些食物也就成為膽素的來源。

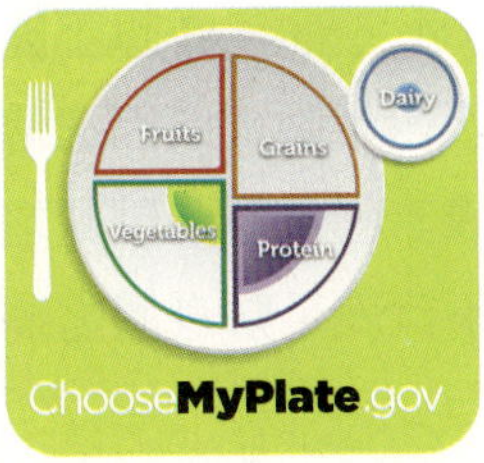

(a)

圖 8-33　膽素的食物來源。(a) 各食物大類背景顏色的填滿度（空白，1/3，2/3，或填滿），代表膽素的營養素密度。(b) 長條圖顯示各食物大類中多種食物的膽素含量與 AI 的比較。整體而言，富含蛋白質的食物是膽素的良好來源。一般說來，穀類和水果類（不在圖內）並非膽素的良好來源

(b)

	食物與份量	膽素（毫克）	成年男性的 %AI（550 毫克）	成年女性的 %AI（425 毫克）
蔬菜類	熟牛皮菜，1 杯	50	9%	12%
蔬菜類	熟花菜，1 杯	49	9%	12%
蔬菜類	香菇，4 朵	30	5%	7%
奶類	脫脂牛奶，1 杯	38	7%	9%
奶類	原味無脂優格，1 杯	37	7%	9%
奶類	低脂卡特基起司，1/2 杯	18	3%	4%
蛋白質類	炒牛肝，3 盎司	339	62%	78%
蛋白質類	水煮蛋，大型 1 個	147	27%	35%
蛋白質類	烤鱈魚，3 盎司	71	13%	17%

食物中的膽素可能是游離形式，也可能是其它化合物的成分如磷脂質。胰臟酵素分解一部分磷脂質，然後被人體吸收。游離膽素為水溶性，可由小腸吸收進入肝門循環而抵達肝臟。在另一方面，膽素是脂溶性磷脂質的一部分，則由淋巴系統吸收。

人體也能利用其它營養素，例如葉酸和胺基酸之甲硫胺酸，自行合成一部分膽素。如果人體必須合成膽素以滿足需求，會造成葉酸的功能性缺乏。

蛋（包括蛋黃）是膽素最密集的來源。一顆全蛋提供 1/4 的每日膽素需要量外加 70 大卡。不過少吃飽和脂肪和膽固醇的飲食建議，使得民眾不敢常吃蛋黃。膽素研究員建議，每天吃一個蛋有助於滿足膽素的足夠需要量，而其中所含的膽固醇低於每日 300 毫克的限制。

膽素的成人足夠攝取量已經設定（參見頁緣），不過嬰兒或兒童是否必須由飲食供應膽素仍屬未知。如前所述，人體可自行合成部分膽素，不過最近的研究指出，這些合成量不敷所需。美國的

膽素

AI
　男性：550 毫克
　女性：425 毫克
DV：無
UL：3.5 公克

營養調查發現，符合膽素 AI 的人不到 10%。除此之外，AI 也不能反應個人需要量的巨大遺傳差異。研究顯示，至少半數人口因遺傳變異而升高單碳代謝中營養素的需要量，包括膽素和葉酸。因此之故，對某些人而言，即使膽素攝取達到 AI 也不代表足敷身體之需（參見延伸閱讀 20）。

懷孕期間膽素的 AI 增加到每日 450 毫克，哺乳期間則增至每日 550 毫克，以便支持胎兒或嬰兒的腦部發育。產前維生素補充劑不含膽素，因此孕乳婦必須攝取富含膽素的食物如蛋等。

避免膽素過量

膽素的上限攝取量是每日 3.5 公克。經常超過上限會使人體散發魚腥味並造成低血壓。

其它類維生素化合物

人體內有許多類似維生素的化合物，例如：

- 肉鹼，運送脂肪酸進入粒線體
- 肌醇，細胞膜的成分
- 牛磺酸，膽酸的成分
- 硫辛酸，參與碳水化合物代謝並且是抗氧化劑

人體細胞利用普通的構造元件，例如胺基酸和葡萄糖，就能夠合成這些類似維生素的化合物。飲食也是類維生素化合物的來源。在生病期間或快速生長的階段，類維生素化合物的合成不敷所需，因此飲食來源就變得很重要。科學家正在研究某些族群的類維生素化合物需求，例如早產兒。雖然健康食品店在促銷類維生素化合物，一般健康成人可以不必理會。

表 8-5 是水溶性維生素的摘要。現在你已經學過全部的維生素，回頭複習健康餐盤，看看各食物大類所提供的維生素為何（圖 8-2）。

觀念檢查站 8.15

1. 說明膽素在人體內的三種功能。
2. 列舉三種在飲食中增加膽素的方法。
3. 我們是否必須補充類維生素化合物如肉鹼和牛磺酸？原因何在？

表 8-5 水溶性維生素和膽素的摘要

維生素	主要功能	RDA 或 AI	膳食來源*	缺乏症狀	中毒症狀
硫胺	• 碳水化合物代謝的輔酶 • 神經功能	男性： 1.2 毫克 女性： 1.1 毫克	• 葵瓜籽 • 豬肉 • 全穀類和強化穀類 • 乾豆 • 豌豆	壞血病 • 神經麻痺 • 協調不良 • 水腫 • 心臟病 • 虛弱	無
核黃素†	• 碳水化合物代謝的輔酶	男性： 1.3 毫克 女性： 1.1 毫克	• 牛奶 • 蘑菇 • 菠菜 • 肝臟 • 富化穀類	• 口舌炎 • 口角炎 • 眼睛疾病	無
菸鹼素	• 能量代謝的輔酶 • 脂肪合成的輔酶	男性： 16 毫克 (NE) 女性： 14 毫克 (NE)	• 蘑菇 • 麥麩 • 鮪魚 • 鮭魚 • 雞肉 • 牛肉 • 肝臟 • 花生 • 富化穀類	癩皮病 • 腹瀉 • 皮膚炎 • 失智症 • 死亡	• 頭痛 • 發癢 • 皮膚泛紅 • 腸胃或肝受損 UL 是 35 毫克，根據皮膚泛紅
泛酸	• 能量代謝的輔酶 • 脂肪合成的輔酶	5 毫克	• 蘑菇 • 肝臟 • 花椰菜 • 蛋 大部分食物都含泛酸。	無缺乏症狀	無
生物素	• 葡萄糖製造的輔酶 • 脂肪合成的輔酶	30 微克	• 起司 • 蛋黃 • 花菜 • 花生醬 • 肝臟	• 皮膚炎 • 舌瘡 • 貧血 • 沮喪	未知
維生素 B_6†	• 能量代謝的輔酶，尤其是蛋白質 • 神經傳導素的合成 • 紅血球合成 其它許多功能	男性（50 歲以下）： 1.3 毫克 女性（50 歲以下）： 1.3 毫克	• 動物製品 • 菠菜 • 花椰菜 • 香蕉 • 鮭魚 • 葵瓜籽	• 頭痛 • 貧血 • 痙攣 • 反胃 • 嘔吐 • 鱗狀皮膚 • 舌瘡	• 行履艱難 • 手腳麻痺或刺痛 UL 是 100 毫克，根據的是神經破壞
葉酸†	• 參與 DNA 合成的輔酶 其它許多功能	400 微克 (DFE)	• 綠色葉菜 • 柳橙汁 • 內臟 • 芽菜 • 葵瓜籽	• 巨球性貧血 • 舌炎 • 腹瀉 • 生長不良 • 沮喪	無 合成葉酸的成人 UL 為 1000 微克，避免掩蓋 B_{12} 缺乏症

表 8-5 水溶性維生素和膽素的摘要（續）

維生素	主要功能	RDA 或 AI	膳食來源*	缺乏症狀	中毒症狀
維生素 B_{12}†	• 酸代謝的輔酶 • 神經功能 其它許多功能	2.4 微克 老人和純素飲食者應攝取強化食品或補充劑	• 動物製品 • 內臟 • 牡蠣 • 蛤蜊 • 強化即食早餐穀片	•巨球性貧血 •神經功能不良	無
維生素 C	• 結締組織合成 • 荷爾蒙合成 • 神經傳導素合成 •抗氧化功能	男性： 90 毫克 女性： 75 毫克 抽菸者應增加 35 毫克	• 柑橘類水果 • 草莓 • 花椰菜 • 葉菜	• 壞血病 • 傷口不易癒合 • 針點狀出血 • 牙齦出血	• 腸胃不適 UL 為 2 公克，根據的是腹瀉的狀況 • 會影響疾病的診斷
膽素†	• 神經傳導素合成 • 磷脂質合成	男性：550 毫克 女性：425 毫克	• 肝臟 • 蛋 • 牛奶 • 花生 • 大豆 • 小麥胚芽 人體也能自行合成	無	• 低血壓 • 魚腥體味 UL 為 3.5 公克，根據魚腥體味和低血壓

* 強化即食早餐穀片是大部分水溶性維生素的良好來源，而且也是許多人 B 群維生素的來源
† 這些營養素也參與同半胱胺酸代謝；滿足 RDA 或 AI 可降低心血管疾病風險
縮寫：NE = 菸鹼素當量；DFE = 膳食葉酸當量

8.16 誰需要營養素補充劑？

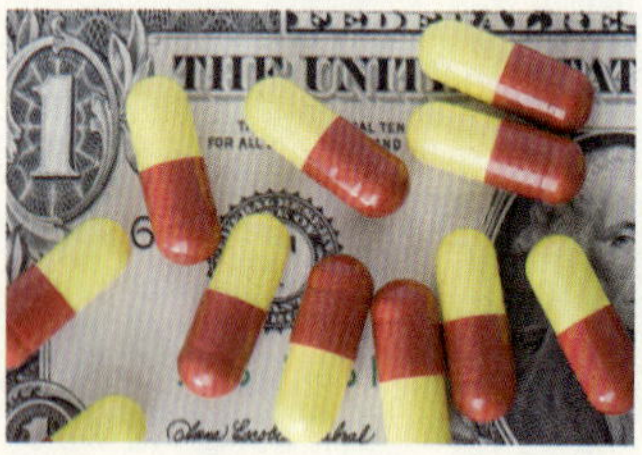

到目前為止，本書已經多次提過「綜合維生素」和「礦物質補充劑」這些名詞。市面上有林林總總的補充劑被當成疑難雜症的特效藥來行銷。補充劑廠商與許多健康食品店、藥局、超市聯手促銷這種萬靈丹。

根據 1994 年《膳食補充品的健康暨教育法案》，美國的補充劑是為了增補飲食而含有以下一種或一種以上的成分：

- 維生素
- 礦物質
- 草藥或植物性藥物
- 胺基酸
- 膳食萃取物或以上所列各種成分的組合

這個定義非常廣泛，涵蓋種類繁多的營養品。北美人吃補充劑

有如例行公事，光是美國一年就為廠商製造了 350 到 360 億美元的產值（圖 8-34）。補充劑的販售無需證明其安全性和效用。除非補充劑本身會危害健康，或是以非法的訴求行銷，否則美國 FDA 總是對它們睜一隻眼閉一隻眼（只有葉酸是例外）。目前 FDA 對於監督補充劑廠商又縮減資源，一次只能對付一家違法的廠商。所以我們無法仰賴 FDA 保護我們免於維生素和礦物質補充劑的誤用或過量。我們必須自己承擔責任，另外再加上醫師與合格營養師的建議。

目前製造補充劑的廠商可以在法規的「結構與機能」條款下，做各式各樣的訴求。然而這些產品卻不可以宣稱能防止、治療或治癒疾病。由於停經和老化本身並非疾病，所以宣稱能治療這些症狀的產品並不需美國 FDA 的批准。舉例來說，宣稱可以治療熱潮紅的產品不需經過測試證明有效就可以上市；不過宣稱能降低血膽固醇因而減少心血管疾病風險的產品，就必須有科學的證據。

民眾為什麼要吃補充劑？理由可以歸納如下：

- 避免患病（例如感冒）
- 預防心臟病發作
- 預防癌症
- 減少壓力
- 增加「活力」

關鍵思考

珍妮絲認為補充劑能提供她身體所需的營養，因此常吃許多補充劑而忽略了日常飲食。你要如何向她解釋這種做法會危害健康？

你該吃補充劑嗎？

一般人都把綜合維生素和礦物質補充劑 (MVM) 當成單純的備

圖 8-34 膳食補充劑產業是不斷成長的數十億美元的生意

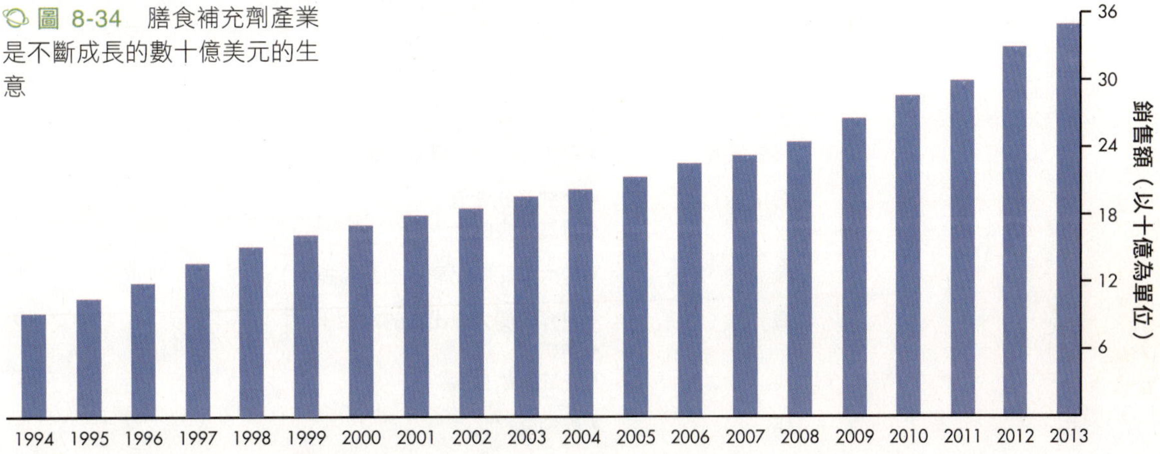

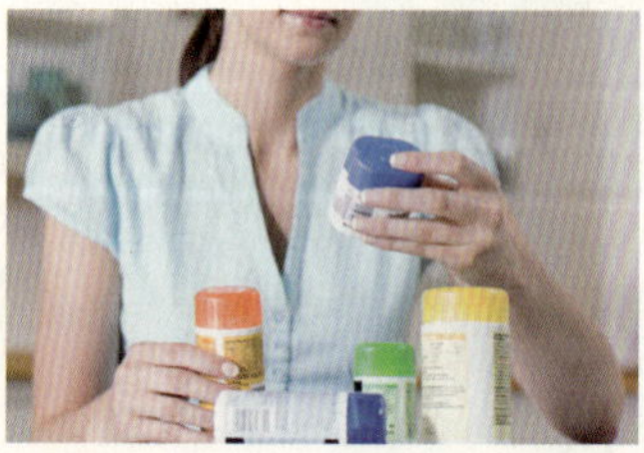

▲長期服用 300% DV 的脂溶性維生素——尤其是既成維生素 A——可能會中毒。如果你吃補充劑，要弄清楚吃了什麼

用計劃或保險策略，即使是自覺地吃均衡飲食的人也不例外。消費者的目的是要填補膳食攝取量和營養需求之間的缺口，藉以避免營養素缺乏或慢性病。然而支持 MVM 的證據仍然莫衷一是。均衡的 MVM 所提供的營養素不超過 100% DV，不會對人體造成傷害，但是大部分的研究卻指出其效用不明。美國國家衛生研究院之當代科學報告的結論是，目前的證據不足以支持或反對利用 MVM 來防止慢性病（參見延伸閱讀 11、13、17、18 等）。

特定的維生素或礦物質補充劑有保健效益嗎？專家發現只有幾項維生素和礦物質補充劑的研究，顯示它們具有預防缺乏症和慢性病的效益。舉例來說，停經婦女吃鈣和維生素 D 補充劑可增加骨質密度而降低骨折的風險。表 8-6 列舉最能從補充劑受益的各種人口。

雖然補充劑具有一些保健效益，但盲目使用補充劑可能有害。營養素中毒的大部分病例確實都是補充劑引起的。大劑量的一種

表 8-6　最容易由補充劑獲益的人

補充劑種類	受益者
MVM	• 每日攝取低於 1200 大卡者（例如某些婦女和老人） • 飲食不均衡或不足者（例如糧食匱乏或挑嘴的兒童） • 吸收不良者 • 所服藥物會干擾營養素的吸收或代謝者
B 群維生素	• 酗酒者
葉酸	• 育齡婦女（尤其是懷孕和哺乳期間）
維生素 B_{12}	• 老人 • 吃純素飲食者
維生素 C	• 抽菸者
維生素 D	• 少喝牛奶者（因為過敏或乳糖不耐） • 日曬不足者（例如所有嬰兒、許多非裔和某些老人） • 吃純素飲食者
維生素 E	• 吃低脂飲食者（尤其是低植物油）
維生素 K	• 新生兒（出生後即注射）
鈣	• 吃純素飲食者 • 骨質流失的老人
氟	• 較大嬰兒與兒童（由牙醫指示）
鐵	• 月經期間大量出血的婦女 • 孕婦 • 吃純素飲食者
鋅	• 吃純素飲食者

營養素可能影響其它營養素的吸收和代謝。比方說，過量的鋅會抑制銅的吸收，而大量的葉酸會掩蓋 B_{12} 缺乏的徵候和症狀。除此之外，有些補充劑會干擾藥物治療。例如大量攝取維生素 K 或 E 會改變抗凝血藥物的作用，維生素 B_6 會抵銷 L-dopa（治療巴金森氏症的藥物）的藥效，而大劑量的維生素 C 會干擾某些癌症的藥物療法。

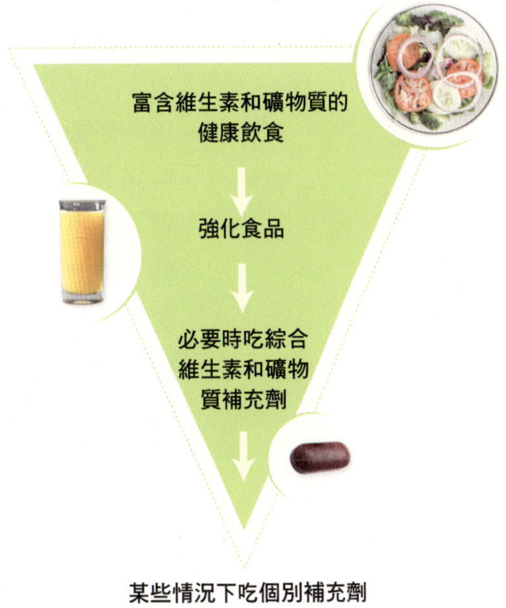
富含維生素和礦物質的健康飲食
強化食品
必要時吃綜合維生素和礦物質補充劑
某些情況下吃個別補充劑

圖 8-35 明智地使用補充劑。富含維生素和礦物質的健康飲食永遠是優先的選擇

對大多數美國人而言，想方設法多吃蔬果和全穀類，是確保營養素不虞匱乏的最安全、也是最健康的方法（參見延伸閱讀 1）。食物具有的許多保健效果是瓶瓶罐罐中找不到的。記得第 1 章討論的植化素和第 4 章討論的纖維質，大部分補充劑幾乎不含植化素或纖維。綜合維生素和礦物質補充劑也只含少量的鈣，以免藥錠過大。除此之外，補充劑中氧化形式的鎂、鋅和銅並不如食物中的礦物質容易吸收。總而言之，補充劑在各方面都無法補充貧乏的飲食。

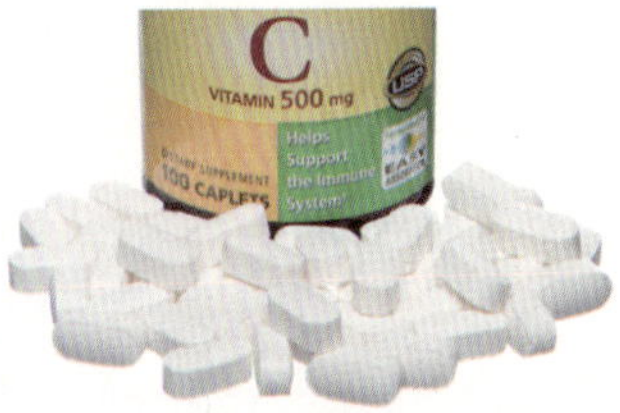

▲在維生素和礦物質補充劑上尋找有無 USP 標識

如圖 8-35 所示，當你要改善營養素的攝取時，先從飲食下手，其次才考慮吃補充劑。首先，你應該評估自己目前的飲食習慣。美國飲食指南和健康餐盤是消費者用來規劃健康飲食的工具（參見第 2 章）。如果營養素缺口仍在，要找出這些營養素的食物來源。比方說，強化的即食早餐穀片提供各種微量營養素，例如維生素 E、葉酸、維生素 B_6 以及大量可吸收的 B_{12}。其它強化食品，例如加鈣強化的柳橙汁，也有助益。不過要注意高度強化食品的份量，吃太多份會使某些營養素過量，例如維生素 A、鐵和合成葉酸等。最後，如果你想吃補充劑，要自我教育並諮詢醫生或合格營養師。

補充劑該選哪一種

如果你決定要吃綜合維生素和礦物質補充劑，首先從超市或藥局尋找營養素含量約 100%DV 的知名品牌。綜合維生素和礦物質補充劑要在用餐時或餐後立刻服用，以擴大吸收效果。同時要確定本補充劑、其它補充劑和高度強化的食品（例如即食早餐穀片）所提供的每種維生素和礦物質的總量，不要超過上限攝取量。

對於既成維生素 A 尤其要特別留意。這裡有兩則例外：(1) 男性和年長女性要吃低鐵或無鐵的食品以免鐵的負荷過重（詳情參見第 9 章），以及 (2) 維生素 D 超過上限攝取量，對成人來說應該沒有關係。仔細閱讀補充劑上的營養標示，弄清楚你自己吃的是什麼（圖 8-36）。由於最近針對各種營養素補充劑的研究，發現它們的品質良莠不齊，所以美國 FDA 已經要求廠商測試自己所有產品的特性、純度、效力、組成等。為了獲得進一步的保障，消費者在購買營養素補充劑時應當注意有無美國藥典 (United States Pharmacopeia, USP) 的標識。USP 是獨立的非營利科學家團體，它檢查產品的效力、品質、純度、包裝、標示、溶解速度以及保存期限等。USP

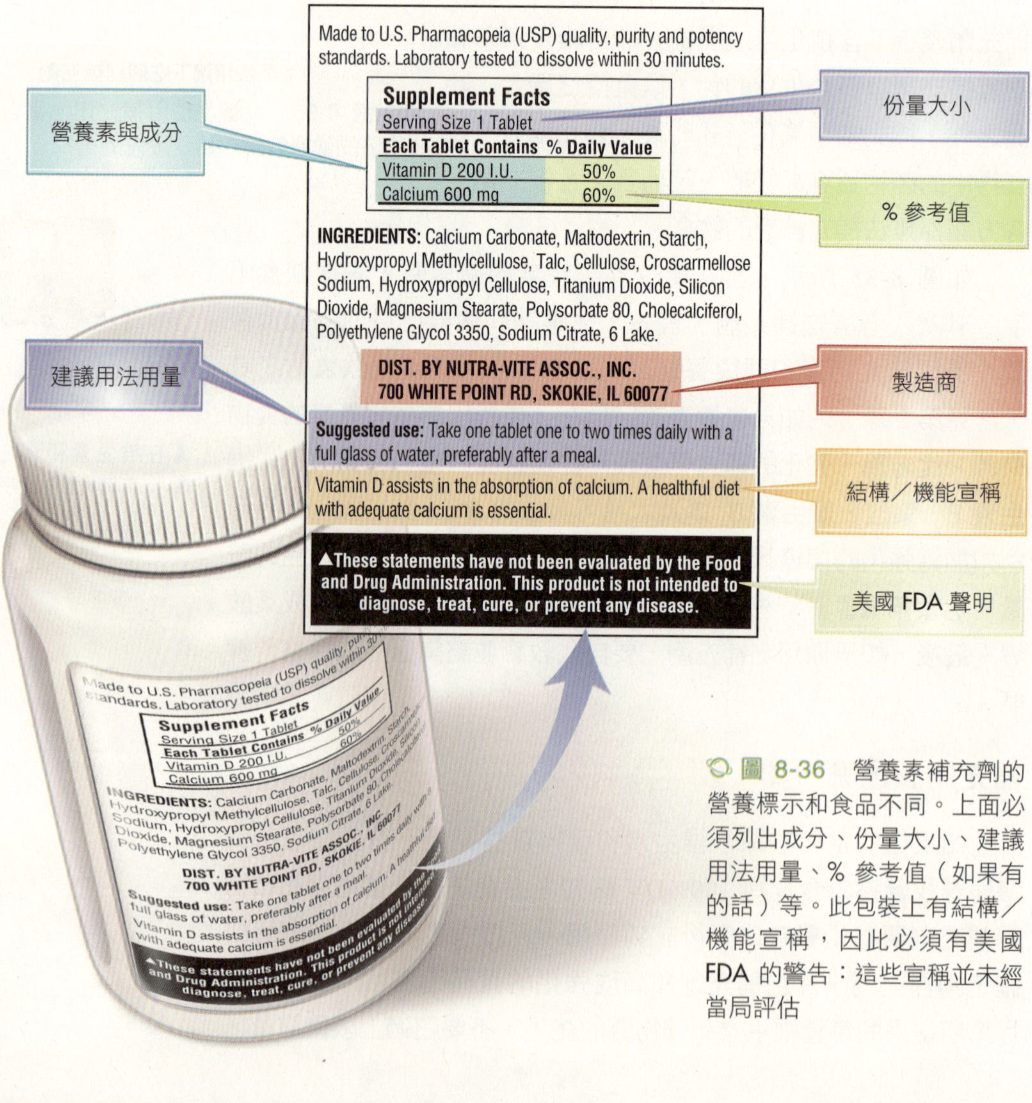

圖 8-36 營養素補充劑的營養標示和食品不同。上面必須列出成分、份量大小、建議用法用量、% 參考值（如果有的話）等。此包裝上有結構／機能宣稱，因此必須有美國 FDA 的警告：這些宣稱並未經當局評估

的標識出現在補充劑上，表示產品經過評量並且符合補充劑品質的專業標準。

挑選補充劑的另一個考量是避免無用的成分，例如對胺基苯酸 (para-aminobenzoic acid, PABA)、陳皮、肌醇、花粉及卵磷脂等，這些都是飲食中不需要的成分。在健康食品店或網路販售的昂貴補充劑中，往往添加這些東西。除此之外，不要吃左旋色胺酸和高劑量的 β-胡蘿蔔素或魚油。

下方有幾個網站可以協助你評估補充劑的訴求和安全性：

http://acsh.org/
www.quackwatch.com
www.ncahf.org
http://ods.od.nih.gov/
www.eatright.org
www.usp.org/dietary-supplements/overview

這些由個人或團體建立的網站提供消費者權威的營養和健康資訊。

觀念檢查站 8.16

1. 《膳食補充品的健康暨教育法案》所認定的四種補充劑成分為何？
2. 吃補充劑的三種潛在風險為何？
3. 說明三種有必要吃補充劑的情況。

案例研究 從飲食獲取大部分營養

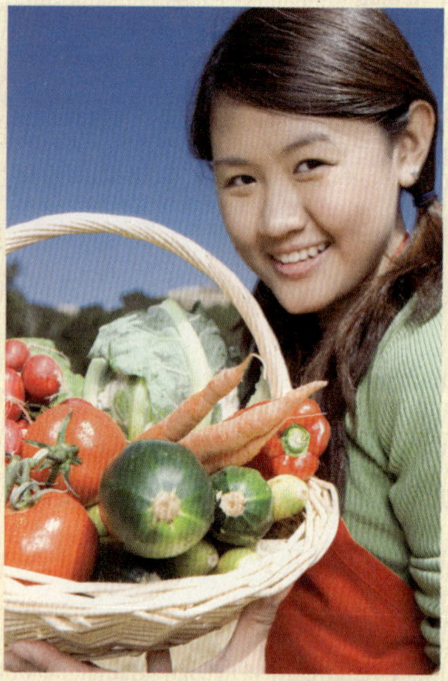

在雜貨店的補充劑走道中，產品既龐雜又昂貴。朱麗是大學二年級生，剛在課堂上讀過營養飲食學院針對補充營養素的建議報告。她了解到補充劑，例如綜合維生素和礦物質補充劑，是確保營養充足的良好後備計劃，不過對長期健康而言，補充劑的效益並無定論。大約三分之一的美國人常吃補充劑，不過這些人往往吃的也是健康飲食。攝取超過建議量的營養素並不會帶來額外的健康效益，事實上，有時反而會中毒。

朱麗決定她寧可從飲食獲取營養，那麼她要如何從飲食中獲取大部分的維生素和礦物質呢？請回答下列問題。解答在本章末尾。

1. 哪些因素會破壞或減少食物中的維生素？
2. 為了獲取最多維生素，朱麗購買生鮮食品時必須謹記哪些原則？
3. 食品加工如何影響維生素和礦物質的含量？選擇全穀類或精製穀類的製品有何差別？
4. 在家中儲存蔬果要如何避免營養素喪失？
5. 保留維生素的最佳烹飪方法為何？

營養與你的健康 Nutrition and Your Health (NAYH)

營養與癌症

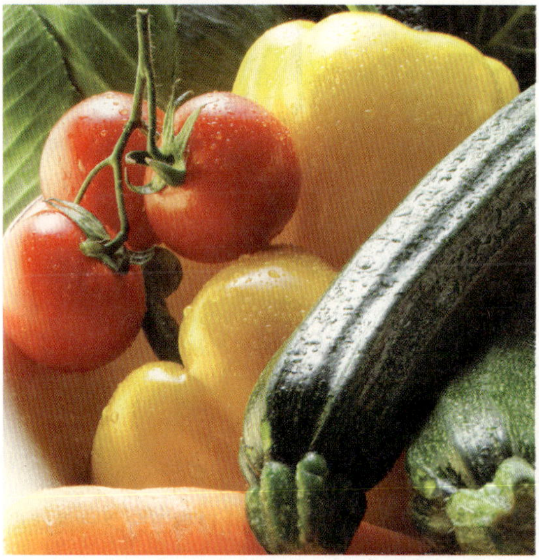

癌症是北美成人的第二大死亡原因。據估計，美國每天超過 1,600 人死於癌症，癌症相關的支出每年超過 2,000 億美元。前四大癌症，肺癌、結直腸癌、乳癌和前列腺癌，占所有癌症死亡的 50% 以上（圖 8-37）。

癌症並非單一疾病，受影響的細胞種類不同，致癌的因素也不一定相同。舉例來說，造成皮膚癌的因素就與乳癌不同。同樣地，不同癌症的治療方法往往也不一樣。

癌症專門術語

癌症本質上是 DNA 突變，導致細胞不正常、不受控制的分裂，由此啟動了癌症的發展。這些細胞經過促進期和進展期就成為癌細胞。癌症如果未經有效治療，結局就是死亡。大多數癌症以腫瘤的方式呈現，不過不是所有的腫瘤都是癌症。**腫瘤** (tumor) 是自然增殖的新組織，但是不具生理功能。腫瘤可能是**良性** (benign) 如疣，也可能是**惡性** (malignant) 如肺癌。「惡性腫瘤」或「惡性贅瘤」是癌症的同義詞。

良性腫瘤只有干擾到正常的身體功能時才具危險性，惡性腫瘤則會侵入附近的結構，例如血管、淋巴系統和神經組織等。癌症也會經由血液或淋巴循環而**轉移** (metastasize) 到遠處的部位，因此能在幾乎全身各部製造出侵略性的腫瘤，也使得癌症的治療更加困難。由於癌症會轉移，因此及早偵測癌症相當重要。能夠在早期階段診斷出來的癌症包括結腸癌、乳癌和子宮頸癌等。

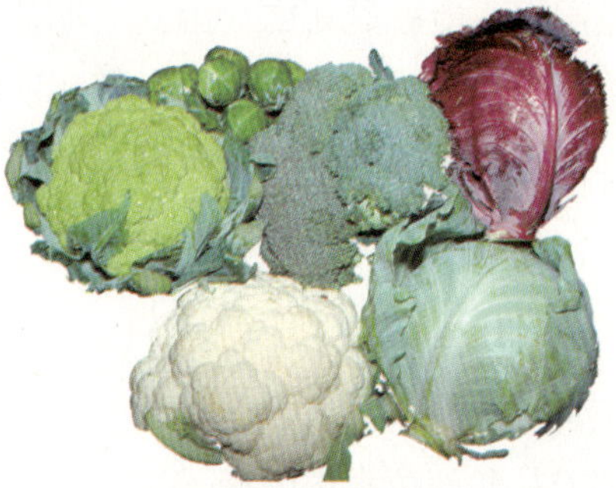

▲十字花科蔬菜富含防癌的植化素，例如甘藍和花菜

腫瘤 (tumor) 細胞增生，可能是良性也可能是惡性。

良性 (benign) 指不會擴散的腫瘤。

惡性 (malignant) 指會擴散到或近或遠部位的腫瘤。

轉移 (metastasize) 原始腫瘤從一個部位擴散到人體的另一個部位，有時擴散的距離相當遙遠。癌細胞能經由血管、淋巴系統或直接增殖而擴散。

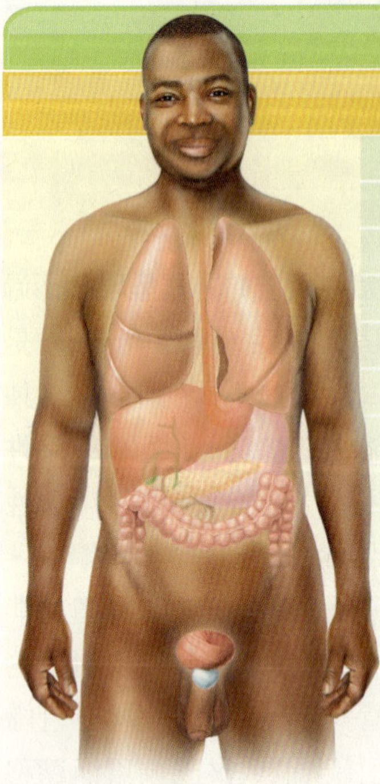

2013 癌症死亡百分比

男性	部位	女性
	腦	2%
4%	食道	
28%	肺	26%
	乳房	14%
5%	肝與膽管	2%
6%	胰臟	7%
7%	白血球與淋巴	7%
9%	結直腸	9%
4%	泌尿	
	卵巢	5%
10%	前列腺	
	子宮與子宮頸	3%
27%	其他（例如口腔、皮膚、膀胱等）	25%

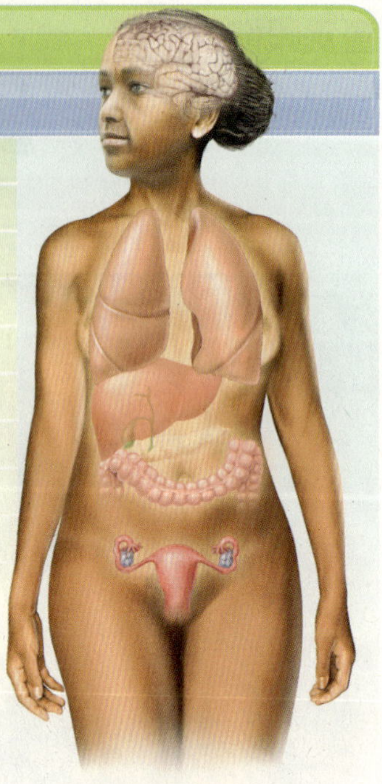

圖 8-37 癌症事實上是多種疾病的總稱，各種細胞和器官都是它侵襲的目標。注意有三分之一癌症與抽菸有關

偵測癌症

癌症置之不理的話，會迅速轉移到全身，結局很可能就是死亡。因此早期偵測癌症很重要。以下是牢記癌症早期警訊的輔助方法。體重不明原因降低也是警訊。

- 大小便習慣改變
- 瘡口無法癒合
- 不正常的出血或排泄
- 胸部或其他部位出現腫塊
- 消化不良或吞嚥困難
- 疣或痣產生明顯變化
- 持續咳嗽或聲音嘶啞

例行篩檢是及早偵測癌症的重要方法。美國癌症學會建議中老年人做結腸鏡檢查和前列腺抗原檢驗，以及婦女的定期乳房檢查（40 歲開始做乳房 X 光攝影）。

影響癌症發展的因素

遺傳、環境和生活方式都會影響癌症的發展。遺傳傾向對結腸癌、乳癌（例如突變的乳腺癌 1 號基因或乳腺癌 2 號基因）和前列腺癌等（三者分別占所有癌症的 35%、27% 和 42%）的發展尤其重要。大約 30% 對癌症敏感的基因已經辨識出來。不過專家估計，最常見的癌症只有 5% 與遺傳的癌症基因相關。整體來說，大部分的癌症也與生活方式和環境接觸密切相關，從世界各國癌症罹患率的差異即可得知。事實上，飲食因素可能影響 30% 到 40% 的癌症。

對於癌症的遺傳風險我們雖然無能為力，不過在抽菸、酗酒、運動和營養素攝取等生活方式的抉擇仍有巨大的影響力。眾所周知，北美三分之的癌症與抽菸直接相關。半數的口腔癌、咽癌和喉癌與酗酒相關。飲酒加上抽菸更進一步升高癌症的風險。

詳細檢視飲食對癌症的影響

有些食物成分有助於癌症的發展，而其它食物可能有防癌的作用（表 8-7）。首先，我們會討論脂肪／熱量的攝取量與癌症風險的關係，然後說明某些食物成分的防癌作用（參見延伸閱讀 9）。

熱量和脂肪攝取量與癌症風險

攝取過量的卡路里不但造成肥胖，並且導致 14% 的男性癌症死亡和 20% 的女性癌症死亡。這是主要的飲食一癌症風險因素，包括乳癌（尤其是停經婦女）、胰臟癌、腎癌、膽囊癌、結腸癌、**子宮內膜 (endometrium)** 癌以及前列腺癌等。過量的脂肪組織以數種方式影響癌症風險。首先，脂肪組織分泌雌激素和其它多種蛋白質促進癌症的發展。由於肥胖和胰島素抗性的狀況，造成胰島素產量過高也是原因。此外，過重和肥胖者較嚴重的發炎和氧化壓力也會升高癌症風險。

國家癌症研究所認為，有足夠的證據顯示膳食脂肪與癌症的關聯，藉此鼓勵北美人少吃脂肪。他建議先將膳食脂肪降至總卡路里的 30%，對於癌症高風險群並且能適應這種飲食模式者，不妨將膳食脂肪再降到總卡路里的 20% 或以下。

不過有些科學家認為癌症研究所對脂肪和癌症的議題反應過度。雖然流行病學的證據確實顯示脂肪與癌症相關，但是證據並不充分。癌症與飲食中過量卡路里比較密切相關。在動物實驗中，把總卡路里降至平日的 70%，可以減少 40% 的腫瘤發展，不論飲食中脂肪含量多少。對實驗動物而言，限制卡路里是防癌最有效的方法。

不幸的是，人類很難把總卡路里降至平日的 70%。因此，儘管動物實驗有此結果，營養學家卻無法將它化成實際建議，且癌症一旦發病，再限制卡路里也無濟於事。

防癌的食物成分

許多單一營養素具有防癌的功能，例如抗氧化劑和某些植化素（參見表 8-7）。

維生素 C 和 E 的抗氧化作用能防止腸胃內**亞硝胺 (nitrosamine)** 的形成，而亞硝胺是一種強力致癌物。維生素 E 也能保護不飽和脂肪酸不受自由基的破壞。總之，類胡蘿蔔素、維生素 E、維生素 C 和硒在人體內都有抗氧化功能。這些抗氧化系統能夠對抗尋找電子的化合物，有助於防止 DNA 突變，而 DNA 突變是癌症發展的首要原因。

除此之外，蔬果和茶中的植化素可以阻擋某些癌細胞的發展。許多研究一致指出，攝取蔬果能夠降低幾乎所有癌症的風險。蔬果通常富含類胡蘿蔔素、維生素 E 和維生素 C 等。攝取足量的維生素 D 或許能夠防止乳癌、結腸癌和前列腺癌等。鈣也可以降

子宮內膜 (endometrium)　覆蓋子宮內部的膜，在月經周期增厚，直至排卵為止。如果沒有受精，表層即在行經時脫落。

亞硝胺 (nitrosamine)　由硝酸鹽和胺基酸分解產物所形成的致癌物，會導致胃癌。

表 8-7 與癌症有關的食物成分

成分	膳食來源	作用
防癌*		
維生素 A	肝臟、強化牛奶、蔬果	促進正常細胞的生長與分化
維生素 D	強化牛奶、富含油脂的魚類	增加某種蛋白質的製造以抑制細胞生長，例如結腸
維生素 E	全穀類、蔬菜油、綠色葉菜類	防止亞硝胺的形成，抗氧化劑
維生素 C	水果、蔬菜	阻止亞硝酸鹽和硝酸鹽轉變成致癌物，可能有抗氧化功能
葉酸	水果、蔬菜、全穀類	促進正常細胞生長，降低結腸癌風險
硒	肉類、全穀類	抑制腫瘤增長的抗氧化系統的成分，殺死早期的癌細胞
類胡蘿蔔素，例如茄紅素	水果、蔬菜	可能有抗氧化作用，有的會影響細胞代謝。茄紅素能降低前列腺癌的風險
類黃酮、吲哚、酚和其它植化素	蔬菜，特別是包心菜、花菜、花椰菜、球芽甘藍、大蒜、洋蔥、茶	降低胃和其他器官的癌症風險
鈣	乳製品、綠色蔬菜	延緩結腸的細胞分裂，與膽酸和游離脂肪酸結合因而降低結腸癌風險
ω-3 脂肪酸	冷水魚類，例如鮭魚和鮪魚	抑制腫瘤增長
黃豆製品	豆腐、豆漿、天貝、大豆仁	所含的植酸能與腸道中的致癌物結合；異黃酮能抑制癌細胞的增殖與轉移
共軛亞麻油酸	乳製品、肉類	抗氧化劑，抑制腫瘤增長
富含纖維的食物	蔬果、全穀類麵包和穀片、豆類、堅果	促進腸道蠕動或與致癌物結合，因而降低結直腸癌風險
致癌		
攝取過多能量	所有巨量營養素	脂肪過多導致肥胖；雌激素和其它性荷爾蒙合成過多，增加癌症風險；也會造成胰島素抗性，使胰島素分泌過多
脂肪總量	肉類、高脂牛奶和乳製品、動物脂肪和植物油	過量的飽和與多元不飽和脂肪可能致癌。飽和脂肪會增加前列腺癌的風險
高升糖指數的碳水化合物	糕餅、含糖飲料、糖果	這些食物使胰島素激增，可能促進腫瘤生長，例如結腸癌
酒精	啤酒、紅酒、烈酒	與喉、肝、膀胱、乳房、結腸的癌症有關（尤其是葉酸攝取不足）
亞硝酸鹽，硝酸鹽	醃燻肉類，特別是火腿、培根、香腸	在極高溫時會與胺基酸的衍生物結合，形成致癌的亞硝胺
多環化合物：黃麴毒素	發霉的花生或穀類	會改變 DNA 的結構並抑制其生理反應能力；黃麴毒素與肝癌有關
苯比林和其它雜環胺	碳烤食物，尤其是肉類	與胃癌和結腸癌有關。為了降低風險，燒烤前切掉脂肪，縮短燒烤時間（例如先用微波加熱），並除去燒焦的部分

*此處列出的許多防癌作用只是根據推論，並且只經過動物實驗的證實。這些營養素和食物成分最好來自飲食。美國預防醫學專案小組認為，營養素補充劑不一定能夠提供同樣的保健效益

低結腸癌的風險。總之，每日攝取蔬果、全穀類、低脂和脫脂乳製品以及植物油就能夠防癌－或許這些食物加起來具有「雞尾酒」式的防癌作用，而非單一食物所能奏效（參見延伸閱讀9）。

治癌期間的營養問題

在癌症的治療期間，根據癌症發生的部位不同，營養問題也不一樣，不過整體目標是儘量減少體重的下降和防止營養素缺乏症。體重下降，尤其是肌肉量減少，是治癌期間的重要問題，因為營養狀況不良會使病患難以康復。癌症和／或治癌的共同後果是疲憊、口瘡、口乾、味覺異常、反胃和腹瀉等，都會導致食欲不振。

在治癌期間，最好的食物就是病患能夠耐受的任何食物。根據病患的症狀不同，食物選擇各異，不過清涼的、非酸性的液體和鬆軟、清淡的食物最受歡迎。應當強調少量多餐和高營養素密度且高能量密度的食物，以滿足卡路里和蛋白質的需求。通常還需要流質的營養補充劑。由於治癌期間免疫功能受到壓制，必須特別注意食品安全的措施（參見第13章）。

防癌指南

因癌症治療的毀滅性代價和治癒希望渺茫，防癌的努力顯得愈發重要。幾個健康組織都曾發布自己的一套防癌飲食和生活指南。底下以美國癌症研究所的建議作為代表。

美國癌症研究所的防癌建議

1. **體型越瘦越好，但不要體重不足**。體脂肪過量會升高許多慢性病的風險，包括癌症在內。如前所述，脂肪組織分泌的荷爾蒙和其它蛋白質，加上高濃度的胰島素，會促進癌症的發展。
2. **每天至少運動30分鐘**。體力活動有助於體重管理，改善胰島素敏感度，並且強化免疫系統。
3. **拒喝含糖飲料，少吃能量密集食物**。這些做法有助於體重管理。
4. **多吃各種蔬果、全穀類和豆類等**。植物為主的飲食提供大量纖維和抗氧化營養素，並且有助於體重管理。
5. **少吃紅肉（例如牛肉、豬肉和羊肉等），拒吃加工肉品**。具體而言，每週所吃（熟）紅肉不超過18盎司。大量攝取紅肉和加工肉品會升高結腸癌的風險。原因可能是脂肪含量或致癌物的形成（例如亞硝胺或雜環胺）。
6. **如有飲酒習慣，男性每日不超過2杯，女性不超過1杯**。酒類特別容易升高消化器官罹癌風險，原因可能是酒精會破壞DNA。就防癌而言最好完全禁酒，不過酒精確實有些保護心血管的作用。
7. **少吃過鹹和鹽漬食品**。攝取大量的鹽會升高胃癌的風險。
8. **不要使用補充劑對抗癌症**。天然食品中的植化素遠比個別的營養素更具抗癌效果。此外，大量的食物成分，例如β-胡蘿蔔素，在大型臨床實驗中確實會升高癌症風險。
9. **母親最好完全母乳哺餵至少6個月，然後添加其他液體和食物**。母乳哺餵降低母親的乳房和生殖系統的癌症風險，並且減少嬰兒日後肥胖的風險。

10. 經過治療後，癌症存活者應遵循防癌建議。治癌期間遵循醫護人員的建議，治癌後遵循上述建議可避免癌症復發。

最後謹記，絕對不要抽菸。

調整飲食和生活習慣對癌症風險有強力的影響，不過並不能取代預防篩檢和醫療照護。癌症一旦發病，調整飲食和生活習慣並不能防止癌細胞的生長和轉移。

以下網站能提供你進一步的癌症資訊：

美國癌症學會
www.cancer.org

國家癌症學院
www.cancer.gov

美國癌症研究所
www.aicr.org

Abramson 癌症中心資料庫
www.oncolink.org

哈佛公衛學院疾病風險索引
www.diseaseriskindex.harvard.edu

本章重點（數字代表章節）

8.1 維生素是人體生長、運作、維持所需的少量有機物質，可以分類為脂溶性（維生素 A、D、E 與 K）和水溶性（B 群維生素和維生素 C）。人體無法合成足量的維生素以維持健康，飲食中缺乏維生素會導致缺乏症。脂溶性維生素的吸收需要膳食脂肪，在血液中由脂蛋白運送。超大劑量的脂溶性維生素最容易造成中毒，因為它們容易儲存在體內。攝取超過人體儲存能力的水溶性維生素，通常由尿液排泄。有些維生素容易遭受溫度、光線、空與鹼的破壞或是烹飪時流失在水或油中。

8.2 維生素 A，有時稱為「抗感染維生素」，維持上皮組織的健康和黏液分泌細胞的功能。維生素 A 存在於肉類、強化乳製品、魚類、蛋以及各種紅、橙色蔬菜和綠色葉菜中。類胡蘿蔔素是植化素，在人體內可轉化成維生素 A。有三種類胡蘿蔔素可在人體內轉變成維生素 A：β-胡蘿蔔素、α-胡蘿蔔素和 β-隱黃素。類胡蘿蔔素雖非必需營養素，但可促進健康。類胡蘿蔔素除了可以轉化成維生素 A，而且是強力抗氧化劑。類胡蘿蔔素的抗氧化功能可預防黃斑退化、白內障、心血管疾病及癌症等。深綠和橙色蔬菜含有豐富的類胡蘿蔔素。

8.3 維生素 D 是荷爾蒙兼維生素。人體的皮膚利用陽光和一種類膽固醇成分合成維生素 D。如果日曬不足，需由飲食（例如魚類和強化牛奶）提供維生素 D。維生素 D 的活化荷爾蒙形式可促進小腸的鈣吸收，協助調控血鈣。維生素 D 攝取不足的嬰兒和兒童會導致佝僂症，成人則會導致軟骨症。老人和嬰兒往往需要補充維生素 D。中毒會造成軟組織鈣化、虛弱及腸胃失調等。

8.4 維生素 E 的主要功能是抗氧化劑，它存在於植物油中。維生素 E 捐出電子給尋找電子的自由基而中和它們，這種作用保護細胞膜和紅血球免於破壞。雖然商人吹捧維生素 E 的療效，不過超大劑量的應用有待進一步的研究。上限攝取量是成人需要量的 50 倍。

8.5 維生素 K 為凝血作用所需，並且賦予各種蛋白質（包括骨骼蛋白質）與鈣結合的能力。部分維生素 K 來自大腸細菌的合成，不過大部分來自食物，主要是綠色葉菜類。

8.6 B 群維生素本身不會產生能量，不過它們的輔酶形式參與能量代謝的化學反應。B 群維生素的生體可用率很高。北美飲食通常含有足量的 B 群維生素，但貧窮、代謝疾病與酗酒等情況下可能不足。全穀類比精製穀類含有更多 B 群維生素（以及其它營養素）。多種 B 群維生素的功能是作為能量代謝中的輔酶。

8.7 硫胺的輔酶形式參與碳水化合物和蛋白質代謝，以及RNA、DNA 和神經傳導素的合成。硫胺的來源包括豬肉、富化或強化的穀類製品、牛奶等。腳氣病是硫胺缺乏症，造成肌肉虛弱和神經受損。硫胺中毒不詳，沒有上限攝取量。

8.8 核黃素的輔酶參與脂肪酸的分解代謝、其它維生素和礦物質的代謝、穀胱甘肽過氧化酶的抗氧化作用。乳製品、富化和強化穀類製品、肉類和蛋是核黃素豐富的來源。缺乏核黃素的症狀包括舌炎和口角炎。大劑量核黃素沒有中毒的證據；沒有設定上限攝取量。

8.9 菸鹼素輔酶參與許多合成反應，尤其是脂肪酸的合成。豐富的食物來源包括海鮮、禽肉、肉類、花生以及富化或強化穀類等。菸鹼素缺乏症是癩皮病，造成皮膚炎、腹瀉和失智症，最後導致死亡。超大劑量的菸鹼素曾用來降低血脂，不過會產生副作用如皮膚泛紅。

8.10 維生素 B_6 輔酶活化許多碳水化合物、脂質、（尤其是）蛋白質代謝的酵素。維生素 B_6 也協助合成神經傳導素，並參與同半胱胺酸代謝。豐富的食物來源包括動物製品和富化或強化的穀類製品以及蔬果等。B_6 缺乏症造成頭痛、沮喪、腸胃症狀、皮膚病變、神經疾病、貧血和免疫不良等。B_6 中毒會導致神經受損。

8.11 泛酸是碳水化合物、脂質和蛋白質能量代謝和合成脂肪酸的輔酶。泛酸廣泛分布於食物中，例如葵瓜籽、蘑菇、花生與蛋是最豐富的來源。泛酸不可能缺乏，不過症狀會類似其它 B 群維生素缺乏症。泛酸中毒不詳，沒有上限攝取量。生物素的輔酶形式協助合成葡萄糖和脂肪酸以及胺基酸的代謝。蛋黃、花生和起司提供膳食生物素，不過大腸細菌也能合成一部分生物素。吃生蛋白會造成缺乏症，因為蛋白中的卵白素會與生物素結合而降低其生體可用率。生物素缺乏症會造成皮膚和口腔發炎、腸胃症狀、肌肉疼痛和虛弱、生長不良以及貧血等。生物素中毒不詳，沒有上限攝取量。

8.12 葉酸在 DNA 合成和同半胱胺酸代謝中扮演重要角色。缺乏的症狀包括全身各部位的細胞分裂不良、巨球性貧血、舌炎、腹瀉和生長不良等。懷孕升高葉酸的需求；懷孕第一個月缺乏葉酸會造成子女的神經管缺陷。酗酒者也會缺乏葉酸。食物來源是葉菜類、內臟和柳橙汁等。

8.13 代謝葉酸和同半胱胺酸以及隔絕神經元都需要維生素 B_{12}。B_{12} 的吸收是複雜的過程，需要唾液蛋白質、足量的胃酸以及胃製造的內在因子。缺乏維生素 B_{12} 通常是因為吸收不良而非攝取不足，會造成貧血和神經退化。惡性貧血會妨礙 B_{12} 的吸收。B_{12} 的來源是動物製品、強化食品和補充劑等。

8.14 維生素 C 是強力抗氧化劑，它參與膠原蛋白、肉鹼和神經傳導素的合成。缺乏維生素會導致壞血病，症狀是皮膚點狀出血、牙齦出血以及關節痛等。維生素 C 也能促進鐵的吸收。新鮮蔬果，尤其是柑橘類水果，是良好來源。食物的儲存和烹煮會喪失大量的維生素 C，所以最好吃新鮮蔬果或稍微烹煮的蔬菜。酗酒者和少吃蔬果的人可能會缺乏維生素 C。抽菸的人需要較多的維生素 C。上限攝取量是成人需求的 20 倍。

8.15 膽素是必需營養素，但尚未歸類為維生素。膽素是磷脂質的成分，對細胞膜結構、神經髓鞘形成與脂質運送等很重要。膽素和葉酸一樣參與單碳代謝，能防止天生缺陷、癌症和心臟病等。蛋黃、肉類、乳製品、大豆和堅果是良好來源。

8.16 均衡飲食能滿足營養需求和防止慢性病，不過在某些情況下，補充劑也有其效用。比方說，育齡婦女、老人、吃純素飲食者和吸收不良者等，都能從補充劑受益。消費者應當自我教育，了解補充劑的效益和風險。

NAYH 治療癌症的代價和渺茫的治癒希望，使得防癌的努力更加重要。改變飲食習慣可以降低癌症風險。首先要確定你的飲食提供適量的卡路里和脂肪，並且多吃蔬果、全穀類麵包和穀片、豆類、魚類以及低脂或脫脂乳製品等。除此之外，還要經常運動、避免肥胖、適度飲酒（如果有飲酒的習慣）以及少吃動物脂肪和煙燻或醃製食品。

知識檢查站（解答在下方）

1. 維生素可分類為
   a. 有機和無機　c. 必需和非必需
   b. 脂溶性和水溶性　d. 元素和化合物
2. 大腸細菌合成的維生素是
   a. A　b. D　c. E　d. K
3. 缺乏維生素 A 會導致
   a. 乾眼症　c. 壞血病
   b. 軟骨症　d. 癩皮病
4. 維生素 D 被稱為陽光維生素是因為
   a. 存在於柳橙汁中
   b. 日曬可以製造維生素 D
   c. 會被陽光破壞
   d. 它是遮光劑的成分
5. 維生素 E 的功能是
   a. 輔酶　c. 抗氧化劑
   b. 荷爾蒙　d. 過氧化物
6. 兒童的弓形腿、頭部擴大和畸形、膝關節增大是何種疾病的症狀？
   a. 佝僂症　c. 骨質疏鬆症
   b. 乾眼症　d. 維生素 D 中毒
7. 缺乏何種維生素會升高嬰兒神經管缺陷（例如脊裂）的風險？
   a. 維生素 A　c. 維生素 E
   b. 維生素 C　d. 葉酸
8. 製造________需要維生素 C
   a. 胃酸　c. 胰島素
   b. 膠原蛋白　d. 凝血因子
9. B 群維生素，包括硫胺、核黃素、菸鹼素，被稱為「能量」維生素，因為它們
   a. 能夠分解而產生能量
   b. 是能量飲料的成分
   c. 參與碳水化合物、脂肪、蛋白質釋出能量的反應
   d. 運動選手對它們的需要量很大
10. 麵條、通心粉、麵包由富化麵粉製造，其中添加的營養素不包括
    a. 維生素 B_6　c. 菸鹼素
    b. 硫胺　d. 核黃素
11. 何種 B 群維生素對光敏感，會被光線破壞？
    a. 核黃素　c. 硫胺
    b. 菸鹼素　d. 泛酸
12. 人體能夠從何種胺基酸合成菸鹼素？
    a. 酪胺酸　c. 苯丙胺酸
    b. 色胺酸　d. 麩醯胺酸
13. 生蛋白中的卵白素會減少________的吸收
    a. 生物素　c. 鐵
    b. 硫胺　d. 核黃素
14. 膽素是________的重要成分
    a. 膽固醇　c. 磷脂質
    b. 抗氧化劑　d. 蛋白質
15. 下列何種餐點最符合美國癌症研究所的防癌指南？
    a. 烤雞胸肉、烤馬鈴薯、綜合蔬菜
    b. 水煮鮭魚、蒸花菜、玉米棒子

c. 烤火腿、番薯燉鍋、菠菜沙拉

d. 起司披薩、麵包棒加番茄醬

解答：1. b (LO 8.1), 2. d (LO 8.5), 3. a (LO 8.2), 4. b (LO 8.3), 5. c (LO 8.4), 6. a (LO 8.3), 7. d (LO 8.12), 8. b (LO 8.14), 9. c (LO 8.6), 10. a (LO 8.6), 11. a (LO 8.8), 12. b (LO 8.9), 13. a (LO 8.11), 14. c (LO 8.15), 15. b (LO 8.17)

學習問題（LO 數字是章首學習成果的章節）

1. 為何脂溶性維生素 A 和 D 的中毒風險要比水溶性維生素來得高？(LO 8.1)
2. 如何判斷超市販售的哪些蔬果含有豐富的類胡蘿蔔素？(LO 8.2)
3. 維生素 D 荷爾蒙的主要功能為何？哪些人可能需要補充維生素 D？原因為何？(LO 8.3)
4. 說明維生素 E 的抗氧化功能。（LO 8.4)
5. 穀類精碾去除了哪些維生素和礦物質？在加工過程中哪些營養素又添加回去？(LO 8.6)
6. 硫胺的最佳食物來源為何？(LO 8.7)
7. 核黃素缺乏症的徵候為何？(LO 8.8)
8. 說明缺乏菸鹼素之癩皮病的三種徵候。(LO 8.9)
9. 說明維生素 B_6 的 RDA、DV、UL 在日常生活中的應用。(LO 8.10)
10. 泛酸如何參與能量代謝？(LO 8.11)
11. 吃生蛋為何會導致生物素缺乏症？(LO 8.11)
12. 美國 FDA 為何限制補充劑和強化食品中的葉酸含量？(LO 8.12)
13. 北美人是否需要攝取大量維生素 C 以避免缺乏症？維生素 C 攝取量遠超過 RDA 是否會有反效果？(LO 8.14)
14. 膽素為何不是維生素？(LO 8.15)

案例研究解答 從飲食獲取大部分營養

1. 接觸光線、溫度、氧或鹼會破壞某些維生素，尤其是水溶性維生素。此外，有些維生素在烹飪時會流失在水或油中。
2. 由於光線、溫度和氧會破壞某些維生素，長時間儲存農產品會減少維生素含量。雜貨店中的進口（亦即非當季）農產品可能是數天、甚至數週之前採收的。如果朱麗購買當地的當季蔬果，從採收到購買的時間會比較短。在農夫市場挑選新鮮的當地農產品可縮短農地到餐盤之間的距離，維生素含量也比較高。
3. 食品加工大幅減少穀類的營養素含量。拋棄穀類的麩皮和胚芽減少了維生素 E、B 群維生素以及礦物質如鎂、鐵和鋅等。穀類的富化添加回去 B 群維生素和鐵，不過在多種微量營養素方面精製穀類還是不如全穀類。如果所吃的穀類有一半是全穀類，就可滿足微量營養素的需求而不必依賴補充劑。
4. 維生素減少接觸光線、溫度和空氣，可免遭受破壞。大部分農產品應置入密封容器，存放冰箱內。為了減少蔬果接觸空氣，朱麗應該在食用之前才去皮或切塊。數天之內不會食用的食物應該冷凍以保持營養素含量。

5. 蒸、炒和微波是保存食物中的維生素最佳烹飪方法。在備餐時，部分維生素會受溫度破壞或流失在水或油中，因而降低營養素含量。比方說，烹煮蔬菜導致 B 群維生素喪失，尤其是葉酸。溫度越高、烹煮時間越長，維生素喪失越多。利用快速烹煮法如微波，可避免過度烹煮蔬菜，有助於保留營養素。烹煮時蓋上鍋蓋可縮短烹煮時間。蒸蔬菜可減少水溶性維生素流失在水中。脂溶性維生素如維生素 A 和類胡蘿蔔素，會流失在烹飪用油中，所以要儘量減少烹飪用油，或者食物煮熟後才加入油脂調味。

營養學家的選擇

誰不會偶爾想要補充能量？在步調快速的社會中，毋怪乎能量補充劑是整個補充劑產業中成長最迅速的部門。以增強體力為號召的產品，基本上含有至少 100% DV 的 B 群維生素，因為這類維生素參與能量代謝。如第 8 章所述，B 群維生素的輔酶形式參與碳水化合物、脂肪和蛋白質產生能量的化學反應。不過單獨服用 B 群維生素不會提供任何能量。為了獲得能量，你必須同時攝取足夠的卡路里。此外，如果本來就缺乏 B 群維生素，補充它們只會促進能量代謝。如果目前 B 群維生素的營養狀況良好，你不會獲得任何額外的能量。你目前的 B 群維生素狀況如何？如果要補充，該補充多少？是否有其它成分能夠補充能量？讓我們詳細檢視這三種選項。

5-Hour Energy 吸引你的注意力，因為它號稱比一般能量飲料用更少卡路里（其中添加了糖）就能快速、方便地補充能量。這種產品提供 150% DV 的菸鹼素，2000% DV 的維生素 B_6，8333% DV 的維生素 B_{12}！除此之外，5-Hour Energy 含有專利的「能量混合物」，其中包括多種刺激性成分（例如咖啡因和胞磷膽素）和胺基酸，聲稱能夠強化身體和心智能力。

你是否需要這麼多菸鹼素、維生素 B_6 和 B_{12}？如果你目前的 B 群維生素狀況良好，吃這些 B 群維生素不會補充任何能量。在另一方面，如果你平日 B 群維生素攝取不足，這項產品可改善這種狀況，因而促進能量代謝。然而超過了身體的需求，過量的水溶性維生素會從尿液排泄。此外，B 群維生素互相依存的程度很高，攝取失衡的 B 群維生素會使它們在能量代謝中無法協同工作。而且大劑量的菸鹼素會使敏感的人出現不舒服的皮膚潮紅症狀。

專家認為能量飲料中的咖啡因是最強的刺激物。目前廠商毋需在補充劑標示中揭露咖啡因含量，不過廠商在網站中主動告知，一份 5-Hour Energy 含有 200 毫克咖啡因。如果你除了能量飲料之外還喝咖啡或其它咖啡因飲料，就得當心了。過量的咖啡因會導致神經緊張、無法入睡、反胃、嘔吐、心跳迅速和血壓升高等。能量飲料中的其它成分令人擔心，例如 5-Hour Energy 中的牛磺酸、酪胺酸和苯丙胺酸，因為目前沒有足夠的研究了解它們加在一起會產生何種反應。

最後，注意 5-Hour Energy 不含能量！B 群維生素的輔酶形式所參與的代謝反應，需要一些碳水化合物、脂肪或蛋白質才能產生能量。因此之故，即使這種產品含有的咖啡因相當於一杯 12 盎司咖啡，維生素 B_6 是 DV 的 20 倍，它還是不含必要的能源：卡路里。

現在讓我們檢視 Nature Made® 的 B 群維生素和維生素 C。它的標示宣稱能夠「協助將食物轉化成能量」，其成分為硫胺、核黃素、菸鹼素和 2.5 到 10 倍 DV 的維生素 B_6。它所含的 B 群維生素和 5-Hour Energy 一樣，有助於產生能量的化學反應，不過必須要有足量的碳水化合物、脂肪、和／或蛋白質才行。如果你的 B 群維生素狀況良好，這項產品並不能提升你的能量。它所含的 B 群維生素超過人體需求，其中多半會被排出體外。除非有特殊的醫療需求，沒有必要補充超過 100% DV 的任何營養素。坦白講，你的血汗錢會被馬桶沖走！

我們沒有必要吃超大劑量的 B 群維生素，不過如果有段時間攝取不足，應該如何補充呢？在這種情況下，所含營養素不超過 100% DV 的綜合維生素和礦物質補充劑是明智的選擇。此處的善存®宣稱提供 B 群維生素和鐵（參見第 9 章）支持能量代謝，並且含有全系列的必需維生素和礦物質，有助於維持整體健康。這種產品能夠滿足（而不超過）能量代謝所需的營養素。不過你要記得，對多數健康人口而言，研究顯示綜合維生素和礦物質補充劑並無保健效益（參見延伸閱讀 3）。對於食物來源無法滿足營養需求的人而言，這種產品最具效益。

雖然缺乏 B 群維生素理論上會影響你的能量狀況，不過典型的美式飲食能提供豐富的 B 群維生素。良好的食物來源包括魚類、禽肉、肉類、蛋、乳製品等。綠色葉菜、豆類、豌豆和全穀類是豐富的植物來源。記得穀類製品的富化添加了硫胺、菸鹼素、核黃素和葉酸等。強化早餐穀片尤其是 B 群維生素和許多微量營養素的豐富來源。如果你的飲食符合飲食指南，就能滿足每日 B 群維生素的需求。

仔細檢查有哪些其他因素消耗你的能量。缺乏睡眠是忙碌大學生的主要通病，因為他們得在學業、工作和社交生活間維持平衡。除了 B 群維生素，造成疲勞的其他飲食因素包括卡路攝取不足和鐵營養狀況不良。龐大的壓力和久坐不動的生活也會讓你感覺疲憊。下列做法可以自然而然地增加能量：

• 少量多餐。

Supplement Facts

Serving Size 1 Caplet

Amount Per Caplet	% Daily Value
Vitamin C 300 mg	500%
Thiamin 15 mg	1,000%
Riboflavin 10.2 mg	600%
Niacin 50 mg	250%
Vitamin B6 5 mg	250%
Pantothenic Acid 10 mg	100%

Supplement Facts

Serving Size 1.93 fl. oz.

Amount Per Serving	% Daily Value
Niacin (as Niacinamide) 30 mg	150%
Vitamin B6 (as Pyridoxine Hydrochioride) 40 mg	2,000%
Folic Acid 400 mcg	100%
Vitamin B12 (as Cyanocobalamin) 500 mcg	8333%
Sodium 18 mg	<1%
Energy Blend 1870 mg	‡
Taurine, Glucuronic acid (as or from glucuronolactone), Malic Acid, N-Acetyl L-Tyrosine, L-Phenylalanine, Caffeine, Citicoline	

‡ Daily value not established.

Supplement Facts

Serving Size 1 Tablets

Each Tablet Contains	% Daily Value
Vitamin A 3,500 IU (29% as Beta-Carotene)	70%
Vitamin C 60 mg	100%
Vitamin D 400 IU	100%
Vitamin E 30 IU	100%
Vitamin K 25 mcg	31%
Thiamin 1.5 mg	100%
Riboflavin 1.7 mg	100%
Niacin 20 mg	100%
Vitamin B_6 2 mg	100%
Folic Acid 400 mcg	100%
Vitamin B12 6 mcg	100%
Biotin 30 mcg	10%
Pantothenic Acid 10 mg	100%
Calcium 200 mg	20%
Iron 18 mg	100%
Phosphorus 20 mg	2%
Iodine 150 mcg	100%
Magnesium 50 mg	13%
Zinc 11 mg	73%
Selenium 55 mcg	79%

- 忌吃大量的糖和脂肪。
- 要吃正餐，尤其是早餐。
- 在休息時間做點運動，例如散步。
- 經常運動。
- 減輕壓力。
- 每晚睡足 7 至 9 小時。

延伸閱讀

1. ADA Reports: Position of the American Dietetic Association: Nutrient supplementation. *Journal of the American Dietetic Association* 109:2073, 2009.
2. Adams JS and Hewison M: Update in vitamin D. *Journal of Clinical Endocrinology and Metabolism* 95:471, 2010.
3. Casey CF and others: Vitamin D supplementation in infants, children, and adolescents. *American Family Physician* 81(6):745, 2010.
4. Cordero Z and others: Vitamin E and risk of cardiovascular diseases: A review of epidemiologic and clinical trial studies. *Critical Reviews in Food Science and Nutrition* 50:420, 2010.
5. Fulgoni VL 3rd and others: Foods, fortificants, and supplements: Where do Americans get their nutrients? *Journal of Nutrition* 141:1847, 2011.
6. Green R: Is it time for vitamin B-12 fortification? What are the questions? *American Journal of Clinical Nutrition* 89:712S, 2009.
7. Keller M: Vitamin D deficiency in children. *Today's Dietitian* 14 (12):26, 2012.
8. Krider KS, Bailey LB, and Berry RJ: Folic acid food fortification—its history, effect, concerns and future directions. *Nutrients* (3):370, 2011.
9. Kushi LH and others: American Cancer Society guidelines on nutrition and physical activity for cancer prevention: Reducing the risk of cancer with healthy food choices and physical activity. *CA: A Cancer Journal for Clinicians* 62:30, 2012.
10. Larsson SC and others: Vitamin B-6 and risk of colorectal cancer: A meta-analysis of prospective studies. *Journal of the American Medical Association* 303:1077, 2010.
11. Martini LA and others: Role of vitamins and minerals in prevention and management of type 2 diabetes mellitus. *Nutrition Reviews* 68:341, 2010.
12. National Institutes of Health Clinical Center's Drug-Nutrient Interaction Task Force: Important information to know when you are taking: Coumadin and vitamin K. Updated 9/5/2012. Available at: **http://www.cc.nih.gov/ccc/patient_education/drug_nutrient/coumadin1.pdf.**
13. National Institutes of Health State-of-the-Science Conference Statement on Multivitamin/Mineral Supplements and Chronic Disease Prevention. *NIH Consensus State-of-the-Science Statements* 23(2):1, 2006.
14. Office of Dietary Supplements, National Institutes of Health: Dietary supplement fact sheet: Vitamin D. Updated 6/24/11. Available at: **http://ods.od.nih.gov/factsheets/vitamind.**
15. Office of Dietary Supplements, National Institutes of Health: Dietary supplement fact sheet: vitamin B-6 fact sheet. Updated 9/15/2011. **http://ods.od.nih.gov/factsheets/vitaminb6.**
16. Office of Dietary Supplements, National Institutes of Health: Dietary supplement fact sheet: Vitamin B-12 fact sheet. Updated 6/24/2011. **http://ods.od.nih.gov/factsheets/vitaminb12.**
17. Palmer S: Sorting out the science on multivitamins and minerals. *Today's Dietitian* 11:38, 2009.
18. Sesso HD and others: Multivitamins in the prevention of cardiovascular disease in men: The Physician's Health Study II randomized controlled trial. *Journal of the American Medical Association* 308:1751, 2012.
19. Tang WH and others: Intestinal microbial metabolism of phosphatidylcholine and cardiovascular risk. *New England Journal of Medicine* 368(17):1575, 2013.
20. Webb D: Choline—rethinking the dietary requirement. *Today's Dietitian* 13:38, 2011.
21. Webb D: Vitamin D and cancer—evidence suggests this vital nutrient may cut risk. *Today's Dietitian* 14(10): 58, 2012.
22. Zeisel SH and da Costa K: Choline: An essential nutrient for public health. *Nutrition Reviews* 67:615, 2009.
23. Zhang SM and others: Effect of combined folic acid, vitamin B-6, and vitamin B-12 on cancer risk in women: A randomized trial. *Journal of the American Medical Association* 300:2012, 2008.

評估你的餐盤 Rate Your Plate

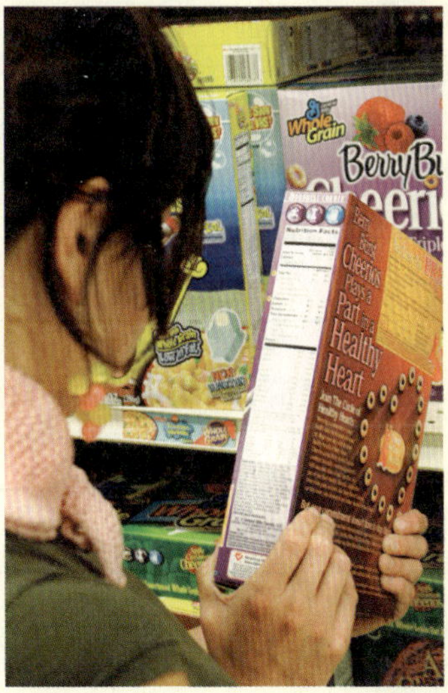

本書對早餐穀片的一貫敘述是富化、強化、冷食和即食等，這些名詞的意義為何？

從包裝盒倒出穀片，加入牛奶即可享用，這就是即食或冷食穀片。在任何食物中添加營養素就稱為強化。美國 FDA 對富化有嚴格的定義，它是針對精製穀類的特殊形式的強化。每磅麵粉或精製穀類必須含有至少 2.9 毫克硫胺、1.8 毫克核黃素、24 毫克菸鹼素、0.7 毫克葉酸、20 毫克鐵等。富化添加回去一部分（並非全部）穀類碾製過程中喪失的營養素。

閱讀營養標示即可知道該產品是否經過強化。在下列的表格中，**穀片 A** 經過富化，符合 FDA 的標準。**穀片 B** 經過富化或強化，含有 100% DV 的部分維生素和礦物質，尤其是 B 群維生素和鐵。由於所有的精製穀類製品都已添加硫胺、核黃素、菸鹼素、葉酸和鐵富化，許多廠商就在自己的產品添加額外的營養素。本書提到強化早餐穀片時，指的是後者這類產品。

營養素	穀片 A（1 盎司）%DV	穀片 B（1 盎司）%DV	你的穀片 %DV	營養素	穀片 A（1 盎司）%DV	穀片 B（1 盎司）%DV	你的穀片 %DV
維生素 A	25	15		菸鹼素	25	100	
維生素 C	25	100		維生素 B_6	25	100	
鈣	0	0		葉酸	25	100	
鐵	50	100		泛酸	__*	100	
維生素 D	10	10		磷	4	4	
維生素 E	25	100		鎂	__*	4	
硫胺	25	100		鋅	__*	100	
核黃素	25	100					

* 標示上沒有資料

閱讀你的早餐穀片的營養標示，在表格中的空白處填上各種營養素的 %DV。如果某項料從缺，就在空白處打上星號。根據你的觀察，回答下列問題。

1. 你的穀片是否經過強化？你如何得知？

2. 在你的營養標示上檢視卡路里、脂肪、糖的含量。這種穀片是否符合美國飲食指南和其他健康權威限制熱量、脂肪、添加糖的建議？

3. 哪些族群每天吃強化早餐穀片特別有益？

4. 你的早餐穀片要如何搭配才符合健康餐盤的標準？

台灣的營養與健康
(Nutrition and Health in Taiwan, TWNH)

維生素的營養狀況

台灣民眾的維生素營養狀況不差，但仍有數種受到忽視而明顯不足。攝取充足的水溶性維生素是 B_1、B_2、B_6、B_{12}、菸鹼素和 C，油溶性維生素是 A。台灣食品成分資料庫欠缺數據的是葉酸、膽素、維生素 D 和維生素 K，其中膽素與維生素 D 和 K 的攝取量是專家利用其他國家的成分表來估算，葉酸與維生素 D 則採用血液生化評估來檢測營養狀況。

目前的資料顯示，膽素攝取量低於 AI，女性少於男性，而且年長者攝取減少，可能是蛋類與肉類攝取減少有關，這是含膽素豐富的食物（表 TW8-1）。

成人的維生素 K 攝取量相當充足，雖然老年有減少的現象，但仍明顯超過 AI（表 TW8-1）。

葉酸和維生素 D 則有獨特的缺乏問題，這兩項都是年輕人的營養狀況不如老人，葉酸還有男性缺乏比女性嚴重的現象。了解了這兩個維生素與慢性疾病的關聯，年輕人就不能忽視這些攸關自身的營養風險了。

維生素 D 缺乏普遍

台灣的維生素 D 攝取標準不分男女都採用 AI，目前 1 歲以上各年齡層的建議值都明顯低於美國最新的標準（表 TW8-2），1-50 歲相差三倍，表示達到台灣 DRI 的標準也不是最佳健康狀態。國民營養調查發現的最大的警訊是**年輕人的維生素 D 營養狀況不如老年人，攝取量（表 TW8-3）與血液值都較低。**

民眾獲得維生素 D 的主要食物來源是鹹水及淡水魚類與相關製品、奶類及蕈類，民眾對這些食物的喜愛和選用可能有很大的差異。學童及青少年常用的補充劑是魚肝油，老年人則多使用綜合維生素礦物質，包括鈣補充劑所添加的維生素 D。青壯年很少服用這兩類補充劑而導致缺乏。

血清的鈣二醇平均濃度為成年男性 18.9 ng/ml，女性 17.4 ng/ml。年輕者低於年長者，其中年輕女性最低（表 TW8-4）。血清濃度

表 TW8-1 台灣民眾的膽素與維生素 K 的平均攝取量和參考量

年齡（歲）	男性膽素 (mg/d)		女性膽素 (mg/d)		男性維生素 K (μg/d)		女性維生素 K (μg/d)	
	攝取量	AI	攝取量	AI	攝取量	AI	攝取量	AI
13-18	398	500	272	370		75		75
19-30	424	450	260	390	558	120	549	90
31-44	339		293					
45-64	306		229					
65~					430	120	436	90

資料來源：參見參考資料 1-3

表 8-2　台灣之維生素 D 參考攝取量明顯低於美國之建議量

年齡/國別	台灣 2011 (AI)	美國 2010 (RDA)	
	(μg/d)	(μg/d)	IU/d
0-12 個月	10	10	400
1-18 歲	5	15	600
19-50 歲	5	15	600
51-70 歲	10	15	600
> 70 歲	10	20	800
懷孕和哺乳	+ 5	+ 0	+ 0
UL（上限）	50	100	4000

資料來源：參見參考資料 1

表 TW8-3　國人之維生素 D 攝取狀況

年齡層	平均攝取量 (μg/d)	
	男性	女性
6-12	4.5	3.9
國中	6.6	6.1
高中	5.4	4.3
19-64	8.2	7.8
> 65（歲）	8.6	7.0

資料來源：參見參考資料 4

表 TW8-4　國人之血清鈣二醇平均濃度 (ng/ml) 與缺乏率

年齡層（歲）	男性	女性
19-50	17.9	16.4
51-64	21.0	19.3
> 65	20.8	19.9
缺乏率 % (< 20 ng/ml)	61.1%	71.3%
不足率 (20-33 ng/ml)	36%	27.7%
充足率 % (> 33 ng/ml)	3%	1%

資料來源：參見參考資料 4

由低而高可分成：嚴重缺乏 (< 8 ng/ml)、缺乏 (8-20 ng/ml)、不足 (20-32 ng/ml)、充足 (> 33 ng/ml) 四個等級。體內維生素 D 充足的成年男性只有 3%，女性只有 1%。缺乏率以女性高於男性，女性有 70%，男性有 60%。

成人中以年輕者缺乏問題最為嚴重（圖 TW8-1），19-44 歲的缺乏率高達 72%。

血清鈣二醇濃度因季節而有差異，冬季和春季較低，夏季和秋季稍高；各季節中男性都高於女性，但都不到充足的水準（圖 TW8-2）。

日照

台灣雖然陽光不缺，但是日照時數並不算多。日照時數是陽光持續的時間，顯示一個地區無雲的期間，通常用「一年平均小時數」表示；測量和記錄的儀器稱為日照計錄器 (IRSR, Interim Reference Sunshine Recorder)。北極圈的日照時數最長，一年 4,647 小時；赤道有 4,422 小時。雖然台灣處於亞熱帶，但四面海洋使空氣充滿水氣而阻擋日照。根據中央氣象局統計資料，台灣地區平地的日照時數，從台中往南部每年可超過 2,000 小時，但是北部地區不超過 1,500 小時，而且近十年來還呈

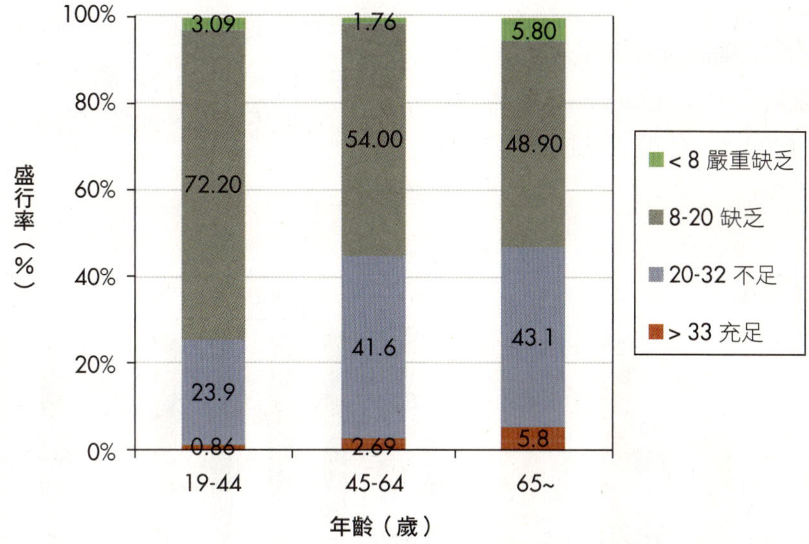

圖 TW8-1 根據血清的鈣二醇濃度，台灣民眾普遍缺乏維生素 D，其中年輕成人比老年人更為嚴重
資料來源：參見參考資料 4

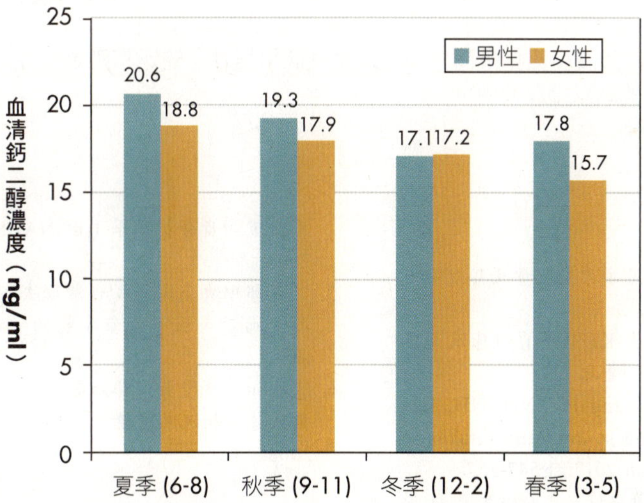

圖 TW8-2 血清的鈣二醇濃度因季節而異，以夏季時最高，各季節中都是男性高於女性
資料來源：參見參考資料 4,5

現減少的趨勢 (圖 TW8-1)。

氣候的特性加上現代人防曬美白的生活習慣，台灣民眾的維生素 D 主要來源應該是飲食。不過維生素 D 強化的食品不多，個人必須自主選用補充劑。

年輕人與男性的葉酸營養不足

營養調查採用的葉酸營養指標是血清葉酸濃度，缺乏的標準是 < 3 ng/mL，不足是 < 6 ng/mL。值得注意的是，年輕人的血清葉酸濃度比老人低，女性高於男性（圖 TW8-3）。成年女性的葉酸缺乏率只有 16%，成年男性則有 39%，而且 45 歲以下年輕人的風險最大，女性不足率 > 20%，男性 > 45%。

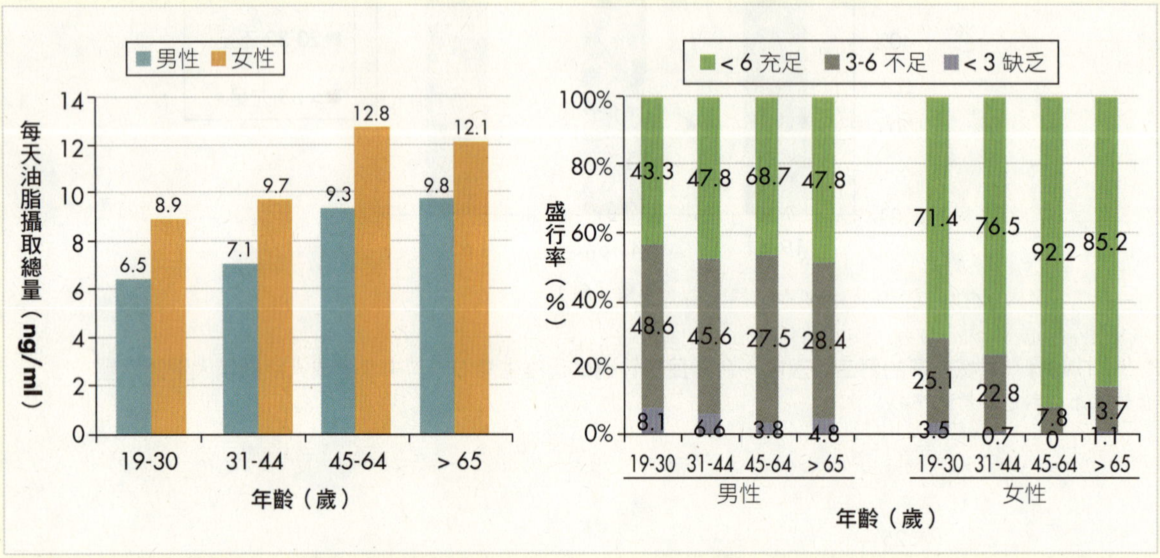

圖 TW8-3 台灣成人血清葉酸濃度隨年齡而增多，以女性高於男性；缺乏率則是男性高於女性，年輕人高於老年人，反映男性與年輕人的蔬菜攝取較少

資料來源：參見參考資料 6

參考資料：

1. 衛福部 (2012) 國人膳食營養素參考攝取量及其說明，第七版。
2. 黃意婷：建構台灣食物維生素 K1 含量資料庫及其應用。輔仁大學碩士論文 2007，臺北。
3. Chu DM, Wahlqvist ML, Chang HY, Yeh NH, Lee MS. Choline and betaine food sources and intakes in Taiwaneses. Asia Pac J Clin Nutr 2012;21:547-557.
4. 李美璇、林以勤、黃怡真、黃琳媛。國人維生素 D 營養狀況初步分析結果：由 NAHSIT 1993-96 到 2005-2008.
5. 交通部中央氣象局：台灣過去 50~100 年的溫度、溼度、雨量、風等氣象參數的統計及變化析資料－日照。
6. 陳冠如、林璧鳳、林以勤、潘文涵。台灣十年來國人葉酸營養狀況的變遷：由 NASHIT 1993-1996 到 2005-2008

Chapter 9 水和礦物質

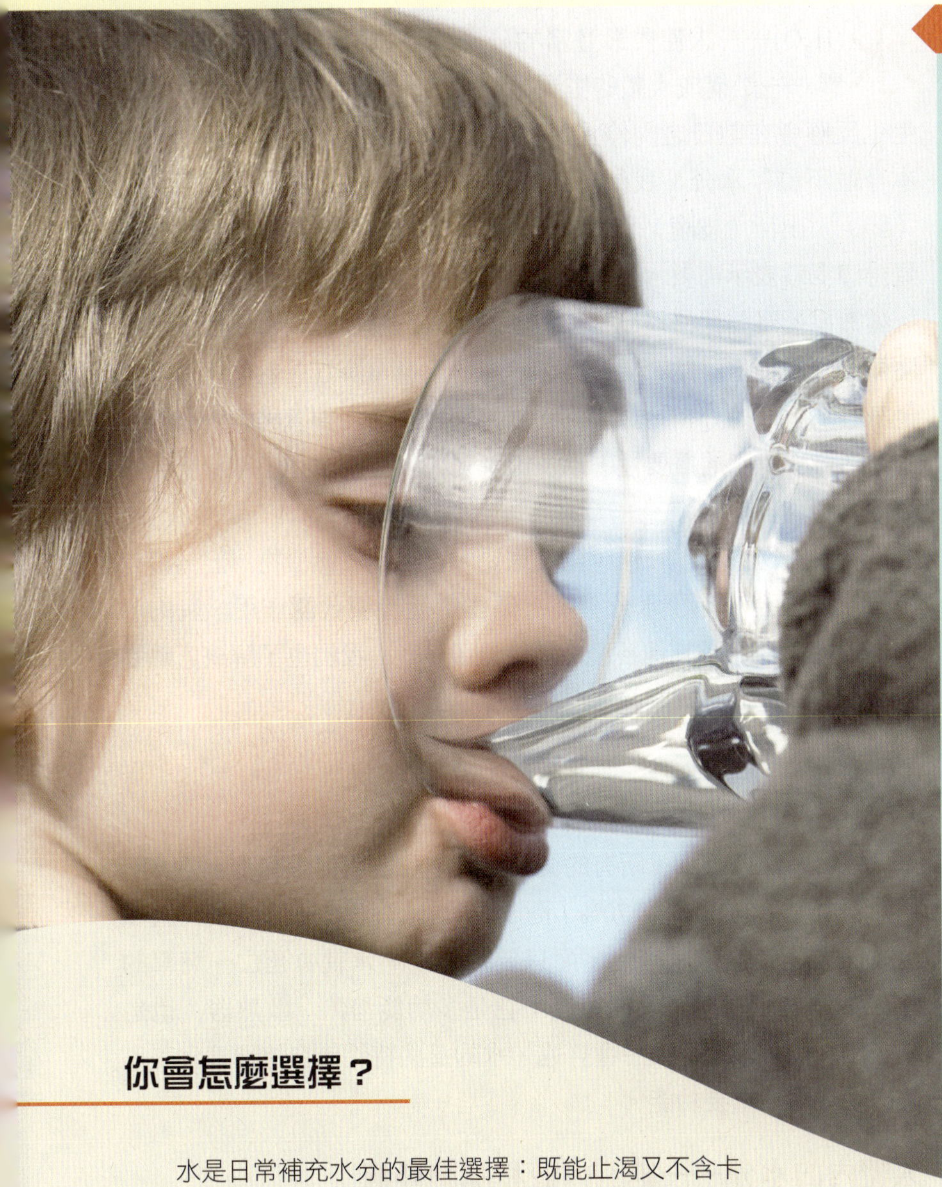

學習成果

第 9 章的設計是要讓你能夠：

9.1 了解人體內水分的功能、體液平衡的調控、體液失衡的後果（亦即脫水）；列舉水的建議攝取量和來源。

9.2 說明巨量和微量礦物質的一般特性，礦物質吸收和儲存的一般過程，礦物質中毒的危險，以及保存食物中礦物質的方法。

9.3 說明鈉在控制體液平衡、酸鹼平衡、神經衝動傳導中的角色，並列舉其膳食來源和需要量，以及攝取過量而中毒的危險。

9.4 列舉鉀的功能、膳食來源、需要量以及攝取過量而中毒的危險。

9.5 列舉氯的功能、膳食來源和需要量。

9.6 列舉鈣的膳食來源和需要量，並且說明它在骨骼生長、維持和修復中的角色，以及骨質疏鬆症的發展過程和預防之道。

9.7 說明磷的功能、膳食需要量、來源以及避免攝取過量的益處。

9.8 列舉鎂的功能和來源，以及非膳食來源的鎂中毒的危險。

9.9 說明鐵維持血液健康的功能，並列舉其來源、膳食需要量以及缺乏和中毒的問題。

你會怎麼選擇？

水是日常補充水分的最佳選擇：既能止渴又不含卡路里。目前市面上有許多「水」可供選擇。你是否需要含有維生素和礦物質的水？泉水與礦水的差異何在？喝瓶裝水比自來水安全嗎？當你要前往學生活動中心做運動，而在便利店的貨架上瀏覽時，哪一種水是最健康的選擇？

a. 可重複使用的瓶裝自來水

b. Aquafina® 純水

c. San Pelegrino 礦泉水

d. Vitaminwater®

營養連線

一邊閱讀第 9 章一邊思考你的選擇，然後看看本章末尾的「營養學家的選擇」。

9.10 說明鋅的功能，包括它在免疫功能中的角色，以及它的食物來源、膳食需要量、缺乏與中毒的徵候和症狀。
9.11 簡述硒的功能，並說明其膳食需要量、食物來源、缺乏的症狀以及補充劑中毒的危險。
9.12 說明碘在甲狀腺素代謝中的功能，以及它的來源、膳食需要量、缺乏和中毒的問題。
9.13 說明銅的功能以及中毒的可能性，並列舉其來源、膳食需要量以及導致缺乏症的情況。
9.14 說明氟在牙齒發育和骨骼健康中的角色，以及它的主要來源、使用建議和中毒問題。
9.15 說明鉻在葡萄糖代謝中的功能，以及它的來源、膳食需要量及缺乏症狀。
9.16 說明錳和鉬的功能，並且了解如何從膳食來源獲取它們。
9.17 說明導致高血壓的因素。

水(H_2O)——人體內最豐富的分子與各種化學反應的多功能介質——是構成人體的主要成分。沒有水的供應，生命所需的生化反應會在數日之內停止。我們必須經常補充水分，因為人體本身並不儲存水分。我們每天都要攝取液體，以便補充呼吸作用（肺）、出汗（皮膚）和排泄（尿液和糞便）所喪失的水分。我們覺得口渴就表示需要水，不過人體有數種精密的機制保留水分。維持體液平衡需要嚴格控制細胞內和細胞外溶解的礦物質濃度。這些溶解的礦物質——鈉、氯、鉀和磷——稱為電解質，它們不僅調控全身各部水分的分布，並且協助維持酸鹼平衡和傳導神經衝動。在本章你會學到水的重要性，以及電解質如何協同調控體液平衡、酸鹼平衡和神經功能等。

許多礦物質和水一樣，極其重要。它們屬於無機物，因為沒有與碳原子結合。除了水分平衡，礦物質還參與代謝作用、肌肉收縮、人體生長以及其他各種功能（圖 9-1）。我們也了解缺乏礦物質會造成嚴重的健康問題。

9.1 水

生命不能沒有水，所有的細胞、組織和器官都含有水。整體而言，水占體重的 50% 到 70%（圖 9-2）。水對生命確實重要，人類可以數週不進食依然存活，而只要幾天不喝水就會死亡。簡單的 H_2O 分子擁有一些驚人的特性：它是多功能溶劑、散熱器、也是潤滑劑。以下幾個章節將會詳述，水的這些特性使它特別適合在人體內執行許多重要功能。

人體內的水分——細胞內液和細胞外液

細胞內液 (intracellular fluid, ICF) 細胞內的液體，占全部體液的三分之二。

細胞外液 (extracellular fluid, ECF) 細胞外的液體，包括血管內和細胞間的液體，占全部體液的三分之一。

水分經由細胞膜進出細胞，細胞內的水分形成**細胞內液** (intracellular fluid, ICF)，而細胞外或血液中的水分稱為**細胞外液** (extracellular fluid, ECF)（圖 9-3）。細胞膜是透水的，因此水分可以自由進出細胞。舉例來說，當血液容量減少時，水分可以從細胞內和細胞間進入血管，增加血液量。在另一方面，如果血液容量增加，水分就移出血管而進入細胞及其周圍的區域，造成水腫（參見第 6 章的圖 6-13）。

人體藉由控制離子和濃度來控制細胞內外的水量。離子是帶電

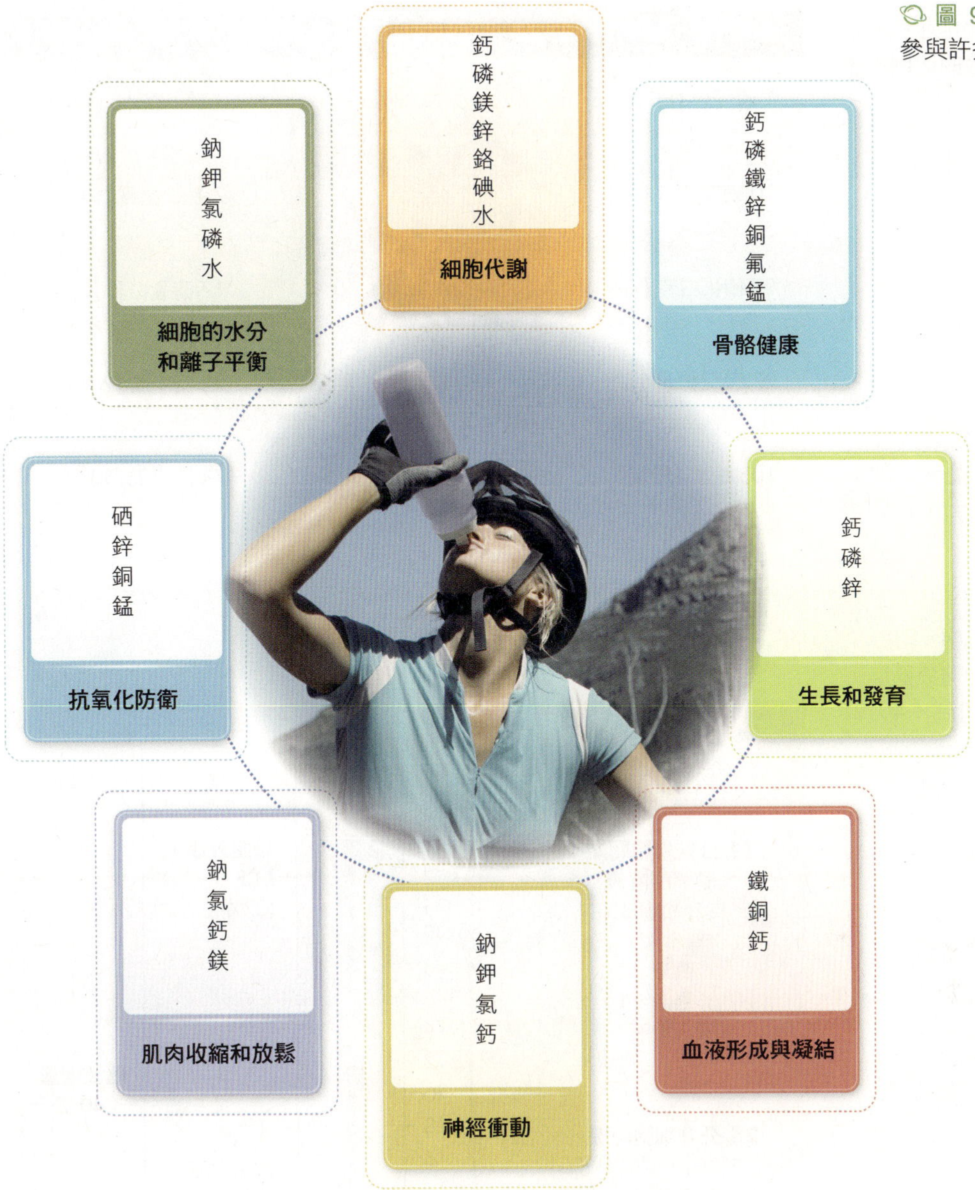

鈣 磷 鎂 鋅 鉻 碘 水
細胞代謝
鈉 鉀 氯 磷 水
細胞的水分和離子平衡
鈣 磷 鐵 鋅 銅 氟 錳
骨骼健康
硒 鋅 銅 錳
抗氧化防衛
鈣 磷 鋅
生長和發育
鈉 氯 鈣 鎂
肌肉收縮和放鬆
鈉 鉀 氯 鈣
神經衝動
鐵 銅 鈣
血液形成與凝結

圖 9-1 水和礦物質參與許多人體功能

的礦物質，因此稱為**電解質** (electrolytes)。水受各種離子吸引，諸如鈉、鉀、氯、磷酸根、鎂和鈣等等。人體藉著控制離子在細胞區間的進出——此過程稱為**滲透作用** (osmosis)，而維持各個區間的適當水量。總之，離子走到那裡，水就跟到那裡（圖 9-4）。

正離子如鈉和鉀，最後會與負離子配對，例如氯和磷酸根。維持細胞內的水量主要是依賴細胞內鉀和磷酸根的濃度。細胞外的水量主要是依賴細胞外鈉和氯的濃度。

電解質 (electrolytes) 在水中可分解成帶電荷離子的物質，因而可以導電，例如鈉、氯、鉀等。

滲透作用 (osmosis) 水通過半透膜從低濃度區間流向高濃度區間。

圖 9-2 人體的主要成分是水，雖然男女兩性的比例不盡相同

健康男性（170 磅，約 77 公斤）	健康女性（130 磅，約 60 公斤）
1 磅肝醣 (< 1%)	1 磅肝醣 (< 1%)
10 磅礦物質 (6%)	7 磅礦物質 (5%)
27 磅蛋白質 (16%)	17 磅蛋白質 (13%)
27 磅脂肪 (16%)	32 磅脂肪 (25%)
105 磅水 (62%)	74 磅水 (57%)

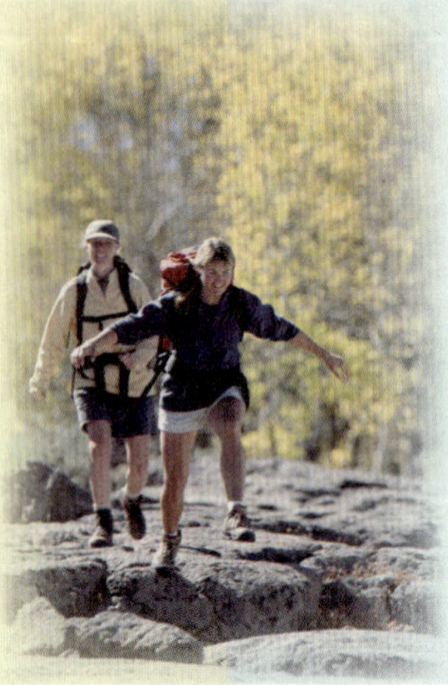

圖 9-3 人體的體液區間。體液總量約 10 加侖（40 公升）

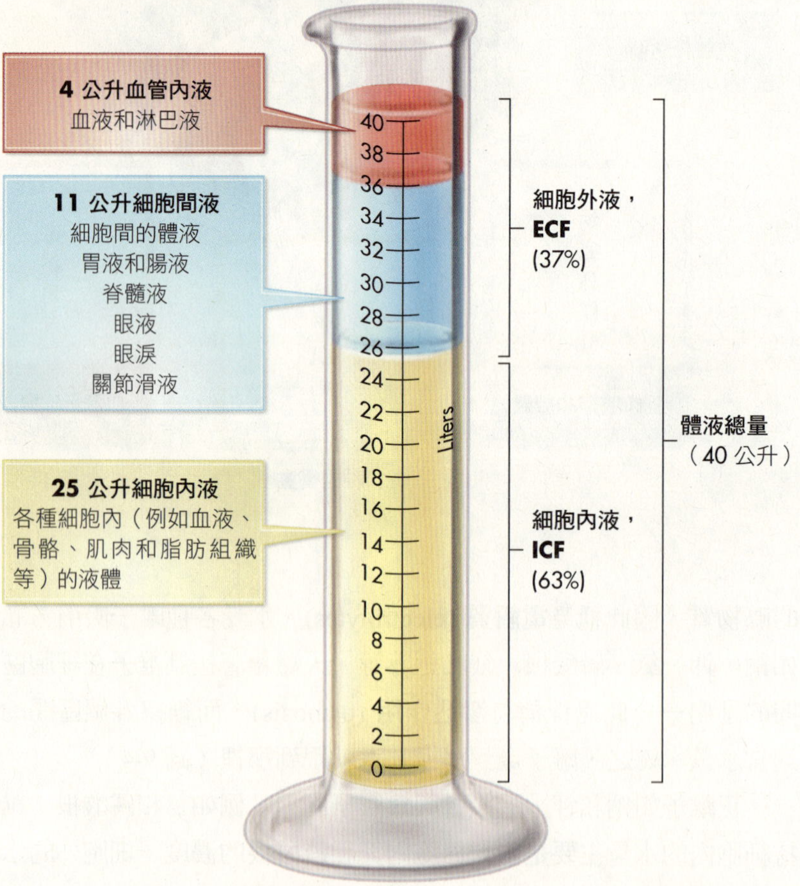

水在人體內的角色

- 運送營養素
- 移除廢物
- 體溫調控
- 潤滑作用
- 緩衝作用
- 化學反應的媒介和參與者
- 酸鹼平衡

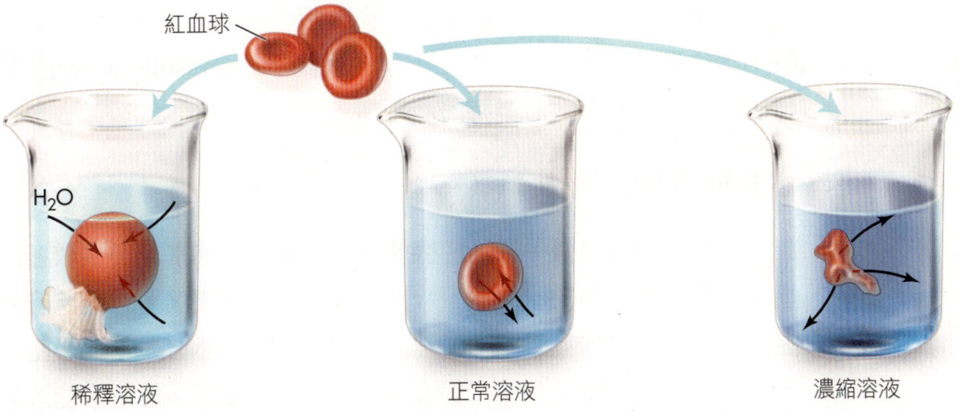

(a) 低離子濃度的稀釋溶液使其中的紅血球膨脹（黑色箭頭），而後破裂（左下方）。

(b) 正常濃度（細胞內外的離子濃度相等）使紅血球維持正常形狀。進出細胞的水分維持平衡（黑色箭頭）。

(c) 高離子濃度的濃縮溶液使水分移出細胞，造成紅血球皺縮（黑色箭頭）。

圖 9-4　液體內各種離子濃度對紅血球的影響，此過程稱為滲透作用。燒杯中的離子濃度發生變化時，水分會進入或移出紅血球

水是萬用溶劑

水往往被稱為「萬用**溶劑** (solvent)」，因為許多溶質都能溶解於水。這種特性使水成為 (1) 營養素和廢物的理想運送工具，和 (2) 人體代謝許多化學反應的媒介。

溶劑 (solvent)　可溶解其它物質的液體。

水運送營養素和廢物。我們所攝取的大部分營養素——碳水化合物、蛋白質、礦物質和多種維生素等——都是水溶性的。脂質雖不溶於水，但它可被一層水溶性蛋白質包圍，因而能夠在細胞和組織內外的水性環境中運送（參見第 5 章）。由於水是血液和淋巴液的主要成分，可運送營養素到全身細胞。

營養素的代謝產生廢物，其中大部分可溶於水而藉尿液排出體外。舉例來說，蛋白質作為燃料而分解時，胺基酸的含氮部分無法用來製造能量。第 6 章提過，肝臟將這些含氮廢物轉變成尿素。此外，當我們攝取的一些營養素（例如鈉）超過需要量時，也可由尿液排泄。每日產生的尿量約 1 公升，端視攝取的液體、蛋白質和鈉有多少。

各種組織的含水百分比差異極大。舉例來說，肌肉含水 73%，脂肪組織是 10% 到 20%，骨骼是 20% 左右。體脂肪增加時瘦肉的百分比下降，因此人體的含水百分比也跟著下降。測量極瘦運動員的身體組成時，發現他們的身體水分大約是 70%。

水是化學反應的媒介。由於有許多化合物溶解於水，因此水成為化學反應在人體內進行的媒介。除此之外，水 (H_2O) 本身也是許多

化學反應的重要參與者。碳水化合物、脂質、蛋白質代謝作為能源時，水是副產物之一。事實上，這些**代謝水** (metabolic water)（每日 1 杯或以上）有助於維持體液平衡。

代謝水 (metabolic water) 碳水化合物、脂質、蛋白質代謝所產生的水。

水有助於調節體溫

水改變溫度很慢，因為它很能保存能量。把水加熱需要較多能量，而把空氣加熱需能較少。水分子具有極性（電荷），因此它們能互相吸引。此種吸引力極強，需要能量才可將水分子分開。由於人體有 50% 到 70% 是水（參見圖 9-2），需要很多能量才能改變體溫。

發燒是不是吃喝的藉口？發燒是免疫反應引起的體溫上升。當你發燒時，體溫每升高攝氏 0.5 度，基礎代謝率就增加 7%。發燒的人雖然基礎代謝率增加，但是體力活動減少，因而降低整體能量需求。所以說，發燒不是大吃大喝的藉口。

人體過熱時會以出汗的形式分泌液體，透過皮膚的毛孔蒸發掉。當水分從皮膚蒸發時需要熱能，所以蒸發汗水時，熱能從皮膚上被帶走，在此過程中冷卻了身體（圖 9-5）。體溫上升時皮膚裡的血管變大，讓更多水分透過排汗而喪失。每蒸發 1 公升的汗水，會從皮膚及其附近的組織帶走 600 大卡的能量。

當細胞利用碳水化合物、脂質、蛋白質時，能量以熱的形式釋出。食物中 60% 的化學能直接轉變成體熱；而其它 40% 轉變成細胞能夠利用的能量（亦即 ATP）。幾乎所有這些能量最後都以熱能

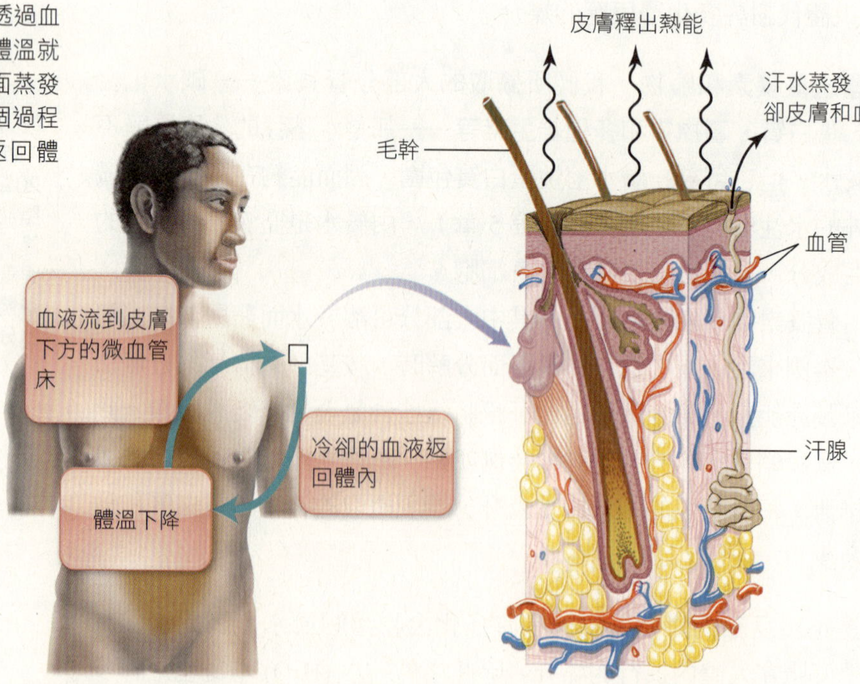

圖 9-5 熱能從體內透過血液傳送到皮膚表面時，體溫就會下降。汗水從皮膚表面蒸發時，熱能就被帶走。這個過程冷卻了血液，等血液返回體內，也降低了體溫

的方式離開人體。如果體熱無法發散，體溫會持續升高而抑制酵素系統的作用，最後導致死亡。要防止體溫升高，出汗是主要的方式。

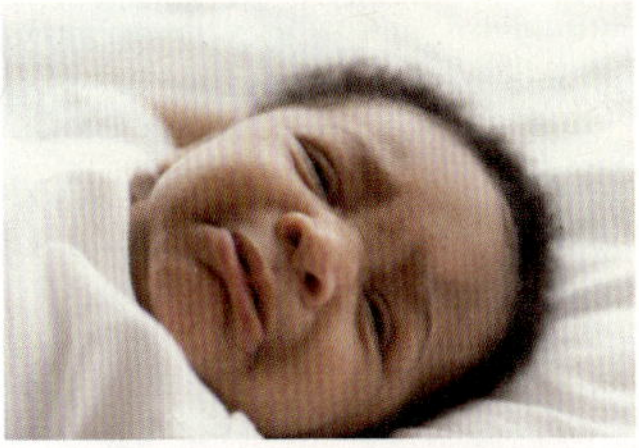

▲眼淚是水作為潤滑劑的實例。眼淚讓眼球在眼窩內平滑地運動，並且協助沖掉異物。如果嬰兒哭而沒有眼淚，可能是脫水

水的濕潤、潤滑和緩衝作用

人體分泌的許多液體其主要成分都是水，例如消化道、呼吸道、泌尿生殖道、眼睛和皮膚等的分泌物。唾液有潤滑的功能，讓食物通過食道進入胃。整條消化道都覆蓋著黏液保護。肺內覆蓋的一層黏液提供重要的免疫功能。水協助膝蓋和其他關節形成潤滑液。脊髓和腦受到腦脊液的緩衝保護。羊水在子宮內包圍著成長中的胎兒，是重要的避震器。如果水的供應不足，人體就無法製造這些重要的分泌物。

水分平衡

你已經學到水在人體內的諸多功能。不管水對人的生存有多重要，人體無法儲存水。水不斷透過呼吸作用（肺）、出汗（皮膚）和排泄（尿液和糞便）而喪失。人體的神經、內分泌、消化和泌尿等系統透過監測血壓和體液溶質濃度的機制，協力合作維持體液平衡。

攝取的水分。水的足夠攝取量 (AI) 是成年女性 2.7 公升（11 杯）和成年男性 3.7 公升（15 杯）。這個數量主要是根據我們喝的液體和食物中的水分。如果單算是液體，女性是 2.2 公升（9 杯），而男性是 3 公升（13 杯）。

我們所喝的液體——包括水、果汁、咖啡、茶、汽水、牛奶、甚至酒類——滿足了大部分水的需求。如圖 9-6 的女性所示，她所喝的水大約 9 杯。除此之外，幾乎所有食物都含有水。許多蔬果含有 80% 以上的水，而許多肉類含有至少 50% 的水（圖 9-7）。在圖 9-7 中，食物中的水分提供另外 2 杯。如前所述，能量代謝的化學反應每日產生 250 到 350 毫升（1 到 1.5 杯）的水。如圖 9-6 的女性，代謝水為 1.25 杯。不過對體能活躍的人而言，代謝水可能會加倍。

輸出的水分。排尿通常占輸出水分的最大宗。每日的尿液製造量根據液體、蛋白質、鈉的攝取量而有不同，不過從尿液喪失的水平均

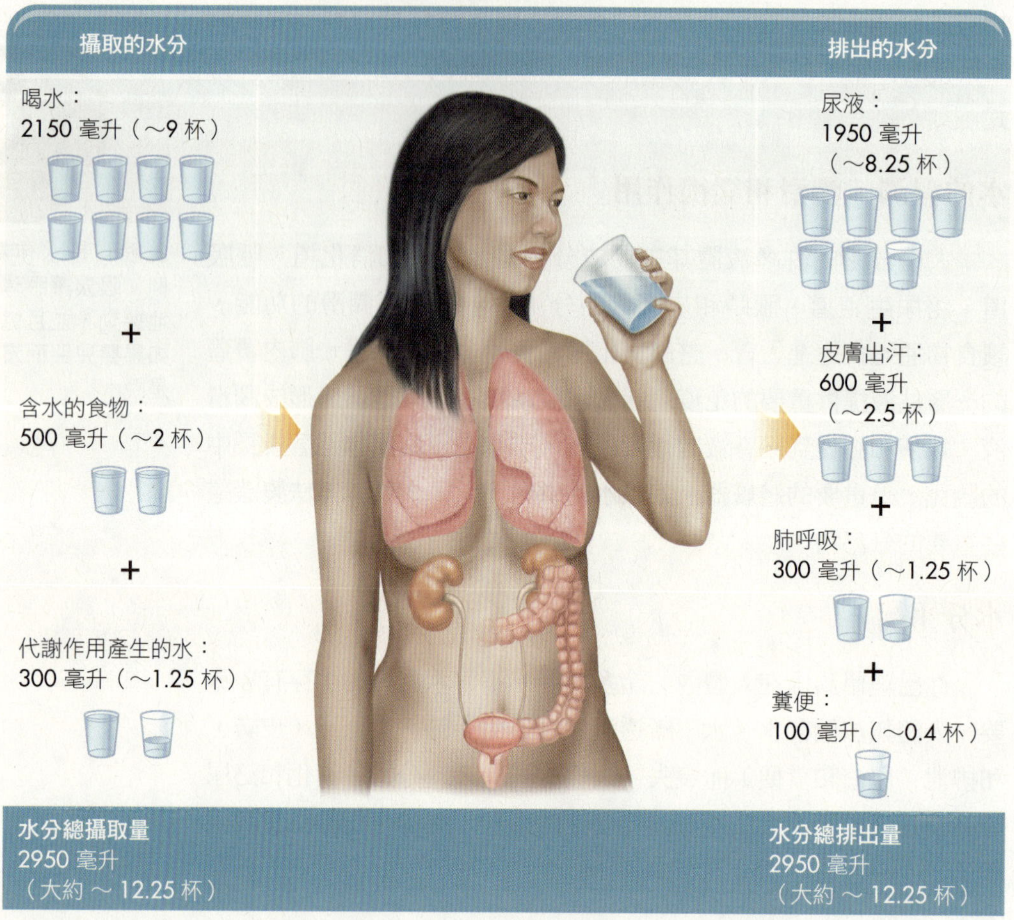

圖 9-6 水分平衡──攝取與排出的比對。經由調節水分的攝取和排出，人體維持最理想的體液容量。大部分的水來自我們喝的液體和食物中的水分，少部分來自代謝產生的剩餘物。水分的排出經由尿液、皮膚、肺和糞便

是 1650 毫升（7.5 杯）。移除廢物每日需要至少 500 毫升（2 杯）的尿液。排尿量持續低於此一標準的話，往往是水喝不夠而慢性脫水的徵候。

水分以出汗的形式從皮膚喪失。沒有從事什麼體力活動的日子，汗水的流失約為 1 公升。在濕熱天氣或劇烈運動的情況下，汗水的流失遠超過每日 1 公升。有些水分也會在呼出的空氣中從肺喪失。出汗和呼吸所流失的水分稱為水分的「無感流失」，因為它們難以測量。

每日有相當少量的水分從糞便喪失。當我們考慮到每日有大量的水分潤滑消化道，而從糞便喪失的水分僅有 100 毫升（0.5 杯），不能不說是一大成就。除了攝取的食物和液體中的水分，每

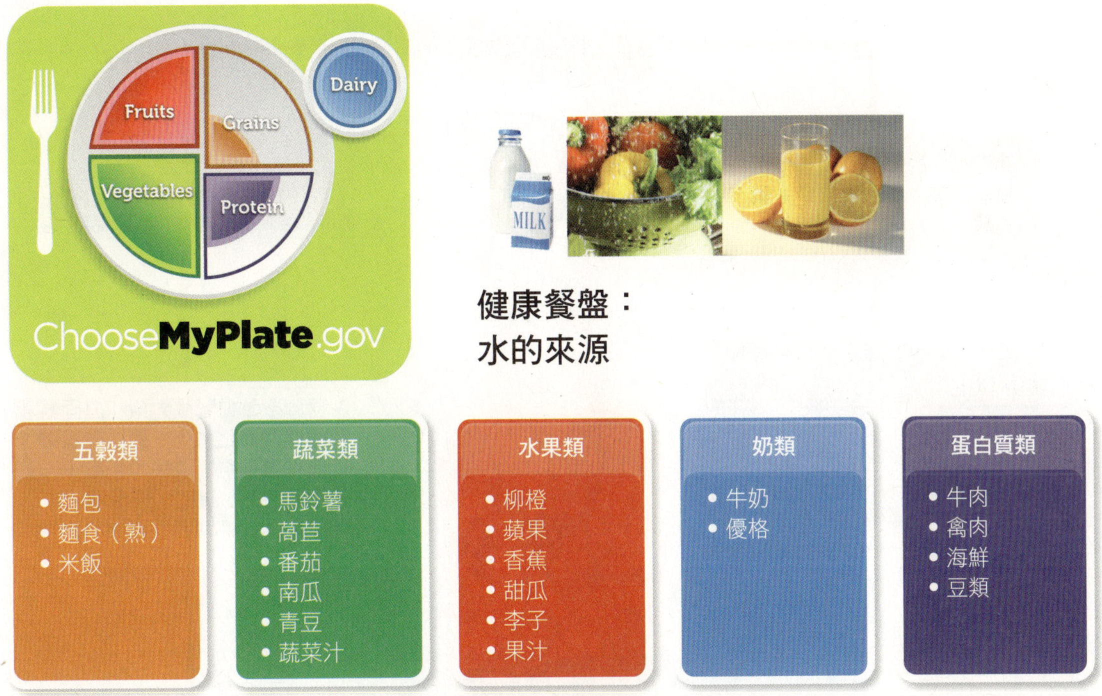
Fruits
Grains
Dairy
Vegetables
Protein
ChooseMyPlate.gov
MILK
健康餐盤：
水的來源
五穀類
• 麵包
• 麵食（熟）
• 米飯
蔬菜類
• 馬鈴薯
• 萵苣
• 番茄
• 南瓜
• 青豆
• 蔬菜汁
水果類
• 柳橙
• 蘋果
• 香蕉
• 甜瓜
• 李子
• 果汁
奶類
• 牛奶
• 優格
蛋白質類
• 牛肉
• 禽肉
• 海鮮
• 豆類

圖 9-7 水的來源。各食物大類背景顏色的填滿度（空白，1/3，2/3，或填滿），代表水的營養素密度。整體而言，蔬菜類、水果類、奶類和蛋白質類的許多食物都是水的豐富來源。所有飲料幾乎100% 是水，不過沒有出現在此圖中。在另一方面，脂肪和油幾乎不含水

日大約有 8000 毫升（34 杯）的水進入消化道，其中包括口、胃、小腸、胰臟和其他器官的分泌物。這些水分大部分由小腸吸收，不過結腸也吸收不少。腎臟也保留大量的水分，他們所過濾的水分 97% 都能夠再吸收。圖 9-6 水分的攝取和排出都是估計值。海拔高度、咖啡因和酒精的攝取、天氣、濕度以及體力活動等，都會影響水分的流失。

保存體液。腎臟、血管和腦的受體嚴密監測血壓和血液溶質濃度。一旦身體感受到水分供應短缺，就會加強保存水分（圖 9-8）。參與這個過程的荷爾蒙是**抗利尿激素** (antidiuretic hormone, ADH)、**血管張力素** (angiotensin)、**醛固酮** (aldosterone) 等。腦下垂體偵測血中的溶質濃度，當溶質濃度升高時，腦下垂體就釋出 ADH。腎臟對 ADH 起反應，會減少尿液的製造和輸出。ADH 也會引發血管收縮，因而升高血壓。與此同時，腎臟擁有監測血壓的受體，一旦偵知血壓變低，就釋出一種酵素活化血管張力素和醛固酮，這兩種荷爾蒙通知腎臟保留更多鈉，進而藉滲透作用保留更多水分。當鈉和

抗利尿激素 (antidiuretic hormone, ADH) 血中溶質濃度升高時腦下垂體分泌的激素，會抑制腎臟排泄水分而增加血液量。

血管張力素 (angiotensin) 肝臟製造的荷爾蒙，由腎臟釋出的酵素活化。它刺激腎上腺合成醛固酮，並且指示腎臟保留鈉（因而保留水分）。這兩種作用會增加血液量。

醛固酮 (aldosterone) 血液量減少時腎上腺分泌的荷爾蒙，作用於腎臟，促使腎臟保留鈉（因而保留水分）以增加血液量。

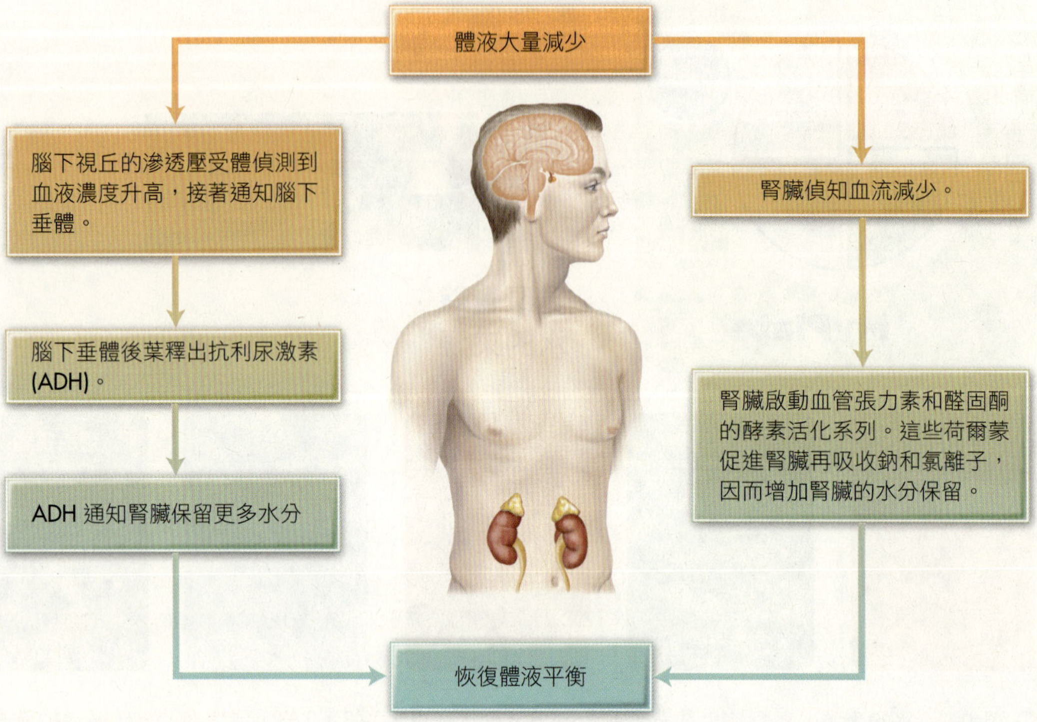
體液大量減少
腦下視丘的滲透壓受體偵測到血液濃度升高，接著通知腦下垂體。
腦下垂體後葉釋出抗利尿激素(ADH)。
ADH 通知腎臟保留更多水分
腎臟偵知血流減少。
腎臟啟動血管張力素和醛固酮的酵素活化系列。這些荷爾蒙促進腎臟再吸收鈉和氯離子，因而增加腎臟的水分保留。
恢復體液平衡

圖 9-8 體液大量減少時，來自腦下垂體和腎臟的荷爾蒙訊號一起合作，促進腎臟保留體液，因而回復體液平衡

水分受到保留時，血壓就升高而恢復正常。

脫水。儘管這些機制可以保留水分，體液仍然一直由糞便、皮膚、肺等路徑喪失。這些喪失的水分需要補充，再加上尿液的濃度再高也有其限度。最後，如果不喝水，人體就會開始脫水而生病。

當人失去體重的 1% 到 2% 的水分時，會開始感到口渴（圖 9-9）。即使失去這麼少的水分也會讓人感到疲倦和暈眩，並且頭痛。失去體重的 4% 水分時，肌肉失去強度和耐力，而且中樞神經系統的功能會受到負面影響（例如連累記憶和反應時間，人變得煩躁）。失去 10% 時，耐熱性降低，感到虛弱。到了最後，**脫水** (dehydration) 會導致腎衰竭、昏迷以及死亡。脫水是中暑的成因，後者是極為嚴重的狀況。在濕熱的環境下從事劇烈運動會導致脫水和體溫失控，此時心搏率上升而皮膚變乾。如果無人幫助，此人會喪失意識而死亡。攝取足量的水分並且儘量避免在濕熱的環境下運動，是防止熱病的不二法門。

脫水 (dehydration) 水分攝取不足，無法補充流失的水分。

水喝不夠的另一個可能後果是腎結石。尿液製造如果低於每日

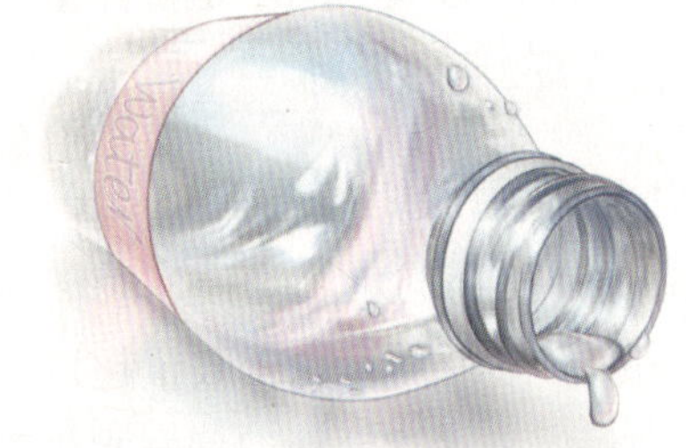

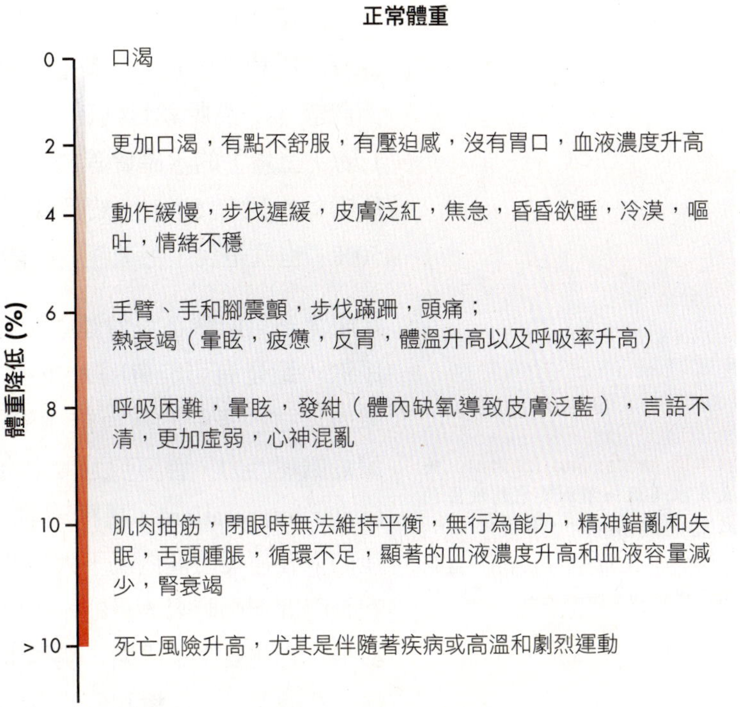

正常體重
體重降低 (%)
0 口渴
2 更加口渴，有點不舒服，有壓迫感，沒有胃口，血液濃度升高
4 動作緩慢，步伐遲緩，皮膚泛紅，焦急，昏昏欲睡，冷漠，嘔吐，情緒不穩
6 手臂、手和腳震顫，步伐蹣跚，頭痛；熱衰竭（暈眩，疲憊，反胃，體溫升高以及呼吸率升高）
8 呼吸困難，暈眩，發紺（體內缺氧導致皮膚泛藍），言語不清，更加虛弱，心神混亂
10 肌肉抽筋，閉眼時無法維持平衡，無行為能力，精神錯亂和失眠，舌頭腫脹，循環不足，顯著的血液濃度升高和血液容量減少，腎衰竭
> 10 死亡風險升高，尤其是伴隨著疾病或高溫和劇烈運動

圖 9-9 脫水的範圍從口渴到死亡，端視體重降低的程度

500 毫升，腎臟就會被迫濃縮尿液；對敏感的人（一般是男性）而言，高離子濃度會增加腎結石形成的風險。腎結石是尿液中的礦物質和其它物質沈澱而積聚在腎臟所形成的。

要判斷水喝得夠不夠，最簡單的方法就是觀察尿液（圖 9-10）。如果水合程度足夠，尿液應當清澈或淡黃（類檸檬水或稻草的顏色）；濃縮的尿液呈深黃色（類似蘋果汁）。尿色會受補充劑（尤其是 B 群維生素）、藥物及食物等的影響。吃大量胡蘿蔔、南瓜和冬南瓜也會使尿液呈橘色。太多蠶豆或大黃使尿液變成深棕色。紅色或淡紅色尿液是因為吃太多甜菜或黑莓。春天時，吃太多蘆筍不但使尿液出現奇怪的氣味，並且呈淡綠色。

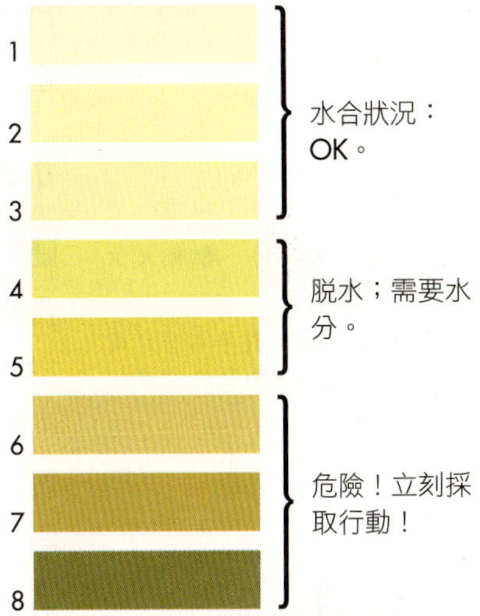

圖 9-10 利用尿色判斷身體的水合程度

口渴是「水合」狀況的良好指標嗎？如果你水喝得不夠，身體很快會用口渴的方式通知你。你的腦將會傳達喝水的需求。在大多數情況下，因口渴而喝水會使水合程度恢復正常。但是在長時間運動或生病期間，口渴的機制也可能落後於真正的水分流失。口渴的感覺也會隨著年老而變得遲頓。老人和生病的兒童（尤其是發燒、嘔吐、腹瀉和頻頻出汗者），必須提醒他們多喝水。

在第 10 章你會學到，運動員必須監測水合狀況。他們在訓練課程之前和之後必須量體重，藉以判斷水分流失速度和水分需求。西諺說「一品脫就是一磅，全世界都一樣」，但在此處行不通。1 磅（重量）的水確實等於 1 品脫（容量，2 杯）的水，不過我們所喝的水只有 60% 能被吸收。所以運動員必須喝的水是排汗量加 50%。也就是說，每減輕一磅體重必須喝 2 到 3 杯水。

水中毒 (water intoxication)　喝太多水導致血液和其它體液區間嚴重稀釋的狀況，可能會致命。

低鈉血症 (hyponatremia)　血鈉濃度過低的危險狀況。

水喝太多可能嗎？身體健康的人即使腎臟每天能夠處理 15 公升的尿液，還是有可能會喝太多水。當我們所喝的水超過需求時，腎臟處理這些多餘的水而排泄稀釋的尿液。如果水的攝取量超過腎臟的處理能力，會導致過度水合與血鈉過低。這種狀況稱為**水中毒** (water intoxication)，更精確地說，是**低鈉血症** (hyponatremia)。健康的人在極短時間內喝下大量的水就會發生水中毒。耐力運動選手在長時間運動時喝大量的水，風險尤其高。血液迅速稀釋導致組織膨脹。心跳變得不規則，使得水分進入肺；腦和神經膨脹，造成頭痛、意識混亂、痙攣和昏迷等。除非限制飲水，並且在嚴密監視下施予濃鹽水補充鈉，否則當事人會死亡。對耐力運動員和長時間在戶外勞動者而言，運動飲料可同時補充電解質和水分（參見第 10 章）。

水的來源

硬水 (hard water)　含有大量鈣、鎂和或鐵的水。

軟水 (soft water)　幾乎不含鈣或鎂的水，可能含有鈉和其它礦物質。

硬水與軟水有何區別？水常區分為硬和軟兩種。**硬水** (hard water) 含有相當高濃度的礦物質鈣和鎂。北美 89% 的居家用水都是硬水。天然的**軟水** (soft water) 含有大量的鈉，分布於太平洋北岸和東北岸、新英格蘭、南大西洋和灣岸以及夏威夷等地。硬水可用市售的軟水器加以軟化。硬水通過軟水器時，其中的鈣和鎂與軟水器的鈉交換，流出來的水含有較少的鈣和鎂，不過鈉含量卻增加了。來自軟化水的鈉（每杯 12.5 毫克）相較於北美人的礦物質攝取量並不多，不過因**高血壓** (hypertension) 而限鈉的人並不歡迎這種水。與其喝軟化水增加鈉的攝取量，還不如喝鈣和鎂含量較高的硬水。

高血壓 (hypertension)　血管內的壓力超過 140/90 毫米汞柱。

瓶裝水比自來水健康嗎？瓶裝水越來越流行，最新統計顯示，美國人每人每年喝掉 30.8 加侖的瓶裝水。許多人選擇瓶裝水，因為他們認為自來水比較容易受病原體或異物污染。自來水的淨水方式是使用氯來消毒，而大部分瓶裝水是用臭氧淨水，不會在水中留下氯味。不過瓶裝水和自來水的品質和污染物濃度標準是一模一樣的。美國環保署監控公共水源，而美國 FDA 監控瓶裝水。實話實說，美國生產的瓶裝水多半是加工處理的自來水。

除了污染物濃度之外，瓶裝水和自來水還有一些差異。在章節 9.14 你會學到，許多公共水源都添加了少量的氟以預防齲齒。瓶裝水幾乎都沒有添加氟。如果你常喝瓶裝水，應該偶爾也喝些自來水以獲取氟的保健效益。喝飲水器的水或用自來水沖泡咖啡或茶就夠了。

瓶裝水和自來水的另一項重大差異是供應方式。自來水經由管線進入你家，而瓶裝水需要另外包裝，運輸和儲存則更花錢。美國每年消費超過 90 億加侖瓶裝水，其包裝所用的大量塑膠引發了巨大的能源耗費、回收和固體廢棄物等諸多問題。

塑膠除了衝擊環境，還會威脅人體健康。剛剛清洗過的瓶子或新近打開的瓶子用來裝水沒問題。不過塑膠也有使用期限，就像我們所吃的食物有保存期限。經過一段時間之後，塑膠裡的化學物質會分解而溶出。溫度、使用時間的長短、內容物的酸度和塑膠種類（回收代碼）都會產生影響。消費者的年齡也有關係，嬰幼兒比成人更容易受到影響。表 9-1 列出幾種飲用瓶裝水的安全指南。

冰箱飲水器或水龍頭濾水器所流出來的水通常經過木炭（碳）過濾。碳會吸附自來水中的化合物以去除異味，不過重要的是它不會去除氟——有助於對抗齲齒的礦物質。

要尋找含氟瓶裝水的品牌請登入國際瓶裝水協會的網站 http://www.bottledwater.org/fluoride。

從 1930 年代開始，雙酚 A (BPA) 就用來製造透明的塑膠瓶。不幸的是，這種有機化合物遇酸或熱會溶出而進入內容物。BPA 是一種內分泌干擾物，小劑量的 BPA 會模仿人體荷爾蒙。因此之故，嬰幼兒長期接觸會發生問題。加拿大和許多歐洲國家已經禁用 BPA。美國 FDA 禁止在奶瓶和吸口杯使用 BPA 材質。許多廠商已經改用「不含 BPA」的塑膠製造可重複使用的水瓶。

觀念檢查站 9.1

1. 水作為「萬用溶劑」的重要性為何？
2. 說明水如何調控體溫。

表 9-1　使用水瓶的安全指南

1. 若要重複使用，請選擇不鏽鋼水瓶
2. 若要使用塑膠瓶，請選擇回收代碼為 2 和 4 者（參見延伸閱讀 8）。這兩種塑膠分解時為害較小
3. 避免使用回收代碼為 3 和 7 者，除非它們「不含 BPA」。這兩種硬塑膠可能含有 BPA（參見頁緣）。如果你的塑膠瓶含 BPA，避免使用強力清潔劑（實驗室等級）清洗，也不要裝酸性（例如檸檬水和果汁）或高溫飲料（參見延伸閱讀 20）
4. 可重複使用的水瓶最好挑選寬口者，比較容易清洗。用消毒水清洗和浸泡，例如 1/4 茶匙的漂白水（4 毫升）加入 1 公升的水
5. 塑膠瓶刮傷或破裂即丟棄，因為細菌會藏匿其中
6. 不要將水瓶存放在高溫的車庫或後車廂中，因為熱度會使塑膠迅速分解。如果水瓶曾經暴露在高溫下，把水倒掉並回收瓶子

3. 舉出水作為潤滑劑的兩個實例。
4. 列舉水分攝取和水分輸出的項目。
5. 成年男性和成年女性水分攝取的 AI 分別為何？
6. 檢視圖 9-8。用你自己的話語說明荷爾蒙如何調控水分平衡。
7. 列舉兩種情況下口渴非水分需求的可靠指標。
8. 何謂水中毒？

9.2 礦物質：不可或缺的元素

礦物質 (mineral) 人體用來促進化學反應和形成身體結構的元素。

巨量礦物質 (major mineral) 飲食中所含的人體必需礦物質，需要量在每日 100 毫克以上。

維生素是由許多元素（例如碳、氧和氫等）構成的化合物，而**礦物質** (mineral) 則是單獨的化學元素。食物中所含的礦物質有時稱為「灰分」，因為它是食物遭受高溫或化學分解破壞之後的殘留物。成人體重約有 4% 是礦物質（圖 9-11）。如果飲食中缺乏某種礦物質而導致生理或結構異常，而飲食中添加此種礦物質即可防止這種異常或恢復正常，那麼它就是必需礦物質。已知有十六種礦物質必需由飲食供應。

礦物質的分類是根據人體每日的需要量。每日需要量 100 毫克（約一茶匙的 1/50）以上的是**巨量礦物質** (major mineral)，例如鈣、磷、鎂、硫、鈉、鉀和氯等。需要量低於每日 100 毫克就是

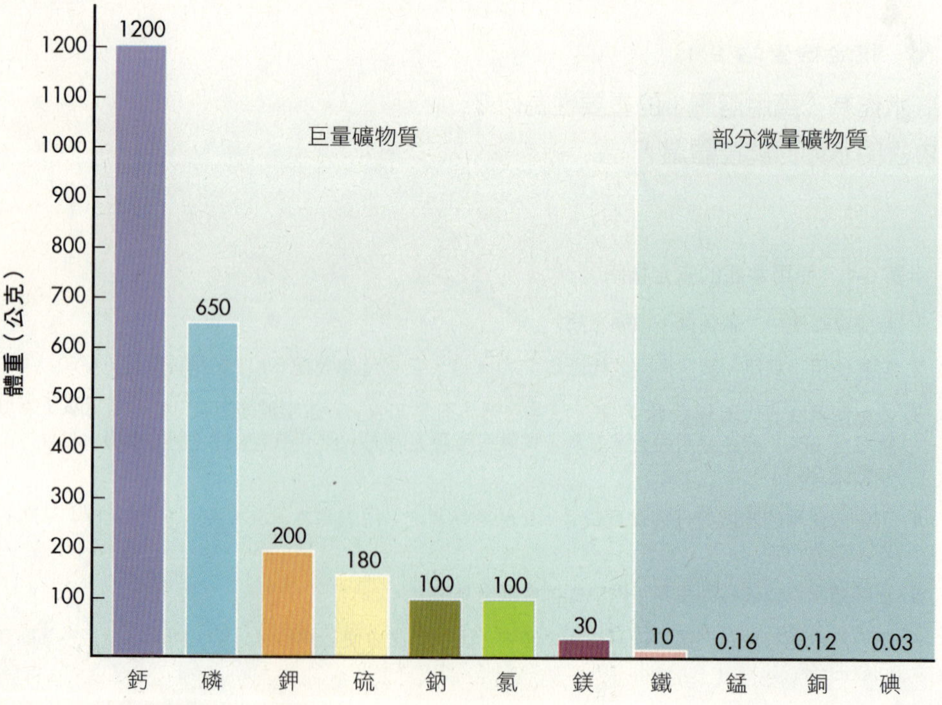

圖 9-11 體內各種礦物質的概略含量。其它未列出的微量礦物質還有：鉻、氟、鉬、硒和鋅等

微量礦物質 (trace mineral)。九種必需微量礦物質是鐵、鋅、銅、碘、硒、鉬、氟、錳和鉻等。

微量礦物質 (trace mineral) 飲食中所含的人體必需礦物質，需要量在每日 100 毫克以下。

在營養科學中，微量礦物質的資訊或許是擴展最快的領域。除了碘和鐵之外，世人直到最近 50 年才了解微量礦物質的重要性。雖然微量礦物質的每日需求少於 100 毫克，它們對健康的重要性不下於巨量礦物質。

有時候科學家發現微量礦物質的重要性，過程讀起來好像偵探小說，而且證據還不斷地出現。在 1961 年，研究員發現中東村民的侏儒症與缺鋅有關。其他科學家在中國的偏遠地區確認一種罕見的心臟病與缺硒相關。1960 年代晚期到 1970 年代早期，美國首先觀察到微量礦物質的缺乏症，因為在全靜脈營養的配方中，少了這些微量礦物質。

微量礦物質的需求很難精確地測定，因為我們的需要量極微。測量食物和人體組織中如此微小的數量需要尖端科技。

人體內還有另外幾種微量礦物質（有時稱為**極微量礦物質**，ultratrace mineral），例如砷、硼、鎳、矽和釩等，它們的需要量多半仍屬未知。

極微量礦物質 (ultratrace mineral) 飲食中的微量礦物質，對人體健康的重要性仍屬未知。

礦物質的吸收和儲存

食物提供我們豐富的礦物質，不過吸收和利用它們的能力因人而異。礦物質的生體可用率取決於許多因素，包括食物中的許多非礦物質成分。年齡、性別、遺傳特質、營養狀況以及飲食等等都會影響礦物質的吸收和生體可用率。許多處方藥物對礦物質吸收也有不良的影響。食物成分表中列出的礦物質含量並不表示它們能真正被吸收。

植物成分如**植酸** (phytic acid, phytate) 和**草酸** (oxalic acid, oxalate)，會與某些礦物質結合，使得礦物質的可用率變低。例如菠菜含有豐富的鈣，但其中只有 5% 能被吸收，因為這種蔬菜也含有大量的草酸。平均說來，飲食中的鈣只有 25% 能被成人所吸收。高纖飲食——尤其是超過目前的每日 25 公克（女性）和 38 公克（男性）纖維質建議量的飲食——會降低鐵、鋅或其它礦物質的吸收。

植酸 (phytic acid, phytate) 植物纖維的成分，其磷酸基會與陽離子結合而降低其生體可用率。

草酸 (oxalic acid, oxalate) 有機酸的一種，存在於菠菜、大黃、番薯中，能抑制食物中的礦物質（例如鈣）被人體吸收。

許多礦物質，例如鎂、鈣、鐵和銅等，有類似的大小和電荷（+2 價）。擁有類似的大小和相同的電荷，會使這些礦物質在吸硫在巨量礦物質中比較特殊，因為它的膳食需要量仍屬未知。蛋白質供應所有我們需要的硫。硫存在於人體許多重要的化合物中，包括胺基酸（例如甲硫胺酸）和維生素（例如生物素和硫胺）。硫協助維持人體的酸鹼平衡，並且是肝臟的藥物去毒途徑的重要成分。

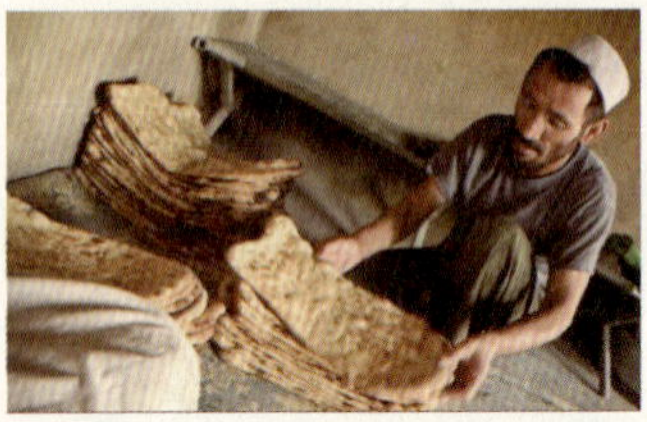

▲有些中東族群缺鋅，部分是因為吃未醱酵的麵包（例如無酵餅），降低了鋅的生體可用率。在麵糰醱酵的過程中，酵母菌製造的酵素可切斷植酸與礦物質的連結，因而增加礦物質的吸收率

關鍵思考

葛文吃素。植物食品中有哪些因素會降低礦物質（例如鈣和鋅）的生體可用率？

收機制下互相競爭；因為一種礦物質攝取過量的話，會影響其它礦物質的吸收和代謝。舉例來說，飲食中大量的鋅會抑制銅的吸收。因此之故，除非遵照醫囑，否則不要服用單一的礦物質補充劑。不過膳食來源很少會有這些礦物質互相作用的風險，所以最好是利用食物來滿足營養需求。

在吸收和代謝營養素時，有幾種維生素-礦物質之間的互相作用對人體有益。維生素 C 會促進某些形式的鐵（例如植物製品的鐵）的吸收，如果它們同時存在飲食中的話。維生素 D 荷爾蒙的活化形式促進鈣的吸收。許多維生素需要特定礦物質作為其結構的成分和擔任輔因子，才能發揮作用，舉例來說，如果沒有鎂和錳，硫胺輔酶就不能有效地發揮作用。

在北美地區的一般飲食中，動物和植物都是礦物質的來源。整體來說，動物製品的礦物質比植物製品容易吸收，因為沒有纖維之類的結合劑會妨礙吸收。此外，植物的礦物質含量大多取決於其生長土壤的礦物質濃度。吃純素飲食者必須注意某些食物中貧乏的礦物質含量，另覓其它豐富的來源。土壤條件對動物製品的礦物質含量影響較小，因為家畜所吃的各種植物製品生長在礦物質含量各異的土壤。

和維生素一樣，大部分的礦物質都在小腸吸收。少量礦物質在胃吸收，而一部分鈉和鉀在大腸吸收。礦物質一旦被人體吸收，有些以離子的形態在血液中遊歷，不過多半由特定的運送蛋白質攜帶到它們作用或儲存的場所。例如鈣離子在血液中可單獨存在，也可和白蛋白 (albumin) 結合。另一方面，鐵在未結合狀態具有破壞性，所以必須與蛋白質（例如轉鐵蛋白）結合而運送。

礦物質儲存在身體各部的不同組織中。有些礦物質必須留在血液中以維持體液平衡和身體機能。其它礦物質，例如鈣、磷、鎂和氟等，主要儲存在骨骼中。鐵、銅、鋅和多種微量礦物質儲存在肝臟中。另外還有一些礦物質儲存在肌肉組織、器官和腺體中。

礦物質的毒性

攝取過量的礦物質也會有中毒的後果，特別是微量礦物質（例如鐵和銅）。對許多微量礦物質而言，足量與過量之間的差距很小。礦物質中毒最可能的原因是吃礦物質補充劑，食物來源不會是禍首。超過需要量的礦物質補充劑——尤其是超過 100% DV

者——必須有醫生的指導才能服用。礦物質的 DV 通常高於我們需求的標準（例如建議攝取量，RDA）。如果沒有嚴密監測，礦物質的劑量不應長期超過上限攝取量。

謹慎使用礦物質補充劑不只是因為可能中毒，它還會與其它營養素產生有害的互相作用。除此之外，礦物質補充劑也可能遭受污染，例如鉛污染。使用美國藥典認可的品牌風險較低（參見第 8 章）。消費者吃礦物質補充劑即使是本意良好，卻可能傷害到自己。

保存食物中的礦物質

礦物質存在於植物和動物食品中（圖 9-12），不過如前所述，礦物質的**生體可用率** (bioavailability) 差異很大。在加工、儲存和烹飪的過程中，動物來源的礦物質通常不會喪失；不過植物來源會在加工過程中大量喪失。五穀類經過精製之後，喪失大部分的維

生體可用率 (bioavailability) 我們所吃的營養素能被身體吸收和利用的程度。

圖 9-12 有些食物大類是多種礦物質的豐富來源。例如五穀類和蛋白質類，各種礦物質也會出現在其它大類，不過含量較低。許多食物大類也含有適量的其它微量礦物質。就五穀類而言，全穀類製品是大多數微量礦物質的最豐富來源

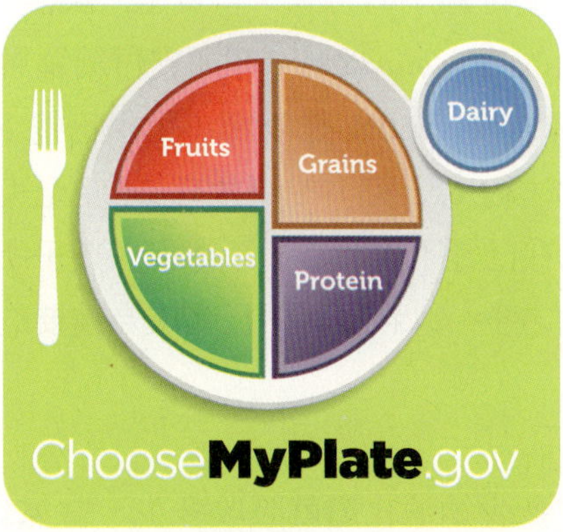

健康餐盤：礦物質的來源

五穀類	蔬菜類	水果類	奶類	蛋白質類
• 氯化鈉 • 鈣（強化食品） • 磷 • 鎂 • 鐵 • 鋅 • 銅 • 硒 • 鉻	• 鉀 • 鎂	• 鉀 • 硼	• 鈣 • 磷 • 鋅 • 鎂	• 氯化鈉（加工食品） • 鉀 • 磷 • 鎂 • 硒 • 鐵 • 鋅 • 銅

生素 E、許多 B 群維生素以及微量礦物質。越精製的植物食品如白麵粉，礦物質含量越低。在精製穀類製品的富化過程中，鐵是唯一添加的礦物質，而在精製過程中喪失的硒、鋅、銅和其它礦物質都沒有添加回去。遵循 2010 美國飲食指南的建議「所吃五穀類一半是全穀類」，可以有效保存食物中的礦物質含量。

觀念檢查站 9.2

1. 定義生體可用率。
2. 極微量礦物質是否必須由飲食供應？列舉三種極微量礦物質。
3. 民眾是否應該吃單一的礦物質補充劑？理由何在？
4. 人體內的礦物質儲存在何處？

9.3 鈉 (Na)

你「有鹽的身價嗎」？廚房的鹽罐裡裝著營養上很重要並且曾經極為寶貴的化合物！過去鹽受到珍視，因為它能保存食物。鹽可以用來交易，也是支付報酬的方式。事實上，英語的薪水 (*salary*) 一詞衍生自拉丁語的鹽 (*salarium*)，亦即支付給羅馬士兵的鹽。以重量計，鹽的 40% 是鈉，60% 是氯。（化學符號 Na 代表拉丁語 *natrium*。）1 茶匙（約 6 公克）的鹽含有 2400 毫克的鈉。雖然鹽在過去很稀有，現在已經不虞匱乏。事實上，幾乎所有美國人攝取的鈉超過需求如此之多，以致於減鈉已經成為重要的公衛運動了。

鈉的功能

我們幾乎是吃多少鈉消化道就吸收多少。當氯化鈉 (NaCl) 溶解於水時，連結這兩個原子的化學鍵斷裂，釋出帶電的離子 Na^+ 和 Cl^-。這些電解質（還有其它電解質）會吸引水。細胞內和細胞外的水量就是由電解質的濃度來控制。維持體液平衡就是靠移動或泵送鈉離子到需要更多水的地方。鈉離子也參與神經衝動的傳導和某些營養素（例如葡萄糖）的吸收。

除非為了健康的理由而刻意控制，否則每一天，甚至每一餐，鈉的攝取量都會有極大差異。不過我們的血鈉濃度波動很小，因為腎臟是個過濾器。血鈉如果偏低，血液流經腎臟時鈉會添加進去，導致尿量減少；相反地，如果血鈉太高，腎臟就會濾出鈉而排入尿

海鹽是否比精鹽來得健康？海鹽是蒸發海水製造的，僅稍微加工，因此質感較粗，含有微量的鎂、鈣和鉀等。與此相反的是，精鹽通常來自鹽礦，加工成為細小顆粒。許多消費者偏好海鹽的滋味和質感甚於精鹽，不過就心臟健康而言，兩者的鈉或氯含量並沒有重大差異。除此之外，你在章節 9.12 會學到，北美的精鹽都加碘強化，而碘是與甲狀腺功能相關的必需營養素。你下次買鹽的時候，比較幾種產品的標示，自己評估它們的營養差異。

液，一旦過量的鈉被移除，水分隨之而去，導致尿量增加。如果不多喝水就會脫水。幸運的是，高鈉（含鹽）食物會導致口渴，驅使我們喝更多的水。

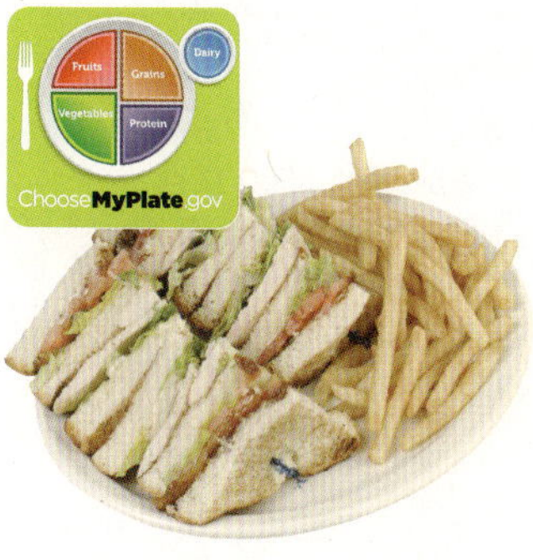

▲火雞肉總滙三明治加薯條的餐點是否符合健康餐盤的建議？這種餐點應該如何減鈉？

缺鈉

飲食少鈉，加上過度流汗和持續嘔吐或腹瀉，會耗盡體內的鈉。這種狀況會導致肌肉痙攣、反胃、嘔吐和暈眩，接著是休克和昏迷。發生這種事件的可能性不高，因為腎臟在低鈉的狀況下能夠極為有效地保留鈉。

只有在大量流汗而失去體重的 2% 到 3%（或 5 到 6 磅）的時候，才需要考慮到鈉的流失。即使這樣，大多數人只要吃些鹹的食物（例如濃湯或餅乾）就可以補充足夠的鈉了。但是運動選手在耐力比賽而長時間出汗時，應該喝運動飲料以免鈉耗盡而導致低鈉血症。汗水中的鈉濃度只有血液中的三分之二，或每公升汗水大約含有 1 公克鈉。

獲取足量的鈉

我們所吃的鈉有 77% 是以鹽的形式在食品製造與餐廳料理的過程中添加進去的。在家中烹調時和餐桌上所加的鈉約占 11%，食物中天然存在的鈉提供剩餘的 12%（圖 9-13）。大部分的天然食物含鈉很少，只有牛奶例外（每杯 120 毫克）。

吃越多加工食品和餐廳料理，攝取的鈉就越多。相反地，如果我們常常自己烹煮餐點，就比較能控制鈉的攝取量。成人飲食中的鈉主要來自麵包、熱狗、罐頭豬肉、起司、濃湯以及加了番茄醬的食物等等——可能是因為我們常吃這些食物。其

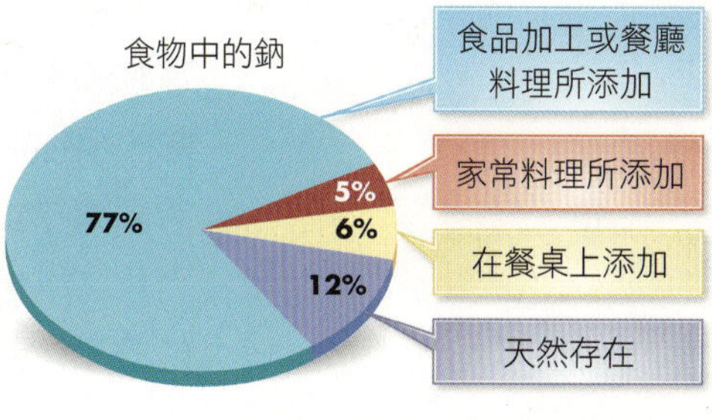

圖 9-13　美式飲食中的鹽大多來自食品加工

營養新知　低鈉高鉀降低心血管疾病風險

增加鉀的攝取量可降低血壓，如果連帶減少鈉的攝取量可有效降低心血管疾病風險。尿液中的鈉鉀比例是心血管疾病的良好指標。

資料來源：Cook NR and others: Joint effects of sodium and potassium intake on subsequent cardiovascular disease. *Archives of Internal Medicine* 169:32, 2009.

鈉

AI
9-50 歲：1500 毫克
51-70 歲：1300 毫克
>70 歲：1200 毫克
DV：2400 毫克
UL：2300 毫克

它高鈉的食物包括薯條、扭結餅、洋芋片、調味醬和肉汁等。

如果我們只吃未加工的食品而且不加鹽，每天會食取 500 毫克的鈉。50 歲以下成人鈉的足夠攝取量是 1500 毫克，50 歲以上的建議量較低（參見頁緣）。成人每日攝取 2300 到 4700 毫克的鈉，而只吃未加工的食品會攝取 500 毫克，兩者相較就會發現鈉的主要來源是食品加工、外食以及烹飪時添加的鹽。吃限鈉飲食必須注意食品標示，以便監控鈉的攝取量。

大部分人可以適應變化很大的膳食鈉攝取量，今日攝取的鈉會出現在明日的尿液中。然而有 10% 到 15% 的成人「**鈉敏感**」，亦即攝取的鈉會直接影響血壓。這些人攝取的鈉增加時，血壓也跟著升高；吃低鈉飲食（每日約 2000 毫克）往往就可降低血壓。特別容易受到影響的族群包括非裔、亞裔、糖尿病患者和／或過重者（參見上頁的「營養新知」和本章末尾的「營養與你的健康」）。生活方式的因素，例如過重和缺乏運動，也是高血壓的主要原因。

醫學社群建議成人應該減少鹽和鈉的攝取量，以降低日後高血壓的風險（參見延伸閱讀 3）。定期檢查血壓也是個好主意。如果你診斷出高血壓，在治療計劃中應涵蓋減鈉。減鈉也有助於維持鈣的營養狀況，因為鈉的攝取量超過每日 2000 毫克時，排泄鈉會增加尿鈣的流失。尿鈣流失的增加對骨骼健康的影響目前尚無定論。

對大多數人而言，吃減鹽飲食是重大的生活變化，因為許多日常食物都要少吃（圖 9-14）。開始的時候，食物會嚐起來淡而無味，但你的味蕾最後會甦醒過來而能感受到食物中天然的鹹味。重新訓練味蕾感受低鹽，需要 6 到 8 週的時間。漸漸減少飲食中的鹽而代之以檸檬汁、香草和香料，你終究可以習慣低鈉飲食。許多烹飪書和網路資源提供充滿風味的食譜。

避免鈉過量

成人鈉的上限攝取量 (UL) 是 2300 毫克（2.3 公克），大約 1 茶匙。超過上限往往會升高血壓。最近的研究也發現攝取過量的鈉與過重和肥胖相關。鹽的攝取量增加時，水分的攝取量也會增加；如果喝的是富含卡路里的飲料，體重必然上升（參見延伸閱讀 7）。大約 95% 的北美成人攝取的鈉超過上限。必須注意的是，鈉的 DV 是 2400 毫克，超過 UL。美國比較健康的目標是 AI 的 1500 毫克。

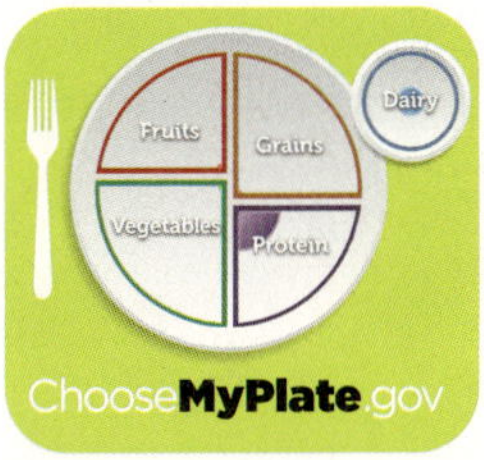

(a)

圖 9-14 鈉的食物來源。(a) 各食物大類背景顏色的填滿度（空白，1/3，2/3，或填滿），代表鈉的營養素密度。(b) 長條圖顯示各食物大類中幾種食物的鈉含量與成人 AI 的比較。整體而言，只有奶類提供許多天然的鈉。食品加工添加許多鈉，例如罐頭蔬菜和醃肉

(b)

	食物與份量	鈉（毫克）	成年男性和女性的 % AI（1500 毫克）
穀類	雞湯麵（罐頭），1 杯	870	58%
穀類	加樂氏玉米片，1 杯	200	13%
穀類	全麥麵包，1 片	146	10%
蔬菜類	燉番茄（罐頭），1 杯	564	38%
蔬菜類	熟青豆（罐頭），1 杯	461	31%
蔬菜類	熟青豆（冷凍），1 杯	3	0%
水果類	青橄欖，瓶裝，中型 5 個	210	14%
水果類	哈密瓜，1 杯	25	2%
水果類	什錦水果，1 杯	9	1%
奶類	低脂卡特基起司，1 杯	746	18%
奶類	切達起司，1.5 盎司	264	50%
奶類	脫脂牛奶，1 杯	103	7%
蛋白質類	義式肉腸披薩，2 片	1538	103%
蛋白質類	熟火腿排，3 盎司	1079	72%
蛋白質類	烤雞胸肉，3 盎司	64	4%

美國 2010 飲食指南建議一般民眾攝取低於 2300 毫克/日的鈉（大約 1 茶匙）。非裔、中老年人、高血壓和糖尿病或慢性腎病患者，都應當攝取低於 1500 毫克/日的鈉。美國心臟協會採取更強硬的立場，建議所有美國人攝取低於1500毫克/日的鈉。

觀念檢查站 9.3

1. 列舉你的飲食中三種鈉的來源。
2. 哪個器官調控血鈉濃度？
3. 定義「鈉敏感」。

4. 為了減鈉，你可以在飲食中採取哪三種措施？

9.4 鉀 (K)

鉀的功能

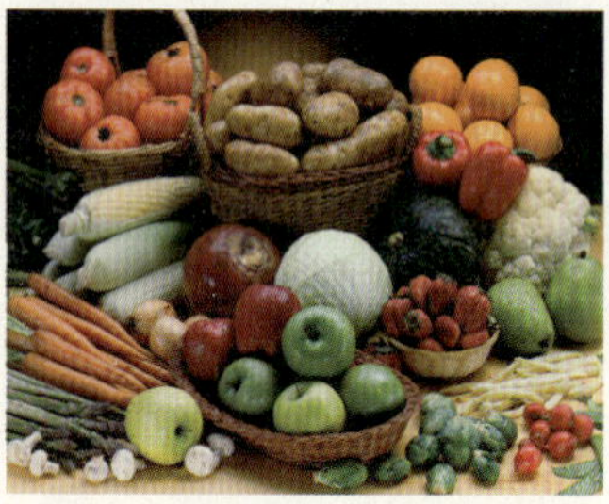

▲水果和蔬菜是鉀的豐富來源

鉀執行的功能有很多和鈉相似，諸如體液平衡和神經衝動的傳導等。（化學符號 K 代表拉丁文 kalium。）細胞膜上有依賴能量的離子泵，可將細胞內的鈉傳送到細胞外。當鈉 (Na^+) 被泵出細胞時，鉀 (K^+) 就進入細胞以平衡離子的電荷。因此鉀是細胞內的主要陽離子。人體的鉀有 95% 存在細胞內液中。攝取較多的鉀可降低血壓。

缺鉀

血鉀偏低稱為「**低鉀血症**」，會危及生命。症狀有失去胃口、肌肉抽筋、意識不清和便秘等。最後是心臟搏動不規則，降低抽送血液的能力。

低鉀血症可能源於膳食攝取量持續偏低，不過最常見的原因是長期腹瀉或嘔吐，或是藥物副作用，例如瀉劑和利尿劑（參見「醫藥箱」）。高風險群包括飲食失調症患者（參見第 11 章）及酗酒者（參見第 16 章）。此外，吃極低卡飲食的人和長時間運動的人也可能缺鉀。這些人都應該吃高鉀食物來補充體內的鉀。

醫藥箱

有些人服用**利尿劑**來降低血壓。利尿劑促使腎臟排泄更多尿液，同時也增加了尿中礦物質的排泄，因而影響血中的鉀、鎂和鋅濃度而涉及營養。服用耗鉀利尿劑的人必須仔細監控鉀的膳食攝取量，例如多吃蔬果或服用醫師處方的氯化鉀補充劑。

實例：

Hydrochlorothiazide (Microzide)

Furosemide (Lasix)

獲取足量的鉀

未加工的食物是鉀的豐富來源，例如水果、蔬菜、牛奶、全穀類、乾豆和肉類等（圖 9-15）。這裡有個簡易指南：食物加工越繁複鈉含量就越高，而鉀含量就越低。成人飲食中的鉀主要來自牛奶、馬鈴薯、牛肉、咖啡、番茄和柳橙汁等。

我們吃的鉀有 90% 能被人體吸收，不過飲食比較容易缺鉀而不是缺鈉，因為我們在食物中添加鈉而非鉀。事實上，一般北美人每日只攝取

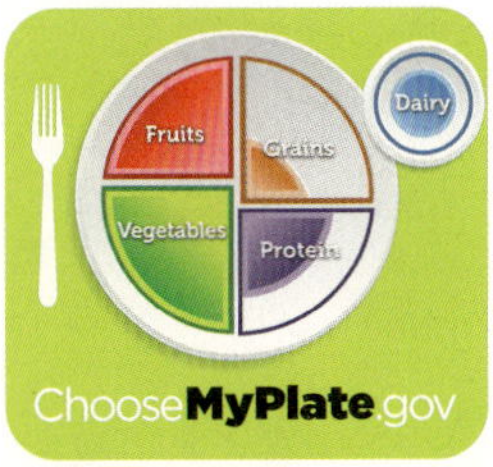

(a)

圖 9-15 鉀的食物來源。(a) 各食物大類背景顏色的填滿度（空白，1/3，2/3，或填滿），代表鉀的營養素密度。(b) 長條圖顯示各食物大類中幾種食物的鉀含量與成人 AI 的比較。整體而言，鉀最豐富的來源是未加工的植物食品，例如蔬果和豆類

(b)

	食物與份量	鉀（毫克）	成年男性和女性的 % AI（4700 毫克）
五穀類	葡萄乾麥麩穀片，1 杯	352	7%
	熟藜麥，1/2 杯	159	3%
	白麵包，1 片	29	1%
蔬菜類	熟牛皮菜，1 杯	961	20%
	烤洋芋（帶皮），中型 1 個	926	20%
	熟橡子南瓜，1 杯	896	19%
水果類	新鮮柳橙汁，1 杯	496	11%
	哈密瓜，1 杯	426	9%
	香蕉，中型 1 根	422	9%
奶類	無脂原味優格，1 杯	625	13%
	脫脂牛奶，1 杯	382	8%
	豆漿，1 杯	296	6%
蛋白質類	熟扁豆，1/2 杯	358	8%
	烤沙朗牛排，3 盎司	286	6%
	烤開心果，1 盎司	285	6%

2000 到 3000 毫克的鉀，比足夠攝取量低得多（參見頁緣）。因此之故，我們應該增加鉀的攝取量，最好是多吃蔬果。

> **鉀**
> AI：4700 毫克
> DV：3500 毫克
> UL：無

避免鉀過量

如果腎功能正常，膳食來源的鉀不會造成中毒。因此之故，鉀沒有上限攝取量。若是腎臟機能不好，鉀會在血液裡積聚，進而妨礙心臟機能，使心搏減緩；若不加以治療可能會喪命，因為心臟最後會停止跳動。總之，如果患了腎衰竭或腎病，必須密切監控血鉀和鉀的攝取量。

觀念檢查站 9.4

1. 列舉鉀在人體內的兩項功能。
2. 鉀的攝取量與血壓如何相關？
3. 列舉三種增加鉀的膳食攝取量的方法。

9.5 氯 (Cl)

氯的功能

氯 (Cl^-) 是細胞外液中的主要陰離子。氯配合鈉和鉀調控體液平衡。事實上，氯伴隨著高鹽飲食，對高血壓也有部分責任。

氯離子是胃製造的鹽酸（氯化氫酸）的成分之一，對人體內的酸鹼平衡很重要。人體啟動免疫反應時，氯是白血球攻擊外來細胞的武器。除此之外，神經系統發揮功能也倚賴氯的存在。

缺氯

血液的氯濃度偏低會導致人體內的酸鹼失衡。然而缺氯不太可能發生，因為我們吃很多的鹽。長期而頻發的嘔吐再加上營養素貧乏的飲食，就有可能缺氯，因為胃液會消耗很多的氯。暴食症或嚴重腸胃炎的患者有缺氯的風險。除此之外，有些藥物如利尿劑或瀉劑，會造成缺氯的副作用。

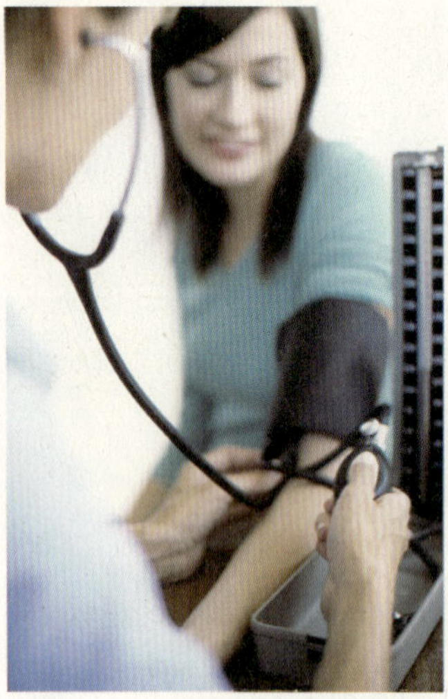

▲氯化鈉（鹽）會升高血壓，氯可能也有責任

氯
AI：2300 毫克
DV：3400 毫克
UL：3600 毫克

獲取足量的氯

談到氯的來源，我們必須區分對人體功能極為重要的氯離子，與有毒的氯氣 (Cl_2)。我們利用氯氣消毒自來水，少量的氯氣會殘留在自來水中，不過很容易揮發去除。自來水和井水通常也含有一些氯離子（來自土壤），不過水並不是氯的重要膳食來源。

有幾種水果和蔬菜，例如海藻、芹菜、番茄和橄欖等，是氯的良好來源。不過我們大部分的膳食氯來自添加在食物中的鹽。記得鹽含有 60% 的氯，只要知道食物的含鹽量，就可以精確估算氯的含量。

和鈉一樣，我們所吃的氯幾乎都能被人體吸收。氯的足夠攝取量（參見頁緣）是根據鹽的 40:60 鈉氯比（1500 毫克鈉：2300 毫克氯）。成人如果每日攝取 9 公克的鹽，就會獲取 5.4 公克（5400

毫克）的氯。氯的主要排泄途徑是腎臟，少部分由汗水流失。

避免過量的氯

一般成人攝取的氯已經過量。由於氯會升高血壓，中老年人必須控制鹽的攝取量以降低高血壓的風險。在年輕的時候就選擇低鹽食物是好的開始。

觀念檢查站 9.5

1. 列舉氯在人體內的兩種功能。
2. 氯與血壓如何相關？

9.6 鈣 (Ca)

鈣的功能

鈣占體內礦物質總量的 40%，相當於 2.5 磅（1200 公克）。所有的細胞都需要鈣，不過人體內 99% 的鈣都用在骨骼的生長、發育和維護上。鈣是羥磷灰石的主要成分，後者是賦予骨骼硬度的晶體化合物。

鈣除了在骨骼健康中扮演關鍵角色，還有許多其他重要的功能。

血凝塊的形成需要鈣。鈣的釋出並沿著肌肉細胞的表面流動觸發了肌肉收縮。在神經傳導中，鈣協助神經傳導素的釋出並且讓離子進出神經細胞。鈣影響各種酵素的活性和荷爾蒙反應，協助調控細胞代謝。鈣也參與維持細胞膜的完整性、正常血壓、血糖調控、**細胞分化** (cellular differentiation) 等。即使我們日復一日地膳食鈣攝取不足，血鈣濃度的嚴密調控讓上述這些過程得以順利進行。

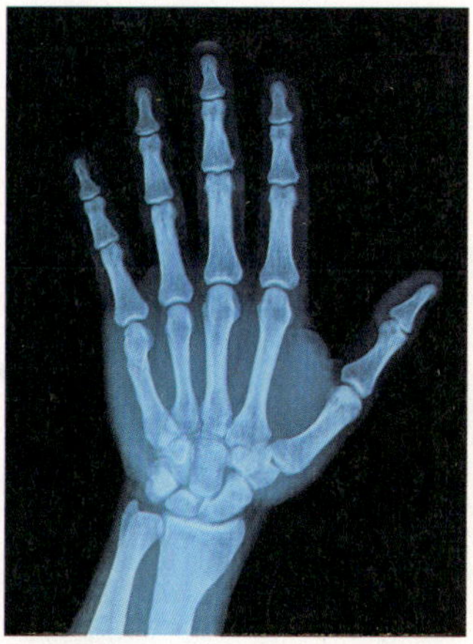

▲人體內的鈣 99% 在骨骼中

細胞分化 (cellular differentiation) 尚未特化的細胞轉變成特化細胞的過程，例如骨髓中的幹細胞變成紅血球和白血球。

鈣的其他健康效益。研究員正在檢視鈣的攝取量和一系列疾病風險的關聯。攝取足量的鈣可降低結腸癌風險，尤其是吃高脂飲食的人（參見延伸閱讀 17）。膳食鈣也可降低腎結石和鉛吸收的風險。每日攝取鈣 800 到 1200 毫克，比攝取 400 毫克（或以下），更能降低血壓。每日攝取 1200 毫克的鈣，合併低脂、低膽固醇飲食，可改善 LDL 偏高者的血脂狀況。對婦女而言，攝取足量的鈣也可降低經前症候群和妊娠高血壓的風險。總之，飲食含有足量的鈣，其效益遠遠超過骨骼健康。

缺鈣

不論鈣的膳食攝取量有多少，人體在狹小的範圍內嚴密控制血鈣濃度。如果膳食鈣攝取不足，血鈣濃度開始下降，會觸發三種荷爾蒙控制的作用以恢復血鈣：(1) 骨骼釋出鈣，(2) 腸道吸收更多鈣，和 (3) 腎臟保留更多血鈣。（第 8 章曾經討論維生素 D 在血鈣調控中的角色。）由於這種嚴密的荷爾蒙調控，膳食鈣不足不會造成血鈣過低。反而是腎病、荷爾蒙異常和藥物副作用等才是血鈣過低的禍首。如果血鈣降到臨界點以下，肌肉收縮以後就無法放鬆，神經功能也會受到干擾。這種狀況稱為**強直性痙攣** (tetany)，肌肉變得僵硬或不由自主地抽搐。

強直性痙攣 (tetany)　肌肉急劇收縮而無法放鬆的狀況，通常由鈣代謝異常引起。

你會發現骨骼不單提供人體架構，他也是存取鈣的銀行。在任何時候，骨骼只能提供約 1% 的鈣作為存取之用。不過時日一久，鈣攝取和／或吸收不足會逐漸造成骨質喪失。骨骼喪失鈣的臨床症狀要經過很多年才會顯示出來。有些人，尤其是女性，因為沒有滿足鈣的需求，而導致骨質疏鬆症和日後的骨折。

骨質疏鬆症 (osteoporosis)　出現應力性骨折或 T 分數低於 –2.5。由於骨密度偏低而使骨骼呈現多孔狀並且變得脆弱。

骨質疏鬆症。《健康國民 2020》將防止**骨質疏鬆症** (osteoporosis) 作為重點。目前 50 歲以上的美國人約有 1,200 萬人患有骨質疏鬆症，其中 960 萬人是婦女。另外還有 4,000 萬美國人骨密度偏低，是骨質疏鬆症的高風險者。到了 2020 年這些統計數字還會升高，估計會有 1,050 萬女性和 330 萬男性患骨質疏鬆症，另外 4,800 萬人骨量偏低。在美國，骨質疏鬆症每年造成 200 萬件骨折，其中 30 萬件是髖骨骨折。到了 2025 年，這些骨折的照護成本將超過 250 億美元，少數族群增加的速度最快（參見延伸閱讀 6）。

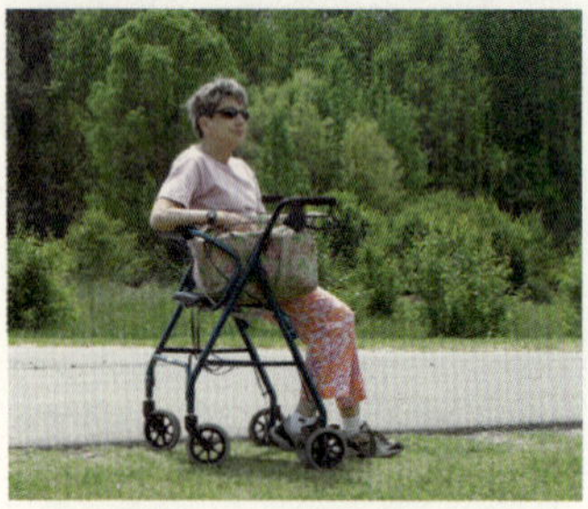

▲骨質疏鬆症每年造成數以百萬計的骨折，包括嚴重的髖骨和脊椎骨折。這類骨折往往使患者的日常行動需要協助，例如圖中的婦女需要助步器

髖骨骨折的個人照護支出超越任何財務支出。髖骨骨折公認最具災難性：喪失行動能力而且需要長期照護。髖骨骨折的平均年齡是 82 歲，此後患者的餘生可能需要長期照護，只有 40% 的人重獲先前的生活自理能力。更精確地說，髖骨骨折一年之後，估計 90% 原本爬樓梯毋需協助者不能爬五階，66% 需要協助如廁，50% 無法自行從椅子上站起，31% 下床需要協助，20% 無法自行穿上褲子。

髖骨骨折與重大的死亡率相關。最近的研究估計，65 歲（或以上）的 30 萬美國人，有 20% 到 30% 會在髖骨骨折的一年之內去世（參見延伸閱讀 5）。骨質疏鬆症帶來的其他形式的骨折，甚至骨折的恐懼，也會影響生活品質。脊椎骨折，尤其是多處骨折者，會導致嚴重疼痛、降低肺功能、喪失體重和脊柱彎曲等。行動受限和步伐改變升高了摔倒和／或再度骨折的風險和恐懼。

婦女停經之後，每年喪失 1% 到 3% 的骨量。男性年老也會喪失骨量，不過喪失的速度比較慢。當蝕骨細胞的骨骼去礦化活動超過成骨細胞的骨骼建構活動時，骨量就會減少。這是老化的正常過程，不一定會造成不健康的骨骼。然而這個過程開始的時候如果骨量偏低，即使中度的骨骼去礦化也會導致**骨質缺乏** (osteopenia)。當更多骨骼喪失時，整個骨骼組織的基質也開始分解，然後導致骨質疏鬆症。年過 50 的婦女 25% 患有骨質疏鬆症。年過 80 之後，骨質疏鬆症成為常規，而非例外。對年輕人而言，患骨質疏鬆症似乎無傷大雅；不過對老年人來說，骨質疏鬆症的診斷意味著生活品質將會每下愈況。

有兩種形式的骨質疏鬆症。**第 1 型骨質疏鬆症** (type 1 osteroporosis) 又稱為停經後骨質疏鬆症，一般發生於 50 到 60 歲 之間的婦女。這種形式的骨質疏鬆症與停經後雌激素濃度降低直接相關。第 1 型骨質疏鬆症對**枝狀骨** (trabecular bone) 的影響最為巨大，這種骨骼比皮質骨進行更快速的再塑（圖 9-16）。除非介入治療，50 到 60 歲的女性會喪失 20% 到 30% 的枝狀骨和 5% 到 10% 的**皮質骨** (cortical bone)（圖 9-17）。

枝狀骨比皮質骨擁有更多的成骨和蝕骨細胞。成骨細胞需要雌激素才能發揮最大效用。停經之後骨骼合成速率下降，而蝕骨速率仍高，因而導致骨骼喪失。礦物質從骨骼釋出而且不再建入骨骼，使骨基質出現脆弱部位和開放空間。疏鬆性骨折風險最高的是枝狀骨較多的骨盆（占骨折的 7%）、脊椎 (27%)（圖 9-18）和長骨如手腕 (19%) 等。

第 2 型骨質疏鬆症 (type 2 osteroporo-

骨質缺乏 (osteopenia) 骨密度偏低的骨骼疾病。

第 1 型骨質疏鬆症 (type 1 osteroporosis) 停經後骨骼快速去礦化，造成多孔狀的枝狀骨。

枝狀骨 (trabecular bone) 骨骼內層密度較低、結構較多空隙的部位。

皮質骨 (cortical bone) 骨骼外層較緻密的部位。

第 2 型骨質疏鬆症 (type 2 osteroporosis) 年過 70 的男性和女性出現多孔狀的枝狀骨和皮質骨。

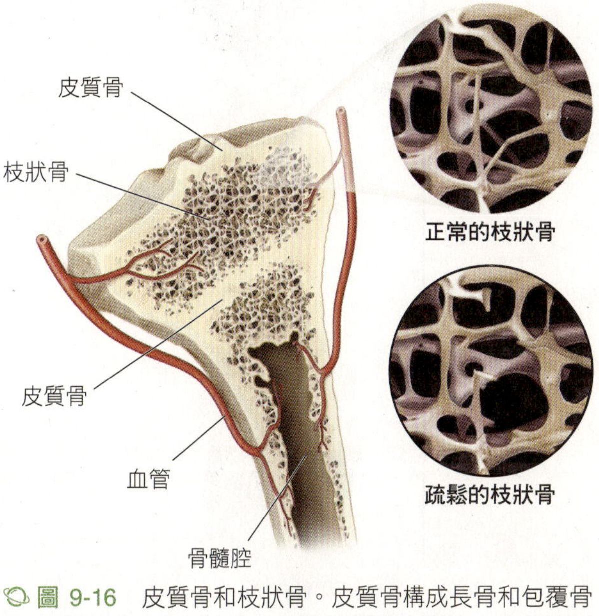

圖 9-16 皮質骨和枝狀骨。皮質骨構成長骨和包覆骨骼的礦物質外層。枝狀骨支撐外層的皮質骨。注意疏鬆性骨骼中的枝狀骨少了很多，使骨骼變得脆弱。目前的療法無法有效逆轉此種狀況

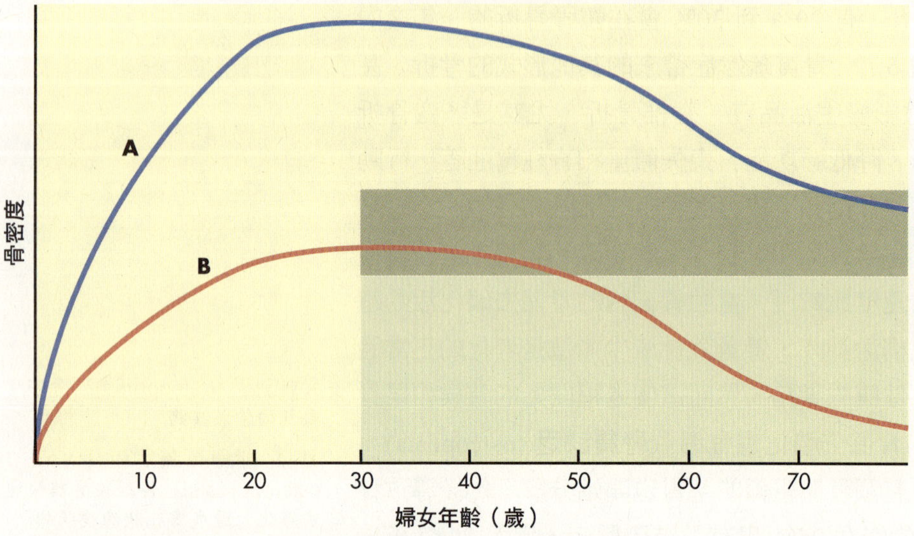

• **婦女 A** 在 30 歲時達到巔峰骨量。30 到 50 歲之間骨質喪失緩慢而穩定，50 歲以後因為停經，骨質喪失稍微加快。75 歲時擁有健康的骨密度，沒有骨質疏鬆症的跡象。

• **婦女 B** 巔峰骨量較低，骨質喪失速率與婦女 A 相同。50 歲時骨密度已經偏低，70 歲時發生了脊椎後彎和脊椎骨折。

圖 9-17 巔峰骨量與日後骨質疏鬆症及相關骨折風險的關係

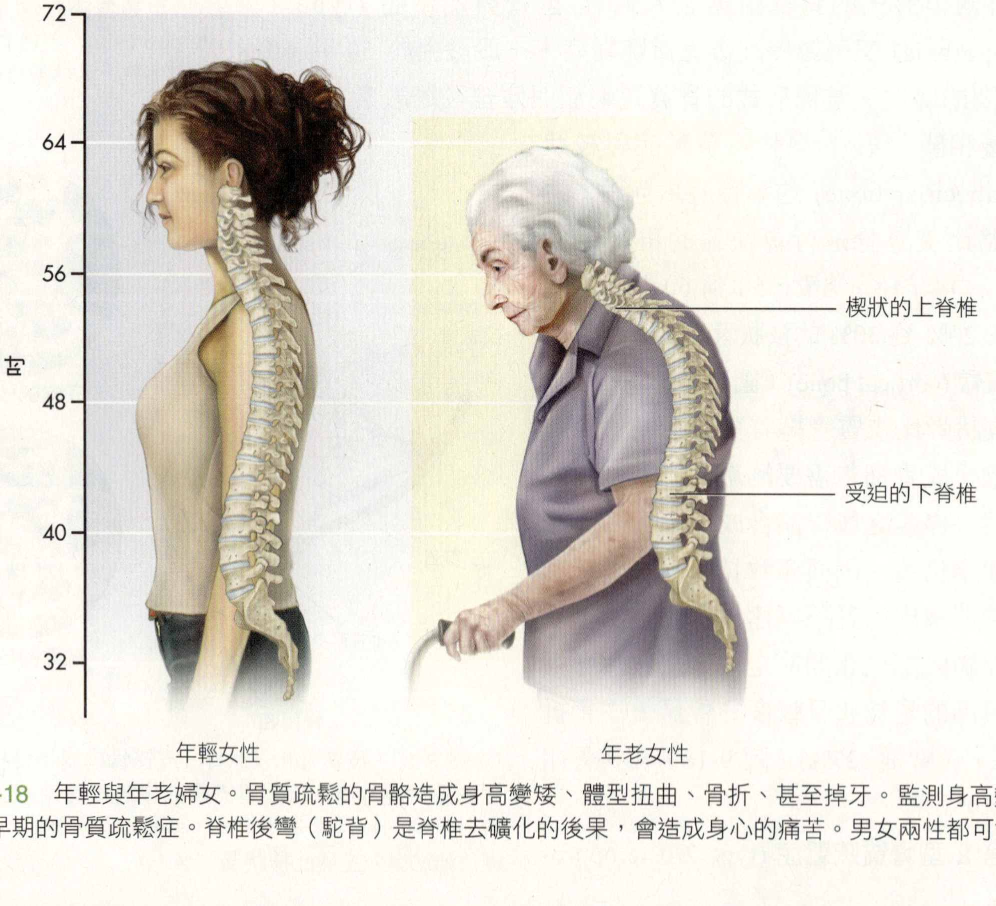

圖 9-18 年輕與年老婦女。骨質疏鬆的骨骼造成身高變矮、體型扭曲、骨折、甚至掉牙。監測身高變化可以察覺早期的骨質疏鬆症。脊椎後彎（駝背）是脊椎去礦化的後果，會造成身心的痛苦。男女兩性都可能患脊椎後彎

sis) 診斷出來的時間比較晚，約 70 到 75 歲。第 2 型骨質疏鬆症是皮質骨和枝狀骨分解的後果，與飲食和老化的因素相關。建骨營養素的膳食攝取量減少，加上營養素的吸收或代謝能力降低，使得問題更趨複雜。

不管是哪一型的骨質疏鬆症患者，身高都會明顯降低並且感受到嚴重的疼痛，尤其是脊椎。婦女的骨骼去礦化後，身高會降低 1 吋以上（圖 9-18）。男女兩性都會發生**脊椎後彎** (kyphosis) 或駝背。脊椎後彎是個大問題，因為胸腔的容量減少，會造成呼吸困難、腹痛、胃口減少與過早的飽足感等。如前所述，摔倒之後疏鬆性骨骼也更容易骨折。

脊椎後彎 (kyphosis) 脊椎嚴重彎曲。

雙磷酸鹽 (bisphosphonates) 會和骨骼礦物質結合，因而減少骨骼破壞的藥物，例如 alendronate 和 risedronate。

副甲狀腺素 (parathyroid hormone, PTH) 副甲狀腺製造的荷爾蒙，可促進維生素 D 的活化形式的合成。這種荷爾蒙與維生素 D 合作，升高血鈣濃度。

根據國家骨質疏鬆症基金會 2010 指標（參見延伸閱讀 12），所有診斷出骨質疏鬆症的男性和女性首先應該諮詢降低風險的方法。重點應該放在鈣和維生素 D 的攝取和運動等生活習慣。這份資料提供醫師評估患者用藥物治療的明確指引。這些藥物是提供停經婦女和年過 50 且符合骨折風險與醫藥史的男性之用（參見延伸閱讀 10）。男女兩性目前的藥物選項是**雙磷酸鹽** (bisphosphonates) 和**副甲狀腺素** (parathyroid hormone)。女性也可使用鈣與荷爾蒙替代療法（參見右邊「醫藥箱」的骨質疏鬆症藥物名單）。

隨著年老，骨質疏鬆症的發病率跟著上升。當美國人口老化時，這種個人和公衛的問題更趨嚴重。不過似乎大半的骨質疏鬆症病例都能加以預防，關鍵在生命的前 30 年建立密實的骨骼，同時減少成年期的骨質喪失。巔峰骨量越高的人，在骨骼變得脆弱和容易骨折之前，擁有越多的鈣可以消耗。男性的巔峰骨量高於女性，有較多的骨量可以消耗，也因此較少罹患骨質疏鬆症。

醫藥箱

骨質疏鬆症的藥物

抗蝕骨藥物用來預防骨質喪失並降低骨折風險。在骨骼再塑的分解期，這種藥物可以延緩骨質喪失，但是並不影響骨骼合成，因此能夠增加骨密度。

- 雙磷酸鹽
  - Alendronate
  - Ibandronate
  - Risedronate
  - Zoledronic acid
- 降鈣素
- Denosumab
- 雌激素療法
- 雌激素激化劑／拮抗劑

同化性藥物 (Anabolic drugs) 用來促進骨骼合成速率並降低骨折風險。

- Teriparatide 是美國 FDA 核准的唯一可重建骨骼的骨質疏鬆症藥物。

評估骨骼健康。今天我們擁有測量骨

案例研究 為祖母擔心

葛瑞絲是韓裔，今年 23 歲，就讀於波士頓護理學校的最後一年。她也在當地的藥局工作，每週 20 小時。她剛接到母親來電，頗為憂心。昨天她祖母外出時，腳拇趾絆到人行道上突起的地方，摔傷了髖骨。醫生診斷祖母有骨質疏鬆症，家人擔心她需要長期復健。葛瑞絲身為護理學生，知道髖骨骨折有多麼嚴重。她也知道骨質疏鬆症有家族遺傳。葛瑞絲決定盡力搜集骨質疏鬆症的資料，並且從現在開始強化骨骼。

首先，她上網尋找能夠幫助她判斷自己是否為骨質疏鬆症高風險群的網站。紐約州健康部的骨質疏鬆症教育預防計劃，www.health.ny.gov/conditions/osteoporosis/index.htm，提供一系列的骨質疏鬆症風險因素。葛瑞絲明白有幾個風險因素是自己無法改變的，但也有幾個因素相當刺眼。她要利用這個網站，趁自己年輕時提升骨骼健康。

葛瑞絲發現自己的維生素 D 攝取量相當低，也沒有許多時間用來運動。她的餐點有一半是自己煮的傳統韓國菜，其餘的部分就吃速食或三明治。她每天吃一顆綜合維生素／礦物質補充劑加上一顆碳酸鈣藥丸一通常在夜晚上床前刷牙時服用。到了週末，她與朋友或男友外出，喝一兩杯紅酒。葛瑞絲並不抽菸。

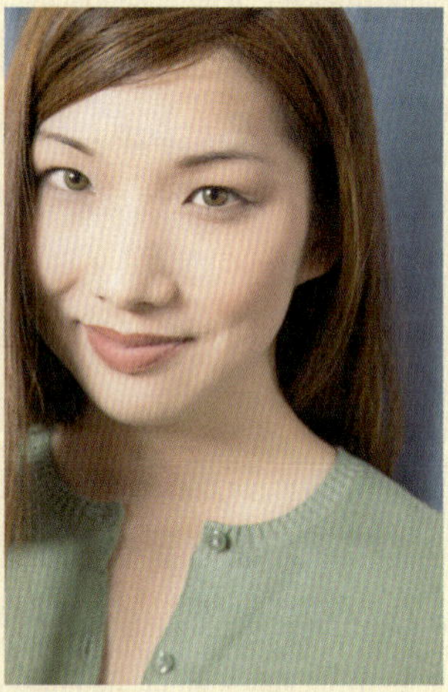

回答下列問題。解答在本章末尾。

1. 登入葛瑞絲所拜訪的網站，按下骨質疏鬆症的風險因素的連結。你認為葛瑞絲有哪些風險因素？為了評估她的骨質疏鬆症風險，你還要問她哪些問題？
2. 葛瑞絲在「維持骨骼和牙齒終生強壯」的網頁找到她目前可以採取的強化骨骼的措施。有哪些行為她已經做到了？還有哪些生活習慣需要調整？
3. 哪些環境條件讓葛瑞絲無法合成足量的維生素 D？她要如何克服這些條件？
4. 傳統韓國菜有哪些鈣和維生素 D 的來源？
5. 在速食店裡，有哪些做法可以增加鈣和維生素 D 的攝取量而不會增加太多的花費和卡路里？
6. 對於她的補充劑服用有何改善建議？

量和骨密度的工具，因此能夠判斷一個人是否有骨骼疾病的傾向。評估骨密度最精確的方法是利用**雙能量 X 光吸光儀** (dual energy X-ray absorptiometry, DEXA) 測量髖骨和脊椎。DEXA 的步驟簡單、無痛、安全、非侵入性而且所需時間不到 15 分鐘。之所以測量髖骨和脊椎，是因為這些部位會受骨質疏鬆症影響，而且容易受到較嚴重的傷害。利用骨骼阻斷低劑量 X 光的程度，可以測量出骨密度。DEXA 使用極低劑量的輻射線，大約只有胸腔 X 光的十分之一。

雙能量 X 光吸光儀 (dual energy X-ray absorptiometry, DEXA) 測量骨密度的科學儀器。

DEXA 的骨密度測量結果與健康個人的巔峰骨密度（例如 30 歲）相較，就產生了 T 分數。T 分數的說明在圖 9-19。

國家骨質疏鬆症基金會 2010 建議下列人口做 DEXA 檢測。

- 年過 65 的女性和年過 70 的男性；
- 較年輕的停經女性和有風險因素的 50-69 歲男性；
- 將要停經的女性而且體重偏低、先前發生過低創傷骨折或服用高風險藥物如類固醇；
- 年過 50 發生骨折；
- 因病長期服用類固醇（例如風濕性關節炎、克隆氏症和氣喘等）的成人；
- 考慮用藥物治療骨質疏鬆症，或接受骨質疏鬆症療法的人。

不論是否檢測過骨密度，你都可以利用網路的骨折風險評估工具 (Fracture Risk Assessment Tool, FRAX) 評估自己的骨折風險。利用 http://www.shef.ac.uk/FRAX 計算你的 FRAX 分數。如果你在未來 10 年髖骨骨折的風險至少3%，國家骨質疏鬆症指南建議醫生開處方藥物。許多國家的骨質疏鬆症發病率遠低於美國。由表 9-2 和 9-3 可以看出，美國較高的發病率與飲食和生活習慣密切相關。也就是說，大部分的骨質疏鬆症是可以預防的。

獲取足量的鈣

在消化道內，鈣需要酸性環境才能有效地吸收，因此它主要是在小腸的前段吸收。這個部位接收胃的內容物，因此帶有些許酸性。過了這個部位，胰臟分泌物進入小腸，pH 值變成中性到微鹼性，鈣的吸收就減

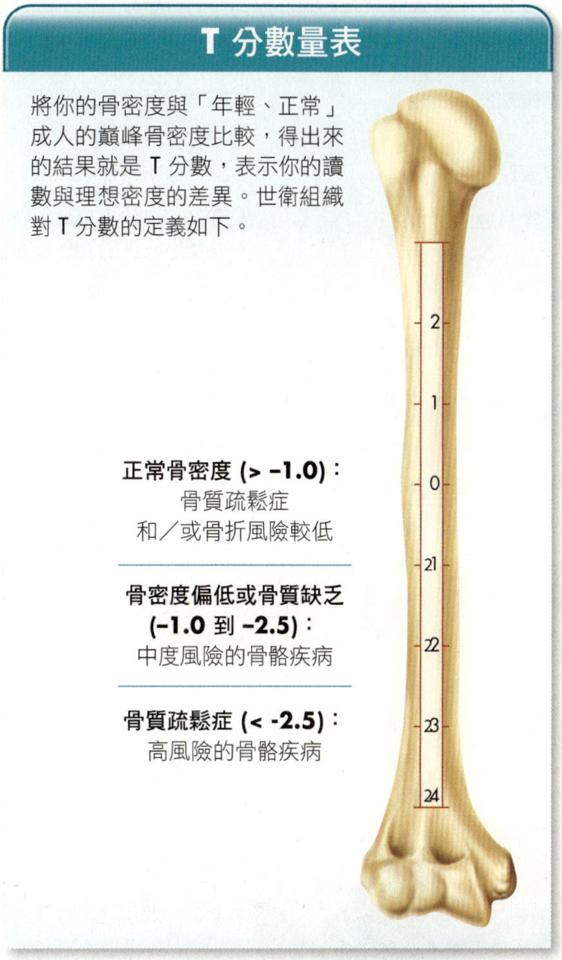
T 分數量表
將你的骨密度與「年輕、正常」成人的巔峰骨密度比較，得出來的結果就是 T 分數，表示你的讀數與理想密度的差異。世衛組織對 T 分數的定義如下。
2
1
0
21
22
23
24
正常骨密度 (> −1.0)：
骨質疏鬆症
和／或骨折風險較低
骨密度偏低或骨質缺乏
(−1.0 到 −2.5)：
中度風險的骨骼疾病
骨質疏鬆症 (< -2.5)：
高風險的骨骼疾病

圖 9-19 聯合國世衛組織 (WHO) 使用的骨質疏鬆症診斷分類。T 分數等於或高於 −1.0 為正常；−1.0 到 −2.5 為骨量偏低，稱為骨質缺乏；低於 −2.5 為骨質疏鬆症。嚴重骨質疏鬆症的診斷是，T 分數低於 −2.5 且有脆弱性骨折的個人病史

表 9-2 與骨骼狀況相關的生物因素

生物因素	對骨骼狀況的影響
性別	女性的骨量和骨密度低於男性
年齡	年過 30 開始喪失骨質
種族	高加索裔和亞裔骨骼疾病的風險高於非裔
骨架大小	骨架小的人骨量較低

表 9-3 與骨骼狀況相關的生活方式因素

生活方式因素	採取行動
均衡飲食	• 遵循健康餐盤的建議，攝取足量的蔬果和低脂／脫脂乳製品 • 利用強化食品（或補充劑）彌補缺乏的營養素，例如維生素 D 和鈣
健康體重	• 維持健康體重 (BMI 18.5 – 24.9) 以支持骨骼健康
正常月經	• 育齡婦女如果月經中止（例如厭食症或繁重的體育訓練）應該就醫 • 婦女停經後因為雌激素減少，應該考慮藥物治療以便減少骨質喪失
負重運動	• 從事負重運動有助於維持骨骼，躺臥和久坐不動只會喪失骨質。肌力訓練，尤其是上半身，有助於維持骨骼
抽菸	• 抽菸減少婦女的雌激素合成。最好戒菸。二手菸也有風險
藥物	• 有些藥物（例如甲狀腺素、皮質醇和利尿劑）會刺激尿鈣排泄 • 有些藥物（例如酒精、利尿劑和治癌藥劑）會刺激尿鎂排泄
蛋白質、磷、鈉、咖啡因、小麥麩、酒精攝取過量	• 節制攝取這些飲食成分。問題的發生主要是因為鈣攝取不足，再加上這些營養素攝取過量 • 尤其不要喝太多清涼飲料
紫外線暴露不足	• 如果日曬不足（不使用遮光劑，少於 10 – 15 分鐘/日），利用飲食或補充劑滿足維生素 D 的 RDA

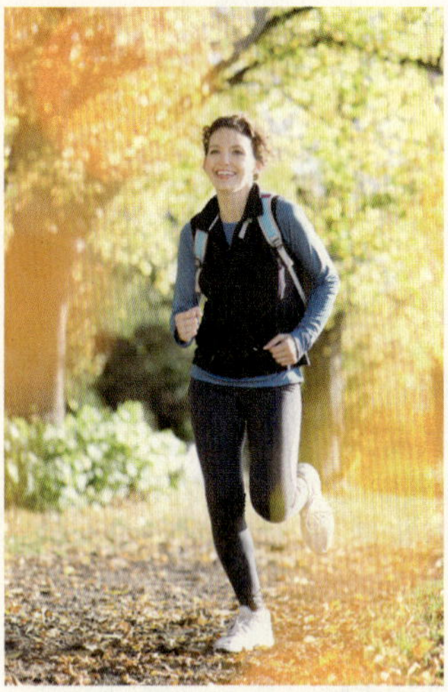

▲負重運動如步行或跑步，可以增加骨密度。不過女運動員必須攝取足夠的能量以維持雌激素濃度，才可刺激骨骼合成

鈣

RDA：1000 毫克
DV：1000 毫克
UL：2500 毫克

少了。小腸前段的鈣吸收也要倚賴維生素 D 的活化形式（參見第 8 章）。飲食中的鈣只有 30% 能被人體吸收，然而需求量大的時候——例如嬰兒期和懷孕期——吸收率可以高達 60%。老化對鈣的吸收有不利的影響，因為胃分泌的酸減少，而且維生素 D 的合成、吸收和活化也減少了。因此年過 40 的人不容易滿足鈣的需求成人 50 歲以下鈣的建議攝取量是每日 1000 毫克（參見頁緣）。至於 50 歲以上婦女和 70 歲以上男女兩性，RDA 增至每日 1200 毫克。RDA 根據的是每日從尿液、糞便和其它途徑喪失的鈣而需要彌補的數量。9 到 18 歲年輕人因為生長和發育期間骨量會增加，因此 RDA（每日 1300 毫克）較高。

許多美國人攝取的鈣並不能滿足 RDA。童年晚期和青少年期是骨量積聚的重要時期，許多人喝的卻是富含糖和咖啡因的飲料，而非牛奶或乳製品。缺鈣會導致日後的骨質疏鬆症。到了成年期，鈣的平均攝取量大約是女性 800 毫克和男性 1000 毫克。美國的成年女性大約有半數所攝取的鈣不到建議量的 60%（圖 9-20）。部分原因是她們認為乳製品富含熱量（雖然市面上有許多減脂產品）。越來越多人選擇吃素（包括純素），剔除了乳製品。其他成人只是因為年紀大了，失去對牛奶的興趣。此外年紀增加時，乳糖不耐症變得更加盛行。

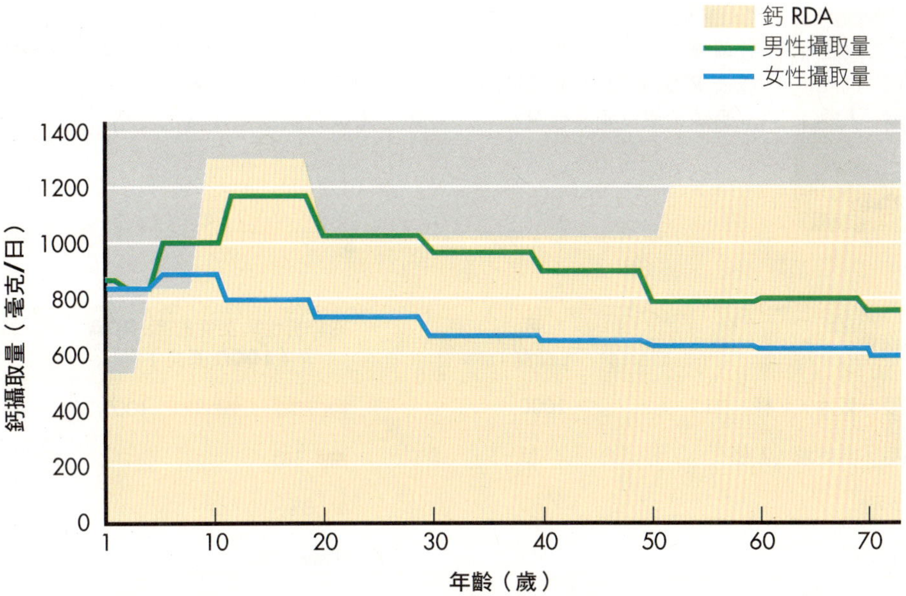

圖 9-20 美國男女兩性鈣的膳食建議量和日常攝取量之間的差距。女性整個生命期的攝取量都偏低，而男性年過 50 之後攝取量就低於建議量

鈣存在於植物和動物食品中。整體而言，乳製品提供了北美飲食 75% 的鈣。事實上，脫脂牛奶是這種建骨營養素最密集（毫克/大卡）的來源。乳製品中的鈣生體可用率很高，因為其中也含有維生素 D 和乳糖，可促進鈣的吸收。唯一的例外是卡特基起司，其中的鈣多半無法吸收。

麵包、餅乾和乳製品做成的食物等，也是許多北美人鈣的重要來源。其他來源包括葉菜類（例如羽衣甘藍）、杏仁、豆類、沙丁魚和鮭魚罐頭等（圖 9-21）。

為了回應消費者增加攝取鈣的需求，廠商推出更多加鈣強化的食品和飲料，例如柳橙汁、早餐穀片、早餐棒、鬆餅和黃豆製品等，提供相當多的鈣。事實上，一瓶 8 盎司的加鈣強化柳橙汁提供 350 毫克鈣，而一份牛奶只含 300 毫克鈣。鈣的另外一個來源是豆腐，如果它的原料含鈣（查看標示）。要評估食品的鈣含量很容易，因為鈣是美國營養標示上必出列出的營養素之一。食品和補充劑標示上鈣的 DV 是 1000 毫克。

要估計你的鈣攝取量，可以利用 300 法則。在你的飲食中，各種食物所含的鈣以 300 毫克計算。每一杯牛奶／優格或 1.5 盎司起司再加 300 毫克。如果你吃很多豆腐、杏仁、沙丁魚或喝加鈣強化

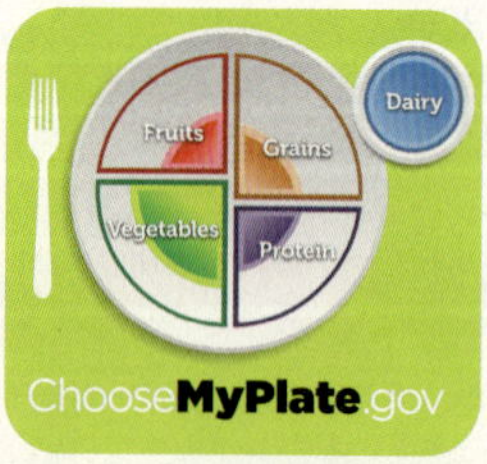

(a)

圖 9-21　鈣的食物來源。(a) 各食物大類背景顏色的填滿度（空白，1/3，2/3，或填滿），代表鈣的營養素密度。(b) 長條圖顯示各食物大類中幾種食物的鈣含量與成人 RDA 的比較。整體而言，只有奶類提供許多天然的鈣。鈣質最豐富的食物來源是奶類（以及奶類代替品）、豆類、綠葉蔬菜及營養強化食品

(b)

	食物與份量	鈣（毫克）	成年男性和女性的 % RDA（1000 毫克）
五穀類	葡萄乾麥麩穀片，1 杯	1000	100%
五穀類	英式馬芬，全穀類，1 個	175	18%
五穀類	鬆餅，4 吋	83	8%
蔬菜類	熟菠菜，1 杯	245	25%
蔬菜類	熟胡桃南瓜，1 杯	84	8%
蔬菜類	熟花椰菜，1 杯	62	6%
水果類	強化柳橙汁，1 杯	349	35%
水果類	無花果乾，1/2 杯	121	12%
水果類	葡萄乾，1/2 杯	36	4%
奶類	無脂原味優格，1 杯	488	49%
奶類	脫脂牛奶，1 杯	299	30%
奶類	強化豆漿，1 杯	299	30%
蛋白質類	豆腐（含硫酸鈣），3 盎司	574	57%
蛋白質類	鮭魚（罐頭帶骨），3 盎司	203	20%
蛋白質類	乾烤杏仁，1 盎司	76	8%

的飲料，可以利用圖 9-21 或膳食分析軟體計算更精確的攝取量。

不過要記住，有很多因素會影響鈣的生體可用率。草酸、單寧和植酸都會減少鈣的吸收。這些化合物在消化道內會與鈣螯合（起化學作用而結合在一起）。草酸存在於番薯、羽衣甘藍、菠菜和大黃中。據估計，一個人吃 8 份（8 杯）菠菜，所吸收的鈣才等於 1 份（1 杯）牛奶！草酸只會與存在於同一食物的鈣結合，含草酸的食物不會影響其它食物中鈣的生體可用率。不過植酸或單寧就不是這樣了。茶和某些豆類是單寧的豐富來源。植酸存在於全穀類、生豆和堅果中。富含膳食纖維質的飲食會減少礦物質的吸收。因此之

故，吃全素的人當另覓鈣的良好來源。

避免鈣過量

年輕成人鈣的上限攝取量 (UL) 是 2500 毫克/日，根據的是更高的攝取量會增加腎結石的風險。有些人攝取過量的鈣也會造成高血壓和高尿鈣濃度、易怒、頭痛、腎衰竭、軟組織鈣化以及如前所述的干擾其它礦物質的吸收。

奶類替代品。如今美國市面上有許多奶類替代品，它們不是由家畜的奶所製造，但是外觀、口感和滋味都類似傳統的乳製品。大部分的奶類替代品都健康而美味，不過在營養上和牛奶並不完全相同（表 9-4）。在所有奶類替代品中，豆漿的蛋白質含量最高（每杯 6 到 10 公克），品質也最好（含有全部的必需胺基酸）。豆漿中的蛋白質 (3.5%)、脂肪 (2%) 和碳水化合物 (3%) 比例也類似牛奶。它含有 ω-3 脂肪酸、纖維質、鎂和錳，而且大部分品牌都添加鈣、核黃素、維生素 A、D 和 B_{12} 強化。大部分品牌含有 450 毫克的鈣 (45% DV)。豆漿受素食者歡迎，因為它是植物食品；也受乳糖不耐症患者歡迎，因為它不含乳糖。天然米漿比牛奶甜，因為它的碳水化合物很多（每杯 24 公克），而蛋白質則少（每杯 1 公克），而且沒有乳糖。大多數的品牌添加鈣、鐵、核黃素、維生素 A、D、B_{12} 強化，而且每杯含有 300 毫克的鈣 (30% DV)。杏仁乳天然含有大量的鈣和維生素 D，也是抗氧化劑維生素 E 的極佳來源。一杯杏仁乳含有 200 毫克鈣 (20% DV)，100 IU 維生素 D (25% DV) 和 10 毫克維生素 E (50% DV)。杏仁乳的卡路里比牛奶低很多，蛋白質（每杯 1 公克）、碳水化合物（每杯 2 公克）、脂肪（每杯 3 公克）和纖維質（每杯 1 公克）含量也很少。由於杏仁乳的脂肪和卡路里不多，又含有一些必需維生素和礦物質，減肥者可以將它當

有許多因素會促進鈣的吸收，例如：
- 需求升高（例如生長、懷孕、哺乳等）
- 血液中副甲狀腺素和維生素 D 的濃度升高
- 飲食中含有乳糖
- 腸內容物的流動速率（能動性）變低
- 胃的酸性環境

有許多因素會抑制鈣的吸收，例如：
- 五穀類中大量的植酸和纖維質（如果纖維質攝取量超過 30 公克/日）
- 與鈣共存於同一食物的草酸（不會影響其它食物的鈣吸收）
- 飲食中過量的磷、鎂、鈉、鋅等（如果鈣的攝取量極低）
- 茶和某些豆類（例如大豆）所含的單寧（多酚）
- 缺乏維生素 D
- 腹瀉
- 年老
- 藥物（抗痙攣劑、可體松、制酸劑）

計算食物中的鈣含量

將食品標示上鈣的 % DV 加上一個「0」就成為毫克。比方說，食品標示載明一份提供 30% DV 的鈣，意思就是含有 300 毫克的鈣。

表 9-4 奶類替代品與牛奶的營養素含量（每杯）比較

營養素	全脂牛奶	豆漿	米漿	杏仁乳	椰奶	亞麻籽乳
卡路里	149	90	120	60	90	50
脂肪（公克）	7.7	3.5	2.5	2.5	5	2.5
蛋白質（公克）	8	6	1	1	1	0
鈣 (% DV)	28	45	30	45	45	30

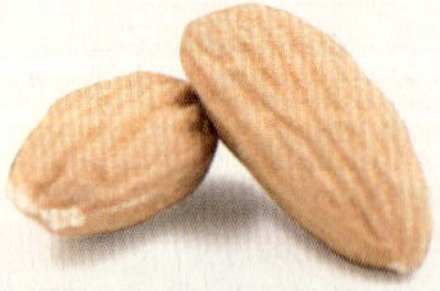

▲杏仁是鈣的天然來源，每盎司含 80 毫克鈣

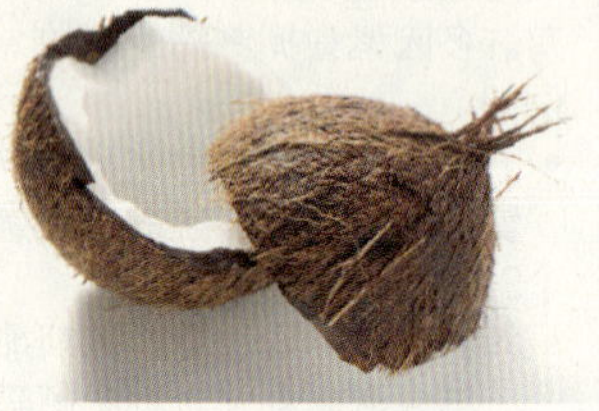

▲鮮榨椰奶富含脂肪，因此卡路里很高，不過鈣和維生素 D 含量極少。與牛奶一同販售的椰漿飲料已經減少脂肪含量並增加建骨營養素

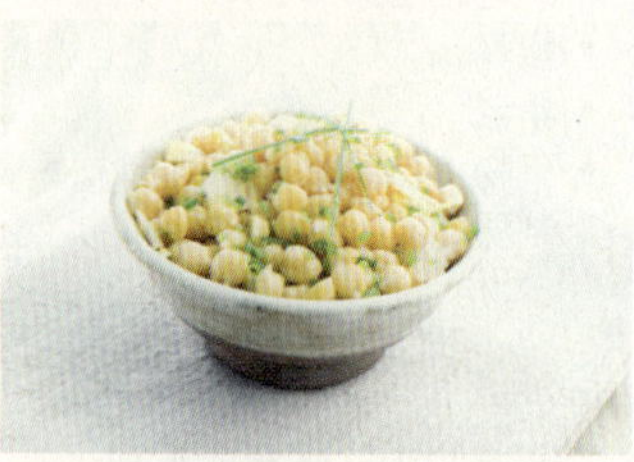

▲鷹嘴豆每杯含 80 毫克鈣，是良好的植物來源。鷹嘴豆泥每杯提供 93.5 毫克的鈣

作牛奶的替代品。許多人都認為杏仁乳比其它奶類替代品可口。**椰奶**富含油脂，因此脂肪、卡路里和飽和脂肪含量都比其它奶類／奶類替代品高出許多。1 杯（1 份）罐頭椰奶含有 445 大卡和 48 公克脂肪，其中 43 公克是飽和脂肪。它的鈣和維生素 D 含量極低，不過確實含有 40% DV 的鐵。另外還有成分類似豆漿、米漿和杏仁乳的椰乳飲料，它們是椰漿和水的混合物，每杯只含 5 公克脂肪、1 公克蛋白質、80 大卡以及 450 毫克鈣 (45% DV)。**亞麻籽乳**是冷壓的亞麻籽油與過濾水的混合物，1 杯含有 50 大卡、1200 毫克 ω-3 脂肪酸以及 30% DV 的鈣。

總而言之，市面上有許多奶類替代品，不過不是所有產品的營養成分都與乳製品相同。因此必須了解自己缺乏的是何種營養素，然後仔細閱讀、比較產品的營養標示才是上策。

補充鈣質。一向有許多爭論圍繞在補充鈣和維生素 D 對維持骨骼健康的效用。最近的研究引發了論戰：攝取大量的鈣和維生素 D 是否有潛在風險，尤其是老年人。雖然調整飲食以達到鈣和維生素 D 的 RDA，證實能夠改善骨密度和降低骨折率，但是利用補充劑達到 RDA 卻會損害骨骼健康並使心血管惡化。最近一項針對美國男女兩性的老人研究發現，鈣的膳食攝取量接近建議量，與較低的攝取量相比，並不會升高髖骨或腰椎的骨密度。此外，年老男女鈣的攝取量超過 RDA（通常利用鈣補充劑），對髖骨或腰椎的骨密度沒有任何效益可言（參見延伸閱讀 2）。其他大型研究（包括大型的「婦女健康計畫」）也發現，老人服用鈣補充劑（不論是否補充維生素 D）與心臟病發作的比例稍微升高具有統計學的意義（參見延伸閱讀 4）。雖然鈣補充劑與心臟病發作風險的關聯並不大，但有很多老人經常服用鈣補充劑，可能轉變成嚴重的公衛問題。

從好的方面來看，「婦女健康計畫」最近的報告指出，長期的每日利用補充劑使鈣和維生素 D 接近 RDA，可大幅降低停經後婦女髖骨骨折的風險。這份報告也指出，以這種方式補充鈣和維生素 D 不會升高其他慢性病含心臟病的風險。鈣和維生素 D 的總攝取量越接近 RDA，補充劑的正面效果就越大（參見次頁的「營養新知」）。因此之故，每天服用 1000 毫克碳酸鈣或檸檬酸鈣（分兩次服用，每次 500 毫克），在許多情況下應當安全無虞。

到底是飲食還是補充劑的鈣比較好？國家骨質疏鬆症基金會持

續鼓勵所有民眾，攝取符合建議量的鈣和維生素 D 以維持骨骼健康。專家一致認為我們應當首先儘量從飲食滿足鈣和維生素 D 的需求，因為還需要更多的研究才能進一步了解鈣和維生素 D 補充劑的利弊。改善飲食習慣，多吃富含鈣質的食物，是防止骨質疏鬆症又不危及心臟健康的最安全的方法。除了鈣這種重要礦物質之外，含鈣的食物通常也提供其他有益健康的維生素、礦物質、植化素和脂肪等。如果所攝取的鈣主要來自飲食，就不會發生鈣過量的問題如便秘。

美國預防醫學專案小組為了提供民眾指引，最近評述了目前利用鈣和維生素 D 補充劑預防骨折的研究，並且在 2013 年 2 月的報告《利用鈣和維生素 D 補充劑預防骨折》中提出了建議。這些建議適用於居家的男女兩性，但不適用於住在安養中心或專業照護機構的人，也不適用於已經診斷為骨質疏鬆症或維生素 D 缺乏症的患者。專案小組的結論列舉在頁緣，根據的是目前已知的補充劑潛在利弊。

以上的建議必須謹記在心。如果你對牛奶過敏；不喜歡牛奶；是蛋素者、純素者或乳糖不耐者；飲食中缺乏含鈣食物者，利用補充劑增加鈣的攝取量是有益的（參見延伸閱讀 13）。補充劑最好

《利用鈣和維生素 D 補充劑預防骨折》的專案小組結論：

(1) 針對男性和停經前女性的骨折，沒有足夠的證據可以判斷維生素 D 和鈣補充劑是否有預防效果。
(2) 針對非安養機構之停經婦女的骨折，沒有足夠的證據可以判斷超過 400 IU 的維生素 D 和超過 1000 毫克的鈣補充劑有預防效果。
(3) 針對非安養機構的停經婦女，有足夠的證據反對以低於 400 IU 的維生素 D 和低於 1000 毫克的鈣補充劑作為骨折的初級預防方法，因為低劑量的維生素 D 和鈣補充劑不能防止老婦骨折，並且會升高腎結石風險。

完整的工作組結論在：http://www.uspreventiveservicestaskforce.org/uspstf12-vitamind/vitdfact.pdf

營養新知 鈣補充劑降低女性髖骨骨折風險

美國「婦女健康計劃」的臨床實驗中隨機指派 36,282 位停經婦女，每日服用安慰劑或 1000 毫克碳酸鈣加 400 IU 維生素 D 補充劑，時間長達 7 年。這項實驗的假說是：鈣加維生素 D 補充劑可減少髖骨骨折。這項研究也檢視了鈣和維生素 D 補充劑對所有骨折、心血管疾病、癌症、總死亡率的正面和負面影響。在研究期間，兩組婦女也准許服用個人的鈣和維生素 D 補充劑，在分析數據時會加以說明。關於骨骼健康，服用指定的鈣和維生素 D 補充劑但沒有服用個人補充劑者，比服用安慰劑但沒有服用個人補充劑者，髖骨骨折風險少了 75%。研究結果也顯示，服用鈣和維生素 D 補充劑的婦女沒有較高的心臟病、心肌梗塞、中風、結直腸癌或總死亡率的風險。補充劑組確實增加了 17% 的腎結石風險。研究員的結論是，長期使用鈣和維生素 D 補充劑可以大幅降低停經婦女髖骨骨折的風險。因為風險降低的婦女並沒有服用額外的鈣補充劑，所以建議婦女儘量以飲食為主而搭配補充劑，使攝取量達到鈣的 RDA（每日 1200 毫克）和維生素 D 的 RDA（70 歲以下 600 IU/日，70 歲以上 800 IU/日）。

資料來源：RL Prentice, “Health risks and benefits from calcium and vitamin D supplementation: Women’s Health Initiative clinical trial and cohort study,” Osteoporosis International, 24, 2, 2013, 567.

表 9-5 鈣補充劑的比較

補充劑種類
碳酸鈣（40% 鈣） • 形式：錠劑或咀嚼劑 • 最常見的種類 • 最便宜 • 需要胃的酸性環境，與酸性食物或餐點一起服用
檸檬酸鈣（21% 鈣） • 形式：丸劑或液體 • 最容易吸收 • 最貴 • 吸收時不需要酸性環境 • 藥丸可能很大 • 液體（膠狀）形式比較容易服用

已添加維生素 D，可促進鈣的吸收；額外的維生素 D 通常不會升高補充劑的售價。表 9-5 比較了兩種最常見的鈣補充劑。碳酸鈣應該與餐點一起服用，因為它需要胃的酸性環境來溶解並擴大鈣的吸收。檸檬酸鈣是提供給忘記在用餐時服用碳酸鈣的人和胃酸不足的人——例如服用制酸劑治療胃潰瘍／胃食道逆流，或做過減肥手術的人。

鈣補充劑會產生副作用，例如脹氣或便秘。小劑量多次服用，進餐時服用，甚至更換補充劑品牌，有時可以緩解問題。一次攝取超過 500 毫克的來自補充劑和／或膳食中的鈣，會大幅降低吸收率。

補充劑的鈣與其它礦物質互相作用是值得關切的問題。有證據指出，鈣補充劑會減少鋅、鐵和其它礦物質的吸收。鈣補充劑可能減少鐵的吸收，不過長期而言影響不大。為了安全起見，定期服用鈣補充劑的人應當告知醫生。鈣補充劑也會干擾人體對某些抗生素的吸收能力。如果醫生開給你抗生素，尤其是四環黴素，必須與藥師討論補充劑的服用次數、劑量和餐點等。

帶有美國藥典 (USP) 標識的錠劑或液體鈣補充劑是最安全的。美國 FDA 已經警告民眾，來自白雲石、骨粉、珊瑚或牡蠣殼的鈣補充劑可能含有環境污染物。

觀念檢查站 9.6

1. 骨骼與牙齒中的鈣占人體的百分比為何？
2. 骨質疏鬆症有哪兩型？差異何在？
3. 哪種骨骼最容易受骨質疏鬆症的影響？
4. 就預防骨質疏鬆症而言，年輕時的巔峰骨量有何重要性？
5. 骨質疏鬆症目前有哪些療法？
6. 測量骨密度最精確的方法為何？其操作原理為何？
7. 根據國家骨質疏鬆症基金會的標準，哪些人應該檢查骨密度？
8. 鈣除了在骨骼健康中的角色，還有哪些重要的功能？
9. 維生素 D 在鈣代謝中的角色為何？
10. 哪些因素會減少鈣的吸收？

9.7 磷 (P)

磷的功能

磷是人體內第二豐富的礦物質。大約 85% 的磷以羥磷灰石結晶的成分存在於骨骼和牙齒中，其餘 15% 存在於軟組織、血液和細胞外液中。磷是每一個細胞都有的遺傳物質 DNA 和 RNA 的一部分。因此之故，磷對細胞的複製和生長很重要，因為 DNA 和 RNA 負責有絲分裂和蛋白質合成。磷也是三磷酸腺苷 (ATP) 的主要成分，後者是提供人體燃料的能量分子。許多酵素的活化和鈍化也需要磷，而且許多 B 群維生素必須結合磷酸基才能發揮作用。

磷脂質是一大類含磷的脂質，它們是細胞膜的重要結構成分，占細胞膜的 60%。磷脂質細胞膜調控營養素和廢物進出細胞。磷也是維持血液酸鹼值的緩衝物質。最後，磷（以磷酸根離子的形式）是細胞外液的主要陰離子，因此對體液平衡的維持很重要。

缺磷

缺磷並不常見，因為這種礦物質廣泛存在於我們的飲食中。然而，如果挨餓（例如厭食症）、荷爾蒙失衡或藥物導致血磷濃度偏低，會造成骨骼去礦化，其他症狀還有胃口不好、虛弱和步履艱難等。

容易缺磷的人有：早產兒、吃純素者、酗酒者、飲食貧乏的老人以及長期腹瀉者。2004 年的一篇評論發現，有一小群治療骨質疏鬆症的老婦是缺磷的高風險者。這些婦女約占所有 60 歲以上婦女的 10% 到 15%，她們往往獨居而且飲食貧乏——其中的磷不到 RDA 的 70%。為了控制骨質疏鬆症，這些婦女服用鈣補充劑和抗蝕骨藥劑，以防進一步的骨質喪失。然而為了維持骨骼羥磷灰石，鈣和磷必須同時供應。大量的碳酸鈣或檸檬酸鈣補充劑會在腸道與磷結合，因而妨礙磷的吸收。這些婦女磷的攝取量偏低，吸收又受到妨礙，因而成為缺磷的高風險群。她們必須在醫生的嚴格監督下增加磷的膳食攝取量，或者改用磷酸鈣補充劑。

獲取足量的磷

磷與鈣相反，在許多食物中隨處可得。在成人的飲食中，牛奶、起司、肉類和麵包提供了大部分的磷。堅果、魚類、早餐穀片、麥麩和蛋也都是良好來源（圖 9-22）。大約 20% 到 30% 的磷來自食品添加物，尤其是烘焙食品、起司、加工肉品和許多清涼飲料（每 12 盎司含 75 毫克磷）。作為食品添加物，磷是「認定安全」(GRAS) 的物質，它的功能是促進水結合與提味。磷酸帶有濃烈的酸味，也會大幅降低食品或飲料的 pH 值（清涼飲料的 pH 值低於 3）。磷的吸收率通常很高，在約在 55% 到 80% 之間。不過五穀類因為富含植酸，磷的吸收因而減少。維生素 D 可以促進磷的吸收。

成年男女磷的 RDA 是 700 毫克（參見頁緣）。9 到 18 歲的建議量較高（1250 毫克/日），以便維持生長和發育。成人每日平均攝取 1000 到 1600 毫克。一般說來，健康成人不易缺磷，尤其是磷很容易吸收。

磷
RDA：700 毫克
DV：1000 毫克
UL：4000 毫克

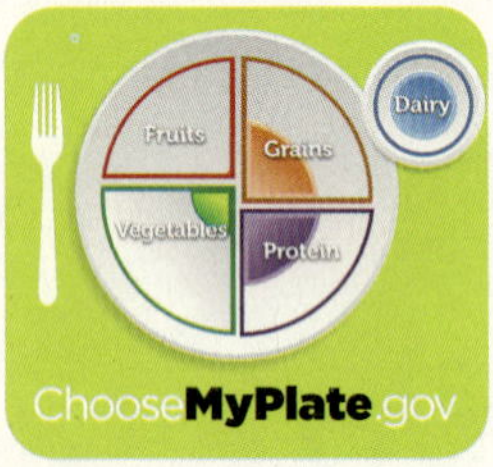

(a)

圖 9-22 磷的食物來源。(a) 各食物大類背景顏色的填滿度（空白，1/3，2/3，或填滿），代表磷的營養素密度。(b) 長條圖顯示各食物大類中幾種食物的磷含量與成人 RDA 的比較。整體而言，磷最豐富的來源是乳製品和蛋白質食物。水果類食物（未顯示）並非磷的良好來源

(b)

	食物與份量	磷（毫克）	成年男性和女性的 % RDA（700 毫克）
五穀類	什錦乾果（巧克力、堅果和種子），1/2 杯	283	40%
五穀類	葡萄乾麥麩穀片，1 杯	205	29%
五穀類	水煮燕麥粥，1/2 杯	90	13%
蔬菜類	烤洋芋（帶皮），中型 1 個	121	17%
蔬菜類	熟蘆筍，1 杯	97	14%
蔬菜類	生白蘑菇，1 杯	60	9%
奶類	無脂原味優格，1 杯	385	55%
奶類	脫脂牛奶，1 杯	247	35%
奶類	豆漿，1 杯	104	15%
蛋白質類	烤鮭魚，3 盎司	218	31%
蛋白質類	熟大北豆，1/2 杯	146	21%
蛋白質類	乾烤杏仁，1 盎司	134	19%

避免磷過量

磷的上限攝取量是每日 3 到 4 公克，超過上限會造成軟組織礦化。血磷濃度主要是由腎臟調控，而且腎臟對磷中毒特別敏感。腎病患者攝取大量的磷會造成嚴重的問題。除此之外，長期的高磷低鈣飲食導致鈣-磷比失衡，會使骨質喪失。這種情形最容易發生在鈣攝取不足的人身上，例如常常以汽水代替牛奶的青少年和成人。

觀念檢查站 9.7

1. 磷除維持了骨骼健康之外還有哪些重要功能？
2. 缺磷相當常見嗎？大部分北美人攝取的磷是否符合 RDA？
3. 磷的主要食物來源為何？
4. 磷攝取過量的風險為何？
5. 維生素 D 對磷的吸收有何影響？

9.8 鎂 (Mg)

鎂的功能

鎂對神經和心臟的功能很重要，並且協助許多酵素反應。與鈣和磷相似，人體內大部分的鎂（約 60%）存在於骨骼中。骨骼中的鎂扮演結構的角色，為骨骼提供硬度；它也是儲存場所，當膳食攝取的鎂不敷所需時，其他組織可在此提取。肌肉收縮之後，鎂協助其放鬆。它穩定牙齒琺瑯質中的鈣，避免產生蛀牙。300 多種酵素需要鎂，許多細胞內的能量化合物（例如 ATP）也需要鎂，才能發揮作用。合成 DNA 和蛋白質時，鎂扮演重要角色。鎂的另外一項重要功能與骨骼健康相關：它參與肝臟中維生素 D 的合成。

鎂對心血管疾病的好處是擴大動脈而降低血壓，以及防止心律異常。心血管疾病患者應該密切監測鎂的攝取量，因為他們所服的藥物（例如利尿劑）會降低鎂的營養狀況。飲食富含鎂和鈣的來源可以降低某些人第 2 型糖尿病的風險。

缺鎂

人類血鎂過低會心律不整，有時伴之以虛弱、肌肉痛、不辨方向和痙攣等。在骨骼健康方面，缺鎂會干擾副甲狀腺素對血鈣的調控，並影響維生素 D 的活性。你或許會推測「缺鎂導致骨量減少」，不過到目前為止的動物實驗並未出現這種結果（不過有些證據顯示，鎂補充劑可改善停經婦女的骨密度）。

缺鎂發生得很慢，因為植物和動物來源的食物都含鎂，而且腎臟保留鎂的效率很高。因此，健康的人不會單因膳食攝取不足就發生臨床上的缺鎂。鎂營養狀況不良最容易發生於腎功能異常的人，例如腎病的後果或某些利尿劑的副作用。酗酒者飲食貧乏，而且酒精增加了鎂的排泄，也會升高缺鎂的風險。酗酒者之不辨方向和虛弱，和低血鎂的人非常相像。除此之外，吸收不良（例如克隆氏症）、大量出汗和長期腹瀉或嘔吐的人也容易導致血鎂偏低。

獲取足量的鎂

鎂存在於植物的葉綠素中，因此植物製品是鎂的豐富來源，例如南瓜、全穀類（麥麩）、豆類、堅果、種子和花椰菜等（圖 9-23）。動物製品（例如牛奶和肉類）和巧克力提供一些鎂，不過比植物食品來得少。鎂的另外兩個來源是含大量礦物質的硬水以及咖啡（義式而非美式）。

鎂

RDA

成年男性：400 毫克

成年女性：310 毫克

DV：400 毫克

UL：350 毫克（非膳食來源）

鎂的成人 RDA（參見頁緣）是要彌補每日的喪失量。成年男性平均攝取 320 毫克/日，女性 220 毫克/日，表示大多數人應當多吃富含鎂的食物，例如全穀類麵包和穀片。北美飲食中充斥的精製穀類製品並非鎂的良好來源，因為精製過程使鎂的含量減少了 80%。此外，北美人攝取的綠色和鮮豔顏色的蔬菜也不夠。如果鎂的膳食攝取量不足，綜合維生素和礦物質補充劑（約含 100 毫克鎂）可彌補這個缺口。

營養素與營養素之間的互相作用也會減少鎂的吸收。極高磷或極高纖（植酸）飲食，以及蛋白質不足的飲食，都會限制鎂的吸收。

避免鎂過量

鎂的上限攝取量是每日 350 毫克，可避免腹瀉的風險。此一標準只涉及非膳食來源，例如制酸劑、瀉劑或補充劑等（參見延伸閱讀 13）。膳食來源不會造成中毒。鎂中毒容易發生於腎衰竭的人，或是服用過量的含鎂成藥，例如某些制酸劑或瀉劑（鎂乳）。老人一般腎功能較差，是鎂中毒的高風險群。

圖 9-23 鎂的食物來源。(a) 各食物大類背景顏色的填滿度（空白，1/3，2/3，或填滿），代表鎂的營養素密度。(b) 長條圖顯示各食物大類中幾種食物的鎂含量與 RDA 的比較。整體而言，蔬菜類和全穀類是鎂最豐富的來源

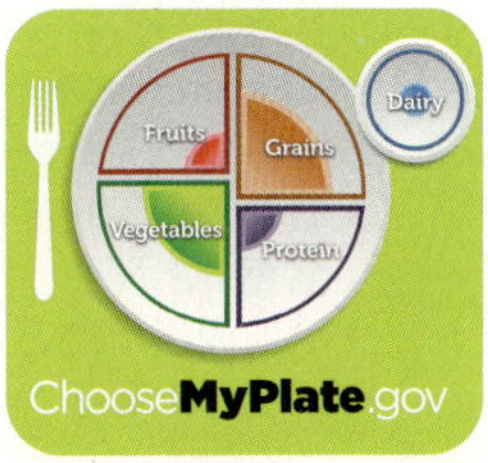

(a)

(b)

類別	食物與份量	鎂（毫克）	成年男性的 % RDA（400 毫克）	成年女性的 % RDA（310 毫克）
五穀類	葡萄乾麥麩穀片，1 杯	72	18%	23%
	全麥麵包，1 片	24	6%	8%
	白麵包，1 片	7	2%	2%
蔬菜類	熟菠菜，1 杯	157	39%	51%
	熟秋葵，1 杯	58	15%	19%
	烤番薯，1 杯	54	14%	17%
水果類	香蕉，中型 1 根	32	8%	10%
	黑莓，1 杯	29	7%	9%
	鳳梨，1 杯	20	5%	6%
奶類	原味無脂優格，1 杯	47	12%	15%
	豆漿，1 杯	36	9%	12%
	脫脂牛奶，1 杯	27	7%	9%
蛋白質類	花生醬，2 湯匙	49	12%	16%
	熟白豆，1/2 杯	48	12%	15%
	烤雞胸肉，3 盎司	25	6%	8%

觀念檢查站 9.8

1. 除了骨骼健康之外，鎂的主要功能為何？
2. 鎂的主要食物來源為何？
3. 哪些人缺鎂的風險最高？
4. 何時最容易發生鎂中毒？

表 9-6 巨量礦物質摘要

礦物質	主要功能	RDA 或 AI	膳食來源	缺乏症狀	中毒症狀
鈉	• 細胞外液的主要陽離子 • 協助神經衝動的傳導 • 水分平衡	19~50 歲： 1500 毫克 51~70 歲： 1300 毫克 > 70 歲： 1200 毫克	• 食鹽 • 加工食品 • 佐料 • 調味醬 • 濃湯 • 洋芋片	• 肌肉抽筋	• 敏感的人會高血壓 • 導致尿鈣增加 UL：2300 毫克
鉀	• 細胞內液的主要陽離子 • 協助神經衝動的傳導 • 水分平衡	4700 毫克	• 菠菜 • 南瓜 • 香蕉 • 柳橙汁 • 牛奶 • 肉類 • 豆莢 • 全穀類	• 心律不整 • 失去胃口 • 肌肉抽筋	• 心跳緩慢，例如腎衰竭患者
氯	• 細胞外液的主要陽離子 • 參與胃酸的製造 • 協助神經衝動的傳導 • 水分平衡	2300 毫克	• 食鹽 • 蔬菜 • 加工食品	• 嬰兒抽搐	• 伴隨鈉會使敏感的人高血壓 UL：3600 毫克
鈣	• 骨骼和牙齒構造 • 血液凝結 • 協助神經衝動的傳導 • 肌肉收縮 • 其他細胞功能	9~18 歲： 1300 毫克 > 18 歲： 1000~1200 毫克	• 乳製品 • 罐頭魚 • 葉菜類 • 豆腐 • 加鈣強化的柳橙汁（和其他食品）	• 增加骨質疏鬆症的風險	• 敏感的人會導致腎結石和其他問題 UL：2500 毫克
磷	• 細胞內液的主要陰離子 • 骨骼和牙齒健康 • 代謝化合物的成分 • 酸鹼平衡	9~18 歲： 1250 毫克 > 18 歲： 700 毫克	• 乳製品 • 加工食品 • 魚類 • 汽水 • 西點麵包 • 肉類	• 骨骼受損	• 使腎衰竭的人骨骼受損 • 若鈣攝取不足會使骨骼礦化不良 UL：3-4 公克
鎂	• 骨骼健康 • 協助酵素作用 • 協助神經和心臟機能	男性： 400~420 毫克 女性： 310~320 毫克	• 麥麩 • 綠色蔬菜 • 堅果 • 巧克力 • 豆莢	• 虛弱 • 肌肉疼痛 • 心臟機能不良	• 使腎衰竭的人腹瀉和虛弱。 UL：350 毫克的補充劑

9.9 鐵 (Fe)

鐵是人體內最多的微量礦物質（圖 9-11）。雖然許多年來我們已經明白膳食鐵的重要性，但缺鐵仍舊是全世界最普遍的營養素缺乏症。全世界人口有 30% 貧血，其中半數是由缺鐵所引起。鐵是年輕女性的 RDA 高於成年男性的唯一營養素。

鐵的功能

鐵是紅血球內的血紅素和肌肉細胞內的肌紅素的成分。紅血球中的血紅素分子從肺運送氧氣 (O_2) 到細胞，然後從細胞運送二氧化碳 (CO_2) 到肺以便排出體外。除此之外，鐵也是許多酵素、蛋白質和參與能量代謝的化合物之成分。腦部和免疫功能、肝臟去毒與骨骼合成膠原蛋白，也都需要鐵。

缺鐵

如果飲食供應或體內儲存的鐵都不敷合成血紅素之需，紅血球內的血紅素濃度就會下降。專家利用紅血球所占血液體積的百分比（**血球比容**，hematocrit）和血紅素濃度來評估鐵營養狀況。其他能夠顯示鐵營養狀況不良的方法，包括血液中鐵和含鐵蛋白質（血清鐵、鐵蛋白和運鐵蛋白等）的濃度。

血球比容 (hematocrit) 紅血球所占血液體積的百分比。

當血球比容和血紅素下降時，就有可能缺鐵。嚴重缺鐵時，血紅素和血球比容如此之低，以致血液攜氧量減少，這種狀況稱為「缺鐵性貧血」。

缺鐵可分為三個階段：

- **階段 1**：鐵存量耗盡，但沒有出現生理損害。
- **階段 2**：運鐵蛋白中的鐵耗盡，出現一些生理損害。血紅素製造減少，需要鐵作為輔因子的酵素活性減少。
- **階段 3（缺鐵性貧血）**：紅血球變成小（小球性）而蒼白（淺色性），數目減少；紅血球攜氧能力降低。

缺鐵性貧血的臨床症狀與人體組織缺氧相關。患者皮膚蒼白、容易疲勞、體溫調控不良（畏寒，尤其是腳趾和手指）、沒有胃口和冷漠等。鐵存量不足時，即使尚未貧血，也會降低學習能力、注意力時間、工作表現和免疫狀況等。長期貧血的兒童認知發展會異常（參見延伸閱讀 21）。

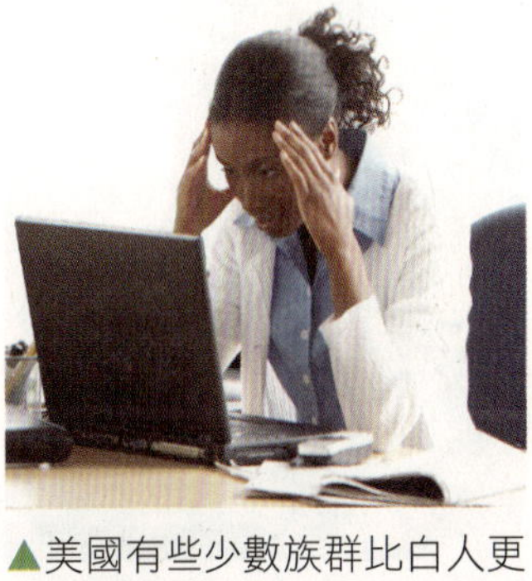

▲美國有些少數族群比白人更容易患缺鐵性貧血。與非西裔白人婦女相較，西裔和非裔婦女患缺鐵性貧血的比例多了一倍以上

必須注意的是，北美人缺鐵而沒有貧血（階段 1 或 2）的人數要比缺鐵性貧血（階段 3）多出許多。這些人的血紅素值仍屬正常，不過如果碰上懷孕或生病就沒有存量可以提取，而且人體機能已經到了受損邊緣。他們的狀況從精力不足，以致無法有效處理日

關鍵思考

康妮被診斷出貧血，醫生的處方是每日服用鐵補充劑。一個月過後，她的疲勞消失不見，而且不再畏寒。康妮認為該停藥了，因為補充劑總是使她胃不舒服。幾個禮拜之後，她又舊病復發了一腦袋昏沈、畏寒和疲勞。為什麼會這樣呢？

常事務，到難以保持心思敏銳，不一而足。

造成貧血的原因所在多有，不過全世界最盛行的是缺鐵性貧血。北美人約有 10% 是缺鐵性貧血的高風險群，最常見於嬰兒、學齡前幼兒和青春期男女等。因為生長伴隨著血液量和肌肉量的擴增，升高了鐵的需求，導致攝取量不敷所需。育齡婦女因為經血的喪失而容易貧血。孕婦也會貧血，因為懷孕期間血液量擴增，需要額外的鐵以便合成母子所需的紅血球。成年男性的缺鐵性貧血通常是潰瘍、結腸癌和痔瘡等失血所致。運動選手對鐵的需求較高，因為從糞便和尿液喪失的鐵較多，而且雙腳因為奔跑的創傷，造成紅血球慢性解離。

為了治療缺鐵性貧血，患者必須服用鐵補充劑（參見延伸閱讀 14）。醫生也應該找出貧血的原因，以免貧血復發。改善飲食可以「預防」缺鐵性貧血，不過一旦發生貧血，補充鐵是唯一有效的「治療」方法。鐵補充劑必須服用 3 到 6 個月甚至更久，才能見效。改善飲食和補充鐵可以迅速提高血紅素濃度，不過太早停用補充劑就無法補足鐵存量（血液和骨髓等）。請記得，需要一個月以上的時間造成貧血，所以也需要一個多月才能治癒。

鐵的吸收和運送

整體來說，鐵的吸收取決於下列因素：(1) 個人的鐵營養狀況，(2) 鐵的形式，(3) 消化道的酸度，(4) 其他與鐵共存的膳食成分。控制體內的鐵濃度很重要，因為在足量與過量之間的差距很小。如前所述，缺鐵會危及氧氣的運送。為了防止這種狀況發生，人體一向努力保存鐵。除了行經、受傷和分娩等出血之外，人體喪失的鐵極少。大約 90% 的鐵都是時時回收再利用。在另一方面，過量的鐵也為害極大。它會積聚在器官，升高氧化破壞。為了避免中毒，小腸的鐵吸收受到嚴密的控制。

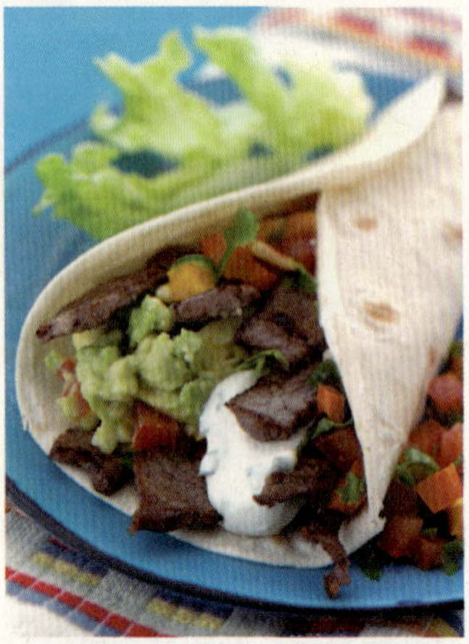

▲在北美人的飲食中，紅肉是鐵的主要來源。血基鐵占 40% 動物來源的鐵，比非血基鐵容易吸收

影響鐵吸收最重要的因素是人體的需求。在懷孕和生長期間，鐵的需求會增加。在高海拔地區空氣中的氧濃度較低，血紅素濃度升高，因而鐵的需求也增加。

調控人體鐵含量的主要機制是嚴密控制其吸收。大劑量的鐵具有毒性，不過在大部分情況下，其吸收受到仔細地調控。當鐵的存量不足，或因為生長／懷孕而升高鐵的需求時，攜帶鐵的主要蛋白質（運鐵蛋白）會迅速與鐵結合，將鐵從小腸細胞轉送到血液中。人體需鐵時，其吸收率高達 50%。在另一方面，如果鐵存量足夠，而且血液中與鐵結合的蛋白質已經吸飽了鐵，小腸的吸收率可能降至 2%。未吸收的鐵留在小腸中，與每隔 5 到 6 天就脫落的腸細胞一起由糞便排出體外。就鐵存量充足的健康成人而言，膳食鐵的吸收率在 5% 到 15% 之間，與其它營養素相比很低。

食物中鐵的形式也是影響其吸收率的重要因素。**血基鐵** (heme iron) 來自血紅素和**肌紅素** (myoglobin)，占肉類、魚類和禽肉中 40% 的鐵。血基鐵的吸收率在 15% 到 35% 之間，幾乎不受任何因素影響。在另一方面，**非血基鐵** (nonheme iron) 的吸收率在 2% 到 8% 之間，有許多條件會促進或抑制其吸收。表 9-7 列舉各種影響非血基鐵的生體可用率的膳食因素。非血基鐵占肉類、魚類和禽肉中 60% 的鐵，而乳製品、蛋、水果、蔬菜、五穀類、強化食品和補充劑中的鐵 100% 是非血基鐵。由於大部分的膳食鐵都是非血基鐵，因此膳食鐵的整體吸收率在 5% 到 15% 之間。

酸度也會影響鐵的吸收：酸性環境溶解鐵，讓它成為容易吸收的形式。因此之故，任何減少胃酸製造的藥物或健康狀況都會減少鐵的吸收。比方說，用來控制心灼痛或胃潰瘍的制酸劑就會妨礙鐵的吸收。此外，年老時胃酸分泌減少，就會妨礙鐵的吸收，使老人有缺鐵性貧血的風險。

最後，其他微量營養素會影響鐵的吸收和生體可用率。超大劑量的鋅或鈣在小腸內會與鐵競爭吸收。與此相反的是，足量的銅對鐵的代謝很重要，而維生素 C 可大幅促進鐵的吸收。75 毫克的維生素 C 可增加非血基鐵的吸收率達 4% ——對非血基鐵而言已經很高了。用餐時喝杯柳橙汁就可達到這種效果。

獲取足量的鐵

動物來源含有約 40% 的血基鐵，這是生體可用率最高的鐵。

表 9-7　影響非血基鐵的生體可用率的各種膳食因素

促進非血基鐵吸收	抑制非血基鐵吸收
• 維生素 C 　• 在義大利麵中加入番茄醬 • 肉類、魚類和禽肉蛋白質 • 在餅乾中加入鮪魚	• 單寧（存在於茶中） 　• 會降低 60% 的吸收率，最好在兩之餐之間喝茶。不包括藥草「茶」 • 草酸（菠菜、大黃和牛皮菜） • 植酸（全穀類、麥麩和大豆） • 超大劑量的鋅、鈣或銅

血基鐵 (heme iron)　動物組織所供應的鐵質，主要來自血紅素和肌紅素的成分。肉類、魚類、禽肉中的鐵有 40% 是血基鐵，很容易吸收。

肌紅素 (myoglobin)　一種含鐵蛋白質，在肌肉組織中與氧結合。

非血基鐵 (nonheme iron)　植物來源、補充劑以及動物組織的含鐵成分（血鐵質以外）所供應的鐵質。它的吸收效率比血基鐵低，而且吸收率依人體的需求而有不同。

鐵

RDA
男性：8 毫克
女性：18 毫克（停經後 8 毫克）
DV：18 毫克
UL：45 毫克

膳食補充品所添加的鐵大部分是非血基鐵。

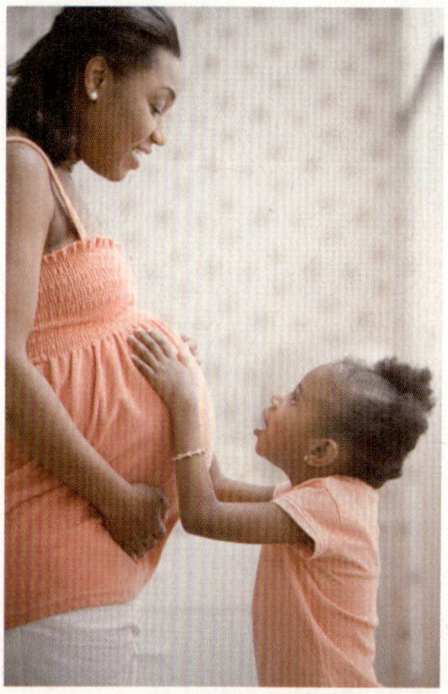

▲懷孕期和兒童期都需要大量的鐵；幼兒和育齡婦女有缺鐵性貧血的風險

成人飲食主要的鐵來源是即食早餐穀片、豆類和動物製品等（圖 9-24）。在麵粉的富化過程中也添加了鐵。鐵的其它來源是豌豆和豆莢，不過這些非血基鐵的吸收率相當低。牛奶和蛋並非鐵的良好來源。兒童缺鐵性貧血的一個常見原因是，喝許多牛奶而吃太少的肉。純素飲食因為缺乏膳食血基鐵，尤其容易導致缺鐵性貧血。

成人 RDA 的根據是 10% 的吸收率以彌補每日 0.8 毫克的喪失。對育齡婦女而言，月經平均要額外喪失 1 公克/日的鐵。因此之故，鐵是女性的需要量大於男性的唯一營養素。大多數婦女每日

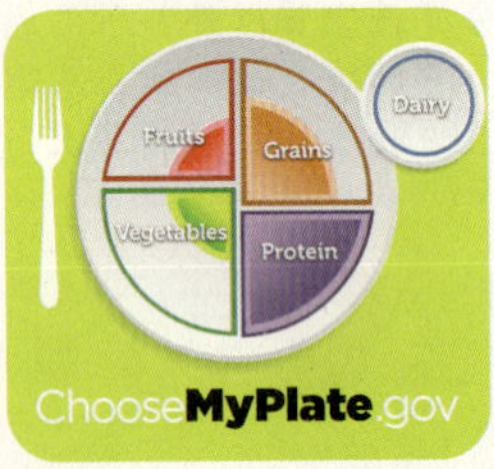

(a)

圖 9-24 鐵的食物來源。(a) 各食物大類背景顏色的填滿度（空白，1/3，2/3，或填滿），代表鐵的營養素密度。(b) 長條圖顯示各食物大類中幾種食物的鐵含量與 RDA 的比較。整體而言，鐵最豐富的來源是肉類、豆類、強化營養穀類食品

(b)

	食物與份量	鐵（毫克）	成年男性的 % RDA（8 毫克）	成年女性的 % RDA（18 毫克）
五穀類	糖霜迷你方脆，24 個	17.6	220%	98%
	玉米烙餅，8 吋	1.0	13%	6%
	全麥麵包，1 片	0.8	10%	4%
蔬菜類	熟菠菜，1 杯	6.4	80%	36%
	生歐芹，1 杯	3.7	47%	21%
	烤洋芋（帶皮），中型 1 個	1.9	23%	10%
水果類	李子汁，1 杯	3.0	38%	17%
	葡萄乾，1/2 杯	1.6	19%	9%
	臍橙，中型 1 個	0.2	2%	1%
奶類	豆漿，1 杯	1.0	13%	6%
	羊奶起司，1.5 盎司	0.3	4%	2%
	脱脂牛奶，1 杯	0.1	1%	0%
蛋白質類	蒸蠔，3 盎司*	7.8	98%	44%
	熟菜豆，1/2 杯	2.0	25%	11%
	烤沙朗牛排，3 盎司*	1.5	18%	8%

*含血基鐵

所攝取的鐵低於 18 毫克的建議量。女性的平均攝取量將近 13 毫克/日，而男性為 18 毫克/日。育齡婦女為了彌補攝取量和需要量之間的缺口，可以挑選加鐵強化的食品，例如超過 50% DV 的即食早餐穀片。此外，含有 100% DV 的綜合維生素和礦物質補充劑也是另一種選擇。最好不要攝取超過這個建議量的鐵，除非是醫生指示。

避免鐵過量

鐵的上限攝取量是每日 45 毫克，超過上限會造成胃不舒服。鐵過量雖然不如缺鐵普遍，但後果極其嚴重。單單 60 毫克大劑量的鐵就能威脅 1 歲嬰兒的生命。兒童常常因為補充劑而成為急性鐵中毒的受害者，因為鐵補充劑外觀很像糖果，而且在餐桌上或櫥櫃裡隨手可得。美國 FDA 規定，所有鐵補充劑必須加註中毒的警語。此外，每錠含鐵 30 毫克（或以上）的補充劑必須個別包裝。

遺傳性的**鐵沉積症** (hemochormatosis) 會造成鐵中毒。這種疾病的原因是人體大量吸收飲食和補充劑的鐵，嚴重影響了儲存鐵的器官，例如肝臟和心臟。一部分鐵沉積在胰臟和肌肉中。血鐵濃度也保持偏高，因而增加感染的風險，並且會造成心血管疾病。

遺傳性鐵沉積症患者帶有一個特殊基因的兩種有缺陷的副本。帶有一個缺陷基因和一個正常基因的人（亦即基因載體）也會吸收太多的膳食鐵，可是不如帶有兩個缺陷基因的人那麼嚴重。北歐裔的北美人有 5% 到 10% 是鐵沉積症的基因帶原者。大約每 250 位北美人就有一位帶正常與異常的兩種鐵沉積症基因。這些比例不可謂不高，因為許多醫生都認為鐵沉積症是罕見疾病，所以沒有將它列入例行篩檢。

任何人如果有血親（包括伯叔姑姨、堂表兄弟姊妹等）是鐵沉積症的患者或帶原者，都應該接受鐵負荷過量的篩檢。下次去看醫生時，要求做運鐵蛋白飽和度檢驗，或再加做鐵蛋白檢驗，以便評估鐵存量。鐵沉積症患者有時要到五、六十歲才診斷出來，所以專家建議所有人年過 20 就要做篩檢。

鐵沉積症如果未加治療，鐵積聚在人體內會造成嚴重的健康問題：膚色變深、關節炎、心臟病、糖尿病、肝病和結腸癌等。鐵負荷過量的人甚至也會貧血，因為骨髓或肝臟受到破壞。治療鐵沉積症相當容易，不過必須持續追蹤。利用**放血療法** (therapeutic

鐵沉積症 (hemochormatosis) 鐵的代謝失調所造成的過量鐵吸收，並沈積在肝臟和心臟，最後導致這些器官的細胞中毒。

放血療法 (therapeutic phlebotomy) 定期放血，過程有如捐血，以便移除體內過量的鐵。

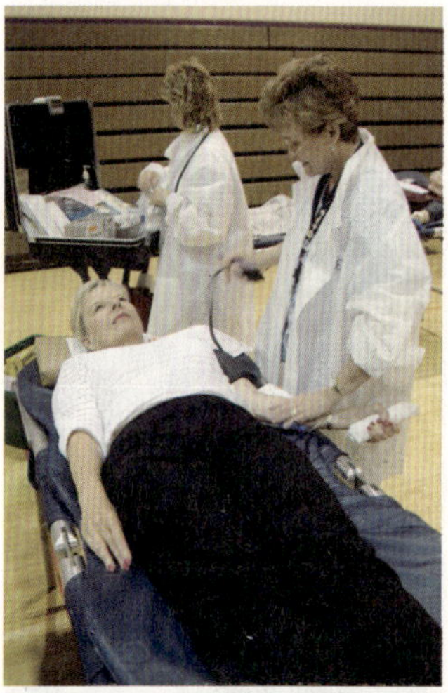

▲紅血球含有人體鐵總量的三分之二。每捐血一次，會犧牲 10% 的血液總量，等於移除 7% 的鐵量。捐血數週之後紅血球會再度補充，所以健康的人每年可捐血二到四次而不會危害健康。為了安全起見，血庫會先篩檢捐血者是否貧血

phlebotomy) 去除過量的鐵是必要的手段。患者對飲食必須極為小心，儘量少吃血基鐵食物，並且避免服用鐵或維生素 C 補充劑。高度強化的早餐穀片也要忌吃。

觀念檢查站 9.9

1. 列舉缺鐵的三種症狀。這些症狀與鐵在人體內的功能有何相關？
2. 何謂血基鐵與非血基鐵？如何促進非血基鐵的吸收？
3. 何謂鐵沈積症？

9.10 鋅 (Zn)

1960 年代早期在埃及和伊朗首度確認缺鋅的狀況，缺鋅造成當地人生長遲滯與性發育不全（圖 9-25）。這些地區膳食鋅的含量並不低，但是未醱酵的麵包所含的植酸降低了鋅的吸收率。此外，寄生蟲肆虐與吃土的行為也造成嚴重的缺鋅。

鋅的功能

大約 200 種酵素需要鋅作為輔因子才能發揮功能。攝取足量的鋅才能維持許多生理功能：

- DNA 的合成與功能
- 蛋白質代謝、傷口癒合和生長
- 骨骼與生殖器官的發育
- 胰島素的儲存、釋出和功能
- 細胞膜的結構與功能
- 超氧歧化酶的成分（這種酵素可預防細胞的氧化破壞，因此鋅具有間接的抗氧化作用）
- 白血球的形成

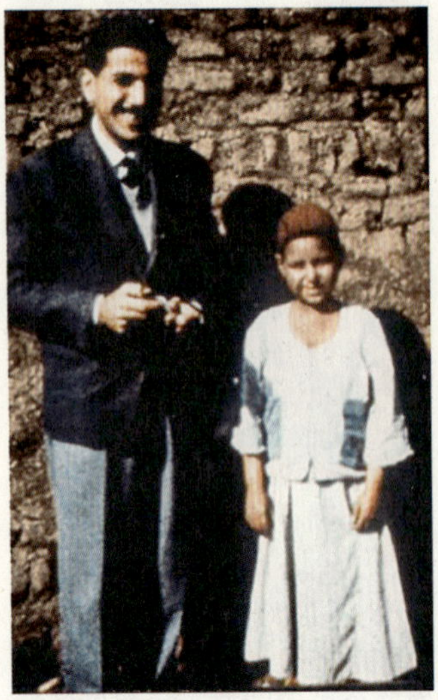

圖 9-25　鋅攝取不足會限制人類的生長。圖右的埃及男孩 16 歲身高 124 公分，由於缺鋅而生長遲滯和性發育不全

我們必須注意的是，雖然鋅對免疫功能很重要，但攝取超過 RDA 的鋅對免疫功能沒有任何效益。事實上，長期攝取過量的鋅反而會抑制免疫功能。鋅補充劑或許能夠延緩眼睛的黃斑病變，並降低某些癌症的風險。

缺鋅

成人缺鋅的症狀包括痤瘡樣皮疹、腹瀉、沒有胃口、傷口癒合緩慢、免疫不足、味覺（有金屬味）和嗅覺減弱和掉髮等。兒童和青少年缺鋅時，生長、性發育及學習能力也會受阻。

獲取足量的鋅

富含蛋白質的飲食，包括許多動物蛋白質的來源，提供豐富的鋅。北美人平均每日攝取 10 到 14 毫克鋅，其中 80% 來自肉類、魚類、禽肉、強化穀片和乳製品等（表 9-26）。在其他方面完全健康的成年人口中，沒有中度或嚴重缺鋅的跡象。但有一部分北美人，特別是貧窮的兒童、吃純素者和酗酒老人，可能有邊緣性缺鋅狀況（參見延伸閱讀 9）。這些人與其他味覺退化、反覆感染、生長遲滯及傷口癒合緩慢者，都應該檢查鋅營養狀況。

整體而言，膳食鋅有 40% 可被吸收。吸收效率取決於人體鋅

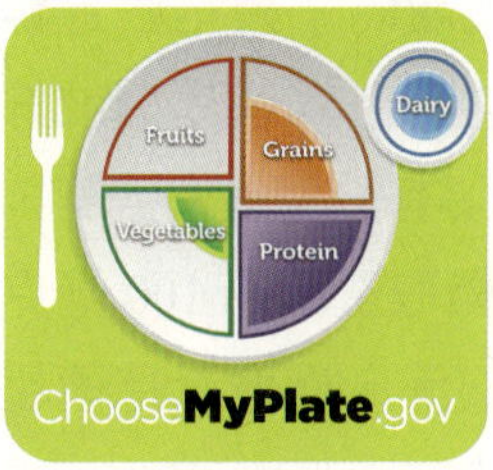

(a)

圖 9-26 鋅的食物來源。(a) 各食物大類背景顏色的填滿度（空白，1/3，2/3，或填滿），代表鋅的營養素密度。(b) 長條圖顯示各食物大類中幾種食物的鋅含量與 RDA 的比較。整體而言，蛋白質類是鋅最豐富的來源。水果類（未顯示）所含的鋅極少

(b)

	食物與份量	鋅（毫克）	成年男性的 % RDA（11 毫克）	成年女性的 % RDA（8 毫克）
五穀類	富化白米，1/2 杯	1.1	10%	14%
	熟藜麥，1/2 杯	1.0	9%	13%
	Special K 穀片，1 杯	0.4	4%	5%
蔬菜類	熟蘆筍，1 杯	1.1	10%	14%
	熟櫛瓜，1 杯	0.6	5%	7%
	生菠菜，2 杯	0.3	3%	4%
奶類	馬芝拉起司，部分脫脂，1.5 盎司	1.2	11%	15%
	脫脂牛奶，1 杯	1.0	9%	13%
	豆漿，1 杯	0.6	6%	8%
蛋白質類	蒸蠔，3 盎司	66.8	607%	835%
	燉牛肉，3 盎司	7.9	71%	98%
	乾烤花生，1 盎司	0.9	9%	12%

的需求和食物中鋅的形式。鋅營養狀況不良時，吸收率會上升。動物食品中的鋅比植物食品容易吸收。不過全世界大部分的人倚賴未強化的五穀類（鋅含量很少）作為蛋白質、卡路里和鋅的來源。如前所述，植物食品中的植酸會與鋅結合，因而影響其生體可用率。在五穀類中加入酵母（使其醱酵）會分解植酸，因而增加鋅的生體可用率。在以無酵麵包為主食的人口中，缺鋅會成為問題。

綜合維生素和礦物質補充劑所含的鋅（氧化鋅）不像食物中天然存在的鋅容易吸收，不過仍然有助於滿足鋅的需求。服用大劑量的鈣補充劑時，如果太接近用餐時間，會影響鋅的吸收。最後，服用補充劑時鋅會與銅和鐵競爭吸收，反之亦然。沒有醫生指示，最好不要服用超過 100% DV 的個別補充劑。

避免鋅過量

長期攝取過量的鋅會干擾銅代謝。對銅代謝的干擾是設定鋅上限攝取量（參見頁緣）的基礎。鋅中毒可能源自鋅補充劑或鋅強化食品攝取過量。使用超大劑量的鋅補充劑須有醫生嚴密監測，並且攝取含銅的補充劑（每日 2 毫克）。鋅的攝取量超過 100 毫克/日會造成腹瀉、絞痛、反胃、嘔吐與失去胃口等。攝取量持續超過 2000 毫克/日會造成免疫功能降低，以及高密度脂蛋白 (HDL) 減少。

鋅

RDA：
男性：11 毫克
女性：8 毫克
DV：15 毫克
UL：40 毫克

觀念檢查站 9.10

1. 列舉三種鋅的良好來源。
2. 缺鋅的後果為何？

9.11 硒 (Se)

硒的功能

硒是微量礦物質，具有多種容易吸收的化學形式。硒最為人所知的角色是協助穀胱甘肽過氧化酶的作用——後者是人體內天然存在的抗氧化酵素。穀胱甘肽過氧化酶把有害的過氧化物（例如過氧化氫）轉變成水。硒作為人體的天然抗氧化酵素系統的一部分，它保留了維生素 E，並且間接協助維持細胞膜的完整性。甲狀腺素

(T3) 的活化需要一種含硒的酵素參與其中。

缺硒

食物中的硒含量大部分取決於種植作物或飼養動物的土壤的硒含量。全世界只有一個地區，就是中國的克山，土壤中的硒如此之少以致於造成缺硒症。這種缺乏症由中國科學家在 1979 年首度發表報告。（值得注意的是，從 1949 到 1972 年中國與西方之間的關係和溝通是斷絕的。到了 1970 年代中期和晚期，醫學對話才大幅開放。）

人類缺硒的症狀包括肌肉痛、肌肉耗損和心肌病變等。除此之外，由於硒參與甲狀腺素代謝，缺硒會削弱甲狀腺功能，因而阻礙生長。在中國的克山地區，兒童和成人除非服用補充劑，否則會因為缺硒而導致獨特的肌肉和心臟疾病。

血液硒濃度偏低會升高某些癌症的發病率，尤其是前列腺癌。對硒存量偏低者而言，雖然補充硒證實有防癌作用，但要建議一般民眾利用硒補充劑防癌還言之過早。這個領域的動物實驗結果仍然莫衷一是。目前的研究所探討的是，硒和維生素 E 互相作用對某些癌症的**基因表現** (gene expression) 有何影響。

基因表現 (gene expression)
DNA 特定部位的活化，造成基因的活化或抑制作用。

獲取足量的硒

魚類、肉類（尤其是內臟）、貝類、蛋是硒的良好動物來源

營養新知 硒和維生素 E 補充劑沒有防癌效果

在 1990 年代晚期和 2000 年代初期，有兩項大型實驗探討營養素補充劑的防癌效果，顯示微量營養素或許能夠預防前列腺癌。因此之故，研究員設計了為期 12 年的「硒和維生素 E 防癌實驗」，進一步探討硒和維生素 E 對預防前列腺癌的作用。但是只經過 7 年這項實驗就喊停，因為沒有證據顯示補充劑有任何防癌效果。後續研究發現，接受維生素 E、硒或兩者併用組，比安慰劑組有較多的前列腺癌病例。研究員的結論是，維生素 E 補充劑大幅升高健康男性的前列腺癌風險。這項實驗指出，無論是硒（每日 200 毫克的硒代甲硫胺酸）或維生素 E（每日 400 IU 的 dl-α-生育醇），或兩者併用，都不能降低前列腺癌的風險。這個例子說明了重複研究結果的重要性，不能只根據一項研究的結果作為臨床措施。

資料來源：Klein EA and others: Vitamin E and the risk of prostate cancer: The Selenium and Vitamin E Cancer Prevention Trial (SELECT). *Journal of the American Medical Association* 306:1549, 2011.

硒

RDA：55 微克
DV：70 微克
UL：400 微克

（圖 9-27）。巴西胡桃以及種植在含硒土壤的五穀類和種子是良好的植物來源。成人飲食中的硒主要來自動物食品和五穀類製品。北美有些地區的土壤硒含量很少，例如美國的東北、太平洋、西南、東南的海岸平原，以及加拿大的中北和東部地區。我們所吃的食物來自四面八方，土壤的硒含量截長補短，對我們不致有太大的影響。

成人硒的 RDA 是每日 55 微克。這個攝取量可使依賴硒的酵素活性最大化。食品和補充劑標示的基準值是 70 微克。成人每日攝取的硒平均為 105 微克。

避免硒過量

除了巴西胡桃之外，很少食物含有大量的硒。因此之故，沒有

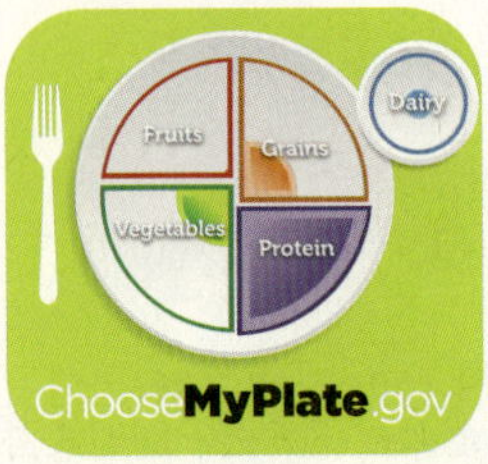

(a)

圖 9-27 硒的食物來源。(a) 各食物大類背景顏色的填滿度（空白，1/3，2/3，或填滿），代表硒的營養素密度。(b) 長條圖顯示各食物大類中幾種食物的硒含量與 RDA 的比較。整體而言，蛋白質類和五穀類是硒最豐富的來源。水果類（未顯示）所含的硒極少

(b)

	食物與份量	硒（毫克）	成年男女的 % RDA（55 微克）
五穀類	熟雞蛋麵，1/2 杯	19	35%
五穀類	爆穀片，1 杯	19	34%
五穀類	白米飯，1/2 杯	7	13%
蔬菜類	生蘑菇，1 杯	19	35%
蔬菜類	熟蘆筍，1 杯	11	20%
蔬菜類	熟菠菜，1 杯	3	5%
奶類	瑞士起司，1.5 盎司	8	14%
奶類	脫脂牛奶，1 杯	8	14%
奶類	豆漿，1 杯	6	10%
蛋白質類	巴西胡桃，2 個	192	349%
蛋白質類	烤鮪魚，3 盎司	92	167%
蛋白質類	蒸蠔，3 盎司	34	62%

膳食來源的硒中毒的報導。長期補充過量的硒會中毒。成人硒的上限攝取量是 400 微克/日，可以避免明顯的硒中毒徵象，例如掉髮、虛弱、反胃、嘔吐和肝硬化等。由於巴西胡桃的硒含量如此之高，最好不要天天吃，以免一不小心硒負荷過量。

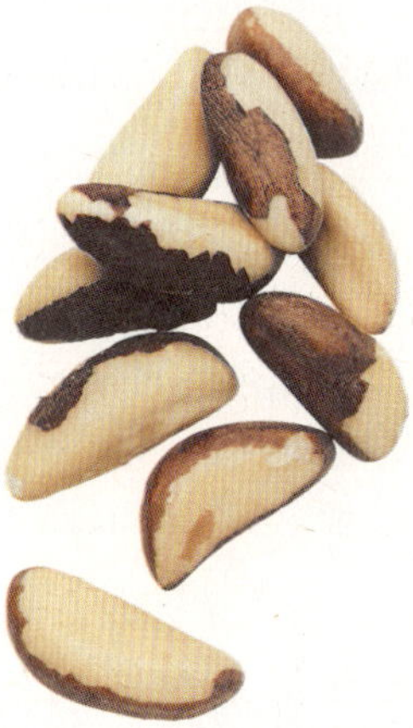

▲吃巴西胡桃要當心。10 顆就含有 960 微克的硒，已經超過 400 微克/日的上限

觀念檢查站 9.11

1. 硒的抗氧化角色為何？
2. 硒在人體內的其他功能為何？
3. 缺硒的徵兆為何？
4. 哪一大類的食物是硒的最佳來源？
5. 硒中毒的徵象為何？

9.12 碘 (I)

碘的功能

甲狀腺主動地從血液吸取並積聚碘，以維持甲狀腺素的合成。甲狀腺素是由碘和胺基酸之酪胺酸合成。由於甲狀腺素協助調控代謝速率並促進生長和發育，因此碘是否充裕對人體的能量代謝至關重要。

缺碘

在一次大戰期間發現缺碘與**甲狀腺腫** (goiter) 有關。從美國大湖區應徵入伍的男性罹患甲狀腺腫的比例，比全國其他地區都來得高。而該地區土壤的碘含量極低。在 1920 年代，俄亥俄州的研究員發現，給予兒童低劑量的碘持續 4 年可以防止甲狀腺腫。此一發現促成了始於 1920 年代的在食鹽中添加碘的措施，這是人類首度特意在食物中添加營養素以預防疾病。

甲狀腺腫 (goiter) 由於飲食缺碘而引起的甲狀腺腫大。

目前有許多國家（如加拿大）規定食鹽必須加碘強化。而在美國可以買到強化或原味的鹽，下次你在雜貨店買鹽時注意看包裝上的標示。歐洲某些地區如北義大利，土壤的碘含量極低，可是尚未採取食鹽加碘的措施。這些地區的居民，尤其是婦女，仍為甲狀腺腫所苦，就像拉丁美洲、印度次大陸、東南亞、非洲地區的居民一樣。全世界約 20 億居民有缺碘的風險，其中 8 億人已經出現缺碘的症狀。世界上許多健康相關組織都把根除缺碘當作努力的目標。

當碘的攝取量不足時，甲狀腺就擴大以便從血液擷取更多的碘，最後造成甲狀腺腫。輕度的甲狀腺腫不會疼痛，但如果置之不理會對氣管（喉嚨）造成壓力，導致呼吸困難。碘雖然能夠預防甲狀腺腫，但無法使已經形成的甲狀腺腫完全消除。嚴重的病例需要利用手術切除。

如果婦女在懷孕的頭幾個月吃的是缺碘的飲食，胎兒就會受缺碘之苦，因為母體把可用的碘都用光了。日後胎兒出生，會身材短小並且智力發展遲緩。這一類生長和發育障礙統稱為**先天性甲狀腺功能不足** (congenital hypothyroidism)——先前稱為「呆小症」。在食鹽加碘強化之前，這種缺乏症曾在北美出現過。今日先天性甲狀腺功能不足仍然肆虐於歐洲、非洲、拉丁美洲和亞洲等地區。

先天性甲狀腺功能不足 (congenital hypothyroidism)
由於母體在懷孕期間攝取的碘不足，造成胎兒期及往後的身體生長與心智發展受阻（先前稱為呆小症）。

獲取足量的碘

碘的 RDA（參見頁緣）是為了維持甲狀腺的功能，與食品和補充劑標示的 DV 值相同。這個數量相當於半茶匙的碘化鹽（約 2 公克）。大部分北美人攝取的碘超過 RDA，估計在 190 到 300 微克之間，不包括在餐桌上添加的碘化鹽。攝取量如此之高是因為乳品業用碘作為消毒劑，烘焙業用碘作為麵質改良劑，食品業用碘作為著色劑，另外還有碘化鹽。不過令人擔心的是，吃純素的人除非攝取碘化鹽，否則可能會缺碘。碘化鹽、乳製品和穀類製品含有各種形式的碘（圖 9-28）。不過海鹽和猶太認證的鹽通常沒有加碘強化。

碘
RDA：150 微克
DV：150 微克
UL：1.1 毫克

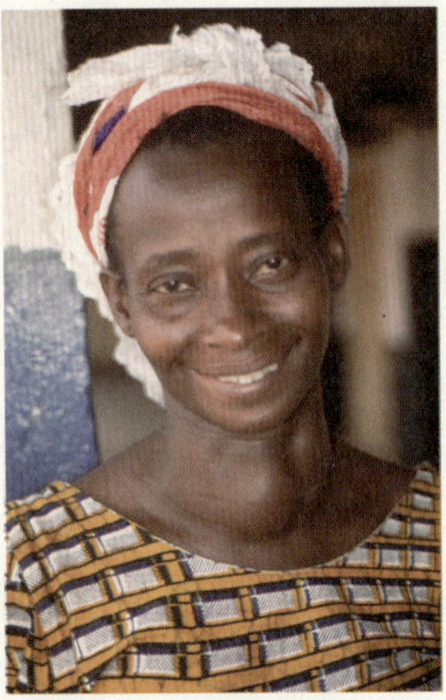
▲這位婦女因為碘攝取不足而造成甲狀腺腫大

避免碘過量

碘的上限攝取量是每日 1.1 毫克。如果碘的攝取量偏高，甲狀腺素的合成會受到抑制，就跟缺碘一樣。如果有人吃許多海藻，按重量計有的海藻含碘高達 1%，就會出現這種狀況。此時碘的總攝取量會是 RDA 的 60 到 130 倍。

觀念檢查站 9.12

1. 碘在甲狀腺素代謝中的角色為何？
2. 缺碘有何影響？何謂甲狀腺腫大？
3. 鹽一向是碘的良好來源嗎？

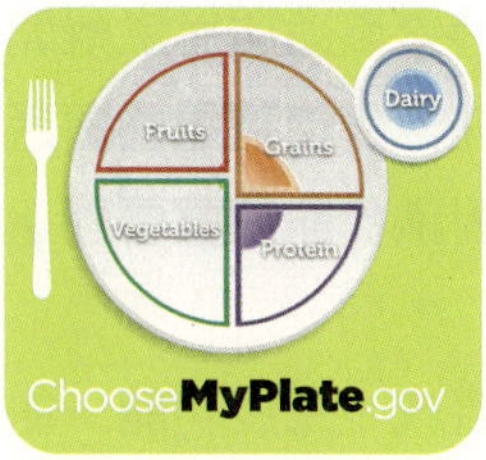

(a)

圖 9-28 碘的食物來源。(a) 各食物大類背景顏色的填滿度（空白，1/3，2/3，或填滿），代表碘的營養素密度。(b) 長條圖顯示各食物大類中幾種食物的碘含量與 RDA 的比較。整體而言，碘化鹽（添加到任何大類的食物）、海鮮和海藻、乳製品是碘最豐富的來源。水果和蔬菜類（未顯示）所含的碘極少

(b)

	食物與份量	碘（微克）	成年男女的 % RDA（150 微克）
	碘化鹽，1/2 茶匙	195	130%
五穀類	白麵包，1 片	29	19%
五穀類	玉米馬芬，小型 1 個	21	14%
五穀類	全麥麵包，1 片	8	5%
奶類	無脂原味優格，1 杯	106	71%
奶類	脫脂牛奶，1 杯	103	69%
奶類	切達起司，1.5 盎司	22	15%
蛋白質類	義式香腸披薩，1 片	51	34%
蛋白質類	水煮蛋，大型 1 個	32	21%
蛋白質類	烤鮪魚，3 盎司	13	9%

9.13 銅 (Cu)

銅和鐵的膳食來源、吸收、功能都很類似。銅是血液的成分之一。在人體內，銅含量最多的地方是肝臟、腦、心臟、腎臟和肌肉等。人體大部分的銅都在血液中的**銅藍蛋白** (ceruloplasmin)。

銅藍蛋白 (ceruloplasmin) 血液中的含銅蛋白質，其功能為運送鐵。

銅的功能

銅是許多酵素的輔因子，包括參與人體抗氧化防衛的酵素。銅是超氧歧化酶的輔因子，後者是保護人體對抗自由基破壞的酵素。使結締組織蛋白質（例如骨骼中的膠原蛋白）交叉結合的酵素也需要銅的參與。銅的另外一個極為重要的角色是作為電子傳遞鏈的輔因子，參與細胞呼吸的最後階段，幫助碳水化合物、脂肪和蛋白質中儲存的能量轉變成 ATP。

銅也與血液健康相關，因為銅的角色之一是運送鐵，而形成紅

緬克斯症候群 (Menkes syndrome) 是遺傳疾病，會減少腦和神經系統的銅供應。因為缺乏協助形成神經組織和合成神經傳導素的含銅酵素，緬克斯症候群的嬰兒有神經系統異常、肌肉張力不足、身體和認知發展遲緩等問題。這些嬰兒通常活不過 3 歲。

銅

RDA：900 微克
DV：2 毫克
UL：10 毫克

血球需要鐵。銅是三種不同酵素的成分，這些酵素協助運送鐵離開小腸，經過血液，抵達骨髓，鐵在此處併入血紅素。發現這些運送鐵的蛋白質是相當晚近的事，這些含銅蛋白質對鐵代謝的重要性還有待深入探討。

除此之外，參與神經髓鞘化、神經傳導素合成、免疫功能、血液凝結以及血液脂蛋白代謝的酵素都需要銅。

缺銅

如前所述，銅在眾多方面扮演角色，難怪缺銅會影響許多不同的身體系統。缺銅的症狀包括貧血、白血球計數過低、骨質喪失、生長不良和心血管疾病等。

最容易缺銅的族群是飲食以牛奶（含銅極少）為主的早產兒和動腸道手術的人。過度補充鋅也會導致缺銅，因為鋅和銅會競爭吸收。

獲取足量的銅

銅的豐富來源包括肝臟、豆莢、種子、全穀類麵包和穀片和可可等（圖 9-29）。牛奶和乳製品、水果以及蔬菜的含銅量通常很少。此外，綜合維生素和礦物質補充劑的銅（氧化銅）並不容易吸收，因此最好仰賴膳食來源滿足銅的需求（參見頁緣）。

銅的吸收率變化很大，攝取量越高，吸收效率就越低。銅的吸收在胃和小腸前段進行。當攝取量超過需要量時，過量的銅只能儲存一部分，剩餘的銅由肝臟併入膽汁，藉糞便排出體外。植酸、纖維質和過量的鋅和鐵補充劑都會干擾銅的吸收。

成人的銅營養狀況似乎不錯：成年女性的平均攝取量是 1 毫克/日，男性是 1.6 毫克/日。然而沒有精確的實驗室檢測可以判斷銅營養狀況。

避免銅過量

單一劑量超過 10 毫克的銅就會造成中毒。銅中毒的後果包括腸胃不適、吐血、黑糞以及肝腎損傷。食物不會造成銅中毒，只有補充劑或接觸過量的農業用銅鹽才會中毒。

威爾森氏症 (Wilson's disease) 是遺傳疾病，患者的肝臟無法合成銅藍蛋白，導致銅堆積在組織中，例如肺和肝。威爾森氏症患者

威爾森氏症 (Wilson's disease) 導致銅積聚在組織中的遺傳疾病，肝臟、神經系統以及其他器官會損傷。

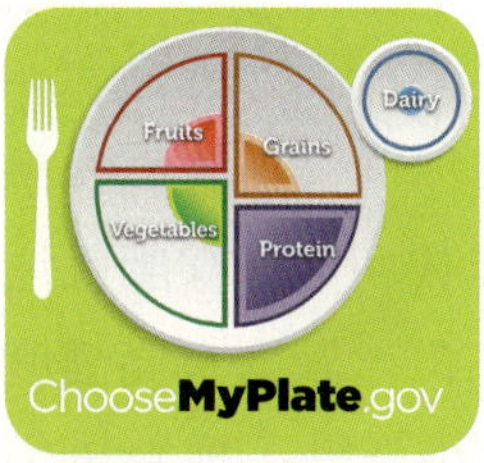

圖 9-29 銅的食物來源。(a) 各食物大類背景顏色的填滿度（空白，1/3，2/3，或填滿），代表銅的營養素密度。(b) 長條圖顯示各食物大類中幾種食物的銅含量與 RDA 的比較。整體而言，蛋白質食物和五穀類是銅最豐富的來源

(a)

(b)

	食物與份量	銅（微克）	成年男女的 % RDA（900 微克）
五穀類	全穀類穀片，1 杯	140	16%
五穀類	全麥麵包，1 片	73	8%
五穀類	白米飯，1/2 杯	35	4%
蔬菜類	熟菠菜，1 杯	313	35%
蔬菜類	烤洋芋（帶皮），中型 1 個	185	21%
蔬菜類	熟奶油南瓜，1 杯	133	15%
水果類	新鮮黑莓，1 杯	238	26%
水果類	無籽紅葡萄，1 杯	192	21%
水果類	新鮮柳橙汁，1 杯	109	12%
奶類	豆漿，1 杯	401	45%
奶類	卡特基起司，1 杯	68	8%
奶類	脫脂牛奶，1 杯	32	4%
蛋白質類	炒牛肝，3 盎司	11816	1313%
蛋白質類	核桃，1 盎司	386	43%
蛋白質類	熟腰豆，1/2 杯	191	21%

肝臟和神經系統會受損。此症的主要治療方式是吃純素飲食，因為蔬果含銅量很少。目前研究員在探討血液中過量的銅如何影響阿茲海默症和巴金森氏症的發展。

觀念檢查站 9.13

1. 列舉三種銅的功能。
2. 說明鐵、鋅和銅在人體內如何互相作用。
3. 威爾森氏症患者的飲食需要如何改變？

9.14 氟 (F)

氟的離子形式 (F^-) 是人體所需的微量礦物質。人體內幾乎所有 (95%) 的氟都在牙齒和骨骼中。1900 年代初期牙醫師就注意到，美國西南部的齲齒率較低，而這些地方的水質含有高濃度的氟。此地許多居民由於氟沈積，牙齒都有小斑點，稱為斑齒 (mottling)；斑齒雖然變色，卻可免於蛀牙。1940 年代早期的實驗證明，水中含氟確實能降低兒童齲齒率 20% 到 80%。美國許多地區於是開始進行水質氟化的政策（參見延伸閱讀 19）。

氟的功能

氟以下列方式減少蛀牙：(1) 氟併入牙齒結構中，可強化牙齒對抗牙斑細菌的酸降解作用；(2) 促進琺瑯質再礦化並抑制牙齒的去礦化；以及 (3) 對抗牙斑中造酸微生物的作用。

氟可以增加成骨細胞的蛋白質合成，因而促進新骨的製造。科學家探討鈣和氟補充劑併用對增加骨量的影響，不過截至目前為止還沒有定論。

缺氟除了升高齲齒的風險，沒有其他症狀。

獲取足量的氟

氟的良好來源不多：海魚、蛤蜊、龍蝦、蟹、蝦、茶和海藻等。我們的氟大部分來自口腔衛生產品和自來水。市面上有許多產品可讓牙齒表面接觸到氟，例如牙醫診所塗的凝膠或牙膏，以及日常使用的漱口水。此外還有補充劑形式的氟，不過需要牙醫或小兒科醫生指示使用。最經濟的方法是在自來水中添加氟。

世界上有些地方的地下水含氟量很高，不過大部分的地下水提供的氟不多。在 1950 年代，研究員發現氟和齲齒率的關聯之後，美國的社區開始在公共水源添加氟，以每公升 0.7 到 1.2 毫克為標準。（氣候炎熱的地區因為水的總攝取量較高，所以添加氟的濃度較低。）目前北美約三分之二的地區飲用的是氟化水，此政策由地方政府自行決定。由於現今大部分民眾廣泛使用含氟的口腔衛生產品，2011 年健康服務部和環保署發布新的建議，把氟化水的濃度降低到每公升 0.7 毫克。

成人氟的足夠攝取量是每日 3.1 到 3.8 毫克。這個範圍的攝取量可對抗齲齒而且不會產生副作用。如前所述，每公升氟化水通常含有 1 毫克氟，相當於每杯 0.25 毫克。在沒有氟化水的地區（例如以私人水井供水），必須利用含氟的口腔衛生產品或膳食補充品對抗齲齒。注意瓶裝水通常沒有添加氟。常喝瓶裝水或家中使用逆滲透淨水系統會大幅減少氟的攝取量。冰箱或 Brita 濾水壺不會濾除氟。氟化水和含氟的口腔衛生產品併用，對減少齲齒有加成的效果。

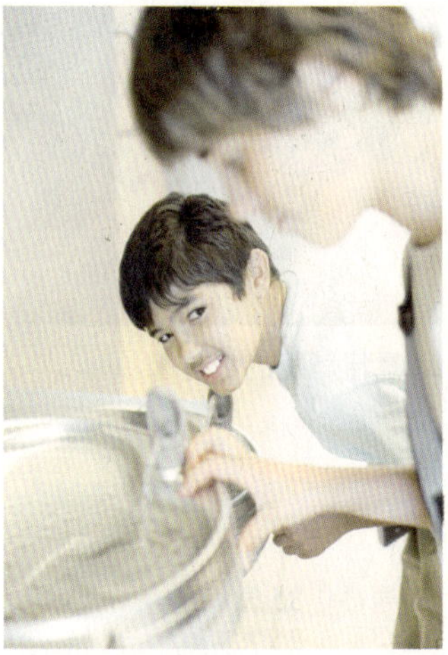

▲《健康國民 2020》的目標是，美國使用自來水人口的 79.6% 有氟化水可用。在 2010 年，將近 74% 的美國人享有社區供應的氟化水

避免氟過量

氟的上限攝取量是，幼兒每日 1.3 到 2.2 毫克，9 歲以上兒童和成人為 10 毫克，可避免牙齒和骨骼受損。兒童日常潔牙可能吞下大量的含氟牙膏而造成**氟中毒** (fluorosis)。在牙齒發育期間（10 歲以前）氟中毒會造成牙齒的永久損害，例如牙齒出現斑點和小洞。預防這個問題最好的方法是不吞入牙膏，並且把牙膏的用量限制在「豌豆」大小。除此之外，6 歲以下兒童刷牙時需有成人指導，而且絕不應該使用含氟漱口水。成人氟中毒會造成髖骨骨折、關節衰弱或僵硬以及慢性胃炎等。

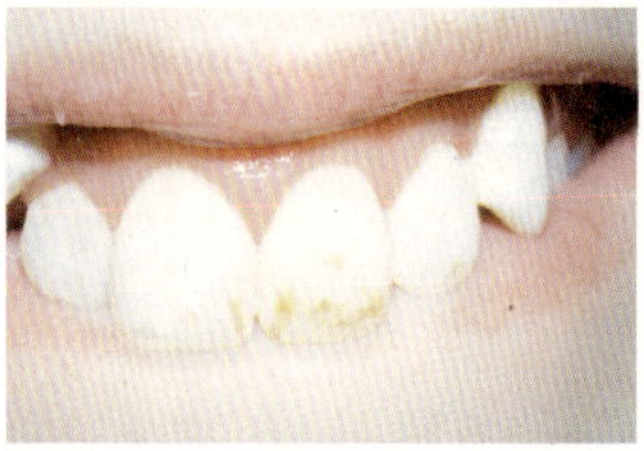

▲牙齒表面接觸過量的氟而產生斑齒（棕色斑點）

有人反對自來水加氟，他們認為氟化標準設定之時，大部分民眾多未使用含氟的口腔衛生產品，目前自來水已經沒有必要再氟化。其他反對者說，長期接觸氟化水會造成各種病痛，影響骨骼、神經、內分泌系統。並沒有什麼科學證據顯示，目前濃度的氟化水會造成齒斑以外的副作用，不過這個領域值得繼續研究。飲水含氟濃度的最新建議是要充分利用氟對口腔的保健效益，並且防止不良的副作用，包括氟中毒（參見延伸閱讀 15）。

氟
AI：3.1 到 3.8 毫克
UL
幼兒：1.3 到 2.2 毫克
＞9 歲：10 毫克

觀念檢查站 9.14

1. 氟何時併入牙齒？
2. 氟如何防止齲齒？
3. 氟的主要來源為何？
4. 攝取過量的氟有何風險？

9.15 鉻 (Cr)

鉻的功能

鉻促進胰島素的功能，所以細胞擷取葡萄糖需要鉻。鉻也參與

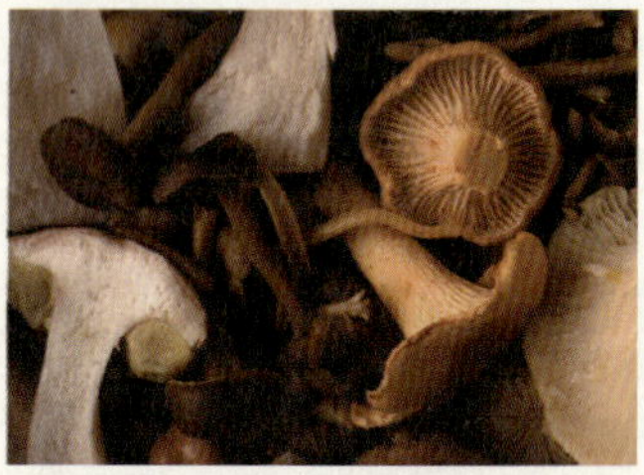

▲蘑菇是鉻的良好來源

鉻
AI
男性：35 微克
女性：25 微克
DV：120 微克
UL：無

脂質和蛋白質的代謝，雖然確切的機制仍屬未知。鉻補充劑被推銷作為增加肌肉量和減重之用，不過沒有多少證據支持這種宣稱。

缺鉻

缺鉻的特徵是血糖控制不佳，以及血液中的膽固醇與三酸甘油酯升高。鉻攝取不足會增加第 2 型糖尿病的風險，不過影響有多大，專家的意見不一。可能缺鉻的人包括使用全靜脈營養（沒有添加鉻）的病人和營養不足的兒童。由於沒有方法可以精確地檢測鉻的營養狀況，所以也無法偵測出邊緣性缺乏。

獲取足量的鉻

各種食物明確的鉻含量付之闕如，大多數的食物組成表也不包括鉻在內。我們無法精確測量食物所含的鉻，因為有兩大限制：(1) 鉻含量受農業和製造過程顯著的影響；以及 (2) 分析食物時，會受儀器本身所含的鉻「污染」。肉類、全穀類製品、蛋、蘑菇、堅果、啤酒和香料是鉻相當良好的來源。啤酒酵母也是鉻的極佳來源。

鉻的吸收率極低：食物中的鉻只有 0.4% 到 2.5% 能被吸收。維生素 C 和菸鹼素能促進鉻的吸收。未吸收的鉻由糞便排泄。鉻一旦吸收，就儲存在肝臟、脾臟、軟組織和骨骼中，並藉尿液排泄。某些狀況會促進鉻的尿排泄：高糖飲食（超過總卡路里的 35%）、嚴重感染、劇烈而持久的運動、懷孕和哺乳以及嚴重外傷等。如果鉻的攝取量原本就偏低，以上這些狀況可能造成缺乏症。

鉻的足夠攝取量 (AI) 是 25 到 35 微克/日，根據的是均衡飲食中的含量。食品和補充劑標示的 DV 是 120 微克。北美成人的攝取量估計是 30 微克/日，這個數值或許高了一些。

鉻沒有設定上限攝取量，因為食物中的鉻不會使人中毒。有案可稽的中毒病例是接觸工業廢棄物的人，或是使用鉻含量極高的顏料的畫家，有可能導致肝臟損傷或肺癌。除非是醫生指示，任何補充劑的使用都不應當超過 DV，以免中毒。

觀念檢查站 9.15

1. 鉻如何參與碳水化合物代謝？
2. 食物中的鉻含量為何難以得知？

3. 哪些食物是鉻的最佳來源？

9.16 其它微量礦物質

錳 (Mn)

錳 (manganese, Mn) 和鎂 (magnesium, Mg) 這兩種礦物質常被混淆。它們的名稱既相似，在一些代謝途徑中也可以互相取代。錳參與能量代謝，是合成葡萄糖和代謝某些胺基酸的輔因子。有些酵素也需要錳，例如自由基代謝（經由超氧歧化酶）所用到的酵素。錳對骨骼形成也很重要。

人類不會缺錳，除非刻意將它從飲食中移除。動物吃缺錳的飲食會造成腦功能、骨骼形成、生殖作用的病變。如果人類的飲食含錳量偏低，可能也會出現這些症狀。事實上，我們對錳這種微量礦物質的需求極少，一般飲食就能提供足量的錳。

錳的足夠攝取量是 1.8 到 2.3 毫克/日，以彌補每日的喪失。一般人的攝取量也落在這個範圍之內。食品和補充劑標示的 DV 是 2 毫克。錳的良好食物來源是堅果、米飯、燕麥、全穀類、豆類和葉菜類等。大劑量的錳具有毒性。不建議使用補充劑，因為可能干擾其它礦物質的吸收。鐵存量偏低的人必須禁用錳補充劑，以免貧血惡化。上限攝取量是每日 11 毫克，以避免神經受損。礦工吸入含錳量高的煙塵會出現類似巴金森氏症的症狀，例如認知和肌肉的障礙。

錳
AI
男性：2.3 毫克
女性：1.8 毫克
DV：2 毫克
UL：11 毫克

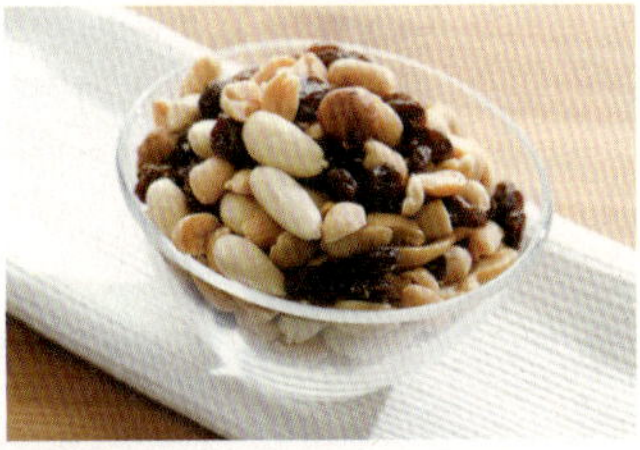

▲堅果是錳和鉬的來源

鉬 (Mo)

有數種人類的酵素用到鉬，例如參與含硫胺基酸代謝的酵素。飲食正常的人不會缺鉬，只有依賴全靜脈營養的人曾出現缺鉬的症狀。這些症狀包括心跳和呼吸速率增加、夜盲症、心智異常、水腫和虛弱等。

良好的食物來源包括牛奶和乳製品、豆子、全穀類和堅果等。成人鉬的 RDA 是 45 微克/日，如此攝取量可與喪失量維持平衡。食品與補充劑標示的基準值是 75 微克。北美人的平均攝取量是女性 76 微克/日，男性 109 微克/日。上限攝取量是 2 毫克/日。實驗動物攝取高劑量的鉬會出現中毒的症狀，包括體重降低和生長遲滯。人類中毒的風險極低。

鉬
RDA：45 微克
DV：75 微克
UL：2 毫克

表 9-8 是主要的微量營養素概要。

表 9-8 主要的微量營養素概要

礦物質	主要功能	RDA 或 AI	膳食來源	缺乏症狀	中毒症狀
鐵	• 呼吸作用中血紅素與其它關鍵化合物的成分 • 免疫功能 • 認知能力的發展	男性與停經婦女： 8 毫克 停經前婦女： 18 毫克	• 肉類 • 海鮮 • 花椰菜 • 豌豆 • 麥麩 • 富化麵包	• 疲勞 • 貧血	• 肝與心臟損傷（嚴重病例） • 腸胃不適 UL：45 毫克
鋅	• 將近 200 種酵素需要鋅 • 生長 • 免疫 • 酒精代謝 • 性發育 • 生殖 • 抗氧化防衛	男性： 11 毫克 女性： 8 毫克	• 海鮮 • 肉類 • 青菜 • 全穀類	• 皮疹 • 腹瀉 • 胃口減少和味覺變弱 • 掉髮 • 生長發育不良 • 傷口癒合緩慢	• 抑制銅的吸收 • 腹瀉 • 絞痛 • 免疫功能不足 UL：40 毫克
硒	• 抗氧化系統的一部分	55 微克	• 肉類 • 蛋 • 魚類 • 海鮮 • 全穀類	• 肌肉疼痛 • 虛弱 • 心臟病	• 反胃 • 嘔吐 • 掉髮 • 虛弱 • 肝病 UL：400 微克
碘	• 甲狀腺素的成分	150 微克	• 碘化鹽 • 白麵包 • 鹹水魚 • 乳製品	• 甲狀腺腫 • 心智遲滯 • 孕婦缺碘導致嬰兒期生長不良	• 甲狀腺功能不足 UL：1.1 毫克
銅	• 協助鐵代謝 • 與許多抗氧化酵素合作 • 參與蛋白質代謝與荷爾蒙的合成	900 微克	• 肝臟 • 可可 • 豆子 • 堅果 • 全穀類 • 水果乾	• 貧血 • 白血球計數偏低 • 生長不良	• 嘔吐 • 神經系統失調 UL：8-10 毫克
氟	• 強化牙齒琺瑯質對抗齲齒	男性： 3.8 毫克 女性： 3.1 毫克	• 氟化水 • 牙膏 • 茶 • 海藻 • 牙科治療	• 升高齲齒風險	• 胃不舒服 • 發育期間出現斑齒 • 骨痛 成人的 UL：10 毫克
鉻	• 促進胰島素的功能	男性（到 50 歲）： 35 微克 女性（到 50 歲）： 25 微克	• 蛋黃 • 全穀類 • 豬肉 • 堅果 • 蘑菇 • 啤酒	• 餐後高血糖	• 由工業污染所引起，與飲食無關，因此沒有設定 UL
錳	• 酵素的輔因子，例如參與碳水化合物代謝的酵素 • 協助抗氧化系統	男性： 2.3 毫克 女性： 1.8 毫克	• 堅果 • 燕麥 • 豆子 • 茶	• 人類沒有缺乏症	• 神經系統失調 UL：11毫克
鉬	• 協助某些酵素的工作	45 微克	• 豆子 • 五穀類 • 堅果	• 健康的人沒有缺乏症	• 實驗動物生長不良 UL：2 毫克

觀念檢查站 9.16

1. 錳和鉬在營養素代謝中的主要功能為何？
2. 錳和鉬的良好食物來源為何？
3. 依賴全靜脈營養的人為何會缺錳或鉬？

營養與你的健康 Nutrition and Your Health (NAYH)

礦物質與高血壓

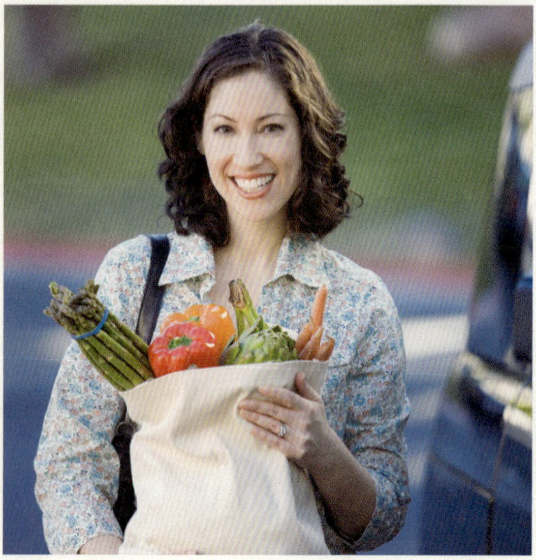

在北美人中，據估計每五位就有一位高血壓，而 65 歲以上的人每二位就有一位高血壓。其中只有半數的病例正在接受治療。血壓以兩個數字表示。高的數字表示收縮壓，也就是心肌收縮，送出血液時動脈中的壓力。理想的收縮壓是 120 毫米汞柱 (mm Hg) 以下。第二個數字表示舒張壓，是心臟放鬆時的動脈壓力。理想的舒張壓是 80 mm Hg 以下。高收縮壓和高舒張壓都是疾病的強力指標（圖 9-30）。

高血壓的定義是：收縮壓持續超過 139 mmHg，或是舒張壓持續超過 89 mmHg。大部分的高血壓（95% 的病例）都沒有明顯的病因，稱為**原發性高血壓** (primary, or essential hypertension)。其餘 5% 高血壓導因於腎臟病、睡眠呼吸暫停症 (sleep apnea)、以及其他原因，稱為**續發性高血壓** (secondary hypertension)。非裔和亞裔比白種人容易得高血壓，也比較年輕就發病。

除非定期量血壓，否則高血壓很容易就被忽略。因此，它被稱為沈默的疾病，因為通常不會出現症狀。

為什麼要控制血壓？

控制血壓主要是為防止心血管疾病、腎臟病、中風及相關的腦機能衰退、腿部血液循環不良、視力問題和猝死。血壓高的人比

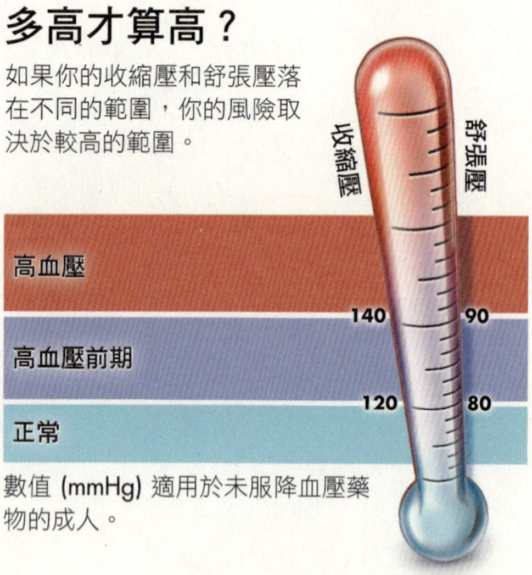

圖 9-30 高血壓的臨界值是 140/90 mmHg，不過心臟病發作和中風的風險先於血壓升高

原發性高血壓 (primary hypertension) 沒有明顯的病因而血壓達到 140/90 mmHg 或以上。

續發性高血壓 (secondary hypertension) 因為疾病（例如腎病或睡眠呼吸中止）或服藥導致血壓達到 140/90 mmHg 或以上。

起血壓正常的人容易罹患上述這些病症。抽菸和高血脂蛋白會使些病症更加容易發生。有高血壓的人應該儘快診斷治療，因為時間拖久了只會越來越嚴重，有時一拖經年，治療也就沒什麼效果。

高血壓的原因

由於 95% 的高血壓不知病因，我們只能辨識造成高血壓的風險因素。高血壓的家族病史是風險因素之一，尤其是如果雙親都是患者。除此之外，年紀變大通常血壓會跟著升高。有的是由動脈硬化症引起。動脈堆積了斑塊變得沒有彈性，而且不能擴張。血管一旦硬化，壓就升高。最後斑塊阻塞腎臟的血液供應，使腎臟無法控制血液容積，也無法控制血壓。

超重的人比起瘦子有多六倍的機會得高血壓。總之，以生活方式論，肥胖是高血壓的頭號風險因素。在少數族群中尤其如此。超重和肥胖的人需要額外的血管支持過量的組織，額外增加的血管長度增添心臟的工作負擔，也升高了血壓。肥胖使脂肪細胞產生胰島素抗性 (insulin-resistant)，升高了血液中的胰島素濃度。胰島素增加了鈉在體內的滯留，而且加速動脈硬化。在這類病例中，

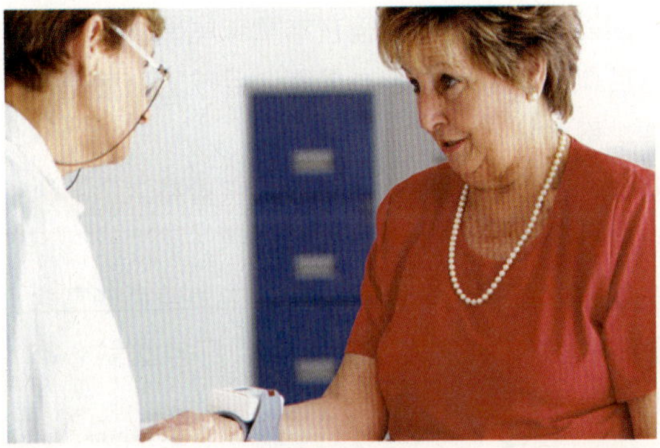

▲老人特別容易得高血壓

體重即使只降低 4 到 7 公斤，都有助於治療高血壓。

缺乏運動是高血壓的第二號生活方式的風險因素。如果肥胖的人經常運動（一週至少 5 天，每天 30 到 60 分鐘）並且減重，血壓往往恢復正常。

第三號生活方式的風險因素是攝取過量酒精所導致的高血壓，占全部病例的 10%，特別是中年男性和非裔。如果高血壓是由過量酒精所造成，就可以治癒。有高血壓的人合理的飲酒標準是男性每日不超過兩杯，女性和老人一杯或完全不喝。你是否發現，這個建議與美國 2010 飲食指南的建議相同？有研究指出適度飲酒可以減少血栓性中風的風險。即使如此，滴酒不沾的人也不必因而開始喝酒。

有些人的血壓對鈉特別敏感，尤其是非裔和年紀大又超重的人。對這類人而言，過量的鹽使腎臟保留體液並增加血液容積，因而升高血壓。現在還不清楚到底是鈉離子還是氯離子該對這種傾向負責。然而研讀本章可以得知，若減少鈉的攝取，氯的攝取也會跟著減少；反之亦然。在大部分的情況下，建議少吃鈉就是少吃鹽的意思。只有部分北美人會因為吃鹽而升高血壓，所以這是和高血壓相關的第四號生活方式的因素。不幸的是，只有鹽和高血壓的關係獲得公眾的注意；肥胖、缺乏運動和酗酒應該受到重視才對。

其它礦物質和血壓

在預防和治療高血壓上，我們應當對鈣、鉀和鎂等礦物質多加注意（參見延伸閱讀 22）。研究顯示，飲食富含鈣、鉀和

鎂，而含鈉量低時，在開始食用的幾天之內就可降低血壓，尤其對非裔有效。這種結果甚至和服藥的效果相同。這種飲食稱為 DASH（防治高血壓）飲食（表 9-9），富含鈣、鉀和鎂而且低鹽。它根據健康餐盤一日菜單的標準，額外添加一到二份蔬果，並且強調每週 4 到 5 天攝取堅果、種子或豆莢（豆子）等。在 DASH 研究中，參與者每日攝取的鈉不超過 3 公克，酒不超過 1~2 杯。一項 DASH 2 飲食實驗中，測試了三種每日鈉攝取量，分別為 3300、2400、1500 毫克。結果發現鈉攝

表 9-9　何謂 DASH 飲食？

DASH 飲食低脂又低鈉，且富含蔬果和低脂乳製品。底下是其分析：

每日	每週
6~8 份五穀類和穀類製品	4~5 份堅果、種子或豆莢
4~5 份水果	5 份甜食和添加糖
4~5 份蔬菜	
2~3 份低脂或脫脂乳製品	
2 份（或以下）肉類、禽肉和魚類	
2~3 份油脂	

案例研究　關注積極面

傑羅姆喜歡聽他的營養學教授談論在勸人改善飲食時的成功和失敗經驗。教授說，當民眾關注自己飲食行為的積極面時，會自動減少負面行為，例如以一種行為替代另外一種。某天傑羅姆在藥局量了血壓，結果不妙。遵照美國心臟協會的建議，他到學生健康中心再量一遍。診斷結果是高血壓前期，血壓為 129/85。傑羅姆感到難過，但不會震驚。他是非裔，而且有高血壓的家族病史。他每週運動四次，彈鋼琴舒緩壓力，與家人保持親近，愛交朋友，而且不菸不酒。傑羅姆與三位朋友同住公寓。母親曾教他烹飪，因此每週有三個晚上他自己做飯。他吃早餐，並且自帶午餐在學校吃。不過晚餐常常拖到太晚，只好先胡亂吃些零嘴充飢。

傑羅姆與他的營養學教授談論自己的困境。教授要他保持積極心態，並且要他注意鉀的攝取量。教授說，只要多吃高鉀食物，就會帶來額外的健康效益。

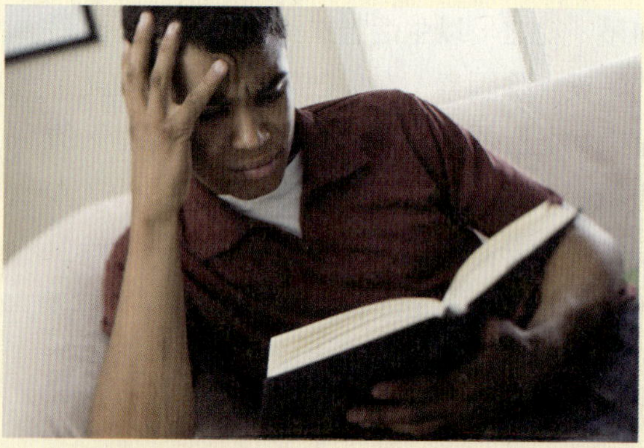

回答下列問題。解答在本章末尾。

1. 由於傑羅姆是非裔，為何關注目前的血壓是明智之舉？
2. 富含鉀的食物也會富含哪些其它營養素？
3. 這些食物對控制血壓有何益處？
4. 在晚餐之前，傑羅姆可以在家中準備哪些富含鉀的食物充飢？這些食物可以打包當點心吃嗎？

取量減少時，吃 DASH 飲食的參與者血壓穩定地跟著下降。總之，DASH 飲食是一種全面的對付高血壓的飲食手段。現在還不清楚的是，這種飲食的許多因素中到底何者有助於降低血壓。

其他的研究也顯示，多吃水果、蔬菜和維生素 C（記得水果和蔬菜也富含維生素 C）的人，降低了中風的危險。總而言之，飲食低鹽並且富含低脂或脫脂的乳製品、水果、蔬菜、全穀類及堅果能有效減少許多人高血壓和中風的風險，尤其是高血壓患者（參見延伸閱讀 1）。

治療高血壓的藥物

利尿劑是治療高血壓的藥物之一。這種藥劑增加排尿量，因而減少血液容積，並降低血壓。其他藥物的作用是降低心搏速率或放鬆血管內壁的小肌肉。如果飲食和生活方式的療法不能改善高血壓，通常合併兩種或兩種以上的藥物使用。

預防高血壓

導致高血壓和中風的許多因素是能加以控制的，適當調整生活方式有助於降低風險（圖 9-31）。專家也建議高血壓患者，在服用藥物之前，首先嘗試調整飲食和生活方式以降低血壓。

建議	內容	收縮壓降低量
減重	如果 BMI > 25，每減 20 磅的效果？	5~20
吃 DASH 飲食	低脂飲食富含蔬果和低脂乳製品	8~14
每天運動	每天 30 分鐘的有氧運動（例如快走）	4~9
減鈉	每日不超過 2400 毫克（1500 毫克更佳）	2~8
節制飲酒	男性每日不超過 2 杯，女性不超過 1 杯（1 杯 = 12 盎司啤酒，5 盎司紅酒，或 1.5 盎司 80 度威士忌）	2~4

圖 9-31 如果你的血壓偏高，調整生活方式可以助你一臂之力

本章重點（數字代表章節）

9.1 人體有 50% 到 70% 由水所構成。水獨一無二的特性使它能溶解物質、作化學反應的媒介、調節體溫和作為潤滑劑。水也有助於調節人體的酸鹼平衡。

成人每日需要 9 杯（女性）到 13 杯（男性）的水；攝取液體有助於滿足水分需求。

整體而言，美國人享有安全的水源。不過免疫功能欠佳的人應該把自來水煮沸再喝，以避免飲水相關疾病。可以飲用瓶裝水，不過要依賴它滿足水分需求的話，對環保和個人預算的代價太高。

9.2 礦物質根據人體每日的需要量來分類。如果需要量高於 100 毫克/日，就屬於巨量礦物質；否則就屬於微量礦物質。許多礦物質是維持生命所不可或缺的。對人類而言，動物食品供應了高生體可用率的大多數礦物質。服用礦物質補充劑

超過 100% 基準值時，一定要接受醫生的指導才行。因為長期超過上限攝取量（如果有的話）有中毒和營養素互相干擾的可能性。

9.3 鈉是細胞外的主要陽離子，參與體液平衡和神經衝動的傳導。由於加工食品和餐桌上的鹽罐，北美人的飲食含有豐富的鈉。大約 10% 到 15% 的成年人口，例如過重的人，特別對鈉敏感，他們攝取過量的鈉會有高血壓的風險。

9.4 鉀是細胞內的主要陽離子，功能和鈉相似。牛乳、水果和蔬菜都含有豐富的鉀。

9.5 氯是細胞外的主要陰離子。它的重要功能是消化作用（它是胃酸的成分之一），免疫和神經反應。餐桌上的鹽罐提供了大部分每日所需的氯。

9.6 鈣是骨骼結構必不可少的成分，也在凝血作用、肌肉收縮、神經傳導、細胞代謝都扮演重要角色。胃酸和活化的維生素 D 荷爾蒙可促進鈣的吸收。乳製品是鈣的重要來源。鈣攝取不足會減少骨骼礦化，最終造成骨質缺乏和骨質疏鬆症。女性年老時容易得骨質疏鬆症。健康的生活型態和醫藥可以降低這種風險，包括攝取足量的鈣和許多其它礦物質。

9.7 磷協助某些酵素執行功能，合成重要的代謝化合物、細胞和骨骼等。它的吸收很有效率，不容易缺乏，然而有些年老婦女可能攝取不足。良好的食物來源是乳製品、西點麵包和肉類。

9.8 大部分的鎂都來自植物。它協助神經和心臟執行功能，也是許多酵素的活化劑。全穀類麵包和穀片（麥麩部分）、蔬菜、堅果、種子、牛乳和肉類都是良好來源。

9.9 鐵的吸收率主要取決於鐵的形式以及人體的需求。動物食品的血基鐵比主要來自植物的非血基鐵容易吸收。非血基鐵與維生素 C 或肉類共食可促進吸收率。鐵的主要功能是合成血紅素和肌紅素，並且參與免疫系統的作用。婦女缺鐵的風險最高，血紅素濃度和血球比容因而降低。這種狀況趨於嚴重時，稱為缺鐵性貧血，血液的攜氧量因而減少。鐵中毒通常源自遺傳疾病鐵沈積症，這種疾病造成鐵的過度吸收和積聚，會導致嚴重的肝臟和心臟損傷。

9.10 鋅協助多達 200 種酵素的作用，這些酵素參與生長、發育、細胞膜的結構和功能、免疫作用、抗氧化防衛、傷口癒合和味覺等。缺鋅會造成生長遲滯、胃口喪失、味覺和嗅覺減弱、掉髮以及持久不退的皮疹等。動物來源的鋅最容易吸收。鋅最豐富的來源是牡蠣、蝦、蟹和牛肉等。良好的植物來源是全穀類、花生和豆子等。

9.11 硒的重要功能之一是抑制自由基（氧化）化合物的作用。硒以這種方式與維生素 E 共同提供抗氧化防衛。缺硒會造成肌肉痛、肌肉萎縮與心臟病等。肉類、蛋、魚類和貝類是硒的良好動物來源。良好植物來源包括穀類和種子。

9.12 碘是甲狀腺素的成分。缺碘會造成甲狀腺腫。碘的主要食物來源是碘鹽。

9.13 銅參與鐵代謝與膠原蛋白的交叉結合，並且也是抗氧化酵素的成分。缺銅會導致貧血。肝臟、海鮮、可可、豆莢和全穀類都含有銅。

9.14 經常攝取膳食氟或使用牙膏使牙齒能夠防蛀。大多數北美人攝取的氟來自氟化飲水與牙膏。

9.15 鉻有助於胰島素的作用。缺鉻會導致血糖控制不良。蛋黃、肉類和全穀類是鉻的良好來源。

9.16 錳和鉬在許多酵素中發揮功能。有一種利用錳的酵素提供抗氧化防衛。健康的人很少會缺錳和鉬。人體對其它微量礦物質的需要量如此之低，因此缺乏症相當罕見。

NAYH 控制體重、節制飲酒、經常運動、減鹽以及攝取足量的膳食鉀、鈉和鈣等，都有助於控制血壓。

知識檢查站（解答在下方）

1. 膳食血基鐵來自
   a. 食物中的鐵元素　c. 早餐穀片
   b. 肉類　d. 蔬菜
2. 氯是
   a. 氫氯酸的成分
   b. 細胞內液的離子
   c. 陽離子
   d. 在腸道內轉變成氯氣
3. 參與體液平衡的礦物質是
   a. 鈣和鎂　c. 鈣和磷
   b. 銅和鐵　d. 鈉和鉀
4. 膳食碘攝取不足時，促甲狀腺激素刺激甲狀腺擴大，這種狀況稱為
   a. 甲狀腺機能亢進
   b. 甲狀腺腫
   c. 副甲狀腺機能亢進
   d. 先天甲狀腺機能不足
5. 人體內 99% 的鈣存在於
   a. 細胞內液　c. 神經細胞
   b. 骨骼和牙齒　d. 肝臟
6. 在長骨末端、脊骨內部、骨盆的扁骨內部的海綿狀骨骼稱為________骨
   a. 皮質　c. 枝狀
   b. 疏鬆　d. 緻密
7. 哪一區間含有最大量的體液？
   a. 細胞內
   b. 細胞外
   c. 它們含有同量的體液
8. 鈉的主要功能是維持
   a. 骨礦含量　c. 免疫功能
   b. 血紅素濃度　d. 體液分布
9. 高血壓的定義是血壓超過
   a. 110/60　c. 140/90
   b. 120/65　d. 190/80
10. 下列哪一類人最容易患骨質疏鬆症？
   a. 停經前的女運動員
   b. 採用雌激素替代療法的女性
   c. 纖瘦、不運動的抽菸女性
   d. 吃許多高脂乳製品的女性

解答：1. b (LO 9.9), 2. a (LO 9.5), 3. d (LO 9.3), 4. b (LO 9.12), 5. b (LO 9.6), 6. c (LO 9.6), 7. a (LO 9.1), 8. d (LO 9.3), 9. c (LO 9.17), 10. c (LO 9.6)

學習問題（LO 數字是章首學習成果的章節）

1. 每天大約需要多少水才能保持健康？指出至少兩種狀況會增加水的需求，然後列舉日常飲食中三種水的來源。(LO 9.1)
2. 指出四種影響膳食礦物質的生體可用率的因素。(LO 9.2)
3. 鈉與水分平衡之間的關係為何？人體如何監測與維持這種關係？(LO 9.3)
4. 列舉三種膳食鈣的來源。指出兩種對鈣吸收不利的因素。指出兩種促進鈣吸收的因素。(LO 9.6)
5. 說明兩種評估骨密度的方法。哪些族群應該檢測骨密度？(LO 9.6)
6. 列舉鎂在人體內的三種功能。指出兩種受鎂營養狀況影響的慢性病。(LO 9.8)
7. 說明缺鐵性貧血的症狀，並解釋這種貧血發生的可能原因。(LO 9.9)

8. 碘、甲狀腺、能量代謝之間的關係為何？(LO 9.12)

9. 說明氟在人體內的功能。列舉氟的三種來源。(LO 9.14)

10. 說明鉻在碳水化合物代謝中的功能。(LO 9.15)

11. 列舉三種降血壓的飲食策略。(LO 9.17)

營養學家的選擇

瓶裝水已經非常流行。在 2013 年，每位美國人喝掉 31 加侖以上的瓶裝水，全國總共喝掉 101 億加侖。民眾認為瓶裝水比自來水安全而且健康，結果養成了瓶不離身的習慣。其實瓶裝水和自來水都受到管控：美國 FDA 負責管理瓶裝水，而環保署負責管理自來水。美國 FDA 規定瓶裝水的品質，就像環保署規定自來水的品質，不過並沒有要求這兩種水質必須無污染。

「純水」是廣告用語，意味著水中不含雜質。最近對於大公司誤導性廣告的爭論，例如百事可樂和可口可樂在它們的代表性產品中使用公共水源的水，導致它們必須在產品上加註「公共水源」的字樣。

礦泉水必須含有地下水中一定濃度的天然元素，不可以在水中添加礦物質。水源的礦物質含量各不相同，不過水中的一些礦物質是共通的，例如鈣、鎂、鉀、鈉、硫、鐵、氟、鋅、還有一些極微量礦物質。礦物質賦予水些許滋味，不過對整體的礦物質攝取量微不足道。

「維生素水」並沒有合法的定義。生產維生素水的廠商（例如汽水公司）通常使用過濾水或蒸餾水，添加甜味劑（例如高果糖玉米糖漿）和檸檬酸（增味劑），加上幾種維生素（大多數是維生素 C 和幾種 B 群維生素）。2010 年「公益科學中心」控告可口可樂公司，在行銷維生素水時使用虛假的「營養的」字眼。這類產品假借「健康」之名行銷，因為其中添加了維生素，不過大部分也添加了不少的糖。美國心臟協會建議民眾每日攝取的添加糖不要超過 150 大卡（男性）或 100 大卡（女性）。一瓶 20 盎司的維生素水含有 33 公克糖，相當於 132 大卡的添加糖。這些糖分大約是普通汽水的一半，不過加起來也很可觀了。除此之外，大部分北美人並不缺維生素 C 和 B 群，所以毋需這類飲料的幫忙。

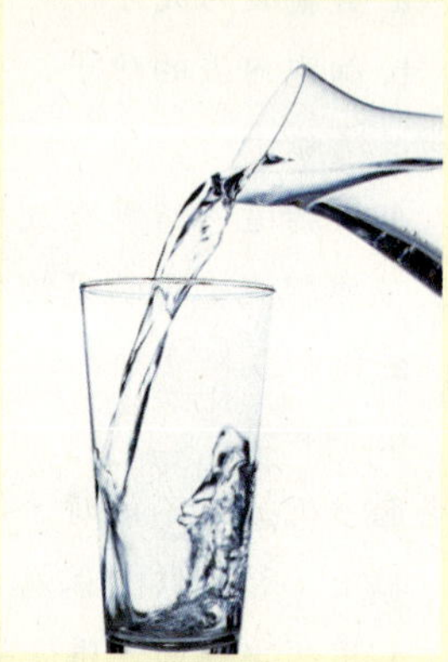

消費者也應當了解美國 FDA 對其它種類的瓶裝水的定義。

- 礦泉水必須來自封閉含水層。
- 泉水必須自然流出地面。
- 純化水必須以核准的過程製造，例如蒸餾或逆滲透。

習慣喝瓶裝水會對個人和環境造成負擔。如果你利用瓶裝水滿足水分的需求，一年要花費 1500 美金，而自來水只需 50 美分。大量的空瓶據估計有 90% 被丟進垃圾桶、塞滿掩埋場或運往其他國家回收。美國有全世界最乾淨、最安全的自來水，這是人盡皆知的事。除了遵循多喝水的建議，並且儘量用可重複使用的容器喝自來水或自家過濾的水（參見延伸閱讀 16）。

案例研究 為祖母擔心

1. 葛瑞絲的已知風險因素：
   a. 種族：亞裔
   b. 親戚患骨質疏鬆症
   c. 運動不足

   未知風險因素：
   a. 體重：是否低於 58 公斤？
   b. 月經狀況如何？是否有時無月經或月經不規則？
   c. 是否有慢性病或服藥而影響骨骼礦化或鈣的吸收？
   d. 鈣攝取的詳細狀況為何？
2. 葛瑞絲的好習慣：
   a. 節制飲酒
   b. 不抽菸
   c. 諮詢健康專家（例如藥局、護理師、護理培訓經驗者）
   d. 了解鈣和維生素 D，已經吃鈣補充劑。

   目前可調整的生活方式：
   a. 運動。葛瑞絲要行動起來！由於她的時間有限，只能利用上班完成目標。如果是搭巴士上班，可以提早幾站下車，代之以步行。跟老闆／領班商量，每週到貨架工作兩次，順便練「舉重」。
3. 作為護理學生和藥局員工，葛瑞絲大多在室內活動，因此無法仰賴日曬合成維生素 D。波士頓在北緯 42 度，從 11 月到 3 月之間的日曬不足以合成維生素 D。由於她是韓裔，膚色較深，需要較長的時間合成維生素 D。為了克服這些限制，葛瑞絲必須在豔陽高照的月份，每週 3 到 5 次，每次 20 分鐘，儘量讓手臂和臉部接觸陽光（上午 11 點到下午 2 點之間最佳）。她也必須注意多攝取含維生素 D 的食物或服用補充劑（每日 400 IU）。
4. 韓國各省的菜餚不同，就像美國各地的飲食不同。米飯、麵條、豆腐、蔬菜和肉類常見於韓國菜。家常餐點包括米飯、湯、三四道菜和泡菜等。食物往往蒸而非炒。餐後用茶，或許還有甜點。豆腐（如果加鈣強化）和蔬菜是鈣的來源。蛋黃和魚類（尤其是鮭魚和鮪魚）是維生素 D 的極佳來源。韓國菜不常包括乳製品。
5. 在潛艇堡或三明治餐廳，葛瑞絲可以要求添加低脂起司，以便獲取鈣和維生素 D。點鮪魚沙拉也能增加維生素 D 的攝取量。在速食餐廳，喝一盒脫脂牛奶代替減肥汽水只會增加 90 大卡。只要把薯條換成沙拉就能減掉這 90 大卡了。
6. 葛瑞絲應當在用餐時吃鈣補充劑，而非空腹服用。餐點會增加胃的酸度，因而促進鈣的吸收。

案例研究解答 關注積極面

1. 非裔比任何種族都容易患高血壓。不但罹患率高，發病年齡早，而且病情更嚴重。非裔約有 40% 患高血壓。延誤治療的時間越久，併發症就更加嚴重。併發症包括中風、心臟病發作、腎病和心臟衰竭等。
2. 富含鉀的蔬果通常也富含維生素 A（尤其是 β 胡蘿蔔素）和維生素 C。例外的兩種白色食物是香蕉（高鉀低維生素 A 和 C）和馬鈴薯（高鉀／維生素 C 低維生素 A）。除此之外，蔬果還提供許多水溶性纖維。全穀類比精製五穀類含更多鉀和不溶性纖維。豆子（黑豆、紅豆與斑豆）和豌豆（鷹嘴豆、豌豆與豆莢）富含鉀、蛋白質和水溶性纖維等。這些都是天然的低脂食物。低脂乳製品提供許多鉀、鈣和維生素 D 等。

3. 蔬果、全穀類、豆子和豌豆含有許多纖維質。纖維質提供飽足感，有助於體重管理。除此之外，水溶性纖維可降低膽固醇。豆子提供低價且低脂的蛋白質，可以取代肉類。如果在飲食中包括高鉀食物，自然會增加纖維質、維生素 A 和 C 的攝取量，同時也減少攝取脂肪和鈉。

4. 如果傑羅姆的烤箱有定時裝置，就可以設定好時間，等他回家一進門就有烤馬鈴薯可吃。燉鍋也是不錯的選擇，出門前準備好食材，回家就有可口健康的餐點等著你。前一夜把紅蘿蔔、豌豆、馬鈴薯、雞肉、罐頭番茄、芹菜、香料和鷹嘴豆等加在一起，放入冰箱。第二天早上倒進燉鍋，設定好低溫烹煮。回到家就有富含鉀、維生素 A 和 C、水溶性纖維、蛋白質，而且低脂又低鈉的餐點可吃。如果再加上硬脆的全穀類麵包，就更豐盛了。至於有益心臟的點心，可以在家把水果乾、堅果和穀片混合好，帶在身邊，再買一盒低脂牛奶就行了。

延伸閱讀

1. Aburto NJ and others: Effect of lower sodium intake on health: Systematic review and meta-analyses. *British Medical Journal* 346:f1326, 2013.
2. Anderson JJ and others: Calcium intakes and femoral and lumbar bone density of elderly U.S. men and women: National Health and Nutrition Examination Survey 2005–2006 analysis. *Journal of Clinical Endocrinology and Metabolism* 97:4531, 2012.
3. Appel LJ and others: The importance of population-wide sodium reduction as a means to prevent cardiovascular disease and stroke: A call to action from the American Heart Association. *Circulation* 123:1138, 2011.
4. a. Bolland MJ and others: Effect of calcium supplements on risk of myocardial infarction and cardiovascular events: Meta-analysis. *British Medical Journal* 341:c3691, 2010, 3. b. Bolland MJ and others: Calcium supplements with or without vitamin D and risk of cardiovascular events: Reanalysis of the Women's Health Initiative limited access dataset and meta-analysis. *British Medical Journal* 342:d2040, 2011.
5. Brauer CAC and others: Incidence and mortality of hip fractures in the United States. *Journal of the American Medical Association* 302:1573, 2009.
6. Burge R and others: Incidence and economic burden of osteoporosisrelated fractures in the United States, 2005–2025. *Journal of Bone and Mineral Research* 22:465, 2007.
7. Grimes CA and others: Dietary salt intake, sugar-sweetened beverage consumption, and obesity risk. *Pediatrics* 131:14, 2013.
8. Howard BC: What do recycling symbols on plastics mean? *The Daily Green*: March 2008. Available at: http://www.thedailygreen.com/green-homes/latest/ recycling-symbols-plastics-460321 .
9. King JC: Zinc: An essential but elusive nutrient. *American Journal of Clinical Nutrition* 94:679S, 2011.
10. Lewiecki EM: Current and emerging pharmacological therapies for the management of postmenopausal osteoporosis. *Journal of Women's Health* 19(10):1615, 2009.
11. Mei Z and others: Assessment of iron status in US pregnant women from the National Health and Nutrition Examination Survey (NHANES), 1999-2006. *American Journal of Clinical Nutrition* 93:1312, 2011.
12. National Osteoporosis Foundation: 2013 *Clinician's guide to prevention and treatment of osteoporosis*. Washington, DC: National Osteoporosis Foundation. Available at: www.nof.org/hcp .

13. Office of Dietary Supplements, National Institutes of Health: Magnesium fact sheet. Updated 11/4/2013. Available at: http://ods.od.nih.gov/factsheets/magnesium; and Calcium fact sheet. Updated 11/21/2013. Available at: http://ods.od.nih.gov/factsheets/calcium.
14. Office of Dietary Supplements, National Institutes of Health: Dietary supplement fact sheet: Iron. Updated 4/8/2014. Available at: http://ods.od.nih.gov/factsheets/iron .
15. Palmer CA and Gilbert JA: Position of the Academy of Nutrition and Dietetics: The impact of fluoride on health. *Journal of the Academy of Nutrition and Dietetics* 112:1443, 2012.
16. Palmer S: Busting bottled water. *Today's Dietitian* 9(12):60, 2007.
17. Park Y and others: Dairy food, calcium, and risk of cancer in the NIH-AARP diet and health study. *Archives of Internal Medicine* 169:391, 2009.
18. Popkin BM and others: A new proposed guidance system for beverage consumption in the United States. *American Journal of Clinical Nutrition* 83:529, 2006.
19. Rugg-Gunn AJ and Do L: Effectiveness of water fluoridation in caries prevention. *Community Dentistry and Oral Epidemiology* 240 (Suppl. 2): 55, 2012.
20. U.S. Food and Drug Administration. FDA continues to study BPA. *FDA Consumer Update*: March 2012. Available at: http://www.fda.gov/downloads/ForConsumers/ConsumerUpdates/ UCM297971.pdf .
21. Yadav D and Chandra J: Iron deficiency: Beyond anemia. *Indian Journal of Pediatrics* 78:65, 2011.
22. Yang Q and others: Sodium and potassium intake and mortality among US adults. *Archives of Internal Medicine* 171:1183, 2011.

評估你的餐盤 Rate Your Plate

I. 評估你所喝的飲料

在「飲料指導專家組」制定的指標中，水是關鍵成分（表 9-10）。這些建議提供各種飲料的健康和營養效益以及風險的指導。「飲料指導系統」的基礎是，在健康飲食中飲料不應提供大量的能量營養素。說得更精確一點，此系統建議在 2200 大卡飲食中，飲料提供不超過 10% 的總卡路里（參見延伸閱讀 18）。

表 9-10　飲料指導系統

級別	類別*	建議每日份數
1	水	1.7 公升
2	茶或咖啡，未加糖	0~1.4 公升
3	低脂／脫脂牛奶和黃豆飲料	0~0.5 公升
4	零卡甜飲料（減肥飲料）	0~1 公升
5	含營養素的卡路里飲料（100% 果汁、酒、全脂牛奶及運動飲料）	100% 果汁：0~2.5 公升 酒：女性 0~1 杯；男性 0~2 杯
6	含卡路里的甜飲料（普通汽水）	0~0.25 公升

*類別的設定是根據飲料可能有的健康效益或風險

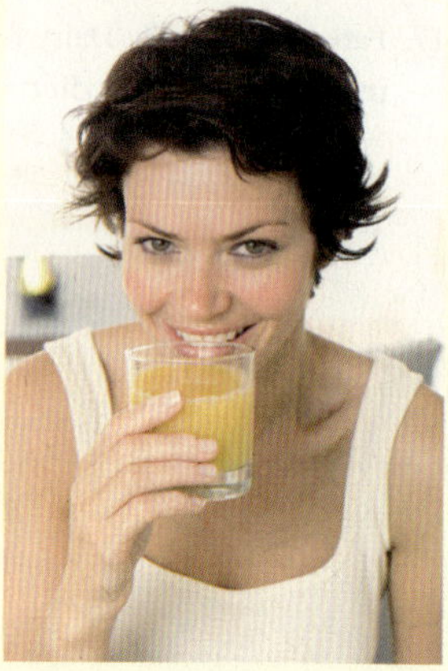

1. 回憶你昨天所喝的全部飲料，從起床一直到上床睡覺為止。儘量回想飲料的種類和容量，填入下列空白處。

2. 指出你所喝的各種飲料在飲料指導系統中屬於哪一類別。

3. 昨天你是否喝足了建議的 1.7 公升的水？

4. 你所喝的飲料在類別 2~6 中各為多少？是否超過每日建議量？

5. 為了儘量遵循飲料指導系統，你所喝的飲料可以做出哪些改善？遵循飲料指導系統的建議有何健康效益？

II. 使骨骼更強壯

骨質疏鬆症和骨量不足侵襲北美地區的許多成人，尤其是年老的女性。有三分之一的婦女因為這種疾病而發生骨折，相當於每年兩百萬次的骨折。

骨質疏鬆症是可以預防的疾病。有些風險因素無法改變，但有的可以，例如鈣攝取不足。你也有這種狀況嗎？為了證實這點，完成下列估計鈣攝取量的表格。在所列舉的食物中，填入你一天所吃的份數。然後把每一範疇的份數加總，乘以鈣含量。最後，把每一範疇的總量加起來，就是你當天所攝取的鈣。

你所攝取的鈣是否符合 RDA？

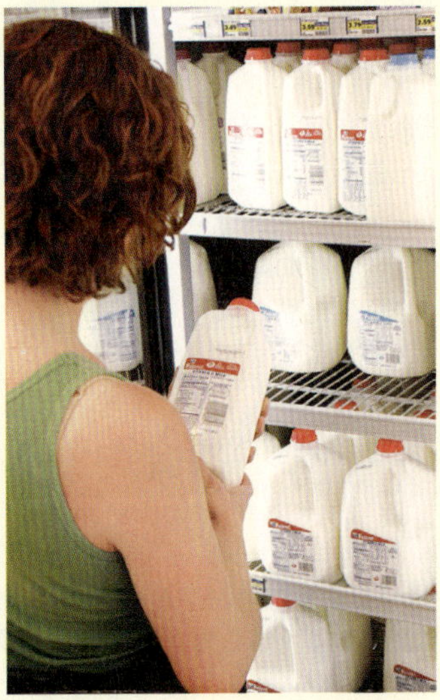

▲牛奶是鈣豐富而且方便的來源

食物	份量大小	份數	鈣 (mg)	鈣總量 (mg)
原味低脂優格	1 杯	______		
無脂奶粉	1/2 杯	______		
	總份數	______	×400	= ______ mg
罐頭沙丁魚（帶骨）	3 盎司	______		
水果口味優格	1 杯	______		
牛奶：無脂／減脂／全脂／巧克力口味／奶油口味	1 杯	______		
強鈣強化豆漿／米漿／杏仁乳	1 杯	______		
帕米森起司（磨碎）	1/4 杯	______		
瑞士起司	1 盎司	______		
	總份數	______	×300	= ______ mg
起司（非硬質起司）	1 盎司	______		
鬆餅	3 個	______		
	總份數	______	×200	= ______ mg
罐頭粉紅鮭	3 盎司	______		
豆腐（加鈣處理）	4 盎司	______		
	總份數	______	×150	= ______ mg
羽衣甘藍或蕪菁葉，熟	1/2 杯	______		
冰淇淋或冰牛奶	1/2 杯	______		
杏仁	1 盎司	______		
	總份數	______	×75	= ______ mg
牛皮菜，熟	1/2 杯	______		
卡特基起司	1/2 杯	______		
玉米烙餅	中型 1 個	______		
柳橙	中型 1 個	______		
	總份數	______	×50	= ______ mg
腰豆、利馬豆或白豆，熟	1/2 杯	______		
花椰菜	1/2 杯	______		
胡蘿蔔，生	中型 1 根	______		
椰棗或葡萄乾	1/4 杯	______		
蛋	大型1 個	______		
全麥麵包	1 片	______		
花生醬	2 湯匙	______		
	總份數	______	×25	= ______ mg
加鈣強化柳橙汁	6 盎司	______		
加鈣強化點心棒	1 根	______		
加鈣強化早餐棒	1/2 根	______		
	總份數	______	×200	= ______ mg
加鈣強化巧克力糖	1 個	______		
鈣補充劑*	1 錠	______	×500	= ______ mg
	總份數	______	鈣總攝取量	= ______ mg

鈣的其它來源包括早餐穀片（每杯 100-250 mg）和維生素／礦物質補充劑（每錠 200-500 mg）

*含量不定，請核對產品標示，必要時修正計算結果

台灣的營養與健康
(Nutrition and Health in Taiwan, TWNH)

台灣民眾的礦物質營養狀況與先進國家一樣，沒有明顯的嚴重缺乏症狀，但有些礦物質的攝取並不充足，例如鈣、鎂、鉀和碘等，而且因年齡和性別而有差異，例如生育年齡婦女的鐵；有些礦物質則有攝取過量的問題，例如鈉和磷。無論不足或過量，都會增加慢性疾病的風險。因此，個人的飲食必須整體的設計和管理，才能達到充足與均衡的健康效益。

巨量礦物質的營養狀況

鈉、鉀、鎂和高血壓　第一章中已經指出，高血壓是國人的第八死因，但是加上心臟病和腦血管疾病，則是僅次於惡性腫瘤的第二大死因（圖 TW1-3）。國健署於 2013 年發表「台灣地區高血壓、高血糖、高血脂之追蹤調查研究」（圖 TW9-1），這是五年追蹤的結果，高血壓的盛行率是 27.7%，還有邊際高血壓

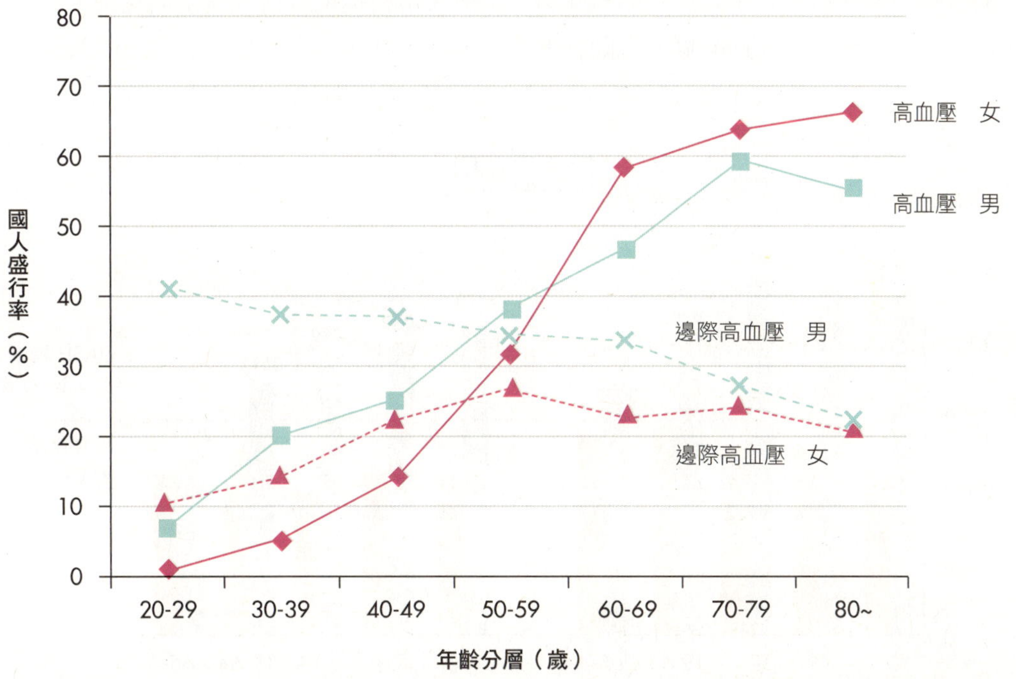

圖 TW9-1　國健署發表台灣成人的高血壓與邊際高血壓盛行率。女性自 50 歲起高血壓人數快速增多，年輕男性邊際高血壓人數很多。因此成年開始都需要注意血壓的保健。高血壓的標準是收縮壓 ≧140 mmHg，或舒張壓 ≧90 mmHg，或服用高血壓藥物。邊際高血壓的標準是收縮壓介於 120 mmHg ~ 140 mmHg，或舒張壓介於 80 mmHg ~ 90 mmHg。

資料來源：參見參考資料 1

27.3%，高達 55% 成人落入高血壓風險，未來發生中風、心血管疾病和腎臟病的危險遠高於血壓正常者。

控制高血壓的飲食應該多鉀並減鈉，鈉對鉀量的比值以 <2 為宜。鈉攝取量與高血壓有正相關性，因此我國的飲食指南建議少鈉，並以每天 2000 毫克為優先目標，期望進一步降低到 1500 毫克。營養調查指出，只有老人的鈉攝取量接近 <3000 毫克的 DASH 建議。一般民眾的鈉攝取量都超過美國 UL 的 2300 mg，以男性高於女性，國高中生多於成人，年輕人高於老人（圖 TW9-2），可能與外食和加工食品的攝取增多有關。

深入分析鈉的食物來源，大約 50% 是醬油等各種含鹽的調味料。老年人使用的調味料較少。年輕男性的食量大，鈉的攝取也隨之增多（圖 TW9-3）。

鉀和鎂對血壓的影響不能小看。任何鈉攝取量下，**鉀攝取若高於 2500 毫克，都可維持最低血壓**；目前達到這標準的只有男性，女性的鉀攝取量大都不足，可能是食量小的原因（圖 TW9-2）。國人攝取的鉀半數來自蔬菜類、新鮮水果、黃豆類、豬肉類、乳品與海水魚類，其中深色蔬菜的貢獻約 20%。

台灣民眾從國中年齡開始，每日的鎂攝取量都未達建議水準，以高中女生攝取最少（圖 TW9-4）。飲食中鎂的主要來源是植物性食物，諸如深綠色蔬菜類、米與麥類、黃豆類、水果類與乳品類。由於鎂不足與許多慢性疾病有關，國人的鎂營養狀況應積極改善，增加各種豆類和堅果等含鎂豐富的食物。

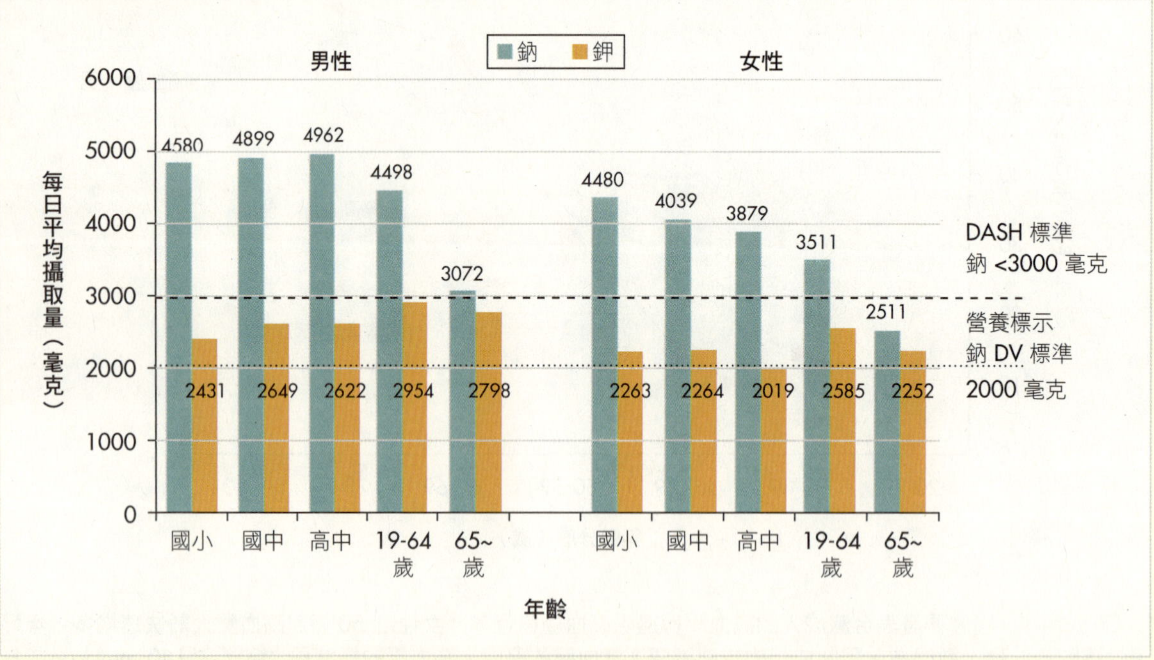

圖 TW9-2 台灣民眾各年齡層的鈉和鉀攝取總量。鈉攝取量以男性高於女性，國高中生高於成人；只有 65 歲以上老年接近 DASH <3000 毫克的建議，離國際建議的目標 1200-2000 毫克則是極大的挑戰。鉀的攝取量遠低於建議的 4700 毫克

資料來源：參見參考資料 2-5

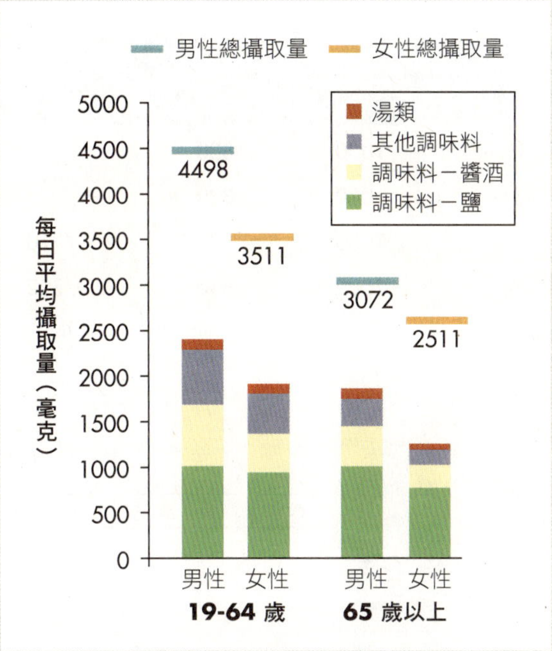

圖 TW9-3 台灣成人攝取的鈉一半來自調味料和湯品，老年人明顯的節制醬油等調味料的使用
資料來源：參見參考資料 2-5

鈣與磷 這兩個營養素不僅是構成骨骼的材料，也與慢性疾病有關。鈣的建議量通常比磷高（表 TW9-1），但是飲食中都是鈣少而磷多，因為含磷的食物普遍，但含鈣豐富的食物則很少。國人的主要食物來源是乳類、深綠與淺色蔬菜和黃豆類等，其中植物性食品的貢獻約佔一半。台灣各年齡層的磷攝取量都超過 DRI，但鈣只達 50%DRI，年輕人普遍偏低，只有老年人攝取較高（圖 TW9-5）。

微量礦物質的營養狀況

世界性的營養缺乏問題中，有兩項是微量礦物質，就是鐵與碘，而且缺乏原因不完全是貧窮，因為已開發國家也有相同的問題，台灣也不例外。鐵與碘缺乏都會影響胎兒腦部發育，導致學童智能低落與 IQ 分數降低，學習

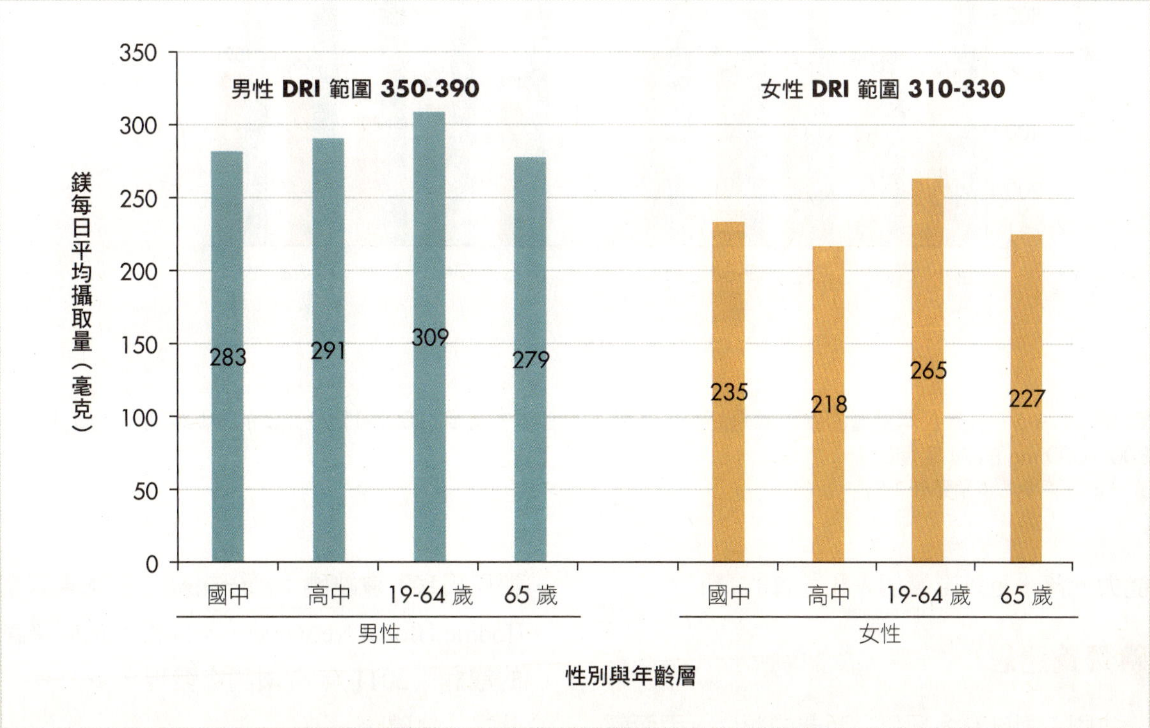

圖 TW9-4 台灣民眾各年齡層的鎂攝取量，男性高於女性，但各年齡層都未達到 DRI 標準
資料來源：參見參考資料 2-5

表 TW9-1　台灣的鈣、磷、鎂之充足攝取量

青少年 (mg/d)				成年與老年 (mg/d)			
年齡（歲）	鈣	磷	鎂*	年齡（歲）	鈣	磷	鎂
10～	1000	800	230	19～	1000	800	380/320
13～	1200	1000	350/320	31～	1000	800	
16～	1200	1000	390/330	51～	1000	800	360/310
				71～	1000	800	350/300

*男性與女性的鈣和磷參考攝取量一樣，鎂則有不同，數字代表男／女

資料來源：參見參考資料 5

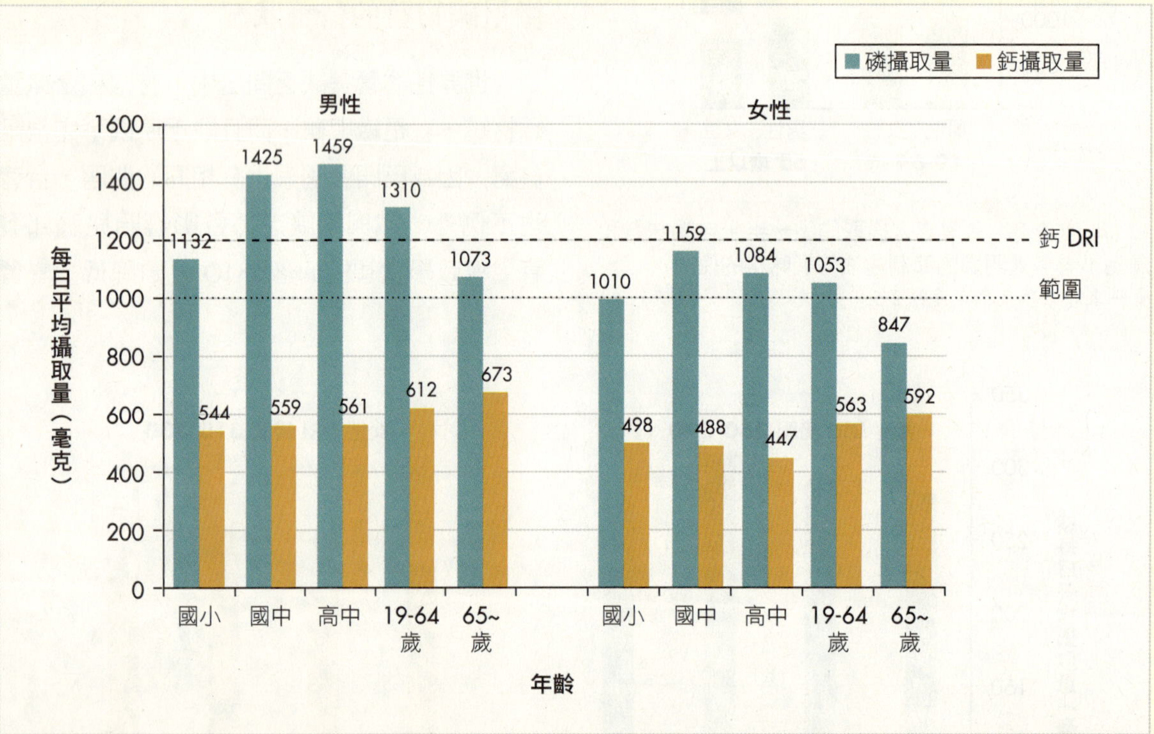

圖 TW9-5　台灣各年齡層的飲食都是鈣少而磷多，鈣都沒有達到 1000-1200 mg 的 AI 範圍，而磷都超過 800-1000 mg 的 AI 範圍

資料來源：參見參考資料 2-5

能力低落，足以影響個人和社會的發展。

碘營養迷思

國人對碘有多項似是而非的觀念，因而輕忽了碘的攝取。主要的迷思是：

- 海島國家不會缺碘：國際組織「全球碘網絡 (Iodine Global Network)」不斷澄清這個錯誤的觀念，2011 年英國調查發現，少女有三分之二缺碘。
- 海產食物含碘豐富：事實上只有少數海產植

物如海帶與微藻類含碘較高，魚貝類等海產動物則含量有限而且不穩定。

- 沒有甲狀腺腫就是碘營養充足：事實上明顯可見的甲狀腺腫是長期嚴重缺碘的後果，輕微缺碘時甲狀腺體積會補償性增大，但肉眼難以覺察；必須採用更靈敏的指標，如尿碘濃度或超音波量測。

國民健康署在 2015 年 5 月發布**國人有碘營養輕微缺乏的問題**。世界衛生組織建議用尿碘濃度來反映平日的碘攝取，並以族群中位數來代表族群中的碘營養狀況，非孕婦 <100 μg/l 或孕婦 <150 μg/l，都是缺乏。在當前的飲食環境之下，國人的碘營養狀況並不樂觀，老年人、孕婦和嬰幼兒都是高風險族群（圖 TW9-6）。

台灣的水土缺碘，與碘在自然界的「生物地球化學循環 (biogeochemical cycle)」有關（圖 TW9-7）。海中的微藻類和海帶等海洋植物是自然界最大的碘儲存庫，它們釋出的碘化合物會進入海水，再揮發到大氣中，形成微小的氣懸膠體粒子 (aerosol particles)，顆粒聚集變大，就隨著下雨或塵粒而降到地面與淡水河川，供動植物利用並進入人類的食物鏈。台灣沿岸沒有海藻，河川地勢使碘快速流失，自日據時代就是地方性甲狀腺腫大的盛行之地。

使用碘鹽才能消除甲狀腺腫問題。民國 56 年的調查可見，全省學童甲狀腺腫盛行率是男生 21%，女生 28%。省政府責令製鹽總

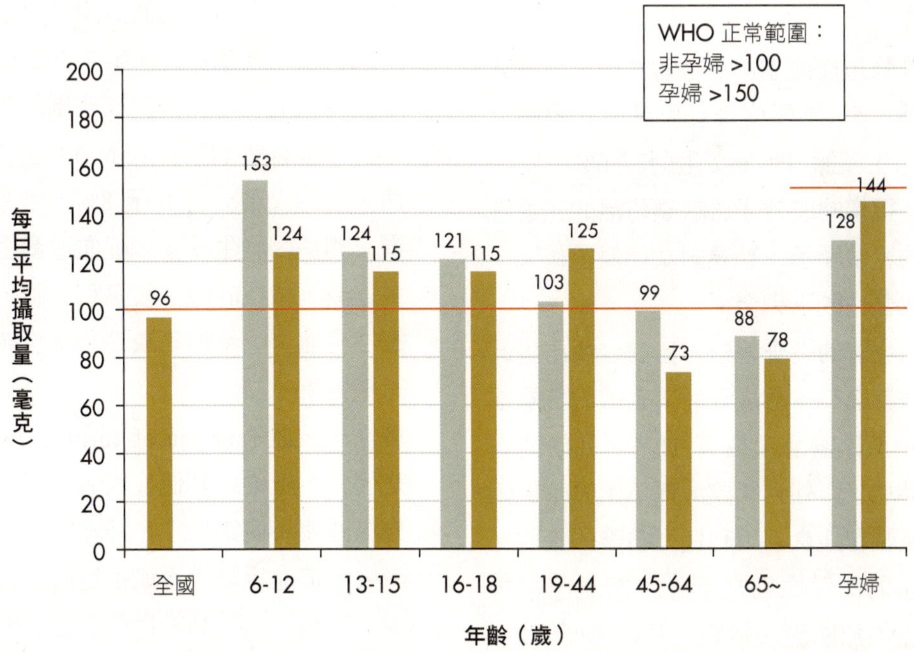

圖 TW9-6　台灣各年齡層的尿碘中位數都在 WHO 正常的低標邊緣，老年則是輕微缺乏狀態；深色長條是國健署 2013 年最新的資料

資料來源：參見參考資料 7,8

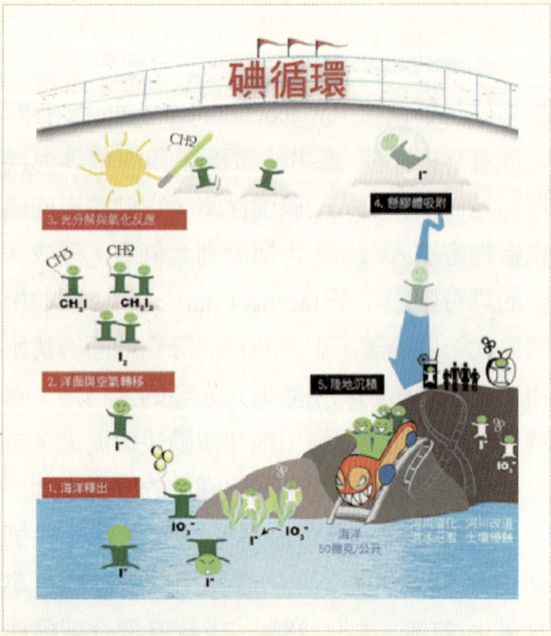

圖 TW9-7　自然界中碘的生物地球化學循環，台灣沿岸沒有海藻，地勢陡峻而河川湍急，不足以保留碘

資料來源：參見參考資料 9

廠生產加碘強化食鹽並普及全省家戶。推廣碘鹽使用之後，60 年再度普查可見甲狀腺腫大幅降低，男生僅餘 4%，女生則有 6%。當時在國際上，這樣的成效居於缺碘防治的先進地位。過去的經驗顯示，缺碘對女性傷害較大，補充後之改善也較不完全。

根據衛生署的調查報告，目前台灣市售的食鹽產品多為進口，訴求天然或有機的食鹽都不加碘，國產碘鹽品項只有 10%。基於成本考量，食品加工與外食餐飲大都不用碘鹽。因此，居家烹調和外食都不利民眾碘鹽的攝取。

在少鹽的保健原則之下，食衛署已經規畫提高食鹽的加碘量，從現行的每公斤 12～20 毫克調高至 20～33 毫克。若遵循國民飲食指標建議每日攝取食鹽 6 公克，則可補充 120~198 微克的碘，達到碘的建議攝取量；前提是民眾須注意選用碘鹽。

鐵與貧血和過量傷害

貧血是血紅素低落的現象，國民營養調查的貧血標準是成年男性血紅素 <13 mg/dl，女性 <12 mg/dl，血清鐵蛋白代表體內鐵儲存量，鐵耗盡時 <12 ng/ml。台灣成年民眾的血清鐵蛋白與貧血率隨年齡而變化（圖 TW9-8）。體內鐵存量是男性高於女性，成人中以育齡女性最低，其缺鐵風險最高，貧血率也高；女性在停經後鐵存量快速增多，貧血也有改善。老年時鐵存量都高，但貧血率也攀高，可見老年的貧血並非缺鐵之故，應是慢性疾病與老化的結果。

台灣民眾的貧血可分為四類：

1. 缺鐵性貧血：育齡女性因為鐵攝取量少於月經的鐵流失量，因而體內鐵儲存量少，長期缺鐵的後果就是貧血。素食女性的缺鐵和貧血最為嚴重，可利用鐵補充劑來改善。
2. 地中海型貧血 (Thalassemia)：這是遺傳性疾病，台灣人中約有 6 至 8%。患者血紅素球蛋白的基因發生缺陷，紅血球壽命縮短，鐵會逐漸沉積在肝臟、胰臟和骨髓，造成「高鐵性貧血」，不但不缺鐵，反而有鐵過量的組織傷害。
3. 慢性病貧血 (anemia of chronic disease)：這是發炎、感染或其他疾病造成體內鐵的組織分布改變，使鐵集中在肝臟與脾臟，血中鐵減少，造血組織因獲鐵不足而血紅素合成減少。也是一種「高鐵性貧血」的現象。
4. 造血功能減弱：老年的功能減退，加上慢性疾病的影響，而有貧血現象。體內可能缺鐵或鐵過量，必須小心分辨，以免增加鐵過量

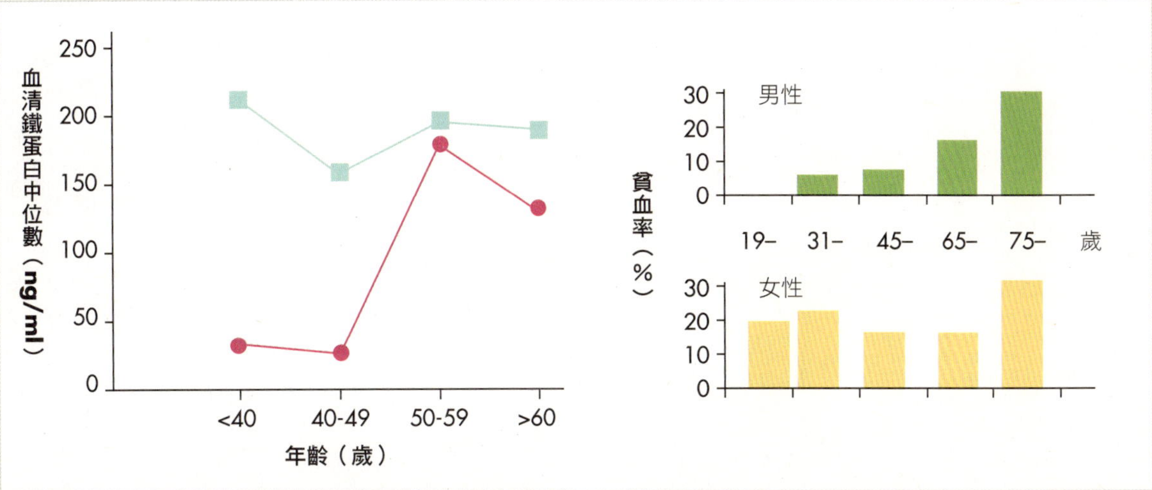

圖 TW9-8 台灣成年民眾的血清鐵蛋白與貧血率隨年齡的變化。年輕女性貧血率高於男性。血鐵蛋白與體內鐵儲存量成正相關，以育齡女性最低，其貧血率也高；停經後鐵存量快速升高，可見老年的貧血並非缺鐵之故，應是慢性疾病與老化的結果

資料來源：參見參考資料 10

的傷害。

在補鐵潮流之下，體內鐵堆積的風險也越來越受到重視，因為肝鐵量高與非酒精性脂肪肝和代謝症候群的風險有關，會惡化胰島素抗性。由於體內鐵存量隨著年齡而升高，成年男性與停經後女性應該注意貧血的原因，避免不必要的補鐵和過量。

參考資料：

1. 國健署 (2013)：台灣地區高血壓、高血糖、高血脂之追蹤調查研究。
2. 國民健康署：台灣國民營養健康狀況變遷調查結果 http://obesity.hpa.gov.tw/TC/research.aspx
3. Wu SJ, Pan WH, Yeh NH, Chang HY. Dietary nutrient intake and major food sources: the Nutrition and Health Survey of Taiwan elementary school children 2001-2002. Asia Pacific J Clin Nutr 2007;16 (S2):518-53.
4. Pan WH, Wu HJ, Yeh CJ, Chuang SY, Chang HY, Yeh NH, Hsieh YT. Diet and health trends in Taiwan: comparison of two nutrition and health surveys from 1993-1996 and 2005-2008. Asia Pac J Clin Nutr 2011;20 :238-250.
5. Wu SJ, Pan WH, Yeh NH, Chang HY. Trends in nutrient and dietary intake among adults and the elderly: from NAHSIT 1993-1996 to 2005-2008. Asia Pac J Clin Nutr 2011;20:251-265
6. 衛福部 (2012)：國人膳食營養素參考攝取量及其說明第七版。
7. 國民健康署：2010-2013 國民營養健康狀況變遷調查之尿液碘濃度分析計畫。
8. 許巧旻等 (2015)：國人孕婦碘營養初探，台灣營養學會 41 屆年會。
9. 蕭寧馨，微量元素與人體健康——國人的碘與營養狀況，地質季刊《台灣醫學地質》2015;34:68-71。
10. Chang JS, Lin SM, Chao JC, et al. Serum ferritin contributes to racial or geographic disparities in metabolic syndrome in Taiwan. Public Health Nutrition 2014; 17:1498-506.
11. 蕭寧馨：市售鹽品碘含量監測暨健康風險評估。衛生署 101 年度計畫成果報告，編號 DOH101-FDA-31410。
12. 張天鈞：台灣地方性甲狀腺腫的回顧與前瞻。內科學誌 2000;11:51-56。
13. 蕭寧馨、劉奕方、王瑞蓮。鐵。國人膳食營養素參考攝取量及其說明第七版，pp. 549-553。

Chapter 10 體健與運動營養學

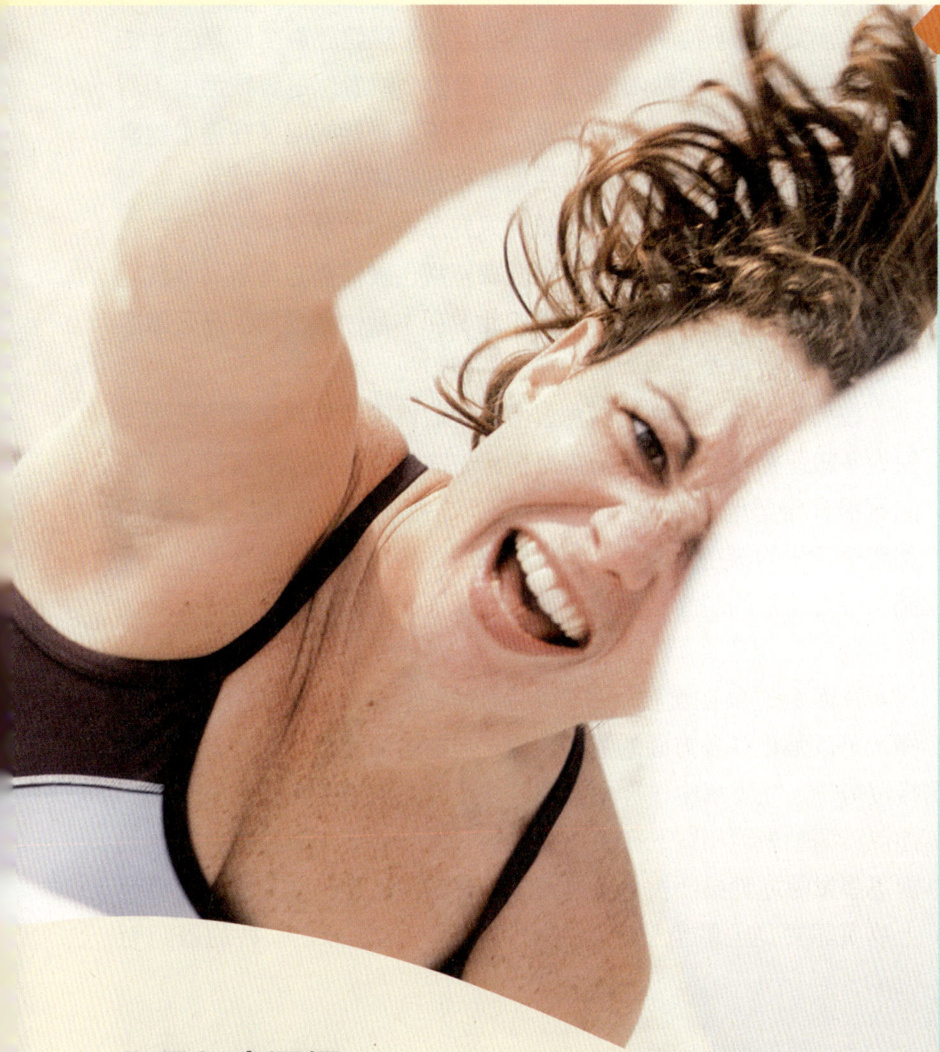

學習成果

第 10 章的設計是要讓你能夠：

10.1 列舉體健與活動對人體的五種益處。

10.2 列舉良好體健計劃的三種關鍵要素。

10.3 說明在不同形式的體力活動中，如何利用碳水化合物、脂肪和蛋白質來滿足能量需求。

10.4 區別葡萄糖的有氧和無氧代謝，並說明它們各有何利弊。

10.5 說明體力活動量增加時肌肉與相關器官如何適應。

10.6 概述如何估計運動選手的能量需求，並討論在訓練飲食中滿足整體營養需求的一般原則。

10.7 判斷因脫水造成體重降低所導致的問題，並簡述在運動中補充水分的重要性。

10.8 了解運動員如何在運動前、中、後利用所攝取的食物和飲料強化運動表現。

10.9 列舉數種輔助手段並說明它們對運動表現的效果。

你會怎麼選擇？

你正加緊準備數週後首次參加的半程馬拉松比賽。從訓練過程中你了解到，在抵達終點前的數哩會感到身心俱疲。你想嘗試使用在雜貨店看到的運動營養產品。下列哪種產品可以在比賽中幫助你順利抵達終點？

a. Clif Shot Turbo 能量凍，含有 100 毫克咖啡因、22 公克碳水化合物和電解質等

b. PowerBar ProteinPlus 能量棒，含有 23 公克蛋白質

c. Powerade 運動飲料，含有電解質、維生素和 14 公克碳水化合物

d.「必需胺基酸能量」飲料，含有支鏈胺基酸

營養連線

一邊閱讀第 10 章一邊思考你的選擇，然後看看本章末尾的「營養學家的選擇」。

你是否久坐不動而想要擬訂一項個人的體健計劃？你是否參加休閒的體育活動如校內的排球運動？或者你是競技選手，想要提升運動表現？有一件事確定不變：不論體能如何，在追求健康的過程中，合理的營養和體力活動是相輔相成的。

有些運動員會掉入陷阱，認為只要參與運動就好，不必太在意飲食習慣。運動營養學家和運動教練經常告誡他們的當事人「貧乏的飲食會拖累你的表現」。確實如此，在本章你會學到，充分攝取能量和特定營養素能夠大幅提升運動表現。

在另一方面，良好的飲食習慣不能取代體能訓練和運動天賦。對大多數運動選手來說，如果有任何方法，不論真實或傳言，只要能夠提升優勢他們都不願錯過。因此之故，運動員成了營養行銷和錯誤資訊的潛在受害者。如果要在眾多謊言中挑出事實，必須謹記：沒有適當的體能訓練，光靠飲食或補充劑無法提升速度或增加肌肉量。

總而言之，在食物、飲料和膳食補充品中做出知情的明智抉擇，可以強化許多方面的運動表現，包括增加體力、擴大肌肉和恢復疲勞等。在本章中，你會發現體力活動如何裨益身體，以及營養如何與運動表現相關。有人運動是為了控制體重或僅僅樂在其中，對這些業餘運動員而言，上述資訊確有裨益；至於頂尖運動選手，上述資訊更是至關重要，因為決勝關鍵不過幾分之一秒的差距而已。

10.1 體適能概述

健康國民 2020 的目標是減少成人工作之餘沒有時間從事運動的比例，並增加成人從事符合 2008 運動指標的有氧和肌力運動的比例。

以前在清早第一堂的營養課過後，好友甲和乙會喝杯咖啡聊聊天，不過現在他們改為打壁球。丙一邊聽政治學課堂的錄音一邊慢跑。丁要回四樓宿舍，改走樓梯而不搭電梯。戊一邊複習生物學筆記，一邊使用橢圓訓練機。這些學生的共通點何在？他們分別使用有創意的方法，把運動併入忙亂不堪的大學生活。

體力活動 (physical activity) 任何需要能量的骨骼肌運動。

毫無疑問的是，對大部分美國人來說，**體力活動** (physical activity) 的利益大於風險。經常運動的益處包括心臟功能的改善，不易受傷，較佳的睡眠品質及身體組成的改進。運動也會降低壓力，並且對血壓、血膽固醇及血糖的控制和免疫功能都有正面的影響。此外，它也有助於體重控制，因為不論是暫時休息或是整體的能量消耗都會升高。事實上，當你的體能改善時，身體調度脂肪作為能源的能力也一併改善了。參見圖 10-1 和延伸閱讀 5，詳細檢視體力活動的種種益處。

必須注意的是，體力活動並不等同於運動。體力活動是指任何需要能量的骨骼肌運動，包括運動、體育活動以及所有簡單而未經計劃的日常活動，如整理庭院、上下樓梯或把購物袋扛進家門等。**運動** (exercise) 特指有計劃的、重複的體力活動，目的是為了改善**體適能** (physical fitness)。運動的實例包括步行、騎單車、游泳、參加運動比賽和跑步等。

2008 美國人運動指南建議所有成人避免久坐不動。做點體力活動總比沒有好，而且不管運動量是多是少，總會獲得一些健康效益。運動指標為成人設定特殊的時間目標（參見第 2 章）：

- 為了獲得顯著的健康效益，成人應該每週至少做 150 分鐘**適度** (moderate-intensity) **有氧運動**，或 75 分鐘**劇烈有氧運動** (vigorous-intensity aerobic physical activity)，或結合適度與劇烈而

運動 (exercise) 指有計劃的、重複的體力活動，目的是為了改善體適能。

體適能 (physical fitness) 從事適度到劇烈的體力活動而不會過度疲勞的能力。

適度有氧運動 (moderate-intensity aerobic physical activity) 增加心搏率和呼吸到某一程度（4-6 自覺量表）的有氧運動，例如快走、舞蹈、游泳和平地騎單車等。

劇烈有氧運動 (vigorous-intensity aerobic physical activity) 大幅增加心搏率和呼吸到某一程度（7-8 自覺量表）的有氧運動，例如慢跑、網球單打、連續往返游泳和上坡騎單車等。

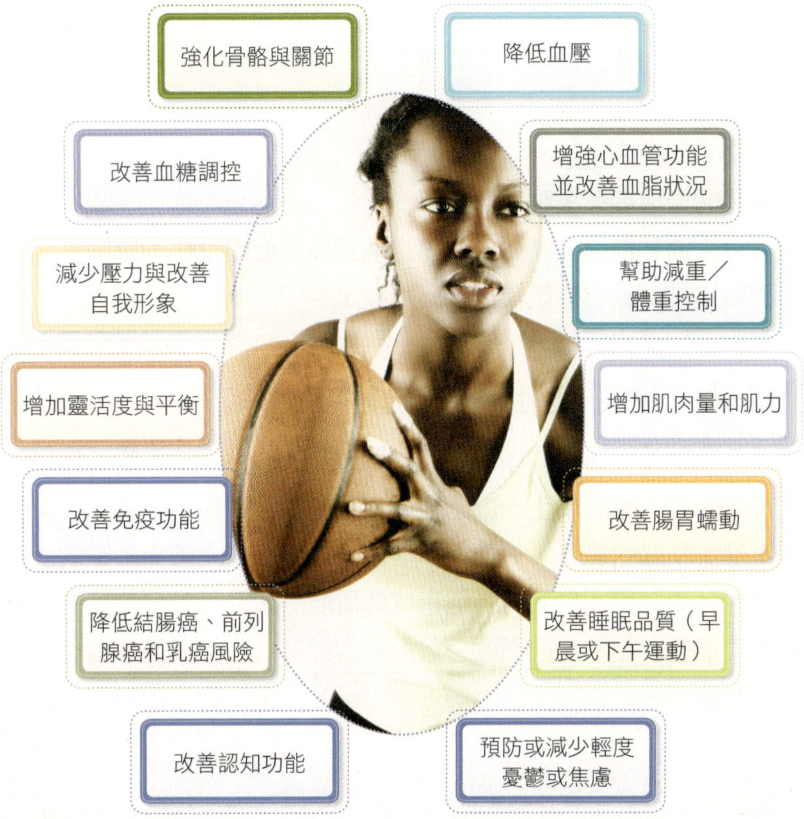

圖 10-1 經常從事適度體力活動的益處

份量相當的有氧運動。每次運動應該持續 10 分鐘以上，而且最好平均分布在一週之間。

- 為了獲得額外和更廣泛的健康效益，成人應該每週做 300 分鐘適度有氧運動，或 150 分鐘劇烈的有氧運動，或結合適度與劇烈而份量相當的有氧運動。運動量超過這個標準可獲得額外的健康效益。
- 成人也應該做**肌力運動** (muscle-strengthening activity) 每週 2 次或以上，以鍛鍊所有核心肌群。

肌力運動 (muscle-strengthening activity) 增加骨骼肌的強度、耐力和肌肉量的體力活動，例如舉重、使用重量訓練機和健身操（如伏地挺身）等。

上述這些建議與美國運動醫學專科學會 (ACSM) 的指導一致（參見延伸閱讀 5）。

遵守運動指標是邁向體重管理、降低慢性病風險和改善體適能的第一步。減掉多餘體重並維持減重成果需要每週 150 分鐘以上的體力活動。

不幸的是，就如第 7 章所說，許多北美成人都是過著久坐不動的靜態生活。最近美國健康服務部的一份報告揭露，超過 80% 的美國成人無法達到運動指標設定的體力活動標準。新年伊始，許多人都下定決心要把運動列為優先，不過統計顯示，有半數的成人在運動計劃開始的三個月內就放棄了。

觀念檢查站 10.1

1. 區別體力活動與運動。
2. 美國人運動指引建議做多少體力活動以降低慢性病的風險？
3. 列舉經常運動對你最重要的五種益處。

10.2 獲得並維持體適能

本章稍後會提供許多營養建議給頂尖的競技選手以提升運動表現。然而沒有幾個學生會自認為是頂尖的競技選手。此外，如果你從事健康相關的職業，你的客戶大部分是新手或是體能中等的人。適當的營養確實能夠支持各種程度的體能。或許更重要的是，營養和體力活動會相輔相成而改善體能。本節概述如何展開體健計劃以培養體適能。

評估自己目前的體適能

首先要評估自己目前的體能狀況。在某些情況下，開始運動之前最好先看醫生。男性年過 40，女性年過 50，多年未曾運動者，或已有健康問題者，在增加活動量之前最好先與醫生討論體能目標。在展開運動計劃之前，需要醫療評估的健康問題包括肥胖、心血管疾病（或有家族病史）、高血壓、糖尿病（或有家族病史）、稍微使力便胸痛或呼吸短促及關節炎等。即使你沒有上述的健康問題，體能專家（例如合格的個人教練）也能幫助你決定安全的起始點，並設立合理的目標。

設定目標

要改變任何行為，先設定目標比較容易成功。考量自己目前的體能，然後選擇具挑戰性而又可達成的目標。對從未定期運動的人來說，跑 1 哩而不中斷休息就是重要的目標。而頂尖跑者可以努力用不到 4 分鐘的時間跑完 1 哩。不論你設定的目標為何，把它寫下來並貼在你和大家都看得到的地方！以你的長期目標為基礎，體健計劃也可以併入幾個較小的短期目標。預先設定可測量、可達成的合理目標，能夠讓你的努力有焦點也有動機。

擬訂計劃

在你的體能計劃中應該包括哪些活動？你的目標或許只專注在體能的某一方面，例如能夠臥舉自己的體重，不過平衡的體能計劃包括三種活動：有氧運動、肌力訓練以及柔軟度運動。

許多體能專家利用 FITT 原則設計體能計劃。FITT 代表頻率 (Frequency)、強度 (Intensity)、時間 (Time)、運動種類 (Type)。頻率是每週從事特定運動的天數。強度是運動時努力的程度：例如舉重時心搏率增加多少，或施用多少阻力。種類（或稱「方式」）是你選擇的活動項目，例如步行或跑步。表 10-1 歸納美國運動醫學專科學會對擬訂一般體能計劃的指導（參見延伸閱讀 5）。

有氧運動強化心肺功能。有氧運動以韻律的方式運用大肌群，藉以增加心搏率。從事有氧運動的能力取決於你的心肺功能——心肺系統提供氧氣給人體細胞。

有氧運動通常是體能計劃的基礎。上一節所提的體能的許多效

表 10-1 完善的體能計劃的項目

	有氧運動	肌力運動	柔軟度運動
頻率	每週 5 天	每週 2~3 天	每週 2~3 天
強度	最大心率的 55% 到 85% 或 RPE 4 或以上（參見圖 10-3）	1 次最大反覆的 40% 到 80%（較低時訓練耐力，較高時訓練肌力）	到達運動張力點
時間	每日 20 到 60 分鐘	8~10 種運動各做 1~3 組，每組重複 8~12 下	8~10 種運動各重複 2~4 下，每一下停留 15~30 秒
種類（舉例）	快走、跑步、騎單車、游泳、籃球、網球和足球等	臥舉、蹲舉、二頭肌彎舉和仰臥起坐	腿筋伸展、肩關節伸展和側彎等

益，確實是直接來自有氧訓練。美國運動醫學專科學會建議，每週 5 天，每天至少 30 分鐘從事中等強度的有氧運動。如果從事時間較短的劇烈有氧運動，也可達到同樣效果。步行、跑步、舞蹈和騎單車等都是有氧運動的實例。

有數種方法可以判斷有氧運動的強度。最普遍而簡單的方法是利用最大心率 (Maximum heart rate, MHR) 的百分比（圖 10-2）。

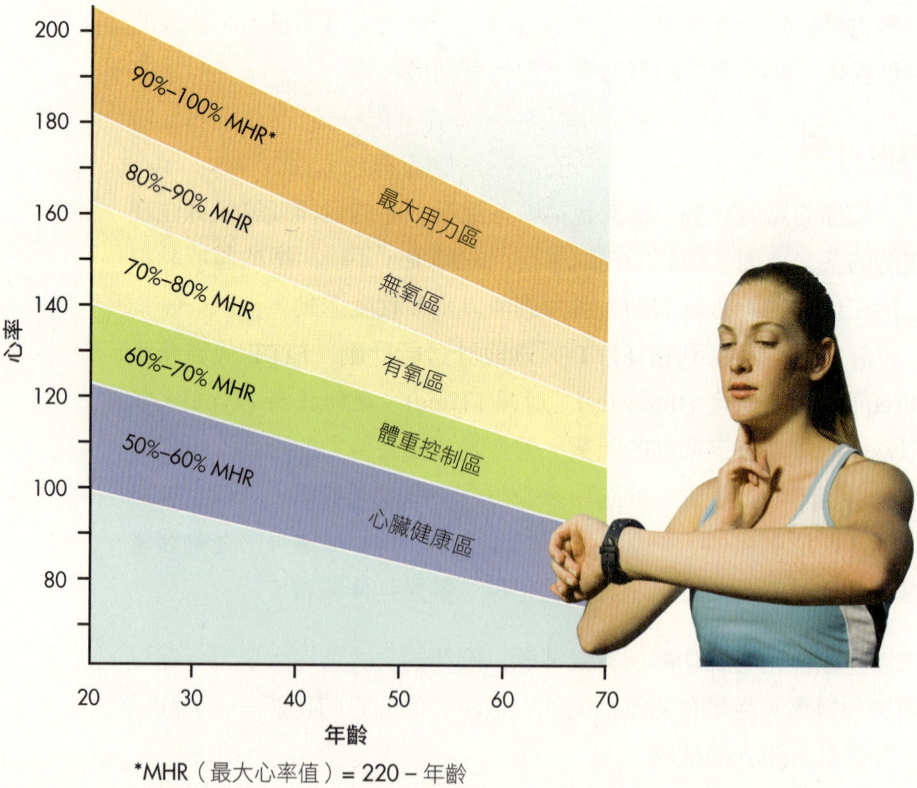

圖 10-2 心率訓練圖。此圖顯示每分鐘心跳數與各種運動強度的關係

要計算你的 MHR，把 220 減去你的年齡就是了。如果某人年齡 20 歲，他的 MHR 就是每分鐘 200 下（220 – 20 = 200）。

有氧運動的計劃開始時，目標設在 MHR 的 50% 到 65%。因此，(200 × 0.5) 和 (200 × 0.65) 就是目標訓練區的每分鐘心跳 100 到 130。當你進步而體能更好時，可以把目標再提高。體能中等的人，建議設在 MHR 的 60% 到 75%。較熟練的運動者，適合 MHR 的 70% 到 85%。

要記住心率只是運動強度的估算。高血壓或其他疾病的藥物可能會影響心率。如果你有健康問題，醫生可以幫你設定個人化的目標區。

另外一種判斷運動強度的方法是「運動自覺」(Rating of Perceived Exertion, RPE) 量表。有一版本的量表是從 1 到 10，每一個數字代表一種主觀的費力感覺。舉例來說，0 代表「啥事也沒有」（例如坐在桌旁），而 10 已經接近最大的用力，或是「非常、非常吃力」（例如盡全力衝刺；圖 10-3）。

使用運動自覺量表時，目標設在 4，相當於開始覺得「有點吃力」。這個目標會讓你感到明顯的體能進步。在你努力運動的同時，應當還能夠開口跟你的夥伴談話（有時稱為「談話測驗」）。

測量心率（脈搏）很容易：運動中途停下，量脈搏 10 秒鐘，然後乘以 6，就是 1 分鐘的心率。有些運動器材和高科技裝置內含心率監測器。

肌肉適能包括肌力、肌耐力和肌爆發力。肌肉能以數種方法加以訓練。「肌力」是肌肉對抗負荷一次所能施加的最大力量（一次最大重複或 1 RM）。比方說，一位肌力訓練的運動員能夠一次硬舉 400 磅。「肌耐力」是指肌肉長時間進行重複的「亞強收縮」(submaximal contraction) 而不感疲勞的能力。肌耐力訓練的選手可以臥舉 80 到 100 磅多組，每組重複 8 到 12 下。肌力和肌耐力是肌肉適能的重要面向，與所有運動員的健康息息相關。「肌爆發力」

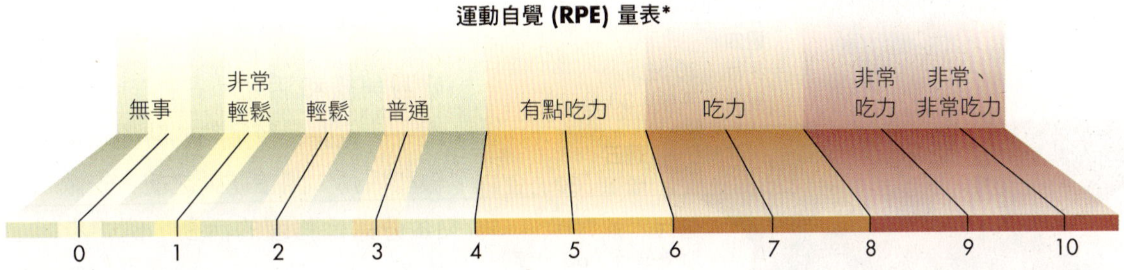

*RPE 超過 10 是極限

圖 10-3 運動自覺量表。做有氧運動時將目標設在 4（或以上）可增強／維持體能

結合肌力和爆發運動的速度，例如跳躍或投擲。對許多運動員而言，爆發力是肌肉適能的重要面向。研究也顯示，鍛鍊肌爆發力有助於改善老年人的機能和平衡。

總之，肌肉適能是從事所有大肌群的阻力運動而鍛鍊出來的，包括手臂和肩膀、背、腹與腿等。阻力可以來自自由調節的重量（例如槓鈴）、重量訓練機（例如腿推舉）或自己的體重（例如伏地挺身）。

運動指標和 ACSM 建議，體能計劃應該包括肌力運動，每週 2 到 3 天（非連續日）（每做完一回阻力運動必須休息一天或以上，讓肌肉有足夠的時間復原並擴大）。定期做阻力運動可以讓你變得更強壯，更有能力處理日常事務。它能夠增加你的瘦肉，有助於體重管理。阻力運動比有氧運動更能降低心血管疾病、骨質疏鬆症和第 2 型糖尿病的風險。

柔軟度運動強化平衡和穩定。柔軟度是體適能中常常受到忽視的面向，而且隨著年齡增長，柔軟度就降低。柔軟度是指關節的活動達到最大範圍的能力。柔軟度不足往往與長期疼痛相關，尤其是下背痛。與一般人的觀念相反，研究顯示柔軟度運動並不能有效預防有氧或肌力運動所帶來的傷害或肌肉酸痛。不過獲得柔軟度可以改善平衡和穩定，因而降低跌倒或受傷的風險，尤其是老年人。

美國運動醫學專科學會建議每週至少 2 到 3 天做柔軟度運動。最好先做幾分鐘低強度的有氧運動使肌肉變暖，然後做伸展動作。柔軟度運動包括腿筋伸展、側彎、肩關節伸展等。有些運動結合了伸展和肌力活動，例如皮拉提斯或太極拳。

暖身與緩和活動。在你的日常運動中，一定要保留足夠的時間做暖身與緩和活動。開始運動之前，先做 5 到 10 分鐘低強度的活動，例如步行、慢跑、或慢速版的預定運動。肌肉變暖之後，肌絲可以更容易互相滑動而

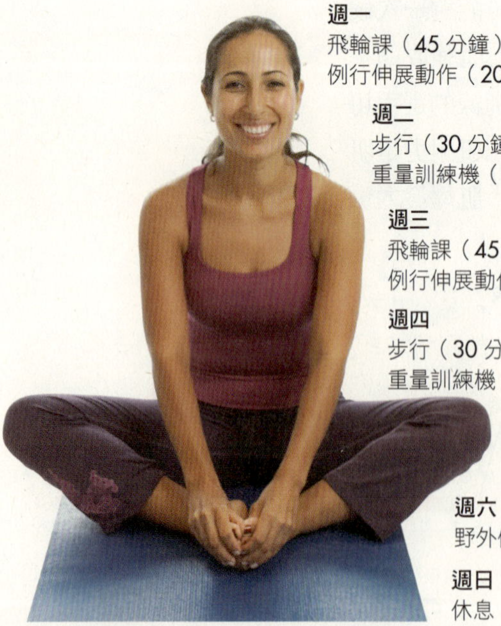

喬絲的體健計劃

週一
飛輪課（45 分鐘）
例行伸展動作（20 分鐘）

週二
步行（30 分鐘）
重量訓練機（30 分鐘）

週三
飛輪課（45 分鐘）
例行伸展動作（20 分鐘）

週四
步行（30 分鐘）
重量訓練機（30 分鐘）

週五
瑜珈（30 分鐘）

週六
野外健行（60 分鐘）

週日
休息

增加動作範圍，並且降低受傷的風險。暖身活動也能降低心血管風險，尤其是不習慣經常運動的人。做緩和活動時，先做 5 到 10 分鐘低強度的活動，然後做 5 到 10 分鐘伸展動作。暖身活動的內容很適合當作緩和活動。雖然緩和活動不能真正防止肌肉痠痛，不過確實可以減少劇烈運動突然中止所造成的暈眩或輕微頭痛。

開始行動。對於久坐不動但身體還算健康的人，專家建議**循序漸進** (progression) 以達到規律運動的目標。在體健計劃的第一階段，應該開始將短時間的體力活動併入日常生活中，例如步行、走樓梯取代電梯、打掃房子、園藝以及其他讓你有點「氣喘噓噓」的活動。合理的目標是，一週裡最好每天都做這類適度的活動 30 分鐘。如有必要，可將活動拆散成數段，每段至少 10 分鐘。專家建議從短時間的活動開始，累積到 30 分鐘，並且併入日常生活中。如果沒有太多時間運動，增加強度、縮短時間也能獲得同樣的效益，例如以跑步代替步行，或騎單車以上坡代替平地。

一旦你能夠每天從事 30 分鐘的體力活動，就可以把注意力轉向更特殊的目標，例如增加肌肉量和肌力，以獲取更多的健康效益。

堅持下去！

不論如何費盡心思評估體能、設定目標和擬定計劃，最困難的部分還是維持運動計劃。為了幫助你堅持下去，專家建議：

- 放慢腳步，不要操之過急。
- 使運動多樣化和趣味化。
- 邀親友一起加入。
- 設定目標並追蹤進步情形。
- 每天撥出固定時間做運動，使它成為例行公事，但以方便為原則。
- 達成目標時獎賞自己。
- 勿為一時的挫折而灰心，把眼光放在長期的健康效益上。

循序漸進 (progression) 在數週或數月之內逐漸增加每種體力活動的頻率、強度、時間。

腺苷三磷酸 (ATP) 細胞的主要能量貨幣，含三個磷酸根。ATP 的能量用來支持離子泵、酵素活動、肌肉收縮等。

觀念檢查站 10.2

1. 設定目標對體健計劃的成功有何重要性？
2. 何謂 FITT 原則？說明如何利用 FITT 原則擬定有氧運動計劃。
3. 區別肌力、肌耐力和肌爆發力。
4. 列舉柔軟度運動的兩種循證效益。
5. 提出三個建議給難以長期維持體健計劃的人。

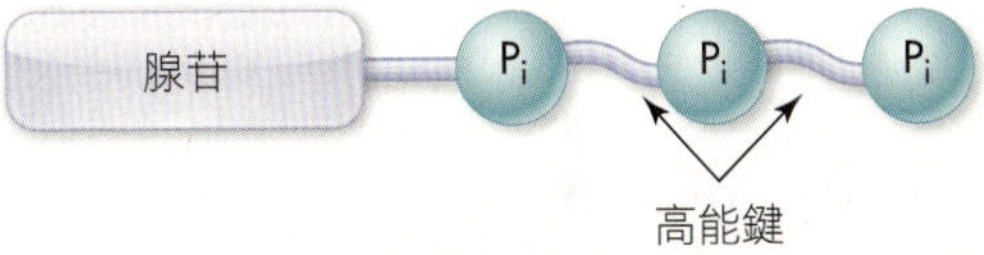

ATP 的結構

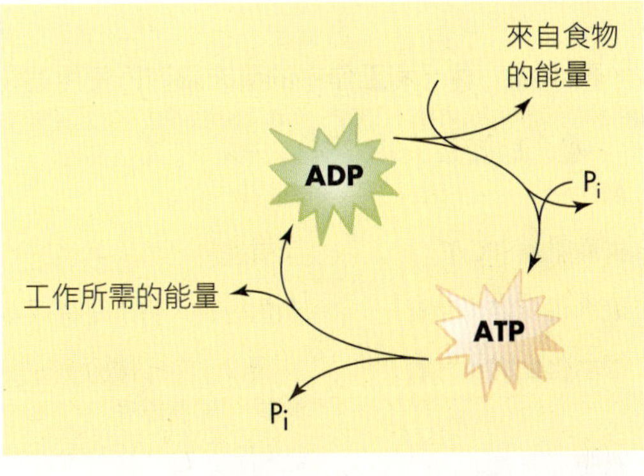

10.3 肌肉運動的能量來源

肌肉細胞和其他細胞一樣，不能直接利用葡萄糖或三酸甘油酯分解所釋出的能量。肌肉細胞的收縮需要特殊形式的能量。身體細胞首先要把食物中的能量（亦即卡路里）轉換成**腺苷三磷酸** (ATP)。

在 ATP 及其相關化合物的磷酸之間有高能的化學鍵。細胞利用食物中的能量，從 ATP 的分解產物**腺苷雙磷酸** (ADP) 和磷酸根

腺苷雙磷酸 (ADP) ATP 的分解產物，含兩個磷酸根。細胞利用食物中的能量，從 ADP 和磷酸根（縮寫成 Pi）合成 ATP。

（縮寫成 Pi）製造 ATP。與此相反的是，要從 ATP 釋出能量，細胞得將其部分分解成 ADP 和 Pi。這些釋出的能量支持許多細胞的功能（參見頁緣）。

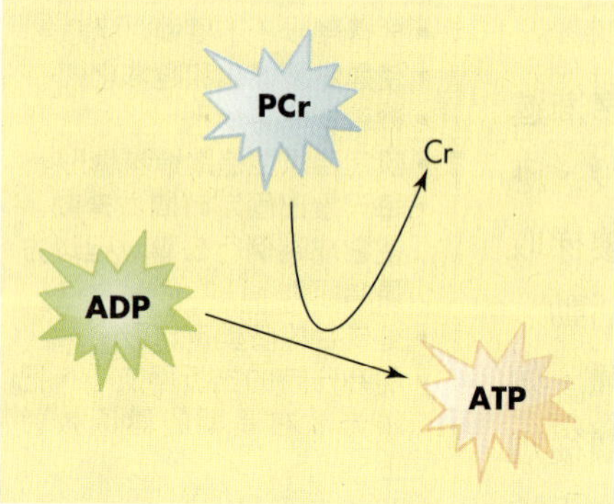

無氧代謝提供能量供爆發式劇烈運動

儲存的 ATP。基本上，ATP 是人體立即可用的能源（表 10-2）。無論是利用碳水化合物、脂肪或蛋白質作為燃料，主要的目標都是用來製造 ATP。休息中的肌肉細胞內立即可用的 ATP 很少，如果沒有補充，充其量僅夠肌肉工作 2 到 4 秒鐘。幸運的是，細胞有各種機制補充 ATP。總之，細胞必須利用各種能源，不斷重複分解利用 ATP 與再造 ATP。

磷酸肌酸 (phosphocreatine, PCr)　肌肉細胞內的高能化合物，用來再造 ATP。主要使用於爆發型運動如舉重和跳躍。

肌酸 (creatine)　肌肉細胞中的有機（亦即含碳）分子，是高能化合物磷酸肌酸的成分，後者用來使 ADP 形成 ATP。

磷酸肌酸。一旦肌肉細胞中的 ATP 開始消耗，另外一種高能化合物**磷酸肌酸** (phosphocreatine, PCr) 就被用來補充 ATP。肌肉中的酵素被活化，把 PCr 分裂成磷酸和**肌酸** (creatine)。釋出的能量就用來（從 ATP 的分解產物）再造 ATP。如果沒有其它能源可補充 ATP，PCr 或許能夠維持肌肉最大收縮約 10 秒鐘。

PCr 的主要長處是它能在瞬間活化，並以最快的速度補充 ATP 以符合最迅速和爆發力最強的運動需求，例如跳躍、舉重、投擲和衝刺等。PCr 的短處是它在肌肉中的製造和存量都不足。肌力訓練的運動員有時利用肌酸補充劑以增加肌肉中的 PCr（參見本章末尾的「營養與你的健康」）。

表 10-2　休息和工作中的肌肉細胞所使用的能源

能源*	使用時機	運動種類
ATP	任何時間	所有運動
磷酸肌酸 (PCr)	所有運動開頭；其後的瞬間爆發	鉛球、跳高和臥舉
碳水化合物（無氧）	劇烈運動，特別是持續 30 秒到 2 分鐘	200 公尺短跑
碳水化合物（有氧）	持續 2 分鐘到數小時的運動；強度越高（例如 6 哩跑步）用量越多	籃球、游泳、慢跑、競走、足球和網球
脂肪（有氧）	持續超過數分鐘的運動；強度較低的運動用量較大	長距離跑步和長距離騎單車；30 分鐘快走消耗的燃料多半是脂肪
蛋白質（有氧）	所有運動都會用到一點；耐力運動會用得多些，尤其是碳水化合物耗盡時	長距離跑步

*不論任何時候，使用的能源都不只一種；各種運動所使用的相對數量各不相同

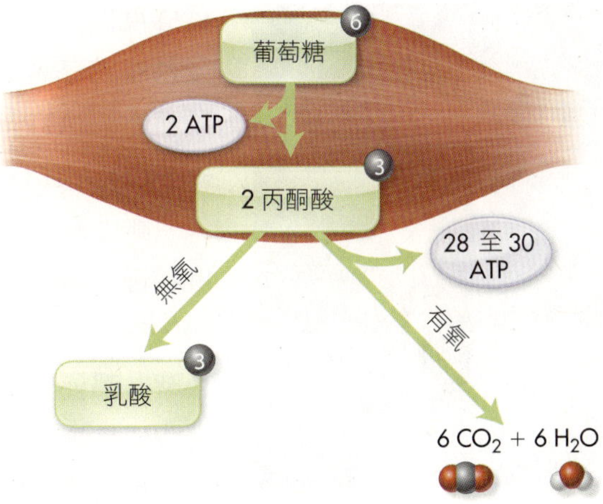

圖 10-4 葡萄糖的有氧和無氧代謝所產生的 ATP。圓圈中的數字代表分子所含的碳數

無氧糖解作用。碳水化合物是肌肉的重要燃料。碳水化合物燃料最有用的形式就是簡單糖類的葡萄糖，可由血液供應所有的細胞。在第 4 章你曾學過，葡萄糖以肝醣的形式儲存在肝臟和肌肉細胞中。血糖是由肝臟肝醣的分解來維持。特殊肌肉儲存的肝醣也可分解，有助於滿足肌肉的碳水化合物需求。不過肌肉中儲存的肝醣有限（人體所有肌肉儲存的肝醣約 350 公克，可產生 1400 大卡）。

當肌肉的氧氣供應受限（無氧環境），葡萄糖就被分解成三碳化合物**丙酮酸** (pyruvic acid)。丙酮酸積聚在肌肉中，然後轉化成**乳酸** (lactic acid)。這種無氧途徑所製造的 ATP 量只有葡萄糖完全分解所得 ATP 總量的 5%（圖 10-4）。

丙酮酸 (pyruvic acid) 葡萄糖代謝所產生的三碳化合物。

乳酸 (lactic acid) 細胞進行無氧代謝所形成的三碳酸，是葡萄糖部分分解的產物。

無氧 (anaerobic) 不需要氧氣。

有氧 (aerobic) 需要氧氣。

無氧糖解作用的長處在於，除了 PCr 的分解之外，它是補充 ATP 最快的方法。因此之故，在持續 30 秒到 2 分鐘而且需要迅速補充能量的比賽中，無氧糖解作用提供最多的能量，例如 400 公尺短跑或 100 公尺游泳。

無氧途徑有兩個主要缺點：(1) 它無法長期維持高速的 ATP 製造；(2) 乳酸迅速累積會增加肌肉的酸度。在正常情況下，肌肉的 pH 值是 7.1。依賴無氧糖解作用的劇烈運動會將肌肉組織的 pH 值降至 6.5。由於高酸度會抑制肌肉細胞中關鍵酵素的活性，延緩無氧的 ATP 製造，而且導致短期的疲勞。此外酸度造成肌肉細胞鉀的淨流失，也會導致疲勞。運動時必須根據運動的目標而調整適應個人持久的強度。

不久之後，肌肉細胞釋出積聚的乳酸進入血液。肝臟從血液中擷取一些乳酸，將它再合成葡萄糖（腎臟也做一部分同樣的工作）。然後這些葡萄糖再度進入血液以供細胞擷取和分解。每一個人從肌肉清除乳酸並將它回收的能力各不相同。運動可以改善人體清除並回收乳酸的能力。本章末尾「營養與你的健康」說明中和乳酸的輔助手段（參見延伸閱讀 3）。

有氧代謝提供能量供長時間低強度運動

碳水化合物。如果肌肉有許多氧氣供應（有氧環境），例如從事中

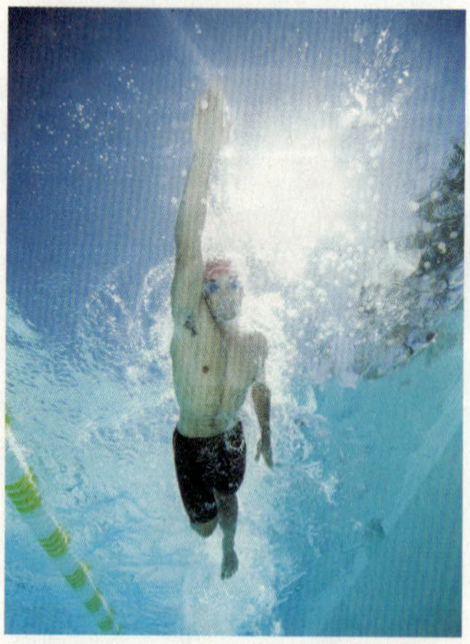

▲爆發型肌肉活動如百米自由式，利用了各種能源，包括 ATP、PCr 和葡萄糖等

低強度的運動，大部分的三碳丙酮酸會被送到細胞的粒線體，完全代謝成二氧化碳 (CO_2) 和水 (H_2O)（圖 10-5）。葡萄糖完全代謝所產生的 ATP，有 95% 是來自粒線體中進行的有氧反應（葡萄糖 →→ $CO_2 + H_2O$）。

雖然有氧途徑比無氧途徑提供更多 ATP，不過它釋出能量的速度較慢。這種較慢的有氧能量供應可以維持數小時之久。理由之一是，它的產物是二氧化碳和水而非乳酸。任何運動持續 2 分鐘到數小時，都要仰賴葡萄糖代謝的這個途徑來供應大部分的能量，例如慢跑或長泳（參見表 10-2）。

耐力運動選手在比賽中有時會碰到一種身心極度疲勞的情況，感覺無法站立，更不用說繼續比賽了。長跑和自由車選手都稱這種現象為「撞牆期」。這是因為運動期間肌肉肝醣已經耗盡，而且血糖開始下降，導致身體和心理機能都衰退的緣故。在章節 10.5 你會學到，在運動前把肝醣存量極大化，運動中補充碳水化合物，在

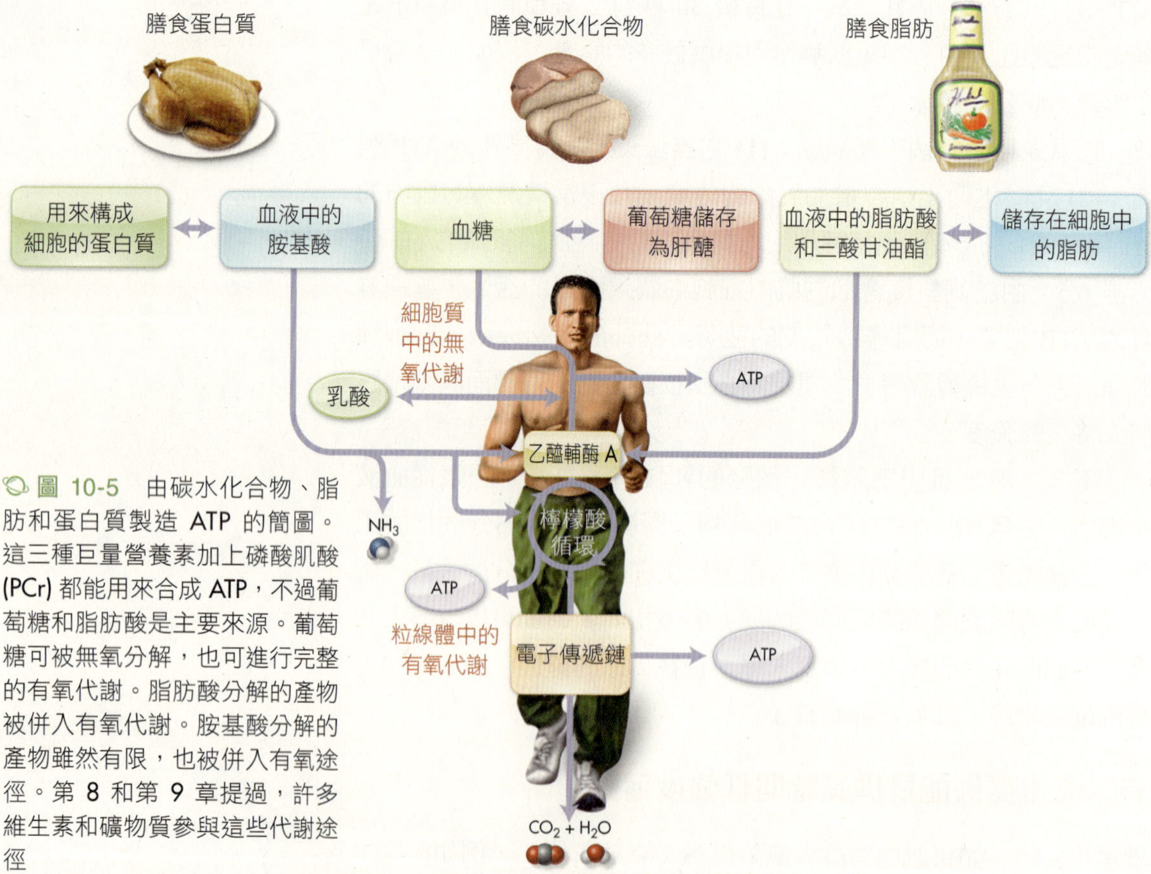

圖 10-5 由碳水化合物、脂肪和蛋白質製造 ATP 的簡圖。這三種巨量營養素加上磷酸肌酸 (PCr) 都能用來合成 ATP，不過葡萄糖和脂肪酸是主要來源。葡萄糖可被無氧分解，也可進行完整的有氧代謝。脂肪酸分解的產物被併入有氧代謝。胺基酸分解的產物雖然有限，也被併入有氧途徑。第 8 和第 9 章提過，許多維生素和礦物質參與這些代謝途徑

兩場比賽之間補充肝醣存量，都可以幫助運動員克服這種困境。

脂肪。當身體組織裡的脂肪開始分解作為能源，每個三酸甘油酯首先產生三個脂肪酸和一個甘油。大部分的能量存在於脂肪酸。從事體力活動時，脂肪酸由各部位的脂肪組織釋出，進入血液，抵達肌肉，然後被細胞攝取並有氧分解成二氧化碳和水。有些儲存在肌肉中的脂肪（肌內三酸甘油酯）也能利用，尤其是運動的步調從低度提升到中度時（參見延伸閱讀 4）。

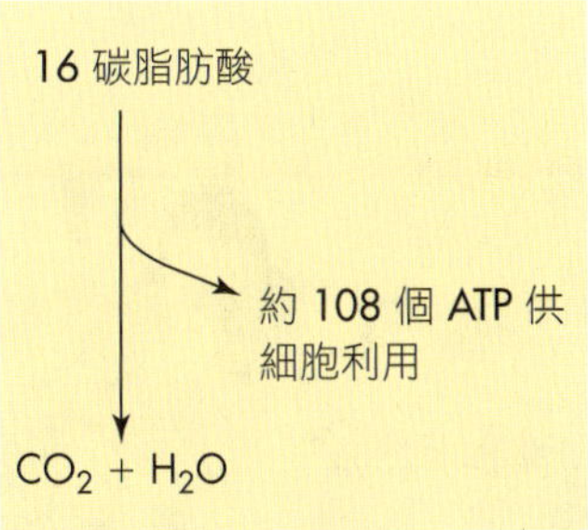

▲脂肪酸經有氧代謝分解產生大量 ATP

脂肪是肌肉的極佳燃料：人體通常儲存許多脂肪，而且他是密實的能源。同樣重量的燃料，脂肪提供的能量是碳水化合物的兩倍。不過肌肉利用脂肪作為燃料的能力取決於運動的強度。在劇烈而短暫的運動中，肌肉無法利用太多脂肪。原因在於脂肪分解的一些步驟不夠快速，無法滿足短時間、高強度運動的 ATP 需求。不過當運動時間拉長時，脂肪逐漸成為更加重要的能源，尤其是超過 20 分鐘的中低速（有氧）運動（圖 10-6）。

在時間極長的活動如健行，甚至一天坐 8 小時的辦公桌，脂肪供應了 70% 到 90% 的能量。碳水化合物的利用就少得多。當運動強度增加時，碳水化合物的利用增加而脂肪的利用減少。在中等速度的 5 哩跑步中，肌肉所利用的脂肪和碳水化合物大約各占一半。相較之下，短跑所利用的脂肪極少。綜上所述，記得我們所吃的燃料只有碳水化合物能夠支持劇烈（無氧）的運動；慢速而穩定（有氧）的運動主要是利用脂肪和碳水化合物。

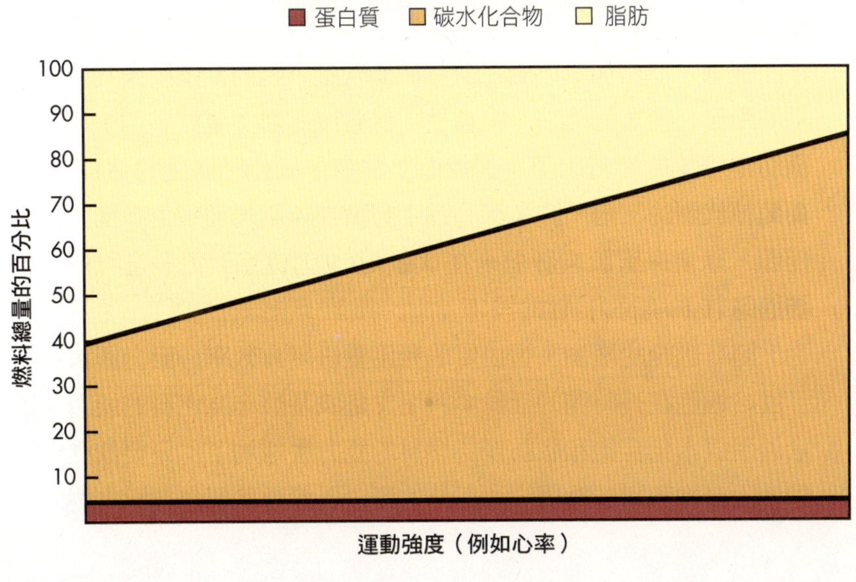

圖 10-6 燃料利用與運動強度的大致關係

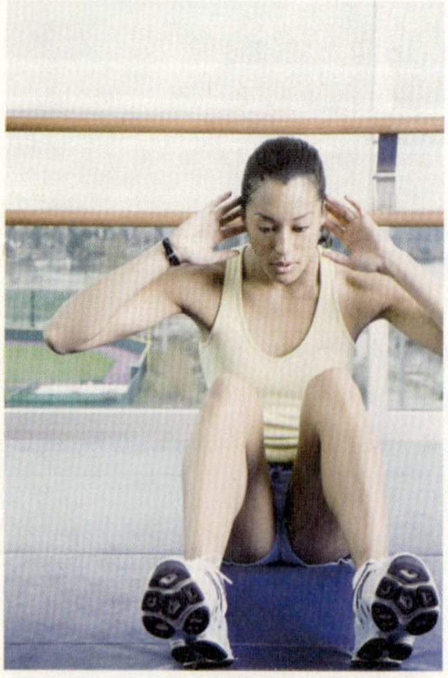

▲脂肪酸的來源並不侷限於運動肌肉的周邊，他們可以來自身體各部位。這就是為什麼重點減肥無法見效的原因。運動可以鍛鍊脂肪組織附近的肌肉，但不見得會優先利用這些脂肪

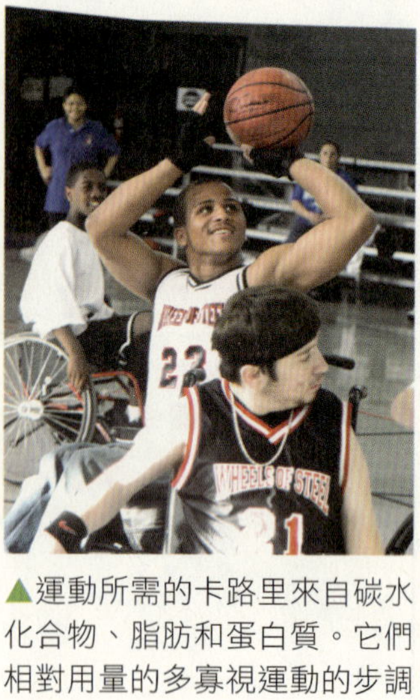

▲運動所需的卡路里來自碳水化合物、脂肪和蛋白質。它們相對用量的多寡視運動的步調而定

脂肪適應 (fat adaptation) 利用飲食和訓練手段提升肌肉在有氧運動中代謝脂作為燃料的效率。

蛋白質。雖然來自蛋白質的胺基酸也能作為肌肉的燃料，不過比起碳水化合物和脂肪，它們的貢獻相當少。大部分的蛋白質被保留作為建構／修補組織，以及合成重要的酵素、荷爾蒙和轉運分子之用。根據粗略的估計，人體的能量需求只有 5% 來自胺基酸的代謝。

不過在耐力運動中，蛋白質可以提供大量的能量，或許高達 10% 到 15%，尤其是在肌肉肝醣耗盡的時候。蛋白質所供應的能量大部分來自支鏈胺基酸的代謝，如白胺酸、異白胺酸和纈胺酸等。由於平常的飲食就足以提供這種分量的能源，所以並不需要吃蛋白質或胺基酸的補充劑。

體力活動是否影響能源的利用？

當我們開始經常運動（例如每週至少 150 分鐘中等強度的有氧運動），會感受到「訓練效果」。開始的時候，運動 20 分鐘就會感到疲勞。幾個月之後，或許要運動 1 小時才會覺得累。訓練效果來自運動細胞利用燃料製造 ATP 的能力提高了。

體健計劃一旦開始，有氧和肌力訓練幾乎能夠立刻改善細胞的胰島素敏感度。換句話說，有更多的葡萄糖能從血液進入細胞，進行有氧或無氧分解。改善的血糖管理是額外的效益，可以預防或治療代謝症候群及第 2 型糖尿病。

耐力有氧運動也提升肌肉儲存肝醣的能力。肝醣是葡萄糖極度分支的聚合物，當細胞的能量需求增加或血糖開始下降時，它就會分解成單一的葡萄糖分子。在長時間的運動中，擴大的肝醣存量可以延緩疲勞的到來。

訓練可以增加肌肉的三酸甘油酯含量，因而促進肌肉利用三酸甘油酯作為能源的能力，尤其是中低強度的耐力運動。如前所述，脂肪是密集的能量來源；長鍊脂肪酸完全氧化所產生的 ATP 量是葡萄糖代謝的三倍。許多耐力選手嘗試訓練肌肉利用更多脂肪作為能源，以便保留肌肉肝醣。在章節 10.5 你會學到更多這種稱為**脂肪適應** (fat adaptation) 的技巧。

隨著訓練的增加，蛋白質的利用變得更有效率。耐力訓練提升了肌肉細胞在長時間的活動中利用支鏈胺基酸作為燃料的能力。不過利用碳水化合物和脂肪作為燃料的能力也增加了；只要飲食中的碳水化合物和脂肪夠用，大部分的蛋白質都會保留作為肌肉的合成

和修復之用。

除此之外，訓練增加了肌肉細胞內粒線體的數目。第 3 章提過，粒線體是細胞的發電廠，葡萄糖和脂肪在此有氧分解以製造 ATP。肌肉細胞有了更多粒線體，利用碳水化合物和脂肪就更有效率。

整體說來，心血管和呼吸系統提供氧氣給身體細胞變得更有效率。訓練計劃一開始，血漿容積很快就增加，紅血球容積最後也跟著增加。心臟每次收縮送出更多血液。訓練也增加肌肉的微血管數目，使肌肉能夠獲得更多氧氣。與此同時，肺容量也增加，因而有更多氧氣可資利用。氧氣供應的增加，意味著碳水化合物和脂肪的有氧代謝更有效率。因此之故，葡萄糖無氧代謝所產生的乳酸減少。乳酸會造成短期的肌肉疲勞，所以乳酸越少，運動就能維持越久。

綜上所述，體力訓練提升了細胞將食物能量轉換成運動燃料的能力。

關鍵思考

馬帝在 8 個禮拜之前開始上健身房。一開始，只做 7 分鐘的有氧運動就讓他氣喘吁吁。不過他現在可以做 25 分鐘而不覺得累。你認為原因何在？

觀念檢查站 10.3

1. 說明短時間爆發型運動如百米短跑中補充 ATP 的過程。
2. 葡萄糖無氧和有氧分解的 ATP 產量有何不同？
3. 為何脂肪是運動中很實用的能源？舉出三種運動，所使用的燃料半數以上來自脂肪。
4. 蛋白質是運動的實用能源嗎？原因何在？

10.4 為運動員量身訂做營養建議

運動員的訓練和天賦是運動表現的兩個重要決定因素。良好的飲食無法取代上述的因素，但是有助於強化並擴大運動員的潛力。在另一方面，惡劣的飲食確實會嚴重妨礙運動表現（參見延伸閱讀 13 和 19）。

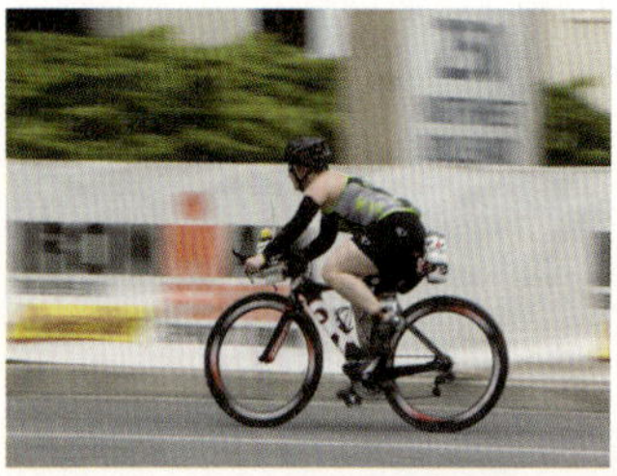

▲劇烈的運動訓練會額外消耗數以千計的卡路里。同時增加的食量應該很容易提供豐富的蛋白質和其它營養素以滿足需求

卡路里

運動員每日所需的卡路里因人而異，而且差異極大：遺傳、荷爾蒙、年齡、性別、體型、身體組成和運動量等，都會影響能量消耗。體型小的女性體操選手可能每天只需 1800 大卡就能支持日常的運動而不會喪失體重；而體型高大、肌肉發達的美式足球員可

能需要 4000 大卡。由於運動員是極度異質的群體，沒有完美的公式可以估計他們每日的卡路里需求。即使是非運動員，能量需要量 (EER) 的公式（參見第 7 章）也是提供粗略的估計。不過你可以利用 EER 公式作為起點，根據試誤法 (trial and error) 修正以符合每個運動員的需求。

適度的日常活動約需 5 到 8 大卡/分鐘。運動訓練或競賽所需的能量必須再加上日常活動的基礎能量需求。舉例來說，一位體重 61 公斤的年輕婦女需要每日 2200 大卡以維持日常活動。如果她開始教授森巴舞，每天兩堂課，每堂 45 分鐘。她需要額外的 500 大卡（總計 2700 大卡/日）才能維持目前的體重。如果運動員常感疲勞，首先要考慮的是食物是否吃得不夠。有時或許需要一天吃六餐，包括每次運動前吃一餐。

復習第 7 章的表 7-5，其中列舉典型的體力活動所消耗的能量。

如何知道運動員能量攝取是否足夠？讓運動員做飲食記錄然後加以估計是一個方法。另外一個方法是測量皮下脂肪的厚度，或是利用生物電阻法、水中稱重法（參見第 7 章），以估計運動員的體脂肪比例。從事某種特定運動的選手，其體脂肪比例大抵固定不變。大多數男性運動員在 5% 到 18% 之間，而女性運動員在 17% 到 28% 之間。然後以一日或一週為基準，追蹤體重的變化。如果體重開始下降，就應該增加食物的能量；如果體重增加，由於增加的是體脂肪，運動員就應該少吃一些。

如果身體組成的測試顯示體脂肪過多，運動選手應該每天少吃 200 到 500 大卡，同時維持正常的訓練計劃，直到獲得理想的體脂肪比例為止。另一方面，如果運動員需要增重，每天應多吃 500 到 700 大卡，最後可以獲得足夠的體重。最好碳水化合物、脂肪、蛋白質都吃，再加上運動，可以確保所增加的體重大部分是瘦肉而非脂肪。

以前參加體重分級的比賽（例如摔角、拳擊、柔道和划船等）的選手往往想在比賽之前減重。參加較低量級的比賽可以讓他們比體型較小的對手占技術上的優勢。許多減重手段既不健康又很危險，比方說，選手可以在一天之內減掉高達 10 公斤的水分，方法包括三溫暖，穿塑膠運動裝做運動，或吃利尿劑以加速腎臟排尿。你在第 9 章學過，脫水只要達到體重的 2%，就會對身心機能產生反效果。利用脫水反覆增減體重超過 5%，會有腎功能障礙和心臟相關疾病的風險，有時甚至造成死亡。

為了阻止這種歪風並且避免死亡事件，美國的「全國大學運動協會」和許多州已經授權醫生或教練，在體重分級比賽中設定最低安全體重和體脂肪比例（例如男性運動員體重的 7% 或以上，女性運動員體重的 12% 或以上）。根據目前的規範，在賽季開始時運動員就被指定體重等級，並且不准減重以獲取優勢。除此之外，比賽開始之前要測量尿液比重，以檢查水合狀況。這個措施可以防止選手在過磅前脫水減重。如此一來，比賽過後數天體重回升（反映身體水分回升）不會超過 1 公斤。如果運動員如摔角選手，想要參加較低量級的比賽，並有足夠的額外脂肪存量，必須遠在賽季開始之前就逐步減少卡路里的攝取。

碳水化合物

每天做激烈的運動超過 1 小時的人，都應該吃含有適量到大量碳水化合物的飲食。多份的各種穀類、澱粉質蔬菜和水果等能提供足量的碳水化合物，協助維持肝臟和肌肉的肝醣存量，尤其是補充前一日的運動所消耗的肝醣。

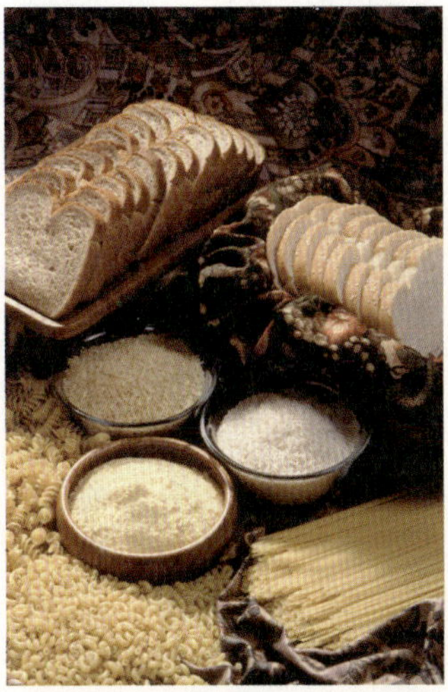

▲高醣食物應該是運動員飲食的基礎

造成疲勞的主要原因首先是耗盡水分和電解質，其次就是耗盡碳水化合物。為了預防長期疲勞並補充肌肉和肝臟的肝醣，碳水化合物的攝取量最少要達到 6 公克/公斤體重。有氧運動的時間增加時，碳水化合物的需求會高達 10 公克/公斤體重。大部分運動營養專家建議，碳水化合物應占總卡路里的 60%。每天訓練數小時的耐力選手應該吃 600 公克/日（或以上）的碳水化合物。一天之內要進行多次訓練（例如一天兩次的游泳），或從事連續數天吃重的訓練（例如越野賽跑）的人，特別要注意碳水化合物。在短時間（例如 30 分鐘左右）的比賽中，半途補充碳水化合物就不是那麼重要。因為在短時間運動中，肌肉不會用到許多血糖，主要是依賴肝醣作為燃料。

表 10-3 是根據健康餐盤的建議擬定的一日菜單，每日能提供 1500 到 5000 大卡的能量。除此之外，設計給糖尿病人使用的「選擇你的食物」系統（參見除錄 B），也是規劃各種飲食的實用工具，包括運動員的高醣飲食。如前所述，運動員的飲食應有 60% 以上的能量來自碳水化合物，而非一般北美飲食的 50%，尤其是如果運動時間超過兩個小時，而且總能量攝取量低於 3000 大卡/日。如果飲食含有 4000 到 5000 大卡/日，碳水化合物可以低至

表 10-3　根據健康餐盤擬定不同能量的菜單*

1500 大卡	2000 大卡	3000 大卡	4000 大卡	5000 大卡
早餐 脫脂牛奶，1 杯 早餐穀片，1/2 杯 貝果，1/2 個 櫻桃果醬，2 茶匙 人造奶油，1 茶匙	**早餐** 脫脂牛奶，1 杯 早餐穀片，1 杯 貝果，1/2 個 櫻桃果醬，1 湯匙 人造奶油，1 茶匙	**早餐** 脫脂牛奶，1 杯 早餐穀片，2 杯 貝果，1 個 櫻桃果醬，2 茶匙 人造奶油，1 茶匙 麥麩馬芬，2 個	**早餐** 脫脂牛奶，1 杯 早餐穀片，2 杯 柳橙，1 個 麥麩馬芬，2 個	**早餐** 低脂牛奶，1 杯 早餐穀片，2 杯 麥麩馬芬，2 個 柳橙，1 個
			點心 棗丁，3/4 杯	**點心** 低脂優格，1 杯 棗丁，1 杯
午餐 雞胸肉（烤），2 盎司 無花果，1 個 脫脂牛奶，1/2 杯 香蕉，1 根	**午餐** 雞胸肉（烤），2 盎司 全麥麵包，2 片 美乃滋，1 茶匙 葡萄乾，1/4 杯 小紅莓汁，1 1/2 杯 香蕉，1 根	**午餐** 雞胸肉（烤），2 盎司 全麥麵包，2 片 普洛伏隆起司，1 盎司 葡萄乾，1/3 杯 小紅莓汁，1 1/2 杯 低脂水果優格，1 杯	**午餐** 羅曼生菜，1 杯 鷹嘴豆，1 杯 胡蘿蔔絲，1/2 杯 法式沙拉醬，2 湯匙 起司通心粉，3 杯 蘋果汁，1 杯	**午餐** 雞肉捲餅，1 個 羅曼生菜，1 杯 鷹嘴豆，1 杯 胡蘿蔔絲，3/4 杯 碎西洋芹，1/2 杯 調味麵包丁，1 盎司 法式沙拉醬，2 湯匙 全麥麵包，2 片 人造奶油，1 湯匙 蘋果汁，1 杯
點心 葡萄乾燕麥餅，1 個 低脂水果優格，1 杯	**點心** 葡萄乾燕麥餅，3 個 低脂水果優格，1 杯	**點心** 香蕉，1 根 葡萄乾燕麥餅，3 個	**點心** 全麥麵包 2 片 人造奶油，1 茶匙 果醬 2 湯匙	**點心** 香蕉，1 根 貝果，1 個 奶油起司，1 湯匙
晚餐 肉丸義大利麵，1 杯 羅曼生菜，1 杯 義式沙拉醬，2 茶匙 青豆，1/2 杯 小紅莓汁，1 1/2 杯	**晚餐** 烤沙朗牛排，3 盎司 羅曼生菜，1 杯 義式沙拉醬，2 茶匙 青豆，240 毫升 脫脂牛奶，1/2 杯	**晚餐** 烤沙朗牛排，3 盎司 羅曼生菜，1 杯 鷹嘴豆，1 杯 義式沙拉醬，2 茶匙 菠菜麵，1 1/2 杯 人造奶油，1 茶匙 青豆，1 杯 脫脂牛奶，1/2 杯	**晚餐** 去皮火雞胸肉，2 盎司 馬鈴薯泥，2 杯 豌豆洋蔥，1 杯 香蕉，1 根 脫脂牛奶，1 杯	**晚餐** 沙朗牛排，5 盎司 馬鈴薯泥，2 杯 菠菜麵，1 1/2 杯 帕馬起司，2 湯匙 青豆，1 杯 葡萄乾燕麥餅，3 個 低脂牛奶，1 杯
			宵夜 麵食，1 杯 人造奶油，2 茶匙 帕馬起司，2 湯匙 小紅莓汁，1 杯	**宵夜** 原味玉米花，4 杯 葡萄乾，1/3 杯小紅莓汁，2 杯
18% 蛋白質（68 公克） 64% 碳水化合物（240 公克） 19% 脂肪（32 公克）	17% 蛋白質（85 公克） 63% 碳水化合物（315 公克） 20% 脂肪（44 公克）	17% 蛋白質（128 公克） 62% 碳水化合物（465 公克） 21% 脂肪（70 公克）	14% 蛋白質（140 公克） 61% 碳水化合物（610 公克） 26% 脂肪（116 公克）	14% 蛋白質（175 公克） 63% 碳水化合物（813 公克） 24% 脂肪（136 公克）

*線上一日菜單提供每日 1000 到 3200 大卡，參見 www.ChooseMyPlate.gov。每大類食物已經添加額外份數，以提供更多卡路里並維持健康的蛋白質、碳水化合物和脂肪比例

50%，因為其中仍有足量的碳水化合物（500 到 600 公克/日）。

在規劃高醣飲食的時候，並沒有必要排除任何一種食物。重點在於包括更多的高醣食物以及節制能量密集的脂肪來源。運動營養學家特別強調高醣飲食和高醣／高脂飲食的差別。在耐力比賽（例如馬拉松或鐵人三項）之前，有的運動選手為了增加碳水化合物的存量而吃洋芋片、薯條、奶油香蕉派、糕餅等。雖然這些食物提供碳水化合物，但也含有不少脂肪。高醣食物最好是挑選麵食、米飯、馬鈴薯、麵包、水果和果汁、以及早餐穀片（注意營養標示上的碳水化合物含量）（表 10-4）。含有適量碳水化合物的運動飲料也有助益。注意在訓練的最後一天吃適量（而非大量）的膳食纖維可以避免在第二天比賽時胃腸脹氣。

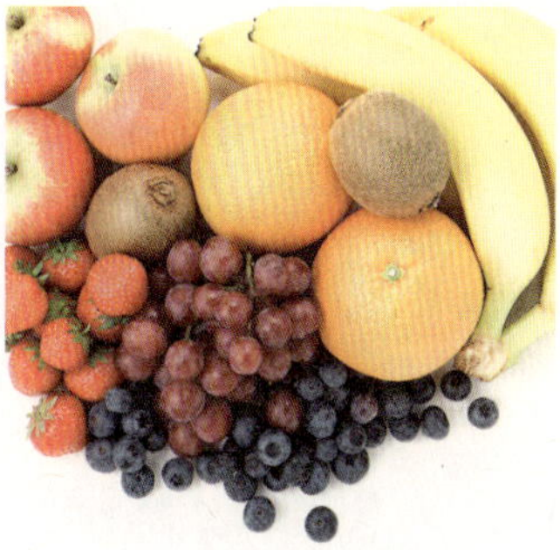

▲水果為運動選手提供碳水化合物的良好來源，特別是澱粉和天然糖類

脂肪

運動選手的飲食最好有 35% 的卡路里來自脂肪。建議多吃單元不飽和脂肪（例如芥花油），少吃飽和與反式脂肪。

蛋白質

美國運動醫學專科學會、營養與膳食專科學會、加拿大營養師協會等，都建議運動員攝取每公斤體重 0.8 到 1.7 公克的蛋白質。國際運動營養協會建議攝取每公斤體重 2.0 公克蛋白質（參見延伸閱讀 9）。運動種類不同，蛋白質需求也各異（表 10-5）。

表 10-5 所列的有些蛋白質建議量遠高於美國食品營養委員會所建議的成人 RDA，亦即 0.8 公克/公斤體重。運動營養專家認為，RDA 的設定是為了防止一般民眾的缺乏症，但不能使運動員的表現最大化（參見延伸閱讀 13）。運動員比久坐不動的人需要更多蛋白質的理由何在？

- 運動員的總能量需求上升，因此有更多胺基酸被代謝作為燃料。尤其對耐力運動選手而言，蛋白質提供了高達 15% 的總能量需求。
- 運動員需要額外的胺基酸，用來修復受傷的肌肉組織並合成新的肌肉蛋白質。
- 除了作為燃料和構造單位，有些胺基酸具有化學訊號的作用，可調控蛋白質合成和其它代謝過程。

表 10-4 各種食物每份的碳水化合物含量

澱粉——每份 15 公克碳水化合物（80 大卡）	
一份	
乾早餐穀片*，1/2-3/4 杯	烤馬鈴薯，大型 1/4 個
熟早餐穀片，1/2 杯	4 盎司貝果，1/4 個
熟玉米粉，1/2 杯	英式馬芬，半個
米飯，1/3 杯	麵包，1 片
熟麵食，1/3 杯	鹹酥餅，3/4 盎司
烤豆子，1/3 杯	蘇打餅乾，6 片
熟玉米，1/2 杯	4 吋煎餅，1 個
熟乾豆，1/2 杯	玉米餅，2 個（添加 45 大卡）
蔬菜——每份 5 公克碳水化合物（25 大卡）	
一份	
熟蔬菜，1/2 杯	
生蔬菜，1 杯	
蔬菜汁，1/2 杯	
實例：胡蘿蔔，青豆，花椰菜，花菜，洋蔥，菠菜，番茄或蔬菜汁	
水果——每份 15 公克碳水化合物（60 大卡）	
一份	
罐裝水果/莓果，1/2 杯	葡萄，小型 17 粒
果汁，1/2 杯	葡萄柚，半個
無花果乾，1.5 個	棗子，3 個
蘋果/柳橙，小型 1 個	桃子，1 個
杏子乾，8 個	西瓜，1.25 杯
香蕉，小型 1 根	
牛奶——每份 12 公克碳水化合物	
一份	
牛奶，1 杯	
原味低脂優格，2/3 杯	
甜點——每份 15 公克碳水化合物	
一份	
2 吋平方蛋糕，1 片	冰淇淋，1/2 杯
糕餅，小型 2 個	冰沙，1/ 2杯

*穀片的碳水化合物含量差異頗大，可根據包裝上的營養標示調整份量大小

資料來源：Modified from Choose Your Foods: Food Lists for Diabetes by the American Diabetes Association and Academy of Nutrition and Dietetics, 2014.

蛋白質是否有理想食用量？有些研究建議每餐吃 20 到 25 公克蛋白質對促進肌肉合成最理想（參見延伸閱讀 13）。

對於開始進行肌力訓練的選手，有的專家建議攝取 2.0 公克/公斤體重的蛋白質，超過 RDA 的兩倍。目前並沒有足夠的證據支持蛋白質的攝取量超過 1.7 公克/公斤體重。超過這個限度的蛋白質只會增加胺基酸的能源利用，沒有跡象顯示會增加肌肉蛋白質的合成。一旦獲得所需的肌肉量，蛋白質的攝取量就沒有必要超過 1.2 公克/公斤體重。

表 10-5 根據公斤體重估計運動員的蛋白質需求[1]

	蛋白質需求（公克／公斤體重）		70 公斤男性所需
運動量	男性	女性	數量（公克／日）
靜態生活的成人[2]	0.8	0.8	56
休閒耐力選手[3]	0.8–1.0	0.8–0.9	56–70
中等強度耐力選手[4]	1.2	1.0–1.1	84
頂尖耐力選手	1.6	1.3–1.4	112
美式足球，爆發型運動	1.4–1.7	1.1–1.5	98–119
阻力選手（早期訓練）	1.5–1.7	1.2–1.5	105–119
阻力選手（穩定狀態）	1.0–1.2	0.8–1.1	70–80

資料來源：Adapted from Burke L, Deakin V: *Clinical Sports Nutrition*, 4th ed., McGraw-Hill, Australia, 2009.

[1] 磅除以 2.2 可換算成公斤
[2] RDA，美國食品營養委員會所建議
[3] 每週運動 4 到 5次，每次 30 分鐘
[4] 每週運動 4 到 5次，每次 45~60 分鐘

除非運動員吃的是低卡飲食，否則表 10-5 所列的蛋白質攝取量範圍都可以藉著吃各類食物而獲得（參見表 10-3）。舉例來說，一位 53 公斤的女性從事中等強度的耐力運動，一天吃 90 公克雞肉（一副雞胸肉），90 公克牛肉（小型瘦漢堡肉），並喝 2 杯牛奶，就可以獲得 58 公克蛋白質。同樣地，一位 77 公斤的男性想要透過肌力訓練增加肌肉量，只需吃 180 公克雞肉（一塊大型雞胸肉），1/2 杯豆子，180 公克罐頭鮪魚，並喝 3 杯牛奶，就可以獲得 130 公克蛋白質。此外，以上的計算尚不包括他們所吃的五穀類和蔬菜來源的蛋白質。許多運動員只要滿足卡路里需求，所攝取的蛋白質就已經超過需要量。

不論蛋白質補充劑的行銷如何誇大，沒有必要花這種冤枉錢。然而有許多運動員選擇吃方便的蛋白質粉（例如乳清蛋白、酪蛋白和黃豆蛋白等），為飲食添加低脂蛋白質。乳清蛋白是流行產品，肌力訓練選手尤其愛用。乳清蛋白來自牛奶，是容易消化且品質優良的蛋白質。它特別富含白胺酸，這是一種支鏈的必需胺基酸，在肌力訓練中能刺激肌肉量的增加。除非對牛奶蛋白質過敏或有腎臟病，按產品標示的建議量吃乳清蛋白是安全的。不過這些補充品通常很貴，還是依賴膳食來源比較經濟，例如低脂或脫脂乳製品。

攝取過量的蛋白質會有反效果。如第 6 章所示，多少會增加尿

液的鈣流失。此外還會增加尿液的製造，影響身體的水合狀況。有腎結石或其他腎臟病史的人，吃過量的動物蛋白質也會造成腎結石。最後一點，高蛋白飲食可能會造成碳水化合物攝取不足，因而導致疲勞。有的運動員或是覺得有必要大量限制能量的攝取，或是本身吃素，就必須特別留意蛋白質的攝取量。大致說來，每天最少要吃 1.2 公克/公斤體重的蛋白質。

維生素和礦物質

相較於過靜態生活的成人，運動員的維生素和礦物質需求和他們相同，或者略高一點。目前沒有足夠資料支持運動員的微量營養素的 DRI，不過研究尚在進行。由於運動員攝取的能量通常很高，所以可獲取豐富的維生素和礦物質。只有限制能量攝取（1200 大卡以下）的運動員例外，例如某些女性運動員必須維持較低體重以參加某些運動項目。他們可能會缺乏維生素 B 群和其它微量營養素。吃素的運動員也有這種風險。這些人可以吃營養強化的食物，例如即食早餐穀片，或是服用綜合維生素和礦物質補充劑。

B 群維生素支持能量代謝和紅血球合成。如第 8 章所示，輔酶形式的 B 群維生素促進碳水化合物、蛋白質和脂肪製造 ATP 的化學反應。有些 B 群維生素參與生物合成反應如從葡萄糖合成肝醣，以及代謝胺基酸的反應。相較於靜態生活的成人，運動員大量的能量代謝會增加這些輔酶的需求。雖然沒有設定個別的 DRI，運動員需要高於 RDA 的 B 群維生素，例如核黃素和維生素 B_6。

除此之外，運動表現高度依賴肌肉的氧氣供應。葉酸、維生素 B_6 和 B_{12} 參與紅血球的形成，而紅血球運送氧氣到身體各組織（參見第 8 章）。

正如你所想像的，B 群維生素供應不足會妨礙運動表現。缺乏症狀如肌肉衰弱、神經系統功能不良與貧血等，當然不利於競賽型運動。然而缺乏 B 群維生素並不常見。因為運動員為了滿足能量需求食量很大，因而能夠攝取足量的 B 群維生素以支持能量代謝和合成紅血球。攝取超過 RDA 的 B 群維生素不會提升運動表現。

在另一方面，如果運動員缺乏一種或多種 B 群維生素，吃補充劑就可改善運動表現。高風險人口包括：吃純素或年長的運動員（缺維生素 B_{12}）、育齡的女運動員（缺葉酸）以及為控制體重而限食的運動員（缺各種微量營養素）。在這些情況下，營養強化的食品和綜合維生素／礦物質補充劑可以裨益整體健康和運動表現（參見延伸閱讀 20）。

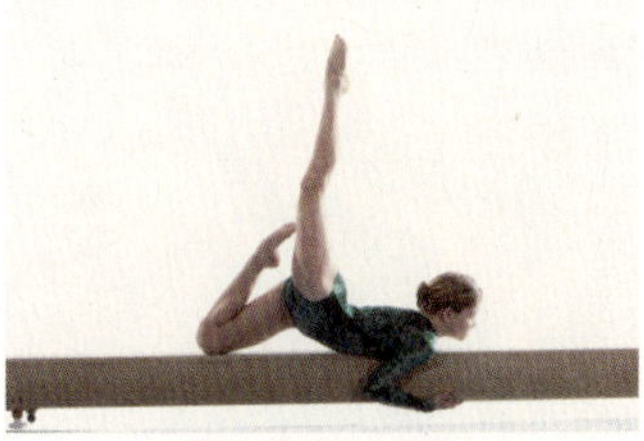

▲限制體重的運動員必須確保蛋白質和其它必需營養素都公攝取充足

抗氧化營養素可防止氧化破壞。運動會增加自由基的製造。肌肉組織中低濃度的自由基確實有助於肌肉收縮和運動適應。然而過量的自由基會導致疲勞和細胞破壞。

運動選手對抗氧化劑如維生素 E 和 C 的需求可能會稍微高些，因為它們具有保護作用。不過有證據指出，當運動訓練進行時，人體抗氧化系統的作用隨之增加。服用大劑量的維生素 E 和 C 還有待研究，目前並不建議運動員嘗試。專家建議多吃富含抗氧化劑的食物，例如水果、蔬菜、全穀類麵包和麥片以及植物油等（參見延伸閱讀 10）。

缺鐵妨礙運動表現。鐵參與紅血球製造、氧氣運送與能量製造等，所以缺乏這種礦物質會使運動表現大打折扣。缺鐵的後果包括虛弱、疲勞、工作能力降低等。運動員缺鐵的原因各異（參見延伸閱讀 14）。在一般人口中，女運動員因為月經失血，最容易導致鐵營養狀況偏低。運動員吃的特殊飲食如低卡飲食和素食（尤其是純素），可能身體獲鐵不足。長跑選手應當特別留意鐵的攝取量，因為這種劇烈運動會造成消化道出血。

> 如第 8 章所示，膳食補充品所含的營養素不應長期超過上限攝取量。此外，男性吃任何含鐵的補充劑應該特別小心過量。

另外一個問題是「運動性貧血」發生的原因是運動造成血漿容積擴張，尤其是在訓練初期紅血球的合成還來不及增加。其結果就是血液稀釋；即使鐵存量足夠，血鐵檢驗仍可能偏低。運動性貧血雖然不會影響運動表現，不過它很難跟真正的貧血區分開來。如果鐵營養狀況偏低而沒有補充，缺鐵性貧血會大幅妨礙運動表現。

> 「血液回輸」是注射紅血球（天然含鐵）以強化輸氧能力。此乃違法行為，奧林匹克委員會禁用。

雖然真正的缺鐵性貧血（血紅素濃度太低）在運動員間並不常見，有些研究指出，「缺鐵而沒有貧血」可能對體力活動和運動表現有負面的影響。如第 9 章所示，早在臨床上偵測出貧血之前就已經開始缺鐵。鐵存量耗盡時，利用鐵的人體機能如製造能量的反應，就會受到阻礙。

運動選手（特別是成年女性）最好在訓練季開始之前檢查鐵營養狀況，季中至少再檢查一次。目前的證據顯示，多達半數的女性選手缺鐵。為了找出缺鐵而沒有貧血的運動員，許多專家贊成做血清鐵蛋白檢驗。鐵蛋白是儲存鐵的蛋白質，濃度偏低表示鐵存量不足（即使紅血球的製造尚未受到影響）。

驗血只要出現鐵營養狀況偏低，不論是不是運動性貧血，都要追蹤檢查。醫生必須判斷鐵耗盡的原因：膳食攝取量不足、月經出血過多或是嚴重疾病內出血？不論原因為何，鐵存量一旦耗盡，需要好幾個月才能補充。膳食來源的鐵不足以治療缺鐵性貧血，必須吃補充劑（需醫生指導）。運動選手必須特別留意滿足鐵的需求，因為預防缺鐵比治療簡單得多。

一旦明白紅血球的合成需要鐵，運動員或許迫不及待要自行處方吃補充劑，以便提升血液的攜氧量。然而血紅素和血清鐵蛋白濃度正常的人「不宜」亂吃鐵補充劑（參見延伸閱讀 6）。研究顯示，鐵營養狀況正常的人吃鐵補充劑對運動表現沒有明顯的益處。除此之外，鐵中毒會造成肝臟損傷，並且升高心臟病和某些癌症的比例。比較安全的方法是定期檢查鐵營養狀況。除此之外，追蹤飲食模式會讓你明白平日的鐵攝取量。如果膳食鐵攝取不足，要多吃含血基鐵的食物，而且非血基鐵和維生素 C 要共食以強化吸收。除了綜合維生素和礦物質補充劑之外，是否該吃鐵補充劑留待醫生決定。

女性尤其要注意鈣的攝取量。運動員（尤其是女運動員）因為要減重而少吃乳製品，可能造成鈣的攝取量偏低。這種做法有害骨骼的健康。不過，更令人擔心的是女性運動選手的月經中止，這是由於吃重的訓練和偏低的體脂肪干擾到性荷爾蒙的分泌。研究報告顯示，月經失調的女運動員其脊椎骨的密度遠低於非運動員與月經正常的運動員。她們在訓練期間比較容易遭受**壓力性骨折** (stress fracture)，而且終生容易骨骼受傷。鈣攝取不足和月經失調對女性選手的負面衝擊超過了負重運動對骨密度所帶來的益處。只有增加能量的攝取以回復體重和體脂肪存量，才能改善荷爾蒙失衡和進一步的骨質喪失。在第 11 章會進一步討論女運動員的三症候群，而第 9 章有詳細的骨質疏鬆症的討論。

壓力性骨折 (stress fracture) 反覆壓迫骨骼而產生的骨折，好發部位為足部。

月經周期不規則的運動員應該看醫生以找出原因。減少訓練負荷，增加能量攝取或增加體重，往往會使月經周期恢復正常。如果月經不規則持續下去，會造成嚴重的骨質喪失（多半是不可逆的）和骨質疏鬆症。飲食中額外的鈣不見得能夠補償月經不規則的後果，不過鈣攝取不足肯定會使情況惡化。

水分

普通成人的水分需求大約是女性每日 9 杯，男性 13 杯。運動員通常需要更多水來調控體溫。肌肉收縮所產生的熱是休息狀態的 15 到 20 倍。這些熱必須迅速發散，否則熱衰竭、熱痙攣以及致命的中暑都可能發生。

在運動中儘可能補充水分，應當可以把體重喪失降到最低限度。要記住出汗有時不易察覺，例如游泳或在冬天運動。個人的水分和電解質需求差異極大，體重、環境條件、訓練強度、持續時間、甚至遺傳差異都有影響。由於水分需求因人而異而且不斷變化，因此針對補充水分，不宜給予一致性的通用建議（參見延伸閱讀 11）。更精確地說，運動員應該要補充運動期間所喪失的水分。如果知道身體每小時的出汗率，就能得知喪失多少水分。而出汗率可由運動期間每小時喪失多少體重加上每小時攝取多少水分而計算出來。

美國運動醫學專科學會建議，運動期間體重降低不要超過 2%，特別是在天氣炎熱時。運動員首先要計算他們體重的 2% 是多少。然後利用「試誤法」測出運動期間必須補充多少水分，以免超過此一上限。在運動前後各稱一次體重，是測定喪失多少水分最簡單的方式。運動期間很難補充足夠的水分以防止體重降低，所以在運動後必須立刻加以補充。萬一無法監測體重的變化，可以利用尿液的顏色作為指標（參見第 9 章，圖 9-10）。尿液的顏色不應比檸檬水還要黃。

口渴作為脫水的指標並不可靠。運動選手如果只在口渴時喝水，恐怕需要 48 小時才能補足流失的水分。在一連數天的訓練之後，該選手可能會因脫水而表現欠佳。下列補充水分的方法對大多數運動員應該都有所助益：

- 在比賽開始之前 24 小時，自由飲用各種飲料（例如水、稀釋果汁、運動飲料），即使不是很渴也可以喝。
- 在運動前至少 4 小時，每公斤體重喝 5 到 7 毫升的水或運動飲料（相當於 68 公斤的男性喝 1.5 到 2 杯）。這樣就有足夠的時間補足並排泄多餘的水分。
- 如果運動的持續時間超過 30 分鐘，運動員應該攝取水分以免脫水（亦即喪失超過 2% 的體重）。馬拉松跑者的研究建議每小時

比賽之前

在運動前至少 4 小時，每公斤體重喝 5 到 7 毫升的水或運動飲料。

比賽之中

攝取水分以防脫水（亦即喪失超過 2% 的體重）。

比賽之後

在運動後 4 到 6 小時，每減少半公斤體重要喝 2 到 3 杯水。

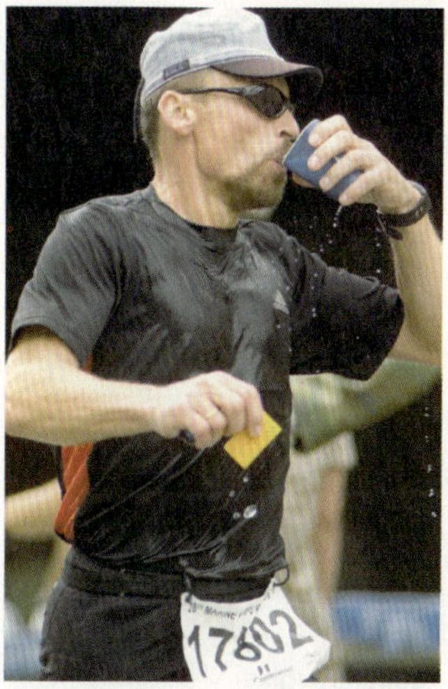

▲脫水會導致疾病和死亡。在濕熱環境下運動必須避免脫水

補充 1.5 到 3.5 杯（400 到 800 毫升）的水。美式足球員全副武裝在八月的大熱天裡一天操練兩次，需要超過每小時 800 毫升的水分才能避免脫水。最佳策略是在訓練期間判斷個人水分喪失的速率，然後擬定計劃。在相當多的案例中，有許多運動員（尤其是兒童和青少年）需要別人提醒才會喝水。

• 運動過後 4 到 6 小時，每減少半公斤體重要補充 2 到 3 杯水分。在進行下一階段的運動之前，體重必須要先復原。在比賽之前或之中沒有補充水分，幾乎可以肯定會影響運動表現。

最近這幾年，含咖啡因的能量飲料大為風行（參見「營養新知」）。有些研究指出，在耐力比賽（例如自由車）或需要極度專注的運動（例如射箭）中，咖啡因可以改善運動表現。不過攝取過量的咖啡因會導致震顫、緊張、焦慮、反胃和失眠等。除此之外，咖啡因的利尿作用對最佳水合狀況不利，尤其是不習慣咖啡因的運動員。表 10-6 是幾種最暢銷的能量飲料所含咖啡因和大卡的比較。

當環境溫度超過 35°C 時，實質上所有的體熱都要靠汗水的蒸發而帶走。在長時間的運動中，出汗率的範圍在每小時 3 到 8 杯（750 到 2000 毫升）之間。

全副武裝的美式足球員在炎熱天氣下，30 分鐘就會喪失 2%

表 10-6　流行能量飲料的咖啡因、大卡和糖的含量

飲料	容量（液量盎司）	咖啡因（毫克）	能量（大卡）	糖（公克）
5-Hour Energy	1.93	215*	4	0
Amp	16	142	220	58
Full Throttle	16	197	220	58
怪獸	16	160	200	54
NOS	16	260	210	54
紅牛	8.4	80	110	27
紅牛無糖	8.4	80	10	0
Red Rain	8.4	80	180	47
巨星	16	160	280	62
SoBe Energize	20	160	88	23

*根據消費者雜誌 2012 年 12 月報導之獨立研究室分析結果。廠商並未明列咖啡因含量，而是在標示中敘述本產品的咖啡因含量約相當一杯濃咖啡之含量範圍：80-175 毫克

的體重。馬拉松跑者在比賽中會喪失 6% 到 10% 的體重。脫水會降低耐力、肌力以及整體表現。當濕度上升時（尤其是超過 75%），蒸發變慢，出汗已經不足以使身體冷卻。其結果就是突感疲勞，心臟負荷加重，難以維持長時間的運動。熱相關傷害如熱衰竭、熱痙攣和中暑，都可能致命（表 10-7）。為了降低熱相關傷害的風險，必須留意體重迅速降低（體重的 2% 或以上），補充喪失的水分，並且避免在極端濕熱的環境下運動。

運動飲料。在運動時應該喝水或是運動飲料？如果持續的時間在 60 分鐘之內，或是減少的體重低於 2 到 3 公斤，只要補充水分即可，因為碳水化合物的存量和電解質（鈉、氯和鉀等）的消耗並不多。（汗水中有 99% 是水，只有 1% 是電解質和其它物質。）如果運動時間超過 60 分鐘，電解質（尤其是鈉）和碳水化合物的補充就愈形重要。

在長時間的運動中（特別是在大熱天）喝運動飲料（圖 10-7）有下列好處：

- 「水分」增加血液容積，因而可以有效地冷卻體溫並運送燃料和

表 10-7　熱相關疾病

熱相關疾病	症狀	建議療法
熱衰竭是熱相關疾病的第一階段，由於體液流失而降低血液容積的狀況。	• 出汗過多 • 頭痛 • 暈眩 • 反胃 • 肌肉無力 • 視力模糊 • 皮膚泛紅 • 體溫過高 • 熱痙攣（參見下欄）	• 移至陰涼處 • 除去多餘衣物 • 用冰袋或冷水冷卻皮膚 • 補充喪失的水分和電解質
熱痙攣是熱衰竭常見的併發症。在大熱天裡持續運動數小時，流很多汗後喝未加電解質的水，就容易出現熱痙攣。	• 痛苦的骨骼肌痙攣	• 補充喪失的水分和電解質
中暑是體內溫度高達 41°C 的後果。如果未加處理會停止流汗，循環系統衰竭。接下來神經系統受損，甚至死亡。死亡率高達 10%。	• 體溫過高 • 皮膚乾熱 • 反胃 • 意識不清 • 躁動 • 協調能力欠佳 • 昏厥 • 抽搐 • 昏迷	• 用冰袋或冷水冷卻皮膚 尋求專業醫療救助

營養新知 運動飲料和能量飲料不可互換

在持續時間超過 1 小時的運動中，利用含有電解質和碳水化合物的運動飲料（例如開特力）來補充水分，是眾所周知的事情。然而現在廠商搭運動飲料的便車把各種能量飲料行銷給年輕人，尤其是男性運動員。專家警告運動員不要在運動中利用能量飲料，例如暢銷的紅牛、巨星及怪獸等，來滿足水分的需求。因為糖的含量太高，還有許多效益有限（如果有的話）的添加物，包括咖啡因、牛磺酸、人蔘和瓜拉那等。事實上，狂飲能量飲料會致病，而且已有至少四例死亡。能量飲料與酒併用會掩蓋醉酒的症狀，導致危險的行為和意外事件。專家建議能量飲料以 1 天 1 罐（500 毫升）為限，避免與酒併用，而且心臟有問題的人要先諮詢醫生才能飲用。運動員應該用運動飲料而非能量飲料來補充水分。

資料來源：Higgins JP and others: Energy beverages: Content and safety. *Mayo Clinic Proceedings* 85:1033, 2010.

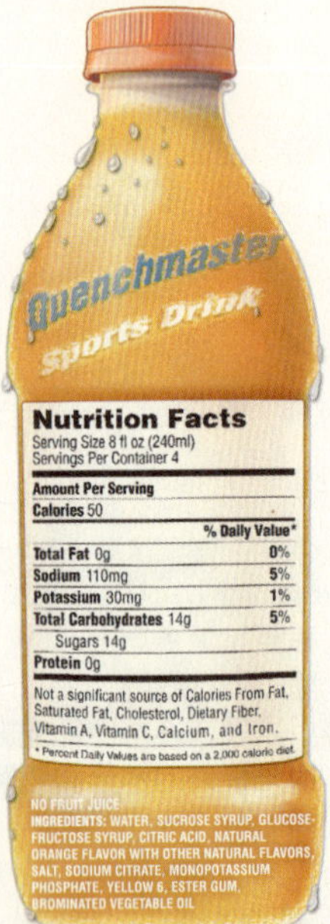
Quenchmaster
Sports Drink
Nutrition Facts
Serving Size 8 fl oz (240ml)
Servings Per Container 4
Amount Per Serving
Calories 50
% Daily Value*
Total Fat 0g 0%
Sodium 110mg 5%
Potassium 30mg 1%
Total Carbohydrates 14g 5%
Sugars 14g
Protein 0g
Not a significant source of Calories From Fat, Saturated Fat, Cholesterol, Dietary Fiber, Vitamin A, Vitamin C, Calcium, and Iron.
* Percent Daily Values are based on a 2,000 calorie diet
NO FRUIT JUICE
INGREDIENTS: WATER, SUCROSE SYRUP, GLUCOSE-FRUCTOSE SYRUP, CITRIC ACID, NATURAL ORANGE FLAVOR WITH OTHER NATURAL FLAVORS, SALT, SODIUM CITRATE, MONOPOTASSIUM PHOSPHATE, YELLOW 6, ESTER GUM, BROMINATED VEGETABLE OIL

圖 10-7 補充水分與電解質的運動飲料通常含有簡單碳水化合物，加上鈉和鉀。這類產品所含的各種糖大約 1 杯（240 毫升）14 公克。一般的運動飲料大約含糖 6% 到 8%，可以提供豐富的葡萄糖和其它單醣類給肌肉作為燃料，並且耐受性良好。含糖超過 10% 的飲料如汽水或果汁，可能會使胃不舒服，因此並不建議

廢物進出細胞。

- 「**碳水化合物**」在肝醣耗盡時提供葡萄糖給肌肉，並且添加滋味，變得比較好喝。
- 「**電解質**」有助於維持血液容積，促進小腸吸收水和碳水化合物，並且刺激口渴。

總之，飲用運動飲料與否，關鍵在於運動時間的長短。如果連續運動長達 60 分鐘以上，喝運動飲料就比白開水有利得多。話雖如此，運動員最好在訓練期間先試喝看看，不要在比賽時才第一次飲用。

水中毒。有些運動選手也可能喝太多水而導致水中毒（低鈉血症）。耐力選手（尤其是新手）從事長時間的低強度運動，出汗可能沒有預期的多，所以水分喪失有限。預防水中毒要少喝點水，挑選含鈉（通常是氯化鈉的形式）的運動飲料，並且在運動中不要增加體重（在炎熱或寒冷的天氣下都可能發生血鈉過低）。

觀念檢查站 10.4

1. 在比賽之前「減重」有何意義？對運動表現有何影響？
2. 葛瑞塔是女子籃球隊的控球後衛，抱怨長期疲勞。說明你該著手調查哪三種營養問題？
3. 大衛在美式足球季前訓練的某一天，因為流汗而減輕 3 公斤體重。運動過後他應當補充多少水分？

10.5 給耐力、肌力和爆發力選手的特別忠告

在章節 10.4 你已經學到，運動廣泛地影響營養需求。然而運動的定義很廣，而且每位運動員都是獨一無二的。耐力選手的運動持續數小時，他們利用營養的方式自然不同於重視肌肉量的肌力／爆發力選手。以下我們提供特別的營養策略給耐力、肌力、和爆發力選手。

耐力選手：延緩或防止疲勞的策略

耐力選手的首要目標是攝取充分的碳水化合物和水分。在「比賽之前」，耐力選手應該努力擴大肌肉和肝臟的肝醣存量，作為肌肉的燃料並維持血糖。在「比賽之中」，目標是預防脫水和肝醣耗盡，這兩種狀況都會造成疲勞和表現欠佳。在「比賽之後」，必須補充肌肉肝醣存量，修復受傷的肌肉組織，並且恢復水合狀況。

賽前擴增肝醣存量。從事連續而劇烈的有氧運動的選手，比賽時間超過 90 分鐘（或是時間較短，但在 24 小時內重複多次），進行**碳水化合物增補法** (carbohydrate loading) 有助於增加肌肉肝醣的存量。做法是在比賽開始的一週之前，逐漸降低運動強度和持續時間，同時逐漸增加膳食碳水化合物的比例。較短的碳水化合物增補法（例如賽前 1 或 2 天）也同樣有效。

碳水化合物增補法 (carbohydrate loading) 為了增加肌肉肝醣的存量，在比賽前數天開始吃高醣飲食，同時逐日降低運動的持續時間。

比方說，一位 25 歲男性準備參加馬拉松。他平日的卡路里需求為 3500 大卡/日。在比賽前 6 天，他跑完最後一趟艱苦的 60 分鐘。當天碳水化合物提供了總卡路里的 45% 到 50%。在那個禮拜的其餘日子，運動時間降為 40 分鐘，最後一天再降到 20 分鐘。與此同時，他在飲食中逐日增加碳水化合物，直到 70%~80% 的總卡路里（表 10-8）。這一週運動時間逐日減少，總卡路里攝取量應該也跟著減少。到了比賽的前一天他完全休息，但仍然維持高醣攝取量。

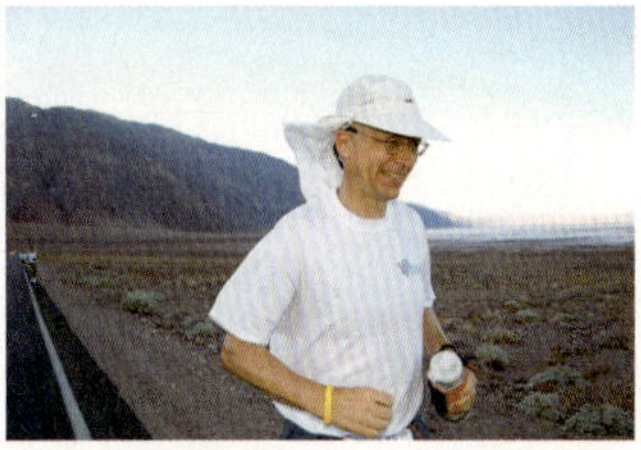

▲碳水化合物增補法僅適用於耐力運動如長跑

表 10-8 碳水化合物增補法

距離比賽開始的天數	6	5	4	3	2	1
運動時間（分鐘）	60	40	40	20	20	休息
碳水化合物（公克）	450	450	450	600	600	600

適合碳水化合物增補法的運動項目

- 馬拉松
- 長泳
- 越野滑雪
- 30 公里賽跑
- 鐵人三項
- 籃球巡迴賽
- 足球
- 自由車計時賽
- 長距離獨木舟

不適合碳水化合物增補法的運動項目

- 美式足球
- 10 公里以下的賽跑
- 步行與健行
- 大多數的游泳比賽
- 單場籃球賽
- 舉重
- 大多數的田徑項目

在正常情況下（也就是說，碳水化合物占總卡路里的 50% 左右），這種增補法可以提升肌肉肝醣存量的 50% 到 85%。碳水化合物增補法的缺點是，當肌肉中的肝醣增加時水分也跟著增加（大約每克肝醣增加 3 公克的水）。這種現象雖然有助於維持體內水分，不過額外的水重和連帶的肌肉僵硬卻會降低某些人的運動表現。

要在比賽前採用碳水化合物增補法的運動員，應當在訓練期間（遠在重要比賽之前）就試用過，看看效果如何以決定要不要採用。目前專家不建議使用碳水化合物增補法，轉而支持在比賽中補充碳水化合物（與每日的高醣飲食合併使用）。

耐力選手即使不採用嚴格的碳水化合物增補法，在比賽開始之前 2 到 4 小時應該吃最多 1000 大卡的輕食，可以補足肌肉和肝臟中的肝醣存量，防止半途飢餓，並提供額外的水分。距離比賽開始的時間越長，所吃的餐點應該越豐盛，因為有更多的時間可以消化。賽前餐點首重碳水化合物（約 200 公克），含有少量脂肪或纖維質，以及適量的蛋白質（參見表 10-9）。在比賽開始之前 1 小

表 10-9 方便的賽前高醣餐點

早餐	
早餐穀片，3/4 杯 低脂牛奶，1 杯 藍莓馬芬，1 個 柳橙汁，4 盎司	450 大卡 92 公克 (82%) 碳水化合物
或	
低脂水果優格，1 杯 原味貝果，1/2 個 蘋果汁，4 盎司 花生醬（搭配貝果），1 湯匙	482 大卡 84 公克 (68%) 碳水化合物
午餐或晚餐	
烤豬肉塊，3 盎司 白米飯，1.5 杯 蒸櫛瓜，1 杯 巧克力牛奶，1 杯 果凍，1/2 杯	839 大卡 120 公克 (57%) 碳水化合物
或	
義大利麵，2 杯 義大利麵醬，1 杯 低脂牛奶，1.5 杯 青豆，1 杯	761 大卡 129 公克 (66%) 碳水化合物

關於賽前餐點的時間選擇，一般原則是賽前 4 小時吃大餐（約 1200 大卡），前 3 小時吃份量適中的餐點（約 800 到 900 大卡），前 2 小時吃輕食（約 400 到 600 大卡），前 1 小時以內吃點心（約 300 大卡）。

時左右所吃的餐點，應該攪碎（或是液狀）以利胃部迅速排空，例如低脂果昔和運動飲料。

賽前餐點中富含碳水化合物的食物包括義大利麵、馬芬、貝果、鬆餅加新鮮水果、燕麥粥加水果、烤馬鈴薯加少量酸奶油、吐司加果醬、香蕉或低糖早餐穀片搭配低脂／脫脂牛奶。也可以吃液狀的代餐配方。富含纖維質的食物應該在比賽前一天吃以利比賽時結腸排空，但不要在比賽前一晚或當天早上吃。應當忌口的是油膩或油炸的食物，例如香腸、培根、調味醬和肉汁等。有些食物如乳製品會引起腸胃不適。運動選手應該在訓練期間實驗賽前餐點的分量、時間選擇和組成，看看效果如何。

新興的脂肪適應研究。傳統上，高醣飲食已經成為耐力選手的常模。然而耐力選手在訓練時採用替代方法，稱為「脂肪適應」，已經越來越流行。

在所有的能量營養素中，碳水化合物以最快的速度提供能量給運動肌肉。在耐力比賽之前，運動員吃高醣飲食或採用碳水化合物增補法，以確保肌肉和肝臟的肝醣能在整場比賽供肌肉之用。然而即使經過碳水化合物增補，肌肉肝醣所提供的總能量不過 2500 大卡左右。

相較之下，儲存在肌肉和脂肪組織中的三酸甘油酯所能供應的能量幾乎是無窮無盡。如圖 10-6 所示：視運動強度而定，耐力比賽的能量約有半數來自脂肪。脂肪代謝作為能源比較慢，不過每公克脂肪所提供的能量超過碳水化合物或蛋白質的兩倍。

在比賽前數天利用脂肪適應，而非傳統的高醣飲食（65% 的能量來自碳水化合物，只有 20% 來自脂肪），耐力選手用脂肪取代許多碳水化合物。比方說，高脂訓練飲食只含 25% 的碳水化合物，而高達 60% 來自脂肪。其中的原理是，高醣飲食（尤其是含有許多簡單糖類和精製穀類者）會促進胰島素分泌，因而抑制脂肪的分解。吃低醣高脂的飲食，會讓細胞適應利用較多的脂肪作為燃料。如果選手在耐力比賽使用較多脂肪作為燃料，肌肉的肝醣就可以保留下來，作為比賽末尾的衝刺之用。

研究員比較高醣或高脂的訓練飲食對運動表現的影響，其結果並不一致。一種可能的解釋是：在中低強度的運動中，「脂肪適應」選手的肌肉能夠分解更多脂肪作為燃料，不過碳水化合物攝取

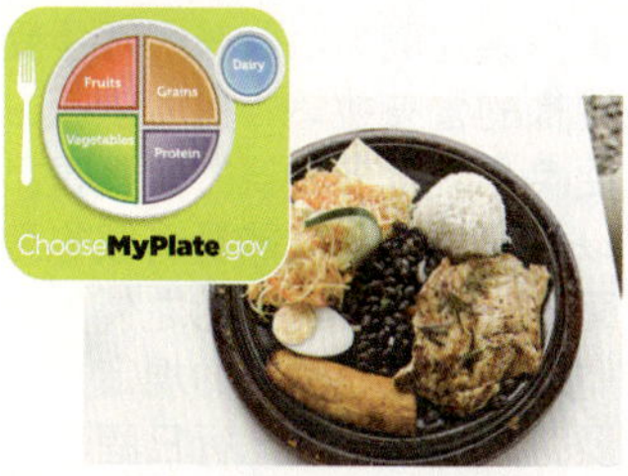

▲賽前餐點需要較高比例的穀類以增加碳水化合物的含量。選擇澱粉質蔬菜和五穀類為主的點心有助於擴大肝醣存量。這份麵食餐點與健康餐盤的比較結果如何？

賽前碳水化合物攝取量的基本原則

賽前（小時）	公克/公斤體重	體重 70 公斤的人
1	1	70
2	2	140
3	3	210
4	4	280

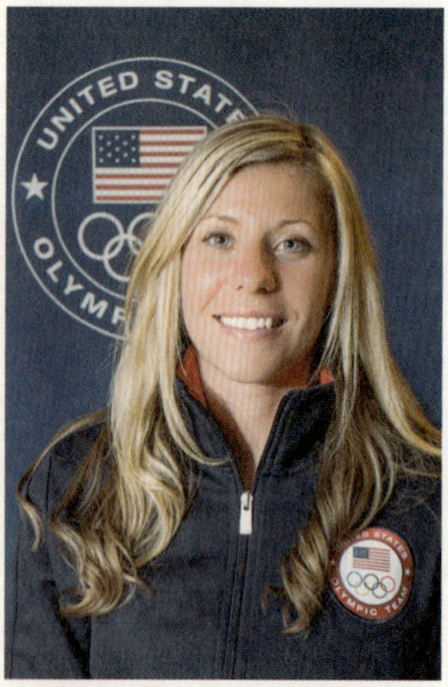

▲頂尖運動員跟一般民眾承受同樣的營養挑戰：過度依賴方便食品、眾多錯誤的營養資訊以及因為無聊或需要情感慰藉而吃東西等等。除此之外，他們還必須適應賽季的規定，以及勞累的訓練和旅行日程表。Jennifer Gibson 是碩士、合格營養師及合格運動營養專家。身為美國奧林匹克委員會的運動營養師，她根據運動員的營養狀況、運動類型、賽季、運動角色以及身體組成的目標，仔細為他們量身訂做營養建議

不足使肝醣用盡，因此阻礙較高強度的運動。

最佳策略或許是折衷這兩種方法。有些研究指出，吃幾個禮拜的高脂飲食，一直到賽前 2、3 天改採碳水化合物增補法，可以提升肌肉利用脂肪作為燃料的能力，同時也保有足夠的肝醣存量以供應最後衝刺的燃料。

目前還沒有足夠的科學證據支持耐力選手吃高脂飲食的建議。不過確實有明顯的證據支持在運動前和運動中吃碳水化合物能提升運動表現。這個研究領域仍然相當活躍，所以拭目以待，還會出現更多脂肪適應的資訊。

在比賽中補充燃料。我們已經確立在耐力運動中攝取足夠水分的重要性。對於超過 60 分鐘的比賽，在運動中攝取碳水化合物也能提升運動表現。長時間的運動耗盡肌肉的肝醣存量，迅速降低血糖，導致身心俱疲。避免「撞牆期」的方法是在運動中吃碳水化合物，以便維持正常的血糖濃度。

耐力比賽的基本指標是每小時吃 30 到 60 公克的碳水化合物。目前運動營養的趨勢是，利用多種碳水化合物來源（例如葡萄糖、果糖和麥芽糊精等）及其不同的吸收途徑和吸收速率，以擴大細胞的葡萄糖供應，並且降低腸胃不適的風險（參見延伸閱讀 1）。

有些專家認為，在運動中一併攝取蛋白質和碳水化合物能帶來額外的效益。尤其是能作為燃料的支鏈胺基酸，可提供能量並改變某些神經傳導素的製造，因而延緩疲勞的到來（參見延伸閱讀 2）。這個領域的研究還在進行當中，目前沒有足夠的證據支持在比賽中吃蛋白質的建議。有些供運動中食用的產品確實含有胺基酸，所以你可以遍嚐各種配方，看哪一種對你最合適。

至於脂肪又如何呢？相較於碳水化合物，脂肪的消化、吸收和代謝都比較慢。因此之故，雖然脂肪是長時間有氧運動的燃料，在運動中吃脂肪不能提升運動表現，而且可能造成腸胃不適。

在耐力比賽中，運動飲料是碳水化合物的良好來源。如上一節所示，運動飲料通常每份（8 盎司）含 14 公克碳水化合物（表 10-7）。它們提供必要的水分、電解質和碳水化合物，能讓運動員的表現維持最佳水準。

有些運動員利用碳水化合物膠或糖嚼錠取代運動飲料。膠和糖嚼錠的配方含有一種或以上的／澱粉，可迅速提供每份 25 公克的

碳水化合物（表 10-10）。此外，它們還提供電解質以補充汗水的流失。這類產品有的也含有胺基酸、維生素、咖啡因（參見本章末尾的「營養與你的健康」）或草藥成分。碳水化合物凍的好處是它比能量棒或運動飲料容易攜帶。

流行能量棒通常提供 180 到 250 大卡，以及 2 到 45 公克的碳水化合物。能量棒的碳水化合物含量差異頗大，這是運動補充品產業的各種行銷趨勢所致。總之，耐力選手挑選的能量棒應該含有 40 公克碳水化合物、不超過 10 公克的蛋白質、4 公克脂肪和 5 公克纖維質等。能量棒所添加的維生素和礦物質應該在一般人需求的 25% 到 100% 之間。除了運動比賽之外，有些人把能量棒當作迅速而方便的正餐或點心。

檢查這些產品的標示，判斷它們是否能夠提供每小時 30 到 60 公克碳水化合物。另外要記得，吃任何含有碳水化合物的食物必須喝水，以確保充足的水合狀況。

這些產品一份最起碼要價 1 美元，有些品牌使用全天然或有機成分，要價更高達 5 美元。運動飲料、能量棒和能量凍是否值這個價錢？就看你是否願意掏腰包購買方便的現成產品。評論家說，這些產品的營養價值相當於一杯低脂優格或一片水果（參見表 10-

有證據指出，在比賽中吃碳水化合物所產生的增能效應，不僅是因為燃料的供應增加，而且是因為從消化道轉發吃碳水化合物的資訊到腦部的化學訊號發生變化。有些研究針對運動時間低於 1 小時的選手，發現僅僅用含碳水化合物的液體漱口，就能減少疲勞並提升運動表現而毋需冒腸胃不適的風險。

表 10-10 流行能量棒、能量凍和糖嚼錠所含的能量和巨量營養素

能量棒	份量（盎司）	能量（大卡）	碳水化合物（公克）	纖維質（公克）	蛋白質（公克）	脂肪（公克）
Clif Bar（巧克力豆）	2.4	240	44	5	10	4.5
LUNA Bar（巧克力堅果）	1.69	180	25	4	9	6
Met-Rx Protein Plus（巧克力軟糖）	3.0	310	32	2	32	9
PowerBar Performance（花生醬）	2.3	240	44	1	9	4
Snickers Marathon Protein Bar（堅果牛奶糖）	2.82	290	40	10	20	10
能量凍和糖嚼錠						
Carb BOOM! Energy Gel（草莓或奇異果）	1.4	110	27	0	0	0
Clif Shot（香草）	1.1	100	24	0	0	0
GU Energy Gel（檸檬）	1.1	100	25	0	0	0
Jelly Belly Sport Beans（漿果）	1.0	100	24	0	0	0
PowerBar Gel（草莓或香蕉）	1.44	110	27	0	0	0

整體而言，選擇能量棒優於選擇糖果棒和包裝糕餅。運動中吃能量棒比較方便。不過最好是吃健康食物，可獲得更多有益的化合物；這種做法花費較低，尤其是日復一日的吃點心。此外令人擔心的是，一天之中吃許多能量棒可能造成微量營養素中毒，因為許多產品都高度強化。要特別留意維生素 A 和鐵這兩種營養素。

3）。對預算有限的運動員來說，一小袋全麥餅乾或果凍豆就能在比賽中迅速提供葡萄糖。只要花一點時間和網路連線，你就能找到食譜在家自製運動飲料和能量棒，花費不到知名品牌售價的一個零頭。

運動後補充肝醣和水分。在長時間的有氧運動之後，肌肉和肝臟的肝醣存量將會耗盡。在運動後的復原期，選手必須特別注意的營養取決於已完成的運動種類和下次運動的時間。比方說，同一天有多場比賽必須迅速恢復肝醣存量。不過，如果下一場比賽是 1 到 2 天之後，賽後立刻進餐就不是那麼重要了。

在長時間（耐力）運動後 30 分鐘內應該吃高醣食物，以能提供 1-1.5 克/公斤體重的碳水化合物為原則。越早吃越好，因為運動之後肌肉對胰島素相當敏感，此時肝醣的合成最為迅速。在接下來的 4 到 6 小時，每隔 2 小時應該再吃一次。高升糖指數的食物例如水果、果汁、麵包、短粒白米飯或運動飲料，都有助於迅速回補肝醣存量。回顧利用表 4-3 提供的各種食物之升糖指數。

在耐力運動之後，雖然吃碳水化合物是補充肝醣最重要的因素，在復原期添加適量的高品質蛋白質有助於刺激肝醣合成，並且修復受損的肌肉組織。下一節討論肌力和爆發力選手的營養策略，會再探討賽後餐點。

在耐力選手的復原期，攝取水分和電解質（亦即鈉和鉀）是另一件要事，尤其是一天要賽兩場或者環境濕熱。特製的復原飲料可提供碳水化合物、胺基酸和電解質。不過如果所吃的食物和水分已能恢復喪失的體重，通常也能提供足夠的電解質以滿足耐力運動復原期的需求。

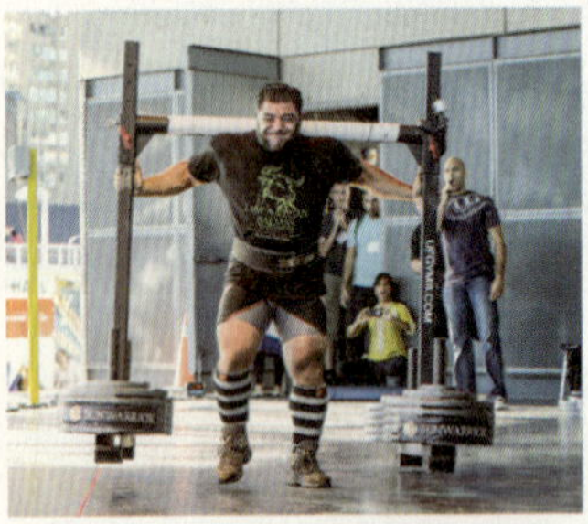

▲肌力訓練選手為了建構肌肉，是否每餐都必須吃鮪魚、雞肉和瘦牛肉呢？Patrik Baboumian 是吃純素的大力士和前健身選手。建構他 114 公斤體格的植物蛋白質來源包括豆子、豌豆、豆莢、堅果、種子以及大豆蛋白粉做的蛋白質奶昔。他在自身的量級是目前舉重 (log lift) 世界記錄的保持者，被稱為德國最強壯的男人

肌力和爆發力選手：增加肌肉量的策略

肌力訓練是為了提升肌肉所能使出的最大力量，任何全面的體能計劃都應包括肌力訓練在內。阻力運動利用自由調節的重量、專門的重量訓練機或自己的體重。一次鍛鍊通常包括 8 到 12 種不同的運動，目標是全身所有的大肌群。大部分在健身房舉重的人選用自己能舉的最大重量 (1 RM) 之 50% 做數組運動、每組重複 8 到 10 下。這種鍛鍊改善肌肉的「耐力」 這是肌肉適能的重要部分。不過要真正鍛鍊「肌力」，運動員必須對抗更大的阻力（1 RM 的

80%），只重複 2 到 5 下。對舉重或健身比賽的選手而言，肌力是訓練的重點所在。

肌肉的爆發力結合力量與速度，提升迅速使力的能力。爆發型運動包括中距離賽跑、美式足球、划船和游泳等。事實上，許多運動和日常活動都包括肌爆發力：跳躍搶籃板球、武術中的橫踢攻擊和高爾夫的開球等，都是運動中肌爆發力的實例。

對肌力和爆發力選手而言，必須修正幾項針對運動員的一般營養建議。首先，因為額外的瘦肉和大量的日常訓練，卡路里需求很高。記得肌力和爆發型運動的主要燃料是磷酸肌酸 (PCr) 和碳水化合物，以供應短暫爆發的動作，脂肪則供應其餘的階段。阻力運動很少利用蛋白質（參見圖 10-6）。其次，在復原期需要攝取一些額外的蛋白質（參見延伸閱讀 17 和 18）。

肌力和爆發力選手往往極度重視蛋白質的攝取，以便支持肌肉蛋白質的合成。肌力訓練選手在早期的訓練階段確實比所有運動員都需要蛋白質（表 10-5）。一旦獲得理想的肌肉量，維持肌力所需的蛋白質會稍微減少。攝取建議量的蛋白質可提升肌肉蛋白質的合成，不過攝取超過建議範圍的蛋白質沒有任何益處。記得過量的胺基酸被用來作為燃料或儲存為脂肪，並不會直接轉化成肌力。

肌力和爆發力訓練之前／之中，重點在能量、碳水化合物和水分。充足的水分能讓運動表現達到巔峰，肌力與爆發力選手也不例外。尿液顏色和尿液比重是水合狀況的良好指標。如果運動員在比賽前水合狀況欠佳，喝水或運動飲料即可。

耐力選手的營養策略是，比賽前幾天一直到前幾小時都攝取足量的碳水化合物，以便強化運動表現。肌力和爆發力選手的策略也是一樣。從事阻力較小而重複多次的選手，要比從事阻力較大而重複較少的選手消耗更多肌肉肝醣。總之，研究顯示肌力和爆發力訓練每日吃 4 到 7 公克碳水化合物/公斤體重就已足夠。阻力運動之前／之中攝取碳水化合物的最佳比率尚未設定，不過有些研究指出，賽前餐點含碳水化合物 1 到 4 公克/公斤體重就能提升運動表現。

在肌力和爆發型運動中，選手也利用肌酸補充劑來增加肌肉中的磷酸肌酸。記得在短時間內劇烈爆發的運動中，利用磷酸肌酸來補充 ATP。當磷酸肌酸的存量增加時，肌肉肝醣就能保留（參見延

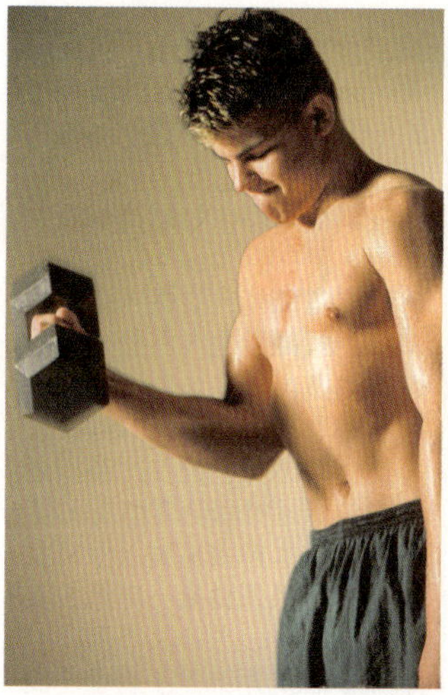

▲有一肌力訓練選手相關的特殊營養議題叫作是肌肉變形障礙，俗名「恐瘦症」。第 11 章會討論這種身體變形障礙，患者的肌肉即使比平常人多，仍然自認太瘦。肌肉變形障礙患者會有飲食失調的行為，或者利用類固醇獲得發達的肌肉

許多爆發力選手利用「**訓練周期 (periodization)**」的技巧，在一年之間給予身體不同的生理壓力：

- 在訓練季開始時鍛鍊有氧耐力。
- 獲得有氧能力之後，重點轉移到鍛鍊肌力、爆發力以及運動技巧。
- 在賽季期間，每天的鍛鍊按比例縮減，不過在比賽日運動劇烈，持續時間也長。
- 在非賽季持續運動以保持身材，不過運動量一定低於賽季。

利用訓練周期的選手將會用到所有我們討論過的能量系統。營養建議也應當周期化以配合這種動態的訓練計劃。

訓練周期 (periodization) 在訓練季輪番改變運動量、運動強度和鍛鍊的項目。

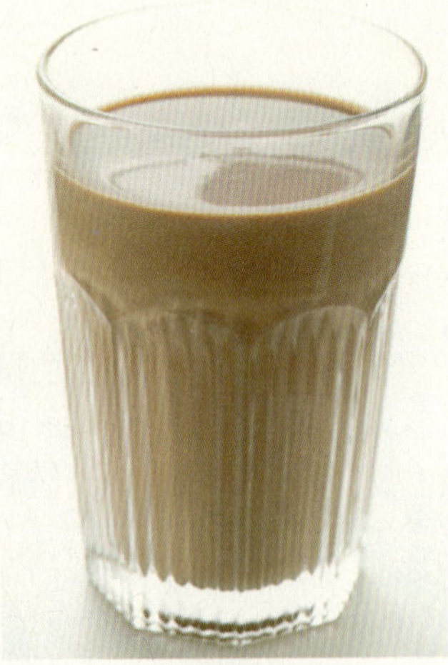

▲對許多運動員而言，巧克力牛奶是復原飲料的上選。一份（2 杯）美味的低脂巧克力牛奶含有 52 公克碳水化合物和 16 公克蛋白質

伸閱讀 17）。本章末尾「營養與你的健康」提供更多肌酸和其它輔助手段的資訊。

在肌力或爆發力競賽中，可能沒有機會補充水分和碳水化合物，所以預先攝取足夠的水分並增加肌肉肝醣就很重要。不過在延長訓練期中，補充水分和碳水化合物可提升身心兩方面的表現。

少數幾位運動營養專家主張在耐力運動之前／之中吃蛋白質以促進肌肉蛋白質的合成，不過大量的證據指出，蛋白質在復原餐點中才是重點。

對運動員（和一般成人）而言，脂肪的攝取量應該占總卡路里的 20% 到 35%。營養調查顯示，阻力訓練選手攝取的脂肪稍微高於建議量，或許因為他們吃的高蛋白食物（例如肉類和乳製品）也是脂肪的豐富來源。如果脂肪的攝取量高於總卡路里的 35%，用碳水化合物取代過量的脂肪有助於蛋白質平衡。這是因為碳水化合物促進胰島素分泌，而胰島素會引發細胞攝取胺基酸，供應材料給細胞內的蛋白質合成。

肌力和爆發型運動之後吃碳水化合物和蛋白質可加速復原。根據許多研究員的說法，在阻力運動後的頭幾個小時，是提供碳水化合物和蛋白質以補充肌肉肝醣和促進肌肉修復／合成的最佳時機。運動剛結束時，細胞對胰島素很敏感，因而迅速從血液攝取葡萄糖並儲存成肝醣。美國運動醫院的一般原則是，每公斤體重吃 1.0 到 1.5 公克碳水化合物以儲存肌肉肝醣。為了促進肌肉蛋白質的合成和肝醣的儲存，許多運動營養專家建議，運動一結束就攝取較高端的 1.2 到 1.5 公克碳水化合物/公斤體重（參見延伸閱讀 17）。某些胺基酸的存在進一步刺激胰島素的分泌，因而促進葡萄糖的攝取和肝醣的合成。

為了增加肌肉量，大部分運動營養專家建議，在運動後的頭 1 或 2 小時吃至少 20 公克高品質蛋白質以擴大蛋白質的合成。剛入門的肌力訓練選手想要增加肌肉量，對蛋白質的需求最為迫切。到了進階的訓練，運動時的蛋白質轉換速率就下降了。因此之故，訓練有素的肌力選手修復和維持肌肉所需的蛋白質比新手來得少。有些胺基酸（例如白胺酸）會刺激合成肌肉蛋白質的代謝途徑。合成肌肉蛋白質的過程不僅需要胺基酸作為構造單位，當然也依賴碳水化合物作為能源。

總之，阻力運動的復原需要結合碳水化合物和高品質蛋白質（3：1 的比例）。對體重 70 公斤的選而言，相當於每隔 2 小時吃 70 公克碳水化合物和 25 公克蛋白質。表 10-11 是這種組合的示範餐點。

結論

營養策略能夠提升運動表現。本章提出幾種規劃營養餐點的一般原則，可促進能量的儲存，確保足夠的水分，帶給選手競爭的優勢。我們強調運動之前／之中／之後碳水化合物和水分的重要性，以及蛋白質對肌肉復原的價值。最重要的是了解每位運動員的獨特性。記得遺傳會影響營養需求。每種運動都需要自己的一套能源組合。各種運動項目的訓練規則、持續時間以及比賽之前／之中／之間獲得滋養的機會都不相同。即使是同一種運動項目，每位選手都有不同的體力需求，因此營養需求也要跟著修正（參見延伸閱讀 7）。最後，個人的口味偏好和腸胃耐受性會強烈影響營養計劃的成敗。當你與運動員共事時，從自己扎實的營養知識出發，一面留意個人需求，要保持彈性，並且不斷充實自己。

拜訪以下網站可以獲得更多運動營養學的資訊：

開特力運動科學研究所
www.gssiweb.com

醫師與運動醫學
www.physsoprtsmed.com

美國運動醫學專科學會
www.acsm.org

疾病管制暨預防中心的營養、體力活動暨肥胖部門
www.cdc.gov/nccdphp/dnpao

美國運動協會
www.acefitness.org

觀念檢查站 10.5

1. 耐力選手的賽前餐點應該強調何種營養素？提供一份長途自由車選手的賽前餐點實例。
2. 何謂碳水化合物增補法？列舉三種可用碳水化合物增補法提升表

表 10-11　復原餐點實例

選項 1
1 個普通貝果
1 盎司外賣火雞肉
1 盎司瑞士起司
1 杯脫脂牛奶
509 大卡，71 公克碳水化合物，33 公克蛋白質，10 公克脂肪

選項 2
16 盎司調味希臘酸奶
1 根中等大小的香蕉
533 大卡，86 公克碳水化合物，31 公克蛋白質，8 公克脂肪

選項 3
1 盒開特力復原飲料（8 液量盎司）
1 盒開特力復原蛋白質奶昔（11 液量盎司）
380 大卡，65 公克碳水化合物，28 公克蛋白質，1.5 公克脂肪

現的運動項目。

3. 阻力運動的復原餐點為何應該兼顧碳水化合物和蛋白質？吃復原餐點的時間選擇為何？提出一份合適的復原餐點。

案例研究 規劃訓練飲食

邁可正在加緊訓練，準備參加 3 個禮拜以後舉行的 10 公里長跑。他讀了不少運動營養學，特別是有關訓練時吃高醣飲食的價值。他也努力維持體重，以便獲得較佳的速度和耐力。因此他也儘可能少吃脂肪。不幸的是，過去一週內的成績都不如預期。他跑步速度變慢，運動計劃才開始 20 分鐘就覺得疲勞。

昨天的早餐他吃的是一個大型貝果、少量奶油乳酪以及柳橙汁。中餐吃一小份沙拉加無脂沙拉醬，一大盤麵食加番茄醬和花椰菜，搭配低卡汽水。晚餐吃一小份烤雞胸肉、一杯米飯、一些胡蘿蔔以及冰茶。宵夜是無脂扭結餅。

回答下列問題。解答在本章末尾。

1. 在邁可的訓練中，吃高醣飲食是個好主意嗎？
2. 邁可的飲食是否缺少了什麼重要的成分？缺少的成分是否導致他的疲勞？
3. 邁可的飲食應該如何修正，應該特別重視哪些食物？
4. 邁可在運動中應該如何滿足水分的需求？
5. 邁可是否應該在運動之前／之中／之後補充燃料？

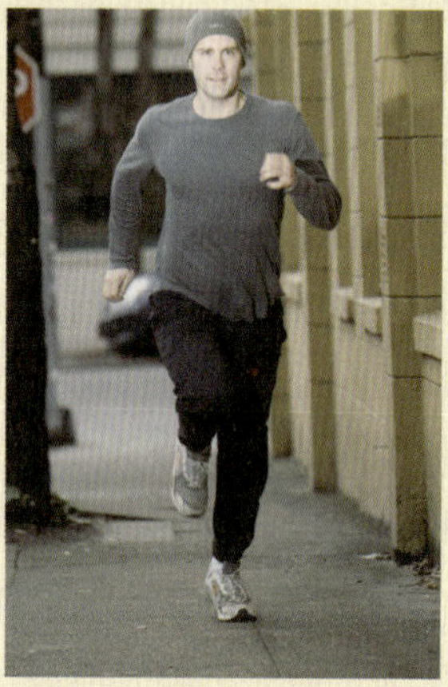

營養與你的健康 Nutrition and Your Health (NAYH)

輔助手段與運動表現

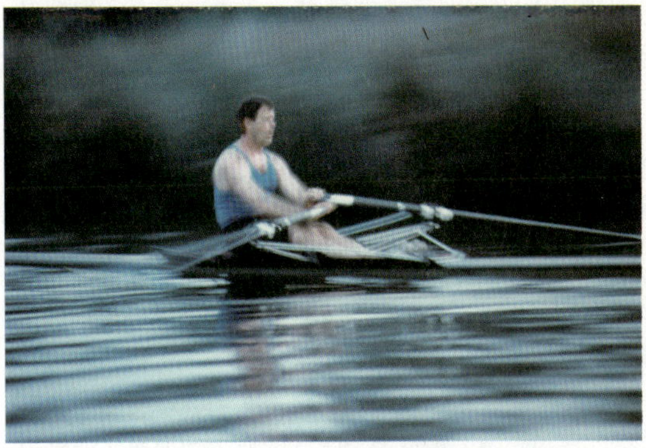

在飲食上動手腳以求提升運動表現並非新鮮事。今天的運動員和他們的前輩一樣，嘗試吃各種號稱能讓他們占競爭優勢的物質。在 2011 年，運動營養補充品的銷售（36 億美元）占了膳食補充品（300 億美元）的 12%。洋薊心、花粉、牛腎上腺、海藻、冷凍乾燥的肝片、明膠和人蔘等，這些不過是運動員想要**增強體能** (ergogenic) 而吃的一些無效的食物而已。

根據最新的科學發現，選手可以利用幾種飲食輔助以提升運動表現。這些輔助手段包括充足的水分和電解質，豐富的碳水化合物，和遵照「我的餐盤」的均衡和多樣化的飲食。蛋白質與胺基酸補充劑不在此列，因為運動選手很容易就可以從食物中獲取足夠的蛋白質（參見表 10-3）。最好是飲食中缺乏某種特定的營養素（例如鐵）時才服用補充劑。市面上各種輔助手段往往效果可疑，有的甚至會危害健康，使用不可不慎。輔助手段的風險-利益比尤須小心評估。

如表 10-12 所列，其中有不少號稱能提升運動表現的物質並沒有科學證據。許多根本無效，有些還很危險，會導致器官傷害。肝臟尤其容易受到傷害，因為它負責有害化合物的去毒作用（參見延伸閱讀 12）。對於任何物質運動員都應心存懷疑，直到科學上證實了它的輔助效果。美國 FDA 管制膳食補充品的能力有限（參見第 8 章）。同樣地，FDA 只管制處方藥物的製造過程，對於膳食補充品的生產就比較鬆懈。

有些補充劑所含的物質會使運動員在各種禁藥檢測時出現「檢驗陽性」。2008 年夏季奧運就出現過這種案例，游泳選手 Jessica Hardy 不慎吃了某種膳食補充品，以致在禁藥檢測時出現檢驗陽性。最近的研究也顯示，許多補充品所含的物質和／或數量與標示不符。運動員不僅要自行判斷膳食補

美國大學體育總會 (NCAA) 與補充劑

NCAA 的競賽安全暨運動醫療委會員會曾列出准用與禁用的補充劑，給各學生運動部門加以管理。NCAA 建議學生，吃任何膳食補充品都要與團隊醫務人員討論，以免不小心吃到禁藥。以下為部分重要的實例：

准用	禁用
維生素與礦物質	胺基酸
「能量」棒（只要蛋白質不超過 30%）	肌酸
運動飲料	甘油
替代餐點的飲品，例如安素	羥甲基丁酸鈣 (HMB)
	肉鹼
	蛋白質粉

輔助手段 (ergogenic aid) 利用器械、營養、心理、藥物、生理的物質或療法以直接提升運動表現。

表 10-12　現今眾所矚目的輔助手段的評估[2,14,17]

物質／措施	原理	事實
某些情況下有效		
咖啡因	提神，提升大腦靈敏度，改善警覺性	對於持續時間 5 分鐘左右（或以上）的運動，比賽前 1 小時飲用二到三杯 150 毫升的咖啡（相當於 3-9 毫克/公斤體重的咖啡因）對某些選手有效；效果較不明顯的是肝醣儲存量大、久經訓練或習慣攝取咖啡因的人；攝取量超過 600 毫克（6-8 杯咖啡）會導致尿檢違反 NCAA 規定（>15 微克/毫升）。可能的副作用是震顫、緊張、反胃、焦慮及失眠等。費用：每 300 毫克 0.08 美元。
肌酸	增加肌肉中的磷酸肌酸以維持高濃度的 ATP	每日服用 20 公克持續 5 到 6 天，然後維持每日 2 公克的劑量，可以提升反覆爆發的運動表現，例如短跑和舉重。素食選手獲益最大，因為他們的飲食缺乏肌酸。肌肉重量的增加部分源自肌肉中的水分。對耐力運動的選手無效。長期使用的安全性所知不多。有些案例顯示連續服用大劑量會傷害腎臟。費用：每月 25 到 65 美元。
重碳酸鹽（小蘇打）	中和導致肌肉疲勞的酸性化合物	在某些情況下如摔角（迅速產生乳酸）有部分效果，不過會引起反胃和腹瀉。劑量為 300 毫克/公斤體重，運動前 1 至 3 小時服用。費用：無。
β-丙胺酸	增加肌肉肌肽，可中和導致肌肉疲勞的酸性化合物	補充 β-丙胺酸可提升肌力與爆發型運動的表現，例如短跑和舉重。研究使用的劑量從每日 3 到 6 公克不等。較高劑量會造成皮膚刺痛。費用：每月 25 美元。
可能有效，目前尚在研究		
羥甲基丁酸鈣 (HMB)	降低蛋白質分解作用，有促進生長的效果	有些研究顯示，在重量訓練初期補充 HMB 可以增加肌肉量 0.5 到 1 公斤。不過人類長期使用的安全性和效益仍不得而知。費用：每月 100 美元。
支鏈胺基酸 (BCAA)（白胺酸、異白胺酸、纈胺酸）	在阻力運動中增加肌肉量重要能源，尤其當碳水化合物耗盡時	有些研究指出，在阻力運動之前／之後吃 BCAA 可增加肌肉量。這種效果對阻力運動的新手最為明顯。富含蛋白質的食物也富含 BCAA。 阻力選手由於運動而造成 BCAA 偏低時，每日補充 10-30 公克會增加血液中的 BCAA，但對運動表現沒有明確的提升效果。補充碳水化合物會延遲對 BCAA 的利用，或許因而不必補充 BCAA。費用：每月 20 美元。
麩醯胺酸（胺基酸的一種）	強化免疫功能，保存瘦體組織	有些初步的研究顯示，它可以減少上呼吸道感染。或許也能促進肌肉生長，不過缺乏長期的研究。蛋白質食物是麩醯胺酸的豐富來源。費用：每日 1-2 公克劑量時每月 10-20 美元。
危險或非法的物質／措施		
合成類固醇（及相關物質，例如雄烯二酮和四氫孕三烯酮）	增加肌肉量與肌力	雖能促進蛋白質合成，但在美國除非醫生處方否則禁用；有許多副作用，例如骨骼生長板過早閉合（可能影響青少年的成年身高）、肝臟充血性囊腫、增加心血管疾病風險、升高血壓以及生殖功能障礙。可能造成的心理後果包括攻擊性增加、藥物依賴（成癮）、戒斷症狀（例如沮喪）、睡眠障礙以及喜怒無常。以注射方式使用風險尤高。國際奧會禁用。

表 10-12 現今眾所矚目的輔助手段的評估[2,14,17]（續）

物質／措施	原理	事實
血液回輸	先抽取紅血球再注射回血液中，或是使用紅血球生成素以增加紅血球的數目，以強化輸氧能力	或許能增加血液的輸氧能力；可能造成嚴重後果，包括血液濃稠化和增加心臟額外負擔；國際奧會禁用。
麻黃素（興奮劑）	增強肌力與爆發力，提升大腦靈敏度，提神及減少體重喪失	為數不多的研究顯示可稍微提升無氧運動的表現，但是大部分的研究不支持它作為輔助手段。 會產生各種副作用，例如心悸、焦慮、甚至死亡。國際奧會和 NCAA 禁用。
γ-羥基丁酸 (GHB)	代替類固醇用來健身	美國 FDA 從未批准它上市，在美國製造與販售均屬違法。GHB 的相關症狀包括嘔吐、暈眩、震顫和痙攣等。許多受害者需要住院治療，有的已經死亡。Clandestine 藥廠必須為 GHB 的製造與濫用負責。FDA 正與檢察機構合作逮捕、起訴並證明這種非法行為的負責人有罪。
生長激素	增加肌肉量	在關鍵年齡可增加身高；也可能造成心臟或其他器官生長失控而導致死亡；具危險性，需由醫師仔細監控。以注射方式使用風險尤高。國際奧會禁用。

充品是否安全和有效，還要擔心是否會買到魚目混珠的產品。

即使某些物質已有科學研究證實其輔助效果，仍應小心使用，因為測試的環境與預期使用的環境可能不相符合。無論是服用補充品的適當劑量或多種補充品併用，都要小心翼翼才行。

不要期待有靈丹妙藥可以提升運動表現，選手應當著重於改善訓練過程和運動技巧，同時吃均衡的飲食才是上策。

本章重點（數字代表章節）

10.1 專家建議所有健康人口逐漸增加規律的體力活動，可改善心血管狀況、消化功能、血糖調控以及睡眠品質；降低某些癌症的風險；並且強化肌肉和骨骼健康。

10.2 美國人運動指引建議成人每週至少做 150 分鐘的溫和／75 分鐘的劇烈有氧運動。除此之外，成人應該從事肌力活動和柔軟度運動每週至少兩次。運動之前應該先熱身，增加血液流動並使肌肉溫暖；運動結束後要做緩和活動，包括伸展活動。

10.3 人類的代謝途徑從碳水化合物、脂肪和蛋白質萃取化學能製造 ATP。磷酸肌酸是高能化合物，在短時間、高強度的運動中可用來補充 ATP。作為燃料的巨量營養素，其組合取決於運動的強度和持續時間：短時間、高強度的運動主要利用碳水化合物作為燃料，而中低強度的耐力運動利用較多脂肪作為燃料。蛋白質很少作為燃料。

10.4 為了支持體力活動，運動員需要的能量比靜態生活的人每分鐘多出 5 到 8 大卡。長時間追蹤體重變化是評估能量攝取量是否足夠的好方法。運動員應該從各種飲食獲取能量，包括碳水化合物（6-10 公克/公斤體重；占總能量的 60%）、蛋白質（0.8-2.0 公克/公斤體重；取決於訓練項目）和脂肪（占能量的 35%，以植物油取代固體脂肪）的來源。運動員所增加的食量就能提供充分的維生素和礦物質。需要留意的微量營養素是鐵和鈣，尤其是女性。運動員應該在運動之前、之中（儘量減少體重的喪失）和之後（每降低 0.5 公斤體重喝 2 到 3 杯）補充水分。在持續時間超過 60 分鐘的運動中，運動飲料可補充消耗的水分、電解質和碳水化合物。

10.5 耐力選手在比賽之前／之中／之後補充水分、電解質和碳水化合物可延緩或防止疲勞。除此之外，運動過後攝取蛋白質有助於肌肉的恢復。除了保持水合狀況和肌肉肝醣存量的策略之外，肌力或爆發力選手應該在比賽後特別注意蛋白質的攝取。

NAYH 運動員可以利用充足的水分、電解質、碳水化合物以及符合飲食指標和我的餐盤的均衡飲食而獲益。在某些情況下，肌酸、重碳酸鈉與咖啡因可提升運動表現。運動員可從飲食滿足蛋白質的需求，並不需要蛋白質和胺基酸補充劑。

知識檢查站（解答在下方）

1. 磷酸肌酸 (PCr) 富含能量，存在於________組織
   a. 脂肪　　c. 肝臟
   b. 肌肉　　d. 腎臟
2. 體適能計劃應該包括
   a. 每週 5 天的有氧運動
   b. 每週 2 到 3 天的肌力訓練
   c. 每週 2 到 3 天的伸展運動
   d. 以上皆是
3. 在建構肌肉的階段，運動員應該攝取________克/公斤體重的蛋白質
   a. 0.5 到 0.7　　c. 1.5 到 1.7
   b. 0.8　　d. 2 到 2.5
4. 下列哪種食物是耐力比賽前補充碳水化合物的最佳選項？
   a. 洋芋片
   b. 薯條
   c. 全麥麩（高纖）麥片
   d. 米飯
5. 當身體開始適應經常運動，「訓練效果」導致
   a. 減少血液流向肌肉
   b. 增加乳酸的製造
   c. 減少肌肉的三酸甘油酯含量
   d. 降低休息心率
6. 活躍的生活方式導致
   a. 增加骨骼力量　　c. 減少焦慮和沮喪
   b. 降低結腸癌風險　　d. 以上皆是
7. 在比賽或運動中，每減少半公斤體重應補充多少水？
   a. 0.5 到 0.75　　c. 2 到 3
   b. 1 到 1.5　　d. 4 到 5
8. 運動飲料的效益是提供
   a. 水分
   b. 電解質，以促進小腸吸收水分並維持血液容積
   c. 碳水化合物作為能量
   d. 以上皆是
9. 與無氧葡萄糖代謝相較，有氧葡萄糖代謝製造更多
   a. 乳酸　　c. 磷酸肌酸
   b. ATP　　d. 脂肪酸
10. 有些運動員使用咖啡因作為體能增強劑的原因是

a. 降低疲勞
b. 減少累積的乳酸
c. 作為能源
d. 增加肌肉量和肌力

解答：1. b (LO 10.3), 2. d (LO 10.2), 3. c (LO 10.6), 4. d (LO 10.8), 5. d (LO 10.5), 6. d (LO 10.1), 7. c (LO 10.7), 8. d (LO 10.7), 9. b (LO 10.4), 10. a (LO 10.9)

學習問題（LO 數字是章首學習成果的章節）

1. 增加體適能如何裨益整體健康？試述其過程。(LO 10.1)
2. 你下定決心要增加肌肉量並減少體脂肪。利用 FITT 原則擬定一週的體適能計劃。(LO 10.2)
3. 在百米短跑中如何利用碳水化合物、脂肪、蛋白質提供能量？舉重呢？3 哩跑步呢？(LO 10.3)
4. 有氧與無氧運動的區別何在？經常運動為何會增加有氧代謝？(LO 10.4)
5. 運動時會利用脂肪組織的脂肪作為能源嗎？如果答案是肯定的，那麼何時會用到？(LO 10.5)
6. 有哪些方法可以評估運動員所攝取的能量是否足夠？(LO 10.6)
7. 列舉運動員所需並且膳食來源供應無虞的五種營養素。(LO 10.6)
8. 你打算參加半程馬拉松。試擬比賽當天的菜單：提供比賽之前／之中／之後所需的巨量營養素和水分。(LO 10.8)
9. 你的鄰居打算參加 5 公里賽跑。利用你的營養知識幫她歸納比賽之前／之中／之後必須攝取多少水分。(LO 10.7)
10. 競賽選手是否應該吃胺基酸補充劑？理由何在？(LO 10.9)

營養學家的選擇

如本章所示，在耐力比賽如半程馬拉松中，補充碳水化合物、水分、電解質很重要。一般原則是，每隔 15 分鐘喝 0.5 到 1.5 杯水，每小時吃 30 到 60 公克碳水化合物。你應該在訓練期間就選好運動營養產品。在比賽的前幾個禮拜你有時間實驗，看哪種產品能幫助你避免「撞牆期」。

PowerBar ProteinPlus 能量棒提供 300 大卡、6 公克脂肪、39 公克碳水化合物和 23 公克蛋白質。在緊湊的訓練日程中，這種代餐美味又方便。另外它也能作為賽後餐點，有助於補充肌肉肝醣存量。不過在比賽當中，它含有的大量脂肪和蛋白質可能造成腹絞痛。除此之外，這種產品也不能補充水分。

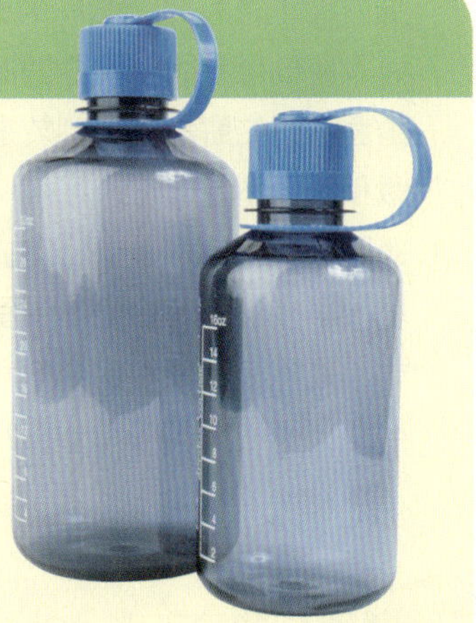

「必需胺基酸能量」飲料提供 2 公克碳水化合物和 5 公克游離態的必需胺基酸，包括支鏈胺基酸。這種飲料可以補充水分，不過在賽跑當中它所含的碳水化合物不足以維持血糖。雖然支鏈胺基酸確實能在耐力運動中作為燃料，也能在重量訓練中增加肌肉量，不過沒有一致的證據顯示它在耐力運動中能夠提升表現。

在持續 60 分鐘以上的比賽中，Powerade 這種運動飲料很有優勢。它所含的碳水化合物可供應能量給腦部和肌肉；添加味道讓它變得更可口；電解質可補充汗水的流失、促進水分吸收、並刺激口渴。一瓶 32 盎司的 Powerade（4 份）總共含有 200 大卡和 56 公克碳水化合物，以及 4 杯水。賽跑時每小時喝 1 瓶 Powerade 可滿足水分和碳水化合物的需求，只是攜帶不便。

跑步時，小小的能量凍便於攜帶。它的標示寫著，含有 110 大卡、1.5 公克脂肪、22 公克碳水化合物、12 公克糖和 100 毫克咖啡因。在賽跑中它可補充血糖和電解質，然而確實無法滿足水分的需求，不過馬拉松沿途有許多加水站就是了。

有些能量凍不含咖啡因，但這種產品所含的咖啡因相當於一杯濃烈的咖啡。研究顯示，對於不習慣攝取咖啡因的人，咖啡因可以提神並增加大腦靈敏度；但另一方面，過量的咖啡因也有害處，例如脫水、心悸和腸胃不適等，所以必須節制使用。

綜上所述，Powerade 和 Clif Shot 都能補充碳水化合物和電解質。Powerade 也能補充水分，反之，如果你選擇能量凍，可能沿途都得帶著水。能量凍的好處是便於攜帶，加上咖啡因具有輔助效果。你可以在訓練期試用 Powerade 和 Clif Shot，看看哪一種對你最有幫助。

案例研究解答 規劃訓練飲食

1. 邁可吃高醣飲食是正確的。
2. 邁可儘量少吃脂肪的結果，可能使得卡路里、蛋白質、鐵和鈣無法滿足日常訓練的需求。他掉入運動營養學家所告誡的陷阱，常吃貝果、麵食和扭結餅等，不利於運動表現。蛋白質、鐵和能量不足會帶來疲勞。
3. 邁可如果每餐也吃些蛋白質就能提升運動表現。早餐可以喝牛奶，午餐吃低脂的優格或起司。運動前吃碳水化合物和蛋白質點心，例如半個三明治加水果和一些水。三明治和水果可以提供燃料，支持劇烈的訓練日程。宵夜可以在扭結餅添加減脂起司或鷹嘴豆泥以增加蛋白質。
4. 在運動中可以喝運動飲料補充水分和碳水化合物，或者喝水加幾片全麥餅乾或其它高醣食物。
5. 總之，在運動之前／之中／之後補充身體燃料相當重要。運動之前／之中補充碳水化合物和水分可提升運動表現。在運動之後，碳水化合物和蛋白質可加速肌肉復原。

延伸閱讀

1. Burd NA and others: A-Z of nutritional supplements: Dietary supplements, sports nutrition foods, and ergogenic aids for health and performance—Part 26. *British Journal of Sports Medicine* 45:1163, 2011.
2. Burke LM and others: BJSM reviews: A-Z of nutritional supplements: Dietary supplements, sports nutrition foods and ergogenic aids for health and performance—Part 4. *British Journal of Sports Medicine* 43:1088, 2009.

3. Castell LM and others: BJSM review: A-Z of nutritional supplements: Dietary supplements, sports nutrition foods and ergogenic aids for health and performance—Part 5. *British Journal of Sports Medicine* 44:77, 2010.
4. DeJonge L, Smith MR: Macronutrients and exercise. *Obesity Management* February:11, 2008.
5. Garber CE and others: American College of Sports Medicine Position Stand: Quantity and quality of exercise for developing and maintaining cardiorespiratory, musculoskeletal, and neuromotor fitness in apparently healthy adults: Guidance for prescribing exercise. *Medicine and Science in Sports and Exercise* 43:1334, 2011.
6. Goodman C and others: A to Z of nutritional supplements: Dietary supplements, sports nutrition foods and ergogenic aids for health and performance—Part 21. *British Journal of Sports Medicine* 45:677, 2011.
7. Holway FE and Spriet LL: Sport-specific nutrition: Practical strategies for team sports. *Journal of Sports Sciences* 29:S115, 2011.
8. Jenkinson DM, Harbert AJ. Supplements and sports. *American Family Physician* 78:1039, 2008.
9. Kreider RB and others: ISSN exercise and sport nutrition review: Research and recommendations. *Journal of the International Society of Sports Nutrition* 7:7, 2010.
10. Margaritis I, Rousseau AS: Does physical exercise modify antioxidant requirements? *Nutrition Research Reviews* 21:3, 2008.
11. Maughan RJ, Shirreffs SM: Development of individual hydration strategies for athletes. *International Journal of Sport and Nutrition and Exercise Metabolism* 18:457, 2008. Angie/April: This article is epub ahead of print. I was not sure how to cite it. See http://www.ncbi.nlm. nih.gov/pubmed/25043597
12. Navarro VJ and others: Liver injury from herbals and dietary supplements in the U.S. Drug-Induced Livery Injury Network. *Hepatology*, 2014.
13. Phillips SM and Van Loon LJC: Dietary protein for athletes: From requirements to optimum adaptation. *Journal of Sports Sciences* 29:S29, 2011.
14. Rodriguez NR and others: Position of the American Dietetic Association, Dietitians of Canada, and the American College of Sports Medicine: Nutrition and athletic performance. *Journal of the American Dietetic Association* 109:509, 2009.
15. Rosenbloom C and Rosbruck M. Popular dietary supplements used in sports. *Nutrition Today* 43:60, 2008.
16. Sawka MN and others: American College of Sports Medicine Position Stand: Exercise and fluid replacement. *Medicine and Science in Sports and Exercise* 39:377, 2007.
17. Slater G and Phillips SM: Nutrition guidelines for strength sports: Sprinting, weightlifting, throwing events, and bodybuilding. *Journal of Sports Sciences* 29:S67, 2011.
18. Stellingwerff T, Maughan RJ, and Burke LM: Nutrition for power sports: Middle-distance running, track cycling, rowing, canoeing/ kayaking, and swimming. *Journal of Sports Sciences* 29:S79, 2011.
19. Williams MH, Anderson DE, and Rawson ES: *Nutrition for health, fitness, and sport*. 10th ed. Boston: McGraw-Hill, 2013.
20. Woolf K and Manore MM: B-vitamins and exercise: Does exercise alter requirements? *International Journal of Sport Nutrition and Exercise-Metabolism* 16:453, 2006.

評估你的餐盤 Rate Your Plate

估計蛋白質攝取量——案例研究

馬克是個大學生，他一向在學生育樂中心練習舉重。中心的教練建議他吃一種蛋白質飲料以增加肌肉量。回答下列有關馬克目前飲食的問題，並決定他是否需要補充蛋白質。

這是他昨天所吃的飲食。

早餐	糖霜全麥麥片加 2 盎司低脂牛奶，1.5 杯 柳橙汁（冰），6 盎司 糖汁甜甜圈，1 個 烹煮咖啡，1 杯
中餐	雙層漢堡帶佐料，1 個 1 份薯條，30 根 可樂，12 盎司 中型蘋果，1 個
晚餐	冷凍肉醬千層麵，2 片 低脂牛奶，1 杯 散葉萵苣，切碎，1 杯 乳脂義大利沙拉醬，2 茶匙 中型番茄，半個 紅蘿蔔，生，1 根
宵夜	低脂香草冰淇淋，1 杯 巧克力淋醬，2 茶匙 巧克力豆餅乾，2 個

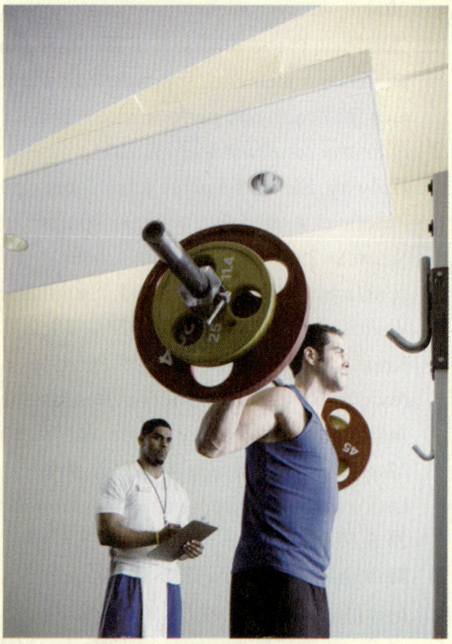

1. 馬克的體重一向保持在 70 公斤。根據 RDA（0.8 公克/公斤體重）計算他的蛋白質需求。
   a. 馬克的蛋白質 RDA：______
   b. 對於從事肌力訓練的選手，蛋白質的最大建議量為何（參見表 10-5）？______
   c. 馬克的蛋白質最大建議量：______
2. 分析馬克的菜單含有 3470 大卡，125 公克的蛋白質（14% 的能量來自蛋白質）。這份菜單對他日常的飲食而言頗具代表性。
   a. 馬克作為運動員的蛋白質需求（見上一題）與目前飲食的蛋白質含量有何差異？______
   b. 目前的蛋白質攝取量是不足、足夠或過量呢？______
3. 馬克聽從教練的建議，到超市去購買蛋白質飲料。貨架上有四種產品，它們的營養標示如下：

	甲	乙	丙	丁
份量	3 湯匙	3 湯匙	3 湯匙	1/4 量匙
大卡	104	110	103	104
蛋白質（公克）	15	24	10	5

馬克挑選了丙種產品。教練建議馬克一天吃兩次。

a. 如此一來，馬克每天會多攝取多少蛋白質？

b. 馬克將這種產品混入早餐和晚餐所喝的牛奶中。現在馬克一天總共攝取多少蛋白質？

c. 馬克作為運動員的蛋白質需求與現在的總攝取量有何差異？

4. 你的結論如何——馬克需要吃蛋白質補充劑嗎？

計算部分的解答

1a. 馬克的蛋白質 RDA：70 公斤 x 0.8 公克/公斤 = 56 公克

1b. 運動員的蛋白質最大建議量 = 1.7 公克/公斤

1c. 馬克的最大建議量：1.7 x 70 = 119 公克

2a. 馬克目前實際的飲食蛋白質攝取量與達到肌肉量所需的蛋白質最大量之差額 125 – 119 = 6 公克蛋白質

2b. 超過

3a. 兩份蛋白質補充劑 = 20 公克蛋白質

3b. 馬克的蛋白質攝取總量 = 125 公克 + 20 公克 = 145 公克蛋白質

3c. 馬克目前飲食蛋白質攝取量加上蛋白質補充品與達到肌肉量所需的蛋白質最大量之差額 145 – 119 = 26 公克蛋白質

台灣的營養與健康
(Nutrition and Health in Taiwan, TWNH)

國家政策

中華民國早在民國 18 年 4 月就公布有《國民體育法》，最新的一次修訂在 102 年 12 月。依此法第 3 條規定，每年 9 月 9 日為國民體育日，並提出「運動九九，健康久久」的口號。自 99 年起，以中程計畫推動為期六年的「打造運動島計劃」，期望促進「潛在性運動人口」成為「自發性運動人口」，讓「個別型運動人口」成為「團體型運動人口」，要達成人人愛運動、處處能運動、時時可運動之「運動島」目標。這個計劃的成效不錯，規律運動人口比率已經從 26.1% 提升到 33.0%。

體育署提供了許多實用的體健指導手冊供民眾利用，諸如：《型男亮女體適能健身寶典》、《職場戰士體適能健身寶典》、《魅力女性體適能健身寶典》、《65 歲以上銀髮族體適能健身寶典》等。這些以及更多的體育推廣和活動資料都可在「台灣運動資訊平台」(http://isports.sa.gov.tw/index.php) 取得。

國人的運動狀況

教育部體育署每年進行「運動城市調查」，可以了解全民的運動狀況，調查對象為年滿 13 歲以上的國民。104 年總共調查了 25,000 多人，結果有以下特點：

1. 運動人口比率：規律運動有 33.4%，偶爾運動有 34.9%，低度運動有 13.0%，極少運動有 1.7%，平常不運動有 17.0%。
2. 次數與時間：每週運動次數 3 次以上為 53.9%，2 次以下為 45.9%。每次運動的時間，不到 30 分鐘的比例為 25.0%，30 分鐘以上的比例為 75.0%，其中約有三分之一會用運動 1-1.5 小時。
3. 性別與年齡（圖 TW10-1）：規律運動人口率以男性高於女性；年齡分布以 60 歲以上最高，女性 50%，男性 60%；其次是 13-17 歲青少年，而以 30-59 歲最低，女性 <20%，男性 <30%。
4. 最常從事的運動類型是戶外休閒活動，主要項目是散步與走路、慢跑、籃球、騎腳踏車等（圖 TW10-2）。
5. 動機（圖 TW10-3）：最主要的理由是為了健康，其次為了身材，第三為興趣好玩。
6. 不運動的三大理由（圖 TW10-3）：第一是沒有時間，其次是工作太累，第三是懶得運動。

體適能

這是指身體適應生活與環境（例如：溫度、氣候變化和病毒）的綜合能力。體適能較好的人在日常生活或工作中，從事體力性或運動皆有較佳的活力與適應能力，而且不容易產生疲勞或力不從心的感覺。體適能好的人，能擁有比實際年紀較年輕的生理年齡，可減緩因為身體機能衰退所導致的疾病。相反地，體適能不好，適應溫度、抵抗病毒的能力也會比較差，容易導致生病。

個人的體適能的表現可以進行檢測，在「台灣運動資訊平台」可以查詢檢測站的地

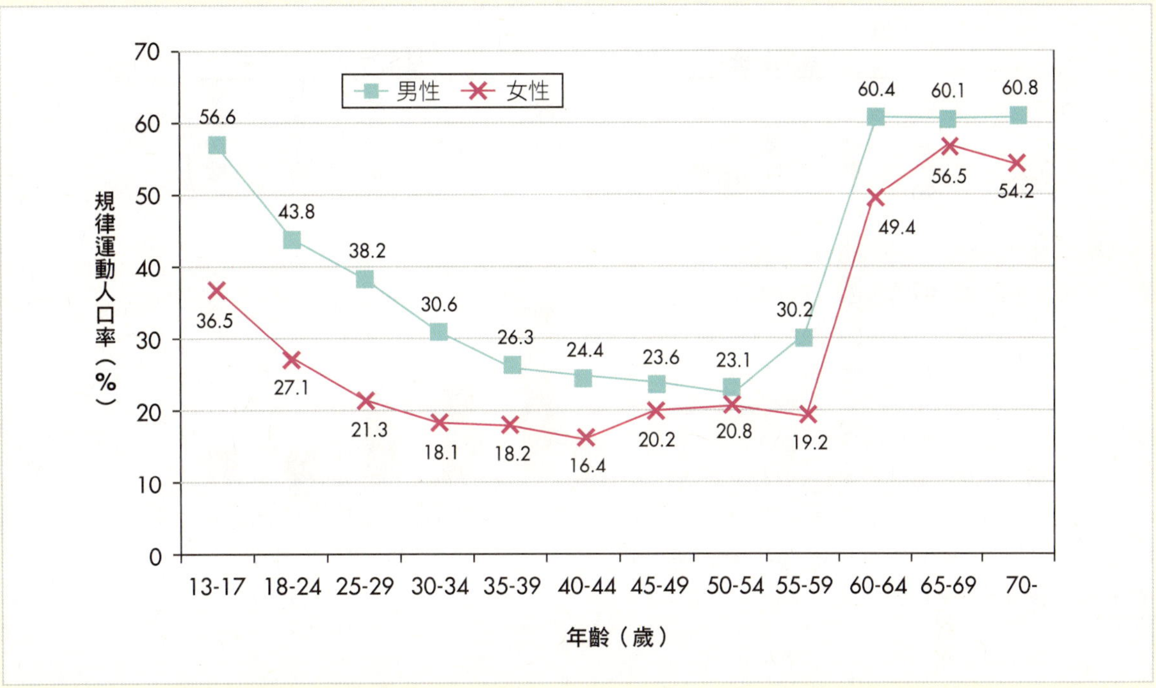

圖 TW10-1　台灣各年齡民眾中規律運動的人口率，30-59 歲最少，女性都少於男性

資料來源：參見參考資料 2

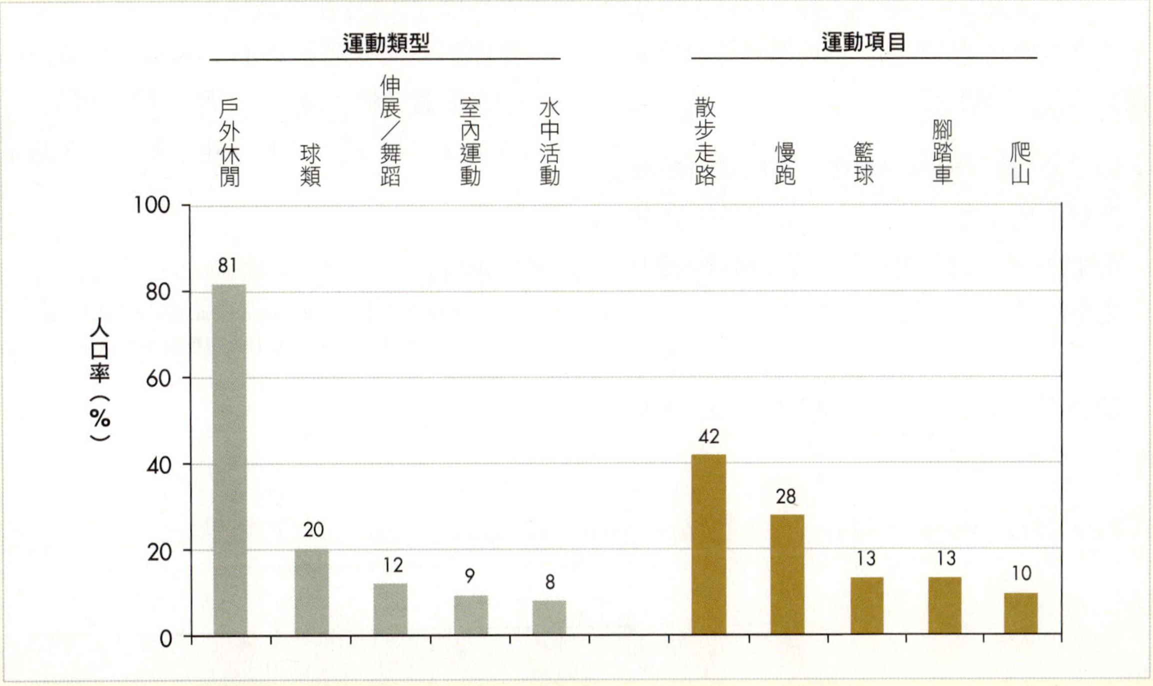

圖 TW10-2　台灣民眾規律運動者的運動類型和項目

資料來源：參見參考資料 2

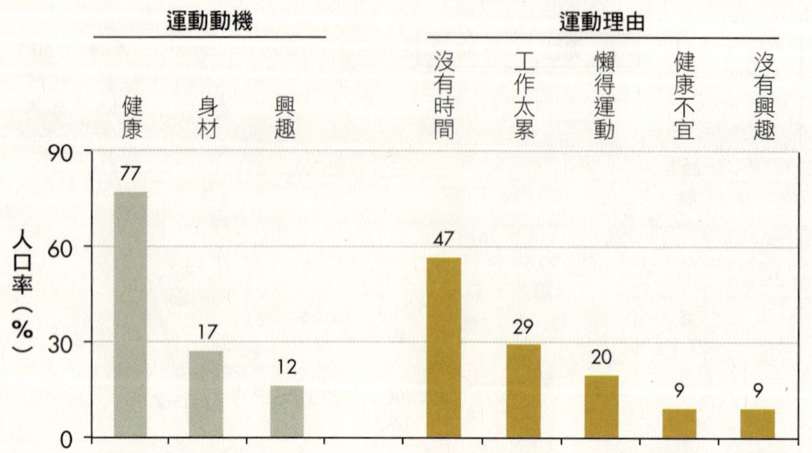

圖 TW10-3 台灣民眾運動的動機與不運動的理由
資料來源：參見參考資料 2

點，一般設在醫院、國民運動中心和大學等，並有經過培訓與檢定的專業檢測員和指導員為民眾服務。

依照國民體育法第二十條，政府提供《國民體適能檢測實施辦法》供民眾參考利用。檢測的項目依年齡而不同：

- 10 - 22 歲：(1) 身體組成：身體質量指數及腰臀圍比；(2) 肌力及肌耐力：屈膝仰臥起坐；(3) 柔軟度：坐姿體前彎；(4) 瞬發力：立定跳遠；(5) 心肺耐力：跑走。
- 23 - 64 歲：(1) 身體組成：身體質量指數及腰臀圍比；(2) 肌力及肌耐力：屈膝仰臥起坐；(3) 柔軟度：坐姿體前彎；(4) 心肺耐力：登階。
- 65 歲以上：(1) 身體組成：身體質量指數及腰臀圍比；(2) 肌力及肌耐力：肱二頭肌手臂屈舉及椅子坐立；(3) 柔軟度：抓背及椅子坐姿體前彎；(4) 心肺耐力：原地站立抬膝；(5) 平衡能力：椅子坐立繞物及開眼單足立。

參考資料：

1. 台灣運動資訊平台 http://isports.sa.gov.tw/index.php
2. 教育部體育署：中華民國 104 年運動城市調查。

Chapter 11 飲食失調症

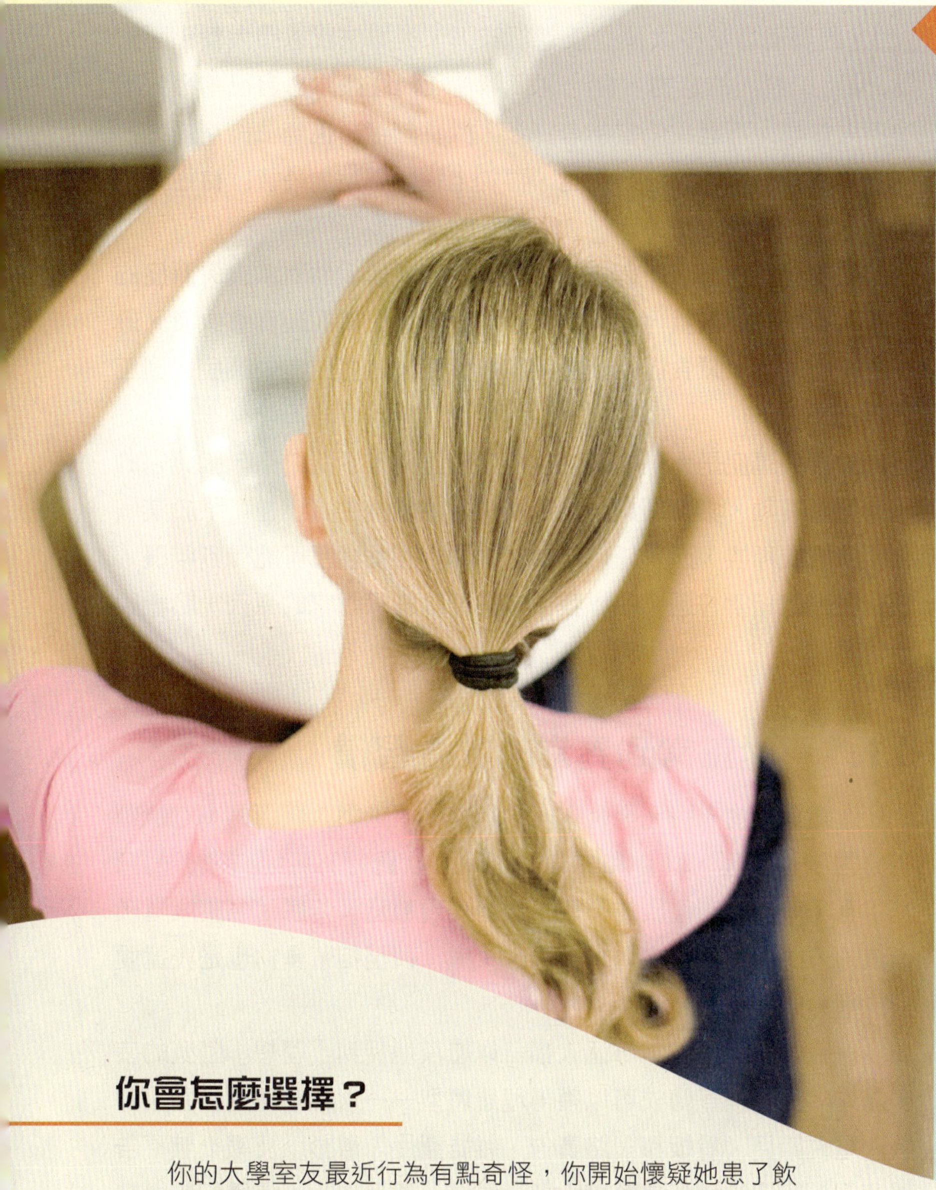

學習成果

第 11 章的設計是要讓你能夠：

11.1 對比健康飲食可見異常飲食模式的不健康後果。

11.2 說明有關飲食失調症源起的當代假說。

11.3 列舉厭食症的生理和心理特徵，並概述目前的最佳療法。

11.4 列舉暴食症的生理和心理特徵，並概述目前的最佳療法。

11.5 列舉劇食症的生理和心理特徵，並概述目前的最佳療法。

11.6 說明其他形式的飲食失調症，包括夜食症候群和女運動員三症候群。

11.7 說明預防飲食失調症的方法，包括利用早期警訊以鑑別病例。

你會怎麼選擇？

你的大學室友最近行為有點奇怪，你開始懷疑她患了飲食失調症。剛上大學的頭幾個月，她的體重增加了「新生 15 磅」。牛仔褲變得太緊，為此她感到有點沮喪，並且宣布要開始節食。此後她的體重沒減多少，不過飲食行為確實跟以前不一樣了。現在她不跟大夥兒一起到餐廳用餐，寧可在宿舍自己吃。她每天至少花兩個小時在校園育樂中心，有時早晚都去。前幾天你好像聽到她在浴室嘔吐，等她出了浴室，卻宣稱自己沒事。你該如何幫助你的室友？

a. 讓她知道患了暴食症，必須接受治療。

b. 把你在第 7 章學到的體重管理方法傳授給她。

c. 表達關切，問她是否讓你陪她去學生健康中心找人諮詢。

d. 忽略她的行為；她只想引人注目，過幾個禮拜就好了。

營養連線

一邊閱讀第 11 章一邊思考你的選擇，然後看看本章末尾的「營養學家的選擇」。

我們偶爾會吃得太撐並感覺不舒服，例如吃感恩節大餐，面對可口誘人的食物，會吃個不停。我們往往原諒自己，發誓下次不再貪吃；不過我們當中有許多人飲食無度，也無法控制體重。許多案例只是單純的吃得過飽，再加上運動不足，最後就會逐漸增重。

肥胖流行病搶了所有營養相關疾病的風頭。然而飲食失調症的後果和肥胖一樣嚴重，如果置之不理，飲食失調症確實會致命。最令人憂心的是，厭食症、暴食症和劇食症，這些飲食失調症病例正逐年上升。

飲食失調症是大腦、個性以及環境互相作用的結果，因此它的治療相當複雜，必須超越營養療法。記住飲食失調症並不限於某個社經階層或種族，而且任何年齡層的男性和女性都可能受到侵襲。飲食失調症相當普遍，所以我們有必要詳細探討它的原因、影響與治療方法。

11.1 從正常到異常的飲食習慣

進食對動物來說完全是本能的行為，不過對人類而言，它還帶有非常多的心理、社會和文化的意圖。飲食行為可能有宗教的意涵；意味著家族和種族的聯繫；也是表現敵意、情感、名望或階級價值的方式。在家庭之內，供應、烹煮、甚至扣留食物也是表達愛恨或權力的方法。

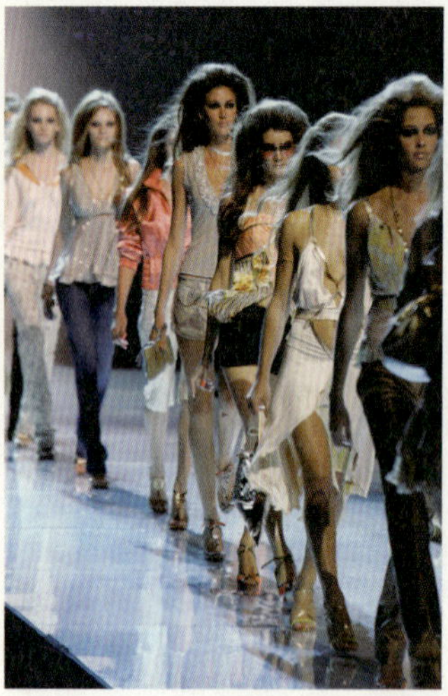

▲在當今的社會文化中，維持超瘦體型是極其普遍的目標。媒體和時尚界不斷鼓吹的身體形象，對大多數人而言是不切實際的

在我們的社會中，每個人都日以繼夜地受到「理想」體型的疲勞轟炸。節食被宣傳成可以獲得理想體型——永遠年輕並且受人仰慕。電視節目、看板和網路廣告、雜誌圖片、電影以及報紙無不告誡我們，超瘦的體型會帶來幸福、愛情、甚至成功。這種幻想與整個社會肥胖率逐年上升的事實正好互相矛盾。在這種社會壓力下，有人做過了頭——病態地追求體重控制或減重。

我們在早年就已經把體型區分為「可接受」與「不可接受」兩種。在構成吸引力的特質中，許多人都認為體重是最重要的，部分原因是我們多多少少能夠控制體重。肥胖嚴重違背了理想的身體形象，因此飽受嘲笑並且人人避之唯恐不及。耶魯大學針對體重偏見的一項研究指出，將近半數的調查對象說與其肥胖，他們寧可放棄一年的生命。

我們很難不拿自己和螢光幕上的「理想」體型做比較，然而並非每個人都能看起來像時尚模特兒。對某些人而言，光是自己的體型與理想形象的差異就足以引發飲食失調症了。

食物：不只是營養素的來源

打從一出生開始，食物就與個人和感情的經驗脫離不了關係。嬰兒期的奶水聯繫著安全與溫暖，所以乳房和奶瓶既是食物也是慰藉的來源。如第 1 章所示，即使年歲稍長，大多數人仍舊從食物獲得撫慰與極大的樂趣。這是一種生物的也是心理的現象。食物可以是舒適的象徵，不過進食也會刺激神經傳導素（例如血清素）與天然類鴉片（包括**腦內啡**，endorphins）的釋出，使人體產生平靜愉悅的感覺。因此之故，碰到壓力較大時，有的人會轉向食物尋求麻醉般的效果。

腦內啡 (endorphins)　人體內的天然鎮靜劑，可能與進食反應和止痛功能有關。

食物也被當作獎賞或者賄賂。你一定聽過或講過類似下面的話：

再多吃五口蔬菜就可以吃甜點。
把食物吃光才可以下去玩。
讓我看電視，我就吃花椰菜。
如果你喜歡我，就會吃我做的晚餐。

表面上看來，用食物做獎賞或賄賂似乎無傷大雅。不過，這種做法到最後會使照顧者與兒童都利用食物遂行自己的目的，而非滿足飢餓和營養需求。這時候食物就不只是營養素的來源而已了。如果經常利用食物作為討價還價的籌碼，可能會造成不正常的飲食模式。這種模式走到極端就成為**飲食異常** (disordered eating)。

飲食異常 (disordered eating)　由於發生壓力事件、疾病或為了達到健康或個人外表的目的，短期稍微改變飲食模式。

飲食異常可以定義為，由於發生壓力事件、疾病或甚至為了達到健康或個人外表的目的，短期稍微改變飲食模式。這種情況不外乎是一種不良飲食習慣，從親友處學來的飲食行為，或是為了運動競賽而預做準備。如果飲食異常造成減重或增重的效果，或是出現營養方面的問題，通常不需要專家的特別協助。不過，如果飲食異常持續下去，造成麻煩或干擾日常正活，並且導致生理變化，就需要專家介入了。

飲食失調症的根源

節食在北美是如此普遍，以致於有時候很難明確區分飲食異常與**飲食失調症** (eating disorder)。許多飲食失調症確實都是始於單純的節食行為。接下來飲食失調症就會因為節食、暴飲暴食、掏空和體重升降而造成生理上的變化。它也會造成情感上和認知上的變化，影響個人感受自己身體的方式，例如對體型或體重極度關心或是感到沮喪。飲食失調症不是自制力或行為上的疏忽而已，它呈現出某種適應不良的飲食模式，是真正而且可以治療的疾病。

飲食失調症 (eating disorder) 飲食模式的重大改變而造成生理上的變化。這些改變包括節食、暴飲暴食、不當的補償行為和體重的升降等。它也會造成情感上和認知上的變化，影響個人感受自己身體的方式。

飲食失調症的患者會經歷各種併發症，包括心臟病和腎衰竭，甚至導致死亡。因此之故，必須明辨飲食失調症是嚴重而且可以治療的疾病。飲食失調症的主要形式是**厭食症** (anorexia nervosa)、**暴食症** (bulimia nervosa) 和**劇食症** (binge-eating disorder)。

厭食症 (anorexia nervosa) 飲食失調症的一種，特徵是嚴格限制能量的攝取，以致體重大幅降低。

暴食症 (bulimia nervosa) 飲食失調症的一種，特徵是反覆出現的暴飲暴食和其後為防止增重的不當補償行為。

劇食症 (binge-eating disorder) 飲食失調症的一種，特徵是反覆出現的暴飲暴食，與重大挫折和行為失控相關，不過沒有為防止增重的不當補償行為。

臨床醫生利用最新修訂的《精神疾病診斷與統計手冊第 5 版 (DSM-5)》的特定標準來診斷飲食失調症。當你研讀本章不同的飲食失調症時，可在表 11-1、11-2 和 11-3 查找其診斷標準。有的人可能會出現一些飲食失調症的症狀，但還沒有達到飲食失調症的診斷標準。這些人應當算是「亞閾值 (subthreshold)」飲食失調症。此外，有些人會出現不止一種飲食失調症的特徵，或者一段時間之後從一種失調症轉移到另外一種。事實上，有半數診斷為厭食症的婦女最後會出現暴食症的症狀。即使如此，能辨別不同的飲食失調症有助於了解各種預防和治療的方法。

這些年來研究員建立的理論是，家庭成員互動不良，尤其是父母與青少年之間，促成了飲食失調症。雖然家人關係不良會造成情感挫折，但沒有什麼科學證據顯示家庭功能是飲食失調症的主要原因。事實上，暗示家庭造成個人的飲食失調症會給家人帶來罪惡和羞恥感，反而不利於治療（參見延伸閱讀 10）。

目前科學家認為，遺傳要承擔大部分飲食失調症的責任（參見延伸閱讀 9）。雙胞胎研究顯示，同卵雙生（DNA 相同）比異卵雙生容易患相同的飲食失調症。據估計，遺傳背景要負責 50% 到 83% 的飲食失調症風險。

有許多基因會影響飲食失調症。有些荷爾蒙和神經傳導素參與體重調控和飲食行為，而負責這些荷爾蒙和神經傳導素作用的基因可能影響飲食失調症的發展（參見第 1 章）。在 80% 的飲食失調症病例中，伴隨著其他心理失調症，例如焦慮症、重度憂鬱症和藥物濫用等。遺傳似乎影響大腦機能，決定了我們自我認知的方式，以及對食物刺激和壓力的反應。當人們無法忍受悲傷、憤怒或罪惡感等負面情緒時，遺傳傾向促使他們採取自毀的因應機制，例如飲食失調症。

重大的生活事件可能會促使具有遺傳傾向的人發生飲食失調症，因此飲食失調症與虐待史強烈相關。事實上，遭受身體虐待和性虐待的飲食失調症患者，其比例是全部人口的兩倍之多（參見延伸閱讀 7）。其他重大的生活事件，例如戰時從軍、摯愛的人去世或減肥的社會壓力，都會觸發飲食失調症。

除了基因密碼本身，研究員正在探討**表觀遺傳學**（epigenetics，基因與環境影響的互動作用），因為他與飲食失調症的發展相關（參見延伸閱讀 3）。有些研究指出，懷孕期間母親的壓力或荷爾蒙濃度會使她們的小孩日後罹患飲食失調症。

總之，基因為飲食失調症的發展布置好舞台，而環境因素就粉墨登場了。了解與飲食失調症相關的遺傳基因，終究可以協助高風險人口，為他們研擬出個人專用的防治對策。不過，目前療法中的心理諮商仍有其存在的價值。

飲食習慣由正常變成異常的過程

專注於飢餓感與飽足感的訊號；限制能量的攝取使體重維持在正常標準
↓
嘗試減重，開始出現異常的飲食習慣如厲行節食
↓
臨床診斷為飲食失調症

表觀遺傳學 (epigenetics) 與 DNA 序列無關的基因功能改變作用。例如懷孕期間營養不良會修飾胎兒的基因表現，並影響日後的體重調控。

飲食失調症的變遷

如果有人要求你畫一幅飲食失調症患者的圖畫，你會描繪誰呢？先入為主的刻板印象是，飲食失調症患者是中上社經階層的年輕白人女性。然而飲食失調症的面貌正在變遷。

在厭食症和暴食症患者當中，女性與男性的比例是 5 比 1。或許社會壓力可以解釋這種差異：媒體要求女性的標準是不自然的削瘦，而男性的理想形象是體型龐大和肌肉發達。然而，男性同樣遭受飲食失調症的困擾。在男性當中，運動項目和性取向特別容易影響厭食症和暴食症的發展。男性選手比非運動員容易罹患飲食失調症，尤其是所從事的運動項目有體重分級（例如拳擊、摔角和賽馬等），或者美感是評分標準的一部分（例如游泳、跳水和舞蹈等）（參見延伸閱讀 12）。至於性取向，男同性戀飲食失調症的盛行率是異性戀的二到三倍（參見延伸閱讀 4）。根據 2013 年《DSM-5》，劇食症現已歸類為飲食失調症的一種。厭食症和暴食症的病例中女性與男性的比例是 5 比 1，而劇食症的病例有 40% 是男

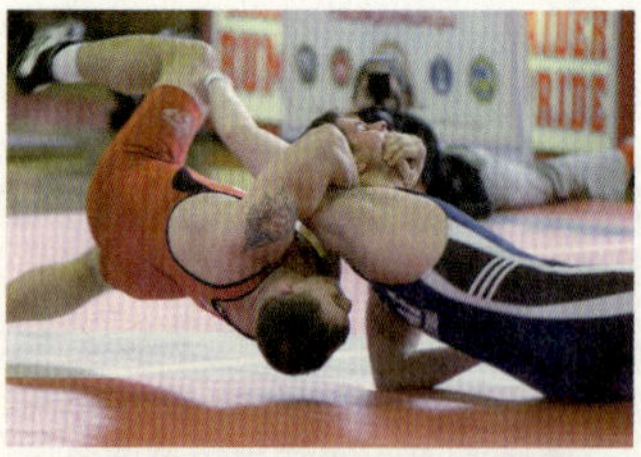

▲參加體重分級的運動項目的選手，為了在較低量級的比賽獲得優勢，可能會有飲食異常的行為

性。

飲食失調症好發於青春期與成年早期。青春期是騷動不安、充滿性別和社交壓力的時期，而青少年在此階段建立自我認同。他們宣告獨立，卻尋求同儕和父母的接納和支持，並且非常在意別人怎麼看待他們。與此同時，他們的身體不斷變化，而這些變化他們多半無法掌控。極端的飲食行為可能就在這個時期扎根。令人憂心的是，診斷出飲食失調症的年齡正在下降（參見延伸閱讀 1）。必須注意的是，限制能量不一定導致體重下降；生長不良（身高不足）和性成熟遲緩也是兒童和青少年飲食失調症的徵象。

我們一向把注意力放在年輕人身上，但是中老年人也不能免於飲食失調症的嚴重後果。在北美地區，老去的嬰兒潮是最大的人口群。雖然飲食失調症鮮少在他們的成年晚期首度出現，不過有人可能苦於飲食失調症多年，直到成年晚期才尋求治療。除此之外，有些成人先前已經復原的飲食異常行為可能又復發。研究顯示，年老婦女的飲食異常行為和對體重／體型不滿相當普遍。在一項社區研究中，年過 50 的婦女中 3.5% 報告有暴食行為，7.8% 有掏空行為（如過度運動）（參見延伸閱讀 5）。不論年齡大小，負面的身體形象對自尊和整體生活品質都會產生巨大的衝擊。

直到最近，大部分的研究報告都指出，飲食失調症主要發生於中上階層的白人婦女。然而目前的研究顯示，跨文化／種族的人口中，體型不滿和飲食異常的行為也有類似的比例。或許飲食失調症的少數族群過去較少尋求幫助，因為害怕羞恥和污名、缺乏資源或語言障礙。不過看來更有可能的是，醫護人員對非白人的飲食失調症一向不善於診斷。過去非白人文化比較能夠接受較龐大的體型，不過現在要求削瘦的主流壓力已經穿越了種族界限。

你所認識的人有沒有可能罹患飲食失調症？如果有的話，建議他們尋求專家評估，因為越早治療，復原的機會越大。然而不要為你的朋友或家人診斷飲食失調症，只有專家才能排除其他疾病的可能性，做出正確的飲食失調症的診斷。一旦診斷出飲食失調症，患者最好立刻治療。身為患者的朋友，你最該做的就是鼓勵他尋求專業協助。通常校園內的學生保健中心或是學生指導／顧問單位都會提供這類協助。

我們對削瘦身材的熱愛可能源自 19 世紀的維多利亞時代，那時的人否定「令人不快的」肉體現實，例如胃口和性慾。1920 年代的樣板女郎為 20 和 21 世紀設下了削瘦的標準。從 1922 年開始，美國小姐的 BMI 值一直下降；過去 30 年大部分的選美優勝者，其 BMI 值都在「體重不足」的範圍內（低於 18.5）。

觀念檢查站 11.1

1. 區分飲食失調症和飲食異常。
2. 說明在飲食失調症的發展中遺傳與環境如何互相作用。
3. 飲食失調症為何好發於青春期？

11.2 厭食症

厭食症首度記載於 1689 年的早期醫學文獻，這種飲食失調症的特徵是體重極低，扭曲的身體形象，以及對增重和肥胖有非理性的恐懼感。這三項標準概述於表 11-1，以下會詳細解釋。厭食症影響大約 0.8% 的美國婦女（參見延伸閱讀 17）。

首先，厭食症患者嚴格限制能量的攝取。Anorexia 這個字指的是失去胃口，不過對厭食症患者來說，否定胃口比較合乎實情。能量攝取不足導致體重明顯低於相同年齡、性別、發育階段和活動量的人。體重不足（也就是說，低於相同年齡和性別的預期體重的 85%，或是 BMI 低於 17）可能預示厭食症，也會導致各種疾病。另外兩項診斷標準把厭食症從吃得太少或體重不足的問題區隔開來。

厭食症的第二項診斷標準是極度恐懼增重或變胖。有些飲食失調症患者會否認恐懼增重，因此持續阻止增重的行為也包括在診斷標準之內。要得到厭食症的診斷，當事人在過去三個月內至少有 75% 的日子經歷增重的恐懼或從事防止增重的行為。

第三，如頁緣所示，厭食症患者有極度扭曲的身體形象。Nervosa 這個字指的是厭惡自己身體的態度。厭食症患者即使周遭的人常說他們削瘦，還是毫無來由地認為自己過重。有的患者自認削瘦，不過卻幻想身體的某些部位過胖而飽受困擾（例如大腿、臀部或腹部）。即使極低的體重造成嚴重的健康問題（以下會詳

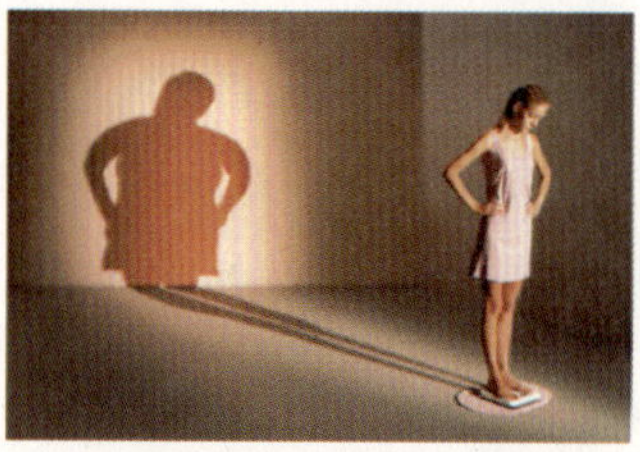

▲自我形象是青春期的重要組成分。對飲食失調症患者而言，真實與理想的身體形象差距大到無法接受。參見以下網站 womenshealth.gov/body-image

表 11-1 厭食症的診斷標準

A. 限制能量的攝取，導致體重大幅下降，低於該年齡、性別、發育軌跡和身體健康應有的體重。
B. 極度恐懼增重或變胖，即使體重極低仍然持續阻止增重。
C. 感受自己體重／體型的方式錯亂，自我評價時過分重視體重／體型，或否認目前體重不足的嚴重性。

資料來源：From *Diagnostic and Statistical Manual for Mental Disorders*, 5th edition. Copyright 2013 by the American Psychiatric Association.

述），厭食症患者卻不承認。他們堅持繼續減重，並且反對家人或醫護人員要她增重的企圖。

厭食症患者的一般行為

厭食症患者有一些共同的人格特質。比方說，有位年輕女性，父母師長都說她負責、細心而且聽話。她對學業和外表都維持著高標準，爭勝好強而且會鑽牛角尖。在家裡，她的房間有條不紊。做完體檢後，醫生注意到她非常仔細地把檢驗袍摺好，並且清理檢驗室才離開。如前所述，基因支配大腦機能，決定了我們自我認知的方式以及對壓力的反應。上述的人格特質或許能夠預測飲食失調症的發展。

厭食症一開始可能只是意圖減重。只要有一位好心的親友或教練說你的體重好像增加了或者太胖了，這就夠了。在職場上必須保持身材以便看起來動人或能幹，這種壓力也會造成飲食異常。受虐的經驗、一次痛苦的分手或者離家上大學等，都可能引起極端的節食。改變外表成為避免日後的衝突或確保在新環境成名的方法。

然而外表看起來「不錯」並不一定能夠幫助人面對憤怒、沮喪、低自尊或是過往性虐待的遭遇。如果這些問題隱藏在飲食失調症背後，而且在減重之後仍然懸而未決，當事人可能更加努力減重以便「看起來更好」，而非找出心理問題對症下藥。開始的時候，節食成為生活重心。當事人或許認為，「我只會節食。其他事情我都不會。」這種幼稚的開端，往往造成極度反常的自我認知與飲食習慣，例如把一粒豌豆剖成兩半再吃。其他習慣還有把食物隱藏、儲存起來，或是把盤子裡的食物弄散，看起來好像已經吃掉不少。患者可能會煮一頓大餐，自己一口都不吃卻看著別人吃，或者堅持要吃跟家人不一樣的餐點。頻頻量體重，一天要量好幾次（參見延伸閱讀 19）。

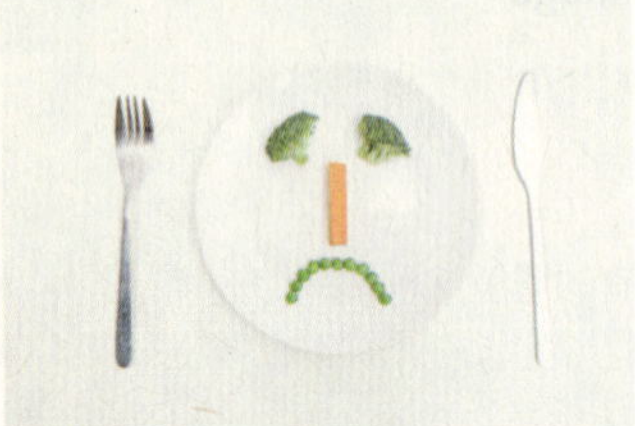
▲厭食症患者極端的飲食儀式嚴重限制了營養的攝取

過度節食是飲食失調症最重要的預測因子。（對於擔心體重的青少年應該建議他們重視運動，這樣就不會出現後續的問題。）厭食症患者一旦開始節食就再也停不下來。其結果就是長期的嚴厲強迫自己處於半飢餓狀態，不遺餘力地狂熱追求控制。

有些厭食症患者的異常飲食行為最後導致短時間內暴食，然後再用不當的方式抵銷所吃的大量卡路里。補償方式（有時稱為掏空）包括嘔吐、瀉劑、利尿劑以及過度運動（章節 11.3 會進一步討論）。因此之故，厭食症患者可能處於半飢餓狀態，也可能出現暴食與掏空交替的行為。

隨著病程的發展，所吃的食物範圍愈見縮小，「安全」的食物越來越少，「不安全」的食物日漸增多。患者的這些行為是在宣告「我掌控一切」。他們或許感到飢餓，但是拒絕屈服，他們的信念是只要自己夠苗條，好事就會隨之而來。這已經成為意志力的展現了。

患者會變得敏感而帶有敵意，並且開始疏遠家人與朋友。學校課業一落千丈。他們拒絕與家人或朋友外食，心裡想的是「我會找不到自己要吃的食物」或「用餐過後我沒辦法催吐」。

厭食症患者自認理性，而視他人為非理性。他們也傾向於過度挑剔自己和他人。每件事情都不夠好。由於不可能達到完美，生命變得既沒有意義也沒有指望。世上任何事情都沈悶無趣。

患者到最後所吃的食物極少，往往一天只攝取 300 到 600 大卡。取食物而代之的是，一天可能要喝上 20 罐減肥汽水，並且嚼許多無糖口香糖。

厭食症造成的生理後果

處於半飢餓狀態會強迫身體儘可能保存能量，因而擾亂許多身體系統（圖 11-1）。只要恢復正常體重，以下所列的許多併發症都會不藥而癒，前提是半飢餓的時間不是拖得很久。

- 由於喪失絕緣的脂肪層，體溫偏低而且畏寒。
- 甲狀腺素的合成減少，使代謝速率變慢。
- 由於代謝遲緩和心率變慢，造成容易疲勞和暈眩，並且需要大量睡眠。心臟的其他功能也會受影響，包括心臟本身的組織受損和心律不整。
- 缺鐵性貧血，使身體更加虛弱。
- 皮膚粗糙、乾冷並呈鱗片狀。由於失去皮下脂肪的保護，皮膚也可能多處瘀青。
- 白血球計數偏低，升高了感染的風險——這是厭食症患者致死的原因之一。
- 反常的飽脹感或脹氣，會在餐後延續數小時。
- 掉髮。

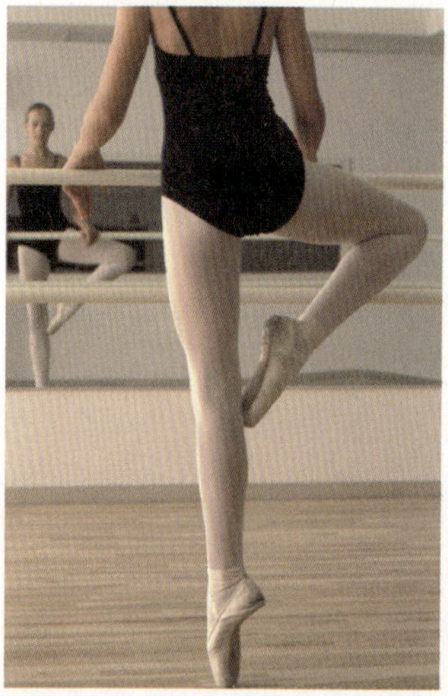

▲飲食失調症常見於需要限制體重的人，例如芭蕾舞者

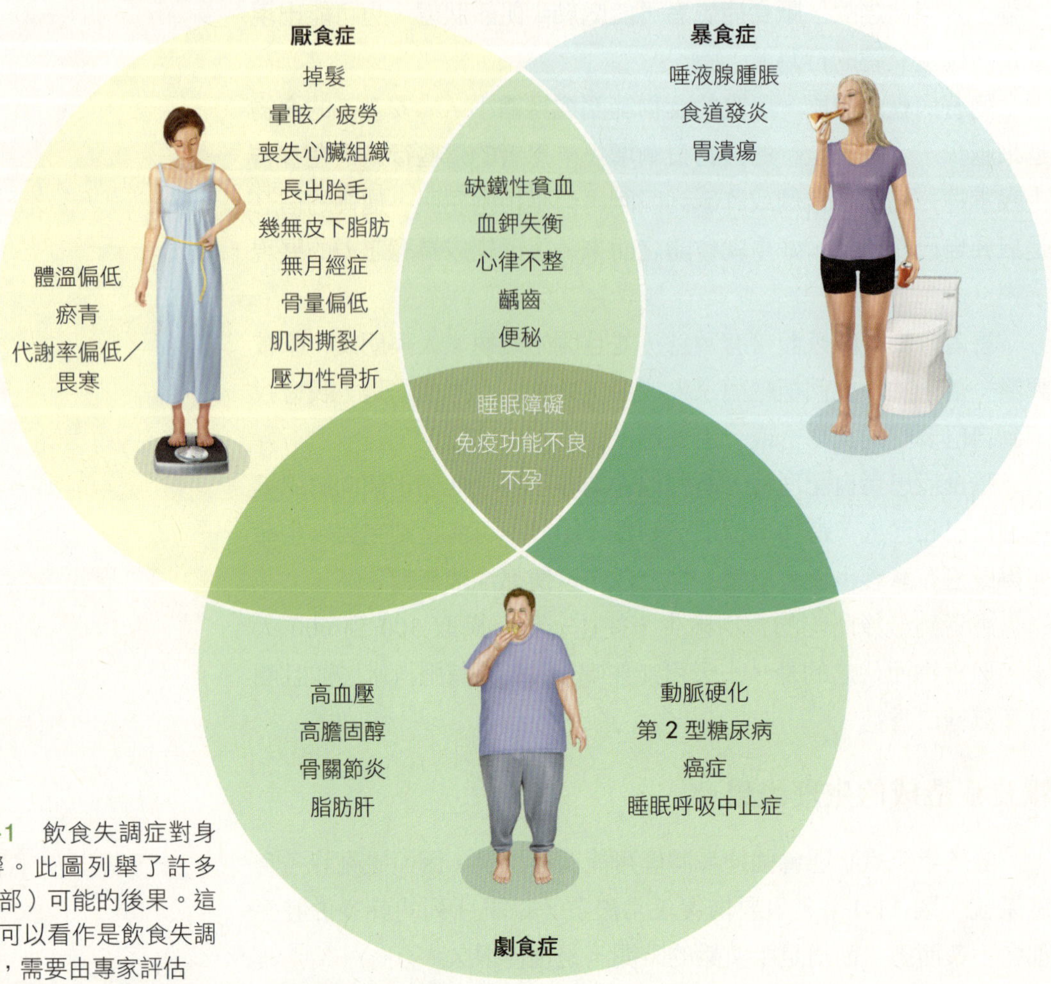

圖 11-1 飲食失調症對身體的影響。此圖列舉了許多（但非全部）可能的後果。這些後果也可以看作是飲食失調症的警訊，需要由專家評估

胎毛 (lanugo) 因為挨餓失去許多體脂肪而長出的絨毛。這些絨毛能直豎而保留空氣，以補償喪失的體脂肪的絕緣功能。

- 長出**胎毛** (lanugo) ── 覆蓋身體的絨毛，可保留空氣以減少體熱喪失，部分替代皮下脂肪的絕緣功能。
- 消化道退化和濫用瀉藥造成便秘。在極端的情況下，受損的能動性導致消化道破裂，造成感染甚至死亡。
- 低血鉀，嘔吐和濫用利尿劑喪失鉀，使情況更加惡化。升高心律不整的風險，也是厭食症患者致死的主要原因之一。
- 喪失月經周期，導因於體重偏低、體脂肪含量不足和厭食症造成的壓力。伴隨的荷爾蒙變化造成骨量喪失。
- 腦部大小、流向腦部的血液以及神經傳導素的功能發生變化，導致沮喪，使治療更加困難。
- 骨量不足（90% 的厭食症成年女性患者）和骨質疏鬆症（40% 的厭食症成年女性患者至少有一處）。骨量喪失的原因是體重

和瘦肉組織減少，相關荷爾蒙產生變化，以及長期服用抗憂鬱藥物。

- 經常催吐會因為牙齒琺瑯質受到酸腐蝕而導致牙齒脫落。要降低傷害應該停止催吐，或者嘔吐過後立即漱口刷牙。牙齒脫落（與骨量偏低）是厭食症的永久標誌，即使其他生理和心理問題獲得解決，牙齒卻不能復生。
- 由於骨量和肌肉量都偏低，造成運動員的肌肉撕裂和壓力性骨折。
- 睡眠障礙和沮喪。

厭食症帶來的許多心理和生理問題是因為能量攝取不足，加上缺乏營養素的後果，例如硫胺、鈣、鐵等。患者可謂身心俱創，亟需專家協助。

大約四分之一的患者在 6 年內康復，其餘的患者若非一直帶著這種病，就是發展成另一種形式的飲食失調症。在所有的心理疾病中，厭食症的死亡率最高：大約 3% 的患者最後死於自殺、心臟病以及感染。飲食失調症拖的時間越久，完全康復的機會就越渺茫。年輕患者如果患病的時間不長而且有家人支持的話，比沒有這些資源的人容易復原。總之，及時而強力的治療加上長期的後續追蹤可以增加治癒的機率。

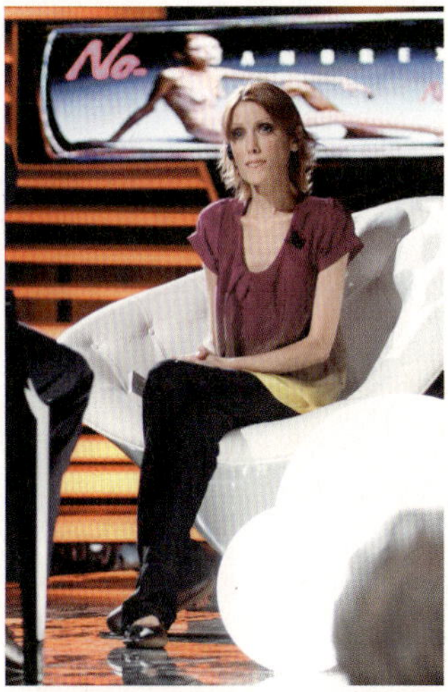

▲2010 年法國時尚模特兒 Isabelle Caro 的死亡使民眾警覺到厭食症的嚴重性。2006 年這位身高 163 公分的模特兒因為體重降到最低點的 25 公斤，陷入昏迷而住院。從昏迷復原後，她決定大聲疾呼反對時尚產業的節食，並且為饒富爭議的「拒絕厭食症」廣告牌擺姿勢拍照。她也寫了一本書，敘述與飲食失調症奮鬥 15 年的經歷。國家地理雜誌曾訪問過她（那時她的體重已增至 36 公斤），拍成記錄片「美麗的禁忌」，不過還沒播出她就去世了，享年 28 歲

厭食症的治療

厭食症患者往往生活在孤立與恐懼中，卻拒絕承認問題的存在。他們的朋友和家人以一種關愛的方式協助他們面對問題。這就是一種介入 (intervention)。他們為患者釐清問題，鼓勵患者及早治療。厭食症的治療需要醫生、合格營養師、心理學家等訓練有素的多學門團隊合作。如果醫學中心設有飲食失調症的診療室最好不過。通常由門診開始，每週 3 到 5 天。每日住院 6 到 12 小時是另外的選擇。患者若有下列狀況就必須完全住院，例如體重低於標準的 75%，出現急性症狀，以及有嚴重的心理問題或自殺傾向。不過即使是經驗最豐富的專家，利用最好的設備，也可能徒勞無功。由此可知厭食症的預防才是當務之急。

飲食異常的行為與物質濫用（尤其是酗酒）相關。有些人利用限食或掏空以抵銷暴飲所攝取的卡路里。這種行為稱為「酗酒厭食症」，會造成嚴重的營養素缺乏症和脫水。

一旦醫療團隊獲得患者的合作和信任，就可以與患者共同重建和諧而有目標、有前景的未來。不過對處於半飢餓狀態的患者而言，很難把注意力從食物轉移開來。在體重恢復正常之前，對食物

的幻想甚至病態的想法還會不時干擾治療。目前厭食症的復原時間約需 7 年，治療費用估計 150,000 美元，許多保險公司只給付其中一小部分。

營養療法。營養療法的第一目標是獲得病患的合作與信任，最後目標是增加食物的攝取量。體重的增加最好能夠提升代謝速率至正常狀態，並且反轉越多生理症狀越好。攝取食物的第一個目標是減少／防止體重繼續降低，其次才是恢復正常的飲食習慣。過了這個階段，就要慢慢增加體重。每週增重 1 到 1.5 公斤是適當的範圍。只有需要緊急補充營養的情況下，才可以利用管餵食或全靜脈營養，因為這種做法會驚嚇患者，使其失去對醫療團隊的信任。

在增重的過程中必須一再撫慰病患，因為會出現不舒服和不熟悉的效應，例如飽脹感、體熱升高及體脂肪增加等。這是令人驚恐的過程，因為這些變化象徵患者已經失去控制權。由於食量增加，血中電解質和礦物質諸如鉀、磷和鎂等的迅速變化會帶來危險。因此在增加食量的過程中，監控血液中這些礦物質的濃度至關重要。

醫療團隊中的合格營養師除了協助病患回復並維持適當的營養狀況之外，也要在治療中全程提供正確的營養資訊，使患者能以健康的態度面對食物，並學習依照自然的飢餓感與飽足感進食。然後將重點轉移到協助他們挑選能夠增重的健康與適當的食物，以達到並維持臨床評估的目標體重（例如 BMI ≧ 20）。

如前所述，厭食症患者常會缺乏營養素。他們應該吃綜合維生素和礦物質補充劑，加上足夠的鈣以達到 1500 毫克/日的攝取量。不過即使營養充足，骨量喪失也不可能完全復原。尤其是青少年患者，累積骨量或增長身高的關鍵時刻已經一去不返了。不過仍有必要補充鈣和維生素 D，以防進一步的骨量喪失。

由於過量的體力活動會妨礙增重，專家必須與患者合作控制活動量。許多診療中心在治療初期都鼓勵患者臥床休息，以便促進體重的增加。

經驗豐富的專家是治療成功的關鍵（參見延伸閱讀 13）。厭食症患者可能瀕臨自殺邊緣，或是快要餓死。此外，他們往往極力抗拒治療。為了掩飾體重降低，他們可能穿上多層衣物、在口袋裡藏硬幣或先喝幾杯水才站上體重計。

心理療法。厭食症的生理問題一旦獲得解決，治療的重心就轉移到

網路上有一種令人憂心的趨勢，就是鼓吹飲食失調症，把它當成一種生活方式。有些厭食症患者將他們的疾病擬人化成為角色典範，稱為「安娜」。她告訴患者該吃什麼東西，如果體重沒有降低就嘲笑他們。同樣地，擁護「米亞」的網站提供點子並鼓勵暴食症患者（例如，如何催吐並掩飾證據）。擁護安娜和擁護米亞的網站否認飲食失調症會帶來嚴重的健康風險，反而散發不安全的「瘦之願」給毫無戒心的民眾（參見延伸閱讀 2）。

案例研究 飲食失調症的復原之路

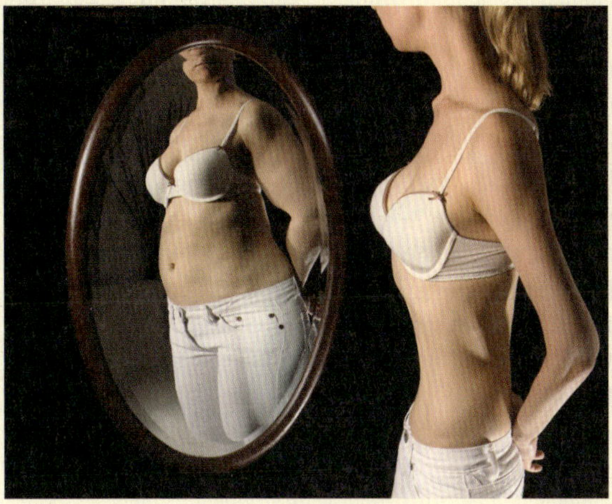

莎拉 16 歲的時候同學嘲笑她超重，讓她突然對身體有了自我意識。她照著有氧運動的錄影帶每天練一個小時，結果成功地減了重；從此她對苗條開始著迷。接下來莎拉吃得較少，想減去更多的體重，並且對某些食物忌口，例如糖果和肉類。她吃更多蔬菜，喝更多水，並且嚼無糖口香糖以降低胃口。一旦開始節食，她就再也停不下來。她喜歡能夠高度掌控自己身體的感覺。她簡直對食物著了魔，每當別人用餐的時候，她就目不轉睛盯著看。她偶爾煮了大餐，但只吃幾口就不肯再吃。莎拉到了 19 歲的時候，身高有 168 公分，但體重從 68 公斤降到 48 公斤。家人擔心她的體重，要求她去看醫生。莎拉滿心不情願，因為她怕醫生會強迫她吃東西以恢復體重。不過她想看看醫生又何妨，也許家人就不會再煩她了。莎拉從未想過自己有問題，只是覺得自己仍然超重很詭異。然而她確實注意到自己經常畏寒，而且已經有一年沒有來月經了。

回答下列問題。解答在本章末尾。

1. 莎拉似乎患了飲食失調症。哪一種飲食失調症最能說明她的行為？
2. 莎拉從 16 到 19 歲有哪些行為符合飲食失調症的徵象？
3. 莎拉有哪些飲食失調症的身體症狀（參見圖 11.1）？
4. 你認為醫生會開什麼處方給她呢？她可以從何處找到治療的方法？有哪些專家可以提供協助？
5. 你認為莎拉會缺乏維生素或礦物質嗎？最容易缺乏的是什麼？這些缺乏症的最佳療法為何？
6. 莎拉完全康復的機會有多大呢？

潛在的心理問題。患者要想治癒就必須揚棄以身體衰弱為成就的感覺，並且開始接受健康體重的自我。如果治療者能釐清造成飲食失調症的心理衝突，就能找到更有效的治療對策。教育患者使其明瞭半飢餓狀態危害健康的後果也會有所助益。心理治療的關鍵在於為患者指出，如何重新掌控生命的其它面向並因應嚴酷的環境。一旦飲食步入正軌與日常生活合而為一，患者就可以重拾以前所忽略的活動。

家庭療法（一般需要 6 到 12 個月）是治療厭食症的首選方法，尤其是對仍住在家中較年輕的病患（參見延伸閱讀 19）。他著重於這種疾病在家庭成員間扮演的角色，個別家庭成員的反應，以及他們下意識的行為可能促成了這種異常的飲食模式。治療者往

關鍵思考

珍妮佛今年 13 歲，長得很好看，不過卻有強迫症。她事事要求完美，包括她的頭髮、衣服、甚至房間在內。由於身體正在發育，她也要求自己具有完美的體態。父母相當擔心她的行為。從珍妮佛的行為特質來看，父母應該留心哪些飲食失調症的症狀？如果懷疑珍妮佛患了飲食失調症，父母應該怎麼做？

往會發現家人在問題的核心艱苦奮鬥。一旦飲食失調症的問題獲得解決，患者以前利用疾病獲取注意的方式也要改變，必須與家人建立新的互動關係。舉例來說，家人必須協助當事者順利進入成年期，並接受他所帶來的責任與優勢。

認知行為療法 (cognitive behavior therapy) 心理療法的一種，能改變患者對飲食、體重和相關議題的看法。此法協助患者探討新的思維方式，並且讓患者付諸實行。如此一來，患者得以利用新的方法控制異常的飲食行為和生活上的壓力。

目前針對成年的厭食症患者並無特別有效的心理療法。治療者可以利用**認知行為療法** (cognitive behavior therapy)，幫助患者面對並改變非理性的身體形象、飲食、人際關係和體重的觀念。然而患者已經在飢餓狀態存活許久，他們的腦化學已經異於常人，以致認知重建的企圖在治療初期難有成效。治療者必須辨識並對付潛藏在疾病背後的問題，例如性虐待（參見延伸閱讀 8）。有專家指導的自助團體可供厭食症（和暴食症）患者及其親友參加，相當於進入治療的第一個踏板。

藥物治療。沒有 FDA 核准的藥物可供厭食症的治療之用，食物反而是上選的藥物。一般說來，藥物對厭食症的主要症狀並沒有治療效果。針對已經恢復到 85% 目標體重的患者，百憂解及其相關藥物可以穩定復原的效果。這些藥物延長腦中血清素的活性，因而可以調控情緒和飽足感。還有其他治療喜怒無常、焦慮或精神症狀的各種藥物（例如奧氮平），不過除非患者體重增加，否則效果有限。

藉著專家的協助，許多厭食症患者都得以過正常的生活。他們或許無法完全治癒，但已不必再依賴奇特的飲食習慣來面對日常的問題。他們已經能用平常心過日子。較長時間的後續追蹤（有時好幾年）可以獲得更好的結果。短期治療的復原率在 20% 到 30% 之間，不過 8 年的追蹤可使復原率上升到 70% 到 80%。每個病例各不相同，所以沒有一體適用的治療方式。患者與治療者或支持者建立緊密的關係是能夠復原的重要關鍵。患者被了解與被接納的感覺可以讓他們建立自信心，並且做到自我管理。當他們學會應付壓力的新機制，就可以放棄與食物之間的不良關係，而代之以健康的人際關係。

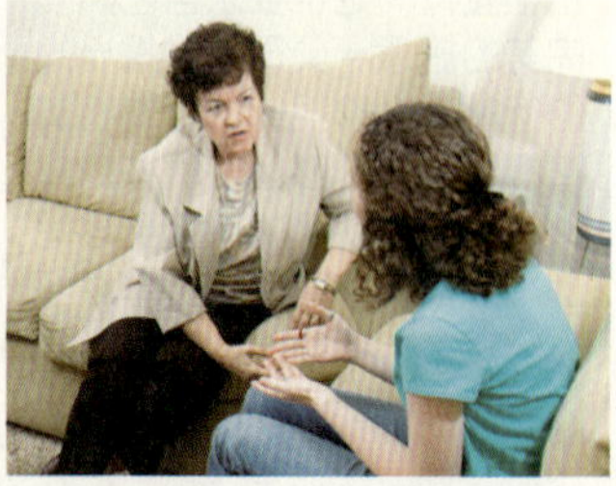

▲飲食失調症如厭食症等，及早治療可以增加痊癒的機會

觀念檢查站 11.2

1. 厭食症的三項診斷標準為何？
2. 列舉厭食症所造成的五種身體後果。
3. 說明厭食症的營養療法、心理療法和藥物療法的內容。

11.3 暴食症

按字面上的意思，*bulimia* 是「像牛一樣的飢餓」。這種飲食失調症的特徵是先暴食，然後再利用補償行為防止增重，兩個階段一再重複（參見表 11-2）。除此之外，暴食症患者和厭食症一樣，過度重視體重和體型。

暴食 (binge eating) 的定義是，在短時間（例如 2 小時）之內吃下異常大量的食物。暴食的特徵是進食失控。**補償行為** (compensatory behaviors)（又稱掏空）是藉嘔吐、濫用瀉藥、利尿劑、灌腸劑或運動過度等行為，排除暴食所攝取的過量卡路里。暴食症的診斷必須是，暴食接著掏空身體的行為每個月發生至少四次，連續達 3 個月（或以上）。

暴食 (binge eating) 在短時間(例如 2 小時)之內吃下異常大量的食物。

補償行為 (compensatory behaviors) 藉嘔吐、濫用瀉藥和利尿劑或運動過度等行為，排除暴食所攝取的過量卡路里和／或減輕內疚或焦慮。

許多暴食症患者很可能從未診斷出來。他們過著秘密生活，隱藏自己異乎尋常的飲食習慣。此外，暴食症患者很難從外表看出來，因為他們往往有正常（或稍高）的體重。北美女性到了 20 歲，粗估有 2.6% 會患暴食症。大學女生約有 4% 罹患此症。暴食症有 10% 的病例是男性。不過大部分暴食症的診斷是依據自我報告，所以他或許比一般人認為的更加普遍。

暴食症患者的一般行為

暴食症包括暴食的階段，然後是利用各種方式排除過量卡路里的階段。容易患暴食症的人往往是因為遺傳因素或生活形態而有過

表 11-2　暴食症的診斷標準

A. 一再重複暴食的行為。暴食的特徵有以下兩點：
1. 在特定間內（例如 2 小時）斷斷續續地進食，其份量比大多數人在同樣時間、同樣情況下所吃的要多。
2. 對進食有失控的感覺（例如，感覺無法停止進食，或無法控制吃什麼和吃多少）。
B. 一再利用不當的補償行為防止體重增加，例如自行催吐，濫用瀉藥、利尿劑、灌腸劑或其他藥物，禁食或運動過度。
C. 暴食與掏空身體的行為每週至少發生一次，且連續達三個月。
D. 自我評價時過分重視體重或體型。
E. 這種錯亂的感受方式不只出現在發病期。

資料來源：From *Diagnostic and Statistical Manual for Mental Disorders*, 5th edition. Copyright 2013 by the American Psychiatric Association.

暴食與掏空（經由催吐）常見於基督教前的羅馬時期，不過那時候是集體為之。至於飲食失調症的暴食症往往是在私底下進行。此症 1979 年首度出現於醫學文獻。

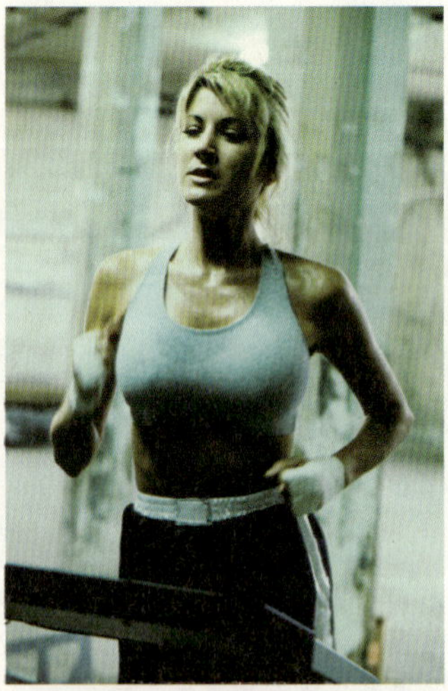

▲過度運動如果是用來抵銷暴食所攝取的能量，也可算是暴食症的一環。不論時地不宜或是罔顧受傷／疾病而運動者，都算是過度

重傾向的人，許多人在青少年時期就不斷嘗試用節食來減重。暴食症患者會不斷地想到食物。碰到問題的時候，厭食症患者排斥食物，而暴食症患者則是擁抱食物。此外，厭食症患者不認為自己有問題，而暴食症患者承認自己行為反常。

暴食症患者有衝動的傾向，可能表現出的行為包括偷竊、頻繁的性活動、濫用藥物與酒精、自殘或自殺等。有些專家認為一部分問題可能出自沒有能力控制衝動和慾望。大約一半的暴食症患者有嚴重的憂鬱症。可能是揮之不去的童年受虐的經驗有以致之。有許多患者承認受過性虐待。他們外在的表現非常能幹，可是內心感到失控、羞愧與挫折。

要合乎暴食的標準，當事人必須在短時間內吃下極多的食物，而且必須無法控制自己的行為。在暴食症患者之中，暴食與厲行節食的行為往往交替出現。患者常設定複雜的飲食規則，例如禁吃所有甜食。所以一旦吃了糕餅或甜甜圈就是破壞規則，必需把這討厭的食物清除掉。這種心態往往讓患者吃得更多，部分原因是催吐大量食物比催吐少量食物容易。

暴食-掏空的循環可能每天、每週或是相隔更長的時間進行一次。進行之前往往先排出時間。暴食大部分都是安排在晚上，比較不會受到別人打擾，通常持續半小時到 2 小時。暴食的觸發可能是由於壓力、無聊、孤獨、沮喪或是以上因素的結合。暴食之前往往有一段時間嚴格節食，因而造成極度飢餓。暴食與正常進食完全不同；一旦起了頭，他就會驅策自己不斷前進。暴食症患者不但無法控制自己，通常對自己所吃的食物也是食不知味。這種行為與吃得太飽根本不同。

暴食症患者最常吃的食物是蛋糕、餅乾、冰淇淋和類似的高醣方便食品，因為這類食物相當容易催吐。每一次暴食，可以吃進 3000 大卡（或以上）的食物。接下來的掏空行為，是為了不讓體重增加。然而暴食過後即使催吐，仍有 33% 到 75% 的食物卡路里會被吸收，因此仍會使人增重。如果使用的是瀉藥或灌腸劑，會有 90% 的食物能量被吸收，因為它們作用在大腸，在此之前大部的營養素都已經吸收完畢。患者通常以為暴食過後立刻掏空不會增重，這是錯誤的想法。

在暴食症的早期，患者通常把手指伸進喉嚨催吐。這種做法一不小心就會咬到手指頭，所造成的指節咬痕或傷疤就是這種疾病的徵象。不過隨著病程的發展，患者只需收腹肌就可催吐。嘔吐有時也會不由自主地發生。

暴食症患者用來抵銷暴食的另一個方法是拼命運動以消耗大量的能量。這種行為就像「償債」一樣，患者會估計暴食所吃進去的能量，然後利用運動燃燒掉它們。

暴食症患者並不以自己的行為為榮。暴食過後，他們往往感到內疚和沮喪。久而久之，他們就成為低自尊的人並且對自己的處境感到絕望，因而陷入強迫症的循環（圖 11-2）。強迫性撒謊、偷竊食品和濫用藥物則進一步強化這種感覺。暴食的過程若被朋友或家人撞見，患者會命令他們「滾開」。患者逐漸疏遠他人，花越來越多的時間和心思在暴食-掏空的行為上頭。

由於暴食症患者會隱藏自己的行為，所以很難在疾病發展的初期，也是治療最有效的時期，就辨識出他們。暴食症的早期警訊是在用餐時和用餐後頻頻進出浴室。為了掩蓋嘔吐的聲音，他們會打開浴室風扇或蓮蓬頭。不論使用空氣清新劑、漱口水或口氣清香劑來掩飾自己的行為，還是會殘留一絲嘔吐的氣味。要留意瀉劑、利尿劑、減肥丸或灌腸劑的包裝或收據。利用運動補償暴食的人往往全神貫注在運動時間表上，一旦無法運動就憂心忡忡。如果你懷疑

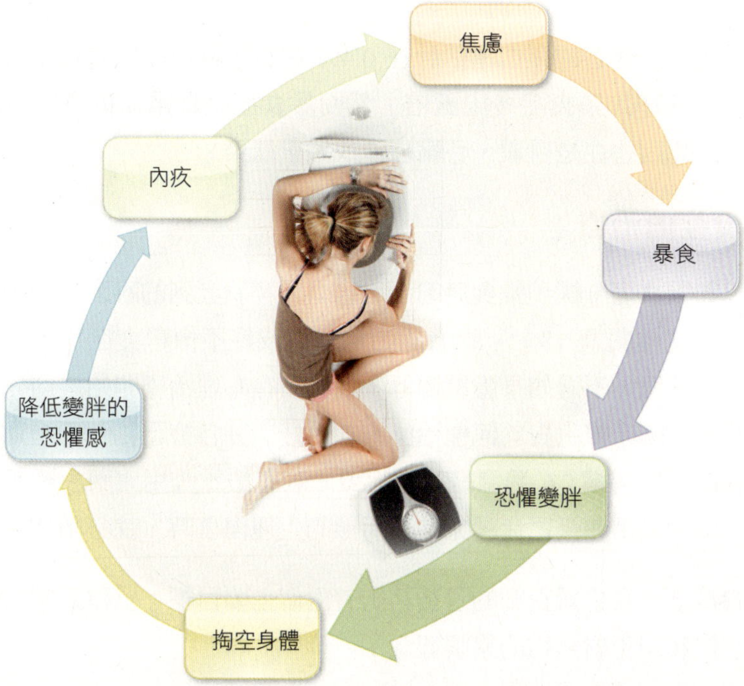

圖 11-2 暴食症的強迫性循環

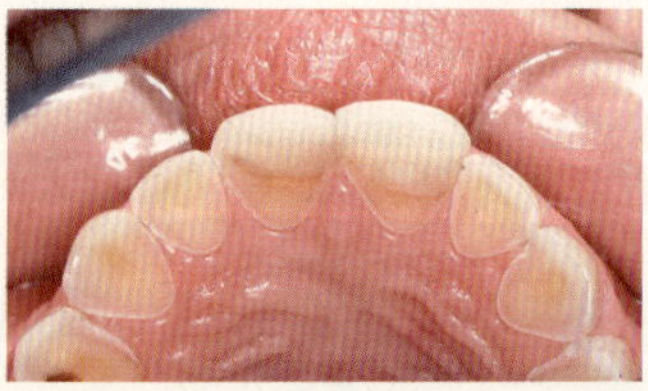

圖 11-3 暴食症患者因經常催吐而牙齒腐蝕

某人成了暴食症的受害者，要鼓勵他／她尋求幫助。及早介入可以防止身體的嚴重傷害（參見下一節）。

暴食症對身體的影響

許多暴食症患者利用最傷身的催吐來掏空身體。事實上，暴食症所造成的健康問題大多與嘔吐有關：

- 反覆嘔吐使牙齒常接觸胃酸而脫去礦物質（圖 11-3），導致牙痛與對熱、冷和酸敏感。最後牙齒嚴重腐蝕，先是填充物受到侵蝕，然後牙齒脫落。有時候牙醫師是最先注意到暴食症徵象的專家。
- 經常嘔吐或使用某種利尿劑會造成血鉀大幅降低，因而導致心律不整，甚至猝死。
- 經常嘔吐會使唾液腺受到感染或刺激而腫大。
- 有的病例會出現胃潰瘍、胃出血或食道裂傷。
- 因經常使用瀉藥而便秘。
- 吐根糖漿原本是家庭中有人意外中毒時用來催吐的藥劑，現在被暴食症患者濫用。目前主要的健康機構（例如美國小兒科學會）反對使用它，藥局也不再販售，因為它會毒害心臟、肝臟和腎臟。

暴食症患者的死亡率估計在 0.4% 左右。厭食症患者死於自身疾病的機率比暴食症多出五倍。然而暴食症是嚴重而傷身的失調症，其死因往往是自殺、心臟驟停或嚴重感染。

暴食症的治療

和厭食症一樣，暴食症的治療也需要經驗老到的臨床醫師團隊（參見延伸閱讀 18）。患者開始治療時或許不像厭食症那樣處於半飢餓狀態，不過如果體重偏低，就必須在心理治療開始之前先增加體重。臨床醫生對於何種治療方式最好或許各持己見，不過對於療程最少要持續 16 週倒是意見一致。若有嚴重濫用瀉藥、經常催吐、藥物濫用和憂鬱症，尤其是明顯的生理傷害時，就必須住院。

營養療法。合格營養師的營養諮詢有兩個主要目標：重建正常的飲食習慣和糾正對食物的錯誤觀念。

一般說來，治療的重點並非阻止暴食-掏空行為本身，而是建立正常的飲食習慣。一旦達成後者的目標，暴食-掏空的循環就會開始瓦解。開始治療時，營養師必須協助患者減少暴食階段的食量，以免因為反覆催吐而造成食道裂傷。降低嘔吐的頻率也可以減少牙齒的傷害。其次，必須建立正常的飲食模式。有些專家鼓勵患者計劃日常飲食的菜單並且寫食物日誌，內容包括：飲食記錄、飢餓的內在感覺、誘發暴食的環境因素以及伴隨著暴食-掏空循環的思維與感覺。

在治療初期會建議患者避免暴食和經常站上磅秤。對於飲食失調症的患者而言，有必要限定他們吃完正餐和點心的時間。許多暴食症患者吃得極快，反映出他們不知何謂飽足感。治療者會教復原中的暴食症患者一種行為技巧，就是在吞嚥一口食物之前暫時放下餐具（相較之下，許多厭食症患者吃得極慢——例如花上 1 小時的時間把馬芬糕切成一口大小再吃）。

治療者將會給予患者有關暴食症及其後果的資訊，讓他們看出有改變行為的必要。長期而言，患者並沒有必要嚴格挑選健康食品，因為這種做法與暴食症的著魔態度如出一轍。相反地，要對營養素的攝取抱著成熟的態度——也就是說，各種食物適量攝取互相搭配——才有助於克服這種飲食失調症。

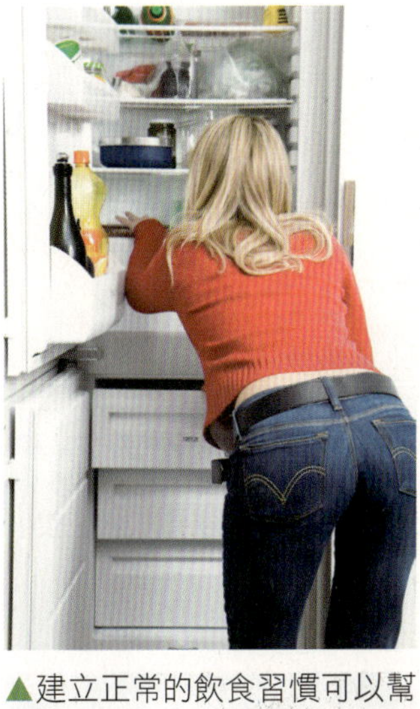
▲建立正常的飲食習慣可以幫助暴食症患者中斷暴食-掏空的循環

暴食-掏空循環開始時會為患者帶來興奮感。放棄這種興奮感有如戒掉某種上癮的東西。

心理療法。心理治療的主要目的是協助暴食症患者自我肯定，並且學習不要太在意體重。心理學家常採用的是認知行為療法（參見延伸閱讀 8），他可以糾正患者典型的「全有或無」思維模式——「如果我吃了一塊餅，我就是失敗者，也是暴食者。」心理療法的前提是，如果能夠改變反常的態度與觀念，正常的飲食就會水到渠成。此外，治療者可以指導患者建立避免暴食的飲食習慣，例如避免禁食和三餐定時，並且利用替代方法（除了飲食之外）應付壓力情境。團體療法可以強化社會支援，對患者頗有助益。治療的另外一個目標是讓患者了解，偶有的沮喪和自我懷疑是正常不過的事情。團體療法可以強化群體支持。

藥物療法。雖然不應單獨使用藥物治療暴食症，不過有研究指出，某些藥物搭配其他療法頗有助益。百憂解是食品藥物管理局唯一核准的治療暴食症的抗憂鬱劑（結合心理療法）。它可以增加餐後的飽足感，因而減少暴食的頻率。不過醫生也會開其他類似的抗憂鬱

醫藥箱

醫生會開各種抗憂鬱劑給飲食失調症患者，不過只有百憂解 (Prozac®) 是 FDA 批准的治療暴食症的藥物。研究顯示藥物有助於減少暴食和掏空的頻率。育齡婦女要注意，百憂解會增加流產率和懷孕併發症。

劑、精神科藥物或抗癲癇藥物（例如托吡酯 Topamax®）。

暴食症患者必須了解他們所患的是不可掉以輕心的疾病，如果不治療會出現嚴重的併發症。長期的治療才能防止舊疾復發。與厭食症一樣，早期介入和長期治療預後較佳。經過 1 年的治療，有四分之一的患者會康復，不過大部分患者需要多年的治療。注意患者亟需專家的協助，因為他們可能非常憂鬱，是自殺的高風險群。有 50% 的暴食症患者能夠完全康復，其他則在餘生中與不同程度的疾病奮戰。這個事實說明了預防的重要性，因為治療非常困難。

觀念檢查站 11.3

1. 說明暴食症患者的飲食行為。哪些因素會觸發這些行為？暴食症與單純的狂啖節日大餐有何區別？
2. 何謂補償行為？列舉至少三種不當的補償行為。
3. 說明暴食症對身體的至少三種不良影響。
4. 概述暴食症患者營養療法的基本項目。心理療法和藥物療法對復原有何效益？

11.4 劇食症

首度於 1994 年正式說明的劇食症是一種日益成長、複雜而不可掉以輕心的疾病。2013 年公布的《DSM-5》正式認定劇食症是與厭食症和暴食症同樣的飲食失調症。從此以後，正式診斷就可改善劇食症患者的治療資源和治療成果。

一般說來，劇食症可以定義為有暴食的行為但不伴隨著補償行為（暴食症的特徵），每週至少一次持續 3 個月以上。劇食症的診斷標準列於表 11-3。

劇食症與厭食症和暴食症一樣，也與遺傳背景相關。厭食症和暴食症的患者往往是女性，而劇食症患者 40% 是男性。成人劇食症的終生盛行率在女性是 3.5%，而男性是 2.0%。美國總人口中，約 4 百萬人患有此症。不過有更多的人可能症狀較輕微，而不符合表 11-3 的診斷標準。劇食症的病例遠高於厭食症或暴食症。雖然

高達 25% 的大學女生有某種程度的暴食行為，會對外表、健康、社交和學業產生負面的衝擊。

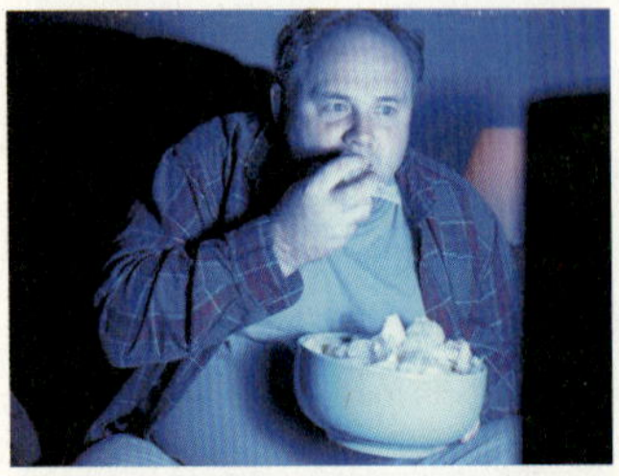

▲男女兩性都會患劇食症

表 11-3 劇食症的診斷標準

A. 一再重複暴食的行為。暴食的特徵有以下兩點： 1. 在特定間內（例如 2 小時）斷斷續續地進食，其份量比大多數人在同樣時間、同樣情況下所吃的要多 2. 對進食有失控的感覺（例如，感覺無法停止進食，或無法控制吃什麼和吃多少）
B. 暴食伴隨下列三種（或以上）情況： 1. 進食速度比平常快得多 2. 一直吃到肚脹不舒服為止 3. 不餓時吃下大量食物 4. 獨自進食，因為食量讓人困窘 5. 過後覺得自我厭惡、沮喪和極為內疚
C. 對於暴食感覺相當苦惱
D. 暴食行為每週至少出現一次，持續 3 個月以上
E. 暴食沒有伴隨重複的不當補償行為如暴食症患者，也不單只出現在發生暴食症或厭食症的過程

資料來源：From *Diagnostic and Statistical Manual for Mental Disorders*, 5th edition. Copyright 2013 by the American Psychiatric Association.

肥胖並非診斷劇食症的標準，不過在極度肥胖或屢敗屢戰的節食者當中，這種疾病比較常見。與厭食症和暴食症相較，劇食症的診斷來得比較晚，通常在 40 來歲或 50 出頭的時候。

劇食症的一般行為

如前所述，暴食是指在特定時間內，斷斷續續吃進異常大量的食物。暴食可以包括任何食物，不過典型的劇食症患者都是吃一般人所謂的「垃圾食物」——冰淇淋、糕餅、甜點、洋芋片以及類似的零嘴。患者的吃喝有如周期性的儀式，而且與生理需求無關。劇食症患者與暴食症不同，他們不會想要掏空過量的卡路里。

誘發暴食的負面情緒包括壓力、焦慮、孤獨、悲傷或憤怒等（參見延伸閱讀 15）。事實上，嚴重的劇食症患者將近半數有臨床憂鬱症。患者往往不知如何適當地表達或處理自身的情感，只好轉向食物以對抗壓力或滿足情感需求。經常暴食的人在成長過程中傾向於照顧他人而非照顧自己，他們逃避自己的情感並且很少想到自己。不幸的是，未解決的衝突和未滿足的情感需求仍會浮出水面。更糟糕的是，暴食還帶來額外的內疚、困窘和羞恥等情緒。

典型的暴食者通常把自己孤立並且大量地吃自己喜歡的食物。比方說，情感受挫時吃大量的食物讓他們感覺舒服（例如一口氣吃掉整個披薩）。其他患者或許在較長的時間內一直吃東西，有如反芻動物。舉例來說，有人的職業充滿壓力或挫折，他可能每晚下班回家就吃個不停，一直吃到上床為止。

許多劇食症患者在一生當中不斷嘗試減重。如第 7 章所示，過度限食會導致飢餓和剝奪感，因而引發暴食行為。劇食症患者往往自認為比別人容易感到飢餓。在節食期間他們只吃少量食物，因極度飢餓而對食物著了魔。限制心愛的食物（例如巧克力）導致剝奪感。等到他們允許自己吃禁忌的食物或放鬆嚴格的節食計劃時，他們就以強迫性、失控的方式進食。劇食症患者這種節食與暴食交替出現的模式通常始於青少年期或二十歲出頭，傳統的體重控制計劃對他們收效甚微。

劇食症對身體的影響

雖然肥胖並非劇食症的診斷標準，不過有 70% 的劇食症患者屬於肥胖。這種失調症對身體的影響，反映了肥胖的共病狀況（參見第 7 章的詳細討論和表 7-2）。對身體最致命的影響如下：

- 由於過重和鈉攝取太多而導致高血壓。
- 血膽固醇濃度升高，導致動脈硬化。暴食對血脂的影響比一整天零碎進食要嚴重得多，因為大餐與高胰島素和高三酸甘油酯相關。
- 心血管疾病，升高心臟病發作和中風而死亡的風險。
- 第 2 型糖尿病與肥胖密切相關。據估計，患糖尿病的婦女 20% 有暴食行為。

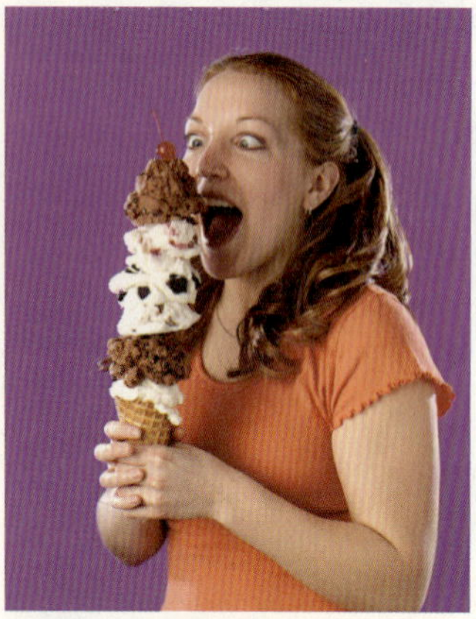

▲有些專家認為劇食症是對食物上癮，產生心理上的依賴。患者無法擺脫暴食，他們強迫自己持續這種行為，無法自制，即使出現負面效果也在所不惜。

劇食症的治療

在體重控制計劃團體的成員中，有 30% 患劇食症。這意味著合格營養師和體重管理計劃的指導員必須率先鑑定劇食症。一如厭食症和暴食症，劇食症也是心理問題造成營養問題。傳統的減重療法對劇食症患者成效不大，因為這些方法並沒有解決潛在的心理病因。事實上，擴充營養知識能裨益劇食症患者，不過除非找到方法處理或克服負面情緒，否則儘管成功地改善飲食和經常運動也只是曇花一現，無法長久維持。因此之故，首先要對付劇食症患者的心理需求，治療才能成功。

心理療法。類似暴食症的治療，有越來越多證據顯示認知行為療法的技巧可以用來克服劇食症。許多劇食症患者不知如何確認個人的情感需求，也不會表達情感。這種問題是暴食常見的誘發因素，所以治療期間應該處理溝通的議題。治療者必須幫助患者辨識自己在焦慮的情境下所隱藏的情感，然後鼓勵患者與治療者或治療團體的成員分享。學會用簡單而適當的措辭對自己說話，有助於抑制暴食的欲望。即使負面的情境無法改變，患者也必須學會如何適應和忍受，而不是透過自毀的暴食行為。

認知行為療法有多種形式，最常見的是與治療者一對一，或是團體療法。自助團體如暴食無名會 (Overeaters Anonymous)，可以協助劇食症患者康復。他的治療原理與戒酒無名會相同。暴食無名會想要建立一個鼓勵與負責任的環境，讓患者克服飲食失調症的問題。最近甚至出現網路版的認知行為療法，而且已經證明有效。

雖然心理療法對矯正暴食行為有其價值，但是對於過重或肥胖人口的減重並不一定奏效，而這些人可能還有不只一種的肥胖相關疾病。因此之故，營養療法是治療劇食症的重要環節。

正念冥想是另外一種對策，可以用來克服暴食的心理問題。正念飲食方案訓練患者發覺、接受並認識會誘發暴食的日常經驗，但是不利用情緒化進食加以回應。早期的研究顯示，對體重、壓力以及沮喪的症狀具有效益（參見第 7 章對正念飲食的討論，以及延伸閱讀 16）。

營養療法。一旦患者學會有效的對應機制，合格營養師就可以教育患者如何建立正常的飲食模式和挑選健康的食物。首先，劇食症患者必須學習因飢餓（生理訊號）而進食，而非因情感需求或外在因素（例如時間到了、無聊或是有食物出現）而進食。輔導員往往要求暴食者記錄一天之中飢餓的感覺，以及每一餐開始和結束時的感覺。患者必須學會對每一餐定量的飽足感做出回應。

復原期的暴食者起初應該避免吃減重飲食，因為食物不足會帶來更混亂的情緒，以及更多不滿的感覺。節食可能帶來更嚴重的問題，例如極度飢餓，因而誘發暴食。雖然在治療的早期階段必須限制暴食的食物，許多專家認為患者學習吃所有的食物（但是要適量）才是實際的長期目標。這種做法可以避免因為禁止吃特定食物而帶來的絕望和剝削感。

藥物療法。雖然心理療法和營養療法對治療劇食症有用，但並非 100% 有效。因此之故，藥物療法日漸受到歡迎。目前沒有 FDA 核准的專門治療劇食症的藥物，不過某些抗憂鬱藥物（例如百憂解和度洛西汀）和抗癲癇藥物（例如妥泰）在減少暴食和減少誘發飲食異常的沮喪方面頗有成效。儘管這些藥物可以減少暴食行為，但是無法有效減重。在暴食行為受到控制之後，羅氏鮮和芬他命（參見第 7 章）可以幫助減重。若要使用最新的減重藥物羅卡西林來治療劇食症，還得做廣泛的測試。

營養新知 飲食失調症與暴飲密切相關

一項調查針對 480 位有飲食失調高風險的大學生年紀的女性，發現暴飲（一口氣喝四杯或以上）與飲食異常的行為正相關。其中 67% 的女性每月至少從事一次暴飲，而 30% 的女性則經常暴飲（每月三次或以上）。其他研究也支持這種物質濫用和飲食異常（掏空、不吃正餐或禁食，以抵銷飲酒期間所攝取的卡路里）的互相作用，特別是女性。這些研究說明了飲食異常和物質濫用如酒精，如何被濫用作為因應機制。這個年齡層的大學壓力和同儕影響極大，因此大學當局必須成立介入方案，教育學生有關飲食失調症和物質濫用的危險，並且幫助學生建立有效的因應機制。

資料來源：Khaylis A and others: Binge drinking in women at risk for developing eating disorders. *International Journal of Eating Disorders* 42:409, 2009.

基於暴食與其他上癮行為的相似性，目前科學家正在研究，以治療物質濫用的藥物（例如納曲酮）來治療劇食症患者。其他需要進一步研究的新穎療法包括興奮劑（例如利他能，原本用來治療注意力不足過動症）和麩胺酸調節劑（鹽酸美金剛，治療阿茲海默症）。

總之，劇食症患者光靠自己很難控制暴食的行為。此外，被忽略的劇食症會使許多尋求專家協助的過重或肥胖者的減重計劃失敗。健康專家透過詢問諸如：飲食模式、暴食行為失控的感覺、進食過後的罪惡感等問題，可以篩檢減重客戶的劇食症，並將他們轉介給適當的治療機構。

觀念檢查站 11.4

1. 劇食症與暴食症的區別何在？
2. 列舉劇食症對身體的至少三種影響。
3. 傳統的減重計劃為何對劇食症患者收效甚微？

11.5 其他飲食失調現象

掏空症 (purging disorder) 患者即使沒有暴食也反覆掏空（亦即催吐）以達到減重的目的。

夜食症候群 (night eating syndrome) 其特徵為反覆在夜間進食，尤其是半夜醒來吃東西，或者晚餐過後再吃過量的食物。

除了以上討論的部分，還有其他形式的飲食失調症，例如異食癖。這是一種截然不同的飲食失調，有一套完整的診斷標準。在《DSM-5》的「其他特殊餵食或飲食失調症」一章中包括幾種失調症，他們不完全符合厭食症、暴食症或劇食症的診斷標準，例如**掏空症** (purging disorder) 和**夜食症候群** (night eating syndrome)。另外兩種不同的飲食失調症（反芻症和迴避／限制進食症）盛行於嬰兒和幼兒，將在第 15 章討論。

異食癖

異食癖與懷孕相關，因此第 14 章會再度討論。患者嗜吃無營養、非食物的物質，持續至少一個月的時間。患者所吃的非食物物質包括黏土、塵土、冰塊、粉筆或木頭等。異食癖會造成嚴重的健康問題，例如微生物感染、中毒、腸胃阻塞或營養素缺乏症（如果非食物取代了營養的食物）。異食癖往往與其他心理障礙一起出現，例如自閉症和強迫症。

次閾值飲食失調症

如果個人所罹患的失調症不完全符合厭食症、暴食症或劇食症的診斷標準，就歸類為次閾值飲食失調症，例如**非典型厭食症** (atypical anorexia nervosa)。這種失調症符合厭食症大部分的診斷標準，唯獨體重仍在正常範圍。如果一位過重的人剛開始厲行限制卡路里，就可能出現這種失調症。儘管他體重大幅下降，BMI 仍在正常範圍的 18.5 到 24.9 之間。其他次閾值飲食失調症的診斷包括厭食症或暴食症的病例，不過暴食次數少於每週一次（例如低頻率暴食症），或持續時間少於 3 個月（例如有限持續暴食症）。

非典型厭食症 (atypical anorexia nervosa) 這種飲食失調符合厭食症大部分的診斷標準，唯獨體重仍在正常範圍。

掏空症

掏空症指的是患者即使沒有暴食也反覆掏空（亦即嘔吐）以達到減重的目的。這種失調症與焦慮、沮喪和對體型不滿有關。掏空症對身體的影響與暴食症相同，例如牙齒問題、口瘡、食道傷害、便秘、脫水、電解質失衡和營養不良等。

夜食症候群

夜食症候群的特徵是反覆在夜間進食，尤其是半夜醒來吃東西，或者晚餐過後再吃過量的食物（參見延伸閱讀 11）。夜食症候群患者完全明白自己的行為，並且能夠加以回憶，因而深感苦惱。雖然夜食症候群是在肥胖者身上首度觀察到，不過患者並不限於肥胖者。估計總人口中 1.5% 患有此症，而在肥胖診所接受治療的人罹患率是 8.9%。夜食症候群的典型徵候和症狀包括：

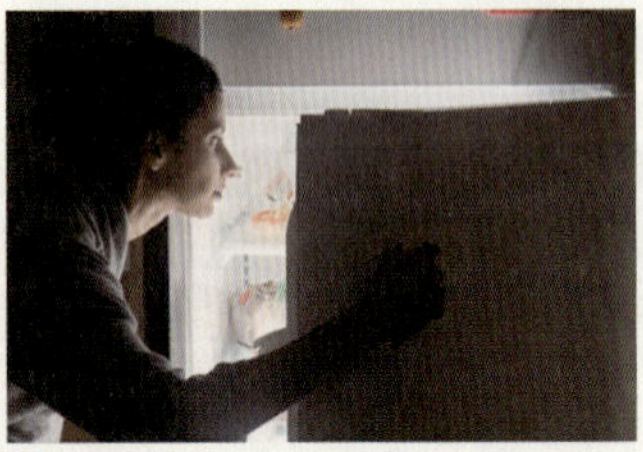

▲夜食症候群的特徵是夜間至少醒來一次，需要吃東西才能再度入睡

- 早晨不覺得飢餓，睡醒數小時才吃第一餐。
- 晚間吃太多，晚餐過後所吃的食物超過一日食量的 25%。
- 難以入睡，需要吃東西助眠。
- 夜間至少醒來一次，需要吃東西才能再度入睡。
- 進食產生內疚與羞恥的感覺。
- 感覺沮喪，尤其在夜間。

研究顯示，夜食症候群患者進食的生理節奏（身體的 24 小時時鐘）似乎受到干擾。研究也指出，夜食症候群盛行於睡眠呼吸中止症、靜坐不適症候群或其他心理疾病的門診病人。行為調整頗有成效，例如建立並追蹤睡-醒時間表和經常運動。使用抗憂鬱藥物舍曲林可大幅改善症狀。

觀念檢查站 11.5

1. 列舉異食癖傷害身體的三種方式。
2. 說明可診斷為次閾值飲食失調症的三種不同病例。
3. 掏空症與暴食症的相同之處為何？相異之處為何？
4. 列舉夜食症候群的三種特徵。

11.6 其他飲食異常模式

女運動員三症候群 (female athlete triad) 女性運動員罹患的飲食異常、無月經周期（無月經症）和骨質疏鬆症等三群症狀。

有越來越多種飲食異常未經《DSM-5》分類，不過值得在此一提。有些飲食異常將會在此討論，例如**女運動員三症候群** (female athlete triad)，專家已經針對他們做過許多研究。其他的飲食異常主要出現在大眾媒體，但是醫生也常常碰到這類病例。專家需要繼續研究才能建立一套診斷標準，說明病程發展，並建立循證的治療方式。

女運動員三症候群

如第 10 章所示，女性選手從事以體型或耐力取勝的運動項目都有罹患飲食失調症的風險。一項針對大學女運動員的研究發現，15% 的游泳選手，62% 的體操選手和 32% 的所有校隊的選手出現異常的飲食模式。

節食和壓力會導致女性選手月經不規則。如果體脂肪太少，雌激素的製造也會減少。第 9 章提過，雌激素刺激成骨細胞（製造骨骼的細胞）。如此一來，體脂肪偏低就會損害骨骼健康。有些年輕女性的骨量相當於五、六十歲的婦女，使她們在運動或日常活動中都容易遭受骨折。

美國運動醫學專科學會 (ACSM) 將這些症狀命名為「女運動員三症候群」，因為他包括了三個部分：飲食異常、無月經周期和骨質疏鬆症（圖 11-4）。有許多教練甚至健康專家都誤以為無月經症是密集運動的正常後果。ACSM 已經呼籲老師、教練、健康專家和父母教導女運動員了解三症候群候群及其後果。

如果出現女運動員三症候群的症狀，應該尋求多學門專家團隊的治療。教練參與治療計劃是治療成功的關鍵因素。治療建議如下：

- 不要把全部心思放在食物、體重和體脂肪上面。
- 逐漸增加餐點份量，直到適當範圍。
- 達到適當的身高體重比。
- 維持規律的月經周期。
- 減少 10% 到 20% 的訓練時間和／或運動強度。

增加卡路里攝取量可以增加體重和體脂肪，然後雌激素的製造增加應該能夠防止骨量喪失。在治療期間，醫生根據需要可能會開綜合維生素和礦物質補充劑和鈣補充劑的處方，使鈣攝取量維持在 1200 到 1500 毫克/日。然而即使介入治療，骨質喪失的狀況多半無法挽回。

Christy Henrich 的悲劇說明了女運動員三症候群為何必須尋求專家協助。Christy 十多歲時身高 150 公分，體重 43 公斤。她有成為體操選手的潛力，不過卻被認為太胖，難以在體操項目勝出。為此她持續不斷練習但是經常挨餓，有時一天只吃一個蘋果，並且經常催吐。她的飲食失調症最後使她變得太虛弱而無法參加比賽。當她體重掉到 21 公斤時只得入院治療。在 22 歲生日剛過時，因為長期處於半飢餓狀態而死亡。

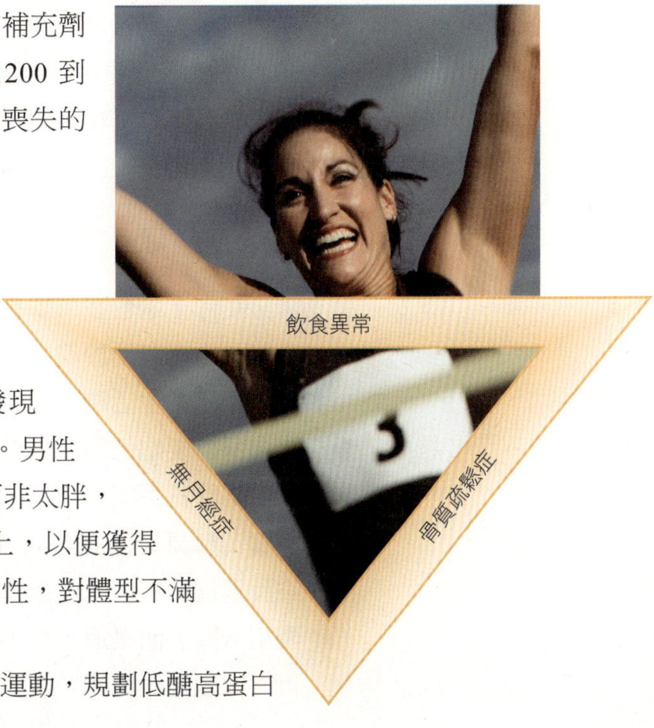

圖 11-4　女運動員三症候群是指飲食異常、無月經症和骨質疏鬆症三群症狀，另外也會出現壓力性骨折和周期性疲憊的症狀。這種症候群常見於依賴體型取勝的運動項目如體操。長期而言損害健康，所以最好及早治療

肌肉上癮症

肌肉上癮症（恐瘦症）與飲食失調症有許多類似之處，是受人關注的心理疾病。1990 年代首先在男性健身者發現的肌肉上癮症，起初稱為「反厭食症」。男性（有些是女性）患者認為自己「太瘦」而非太胖，因此一門心思都在嚴格的舉重和飲食法上，以便獲得發達的肌肉。尤其是高中和大學年齡的男性，對體型不滿會導致飲食異常和運動健身。

肌肉上癮症患者花許多時間在健身房運動，規劃低醣高蛋白

質餐點，對運動、身體測量和所吃食物都小心翼翼地記錄。飲食行為（例如吃進大量食物，蛋白質攝取量高達每公斤體重 5 公克）和使用未經證實的輔助手段或合成類固醇都會傷身。這種運動和飲食常規也會干擾社交、職業和休閒活動。肌肉上癮症患者因為害怕看起來太瘦，會避免社交接觸、到餐廳用餐或裸露身體。專家認為肌肉上癮症與厭食症有許多相似之處，而且經過一段時間之後，患者可能越界轉變成另外一種飲食失調症，因此認定他本身也是飲食失調症的一種。

糖尿暴食症

患糖尿病的青少年是飲食失調症的高風險群（參見延伸閱讀 14）。如第 4 章所示，若缺乏胰島素或細胞有胰島素抗性，細胞就不能利用葡萄糖作為能源。這些碳水化合物的卡路里如果浪費掉，體重自然下降。糖尿病患者開始胰島素療法或胰島素增敏療法，細胞就能夠利用葡萄糖，結果體重就會上升。有大約三分之一的青少年第 1 型糖尿病患者承認，他們故意略過胰島素的劑量而使體重下降。這種做法稱為「糖尿暴食症」，會造成嚴重的高糖血症和許多相關的後果，例如眼睛受損、腎臟受損、糖尿病昏迷或死亡。在另一方面，大約五分之一的青少年第 1 型糖尿病患者利用過量的胰島素補償暴食的行為，這種做法可能導致危險的血糖過低。在青少年第 2 型糖尿病患中，高達 25% 有劇食症的徵象。青年糖尿病患的血糖控制不良、經常錯過門診與情緒沮喪等，都是飲食失調症的警訊。

健康食品症

在你上過營養學課程之後，或許改變了一些飲食習慣。注重健康飲食當然有助於體重管理和預防疾病，不過當嚴格的飲食規則開始干擾日常生活時，就是本末倒置了。有人過分擔心自己所吃的食物，堅持要吃低脂、無糖與有機的食品。雖然健康食品症目前尚未歸類為飲食失調症，不過他說明了越來越多的人執迷於健康飲食的事實（參見延伸閱讀 6）。Orthorexia 這個名詞是希臘文，意指正常且適當的胃口。健康食品症與厭食症和暴食症不同，他的根源與體型無關，而是追求完美和純粹的需求。這種極端的飲食完美主義可能與強迫症相關。

觀念檢查站 11.6

1. 列舉女運動員三症候群的特徵。
2. 肌肉上癮症與厭食症有何相似之處？有何相異之處？
3. 何謂糖尿暴食症？列舉其傷身的後果。
4. 健康飲食與健康食品症的區別何在？

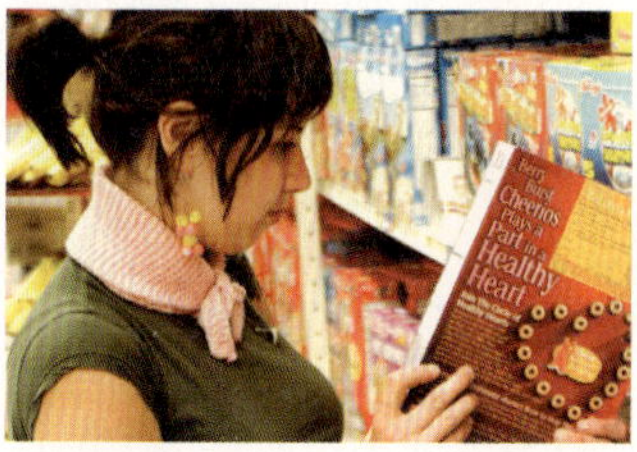

▲健康食品症說明了只吃健康食品的偏執

關鍵思考

湯姆是高中教師，他很關心飲食失調症的問題，想要防止年輕人落入厭食症與暴食症的陷阱。在健康教育的課堂上他可以和學生討論哪些議題呢？

11.7 預防飲食失調症

要養成與保持良好的飲食習慣，關鍵在於了解自己對飲食、健康和體重的關心是正常的。我們所吃的食物，對食物的感覺，甚至我們的體重會發生變化也是正常的。舉例來說，在一天之內體重有 1 公斤左右的升降並非異常，在一週之內變化甚至更大。體重大幅度的波動，或是體重持續上升或下降，就有可能是疾病的徵象。如果你所吃的飲食習慣，對食物的感覺，甚至體重發生了大幅度的變化，最好是去看醫生。儘早治療生理上與情緒上的問題有助於維持身心健康。

許多人在青春期或更年少時就開始對食物、營養、健康、體重和身體形象有了自己的主張。青少年身邊的父母、朋友和專家應當協助他們防止飲食失調症：

- 勸阻節食、禁食（除非是宗教上的需要）和不吃正餐。
- 提供青春期身體產生變化的資訊。
- 矯正有關營養、健康體重和減重方法的錯誤觀念。
- 發表與體重相關的建議和評論時，必須注意措辭。
- 不要過度重視磅秤上的讀數，要教導他們均衡營養和經常運動的重要性。
- 鼓勵以正常的方式表達負面的情感。
- 鼓勵孩子只有在飢餓時才吃東西。
- 在學校和家中教導正確的營養和運動的基本觀念。
- 給予青少年適當程度（而非無限）的獨立、選擇、責任和對自己的行為負責的機會。
- 接受並欣賞從自己的身體所產生的力量和歡樂。
- 尊重多樣化的體重和體型。
- 建立互相尊重的環境與互相支持的人際關係。

- 鼓勵教練審慎處理運動員的體重與身體形象的議題。
- 強調削瘦的體型未必會有較佳的運動表現。
- 支持高中／大學的飲食失調症篩檢和預防方案。

注重健康的飲食行為，對食物與體重抱持健康的觀念，將使社會整體受益匪淺。飲食失調症的治療不僅比預防困難得多，患者也會對整個家庭造成極大的破壞。因此之故，兒童照顧者和醫護人員必須強調均衡飲食和中庸之道的重要性，反對節食和完美主義。

總之，許多北美人面臨的挑戰是不必厲行節食就能維持健康體重。有越來越多的專家支持非節食的體重管理方法，也就是養成健康的飲食習慣，經常運動，並且以積極的態度和創意的方式處理壓力。某些文化的美麗典範會誘發飲食失調症，改變這種價值觀可以減少某些人的壓力，避免他們產生各種飲食異常的行為。第 7 章討論過的「體型接納」方式反抗對過重／肥胖者的歧視，聲稱每個人有維持天生體重的自由。身兼職業婦女和母職的女性說她們有更重要的事需要操心，有些時尚領袖開始接納不同的身體曲線，運動計劃正流行快走而非高強度的慢跑。我們無法改變導致飲食失調症的基因（至少目前還不能！），不過可以改變誘發飲食失調症的環境。

要搜尋更多飲食失調症的資訊，請登入：

- 飲食失調症學會 www.aedweb.org
- 飲食失調症防治中心 www.nationaleatingdisorders.org
- 國家心理衛生研究院最近出版了一本簡要的飲食失調症評論 (www.nimh.nih.gov/health/publications/eating-disorders/eating-disorders.pdf)。

觀念檢查站 11.7

1. 預防飲食失調症為何如此重要？
2. 假設你是高中女子壘球隊的教練，要如何打造一個避免青少年飲食失調症的環境？

營養與你的健康 Nutrition and Your Health (NAYH)

飲食失調症的心路歷程

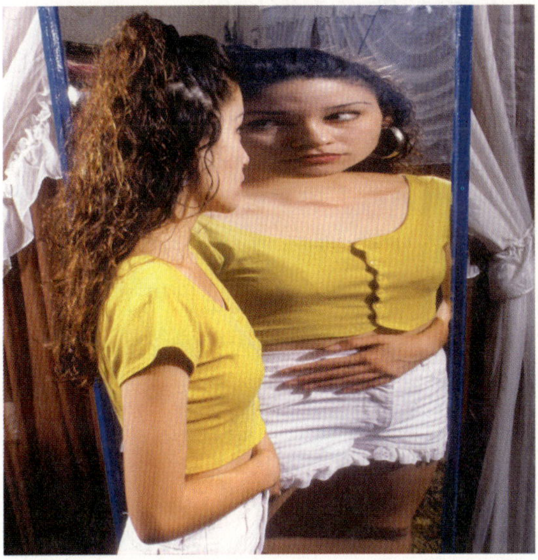

一位厭食症女子的反思

那是我高中第一年的春天，剛滿 15 歲。我想爭取到高中音樂劇「西城故事」的主角。我想如果減掉一些體重，學生導演尚恩會認為我比較有吸引力，所以我決定戒掉「垃圾」食物。第二天，我的午餐簡潔地攤開在面前的餐巾紙上，我朋友珊卓拉看到了，尖叫著說，「酸黃瓜？誰會用夾鏈袋裝酸黃瓜做午餐？」同桌的一群女孩頓時陷入歇斯底里。「西城故事快要選角了，」我說，「所以我要戒掉垃圾食物好減輕幾磅。」有位朋友開玩笑給我一粒 M&M——說是給我聞聞就好。哈，哈！我把它裝進小保鮮盒，好幾天一直放在背包裡，用來提醒自己。偶爾我還真的拿出來聞一聞。

接來的幾個禮拜，有那麼幾次我啪地一聲打開冰箱，雙眼直直瞪著乳品箱裡的雀巢巧奇棒，我知道它冰涼、美味而酥脆，咬起來吱嘎吱嘎響。然而我仍舊沒吃。跟朋友麗姬和諾拉在購物中心（這是 15 歲以後，父母唯一允許我做的事）的美食街時，她們想買肉桂捲。她們指責我，但我不讓步。肉桂捲聞起來好香。不過當我坐在她們對面，看著她們裝模作樣、誇大麵包的美味時，心裡有一種驕傲的感覺，因為我能下定決心並且堅持到底。我知道她們嫉妒我的意志力。

復活節來臨時，我看了一眼媽媽準備的復活節籃子，湊近鼻子聞了一下。我已經證明自己能夠抗拒誘惑……現在何必讓步？

體重持續往下掉時，我外表顯得好看極了。我開心地宣布，一個清瘦、嶄新的我得到了音樂劇的角色！但是我停不下來。我必須堅持下去，不然減掉的體重又會上身！

也是在這個時候我開始跑步，羅娜成為我的跑友。她正在為下一季的曲棍球比賽健身。放學後我們在更衣室碰面，換上運動服，然後出發。跑步對我有幫助。每天早上從浴室出來，在吃早餐之前我會站上我媽的磅秤。體重還是 52 公斤。對身高 170 公分的我來說，不算太差。

我 16 歲時體重降到 48 公斤，那時起司和奶油已經在我的「黑名單」上。無脂成為我的通關咒語。在 16 歲生日時，朋友為我辦了一個小派對。諾拉知道我會抵抗誘惑，特地為我做了一個蛋糕。「這是你的生日！

你可以吃一塊蛋糕！」我禮貌地說，「不，我可以為大家切蛋糕，但我真的不想吃。」她們纏著我，而諾拉開始覺得傷心，所以最後我吃了幾口，以免她哭了出來。這是長久以來我第一次吃到這麼多糖。我感到肚脹和反胃。那天我沒有再吃任何東西，第二天只吃六塊蘇打餅乾、一個蘋果和兩根西洋芹。這些食物都在我的「安全名單」上。沙拉也行，不過只加鹽和醋。我告訴父母，生物學的解剖課使我討厭肉類，不過說真的，我只是不喜歡那些卡路里。有一陣子我日以繼夜地渴望食物，不過我越來越能夠堅守自己的立場。

到了高三，我乾脆完全不吃午餐。我待在圖書館讀先修的生物學。「今天午餐怎麼沒看到你？」麗姬稍後會問。「喔，我得趕功課。先修考試很難。」體重接近 45 公斤時，我真正發現「很難」是什麼意思。

後來羅娜搬到別州去了，但我仍然沒有放棄運動。現在媽媽放在地下室的踏步機是我的最愛。我把生物筆記立在面前，邊讀邊踏步，直到燃燒 400 大卡為止。我覺得自己能夠一心二用，效率真好。有時候我會一天上踏步機兩次。然而隨著高三過去，早晨起床、套上網球鞋變得越來越困難。然後有一天早上淋浴時，我在熱水中倒下去了。

最後我躺在這家醫院的病床上，手臂插著靜脈輸液管。體重 42 公斤，我的身體在挨餓。如你所見，如果不給身體添加燃料，在某種意義上你就只好自己吃自己了。我的身體如此飢餓，我的肌肉如此衰弱，而在淋浴時發生的插曲是我的心臟出了問題。我自己作孽……不是我的父母或我那群疏遠的朋友…就只是我自己。我母親就在那兒，緊挨著我，撫摸著我插著輸液管的手臂，因為我而暫時擱置全部的生活。這不正是我所要的——掌控自己的命運？

我何去何從呢？

一位暴食症女子的反思

我完全清醒，立刻下床。我回想前晚自己做了一份新的清單，記下我想做的事和我想成為什麼樣子。丈夫在我身後不遠處，正步入浴室準備上班。或許我可以不讓他發現，偷偷站上磅秤，看看今天早上體重多少。我已經身在自己的私密世界了。磅秤顯示體重和前晚一樣，我大喜過望，而且覺得有點餓了。或許今天它會停止發生；或許今天每件事都會改變。我要完成的計劃到底是什麼？

我們吃同樣的早餐，只是我的吐司不塗奶油，咖啡不放奶精，而且絕不要第二份（在丈夫出門前）。今天我要好好守規矩，也就是只吃預定份量的食物，一口也不多吃。我非常仔細地觀察，不讓自己吃得比丈夫多。我用他的身體評價我自己。我逐漸感到緊張。希望丈夫快點出門讓我辦自己的事。

等丈夫一關上門，我馬上開始執行清單上一大串任務之一。我討厭這些任務！我只想鑽進洞裡。我什麼事也不想做。我寧可吃東西。我很孤單，我很緊張，我不好，我什麼事情都做錯，我無法控制，我無法度過這一天，我知道。長久以來一直如此。我記得早餐所吃的澱粉質麥片。我進入浴室，站上磅秤，讀數一樣，但我不要一樣！我要更瘦！我照鏡子。我認為大腿醜陋而且變形。我看見一個粗笨的、西洋梨狀的窩囊廢。目

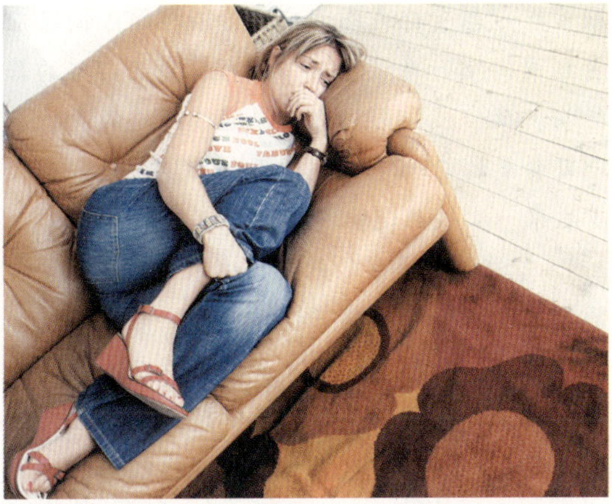

▲暴食階段讓患者更加絕望

光所及，總有地方不對勁。我感覺懊惱，陷在這個軀殼裡，完全無法可想。

我飄然移向冰箱，清楚知道裡面有什麼。我開始吃昨晚的布朗尼蛋糕。我總是先吃甜食。起先我只吃一點，讓它看起來好像沒人吃過。不過我胃口極大，所以決定再做一批布朗尼。我知道浴室還有半袋餅乾，前晚丟棄的，我將它們一掃而光。我喝些牛奶，好讓嘔吐順利一點。灌下一杯牛奶之後，產生了我所喜歡的飽脹感。接下來拿出六片麵包，放入烤爐，先烤一面。然後取出翻面，擱上奶油塊，再放入烤爐，直到奶油冒泡。我用盤子盛裝這六片麵包，帶到電視前，然後返身再拿一碗麥片和一根香蕉，搭配麵包吃。最後一片麵包還沒下肚，我已經準備再烤六片。或者再吃一塊或五塊布朗尼，以及幾大碗冰淇淋、優格或卡特基起司。

我的胃已經擴張成一個巨球，堵在胸腔下。我知道必須趕快進浴室，不過我要推遲一下。我身處無何有之鄉。我在等待，感受壓力，來回踱步進出房間。時間流逝。時間流逝。時間快到了。我再度在各個房間毫無目標的漫遊，清潔打掃，使整棟房子井井有條。最後我轉身進入浴室。我站穩腳，頭髮向後拉，手指伸入喉嚨，輕觸兩次，吐出一大堆食物。輕觸三次、四次，再吐一堆。所有東西都吐出來了。我很高興看到布朗尼，因為它很容易使人發胖。掏空的節奏中斷，頭開始疼痛。我站起身，感到暈眩、空洞而虛弱。整個插曲持續約莫一小時。

本章重點（數字代表章節）

11.1 飲食異常包括飲食模式輕微和短期的變化，此乃生活壓力、疾病或改變體重的欲望所引起。飲食異常走到極端會變成飲食失調症，飲食模式大幅改變，產生持久而不利的影響。目前針對飲食失調症根源的研究指出，遺傳因素支配大腦，進而影響個人感受自己身體和對付生活壓力的方式。因此之故，有飲食失調症遺傳傾向的人會利用異常的飲食行為對抗沮喪、憤怒和內疚等情緒。三種主要的飲食失調症是厭食症、暴食症和劇食症。

11.2 厭食症的特徵是體重極低（例如 BMI 低於 17），扭曲的身體形象和非理性的害怕增重和肥胖。體重降低主要是因為節食。生理後果包括體重和體脂肪大量減少、心律不整、缺鐵性貧血、免疫不足、消化功能障礙和無月經症。厭食症的治療包括增加食量使體重逐漸增加。以家庭為基礎的心理諮商可以幫助厭食症患者建立健康飲食行為和身體形象。

11.3 暴食症類似厭食症，其特徵為過分重視體重和體型。不過暴食者異常的飲食模式包括反覆暴食和隨後的補償行為。暴食是指在短時間內吃下異常大量的食物。暴食症患者對暴食行為無法掌控，暴食過後感覺極為苦惱。不當的補償行為是用來掏空體內過量的卡路里，例如嘔吐或濫用瀉劑、利尿劑及灌腸劑等。有時候也利用禁食或過度運動等方式抵銷卡路里。利用嘔吐掏空對身體尤其有害，會造成嚴重的牙齒腐蝕、胃潰瘍、食道發炎和低血鉀等。暴食症的治療包括心理諮商和營養諮商。某些抗憂鬱劑有助於復原。

11.4 劇食症是最常見的飲食失調症。通常在中年診斷出來，男女幾乎各半。它的特徵是反覆暴食，造成極度苦惱，但沒有隨後的補償行為。大約 70% 的劇食症患者屬於肥胖。劇食症對身體的影響是肥胖的共病症，包括高血壓、高血膽固醇、心血管疾病和第 2 型糖尿病等。治療方法包括認知行為療法和營養諮商。抗憂鬱可以強化治療效果。

11.5 異食癖是飲食失調問題的一種，患者持續食取無營養、非食物的東西，例如黏土、塵土或冰塊。次閾值飲食失調症（例如非典型厭食症、低頻率或有限持續的暴食症、低頻率或有限持續的劇食症等）是指個人所罹患的失調症不完全符合厭食症、暴食症或劇食症的診斷標準。掏空症患者利用掏空行為減重，但沒有暴食症典型的暴食行為。夜食症候群患者晚餐過後所吃的食物超過一日食量的 25%，沒吃東西就難以入睡，半夜至少醒來一次並且進食。

11.6 另外幾種異常的飲食模式未被歸類為飲食失調症，包括女運動員三症候群、肌肉上癮症、糖尿暴食症和健康食品症。女運動員三症候群包括飲食異常、無月經周期和骨質疏鬆症。肌肉上癮症可稱為「反厭食症」，患者自認肌肉不足，導致異常的飲食模式和強迫性運動以獲得更多肌肉。糖尿暴食症是指濫用糖尿病藥物以控制體重。有些第 1 型糖尿病患者故意忽略胰島素劑量以降低體重，不過會導致高糖血症的後果。另一方面，大劑量的胰島素或降血糖藥物被用來對抗暴食的後果。這種行為會導致低糖血症。健康食品症是指對健康飲食偏執，例如過度限制食物的選項以致干擾生活的他層面如社交互動。

11.7 飲食失調症的預防很重要，因為治療昂貴、漫長而且非 100% 有效。年幼時培養飲食和運動的健康態度可以預防飲食失調症的發展。兒童和青年身邊的人應該鼓勵他們接納各種不同的體型，並且在評論體重時必須注意措辭。幫助兒童以健康的方式因應情緒也很重要。

知識檢查站（解答在下方）

1. 德瑞莎在朋友婚禮的前三個禮拜開始不吃正餐，把能量限制在 800 大卡/日，這樣伴娘禮服才能合身。婚禮過後，她又恢復 2200 大卡/日。這個例子是
   a. 飲食異常　c. 體型接納
   b. 飲食失調症　d. 肌肉上癮症
2. 促進飲食失調症的因素包括
   a. 遺傳　c. 性虐待
   b. 趨瘦的社會壓力　d. 以上皆是
3. 厭食症可以定義成
   a. 強迫進食　c. 否定胃口
   b. 過動　d. 掏空
4. 厭食最可能的長期後果是
   a. 因骨質喪失而骨折　c. 食道潰瘍
   b. 動脈硬化　d. 癌症
5. 首先認出暴食症的往往是
   a. 營養師　c. 牙醫
   b. 醫生　d. 物理治療師

6. 暴食症經常嘔吐所造成最致命的風險是
   a. 血鉀降低　　c. 體重上升
   b. 便秘　　d. 唾液腺腫脹
7. 劇食症的特徵是
   a. 暴食隨後掏空
   b. 秘密進食
   c. 利用進食避免感覺／處理情緒上的痛苦
   d. 暴食症的早期階段
8. 夜食症候群的特徵是
   a. 吃晚餐但不吃早餐和午餐
   b. 必須吃東西才能入睡
   c. 半夜醒來掏空或嘔吐
   d. 晚上攝取一日之內的全部卡路里
9. 女運動員三症候群包括
   a. 厭食症、缺乏家人支持、吃得過飽
   b. 飲食異常、訓練過度、無月經周期
   c. 骨質疏鬆症、無月經周期、飲食異常
   d. 骨質疏鬆症、缺乏睡眠、飲食異常
10. 如果你要對四健會的中學生講述健康飲食，傳達哪些訊息最好？
    a. 要求兒童把點心分類成「好」或「不好」
    b. 說明需要多少分鐘的運動才能燒掉各種點心的卡路里
    c. 勸導孩子限制心愛的食物（例如冰淇淋），除非是達成目標的獎賞，例如考試成績優良
    d. 強調兒童應該在飢餓時吃東西，吃飽就停止進食

解答：1. a (LO 11.1), 2. d (LO 11.2), 3. c (LO 11.3), 4. a (LO 11.3), 5. c (LO 11.4), 6. a (LO 11.4), 7. c (LO 11.5), 8. b (LO 11.6), 9. c (LO 11.6), 10. d (LO 11.7)

學習問題（LO 數字是章首學習成果的章節）

1. 厭食症患者的典型特徵為何？有哪些因素會促使個人開始將嚴格的飲食模式強加給自己？(LO 11.3)
2. 列舉暴食症對身體的破壞性後果。治療暴食症的心理療法和營養療法的重要目標為何？(LO 11.4)
3. 利用藥物治療厭食症、暴食症和劇食症的現行考量為何？(LO 11.3, LO 11.4 , LO 11.5)
4. 解釋過度運動在飲食失調症中的角色。(LO 11.1)
5. 父母或其他典範角色對飲食失調症的發展有何影響？父母或你的成年朋友的哪些態度無法指引你建立與食物的健康關係？請列舉其中一種。(LO 11.7)
6. 根據你對均衡營養和良好飲食習慣的了解，回答下列問題：
   a. 反覆暴食和掏空為何會導致嚴重的營養素缺乏症？
   b. 嚴重的營養素缺乏症為何會造成日後的重大健康問題？
   c. 身為營養專家，朋友問你：為了「淨化」身體，連續一個禮拜光吃葡萄柚是否可行。你要如何回答？(LO 11.1)
7. 舉出一個實例說明社會如何誘發飲食失調症的發展。(LO 11.2)
8. 列舉女運動員三症候群的內容。無月經症會造成何種嚴重的健康後果？(LO 11.6)
9. 劇食症和暴食症的區別為何？說明促成劇食症發展的因素。(LO 11.5)
10. 提供兩種減少飲食失調症的建議。(LO 11.7)

營養學家的選擇

幫助朋友處理有害健康的行為是件棘手的事。你們的友誼可能因此而破壞。你所看到的飲食行為和過度運動可能只是短期的飲食異常，過幾個禮拜就沒事了。另一方面，這些行為可能只是冰山的一角，裝作若無其事並不能解決問題。如本章所示，飲食失調症會造成嚴重的後果，越早治療效果越好。如果你無法跟室友一對一表達關心，可以向宿舍助理、學校的諮商師或學生健康中心的護理師求助。採取這樣的行動不會背叛你們的友誼，反而顯示你對她的關切之情。

診斷飲食失調症是複雜的任務。患者會否認問題，隱藏自己的行為，對伸出援手的人失去理智和不合作。不要對你的朋友下診斷，只要保持溝通的管道暢通。告訴她你所觀察到的事情，問她需不需要幫助。她或許對你敞開心胸，很高興在自己的掙扎中並不孤單。此外她也可能發脾氣，從此疏遠你。試著跟她分享飲食失調症的知識，但是不要說教。你的朋友或許正在經歷艱苦的情感掙扎——這是多年醞釀的結果。不要認為自己知道她所經歷的痛苦。

如果你的朋友已落入飲食失調症的陷阱，跟她討論體重管理的技巧沒有助益。她已經在挑剔自己的外表和體重，你的忠告雖然用心良苦而且有營養知識背書，對她而言只是火上加油。飲食失調症與食物無關，反而跟自我概念和控制的議題相關。最重要的是支持，而非批評。必須把注意力從食物和體重轉移開來。不要強迫她吃東西或減少運動量。如果你能勸她尋求專業治療，心理諮商能對付她與食物的不正常關係，而後營養諮商能幫助她建立較好的飲食習慣。

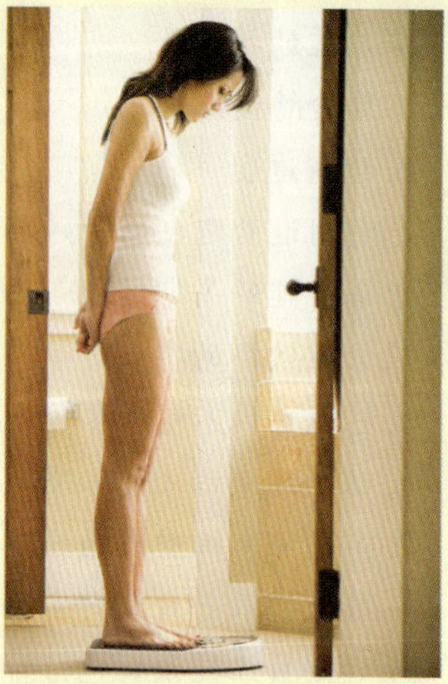

直接面對你的室友之前先做好準備。搜尋校園內有哪些資訊和資源你可以跟她分享。你沒有必要治癒她的失調症——她需要的是專業協助。當她處理內心的不安時，你只需表達同情和耐心。聆聽她，並且建議你倆一起尋求幫助。有一天你會成為健康專家，能夠診斷和諮商飲食失調症的受害者，不過目前先讓專家來處理。

案例研究解答　飲食失調症的復原之路

1. 莎拉的特徵可能被診斷為厭食症：節食使體重低於正常的 85% (BMI = 17)，對自己的外表有扭曲的觀點，而且害怕增重。
2. 當同儕嘲笑莎拉過重時，她對自己的身體產生自覺而開始異常的飲食習慣。她開始天天運動，並且成功地減重。她的飲食異常始於進一步節食。她享受對身體的自我掌控。
3. 她的月經周期已經中止而且畏寒。
4. 莎拉的治療方式大多是門診，提供門診的健康專家團隊包括醫生、合格營養師、心理學家等。她必須減少運動量並攝取足夠的卡路里（例如初期的 1000 到 1600 大卡/日）以增加體重。她的飲食應該每隔幾天增量 100 到 200 大卡，直到增重速率令人滿意為止。目標是達到正常的 BMI 範圍（例如 20）。以家庭為基礎的心理諮商可以幫助莎拉矯正錯誤的食物和身體形象的觀念，並且建立健康的因應對策。等到體重穩定下來，抗憂鬱劑可以協助她的復原。

5. 可能會缺乏幾種營養素。缺乏鈣和鐵對身體的影響最大。醫生根據需要可能會開綜合維生素和礦物質補充劑和鈣補充劑的處方，使鈣攝取量維持在 1200 到 1500 毫克/日。如果貧血可能需要補充額外的鐵。這一套措施可以治療維生素和礦物質缺乏症。鈣尤其有助於骨骼健康。
6. 除非莎拉了解自己的問題，否則復原的前景並不樂觀。即使她願意接受治療和諮商，仍然可能舊病復發。莎拉異常的飲食習慣已經持續大約 3 年，所以她的問題已經根深柢固。在病程初期儘早介入和後續追蹤數年可以增加復原的機會。

延伸閱讀

1. American Academy of Pediatrics: Clinical Report—Identification and management of eating disorders in children and adolescents. *Pediatrics* 126:1240, 2010.
2. Borzekowski DLG and others: e-Ana and e-Mia: A content analysis of pro-eating disorder websites. *American Journal of Public Health* 100:1526, 2010.
3. Campbell IC and others: Eating disorders, gene-environment interactions, and epigenetics. *Neuroscience and Behavioral Reviews* 35:784, 2011.
4. Feldman MB and Meyer IH: Eating disorders in diverse lesbian, gay, and bisexual populations. *International Journal of Eating Disorders* 40:218, 2007.
5. Gagne DA and others: Eating disorder symptoms and weight and shape concerns in a large web-based convenience sample of women ages 50 and above: Results of the Gender and Body Image (GABI) Study. *I nternational Journal of Eating Disorders* 45:832, 2012.
6. Getz L: Orthorexia: When eating healthy becomes an unhealthy obsession. *Today's Dietitian* 11:40, 2009.
7. Harrop EN and Marlatt GA: The comorbidity of substance use disorders and eating disorders in women: Prevalence, etiology, and treatment. *Addictive Behaviors* 35:392, 2010.
8. Hay P: A systematic review of evidence for psychological treatments in eating disorders: 2005 – 2012. *International Journal of Eating Disorders* 46:462, 2013.
9. Klump K and others: Academy for Eating Disorders position paper: Eating disorders are serious mental illnesses. *International Journal of Eating Disorders* 42:97, 2009.
10. Le Grange D and others: Academy of Eating Disorders Position Paper: The role of the family in eating disorders. *International Journal of Eating Disorders* 43:1, 2010.
11. Leman C: Night eating syndrome. *Today's Dietitian* 12:8, 2010.
12. McFarland MB and Kaminski PL: Men, muscles, and mood: The relationship between self-concept, dysphoria, and body image disturbances. *Eating Behaviors* 10:68, 2009.
13. Ozier AD and Henry BW: Position of the American Dietetic Association: Nutrition intervention in the treatment of eating disorders. *Journal of the American Dietetic Association* 111:1236, 2011.
14. Pinhas-Hamiel O and Levy-Shraga Y: Eating disorders in adolescents with type 2 and type 1 diabetes. *Current Diabetes Reports* 13:289, 2013.
15. Seher CL: Binge-eating disorder—learning about this condition can help RDs counsel patients more effectively. *Today's Dietitian* 14:34, 2012.
16. Sojcher R and others: Evidence and potential mechanisms for mindfulness practices and energy psychology for obesity and binge-eating disorder. *Explore* 8:271, 2012.
17. Stice E and others: Prevalence, incidence, impairment, and course of the proposed DSM-5 eating disorder diagnoses in an 8-year prospective community study of young women. *Journal of Abnormal Psychology* 122:445, 2013.
18. Waterhous T and others: Practice paper of the American Dietetic Association: Nutrition intervention in the treatment of eating disorders. *Journal of the American Dietetic Association* 111:1261, 2011.
19. Yeo M and Hughes E: Eating disorders: Early identification in general practice. *A ustralian Family Physician* 40:108, 2011.

評估你的餐盤 Rate Your Plate

I. 評估飲食失調症的風險

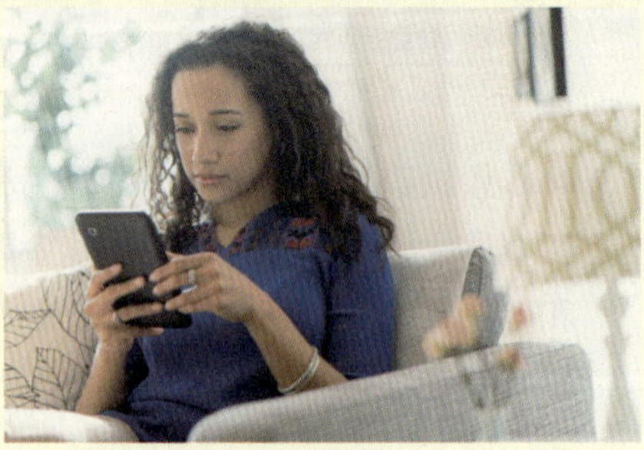

英國研究員製作了包含五個問題的問卷，用來篩檢飲食失調症：

1. 你是否會因為覺得吃飽而催吐？
2. 你是否感到無法控制自己的食量？
3. 你最近是否減掉 6 公斤以上的體重？
4. 當別人說你瘦時，你是否仍然覺得自己胖？
5. 食物是否主導你的生活？

上述問題若有兩個（或以上）答案是肯定的，就表示有飲食失調症的問題。

1. 完成問卷之後，你是否覺得自己患有飲食失調症或是有成為患者的可能？

____

____

2. 你是否認為你的朋友中有人罹患飲食失調症？

____

____

3. 對於可能罹患飲食失調症的人，當地或校園內是否有諮商與教育資源可以協助他們？

____

____

4. 如果你有朋友患了飲食失調症，你要如何幫助他們尋求治療？

____

____

II. 飲食失調症的預防

假設你要向國中生演講關於飲食失調症的問題。為了防止這個年齡層的孩子罹患飲食失調症，你應當強調哪四點？

1. ______________________________
2. ______________________________
3. ______________________________

4. ____

提示：

1. 媒體過度炒作苗條。體重極低（也就是 BMI 低於 17.5）並不健康。
2. 催吐是危險行為，會對牙齒、胃和食道造成傷害。
3. 月經中止是疾病的徵象，會造成骨質惡化。切記要看醫生。
4. 飲食失調症一旦生根則不易治療，但是越早治療成功率越高。

Chapter 12 世界性的營養不足

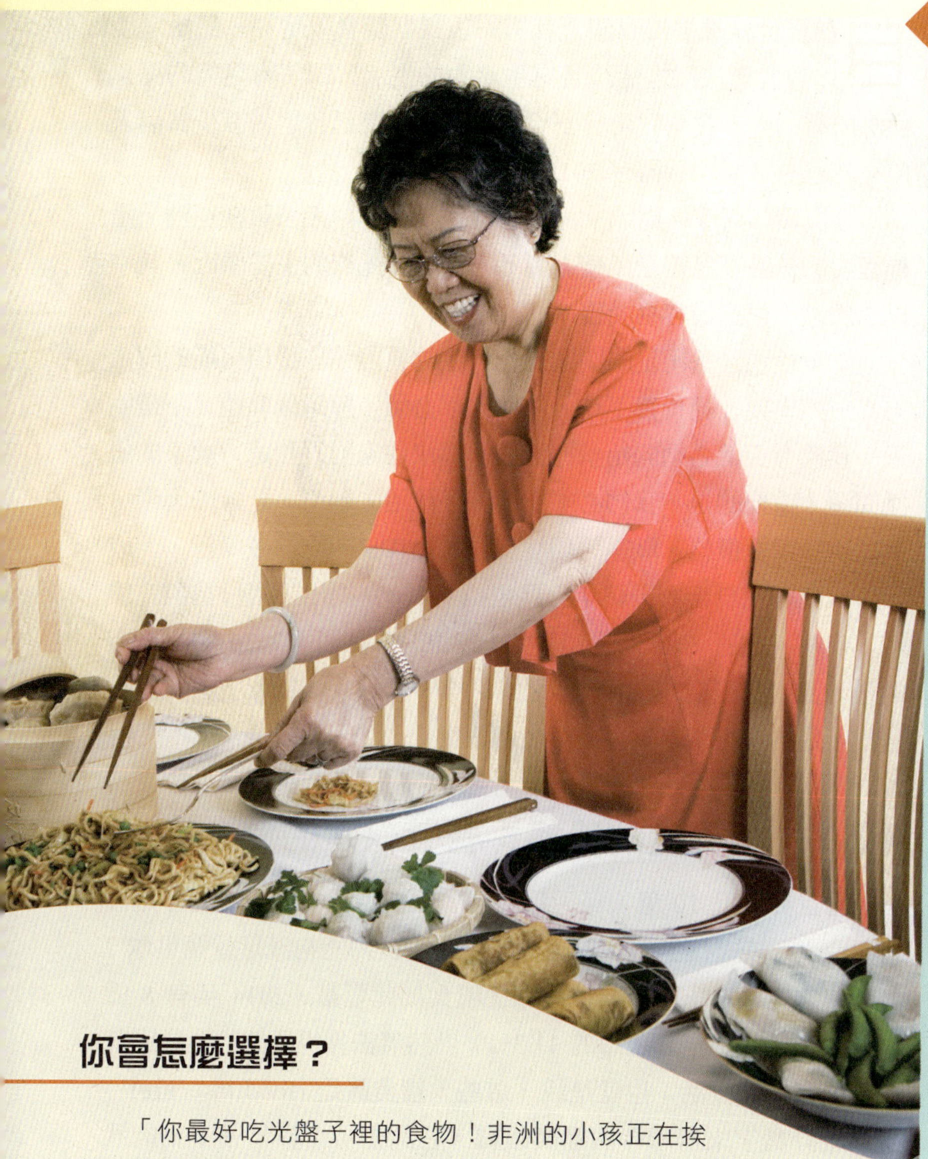

學習成果

第 12 章的設計是要讓你能夠：

12.1 定義飢餓、營養不良和營養不足並描述其特徵。
12.2 了解美國的營養不足以及對付這個問題幾個計劃。
12.3 了解開發中國家的營養不足，以及解決方案的主要障礙。
12.4 概述開發中國家營養不足的幾個可能的解決方案。
12.5 評估在關鍵的人生階段營養不足所造成的後果。

你會怎麼選擇？

「你最好吃光盤子裡的食物！非洲的小孩正在挨餓，他們會愛吃你的晚餐!」媽媽是對的：我們往往忘記自己生活在富裕的國家，有豐富的食物和清潔的水源，而在許多開發中國家，如清潔的飲水這種小事只是遙不可及的夢想。事實上，飢餓與糧食匱乏的問題就存在於我們的社區裡。把你不吃的青豆送到海外可能行不通（或不衛生），不過我們可以採取一些簡單的方法支持當地的、全國的和國際性機構，提供清潔的飲水和營養的食物給需要的民眾。衡量直接援助相對於授權別人自助的利弊，你會採取什麼方法中止世界性的飢餓？

a. 組織一群朋友製做花生醬／果醬三明治，分發給市中心的街友。
b. 每月捐 10 美元給國際援救機構，提供食物給非洲挨餓的兒童。
c. 參加 5 公里跑步／健行的募款活動，提醒大家對抗世界性的飢餓。
d. 在社區的農夫市場購買當地種植的水果和蔬菜。

營養連線

一邊閱讀第 12 章一邊思考你的選擇，然後看看本章末尾的「營養學家的選擇」。

目前全世界幾乎每七個人就有一位長期營養不足——飢餓過度以致於無法擁抱活躍且有生產力的生活。即使有足夠的糧食供應所有的人，貧窮與營養不足的問題仍然蔓延各地。減少貧窮人口雖然已有進展，亟需在 2015 年有所突破。

在開發中國家，超過 9 億人營養不足，其中大多數在亞洲。這種程度的營養不足正是免疫力降低、感染和死亡的主要原因，其中以 5 歲以下兒童最容易受害。

本章檢視營養不足的問題及其發生的原因，並提出可能的解決方案。如果要杜絕營養不足，每個人都必須了解這個問題。不是明天；我們今天就必須開始承擔責任，解決住家附近和遠方國家的飢餓問題。重要的是，我們必須認清許多政治、經濟、社會的因素，例如哄抬糧食價格、戰爭、環境災難和 AIDS 的全球威脅等，促成了飢餓問題。聯合國千禧年發展目標 (MDG) 提出了對付貧窮、飢餓、疾病、文盲、環境惡化與女性歧視等八個目標。2010 年採取的全球行動計劃要在 2015 年達成目標。今天我們為什麼必須阻止營養不足的趨勢？本章會提供幾個答案。

糧食匱乏 (food insecure) 飲食的品質、種類和／或合意性不足，有時家庭成員難以獲得足夠的食物。

營養保障 (nutrition security) 有足夠的管道取得營養的飲食，以及衛生的環境和足夠的健康設施與醫療照護。

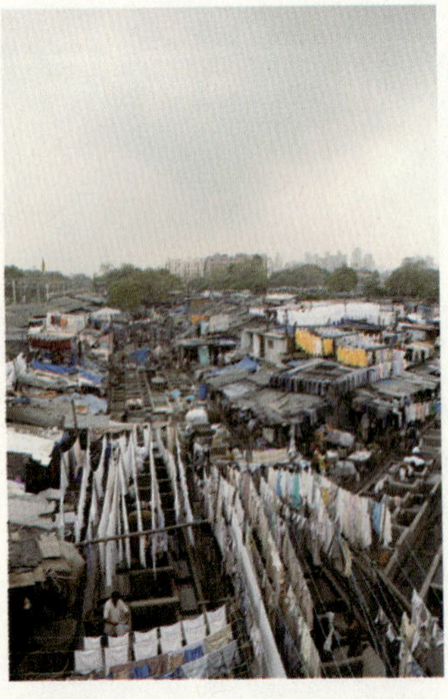

▲營養不良與某些開發中國家人口過多相關

12.1 世界性的飢餓：營養保障的危機

全世界將近 10 億人每天都要發愁不知道下一頓在那裡。這種情況令人不安，因為全世界農業所生產的食物能夠滿足這個星球 7 億人口的能量需求還有剩餘。即使糧食如此豐富，2014 年有 8 億零 5 百萬人（占全球人口的 11.3%）仍然無法獲得足夠的食物過著活躍而健康的生活；也就是說，這些人**糧食匱乏** (food insecure)。這個統計數字來自聯合國糧農組織，它調查全世界營養不足的狀況。糧食安全的四個支柱是供應、取得、利用和穩定性，它意味著民眾有實體、社會、經濟的管道取得充足、安全和營養的食物，以滿足他們的飲食需求和食物偏好，過著活躍而健康的生活。

糧食安全是**營養保障** (nutrition security) 的一部分。糧農組織對營養保障的定義是，有足夠的管道取得營養均衡的飲食（亦即蛋白質、碳水化合物、脂肪、維生素、礦物質和水分等），以及衛生的環境和足夠的健康設施與醫療照護，以確保家庭成員有健康而活躍的生活（參見延伸閱讀 10）。「糧食和營養保障」這個名詞可以用來強調糧食和健康的需求（參見延伸閱讀 1）。

糧食匱乏和營養不良的嚴重問題確實存在於每一個國家（圖 12-1），但以開發中國家最為普遍，例如亞洲和太平洋地區人數最多（5 億 2 千萬人），加上撒哈拉以南的非洲（2 億 1 千 4 百萬人）、拉丁美洲和加勒比海地區（3 千 7 百萬人）。所有苦於糧食匱乏、飢餓和營養不良的人，幾乎都是窮人。數十年來全球關注貧窮和飢餓，從 2000 年千禧年開始，聯合國設定了新的發展目標。2010 年聯合國重申千禧年發展目標，採取全球行動計劃，預計 2015 年達成目標。千禧年發展目標提出了對付貧窮、飢餓、疾病、文盲、環境惡化與女性歧視等八個目標；聯合國 193 個會員國同意全力以赴，因此在 2015 年達成這些目標相當樂觀。千禧年發展目標從縮減一半赤貧的比例到阻止 HIV/AIDS 的蔓延，獲得所有國家和全世界主要發展機構的認同。在討論飢餓的今日世界之前，我們要先定義幾個關鍵名詞。

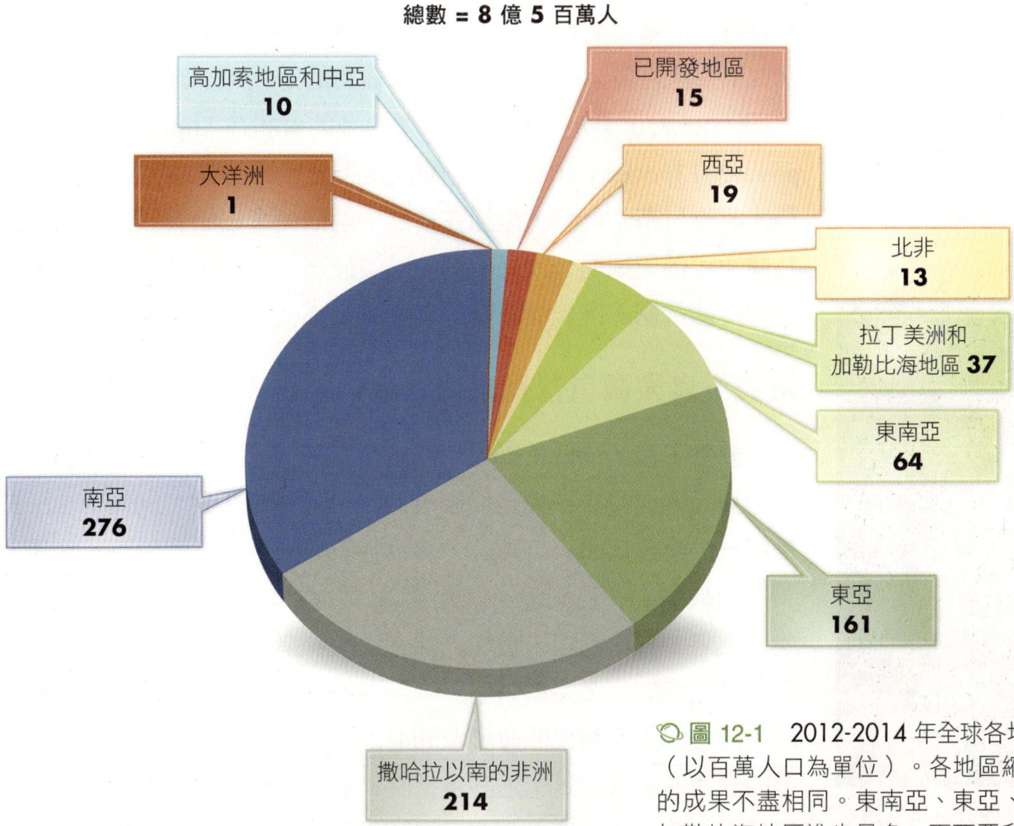

圖 12-1 2012-2014 年全球各地的營養不足（以百萬人口為單位）。各地區縮減肌餓比例的成果不盡相同。東南亞、東亞、拉丁美洲和加勒比海地區進步最多，而西亞和撒哈拉以南則退步

資料來源：FAO

飢餓

飢餓 (hunger) 尋找和攝取食物的主要生理（內在）驅力。

飢餓 (hunger) 是指所吃食物不能滿足能量需求的生理狀態。它也描繪了缺乏食物所引起的不安、不適、虛弱或痛苦。飢餓造成的營養不足得付出高昂的醫療和社會成本：早產、智障、童年期生長和發育不足、學業欠佳、成年期生產力低落以及慢性病等。北美雖然也有營養不良的情況，但不是大量人口赤貧所造成的，而是有特殊的原因，例如飲食失調、酗酒、護理之家或安養院問題以及無家可歸等。北美社會較窮的階層（亦即收入在貧窮線下）也有某種程度的營養不良。幸運的是，有食物銀行和食物券等資源可供利用（雖然偶有官僚作風會妨礙需要救濟的人獲得資源）。除此之外，還有一種**糧食匱乏** (food insecurity) 的問題，指的是個人擔心食物不夠或無錢購買更多食物。2011 年的調查顯示，美國 14.9% 的家庭和加拿大 12.2% 的家庭自承有糧食匱乏的經驗。

糧食匱乏 (food insecurity) 個人擔心食物不夠或無錢購買更多食物的狀態。

貧窮是營養不良的主要原因，全世界皆然。美國的兒童貧窮在 2013 年達到高峰，有 1,670 萬兒童，占 18 歲以下所有兒童的 20%，生活在貧窮線下的家庭中。貧窮的定義是，四口之家的年收入低於 23,850 美元（2014 年）（更多的資訊在 http://aspe.hhs.gov/poverty/13poverty.cfm）。然而研究估計，這些家庭的收入需要加倍才能支付基本開銷。生活在貧窮中削弱兒童的學習能力，造成行為問題和健康問題。幼兒貧窮的風險最高。幸好美國對低收入戶有食物援助計劃，因此大多數的美國兒童都受到庇護免於飢餓。

營養不良 (malnutrition) 飲食行為長期不符營養需求而導致的健康問題。

營養不足 (undernutrition) 飲食攝取量長期不能滿足營養需求而導致的健康問題。

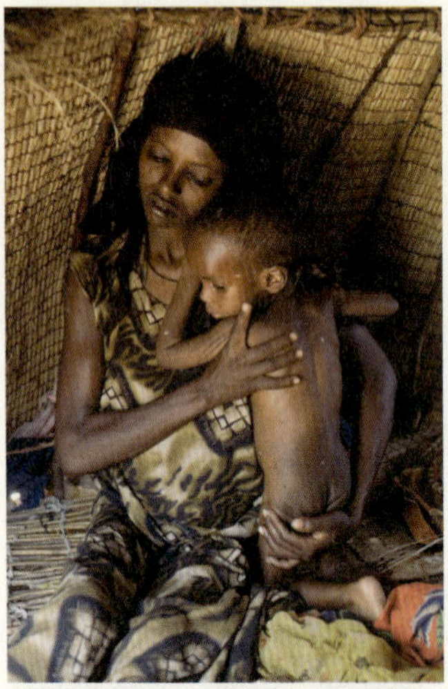

▲蛋白質和鋅攝取不足會限制孩童的生長。開發中國家大約 25% 的孩童有生長不良的情形

營養不良與微量營養素缺乏症

營養不良 (malnutrition) 是指長期的卡路里和／或營養素缺乏或過量而造成發育或機能障礙的狀況。而**營養不足** (undernutrition) 是糧食供應偏低而人口龐大，導致營養素缺乏症，例如甲狀腺腫大（由於缺碘）和乾眼症（維生素 A 攝取不足）。然而當食物豐富或過剩時，食物選擇不當加上飲食過量會造成營養過剩、肥胖及相關的慢性病如第 2 型糖尿病。

開發中國家和已開發國家的窮人中，營養不足是營養不良最普遍的形式。營養不足也是許多營養素缺乏症的主要原因，例如肌肉消耗、失明、壞血病、癩皮病、腳氣病、貧血、佝僂病和甲狀腺腫大等等（表 12-1）。

表 12-1 營養不足所造成的各種營養素缺乏症

疾病與缺乏的營養素*	典型症狀	營養素的來源	介入的目標群體
乾眼症 維生素 A	長期眼睛感染而導致失明、生長遲滯以及上皮組織乾燥與角質化	強化牛奶、番薯、菠菜、葉菜、胡蘿蔔、甜瓜和杏子	亞洲和非洲
佝僂病 維生素 D	骨骼鈣化不足、弓形腿和其他骨骼畸形	強化牛奶、魚油和日曬	亞洲、非洲以及傳統宗教服飾妨礙婦女和兒童接受日曬的地區；已開發國家的老年人
腳氣病 硫胺	神經退化、肌肉協調不良和心血管疾病	葵瓜子、豬肉、全穀類與富化穀類和乾豆	非洲的饑荒地區和酗酒者
核黃素缺乏症 核黃素	舌頭、口角、臉和口腔發炎；神經系統病變	牛奶、蘑菇、菠菜、肝臟和富化穀類	非洲的饑荒地區
癩皮病 菸鹼素	腹瀉、皮膚炎和失智症	蘑菇、麥麩、鮪魚、雞肉、牛肉、花生和全穀類與富化穀類	非洲的饑荒地區與東歐的戰亂地區
巨球性貧血 葉酸	增大的紅血球、疲勞和虛弱	綠色葉菜、豆莢、柳橙和肝臟	亞洲與非洲
壞血病 維生素 C	傷口不易癒合、內出血及骨骼與牙齒異常	柑橘類水果、草莓和花椰菜	非洲的饑荒地區
缺鐵性貧血 鐵	工作能力降低、生長遲滯及增加懷孕期的健康風險	肉類、海鮮、花椰菜、豌豆、麥麩和全穀類與富化穀類	全世界
甲狀腺腫大 碘	青少年與成人的甲狀腺腫大，可能造成智障和先天甲狀腺機能不足	碘化食鹽和海水魚	南美、東歐和非洲

*開發中國家每個營養不足的人往往有兩種（或以上）營養素缺乏症。把營養素分開討論可以明白看出各個營養素的重要功能

全世界的飲食中所缺乏的最重要微量營養素（參見圖 12-2）是鐵、維生素 A、碘、鋅、各種 B 群維生素（例如葉酸）以及硒和維生素 C（參見延伸閱讀 4 和 5）。缺鐵的人口約有 10 億，大部分居住於開發中國家，缺鋅亦然。鐵營養狀況不良會阻礙兒童的認知發展，尤其是嬰兒長期缺鐵。據估計全世界有五千萬人，由於

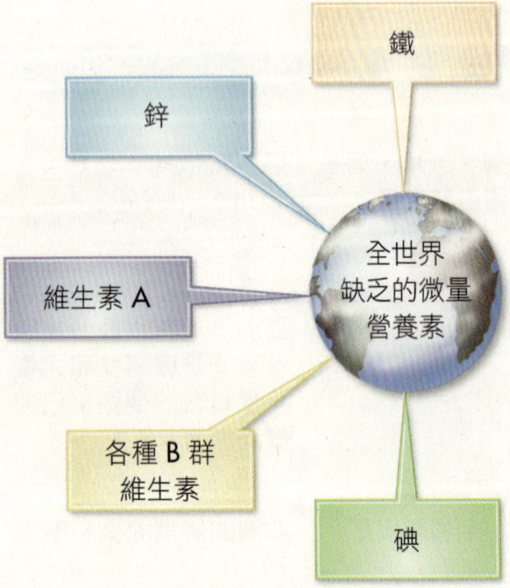

圖 12-2 世界性缺乏的重要微量營養素

可預防的母體缺碘而造成腦部傷害。除此之外，英國和澳洲的新研究指出，孕婦碘攝取不足會危及小孩的智力和閱讀能力（參見「營養新知」）。

據估計在缺乏維生素 A 的地區，有大量的孕婦和至少 2,500 萬學齡前兒童缺乏維生素 A。雖然嚴重的維生素 A 缺乏症（會造成失明）日益減少，但每年仍有 50 萬學齡前兒童因而失明，其中半數因為失去視力在 12 個月內死亡。聯合國兒童基金會報告說，如果在開發中國家每年提供數次的維生素 A 補充劑，可以拯救三分之一兒童的生命，而每年每位兒童的支出只需美元 6 分。

在全世界的 71 億人口中，大約 20 億人經歷過食物短缺的時期，也有微量營養素缺乏的問題。長期營養不足的人如果不幸受到感染（尤其是急性和慢性腹瀉，或呼吸道疾病），死亡率會大幅攀升。長期營養不足使許多開發中國家的人民一直處於免疫功能不足的狀況，因而大幅升高死亡的風險，尤其是兒童。

1840 到 1850 年的愛爾蘭馬鈴薯饑荒造成 200 萬人死亡，同時有幾乎同數的人口移民其他國家，例如美國和加拿大。1943 年孟加拉和印度的大饑荒死亡人數超過 300 萬。中國在 1959 到 1961 年間的饑荒死亡人數估計在 1600 萬到 6400 萬之間。1974 年孟加拉又有 150 萬人挨餓。

造成蛋白質-卡路里營養不良 (protein-calorie malnutrition, PCM) 的原因是極度缺乏能量或蛋白質，並且往往伴隨著疾病。PCM 的後果——夸許奧卡症和消瘦症——在第 6 章曾經討論過。本章的重點放在長期缺乏食物的後果。

饑荒

饑荒 (famine) 糧食極度短缺，造成大量人口的挨餓；通常源於作物歉收、戰爭和政治動盪不安。

饑荒 (famine) 是長期飢餓的極端形式。饑荒期間的特性是大量的死亡、社會動盪和經濟混亂，導致糧食生產緩不濟急。這些極端事件不斷加劇人民痛苦；土地、牲畜和農業資產脫售；流離失所；最窮困家庭的分裂和一貧如洗；犯罪；以及人性危機，如我們在蘇丹所見。在這些動亂之中，營養不足的比例飛升，傳染病（例如霍亂）猖獗，人民大量死亡。

若要消除饑荒的根本原因，需要特殊的努力。原因不只一端，視地區與時間而有不同，但最常見的原因是作物歉收。造成作物歉收最明顯的理由是天候惡劣（例如洪水或乾旱）、戰爭和內亂。最值得重視的是戰爭，在章節 12.3 將會特別討論。

半飢餓狀態的影響

飢餓的影響多元而且廣泛：
- 精力減少
- 注意力不足
- 學習能力降低
- 生產力降低
- 慢性病惡化
- 容易患傳染病
- 情緒惡劣
- 疾病／受傷復原緩慢
- 低出生體重
- 嬰兒和兒童生長不足

半飢餓導致的營養不足在初期階段往往不會出現症狀，而且驗血也不能偵測出輕微的代謝變化。然而即使沒有臨床症狀，營養不足仍將影響工作、學習、生殖以及從疾病或受傷復原的能力。記得第 2 章提過，當組織中的營養素持續消耗時，驗血最終能偵測出生化變化，例如血紅素濃度降低。進一步的消耗會出現身體症狀，例如虛弱。最後，完全耗盡的症狀明顯可見，例如失明伴隨著缺乏維生素 A。

當人口中的一部分人有嚴重的營養素缺乏症時，代表的只是「冰山的一角」而已，通常還有為數更眾的人有程度較輕的營養不足。因此這些缺乏症不可等閒視之，特別是在開發中國家。在許多低收入（甚至中等收入）的國家，往往結伴出現微量營養素的缺乏。造成的原因不只一端，例如由於糧食供應的季節性變化導致飲食的營養品質不佳，植物來源的營養素生體可用率偏低，種族的飲食習慣，以及貧窮等。現在我們已經明瞭，缺乏特定維生素與礦物質鐵和鋅，即使沒有明顯的身體症狀也會嚴重降低工作能力。這些不利的健康狀況減損了個人、團體、甚至整個國家發揮巔峰的身心能力（圖 12-3）。由於迅速生長時期的營養需求升高，所以孕婦、嬰兒和兒童特別容易因為營養不足而受害。針對開發中國家的孕婦和兒童的研究顯示，缺乏微量營養素對出生的體型大小、妊娠時間的長短、生長與智力發展有負面的衝擊（參見「營養新知」）。

營養新知 孕婦缺碘會降低教育成效

這項研究的假說是，懷孕期間輕微缺碘的母親所生的小孩在小學的學習成果，比懷孕時不缺碘的母親所生的小孩來得差。這項研究是縱向設計並有後續追蹤到小孩 9 歲為止。研究的參與者是 1999 到 2001 年在澳洲出生的小孩。懷孕期間輕微缺碘者，其後兒童的生長環境供應充分的碘。懷孕時輕微缺碘的母親所生的小孩與不缺碘的母親所生的小孩相較，拼字能力減少 10.0%，文法能力減少 7.6%，英文讀寫能力減少 5.7%。研究員的結論是，懷孕時輕微缺碘也會對胎兒的腦部發育產生長期的負面衝擊，因而影響其認知能力，即使童年期攝取充分的碘也無法加以改善。

資料來源：Hynes KL and others: Mild iodine deficiency during pregnancy is associated with reduced educational outcomes in the offspring: 9-Year follow-up of the gestational iodine cohort. *Journal of Clinical Endocrinology and Metabolism* 98(5):1954, 2013.

圖 12-3 貧窮與疾病的惡性循環最後導致死亡（根據世界食物計劃的圖而繪製）

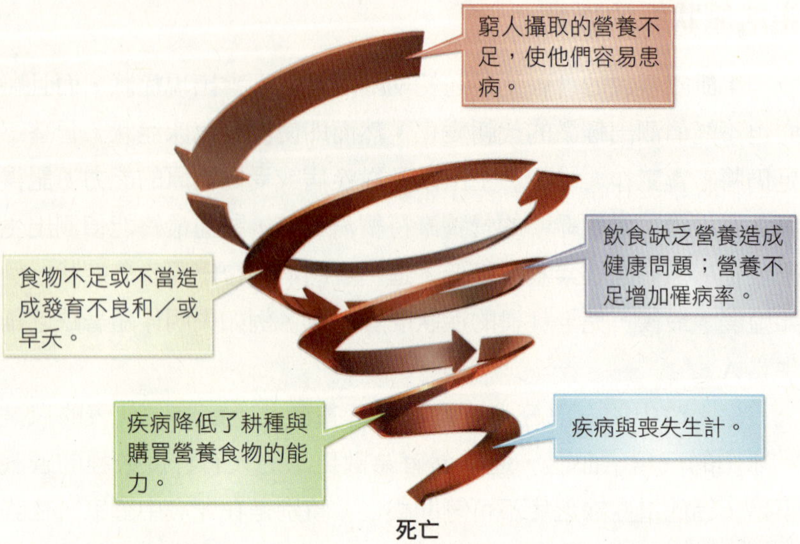
窮人攝取的營養不足，使他們容易患病。
飲食缺乏營養造成健康問題；營養不足增加罹病率。
食物不足或不當造成發育不良和／或早夭。
疾病降低了耕種與購買營養食物的能力。
疾病與喪失生計。
死亡

過去對營養不足的研究

1940 年代，Ansel Keys 博士所帶領的團隊研究了營養不足對成人的整體影響。原本健康的人每天給予 1800 大卡持續 6 個月。在這段期間，這批人喪失了平均 24% 的體重。3個月過後，參與者抱怨疲乏、肌肉痛、煩躁、畏寒和飢餓痛。他們表現出缺乏抱負、自律和注意力，而且往往喜怒無常和鬱鬱寡歡。他們的心搏率和肌力也下降，並且出現水腫。這批人後來恢復正常的飲食，但即使經過 12 週的復健，還會持續反覆飢餓並感到疲乏。完全康復大約需要 8 個月。這項研究有助於了解全世界成人營養不足會出現的狀況。

應付開發中國家多種營養素缺乏的對策，包括補充劑的使用和對現成食品的營養強化。雖然使用補充劑一向是應用最廣的介入措施，但公衛專家認為對較大人群而言，日常食品的強化才是唯一具有成本效益的介入對策。針對懷孕期間使用微量營養素補充劑的研究顯示，出生體重上升且低出生體重減少，不過對早產或周產期死亡率沒有影響。對兒童而言，補充三種（或以上）微量營養素可增加身高和體重（參見延伸閱讀 4）。

除了缺乏營養之外，貧窮國家的國民必須對抗反覆感染、衛生環境不良、惡劣的天候以及經常接觸傳染病。為了對付猖獗的寄生蟲和其它感染，他們對某些營養素的需求較大（尤其是鐵）。缺乏鋅和鐵會造成免疫功能不足，因而升高罹病的風險如腹瀉和肺炎。

觀念檢查站 12.1

1. 飢餓的特徵為何？
2. 糧食安全的定義為何？
3. 定義營養保障。
4. 長期飢餓的後果為何？
5. 營養不足的主要原因為何？
6. 在生命期的哪些階段營養不足的危害特別大？
7. 長期營養不足的後果為何？

12.2 美國營養不足的現況

2013 年美國有大約 4,530 萬人 (14.5%) 生活於於貧窮線下，大約每四個家庭就有一個年均收入為 23,830 美元（參見延伸閱讀 7）。從 2006 到 2010 年，美國人生活於貧窮線下的百分比持續上升，到了 2013 年達到穩定，這是個好消息。18 歲以下兒童的貧窮率從 2012 年的 21.8%，降至 2013 年的 19.9%。在 2012 到 2013 年之間，9.5% 的貧窮人口是 65 歲以上的老人。2008 年加拿大糧食匱乏的家庭的百分比是 9.4%，比美國低（參見延伸閱讀 14）。2013 年美國的貧窮率是：黑人 27.2%，西裔 23.5%，亞裔 10.5% 與白人 9.6%。

在美國各族裔中，只有拉丁美裔的貧窮率下降（從 25.6% 降到 23.5%）和貧窮人口減少（從 1,360 萬降到 1,270 萬）具有統計意義。

窮人往往面臨困難的抉擇：要購買日常用品或是付房租；要治療牙齒或是付水電費；要為兒童換掉已嫌窄小的衣物或是付求職所需的交通費。在窮人的預算中，食物是少數幾項具有伸縮性的支出。房租不動如山，水電費沒有協商餘地，醫療和處方費用不可能討價還價，公車司機也不會給你折扣，不過，人總是可以少吃一點。短期來說，節衣縮食總比被房東趕出門來得好，然而長期下來後果堪虞。

美國救濟飢餓人口的歷史

美國在二十世紀之前，大多是由個人和各種慈善機構（往往與教會有關）在救濟貧窮和營養不足的人口。早期很少直接分發現金給窮人，因為這種做法會減少他們改善環境或改變行為如酗酒的動機。從 1900 年代的早期開始，地方、郡和州政府已經持續增加對窮人的協助。

低收入民眾與家庭。甘迺迪總統在 1960 年代的競選期間觀察到大規模的飢餓和貧窮，因而再度推動食物券計劃（事實上成立於 20 年前），並且擴充日用品發放計劃。在 2008 年 10 月，食物券計劃更名為「補充營養協助計劃」（表 12-2）。新的名稱反映了計劃的重點在營養，讓低收入戶容易取得健康的食物。補充營養協助計劃幫助低收入的民眾和家庭購買健康所需的食物。低收入戶可以利用簽帳卡在特約商店購買食物和種子——但不包括菸草、清潔用品、酒精飲料和非食用物品。在 2014 年，參與此計劃的四口之家每月最高接受 632 美元的補助，視其收入和支出而定。在 2012 年

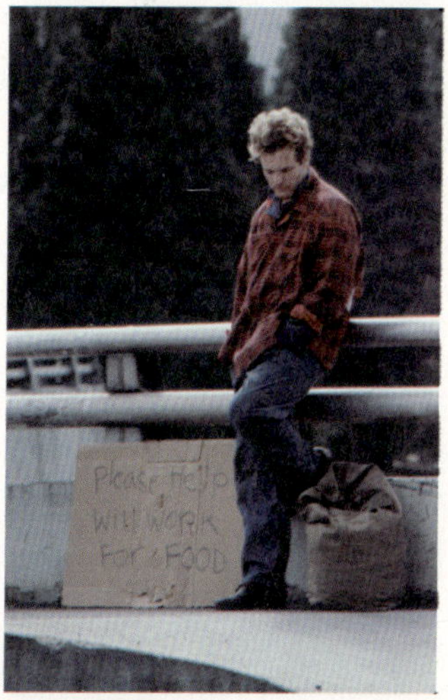

▲此人希望找到工作，滿足對食物的基本需求。有許多聯邦救助計劃提供食物給需要的人

表 12-2 美國聯邦政府的食物救濟計劃

計劃名稱	對象	說明
補充營養協助計劃（先前的食物券計劃）*	低收入戶	發給電子簽帳卡，可在特約商店購買食物；額度依家庭大小和收入多寡而定
應急食物系統*	低收入戶	透過農業部的食物配送提供營養協助給貧困的民眾
剩餘糧食計劃	某些低收入族群，例如孕婦、6 歲以下孩童和老人	美國農業部的剩餘糧食由各郡分配；並非每州都有；或許根據營養風險分配
婦幼營養特別補充計劃*	可能缺乏營養的低收入孕乳婦、嬰兒和 5 歲以下孩童	發給優惠券，可在雜貨店購買牛乳、起司、果汁、麥片、嬰兒奶粉和其他特定食品；包括營養教育項目。包括新的農夫市場營養計劃
學校營養午餐計劃*	低收入學齡兒童	由學校供應免費或折價的午餐；餐點製作根據我的餐盤；價格視家庭收入而定。未參與此計劃的學童可加入特殊牛奶計劃
學校營養早餐計劃	低收入學齡兒童	由學校供應免費或折價的早餐；餐點製作根據我的餐盤；價格視家庭收入而定
兒童與成人食物照顧計劃	加入兒童／成人照顧計劃的兒童／老人；收費標準與學校營養午餐相同	定點供應折價餐點給予兒童／老人；餐點製作根據美國農業部我的餐盤
老人集體餐點	60 歲以上（沒有收入限制）	定點供應免費午餐；餐點製作根據我的餐盤，提供三分之一的營養素需求
居家送餐	60 歲以上，行動不便	每週配送至少 5 次午餐，免費或自由捐贈。有時一次配送兩餐；稱為 Meals on Wheels
夏季食物供應計劃	低收入社區居民或加入此計劃者	在漫長的暑假期間，於低收入社區的學校或活動中心免費供應營養的餐點給兒童
印地安保留區食物配送計劃*	保留區的低收入印地安和非印地安家庭；聯邦認證的種族成員	替代補充營養協助計劃，每月分發食物包裹；包括營養教育的項目
新鮮蔬果計劃	低收入小學生	提供免費的新鮮蔬果以增加兒童的攝取量，對抗童年期肥胖

*根據 2009 年「美國經濟復甦和再投資法」增加補貼

6 月有 4,670 萬美國人（每五位成人就有一位）參與此計劃，創歷史新高。自從 2008 年 10 月的經濟危機以來，人數陡增 51%。參與補充營養協助計劃的人數估計與生活在貧窮中的人數差不多。

學校營養早餐和午餐計劃。1965 年美國的政治人物開始注意到有為數眾多的兒童空著肚子上學之後，國會著手推動學校營養早餐計劃。營養早餐和午餐計劃讓低收入戶的學生——1,280 萬人吃早餐和 3,160 萬人吃午餐——能免費或以優惠的價格用餐（以四口之家的年收入計算，免費的標準是 29,965 美元以下，優惠的標準是 42,643 美元以下）。

老人營養服務計劃。美國「老人法」授權老人營養服務計劃，提供基金（2014 年 7 億 9,700 萬美元）資助集體午餐和居家送餐的團體，為 60 歲以上民眾服務，不論收入多寡，不過需要捐贈。本計劃不僅透過營養和營養相關服務對付糧食匱乏的問題，而且提升老人的社交、健康和福祉。2011 年供應 2 億 2,800 萬份餐點給 250 萬人，最近的年份有資料可查；61% 供應給居家老人，39% 供應集體用餐。這兩個活力十足的計劃一天供應 100 萬份餐點，但仍然無法完全觸及需要協助的人。從 2008 到 2011 年，居家送餐的數目減少，而集體用餐的數目增加。後者是因為 2009 年的經濟復甦法增加 1 億美元的基金支持老人營養計劃，由社區增加供應 1,400 萬份餐點。

婦女、嬰兒和兒童。1972 年授權成立婦幼營養特別計劃，為低收入而有營養風險的孕乳婦和她們的幼兒提供食物券和營養教育。2013 年每月服務 860 萬婦女和兒童。參見延伸閱讀 3 的兒童和青少年營養協助計劃。

有的時候，身不由己地因飢餓而導致嚴重的營養不足確實會發生在美國。不過更常發生的情況是，美國人會周期性地經歷飢餓和糧食匱乏的時期。失業、醫藥支出與房租，甚至偶爾的假日採購都可能使家庭陷入飢餓或糧食匱乏。

政府的食物援助計劃有如「安全網」：雖然綿密但仍有漏洞。經濟復甦法又稱「經濟刺激法」，2009 年 2 月由歐巴馬總統簽署，以前所未有的努力增加各種福利和服務，包括聯邦政府的食物和營養計劃在內（表 12-3）。這些計劃的強化措施幫助了遭受經濟危機嚴重衝擊的工人和家庭。私人資助的計劃也補強了聯邦和州政府對抗飢餓和糧食匱乏的努力。目前有超過 15 萬個慈善機構提供食物（例如食物銀行和食物倉庫）協助對付這個問題。有許多低收入戶仰賴食物倉庫。美國農業部針對糧食安全的調查發現，2011 年有 5.1% 的美國家庭（610 萬戶）從食物倉庫獲得緊急救濟一次（或以上）。統計也顯示，大部分需要這種緊急食物救濟的人都是家庭成員——兒童和他們的父母。這種情況不足為奇，因為有小孩的家庭比沒小孩的家庭容易糧食匱乏，而且單親家庭糧食匱乏的比例更高。

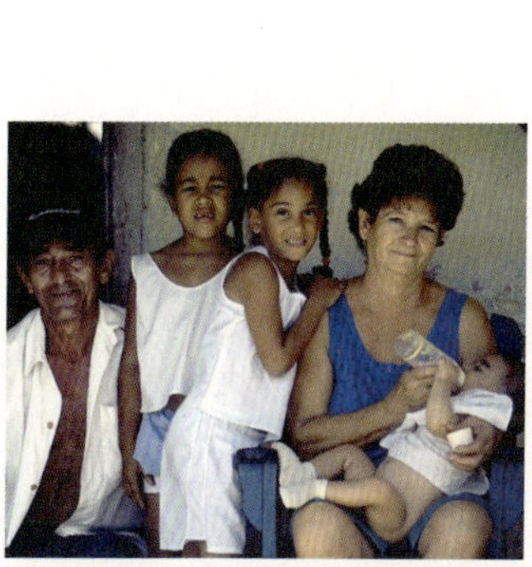
▲糧食匱乏是北美社會的一面。雖有「安全網」計劃，難免有漏網之魚

北美營養不足的問題比起開發中國家緩和得多。一般人會誤以

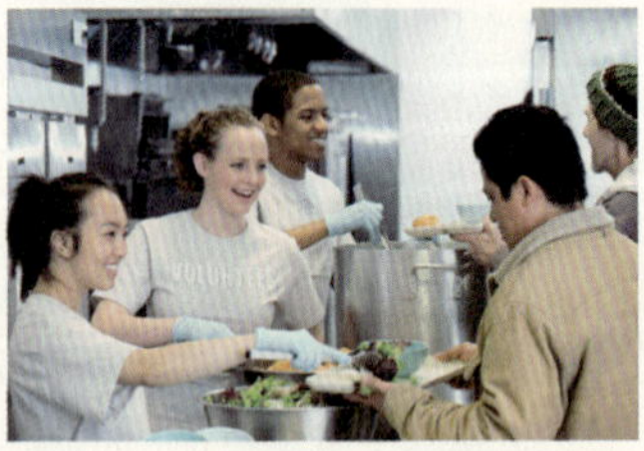

▲食物倉庫和流動廚房是越來越多人營養素的重要來源。您不妨撥出時間當志工

為營養不足的兒童生長受阻，看起來都是骨瘦如柴。然而比較接近的真相是，出身糧食匱乏家庭的兒童有超重的趨勢。這可能是過度依賴高油高糖的方便食品的結果。窮人缺乏烹飪設備也影響了營養素的攝取。沒有烹飪設備的人只好購買昂貴而毋需烹煮的方便食品。這些食品通常都是高度加工，能提供卡路里但缺乏營養素。

社經因素與營養不足的關係

發生在美國的持續飢餓和糧食匱乏大多由兩種情況交互影響：貧窮和無家可歸。因此之故，經濟、社會和政治變化所造成的窮人和遊民人數的增加，也使營養不足的問題更加惡化。

貧窮。在美國，貧窮的判斷是根據人口普查局每年公布的貧窮門檻。被歸類為貧窮的人，其收入不足以購買食物、居所、衣物和其他必需品等基本需求。然而貧窮相當複雜，不可一概而論。貧窮依其特性可分為「情境式」或「世代式」。家庭落入情境式貧窮可能是因為危急或意外的狀況，例如一家之主被解僱或家庭成員需要昂貴的醫療。有人歸納出情境式貧窮的七個原因：離婚、死亡、疾病、裁員、殘障、災難和債務。經濟低迷的結果可能使整個社區落入情境式貧窮，不過臨時的社會服務計劃能夠加以緩解。與此相反的是，世代式貧窮是由父母傳遞給子女的延續性貧窮，兩代（或以上）都生活在貧窮中。世代式貧窮更加錯綜複雜，因為他們世代相傳的文化和傳統往往不重視教育和力爭上游的價值。

貧窮背後的推動力是就業不足。始於 2007 年末的經濟衰退造成失業率飛升，使貧窮與就業的相關性大幅增加。在 2007 年 12 月到 2009 年 9 月之間，減少了 760 萬個工作機會。這些工作機會遍及所有主要的私營企業，例如製造、零售、休閒服務、金融、運輸和倉儲等。在經濟低迷時期許多州削減社福支出，使得失業的衝擊雪上加霜。這種情況導致更多的人生活在貧窮中，需要食物救濟，淪落到無家可歸，以及沒有足夠的醫療照護。幸運的是，最近經濟開始復甦，就業市場緩慢而穩定的成長。失業率在 2009 年 10 月達到最高峰的 10%，然後開始持續下降。2013 年 9 月的失業人數是 1,130 萬人，失業率 7.2%。

獲取健康的食物。從超市、雜貨店或其他零售商獲取平價而營養的食物，對許多美國人而言也是一項挑戰，使他們更難吃到健康的飲食（參見延伸閱讀 6）。在 2011 年，有 2,350 萬美國人，包括 650 萬兒童，住在低收入社區，其中很少售賣平價、健康食物如新鮮蔬果的商店。這些赤貧的地區很難買到健康的食物，稱為**食物沙漠** (food desert)。美國農業部原本對食品沙漠的定義是，有大量的居民（33% 或 500 人，以較少者為準）距離超市很遠的低收入地區。所謂「很遠」指的是在市區內超過 1 哩，在鄉村超過 10 哩。現在可以利用一種新工具「食物取得調查圖」，察看大量居民距超市很遠的低收入人口普查區，並且繪成地圖。前往最近的超市，市區內用 1/2 哩和 1 哩的距離標幟，郊區用 10 哩和 20 哩的距離標幟。是否有私家車也列入考量，因為有車可用也是獲取食物的重要因素（參見延伸閱讀 9）。

食物沙漠 (food desert) 有大量的居民（33% 或 500 人，以較少者為準）距離雜貨店在市區內超過 1 哩，在鄉村超過 10 哩的地區。

歐巴馬總統夫人把能夠從社區雜貨店、小商店、街角市場和農夫市場獲取營養而平價的食物、當成「讓我們動起來！」新方案 (www.letsmove.gov/) 中「健康社區」的重要項目。2011 年幾家全國性的零售商店，包括沃爾瑪、沃爾格林和超商，以及地方性的公司，同意擴張或增開 1,500 家以上的商店，供應更多營養而新鮮的食品給服務不足的社區。他們的目標是服務 950 萬民眾並創造數以萬計的就業機會。

無家可歸。最近這 25 年無家可歸的人增多，要歸因於同一時間發生的兩個趨勢：平價出租房屋日漸短缺和貧窮人口日漸增長。最近的止贖危機和經濟危機也來添亂，造成全國遊民人數上升，可能成為遊民的家庭數目也上升。2009 年主要城市的資料顯示，自從 2007 年的止贖危機以來，遊民增加了 20%。平價住宅的數目和需要平價住宅的人數之間的缺口導致無家可歸，也衝擊所有人的健康和幸福。無家的兒童最容易受害，他們遭受飢餓的機率是有家兒童的兩倍。美國住宅與城市發展部 2012 年 1 月的資料顯示，每晚都有 633,782 人無家可歸；其中 239,403 人是家庭成員，而 394,379 人是個人。最常見的遊民家庭是年近 30 的單身母親帶著兩個小孩。最容易淪為遊民的家庭是突如其來的財務危機讓他們無法保有住宅。造成情境式貧窮的原因——醫療危機、家人過世和失業——也會造成無家可歸。窮人資源有限，諸如住宅、食物、兒童保育、健康照護以及教育等生活必需項目無法兼顧，只能做出艱難的抉擇。由於房租的開銷最大，所以只好放棄住宅。終止無家可歸全國

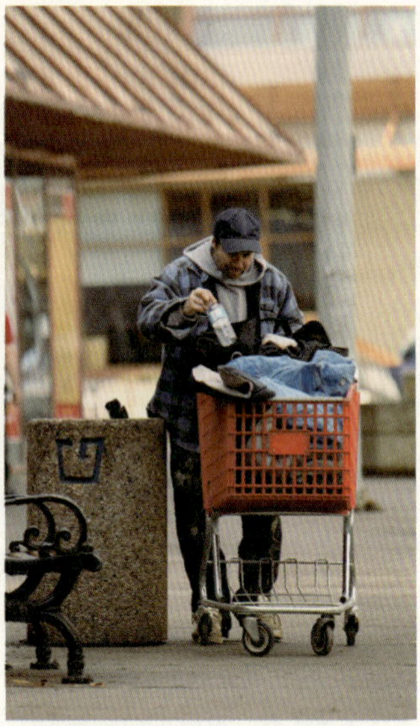

▲長期無家可歸者有四分之三是男性，約 75,000 人，平均年齡將近 50 歲

聯盟 (www.endhomelessness.org/) 指出，大部分的遊民家庭能夠很快脫離無家可歸，他們在恢復獨立和穩定之前只需短時間的公共救濟。

從 2007 到 2010 年的美國經濟衰退時期，使用郊區和鄉村的庇護所或中途站的人數增加了 57%，同時市區庇護所的使用則減少。可嘆的是，遊民人口中退伍軍人占了三分之一，因為戰爭相關的障礙影響了他們的工作能力。

對遊民來說，雖然「長期無家可歸」是他們的最普遍的形象，不過這類遊民還不到 16%。根據兩年一次的調查，2012 年的一個晚上有 99,894 位成人是長期無家可歸者。長期無家可歸的定義是長期無家和／或反覆無家，再加上生理和／或心理障礙。長期無家可歸者最常住在庇護所，並且吃掉大部分的遊民救濟資源；其中有四分之三是男性，約 75,000 人，平均年齡將近 50 歲。幸運的是，最近這 10 年解決長期無家可歸的問題已有進展，從 2007 年開始人數減少了 19.3%。

解決貧窮和飢餓的方案

許多年來，政府撥款的食物救濟計劃有助於緩解美國人營養不足的一些問題（參見延伸閱讀 2）。

根據記錄所載，有越來越多窮人接受補充營養協助計劃的津貼和其他聯邦計劃。根據 2009 年的美國經濟復甦和再投資法，有更多聯邦基金注入救濟計劃，不過這些額外的基金最近已經到期。

獲取食物以求生存是一項巨大的挑戰，尤其是無家可歸的人被迫住在戶外。雖然有許多人認為，食物倉庫和流動廚房有豐富的食物可餵飽每一位窮人，但是取得這些資源仍有障礙必須克服。食物倉庫有其限制，每月只能提供一盒食物給每個家庭，並不能滿足他們的需求。除此之外，遊民還缺乏烹煮食物的設備。許多城市的流動廚房所供應的食物也有限制。另外一項挑戰是，有些城市（例如休士頓、紐約市和費城）利用法令和政策阻止或禁止個人和團體分享食物給窮人或遊民。這些法律委實令人困擾，因為大部分城市沒有足夠的食物資源滿足窮人和遊民的需求。擁護團體質疑這是個人權利和自由，並且在法庭上挑戰這些措施。費城的美國民權聯盟對費城的禁令提起訴訟。這件案例的結果是聯邦法官發布強制令，阻止費城執行這項禁令，並且命令該市移除與禁令相關的任何標識。

費城的成功只是一例。反挫的結果是，有許多城市（例如芝加哥和西雅圖）廢除了餵食遊民的禁令。擁護者和食物供應者渴望與城市和政府機構合作，改善聯邦食物津貼和其它食物資源的取得管道，解決飢餓和無家可歸的問題。州政府也開始動員，保護個人和團體與他人分享食物的權利。紐澤西州最近通過一條法律強化該州的「樂善好施法」，准許「大學捐贈食物給慈善機構而毋需擔心訴訟問題」。

對許多人而言，儘管有最高的動機要藉救濟計劃獲得獨立，但前景並不樂觀。比方說，少女早孕會中斷雙親之一（或二人）的教育或職業訓練，不利於日後賺取足夠的收入。安全可靠的兒童保育，其費用往往遠超過低薪工作的微薄收入。雙親之一或兒童生病會妨礙穩定就業。溝通技巧不良、沒有能力重新安家以及缺乏經濟儲備等，都會使財務獨立更加複雜。儘管有人認為政府救濟極為浪費，但某種程度上它還是不可或缺的。

瞻望食物救濟的前景，美國在根除飢餓的努力中，已將獲取健康食物當成近期目標。有 2,350 萬人居住在低收入地區，且距離超市不止 1 哩，其中 1,150 萬人的收入低於貧窮線的 200%。在鄉村的低收入地區，1,100 萬低收入民眾住所距離超市超過 10 哩。政府新計劃的目標是要改善獲取健康食物的管道。2010 年 2 月歐巴馬政府啟動「健康食物融資倡議」(HFFI)，把雜貨店、小零售商、街角小店和農夫市場帶到全國服務不足的市區和鄉村社區，目標在改善並解決貧窮和飢餓的問題。

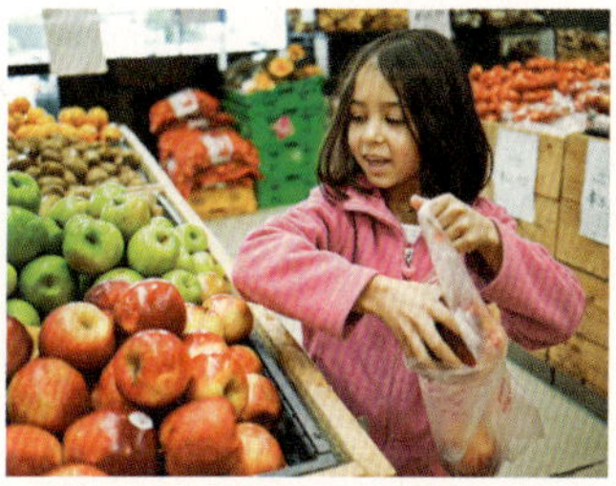

▲「健康食物融資倡議」(HFFI)，把雜貨店、街角小店和農夫市場帶到全國服務不足的社區，讓兒童（如圖中女孩）及其家人能夠買到康食物

透過近期這些努力，缺乏獲取健康食物的管道已公認是能夠解決的問題。HFFI 是財政部、農業部和衛生服務部的合作夥伴。多年度的 HFFI 召募私營部門，預計在 7 年之內消除全國的食物沙漠。HFFI 提供低利貸款、撥款、稅額減免和技術協助給健康食物的零售商，吸引他們到服務不足的社區投資。從 2010 到 2012 年已有超過 1 億美元分配給 HFFI，而總統的 2013 年預算要求再增加 2 億 8,500 萬美元。HFFI 的投資不僅在食品沙漠增加健康食物的選項，而且在市區和鄉村的低收入地區提供商業發展機會並創造數以千計的工作職位。

健康國民 2020 的兩個目標是消除兒童中的極低糧食安全，從 2008 年的 1.3% 家庭降至 2020 年的 0.2%；以及減少糧食匱乏引起的飢餓，從 2008 年的 14.6% 家庭降至 2020 年的 6%。

對於難以買到健康食物的問題，HFFI 似乎是有效和永續的解決方案。它的影響深遠，不但改善家庭與兒童的營養狀況和整體健康，並減少健康不平等，同時在低收入地區創造就業機會並刺激當地經濟。導入基金幫助健康食物零售商克服進入服務不足社區所需的高額先期費用。撥款則用來裝修或擴大原有商店，讓他們能夠提供社區所需的健康食物。農夫市場也受到鼓勵，對收入有限或固定的人來說，它是購買新鮮農產品的新穎而簡單的管道。農夫市場也參與老人津貼計劃、婦幼營養特別補充計劃、補充營養協助計劃以及後者的美元翻倍計劃——使用電子卡的消費者在農夫市場購物可以拿到對等金額的錢。

最後，有幾位議員支持各種法案，例如「一起來耕種法案」擴大補充營養協助計劃津貼的使用，購買農夫市場的農產品，鼓勵在空地生產糧食，並且連結農夫與學齡前兒童計劃，讓幼兒可以吃到健康餐點。另外一個法案是 2013 年的「地區糧食、農場與職位法案」，鼓勵永續農業和地區糧食市場的成長。這些法案是為了對抗最近補充營養協助計劃和其他促進健康和為當地／少數農夫創造機會的計劃遭受刪減。

觀念檢查站 12.2

1. 1960 年代美國成立的主要食物救濟計劃為何？
2. 有哪些因素影響貧窮、無家可歸和營養不足的現象？
3. 最近啟動哪些計劃提供飢餓的長期解決方案？

12.3 開發中國家的營養不足

開發中國家的營養不足也與貧窮密不可分，所以任何解決方案都必須對付貧窮問題。然而這些國家的眾多問題複雜交錯，不可能分開個別處理。在美國（和北美其他地區）成效卓著的計劃，在這種背景下只能算是起點而已。圖 12-4 說明解決方案的主要障礙，每一個問題都需要列入考慮。

糧食／人口比率

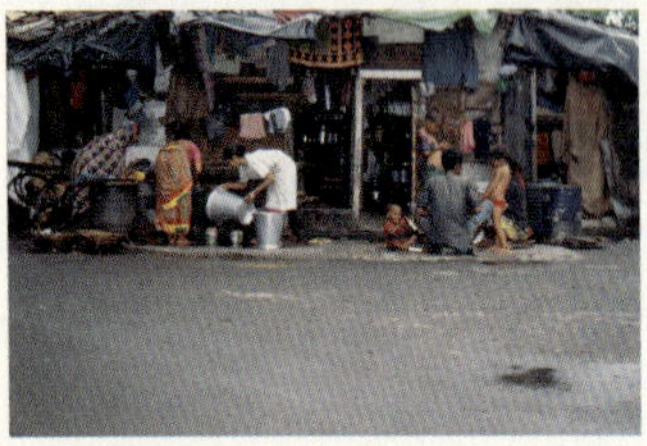

▲開發中國家的貧窮加劇飢餓的問題

全世界的居民剛剛超過 70 億。許多開發中國家人的口成長超過了經濟成長，其結果就是貧窮滋生。它破壞了糧食／人口比率的平衡，導致糧食短缺。如果我們要確保體面的生活，拓展人性的層面，就必須減緩全世界最弱勢族群的增長。若非如此，到了 2050 年，世界人口會比目前多出 10 到 30 億——其中大部分居住在每日

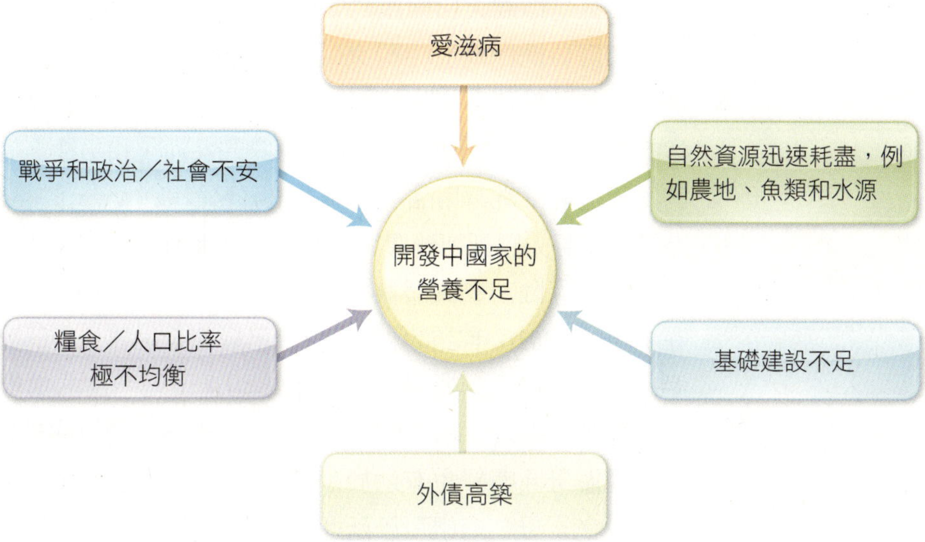

圖 12-4 在開發中國家造成營養不足的各種因素。任何解決方案都必須將這些因素考慮在內

平均所得不到 2 美元的國家。在開發中國家，將近 13 億人每日的生活費不到 1.25 美元。除非有大災難發生，否則下一代的嬰兒 10 個有 9 個以上會出生在世界上最貧窮的地方。

基礎建設 (infrastructure) 組織系統的基本架構。對社會而言，這些架構包括道路、橋樑、電話和其它基礎設施。

全世界超過四分之三的人居住在開發中國家，其中半數以上居住在亞洲。最近聯合國有關世界飢餓的報告揭露，全世界營養不足的人有將近三分之二居住在亞洲和太平洋沿岸。世界糧食的供應也不均衡，在已開發與開發中國家之間，在國內的窮人與富人之間，甚至在家中成員之間（如男人比女人先吃），都有顯著的差異。

其實經濟學家預估在最近的將來，世界糧食的生產仍將超越人口增長，使糧食／人口比率在 2020 年之前持續增加。然而要達到這樣的生產，必須付出相當高代價的水源、肥料和農藥。總之，短期間內的主要問題不在糧食的生產，而在分配和利用，尤其是在開發中國家的貧窮地區。主要因素是全世界許多人沒有足夠的收入購買土地，生產足夠的糧食。

然而到最後，糧食生產終將落後於人口增長。地球上的良田大多已經為人所用，而且由於落後的耕作技術或超限的土地利用，全世界的可耕地正逐年減少。出於多種因素，世界上不需耗盡土地資源的「永續」糧食生產已經大幅落後於糧食消耗。這種落差顯示開發中國家的糧食生產僅能勉強跟上人口增長的腳步，而且很快就會落後。

節育是控制人口膨脹的方法，他在已開發國家頗具成效，但在迫切需要他的開發中國家反而效果較差。家庭計劃如果能夠提供給所有需要的人，就有助於減少貧窮與飢餓，並且減少母親與兒童的死亡人數。然而許多開發中國家的女性（和男性）仍然缺乏足夠的管道取得避孕用品。國際人口服務組織 (www.psi.org) 採取補貼措施並努力壓低運輸費用，好讓更多地方（例如孟加拉）的更多人口使用保險套和口服避孕藥。聯合國和世界銀行的報告指出，在 1990 和 2010 年之間，家庭計劃已經使全世界母親的死亡數目減半。東亞的避孕劑使用率達 84%，防止母親死亡的進步最多，而撒哈拉以南的非洲避孕劑使用率 22%，母親的死亡率最高。

提倡母乳哺餵也有助於生育控制。雖然這種避孕方法不完全可靠，完全母乳哺餵可以延遲排卵約 6 個月左右，因而減少受精的可能性（沒有母乳哺餵的婦女通常生產過後約 1 個月就開始排卵）。嬰兒出生的間隔拉長時，不僅總生育數減少，母親有較長的時間從懷孕恢復，嬰兒也有較長時間的餵食優先權。然而母乳哺餵雖然健康也有例外，就是母親感染了**人類免疫不全病毒** (human immunodeficiency virus, HIV)。經由母乳把病毒傳染給嬰兒的風險是 10%。根據不同的情況，這種風險超過了母乳哺餵的益處。

人類免疫不全病毒 (human immunodeficiency virus, HIV) 這種病毒會導致**後天免疫不全症候群** (acquired immune deficiency syndrome, AIDS)。

後天免疫不全症候群 (acquired immune deficiency syndrome, AIDS) HIV 感染特定的免疫細胞而導致的疾病。患者免疫功能降低，因而對許多傳染病毫無防衛能力；通常會致人於死。

從開發中國家推動家庭計劃的經驗，和許多已開發國家生育率變化的歷史，可以導出一個重要的結論。一般說來，只有在吃得飽和不缺錢的情況下，人們才會覺得雖然生得少但仍會有足夠的子女存活，以保障但自己晚年的生活安全無虞。長期而言，增加人均收入並提升教育水準（尤其是開發中國家的女性）是解決人口過度成長最有效的方法。在過去數年中，這方面的努力已經縮減了巴西、埃及、印度和墨西哥的家庭規模。重點在於全世界是否有足夠的資源，可以提高人均收入和教育水平以緩和人口的成長。

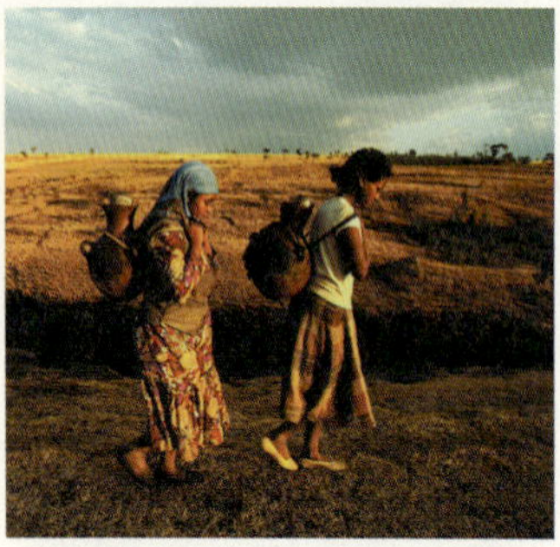

▲開發中國家的婦女被迫耗費大量時間去取水

戰爭和政治／社會動盪不安

2000 年 9 月聯合國的千禧年高峰會誓言要「不遺餘力地使人類免於戰禍。」與此背景相反的現實是，2013 年全世界的軍事花費超過 1.75 兆美元，比 2001 年增加了 50%。聯合國的全部預算只是全世界軍費的一個零頭而已——約 1.8%。

軍費不僅衝擊經濟，內亂和戰爭阻礙了窮人改善生活的努力，並導致大規模的營養不足。近年來非洲和亞洲許多地區捲入了數不清的內戰和衝突，包括緬甸、阿富汗和蘇丹的內部衝突，以及索馬利亞和敘利亞的內戰。這些衝突造成幾百萬人死亡和幾百萬的難民和流離失所的人。戰爭肆虐時，非洲人的健康、教育、公用事業都下跌，而撒哈拉以南的貧困日增。戰爭引起的饑荒衝擊了非洲南部和東南部數以百萬計的人。在 2011 年，60 年來最嚴重的乾旱徹底蹂躪了非洲之角的社區。饑荒、戰爭和乾旱是造成非洲之角毀滅的三個元凶，使得超過 1,300 萬人處於危急關頭。乾旱導致索馬利亞爆發饑荒，而當地 20 年的戰爭和暴力限制了慈善工作，也摧毀了政府的反應能力。有幾百萬人苦於饑荒、戰爭和乾旱。許多人步行 100 多哩抵達肯亞和衣索比亞的難民營。總之，在戰火摧殘地區的大多數人沒有足夠的庇護所、衣物、食物或謀生手段。

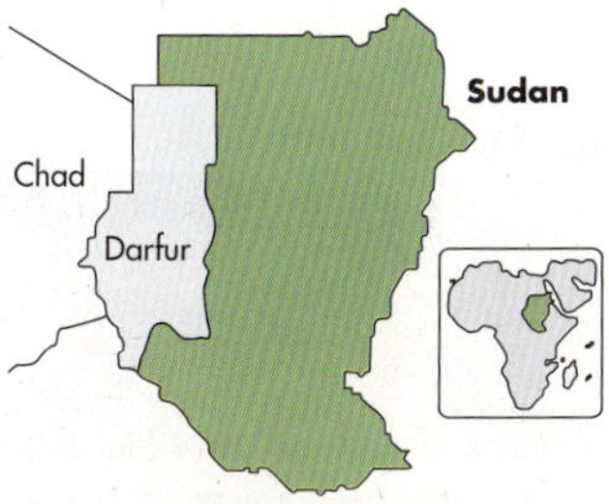

▲蘇丹達富爾地區的衝突使得流離失所的人飽受死亡和營養不足的摧殘

即使有足夠的糧食，政治分裂也會阻礙糧食的分配，使許多人苦於營養不足多年之久。尤其是在急難期間，救濟窮人的計劃常常受到管理不當、腐敗和政治因素的暗中掣肘。在政治動亂中，救濟機構往往陷於交戰派系與救助對象之間而動彈不得。比如在蘇丹的實例，民間救濟機構（例如兒童飢餓救濟基金）在 2009 年被驅逐出境，導致達富爾地區情況惡化，數十萬難民遭受遺棄，失去救濟機構的援助。

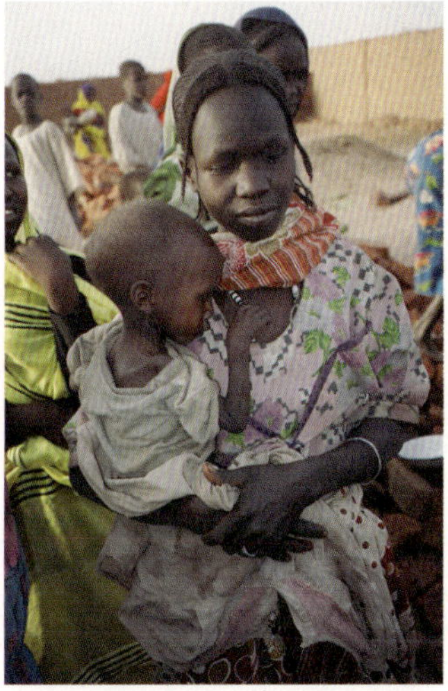
▲在蘇丹的北達富爾難民營中，這位母親抱著 27 個月大營養不足的孩子。他們仰賴救濟機構的援助，問題是這個戰亂的國家並不歡迎救濟機構

在 1960 和 1970 年代，開發中國家的營養不足被認為是技術性的問題：如何生產足夠的糧食以供應日益增長的世界人口。今天這個問題被看成大部分是政治問題：如何獲得國家之間和國家之內的合作，使糧食生產和基礎建設的成果不致遭受戰爭徹底摧毀。總之，尋找技術解決方案以應付長期飢餓與貧窮的問題，加上解決開發中國家造成饑荒與動亂的政治危機，雙管齊下才是可行之道。

農業與自然資源迅速耗盡

當我們迅速耗盡地球資源時，人口控制就顯得日益迫切。在全世界的許多地區，農業的生產力已經到達極限。破壞環境的農耕技術逐漸侵蝕糧食生產的基礎，尤其是在開發中國家。

綠色革命 (green revolution) 是指 1960 年代開始某些國家的農作物產量大幅上升的現象，例如在菲律賓、印度和墨西哥（非洲國家並沒有受益，因為所種的作物與氣候不合）。這是藉著增量使用肥料與灌溉和經由育種小心培養出來的優良作物所產生的結果。在世界領袖能夠控制人口增長之前，綠色革命原本的目的是作為應急

綠色革命 (green revolution) 指 1960 年代開始，在開發中國家引進新的農業科技而造成的作物產量上升。關鍵的科技是高產量而且抗病的稻米、小麥和玉米品種；增量使用肥料和水分；以及改進耕作技術。

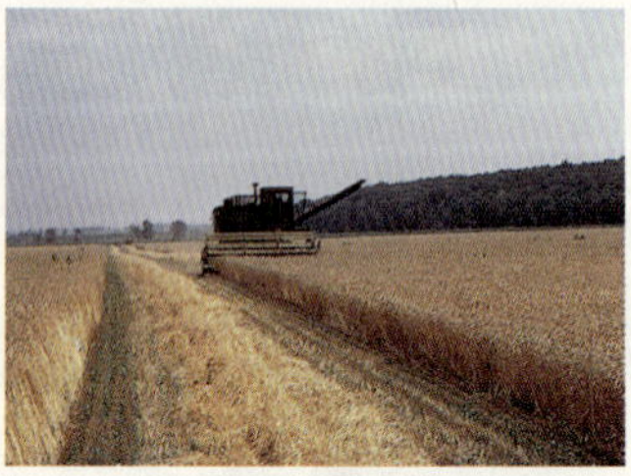
▲北美豐富的農業資源，如圖的小麥田

的權宜措施。與綠色革命相關的許多科技，其潛力現在已經發揮殆盡。由於缺乏或喪失良田，生產力再提升已成為一項挑戰。永續農法運動和透過生物技術培育的新作物已經開始在日益減少的可耕地改善生產量。生物技術已經培育出抗蟲害／抗藥害或生物強化的作物。不過爭論始終圍繞在這項科技的應用，釐清這些作物對人類健康和環境的影響有待更多的研究（參見章節 12.4 生物技術的應用）。

目前世界上未耕種與未放牧的地區大多不適合開墾：多岩石、陡峭、貧瘠、太乾燥、太潮濕或不適合永續耕作。由於農業是水資源最大的使用者，全世界幾乎所有可用的灌溉用水都已利用，許多地區的地下水正迅速枯竭。最後，可以預見的是乾旱地區水源短缺，戰爭和社會動亂一觸即發，例如北非和中東。中國擁有全世界 20% 以上的灌溉土地，也苦於水源的日益稀少。未來會有數十億人口面臨水源不足的窘境。

指望從海洋獲取更多的食物也是不切實際。近年來，全世界的漁獲量日益減少。以前大家認為魚是窮人的蛋白質，不過這種說法已經難以為繼，因為養殖漁業並不能完全補償野生魚類減少的數量。

事實擺在眼前，我們對地球的剝削只能到此為止——世界人口如果再像今天這樣繼續膨脹，早晚會帶來嚴重的饑荒和死亡。農業資源的重要性可從聯合國糧農組織的「2014 全球糧食匱乏現況」的報告中看出：「減少飢餓人口需要整合的方法，包括：公私投資以提高農業生產量；推廣資金、土地、公共設施、技術和市場；促進鄉村發展的方法；對最弱勢者的社會保障，例如強化他們從戰爭或自然災害迅速復原的能力；特殊營養計劃，尤其針對母親和五歲以下兒童的微量營養素缺乏症。」因此之故，如果糧食生產要趕上人口增長的腳步，必須立刻採取行動保護地球已經惡化的環境，以免遭受進一步的破壞（參見延伸閱讀 10）。農業系統除了提供足夠的健康食物，也應該維持環境永續發展。

住宅與衛生設施不足

開發中國家的人民死於營養不足時，其他因素例如住宅與衛生設施不足也有推波助瀾的效果。如果沒有水，任何人都無法存活很久；沒有衛生設施和住宅，我們也無法長時間保持健康。遺憾的是，苦於衛生設施不足和水源不安全的人，比苦於政治／社會動亂的人還要多。如果沒有水源和衛生設施就談不上永續發展。

為數眾多的人搬遷到都市所造成的人口再分布，已經對都市住宅和衛生設施的負荷構成挑戰。在 1995 到 2005 年之間，開發中國家的都市人口每週平均增加 120 萬人（大約每天 17 萬人）。在開發中國家，窮人構成了都會人口的大多數，他們對住宅和社區服務的需求往往超過了政府所能提供的資源。我們預期再過 20 年，10 個全球最大的都市有 9 個在貧窮國家，而再過 30 年，所有都市人口的增長都會集中在開發中國家，在 2050 年將達到 52 億人。這種扭曲的人口分布會造成更多的貧窮。都市人口爆炸是生育率居高不下，和鄉村人口不斷移入城市的結果。民眾移居城市為的是尋求鄉村不能再提供的就業和資源。污染是城市化的另一個後果。世界銀行報告說，全球污染最嚴重的 20 個都市有 16 個在中國。

大部分的都市貧民住在親手搭建、過度擁擠的遮蔽處，不但缺乏乾淨而充分的水源，而且只有部分的公共設施。世衛組織／兒童基金會聯合監測供水與衛生計劃估計，2013 年有 25 億人（全球人口的 36%）缺乏完善的衛生設施，而 7 億 6,800 萬人仍然沒有安全的飲用水。開發中國家的貧民窟和棚屋往往比被拋棄的鄉下地區還要糟糕。由於都市貧民需要用現金購買食物，因此所吃的粗劣飲食也比不上以前在鄉下吃的伙食。雪上加霜的是，零亂的棲身處沒有設備可以儲存食物，以防止腐壞或昆蟲和囓齒類動物的蹂躪。由於無法保存食物，有些開發中國家損失了 40% 的易腐食物。

從鄉村遷移到都市的生活讓嬰兒和兒童付出了最大的代價。世衛組織／兒童基金會報告，安全飲水和衛生設施不足，加上不良的衛生習慣，每天造成數以千計的兒童生病和死亡。舉例來說，2012 年開發中國家有 690 萬 5 歲以下兒童死亡，只要改善環境衛生，很多死亡都可以避免。嬰兒通常提早斷奶，部分原因是母親必須外出工作，而另一部分原因是受到廣告中使用奶粉的時髦女性的形象所影響。不幸的是，嬰兒奶粉相當昂貴，貧窮的父母可能會過度稀釋或讓嬰兒吃得太少。由於水源不安全，沖泡的奶粉也可能受到細菌污染。相反地，母乳通常衛生得多，隨時可吃，而且營養豐富。他也提供嬰兒對某些疾病的免疫能力。在沒有安全顧慮的情況下，鼓勵母親授乳相當重要。

衛生設施不足也造成一種嚴重的公衛問題，再加上營養不足特

腸道和血液寄生蟲感染引起的失血是窮人貧血的普遍原因，尤其是沒穿鞋的人。寄生蟲如鉤蟲很容易穿透腳掌和腿而進入血液。美國和其他工業化國家完善的衛生設施已經大幅根除鉤蟲病，不過它仍折磨八分之一以上的全球人口，大部分住在熱帶地區。

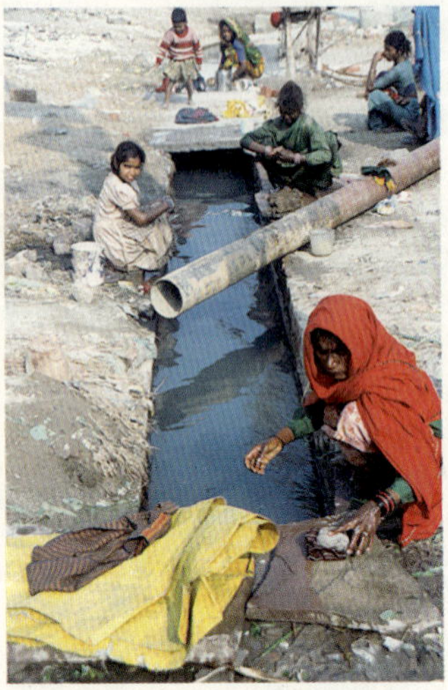

▲大部分的疾病是衛生設施不足和飲用污染的水所引起的。世衛組織／兒童基金會估計，2013 年有 25 億人缺乏完善的衛生設施，而 7 億 6,800 萬人仍然沒有安全的飲用水

別容易升高感染的風險。衛生設施不足是開發中國家另一個基礎建設不全的實例。人類的糞尿是日常生活遭遇到的最危險的物質。此外，腐臭的垃圾和其中猖獗的昆蟲／嚙齒類動物，是開發中國家的都市地區常見的病菌源頭。內戰所造成的大量死屍（以及動物屍體）沒有處理好，也導致額外的衛生問題。在某些開發中國家，五歲以下兒童死亡人數的三分之一是導因於腹瀉。衛生設施不足的另一惡果是兒童被拒絕上學，因為他們的學校缺乏私密和體面的衛生設施。

幸運的是，類似聯合國兒童基金會這樣的組織遍及全球 90 多個國家，他們改善學校和社區的供水和衛生設施並推廣安全的衛生習慣。千禧年發展目標預計在 2015 年將沒有安全用水和基礎衛生設施的人口比例減半。參見延伸閱讀 17，進一步探討衛生設施的危機。

全球愛滋病的衝擊

開發中國家的 HIV 感染和 AIDS 的高盛行率已經嚴重衝擊營養保障。HIV/AIDS 減少營養素的吸收，增加營養素的需要量，並且降低工作能力。到 2013 年底，全世界有 3,500 萬人遭受 HIV 感染，或是已經由感染發展成為 AIDS。它的蔓延在不同的國家和地區差異極大。2013 年撒哈拉以南的非洲仍舊是感染最嚴重的地區，有 2,470 萬人（幾乎是成人的 5%）感染 HIV，全世界所有 HIV 患者 71% 都在此處。排名在撒哈拉以南之後的是亞太地區（480 萬）和加勒比海地區（25 萬）（參見延伸閱讀 12）。

HIV 會藉體液的接觸而傳染，例如血液、精液、陰道分泌液和母乳。因此之故，這種病毒會因為性接觸，血液與血液接觸，以及

營養新知 HIV 陽性的婦女應該給嬰兒哺乳嗎？

在嬰兒出生的第 1 個月，如果母乳以外的替代餵食法不合意、不可行、負擔不起、無法持續或不安全，專家建議 HIV 陽性的婦女完全母乳哺餵。南非 HIV 陽性婦女的研究發現，如果母親對哺乳的益處有強烈的信心，家庭環境給予支持，能夠比較母嬰傳播的風險和混合餵食的利弊，且能抗拒家人要求混合餵食的壓力，完全母乳哺餵就能成功。

資料來源：Doherty T and others: A longitudinal qualitative study of infant-feeding decision making and practices among HIV-positive women in South Africa. *Journal of Nutrition* 136:2421, 2006.

在懷孕、分娩和哺乳時由母親傳染給嬰兒。HIV 在人體外存活的機率很小。「營養新知」和延伸閱讀 13 進一步探討 HIV 和母乳哺餵。

一旦受到 HIV 感染，患者就成為 HIV 陽性。如果未加治療，在往後數年會因為機會性感染而出現腹瀉、肺炎、體重降低和癌症。一旦出現這些症狀，患者就成為愛滋病人。未加治療的話，患者會在 4 到 5 年內死亡。

全球預防 HIV 的努力已經開始取得重大成果。MDG6 是對抗 HIV/AIDS、瘧疾和其他疾病，並且在 2015 年阻止並減少 HIV/AIDS 的傳播。全球 HIV 的蔓延已經穩定下來，有幾個國家 HIV 感染的新病例已經減少（參見延伸閱讀 12）。在 2011 到 2013 年之間全球 HIV 感染的新病例減少 13%，委實令人鼓舞。2013 年全球 HIV 感染的新病例（210 萬，包括成人和兒童）比 2001 年（340 萬）減少了 38%。2001 年以來，HIV 感染的新病例減少最多的是加勒比海地區 (42%)。在 2005 到 2013 年之間，撒哈拉以南感染 HIV 的人數也大幅減少了 33%。儘管有此進步，2013 年撒哈拉以南感染 HIV 的人數仍占全球所有新病例的 71%。這種高感染率和 AIDS 持續減少撒哈拉以南的預期壽命，顯示這個地區預防 HIV 的努力還有待加強。另外一個值得關注的地區是印尼，當地 HIV 患者增加了 48%，2013 年全國 HIV 感染的新病例占南亞和東南亞的 23%，僅次於印度。

愛滋病造成全球數以百萬計的死亡，在許多國家也造成孤兒。2001 年以來，雖然愛滋病造成的全球死亡人數已經下降，在 2011 年仍然造成 170 萬成人和兒童死亡。在 2009 年，全球有 250 萬 15 歲以下兒童是 HIV/AIDS 帶原者。其中大部分的兒童（幾乎都是 9 到 10 歲）居住在撒哈拉以南的非洲。據估計，愛滋病在全球製造了 1,600 萬以上的孤兒，光是撒哈拉以南就有 1,480 萬。

聯合國愛滋病規劃署 (UNAIDS) 2011 年針對 HIV/AIDS 的政治宣言有一項特殊目標，就是消除兒童新感染病例，以及大幅減少母親死於愛滋相關疾病。兒童 HIV 感染的新病例已經開始減少。在 2013 年，兒童感染的新病例為 24 萬，比 2002 年兒童感染的新病例高峰（58 萬）減少了58%。除此之外，在 2009 到 2011 年之間所減少的 HIV 感染的新病例有三分之二是新生兒。感染的新生兒大幅度減少，主要歸功於 HIV 陽性的母親在懷孕、分娩、哺乳期

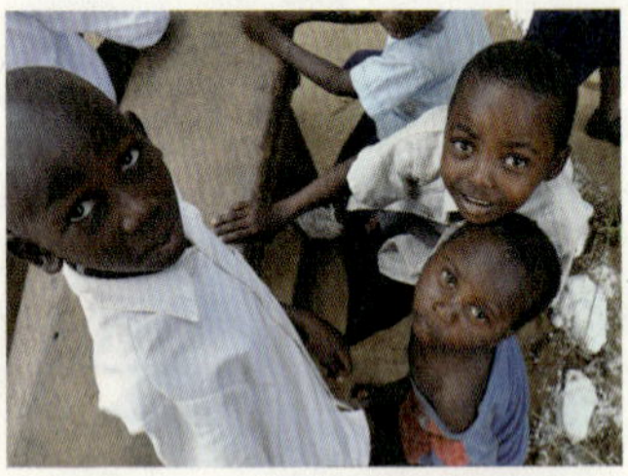

▲非洲愛滋病的悲慘後果之一是愛滋病孤兒，父母都死於愛滋病。這些孤兒必須承擔照顧手足和其他家庭成員

間獲得抗反轉錄病毒藥物。然而這種進步並非全球皆然。2011 年感染 HIV 的兒童超過 90% 居住在非洲撒哈拉以南。有幾個國家的兒童感染 HIV 的新病例只有稍微減少，而中東和北非是唯一沒有減少的地區（表 12-3）。成人感染 HIV 的新病例減少以及直接使用預防的抗反轉錄病毒藥物，似乎是兒童感染 HIV 病例減少的原因。自從 2009 年以來，抗反轉錄病毒的預防性投藥已經減少了超過 90 萬個兒童 HIV 感染的新病例。

北美也有愛滋病的問題。美國估計有 110 萬以上的人受到 HIV 感染，其中 18.1% 不知道自己受感染。2010 年估計有 15,529 人死於愛滋病；自從 1980 年代初期愛滋病爆發以來，在美國已造成 636,000 人死亡。2011 年 HIV 感染的新病例據報導超過 49,000 個。HIV 衝擊一大部分美國黑人，男同性戀和双性戀受到最嚴重的影響。在 2011 年，比例最高的地區是南方、東北數州（麻薩諸塞、紐澤西和紐約）、伊里諾、波多黎各和美屬維京群島。整體而言，從 2008 到 2011 年美國每年 HIV 感染的診斷，估計其數目和比例一直維持穩定。

表 12-3　2001 和 2013 年成人和兒童 HIV 患者的地區統計。箭頭代表在 2001 和 2013 年之間增加或減少

地區		成人和兒童 **HIV** 患者	成人和兒童 **HIV** 感染的新病例
非洲撒哈拉以南	2013	24.7 百萬 ↑	1.5 百萬 ↓
	2001	20.9 百萬	2.4 百萬
中東和北非	2013	230,000 ↑	25,000 ↓
	2001	210,000	27,000
亞太地區	2013	4.8 百萬 ↑	350,000 ↓
	2001	4.1 百萬	449,000
拉丁美洲	2013	1.6 百萬 ↑	94,000 ↑
	2001	1.2 百萬	93,000
加勒比海地區	2013	250,000 ↑	12,000 ↓
	2001	240,000	22,000
東歐和中亞	2013	1.1 百萬 ↑	110,000 ↓
	2001	970,000	130,000
中西歐和北美	2013	2.3 百萬 ↑	88,000 ↑
	2001	1.7 百萬	79,000
全球	2013	35 .0 百萬 ↑	2.1 百萬 ↓
	2001	29.4 百萬	3.2 百萬

資料來源：UNAIDS *Report on the Global AIDS Epidemic*, 2014.

全面治療之路。雖然還沒有疫苗可預防愛滋病，最新的反轉錄病毒藥物能大幅延緩這種疾病的病程。提供愛滋藥物給孕婦也是有效的預防手段。如果婦女在懷孕第 14 週開始服用愛滋藥物，例如齊多夫定 (AZT)，病毒轉移給子女的風險會大幅降低。在分娩前服用這種藥物也有效果（參見延伸閱讀 8）。然而使用這些藥物有許多障礙，尤其是在開發中國家。比方說，最新的療法需要每天服用至少三種藥物，共約 14 粒。只要少吃幾次就會大幅降低藥效，並且加速病程。另外一種障礙是經濟性的：典型的藥物療法每年要花費 14,000 美元，尚不包括額外的住院開銷。

幸運的是，有些藥廠和政府合作，成功地壓低了開發中國家愛滋藥物的價格。渴望擴大治療的多數國家設定了目標，就是提供抗反轉錄病毒療法給 80% 有需求的人。據估計，目前約有 800 萬人採用救命的抗反轉錄病毒療法。今天全世界只有 54% 有需求的人得到治療，雖然已比兩年前增加了 60%，但還有另外 700 萬人在等待治療。2015 年的目標是全世界都能得到 HIV/AIDS 的治療、照護和預防。國際社會看來已承諾達成此一目標。

營養與愛滋病。雖然充足的營養不能預防或治癒 HIV 感染或愛滋病，但營養狀況可以影響疾病的進程。飲食含有足夠的能量、蛋白質和微量營養素時，可以緩和愛滋病相關感染的衝擊。營養狀況不良，例如缺乏維生素 A 和 E，會加速症狀的出現，包括身體耗損和發燒，以及死亡更快到來。總之，維持營養狀況應該是治療愛滋病的主要部分。每天服用綜合維生素和礦物質補充劑也能延緩 HIV/AIDS 患者健康走下坡。開發中國家的研究發現，HIV 帶原者比非 HIV 陽性的人每日需要多 10% 到 30% 的能量。對感染 HIV 而未出現症狀的人而言，比健康成人所需的 2100 大卡/日多 10% 即 2310 大卡/日。HIV 陽性的兒童也比非 HIV 陽性者每日需要多 10% 的能量（參見延伸閱讀 11）。要進一步認識愛滋病，請參考 www.unaids.org。

觀念檢查站 12.3

1. 儘管糧食安全，為何營養不足繼續存在？
2. 減少人口增長的解決方案為何？尤其是在生育率偏高的開發中國家。

3. 戰爭和天然資源減少如何造成開發中國家的營養不足？
4. 人口過剩和日益都市化對營養和疾病風險有何影響？
5. 目前全世界有多少人感染 HIV？
6. HIV 如何傳播？
7. 2001 年以來，HIV 感染的新病例數有何趨勢？

12.4 解決開發中國家營養不足的問題

你或許已經料想到，解決開發中國家營養不足的問題並非易事，而且要花很長的時間。富裕國家通常的做法是直接提供糧食給饑荒地區，然而直接的食物救濟終非長久之計。雖然這種做法可以減少饑民的死亡人數，但也會壓低糧食價格，進而抑制當地糧食生產的動機。除此之外，饑荒的國家可能沒有什麼交通工具可以運送糧食到災區。再說，由於文化上的差異，救濟食品的接受度可能不高。

短期而言沒有選擇的餘地，因為民眾正在挨餓，非給予救濟不可（參見延伸閱讀 1）。不過長期的目標必須改善貧窮地區的基礎建設，尤其是鄉村。這種以未來為考量的方法正是千禧年發展目標勾勒的策略重點。

含有八項發展目標的聯合國千禧年宣言，由於設計出眾，已經證實是有效的國際協定。營養保障是千禧年發展目標的重要項目。MDG 1 是根除貧窮和飢餓，在 1990 和 2015 年之間將收入低於 1.25 美元/日和苦於飢餓的人口比例減半。在 2015 年，全球貧窮率若能降至 15% 即可達成發展目標 1。然而儘管有所進展，貧窮仍舊是嚴重的問題，尤其是鄉村地區。據估計 80% 的飢民住在鄉村地區，主要在小農場工作。此外，某些地區（尤其是政治動盪不安的地區）仍然落後，未能達成任何千禧年發展目標。

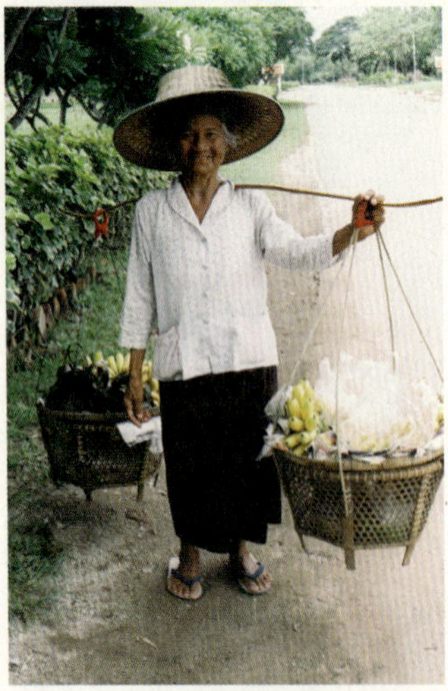

▲社區種植和銷售當地生產的糧食可以強化糧食安全

在地發展的重要性。近年來雖然世界糧食供應增加的速度超越了人口的增長，但是營養不足的增加源於有更多的人沒有分配到足夠的食物。數以百萬計的農民失去了賴以維生的資源，解決之道就在於仔細規劃的小型區域發展計劃。由經驗得知，如果不在當地創造出經濟機會，沒有土地的村民就會聚集到過度擁擠的都市。

在大多數情況下，單單提供資源並不能解決問題，必須協助民眾尋找資源和就業機會以便自給自足。過往的經驗顯示，貸款——

加上訓練、糧食儲存設備和市場支持——可以協助農民的生計並裨益他們的家庭和社區。

美國協助開發中國家改善環境的計畫之一是和平工作團，50多年來他提供教育、分配糧食和醫療，並為當地構造建築物。和平工作團的目標是在世界各地協助建立獨立而自給自足的經濟。現在千禧年發展目標是和平工作團的志工教育課程表的重要項目。成為和平工作團的志工是你所能採取的改變世界的重要手段。進一步了解此計劃請登入 www.peacecorps.gov。

現在貧窮的婦女特別受到關切。除了比男性工作更長的時間之外，她們不但種植了供家人食用的大部分糧食，而且構成了非正式部門四分之三的勞動力，從而挹注了正式部門的經濟。婦女的經濟機會和家庭計劃的指導都必須擴充，因此 MDG 3 要提升性別平等與婦權，此外還要在 2015 年之前消除各級教育的性別差異。全世界有 30 億人口每天的生活費不到 2 美元，其中 70% 是婦女。因此之故，推動國家脫貧的一個重要手段，就是終止歧視婦女的惡性循環。MDG 3 不僅本身就是目標，也是達成所有其他目標不可或缺的一環。婦權的重要性在於提升營養保障的程度，增加糧食和其他作物的生產和分配，以及改善生活條件。**性別與發展方案** (gender and development approach, GAD) 的目的在透過兩性的主動參與改善婦女現況。他提升婦女的教育水平、資通技術、經濟資源和治理方式，以達到減少貧窮、促進發展、性別平等、保障婦女人權、並消除對婦女的暴力。MDG3 的進展緩慢，不過在 2008 年每 100 位受基本教育的男生相對就有 96 位女生。到 2015 年可望消除各級教育的性別不平等。

性別與發展方案 (gender and development approach, GAD) 了解兩性在永續發展過程中的角色和責任。

利用永續技術加工、儲存、行銷和運送當地生產的主食，也有助於小農的生存。教導民眾如何利用這些食物做出健康的飲食，例如烹煮富含維生素 A 的蔬菜，會使他們更加受益。另外可以考慮在土產的食物中添加短缺的營養素，例如鐵、B 群維生素、鋅和碘。目前有一個計劃，就是在某些地區的糖裡加鐵。下一節要討論生物技術，它可改善營養素的品質和動植物的特性，是緩解營養不足的另一極積步驟。此外還要提升水源的淨化。

MDG 7 要確保環境永續，方法包括分散土地所有權因而便利糧食的供應。如果糧食的來源集中在少數人手裡（地權不均的常見後果），除非有高效率的運輸系統，否則糧食不可能平均分配。

關鍵思考

史坦研讀過援助開發中國家人民營養不足的各種解決方案，尤是饑荒肆虐地區的緊急食物救濟計劃。這些方案有很多都是臨時性的，史坦想知道是否有長期的計劃可以解決開發中國家營養不足的問題。你可以給他什麼建議呢？

藉由僱用貧民以提升他們的經濟水平，其重要性不亞於擴大糧食供應。如果只是增加糧食供應而沒有提升就業狀況，長期下來營養不足的人口並不會減少。必須謹記在心的是，大量機械化、使用肥料和其他現代科技雖然可以壓低糧食價格，但是這些進步也會取代許多人的工作，對民眾有害而非有益。

聯合國的所有會員國正式通過 2000 年的千禧年宣言，世界領袖承諾解決赤貧的許多層面，並且為窮人創造更好的生活。這項承諾展現為千禧年發展目標，為赤貧和飢餓、教育、婦權和性別平等、健康、環境永續和全球夥伴等，提供了量化目的和目標的架構。

永續農業

這幾年來，耕作方式的改進對全球糧食的供應產生許多正面的結果。然而除了對農務的正面影響，也產生許多負面的衝擊，例如表層土壤耗盡、地下水污染、家庭式農場式微、忽視農場工人的生活和工作環境、增加生產成本以及農村的經濟和社會缺乏整合等。

永續發展 (sustainable development) 同時減少貧窮、保護環境和保留天然資本的經濟成長。

永續農業 (sustainable agriculture) 為農家提供穩定生活的農業系統；維持自然環境與資源；支援鄉村社區；從農場工人、消費者到農場動物都受到尊重與合理待遇。

永續發展 (sustainable development) 的觀念已被視為能夠減少貧窮同時保護環境和保留天然資本的經濟成長。聯合國把經濟發展、社會發展和環境保護當成永續發展的「三個支柱」。農業在造成環境問題／社會問題中所扮演的角色，是討論永續發展的重點所在。其結果就是，民眾對替代農法的興趣日漸增加，並且興起了**永續農業** (sustainable agriculture) 運動。永續農業把耕作系統描繪為可無限期維持生產力和對社會的實用性。它源自 MDG7，依賴幾個目標的整合，包括環境健康、經濟效益和社會／經濟平等。永續農業對付許多環境和社會問題，提供新穎和經濟上切實可行的機會給糧食系統的許多人，例如種植者、工人、消費者和決策者等。許多國家的傳統農民越來越支持和接受永續農業。

永續農業包括維持或強化土地和自然資源，持續使用到漫長的未來。除此之外，人類資源的社會責任，包括工人的工作和生活條件、農村社區的需求以及消費者的健康和安全等，在目前和未來都要考慮到。如果我們顧及耕作方式對人類社區與環境的所造成的各種後果，就能夠清楚理解永續性的潛力。

全世界的農民根據自己的個人目標和家庭的經濟狀況，正踏出實際的小步過渡到永續農業。要達到全世界永續農業的目標，需要所有利益相關的人士都參與，包括農民、工人、零售商、消費者、研究員和決策者，如 MDG 8 所清楚說明的全球發展夥伴。

人類操縱自然的能力讓我們能夠改進許多重要食品的生產和產量。傳統的**生物技術** (biotechnology) 與農業幾乎一樣古老。當初農民為了改進牲畜而挑選最佳公牛與最佳母牛育種，就是簡單形式的生物技術。麵包師利用酵母使麵糰膨脹也是一種生物技術。

到了 1930 年代，生物技術的選擇育種已可培養出優良的混種：結果美國的玉米產量很快就增加一倍。利用類似的方法讓小麥與野草雜交，因而獲得更理想的特質，例如產量較多，對黴菌和細菌的抵抗力增加，以及對鹽分和惡劣天候的耐受性。

另外一種生物技術是利用荷爾蒙而非育種。最近這十年，利用荷爾蒙已使加拿大鮭魚的生長增加了三倍——而魚本身並沒有任何改變。簡單的說，生物技術是利用生物——植物、動物和細菌——來製造產品的方法。

生物技術 (biotechnology) 利用生物系統改變（最好是改進）植物、動物和其它生物特性的各種技術。

基因工程 (genetic engineering) 利用重組 DNA 的技術改變生物體的基因組成。

DNA 重組技術 (recombinant DNA technology) 在試管內利用一系列的酵素把生物體中的 DNA 分子切斷，添加或刪除序列之後再加以接合的技術。

基因改造生物 (genetically modified organism, GMO) 藉基因工程製造出來的生物。

基因轉殖生物 (transgenic organism) 生物含有原本在其它生物體內的基因。

生物技術

應用於農業上的新生物技術包括了幾種直接改造產品的方法。它與傳統的方法不同，因為它直接改變了生物的 DNA 以改進其特性。自 1970 年代發展出**基因工程** (genetic engineering) 的新技術之後，雜交培育植物或動物已非唯一的手段。目前這個領域有各式各樣的細胞和子細胞技術用來合成或替換生物的遺傳物質（圖 12- 5）。

這種 **DNA 重組技術** (recombinant DNA technology) 可以產生更豐富的基因庫，更準確而迅速地製造出更有用的微生物、植物和動物品系。傳統的育種效果不穩定，而生物技術較為準確，並有較多的基因物質可供選擇利用。科學家挑選所需的特性，並將產生該特性的基因轉移到植物或動物新品種稱為**基因改造生物** (genetically modified organism, GMO) 或**基因轉殖生物** (transgenic organism)。然而要注意的是，基因工程並沒有完全取代傳統的育種方

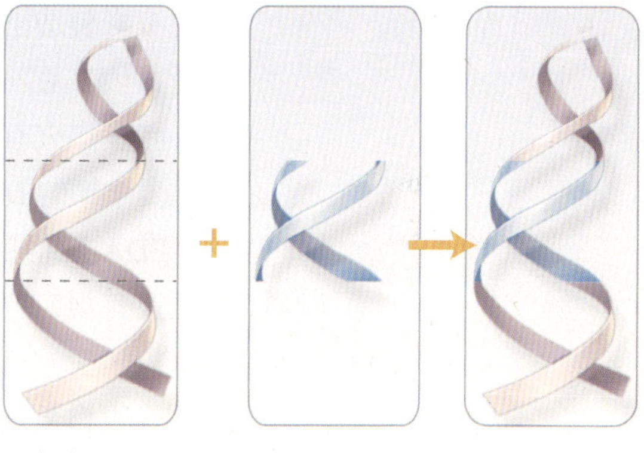
玉米的 DNA
來自細菌（蘇力菌）的基因會製造對歐洲玉米螟有毒的蛋白質
蘇力菌基因插入玉米的 DNA。現在玉米會製造蘇力菌毒素，對歐洲玉米螟也有了抵抗力

圖 12-5 生物技術涵蓋各種轉殖外來 DNA 進入生物體的技術。圖中藍色的樣本 DNA 片段被插入宿主細胞的 DNA。宿主細胞因而具有新的基因資訊，能提供細胞新的功能。對玉米來說，表示對歐洲玉米螟有抵抗力。現在這種玉米稱為基因改造生物 (GMO)。在其它的應用中，基因工程可以使細菌製造人類的胰島素

式，它們可以相輔相成。

生物技術在三個主要範疇改造作物。第一個範疇是添加獨一無二的特質，稱為「投入性狀」。這些強化的投入性狀包括除草劑耐受性，抗蟲和抗病毒，以及對環境壓力源如乾旱的耐受性。其它範疇是附加價值的「產出性狀」，例如提高 ω-3 脂肪酸濃度的植物油和生產藥劑的作物。科學家已經發展出農藥用量較少的植物，以及不需防腐劑即能保存較久的新種馬鈴薯。此外，利用生物技術也能造出富含 β 胡蘿蔔素和維生素 E 與 C 的水果和穀類如「黃金米」。由於目前的原則是小心謹慎為上，所以新的生物技術帶來的益處對我們的衝擊還不大。不過，如果開發中國家的人所吃的食物都經過如此改造，效益將會很大。

美國很少有消費者知道，到 2013 年 9 月國內生產的 90% 的玉米和 93% 的大豆都經過基因改造，目的是為了抵抗蟲害因而減少農藥用量，和／或能夠在除草劑下存活。木瓜樹和甜菜經過基因改造後能抵抗病毒。

基因改造的玉米是在 DNA 插入一段蘇力菌 (*Bacillus thuringiensis*) 的基因──通常簡稱 Bt 基因（圖 12-5）。這種基因會使玉米製造出對害蟲有毒的蛋白質。玉米所含的 Bt 蛋白質濃度極低，與其它玉米蛋白質一起消化時，對人類不會有影響。事實上，許多年來有機農使用 Bt 菌噴灑作物來殺蟲，不過這種做法不會改變作物的 DNA。

FDA 確信目前已經核准的基因改造食品安全無虞，因此食品商並沒有規定要在標示上註明 GMO 的含量。FDA 認為沒有標示 GMO 的必要，是因為這些產品並不會造成健康風險。最近 GMO 食品是否會危害健康的爭論在美國幾個州再度浮出水面。草根團體的「有權知道 GMO」活動一直很活躍，GMO 標示法案或公投已經在幾個州提出，包括加州、華盛頓和佛蒙特。在 2013 年 6 月，康乃狄克州率先通過法律，規定食品包裝必須標示是否含有 GMO。要求 FDA「清楚標示」基改食品的聯邦層級的法案也已提出。有些決策者建議，美國應該仿效其他 64 個國家（包括歐盟），規定基改食品必須標示。如果沒有聯邦的標示標準，各州各行其是會帶來何種「可能的衝擊」也被提出討論。供應基改作物種子的公司經常成為抗議 GMO 的靶子。這些公司反對基改食品必須標示，因為標示意味著基改食品不安全。

民眾對應用生物技術的反應不一，即使是科學社團對這種新科技也是眾說紛紜，贊成者確信其優點而反對者擔心其風險。美國最大的爭論是圍繞在「基因由一物種轉殖進入另一物種」對環境構成的潛在危險。另外的問題是栽培這些作物所減少的農藥的使用量，可能並沒有原先預期的那麼多。雖然基改作物可以減少殺蟲劑的使用，因而降低對環境的衝擊；但評論者指出，帶有天然殺蟲劑的種子會使害蟲迅速產生抗藥性，因為它會持續釋出殺蟲劑。當農民使用傳統殺蟲劑時，他們會儘量節省並且只在必要時使用，這樣害蟲比較不會產生抗藥性。除此之外，基改動物（例如魚類）可能意外脫逃而危及野生品種。

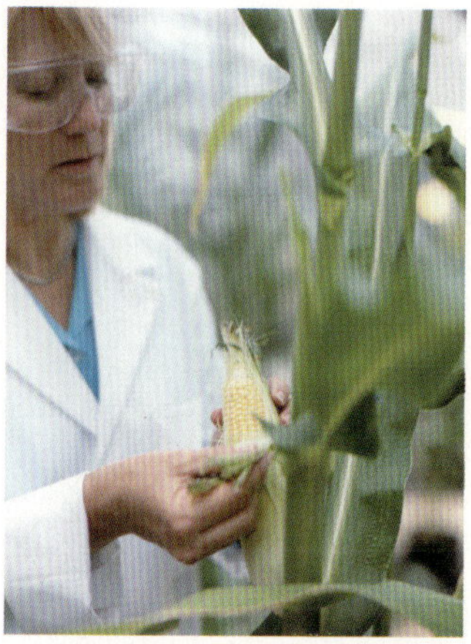

▲傳統的育種和生物技術都能造出高產量和抗病的植物品系，包括新品種的玉米

雖然短期內生物技術的風險微不足道，但長期而言這些風險可能會累積而造成危險。FDA 仔細檢驗所有的基因改造食品，對可能因而含有過敏原者會強制要求標示。

民眾一向反對會污染環境的生產過程，例如生產非自然的產品。因為美國、加拿大和歐洲的糧食存量豐富，有人因而質疑增加糧食生產的必要性。對非自然產品的疑慮，導致原先用於生產牛肉和牛乳的生長激素和幾乎所有基改食品在西歐已遭禁用。

新生物技術在開發中國家的應用

在 2013 年有 27 個國家種植了 4 億 3,300 萬畝基改作物。這些作物包括品種改良的大豆、玉米、棉花、油菜、木瓜和南瓜等。美國種植最多的基改作物，共有 1 億 7,300 萬畝大豆、玉米、棉花、油菜、甜菜、苜蓿、木瓜和南瓜。巴西次之，有 1 億畝。2013 年全球超過一半 (52%) 的基改作物，相當於 2 億 3,300 萬畝，種植在 19 個開發中國家。2013 年種植基改作物的 1,800 萬農民中，有 1,650 萬（或 90%）是開發中國家資源不足的小農。其中 700 萬小農在中國，另外 700 萬在印度，他們一共種了破記錄的 3,700 萬畝基改作物。

基因工程的應用是否可以大幅減少開發中國家的營養不足，仍然有待檢驗。增產除非伴隨降價，否則只有地主和生技業者會獲利。小農只要有錢購買基改種子就能受益。必須強調的是：今天買不起足夠食物的人，未來仍然會面臨同樣的困境。

較為成功的農民通常擁有較大的農田，也比較願意嘗試改革而採用新的生物技術。因此之故，開發中國家目前農場數目越來越少而規模越來越大的趨勢，並無助於解決當地最為迫切的營養不足。此外，生物技術並不保證大多數穀類和樹薯（這些國家的主食）可以大幅增長。

農業生技引進抗旱、抗蟲害以及自我施肥的作物，有助於緩解全球的飢餓。或許基因改造食品最有潛力的前途在於育種以獲取微量營養素。如果開發中國家的農民可以獲得資源，增加作物的微量營養素含量，缺乏營養素的困境就可以緩和。除此之外，提高本土作物的產量，例如耐高鹽分土壤的番茄，也是可行之道。在對抗全球營養不足的苦難方面，生物技術是有用的工具。基因改造的優良作物再加上政治和其他方面的努力有助於對抗全球的營養不足。

結語

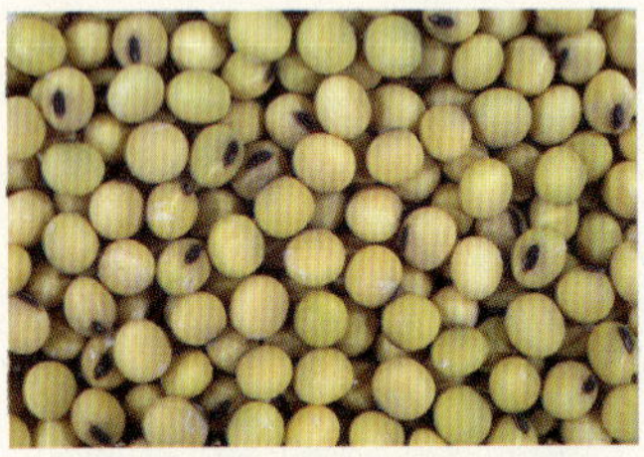
▲大豆是市面上常見的 GMO 食品。美國種植的大豆 90% 以上是 GMO

今天，營養不足所造成的經濟損失令人驚心，人類所承擔的苦難也難以盡述。所有國際救援組織和政府民間的救濟機構加在一起，仍在奮力對抗營養不足的問題。有關千禧年發展目標的進展，世界上幾個地區的飢餓問題在原地踏步，以及收入貧困已經減少等議題都包括在延伸閱讀 16。

歸根結柢，全球資源的耗盡、窮國的巨額債務，對富裕鄰國的威脅，以及人命的損失等，終將影響世界經濟和人類福祉。近年來的觀察已經明白顯示，這些問題所造成的不穩定會繼續影響開發中國家。生命並不公平，但文明的目標就是要讓他更公平。我們擁有終結飢餓的糧食和技術。全球 38 個國家肯定 2000 年聯合國千禧年宣言並努力達成千禧年發展目標，這是一個前途光明的政治合作起點，朝向終結飢餓之路邁進。

觀念檢查站 12.4

1. 在對抗全球飢餓中，適合當地條件的發展有何重要性？
2. 永續農業的定義為何？
3. 生物技術可改造作物的哪三種特性？

營養與你的健康 Nutrition and Your Health (NAYH)

生命關鍵階段的營養不足

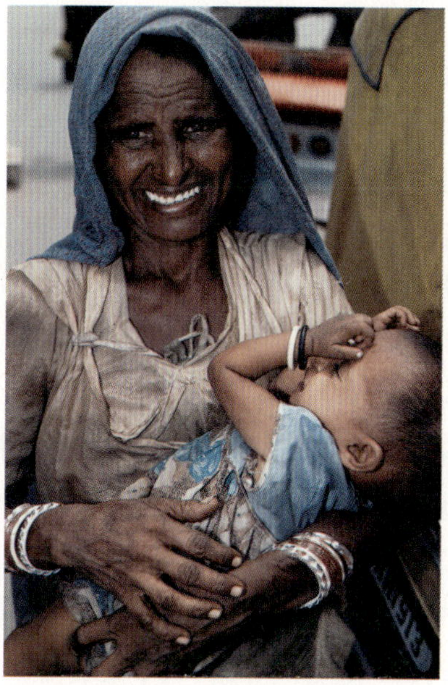

懷孕期

營養不足所造成的最大健康風險發生在懷孕期間。目前全世界每年有大約 50 萬婦女死於懷孕與生產的併發症。孕婦需要額外的營養素以供應自己和胎兒發育的需求。胎兒的發育可能會耗盡母體的營養素存量，比方說，可能造成孕婦的缺鐵性貧血（參見第 14 章）。

非洲的生育率是全世界最高。比方說，尼日每位婦女平均生下將近 8 個嬰兒。緊跟在後的國家如烏干達、馬利和索馬利亞，每位婦女平均生下 6 到 7 個嬰兒。再加上營養不足，升高了婦女每次懷孕和生產的死亡

嚴重營養不足對生命期的影響

長期營養不足對健康的各個層面有不利的影響：增加母親、嬰兒和兒童死亡率；失去雙親（尤與愛滋相關）；婦女遭受剝削；降低工作能力；降低智力與社會發展；在饑荒期間人類尤其受苦。營養不足對生長期和老年期的傷害特別嚴重。聯合國兒童基金會闡述的基本概念列舉營養不良的直接原因為飲食不足和健康不合格，而其背後原因與家庭相關，包括食物不夠、婦女和兒童照護不足以及健康設施不足。基本原因與人類和經濟資源相關，並且影響社區和國家。對抗營養不良的有效對策應該採取生命期方法。公共衛生計劃應該涵蓋整個生育周期的脆弱階段（參見延伸閱讀 15）。

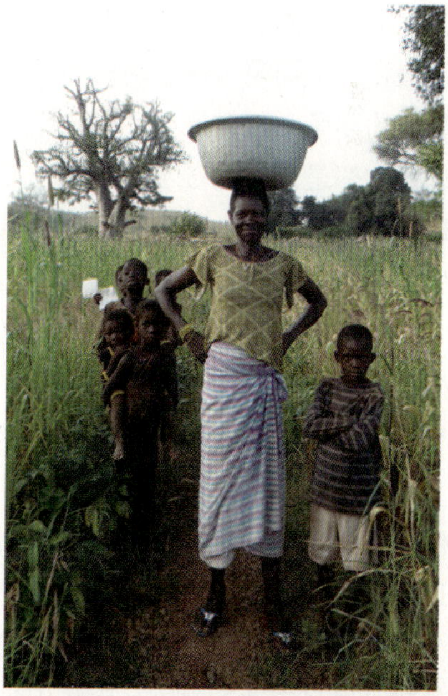

▲一位羅比族婦女和她的六個小孩站在布吉納法索的草地上，這是此地的典型寫照。頻繁的連續懷孕和哺乳耗盡了母親的營養素存量

率。因此之故，高生育率和母親的高死亡率密切相關。我們大多認為懷孕和生產是極為自然的人生必經之事，但對沒有健康設施的開發中國家的婦女而言，懷孕和生產併發症是主要的死亡原因之一。間隔時間太短的連續懷孕和哺乳，讓母親沒有機會補充喪失的營養素如鐵和葉酸。MDG 5 要在 1990 到 2015 年之間減少四分之三的婦女死亡率，但是進展已經落後了。2015 年必須加倍努力才行。

胎兒與嬰兒階段

妊娠期間的營養不足使胎兒面臨的重大健康風險。為了提供腦部和其他身體組織的生長和發育，胎兒需要豐富的蛋白質、維生素和礦物質。如果無法滿足這些需求，胎兒往往妊娠未滿 37 週就出生，比理想的妊娠 40 週提早許多。早產的後果包括肺功能不足和免疫系統衰弱，不僅危害健康而且升高死亡的風險。即使嬰兒存活下來，也會有長期的生長和發育問題。在極端的例子中，低出生體重的嬰兒（體重低於 2.5 公斤）週歲以前的死亡率是一般的 5 到 10 倍，主要原因就是肺部發育不全。低出生體重如果再加上其他的身體異常，醫療支出會高達 20 萬美元（或不止），這只有在已開發國家才能負擔得起。

全世界每年出生的體重不足的嬰兒占所有出生嬰兒的 15%，多半發生在開發中國家，例如比例最高的茅利塔尼亞 (34%)、巴基斯坦 (32%)、印度 (28%)、諾魯 (27%)、尼日 (27%) 和海地 (25%) 等。比例如此之高，營養不足是主要的原因。美國出生的嬰兒有 8% 體重不足，而加拿大的統計大約是 6%。美國低出生體重的嬰兒占了所有嬰兒死亡率的 50% 以上，以及滿月以前死亡率的 75%。

因為少女的身體還在生長，所以少女早孕也會導致嬰兒體重不足。

兒童期

營養不足也會在生長迅速的幼兒期造成極大風險。營養不足的最大衝擊發生在受孕到兒童的二歲生日為止（共 1,000 日）。在這關鍵階段如果沒有獲得適當的營養，會造成不可逆的終生傷害。中樞神經系統（包括腦部）特別容易受到傷害，因為在幼兒期它會快速生長。過了學齡前階段，腦的生長和發育速度就會大幅降低，一直到成年期為止。營養不足，尤其是在嬰兒早期，會造成腦部永久性的傷害。如果不採取補救措施，到了 2020 年，持續的營養不足會導致 10 億以上的兒童智障。

一般說來，風險最高的是先營養不足然後患病的貧窮兒童。生長遲滯就是明顯可見的惡果，使得兒童的身體無法正常發育。世衛組織報告，有將近 1 億 6,500 萬兒童生長遲滯。此外，低收入戶的孩童也更容易罹患缺鐵性貧血，它會導致容易疲乏、體力不足、生長遲滯、動作發展遲緩和學習障礙。兒童期的營養不足也會削弱對感染的抵抗力，因為蛋白質、維生素 A 和鋅等營養素缺乏時，免疫功能會跟著降低。營養不足與生病顯然是一種惡性循環。不僅營養不足會導致疾病，疾病也會使營養不足惡化，尤其是腹瀉和傳染病。因此之故，開發中國家的許多孩童都死於營養不足和感染的結合。相反地，在孩童的飲食中補足缺乏的營養素

（例如維生素 A 和鋅）可以明顯改善健康狀況。

MDG 4 是在 1990 到 2015 年之間減少三分之二的五歲以下兒童死亡率。先進與落後國家兒童死亡率的差距日漸縮小，顯示出努力已有進展。1990 年每 1,000 個活產的死亡數是 171，已經降低到 2011 年每 1,000 個活產的死亡數是 107。儘管有這樣的進步，2011 年 5 歲以下兒童的死亡數是 690 萬。此外，這幾十年的進步並不是平均分布在世界各地區和國家，即使一國之內分布也不平均。在 2011 年，全世界將近 80% 的 5 歲以下兒童的死亡集中發生在 25 個國家，其中印度 (24%) 和奈及利亞 (11%) 就占了三分之一以上。這些統計數字顯示，要減少全球兒童死亡率還有待努力。據估計，5 歲以下兒童的死亡高達 45% 是因為營養不足，這是亟待克服的一大挑戰。

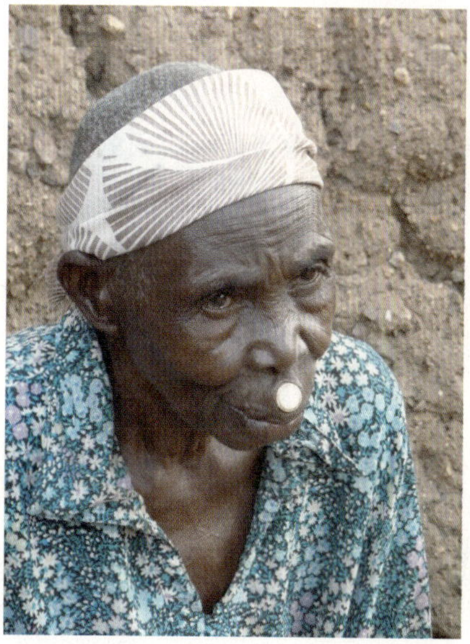

▲布吉納法索的羅比族老婦，上唇有象牙穿刺，提醒我們大部分開發中國家 65 歲以上人口將會增加

晚年

世衛組織預測 65 歲以上的人口會大幅增加，從 2010 年的 5 億 2400 萬人增加到 2050 年的 15 億人。這些增加的人口大部分在開發中國家。老人（尤其是獨居的貧窮老婦）也有營養不足的風險。他們通常需要營養豐富的食物，其份量視健康狀況和運動量的多寡而定。許多老人由於收入固定不變，加上常有的醫藥支出，飲食品質就受到忽視。除此之外，憂鬱症、離群索居和身心健康走下坡等所有因素，都會導致老人營養不足。

案例研究　童年期的營養不足

傑馬去年暑假與教會一起到菲律賓去。他們在停留期間協助村民蓋一個庇護所，因為數週之前的暴風雨摧毀了一部分住家。傑馬注意到村中的許多孩子個頭矮小，比他美國鄰居的孩子小多了。他們的工作地點在偏遠的低窪地區，暴風雨和隨後的洪水造成很大的破壞。有好幾次他看到年輕媽媽手抱小孩，蹲在路邊或門口。這些小孩臉色蒼白而無精打采，很少移動。跟傑馬在首都的教會所碰到的小孩相反，村裡的小孩大多數不會活蹦亂跳。有一天晚上，當地診所的護理師來找他們聊天。她說這個地區的許多孩子沒有足夠的食物吃，而且健康問題相當嚴重。她希望這次暴風雨能因禍得福，刺激政府撥給村民補給品，尤其是糧食和藥品。這種苦難震撼了傑馬，他不懂為何菲律賓的小孩會餓死而美國的小孩會過重。

回答下列問題。解答在本章末尾。

1. 菲律賓兒童普遍的疾病和無精打采是否震撼了傑馬？
2. 這些兒童的飲食可能缺乏何種營養素？
3. 缺乏何種營養素會導致生長不足或生長遲滯？
4. 缺乏何種營養素會導致腹瀉和疾病？
5. 這些兒童是否可能攝取足夠的卡路里？卡路里不足對生長有何影響？
6. 最近的暴風雨為何可能使這個村莊因禍得福？
7. 列舉美國兒童過重的幾個可能的理由。

本章重點（數字代表章節）

12.1 貧窮往往與長期或周期性的營養不足相關。糧食供應稀少或充裕時可能發生營養不良的狀況，所造成的缺乏症狀和退化性疾病會影響健康。

在開發中國家最常見的營養不良的形式是營養不足，它導因於攝／吸收不足，或是營養素／能量的利用不足。許多缺乏症會造成免疫系統運作不良，因而出現缺乏症狀和傳染病。

營養不足會削弱生理和心理能力。在貧窮國家，這個問題會因為重複感染、衛生太差、天候惡劣、住屋短缺和接觸疾病而更形惡化。

12.2 北美飢荒已消聲匿跡，不過仍有糧食匱乏和營養不足的問題，大部分是因為貧窮的緣故。單親家庭容易陷入貧窮。改善窮人與高風險者的營養狀況的計劃有流動廚房、食物券、營養午餐和早餐以及婦幼營養特別補充計劃。預算充裕時，這些計劃確能有效減少營養不足的情形。

12.3 有許多因素導致開發中國家營養不足的問題。在人口密度高的國家，糧食來源和分配糧食的工具可能都不夠。非永續的耕作方式阻礙了未來種植糧食之路。水源不足限制了糧食生產。自然災害如乾旱、水災、火災和病蟲害，以及人類的因素——例如都市化、戰爭和內亂、外債、衛生太差以及愛滋病等——都是導致營養不足的主要原因。

12.4 要解決全球營養不足的問題，必須考慮各種相互作用的因素，其中有許多因素完全是傳統文化的問題。比方說，除非預期壽命增加，否則家庭計劃不會成功。各種改革措施都必須透過教育，包括改善耕作技術、改良作物、避孕、在安全的情況下鼓勵哺乳以及改善衛生設施。

直接的糧食援助只是一時之計。許多專家建議從事自給自足的永續耕作模式，雖然看起來好像不夠現代化。此外，小型的工業發展可以為廣大的鄉村貧民創造許多就業機會和購買能力。各種生物技術的利用也有助益。從 2000 年開始，聯合國會員國已經展開合作，以消除全球的貧窮和飢餓為目標。

NAYH 在關鍵的生長和發育期間發生營養不足會造成最大的風險，例如妊娠、嬰兒期和兒童期。低出生體重是導致嬰兒死亡的主要原因。在腦部生長的重要階段營養不足，會導致許多發育的問題。老年人營養不足也會造成重大的風險。

知識檢查站（解答在下方）

1. 據估計全世界有________長期營養不良的人
   a. 1,400 萬　c. 30 億
   b. 10 億　d. 60 億
2. 開發中國家兒童的頭號殺手是________
   a. 乾眼症　c. 缺碘
   b. 缺鐵性貧血　d. 腹瀉
3. 人類在________特別容易受營養不足的影響
   a. 懷孕期　c. 兒童期
   b. 嬰兒期　d. 以上皆是
4. ________不是開發中國家解決營養不足的障礙
   a. 外債　c. 缺乏人力資源
   b. 基礎建設不足　d. 人口擴張
5. 只要________，開發中國家每年許多兒童的死亡即可避免
   a. 科技進步　c. 母親更懂營養學
   b. 醫師更專業　d. 改善衛生設施
6. 補充營養協助計劃讓
   a. 低收入戶利用政府發放的電子卡在政府的商店購買剩餘糧食
   b. 低收入民眾利用電子卡購買食物、清潔用品、酒類和其他超市貨品
   c. 低收入民眾利用政府發放的電子卡換取現金以便購買食物
   d. 低收入民眾利用政府發放的電子卡換購買食物和種子
7. 解決全球飢餓的長期方案是
   a. 綠色革命　c. 自給自足
   b. 經濟作物　d. 政府與私人協助
8. 基因改造的蘇力菌玉米可以製造
   a. 蘇力菌
   b. 對玉米螟有毒的蛋白質
   c. 使玉米更甜的糖
   d. 使玉米油更健康的脂肪
9. 美國種植的基改大豆約占全部大豆的________%
   a. 50　c. 80
   b. 75　d. 90
10. FDA 規定所有含基改成分的食品都必須標示
   a. 是　b. 非

解答：1. b (LO 12.1), 2. d (LO 12.3), 3. d (LO 12.5), 4. c (LO 12.3), 5. d (LO 12.3), 6. d (LO 12.2), 7. c (LO 12.4), 8. b (LO 12.4), 9. d (LO 12.4), 10. b (LO 12.4)

學習問題（LO 數字是章首學習成果的章節）

1. 說明營養不良和營養不足的差別。(LO 12.1)
2. 在你的成長過程中是否見過營養不足的現象如電視報導，試簡述之。其根源可能為何？(LO 12.1)
3. 你認為富裕國家如美國，營養不足的主要因素為何？解決方案為何？(LO 12.2)
4. 列舉胎兒期或嬰兒期營養不足的三種長期後果。(LO 12.5)
5. 美國有哪些聯邦計劃對付營養不足的問題？(LO 12.2)
6. 簡述這幾年來開發中國家的戰爭和內亂如何惡化長期飢餓的問題。(LO 12.3)
7. 人口控制對解決目前與未來全球飢餓的重要性為何？試列舉三個要點。(LO 12.3)

8. 開發中國家為何必須解決營養不足的問題才能發揮所有潛力？(LO 12.3)
9. 營養不足者所吃的飲食往往缺乏哪三種營養素？缺乏這些營養素分別有何後果？(LO 12.1)
10. 說明永續農業和生物技術如何改善全球的糧食供應。(LO 12.4)

營養學家的選擇

正確的答案是「以上皆是」！對抗全球飢餓需要你化思想為行動，不論是捐出零錢或騰出時間當志工。事實上全球性和地方性的需求都很大，參與的機會也很多。

如本章所示，基本上有兩種方法對抗飢餓的問題：直接糧援或賦予他人自助的能力。直接援助（例如每月捐款）是短期的解決方案——直接彌補資源與需求之間的缺口。不過長期而言，解決全球飢餓必須由下而上的改變，讓貧窮社區能夠提供自己的糧食和乾淨用水。

想像遠在天邊的飢餓問題似乎比較簡單和輕鬆，例如開發中國家。然而事實上，貧窮和飢餓就潛伏在你的社區中。你可以捐贈不易腐壞的食物給當地的食物倉庫，在學齡兒童的夏日食物供應計劃當志工，或只是直接向鄰近的農夫購買當地種植的食物。

你所選擇加入的組織，目標最好是協助社區成立永續的解決方案：讓當地民眾種植自己的糧食、維持自己的乾淨水源，或建立自己的地方經濟。

以下列舉各種組織：

Action Against Hunger:
www.actionagainsthunger.org

Alliance to End Hunger:
www.alliancetoendhunger.org

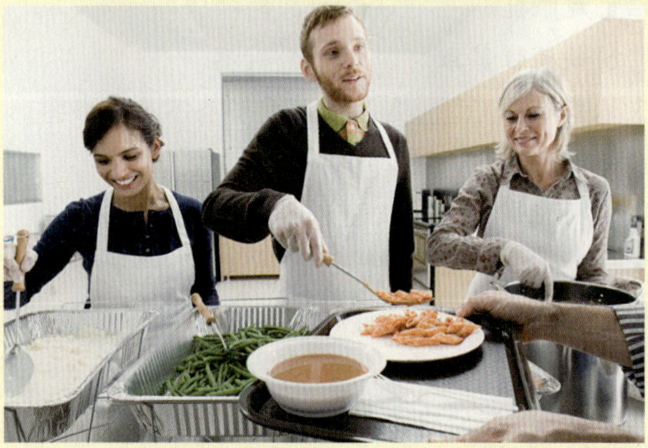

▲投入時間在當地的食物救濟機構做志工。請登入 www.serve.gov/endhunger.asp 查詢就近服務的機會

Blood: Water Mission:
www.bloodwatermission.com

Bread for the World: www.bread.org

反飢餓計劃：www.thp.org

國際糧食政策研究機構：www.ifpri.org

MAZON: A Jewish Response to Hunger:
http://mazon.org

Stop Hunger Now:
www.stophungernow.org

有許多創意點子可用來募集基金和終止全球飢餓。本章末尾的「評估你的餐盤」有更多點子，儘量發揮你的才幹和熱情！

案例研究解答 兒童期的營養不足

1. 傑馬對村裡的兒童常常生病和無精打采應該不會感到意外。生活環境本來就惡劣，再加上最近的天然災害更加惡化村裡的貧窮狀況。兒童最容易成為貧窮和營養不足的犧牲品。
2. 根據兒童沒有足夠食物可吃的報告並觀察兒童的外在徵象，可以推測他們的飲食缺乏蛋白質、維生素 A、鐵、碘和鋅。
3. 缺乏蛋白質、維生素 A、鐵、碘和鋅會妨礙身體機能，進而造成生長不良和生長遲滯。村裡許多兒童可能會出現一種（或以上）的缺乏症。
4. 缺乏蛋白質、維生素 A、鐵、碘和鋅也會削弱免疫功能，導致腹瀉和疾病。這些缺乏症對兒童特別危險。
5. 這些兒童的飲食所含的卡路里很可能也在缺乏邊緣。兒童期缺乏蛋白質和微量營養素已經危及健康，缺乏卡路里會進一步妨礙成長和整體健康。如第 6 章所示，蛋白質-能量營養不良是營養不足的一種形式，導因於極度缺乏能量或蛋白質，而且往往伴隨著疾病。
6. 最近的暴風雨但願菲律賓政府能運送糧食和藥品到村莊，短期內可解決村民的營養和健康需求。
7. 美國和其他已開發國家貧窮和營養不足的比例要低得多。已開發國家的兒童營養問題比較可能是過重和肥胖。如第 7 章所示，維持健康體重需要平衡卡路里的攝取和消耗。在第 15 章我們會學到，過重的兒童越來越普遍是因為他們每天所攝取的卡路里增加，同時體力活動所消耗的卡路里減少的緣故。

延伸閱讀

1. Academy of Nutrition and Dietetics: Position of the Academy of Nutrition and Dietetics: Nutrition security in developing nations: Sustainable food, water, and health. *Journal of the Academy of Nutrition and Dietetics* 113:581, 2013.
2. American Dietetic Association: Position of the American Dietetic Association: Food insecurity in the United States. *Journal of the American Dietetic Association* 110:1368, 2010.
3. American Dietetic Association: Position of the American Dietetic Association: Child and adolescent nutrition assistance programs. *Journal of the American Dietetic Association* 110:791, 2010.
4. Bhutta ZA and others: Meeting the challenges of micronutrient malnutrition in the developing world. *British Medical Bulletin* 106 (1): 7, 2013.
5. Christian P, Tielsch JM: Evidence for multiple micronutrient effects based on randomized controlled trials and meta-analyses in developing countries. *Journal of Nutrition* 142: 173S, 2012.
6. Dammann KW, Smith C: Race, homelessness, and other environmental factors associated with the food-purchasing behavior of low-income women. *Journal of the American Dietetic Association* 110:1351, 2010.
7. DeNavas-Walt C and Proctor BD. *Income and Poverty in the United States: 2013 Current Population Reports*. United States Census Bureau. September 2014.
8. Dworkin SL, Ehrhardt AA: Going beyond "ABC" to include "GEM": Critical reflections on progress in the HIV/AIDS epidemic. *American Journal of Public Health* 97:13, 2007.
9. Economic Research Service, U.S. Department of Agriculture: Food Access Research Atlas, w ww.ers.usda.gov/data-products/food-access-research-atlas.aspx. Last updated: Friday, March 01, 2013. Accessed June 20, 2013.
10. Food and Agriculture Organization, International Fund for Agricultural Development, and World Food Programme: *The State of Food Insecurity in the World 2014*.

Strengthening the enabling environment for food security and nutrition. FAO, Rome, Italy, 2014 .

11. Janssens B and others: Effectiveness of highly active antiretroviral therapy in HIV-positive children: Evaluation at 12 months in a routine program in Cambodia. *Pediatrics*, 120 (5):1134, 2007.
12. Joint United Nations Programme on HIV/AIDS (UNAIDS) and World Health Organization. UNAIDS Report on the Global AIDS Epidemic 2013.
13. Kuhn L and others: Breastfeeding and AIDS in the developing world. *Current Opinion in Pediatrics* 21:83, 2009.
14. Nord M, Hopwood H: A comparison of household food security in Canada and the United States. *Economic Research Report* 67, December 2008. www.ers.usda.gov/publications/err67/.
15. Stoltzfus RJ: Iron interventions for women and children in lowincome countries. *Journal of Nutrition* 141:756S, 2011.
16. United Nations: *The Millennium Development Goals Report 2012*. United Nations, New York, 2012.
17. United Nations Childrens Fund: *Water, Sanitation, and Hygiene*. www.unicef.org/wash/. Accessed June 20, 2013.

評估你的餐盤 Rate Your Plate

I. 個人如何對抗全球的營養不足

如果你想對全球和國內的營養不足貢獻一己之力，可以考慮參加下列活動。助人是高貴的行為，儘管你只是踏出個人的一小步。不過不要立刻參與太多活動（一兩樣就好），以免顧此失彼。

1. 在當地的流動廚房或遊民收容所做短期的義工（比方以 1 個月為限）。你有什麼感受呢？
2. 聯絡校園的社團捐款給對抗飢餓的慈善機構，例如：

   普世賑濟　天主教救濟服務機構　美國樂施會　賑飢美國
   美國國際關懷組織　拯救地球國際組織　兒童救援基金會
3. 捐贈不易腐壞的食品給鄰近的宗教慈善團體。如果沒有這類團體，你就自己成立一個。
4. 加入糧援計劃的郵寄名單，閱讀他們的新聞通訊，以便了解即將舉行的募款活動和其他計劃的內容，並且積極參與。
5. 運用你對健康食物的熱愛和烹飪技巧為當地飢民備餐，或舉行慈善晚宴為當地的食物銀行募款。宣教機構或可提供資源給這些計劃，例如配合 Blood、Water Mission's Lemon、Aid Project 等活動，學生或家庭可以販賣清涼飲料來募集資金，為非洲鄉村的居民提供便攜式飲水。
6. 你可以提供食物或服務，參與當地雜貨店組織的食物運送計劃。你可以當送貨的義工，把捐贈品運送到食物倉庫。留意世界糧食日（12 月 16 日）的活動。
7. 按滑鼠鍵對抗飢餓。上網的人可以在下列網站找到有關飢餓的資訊：
   - 每 3.6 秒就有一個人因飢餓而死亡。你可以助一「指」之力：到 www.thehungersite.com，按下「捐贈免費食品」鍵，送一份餐點給窮人。這個網站是聯合國世界糧食計劃的分支機構，他會追蹤按鍵的次數，然後送帳單給贊助的廠商或非營利機構。
   - 聯合國糧農組織致力於提升農業發展、改善營養和對抗糧食匱乏，以緩解貧窮和飢餓的問題。這個網站提供最新的議題以及大量的與糧食匱乏有關的刊物名單。www.fao.com。
   - 美國的「二期收成」(Second Harvest) 是國內最大的飢餓救濟組織，告訴你如何在線上伸出援手並有最新的資訊。www.secondharvest.org。
   - 「普世賑濟」(Bread for the World) 是基督徒的全國性運動，他們遊說政府的決策者以尋求普世飢民的正義。www.bread.org。
   - CARE 是全世界最大的從事國際救濟和發展的民間組織之一，他的目標是挽救生命、提供機會並帶給窮人希望。www.care.org。
   - 把你的體能計劃轉化成募款運動，提供食物和清潔用水給全球的社區。為水而走 (www.

bloodwatermission.com) 或為作物而走 (www.churchworldservice.org) 是為別人的處境設身著想的好辦法。

II. 加入對抗營養不足的戰爭

假設你上次暑假到開發中國家旅遊，看到了營養不足和飢餓的情形。然後想像你要求一家大公司支持你援助該地區。撰寫兩段聲明，概述為何必須解決該地的飢餓問題，以及大公司可以如何協助你。

台灣的營養與健康
(Nutrition and Health in Taiwan, TWNH)

糧食自給率是國家重要的農業指標，有熱量和價格兩種表示方式。熱量自給率是國內生產供應之糧食占總糧食消費的比率。價格自給率是國內生產供應之價格占總糧食價格的比率。其實包含了食用及非食用的飼料用量。我國的糧食熱量自給率最低時只有 30%，近年來稍有提升到 33% 上下；但是價格自給率持續呈現下降的趨勢，從 75% 降到 68%（表 TW12-1）。

糧食的充足與否取決於生產和需求，全球存糧的安全標準是 70 天。2008 年春天發生了一場全球性糧食危機，當時因為氣候異常，導致小麥主要出口國澳洲、烏克蘭和歐盟連續數年乾旱，全球產量銳減。2007 年底全球糧食儲存量只剩 57 天，俄國與印度等 18 個國家限制糧食的出口，埃及等 13 個國家因缺糧而引發暴動及示威，數百人至數千人喪命。美國最大的百貨通路商沃爾瑪和好市多相繼限制客戶購買白米、食用油和麵粉。台灣靠著三個月的法定存糧度過難關，但食品價格上漲了 12%，進口物價指數上漲了26%。法定存糧主要是稻米，約 31 萬公噸的存量。

「糧食自給率」表示台灣人民所吃的食物由台灣自己生產的比率，也代表本地糧食生產的價值。熱量自給率三成表示平常吃的東西只有三成來自台灣這塊土地，其他的都是進口。103 年台灣進口了大宗的穀類和油仔類（表 TW12-2），我們會看到，小麥的用量與稻米相當，反映在生活習慣中，小麥類製品的攝取量超過米製品，例如便利性複合食品類的攝取增加（圖 TW4-1）。大量進口玉米和黃豆主要是作為飼料和食品加工原料，表示台灣生產

表 TW12-1　台灣近年的糧食熱量自給率 (%)

民國年份	熱量總自給率 %（價格）	米	其他穀類	薯類	糖及蜂蜜	子仁及油籽類	蔬菜類	果品類	肉類	蛋類	水產類	乳品類
93	32.1 (75.5)	88.1	23.5	20.8	20.8	3.6	91.5	87.6	85.6	100	171	27.5
99	31.3 (67.9)	91.9	23.2	25.9	11.7	3.8	89.2	88.2	81.9	100	155	32.2
100	33.9 (69.1)	108.2	26.8	26.4	12.1	4.1	92.4	88.7	82.9	100	156	31.7
101	32.7 (67.9)	106.9	27.1	23.3	9.8	3.3	88.4	87.9	82.7	100	153	33.0
102	32.9 (67.9)	100.4	25.8	23.9	9.1	3.5	90.2	88.0	81.9	100	164	32.9
103	34.1 (68.4)	107.9	29.9	26.5	10.1	4.0	91.2	87.7	78.3	99.8	172	31.4

資料來源：參見參考資料 1

表 TW12-2　台灣 103 年糧食進口與生產狀況

食物類與項	進口 (%)	生產 (%)	進口量（萬噸）	生產量（萬噸）
穀類	80	30	610	151.5
米	8.7	108	13	139.9
小麥	105	0.1	136.8	< 千噸
玉米	–	–	425.2	11.3
各種薯類	86.9	26.5	143.6	30
樹薯	–	–	124.1	< 千噸
子仁及油籽類	99.2	4.0	254.8	8.4
黃豆	–	–	237.5	< 千噸
蔬菜類	13.5	91.2	37	251.7
果品類	16.4	87.7	53.6	291.3
肉類	21.3	78.3	39.4	147.5
蛋類	0.8	99.8	–	40.8
水產類	46.4	172	39.6	141.9
乳品類	68.8	31.4	16.1	–

資料來源：參見參考資料 1

的許多動物性食品，諸如養殖水產、蛋類和禽畜肉類等，其實需要依賴進口的糧食。當進口原料缺乏或昂貴時，食品加工和畜產飼料業都會受到嚴重的打擊。

2011 年 5 月台灣舉行了全國糧食安全會議，行政院長吳敦義指出，糧食安全是國家安全層級問題，於是訂出 2020 年糧食自給率達 40% 的政策目標，不過至今似乎進展不多。

低與中低收入戶的營養補助

我國訂有《社會救助法》，為要照顧低收入戶、中低收入戶及救助遭受急難或災害者，共有九章 46 條：

- 第一章　總則：第 1-9 條
- 第二章　生活扶助：第 10-17 條
- 第三章　醫療補助：第 18-20 條
- 第四章　急難救助：第 21-24 條
- 第五章　災害救助：第 25-27 條
- 第六章　社會救助機構：第 28-35 條
- 第七章　救助經費：第 36-37 條
- 第八章　罰則：第 38-43 條
- 第九章　附則：第 44-46 條

關於低收入戶與中低收入戶的資格標準，由戶籍所在地的主管機關每年訂定並公告，各地區不同（表 TW12-3 & 12-4），基本上考量家庭每人每月平均所得在「最低生活費」以下，且家庭動產金額及不動產總值。台灣 104 年的低收入戶數約有 14 萬多，人數約 34 萬多，男女性約各占一半。

在生活扶助方面，有針對產婦和嬰兒的營養補助（第 16 條），不過此種補助為地方政府選擇性的政策，以現金方式提供一次，並不

表 TW12-3 105 年度低收入戶資格審核標準

地區別	平均所得（每人每月）	動產限額（存款加投資等）	不動產限額（每戶）
台灣省	低於 11,448 元	每人每年 7 萬 5,000 元	320 萬元
台北市	低於 15,162 元	每人每年 15 萬元	740 萬元
新北市	低於 12,840 元	每人每年 7 萬 5,000 元	350 萬元
桃園市	低於 13,692 元	每人每年 7 萬 5,000 元	360 萬元
台中市	低於 13,084 元	每人每年 7 萬 5,000 元	352 萬元
台南市	低於 11,448 元	每人每年 7 萬 5,000 元	320 萬元
高雄市	低於 12,485 元	每人每年 7 萬 5,000 元	353 萬元
金門縣 連江縣	低於 10,290 元	每戶（4 口內）每年 40 萬元， 第 5 口起每增加 1 口得增加 10 萬元	250 萬元

資料來源：參見參考資料 3

表 TW12-4 105 年度中低收入戶資格審核標準

地區別	平均所得（每人每月）	動產限額（存款加投資等）	不動產限額（每戶）
台灣省	低於 17,172 元	每人每年 11 萬 2,500 元	480 萬元
台北市	低於 21,661 元	每人每年 15 萬元	876 萬元
新北市	低於 19,260 元	每人每年 11 萬 2,500 元	525 萬元
桃園市	低於 20,538 元	每人每年 11 萬 2,500 元	540 萬元
台中市	低於 19,626 元	每人每年 11 萬 2,500 元	528 萬元
台南市	低於 17,172 元	每人每年 11 萬 2,500 元	480 萬元
高雄市	低於 18,728 元	每人每年 11 萬 2,500 元	530 萬元
金門縣 連江縣	低於 15,435 元	每戶（4 口內）每年 60 萬元， 第 5 口起每增加 1 口得增加 15 萬元	375 萬元

資料來源：參見參考資料 3

是照護飲食和營養有欠缺或需要的對象，因此對營養的貢獻並無法保障或評估。在災害救助方面，也有提供受災戶膳食口糧的處理，依實際需要而辦理。

參考資料：

1. 行政院農業委員會：農業指標
2. 社會救助法 104 年修訂
3. 衛生福利部社會救助及社工司：105 年度低收入戶、中低收入戶資格審核標準

Chapter 13 食品安全

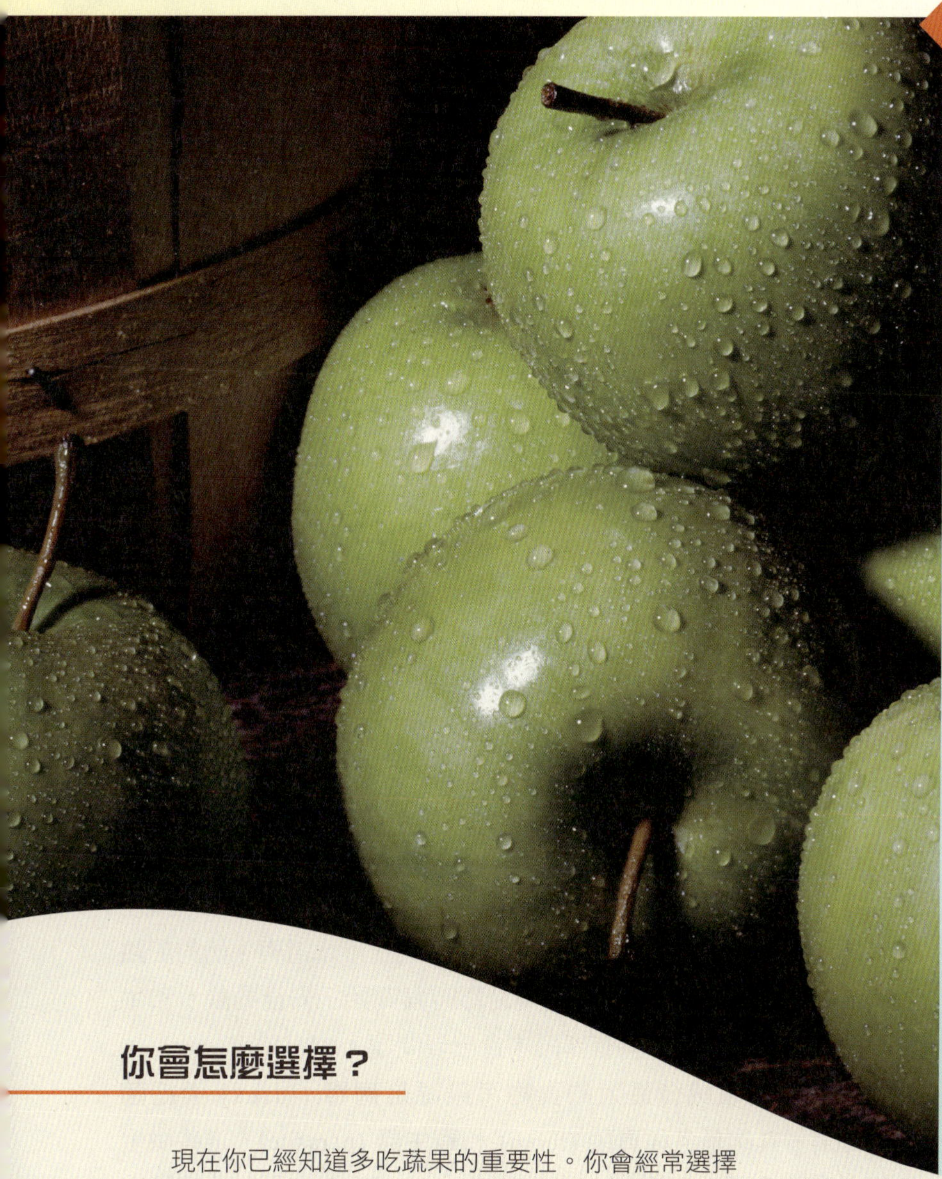

學習成果

第 13 章的設計是要讓你能夠：

13.1 列舉食物中的病毒、細菌、真菌和寄生蟲的來源。

13.2 比較和對照各種保存食物的方法

13.3 了解細菌、病毒和寄生蟲引起的食源性疾病。

13.4 說明利用化學添加物的理由，添加物的分類和各類添加物的作用。

13.5 認識食物中環境污染物的來源和食入後會產生何種後果。

13.6 了解使用農藥的原因，長期的健康風險，以及使用上的安全限制。

13.7 了解傳統農業和永續農業對食物選擇的影響。

13.8 說明哪些措施可以降低食源性疾病風險。

你會怎麼選擇？

現在你已經知道多吃蔬果的重要性。你會經常選擇新鮮或冷凍（而非罐頭）的農產品以減少鈉和其它防腐劑。你知道蔬菜要蒸或炒才能保留營養素，並且避免添加太多脂肪。在雜貨店裡，你發現有機食品越來越多，還包括有機農產品。有機產品的健康效益是否值得多花錢購買？如果你不擔心價格，為了增加營養價值、降低食源性疾病的風險、減少接觸防腐劑和農藥，你會挑選下列哪種形式的蔬果？

a. 低鈉罐頭
b. 有機栽培
c. 冷凍
d. 新鮮

營養連線

一邊閱讀第 13 章一邊思考你的選擇，然後看看本章末尾的「營養學家的選擇」。

在 1906 年，也就是 100 年前，民眾為了提升食品製備的標準，迫使美國第一個食品藥物法案通過。今天食品和飲水安全的警告觸目皆是。現在大眾關切的重點，例如微生物和化學污染，和以往已有不同。一方面我們被告知要多吃蔬果、魚類和禽肉，並且多喝水；另一方面，我們被警告這些食物含有危險的物質。所以問題還是一樣，「我們的食物和飲水安全嗎？」

科學家和健康權威都同意北美人的食物相當安全，尤其若以正確的方法儲存和烹煮食物的話。儘管這 100 年來食品安全已有長足的進步，食物中的微生物和化學品仍然會對健康造成威脅。因此之故，食物的營養和健康效益必須與食物相關的危險取得平衡。本章討論的是食物引起的危險：真相如何以及趨吉避凶之道。在這方面我們自己要承擔一些責任——政府機構和廠商能做的仍然有限。2010 美國人飲食指南鼓勵我們安全地製備和儲存食物。哪些食物帶來食源性疾病的風險最高？存放冰箱 6 個月的食物是否安全？是否需要日復一日擔心食品添加物和農藥？本章將會提供部分解答。

13.1 食品安全背景

在北美都市化的早期階段，污染的飲水和食物（尤其是牛奶）常常爆發大量的傷寒、敗血性咽喉炎、猩紅熱、白喉和其他毀滅性疾病。這些不幸的經驗導致了淨化飲水、興建下水道與牛奶的**加熱殺菌** (pasteurizing) 等措施。北美從那時候開始，安全的飲水和牛奶的供應就相當普遍，只有偶爾才會出現問題。

目前對人類威脅最大的食物污染源是**病毒** (virus) 與**細菌** (bacteria)，其次是各種**真菌** (fungi) 和**寄生蟲** (parasite)。這些微生物都會導致**食源性疾病** (foodborne illness)。2013 年因為冷凍混合的有機莓果遭受 A 型肝炎病毒污染，導致 7 個州 113 人生病，其中 50 人住院。過去這幾年，大腸桿菌 O157:H7 已經好幾次引發橫跨數州的疫情。在 2012 年 12 月，5 個州的 33 位民眾因為包裝葉菜中的大腸桿菌 O157:H7 而受到感染。其中 13 人住院，2 人腎衰竭，不過沒有死亡的報導。2006 年的疫情更廣泛，26 州的 199 人從新鮮菠菜感染大腸桿菌 O157:H7。其中 102 人住院，31 人腎衰竭，22 人是 5 歲以下的兒童。這次爆發的疫情有 3 人死亡。2011 年夏天在德國爆發的大腸桿菌 O104:H4 更加致命，超過 3,000 人感

加熱殺菌 (pasteurizing) 將食物加熱以殺死病原菌的過程。

病毒 (virus) 已知最小的致病因子，其中有許多會危害人類。病毒實質上是蛋白質外殼包覆著一組基因物質。它們自己不會代謝、生長或移動，只有依賴活的宿主細胞才能繁殖。

細菌 (bacteria) 單細胞微生物，有的會製造毒素使人生病。細菌可藉水、動物和人傳播。它們存活在皮膚、衣物和毛髮中，並且在室溫下的食物大量繁殖。有的不需氧氣，並能藉著孢子 (spores) 而存活。

孢子 (spores) 休眠的生殖細胞，不需其他細胞的協助就能轉變成生物體。各種細菌和真菌都會形成孢子。

真菌 (fungi) 簡單的寄生生物，包括黴菌、酵母菌和蕈類，依賴死亡或腐壞的有機物而存活。真菌或以單細胞的形式生長如酵母菌，或以多細胞的菌落共同生長如黴菌。

寄生蟲 (parasite) 寄居於另一生物的外表或體內以獲取養分的生物。

食源性疾病 (foodborne illness) 因為所攝取的食物含有有害物質而導致的疾病。

染，幾百人腎衰竭，至少 36 人死亡。這次與芽菜相關的疫情參見表 13-1。

雖然大多數食源性疾病都源於微生物污染，北美人也關心食物中的化學品對健康的威脅。長期而言，這種關切自有益處。不過在

表 13-1 食源性疾病實例。我們的食品供應通常相當安全，不過偶爾還是會發生食源性疾病，以下列舉多個案例

病毒

- 諾羅病毒：2012 年在國際郵輪上爆發 16 次疫情。公主郵輪爆發 7 次，有一條船感染了 288 位乘客和 75 位船員，另一條船感染了 364 位乘客和 32 位船員。2012 年 12 月新的澳洲品系諾羅病毒 Gil 4 Sydney 感染了瑪麗皇后 2 號上 204 位乘客和 16 位船員。
- A 型肝炎：2013 年好市多出售的冷凍混合有機莓果遭受 A 型肝炎病毒污染，導致 7 個州 113 人生病，其中 50 人住院。2003 年有 500 多位成人在墨西哥餐廳吃生洋蔥而感染了 A 型肝炎。這些洋蔥在墨西哥種植時即已污染，而且餐廳工作沒有清洗乾淨。

細菌

- 沙門氏菌：在 2012 年，有 34 州的 224 人感染了沙門氏菌。這次疫情與接觸飼料店出售的小雞、小鴨和其它幼禽有關。在 2008-2009 年爆發兩次沙門氏菌疫情，造成食品產業數百萬美元的損失。第一次爆發追溯到進口的墨西哥辣椒和澤拉諾辣椒，造成 282 人住院和 2 人死亡。第二次爆發追溯到喬治亞州一家花生醬工廠，至少造成 8 人死亡。
- 志賀氏菌：在 1994 年，一艘郵輪上 600 多人罹患志賀氏菌痢疾，1 人死亡。
- 李斯特菌：在 2012 年，義大利進口的麗可塔起司在 14 州造成 22 例食源性疾病，4 人死亡。在 2011 年，有 28 州的 147 人由甜瓜感染李斯特菌。大部分受感染者年過 60；有 143 人住院，33 人死亡。
- 大腸桿菌：2013 年 6 月爆發的大腸桿菌 O157:H7 疫情與伊利諾州的墨式卷餅餐廳的食物有關，11 人確定是大腸桿菌中毒，另外 10 幾人不能確診。全世界最致命的大腸桿菌疫情在 2011 年夏天爆發，3,332 人感染，600 多人住進加護病房，36 人死亡。這次疫情主要發生在德國，禍首是罕見的 O104:H4 品系。幾百人也感染了這種品系可能致命的腎臟併發症。這種大腸桿菌具有抗藥性，來自一家頗為傳統的有機芽菜小農場，其種子大多由海外進口。美國最嚴重的大腸桿菌 O157:H7 感染發生於紐約北方的郡博覽會，有超過 1,000 人受到感染，肇因於井水受到這種細菌的污染。一位 79 歲老人和一位 4 歲小女孩死亡，另外還有 10 位小朋友需要洗腎。加拿大的飲水受到大腸桿菌污染而造成 6 位成人和 1 位 2 歲幼兒死亡，這是因為暴雨沖刷動物糞肥進入水源所致。另外一次疫情有 199 人由新鮮菠菜感染大腸桿菌，從 10 個州的 13 包新鮮菠菜分離出 O157:H7 品系。
- 肉毒桿菌：阿肯色州有個人吃了煮熟後在室溫下放置 3 天的燉肉，結果造成肉毒桿菌中毒。他有 42 天需要機械輔助呼吸。
- 弧菌：自 1992 年以來，佛羅里達州有 17 個人因為吃生蠔感染創傷弧菌（海洋弧菌）而致死。
- 仙人掌桿菌：一位青少年和父親吃了放置 4 天的自製青醬，在 30 分鐘內腹痛並上吐下瀉。該麵醬在 4 天之內曾經反覆加熱數次，明顯地受到仙人掌桿菌的污染。該少年最後死於肝衰竭。
- 彎曲桿菌：在 2013 年 6 月，許多人參加了紐約的漢堡和啤酒盛會後，因彎曲桿菌感染而生病。從病人的樣本分離出這種細菌。

寄生蟲

- 隱孢子蟲：在 2012 年 3 月，有 20 位消防員感染了隱孢子蟲病。他們去穀倉救火，而穀倉裡有受隱孢子蟲感染的小牛。這些消防員因腸胃不舒服而請假，有 1 人住院。先前爆發的疫情與接觸幼畜，以及水上樂園和受污染的公共水源有關。

危險的海鮮

- 雪卡毒素：有 17 位貨船的船員吃了在巴哈馬群島捕捉和烹煮的梭魚後，爆發了雪卡毒素中毒。在吃過魚的數小時內，每個人都反胃、腹絞痛和上吐下瀉。在兩天之中大家都出現神經症狀，包括肌肉痛和虛弱、暈眩以及手腳和口腔的麻木／發癢。

北美人的日常生活中，食品添加物導致的疾病只占所有食源性疾病的 4%。由於食品的微生物污染對我們的日常健康較為重要，本章首先要討論這個問題，然後再討論添加物和農藥的使用與安全性。

食源性疾病所造成的影響

根據美國疾病防制中心的統計，每年食源性疾病導致 4,800 萬個病例，128,000 人住院，而 3,000 人死亡（參見延伸閱讀 7 和 9）。有些人特別容易罹患食源性疾病，包括：

- 嬰兒與兒童
- 老年人
- 患有肝病、糖尿病、感染 HIV/AIDS 或癌症
- 術後病人
- 孕婦
- 服用免疫抑制劑者（例如器官移植者）

毒素 (toxins) 生物製造的有毒化合物，會引起疾病。

有些食源性疾病加上本身的健康問題，會導致食物過敏、痙攣、敗血症〔血液含有**毒素** (toxins) 或微生物〕或其他疾病。由於食源性疾病往往源於家中的食物處理不當，所以我們每個人都有責任防止它們（參見延伸閱讀 6 和 10）。一般說來，食物是否含有有害的微生物無法從滋味、氣味或外觀判斷出來，所以食物帶來了麻煩你可能還一無所知。事實上，你上一次腹瀉可能就是由食物所引起的（表 13-1）。由於造成龐大公衛負擔的食源性疾病大多可以預防，美國 FDA 的「食品安全現代化法案」(FSMA) 由歐巴馬總統在 2011 年 4 月 1 日簽署成為法律。這條新法律強化食品安全系統，讓美國 FDA 更能維護公共衛生，也能對食品安全的問題防患未然。這個法案授權新的查驗權力和配合義務，也要求進口食品採用與本國食品一致的標準。為了落實這個法案，全國食安整合行動計畫將支援州、機構和相關專業領域聯合從事食安研究、推廣與教育活動。這項法案也責成美國 FDA 整合各州與地方當局共同建立國家食品安全系統。雖然政府機構已在處理食品安全的問題，但並不會取代個人對食安應有的努力（表 13-2）（參見延伸閱讀 1）。

表 13-2 美國負責監測食品供應的政府機構

機構	責任	方法	聯絡方式
美國農業部 (USDA)	• 落實穀類和農產品（田野）、肉類、禽肉、牛奶、蛋與蛋製品的衛生和品質標準	• 查驗 • 分級 • 「安全處理標示」	www.fsis.usda.gov
菸酒槍炮管理局 (ATF)	• 落實酒類的法律	• 查驗	www.atf.gov
環保署 (EPA)	• 管理農藥 • 建立水的品質標準	• 核准所有的美國農藥 • 設定食品的農藥殘留標準	www.fda.gov
食品藥物管理局 (FDA)	• 確保州際貿易所有食品的安全和衛生（肉類、禽肉和加工蛋品除外） • 管理海鮮 • 管理產品標示	• 查驗 • 食品抽樣調查 • 針對特殊食品設定標準	www.fda.gov 或撥 1-800-FDA-4010 有關「食品安全與應用營養中心」的資訊，請撥 1-888-SAFEFOOD
疾病預防控制中心 (CDC)	• 提升食品安全	• 處理突發的食源性疾病 • 調查／研究環境衛生問題 • 指導／執行檢疫 • 執行預防／控制食源性和其他疾病的國家計劃	www.cdc.gov
國家海洋漁業局或海洋暨大氣管理署 (NOAA) 漁業局	• 國內和國際保育以及海洋資源管理	• 海鮮自願檢驗方案 • 使用官方標識表示通過聯邦檢驗	www.nmfs.noaa.gov
各州及地方政府	• 牛奶安全 • 監測境內的食品工業	• 查驗食品相關設施	請查找電話簿有關食品安全的資訊請登入 www.FoodSafety.gov

加拿大負責監測食品安全的政府機構以及相關法律參見 www.inspection.gc.ca/

為何食源性疾病如此普遍

食源性疾病是由食物傳送或傳染給人的。大部分食源性疾病是由微生物生長迅速的食物所引起的，例如含有水分、富含蛋白質和 pH 中性或低酸性的食物。不幸的是，我們每天吃的許多食物都有這些特性，例如肉類、蛋和乳製品。

食品工業想方設法要增加產品的上架期限，然而上架的時間越長，食物中的細菌就有越多的時間繁殖。有的細菌甚至能在冷藏的溫度下繁殖。半熟（以及某些全熟）的食物尤其危險，因為冷藏只能延緩而不能防止細菌的生長。消費者的趨勢也增加了食源性疾病的風險。首先，有較多的消費者喜歡吃生的或半熟的動物性食品。其次，較多人所服用的藥物會削弱對抗食源性感染因子的能力。另外一個因素是老年人口的持續增加。

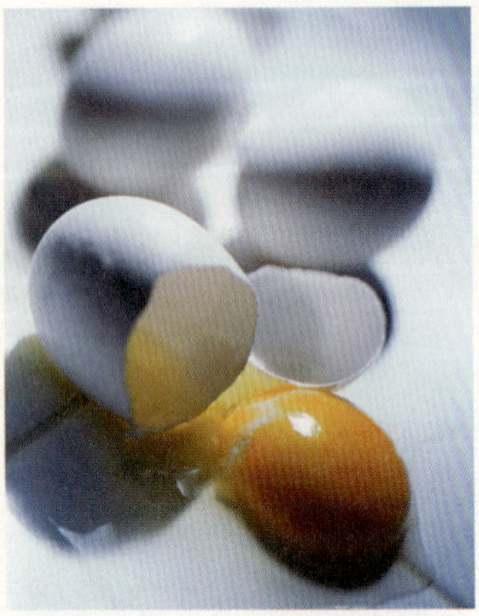

▲餐廳供應生／半熟的動物性食品如蛋或肉類，必須在菜單上加註警語：點購這種食物有健康風險

我們有越來越多的餐點是由家庭以外的廚房所製備的，因而增加了食物受微生物污染的風險。雙薪家庭的增加，有更多的人要購買容易烹調而又營養豐富的食物。超市已經成為替代家庭的烹調者，並且由特約的肉舖、沙拉吧和烘焙店供應預先調理的食品。超市供應的主菜僅需加熱（或不需加熱）即可上桌。這些食物通常都由中央廚房或食品加工廠製備，然後運送到各家商店。

食品加工廠和連鎖餐廳將食品製造集中化，也增加了食源性疾病的風險。如果食物在中央食品加工廠受到污染，遍布各處的消費者都會成為受害者。舉例來說，一個冰淇淋工廠使用了受到污染的原料，結果造成了 224,000 件疑似沙門氏菌感染病例。華盛頓和西鄰數州的連鎖速食店爆發感染，至少 4 人死亡，700 人生病。問題出在半熟的漢堡肉受到大腸桿菌 O157:H7 的污染。健康部門每 6 個月才檢查一次餐廳，所以我們只能依賴每家餐廳安全地處理食物。

食源性疾病在北美之所以會增加還有另一個原因，就是從外國進口的即食食品增多。過去進口的食物大部分是生的，然後在國內嚴格的衛生標準下加工。不過現在我們進口更多的即食加工食品，例如瓜地馬拉的莓果和亞洲的貝類，其中有一部分已經受到污染。政府當局正在複審這些進口食品的檢核程序；比方說，2012 年李斯特菌中毒事件的起因是義大利進口的麗可塔起司污染。

動物飼料所添加的抗生素增加了食源性疾病的嚴重性。美國 FDA 估計家畜用的抗生素從 1999 年的 1,800 萬磅增加到 2011 年的將近 3,000 萬磅。幸運的是，這些動物遠在屠宰之前就已代謝掉體內的抗生素。此外，供人類食用的動物製品必須通過抗生素檢測。動物使用抗生素會促使細菌發展出抗藥的品系，讓它們在醫療常用的抗生素下也能存活。現在這個議題已經引起科學家嚴重的關切。

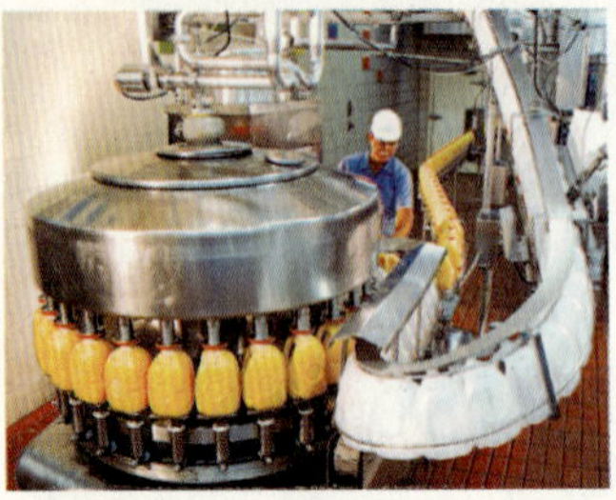

▲一家中央工廠的食品污染會使全國的民眾生病。以果汁為例，加熱殺菌是降低食源性疾病風險最有效的方法

最後，由於科學家日益了解食源性疾病的致病過程和病原，所以案例報告數量也跟著增多。每隔十年，造成食源性疾病的微生物名單就會加長。此外，醫生也更能警覺食源性疾病的診斷。我們現在知道，食物不僅是微生物繁殖的溫床，也是傳播的媒介。美國 FDA 為了防範海鮮引起的疾病，已對它們展開更加嚴密的檢驗。美國 FDA 的「食品安全與應用營養中心」(CFSAN) 是食品安全資訊的良好來源。

觀念檢查站 13.1

1. 在住院和死亡方面，美國的食源性疾病所造成的影響為何？
2. 何種生活方式的改變使得目前的食源性疾病如此普遍？
3. 美國有哪些機構負責監測其食品供應的安全？

13.2 食物保存——過去、現在和未來

幾世紀以來，鹽、糖、煙燻、醱酵和乾燥都是用來保存食物的方法。古代的羅馬人利用亞硫酸鹽來消毒容器，以便保存葡萄酒。歐洲的探險家航往新大陸時，用鹽保存他們的肉類。大多數的保存方法都是減少食物中的水分。細菌的生長需要許多水分；酵母菌和黴菌的生長需水較少，但不能沒有水。添加的糖或鹽可與水結合，因而減少微生物可用的水。乾燥的過程則是蒸發游離水分。

然而有些富含水分的食物降低水含量之後，會使它們失去重要的特性，例如酸黃瓜、泡菜、牛奶（優格）和葡萄酒。要保存這類食物可用傳統的醱酵代替，也就是挑選細菌或真菌來醱酵或醃製食物。這些細菌和真菌會製造酸和酒精，抑制其它微生物的生長。

今天保存食物的技術增加了加熱殺菌、消毒、冷凍、冷藏、**輻照** (irradiation)、製罐和化學防腐劑。另外一個方法是**無菌包裝** (aseptic processing)，也就是同時分別消毒食物和容器，然後進行包裝。液體食物如果汁，特別容易用這種方法處理。無菌包裝的牛奶和果汁不用冷藏，可在超市貨架上保存數年，不會有微生物生長。

輻射線照射也是保存食物的方法，它使用微量的輻射線控制病原體的生長，例如大腸桿菌 O157:H7 和沙門氏菌。所用的**輻射能** (radiation) 不會使食物帶有放射性；輻射線通過食物就像微波爐烹煮一樣，不會有放射性殘餘物留下。不過輻射能的強度足以打斷化學鍵，破壞細胞壁和細胞膜，分解 DNA，並把蛋白質連接在一起，因此可以控制食物中的昆蟲、細菌、真菌和寄生蟲的生長。

美國 FDA 批准生紅肉（以及帶殼蛋和種子）可用輻射線照射，以降低大腸桿菌和其它病原體的風險。在此之前，動物食品中只有豬肉和雞肉用這種方法處理。輻射線照射也能延長香料、乾燥植物佐料、其它肉類和新鮮蔬果的上架期限。

經過輻射線照射的食物，除了乾燥的植物佐料外，必須標明國

輻照 (irradiation) 輻射能通過食物時，在食物內製造出化合物（自由基），破壞微生物的細胞膜，分解其 DNA，連接其蛋白質，抑制酵素活性，改變各種蛋白質和細胞的機能。這個過程不會使食物具有放射性。

無菌包裝 (aseptic processing) 食物與容器分別同時進行消毒的方法，以這種方法處理的牛奶可以在室溫下保存。

輻射能 (radiation) 字面上的意義是能量從中心向四面八方放射。輻射能有各種形式，包括 X 光和來自太陽的紫外線。

▲這是國際通用的雷地亞 (Radura) 標誌，代表食物經過輻照處理

際通用的雷地亞 (Radura) 標誌，並註明本產品經輻照處理。美國 FDA 和許多其他健康權威（如美國小兒醫學專科學會）都認為輻照食物安全無虞。輻照食物在美國雖然才剛起步，其他國家包括加拿大、日本、法國、義大利和墨西哥都已廣泛使用食品輻照技術。美國有些消費者團體不斷想要杯葛這項技術，宣稱輻照會降低食物的營養價值，並形成有害的化合物如致癌物。輻照食品的安全性已經通過美國 FDA 的評估和確認達 30 年之久，而且輻照也不會減損食物的營養品質，或明顯改變食物的滋味、質感或外觀。輻照食物所含的有害化合物並不會比未經輻照的食物來得多。另外要記住的是，輻照食物（尤其是肉類）仍需依照基本的食品安全程序處理，因為在食物的製備過程仍可能受到污染。

觀念檢查站 13.2

1. 哪些食物保存技術已經沿用幾個世紀？
2. 輻照為何是安全的食物保存技術？

13.3 微生物引起的食源性疾病

大部分的食源性疾病都是由特殊的病毒、細菌和其它真菌所引起的。普恩蛋白是維持神經細胞功能的蛋白質，也能感染人類而導致疾病如牛海綿狀腦病，俗稱狂牛症。細菌尤其容易引起健康問題，它或是直接入侵腸壁，藉著它們體內所含的毒素造成**感染**，或是分泌毒素進入食物中，而後間接傷害人體（稱為**中毒**）。分辨感染或中毒的關鍵在於時間：如果在 4 小時內出現症狀，就是中毒。

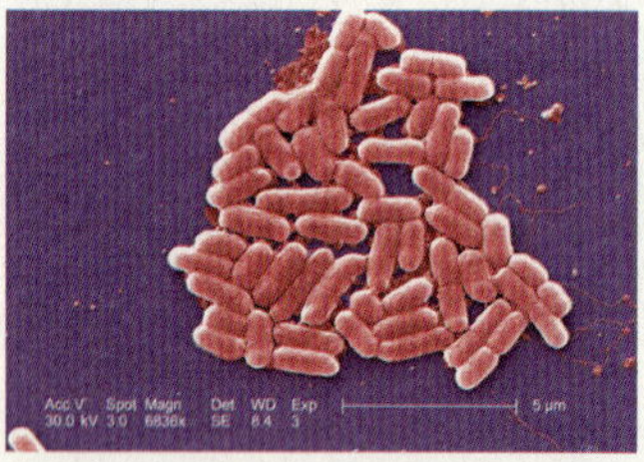

▲這是大腸桿菌 O157:H7 的電子顯微鏡圖，放大 6836 倍。雖然大部分的大腸桿菌無害，存在於健康的人／動物的腸道中，但這種品系所製造的毒素會引發嚴重的疾病。1982 年首度確認大腸桿菌 O157:H7 爆發的疫情，這是因為漢堡肉受到污染而導致出血性下痢。從那時開始，大部分的感染都與半熟的牛絞肉相關

細菌

細菌是單細胞生物，存在於我們所吃的食物、所喝的水和所呼吸的空氣中。有多種細菌會引起食源性疾病，包括桿菌、彎曲菌、梭孢桿菌、埃希菌屬、李斯特菌、弧菌、沙門氏菌和葡萄球菌（表 13-3）。每一茶匙的土壤就含有 20 億個細菌，我們無時無刻都有患病的風險。幸運的是，只有少數的細菌確實會對我們造成威脅。

有些食源性細菌導致感染，其它則造成中毒。比方說，沙門氏菌導致感染，因為這種細菌會致病；而肉毒梭孢桿菌、金黃葡萄球菌和仙人掌桿菌製造毒素，會使人中毒而生病。除此之外，雖然大

表 13-3 導致食源性疾病的細菌

細菌	來源	症狀	備註
沙門氏菌屬 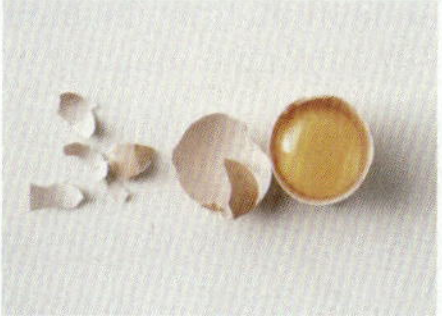	生／半熟的肉類、禽肉、蛋和魚類；農產品，尤其是芽菜；花生醬；未加熱殺菌的牛奶（參見延伸閱讀 2）	發作：食用過後 12-72 小時； 症狀：反胃、發燒、頭痛、腹絞痛、腹瀉和嘔吐；嬰兒、老人和免疫系統不良者可能致命； 持續時間：4-7 天	估計每年 100 萬次感染；細菌存在動物和人的腸道中；食物會受污水或糞便污染；2,000 種沙門氏菌會致病，其中 3 種品系所引發的病例占全部病例的 50%；腸炎沙門氏菌感染母雞的卵巢因而污染蛋；將近 20% 的病例源於半熟的蛋或蛋料理；爬蟲類（例如烏龜）也會傳播這種疾病
空腸彎曲菌 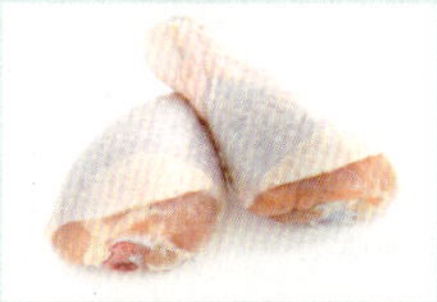	生／半熟的肉類、禽肉（美國半數以上的生禽肉受到污染）、未加熱殺菌的牛奶和受污染的飲水	發作：食用過後 2-5 天； 症狀：肌肉痛、腹絞痛、腹瀉（有時出現血便）和發燒； 持續時間：2-7 天	估計每年 845,000 次感染；產生的毒素會破壞腸黏膜；會引發格巴二氏症候群，這是一種罕見的神經障礙，會造成癱瘓
大腸桿菌（O157:H7、O104:H4 等） 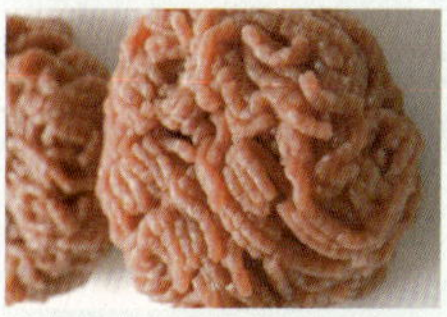	半熟的牛絞肉；農產品（例如萵苣、菠菜和芽菜）、未加熱殺菌的果汁和牛奶	發作：1-8 天； 症狀：出血性下痢和腹絞痛；老人和 5 歲以下兒童會有溶血性尿毒症候群的嚴重併發症；紅血球遭受破壞和腎衰竭；可能致命； 持續時間：5-10 天	美國出血性下痢的主要原因；估計每年有 73,000 個病例；存在於健康牛隻的腸道中；牛和牛糞是主要的感染源；這種細菌的強烈毒素會致病；可愛動物園區、湖水和游泳池可能含有致病的大腸桿菌
志賀氏菌屬 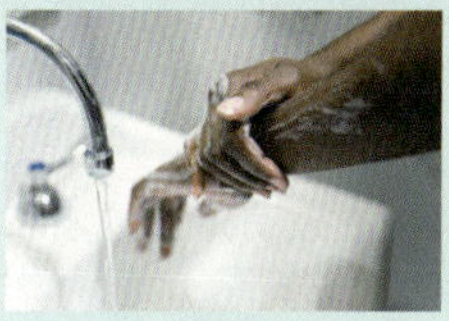	糞／口傳染；存在於水源和農產品，以及受感染的人因衛生習慣欠佳而污染的食物	發作：1-3 天； 症狀：腹絞痛、發燒和腹瀉（往往血便）； 持續時間：5-7 天	估計每年 448,000 個病例；人類和靈長類是唯一來源；常見於衛生不良的托兒所和看守所；旅行者腹瀉往往是由這種細菌引發
金黃葡萄球菌 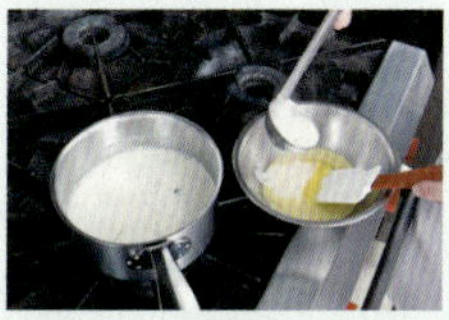	火腿、禽肉、雞蛋沙拉、奶油餡點心、蛋奶凍和鮮奶油	發作：1-6 小時； 症狀：腹瀉、嘔吐、反胃和腹絞痛； 持續時間：1-3 天	估計每年 241,148 個病例；存在於 25% 人口的皮膚和鼻腔中；會傳播到食物；受污染的食物久置於室溫下會迅速繁殖；致病的抗熱毒素不會因烹煮而遭受破壞
產氣莢膜桿菌 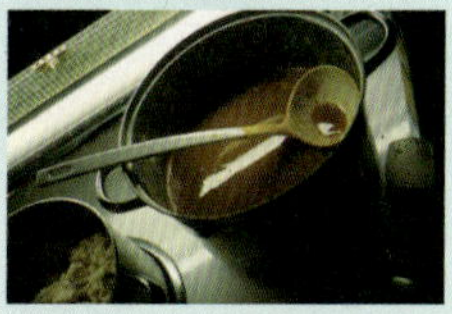	牛肉、禽肉、肉汁和墨西哥菜	發作：8-24 小時； 症狀：腹痛與腹瀉，症狀通常輕微；老人或病人的症狀較嚴重； 持續時間：1 天或以下	估計每年 966,000 個病例；普遍存在於土壤和水中的厭氧細菌；會在煮好的食物中迅速繁殖，例如長時間置於室溫下的肉類、砂鍋和肉汁

表 13-3 導致食源性疾病的細菌（續）

細菌	來源	症狀	備註
李斯特菌 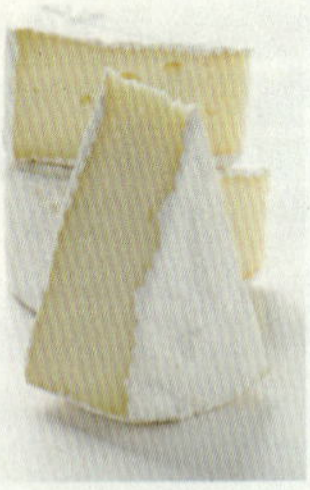	未加熱殺菌的牛奶和軟式起司、生肉、生菜、即食的外賣肉類和熱狗和冷藏燻魚	發作：9-48 小時出現初期症狀；14-42 天出現嚴重症狀； 症狀：發燒、肌肉痛、頭痛和嘔吐；會感染神經系統，造成頸部僵硬、意識不清、失去平衡和抽搐；會導致早產和死產	估計每年造成 1,600 個病例，255 人死亡；普遍存在於土壤和水中，可由健康動物傳播；可在冷藏溫度繁殖；三分之一的病例發生在懷孕期間；高風險者忌吃未加熱的外賣肉類、軟式起司、藍紋起司、墨西哥式起司（由未加熱殺菌的牛奶製作）、冷藏的肉醬或肝醬以及未加熱的冷藏燻魚
肉毒桿菌 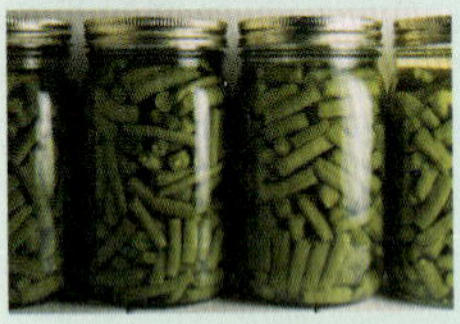	居家製罐失誤的蔬菜、肉類和魚類罐頭；製罐失誤的市售食物；草藥泡製的油；罐裝大蒜、鋁箔包覆的烤洋芋置於室溫下以及蜂蜜	發作：18-36 小時，也可能 6 小時 -10 天； 症狀：神經症狀包括雙重而模糊的影像、眼皮下垂、言語不清、無法吞嚥、肌肉衰弱以及臉／手臂／軀幹／腿／呼吸系統麻痺，可能致命 持續時間：數日到數週	估計每年 100 個病例；由神經毒素致病；只在無氧的非酸性食物中生長；大部分是家中未正確製罐的食物而致病，不過 2007 年市售的辣椒醬罐頭爆發疫情；蜂蜜可能含有肉毒桿菌的孢子，因此不宜餵食 1 歲以下的嬰兒
弧菌 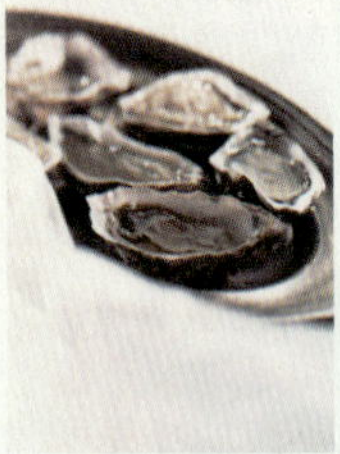	腸炎弧菌：生／半熟貝類，尤其是生蠔	發作：24 小時； 症狀：水瀉、反胃、嘔吐、發燒、發冷 持續時間：3 天	存在於岸邊海水；夏天較容易感染；病例難以統計，因為在實驗室不易分離出這種細菌
	創傷弧菌：生／半熟貝類，尤其是生蠔	發作：1-2 天； 症狀：嘔吐、腹瀉和腹痛；較嚴重的病例造成血液感染，發燒、發冷、血壓降低和皮膚起疱 持續時間：3 天或以上	估計一年 95 個病例；存在於岸邊海水；夏天較容易感染；免疫功能不足或肝病患者風險較高；血液或感染的死亡率是 50%
	霍亂弧菌：受污染的飲水和食物以及人類帶原者	發作：2-3 天； 症狀：嚴重水瀉和嘔吐；脫水、心血管衰竭與可能死亡	主要發生在沒有淨化飲水和下水道系統的國家
耶耳辛氏腸炎桿菌 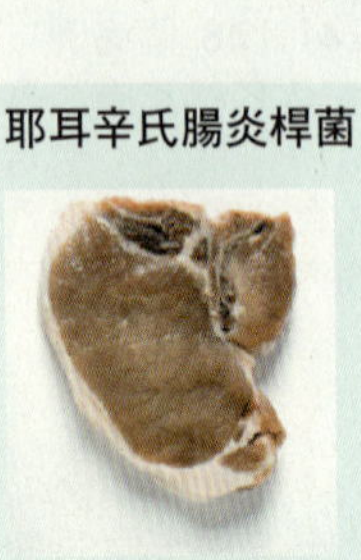	生／半熟豬肉（尤其是豬小腸）、豆腐、水和未加熱殺菌的牛奶	發作：4-7 天； 症狀：發燒、腹痛和腹瀉（往往血便）； 持續時間：1-3 週或以上	5 歲以下兒童最易感染；相當罕見；細菌主要存在於豬身上，不過其它動物身上也有

部分的大腸桿菌無害，但 O157:H7 和 O104:H4 兩種品系會製造毒素，引發嚴重的疾病，包括出血性下痢和溶血性尿毒症。細菌引發的食源性疾病通常造成腸胃症狀，例如嘔吐、腹瀉和腹絞痛。沙門氏菌、大腸桿菌 O157:H7 和 O104:H4 和彎曲菌倍受關注，因為它們最常造成死亡。大腸桿菌 O157:H7 和 O104:H4 導致溶血性尿毒症時會造成死亡。從 2009 到 2011 年，美國感染李斯特菌的 1651 個病例中，有 292 人死亡。孕婦感染李斯特菌尤其值得重視，因為她們感染的機會是其他健康成人的 20 倍，而且會導致自然流產或死產，因為李斯特菌會穿越胎盤而感染胎兒。

細菌繁殖需要營養素、水分和溫度。它們大多在攝氏 4 到 60 度的「危險範圍」長得最好（圖 13-1）。當食物的溫度高於 60°C 或儲存在冰箱的 0°C 到 4.4°C 時，病原菌通常不會繁殖。唯一的重要例外是李斯特菌，它能在冷藏的溫度繁殖。大部分的病原菌也需要氧氣才能生長，不過肉毒梭孢桿菌和產氣莢膜桿菌只生長在厭氧（無氧）環境，例如密封的瓶罐。食物的酸度也會影響細菌生長。雖然大部分細菌在酸性環境長得不好，但也有例外，例如致病的大腸桿菌可以在果汁中繁殖。

病毒

病毒像細菌一樣，遍布在大自然中。然而病毒也不像細菌，它只有在侵入人體細胞如腸壁細胞之後才能繁殖。專家估計 70% 的食源性疾病因為源自病毒而未經診斷，而我們沒有簡單的方法可以檢測病毒。表 13-4 說明兩種最普遍的食源性病毒及其來源和症狀等。諾羅病毒是造成國內感染的食源性疾病的頭號要犯。它造成的疾病常被誤診為「胃流感」。諾羅病毒感染的發作很突然，但通常只會持續 1 到 2 天。郵輪上爆發的大量腹瀉疾病幾乎都是（超過 90%）諾羅病毒引起的。這種病毒相當強悍，

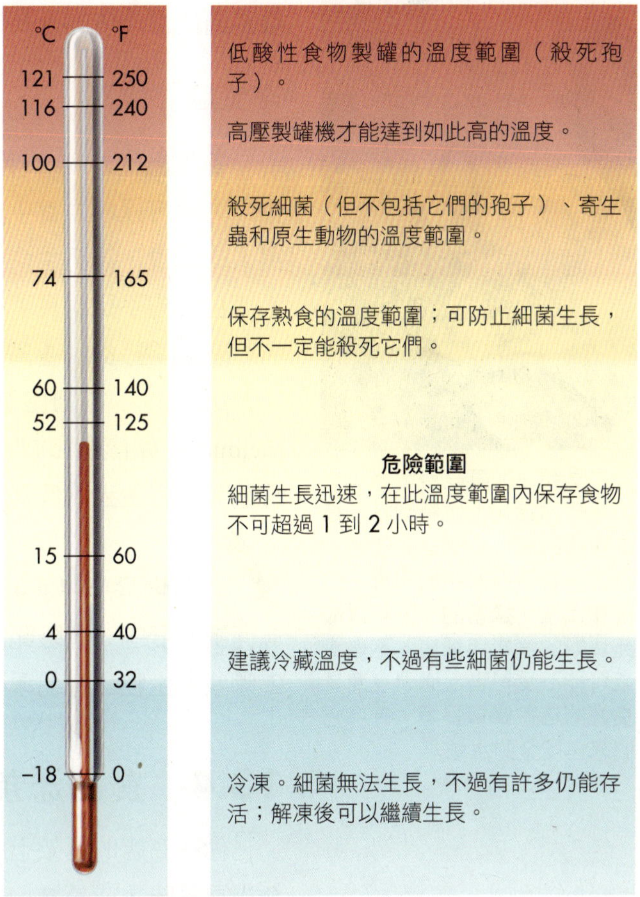
°C
°F
121
250
116
240
100
212
74
165
60
140
52
125
15
60
4
40
0
32
−18
0
低酸性食物製罐的溫度範圍（殺死孢子）。
高壓製罐機才能達到如此高的溫度。
殺死細菌（但不包括它們的孢子）、寄生蟲和原生動物的溫度範圍。
保存熟食的溫度範圍；可防止細菌生長，但不一定能殺死它們。
危險範圍
細菌生長迅速，在此溫度範圍內保存食物不可超過 1 到 2 小時。
建議冷藏溫度，不過有些細菌仍能生長。
冷凍。細菌無法生長，不過有許多仍能存活；解凍後可以繼續生長。

圖 13-1 溫度對病菌的影響

表 13-4 導致食源性疾病的病毒

病毒	來源	症狀	備註
諾羅病毒或人類輪狀病毒	受感染的人所製備的食物，來自污染水域的貝類，在種植、收穫和加工的過程遭受污染的蔬果（參見延伸閱讀 9）	發作：1-2 天； 症狀：「胃流感」——嚴重腹瀉、反胃、嘔吐、胃絞痛、低度發燒、發冷和肌肉痛； 持續時間：1-2 天或以上	估計每年造成 20 萬個腸胃炎病例，7 萬人住院，800 人死亡。病毒存在於患者的糞便和嘔吐物中；患者會污染食物和廚具；這種病毒極易傳染——只要 10-100 個微粒就會引發感染；患者應當請假直到康復後 2 或 3 天為止
A 型肝炎病毒	受感染的人所製備的食物，尤其是生食或煮熟後再處理的食物，例如三明治、西點和沙拉；來自污染水域的貝類，在種植、收穫和加工的過程遭受污染的蔬果	發作：15-50 天； 症狀：厭食、腹瀉、發燒、黃疸、黑尿和疲乏；會造成肝臟受損和死亡； 持續時間：數週到 6 個月	患者污染食物並傳染給數十人；青少年容易感染；有疫苗，可大幅減少感染；接觸病毒 1 週內投以免疫球蛋白也可減少感染

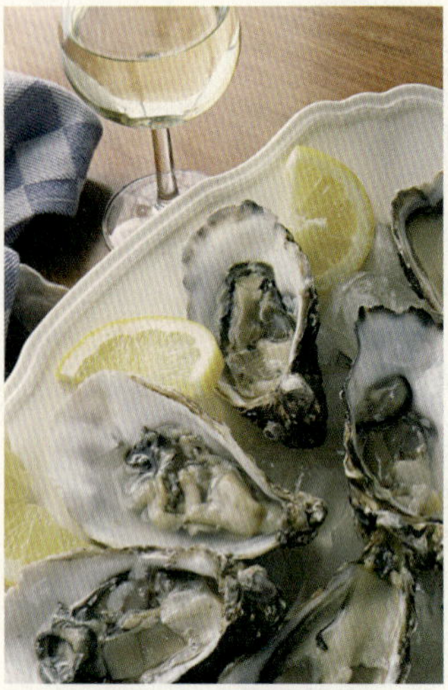

▲生貝類，尤其是雙殼類（例如牡蠣和蛤蜊），特別容易造成病毒的感染。這些動物濾食為生，會濃縮水中的病毒、細菌和毒素。適當的烹煮可以殺死貝類的病毒和細菌，不過毒素可能不受影響。必須在商譽良好的店家購買貝類，確保它們來自安全的水域

可以在冰凍、高溫和高達 10 ppm 加氯消毒的環境中存活。最常爆發諾羅病毒疫情的是長期照護機構（圖 13-2）。

寄生蟲

寄生蟲住在另一生物（稱為宿主）的身上或體內以吸收營養素。人類可以成為寄生蟲的宿主。這些微小的掠奪者盜取全球數百萬人的健康，甚至生命。寄生蟲肆虐最嚴重的地方是熱帶國家，當地衛生設施不足助長了寄生蟲的生長。

有超過 80 種寄生蟲以人類為宿主，主要有**原生動物**（protozoa，單細胞動物）如隱孢子蟲和環孢子蟲，以及**蠕蟲** (helminth) 如絛蟲和旋毛蟲。表 13-5 說明常見的寄生蟲及其來源和症狀等。寄生蟲的傳播靠人與人接觸和污染的食物、飲水和土壤。

觀念檢查站 13.3

1. 何謂溫度的「危險範圍」？
2. 哪些微生物最容易導致食源性疾病？

13.4 食品添加物

你在商店的貨架上所能找到的食品，大都已經添加某些物質以變得更美味，或是增加營養素或保存期限。製造商也會添加一些物

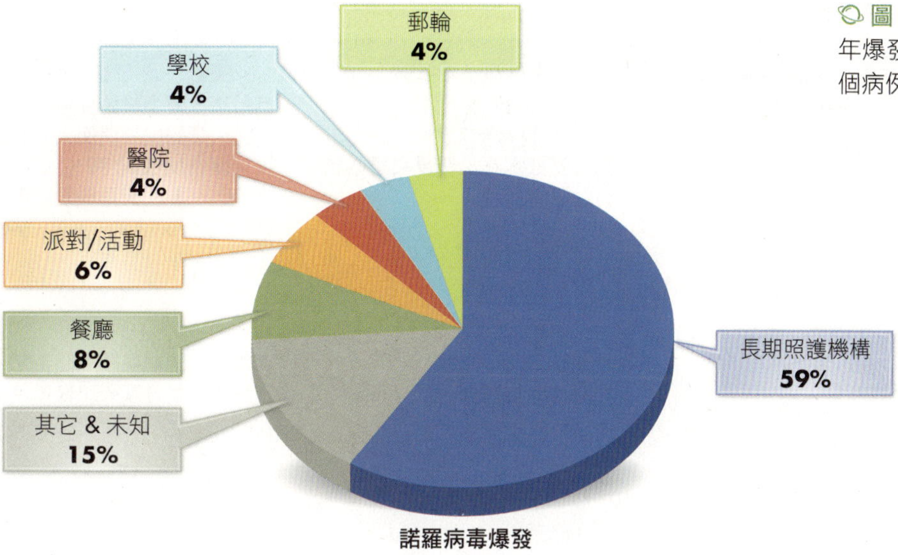

圖 13-2　美國 2010-2011 年爆發諾羅病毒感染的 1,518 個病例背景

質，好讓食品比較容易加工。其它物質也會在意外的情況下跑進你所購買的食品中。所有這些外來的物質稱之為**添加物** (additives)，其中有些對人有益，其它的可能對某些人有害，如亞硫酸鹽。所有為了某種目的而添加的物質都必須經過美國 FDA 的評估。

食品添加物的目的何在？

大多數的食品添加物都是為了防腐。一般作為**防腐劑** (preservatives) 的添加物包括酸劑或鹼劑、抗氧化劑、抗菌劑、醃漬劑和**隔離劑** (seqestrants) 等。表 13-6 幫助你正確了解為何使用這些添加物，並進一步了解所使用的特殊物質。食品添加物如山梨酸鉀，可以抑制病菌的生長，因而保持食品的安全性。

添加物也可以用來對抗某些酵素，防止食物發生顏色與滋味的變化，但又不至於引起嚴重的疾病。食物中的酵素與氧發生反應是食物腐壞的第二種形式，例如蘋果與桃子的切片置於空氣中會產生鐵鏽色。抗氧化劑是防腐劑的一種，它可以延緩食物表面的酵素與氧發生作用。這類防腐劑並不一定是新穎的化學品，例如維生素 E 和 C 以及各種亞硫酸鹽。

如果不使用某些食品添加物，就不可能像現在這樣大量生產食品，並安全地行銷全國或全世界。儘管消費者關切食品添加物的安全性，其中有許多經過廣泛的研究，證實只要遵照美國 FDA 的使用規定就安全無虞。

原生動物 (protozoa)　比細菌複雜的單細胞動物。致病的原生動物可藉食物和飲水傳播。

蠕蟲 (helminth)　可污染食品、水源、糞便、動物以及其它物質的寄生蟲。

添加物 (additives)　有意或無意添加進入食物的物質。

防腐劑 (preservatives)　抑制微生物生長或降低氧和金屬的破壞效果的化合物，藉以延長食品的上架期限。

隔離劑 (seqestrants)　含有脂肪的食物會因為接觸金屬離子而酸敗，隔離劑能與游離的金屬離子結合而防止酸敗。

表 13-5 導致食源性疾病的寄生蟲

寄生蟲	來源	症狀	備註
旋毛蟲 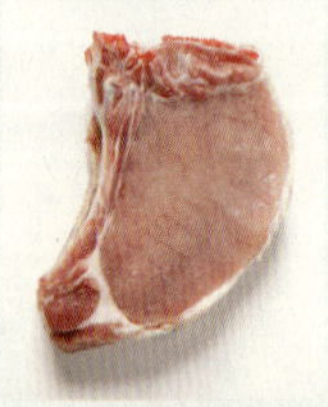	豬肉或野味	發作：數週到數月； 症狀：腸胃症狀伴隨肌肉無力、臉部水腫、發燒和類似流行性感冒症狀	目前豬隻較少感染旋毛蟲，因此人類的感染病例大幅減少；豬肉加熱到 72°C 或在 -20°C 冷凍 3 天可殺死旋毛蟲
海獸胃線蟲 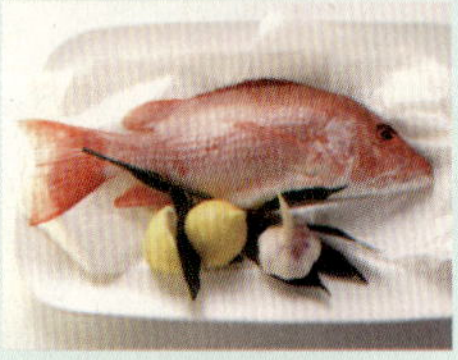	生／半熟的魚	發作：12 小時或以下； 症狀：嚴重胃痛、反胃和嘔吐	食入圓蟲的幼蟲所引起；常吃生魚的地方感染比較普遍
條蟲 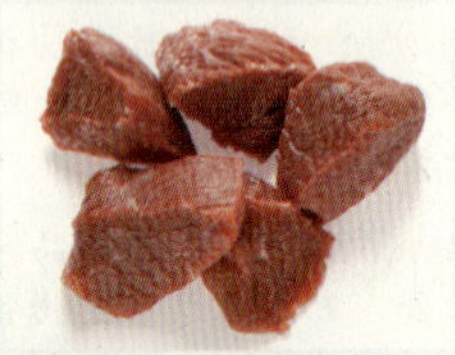	生牛肉、豬肉和魚類	症狀：腹部不適和腹瀉	食入受感染動物的生／半熟肉類時，條蟲的幼蟲會鑽入宿主的肌肉而造成感染
弓蟲 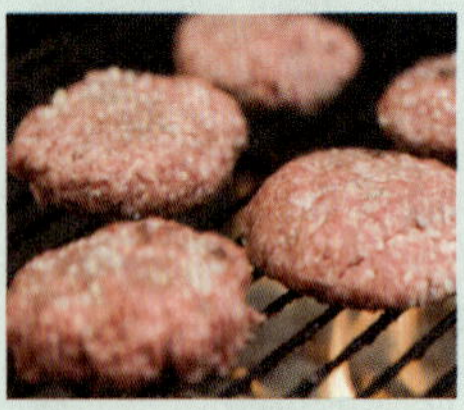	生／半熟的肉類以及未清洗的蔬菜水果	發作：5-20 天； 症狀：大部分人無症狀；有症狀者發燒、頭痛、肌肉痛和腹瀉；孕婦可能造成胎兒死亡	人類被動物傳染，包括貓，貓是主要宿主；食入污染的肉類或因清理貓砂而受貓糞污染
環孢子蟲 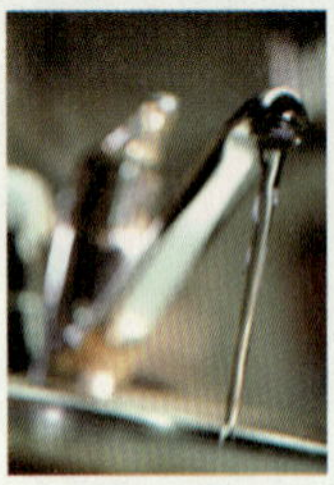	飲水和受到污染的食物	發作：1 週； 症狀：水瀉、嘔吐、肌肉痛、疲倦、厭食和體重降低 持續時間：10-12 週	熱帶和亞熱帶地區較普遍，不過從 1990 年開始美加地區爆發十來次，3,600 人感染
隱孢子蟲 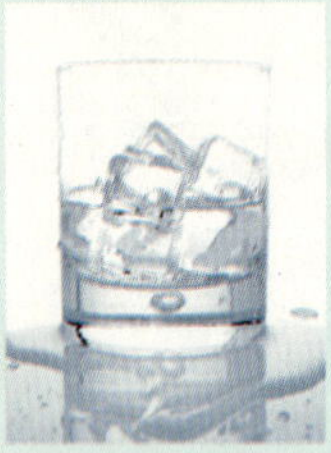	飲水和受到污染的食物	發作：2-10 天； 症狀：水瀉、腹痛、發燒、反胃、嘔吐和體重降低；免疫功能不足者容易生病； 持續時間：健康的人 1-2 週	全世界都曾爆發疫情；美國爆發的最大疫情是 1993 年在密爾瓦基，443,000 人感染；水上樂園和公共游泳池也會傳播

表 13-6 食品添加物的種類——來源和健康風險

食品添加物種類	特性	健康風險
酸劑或鹼劑，例如檸檬酸、乳酸鈣和氫氧化鈉	酸提供汽水、冰沙和乳酪醬的酸味；抑制黴菌的生長；防止變色和酸敗。它也可以減少低酸蔬菜（例如罐頭青豆）產生肉毒桿菌中毒的風險。鹼劑可以中和醱酵所產生的酸，因而提升風味	正確使用沒有健康風險
低卡代糖，例如糖精、蔗糖素、醋磺內酯鉀、阿斯巴甜、紐甜和塔格糖	不會增加多少卡路里的甜味劑	適量使用這些代糖安全無虞（例外：苯酮尿症患者忌食阿斯巴甜）
抗結塊劑，例如矽酸鈣、硬脂酸鎂和二氧化矽	可以吸收濕氣，因而讓鹽、醱粉、糖粉和其它粉狀食品得以自由流動，防止結塊而變得難以使用	正確使用沒有健康風險
抗微生物劑，例如鹽、苯甲酸鈉、山梨酸和丙酸鈣	抑制黴菌和真菌的生長	鹽會增加高血壓的風險，尤其是對鹽敏感的人。正確使用沒有健康風險
抗氧化劑：例如 BHA、BHT、α-生育醇（維生素 E）、抗壞血酸（維生素 C）和亞硫酸鹽	延緩食物因接觸氧而變色；防止脂肪酸敗；能使午餐肉保持紅色；抑制致癌的亞硝胺的形成	有的人（大約 100 人中有 1 位）對亞硫酸鹽會產生過敏反應。症狀包括呼吸困難、氣喘、蕁麻疹、腹瀉、腹痛、絞痛和暈眩。亞硫酸鹽通常來自沙拉吧、水果乾和葡萄酒
色素，例如酒石黃	讓食物看起來更具吸引力	酒石黃（食用色素黃色五號）會引發過敏症狀，例如蕁麻疹和流鼻水，尤其是對阿斯匹靈過敏的人。美國 FDA 要求廠商如果使用任何人工合成的色素，必須在食品標示上註明
醃製與醃漬劑，例如鹽、硝酸鹽和亞硝酸鹽	硝酸鹽和亞硝酸鹽可以用來做防腐劑，尤其是抑制肉毒桿菌的生長；通常與鹽併用	鹽會增加高血壓的風險，尤其是對鹽敏感的人。食用含有硝酸鹽和亞硝酸鹽的醃製食品和天然蔬菜，會在胃內形成亞硝胺（攝取適量的維生素 C 可以減少亞硝胺的合成）。有些亞硝胺是致癌物，尤其是胃癌、食道癌和結腸癌。國家癌症研究所建議這類食物不宜多吃
乳化劑，例如單酸甘油酯和卵磷脂	可以將脂肪懸浮在水中，因而改進食品的均勻性和黏稠度，例如烘焙食品、冰淇淋和美乃滋	正確使用沒有健康風險
代用脂肪，例如 Paselli SA2、Dur-Low、Oatrim、Sta-Slim 143、Stellar 和 Olean	減少食物的脂肪含量因而降低卡路里	正確使用沒有健康風險；使用過量可能會有腸胃副作用並喪失脂溶性維生素
調味料與調味劑（例如天然和合成的調味劑）、糖和玉米糖漿	賦予或增加食物的滋味	糖和玉米糖漿增加齲齒的風險。正確使用沒有健康風險；可能因卡路里過量而增重

表 13-6 食品添加物的種類——來源和健康風險（續）

食品添加物種類	特性	健康風險
增味劑，例如麩胺酸鈉（MSG 或味精）	可以帶出食物本有的天然滋味，例如肉類	有些人（尤其是嬰兒）對味精的麩胺酸敏感，接觸之後會造成臉紅、胸痛、臉部腫脹、暈眩、出汗、心跳加速、反胃、嘔吐、血壓升高和頭痛。對味精敏感的人要留意食品標示上「麩胺酸鹽」的字眼，它可能會出現於分離的蛋白質、酵母萃取物、肉湯，和調味料中。鹽會增加高血壓的風險，尤其是對鹽敏感的人
保濕劑，例如甘油、丙二醇和山梨醇	保持水分、口感和鮮味，通常使用於糖果、椰子粉和棉花糖	正確使用沒有健康風險
膨鬆劑，例如酵母菌、酸粉和小蘇打	在食物中產生二氧化碳	正確使用沒有健康風險
熟化劑與漂白劑，例如溴酸鹽、過氧化物和氯化銨	縮短麵粉熟化所需的時間以供烘焙之用	正確使用沒有健康風險
營養素補充劑，例如維生素 A、維生素 D 和碘化鉀	增加食物的營養素含量，例如人造奶油、牛奶和即食早餐穀片	營養強化食品與膳食來源的營養素加起來，不超過上限攝取量則無健康風險
穩定劑與增稠劑，例如果膠、植物膠、明膠和洋菜膠	使糖果、冰淇淋和其它冷凍甜點、巧克力牛奶以及含代糖的飲料的口感順滑，顏色與滋味均勻；防止蛋糕、布丁和明膠粉的香料揮發或破壞	正確使用沒有健康風險
隔離劑，例如 EDTA 和檸檬酸	與許多游離的離子結合，防止它們與脂肪接觸而導致酸敗，有助於保存食物的品質	正確使用沒有健康風險

有意與無意的食品添加物

食品添加物可以分為兩種：直接加入食品的**有意添加物** (intentional food additives) 與間接加入的污染物——**無意添加物** (incidental food additives)。這兩種添加物在美國都受美國 FDA 管制。目前有 2,800 種以上的物質是有意添加物。而有多達 10,000 種的其它物質是進入食品的污染物，包括藉加工設備或包裝材料的接觸而進入食品的物質。

有意添加物 (intentional food additives) 食品製造商故意（直接）加入食品中的添加物。

無意添加物 (incidental food additives) 在加工過程中由於成分受到環境污染而間接出現於食品中的添加物。

安全認定 (generally recognized as safe, GRAS) 1958 年被美國認為安全的所有食品添加物之名冊。製造商可以持續使用這些添加物而毋需特別聲明。美國 FDA 負責證明不安全的添加物並將它們從名冊中剔除。

安全認定 (GRAS) 清單

美國於 1958 年將當時認為安全的所有食品添加物都列在**安全認定** (generally recognized as safe, GRAS) 的清單中。國會之所以建立此一清單，是因為科學家已經認定為安全的物質，製造商毋需再加以證明。從那時候開始，美國 FDA 就負責證明某一物質不屬於 GRAS 清單。如果某項物質的數據和資訊廣為專家所知且接受，且在指定用途下確認安全，就可以列入 GRAS 清單。

從 1958 年開始，清單中的物質有些已經重新審核。少數品項如甜精無法通過審查，已經從名單中剔除。紅色 3 號色素與癌症有關，也已經禁用。許多 GRAS 名冊上的化學品尚未經過嚴格的查驗，主要是因為費用的關係。美國 FDA 並不急著檢驗這些化學品，因為它們有長久的使用歷史而且沒有中毒的跡象，或是它們的化學結構顯示不致危害健康。

美國心臟協會與一些專家最近對食鹽列於 GRAS 提出質疑。他們認為食鹽成分之一的鈉對「健康有負面的影響」，並不符合 GRAS 的「安全」條件。協會期待美國 FDA 修改食鹽的 GRAS 身分，以降低加工食品的食鹽含量（參見延伸閱讀 5）。

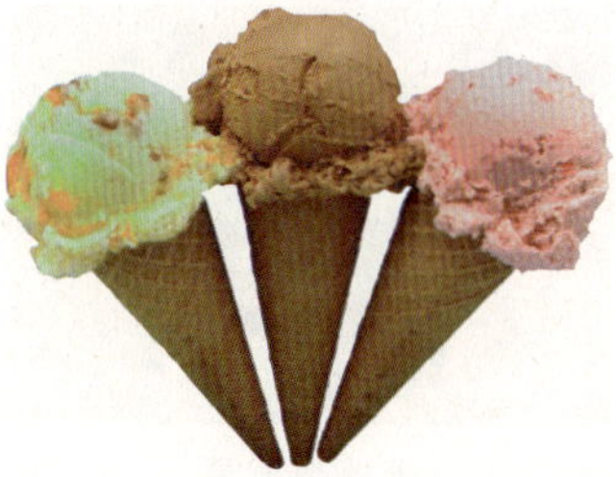

▲乳化劑提升食物的口感，例如冰淇淋、烘焙食品、和餅乾

合成的化合物是否對人體有害？

自然的產品不見得會比人工合成的產品來得安全。許多在實驗室合成的產品只是複製自然過程的結果。此外，雖然人造的殺蟲劑和工業化學品給食物增添了一些毒素，但自然的毒素卻更普遍也更強烈。有些癌症研究者認為，我們所吃入的天然植物毒素至少是農藥殘留的 10,000 倍以上（以重量計）（植物製造這些毒素是為了保護自己，避免掠食者和病原體的侵襲）。這種比較並非否認合成化學品的毒性，不過它至少提供了比較精確的觀點。

最後，毒性與劑量相關。試以維生素 E 為例，它經常添加在食物中以防油脂酸敗。在一定的範圍內，這種化學品安全無虞。不過高劑量的維生素 E 會造成健康問題，例如干擾體內維生素 K 的活性（參見第 8 章）。因此之故，即使是我們常用的知名化學品，在某些情況和濃度下也會具有毒性。

毒物學家使用的幾個重要名詞：

毒物學	研究有害物質的科學
安全	相對確定某種物質不會造成傷害
危險	使用某種物質會造成傷害的可能性
毒性	物質在某種劑量下造成傷害或疾病的能力

測試食品添加物的安全性

美國 FDA 至少用兩種動物來測試食品添加物的安全性，通常都是用鼠類。科學家先決定動物身上「無效應」產生的最高劑量。這些劑量按比例來說，比人類所能接觸到的高出許多。然後把最大劑量除以（至少）100，就是人類使用的安全劑量。把「無效應劑

在食品加工業中，糖、鹽、玉米糖漿和檸檬酸的用量占所有添加物的 98%（以重量計）。

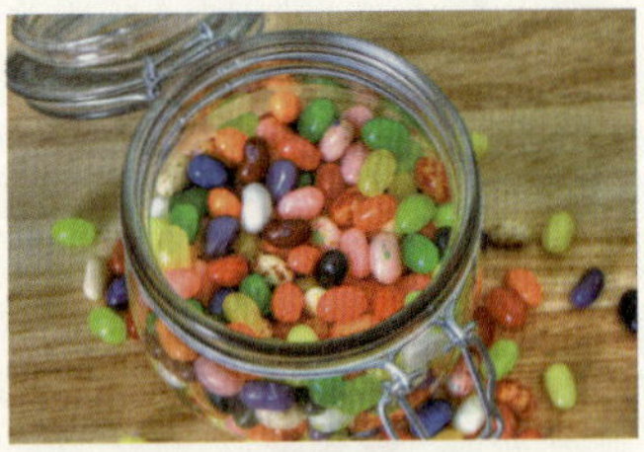

▲添加色素讓食品看起來更好吃

迪藍尼條款 (Delaney Clause)
1958 年美國純粹食品藥物法的食品添加物修正案，禁止有意（直接）在食物中添加會在實驗動物或人體實驗致癌的化合物。

量」除以 100 的原因是，我們假設人類對食品添加物的敏感度比實驗動物至少高 10 倍，而且有的人比別人的敏感度也高 10 倍。如此大的餘地足以保證有問題的添加物不會對人類造成傷害。事實上，如此低劑量的化學品不會比普通食物（例如蘋果或芹菜）中的天然化合物來得危險。

但有意添加物測試的重要例外就是：即使只有在很高的劑量下，如果某一添加物會引發癌症，就不設有安全的彈性。這種添加物必須摒棄不用，因為它違反了 1958 年食品添加物修正案的**迪藍尼條款** (Delaney Clause)。該條款禁止在食品中添加 1958 年後引進的致癌化合物。致癌的證據可以來自實驗動物或人體實驗。這個條款只有極少數的例外，例如表 13-6 所討論的醃製／醃漬劑。

至於無意添加物則完全是另一回事。美國 FDA 不能禁用各種工業化學品、農藥殘留和食物的黴菌毒素，即使這些污染物有的會致癌。這些物質不是故意添加在食品中的，所以美國 FDA 為它們設定了可接受的標準。基本原則是，食品中的無意添加物含量不可在一百萬人的一生中導致一個以上的癌症病例。如果超過這種風險，該化合物的含量就必須降低，以符合規定的風險標準。

一般說來，如果你的飲食均衡，那麼食品添加物危及健康的機率相當小。要注意身體的變化，如果你懷疑有不耐或敏感的症狀，要諮詢你的醫生並做進一步的檢查。短期而言，因為食物處理不當而造成病毒和細菌污染，或是生吃含有病原體的動物食品，因此致病的危險性比食品添加物要大得多。而長期來說，過量的卡路里、飽和脂肪、膽固醇、反式脂肪、鹽以及其他飲食中潛在的「問題」營養素的風險最高。

新食品添加物的核准

每種新食品添加物都必須經過美國 FDA 的核准才能使用。除了嚴苛的測試以確定其安全性之外，食品製造商還必須提供美國 FDA 以下的資訊：(1) 鑑別新添加物的方法，(2) 其化學組成，(3) 說明它的製造方法，以及 (4) 偵測存在與測量含量的檢驗方法。

廠商也必須提供證據，證明該添加物在食品中有預期的效果，安全無虞，而且使用量沒有超過必要的份量。添加物不能用來隱藏食物的有害成分如酸敗的油脂，欺騙消費者，或彌補製造過程的疏失。廠商必須證明該添加物為製造特定產品所必需。

儘管有這些規則，許多激進份子和公衛監督團體對美國 FDA 管控和監測食品添加物的方法並不滿意。這些團體敦促美國 FDA 和食品商停用各種化學品，直到它們的安全性能夠更加完整地確認。這些要求的主要動機是根據這個事實：美國所使用的許多化學品，在歐盟的許多國家，以及巴西、加拿大、印度和日本都禁止用做食品添加物。

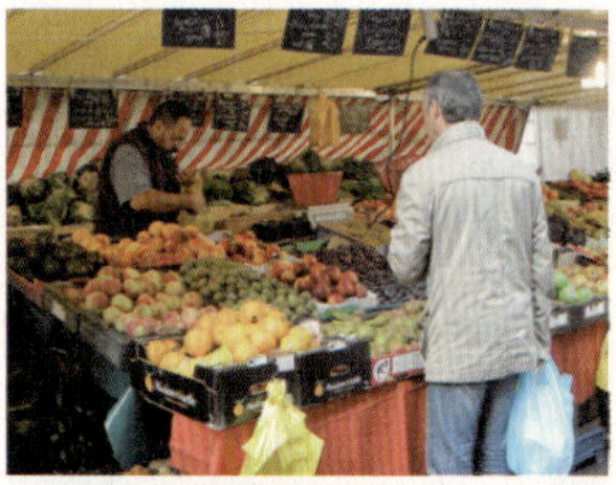

▲挑選天然食物而非加工食品可以減少攝取食品添加物。不過對大多數人而言，食品添加物不會危害健康

如果你對食品中形形色色的添加物感到困惑和不安，很簡單，只要儘量挑選未加工的食物就好了。然而話說回頭，這種做法未必會使你更健康，而且你也不能避免所有的添加物，因為即使天然的全食物也含有農藥殘留。所以這完全是個人的抉擇。你是否信賴美國 FDA 和食品廠商會維護你的健康和權益？或是你寧可自己決定人工化合物少吃為妙？

觀念檢查站 13.4

1. 食物中的添加物有何功能？
2. 有意與無意的添加物有何差別？
3. 科學家如何判斷食品添加物使用量的安全性？
4. 迪藍尼條款的目的為何？

13.5 食物中自然產生的致病物質

食物中含有各種自然存在的致病物質，比較值得注意的舉例如下：

- **黃樟素**——存在於黃樟樹、荳蔻和肉荳蔻中，大量食用可致癌。
- **龍葵素（茄鹼）**——存在於馬鈴薯芽和馬鈴薯皮上的綠斑（因為日照或蟲害而出現），會抑制神經傳導素的功能。
- **蕈毒素**——存在於某些種類的蘑菇如蛤蟆菌屬，會造成胃部不適、暈眩、幻覺以及其他神經症狀。較危險的品種會導致肝腎衰竭、昏迷、甚至死亡。美國 FDA 管制市售磨菇的栽培與收成，它們都是種植在混凝土建築或山洞中。不過，除了伊利諾和密西根州之外，私人採摘野菇並不受管制。
- **卵白素**——存在於生蛋白中（加熱會破壞卵白素），會與維生素之生物素結合並防止其吸收，所以會造成生物素缺乏。
- **硫胺酶**——存在於生的魚類、蛤蜊和貽貝中，會破壞維生素硫

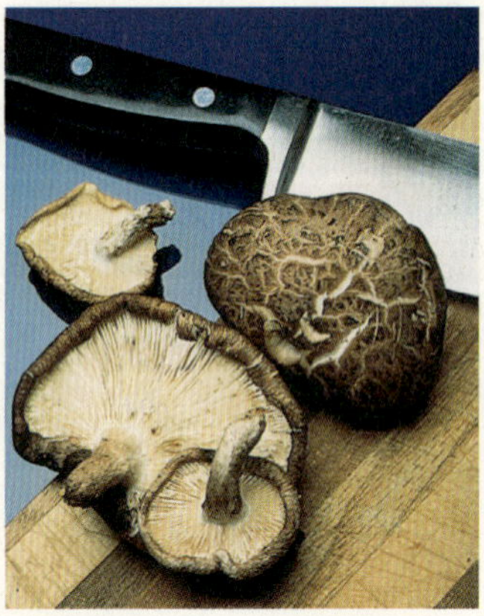
▲許多野生蕈類含有劇毒

胺。

- 河豚毒素——存在於河豚中，會造成呼吸麻痺。
- 草酸——存在於菠菜、草莓、芝麻中，會與食物中的鈣和鐵結合，限制這些礦物質的吸收。
- 草藥茶——含有番瀉葉或紫草，會導致腹瀉和肝傷害。

人類與這些天然存在的物質已經共存數百年之久，也已明白有的不可食用，有的少吃為宜。今天，它們已不致對我們的健康產生太大威脅。農夫知道馬鈴薯必須儲存在暗處，以避免龍葵素的合成。此外，我們也利用烹調方法來抑制有害物質的作用如硫胺酶。香料的用量極小，因此不致為害人體。無論如何要了解，有些食物中的有害化學品是自然產生的，這點很重要。

關切咖啡因

咖啡杯裡風暴不息。咖啡因存在於我們最愛的飲料中，因此倍受關注，研究員花了許多工夫研究它。但是為什麼咖啡因的建議量年復一年地改變？

咖啡因是興奮劑，許多飲料和巧克力都有天然的或添加的咖啡因。一般說來，美國人所攝取的咖啡因有 75% 來自咖啡，15% 來自茶，10% 來自清涼飲料，另外 2% 來自巧克力（表 13-7）。（對青少年和青年而言，清涼飲料的比例要高些，咖啡的比例則低些。）

我們往往不是單獨攝取咖啡因。時髦咖啡店所供應的，從摩卡爪哇到加味拿鐵，應有盡有；因此很難把咖啡因的攝取從奶精、糖、代糖和香料分離開來。雖然一杯 6 盎司的黑咖啡只含 7 大卡，添加奶精和糖會大幅增加卡路里。添加「咖啡伴侶」會增加 46 大卡；非乳製奶精增加 48 大卡；1 茶匙糖增加 23 大卡。所以喝咖啡的人應該注意什麼？讓我們來探討攝取咖啡因的真相與迷思。

咖啡因不會積聚在人體內。喝了咖啡，經過幾小時，咖啡因就會排泄出體外。大量的咖啡因會導致焦慮、心率上升、失眠、多尿（可能因此脫水）、腹瀉和腸胃不適。除此之外，潰瘍患者會因為胃酸增加分泌而受刺激；焦慮或恐慌症患者的症狀會惡化；心灼痛患者會因為食道括約肌鬆弛而惡化症狀。有些人只要少許咖啡因就會產生上述的後果，而兒童的門檻比成人還要低。

表 13-7 常見的咖啡因來源和含量

	咖啡因（毫克）	
來源品項	標準	範圍*
咖啡（8 液量盎司）		
滴式	85	65-120
滲濾式	75	60-85
去咖啡因	3	2-4
義式濃縮（1 液量盎司）	40	30-50
茶（8 液量盎司）		
紅茶	40	20-90
綠茶	20	8-30
冰茶	25	9-50
即溶茶	28	24-31
清涼飲料（8 液量盎司）	24	20-40
「能量飲料」如紅牛（8.3 液量盎司）	80	0-80
可可飲料（8 液量盎司）	6	3-32
巧克力牛奶飲料（8 液量盎司）	5	2-7
牛奶巧克力糖（1 盎司）	6	1-15
黑巧克力，半甜（1 盎司）	20	5-35
烘焙用巧克力（1 盎司）	26	26
巧克力口味糖漿（1 盎司）	4	4

*咖啡和茶所含的咖啡因依其烹煮方式、植物品種和產品品牌而各不相同。更詳細的資訊參見 www.cspinet.org/new/cafchart.htm

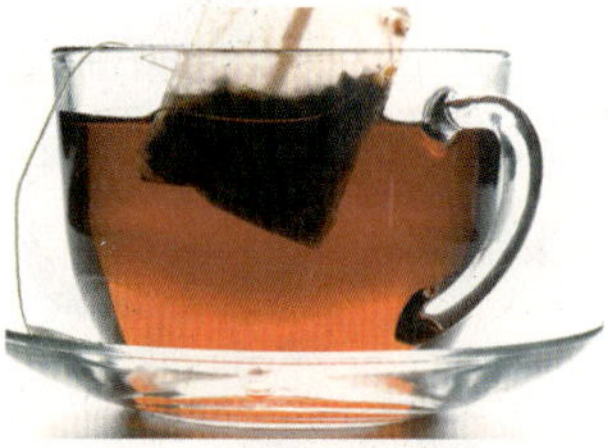

戒斷症狀也非憑空捏造。戒咖啡的人短期間內會出現頭痛、反胃和沮喪。這些症狀會在喝最後一杯咖啡之後的 20 到 48 小時達到高峰。即使一天只喝一杯咖啡，要戒掉也會出現症狀。要避免這種問題，可在數日之內逐漸減少攝取量。

經常攝取咖啡因是否會有更嚴重的後果？有人曾經懷疑咖啡因會導致某些癌症，例如胰臟癌和膀胱癌。不過咖啡因和癌症的關聯在近代文獻中並沒有證據支持。事實上，常喝咖啡可降低結腸癌症的風險。

有關適量喝咖啡與心血管疾病的關聯，負面報導已經逐漸減少。不過大劑量的咖啡因短期間內會升高血壓。喝咖啡也與血液中 LDL 膽固醇和三酸甘油酯升高相關。這種關聯是由研磨咖啡中的咖啡醇和咖啡白醇所引起的。不過即溶和過濾咖啡不含這兩種有害的油脂。總之，適量飲用咖啡是明智之舉，尤其是法式咖啡和濃縮咖啡，因為它們都未經過濾。

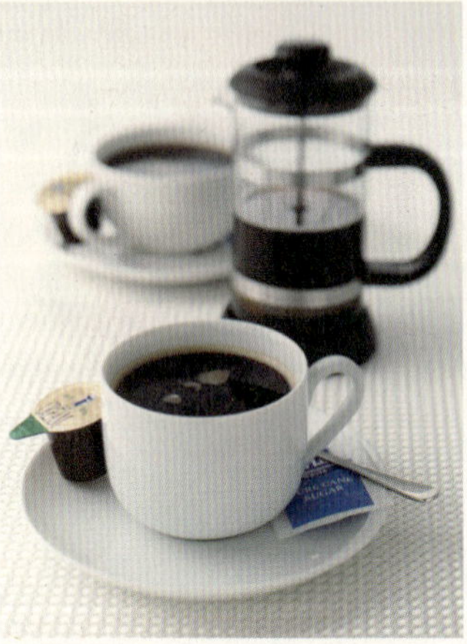

▲許多人攝取的咖啡因來自咖啡

婦女攝取咖啡因的風險可能更大，害處包括流產、骨質疏鬆症和子女的先天缺陷等。酗咖啡因會稍微增加尿鈣的排泄，因此之故，酗咖啡者應該確保飲食含有足量的鈣。有些研究指出，婦女每日攝取超過 500 毫克的咖啡因（大約 5 杯 8 盎司的咖啡）較高的流產率。美國 FDA 警告婦女要節制飲用咖啡（每日不要超過 1 到 2 杯 8 盎司的咖啡）。

與上述這些咖啡因的害處相反，喝咖啡的人發生基底細胞瘤、憂鬱和心血管疾病的風險都較低。瑞典科學家最近發現，40 到 83 歲的婦女每天喝 1 杯以上的咖啡持續 10 年，可減少 22% 到 25% 中風的風險。喝咖啡也可降低第 2 型糖尿病和巴金森氏症的風險。雖然有些婦女作證說咖啡因可改善經前症候群，但沒有研究證實這種理論。有些老式的減肥藥含有咖啡因，目的是為了提升藥效。美國 FDA 已經禁止這種藥方，因為毫無效果可言。有些較新的研究認為，咖啡因可以降低頭痛、肝硬化、腎結石、膽結石、神經疾病和第 2 型糖尿病的風險。你或許曾經聽過，咖啡因可以提升運動表現。重度訓練的選手可以證明，不過美國大學體育總會禁用大量的咖啡因（參見第 10 章）。然而對業餘選手來說，咖啡因沒有任何效果。另外要記得，咖啡無法「醒酒」。

只要北美人喝咖啡，有關咖啡因的爭論就會一直持續下去，但是研究並不支持過時的錯誤觀念。這些研究強調適量的原則：每日 2 到 3 杯 8 盎司的咖啡，相當於每天攝取 200 到 300 毫克的咖啡因（參見表 13-3）。

觀念檢查站 13.5

1. 列舉幾種自然產生的致病物質。
2. 一杯 8 盎司咖啡／茶的標準咖啡因含量各為多少？
3. 咖啡因對人體有哪些負面效果？
4. 喝咖啡可以降低哪些疾病的風險？

13.6 食物中的環境污染物

基改食物如玉米和大豆已經引起關切，尤其是在歐洲。美國 FDA 為，如果基改產品已經核可供人類食用，應屬安全無虞（參見第 12 章）。

食物中存在著各種環境污染物。除了農藥殘留之外，其它需要注意的潛在污染物列於表 13-8。若要儘量減少接觸環境污染物，一方面要了解哪些食物風險較高，另一方面要吃多樣化的均衡飲食。

表 13-8 食物中潛在的環境污染物

化學物質	來源	毒性	預防方法
丙烯醯胺	富含碳水化合物的油炸食品長時間高溫油炸，例如薯條和洋芋片	這是一種神經毒素和致癌物質，會導致實驗動物的癌症，不過是否會引起人類的癌症尚未獲得研究的證實	少吃富含碳水化合物的油炸食品
鎘	如果土壤有許多鎘，植物也會含鎘； 蛤蜊、貝類和二手菸； 職業接觸	腎病 肝病 前列腺癌（有爭議） 骨骼畸形 肺病（吸入時）	吃多樣化飲食，包括海鮮
戴奧辛	垃圾焚化爐； 五大湖的底棲魚類黃樟 動物經由水或土壤接觸戴奧辛，會累積在脂肪	生殖與胎兒／嬰兒發育異常 免疫抑制 癌症（僅限實驗動物）	注意當地魚類戴奧辛風險的警告標示；若有風險則少吃為宜 吃多種當地魚類以分散風險
鉛	老房子含鉛油漆剝落的碎片和灰塵； 職業接觸（例如散熱器修理）； 葡萄酒的含鉛瓶蓋； 果汁和泡菜存放在 鍍鋅、錫製或鉛玻璃容器； 從銅管的銲接點溶出（大多是老房子）； 墨西哥陶瓷碗盤； 姑嫂丸； 鉛玻璃容器	貧血 腎病 神經系統受損（症狀為疲乏和行為異常） 童年期學習能力降低（即使鉛暴露不多）	避免接觸老房子油漆剝落的碎片和灰塵；經常打掃也很重要（參見 www.hud.gov/offices/lead） 滿足鐵和鈣的需求可減少鉛的吸收 如果葡萄酒的瓶蓋含鉛，飲用前先擦拭瓶頸內外 果汁和泡菜儲存於玻璃、塑膠或蠟紙容器 如果水龍頭關閉超過 2 小時，在用水之前要先讓它流掉 1 分鐘左右，只用冷水烹飪；不要軟化飲水 不要把酒類儲存在鉛玻璃容器
水銀	劍旗魚、鯊魚、鯖魚和馬頭魚。新鮮或罐頭長鰭鮪也是可能的來源。（相反地，罐頭低脂鮪魚所含的水銀極少。）	胎兒/兒童發育不良和先天缺陷；具神經毒性	這些魚類每週不要吃超過一次，（長鰭鮪每週不要吃超過二次）孕婦忌吃這些魚類，不過吃些長鰭鮪無妨。孕乳婦如果各類魚混吃，每週可吃二到三次
多氯聯苯	五大湖以及休士頓河谷的魚類（例如銀鮭）； 養殖鮭魚也是可能的來源，不過含量較少	癌症（僅限實驗動物），以及肝臟、免疫和生殖疾病	注意當地魚類多氯聯苯風險的警告標示；若有風險則少吃為宜 吃多種當地魚類以分散風險
氨基甲酸乙酯	酒類如雪莉酒、波本酒、清酒和水果白蘭地	癌症（僅限實驗動物）	避免豪飲這些酒類

食物中的農藥

在生產糧食的過程中，使用農藥可謂利弊參半。大多數健康專家認為利益遠大於風險。農藥有助於確保安全與充足的食物供應，並使食物維持合理的價格。不過，認為農藥有害健康的觀點目前有農藥的問題是造成新的病蟲害，因為它殺死捕食者（蜘蛛、黃蜂和甲蟲）而使得食植物昆蟲的數量失控。最近肆虐印尼稻田的褐飛蝨，在 1970 年代大量使用農藥之前並非嚴重的問題。在農藥殺死天敵之前，美國的主要害蟲蜘蛛蟎和棉鈴蟲，也不過是小麻煩而已。

燎原之勢。消費者認定人工合成的物質危險，而天然的有機物安全無虞。有的研究員認為這種觀點的根源是恐懼，而偏頗的報導又在一旁煽風點火。其他研究員則認為對農藥關心並無不當，而且由來已久。

由於食物中的殘留農藥極微，大多數人的關注都圍繞在慢性而非急性的中毒方面。雖然大量的農藥曾因意外事故或誤用而造成傷害，但食物中的微量殘留在短期內並不會產生副作用。對人類而言，農藥的危險在於累積的效果，所以它們對健康的影響難以追蹤。不過有越來越多的證據，包括地下水的污染和野生動植物棲地的破壞，指出如果減少農藥的用量北美人或許會較為健康。美國聯邦政府和許多農民正一起朝向這個目標邁進。第 12 章討論最近利用生物技術來減少農藥用量。

何謂農藥？

聯邦法令對農藥的定義是：可以預防、殺死、驅除或抑制害蟲的任何物質或物質的混合物。農藥本身的毒性使得目標外的其他生物，包括人類在內，也可能成為受害者。「農藥」這個名詞是多種產品的統稱，包括殺蟲劑、除草劑、殺真菌劑和滅鼠劑。農藥產品可能是化學性的或細菌性的，也可能是天然的或合成的。在環保署核准使用的 10,000 種農藥中，包含大約 300 種有效成分。美國每年所使用的農藥大約 51 億磅，多半都是用於農作物上。

一旦使用了農藥，它就會出現在許多令人意想不到的地方。它會被風和灰塵帶走，與土壤的顆粒結合而保留在土壤中，被土壤中的生物吸收，分解成其它化合物，被植物的根部吸收，進入地下水，或是侵入水中棲地。可見農藥的影響遍及食物鏈，有的比較直接，有的則是間接的。

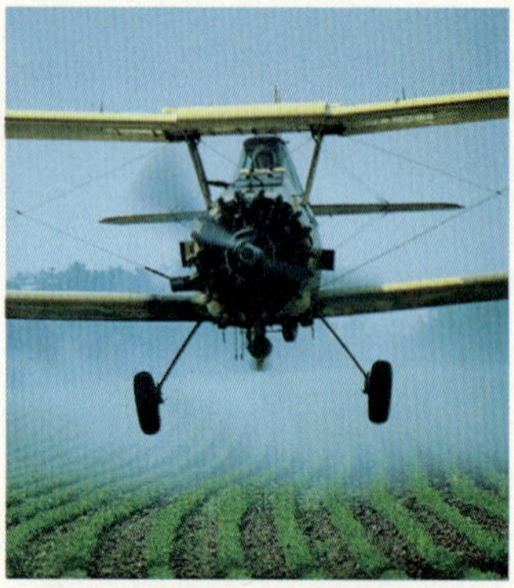

▲農藥的使用利弊參半。農村地區直接接觸農藥，短期內風險最高。圖為空中噴灑農藥

為何使用農藥？

使用農藥的主要理由在於經濟──至少就短期來說，可以增加生產並降低食物的價格。許多農民都認為，如果沒有農藥他們就無法維持生計。農藥保護他們免於毀滅性的損失。為了增加作物的產量，估計每花費 1 美元的農藥可以節省 4 美元。

這些年來，消費者的要求也發生了變化。以前的人會毫不猶豫地購買有蟲孔的蘋果。今天的消費者比較不能接受蟲孔，所以農夫越來越倚賴農藥，以生產外表亮麗的水果和蔬菜。在實際的層面，農藥可以保護新鮮的蔬果免於腐壞。而且如果不使用農藥，作物上自然生長的生物會製造致癌物質，其濃度遠高於現行的農藥殘留標準。舉例來說，殺真菌劑可以防止農作物形成致癌的黃麴毒素（由真菌的生長而產生）。因此之故，雖然有的農藥只能改進農產品的外觀，但有的能使食物更新鮮與更安全。

農藥的控管

美國管理食物中的農藥殘留以維護民眾健康的責任，由美國 FDA、環保署和農業部的食品安全暨檢驗部門共同負責。表 13-2 列出各個機構的不同的角色。美國 FDA 負責確保所有食物的農藥含量，除了肉類、禽肉和某些蛋製品之外——這些食品歸農業部管轄。最近的提議是，農藥在核准使用之前必須經過徹底無遺的測試，也許要花 10 年以上的時間。環保署必須判斷農藥不會對人體和環境產生過多的副作用，以及使用該農藥的益處大於不用之弊。美國 FDA 每年要檢驗幾千件產品的農藥殘留（如果農藥未經批准使用於該作物，或用量超過標準，即屬違法）。最近美國 FDA 的研究顯示，大約 60% 的樣本沒有農藥殘留。持續超過殘留標準的樣本，國產低於 1%，進口約 3%。這些發現支持美國 FDA 這 10 年來的研究結果：食物中的農藥殘留遠低於環保署的標準，而且相對於農藥殘留，食品確實安全無虞。

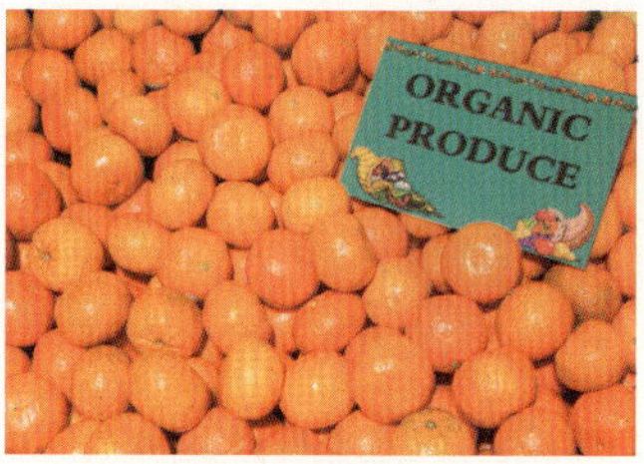

▲市面上的「有機」水果和蔬菜，在種植過程中沒有使用農藥（參見表 2-10 有關使用有機標示的規定）。這類產品通常比使用農藥者來得昂貴，消費者自己可以判斷額外的支出是否值得

農藥是否安全？

經由食物接觸農藥的危險取決於農藥的毒性，它在食物中的含量，食量與頻率，以及消費者對該農藥的抗性或敏感度。累積的證據也指出，農藥的使用與農村的罹癌率上升有關。在美國使用農藥較多的農業郡中，淋巴、生殖器、腦和消化道的癌症罹患率也較高。殺蟲劑用得越多，呼吸器官的癌症病例也跟著增加。科學家利用實驗動物做研究，發現農藥殘留的某些成分會造成出生缺陷、不孕、腫瘤、器官受損以及中樞神經系統的傷害。有些農藥經過多年仍然存留在環境中。

然而有的研究人員爭辯說，農藥殘留的致癌風險比吃普通食物如花生醬、褐芥菜和羅勒還要低數百倍。植物本身會製造有毒物質以對抗昆蟲、鳥類和草食性動物（包括人類在內）。當植物受到壓

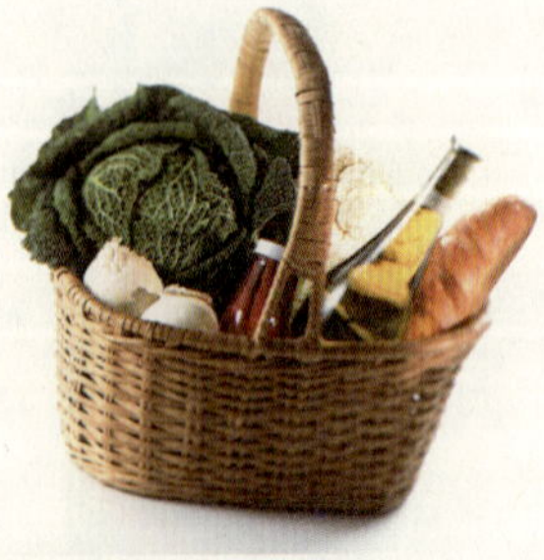

▲美國 FDA 的年度「菜藍」評估顯示，大部分食物的農藥殘留極少

力或損傷時，會製造更多的毒素。因此之故，許多食物含有天然的毒性化合物，有的甚至會致癌。其他科學家則認為，如果食物中已有天然的致癌物，我們就應該儘量不要再添加更多的致癌物。換句話說，我們不應該火上加油。

個人的行動

環境專案小組每年會出版一本「農藥相關購物指南」。環境專案小組是研究／支持環境健康的組織，它的任務是作為監督者，幫助美國民眾獲取真實的資訊，讓他們可以做出更健康的選擇，享受更清潔的環境。它的目標之一是確保食物不含有害的化學物質。它的「農藥相關購物指南」列出一張「骯髒的 12™」蔬果名單，因為它們最可能含有最大量的農藥殘留（表 13-9）。在 2014 年，蘋果名列榜首，以下為草莓、葡萄、芹菜和桃子。骯髒的 12™ 補遺包括不符傳統骯髒標準的作物，不過往往遭受對神經系統最毒的農藥污染。環境專案小組也列出「乾淨的 15」蔬果名單，因為它們最不可能有農藥殘留。為了避免接觸農藥，他們勸告消費者，若要購買「骯髒的 12™」上的蔬果，最好選擇有機產品；購買「乾淨的 15」名單上的非有機產品則相對較為安全。它還提醒消費者「多吃蔬果的健康效益大於接觸農藥的風險」。減少農藥暴露的其它建議參見表 13-10。

美國 FDA 和其他科學團體認為這種危害相當低，而且短期來說，要比自家廚房引發的食源性疾病風險來得低。我們也可以鼓勵農民減量使用農藥，以減少食物和水源的污染，不過我們也必須接受外觀較差或生物技術協助的農產品。

魚類的環境污染物

魚類含有環境污染物水銀和多氯聯苯 (PCB)，因此吃魚的利弊讓人感到困惑。我們先前討論過 ω-3 脂肪酸的健康效益，專家建議每週吃兩次富含油脂的冷水魚類，例如鮭魚和鮪魚。與此相反的是，你聽說最好少吃魚，因為它們含有環境污染物。如何權衡吃魚的效益和風險是件棘手的事，而且專家的意見也未必一致（參見延伸閱讀 8）。比方說，美國 FDA 和環保署認為鮭魚所含的水銀很少，即使孕婦吃也安全。相反地，環境防衛基金會的擁護團體建議所有成人（不止是孕婦），吃野生鮭魚（阿拉斯加除外）每月僅限

表 13-9 2013 年忌吃的「骯髒的 12™」蔬果（有機產品除外）和相當安全的「乾淨的 15」

骯髒的 12™	乾淨的 15
蘋果	蘆筍
芹菜	酪梨
小番茄	甘藍
黃瓜	哈密瓜（國產）
葡萄	花椰菜
油桃（進口）	甜玉米
桃子	茄子
馬鈴薯	葡萄柚
甜豆（進口）	奇異果
菠菜	芒果
草莓	洋蔥
甜椒	木瓜
骯髒的 TM 補遺	鳳梨
辣椒	甜豌豆（冷凍）
藍莓（國產）	番薯

資料來源：Environmental Working Group, *Shopper's Guide to Pesticides.*

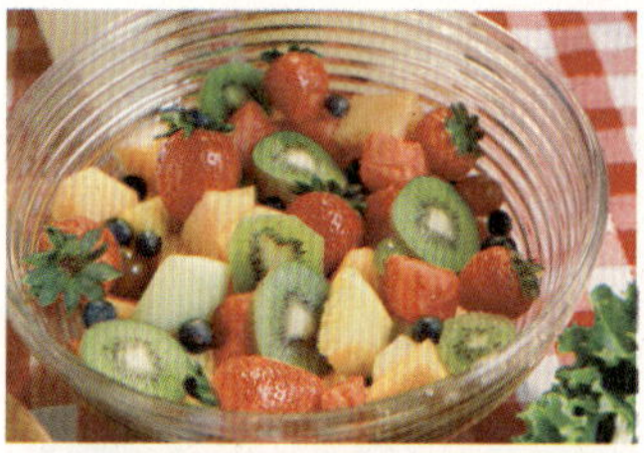

▲這盆水果沙拉相當健康，因為哈密瓜、鳳梨和奇異果都屬於「乾淨的 15」

表 13-10 減少食物中農藥殘留的方法

清洗：在水龍頭下徹底沖洗或刷洗所有新鮮蔬果。流水有沖刷作用，浸泡則無。這種方法可以去除蔬果表面的細菌和微量化學物質，以及縫隙中的塵土。但清洗無法完全去除農藥殘留。
去皮與切除：蔬果去皮可減少塵土、細菌和農藥。丟棄葉菜類的外葉。切除肉類的脂肪並剝除家禽和魚類的皮，因為有些農藥殘留集中在脂肪。
飲食多樣化：多樣化的飲食提供均衡的營養，並分散農殘留的風險。
選擇有機產品：有些消費者偏好有機產品，以減少農藥暴露。
小心使用驅蟲劑：閱讀農藥安全資訊的標示，安全地使用驅蟲劑。參見 www.epa.gov/pesticides/factsheets/pest_ti.htm

資料來源：www.epa.gov/pesticides/food/tips.htm.

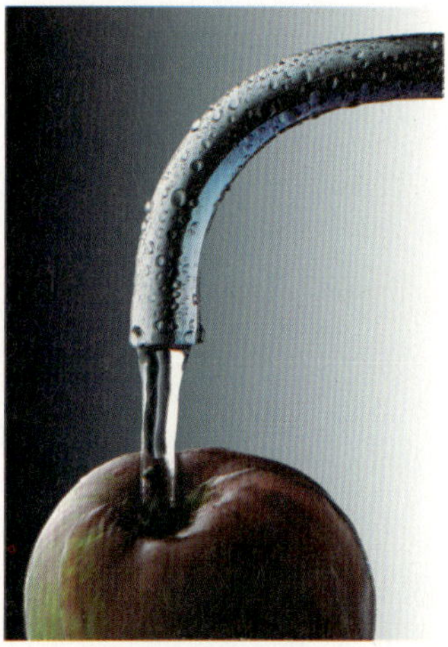

▲在水龍頭下沖洗新鮮蔬果以去除細菌和塵土。沒有必要使用特殊的抗菌洗劑

一次，吃養殖鮭魚每月不超過二次（根據多氯聯苯的污染）。

水銀和多氯聯苯是工業製程的副產品，會累積在魚類的組織中。美國在 1979 年禁用多氯聯苯，環境中的多氯聯苯已經極為緩慢地逐漸減少，因此仍會出現在食物（尤其是海鮮）中。大魚吃小魚，因此污染物漸漸累積在大魚體內。魚類是關切的重點所在，因為它是我們經常食用的唯一掠食者。美國醫學會、世界糧農組織、美國 FDA 和環保署都曾發布類似的魚類消費指引。這些團體建議孕婦每週吃 12 盎司低水銀魚類，忌吃四種水銀含量最高的劍旗魚、鯊魚、鯖魚和馬頭魚。對其他成人的基本建議是「吃魚」，但不要獨沽一味以便分散風險。

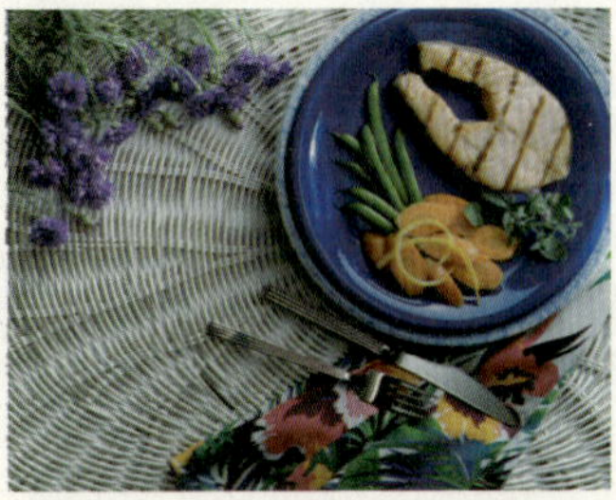

▲阿拉斯加野生鮭魚加有機青豆是最佳選擇，因為營養價值高而水銀含量低

美國人所吃的魚還不足以引發嚴重的環境污染物問題。一般說來，美國人一週只吃 4 盎司的海鮮，其中 80% 是蝦、罐頭鮪魚、鮭魚和白魚，都是環境污染物極低的海鮮。大部分美國人多吃些魚會有好處—獲取 ω-3 脂肪酸。研究顯示，比每週吃一兩次富含油脂的魚類的人，不吃魚的人死於心血管疾病的風險多出 50%。總之，每週吃兩次魚的健康效益超過以上討論的潛在風險。孕婦應該遵循美國 FDA／環保署的指引，其他人則吃多樣化的魚類，尤其是食物鏈末端的小型而富含油脂的魚。

觀念檢查站 13.6

1. 何謂農藥？
2. 使用農藥有何益處？
3. 哪些機構管控農藥的使用？
4. 哪些食物在「骯髒的 12™」名單上？
5. 哪些環境污染物會出現在魚類體內？哪些魚最可能含有這些毒素？

13.7 糧食生產的抉擇

農業包括糧食和家畜的生產，數千年來為人類提供食物。以前有一段時期，幾乎所有人都跟糧食生產有關。今天，全世界只有三分之一的人（在美國則低於 1%）務農。農業科學的長足進步影響了我們的糧食供應，其中有機食物的生產和永續農業特別值得重視。農業的許多進展是為了減少從農場到餐桌的碳足跡（二氧化碳和甲烷的排放）。

有機食物

生物蟲害控制 (biological pest management) 利用天然的肉食動物、寄生蟲、病原體控制農作物的蟲害。

「有機」是指農產品的生產方式。有機生產所採取的措施包括**生物蟲害控制** (biological pest management)、堆肥、施用糞肥和輪作等，以維持土壤、水源、作物和動物的健康。人工合成的農藥、肥料和荷爾蒙、抗生素、下水道污泥（當做肥料）、基因工程和輻射線照射等，都不許用在有機食物的生產。除此之外，有機的肉類、禽肉、蛋和乳製品必須來自戶外放牧，而且只吃有機飼料的動物。

超市、特產店、農夫市場和餐廳販售的有機食物日漸增加（參見延伸閱讀 11 和 12）。消費者可以選擇有機的水果、蔬菜、穀類、乳製品、肉類、蛋和許多加工食品，例如醬料和調味料、早餐穀片、餅乾和點心。民眾關心個人和環境的健康，因而助長了有機食物的供應和銷售。根據有機貿易協會的統計，2013 年美國有機食物的銷售超過 350 億美元——即使面臨經濟困難，仍比前一年增加了 11.5%。加拿大的有機市場從 2006 年開始已經增至三倍，在 2012 年達到 37 億美元。然而儘管增長迅速，市售食物只有 4.2% 是有機的。有機食物的種植和生產成本較高，因此也比傳統食物來得昂貴。

美國 1990 年的有機食物生產法案建立了有機食物的生產標準，符合此標準才能帶有美國農部的有機標示。由多種原料製造的食物（例如早餐穀片）至少要有 95% 的成分（以重量計）符合此一標準，才能標示為有機。如果包裝標示的是「*以有機成分製造*」，其中 70% 的成分必須是有機的。有機食品的小製造商和農民，其銷售額在每年 5,000 美元以下者，可以不受認證法規管轄。有些農民使用有機農法，但選擇不申請農業部的認證。他們的產品不可標示為有機，但是自有偏好有機食物的人給他們捧場。

2009 年美國農業部提供 5,000 萬美元的新基金鼓勵更多有機食品的生產，有機市場因而提振不少。這筆基金鼓勵農民採用有機農法，增加有機食品的產量，以滿足越來越多消費者的需求。它為農民和農場主創造了機會，因此在 2009 到 2011 年之間，經過認證的有機農場增加了 1,109 個（亦即超過 6%）。今天大多數的商店都販售有機產品，消費者很容易就能買到。供貨量增加和優惠券的使用，私人標示和商店品牌激增，大公司的折價有機產品，都有助於銷售額的提升。

▲2012 年 10 月是美國農業部有機標示的 10 週年。這個標示代表該食物種植於農業部認證的有機農場

有機食物與健康。消費者選擇吃有機食物是為了避免吃到農藥、保護環境或者想要改善自己的飲食品質。吃有機農產品的人確實食入

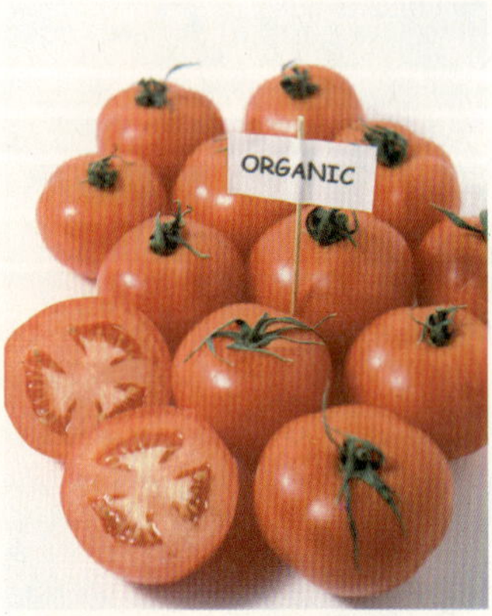

永續農業 (sustainable agriculture) 為農家提供穩定生活的農業系統；維持自然環境與資源；支援鄉村社區；從農場工人、消費者、到農場動物都受到尊重與合理待遇。

較少的農藥（有機種植的蔬果只有四分之一含有農藥，而農藥含量也比傳統農產品來得少），不過我們仍然不知道這種情形是否或如何影響消費者的健康。然而對幼兒來說，有機食物或許是明智的抉擇，因為農藥殘留對他們比較危險。消費者也可以挑選有機食物以鼓勵對環境友善的**永續農業** (sustainable agriculture)。

大部分的研究都顯示，有機食物並沒有較多的維生素和礦物質（參見延伸閱讀 3）。不過研究員發現，在某些情況下，有機蔬果含有較多的維生素 C 和抗氧化劑，可保護人體細胞免於破壞。在這一點上，不能根據營養素含量就說有機食物優於傳統食物：兩者都能滿足營養需求。常識是很重要的，「有機」標示並不會把不健康的食物變成比較健康的食物。比方說，有機洋芋片所含的卡路里和脂肪與傳統洋芋片一樣。

有機食物有個問題，就是它以動物糞肥作為肥料，可能造成病原體污染，因而危及食品安全。歐洲一次食源性疾病大爆發就與有機種植的芽菜相關，因此有機標示並不保證絕對健康。不過研究顯示，經過認證的有機食物並沒有較多的病原菌污染。不管是有機的或傳統的，消費者應該在水龍頭下刷洗所有農產品。

「天然」這個名詞並不像「有機」受聯邦機構管控。產品標示為「天然」，一般是指由天然原料如植物來源製成，而且保留天然的特質。肉類或禽肉標示為「天然」，大多是指最低程度的加工，並且不含人工調味料、色素、防腐劑或其它人工／合成的成分。然而一般說來，這些產品沒有人會去查核，而且何謂「最低程度的加工」也有爭議。雖然所有的有機產品都符合天然的定義，但並非所有的天然產品都是有機的。有人認為在食品標示上使用「天然」這個名詞，必須加以定義和管控，因此提案要立法（食品標示現代化法案）。

永續農業

傳統農業的重點在利用大塊的土地、強力的機器、控制病蟲害的農藥和加速生長的化學肥料，把產量擴張到頂點。與此相反的是，永續農業是植物和動物生產的整合系統，長期而言可滿足人類的糧食需求、提升環境品質、妥善利用非再生資源、維持耕作方式的經濟活力、並且提升農民和社會的整體生活品質。永續的生活方式已經嶄露頭角，以對環境友善的方式生產糧食成為明顯的趨勢。

南美國家的永續耕作方式，例如輪作、間作（兩種或以上的作物比鄰種植）和梯田等，已經使產量增加數倍。輪作可保護土壤，不至於耗盡某種特定的營養素。間作有助於不同的作物利用不同的土壤特性。梯田開墾山坡地，可有效保留水分和表層土壤，並增加產量。食品產業也做出回應，朝向長期永續的「綠色」倡議移動。樂活 (Lifestyle of Health and Sustainability, LOHAS) 這個新名詞說明了越來越多人重視永續的生活方式。今天越來越多大學生加入這個市場區隔，發展帶有社會責任感的行為模式。這些消費者在很多方面推動改革，例如食品產業。比方說，非營利團體「慢食新世界」致力於創造一個架構，把環境與飲食更加深入地聯結起來，啟發美國人建立永續、健康而且美味的食物系統。

永續海產。美國 2010 飲食指南建議每週吃魚從 3.5 盎司增至 8 盎司。一方面要多吃魚，一方面要擔心環境污染物，這個兩難的問題在章節 13.6 討論過。考慮到過度捕撈和保護瀕危魚種的議題時，我們吃海產的選擇變得更加複雜（參見延伸閱讀 4）。「過度捕撈」的魚種是因為捕撈的速度超過其繁殖的速度，以致於數量低於預設的閾值而危及生存。好消息是，與肉類生產相較，魚類生產在養殖或野生捕獲方面付出的環境代價都比較低：溫室氣體排放較少，使用的化學品和抗生素較少，而且飼料使用的蛋白質比牛肉、豬肉或禽肉的生產較少。

值得慶幸的是，美國對漁業和水產養殖業有嚴格的標準和嚴密的監測。海洋暨大氣管理署漁業局 (NOAA) 設定美國水域的捕撈標準，執行漁船、碼頭和港口的捕撈限額，並且監督／追蹤／執行美國水產養殖的標準。其結果就是，當我們購買美國野生捕獲或養殖魚類時，所做的是永續的抉擇。標有「美國海產」的魚類或貝類都是永續捕撈而得的。

然而永續的解決方案在魚市或餐廳並沒有如此簡單。因為美國所吃的海產有 85% 來自國際海域，問題仍然存在。這些海產大約半數來自東南亞。稍早我們曾指出，美國人不太吃海產，所吃的海產 90% 來自 10 個品種。幸運的是，在這 10 種最常吃的海產當中，大部分的蝦、鮭魚、吳郭魚和鯰魚都是經過認證的永續水產養殖業所飼養的。比方說，美國人年一年消費 3 億 5,000 萬噸鮭魚，其中三分之二是養殖鮭魚。許多消費者認為，捕撈野生魚類對環境比較友善，而水產養殖會破壞或污染環境。然而真相是，許多未受管控的捕撈漁獲量已經達到極限之量，並且危及未來全球海產的供應。

雖然永續海產的來源複雜，消費者應該了解養殖和野生捕撈的魚類都可以是健康、永續和經濟的選擇。新英格蘭水族館 (http://www.neaq.org/index.php) 和蒙特利灣水族館 (http://www.montereybayaquarium.org/cr/seafoodwatch.aspx) 經常更新最受歡迎魚種的名單。新英格蘭水族館的保育專家把青魚、大比目魚和沙丁魚列入永續捕撈的水產名單。他們也建議養殖扇貝、貽貝、牡蠣、尖吻鱸以及來自美國的彩虹鱒和來自冰島的北極紅點鮭。

在地種植的食物

隨著各地民眾越來越關心自己的食物來源，許多雜貨店的貨架開始出現「在地種植」的產品。消費者要求糧食供應更加透明，而在地食物可以回答來自何處與如何種植的疑問。零售商利用「在地種植」的標示回應消費者想要新鮮、安全的產品，並且支持本地的少數農民並且保護環境。當地產品提供更新鮮的選擇，不需要支付長途運輸的額外費用，也消耗較少的化石燃料。餐飲服務業越來越重視當地農民，關心食物種植的地方和處理的方式。

當地食客 (locavore) 某人所吃的食物是在當地或某個半徑範圍內（例如 50、100 或 150 哩）種植或生產的。

消費者要購買當地種植的新鮮農產品時，農夫市場是個好去處。農夫市場也是城市社區與農田連結方式的重要環節，並且日益流行。2013 年全美有 8,144 個農夫市場，比 5 年前增加了將近一倍。

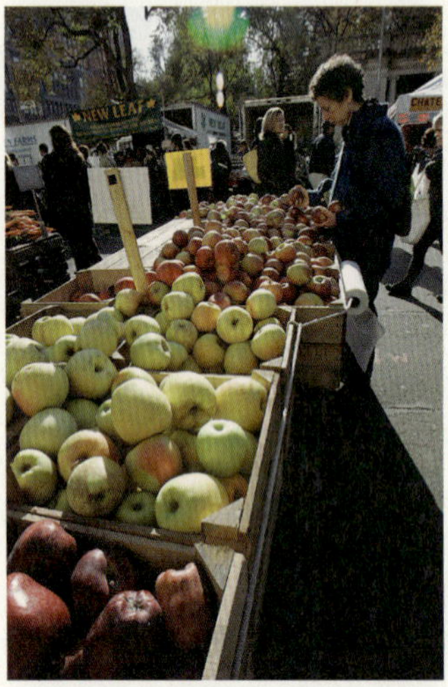

▲當地食者運動認為當地產品更營養且更好吃，並且鼓勵消費者從農夫市場購買食物，或者自種糧食

對「在地」食物的興趣已經成為一種特殊現象，而「當地食客」這個字已經成為新牛津美語字典 2007 年的年度之字。**當地食客** (locavore) 的定義是某人所吃的食物是在當地或某個半徑範圍內（例如 50、100 或 150 哩）種植或生產的。當地食客運動名噪一時，因為消費者關切食品安全，並且在尋找當地的永續產品。他鼓勵消費者從農夫市場購買食物，或者自己種植糧食，因為當地產品更營養、更好吃。

然而沒有證據顯示在地種植的產品比較安全。雖然許多小生產者有很好的食品安全措施，但往往缺乏大公司才有的昂貴食品安全審核。食品安全審核員的工作是判斷產品上是否有昆蟲，或是工人是否有足夠的浴室。除此之外，未偵測出的食源性疾病爆發更可能

營養新知 德國有機芽菜造成致命的大腸桿菌爆發

全世界最致命的大腸桿菌爆發在 2011 年夏天，主要發生於德國。元凶是罕見的大腸桿菌出血性腸炎品系 O104:H4。在 2011 年 6 月，3,950 人受到感染，600 人住進加護病房，死亡人數從爆發開始達 53 人。有幾百人也感染了可能致命的腎臟併發症，稱為溶血性尿毒症候群。德國案例對照研究的結論是，大腸桿菌感染是一家頗為傳統的有機芽菜小農場受到污染所引起的。芽菜種子大多由海外進口，而且這種大腸桿菌具有抗藥性。專家說，由於大型的工業化栽培和抗生素的廣泛使用，這種型式的爆發只會越來越普遍。

資料來源：Buchholz U and others: German outbreak of Escherichia coli O104:H4 associated with sprouts. *New England Journal of Medicine* 365:1763, 2011.

發生在少量運送和小地方販售的「當地」產品。鑑於小農的經濟收益比不上大公司，當地產品不一定沒有農藥殘留，也不見得比較便宜。參見「營養新知」中當地有機農場爆發食源性疾病的疫情。

有機食品受法規管轄，但「在地種植」的食品並沒有。全食公司是最大的天然食品和有機食品零售商，可能也是最知名的購買／銷售當地種植的農產品的公司。全食公司認為「在地」是指任何分店 7 小時內生產的產品，而且大部分生產者在分店方圓 200 哩的範圍之內。沃爾瑪是全世界最大的零售商，也已經成為在地種植的蔬果的大買家，他認為只要種植地點跟出售地點在同一州就屬「在地」。可搜尋的資料庫和比對資源如 MarketMaker (http://national.marketmaker.uiuc.edu/) 可以連結生產者和買家、餐廳和經銷商，以及消費者和當地的農夫市場。這些工具讓民眾更容易尋找和販售當地種植的食物。對有機、當地、永續的食物生產採取正面態度，可以提升飲食品質。最近針對明尼蘇達州大學生的研究顯示，重視替代性生產方法的大學生，其飲食品質較高。他們攝取較多的蔬果和膳食纖維，較少的添加糖和含糖飲料，以及較少的脂肪。

社區農業

消費者不僅滿足於知道自己的食物來自何處，並且希望聯繫社區與當地／區域的農民。基於民眾對當地種植之食物的興趣，政府也越來越支持地方糧食協作和社區農業。社區農業方案 (CSA) 涉及當地食物生產者和當地消費者的夥伴關係。在每一個生長季節，CSA 農民提供一份糧食給為 CSA 出錢和／或出力的個人、家庭或公司。

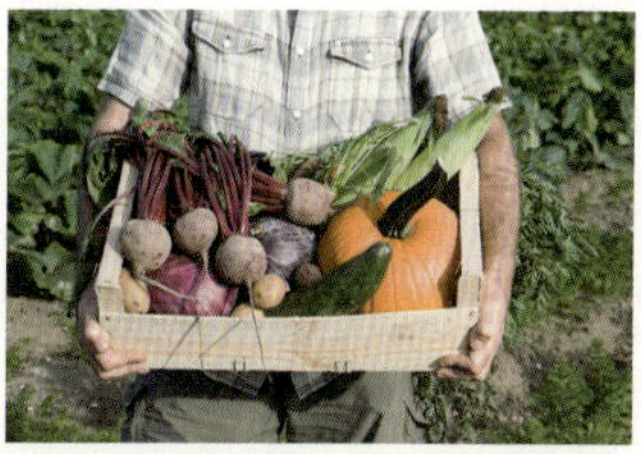

▲參與社區農業方案 (CSA) 的農民在每一個生長季節提供一份糧食給為 CSA 出錢和／或出力的個人、家庭或公司

登入 www.localharvest.org 可以找到你家附近的農夫市場、家庭農場和其它永續食物的資源。

登入 www.farmtoschool.org 查找你家附近的「農田到學校」方案。

另外一個農田-社區夥伴關係的實例是「全國農田到學校網絡」，這是一個非營利方案，致力於連結農民和附近學校（幼稚園到 12 年級）的自助餐廳。這個方案的目標是在學校的自助餐廳提供健康餐點；改善學生營養；提供農業、健康／營養教育的機會；並且支持當地和區域的農民。在 1997 到 2012 年之間，這個方案擴張到全國 50 州的 12,429 間學校。這個方案的管理人發現，如果讓小孩與真正種植食物的農民見面，他們會更加喜歡吃這些食物。

觀念檢查站 13.7

1. 標示為有機的食物需要哪些條件？
2. 永續農業的定義為何？
3. 何謂在地食者運動？它有何益處？
4. 何謂社區農業方案 (CSA)？

營養與你的健康 Nutrition and Your Health (NAYH)

預防食源性疾病

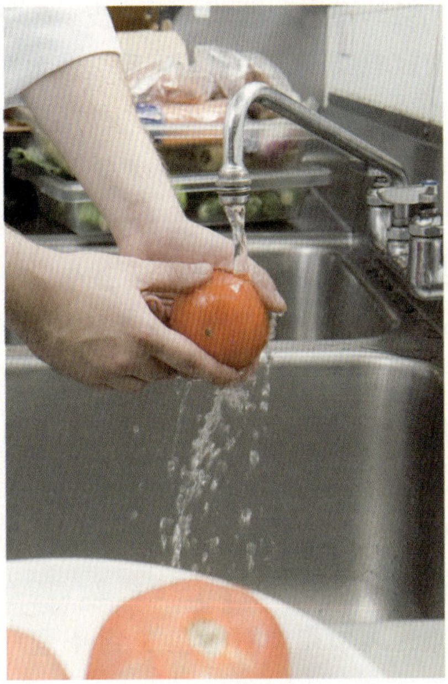

遵照下列極為重要的原則，可以大幅降低食源性疾病的風險（參見延伸閱讀 6 和 10）。因為需要討論許多危險的習慣，所以清單很長。

購買食物

- 購物的時候，最後才挑選冷凍食品和容易腐壞的食物，例如肉類、禽肉或魚類。把這些食物另外包在塑膠袋中，以免滴出的水污染購物車內的其它食物。勿將採購的食品久置車中，以免細菌孳生。將容易腐壞的食物，例如肉類、蛋和乳製品帶回家中，迅速冷藏或冷凍。
- 容器受損以致滲漏、膨脹或嚴重下凹的食品切勿購買或食用。瓶罐破裂，或瓶蓋鬆脫、鼓起的食物也不要食用。帶有腐臭氣味的食物，或是開罐時噴出液體的食物切勿食用，因為可能含有致命的肉毒桿菌毒素。
- 只購買經過加熱殺菌的牛奶和起司（注意食品標示）。這點對孕婦尤其重要，因為未加熱殺菌的牛奶可能會孳生劇毒的細菌和病毒，因而傷害胎兒。
- 只購買一週內可以食用完畢的農產品。蔬菜水果儲存的時間越長越容易孳生細菌。
- 購買預先切好或包好的青菜時，避免挑選黏滑、褐變或乾枯者——這是儲存溫度不當的徵象。
- 注意食品標示上的最後銷售期限和有效期限，不要購買鄰近或超過這些期限的食品。
- 遵守食品召回行動。1 級召回的意思是，吃了這種食品有「合理的可能性」會引起嚴重的健康後果或死亡。

準備食物

- 處理食物之前／之後，要用肥皂和熱水徹底洗手 20 秒。在處理生肉、魚類、禽肉和蛋時，以及用過洗手間，和寵物玩耍，或換尿布過後，洗手尤其重要。
- 在使用流理枱、砧板、碗盤和其它器皿之前，要徹底清洗乾淨。任何曾經接觸過生肉、魚類、禽肉和蛋的器皿，都要儘快用肥皂和熱水特別仔細地清洗，因為其中可能會含有沙門氏桿菌。否則表面上的細菌會感染下一種接觸到這個表面的食物，這個過程稱為交叉感染。除此之外，要經常更換廚房的海綿並清洗抹布（海綿微波 30 到 60 秒可以消滅其中的細菌）。

- 可能的話，準備一個切生食專用的砧板，使用過後就用肥皂和熱水清洗。如果切肉和其它食物都使用同一個砧板，把可能受到污染的食物（例如肉類）留到最後再切。切過肉之後，要徹底清洗砧板。
- 不要相信 5 秒定律而撿起掉在地板上的食物，因為食物一碰到地板立刻會沾上細菌。

美國 FDA 建議砧板表面要完整，而且是由容易清洗、沒有小孔的材質構成，例如塑膠、大理石或玻璃。它們必須沒有接縫和裂痕。如果你喜歡木質砧板，要確定它由不吸水的硬木（例如楓木和橡木）製成，而且沒有明顯的裂縫。將它保留作為特定用途，比方說，切生肉或禽肉。用另外一塊木質砧板切農產品和麵包，以防它們沾染到生肉的細菌。注意我們有許多食物都是生吃的，任何附著其上的細菌都沒有被殺死。

此外美國 FDA 還建議，砧板若有難以清洗的溝紋或切痕時就要汰舊換新，因為可能會窩藏細菌。另外，砧板應該每個禮拜用稀釋的漂白水消毒一次。用溶液浸泡砧板數分鐘，然後沖洗乾淨。

- 要解凍食品時，將它置於冰箱下層、在水龍頭下沖洗或是使用微波爐。而且使用水龍頭或微波爐解凍以後，要立刻烹煮。切勿將冷凍食品長時間置於室溫下解凍。此外，食物浸泡滷汁要在冰箱內進行。
- 即使健康沒病，也不要對著食物咳嗽或打噴嚏。手上的傷口要用無菌的繃帶包紮好。這些做法可以防止葡萄球菌污染食物。
- 在水龍頭下仔細清洗新鮮蔬果，以去除表面沾染的塵土和細菌；要連皮一起吃時，可用軟毛刷刷過。有人用甜瓜做水果沙拉或榨柳橙汁時，因果皮上的沙門氏菌污染而致病。
- 徹底切除食物發霉的部分，或者不要吃。如果食物覆滿黴菌，要全部拋棄。在低溫下正確儲存食物並在合理期限內吃完，可以防止黴菌生長。軟而潮濕的食物，例如麵包、優格、軟質起司和外賣肉類，若有霉斑應該丟棄。密實的食物，例如硬質起司或堅實的蔬果，可以安全地切除霉斑。
- 冷藏的碎肉和肉餅要在 1 到 2 天內吃完，冷凍的肉類和肉餅應在 3 到 4 個月內吃完。

危害分析重要管制點 (Hazard Analysis Critical Control Point, HACCP) 是對抗食源性疾病的一種工具。要應用 HACCP 的原則，食物處理者首先謹慎地分析自己如何準備食物，有哪些情況會讓病原菌進入食物系統並繁衍。一旦辨識出特定的危險和重要管制點（潛在問題），就可採取預防措施以減少特定的污染源。

世界衛生組織的安全備餐黃金律：

1. 挑選安全加工的食物。
2. 徹底烹煮食物。
3. 食物煮熟立即食用。
4. 小心儲存熟食。
5. 熟食重新加熱要徹底。
6. 避免交叉接觸生食和熟食。
7. 反覆洗手。
8. 廚房表面保持徹底乾淨。
9. 避免昆蟲、囓齒類和其它動物接觸食物。
10. 使用乾淨的水。

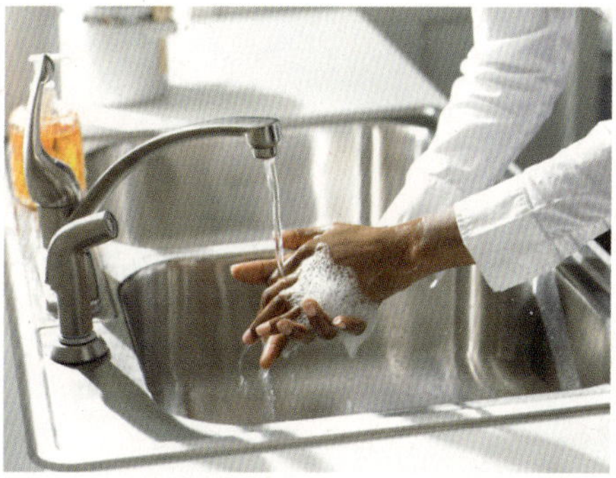

▲使用肥皂和熱水徹底洗手（至少 20 到 30 秒）是準備食物的第一步。食物污染的 4 個 F 是手指 (fingers)、食物 (foods)、糞便 (feces) 和蒼蠅 (flies)。洗手可以預防手指和糞便的污染途徑

美國農業部在食品安全計劃 (www.foodsafety.gov) 中，將這些原則簡化成四種行為：
1. 清潔。經常洗手並清洗廚房用具。
2. 分離。不要交叉污染。
3. 烹煮。煮到適當溫度。
4. 冷卻。立刻冷藏。
2010 美國飲食指南也強調這四種行為的重要性。

烹煮食物

• 食物徹底煮熟，利用雙金屬溫度計檢查內部溫度，尤其是新鮮牛肉和魚類 (63°C)、豬肉 (63°C) 和禽肉 (74°C)（圖 13-3）。蛋要煮到蛋黃和蛋白都變硬。美國 FDA 並不建議吃單面煎的荷包蛋。苜蓿芽和其它芽菜要煮到冒蒸汽為止。迄今為止，加熱烹煮是殺死病毒和細菌（例如諾羅病毒和有毒品系的大腸桿菌）最可靠的方法。冷凍只能抑制病毒和細菌的生長。

如前所述，餐廳現在必須在菜單上加註，吃半熟的蛋會增加食源性疾病的風險。然而只要菜單上有這警語，顧客可以要求餐廳把蛋煮到任何溫度。美國 FDA 警告我們，不要用未加熱消毒的生蛋自製冰淇淋、蛋酒和美乃滋，以免感染沙門氏菌。使用已經加熱消毒的蛋或蛋製品比較安全，因為沙門氏菌已被殺死。

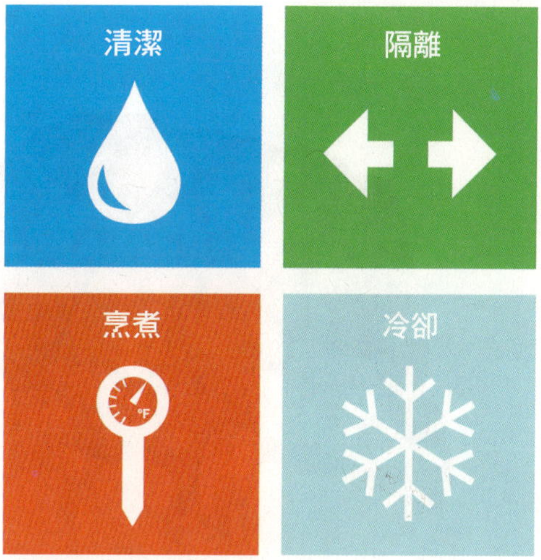

▲美國農業部的食品安全標誌

海鮮也有引起疾病的風險，尤其是牡蠣。煮熟魚肉容易碎裂成片狀，而且會變得不透明和堅實。如果呈半透明或帶有光澤，就是還沒有熟。

• 家禽與填料要分開烹煮（或是家禽裝入填料立刻烹煮，煮熟後將填料移置另一乾淨的大碗中）。使用溫度計以確定填料的溫度到達 74°C。注意禽肉容易受沙門氏菌污染。
• 食物煮好之後要立刻食用，或在兩小時內將它的溫度降到 4°C。如果天氣熱（26°C 以上）又沒有立刻食用，切記要在一小時內降溫。降溫時將食物分散置於許多淺盤中，以增加散熱的表面積。煮熟的食物要小心不要再度沾染到生肉或手上的果汁、砧板或是不潔的器皿。
• 煮好的肉類、禽肉和魚類要盛放在乾淨的盤子裡——不要使用剛才裝生肉的同一個

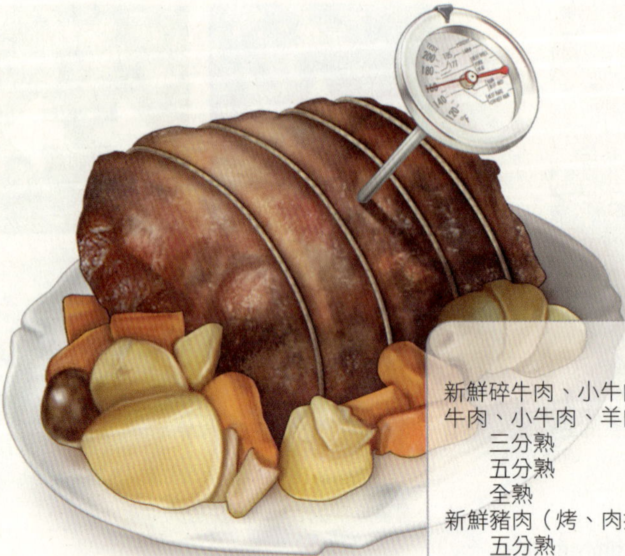

溫度指南

新鮮碎牛肉、小牛肉、羊肉和豬肉	160°F (71°C)
牛肉、小牛肉、羊肉（烤、肉排和肉塊）	
三分熟	145°F (63°C)
五分熟	160°F (71°C)
全熟	170°F (77°C)
新鮮豬肉（烤、肉排和肉塊）	
五分熟	145°F (63°C), 保持 3 分鐘
魚類	145°F (63°C)
火腿，食用前加熱	145°F (71°C)
火腿，重新加熱	140°F (60°C)
禽肉	
碎雞肉、火雞肉	165°F (74°C)
全雞、火雞	165°F (74°C)
雞胸肉，烤	165°F (74°C)
填料，單煮或填入家禽內	165°F (74°C)
蛋料理	160°F (71°C)
砂鍋	165°F (74°C)
剩菜，重新加熱	165°F (74°C)

圖 13-3　烹煮或重新加熱食物的最低內部溫度

盤子。比方說，漢堡肉烤好時，不要放在剛才裝生漢堡肉的同一個盤子裡。

- 室外烹調時，在野餐區進行完全的烹煮，不要預先部分烹理。

熟食的保存與重新加熱

- 食物要避開「危險區」，讓熟食保持熱度，冷食保持冷度。食物應保存在 4°C 以下，或 60°C 以上（圖 13-1）。食物中的微生物在溫和的溫度下（16°C 到 43°C）會迅速繁殖。有些微生物甚至能在冰箱裡生長。再次提醒，勿將煮熟或冷藏的食物（例如肉類和沙拉）放置在室溫

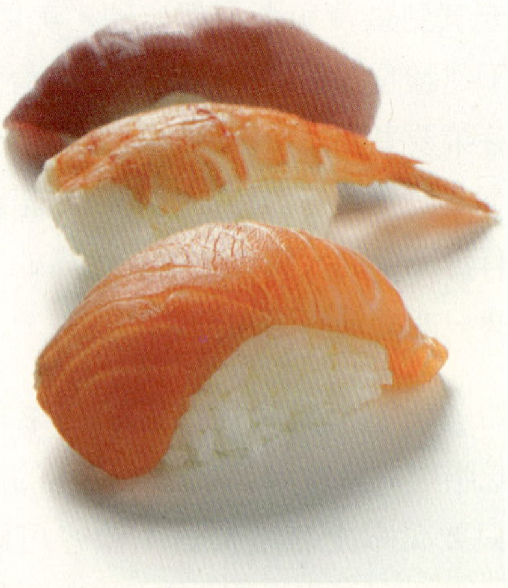

▲壽司和所有生魚或生肉料理一樣，都是高風險食物。為了儘量避免食源性疾病，動物食品最好完全煮熟再吃

如果懷疑食物不安全，寧可將它丟掉！

食物	冰箱存放期限（日）
肉類	
熟碎牛肉／火雞肉	3–4
外賣肉類	2–3
熟豬肉	3–4
熟禽肉	3–4
熟牛肉、野牛肉、羊肉	3–4
海產	
生（例如壽司／生魚片）	必須在購買當天食用
熟	2
其他主菜	
披薩	1–2
麵食／米飯	1–2
砂鍋	3–4
湯與辣味料理	
辣味料理，有肉	2–3
辣味料理，無肉	3–4
湯／燉菜	3–4
副餐	
新鮮沙拉	1–2
新鮮蔬菜	1–2
麵食或馬鈴薯沙拉	2–3
魔鬼蛋	2–3
白煮蛋	7
馬鈴薯（任何料理）	3–4
熟蔬菜	3–4
甜點	
奶油派	2–3
水果派	2–3
糕餅	7
蛋糕	7
起司蛋糕	7

圖 13-4 在冰箱內保存剩菜的期限。登入 www.homefoodsafety.org 有更多保持食物安全的點子

下超過 2 小時（天氣炎熱時不可超過 1 小時），因為微生物會藉機生長。乾燥的食物要儲存在 16°C 到 21°C。

- 剩菜重新加熱要到達 74°C；肉汁重新加熱要到滾沸以殺死產氣莢膜桿菌。只加熱到適合入口的溫度並不能有效殺死細菌。
- 去皮或切好的蔬果（例如甜瓜）要存放在冰箱裡。
- 存放冰箱的剩菜僅限建議的期限（圖 13-4）。
- 冰箱的溫度必須低於 4°C。或是使用冰箱溫度計，或是越冷越好，但牛奶和萵苣不至於結冰。
- 停電時儘量不要打開冰箱門。食物在未開門的冰箱內可保冷 4 小時，停電超過 4 小時要丟棄容易腐壞的食物，例如牛奶、肉類、剩菜和外賣肉類。未開門的冷藏庫如果全滿，可保持冷凍 2 天；如果半滿，可保持冷凍 1 天。如果冷藏庫溫度不超過 4°C，肉類、禽肉和海產可以再冷凍。

交叉污染不是只有在準備食物時才會發生，儲存食物時也會有交叉污染的問題。要確保冰箱內所有的食物（包括剩菜）都盛在容器內，蓋上蓋子，以免被生食或腐壞的食物污染。容易腐壞的食物最好放在冰箱下層，使它的位置低於生吃的食物。

生魚料理（例如壽司）如果曾經冷凍再解凍而且極為新鮮的話，對大多數人而言安全無虞。冷凍的過程很重要，因為可以殺死寄生蟲。美國 FDA 建議要在 -23°C 冷凍 7 天。購買生魚片時要挑選注重品質與衛生，而且信譽良好的商家。容易罹患食源性疾病者忌食生魚料理。

夏天時所有肉類和禽肉都要徹底煮熟，以降低感染大腸桿菌和沙門氏菌的風險。此外，生的肉類和禽肉一定要與熟食分開。為了預防葡萄球菌引起的中毒，手上的傷口要包紮好，並且不要對著食物打噴嚏。要避免

產氣莢膜桿菌引起的中毒，剩菜要迅速冷卻，而且重新加熱時要徹底。為了避免肉毒桿菌中毒，要仔細檢查罐頭食物。總之，不要把熟食放在室溫下超過 1 到 2 小時。至於其它食源性疾病的預防措施，上述原則也一體適用。除此之外，魚類和其它海產要徹底煮熟；只吃加熱殺菌過的乳製品；清洗所有水果和蔬菜；準備食物之前／之後和上過洗手間要用肥皂和熱水徹底洗手。

為了防止細菌存活，使用微波爐烹煮時，你可以：

- 用玻璃或陶瓷的蓋子蓋住食物，一方面減少蒸發，另一方面加熱食物的表面。
- 每次煮食記得攪拌或翻轉食物一至二次。食物煮好後靜置一段時間，不要開蓋，以加熱食物的外部並使食物的熱度變得均勻。
- 利用溫度探測器檢查食物的溫度。要探測數個部位。
- 如果用微波爐解凍肉類，要使用它的解凍裝置。微波爐無法對冷凍食品中的冰晶均勻加熱，因此會出現一些溫度較低的部位，稍後烹煮時會比較慢才熟。

蛋的安全處理原則

為了預防病菌感染，蛋要冷藏，煮蛋要煮到蛋黃變硬，含蛋料理要徹底煮熟。

定期用稀釋的漂白水 (1:10) 清洗廚房設施可降低食物交叉污染的風險。

案例研究　聚會慎防食源性疾病

妮可在一個暖和的七月週末參加了同事的聚會。聚會的主題是各國美食，而他們夫妻被分派的是攜帶阿根廷菜，馬鈴薯和牛肉餡餅。他們仔細地依照食譜烹煮，在下午 1 點鐘左右完成，並且用毛巾包住盤子以便保溫。當他們開車抵達派對，把餡餅放在自助餐枱上，時間是下午 3 點。晚餐是 4 點鐘開始，不過客人都喝著薑汁汽水（也包含在菜單內），在主人家的游泳池周圍閒逛，一直拖到 6 點才開始用餐。妮可嚐了自家的餡餅，但她丈夫沒有吃。另外她還吃了一些沙拉、大蒜麵包和椰子做的甜點。

他們夫妻倆在 11 點返家，並上床就寢。約莫凌晨 2 點時，妮可覺得不對勁。她感到劇烈的腹痛，然後就直奔浴室。接下來的 3 個小時因為嚴重的腹瀉，她一直待在浴室裡。到天亮的時候腹瀉停止，她才感到好一點。喝了幾杯茶並吃了清淡的早餐，到了中午她就完全復原了。

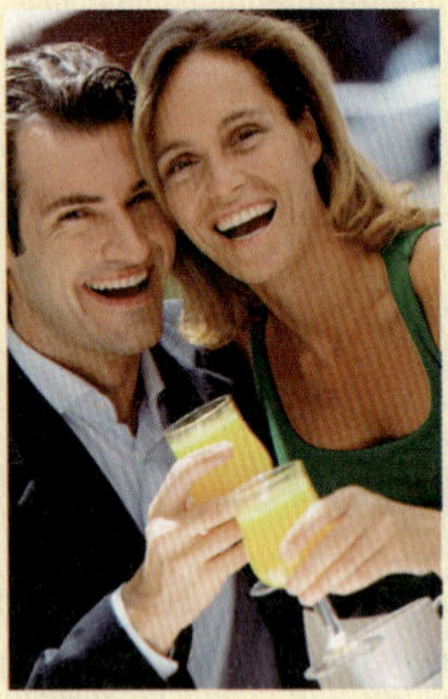

回答下列問題。解答在本章末尾。

1. 根據妮可的症狀，她感染了何種食源性疾病？
2. 牛肉為何最容易引發這種食源性疾病？
3. 大型聚會的食物為何會有風險？
4. 妮可和她的同事應該如何預防食源性疾病？
5. 這個劇本要如何改寫才能大幅降低食源性疾病的風險？

本章重點（數字代表章節）

13.1 嬰兒、兒童、老人、手術後的病人、免疫抑制的人和孕婦最容易感染食源性疾病。我們的飲食越來越少在家中準備，因而升高食源性疾病的風險。

13.2 過去利用鹽、糖、煙燻、醱酵和乾燥以對抗食源性疾病。現代人仔細烹調，加熱殺菌，用輻射線照射，並將熱食保持熱度，冷食保持冷度，並且徹底洗手，使飲食更加安全。

13.3 在食源性疾病中，病毒、細菌和其它微生物最為危險。食源性疾病主要源自諾羅病毒和空腸彎曲菌、沙門氏菌、志賀氏菌、金黃葡萄球菌和產氣莢膜桿菌。除此之外，肉毒桿菌、李斯特菌、耶耳辛氏腸炎桿菌和大腸桿菌也會致病。

13.4 食品添加物的主要目的是防止微生物的生長和氧氣、金屬以及其它物質對食物成分的破壞，以延長上架期限。食品添加物可以分為兩種：直接加入食品的有意添加物與間接加入的污染物——無意添加物。有意添加物的標準是不可超過動物實驗無效應劑量的百分之一。迪藍尼條款賦予美國 FDA 禁止故意添加致癌化合物的管轄權。

13.5 各種食物都會自然產生有毒物質，例如未熟的馬鈴薯、生魚、蘑菇和生蛋白。烹煮食物可以抑制其中幾種毒素，至於其它則避之為吉，例如毒蕈和馬鈴薯的綠色部分。

13.6 各種環境污染物和農藥都有可能進入食物。自保之道是了解何種食物有較大的風險，並且儘量避免接觸，例如食用前清洗蔬果。

13.7 傳統農業重視高產量、低成本，而最近的趨勢是朝向永續性，顧及農耕對環境的長期衝擊。消費者轉而喜愛有機食品和當地種植的食物。

NAYH 安全的食物處理可以歸納為四個簡單的步驟：(1) 清潔：經常洗手並清洗廚房用具。(2) 隔離：生食與即食食品分開，避免交叉污染。(3) 烹煮（和重新加熱）：危險食物徹底煮熟，用食物溫度計測量溫度。(4) 冷卻：剩菜立刻冷藏。以上有兩個步驟重點都在食物溫度；食物置於溫度的危險範圍（從 4°C 到 60°C）不要超過 2 小時。

知識檢查站（解答在下方）

1. 亞硝酸鹽可抑制________的生長
   a. 肉毒桿菌　c. 金黃葡萄球菌
   b. 大腸桿菌　d. 酵母菌
2. 使用於低酸保存食物的物質為
   a. 煙燻和輻射線照射　c. 鹽和糖
   b. 醱粉和蘇打　d. 醋和檸檬酸
3. 食品添加物廣泛使用多年而沒有出現不良影響則歸類於________名冊
   a. 美國 FDA　c. USDA
   b. GRAS　d. 迪藍尼
4. 與小傷口和煮沸相關的食源性生物是
   a. 李斯特菌　c. 肉毒桿菌
   b. 葡萄球菌　d. 沙門氏菌
5. 沙門氏菌通常藉________傳播
   a. 生的肉類、禽肉、和蛋
   b. 泡菜
   c. 自製罐頭蔬菜
   d. 生菜

6. 最好不要________解凍肉類和禽肉
   a. 在微波爐　　c. 利用隔離劑
   b. 在冰箱　　d. 在室溫下
7. 下列何種方法可使牛奶在超市貨架上存放多年而沒有微生物生長？
   a. 使用保濕劑
   b. 在動物飼料中使用抗生素
   c. 使用隔離劑
   d. 無菌處理
8. ________最容易感染食源性疾病
   a. 孕婦　　c. 免疫抑制者
   b. 嬰兒和兒童　　d. 以上皆是
9. 加熱殺菌包括
   a. 短時間內高溫加熱食物以殺死病菌
   b. 加熱食物以破壞酵素
   c. 添加維生素 A 和 D 以強化食物
   d. 利用輻照殺死食物中的病原體
10. 在食物中加入鹽和糖即可長期保存，因為鹽和糖
   a. 使食物變得太酸因而不會腐壞
   b. 與水結合，使微生物不能利用水
   c. 能有效殺死微生物
   d. 溶解植物食品的細胞壁

解答：1. a (LO 13.4), 2. d (LO 13.2), 3. b (LO 13.4), 4. b (LO 13.1), 5. a (LO 13.1), 6. d (LO 13.8), 7. d (LO 13.2), 8. d (LO 13.3), 9. a (LO 13.2), 10. b (LO 13.4)

學習問題（LO 數字是章首學習成果的章節）

1. 最近幾年哪三種食品購買和生產的趨勢增加了食源性疾病？(LO 13.1)
2. 哪些種類的食物最容易引發食源性疾病？它們為何容易遭受污染？(LO 13.2)
3. 列舉三種主要的源自食物而會引起疾病的微生物。(LO 13.3)
4. 食品添加物的定義為何？列舉 4 種有意添加物並說明其功能為何？它們與安全認定 (GRAS) 清單有何關係？(LO 13.4)
5. 說明聯邦政府管理食品添加物的程序（包括迪藍尼條款在內）。(LO 13.4)
6. 說明食品添加物的利弊何在。指出一種簡易方法可以減少食品添加物的攝取量。你認為這樣做有助於身體健康嗎？為什麼？(LO 13.4)
7. 列舉食物中自然產生而可能致病的數種物質。(LO 13.5)
8. 列舉可以降低環境污染物風險的 4 種建議。(LO 13.6)
9. 說明哪些農業科學的進步有利於糧食供應。(LO 13.7)
10. 除了徹底煮熟食物之外，列舉 4 種可以防止食源性疾病的重要技術。(LO 13.8)

營養學家的選擇

某些有機蔬果確實含有較多的維生素 C、鐵、磷、鎂和植化素。暴露在環境壓力下可能會使植物製造更多對人體有益的植化素。然而目前的研究並不能根據營養素含量而建議用有機食物取代傳統食物。在收成數日／數週之後才購買的新鮮／有機蔬果，其營養素含量要比罐頭／冷凍

蔬果來得低。

有機產品必須符合有關肥料、農藥、荷爾蒙、抗生素、基因工程和輻射線照射的使用標準。有機食品的生產者可能使用天然防腐劑。大部分防腐劑是為了防止食物腐壞，不至於影響健康。購買新鮮／冷凍農產品並且在家烹煮，是避免攝取過量防腐劑的最佳方法。

有機農產品跟傳統種植的食物一樣會受微生物污染。雖然糞肥被用來當作有機肥料，但統計顯示有機食物的病菌並沒有比傳統食物多。重要的是遵循食品安全建議，例如所有新鮮農產品在食用之前都要清洗。

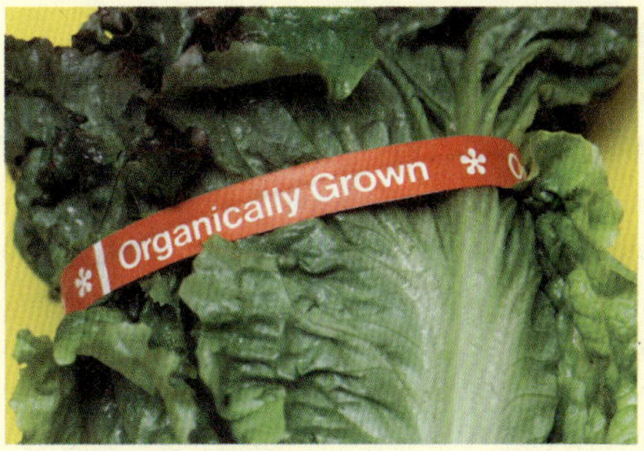

▲有機食物的農藥暴露較低

農藥暴露將有機種植的農產品區隔開來。由於有機農產品有嚴格的生產標準，農藥殘留因而大幅減少，對兒童的健康效益最大。

案例研究解答　聚會慎防食源性疾病

1. 根據妮可腹瀉而沒有嘔吐，而且吃了污染的食物後，經過 8 小時出現症狀，她或許感染了產氣莢膜桿菌（參見表 13-3）。
2. 產氣莢膜桿菌的孢子通常出現在肉類中。徹底煮熟能夠殺死活菌，不過孢子仍可存活。如果食物置於溫暖的環境中數小時，這些孢子就會長成細菌。餡餅中的牛肉可能帶有孢子，因而在車中和自助餐枱上萌芽而製造毒素。
3. 吃大型聚會的食物會有風險，理由不只一端。首先，食物一般是預先煮好而沒有立即食用。不幸的是，這些食物往往保存在「危險區」的溫度下（4°C 到 60°C）。熱食應該保熱而冷食應該保冷，不過這些聚會通常沒有適當的冷藏或加熱設備。此外在大型聚會中，處理食物和分發器皿都經過許多人手。處理食物和分發器皿的每一個人都必須在事前／事後徹底洗手，並且避免對著食物咳嗽或打噴嚏。而且回到自助餐枱取食要使用乾淨的餐盤，以避免交叉污染。最後，這些聚會的重點往往是玩樂和社交而非食品安全。
4. 被忽略的重要預防措施是，不要在危險範圍的溫度下保存食物。總之，不可將容易腐壞的食物，例如肉類、魚類、禽肉、蛋和乳製品，放在室溫下超過 1 到 2 小時。
5. 在理想的情況下，煮好的食物不要放在室溫下超過 1 小時。因此餡餅一旦做好，因為要在 1 到 2 小時之後食用，必須將它分散置於許多小盤加速冷卻，然後放進冰箱。在出門之前，將各個小盤中的食物裝進乾淨的大盤中。到了派對場地應該再度冷藏。等到要吃的時候再徹底重新加熱。

延伸閱讀

1. American Dietetic Association: Position of the American Dietetic Association: Food and water safety. Journal of the American Dietetic Association 109:1449, 2009.
2. Consumers Union: Dirty birds: Even "premium" chickens harbor dangerous bacteria. Consumer Reports p. 20, January 2007.
3. Dangour AD and others: Nutritional quality of organic foods: A systematic review. American Journal of Clinical Nutrition 90:680, 2009.
4. Geiger S: Eating seafood sustainably. Today's Dietitian 14(6):38, 2012.
5. Institute of Medicine Report: Strategies to reduce sodium intake in the United States. Consensus Report, Released: April 20, 2010 at www.iom.edu/Reports/2010/Strategies-to-Reduce-Sodium-Intake-in-the-United-states.aspx.
6. Kosa KM and others: Most Americans are not prepared to ensure food safety during power outages and other emergencies. Food Protection Trends 31:428, 2011.
7. National Center for Emerging and Zoonotic Infectious Diseases: CDC estimates of foodborne illness in the United States: CDC 2011 estimates February 2011, www.cdc.gov/foodborneburden.
8. Oken E and others: Which fish should I eat? Perspectives influencing fish consumption choices. Environmental Health Perspectives 120:790, 2012.
9. Scallan E and others: Foodborne illness acquired in the United States—Major pathogens. Emerging Infectious Diseases 17:7, 2011.
10. Schardt D: Safe at home: How to keep your kitchen from making you sick. N utrition Action Healthletter p. 3, November 2011.
11. Schardt D: Going organic: What's the payoff? Nutrition Action Healthletter p. 1, October 2012.
12. Yeager D: Got organic? Today's Dietitian 10:60, October 2008.

評估你的餐盤 Rate Your Plate

I. 深入檢視食品添加物

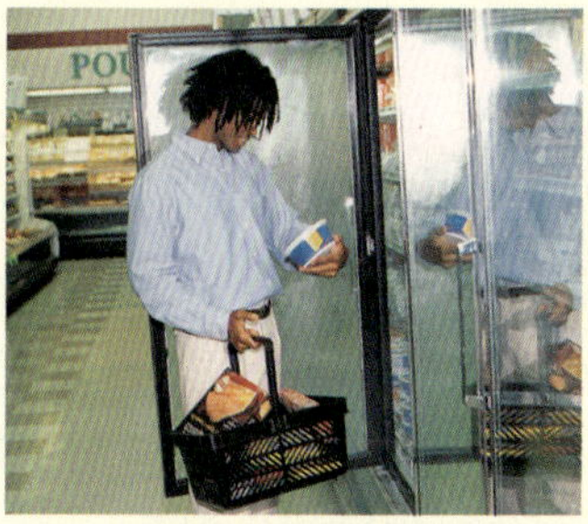

檢視超市或家中任一即食食品（例如冷凍主菜或即食烘焙食品）的標示。

1. 寫下本產品的所有成分。
2. 其中有哪些成分你認為是食品添加物？
3. 根據本章的資訊，這些添加物的功能為何？
4. 如果沒有這些添加物，本產品可能會有何不同？

II. 深入檢視有機食物

瀏覽一家以上的超市，看看有哪些有機食品，將它們填入以下表格。

	有	無
肉類		
禽肉		
牛奶		
蛋		
起司		
萵苣		
蘋果		
香蕉		
花椰菜		
其他農產品		
早餐穀片		
點心		
餅乾		
麵包		
麵食		

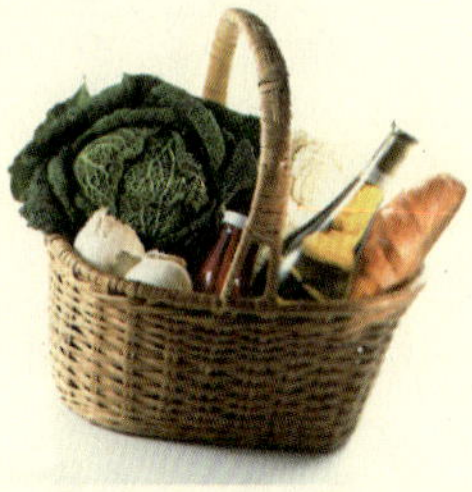

目前你會購買有機食品嗎？原因何在？

台灣的營養與健康
(Nutrition and Health in Taiwan, TWNH)

國家食品衛生管理系統的演進

我國的食品衛生管理歷程很短，至今不到 50 年的經驗，面對日趨複雜的本的與國際食品供應系統，受到許多的挑戰。鑑往知來，主要的里程說明如下：

民國年份	主要里程
58	內政部初步擬具「食品衛生管理條例草案」，因為當時食品之管理尚無法規可資遵循。
59	行政院成立衛生署，修訂「食品衛生管理條例草案」。
64	「食品衛生管理法」公布實施。
60-70	行政院衛生署於藥政處設一食品科，編制 4 人，負責各種食品衛生法令與標準之研訂，以及食品或食品添加物之查驗登記事項。 • 藥政科兼辦食品廣告之管理。 • 環境衛生處負責食品業者之輔導、管理及衛生訓練。 • 防疫處處理食品中毒案件。 • 保健處兼辦大眾食品衛生教育及宣導。
68	多氯聯苯食油中毒案發生，對食品衛生造成莫大衝擊。
69	衛生署實施「加強食品衛生管理方案」三年計畫。
70	衛生署食品衛生處正式成立，內設食品安全、查驗、輔導及營養四科，掌理有關食品衛生管理及國民營養規劃事項。
71-73	全國食品衛生管理的行政體系初具規模：台北市及高雄市政府衛生局成立食品衛生科；台灣省政府衛生處成立食品衛生科；各縣、市衛生局成立食品衛生課。
72	「食品衛生管理法」第一次修訂並公布實施
74 - 78	第二期「加強食品衛生管理方案」，以食品工廠和飲食攤店為對象，調查影響食品原料之環境因素，據以改善衛生品質。

民國年份	主要里程
87	「食品衛生管理法」第二次修訂並公布實施
89	「食品衛生管理法」第三次修訂並公布實施
91	「食品衛生管理法」第四次修訂並公布實施
97	食品處編制人員是 27 名，分設安全、查驗、輔導、營養四科，年度預算平均約一億。 • 衛生署發布「食品安全與營養白皮書 2008-2012」為施政參考。 • 「食品衛生管理法」第五次修訂並公布實施。 • 三聚氰胺毒奶粉事件發生。
98	行政院成立跨部會之「食品安全會報」，以協調跨部會之食品安全管理。
99	台灣食品藥物管理局 (TFDA) 正式成立，以「食在安心」為施政管理目標。「食品衛生管理法」第六次修訂並公布實施。
100	塑化劑事件；「食品衛生管理法」第七修訂並公布實施。
101	「食品衛生管理法」第八次修訂並公布實施
102	七月行政院衛生署改組升格為衛生福利部，TFDA 改組升格為食品藥物管理署。 發生多起重大的食品安全事件，促成「食品衛生管理法」兩次修訂。 • 順丁烯二酸事件 • 混油事件
103	「食品衛生管理法」更名為「食品安全衛生管理法」，共有兩次修訂。
104	新法經過兩次修訂。

最新版的食品安全衛生管理法有十章共 60 條：

- 第一章　總則：第 1-3 條
- 第二章　食品安全風險管理：第 4-6 條
- 第三章　食品業者衛生管理：第 7-14 條
- 第四章　食品衛生管理：第 15-21 條

- 第五章　食品標示及廣告管理：第 22-29 條
- 第六章　食品輸入管理：第 30-37 條
- 第七章　食品檢驗：第 37-40 條
- 第八章　食品查核及管制：第 41-43 條
- 第九章　罰則：第 44-56 條
- 第十章　附則：第 57-60 條

食品標示是選購食品的重要資訊，與消費者最直接有關。第 22 條列出法定標示的項目：

「食品及食品原料之容器或外包裝，應以中文及通用符號，明顯標示下列事項：

一、品名。
二、內容物名稱；其為二種以上混合物時，應依其含量多寡由高至低分別標示之（內容物之主成分應標明所佔百分比）。
三、淨重、容量或數量。
四、食品添加物名稱；混合二種以上食品添加物，以功能性命名者，應分別標明添加物名稱。
五、製造廠商或國內負責廠商名稱、電話號碼及地址。國內通過農產品生產驗證者，應標示可追溯之來源；有中央農業主管機關公告之生產系統者，應標示生產系統。
六、原產地（國）。
七、有效日期。
八、營養標示。
九、含基因改造食品原料。
十、其他經中央主管機關公告之事項。」

基因改造食品的管理在台灣採行查驗登記制，目前許可使用的基因改造食品原料有黃豆、玉米、棉花及油菜。基改棉花是進口棉籽油的原料，油菜是進口芥花油原料，基改玉米是玉米油、玉米澱粉、玉米糖漿（高果糖糖漿）的原料。基改黃豆的產品最多樣，是民眾普遍大量食用的植物性蛋白質和油脂食物，包括大豆沙拉油、醬油、各種黃豆加工製品。

依照新法的規定，包裝食品與散裝食品都要遵守「基因改造」標示的規定：

- 用到基因改造食品原料的所有包裝食品或食品添加物。
- 散裝的基因改造食品原料，如農產品型態的黃豆穀粒。
- 散裝的基因改造食品原料經切割或研磨的產品如黃豆片、黃豆粉。
- 散裝的黃豆類製品如：豆漿、豆腐、豆花、豆乾、豆皮、大豆蛋白製得之素肉產品。

目前市面上盛行的調合油，若含有基因改造食品原料之油品，例如花生油與大豆油混調之產品，必須採用基改食品的標示；只有調味料用油品如：麻油、胡麻油、香油及辣椒油等，可以不必標示。

營養標示幫助消費者知道自己吃了哪些營養素，是個人化營養與精準營養管理必備的資訊。我國的法規依據是「包裝食品營養標示應遵行事項」，其中第三條明訂強制的標示項目以及自願的項目：

「包裝食品營養標示方式，須於包裝容器外表之明顯處依附表一之格式提供下列標示之內容：

(一)「營養標示」之標題。
(二) 熱量。
(三) 蛋白質含量。

(四) 脂肪、飽和脂肪、反式脂肪含量。
(五) 碳水化合物、糖含量。
(六) 鈉含量。
(七) 出現於營養宣稱中之其他營養素含量。
(八) 廠商自願標示之其他營養素含量。」

兩種營養標示的規格如下：

營養標示		
每一份量	公克（或毫升）	
本包裝含	份	
	每份	**每 100 公克（或每 100 毫升）**
熱量	大卡	大卡
蛋白質	公克	公克
脂肪	公克	公克
飽和脂肪	公克	公克
反式脂肪	公克	公克
碳水化合物	公克	公克
糖	公克	公克
鈉	毫克	毫克
宣稱之營養素含量	公克、毫克或微克	公克、毫克或微克
其他營養素含量	公克、毫克或微克	公克、毫克或微克

營養標示		
每一份量	公克（或毫升）	
本包裝含	份	
	每份	**每日參考值百分比**
熱量	大卡	%
蛋白質	公克	%
脂肪	公克	%
飽和脂肪	公克	%
反式脂肪	公克	（無參考值）
碳水化合物	公克	%
糖	公克	（無參考值）
鈉	毫克	%
宣稱之營養素含量	公克、毫克或微克	% 或（無參考值）
其他營養素含量	公克、毫克或微克	% 或（無參考值）

每日參考值：熱量 2000 大卡、蛋白質 60 公克、脂肪 60 公克、飽和脂肪 18 公克、碳水化合物 300 公克、鈉 2000毫克、宣稱之營養素每日參考值、其他營養素每日參考值。

食品製造技術進步快速，國際上食品原料隨著商業貿易流通，加工食品的組合配方也越來越複雜。舉例而言，傳統的食用油脂都用原料來命名，如豬油、花生油或黃豆油；但現在為了有利健康的脂肪酸組成，食品業者可以將不同油脂加以混合而有各種健康訴求，名實有了分歧，消費者難以了解。因此，為了維護食品的品名與食品本質相符，政府訂定了許多關於食品品名標示的規範，以下列出數項規範：

法規	規範概述
市售包裝調合油外包裝品名標示相關規定	• 品名中的油脂名稱不超過二種 • 品名只宣稱一種油脂時，該項油脂的含量須有 50% 以上 • 品名只宣稱二種油脂時，該兩種油脂的含量須各有 30% 以上 • 品名不用油脂名稱者，包裝上不可宣稱油脂名稱相關的用語 • 花生油應加標「花生風味調合油」字樣
宣稱含果蔬汁之市售包裝飲料標示規定	• 適用產品是外包裝或品名有果蔬名稱或有果蔬圖示，直接供飲用之包裝飲品 • 品名為果蔬汁的產品，若含果蔬汁 ≧10%，果蔬汁原料有二種以上時： (1) 品名列出全部果蔬名稱時，應依含量由高至低依序標示 (2) 品名沒有列出全部果蔬時，應於品名或包裝正面明顯標示「綜合／混合果（蔬）汁」等同義字樣 • 產品的果蔬汁總量 <10%，不得標示果蔬汁或同義字樣 • 產品以香料調味，並不含果蔬汁，品名卻用果蔬名稱時，應標示「口味／風味」或同義字樣。
全穀產品宣稱及標示原則	• 全穀產品必須是固體產品配方總重量中，全穀成分比率 ≧51% • 若有單一全穀類 ≧51%，品名中可用該穀類名稱如全蕎麥○ • 產品中全穀成分 <51%，不得宣稱為全穀產品，可標示「本品部分原料使用全穀粉」或「本產品含部分全穀粉」等 • 全穀原料粉須 100% 為全穀
包裝速食麵標示相關規定	• 內容物只有調味粉包，並無其他食材包，品名只能稱為「○味麵、○風味麵或 ○湯麵」 • 內容物有調味粉包及食材者，品名可按食材稱呼為「○麵」

隨著標示法規越加周全，消費者可以清楚分辨有益健康的蔬果汁和香料調配的蔬果風味飲料，也可以確認全穀類食品有別於添加精製五穀的食品。

切要記住，標示是為消費者而設，如果不善加利用，一來放棄自己的食物主權，二來浪費了廠商與政府的成本和社會資源。

參考資料：

1. 食品安全衛生管理法。
2. 食品衛生管理署：包裝食品含基因改造食品原料標示應遵行事項，2015。
3. 食品衛生管理署食品添加物含基因改造食品原料標示應遵行事項，2015。
4. 食品衛生管理署散裝食品含基因改造食品原料標示應遵行事項，2015。
5. 食品衛生管理署：包裝食品營養標示應遵行事項，2014。

Chapter 14 懷孕期與哺乳期營養

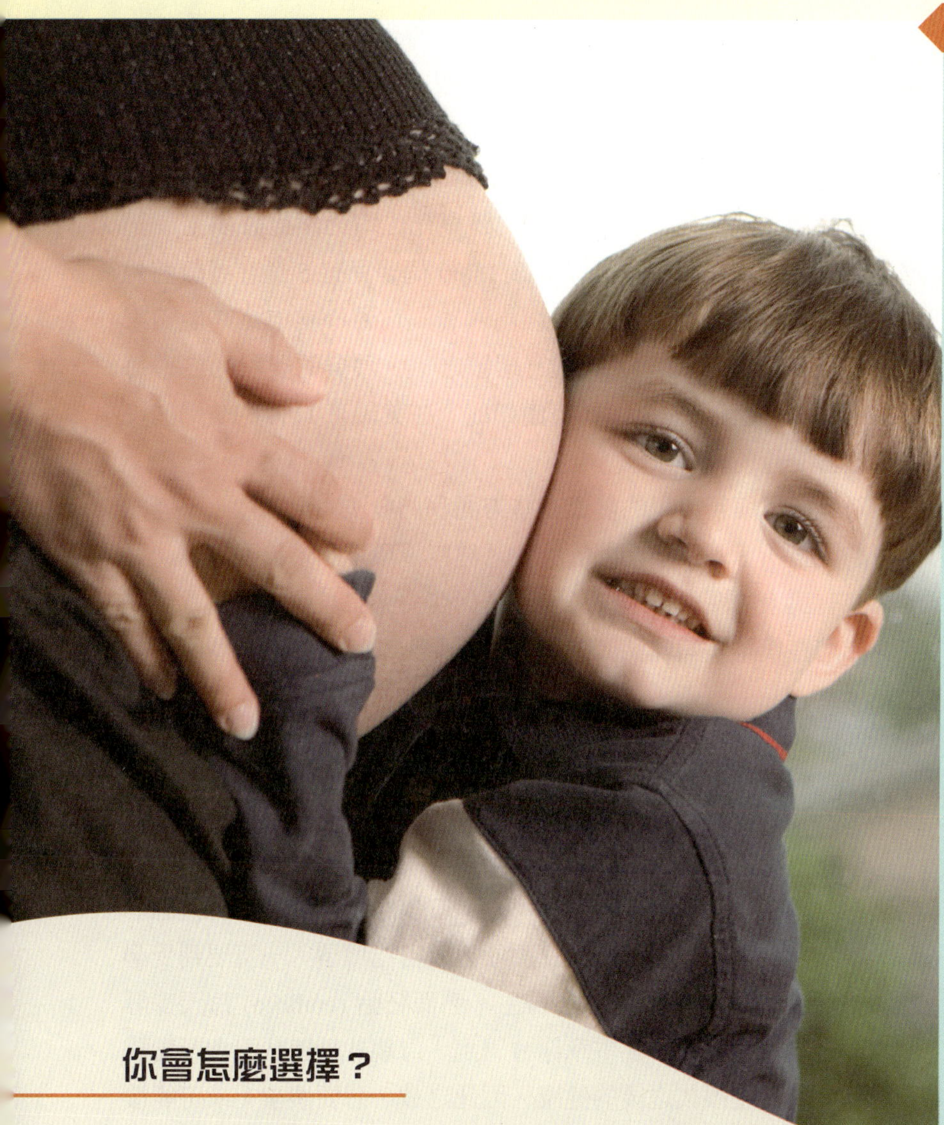

學習成果

第 14 章的設計是要讓你能夠：

14.1 說明營養如何影響生育力。

14.2 概述孕期間的生理變化，以及這些變化如何影響孕婦的營養需求，並列舉懷孕期間可能需要補充的營養素。

14.3 定義懷孕「成功」，並列舉有助於懷孕成功的生活方式因素。

14.4 說明 BMI 過低、健康或過高的婦女，懷孕期間的最佳增重範圍。

14.5 簡述懷孕期間的運動原則。

14.6 說明改變飲食如何緩解懷孕期間的不適和併發症。

14.7 概述哺乳的生理過程，以及哺乳如何影響婦女的營養需求。

14.8 利用飲食指南和我的餐盤為孕乳婦設計均衡飲食。

14.9 列舉哺乳對母嬰雙方的益處。

14.10 說明父母的營養狀況與兒童的先天缺陷有何關聯。

你會怎麼選擇？

作為吃素的孕婦，你會選擇下列那個餐點作為鐵的最佳來源？

a. 菠菜沙拉加水煮蛋和全麥麵包
b. 瘦肉漢堡加起司、萵苣、番茄和烤洋芋
c. 豆子起司塔可餅和燉番茄
d. 加樂氏麥片、脫脂牛奶和柳橙汁

營養連線

一邊閱讀第 14 章一邊思考你的選擇，然後看看本章末尾的「營養學家的選擇」。

養育和保護兒童的責任令人興奮，同時也令人膽怯。即將為人父母者有強烈的慾望想要生出健康的嬰兒，也因此對營養與健康的資訊產生了新的興趣。他們想盡一切辦法要獲得健康且強壯的新生兒。

儘管做了最大的努力，北美的嬰兒死亡率仍然比許多工業化國家都來得高。在加拿大，每年每 1,000 個嬰兒有 5 個在週歲前死亡，而在美國是將近 6 個。美加兩國的人均醫療支出比其他國家高出甚多，這些數據是個警訊。相較之下，瑞典的嬰兒死亡率每 1,000 個嬰兒只有大約 3 個。不僅如此，在美國有 11% 的孕婦並沒有做適當的產前檢查。

雖然胎兒與新生兒的健康有些方面我們無法完全掌控，不過如本章的漫畫所示，懷孕期間的社會、健康、環境和營養因素與幼兒的未來有莫大的關係。選擇母乳哺餵對嬰兒尤有益處。現在我們要探討如何在懷孕與哺乳期間吃得好，以便讓幼兒的生命有個健康的開始。

14.1 營養與生育力

「哇！我們有小孩了！」考慮到只有半數的懷孕是在父母的計劃之中，懷孕測試陽性可能是令人震驚的消息。即使事前經過計劃，婦女在受孕的最初數週往往不能確定自己懷孕。一直要到受孕 2、3 個月之後，她們才會去看醫生。然而**胚胎** (embryo) 每天都靜悄悄地在生長和發育。在本章你會學到，母親的營養狀況會影響孩子出生前和出生很久之後的健康。因此之故，想要懷孕（或可能懷孕）的婦女其健康與營養習慣就顯得特別重要。

胚胎 (embryo)　就人類而言，指的是子宮內從懷孕的第三週開始到第八週結束的生命形式。

然而計劃懷孕的夫婦有高達 15% 一月又一月驗孕都是陰性。**不孕** (infertility) 是指一對男女經過一年未避孕的性生活而不能懷孕。男性和女性不孕的可能原因很多，這些原因多半是當事人無法掌控的。不過在某些情況下，改善營養和生活方式可以增加受孕的機會。

不孕 (infertility)　是指一對男女經過一年未避孕的性生活而不能懷孕。

準媽媽和準爸爸的營養狀況會影響受孕的可能性（參見延伸閱讀 19）。以下所討論的某些營養因素會影響性荷爾蒙的濃度，其它營養因素則直接影響卵子和精子的生命力。到目前為止，研究清楚顯示體脂肪和生育力的關聯，而且有證據指出某些膳食脂肪、碳水化合物、抗氧化劑、B 群維生素、鋅和鐵都扮演了角色。

能量平衡

如第 7 章所示，能量平衡是能量輸入和輸出之間的關係。**正能量平衡**是所攝取的卡路里超過身體基本代謝和體力活動所消耗的卡路里。時日一久，正能量平衡會造成瘦體組織和脂肪組織的增加。當攝取的卡路里低於卡路里需求，就是**負能量平衡**。長時間的負能量平衡會使瘦體組織和脂肪組織減少。這兩種能量失衡的極端狀況都會影響生育力。

必須注意的是，脂肪組織不只是能量儲存的場所，它也會製造雌激素和其它荷爾蒙與細胞信息分子，對身體產生廣泛的影響。比方說，瘦素是由脂肪組織製造的荷爾蒙，會影響胃口、代謝速率、免疫功能、生長以及生殖作用等等。

生殖機能消耗很多能量。合成性荷爾蒙、維持月經周期、懷孕和哺乳都需要卡路里。在負能量平衡的情況下，沒有多少能量可以維持正常的生殖機能。因此之故，許多體重不足的婦女沒有月經，這是排卵障礙的徵象。缺乏能量的原因可能是因為貧窮而營養不足（參見第 13 章）、飲食失調（參見第 11 章）或運動選手的高強度訓練（參見第 10 章）。舉例來說，二次大戰期間荷蘭的饑荒使婦女的卡路里攝取量驟降至 1000 大卡/日。許多婦女沒有月經，而且那段期間的出生率降低了 50%。針對女運動員的研究指出，女性要維持正常的生殖功能，能量攝取至少要每公斤瘦體組織 30 大卡。至於體脂肪不足的男性，性驅力和精子數都會減少。

另一個極端是長期的正能量平衡也會降低生育力。額外的脂肪會影響荷爾蒙的供應，並且造成胰島素抗性。對女性而言，這些內

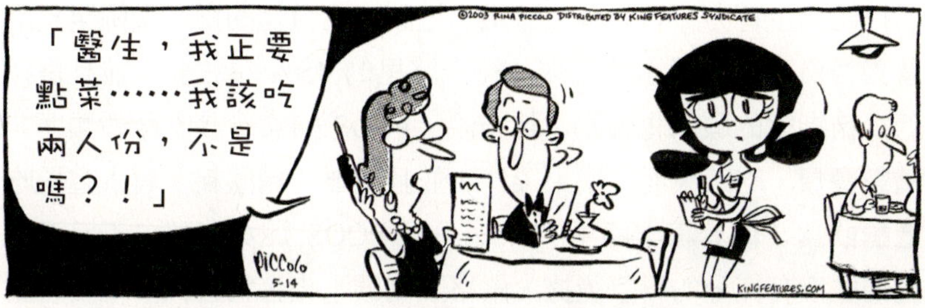

▲哪種飲食和生活習慣有助於成功懷孕？哪些對懷孕不利？為什麼婦女在受孕的前幾個月就應該開始準備懷孕？一旦懷孕，母親是否必須「吃兩人份」？本章將提供部分解答

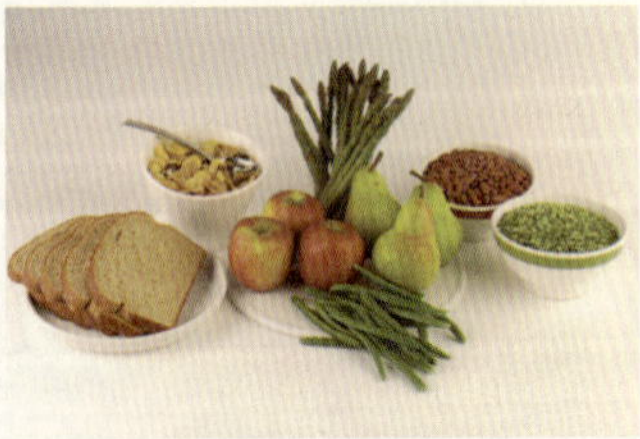

▲有幾個研究顯示，低升糖指數的飲食可改善 PCOS 婦女的生育力

分泌的變化會妨礙排卵和著床的成功。事實上，造成不孕的排卵問題有 25% 是過量的體脂肪所引起的。對男性而言，過量的體脂肪會升高雌激素的濃度，並降低睪固酮。此外多餘的體脂肪會升高睪丸部位的體溫。這些荷爾蒙和體溫的變化會減少精子的製造。過量的體脂肪也會增加氧化壓力，因而破壞卵子和精子的 DNA。對過重或肥胖的成人來說，研究顯示減重 5% 到 10% 即可增加受孕機會。

多囊性卵巢症候群

多囊性卵巢症候群 (polycystic ovary syndrome, PCOS) 婦女荷爾蒙失衡（例如睪固酮和胰島素升高）而造成不孕、腹部脂肪增加、體毛過多和痤瘡等。

討論能量失衡對生育力的影響，就必須提到**多囊性卵巢症候群** (polycystic ovary syndrome, PCOS)。PCOS 的特徵是卵巢四周圍繞許多小囊，好像一串珍珠，這是女性不孕的主要原因。PCOS 往往造成兩種重要的荷爾蒙發生變化：高睪固酮和高胰島素。所有女性都會分泌一些睪固酮，不過 PCOS 婦女的分泌超過正常。這種男性荷爾蒙濃度偏高造成 PCOS 的一些徵象和症狀：臉毛過多、痤瘡、和腰部脂肪增加。胰島素抗性是這種症候群常見的特徵。因此之故，PCOS 婦女較容易罹患第 2 型糖尿病（參見第 4 章）、高血壓（參見第 9 章）和心血管疾病（參見第 5 章）。與生育能力相關的部分是，PCOS 婦女月經不規則或無月經、不易受孕且流產率超過一般人。

專家研究過許多飲食和生活方式的改變，觀察這些改變如何影響 PCOS 的病程。目前大部分的證據清楚指出，減重可以改善 PCOS 婦女的代謝作用和生育力。PCOS 婦女如果過重，只要減掉 5% 的體重（不論飲食組成為何），即可提升受孕機會。每日運動以改善胰島素抗性，是體重管理對策的關鍵項目。

除了體重管理之外，碳水化合物的品質和數量也會影響 PCOS 的控制和生育力。有些專家建議，把碳水化合物的攝取量降至食品營養委員會建議範圍的低端（總卡路里的 45% 左右），並且選擇低升糖指數的碳水化合物。比方說，PCOS 婦女應該吃全穀類而非精製穀類，吃蔬果而非喝果菜汁，並且遠離含糖飲料。有人宣稱吃低醣飲食（低於總卡路里的 45%）對 PCOS 婦女有利，不過這種宣稱並沒有充分的科學證據。嚴格限制碳水化合物會減少重要營養素的攝取，例如 B 群維生素。

葉酸

許多研究都顯示，每日服用綜合維生素和礦物質補充劑可改善生育力。各種微量營養素都可能有助益，不過對男女兩性的效用都最大的是葉酸。如第 8 章所示，葉酸參與 DNA 的合成和同半胱胺酸的代謝。卵子和精子的 DNA 合成比其他細胞都來得重要，因為它將基因資訊從一代傳到下一代。美式飲食中天然葉酸的來源是綠色葉菜、草莓和柳橙汁。合成葉酸存在於膳食補充品和強化食品如即食早餐穀片。

抗氧化劑

代謝作用的化學反應製造出自由基（電子未配對的分子），而這些自由基會傷害細胞膜和 DNA。人體自有抗氧化機制可以抑制游離自由基的活性，不過當自由基的製造超過人體的抗氧化能力時，就有可能造成細胞的氧化破壞。游離自由基會破壞卵子和（尤其是）精子細胞，並且影響受精卵的著床和成熟度。研究顯示，飲食富含抗氧化營養素（維生素 E、維生素 C、硒、鋅、β-胡蘿蔔素以及其它植物色素）可改善男女兩性的生育力。植物來源的食物，包括顏色鮮艷的蔬果、全穀類和植物油，都是抗氧化營養素的豐富來源。

礦物質

鐵和鋅是與生育力有關的兩種礦物質。鋅對男性的生育力似乎特別重要。它不只是抗氧化反應的輔因子，而且能夠保護精子不受氧化破壞。不過正常的性成熟（參見第 9 章 500 頁缺鋅的青少年的圖片）和精子／性荷爾蒙的製造也都需要鋅。男性缺鋅會造成精子品質不佳，研究顯示補充鋅能改善精子品質。

對女性而言，正常的排卵需要鐵和鋅。大規模的美國護理師研究數據顯示，受孕前補充鐵可以改善排卵功能，因而提升生育力。有意思的是，這項研究發現多吃「非血基鐵」（植物來源）尤其能夠改善生育力。

膳食脂肪

專家建議一般成人少吃飽和脂肪和反式脂肪，想要受孕的男女計劃懷孕時，是否應該改喝無咖啡因的咖啡？有人擔心咖啡因會降低生育力，不過正反兩方的證據都有。在某些研究中，每日超過 4 杯的咖啡（約 500 毫克咖啡因）會降低生育力；不過大部分的研究顯示，適量攝取咖啡因與生育力沒有明顯的關聯。

兩性亦然。對女性而言，富含飽和／反式脂肪的飲食會促進胰島素抗性並妨礙排卵。對男性而言，攝取太多飽和／反式脂肪會使精子品質不良。男女兩性應該換掉披薩和速食等典型的美式飲食，代之以不飽和脂肪含量較高的植物油和魚油。不孕的男性補充 ω-3 脂肪酸（魚油和胡桃中的多元不飽和脂肪酸）可改善精子品質。

酒精

計劃懷孕時最好避免喝酒。有些（不是全部）研究顯示，喝太多酒（亦即每日超過 1 至 2 杯）會降低受孕的比例。酒精會降低雌激素和睪固酮的濃度，因而中斷排卵和製造精子的正常周期。本章末尾「營養與你的健康」專欄會探討酒精對胎兒造成的可怕後果。鑑於許多婦女受孕數週之後才知道自己懷孕，因此最好避免喝酒。

觀念檢查站 14.1

1. 能量平衡與生育力的關聯為何？
2. 何謂多囊性卵巢症候群？PCOS 會造成何種荷爾蒙變化，並且對生育力有何影響？
3. 列舉三種與生育力相關的營養素。

14.2 胎兒的生長與發育

懷孕期一般為 38 到 42 週，從婦女最後一次月經的第一天開始算起。為了便於討論，通常把懷孕分為三個**孕期** (trimester)。受孕過後經過 8 週，人類的**胚胎** (embryo) 從**受精卵** (ovum) 發育成為**胎兒** (fetus)。

在出生之前，母體滋養胎兒都是經由**胎盤** (placenta)，這是子宮內為了供應胎兒生長與發育之需而形成的器官（圖 14-1）。胎盤的功能是在母體與胎兒之間交換營養素、氧氣與其它氣體以及排泄物。這個任務透過微血管網絡把胎兒的血液帶到母體的血液附近而完成，但胎兒與母體的血液卻絕不會混合。

早期生長——懷孕第一期至關重要

人類的生命始於卵子與精子結合所形成的**合子** (zygote)（圖 14-2）。從這個時間點開始，生殖過程進行得極為迅速：

孕期 (trimester) 為了便於討論和分析，把懷孕的 40 週左右概略分為三期，每期 13 到 14 週。然而生命體的發育在整個懷孕期間是連續不斷的，並沒有特定的生理標識能將三期截然劃分。

受精卵 (ovum) 人類的卵細胞，受精過後會發育成為胎兒。

胎兒 (fetus) 從懷孕的第九週開始到出生為止的生命形式。

胎盤 (placenta) 孕婦所形成的器官，母體的氧氣與營養素透過它得以輸送給胎兒，胎兒的排泄物也得以排除。胎盤也會分泌荷爾蒙以維持懷孕狀態。

合子 (zygote) 即受精卵；指卵細胞與精子結合而未分裂之前的形式。

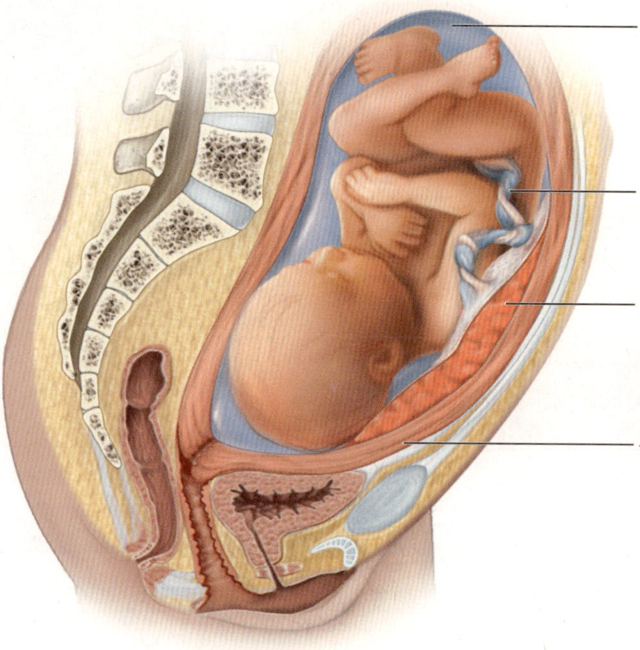

圖 14-1 胎兒與胎盤的關係。養分經由胎盤輸送給胎兒

- 卵子受精的 30 小時之內：合子分裂成兩半，形成兩個細胞。
- 在 4 天之內：細胞數目增至 128 個。
- 在 14 天時：這群細胞稱為胚胎。
- 在 35 天之內：心臟開始搏動，此時胚胎雖只有 8 毫米長，眼睛與肢芽（日後形成四肢）已清晰可辨。
- 在 8 週時：胚胎稱為胎兒。
- 在 13 週時（懷孕第 1 期結束）：大多數的器官都已形成，胎兒也能移動。

生長始於第一孕期中細胞數目的迅速增加。胚胎及其後的胎兒發育都以這種形式的生長為主。然後新近形成的細胞開始變大。進一步的生長包括了細胞的數目／大小的增加。到了第 13 週（第一孕期）結束時，大多數的器官都已形成，胎兒也能移動（圖 14-2）。

胚胎或胎兒發育時，會受到營養不足、毒劑和其它有害物質的傷害。比方說，藥物的副作用、過量的維生素 A、輻射線或外傷，會改變或阻礙胎兒的發育，所造成的結果或許會影響終生（參見圖 14-2）。第一孕期是這些問題發生的最關鍵的時期。大多數的**自發**

自發性流產 (spontaneous abortion) 由於自然的原因，例如基因缺陷或發育問題，所造成的懷孕未滿 20 週的妊娠中止，並排出胚胎或未成熟的胎兒。

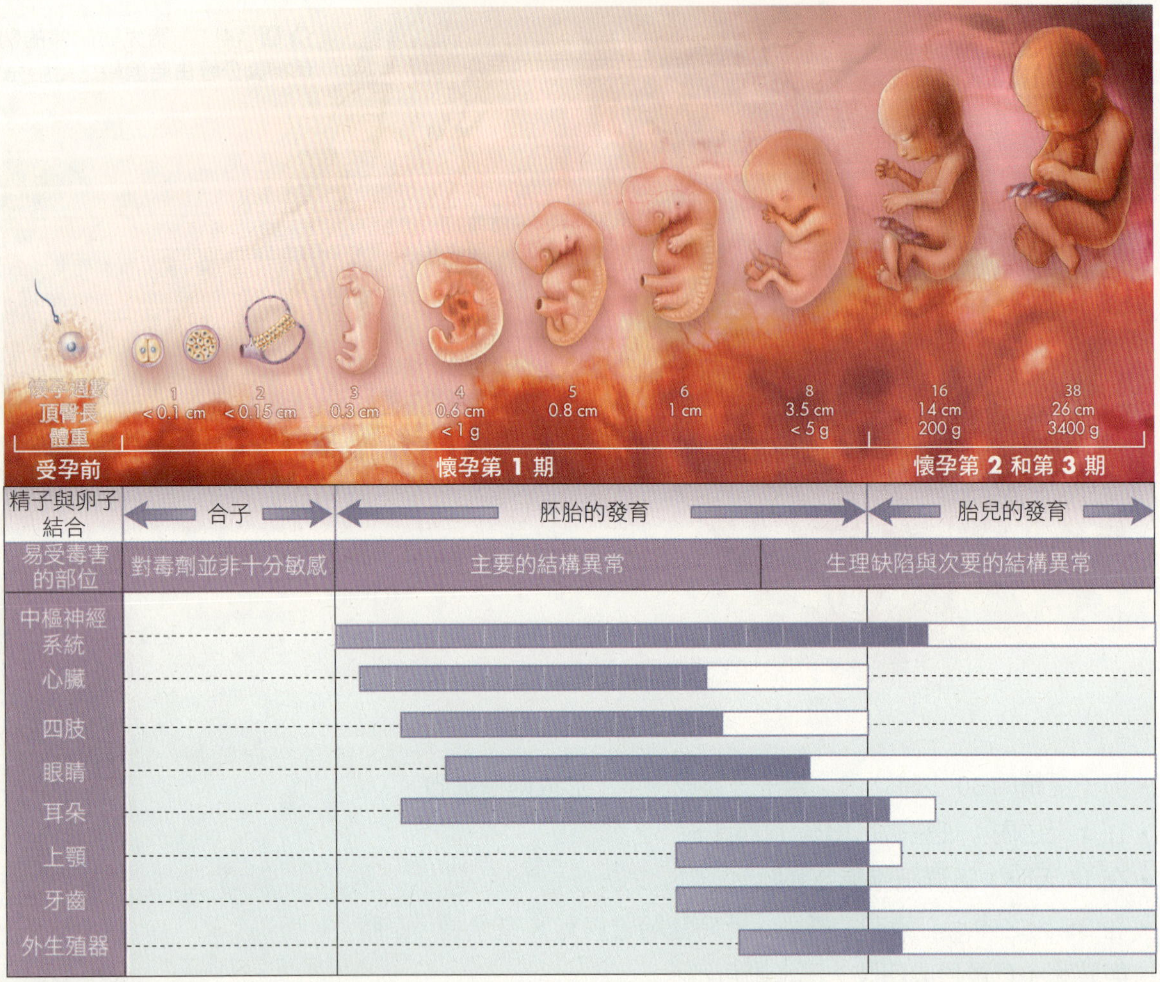

圖 14-2 懷孕期間毒性物質的影響。胎兒發育易受傷害的時期以紫色長條表示；代表器官受害風險最高的時期。毒物傷害最為嚴重的時段是受孕後的前 8 週，占第一孕期的三分之二時間。如白色長條所示，在懷孕的最後幾個月，身體的重要器官（包括眼睛、腦和生殖器等）仍會受到毒害

性流產 (spontaneous abortion)——自然發生的早產——發生在此一時期。約有半數以上的流產發生得很早，婦女甚至不知道自己已經懷孕。（另外 15% 到 20% 的流產發生在分娩前。）早期的自發性流產往往源於基因缺陷或胎兒發育的致命錯誤，而抽菸、酗酒、使用阿斯匹靈／非類固醇消炎藥和吸毒也會升高風險。

孕婦應當避免攝取會傷害胎兒的物質，尤其是在第一孕期。對於想要懷孕的婦女亦然。如前所述，懷孕的最初數週婦女往往渾然不覺。此外，第一孕期的胎兒發育是如此迅速，以致於缺乏必需營養素時，母體尚未出現症狀胎兒已經先受其害。

因此之故，第一孕期的營養是質重於量。換句話說，孕婦攝取

的卡路里與懷孕之前相同，但是所吃的食物必須營養素密度較高。雖然有的孕婦在第一孕期會沒有食慾並感到反胃，但是必須儘可能滿足營養素的需求。

第二孕期

第二孕期開始時，胎兒重 30 公克左右。手臂、手、手指、腿、腳和腳趾都已完全形成。此時胎兒已有耳朵，頜骨開始長出齒槽。各器官持續生長與發育，而且醫生利用聽診器可以偵測到胎兒的心跳。全身大部分的骨骼已明顯可辨。最後，胎兒看起來更像嬰兒。他可能會吸吮拇指，孕婦也可感覺到他在用力踢腿。如圖 14-2 所示，此時胎兒仍然會受毒物之害，但程度比第一期輕微一些。

第二孕期已經為**哺乳** (lactation) 預做了準備，孕婦胸部的造乳細胞會發育並積聚 1 到 2 公斤的脂肪，使乳房的重量增加大約 30%。這些脂肪有如能量庫，能供應製造乳汁所需的額外能量。

哺乳 (laction)　懷孕期之後分泌乳汁的時期。

第三孕期

進入第三孕期，胎兒約重 1 到 1.5 公斤。第三孕期是生長的關鍵時期；胎兒的身長將會加倍，體重也會變為原來的三到四倍。胎兒的鐵需求優先，因此可能會耗盡母體的鐵存量。所以產婦應當攝取足量的鐵，以避免嚴重的缺乏症。**妊娠** (gestation) 約 26 週出生的嬰兒，如果在新生兒加護病房中細加照顧，存活率較高。不過這些嬰兒將會缺乏妊娠最後一個月所積聚的礦物質（主要是鐵和鈣）與脂肪。此外還有其他醫療問題，例如吸吮與吞嚥能力不足，使得早產兒的營養照顧不易。

妊娠 (gestation)　從受孕到分娩，生命體在子宮內發育的時期；人類的妊娠期大約 38 到 42 週。

胎兒到了九個月大時，重約 3 到 4 公斤，身長約 50 公分。頭頂的柔軟部位（囟門）表示顱骨正在閉合。等嬰兒長到 12 至 18 個月大時囟門才會完全閉合.

觀念檢查站 14.2

1. 胎盤的功能為何？
2. 說明整個懷孕期間胎兒畸形的風險如何變化。
3. 大多數器官在懷孕的哪一期形成？
4. 在懷孕的哪一期胎兒的體型增加最快？

14.3 懷孕成功

懷孕的目標是要達到嬰兒和母親的最佳健康狀況。對母親而言，懷孕成功是身體與情感沒有受到傷害，能夠回復到懷孕前的健康狀況。對嬰兒而言，兩項普遍認可的標準為 (1) 妊娠期超過 37 週，以及 (2) 出生體重高於 2.5 公斤。妊娠 37 週肺部才會發育完全，而這是新生兒存活的重要關鍵。妊娠期越長（42 週為限）出生體重越重，嬰兒越成熟，其結果是醫療問題較少，健康狀況較佳。

閱讀本章時你會注意到，我們經常提及母親的營養、運動和其他生活方式對兒童終生的影響。這就是「健康與疾病發展源起假說」，或者簡稱為**胎兒源起假說** (fetal origins hypothesis)。有越來越多的證據指出，胎兒期的影響，例如饑荒、禁食、酒精暴露、甚至環境污染物，都與兒童日後的疾病風險相關（參見第 735 頁的「營養新知」）。當我們越來越了解環境因素如何型塑基因表現時，就會發現身心健康的許多層面早在子宮內就已經決定了。更重要的是，這些表觀遺傳的變化還會一代傳一代。

整體而言，懷孕成功是基因、生活方式和環境交互作用的結果。父母今天所做的決定，會影響子女多年以後的健康。即使在整個懷孕期間母親所做的決定、行為和預防措施有利於胎兒，也不能保證胎兒完全健康，因為遺傳和環境因素是母親無法掌控的。母親和懷孕相關的其他人都不應對全面控制抱著不切實際的幻想。

低出生體重 (low-birth-weight, LBW) 是指出生時體重低於 2.5 公斤的嬰兒。美國每 12 個新生兒有 1 個是 LBW。LBW 往往是因為**早產** (preterm) 緣故。LBW 嬰兒出生第一年的醫療支出高於體重正常的嬰兒。事實上，美國每年照顧 LBW 嬰兒的醫療費用超過 40 億美元。足月與早產的嬰兒因生長遲滯，造成出生體重低於妊娠週數應有的體重，稱為**胎兒生長不良** (small for gestational age, SGA)。所以，足月的嬰兒體重低於 2.5 公斤是 SGA 而不是早產，而妊娠 30 週出生的早產兒可能是 LBW 而非 SGA。SGA 的嬰兒比體重正常者容易有併發症，包括血糖控制、體溫調節以及早期的生長與發育的問題。

胎兒源起假說 (fetal origins hypothesis) 妊娠期間營養與環境傷害與子女未來健康的關聯的一種理論。

低出生體重 (low-birth-weight, LBW) 指任何出生體重低於 2.5 公斤的嬰兒，通常是因為早產的緣故。

早產 (preterm) 指妊娠未滿 37 週即出生的嬰兒。

胎兒生長不良 (small for gestational age, SGA) 指嬰兒的出生體重低於妊娠週數應有的體重。對足月的新生兒來說，表示出生體重低於 2.5 公斤。早產兒加上 SGA 最可能造成併發症。

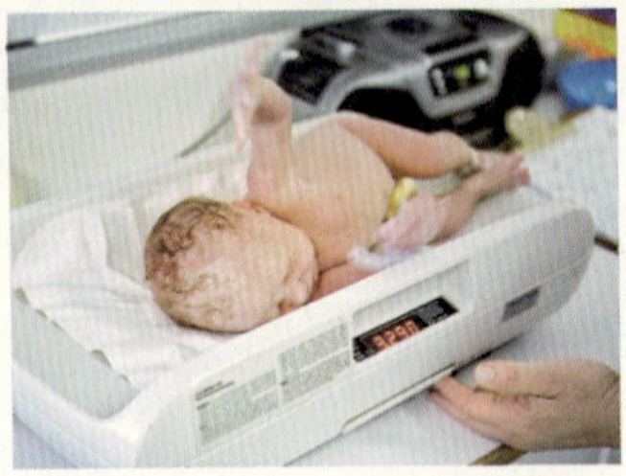

▲健康的新生兒。出生時嬰兒約 3.5 公斤重，50 公分長

產前檢查與諮商

適當的產前檢查是懷孕成功的首要因素。在理想的情況下，婦女應該在懷孕之前接受檢查和諮商，並且繼續在整個懷孕期間定期產檢。如果產檢不當／延遲，或者根本沒有產檢，母體營養不足會剝奪胎兒發育所需的營養素。除此之外，未經治療的疾病，例如貧血、愛滋病、高血壓和糖尿病必須小心應付，以減少懷孕期間的併發症。母親治療現行的感染也要儘量降低胎兒遭受傷害的風險。婦女如果沒有產檢，生下 LBW 嬰兒的機率會增加三倍。而 LBW 嬰兒在出生第一個月死亡的機率比體重正常者多 40 倍。根據美國「責任醫療醫師委員會」的資料，早期／持續產檢每年可以減少 12,600 個 LBW 嬰兒。雖然開始產檢的理想時間是在受孕之前，但是美國 20% 的婦女在整個懷孕第一期都沒有產檢——而這個階段是促進懷孕成功的關鍵時期。

美國健康國民 2020 的目標是低出生體重的嬰兒減少 5%，早產兒減少 10%。目前活產嬰兒有 8% 是低出生體重，而 12% 為早產。

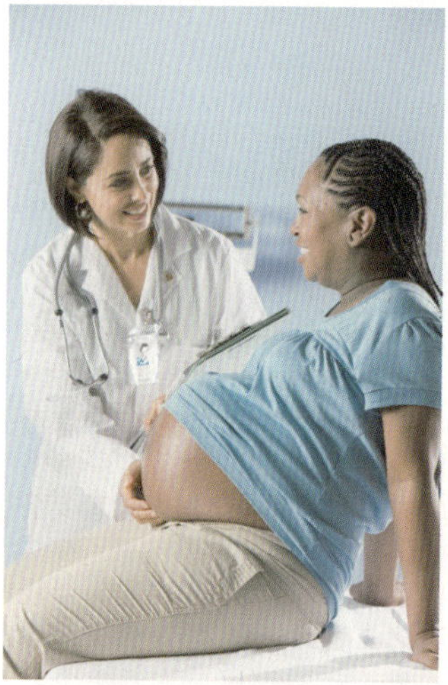

▲為了確保懷孕期間的最佳健康狀況和疾病迅速獲得治療，孕婦應該定期產檢。最理想的情況是在懷孕之前就開始諮商

單從收入、教育程度或生活方式並不能判斷一個人的飲食習慣。雖然有的婦女已有良好的飲食習慣，但營養諮詢還是能讓大多數人獲益。必須提醒所有孕婦哪些飲食習慣會危及胎兒，例如嚴格節食與禁食。結合適當的產前檢查、營養攝取和衛生習慣，父母就能給予胎兒（以及其後的嬰兒）茁壯的最佳機會。總之，教育、適當的飲食並儘早開始定期產檢，都可以增加產下健康嬰兒的機會。

母親年齡的影響

母親的年齡是決定懷孕成果的另一個因素。理想的懷孕年齡是在 20 到 35 歲之間。在這個範圍之外（無論是上限或下限）都容易有併發症。從 1990 年開始，少女早孕的比例已經下降，不過美國每年仍有 33 萬個嬰兒為少女所生，是所有工業化國家中比例最高的。少女早孕容易給母子雙方帶來不良的後果（表 14-1），而且每年納稅人要為此支付 110 億美元。這些負擔部分源自弱勢的背景，不過少女早孕跨越社經階層，即使排除背景因素，其影響仍舊極其明顯。懷孕的少女往往帶有各種風險因素，會危及懷孕並且連累胎兒。比方說在懷孕開始時，少女比成年女性容易體重不足，並且在懷孕期間增重不足。而且少女的身體缺乏成熟度，無法安全地攜帶胎兒。即便有了產前檢查（7% 的少女媽媽根本沒有產檢），她們的孩子仍有 10% 是低出生體重，而且 14.5% 為早產（參見延

表 14-1 少女早孕的負擔

母親方面	孩子方面
↑沮喪和其他心理健康問題	↓出生體重
↑濫用藥物和酒精	↑早產
↑貧窮並仰賴公共救濟	↑嬰兒死亡率
↓高中和大學畢業比例	↑童年期住院
↑單親家庭	↓學業表現
	↓營養狀況
	↑成年期入獄比例

孕婦若罹患後天性免疫不全症候群 (AIDS)，可能會在懷孕期間或分娩過程中把病毒傳染給胎兒。受到感染的新生兒有三分之一會罹患 AIDS，並在數年之內死亡。研究指出，婦女開始採用高效抗反轉錄病毒療法 (HAART) 並且接受常規的產科照護，可以大幅減少這種母嬰垂直感染的機率。在採用 HAART 之前，AIDS 母親所生的嬰兒有 45% 會受到感染，而目前垂直感染率不到 2%。因此，許多專家建議孕婦做 AIDS 篩檢，並提供患者 HAART。

伸閱讀 11）。

年長的婦女也會帶來特殊的懷孕風險。母親的年齡過了 35 歲之後，低出生體重和早產的比例逐漸緩慢升高。然而在嚴密的監測之下，35 歲以上的婦女仍有很大的機會生下健康的嬰兒。

出生間隔太短和多胞胎

如果兄弟姊妹出生的間隔不到一年，容易造成低出生體重的後果。在前次分娩後 6 個月內受孕的嬰兒，比前次分娩後 18 到 23 個月內受孕的嬰兒，其低出生體重、早產或胎兒生長不良的風險高出 30% 到 40%。這些不良的懷孕後果，或許是因為前次分娩所消耗的營養素存量沒有足夠的時間補充。同樣地，多胞胎（例如雙胞胎）也會升高早產的風險。

有毒化合物暴露

圖 14-2 說明了毒劑如何／何時傷害發育中的胎兒。在準備懷孕和懷孕期間，母親毫無疑問應該戒除酒精、菸草和毒品（例如大麻和古柯鹼）。在器官發育期間，接觸毒化物會造成畸形。妊娠期間胎兒接觸酒精的不良反應在本章末尾的「營養與你的健康」會加以討論。抽菸與早產相關，而且可能升高先天缺陷、嬰兒猝死和兒童癌症的風險。

懷孕期間使用毒品的危害尤其嚴重。毒品產生的許多化合物會穿越胎盤進入胎兒，而胎兒的解毒系統尚未成熟。大麻是育齡婦女最常用的毒品，它會抑制進入子宮和胎盤的血流，造成胎兒的生長不良。抽大麻的孕婦會產下低出生體重的嬰兒，而且流產的風險也較高。使用精神藥物，例如古柯鹼和甲基安非他命，會抑制胎兒生長和腦部發育，使兒童遺憾終生。

即使是處方藥物或常見的成藥也可能對胎兒不利。問題藥物包括阿斯匹靈（重度使用）、荷爾蒙藥膏、鼻滴劑和相關的感冒藥、直腸栓劑、體重控制藥丸、抗憂鬱劑以及原有疾病的處方藥物。有些草藥也可能會傷害胎兒。當女性計劃懷孕或已經懷孕時，應當使用較低劑量和／或較安全的替代藥物。

除了這些有毒化合物之外，母親所處環境的健康危害，包括職場相關的危害和 X 光暴露，都應該儘量避免。

食品安全

食源性疾病在生命任何階段都是值得關注的問題，其中李斯特菌（參見第 13 章）引起的疾病對孕婦特別危險。受到李斯特菌感染 7 到 30 天之後，會出現輕微的類似流行性感冒的症狀，例如發燒、頭痛和嘔吐。不過孕婦、新生兒和免疫功能不足者會出現較嚴重的症狀，包括自發性流產和敗血症。對這些高風險群而言，25% 的感染有致命的危險。未加熱殺菌的牛奶、生乳製造的軟質起司（例如布里、卡門貝、羊奶和藍黴起司）以及生菜（例如甘藍和芽菜）可能含有李斯特菌，所以孕婦和其他高風險群應該避免食用。專家建議只吃加熱殺菌的乳製品，而且肉類、禽肉和海鮮要完全煮熟才可食用。懷孕期間吃任何生肉或其他半熟的動物食品（例如熱狗或禽肉）並不安全。稍後在章節 14.4（表 14-3）會討論美國飲食指南，其中就包含這些食品安全建議。

> 為了降低李斯菌感染的風險，美國農業部建議孕婦要徹底煮熟（例如利用微波爐）所有即食肉類，包括熱狗和冷肉，直到它們冒出蒸氣為止。

孕前 BMI

在懷孕之前，婦女應該儘量維持健康體重。開始懷孕時，體重高於或低於健康體重太多者，所生的嬰兒比較容易有問題。比方說，肥胖婦女所生的小孩天生缺陷、出生數週後死亡和童年期肥胖的風險都較高。許多肥胖孕婦都有高血壓、糖尿病和難產等問題。

另一個極端是，婦女開始懷孕時體重不足（BMI 低於 18.5），所生的嬰兒比較容易有低出生體重和早產的問題。原因可能是體重不足的孕婦胎盤較輕，而且營養素存量較少（尤其是鐵），對胎兒生長有不良的影響。體重不足的婦女在懷孕前增重，或在懷孕期間額外增重，都可改善其營養素存量和懷孕成果。

營養狀況

我們如此重視懷孕期間的營養狀況是否有其必要？答案是肯定的。有許多研究指出，受孕 8 週之前，若有足量的維生素和礦物質，可以改善懷孕成果（參見延伸閱讀 3 和 17）。胎兒的生長與母體的變化都需要額外的營養素和卡路里，包括母親的子宮和乳房的生長、胎盤的發育、血液量的增加、心臟與腎臟負荷的升高以及脂肪存量的增多。尤其必需滿足葉酸的需求（每日 400 毫克合成葉酸），以避免神經管缺損等先天缺陷（參見本章末尾的「營養與你的健康」），並且降低早產的風險。懷孕期間鈣和鐵攝取不足或維生素 A 攝取過量也都會造成問題。

雖然不易確切指出何種程度的營養不足會影響懷孕，不過每日只攝取 1000 大卡已經證明會嚴重限制胎兒的生長和發育。在非洲鬧飢荒的地區，母子雙方的死亡率升高是另一明證。

根據觀察，已開發和開發中國家嬰兒出生體重的差異與遺傳背景沒有什麼關係，環境與營養的因素比較重要。懷孕初期母親的營養狀況越差，利用均衡飲食和／或補充劑以改善懷孕過程和成果就越加重要。

低收入戶的營養補助

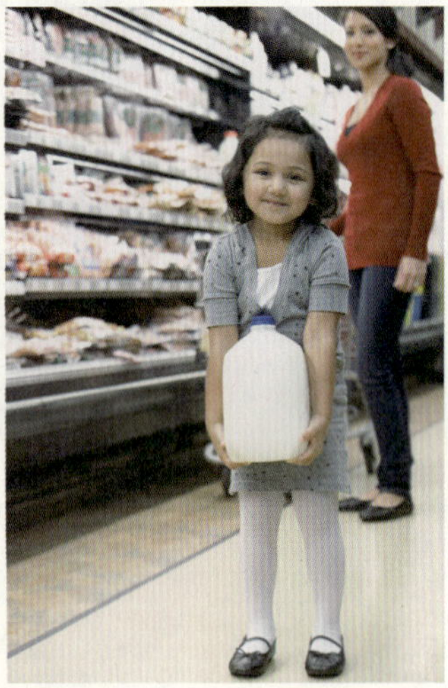

▲美國低收入的孕婦和嬰兒（以及兒童）享有 WIC 計劃提供的營養和醫療照顧

貧窮在許多方面衝擊懷孕。低社經地位的家庭往往醫療照顧不足。缺乏教育和缺乏財務資源造成衛生習慣不良，例如飲食無法滿足母親增加的營養需求。

美國政府目前有幾個計劃，提供高品質的醫療和食物以降低嬰兒的死亡率。這些計劃的目的是為了減少貧窮、教育不足和營養不足對懷孕所帶來的負面衝擊。其中有一個計劃叫作婦幼 (women, infants, and children, WIC) 特別營養補充計劃，為低收入戶的孕婦、嬰兒和兒童（到 5 歲為止）提供健康檢查和食物券，供應他們高品質的蛋白質、鈣、鐵和維生素 A 與 C。WIC 計劃涵蓋全美各地，並有訓練有素的工作人員協助孕婦。目前已有超過 9 百萬的婦女、嬰兒和幼兒受惠，不過還有許多需要幫助的孕婦沒有加入這個計劃。

觀念檢查站 14.3

1. 以一到二句話簡述你對懷孕成功的定義。
2. 定義早產、低出生體重和胎兒生長不良。
3. 母親的年齡與懷孕成果有何相關？
4. 重視懷孕期間的營養狀況是否有必要？原因何在？

14.4 懷孕期間的營養需求

懷孕期間營養需求會升高。必需注意的是，每一位準媽媽個別的評估／諮詢的需求不同，就像每位婦女的營養／健康狀況各不相同。不過對大多數婦女而言，營養需求的增加還是有通則可循。

能量需求

為了支持胎兒的生長和發育，孕婦必須增加能量攝取量。懷孕第一期的能量需求基本上與非孕婦相同。懷孕第二期和第三期的能量需求比懷孕前增加大約 350 到 450 大卡/日（第三期的需求較大）。

不過這些階段的孕婦不宜單吃高糖和高油點心，應該從營養素密集的食物攝取額外的卡路里。比方說在一天之中，六片全麥餅乾、30 公克起司、加 120 毫升脫脂牛奶就能提供額外的卡路里（加上一些鈣）。雖然孕婦是「一人吃兩人飽」，但不應把平日攝取的能量加倍。「一人吃兩人飽」的觀念比較適用於幾種維生素和礦物質需要量的增加。懷孕期間許多微量營養素的需求增加達 50%，而第二與第三期的能量需求只增加 20%。

營養新知 懷孕期間母親增重與兒童認知發展相關

Avon 親子縱向研究 (ALSPAC) 追蹤英國 13,617 對母子，從懷孕開始、歷經分娩、現已進入子女的青年期。妊娠增重分析顯示，懷孕期間增重低於建議量的婦女所生的子女，4 歲時的入學評估分數較低，16 歲時的期終考試表現也較差。這項研究顯示了遵循 2009 年醫學研究所妊娠增重建議量的重要性。懷孕期間適當增重可以改善母子雙方許多層面的健康。

資料來源：Gage SH and others: Associations of maternal weight gain in pregnancy with offspring cognition in childhood and adolescence: Findings from the Avon Longitudinal Study of Parents and Children. *American Journal of Epidemiology* 177:402, 2013.

如果在懷孕期間從事體能活動，孕婦可以比預估的 350 到 450 大卡/日增加額外的能量攝取量。由於體重的增加，做運動也需要較多的能量。到了懷孕末期許多婦女都不太活動，部分原因是行動不便，此時每日攝取額外的 350 到 450 大卡就已足敷所需。

懷孕期間動態生活

懷孕期間不適合做劇烈運動，不過孕婦通常可以從事中低強度的體力活動。事實上美國婦產專科醫學會建議，孕婦應當從事每日至少 30 分鐘的中等強度體力活動。一般建議每週做至少 150 分鐘的散步、騎腳踏車、游泳或柔和的有氧運動，可以預防懷孕併發症並促進分娩順利（參見延伸閱讀 16）。有研究指出懷孕期間經常運動，可以減少 50% 的妊娠糖尿病和 40% 的子癇前症風險。在章節 14.6 會進一步探討這些疾病。圖 14-3 說明懷孕期間運動對母子雙方的許多益處。初步研究確實指出，懷孕期間運動可以降低兒童日後肥胖的風險。

在懷孕之前就經常運動的婦女可以繼續做運動，只要能夠維持健康並且與醫生討論她們的運動計劃。應當避免從事可能傷害胎兒的運動項目，尤其是第二和第三孕期容易摔倒和造成腹部創傷者，

懷孕期間為何運動？

母親的益處	子女的益處
預防懷孕期間過度增重	**妊娠期間**
改善心血管功能	降低休息心率
降低妊娠糖尿病的風險	較健康的胎盤
降低妊娠高血壓的風險	增加羊水
減少懷孕帶來的骨質喪失	可能改善腦部發育
緩和腿腳水腫	延長妊娠期
睡眠品質較佳	**妊娠期之後**
減少背痛	降低出生體重
改善身體形象	童年期 BMI 較低

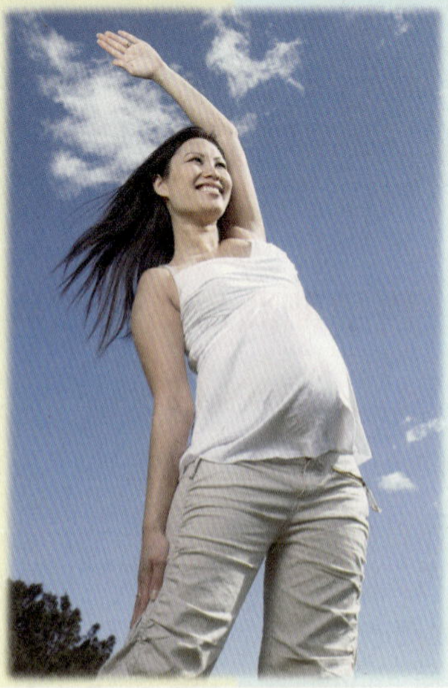

圖 14-3　懷孕期間運動對母子雙方的益處

例如坡道滑雪、舉重、足球、籃球、騎馬、某些健美操（有膝蓋深彎的動作）、會碰撞身體的運動（例如曲棍球）和水肺潛水。

高風險孕婦如早產收縮，必須限制體能活動。為了確保母子雙方均能達到最佳的健康狀況，孕婦最好諮詢家庭醫生關於體能活動及其限制的問題。

最佳增重

孕婦體重的增加是懷孕成果的最佳預測因子（參見延伸閱讀 7、9、和 11）。第一孕期應當每週增加 0.9 到 1.8 公斤，到了第二和第三孕期，每週應增加 0.4 到 0.5 公斤（圖 14-4）。一般中等體重的婦女（以 BMI 為準；表 14-2）懷孕期間的增重目標是 11.5 到 16 公斤。在專家尚未提出特定建議之前，懷孕的少女與其他族裔婦女應該以此為增重目標。懷雙胞胎的孕婦應增重 16 到 20.5 公斤，而過重或肥胖的婦女的增重應該較少。

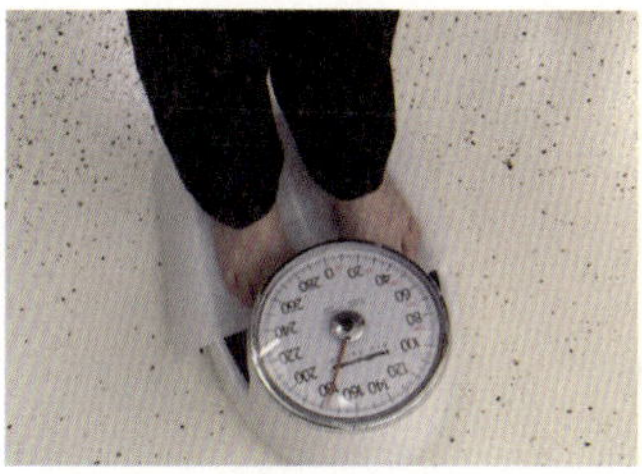

▲懷孕期間適當增重有利於母子雙方的健康。

低 BMI 的女性其增重目標為 12.5 到 18 公斤。過重婦女目標降為 7 到 11.5 公斤；至於肥胖婦女則為 5 到 9 公斤。圖 14-4 說明為何一般建議增重 11.5 公斤。

有許多證據一再顯示，妊娠 38 週以上，體重增加 11.5 到 16

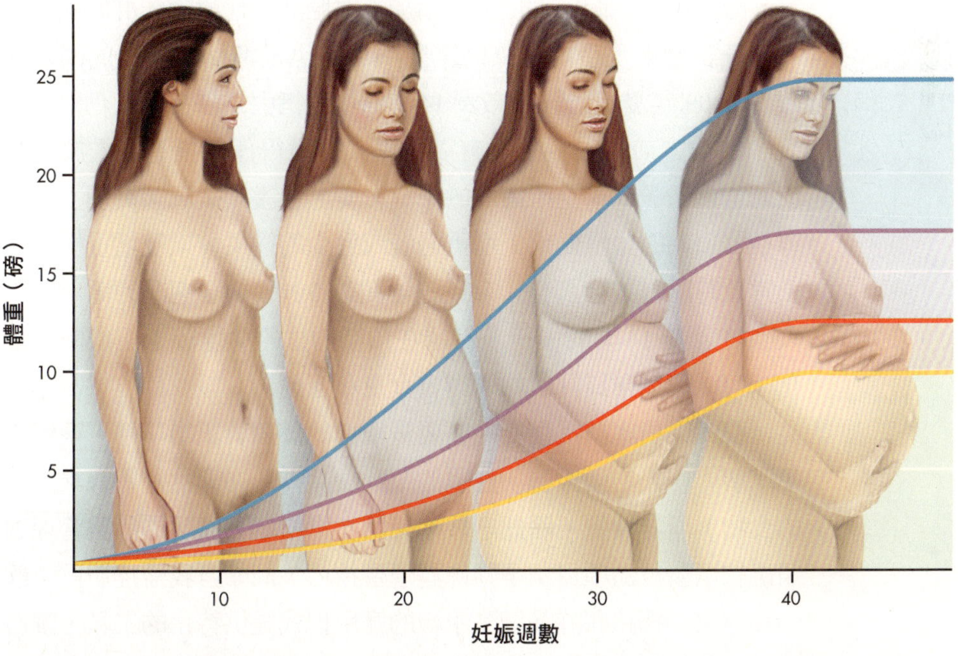

圖 14-4 懷孕期間增重的成分。建議一般婦女增重 11.5 到 16 公斤。注意各個成分加在一起為 11.5 公斤

表 14-2 根據懷孕前的身體質量指數 (BMI) 建議懷孕期間的增重

	體重增加量*	
懷孕前 BMI 範圍	磅	公斤
低（BMI 低於 18.5）	28 到 40	12.5 到18
中（BMI 18.5 到 24.9）	25 到 35	11.5 到 16
高（BMI 25.0 到 29.9）	15 到 25	7 到 11.5
肥胖（BMI 大於 30.0）	11 到 20	5 到 9

* 表中列舉的數值以單胞胎為準。中等 BMI 而懷雙胞胎者，增重範圍為 17 到 24.5 公斤；體重較高的婦女應增重較少

公斤的孕婦能使母子雙方達到最佳的健康狀況。這個範圍的增重可以產下 3.5 公斤的嬰兒。雖然懷孕期間額外的增重（約 2 到 4 公斤）不見得有害，不過如果產後沒有回復到孕前體重，可能會使育齡婦女的體重悄悄上升。懷孕和哺乳期間體重管理的重要建議包括在美國飲食指南中（參見表 14-3）。

過重和肥胖的孕婦確實容易產生併發症。母親過量的脂肪會升高糖尿病、高血壓、血栓和自發性流產的風險。分娩過後，妊娠期間增重過多的持續影響包括高 BMI、腹部積聚脂肪和高血壓。對嬰兒來說，胎兒在子宮內長得過大會增加先天缺陷和巨嬰症的機率。過重和肥胖母親的較大嬰兒比較可能需要剖腹生產。長期而言，母親懷孕期間過度增重會增加子女肥胖和代謝症候群的風險。

北美的婦女在懷孕期間往往不是吃得太少，而是體重增加太多，而且食物選擇不當。

妊娠增重是產前檢查的重要項目，也是準媽媽關注的問題。雖然 2009 年夏天已經公布表 14-2 的增重指引，許多婦女仍然通報說，懷孕之前／之中並沒有從醫護人員獲得任何指導。鑑於妊娠期間增重過多或不足所造成的廣泛影響，醫護人員應該更加主動指導孕婦預期的體重變化、增重過多或過少的後果，以及增重模式逸出常軌時應當如何調整（參見延伸閱讀 5）。懷孕期間的增重應該大致符合圖 14-4 的模式。每週在預期增重的曲線圖上記錄體重變化，可以幫助孕婦評估如何調整食量和運動。

醫護人員應該提供能量需要量增加的實際資訊給孕婦。孕婦必須了解「一人吃兩人飽」注重的是飲食品質（亦即挑選營養素密集的食物）而非食量。除此之外，如第 7 章所示，成功的體重管理對策應該涵蓋行為項目；孕婦應該學習技巧，例如自我監控體重、飲食和運動。網路和許多智慧手機的應用程式提供特化的工具，讓自我監控的任務變得更加簡單和社會化。

表 14-3 最新美國飲食指南對孕乳婦的建議

平衡能量以便管理體重
育齡婦女 • 懷孕前維持健康體重
孕婦 • 遵循 2009 年醫學研究所的妊娠增重指引（參見表 14-2）
儘量少吃的食物
育齡婦女和孕婦 • 懷孕之前／之中避免喝酒。懷孕期間沒有安全的飲酒標準
孕婦 • 海鮮、肉類、禽肉或蛋徹底煮熟，內部溫度達到安全標準 • 不要吃未加熱殺菌的（生）果汁／牛奶或未加熱殺菌的牛奶所做的食物，例如軟質起司（菲達、墨西哥、布里、卡門貝爾、藍黴和潘尼拉起司等） • 外賣肉品和熱狗重新加熱到冒蒸氣為止以殺死李斯特菌，而且不要吃生芽菜
乳婦 • 飲酒後至少經過 4 小時才哺乳 • 正確的銜乳方式和哺乳模式建立之前完全禁酒
應該多吃的食物和營養素
育齡婦女 • 挑選人體容易吸收的血鐵質食物、額外的鐵來源、和促進鐵吸收的食物，例如富含維生素 C 者 • 除了來自各種食物的天然葉酸外，每日攝取 400 微克合成葉酸（來自強化食品和／或補充劑）
孕婦 • 依產科或其他醫生建議服用鐵補充劑 • 每日從所有食物來源攝取 600 微克的膳食葉酸當量
孕婦或乳婦 • 每週吃 8 到 12 盎司的多樣化海產 • 由於白鮪（長鰭鮪）含有甲基汞，每週不要吃超過 6 盎司，而且忌吃以下四種魚：劍旗魚、鯊魚、鯖魚和馬頭魚

如果增重偏離了理想模式應做適當調整，不過懷孕期間絕對不要減重。舉例來說，如果孕婦一開始增重過多，並不應該減重以回到常軌。即使在懷孕的前 7 個月增重 16 公斤，在最後的 2 個仍然必須增重。她只需降低增重的速度，使上升的曲線與標準曲線平行。換句話說，要找出不必要的能量來源並加以剔除。另一方面，在懷孕期的某一點如果增重不足，也沒有必要急起直追。只要比正常模式逐漸增加一點體重，在懷孕結束時符合標準即可。合格營養師可以協助孕婦調整增重模式。

蛋白質、碳水化合物和脂質的需求

孕婦的蛋白質 RDA 是增加 25 公克/日（圖 14-5）。所有的婦女都應評估自己是否確實攝取足量的蛋白質和能量（這樣蛋白質才

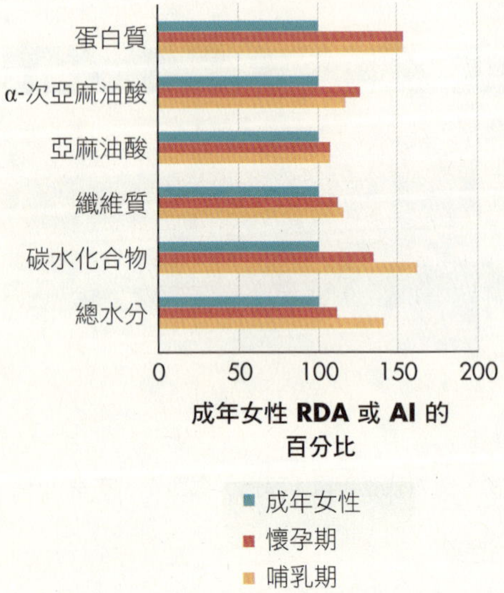

圖 14-5 懷孕和哺乳期間巨量營養素和水分的相對需要量。注意總脂肪沒有 RDA 或 AI；其需求占總能量的 20% 到 35%

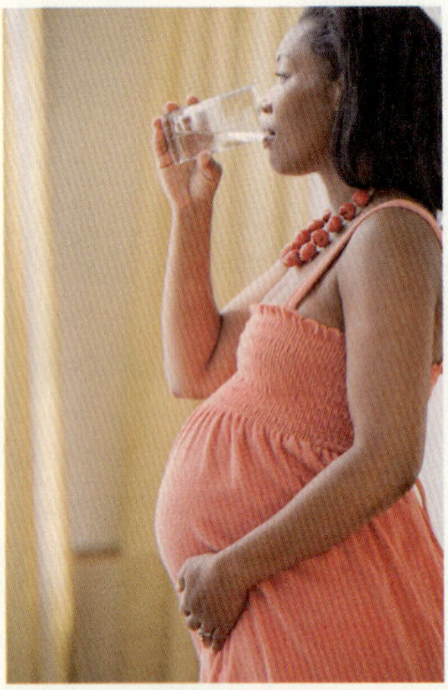

▲懷孕期間的水分攝取量比懷孕前的每日 3.0 公升增加 0.3 公升。母乳哺餵應該每日攝取 3.8 公升的水分

能作為合成新組織的來源）。然而許多婦女的蛋白質攝取量早就超過需求，不必特別再添加，只需稍作調整即可。比方說，單單一杯脫脂牛奶就可供應營養素密集的 90 大卡和 8 公克蛋白質。

孕婦的碳水化合物 RDA 是每日增加到 175 公克，主要是為了防止酮症。酮體是脂肪代謝產能時的副產品，會被胎兒腦部不當地利用，因而延緩其發育。大多數婦女（不論懷孕與否）的碳水化合物攝取量早就超過 RDA（圖 14-5）。

懷孕期間脂肪的攝取量應該按能量攝取量的比例增加，使脂肪維持在總能量的 20% 到 30% 左右。懷孕期間不宜吃低脂飲食，因為脂質是額外的能量和必需脂肪酸的來源。懷孕期間脂質種類的建議通常與非懷孕成人相同。為了降低心血管疾病的風險，美國心臟協會建議，飽和脂肪不要超過總卡路里的 7%，而反式脂肪不要超過 1%。不需要攝取膳食膽固醇，不過為了維持母親的心血管健康，膽固醇的攝取量最多維持在 300 毫克/日。

懷孕期間攝取足量的必需脂肪極為重要——包括亞麻油酸 (ω-6) 和 α-次亞麻油酸 (ω-3)。如第 5 章所示，人體無法合成必需脂肪酸，必須由飲食供應。對發育中的胎兒來說，必需脂肪酸是生長、腦部發育和眼睛發育所必需。懷孕期間的 ω-6 脂肪酸的建議量稍微增加到 13 克/日，而 ω-3 脂肪酸為 1.4 克/日。每日吃 2 到 4 湯匙的植物油就能滿足這些需求。每週吃 8 到 12 盎司的魚可以滿足必需脂肪酸的需求（參見延伸閱讀 14）。婦女所吃的魚如果無法達到建議量，可代之以魚油，不過要慎選品牌，最好是經過蒸餾以移除環境污染物（參見本章末尾「營養與你的健康」）。

維生素的需求

孕婦 B 群維生素的需求是由懷孕前的 RDA／足夠攝取量增加 30%，只有維生素 B_6（增加 45%）和葉酸（增加 50%）除外（圖 14-6）。維生素 A 的需求只增加 10%，所以不必特別重視。而且要注意，過量的維生素 A 對胎兒有害。

只要仔細選擇食物，很容易就能滿足維生素 B_6 和其它 B 群維生素（葉酸除外）的額外需求，例如即食早餐麥片和動物性蛋白質

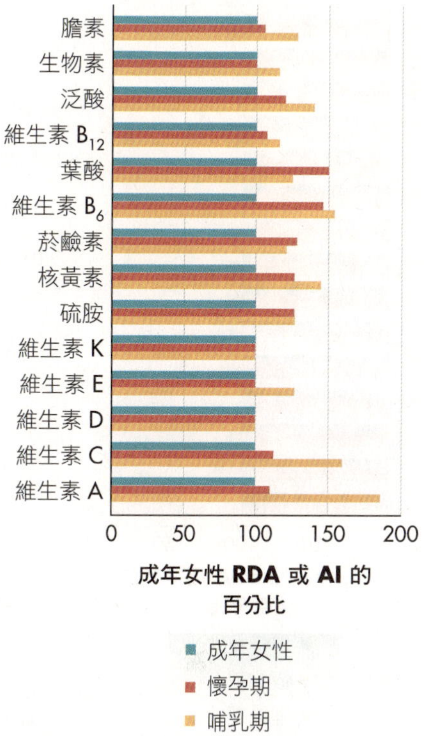

圖 14-6 懷孕和哺乳期間的維生素相對需要量

食品。不過要滿足葉酸的需求，往往要有特殊的飲食計劃或者維生素補充劑。因為 DNA 的合成（以及其後的細胞分裂）需要葉酸，所以這種營養素在懷孕期間特別重要。總之，胎兒與母體的生長都需要充分的葉酸。紅血球的合成需要葉酸，它在懷孕期間的需求也會增加。如果葉酸攝取不足會造成嚴重的巨球性貧血。懷孕期間的葉酸 RDA 增加為 600 微克 DFE/日（參見第 8 章 DFE 的計算），在孕婦的營養需求中這是頗為重要的一環。孕婦所需 600 微克 DFE/日的葉酸可由膳食來源或補充劑獲得，或是雙管齊下。挑選富含合成葉酸的食品，例如即食早餐麥片或代餐棒（含有 50% 到 100% 基準值者），尤有助益。記得第 8 章提過，合成葉酸的吸收率比食物中天然存在的各種形式的葉酸高出許多（參見延伸閱讀 17）。

越來越多的證據指出，懷孕期間母親的維生素 D 濃度偏低會影響子女的多種健康參數。大約 54% 的非裔婦女和 42% 的白人婦女血液中活化形式的維生素 D 濃度不足，即使有許多人每天服用 400 IU 的維生素 D 補充劑亦然。維生素 D 的功能大家都知道，就是與骨骼健康相關，可防止佝僂病；不過懷孕期間維生素 D 營養狀況不良會造成嚴重的併發症，包括較高比例的妊娠糖尿病和妊娠高血壓，剖腹產的比例也增為四倍。母親缺乏維生素 D 時，有較高比例的呼吸道感染和母嬰 HIV 垂直感染，可見得維生素 D 在免疫方面的重要性。由於維生素 D 能夠調控基因表現，因此它對胎兒早期到嬰兒期的發育極為重要。妊娠期間維生素 D 不足與日後童年期或成人期的疾病相關，例如第 1 型糖尿病、多發性硬化症、氣喘、精神分裂症和某些癌症。孕婦維生素 D 的 RDA 是每日 15 微克 (600 IU)，與非孕婦相同，不過有許多專家建議提高到每日 25 微克 (1000 IU) 或以上（參見延伸閱讀 6）。目前沒有通用的維生素 D 篩檢或補充的建議量，不過美國婦產科學院建議，懷孕期間缺乏維生素 D 者每日補充 1000 到 2000 IU 是安全無虞的。

礦物質的需求

礦物質的需求在懷孕期間通常會增加，尤其是碘、鐵和鋅（圖 14-7）。（鈣的需求不會增加，不過仍需特別留意，因為許多婦女

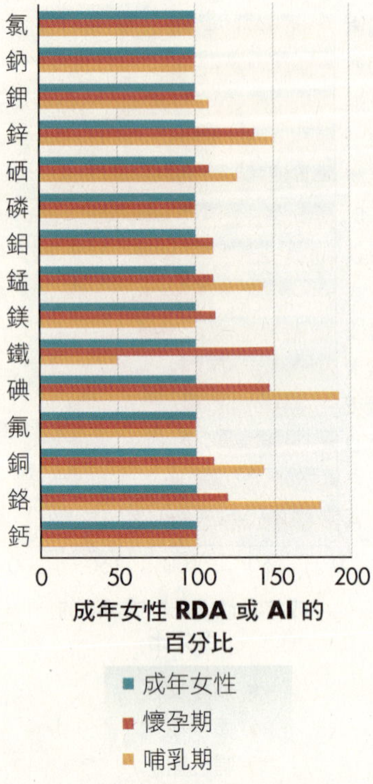

圖 14-7 懷孕和哺乳期間的礦物質相對需要量

先天甲狀腺功能低下症 (congenital hypothyroidism) 會甲狀腺素合成不足的先天缺陷，如果不加治療會造成心智障礙和生長遲滯。

平日的攝取量就不能滿足需求。）

懷孕婦女需要額外的碘（RDA 為 220 微克/日）以支持甲狀腺素的合成（供應母親和發育中的胎兒）和胎兒腦部發育。孕婦缺碘會患甲狀腺腫（參見第 9 章），而她的子女可能患有嚴重的出生缺陷，稱為**先天甲狀腺功能低下症** (congenital hypothyroidism)（以前叫作呆小症）。本章末尾「營養與你的健康」專欄對此有進一步的資訊。如果孕婦吃加碘強化的食鹽，碘的攝取量就不成問題。

額外的鐵（RDA 為 27 毫克/日）是為了要合成更多的血紅素，並且供應胎兒的鐵存量。大約 2% 的婦女剛懷孕時臨床上診斷為缺鐵性貧血，不過據估計有三分之一的孕婦鐵存量不足，因此懷孕期間無法滿足鐵的大量需求。缺鐵性貧血（尤其是懷孕第一期）的後果相當嚴重，包括早產、低出生體重以及出生數週後早夭。

孕婦通常需要補充鐵，尤其是如果沒有吃加鐵強化的食品如含有 100% 參考值（18 毫克）的強化早餐麥片。美國婦產專科醫學會建議，所有孕婦應篩檢缺鐵，並且提供補充劑給缺鐵者。除此之外，大部分的產前補充劑都含有鐵。不過由於鐵補充劑會降低胃口並造成反胃和便秘，所以最好在兩餐之間或睡前服用。鐵補充劑不要和牛奶、咖啡或茶一起服用，因為這些飲料含有會干擾鐵吸收的物質。含非血基鐵的食物／鐵補充劑與富含維生素 C 的食物共食，可以促進鐵的吸收。沒有貧血的孕婦可以等到懷孕第二期，孕吐的情況減輕時才開始補充鐵。

懷孕期間鋅的 RDA 從每日 8 毫克增加到 11 毫克。鋅參與許多酵素反應和蛋白質合成。懷孕期間缺鋅會造成早產和低出生體重。美國孕婦的鋅攝取量通常足夠，不過低收入和吃素的婦女比較容易缺鋅。除此之外，因為鐵和鋅會競爭吸收，懷孕期間大量的鐵補充劑可能干擾鋅的吸收。動物來源的瘦蛋白質和強化的早餐穀片可以提供懷孕所需的額外的鋅。

服用產前維生素和礦物質補充劑

已開發國家的孕婦除了葉酸、鐵和維生素 D 之外，其它維生素和礦物質的攝取量通常都足夠（參見延伸閱讀 4）。科學研究的證據支持孕婦例行補充葉酸和鐵。除了這兩種營養素之外，有些研究指出使用綜合維生素和礦物質補充劑，可以減少低出生體重和胎兒生長不良的案例。產前補充劑是否能夠減少另外多種懷孕併發症，還有待進一步的研究。截至目前為止，沒有足夠的證據建議所有孕婦服用產前維生素和礦物質補充劑，只不過大部分的醫生都會開這種處方。有些孕婦專用的補充劑不用處方就買得到，其它補充劑則需要處方，因為其中含有大劑量的合成葉酸（1000 微克），可能對他人（例如老人）造成傷害（參見第 16 章）。這些補充劑都含有大量的鐵（每錠 27 毫克）。除了補充劑和膳食的維生素 A 加起來過量時會發生問題（參見本章末尾「營養與你的健康」專欄）之外，沒有證據顯示孕婦服用產前補充劑會出現重大的健康問題。

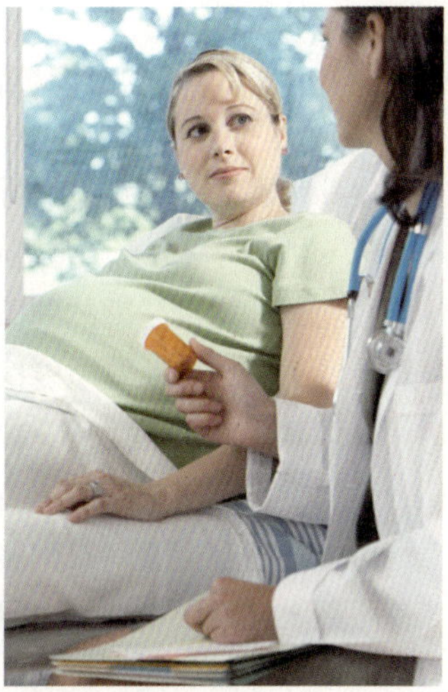

▲綠色葉菜富含天然葉酸，不過在人體內，合成葉酸的活性比天然葉酸更高。美國健康國民 2020 的目標之一，是把育齡婦女每日至少攝取 400 微克合成葉酸的比例提升 10%。目前有 23% 的育齡婦女從強化食品和補充劑攝取足量的合成葉酸

對於懷孕的貧窮婦女、少女、飲食貧乏者、懷多胞胎者、抽菸／酗酒／濫用藥物者和純素食者，產前營養補充劑尤有助益；至於其他人，均衡飲食就能提供所需的營養素。當你選擇綜合維生素時，要找帶有 USP 標示的品牌，確保該產品的內容物、品質、純度和安全標準符合美國藥典（參見第 8 章的「營養與你的健康」專欄）。此外，當然要避免超大劑量的任何營養素。不要服用含有草藥、酵素和胺基酸的補充劑，因為其中許多原料在懷孕或哺乳期間的安全性並未評估，因而可能傷害胎兒。另外，過期的補充劑要丟棄，因為有些成分已經失去功效。

觀念檢查站 14.4

1. 巴翠絲懷孕前每日需要 2200 大卡。在她懷孕第一、第二和第三期每日各需多少卡路里？
2. 開始懷孕時為健康 BMI 的婦女，在懷孕期間最佳的增重模式為何？與開始懷孕時體重不足／過重／肥胖的婦女有何差異？
3. 列舉孕婦可能需要補充的幾種營養素及其理由。

14.5 孕婦的飲食計劃

根據我的餐盤設計孕婦的飲食頗為合適。一位活躍的 24 歲婦女在懷孕第一期約需 2200 大卡（與非孕婦相同），它的內容應該包括：

在 www.ChooseMyPlate.com 中，準媽媽可按下孕乳婦的連結而找到個人化的飲食資訊。根據年齡、身高、運動量和孕期體重可以製作出懷孕各期的一日菜單。

• 3 杯富含鈣的奶類食物（或者用加鈣強化的食品來代替）以彌補

案例研究 準備懷孕

莉莉與丈夫已經準備好要迎接他們的第一個小孩。她今年 25 歲，體重 61 公斤，身高 170 公分。莉莉知道懷孕期的健康對懷孕的成功與否至關重要，所以她遍讀所能找到的各項資料。

莉莉避免喝酒，因為她知道懷孕的最初數週，酒精對成長中的胎兒特別有害，尤其是因為她可能懷了孕但沒有立刻發現。她既不抽菸也沒有服藥，並且限制咖啡一日 4 杯，而可樂一日 3 罐。根據所讀的資料，莉莉決定要親自哺乳並參加分娩課程。她在飲食中增添一些額外的蛋白質，並且多吃水果和蔬菜。她也開始吃非處方的維生素和礦物質補充劑。她身體狀況良好，並且相當擔心懷孕期間增重太多。最近她開始一週五天的跑步計劃，並且要在懷孕期間繼續跑步。

回答下列問題。解答在本章末尾。

1. 關於莉莉服用補充劑你的看法為何？
2. 莉莉如何預防神經管缺損？她還可以採取什麼其它措施？
3. 關於莉莉的咖啡因攝取量你的建議為何？
4. 為了準備懷孕和哺乳，莉莉已經明智地注意到蛋白質攝取量。她是否應該把魚當作蛋白質來源？原因何在？
5. 便秘是懷孕期間常有的困擾。為了避免這個問題，你的建議為何？
6. 關於懷孕期間適當增重的問題，你可以提供莉莉什麼資訊？

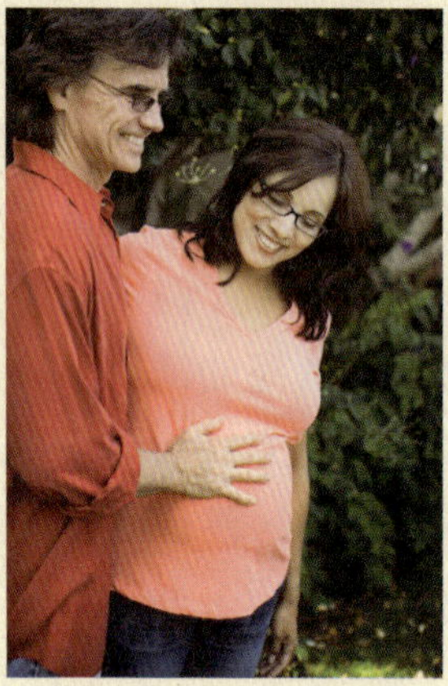

鈣的攝取和需求之間的缺口

- 6 盎司當量的蛋白質類食物
- 3 杯蔬菜類
- 2 杯水果類
- 7 盎司當量的五穀類
- 6 茶匙植物油

具體來說，奶類食物應該包括低脂或脫脂版本的牛奶、優格和起司。它主要是供應額外的蛋白質、鈣、碳水化合物和其它營養素。蛋白質類食物應該包括動物與植物來源。除了蛋白質之外，這些食物提供孕婦所需額外的鐵和鋅。蔬菜和水果類提供各種維生素和礦物質。每日 1 杯水果是維生素 C 的良好來源，而蔬菜 1 杯應選綠色蔬菜或其它富含葉酸的來源。五穀類最好是全穀類與營養富化的食品。一盎司全穀類的即食早餐麥片即可提供豐富的維生素和礦物質。最後，飲食中的植物油可提供必需脂肪酸。固體脂肪和添加糖的卡路里不應超過每日 270 大卡。

懷孕第二和第三期孕婦約需要 2600 大卡，現在它的內容應該包括：

- 3 杯富含鈣的奶類食物（或者用加鈣強化的食品來代替）
- 6.5 盎司當量的蛋白質類食物
- 3.5 杯蔬菜類
- 2 杯水果類
- 9 盎司當量的五穀類
- 8 茶匙植物油

固體脂肪和添加糖的卡路里不應超過每日 360 大卡。表 14-4 是根據基本飲食計劃擬定的一日菜單。這份菜單提供第二或第三期孕婦 2600 大卡，並能符合孕婦額外的營養素需求。孕婦如果必須多吃（不管原因為何），應該吃蔬果類與全穀類麵包和麥片，而非營養素貧乏的食物，例如甜點和含糖飲料。

有一種普遍的迷思是，懷孕的母親天生就知道該吃什麼東西。事實不然，她們所嗜吃的這些食物與荷爾蒙的變化有關（常見於第二和第三孕期），或者不過是家族傳統而已。有的婦女在懷孕期間所嗜吃的東西並非食物，稱為**異食癖** (pica)，例如吃洗衣用漿粉、粉筆、香菸灰和土壤（黏土）。這種行為對母親和胎兒極為有害。遵循專家（例如合格營養師）的營養建議，比依賴本能要來得可靠多了。

異食癖 (pica) 嗜吃非食物的東西，例如塵土、洗衣用漿粉或黏土。

吃素的孕婦

不論是吃奶蛋素或奶素的婦女，懷孕期間的營養需求大致沒有問題。她們與非素食的孕婦一樣，首先要注意符合維生素 B_6、鐵、葉酸和鋅的需求。

在另一方面，吃全素的婦女必須在懷孕之前／之中仔細計劃飲食，以攝取足量的蛋白質、維生素 D（或充分的日曬）、維生素 B_6、鐵、鈣和鋅，此外還要補充維生素 B_{12}。第 6 章所列舉的基本全素飲食必須再加修改，應包含更多五穀類、豆類、堅果和種子，以提供所需的額外營養素。如前所述，服用產前維生素和礦物質補充劑可彌補微量營養素不足的缺口。然而孕婦專用補充劑所提供的鐵足敷所需，不過鈣仍不足（每錠 200 毫克）。為了避免吸收競爭，鐵和鈣補充劑不應同時服用。

表 14-4 符合大多數孕乳婦營養需求的 2600 大卡菜單實例*

	維生素 B_6	葉酸	鐵	鋅	鈣
早餐					
1 杯加樂氏麥片	✓	✓	✓	✓	✓
1 杯柳橙汁		✓			
1 杯脫脂牛奶	✓				✓
點心					
2 湯匙花生醬	✓	✓	✓	✓	
2 根西洋芹		✓			
1 片全麥吐司		✓	✓	✓	
1 杯原味低脂優格	✓				✓
1/2 杯草莓		✓			
午餐					
2 杯菠菜水果沙拉加 2 湯匙油醋醬		✓			✓
2 片全麥吐司		✓	✓	✓	
1.5 盎司波伏洛起司	✓				✓
點心					
5 片全麥餅乾		✓	✓	✓	
1 杯葡萄汁					
晚餐					
3 盎司瘦漢堡肉，烤（加調味料）	✓		✓	✓	
1/2 杯烤豆子	✓	✓	✓	✓	
1 個漢堡麵包		✓	✓		
1/2 片番茄					
1 杯熟花椰菜		✓			✓
1 茶匙軟式人造奶油					
冰茶					
宵夜					
雜糧棒（2 盎司）		✓	✓	✓	
1/2 根香蕉	✓				
包括含固體脂肪和添加糖的食物（以 360 大卡/日為限）以達到適當增重的目的					

* 固體脂肪和添加糖的數量依實際的食物而有不同

這份菜單符合孕乳婦的營養需求。沒有打勾表示並非該營養素的良好來源。本例中添加維生素與礦物質強化的早餐麥片是營養素的重要來源。水分依需要自行添加。孕婦的水分總攝取量為每日 10 杯，乳婦為 13 杯。

觀念檢查站 14.5

1. 列舉吃全素的孕婦應該特別關注的三種營養素。
2. 修改表 14-4 的 2600 大卡菜單以適合吃素的孕婦。
3. 米凱拉告訴你，她懷孕期間嗜吃冰淇淋。她每天午餐過後要吃一兩根冰淇淋棒，下班回家經過速食店要吃一杯奶昔。你可以提供她什麼營養資訊？

14.6 懷孕期的重要生理變化

懷孕期間胎兒所需的氧氣／營養素以及排泄作用，增加了母體的肺、心臟和腎臟的負擔。雖然孕婦的消化和代謝系統的運作極有效率，但是伴隨著身體的變化還是會感到不適。

心灼痛、便秘和痔瘡

胎盤分泌的荷爾蒙（例如黃體激素）會鬆弛子宮和消化道的肌肉，結果往往造成胃酸逆流進入食道而導致心灼痛（參見第 3 章）。發生這種情況的時候，孕婦在餐後最好不要平躺，少吃油脂以便食物快速通過胃進入小腸，並且避免吃太過辛辣的食物。除此之外，大部分的液體應該在兩餐之間喝，可以減少餐後胃內食物的體積，因而降低胃酸逆流的壓力。情況嚴重的話可能需要服用制酸劑或相關藥物。

懷孕期間腸道肌肉鬆弛是造成便秘的原因。在懷孕後期尤其容易發生，因為胎兒擠壓了消化道的活動空間。為了緩解這種症狀，孕婦應當經常運動並且多攝取水分、纖維質、水果乾如李乾或梅乾。懷孕期間纖維質的足夠攝取量是 28 公克，比非孕婦稍微多些。水分需求是每日 10 杯。這些措施有助於防止便秘，以及伴隨便秘而來的痔瘡。排便時出力會造成痔瘡，而懷孕時其他的身體變化更容易導致痔瘡。鐵補充劑的需求與劑量也要重新評估，因為攝取大量的鐵與便秘相關。

水腫

懷孕期間胎盤分泌的荷爾蒙會促使各種身體組織保留水分。懷孕時血液容量也會大幅增加。這些額外的水分多少會造成水腫。沒有必要嚴格限鹽，或服用利尿劑以緩解輕微的水腫。不過，懷孕後期的水腫會妨礙孕婦的體力活動，有時需要抬高雙腳或穿壓力襪以減輕症狀。總之，水腫通常不是大問題，除非合併高血壓或蛋白尿的問題（參見稍後的「妊娠高血壓」）。

害喜

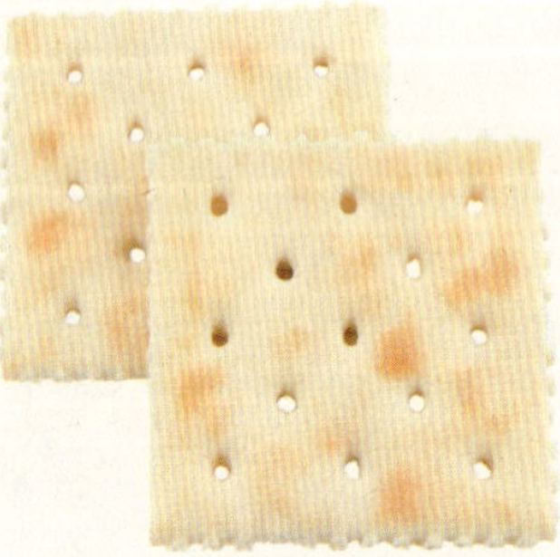

▲起床時或兩餐之間吃幾片蘇打餅乾，有助於緩解害喜的現象

大約 70% 到 85% 的婦女在懷孕初期會感到反胃，可能是由於血液中懷孕相關的荷爾蒙促進嗅覺而引起的。雖然英文稱為「morning sickness」，不過隨時可能感到反胃，並且持續一整天；這往往是婦女懷孕的第一個徵象。孕婦可以嘗試下列方法以緩解反胃的感覺：避免吃容易引起反胃的食物，例如油炸或油膩的食物；烹飪時保持空氣流通，以消除令人反胃的氣味；起床之前吃蘇打餅乾或乾麥片；避免清早就攝取大量水分；以及少量多餐等。有些孕婦補充鐵質會引起反胃，可以改吃別種形式的補充劑，或是等到第二孕期才吃補充劑。孕婦如果懷疑她吃的產前補充劑與害喜有關，應該與醫生商量改吃它種補充劑。

總之，不管是花椰菜、蘇打餅乾或是檸檬水，只要可以緩解害喜孕婦都應該儘量吃，同時努力維持正常飲食。美國婦產專科醫學會建議以下預防和治療害喜的方法：

- 從受孕開始持續服用綜合維生素和礦物質補充劑。
- 吃超大劑量的維生素 B_6（每劑 10 到 25 毫克，每天吃三到四次），尤其是與抗組織胺 (doxylamine) 併用（每劑 10 毫克）。
- 薑（350 毫克一天吃三次）也有緩解作用。

通常懷孕第一期結束，害喜就會停止；不過有 10% 到 20% 的案例會持續整個懷孕期。如果反胃的情況嚴重，前述的方法就起不了什麼作用。劇烈嘔吐會導致危險的脫水，應該加以避免。如果嚴重嘔吐不止（占懷孕數的 0.5% 到 2%），必須就醫。

貧血

生理性貧血 (physiological anemia) 懷孕期間血液容量增加，稀釋了紅血球的濃度，因而造成貧血；又稱「血液稀釋」。

為了供應胎兒的需求，母體的血液容量增加了 50%。但紅血球的數目只增加 20% 到 30%，而且增加的速度比較緩慢。其結果就是，孕婦的紅血球與血液容量的比率較低，這種情況稱為**生理性貧血** (physiological anemia)。這是懷孕的正常現象，而非營養不足的後果。不過，懷孕期間鐵的存量和／或膳食攝取量不敷所需，因而導致缺鐵性貧血則必須就醫。美國飲食指南建議，可能懷孕的婦女要吃富含鐵質的食物（表 14-3）。

妊娠糖尿病

胎盤合成的荷爾蒙會抵銷胰島素的作用，導致輕微的血糖升高，有助於供應能量給胎兒。如果血糖升得太高，就造成**妊娠糖尿病** (gestational diabetes)。這種情況通常始於懷孕第 20 到 28 週，尤其是肥胖的婦女或有糖尿病家族病史者。其他風險因素包括母親年齡超過 35 歲，以及上次懷孕有妊娠糖尿病。北美的孕婦約 4% 患有妊娠糖尿病；不過白種人的罹患率為 7%。有第 2 型糖尿病風險的孕婦（例如肥胖、家族病史），應該在第一次產檢時篩檢是否患有未經診斷的第 2 型糖尿病。沒有第 2 型糖尿病的孕婦應該在懷孕 24 到 28 週時篩檢糖尿病，方法是給予 75 公克葡萄糖，經過 1 到 2 小時測其升高的血糖濃度（參見延伸閱讀 18）。如果偵測到妊娠糖尿病，就要吃特殊的飲食，把碳水化合物的攝取分散到各餐。碳水化合物的來源應該是天然、未加工的五穀類、蔬果和豆類，這些食物對血糖的衝擊比精製穀類或添加糖來得小。有時也需要注射胰島素或口服藥物。經常運動也有助於控制血糖。

妊娠糖尿病 (gestational diabetes) 懷孕期間血糖濃度升高，產後即恢復正常；原因之一是胎盤製造的荷爾蒙抑制了胰島素調控血糖的作用。

懷孕期間未加控制的糖尿病，主要的風險是胎兒會長得很大。這是因為母親的血液循環過度供應葡萄糖，加上胎兒製造更多的胰島素，攝取更多的能量以供自己生長。如果胎兒的體型很大，可能需要剖腹生產。另外一個問題是嬰兒出生時可能會低血糖，因為妊娠期間胎兒有製造過量胰島素的傾向。其他問題包括可能需要提早分娩，以及出生創傷與畸型的風險增加。除了懷孕和分娩的併發症之外，妊娠期間未加控制的血糖對子女有長期的惡果。高血糖促使胎兒代謝和與鐵結合的蛋白質發生變化，使胎兒的鐵存量降低。

雖然妊娠糖尿病通常在產後會消失，不過它與產婦日後罹患糖尿病有連帶關係，尤其是如果沒有維持健康體重的話。研究顯示由妊娠糖尿病的母親所生的嬰兒，成年後罹患肥胖、代謝症候群和第 2 型糖尿病的風險較高。因此之故，適當控制妊娠糖尿病（以及懷孕前的糖尿病）相當重要。

妊娠高血壓

美國有 6% 到 8% 的孕婦患高血壓（血壓高於 140/90 毫米汞柱）。有的孕婦在懷孕之前就有慢性高血壓，不過妊娠 20 週後首度出現的高血壓稱為**妊娠高血壓** (gestational hypertension)。

妊娠高血壓 (gestational hypertension) 妊娠 20 週後首度出現的血壓高於 140/90 毫米汞柱，可能發展成子癇前症或子癇症。

子癇前症 (preeclampsia) 妊娠高血壓的一種形式，特徵為蛋白尿。

子癇症 (eclampsia) 妊娠高血壓的嚴重形式，特徵為蛋白尿和痙攣（先前稱為妊娠毒血症）。

關鍵思考

仙蒂懷有 4 個月的身孕，而且有餐後心灼痛、便秘和排便困難等問題。你學了營養學，了解消化系統和營養的重要性。你有什麼建議可以緩解仙蒂的問題？

妊娠高血壓患者約有半數最後發展成**子癇前症**（preeclampsia，症狀輕微者）或**子癇症**（eclampsia，症狀嚴重者）。早期的症狀包括血壓升高、蛋白尿、水腫、凝血作用改變、頭痛以及視力模糊。極嚴重時會痙攣，可能發生於懷孕第二和第三期。如果沒有善加控制，子癇最後會傷害肝臟和腎臟，導致孕婦和胎兒的死亡。

妊娠高血壓的原因並不清楚，可能是遺傳、環境／生活方式以及胎盤功能異常等互相作用的結果。這種疾病的高風險群是 17 歲以下或 35 歲以上、過重或肥胖以及曾經生下多胞胎者。此外，父系或母系有妊娠高血壓家族病史者、糖尿病患者、非洲裔以及初次懷孕者都會升高風險。

生產過後妊娠高血壓就會痊癒，所以分娩可以說是最佳良藥。不過這種疾病往往始於分娩之前，所以醫生必須採取措施以防病情惡化。臥床休息與硫酸鎂是目前最有效的治療方法。鎂的作用或許是放鬆血管，使血壓下降。有明顯的證據顯示，攝取足量的鈣和維生素 D 可減少妊娠高血壓的發生率。有人利用抗氧化劑預防或治療妊娠高血壓，不過最近的實驗結果顯示，懷孕期間補充維生素 C 和 E 沒有什麼效果。目前還有其他療法，例如各種抗癲癇和抗高血壓藥物、魚油和硒等，都在研究中（參見延伸閱讀 20）。

觀念檢查站 14.6

1. 你認為經常心灼痛的孕婦在飲食和生活方面應該做何調整？
2. 你認為便秘的孕婦在飲食和生活方面應該做何調整？
3. 你認為害喜的孕婦在飲食和生活方面應該做何調整？
4. 定義妊娠糖尿病。它會對母子雙方造成何種後果？
5. 慢性高血壓和妊娠高血壓有何不同？定義子癇前症和子癇症。

14.7 哺乳

懷孕期間重視營養有助於新生兒的母乳哺餵，並且進一步保障他們的健康。營養與膳食專科學會和美國小兒專科學會建議出生 6 個月內完全母乳哺餵，其後混合哺乳與嬰兒食品到週歲為止（參見延伸閱讀 2 和 12）。世界衛生組織則更進一步，建議哺乳至少兩年，另外補充適當的固體食物（參見第 15 章）。根據調查統計，目前北美的產婦在醫院哺乳者只占 70%，其後哺乳 4 與 6 個月者分別占 33% 和 20%。在週歲的時候，數字降到 18%。這些統計是針對白人婦女，少數族裔的婦女在這些時段哺乳的比例更低。

親自哺乳的婦女往往會發現，哺乳是她們的生命中非常特殊的一段時間，不但充滿了樂趣而且與嬰兒建立了美好的關係。第 15 章將會討論，奶瓶哺餵也相當安全，不過各方面的益處並不能與母乳哺餵相提並論。如果母親不哺乳，乳房的重量很快就會恢復正常。

計劃母乳哺餵

在大多數情況下，哺乳會出現問題都可歸因於資訊不足，因為幾乎所有的產婦在生理上都有能力哺乳（稍後會討論因疾病而阻礙哺乳的例外）。乳房結構的問題，例如乳頭反轉，可以在懷孕期間加以矯正。乳房的大小與哺乳的順利與否無關，何況在懷孕期間他們還會變大。大部分產婦會注意到，在開始哺乳的第三或第四天乳房的大小和重量會戲劇性地增加。如果這種情況沒有發生，就必須與醫生或哺乳顧問討論。

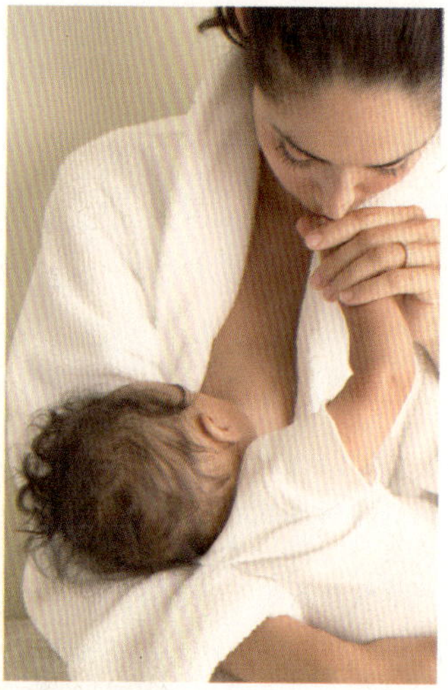

▲母乳哺餵是養育嬰兒的最佳方式

母乳哺餵的嬰兒在出生後必須密切觀察，以確定哺乳和增重的過程正確無誤。頭胎的嬰兒尤需特別注意，因為母親對哺乳沒有經驗。目前，產婦和健康的嬰兒通常在分娩後 1 到 2 天就出院，而 20 年前他們會住院 3 到 4 天，甚至更久。由於很快就出院，醫生觀察嬰兒的時間就縮短了。曾有報告記載出院後因哺乳不順利，造成嬰兒脫水或血液凝結的事件。出生第一週最好有醫生或哺乳顧問從旁密切觀察。

初為人母而要自行哺乳者，應當在懷孕期間就儘早學習哺乳的方法。雖然這是餵養嬰兒最自然不過的方法，但哺乳技巧不是天生就會的。收集哺乳資訊，了解會出現何種問題，以及解決問題的方法，可以幫助新媽媽和她的小孩順利哺乳。發生問題時如果有經驗豐的親朋好友或專業的哺乳顧問可以請教，那是最好不過了。

想要了解哺乳的益處可以參考表 14-5 或拜訪美國衛生署成立的網站：www.womenshealth.gov/Breastfeeding/index.cfm。

母乳的製造

在懷孕期間，乳房細胞形成造乳的**乳小葉** (lobule)（圖 14-8）。這是胎盤分泌的荷爾蒙刺激乳房而產生的變化。分娩過後，母體製造更多**泌乳素** (prolactin) 以維持乳房的變化，因而有能力製

乳小葉 (lobule) 乳房內儲存乳汁的囊狀結構。

泌乳素 (prolactin) 腦下垂體分泌的荷爾蒙，能刺激乳汁的合成。

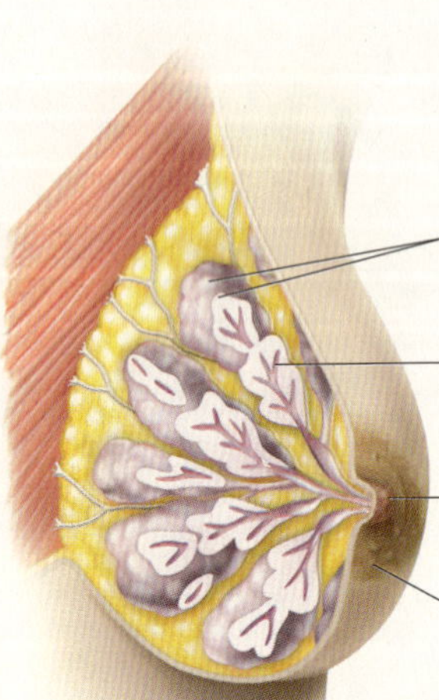

圖 14-8 乳房的結構。許多不同種類的細胞構成協調一致的網絡，以製造和分泌乳汁

造乳汁。在懷孕期間，乳房的重量增加了大約 0.5 到 1 公斤。

泌乳素也會刺激母乳的合成，而吸吮會刺激腦下垂體釋出泌乳素。所以嬰兒吸奶會促進母乳的合成，嬰兒吸得越多，乳汁就製造得越多。母乳的製造乃是配合嬰兒的需求，所以即使是雙胞胎（或三胞胎）也可以完全母乳哺餵。

母乳所含的蛋白質大部是由乳房組織合成的。有些蛋白質也會從母親的血液直接進入乳汁，其中包括了免疫因子（例如抗體）和酵素。母乳中的脂肪來自母親的飲食，乳房組織也合成了一部分。半乳糖由乳房合成，而葡萄糖則來自母親的血液。兩者加在一起形成乳糖——母乳中的主要碳水化合物。

泌乳反射

哺乳的過程必需要有腦-乳房的連結，一般稱之為**泌乳反射** (let-down reflex)。腦部分泌**催產素** (oxytocin) 以刺激乳房組織從儲存處釋出乳汁（圖 14-9）。接著乳汁抵達乳頭。在乳汁流動的前一刻會有震顫的感覺表示有泌乳反射。如果沒有泌乳反射，嬰兒就只能吃到一點母乳。他會感到挫折，然後母親也會感到挫折。

泌乳反射 (let-down reflex) 嬰兒的吸吮所產生的反射作用，促使乳房導管釋出（噴出）乳汁；也叫作噴乳反射。

催產素 (oxytocin) 腦下垂體分泌的荷爾蒙，會引起乳房導管四周類似肌肉的細胞，以及子宮平滑肌的收縮作用。

泌乳反射很容易因為神經緊張、缺乏自信或疲勞而受阻。母親應該特別留意緊張與泌乳反射不足的關係，在放鬆的環境中才能順利哺乳。

經過數週之後，泌乳反射就成為習慣。母親只要想到自己的嬰兒，或是看到或聽到別的嬰兒，就會觸發反應。不過剛開始的時候，這個過程會有一點令人迷惑。因為無法估計嬰兒吃了多少乳汁，母親可能會擔心她的小孩吃得不夠。

健康國民 2020 設定了目標，要使 82% 的產婦在醫院分娩後親自哺乳，60% 哺乳 6 個月，以及 34% 哺乳 1 年。

一般說來，營養足夠的嬰兒會 (1) 出生 3 到 5 天時，每天會弄濕 3 到 5 塊尿布，此後每天會弄濕 4 到 6 塊尿布；(2) 體重正常增加；以及 (3) 每天排便至少 1 至 2 次，看起來像一團芥末。此外，餵奶的時候搓揉乳房使之軟化，有助於了解嬰兒吃的是否足夠。父母如果覺得嬰兒吃得不夠應該立刻詢問醫生，因為嬰兒很快就會脫

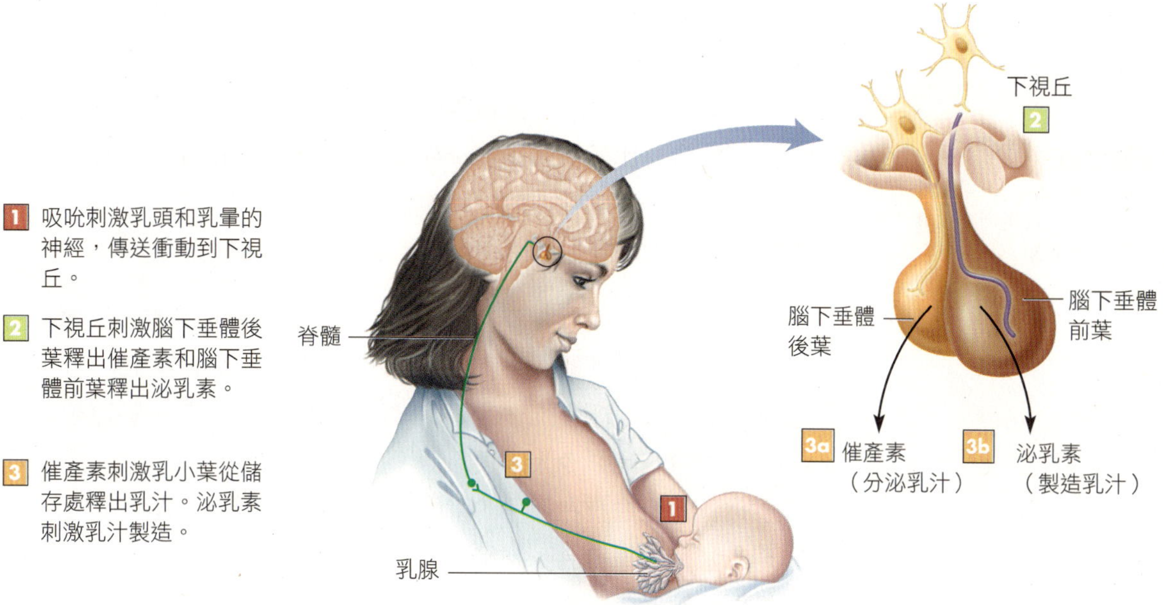

1 吸吮刺激乳頭和乳暈的神經，傳送衝動到下視丘。
2 下視丘刺激腦下垂體後葉釋出催產素和腦下垂體前葉釋出泌乳素。
3 催產素刺激乳小葉從儲存處釋出乳汁。泌乳素刺激乳汁製造。
脊髓
乳腺
下視丘
腦下垂體後葉
腦下垂體前葉
3a 催產素（分泌乳汁）
3b 泌乳素（製造乳汁）

圖 14-9 泌乳反射。吸吮啟動一連串的反應，促使乳汁進入導管

水。如果體重比出生時少了 7% 以上，就表示哺乳出了問題，必須立刻介入。

通常要經過 2 到 3 週，哺乳的過程才會流暢順利：母親與嬰兒都感到舒服自在，母乳的供應足敷嬰兒所需，剛開始時乳頭疼痛的感覺也消失不見。建立流暢的哺乳程序需要耐心，但是報酬很美好。在建立流暢的哺乳過程之前，不要讓嬰兒吃配方奶粉，大約需要 3 到 4 週，這樣比較容易調整。過了這個階段之後，必要時可以每天補充一到兩瓶嬰兒奶粉，不過奶瓶哺餵會減少母乳的製造。

由於紙尿布的吸水能力很強，以致於很難判斷嬰兒是否尿濕。在紙尿布內鋪一條紙巾就比較容易看得出來。也可以使用棉質尿布一兩天，藉以評估母乳是否吃得足夠。

母乳的營養品質

母乳的成分與牛乳大不相同。牛乳含有太多礦物質和蛋白質，而且碳水化合物不敷嬰兒所需。所以除非改變成分，不應讓週歲以前的嬰兒喝牛乳。此外，牛乳所含的主要蛋白質不如母乳的蛋白質容易消化，而且牛乳的蛋白質也容易引發嬰兒過敏。最後，目前正在研究母乳中的一些化合物，它們對嬰兒還有其他的益處。

初乳。懷孕末期乳房最先製造的是**初乳** (colostrum)。這種濃稠的淡黃色液體在懷孕後期就會流出，而在分娩過後的幾天分泌更多。初乳含有抗體、免疫細胞和生長因子，他們有的會從嬰兒的消化道原

初乳 (colostrum) 懷孕後期與分娩最初數天，乳房首先分泌的液體，富含免疫因子與蛋白質。

封不動的進入血液中。生命的最初數月是人類能夠通過消化道吸收完整蛋白質的唯一時期。這些免疫因子與細胞強化嬰兒出生最初數月未成熟的免疫系統，保護嬰兒免於腸胃疾病和其他感染。

比菲德因子 (*Lactobacillus bifidus* factor) 初乳所含的保護因子，可以促進新生兒腸道中有益細菌的生長。

初乳含有**比菲德因子** (*Lactobacillus bifidus* factor)，能促進比菲德氏菌的生長。這種細菌能夠抑制腸道有害細菌的生長。總之，母乳哺餵可以促進嬰兒腸道的健康。

成熟乳。母乳的成分在分娩後的數天逐漸發生變化，直到成熟乳出現為止。母乳的外觀與牛乳大不相同。（第 15 章的表 15-3 提供兩者的比較。）母乳看起來稀薄，幾乎像水，而且帶一點藍色的色調。他的營養品質令人印象深刻。

母乳的蛋白質在嬰兒的胃內形成輕軟的凝乳，很容易消化。部分母乳蛋白與鐵結合，抑制一些會導致腹瀉的細菌的生長。其他提供免疫保護的蛋白質前面已經提過。

母乳所含的脂質有許多亞麻油酸和膽固醇，可供應腦部發育的需要。母乳也含有長鏈的 ω-3 脂肪酸如 DHA。這些多元不飽和脂肪酸用來合成腦組織及中樞神經系統，還有眼睛的視網膜。

每次哺乳的過程中，脂肪成分會發生變化。母乳剛釋出時（前乳），其黏稠度與脫脂牛乳相似。其後含有較多的脂肪，類似全脂牛乳。最後，經過 10 到 20 分鐘，釋出的乳汁（後乳）有如鮮奶油。哺乳時間必須夠長（例如 20 分鐘以上），嬰兒才能獲得富含能量的後乳，以吃得夠飽並維持生長。母乳所含的總能量與嬰兒配方大致相同（67 大卡/100 毫升）。

嬰兒如果單吃母奶也能攝取足夠的水分。常有人問是否需要額外補充水分，答案是天氣炎熱、腹瀉、嘔吐或發燒時才有必要。美國小兒科學會建議，不要在出生六個月內補充水分或果汁，以免食入病原體或過敏原。補充太多水會造成腦部病變、血鈉偏低和其他問題。因此之故，在六個月大之前，只有在醫生的指導下才能補充水分和果汁。

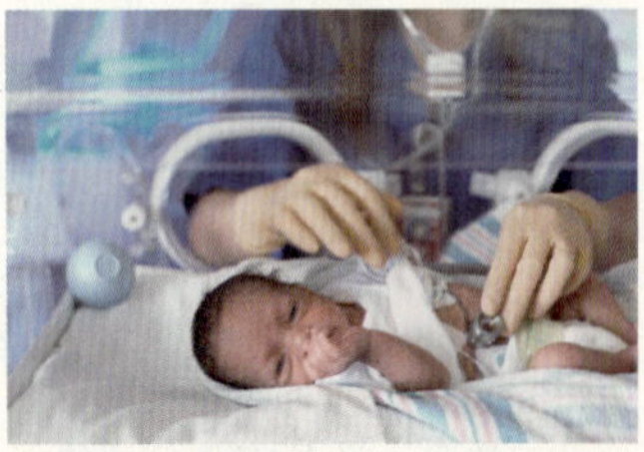

▲用母乳哺餵早產兒往往必須添加某些營養素強化

早產兒哺乳。早產兒是否能夠母乳哺餵並沒有明確的答案。在某些情況下，母乳是最佳的餵養方式，視嬰兒的體重和妊娠期的長短而定。給早產兒餵食母乳可以降低嬰兒死亡率、減少感染風險、減少待在新生兒加護病房的天數、減少再度入院、生長較好以及改善腦部發育（參見延伸閱讀 2）。

以母乳哺餵早產兒需要母親辛勞的付出。母乳必須擠壓，透過管子餵食，直到嬰兒的吸吮和吞嚥反射發育完成為止。為了滿足早產兒迅速生長的需求，母乳往往必須添加鈣、磷、鈉和蛋白質強化。在某些情況下，特殊的餵食問題導致無法使用母乳，或者必須在母乳中添加特殊配方。有的時候全靜脈營養（靜脈餵食）是唯一的選擇。小兒科醫生、新生兒護理師和合格營養師的團隊必須指導母親做出這種選擇。

授乳婦女的飲食計劃

授乳婦女的營養需求與懷孕第二和第三期的婦女有某種程度的不同。葉酸與鐵的需求減少，而增加的是能量、維生素 A、E、與 C、核黃素、銅、鉻、碘、錳、硒和鋅的需求。不過授乳婦女的飲食可以和懷孕後期的婦女相同。記得這種飲食至少要包括：

- 3 杯富含鈣的奶類食物（或者用加鈣強化的食品來代替），以彌補鈣的攝取和需求之間的缺口
- 6.5 盎司當量的蛋白質類食物
- 3.5 杯蔬菜類
- 2 杯水果類
- 9 盎司當量的五穀類
- 8 茶匙植物油

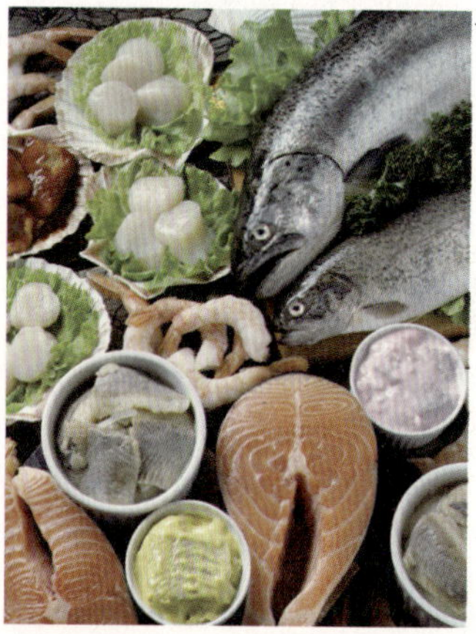

▲哺乳的婦女每週吃 8 到 12 盎司（2 到 3 份）魚，可以讓她們的嬰兒獲得重要的 ω-3 脂肪酸。但是必須注意，不要吃可能受到汞污染的魚（劍旗魚、鯊魚、鯖魚和馬頭魚）

為了體重管理或體重逐漸降低，可以吃含固體脂肪和添加糖的食物（卡路里不應超過 360 大卡）。

表 14-4 的菜單可供參考。只要用黃豆漢堡（素食漢堡）取代菜單中的漢堡，也可以成為奶素飲食的指南。

與懷孕期間一樣，建議吃一份營養強化的即食早餐麥片（或是服用一般的綜合維生素和礦物質補充劑），以符合額外的營養素需求。授乳婦女也應該每週吃 8 到 12 盎司低汞魚類（或是來自魚油補充劑的 1 克/日的 ω-3 脂肪酸），因為魚類所含的 ω-3 脂肪酸可以進入母乳，促進胎兒神經系統的發育。

製造母乳每天約需 800 大卡。哺乳期間的能量需求比懷孕前的建議量高出大約 400 到 500 大卡/日。能量的需求與攝取之間的差異（大約 300 大卡），有助於消耗懷孕期間積聚的額外體脂肪，尤其如果哺乳期長達 6 個月，再加上一些體能活動。從這裡就可以看

母親所攝取的物質大部分都會進入乳汁，因此之故，應當限制或避免攝取酒精和咖啡因，並且在服用任何藥物之前先與小兒科醫師討論。有的母親相信某些食物，例如大蒜和巧克力，會使乳汁有味道而刺激嬰兒。如果她注意到吃某種食物和嬰兒的哭鬧有關，可以考慮停吃該種食物。但是過一段時間之後，母親可以再實驗一次看看，因為嬰兒哭鬧可能是為了別的原因。另一方面，有的研究人員認為母親飲食的味道進入乳汁，可以讓嬰兒在斷奶之前先熟悉家庭食物的味道。這些研究人員懷疑，奶瓶哺餵的嬰兒喪失了體驗味覺的大好機會。近代以前的人類歷史上，所有的嬰兒都有這種機會。

異位性疾病 (atopic disease) 不當的免疫反應而導致的疾病，例如氣喘、過敏性鼻炎、食物過敏或濕疹。

出懷孕之後哺乳幾個月的實際效益。

分娩過後，婦女往往渴望擺脫身上的「嬰兒肥」。然而授乳可不是快速減肥的好時機。授乳婦女每月體重降低 0.5 到 2 公斤是合理的範圍。如果體重降低的速度太快，例如把能量攝取限制在 1500 大卡/日以下的嚴格節食，會減少乳汁的分泌。授乳婦女所吃的均衡飲食應該至少能夠提供 1800 大卡/日，含有適量的脂肪，並且包括各種乳製品、水果、蔬菜和五穀類。

為了促進嬰兒的最佳餵食經驗，可以考慮幾種其他飲食因素。水分對母乳哺餵尤其重要，婦女每次餵奶都應當補充水分，因為喝水止渴可以促進乳汁的製造（每日 13 杯）。不良習慣如一天喝兩杯以上的酒或是抽菸，會抑制乳汁的製造（有些婦女即使更少的酒精也會減少乳汁的製造）。和孕婦一樣，要避免食用可能受到汞污染的魚類。沒有證據顯示懷孕／哺乳期間的飲食限制（例如花生、蛋和魚類）可以預防嬰兒的食物過敏。美國小兒專科醫學會建議完全母乳哺餵，到 4-6 個月大才吃固體食物，是預防**異位性疾病** (atopic disease) 最好的方法（參見延伸閱讀 8）。

母乳哺餵的現況

前面提過，絕大多數的婦女都有能力哺乳並使她們的嬰兒受益（參見表 14-5 和延伸閱讀 2）。然而有些情況會使得哺乳變成不切實際或令人尷尬。不願親自哺乳的母親也不用勉強。母乳哺餵雖有許多明顯的優勢，但是奶瓶哺餵也不見得就是對嬰兒不公平。

哺乳的益處。母乳可說是為出生 4 到 6 個月的嬰兒量身訂做，特別符合他們營養需求。然而在某些情況下，小兒科醫生會建議補充營養素：

- 美國小兒專科醫學會建議所有嬰兒，包括完全母乳哺餵者，每日服用 400 IU 的維生素 D，從出生一直到嬰兒能夠從食物攝取這些數量的維生素 D 為止（例如每日至少 500 毫升的嬰兒配方奶粉）。日曬也有助於滿足維生素 D 的需求。
- 早產兒、低出生體重、患有血液疾病或出生時鐵存量偏低的嬰兒通常需要鐵補充劑。
- 美國小兒科學會不建議 6 個月大以前補充氟。6 個月大以後，如果嬰兒接觸的飲水、食物和口腔衛生產品的氟不足，兒科或牙科

表 14-5　哺乳的益處

嬰兒方面
• 防止細菌感染
• 永保新鮮而且隨時供應
• 提供抗體和物質以促進免疫系統成熟
• 藉比菲德因子促進消化道的成熟
• 降低感染風險，例如腹瀉、呼吸道疾病和耳朵感染
• 降低食物過敏和不耐症的風險以及其他過敏的症狀
• 降低麩質不耐症和炎性腸病的風險
• 建立飲食適量的習慣，使日後肥胖的機率減少 15% 到 30%，第 2 型糖尿病的機率減少 40%
• 有助於頜部與牙齒的正常發育，以利言語發展
• 強化神經系統的發育和促進學習能力
• 降低兒童白血病和淋巴癌的風險
母親方面
• 子宮較快恢復原狀，身體也較早回復到懷孕前的狀態
• 降低日後數種慢性病風險，包括高血壓、心血管疾病和糖尿病
• 降低卵巢癌和停經前乳癌的風險
• 可較快恢復懷孕前的體重
• 可延遲排卵，減少短時內再度懷孕的機會

醫生會建議補充氟。
• 吃純素的乳婦建議補充維生素 B_{12}。

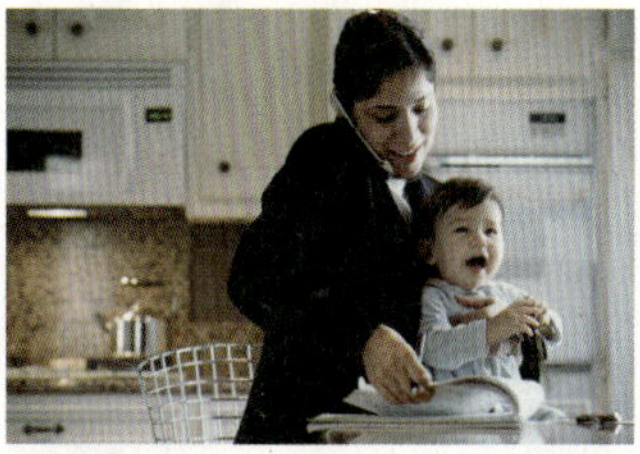

▲返回工作崗位的母親可藉助擠奶器繼續哺乳。2010 年歐巴馬總統簽署勞動基準法的修正案，要求大多數美國僱主為授乳婦女提供休息時間和隱密設施作為擠奶之用

減少感染的機會。母乳哺餵能降低嬰兒感染的風險，部分原因是嬰兒能夠利用母乳所含的抗體。母乳哺餵的嬰兒也較少罹患耳部感染（中耳炎），因為他們不會口含奶瓶而入睡。專家強烈反對讓嬰兒含著奶瓶入睡，因為奶水會滯留口中、喉嚨和內耳而成為培養細菌的溫床，導致耳朵感染和齲齒。只要避免這種情況，就可以免去嬰兒的不適和就醫的奔波，並防止可能的聽力喪失。

降低疾病風險。目前的研究指出哺乳可以降低許多疾病的風險。母乳哺餵的嬰兒學會控制食量並且避免吃得太多，因此日後罹患肥胖和第 2 型糖尿病的風險較低。母乳哺餵在免疫方面的益處可以降低第 1 型糖尿病、麩質不耐症和炎性腸病的罹患率。此外還能降低兒童白血病和淋巴癌的風險。

減少過敏與不耐症。母乳哺餵也可減少過敏的可能性，尤其是有過敏傾向的嬰兒（參見第 15 章）。獲取這種益處的關鍵時期是從出生到 4 到 6 個月大。哺乳時間更長會更加有利，不過即使出生後只哺乳幾週對嬰兒也有利。哺乳的另外一個好處是，嬰兒對母乳的耐受性較佳。父母有時需要試過好幾種才能找到最適合嬰兒的奶粉。

方便性與支出。哺乳讓母親節省購買／沖泡奶粉，和洗刷奶瓶的時間與金錢。母乳既衛生又隨時可以供應，讓母親有更多時間與嬰兒相處。

哺乳的障礙。流行的錯誤資訊、返回工作崗位和社會的保守心態都是哺乳的障礙。

錯誤的資訊。哺乳最主要的障礙也許就是錯誤的資訊，例如自認乳房太小，並且缺乏典範。過去幾年有一可喜的現象，就是哺乳顧問越來越普及。這些顧問的指導對初為人母者極為重要。對哺乳有興趣的婦女，也可以請教曾經哺乳成功的媽媽，她們的現身說法也極有助益。幾乎每一個社區有都有母乳協會提供哺乳的課程，並協助解決哺乳的問題（800-LALECHE 或 www.lalecheleague.org）。

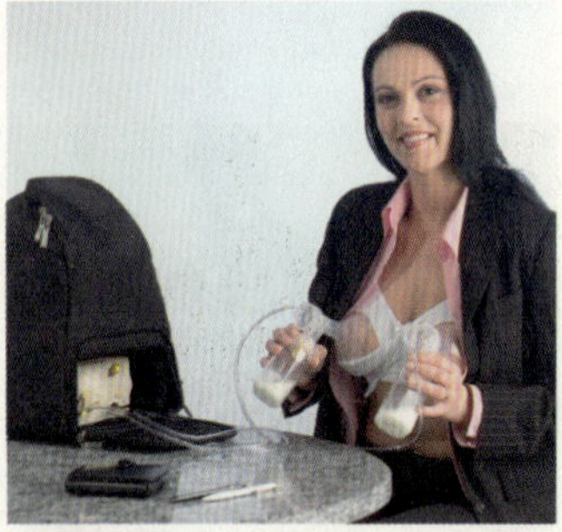

▲母親可以利用手工或電動（如圖所示）方式擠奶。擠出的奶可以儲存，在母親無法親自哺乳時使用

返回工作崗位。母親離家上班會使哺乳計劃不易進行。經過 1 到 2 個月的哺乳之後，母親可以定時擠奶並將它儲存起來。她可以使用擠奶器或用手工方式，將母乳擠入乾淨的奶瓶中。2010 年通過的聯邦法律規定雇主必須提供授乳婦女合理的休息時間和私密空間（不包括浴室）以便擠奶。

儲存母乳必須注意衛生，並且立刻冷卻。放在冰箱冷藏可以保存 3 到 5 天，冷凍則可保存 3 到 6 個月。解凍的母乳必須在 24 小時內使用完畢。

擠奶必須花時間學習熟練的技巧，好處是可以請別人替妳餵母奶。完全母乳哺餵經過 1 至 2 個月後，再搭配定時擠奶和奶瓶哺餵最容易成功。經過 1 個月左右的哺乳，嬰兒已經大致習慣並且獲得情感上的滿足，因此可以兩種哺餵方式雙管齊下。

有的母親能夠兼顧工作與哺乳，但有人覺得太過麻煩因而決定採用奶瓶哺餵。折衷方案是早晚母乳哺餵，白天時間則用奶瓶哺餵。不過，如果奶瓶哺餵的次數多了，母乳的製造就會減少。

社會因素。另外一個障礙是，有的婦女在公眾場合哺乳會感到尷尬。我們的社會一向要求婦女端莊穩重，不許在公共場所暴露乳房——即使給嬰兒餵奶也一樣。美國各州並沒有法律禁止哺乳，不過公然猥褻（包括婦女暴露乳房在內）違反不成文法，也是法定罪行。目前有 45 州加上哥倫比亞特區和維京群島，都有特別法保障婦女在任何地點哺乳的權利。所以感到躊躇不前的婦女應可消除疑慮，因為現在社會支持她們。

健康狀況。有時是因為母親或嬰兒的健康因素而無法進行哺乳。例如嬰兒患了遺傳性的半乳糖血症，無法分解半乳糖。如第 4 章所示，乳糖是母乳中主要的碳水化合物，由葡萄糖和半乳糖結合而成。如果半乳糖無法正確分解，它的副產物會傷害器官。

如第 6 章所示，苯酮尿症 (PKU) 是苯丙胺酸代謝的疾病，以前認為不可母乳哺餵。不過現在搭配無苯丙胺酸的特殊配方，PKU 嬰兒也可以享受母乳哺餵了。

母親所服的藥物如果會進入乳汁，對胎兒產生不良影響，就應改用奶瓶哺餵。此外北美與其他已開發國家的婦女，如果患有嚴重的慢性病（例如結核病、AIDS 或 HIV 陽性），或正在接受化療，都不應該哺乳。

乳房整型。乳頭穿刺對哺乳能力沒有影響，不過每次哺乳時必須取下珠寶飾品。反覆拆裝珠寶飾品可能不方便或疼痛，所以在整個哺乳期間最好不要戴珠寶。乳房刺青也不會妨礙哺乳。不過在哺乳期間不要新做乳頭穿刺或刺青，以免疼痛或感染。以前的隆乳或縮乳手術如果破壞了造乳組織，可能會妨礙哺乳能力。

母乳中的環境污染物。對於母乳中各種環境污染物的含量是有必要關心，不過，母乳對嬰兒的益處確切不移，而環境污染物的風險大部分仍是理論性的。婦女可以採取幾種做法以對抗一些已知的污染物，例如 (1) 吃多樣化的食物，(2) 忌吃污染水域的淡水魚類，(3) 蔬果要仔細清洗和去皮（或挑選有機蔬果，殘留農藥較少），(4) 切除肉類邊緣的脂肪，因為那是殺蟲劑積聚之處。除此之外，哺乳期間婦女不應減重太快（超過每週 0.5 公斤），因為脂肪組織中的污染物可能進入血液並影響乳汁。如果懷疑自己的乳汁是否安全，尤其是曾經居住在有高濃度環境污染物或有毒廢棄物地區的婦女，可以諮詢當地的衛生機構。

觀念檢查站 14.7

1. 營養膳食學會和美國小兒科學會建議哺乳多久的時間？
2. 說明母乳製造和釋出的生理過程。有哪些荷爾蒙參與這些過程？
3. 母乳哺餵對母嬰雙方的益處各列舉三種。
4. 母乳哺餵的嬰兒可能需要補充哪三種微量營養素？理由為何？
5. 說明母乳哺餵的三種障礙以及解決之道。

營養與你的健康 Nutrition and Your Health (NAYH)

預防先天缺陷

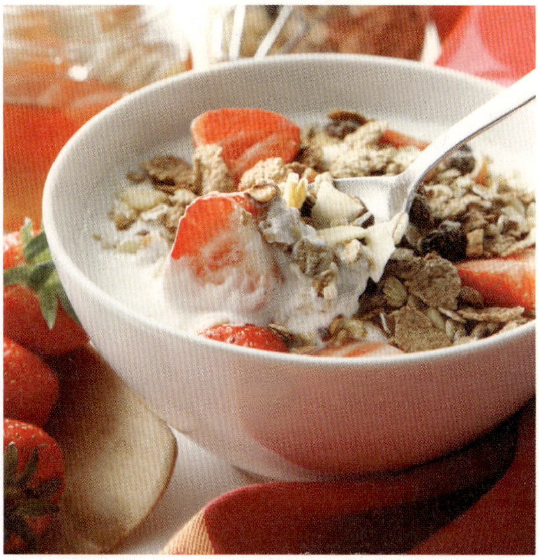

懷孕期間吃得健康不但提供胎兒生長發育所需的營養，而且有助於引導新生命建構的奇妙過程。考慮到人體的複雜性及其超過 20,000 個基因，出生時偶有結構、功能或代謝方面的異常委實不足為奇。美國每 33 個嬰兒就有 1 個帶有先天缺陷。在某些病例中，這些缺陷太過嚴重以致於嬰兒無法存活或者茁壯生長。根據推測，胚胎或胎兒的發育缺陷是許多自然流產的原因，而且造成 20% 的嬰兒在週歲前夭折。不過還是有許多先天缺陷的嬰兒能夠繼續過著健康而豐富的生活。

先天缺陷會帶來各式各樣的生理和心理殘障。每 100 到 200 個嬰兒就有 1 個心臟缺陷，占嬰兒夭折的一大部分。唇顎裂是嘴唇或上顎畸形，大約每 700 到 1,000 個嬰兒就有 1 個。神經管缺陷是胚胎發育時出現的腦部或脊髓畸形，例如脊柱裂（脊髓全部或部分暴露在外）和無腦畸形（腦全部或部分消失）（圖 14-10）。脊柱裂嬰兒可以存活到成年，不過許多病例都有殘障，例如癱瘓、大小便失禁和學習障礙。無腦畸形的嬰兒出生後很快就會死亡。神經管缺陷的發生率是 1,000 分之 1。唐氏症候群是染色體多了一條而造成智障和其他生理疾病，發生率是 800 分之 1。其他常見的先天缺陷包括肌骨缺陷、胃腸缺陷和代謝疾病。

先天缺陷的原因為何？大約 15% 到 25% 的先天缺陷與基因有關（亦即基因密碼的遺傳性或自發性突變）。另外 10% 是受環境影響〔例如**致畸劑** (teratogen) 暴露〕。其餘 65% 到 75% 的先天缺陷原因不明。雖然先天缺陷原因很多而且非人力所及，不過良好的營養可以提升懷孕成果。

葉酸

1980 年代英國的研究員發現，貧窮婦女不良的飲食習慣與她們的子女高比例的神

北美的母親因分娩而死亡相當罕見：每 10 萬個活產只有 11 例死亡。然而嬰兒死亡率相當高：每 10 萬個活產當中，有 600 到 700 個嬰兒在週歲前夭折。美國的非裔嬰兒死亡率超過白人和西裔的兩倍。

致畸劑 (teratogen) 會引起／增加先天缺陷的天然或合成化合物。致畸劑暴露不一定造成先天缺陷，它對胎兒的影響取決於劑量、特定時段和暴露時間的長短。

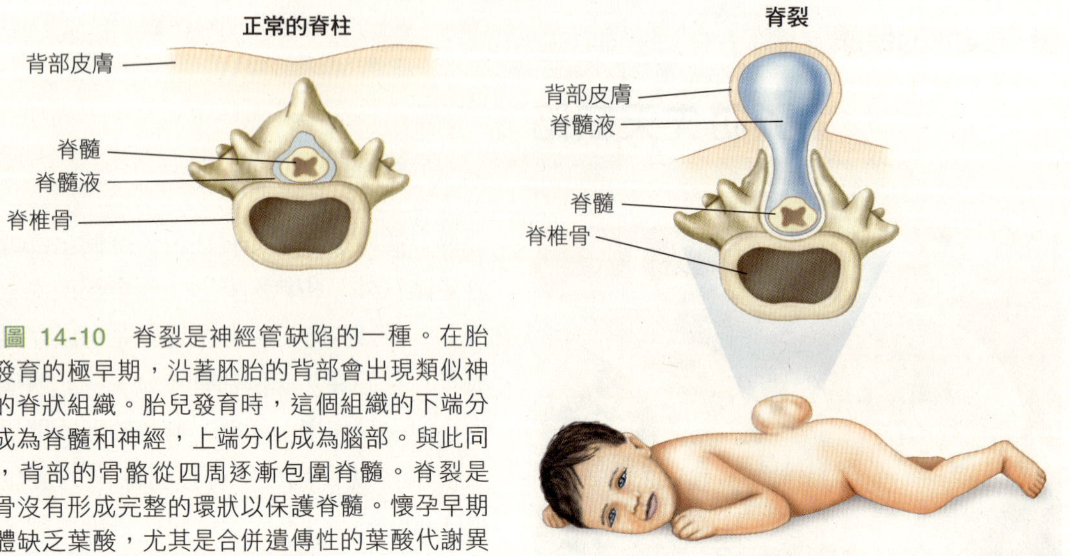

圖 14-10 脊裂是神經管缺陷的一種。在胎兒發育的極早期，沿著胚胎的背部會出現類似神經的脊狀組織。胎兒發育時，這個組織的下端分化成為脊髓和神經，上端分化成為腦部。與此同時，背部的骨骼從四周逐漸包圍脊髓。脊裂是脊骨沒有形成完整的環狀以保護脊髓。懷孕早期母體缺乏葉酸，尤其是合併遺傳性的葉酸代謝異常，會大幅升高神經管缺陷的風險

經管缺陷相關。後續的介入研究顯示，臨孕期（受孕前數月和懷孕初期）補充綜合維生素可以減少這種先天缺陷的發生率。後續的數項研究才證實了膳食葉酸與神經管缺陷的直接關聯。如第 8 章所示，葉酸在 DNA 合成和胺基酸代謝中扮演重要角色。懷孕期的細胞生長迅速，葉酸的需求跟著增加，達到每日 600 微克葉酸當量。有些婦女因為遺傳因素，需要量更大。臨孕期充分的葉酸可以降低 70% 的神經管缺陷風險，同時也降低唇顎裂、心臟缺陷和唐氏症候群的風險。

1988 年美國 FDA 規定穀類產品必須添加葉酸強化，以每 100 公克穀類產品含 140 微克葉酸為原則。加拿大的標準是每 100 公克穀類產品含 150 微克葉酸。一般說來，這個措施可以增加每日膳食葉酸 100 微克。

所有生育年齡的婦女都應當攝取足量的葉酸，因為神經管閉合完成於受孕的第 28 天，這段期間許多婦女甚至還不知道已經懷有身孕。完善的飲食計劃可以符合葉酸的 RDA，不過美國公共衛生署、畸形兒基金會和美國飲食指南（表 14-3）都建議，所有育齡婦女每天服用含有 400 微克葉酸的綜合維生素和礦物質補充劑。有神經管缺陷嬰兒生產史的婦女，再度懷孕之前至少一個月，就應當在醫師的指示下開始補充超大劑量的 4000 微克/日的葉酸。

碘

在第一孕期（腦部發育的重要階段）缺碘會造成「先天甲狀腺功能低下症」（以往稱為呆小症，參見延伸閱讀 21）。如果沒有治療（嚴重程度不一）會造成智障、生長遲滯、聽力和語言能力障礙以及不孕。如圖 14-11 所示，其他的生理特徵很明顯。這種缺陷如果及早偵測出來（經由新生兒篩檢），採用甲狀腺素療法可以預防這些有害的後果。不過只要食用碘化食鹽，先天甲狀腺功能低下症的缺陷即可大幅減少。

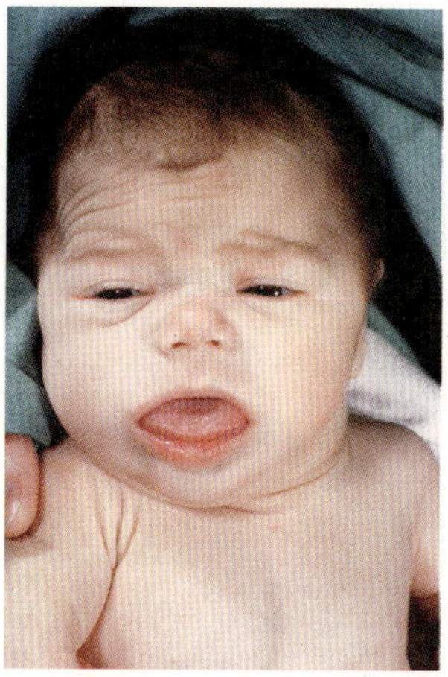

圖 14-11 因為母親缺碘而先天甲狀腺功能低下症的兒童。這種先天缺陷會造成智障、生長遲滯和其他身體缺陷，例如大舌頭、大頭和眼睛浮腫

抗氧化劑

抗氧化劑也可以預防先天缺陷。人體內的正常代謝過程常常產生自由基。眾多的自由基會破壞細胞及其 DNA，導致基因突變或組織畸形。有些研究指出，自由基會破壞胚胎發育和器官形成。人體內的抗氧化系統可減少自由基造成的破壞，因此研究員推測抗氧化劑的膳食來源有助於預防先天缺陷。不過目前沒有足夠證據顯示，補充抗氧化的個別營養素（維生素 E、維生素 C、硒、鋅和銅等）能夠預防先天缺陷。服用綜合維生素和礦物質補充劑，加上富含全穀類、豆莢和各種蔬果的飲食，可以提供豐富的抗氧化營養素。

維生素 A

懷孕期間大多數維生素和礦物質的需求增加了 30%，唯獨維生素 A 的需要量只增加 10%。研究顯示，劑量低如每日 3000 微克 RAE（視網醇活性當量）就具有致畸性。這個劑量只不過比孕婦的 RDA（770 微克 RAE）多三倍而已。

胎兒維生素 A 中毒主要造成臉部和心臟缺陷，另外還有許多其他缺陷。膳食來源的維生素 A 很少會造成中毒。如第 8 章所示，既成維生素 A 存在於肝臟、魚類、魚油、強化牛奶和優格以及蛋。蔬果中的類胡蘿蔔素是維生素 A 的前體，會在小腸轉變成維生素 A。不過類胡蘿蔔素的攝取量增加時，吸收率就下降。維生素 A 過量通常是大劑量的補充劑所惹的禍，與膳食來源不相干。

典型的北美飲食提供足量的維生素 A，通常不需要補充劑。懷孕期間補充既成維生素 A 不應超過每日 3000 微克 RAE（15,000 IU/日）。大部分的綜合／產前維生素補充劑含 1500 微克 RAE/日。均衡飲食加上謹慎使用補充劑可以避免維生素 A 中毒的問題。

咖啡因

科學家曾經嚴格檢驗咖啡因在懷孕期間的安全性，尤其是與天生缺陷的關聯。咖啡因抑制母親吸收鐵，而且會減少流經胎盤的血液。此外，胎兒無法對咖啡因解毒。研究顯示咖啡因的攝取量增加時，流產和生下低出生體重嬰兒的風險也跟著增加。懷孕期間酗咖啡因的母親會使新生兒產生咖啡因戒斷症狀。這些風險的報告根據的是每日攝取 500 毫克以上的咖啡因，相當於一天 5 杯咖啡。不過適量攝取咖啡因（每日 200 毫克，相當於 12 液量盎司的普通咖啡）與天生缺陷的風險不相關。此外不可忽略來自茶、含咖啡因的成藥以及巧克力的咖啡因。

阿斯巴甜

苯丙胺酸是人工甜味劑阿斯巴甜的成分，有些孕婦得提防它。如果孕婦患有苯酮尿症（參見下一節），血液中大量的苯丙胺酸會干擾胎兒的腦部發育。不過母親如果沒有苯酮尿症，攝取適量的阿斯巴甜對胎兒不會有任何影響。

對大多數成人來說，減肥汽水是人工甜味劑的主要來源。懷孕期間與其關切甜味劑的安全性，不如關切食物和飲料的品質。喝大量的減肥汽水會排擠健康的飲料，例如水和低脂牛奶。

肥胖和慢性病

育齡婦女即使沒有懷孕也應該定期體檢，密切注意身上的舊病，並且辨識有沒有新病。在某些情況下，疾病會升高先天缺陷的風險。常見的肥胖、高血壓和沒有控制的糖尿病都有可能造成先天性異常，包括神經管缺陷。另一方面，控制病情的藥物也可能傷害胎兒。其他健康問題，例如癲癇和代謝疾病，也會影響胎兒的發育。孕前身體檢查可以篩檢這些風險，並且擬定計劃減少風險。婦女一旦懷孕，及早開始定期產檢有助於懷孕成功。

糖尿病婦女產下先天缺陷嬰兒的比例是健康婦女的二到三倍，例如脊柱、腳和心臟血管畸形。有些專家推測糖尿病造成先天缺陷的機制是藉由過量的自由基，在妊娠初期對 DNA 造成氧化破壞。小心控制血糖可以大幅降低糖尿病婦女的風險。調整飲食和藥物併用能夠達到最佳的血糖控制。由於育齡婦女患糖尿病的日漸增多，因此這個研究領域倍受關注。

另外一種亟需營養控制的疾病是苯酮尿症。如第 6 章所示，苯酮尿症是一種代謝疾病，患者的肝臟無法處理苯丙胺酸，以致身體組織積聚這種胺基酸及其代謝物。苯酮尿症孕婦如果沒有控制飲食，產下的嬰兒極可能有腦部缺陷，例如小頭畸形和智障（參見延伸閱讀 1）。

酒精

明確的證據顯示，孕婦一次喝四杯（或以上）的酒，反覆再三，會對胎兒造成傷害（參見延伸閱讀 13）。在懷孕的最初 12 週如此暴飲相當危險，因為這段時間是胎兒早期發育的重要階段。最近媒體廣泛報導，英國的研究發現懷孕期間輕度飲酒（每日以一杯為限）不會危及胎兒的神經發育（從童年期的評估而得知）（參見延伸閱讀 10）。然而專家尚未設定懷孕期間飲酒的安全標準，在此標準尚未建立之前，孕婦或可能懷孕的婦女最好完全不要喝酒（來自飲料、食物、或藥劑）。胚胎（以及其後的胎兒）都沒有能力解毒酒精。

罹患長期酒精中毒的婦女會生下具有各種身體和心智問題的小孩，統稱為**胎兒酒毒綜合症** (fetal alcohol spectrum disorders, FASDs)。在這些障礙中最嚴重的是**胎兒酒精症候群** (fetal alcohol syndrome, FAS)。

胎兒酒毒綜合症 (fetal alcohol spectrum disorders, FASDs) 因為孕婦攝取酒精而造成嬰兒一組不可逆的身心異常。

胎兒酒精症候群 (fetal alcohol syndrome, FAS) FASDs 的嚴重形式。因為母親在懷孕期間喝酒而造成嬰兒異常的臉部特徵，以及神經系統發育和整體生長的問題。

FAS 的診斷主要是胎兒與嬰兒期的生長不良、身體畸型（尤其是面部五官）和心智障礙（圖 14-12），其他症狀還有經常哭鬧、可能過動、注意力不易集中和手眼不協調等等；其後視力、聽力和心智能力都會受損。其它 FASD 包括一部分（並非全部）FAS 的缺陷；例如**酒精相關神經發育障礙** (ARND) 包括子宮內酒精暴露造成的行為和學習問題；**酒精相關先天缺陷** (ARBD) 通常包括心臟、腎臟、骨骼和／或耳朵畸形。

酒精到底如何導致這些缺陷仍然不得而知。有一系列的研究指出，在神經細胞發育的早期，酒精（或酒精的代謝物乙醛）會造成腦細胞錯誤的遷移，或是阻礙腦部某些神經傳導素的作用。此外，營養素攝取不足、通過胎盤傳送的營養素和氧氣減少、菸酒不分家與吸毒等因素，都使整體的情況更加惡化。

美國飲食指南建議孕婦不要喝酒（表 14-3）。更多胎兒酒精症候群的資訊在 www.cdc.gov/ncbddd/fasd/。

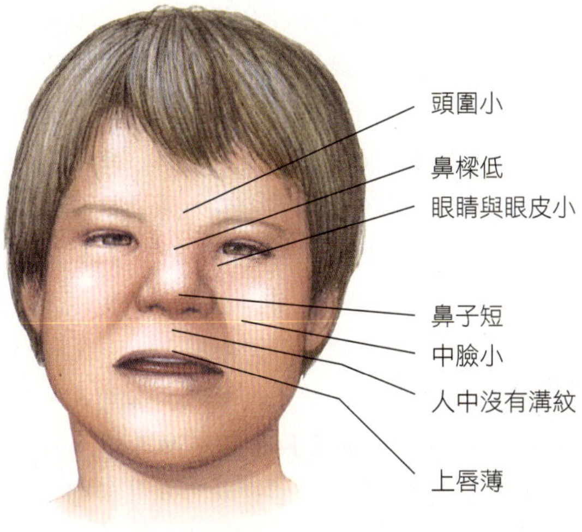

圖 14-12 胎兒酒精症候群，面部特徵顯示典型的受害兒童。伴隨胎兒酒精症候群的腦部與其他內部器官的異常，並不容易從外表一眼看出。比較輕微的形式稱為「酒精相關神經發育障礙」和「酒精相關先天缺陷」

環境污染物

沒有什麼證據顯示先天缺陷與北美的食物或公共水源中的農藥、除草劑或其它污染物相關。然而要評估這種關聯在方法上有其困難，許多人會爭辯說，管理食物和水源污染物的法規太過寬鬆。因此之故，儘量減少攝取農藥和其它污染物才是明智的做法。水果和蔬菜去皮、剝除外葉和／或在水龍頭下徹底清洗和刷洗，可以去除大部分的污染物。動物性食品的毒素大多積聚在脂肪組織，因此肉類、禽肉和魚要去皮、切除肉眼可見的脂肪、丟棄烤肉滴下的油汁。

吃魚要特別留意汞，因為它會傷害胎兒的神經系統。因此之故，美國 FDA 警告孕婦忌吃可能含有許多汞的劍旗魚、鯊魚、鯖魚和馬頭魚。大嘴鱸魚也包括在內。一般說來，吃其它魚和貝類每週不要超過 12 盎司。由於罐頭長鰭鮪可能含有汞，每週不要吃超過 6 盎司。總而言之，吃多樣化的食物可以分散風險。

結論

雖然先天缺陷的許多風險因素非人力所能掌控，但是育齡婦女可以注意營養而有較多的機會產下健康的嬰兒，並且避免先天缺陷。吃多樣化的均衡飲食（如本章所示的孕婦飲食計劃），加上每日的綜合維生素和礦

美國健康國民 2020 的目標之一，是使 98.3% 的孕婦戒絕酒精、香菸和毒品，比目前的統計數字提升 10%。

物質補充劑（含有 400 微克葉酸），可以確保良好的營養狀況。根據估計，每日服用含有葉酸的綜合維生素和礦物質補充劑，可以減少 50% 的先天缺陷。使用其它補充劑應與醫生討論，以免胎兒遭受過量維生素 A 或其它危險成分的毒害。儘早開始定期產檢有助於控制肥胖和其他慢性病，避免懷孕併發症。除此之外，懷孕期間禁酒可以避免胎兒酒精譜系障礙的風險。

雖然懷孕建議似乎都是針對媽媽，但是準爸爸也不能置身事外。健康是家庭要事，所以養成健康的飲食習慣並且避免抽菸喝酒對爸爸也一樣重要。如本章開頭所講的，嬰兒的遺傳與父母雙方都有關。缺乏鋅、葉酸、抗氧化劑和 ω-3 脂肪酸會影響精子的品質。總之，臨孕期的準媽媽和準爸爸都要注意營養和生活方式。

本章重點（數字代表章節）

14.1 能量失衡會改變荷爾蒙濃度並增加氧化破壞，對生育力有不良影響。多囊性卵巢症候群好發於上身肥胖者，是荷爾蒙失衡的疾病，會造成不孕。要改善男女兩性的生育力，除了體重管理之外，營養因素也很重要，例如低升糖指數的碳水化合物、不飽和脂肪、抗氧化劑、葉酸、鐵和鋅等。

14.2 懷孕可以概略地分為三期，每期 13 到 14 週。第一孕期的特徵是合子生長成胚胎，然後成為胎兒，細胞數目迅速增加。第一孕期時，成長中的生命對於毒劑暴露或營養缺乏最為敏感。第二孕期開始時，器官和四肢已經形成，並且會繼續生長和發育。第三孕期的特徵是胎兒生長迅速，並且儲存營養素以備出生後之用。

14.3 懷孕成功可讓母子雙方都達到最佳的健康狀況，它的定義是 (1) 妊娠期長於 37 週而且 (2) 出生體重大於 2.5 公斤。預測懷孕成功的因素包括及早開始定期產檢、母親年齡在 20 到 35 歲之間以及均衡的營養。造成不良懷孕成果的因素包括不當的產檢、肥胖、體重不足、少女早孕、抽菸、喝酒、濫用處方／非法藥物、營養不足、咖啡因以及各種感染（例如李斯特菌病）。

14.4 懷孕前有健康 BMI（18.5 到 24.9 之間）的婦女，懷孕期間總增重量應該在 11 到 16 公斤之間。體重不足／懷多胞胎的孕婦應該增重更多；過重／肥胖的孕婦應該增重較少。孕婦在第一孕期雖然不必增加食量，但是應該注重飲食品質以滿足日漸增加的蛋白質、碳水化合物、必需脂肪酸、纖維質、水分以及許多維生素和礦物質的需要量。第二與第三孕期的婦女每日需要額外的 350 到 450 大卡才能符合能量需求。

14.5 孕乳婦應該遵循美國飲食指南的建議計劃餐點。準媽媽應該特別重視維生素 B_6、葉酸、維生素 D、鐵、鋅和鈣。懷孕期間吃素沒有問題，不過吃純素者應該另覓維生素 B_{12} 和維生素 D 的良好來源。產前綜合維生素和礦物質補充劑有助於滿足懷孕期間增加的營養需求。

14.6 妊娠高血壓、妊娠糖尿病、心灼痛、便秘、反胃、嘔吐、水腫和貧血，都是懷孕可能導致的不適與併發症。營養療法可以緩解部分問題。

14.7 幾乎所有的婦女都有哺乳的能力。母乳的營養成分與牛乳大不相同，母乳才是嬰兒的理想食品。

對嬰兒來說，母乳優於配方奶粉之處甚多，包括較少的腸道、呼吸道和耳部感染，較少的過敏與食物不耐症。對母親而言，哺乳的益處包括減少某些癌症的風險、較早從懷孕復原、較快恢復孕前體重。如果母親選擇不哺乳，或是有某些健康問題（例如半乳糖血症），嬰兒吃配方奶粉也能長得很好。

NAYH 孕婦可以採取一些做法以預防先天缺陷。孕前維持健康體重，懷孕期間依照醫學研究所的建議範圍增重。攝取足量的葉酸、碘和抗氧化營養素可預防多種先天缺陷。應該避免過量的維生素 A 和咖啡因。懷孕期間喝酒沒有安全標準可言。疾病（例如糖尿病和苯酮尿症）的飲食控制也可保護胎兒。

知識檢查站（解答在下方）

1. 下列哪種營養介入最容易改善生育力？
   a. 服用維生素 E 補充劑
   b. 減掉多餘的體脂肪
   c. 吃低醣飲食
   d. 服用鐵補充劑
2. 懷孕期間增加碳水化合物的需求是為了
   a. 預防酮症　　c. 預防妊娠高血壓
   b. 緩解反胃　　d. 提供足夠的葉酸
3. 妊娠 38 週，體重 2.3 公斤的嬰兒是
   a. 早產兒
   b. 低出生體重嬰兒，LBW
   c. 胎兒生長不良，SGA
   d. 低出生體重和胎兒生長不良，LBW & SGA
4. 如果婦女懷孕前身高 157 公分，體重 68 公斤，那麼懷孕期間應該增重多少？
   a. 12.5 到 18 公斤　　c. 7 到 11.5 公斤
   b. 11.5 到 16 公斤　　d. 越少越好
5. 懷孕期間運動的效益包括
   a. 預防過度增重
   b. 改善睡眠品質
   c. 降低妊娠糖尿病的風險
   d. 以上皆是
6. 下列何者有助於緩解害喜？
   a. 延至下午才用餐
   b. 大量喝水
   c. 懷孕第二期之後才吃鐵補充劑
   d. 以上皆是
7. 就生理而言，製造母乳每日需要________大卡
   a. 300　　c. 800
   b. 500　　d. 1000
8. 婦女懷孕第三期的飲食與孕前飲食的差異在於
   a. 水分需求較高
   b. 可吃額外的固體脂肪和添加糖
   c. 穀類食品的份數較多
   d. 以上皆是
9. 母乳哺餵的益處包括
   a. 減少嬰兒耳朵感染
   b. 減少嬰兒腹瀉
   c. 降低母親乳癌的風險
   d. 以上皆是
10. 每日喝 1 杯咖啡會造成
    a. 自發性流產　　c. 先天缺陷
    b. 低出生體重嬰兒　　d. 以上皆非

解答：1. b (LO 14.1), 2. a (LO 14.2), 3. d (LO 14.3), 4. c (LO 14.4), 5. d (LO 14.5), 6. c (LO 14.6), 7. c (LO 14.7), 8. d (LO 14.8), 9. d (LO 14.9), 10. d (LO 14.10)

學習問題（LO 數字是章首學習成果的章節）

1. 提供三個營養建議給想要增加受孕機會的準父母，並說明理由。(LO 14.1)
2. 列舉懷孕期間需要量大幅增加的四種重要營養素。(LO 14.2)
3. 為何目前少女早孕的問題受到如此多的關注？你認為幾歲懷孕最理想？為什麼？(LO 14.3)
4. 簡述懷孕期間增重的建議，並說明其理由。(LO 14.4)
5. 建議幾種安全的孕婦運動項目。(LO 14.5)
6. 對於害喜的朋友你會給予何種營養建議？(LO 14.6)
7. 說明刺激母乳製造與釋出的生理機制。了解這些機制為何有助於哺乳的成功？(LO 14.7)
8. 根據飲食指南規劃能夠滿足懷孕期間增加的營養需求的一日菜單。(LO 14.8)
9. 列舉三個理由說明婦女為何應該鄭重考慮母乳哺餵。(LO 14.9)
10. 說明葉酸對受孕和胎兒發育的重要性。(LO 14.10)

營養學家的選擇

菠菜沙拉加水煮蛋和全麥麵包只能提供 2 毫克的鐵。它是健康而營養素密集的餐點，能夠提供一些蛋白質，缺點是鐵含量不多。

漢堡肉是鐵的來源（可提供 4.5 毫克的鐵），但素食者不吃這種餐點。

豆子起司塔可餅與漢堡提供同樣多的鐵（4.5 毫克），而且素食者可食用。雖然豆子中的非血基鐵的吸收率低於牛肉中的血基鐵，但是燉番茄中有 20 毫克維生素 C 可促進鐵的吸收。

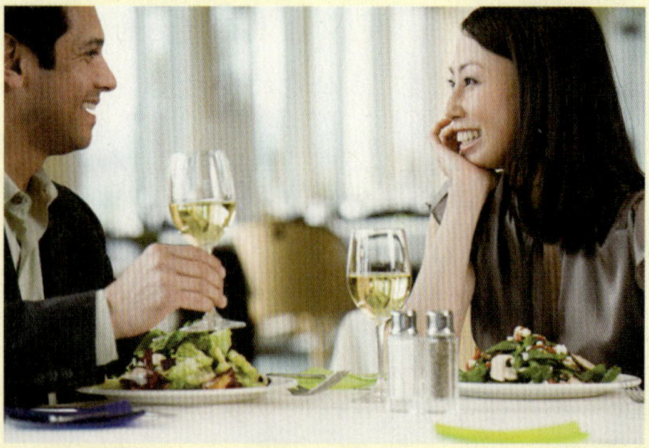

然而以上餐點所提供的鐵都不如強化的即食早餐麥片。一杯加樂氏麥片提供 18 毫克的鐵，而一杯柳橙汁所含的 72 毫克維生素 C 可促進鐵的吸收。孕婦鐵的 RDA 是 27 毫克，而這份簡餐所提供的鐵即已超過 RDA 的一半。

案例研究解答 準備懷孕

1. 莉莉吃非處方的維生素和礦物質補充劑提供許多合成葉酸，並且可以彌補許多營養素攝取和需求之間的缺口。不過她應該與醫生討論補充劑的使用，因為產前補充劑比非處方的補充劑含有較多的鐵，能使她受益更多。她應該確定既成維生素 A 不超過 100% 參考值，以免造成胎兒的先天缺陷。莉莉懷孕期間未經醫生批准最好不要吃草藥。
2. 已知缺乏葉酸會造成神經管缺陷。維生素和礦物質補充劑中的合成葉酸容易吸收，有助於滿足葉酸的需求。多吃蔬果（尤其是綠色葉菜）也是明智的抉擇。強化的即食早餐麥片也提供許多維生素和礦物質。她的醫生可能開給她產前補充劑，以取代非處方的補充劑。
3. 許多專家會認為她攝取太多咖啡因，最好減少咖啡因的攝取量（包括含咖啡因的汽水，以每日不超過 2 份為原則）。
4. 如果莉莉喜歡吃魚，在懷孕和哺乳期間每週可吃兩份的魚。魚是蛋白質的良好來源，而且提供健康的脂肪（包括 ω-3 脂肪酸），可促進胎兒腦部和眼睛的發育。不過莉莉應該忌吃高汞魚類（劍旗魚、鯊魚、鯖魚和馬頭魚），以免傷害胎兒的神經系統。
5. 多吃水果和蔬菜可以獲得纖維而預防便秘。除此之外，各種全穀類、豆子和豆莢也能增加纖維質的攝取量。莉莉也應該多喝水並且經常運動如散步。
6. 莉莉擔心懷孕期間增重的問題。研究清楚指出，懷孕期間適當的增重對胎兒的生長和發育很重要。增重不足會升高低出生體重和胎兒生長不良的風險。另一個極端是增重過多，同樣也會出問題，例如長期的健康問題和妊娠糖尿病或胎兒過大等併發症。莉莉的孕前 BMI (21) 屬於健康範圍，因此懷孕期間的增重目標是 11 到 16 公斤。在懷孕第二和第三期，每天多吃 350 到 450 大卡的營養素密集食物可以幫她達到這個目標。建議整個懷孕期間經常做溫和的運動，但是不要太過劇烈。散步或騎健身車是很好的運動，可控制增重。莉莉應當放心，因為她選擇哺乳有助於減掉多餘的體重。

延伸閱讀

1. AAP Committee on Genetics: Policy Statement: Maternal phenylketonuria. *Pediatrics* 122:445, 2008.
2. AAP Section on Breastfeeding: Policy Statement: Breastfeeding and the use of human milk. *Pediatrics* 129:e827, 2012.
3. Barger MK: Maternal nutrition and perinatal outcomes. *Journal of Midwifery and Women's Health* 55:502, 2010.
4. Blumfield ML and others: Micronutrient intakes during pregnancy in developed countries: Systematic review and meta-analysis. *Nutrition Reviews* 71: 118, 2013.
5. Deierlein AL and Siega-Riz AM: How can we assist women in managing gestational weight gain? *Women's Health* 8:603, 2012.
6. Dror DK and Allen LH: Vitamin D inadequacy in pregnancy: Biology, outcomes, and interventions. *Nutrition Reviews* 68:464, 2010.
7. Fraser A and others: Associations of gestational weight gain with maternal body mass index, waist circumference, and blood pressure measured 16 years after pregnancy: The Avon Longitudinal Study of Parents and Children (ALSPAC). *American Journal of Clinical Nutrition* 93:1285, 2011.
8. Greer FR and others: Effects of early nutritional interventions on the development of atopic disease

in infants and children: The role of maternal dietary restriction, breastfeeding, timing of introduction of complementary foods, and hydrolyzed formulas. *Pediatrics* 121:183, 2008.

9. Han Z and others: Maternal underweight and the risk of preterm birth and low birth weight: A systematic review and meta-analysis. *International Journal of Epidemiology* 40:65, 2011.
10. Humphriss R and others: Prenatal alcohol exposure and childhood balance ability: Findings from a UK birth cohort study. *BMJ Open* 3:e002718, 2013.
11. Institute of Medicine and National Research Council: *Weight gain during pregnancy: Reexamining the guidelines*. Washington, DC: National Academies Press, 2009.
12. James DC and others: Position of the American Dietetic Association: Promoting and supporting breastfeeding. *Journal of the American Dietetic Association* 109:1926, 2009.
13. Jones KL: The effects of alcohol on fetal development. *Birth Defects Research (Part C)* 93:3, 2011.
14. Makrides M: Outcomes for mothers and their babies: Do n-3 longchain polyunsaturated fatty acids and seafoods make a difference? *Journal of the American Dietetic Association* 108:1622, 2008.
15. March of Dimes Foundation: *Teenage pregnancy*. Updated 07/2012. Available at: www.marchofdimes.com/materials/teenage-pregnancy.pdf.
16. Prather H and others: Benefits of exercise during pregnancy. *Physical Medicine and Rehabilitation* 4: 845, 2012.
17. Proctor SB and Campbell CG: Position of the Academy of Nutrition and Dietetics: Nutrition and lifestyle for a healthy pregnancy outcome. *Journal of the Academy of Nutrition and Dietetics* 114:1099, 2014.
18. Rubin RC: Change is good—evidence to support lowering the diagnostic threshold for GDM. *Today's Dietitian* 13:10, 2011.
19. Swinney B: Eating to fuel fertility. *Today's Dietitian* 15:38, 2013.
20. Xu H and others: Role of nutrition in the risk of preeclampsia. *Nutrition Reviews* 67:639, 2009.
21. Zimmerman MB: Iodine deficiency in pregnancy and the effects of maternal iodine supplementation on the offspring: *A review. American Journal of Clinical Nutrition* 89(suppl):668S, 2009.

評估你的餐盤 Rate Your Plate

I. 活用你對營養和懷孕的知識

假設你的大學同學告訴你她最近懷孕了，而你知道她平常吃的餐點如下：

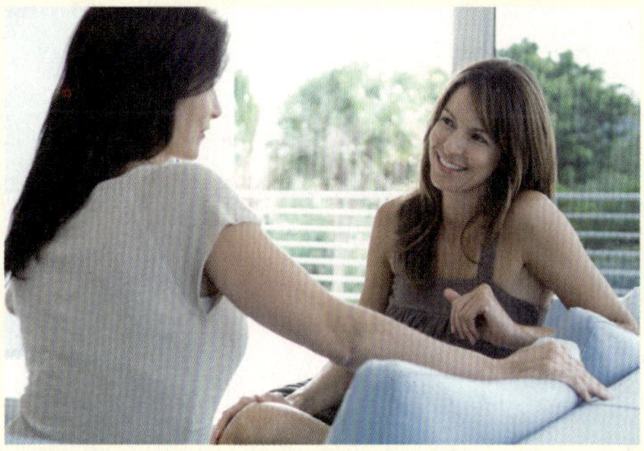

早餐

省略不吃，或吃 1 根雜糧棒

咖啡

午餐

甜味優格，1 杯

小貝果加乳酪醬

偶爾吃點水果

常喝含咖啡因的汽水，12 盎司

點心

巧克力糖果棒

晚餐

2 片披薩、起司通心粉或吐司夾蛋

很少吃沙拉或蔬菜

常喝含咖啡因的汽水，12 盎司

宵夜

扭結餅或洋芋片，1 盎司

常喝含咖啡因的汽水，12 盎司

1. 估計你朋友的飲食中蛋白質、碳水化合物、葉酸、維生素 B_6、鐵、和鋅的含量。與懷孕期間的建議量比較的結果如何？

____

____

2. 現在重新計劃她的飲食，使蛋白質、碳水化合物、葉酸、維生素 B_6、鐵和鋅的含量符合懷孕期間的需求。（提示：營養強化食品，例如早餐麥片，通常富含所需的營養素。）同時要增加鐵的含量，不過可能仍會低於懷孕期間的 RDA。

____

____

台灣的營養與健康
(Nutrition and Health in Taiwan, TWNH)

孕乳期的營養狀況

懷孕期間有一人吃兩人補的觀念，說明孕婦必須負責供應胎兒發育所需的能量、礦物質和維生素，不過並不是每項營養素都必須比例增加。舉例來說，婦女平日若有足夠的鈣，孕乳期並不須再增多。與未懷孕期的 DRI 比較，孕期增加倍數最多的前 5 名營養素是鐵、維生素 D、葉酸、碘和維生素 B_6（圖 TW14-1）；哺乳期增加最多的是鐵、維生素 D、維生素 A、葉酸和碘。其中碘與葉酸對胎兒的腦神經系統發育極為重要。

婦女孕前的營養攝取並未完全充足，礦物質和維生素有多項偏低（圖 TW14-2），諸如：碘、鎂、鈣、鉀、膽素以及維生素 D 和 E 等，都低於建議水準。一旦懷孕，對胎兒腦與神經系統的發育不利。

- 台灣 95-97 年的孕婦調查可見數項特點：
- 社經狀況：職業婦女占 61%，教育水準大學以上 37%，高中以上共有 89%。
- 孕前體重：平均 54.2 kg，孕前 BMI 平均 21.3，孕前體重過輕 (BMI < 18) 有 16.3%，過重與肥胖有 16%。
- 孕期增重：懷孕各期之平均增重為第一期 1.6 kg，第二期 4.4 kg，第三期 10.7 kg。孕

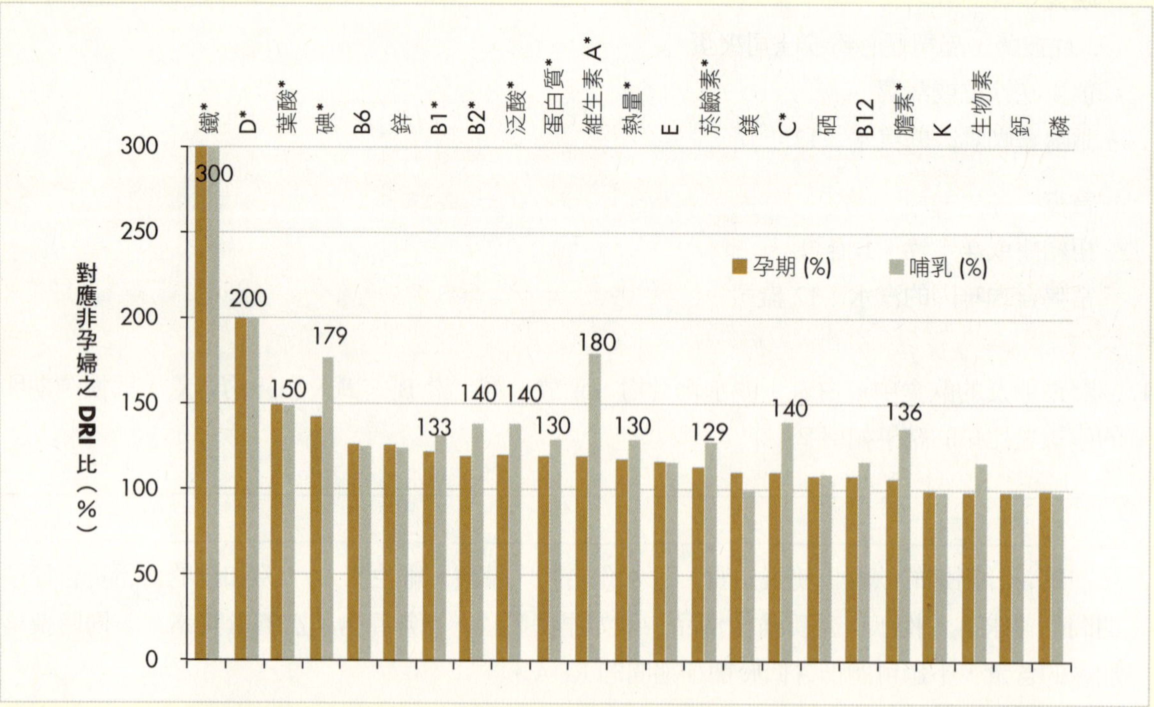

圖 TW14-1 台灣對孕婦和乳婦的 DRI 與非孕婦的營養建議量比較

資料來源：參見參考資料 1,2

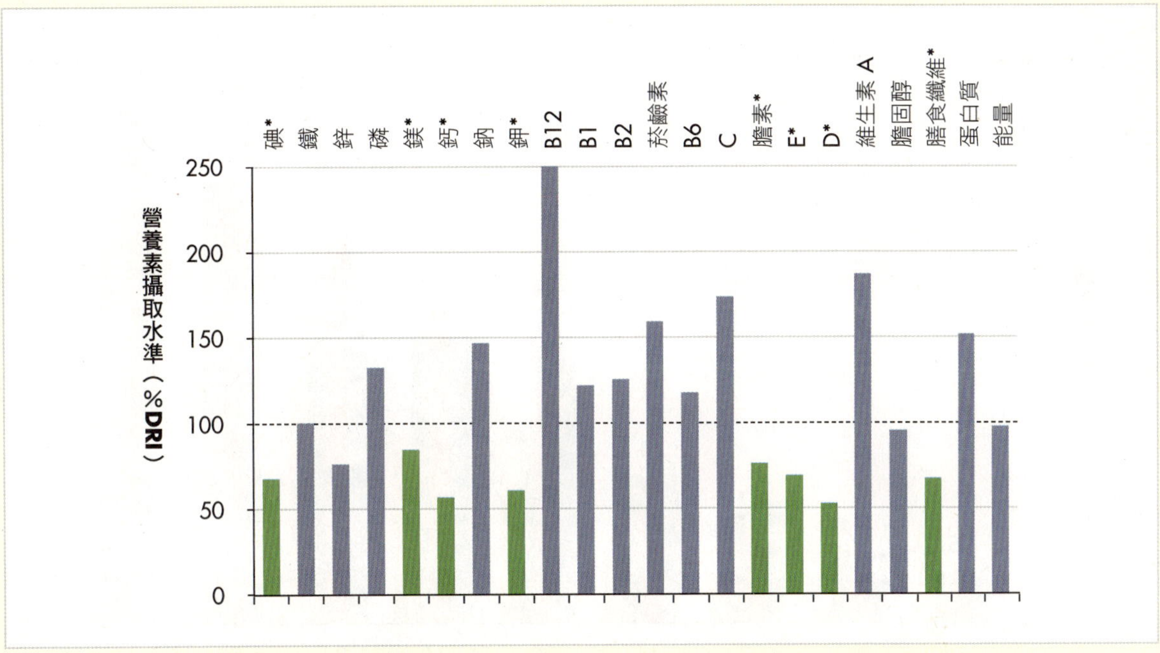

圖 TW14-2 台灣成年婦女的營養攝取狀況，未懷孕時已經有多項營養素的攝取偏低，不利胎兒和母親的健康

資料來源：參見參考資料 1,2

前體重輕者增重較多，肥胖者增重較少（圖TW14-3）。體重增加不足者 25%，過量者 14%。

- 害喜情況：發生率 65%，平均發生於懷孕 6-14 週。孕婦之飲食行為中，每天三餐正常者超過 85%，早餐外食比率高達 67%，為三餐中最高。
- 菸酒危害：孕婦很少抽菸或飲酒，但二手菸的比例高達 52.5%，其來源為家中者占 49.7%，工作場所占 16.5%，每天接觸者 32%，接觸時間以晚間 44.4% 最高。
- 知識資源：孕婦之營養知識偏重飲食禁忌，飲食知識來源以有經驗朋友 57.6% 最多，女性長輩 48.8%，醫護人員 35.3%，專業書籍 35.8%，網路 31.7%，廣告媒體 29.3%；政府與醫院宣導資料 15.5%，營養師 5% 最低。
- 孕前疾病：以貧血最常見，盛行率為 17.8%；地中海型貧血者 2.6%。
- 懷孕第一期營養狀況：葉酸不足的比例為 6%，維生素 B_1 缺乏 31.1%，維生素 B_2 缺乏至少 26.2%，缺鐵比例為 8.8%，攜鐵蛋白飽和度偏低者有 19.2%。攝取量明顯低於建議量的是鈣、鐵、維生素 E 與膳食纖維；鈣平均 522 mg/d，鐵平均 14 mg/d，維生素 E 7.4 mg/d，纖維 4.9 g。還有之前提到的碘和維生素 D。鈣、鐵及不足的維生素應可利用營養補充品加以補充。
- 營養補充品：具有改善孕婦營養狀況之效應。約有 70% 的孕婦服用營養補充品，以維生素礦物質補充劑為主，很少人食用機能保健食品或中草藥。服用營養補充劑的孕婦通常年齡較大、第一胎或在懷孕中後期；懷孕第一期有三成的孕婦並不服用補充劑。針

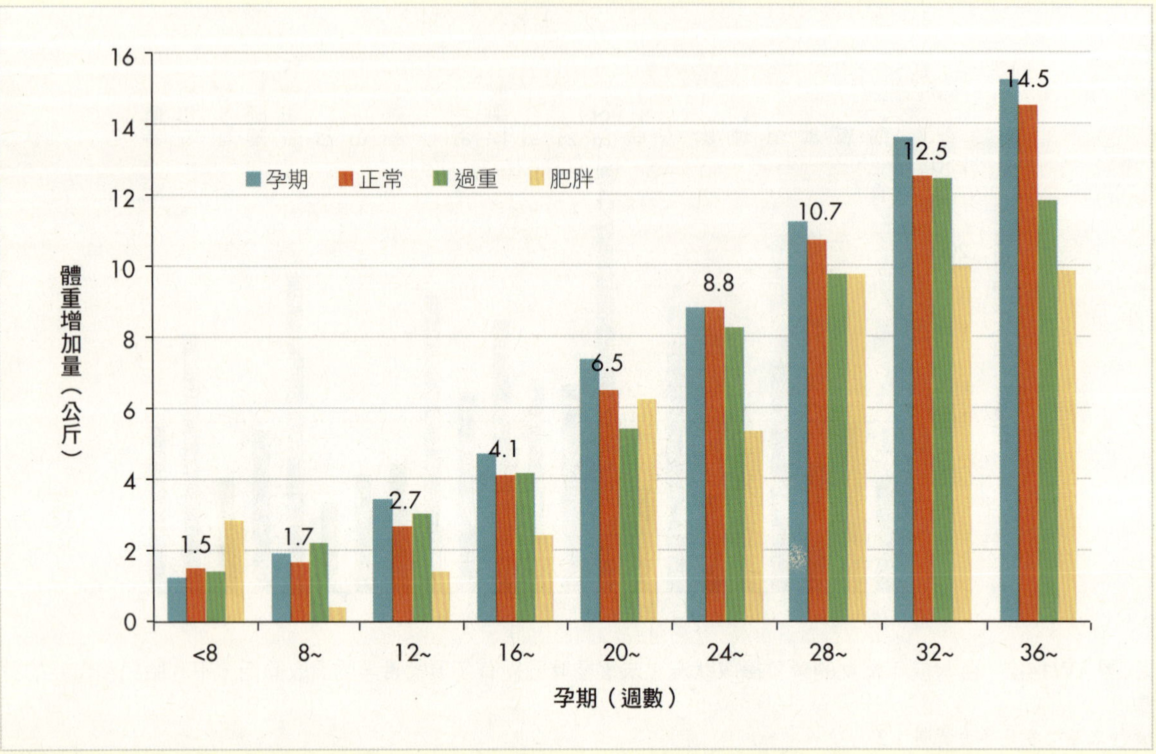

圖 TW14-3　孕婦不同孕齡的體重增加量，體重輕者增重多，肥胖者增重較少
資料來源：參見參考資料 2

對葉酸、鐵、B_2 和 B_6 等，都以服用者的營養狀況較優。

生育統計

我國女性結婚和生產的年齡持續升高，結婚的平均年齡是女性 29 歲，男性 32 歲。第一次生產的年齡持續增高，民國 90 年時為 26.6 歲，100 年時是 30.1 歲，103 年為 30.5 歲。產婦超過 35 歲的比率在 90 年是 8.9%，100 年時為 17.8%，102 年增高為 21.9%。未成年生產的比率大約 1.5%。外籍產婦的比率在 93 年有 13%，103 年降為 6.48%。總生育率是育齡婦女一生所生育的嬰兒數，台灣婦女的總生育率大約是 1.1。

孕產婦死亡是懷孕期間或懷孕期間終止後 42 天內發生之婦女死亡，包含懷孕與生產直接和間接所引起的疾病及，以平均每十萬活產嬰兒數中的孕產婦死亡數表示。台灣近年的資料列於表 TW14-1，孕產婦死亡率達到已開發國家的範圍了。健康代代相傳，在少子化的趨勢之下，育齡婦女的營養健康還有提升和改善的空間。

參考資料：

1. 衛生署食品藥物管理局：國人膳食營養素參考攝取量級其說明第七版。2012。
2. 蕭寧馨：台灣地區孕婦之飲食攝取及營養現況調查期末報告。行政院衛生署九十五年度科技研究計畫。計畫編號：DOH97-TD-F-113-95002
3. 衛生福利部國民健康署：中華民國 103 年出生通報統計年報。2015。台北市。
4. 中華民國統計資訊網。
5. World Health Organization. Trends in maternal mortality: 1990-2010. WHO 2012.

表 TW14-1　台灣近年的生育統計以及已開發國家的比對

年份	孕產婦死亡率	國家 2010	孕產婦死亡率
93	5.5	已開發國家	16
100	5.0	芬蘭	5
101	8.5	德國	7
102	9.2	日本	5
103	6.6	南韓	16
		新加坡	3
		美國	21

資料來源：參見參考資料 3-5

Chapter 15 嬰兒期到青春期的營養

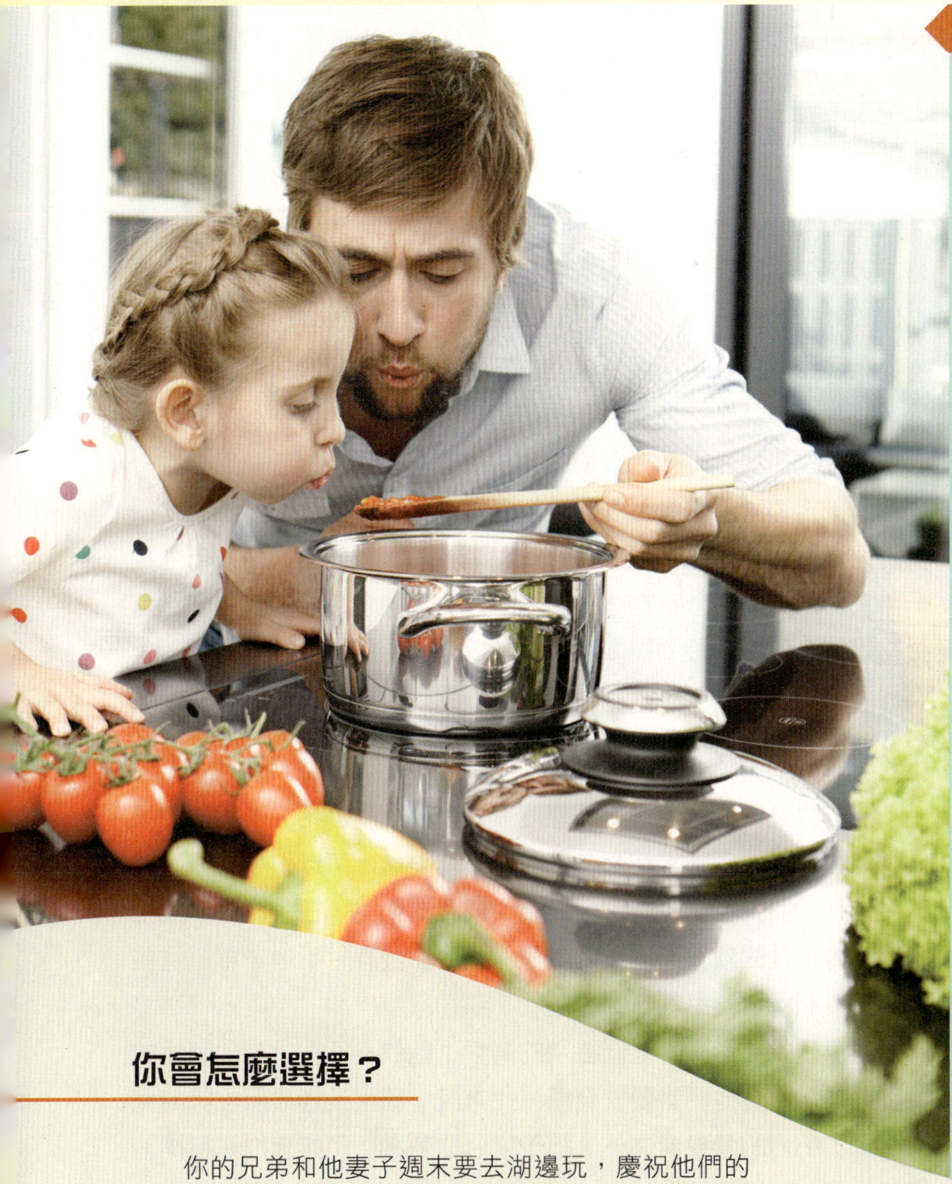

學習成果

第 15 章的設計是要讓你能夠：

15.1 敘述營養如何影響嬰兒期到青春期的生長和生理發育。

15.2 列舉嬰兒、幼兒、學齡前兒童和青少年的飲食容易缺乏的營養素，並且建議如何修正這些問題。

15.3 了解如何滿足嬰兒正常生長和發育的基本營養需求，並討論嬰兒進食的注意事項。

15.4 簡述父母處理兒童期和青少年期的飲食習慣所面臨的幾種挑戰。

15.5 說明童年肥胖的長期後果並且提出預防／處理這個問題的方法。

15.6 分辨常見的食物過敏，並且提出降低食物過敏風險的幾種方法。

你會怎麼選擇？

你的兄弟和他妻子週末要去湖邊玩，慶祝他們的結婚紀念日，並且拜託你照顧 18 個月大的姪女萊拉。趁萊拉還沒到之前，你去雜貨店採買幾樣孩子喜愛的食物。萊拉沒有任何食物過敏，不過你的兄弟警告你，她很挑食。你該為你家的小客人挑選下列何種點心？

a. 減脂玉米花
b. 生的小胡蘿蔔加田園沙拉醬
c. 無脂優格
d. 全穀類餅乾加切達起司片

營 養 連 線

一邊閱讀第 15 章一邊思考你的選擇，然後看看本章末尾的「營養學家的選擇」。

北美的兒童享有全世界最好的醫療保健，不過即使如此，兒童和青少年罹患肥胖和第 2 型糖尿病的人數卻日漸增多。孩子花費更多時間在電腦前，更少時間在運動場。兒童和青少年不再像以前那樣常喝牛奶，汽水和能量飲料已經取而代之。儘管水果、蔬菜和全穀類供應豐富，他們所吃的往往低於建議量。顯而易見的是，大部分美國兒童的飲食還有改善空間。我們要如何幫兒童建立良好的飲食習慣呢？

在嬰兒期和童年早期，家庭控制了大部分的進食，影響食物偏好，並且型塑飲食行為。到了學齡和青少年時期，同儕和媒體影響越來越重要。要教育他們改變飲食習慣，必須及早開始並且全家一起行動。全家一起用餐可以幫助兒童養成健康的飲食習慣，有助於預防兒童肥胖，而且當兒童長大一點時，可教導他們溝通技巧並提升自尊。本章探討營養在這些人生階段的關鍵角色，以及如何挑選食物以符合各個階段的需要。

15.1 評估生長

孩子對食物與進食過程的態度，在嬰兒期就開始成形了。如果父母和其他照顧者講求均衡營養並且知所變通，可以引領嬰兒建立一生的良好飲食習慣。在這種環境中成長的嬰兒，在生命的早期就可以獲得足量的營養素以支持身體的生長和發育。不過，單單這些益處並不能保證嬰兒就會順利茁壯。

兒童也需要別人對他們特別的關愛；他們必須在具有啟發性的環境生長，而且他們需要安全感。比方說，因生長遲滯而住院的兒童，除了所需的營養素之外，給予愛心的刺激（例如擁抱和輕搖）能使他們較快增加體重。

成長中的嬰兒

所有的嬰兒似乎都只會吃和睡，之所以如此不無緣故。嬰兒的出生體重在 4 到 6 個月大時會增加一倍，到了週歲就變為三倍。從此以後再也沒有這麼快的生長速度了。如此迅速的生長需要許多營養和睡眠。週歲之後生長速度就慢下來了；要再經過 5 年體重才會增加一倍。嬰兒在出生第一年身長會增加 50%，其後一直到青少年期還會繼續長高。不過身高的增長並非連續不斷——加速期與停滯期會交替出現。基本上，身高在 19 歲時達到巔峰，不過在 20 初頭時可能會再增加一兩公分，尤其是男孩子。頭圍與身高的比例從嬰兒期的 1 比 4，到成年期縮減為 1 比 8。

相對於維持固定體型，人體的生長與發育需要更多的食物來支持。在這個過程的關鍵階段如果缺乏營養素，生長與發育就會慢下來甚至停止。孩童要生長，就必須攝取足夠的能量、蛋白質、鈣、鐵、鋅和其它營養素。在開發中國家，5 歲以下的幼童有大約三分之一身高和體重低於標準。**營養不足** (undernutrition) 是問題所在。營養不足的孩童簡單地說，就是營養均衡兒童的縮小版。在比較貧窮的國家，幼兒斷奶之後通常是吃高醣而低蛋白質的飲食（參見第 12 章）。這種飲食可以支撐一定程度的生長，但無法完全發揮基因裡的潛能。北美地區雖然也有營養不足的問題，不過**營養過量** (overnutrition) 倒是比較盛行。

營養不足 (undernutrition) 長期的營養攝取不符需求而造成的健康問題。

營養過量 (overnutrition) 營養攝取遠超過身體需求的狀況。

營養不足對生長的影響

和子宮內的胎兒一樣，嬰兒期與兒童期營養不足的長期後果，取決於細胞功能受損的嚴重性、發生階段與時間長短而定。

兒童營養狀況的最佳單一指標就是生長，尤其是短期內的體重增加和長期的身長（身高）的增加。嬰兒或兒童的飲食貧乏阻礙了重要階段的細胞分裂。比方說，北美兒童的輕微缺鋅與生長不良有關，然而過後改進他們的飲食就並不能彌補生長，因為生長所需的荷爾蒙及其它條件已經一去不返了。此外，當女孩與男孩的骨骼長到固定的大小，便不會再生長了。此時骨骼末端的生長板已經癒合。這種情形始於女孩 14 歲與男孩 15 歲左右，在女孩 19 歲與男孩 20 歲時到達最後的階段。此後肌肉仍能繼續增長，不過直線生長已受到骨骼長度的限制。

因此之故，一位身高 142 公分的 15 歲中美洲女孩即使改善飲食，也無法達到一般北美成年女性的身高。女孩的生長巔峰在初經來潮之前。一旦生長期中止（在女性大約是初經過後 5 年），足量的營養有助於維持健康與體重，但無法再長高。

使用生長曲線圖

健康專家利用生長曲線圖來評估兒童身高和體重的增長模式（圖 15-1）。這類曲線圖包含**百分位** (percentile) 等級，代表 90%

百分位 (percentile) 將排序資料均分為一百等分的分級數值。

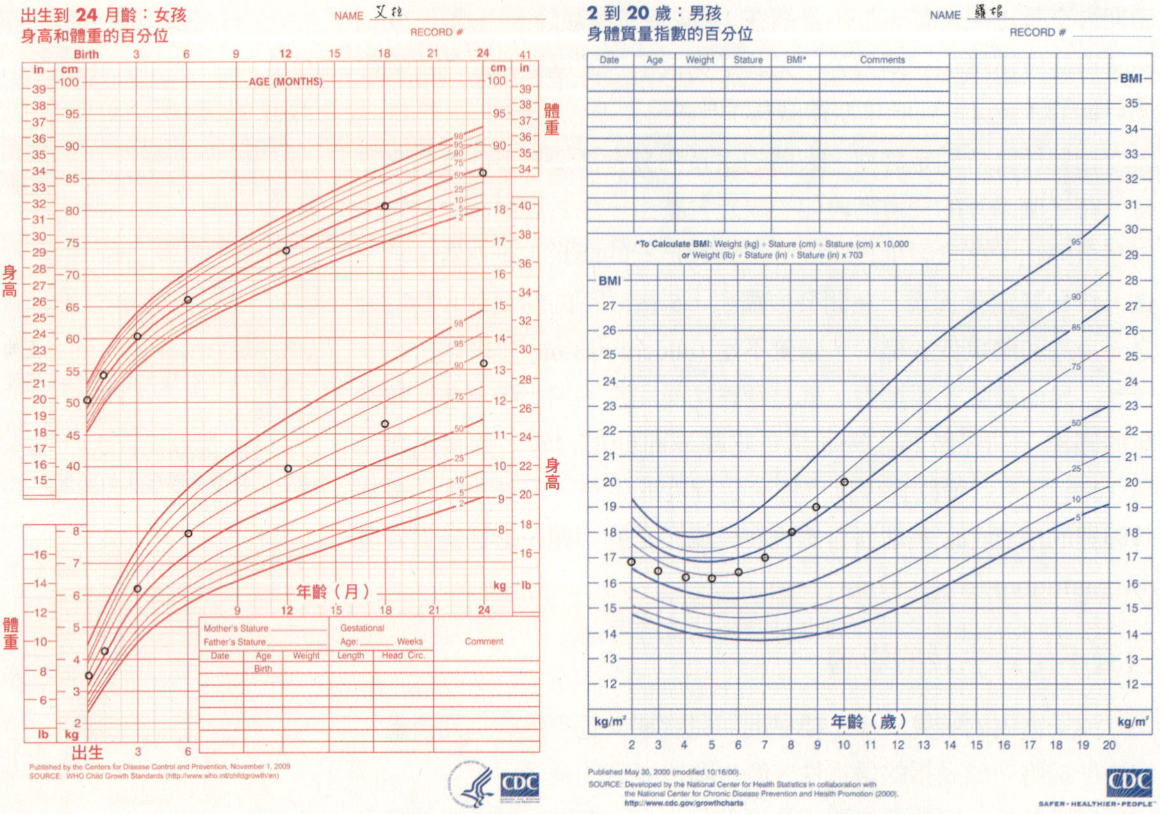

(a) (b)

圖 15-1 用來評估兒童生長的曲線圖。對於 0 到 2 歲的兒童，CDC 建議使用 WHO 在 2006 年製作的生長曲線圖。對於 2 到 20 歲的兒童，使用國家衛生統計中心和 CDC 製作的生長曲線圖。(a) 用來評估小女孩艾拉的身長對年齡和體重對年齡的生長曲線圖。在她生命的頭二年，身長都在第 50 百分位左右；她的體重起初在第 50 百分位，現在已介於第 75 和第 90 百分位之間。(b) 用來評估男孩羅根 2 歲到 10 歲的 BMI 對年齡的生長曲線圖。當他是學齡前幼兒時，BMI 對年齡在第 50 百分位；到了 10 歲時，他已經超過第 85 百分位。根據他的 BMI 對年齡可歸類為過重

到 96% 的兒童。百分位代表符合該年齡與性別的 100 位同儕的等級。比方說，如果一個小男孩的身高在第 90 百分位，表示他比 10 個人矮而比 89 個人高。如果在第 50 百分位表示身材中等：50 個人比他高而 49 個人比他矮。

美國疾病預防控制中心 (CDC) 發表了男孩和女孩個別的生長曲線圖（圖 15-1）。從出生到 2 歲，CDC 建議使用世衛組織 (WHO) 在 2006 年製作的各種身高對年齡、體重對年齡、體重對身高和頭圍對年齡的曲線圖。WHO 的生長曲線圖根據世界各地兒童的數據而製作，這些兒童都是在「最佳生長和發育的條件下」撫養長大的。意思就是說，他們在嬰兒期是母乳哺餵的；他們的照顧者遵循 WHO 對嬰兒和兒童餵養的建議；他們有適當的醫療保健；

他們的母親在懷孕期間不喝酒；他們在出生之前／之後都沒有菸草暴露。與此相反的是，舊的幼兒生長曲線圖主要根據白人小孩的資料，而這些小孩在嬰兒期大部分是配方哺餵的。WHO 的生長標準強調母乳哺餵是嬰兒營養的生物學典範。

2 到 3 歲以下的兒童讓他們仰臥，膝蓋打直而量其「身長」，因此不叫「身高」。

對於 2 到 20 歲的兒童，國家衛生統計中心製作的生長曲線圖可以評估體重對年齡和身高對年齡；不過對於兒童和青少年而言，最好是用身體質量指數 (BMI) 對年齡的生長曲線圖。對成人來說，BMI 有固定的切點值（比方說，成人的 BMI 為 25 就表示過重）。如圖 15-1 所示，兒童的 BMI 卻不是如此，而是根據性別和年齡而有不同的標準。

除了測量身高和體重，健康專家也測量嬰兒的頭圍。追蹤頭圍對年齡的生長曲線圖（也由 CDC 製作）是評估腦部生長的方法。在出生第一年，腦部生長比生命任何時期都要快。頭圍讀數異常可以警示醫療團隊，可能有遺傳性疾病。頭圍偏小也可能是營養不良、感染、智力發育障礙或是母親在懷孕期間濫用藥物的結果。頭圍過大可能是腦部腫瘤或積水的徵象。頭圍差異可能源於家族遺傳，不過極度偏差或是迅速改變時需要進一步的調查。

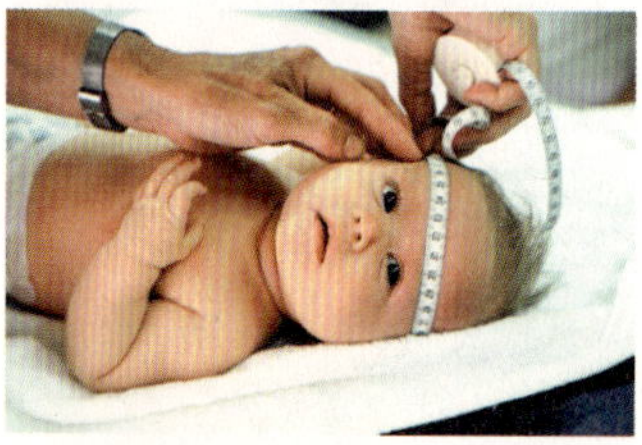

▲嬰兒期的腦部生長比生命任何時期都要快。嬰兒的頭要夠大（大約身長的四分之一）才能容納這種快速生長。到了成年期，頭圍只有身高的八分之一

嬰兒和兒童應該在定期體檢時評估生長狀況。嬰兒需要 1 到 3 年的時間確認自己的遺傳百分位。到了 3 歲的時候，孩童的成長如身長（身高）對年齡之百分位大致穩定，就應當追蹤這個穩定趨勢；如果生長跟不上這個百分位，醫生就必須檢查是否有醫療或營養上的問題阻礙了生長。同樣地，當兒童的 BMI 對年齡到達最高百分位，照顧者就要注意了。兒童的 BMI 對年齡在第 85 和第 95 百分位之間屬於過重，而超過第 95 百分位就是肥胖了（表 15-1）。

這些生長曲線圖都是針對健康的兒童，因此不適用於極低出生

表 15-1　2-20 歲兒童的體重分類

體重分類	BMI 對年齡的百分位
體重不足	＜第 5 百分位
健康體重	第 5 到第 85 百分位
過重	第 85 到第 95 百分位
肥胖	≧第 95 百分位

資料來源：Centers for Disease Control and Prevention

體重或需要特殊照護的兒童。早產兒出生時比足月嬰兒小，不過可望在 2 到 3 年內趕上生長。這種情況會使他的百分位跳級。需要特殊照護的兒童如唐氏症候群，其生長和發育受到影響，也有特殊的生長曲線圖可用。

脂肪組織的生長

自從 1970 年以來，研究員就懷疑嬰兒期的過度餵食可能會增加脂肪組織的細胞數目。今天我們知道，成年期的肥胖也會造成脂肪細胞的增加。話說回來，如果在嬰兒期限制能量的攝取以抑制脂肪細胞的數目，其他器官系統的生長可能也會受到嚴重的限制，特別是腦部和神經系統的發育。此外，大多數肥胖的嬰兒到了學齡前階段，也不需要過度限食就會成為體重正常的孩子。因此之故，沒有必要嚴格限制嬰兒的飲食，尤其是油脂的攝取。出生 12 個月之後，1 到 3 歲的油脂攝取範圍在總能量的 30% 到 40%，3 歲以上到青少年的範圍在 25% 到 35%。

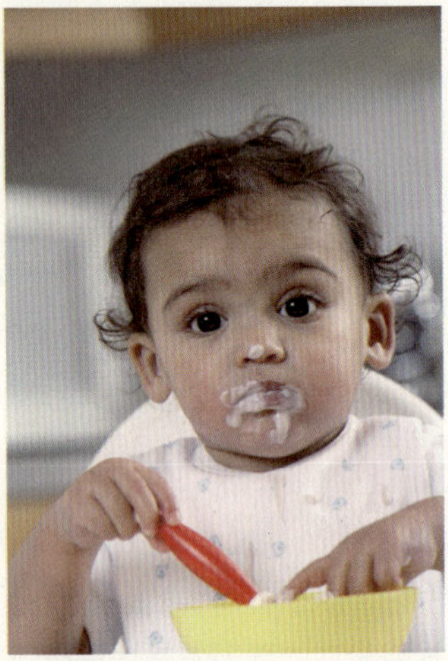

▲兩歲以上的兒童比較不會有生長遲緩的情形，因為他們會自己找食物吃。較小的孩子往往受限於照顧者所提供的食物

生長遲緩 (failure to thrive)　嬰幼兒期因營養攝取不足、營養吸收效率欠佳或過度的能量消耗而導致生長不足；一般的定義是體重對年齡表現有多次低於第 5 百分位，或在標準生長曲線圖上，體重降低了兩級主要的百分位標準線。

生長遲緩

大約 5% 到 10% 的嬰兒或兒童的生長不如預期。嬰兒可能無法達到重要的里程碑，例如在 6 個月大時體重是出生時的兩倍。在生長曲線圖上，體重對年齡可能低於第 5 百分位。這種狀況稱為**生長遲緩** (failure to thrive)（參見延伸閱讀 6）。

在某些情況下，生長遲緩者有內科疾病。身體上的問題可能是口腔發育不良或哺乳出了問題（例如銜乳方式不正確），因而限制了能量的攝取。有時孩子食量足夠，但因疾病而導致生長不足，例如麩質不耐症限制了營養素的吸收。最後，有些疾病，例如心臟病或肺病，會造成能量過度消耗。

然而有 80% 的嬰兒或兒童生長遲緩並沒有明顯的疾病；環境或社會問題才是他們營養不足的根源。貧窮是營養不足而造成生長遲緩最大的環境風險因素。有的時候原因出在嬰兒與父母之間的互動不良，包括虐待或疏忽。對孩子的餵食過度關切或漠不關心都會造成營養問題。然而大部分的互動不良源於父母的經驗不足，而非故意疏忽。缺乏親職典範或正確的營養資訊，新手父母可能過度稀釋配方奶粉，或是提供的食物（例如過多的果汁）能讓孩子吃飽但所含的能量不足。

無論原因為何，生長遲緩的後果嚴重而且影響深遠。可能的後果包括身體生長不足、心智發育障礙以及行為問題。醫生碰到嬰兒生長遲緩時，必須找出真正的原因並加以治療。諮詢正確的營養知識和健康的親子互動，有助於讓孩子的生長重回正軌。

觀念檢查站 15.1

1. 醫護人員如何評估生長？
2. 以 BMI 對年齡定義過重和肥胖。
3. 如果少女因為 10 到 12 歲之間短期間內營養不足而導致身材矮小，其後給予充足的營養是否能夠彌補生長不足？原因何在？
4. 何謂生長遲緩？列舉幾個可能的原因。

15.2 嬰兒的營養需求

嬰兒生長期間的營養需求會發生變化。開始的時候，由母乳或配方奶粉供應所需的營養素。在 6 個月大之前，並不需要固體食物。即使搭配固體食物，在出生的第一年仍然需要母乳或配方奶粉。由於嬰兒期營養具有關鍵的重要性，加上哺餵嬰兒所遭遇的一些困難，所以本章花較多的篇幅在嬰兒期，其後的兒童期則較少著墨。

能量

嬰兒期每英磅體重的能量需求比生命任何階段都要來得高（表 15-2）。比方說，6 個月大嬰兒所需的大卡/英磅體重是成人的 2 到 4 倍：

健康的 6 個月大嬰兒	健康的 20 歲成人
700 大卡/15 磅 = 47 大卡/磅	2200 大卡/135 磅 = 16 大卡/磅

嬰兒需要密集的能量來源才能滿足這麼大的需求。不論是母乳或配方奶粉，在出生的頭 6 個月都是理想食物。兩者都富含油脂，提供每公升 670 大卡（表 15-3）。6 個月之後，母乳或配方搭配固體食物能提供更多的能量、營養素以及多樣性給發育中的嬰兒。

表 15-2 嬰兒和幼兒的能量需要量

月齡	EER*公式
0 到 3 個月	（89 大卡 × 體重*）+ 75
4 到 6 個月	（89 大卡 × 體重）− 44
7 到 12 個月	（89 大卡 × 體重）− 78
13 到 35 個月	（89 大卡 × 體重）− 80

*體重為公斤

表 15-3 母乳、牛乳和配方奶粉（每公升）[a] 的組成

	能量（大卡）	蛋白質（公克）	油脂（公克）	碳水化合物（公克）	礦物質[b]（公克）
母乳和牛乳					
母乳	670[c]	11	45	70	2
牛乳，全脂[d]	670	36	36	49	7
牛乳，脫脂[d]	360	36	1	51	7
酪蛋白／乳清蛋白為基質的配方					
亞培	680	14	36	71	3
美強生	670	15	37	69	3
嘉寶	670	16	34	73	3
大豆蛋白為基質的配方					
ProSobee	670	20	35	67	4
Isomil	680	16	36	68	4
成長配方／飲料[e]					
Similac Go and Grow Stage 3	630	17	34	68	3
EnfaGrow Toddler Next Step	492	33	10	66	5

a. 3 個月大嬰兒每日喝 0.75 到 1 公升的母乳或配方奶
b. 鈣、磷和其它礦物質
c. 粗估；範圍在 650 到 700 大卡/公升之間
d. 不適合嬰兒食用，主要是因為蛋白質和礦物質含量太高
e. 6 個月大以上食用（參見標示）

細看表 15-3 你會發現為何牛乳不適合嬰兒食用，它提供太多蛋白質和礦物質，太少碳水化合物和油脂。特別是脫脂牛乳，它提供的能量不足，無法滿足嬰兒的高能量需求。

嬰兒的高能量需求主要源於高生長率和高代謝率。嬰兒的高代謝率部分原因在於體表面積和體重的比例。體表面積越大，體熱越容易從皮膚喪失，所以身體必須利用更多能量來補充體熱。

碳水化合物

嬰兒期的碳水化合物需求為：0 到 6 個月大，60 公克/日；7 到 12 個月大，95 公克/日。這些需求根據的是母乳哺餵嬰兒的一般攝取量，包括母乳和其後搭配的固體食物。只要嬰兒飲食正常，碳水化合物的攝取量就不成問題。

嬰兒是否需要纖維質？嬰兒和 2 歲以下兒童沒有設定纖維質的足夠攝取量。6 個月大之前的嬰兒吃不含纖維質的母乳和配方奶粉，在營養上沒有問題。開始吃固體食物時，會包括水果、蔬菜和全穀類。有些專家建議 1 歲嬰兒每日吃 5 公克纖維。記住太多的纖維質會抑制營養素的吸收，因為它會與某些礦物質結合，使食物加速通過消化道。我們可以利用孩子的排便習慣作為指引。如果孩子便秘，就增加纖維質和水分的攝取量。另一方面，如果孩子脹氣或

軟便，就減少飲食中的纖維質。

蛋白質

較小嬰兒的每日蛋白質需求大約是 9 公克/日，而較大嬰兒是 11 公克/日。這些需求根據的也是母乳哺餵嬰兒的一般攝取量，包括母乳和其後搭配的固體食物。蛋白質攝取總量的半數應當來自必需胺基酸。母乳或配方都可以提供足量的碳水化合物和蛋白質。蛋白質的攝取量不應超過標準太多。高蛋白質飲食含有過量的氮和礦物質，它所產生的蛋白質代謝廢物超過嬰兒的腎臟所能負荷，因而給整體的腎臟功能帶來許多壓力。

北美的嬰兒不太可能缺乏蛋白質，除非是餵食的方法錯誤，例如嬰兒配方加水過度稀釋。為了偵測食物**過敏** (allergy) 而剔除某些食物也可能導致蛋白質的缺乏。如果剔除的是高蛋白質來源，嬰兒攝取的蛋白質可能就不敷所需（參見本章末尾的「營養與你的健康」）。

過敏 (allergy) 人體偵測到外來蛋白質（抗原）而產生抗體的過度敏感的免疫反應。

油脂

嬰兒每日需要大約 30 公克的油脂。必需脂肪酸應該占油脂攝取總量的 15%（大約 5 公克/日）。這些建議量根據的也是母乳哺餵嬰兒的一般攝取量，包括母乳和其後搭配的固體食物。油脂是嬰兒飲食中的重要成分，因為它們能量高，而且對神經系統的發育很重要。油脂的高能量密度有助於解決嬰兒的高能量需求與胃容量小的問題。再次提醒，兩歲以下的嬰幼兒不宜限制油脂的攝取量（圖 15-2）。

花生四烯酸 (arachidonic acid, AA) 和 DHA 是對嬰兒發育極為重要的兩種長鏈脂肪酸。神經系統，尤其是腦部和眼睛，需要這些脂肪酸才能正常發育。在懷孕第三期，母親所提供的 DHA 和 AA 積聚在胎兒腦部和眼睛的視網膜。母乳哺餵的嬰兒能夠持續獲取這些脂肪酸，特別是母親如果常吃魚的話。一直到最近，在美國銷售的嬰兒配方才開始添加 AA 或 DHA，不過有許多品牌早已添加了 AA 和 DHA，這些產品對早產兒尤其有益。

特別重要的維生素

如第 8 章所示，所有的新生兒按慣例都注射維生素 K。配方哺

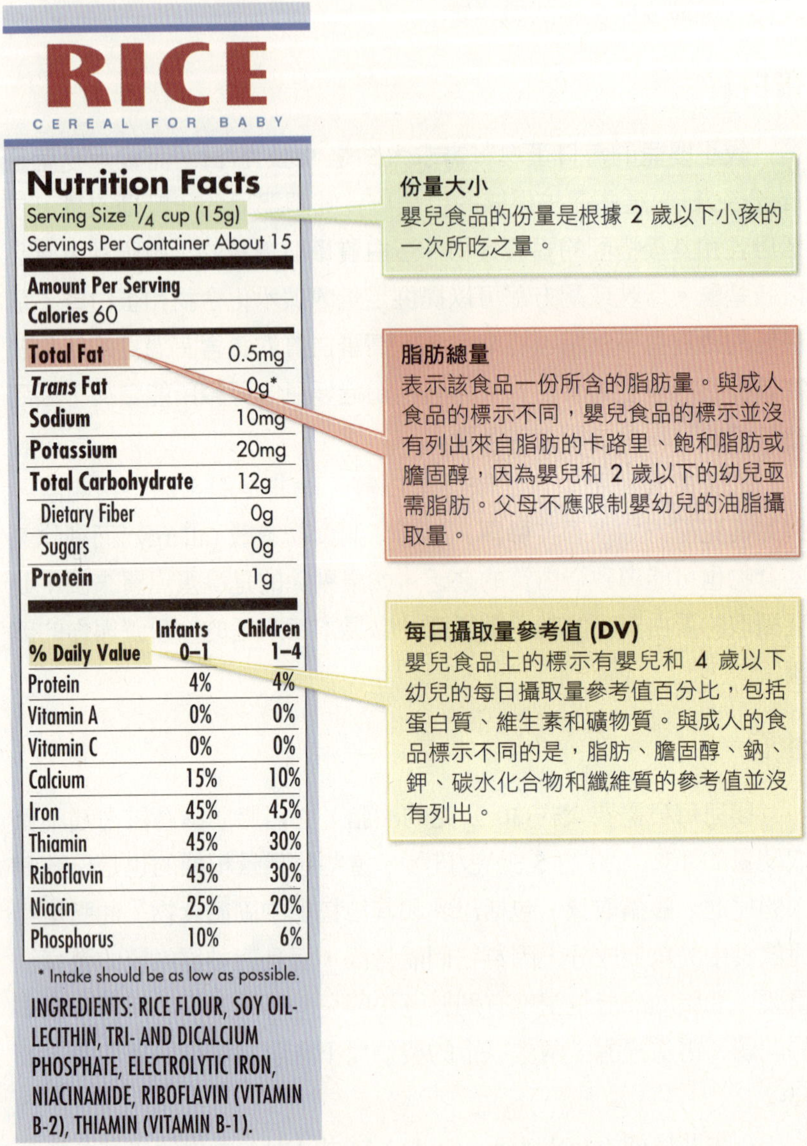
RICE
CEREAL FOR BABY
Nutrition Facts
Serving Size 1/4 cup (15g)
Servings Per Container About 15
Amount Per Serving
Calories 60
Total Fat 0.5mg
Trans Fat 0g*
Sodium 10mg
Potassium 20mg
Total Carbohydrate 12g
Dietary Fiber 0g
Sugars 0g
Protein 1g
% Daily Value | Infants 0–1 | Children 1–4
Protein 4% 4%
Vitamin A 0% 0%
Vitamin C 0% 0%
Calcium 15% 10%
Iron 45% 45%
Thiamin 45% 30%
Riboflavin 45% 30%
Niacin 25% 20%
Phosphorus 10% 6%
* Intake should be as low as possible.
INGREDIENTS: RICE FLOUR, SOY OIL-LECITHIN, TRI- AND DICALCIUM PHOSPHATE, ELECTROLYTIC IRON, NIACINAMIDE, RIBOFLAVIN (VITAMIN B-2), THIAMIN (VITAMIN B-1).
份量大小
嬰兒食品的份量是根據 2 歲以下小孩的一次所吃之量。
脂肪總量
表示該食品一份所含的脂肪量。與成人食品的標示不同，嬰兒食品的標示並沒有列出來自脂肪的卡路里、飽和脂肪或膽固醇，因為嬰兒和 2 歲以下的幼兒亟需脂肪。父母不應限制嬰幼兒的油脂攝取量。
每日攝取量參考值 (DV)
嬰兒食品上的標示有嬰兒和 4 歲以下幼兒的每日攝取量參考值百分比，包括蛋白質、維生素和礦物質。與成人的食品標示不同的是，脂肪、膽固醇、鈉、鉀、碳水化合物和纖維質的參考值並沒有列出。

圖 15-2　嬰兒食品的標示與成人食品相同，也有營養標示。不過嬰兒食品標示所提供的資訊與成人食品不同，尤其是油脂總量、飽和脂肪和膽固醇含量（參見圖 2-13，並做一比較）。有些品牌的麥片添加各種微量營養素強化

> 嬰幼兒不建議服用每日 >400 IU 的維生素 D 補充劑，因為沒有健康益處，反而有毒性風險。年幼嬰兒的上限攝取量是每天 1000 IU。嬰兒維生素 D 中毒的症狀有：嘔吐、食慾差、頻尿、肌肉疼痛與衰弱、幻覺、疲倦和腎臟損傷等。

餵的嬰兒從配方獲取其餘的維生素。為了骨骼健康、免疫功能和預防慢性病，美國小兒專科醫學會建議，所有嬰兒和兒童，從出生起每日攝取 400 IU 的維生素 D。所有母乳哺餵的嬰兒或配方哺餵但攝取量不到 1 公升/日的嬰兒，都應該補充維生素 D，直到配方攝取量至少 500 毫升/日，或食物來源能夠提供等量的維生素 D（參見延伸閱讀 19）。授乳的母親如果吃純素，嬰兒也應該補充維生素 B_{12}。

特別重要的礦物質

嬰兒出生時體內有一些鐵存量，不過如果飲食缺鐵，到了 6 個月大就會耗盡。如果母親在懷孕期間缺鐵，嬰兒的鐵存量還會更早耗盡。如第 9 章所示，缺鐵性貧血會造成嬰兒的心智發育不良。有幾項研究指出，嬰兒期的缺鐵性貧血即使經過治療，也會對日後的認知、運動發展和行為造成持久的影響。為了維持適當的鐵營養狀況，美國小兒專科醫學會建議，配方哺餵的嬰兒應該從出生開始就吃加鐵強化的配方。在幾年以前，醫生開低鐵的配方奶粉給消化道有問題的嬰兒吃。然而目前的證據顯示，低鐵配方不但無助於改善消化道的症狀，而且讓嬰兒有缺鐵的風險。低鐵配方仍然買得到，不過專家強烈反對使用。母乳所含的鐵雖然低於其他的配方奶粉，不過母乳中鐵的生體可用率較高。即使如此，母乳哺餵的嬰兒在 6 個月大時，必須由固體食物供應額外的鐵。在決定何時開始搭配固體食物時，鐵的需求是主要的考量。液體的鐵補充劑很少用到，除非是早產或低出生體重嬰兒、患血液疾病者或是出生時鐵存量不足者（源於懷孕期間母親缺鐵；參見延伸閱讀 2）。

母乳所含的氟不多，而廠商使用不含氟的水製造配方奶粉，所以在出生的頭 6 個月嬰兒攝取的氟很少。然而專家不建議在 6 個月大之前補充氟。6 個月大之後，如果自來水、食物和牙膏所供應的氟不足，小兒科或牙科醫生可能會建議補充氟以協助牙齒發育。

美國牙醫協會不建議嬰兒喝氟化的瓶裝水，以免在牙齒發育的早期造成氟斑齒。

嬰兒的生長也需要足量的鋅和碘。母乳和配方在提供足夠能量的同時，也能滿足鋅和碘的需求。

水

嬰兒每天需要 3 杯（約 700 到 800 毫升）的水以調控體溫和運送氧氣、營養素和廢物。對大部分嬰兒來說，由母乳或配方就可以獲取足量的水分。

照顧嬰兒的人特別擔心嬰兒脫水，因為它發生時非常迅速，而且後果相當嚴重。在出生後數天，不當的餵食技巧可能會使嬰兒缺乏水分和營養素。長期嘔吐或腹瀉也會很快耗盡嬰兒的水分和電解質。

為了辨識脫水，要注意以下徵象：

- 超過 6 小時尿布都沒有濕

- 尿液深黃色或有強烈異味
- 異常的無神或哭鬧
- 口唇乾燥
- 啼哭時沒有眼淚
- 眼睛和頭頂的囟門凹陷
- 手腳冰冷、有污斑

嚴重的脫水會導致腎功能迅速喪失，必須立刻就醫。在某些情況下，必須住院並用靜脈輸液補充水分。不過脫水通常可以用含有電解質如鈉和鉀的補水配方加以彌補。這種口服的補水溶液在超市和藥房就能買到，可以治療中低程度的脫水，不過需由醫生指示使用。

照顧者往往懷疑母乳或配方是否能夠提供嬰兒足夠的水分，尤其是在炎熱的天氣下。他們可能會想要給嬰兒補充水或果汁。有些商店把嬰兒專用的瓶裝水和配方奶粉以及電解質補充液擺在一起。這種擺放方式會讓父母或照顧者誤以為瓶裝水是補充品或替代品，其實不是的。即使在炎熱的天氣下，對 6 個月以內的嬰兒，美國小兒專科醫學會也不建議補充水或果汁。過量的水會造成嬰兒的血鈉過低。要注意的是，切記水分過多也會造成傷害，尤其是腦部。

整體而言，除非是醫生指示，6 個月以內的嬰兒最好完全依賴母乳或嬰兒配方供應水分。總之，水分太少或太多都會造成健康問題。

觀念檢查站 15.2

1. 利用表 15-2 的 EER 公式，計算健康的 4 個月大、體重 6.8 公斤嬰兒的能量需求。
2. 為何牛奶不建議給嬰兒食用？
3. 嬰兒是否需要補充任何維生素或礦物質？如果需要，該補充什麼？理由何在？
4. 如果你要在炎熱的夏天帶 3 個月大的嬰兒去動物園玩，你要如何防止他／她脫水？

15.3 嬰兒餵食指引

嬰兒的營養來自兩種形式：母乳或配方。如第 14 章所示，母乳哺餵是餵養嬰兒較好的方式（參見表 14-5）。母乳哺餵除了具有免疫發育、提升母嬰關係和降低慢性病的長期風險等效益之外，母乳所提供的營養也最適合人類嬰兒食用。至於選擇不哺乳的婦女，無論是出於不得已或個人偏好，代之以配方奶粉也是可行之道。事實上，廠商製造嬰兒配方就是在複製母乳。世界上任何地區只要飲用水潔淨，配方哺餵在營養上和安全上皆可替代母乳哺餵。

母乳是嬰兒的最佳食物

母乳特別能夠滿足人類嬰兒的營養需求。表 15-3 列出母乳的組成，不過這些數字只是估計值。母親的飲食和營養狀況會影響母乳的成分，特別是脂肪酸和一些微量營養素。除此之外，隨著嬰兒漸漸長大，母乳的成分也跟著改變，甚至一餐之中成分也會變化。

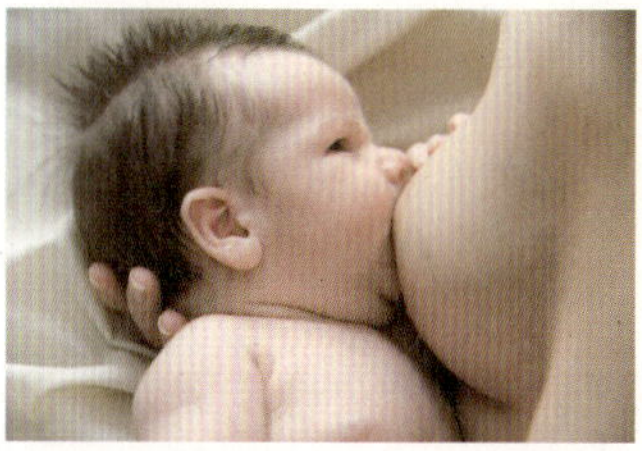

▲授乳的婦女需要一些技巧和耐性，尤其是在開始的頭幾個禮拜，不過這種付出能夠獲得身體和情感的效益

母乳中的油脂占總能量的 55%。油脂是密集的能源，所以少量的母乳就能滿足嬰兒的高能量需求。有趣的是，母乳的油脂組成在每一次餵食之中都會發生變化。當嬰兒銜含乳頭並開始吸吮時，流出的母乳是稀薄的水狀液體，嬰兒攝取了所需的碳水化合物、蛋白質、維生素和礦物質。而後繼續吸吮時，母乳的油脂含量增加而能滿足嬰兒的能量需求，直到下次餵食為止。母乳中特殊的油脂種類對嬰兒尤其理想，其中的短鏈和中鏈脂肪酸很容易消化。有些脂肪酸（例如 AA 和 DHA）為腦部和眼睛發育所必需。如果母親的飲食富含這些油脂，她的乳汁也能提供這些油脂給嬰兒。

碳水化合物占母乳能量的 35% 到 40%。母乳中的主要碳水化合物是乳糖，這種雙醣具有甜味，很容易被嬰兒消化。雖然乳糖酶的製造日後會減少，但嬰兒很少會有乳糖不耐症（參見第 4 章）。母乳也含有一些寡醣，對嬰兒的腸道益菌群落具有益生素的效果。嬰兒消化道中健康的微生物種群會影響免疫系統的發育。

母乳中的蛋白質不到總能量的 10%。新生兒的腎臟尚未成熟，因此高蛋白會使腎臟受到壓力。母乳的蛋白質容易消化而且不會引起食物過敏。這些蛋白質主要作為合成組織之用，而非供應能量；另外也促進免疫系統的發育並且強化營養素的吸收。

嬰兒對微量營養素的需求基本上都能由母乳滿足，唯一的例外是維生素 D。如第 8 章所示，維生素 D 的需求可由日曬滿足。然而有許多嬰兒由於地理位置或害怕曬傷而日曬不足。鑑於母乳的維生素 D 含量太少和日曬不足，美國小兒專科醫學會建議，所有嬰兒（母乳和配方哺餵）每日補充 400 IU 的維生素 D，直到他們的膳食攝取能夠達到這個數量。吃純素、做過胃繞道手術或患惡性貧血的婦女所哺乳的嬰兒應該補充維生素 B_{12}。雖然母乳的鐵含量不多，但生體可用率很高，所以足月的健康嬰兒很少需要補充鐵。若有鐵存量耗盡的任何跡象，尤其是早產兒，就應該補充鐵。

嬰兒期的母乳哺餵也會影響日後的飲食行為。研究顯示母親飲食的滋味也會轉移到乳汁。這種現象對嬰兒日後接受各種固體食物的程度有正面的影響。母乳哺餵也會強化嬰兒或兒童自我調控食量的天賦。嬰兒也需要努力才能獲得母乳，所以他們不太可能忽視飽足訊號而吸吮過量。因此之故，有利於日後的體重管理和較低的心血管疾病和第 2 型糖尿病的風險。

配方哺餵

配方的成分。嬰兒不能耐受牛乳，因為它含有過高的蛋白質和礦物質。牛乳反映的是小牛的生長需求，所以它的成分必須改變才能適合嬰兒。成分改變的牛乳叫作嬰兒配方，它們必須符合嚴格的營養素成分和品質的聯邦標準。配方通常含有乳糖和／或蔗糖形式的碳水化合物，來自牛乳而加熱處理過的蛋白質，和植物油形式的油脂（參見表 15-3）。吃純素或不能耐受乳糖／牛奶蛋白質的嬰兒，可以選擇大豆蛋白的配方。對牛奶蛋白質過敏的嬰兒通常也對大豆敏感，可以嘗試蛋白質預先消化（水解）的配方，其中的蛋白質已經分解成為短肽和胺基酸了。還有其它各式各樣的特殊配方，適合各種特殊的症狀。不論如何，除非醫生另有指示，必須使用加鐵強化的配方。

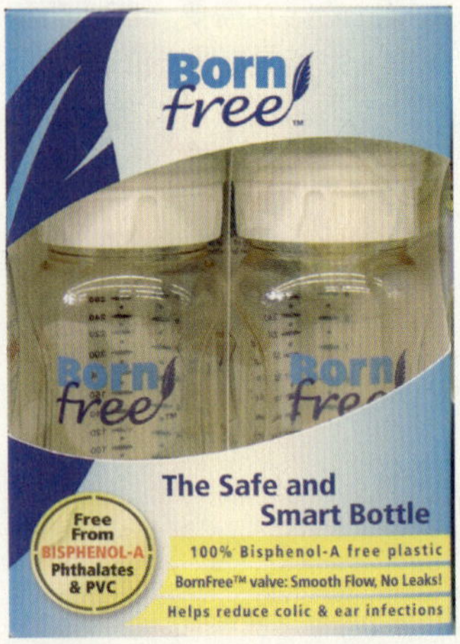

▲雙酚 A (BPA) 是製造許多塑膠用品所使用的化學物質。人類廣泛接觸 BPA，主要是透過包裝溶出這種物質而進入食物和飲料。動物實驗顯示 BPA 會造成生殖和發育缺陷，因此 BPA 暴露倍受關切。然而美國和加拿大管理機構的共識是，目前 BPA 暴露的程度對人體無害，對嬰兒亦然。儘管如此，由於民眾的憂心，FDA 在 2012 年禁止奶瓶和吸口杯的製造中使用 BPA

有些成長配方／飲料專供較大嬰兒和幼兒使用（參見表 15-3）。這類產品有的是給 6 個月以上，開始吃固體食物的嬰兒使用，其它的則專供學步的幼兒使用。與母乳或標準的嬰兒配方比較，成長配方油脂含量較少；鐵含量比牛乳高，整體的礦物質含量比較像母乳而不像牛乳。按製造商的說法，成長配方／飲料對較大嬰兒與幼兒的益處，包括價格較低而且味道較好。使用這類產品之前，最好先諮詢醫生。

配方的沖泡。有些嬰兒配方是即食的形式，只要倒在乾淨的奶瓶裡就可以餵食，不需動手沖泡。許多嬰兒可以直接喝室溫下的配方。

如果要加熱，可以把泡好的配方在沸水中浸一下。注意不要用微波爐加熱，以免燙傷嬰兒的嘴或食道。

常用的配方還有粉末狀或濃縮的液體。所有沖泡配方的器皿都應徹底清洗乾淨。把粉末或濃縮的配方倒進奶瓶，加入乾淨的冷水（按照標籤上的指示），然後充分混合。把奶瓶稍微熱一下（必要的話），立刻給嬰兒吃。不要使用熱水龍頭的水沖泡配方，因為熱水中可能有高濃度的鉛（參見第 13 章）。冷水的風險小得多。對於 6 個月大以下的嬰兒，小兒科醫生通常建議用沸水（經過冷卻）沖泡配方，而且奶瓶和沖泡用品要浸在沸水中消毒。

泡好的配方放在冰箱冷藏一天無妨。不過，餵食剩下的配方應該丟棄，因為可能受到嬰兒唾液中的細菌和酵素的污染。如果使用的是井水，最好先煮沸（至少在嬰兒 3 個月大之前），而且應該檢驗是否含有過量的硝酸鹽，以免造成嚴重的貧血。如果都市自來水的硝酸鹽含量偏高，消費者會受到警告（例如地方性報紙）不要用來沖泡嬰兒配方，直到含量降至安全範圍為止。美國牙醫協會不建議使用嬰兒專用的瓶裝水（在大部分超市中和嬰兒配方擺在一起）沖泡配方，以免高濃度的氟造成牙斑。

哺餵的技術

不論是母乳或奶瓶哺餵，嬰兒都會吞下許多空氣，所以餵食 10 分鐘（母乳）或 30 到 60 毫升（配方），以及餵食完畢之後，切記要讓嬰兒打嗝。此時吐出一點奶是正常的。

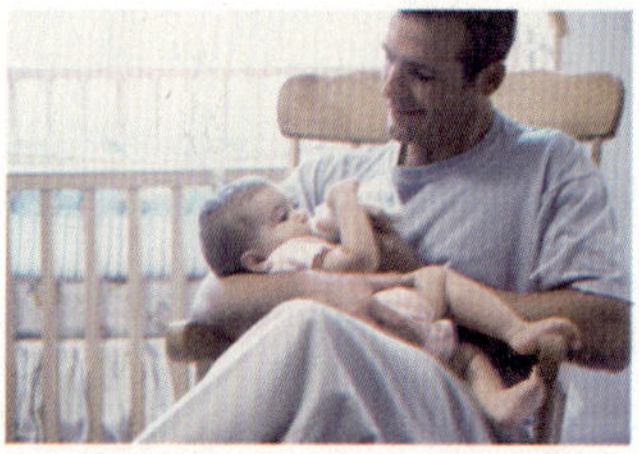
▲哺餵嬰兒時，照顧者必須仔細留意嬰兒發出的訊號而停止餵食

當嬰兒吃飽時，即使奶瓶還有剩也應當停止餵食。嬰兒已經吃飽的線索包括把頭轉開、變得不專心、睡著以及開始嬉戲。一般說來，嬰兒的胃口是最好的指標，標準化的建議量僅供參考。母乳哺餵經過 20 分鐘，嬰兒通常都會吃飽。雖然不易判斷他們吃了多少母乳，但也可以由徵象看出他們已經吃飽。仔細觀察奶瓶哺餵或母乳哺餵的嬰兒，並對他們的行為作出反應，照顧者不僅能夠確定嬰兒獲取足夠的能量，而且可以 (1) 強化信賴與回應的氣氛，和 (2) 幫助孩子習慣性地注意飢餓和飽足的內在訊號。

增加嬰兒的飲食選項

嬰兒到了 6 個月大的時候，已經準備好開始吃「餐桌食物」了。開始的時候，餐桌食物是補充（而非取代）母乳或配方。開始給予固體食物時，光是把食物放進嬰兒口中就不是一件簡單的事。不過到了週歲的時候，嬰兒已經可以吃各種蛋白質食物、蔬菜、水果和穀類，逐漸具有均衡飲食的模式（表 15-4）。在擴大嬰兒的飲食選項的過程中，照顧者必須循序漸進，並且對嬰兒的飢餓或飽足訊號作出回應。幼年時期建立的良好飲食習慣將會持續終生。

嬰兒準備好吃固體食物。有的父母認為，早一點餵固體食物有助於嬰兒一覺到天亮。能做到這點確實是發育上的里程碑，不過卻和嬰兒所吃食物的多寡無關。嬰兒在 4 到 6 個月大之前，身體還未成熟到能吃許多固體食物。只有少數生長迅速的嬰兒，在 6 個月大之前就需要固體食物，才能滿足能量和營養素的需求。

照顧者怎麼知道該是吃固體食物的時候了？嬰兒的大小可以作為概略的指標：體重至少達到 6 公斤是初步的徵兆。另外一個生理線索是餵食的頻率，例如每天吃 1 公升以上的配方，或 24 小時內哺乳超過 8 到 10 次。潛藏在這些明顯跡象背後的是幾個重要的發育因素：

表 15-4 週歲嬰兒的菜單實例*

早餐	點心
1 到 2 湯匙蘋果泥 1/4 杯麥片 1/2 杯全脂牛奶	1/2 盎司切達起司 4 片餅乾 1/2 杯全脂牛奶
點心	**晚餐**
半個全熟白煮蛋 半片全麥吐司加半茶匙人造奶油 1/2 杯橘子瓣 1/2 杯水	1 盎司漢堡肉（弄碎） 1 到 2 湯匙馬鈴薯泥加半茶匙人造奶油 1 到 2 湯匙熟紅蘿蔔（切成長條而非圓片） 1/2 杯全脂牛奶
午餐	**宵夜**
1 盎司烤雞肉，切碎 1 到 2 湯匙米飯加半茶匙人造奶油 1 到 2 湯匙熟豌豆 1/2 杯全脂牛奶	半根香蕉 2 片燕麥餅（無葡萄乾） 1/2 杯全脂牛奶

營養分析	
總能量（大卡）	1100
% 能量來自	
碳水化合物	40%
蛋白質	19%
脂肪	41%

*本菜單僅供參考。週歲嬰兒的食量可能更大，也可能更小；只要調整份量大小即可。牛奶可以用杯子啜飲；如果尚未完全斷奶，也可使用奶瓶

1. **營養需求**。在 6 個月大之前，嬰兒的營養需求通常可以由母乳和／或配方提供。不過 6 個月大之後，許多嬰兒需要固體食物提供額外的能量。就個別的營養素而言，6 個月大時鐵存量就會耗盡。如果是吃母乳或未加鐵強化的配方，此時就應該吃固體食物或鐵補充劑（如前所述，維生素 D 也應該補充）。
2. **生理能力**。隨著月齡的增加，嬰兒消化和代謝多種食物的能力也跟著增加。3 個月大以前的嬰兒無法消化澱粉。出生未滿 4 到 6 週的嬰兒，其腎臟功能也尚未完全，無法把過量的膳食蛋白質或礦物質所產生的廢物排出體外。
3. **身體能力**。嬰兒適合吃固體食物有三個指標：(1) 排出反射（舌頭前伸，把食物推出口外）消失，(2) 能控制頭與頸部，和 (3) 能靠支撐坐起。這些情況雖然因人而異，不過通常出現在 4 到 6 個月大。
4. **防止過敏**。出生到 4、5 個月大的嬰兒可以輕易吸收未經消化的蛋白質。所以太早接觸某些種類的蛋白質——尤其是蛋白和牛奶的蛋白質——會使孩子日後容易過敏或出現其他健康問題如糖尿病。因此，最好限制嬰兒攝取不同種類的蛋白質，尤其是在 3 個月大之前（詳情參見本章末尾「營養與你的健康」討論食物過敏的專欄）。

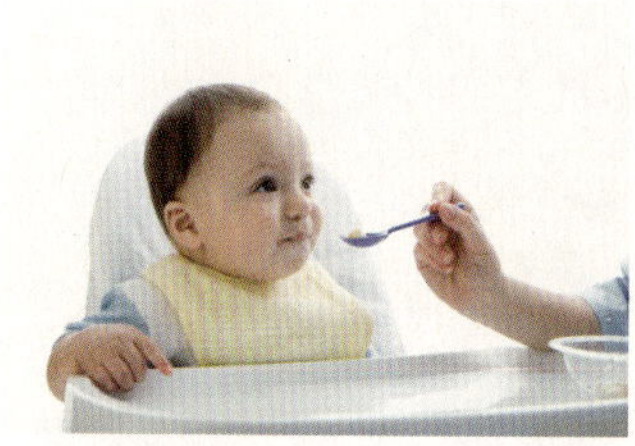

▲加鐵強化的稀飯適合作為嬰兒初步的固體食物

基於上述的營養需求、生理與身體準備就緒和防止過敏的考量，美國小兒專科醫學會建議，6 個月大以前不要吃固體食物，週歲以前不要喝未改變成分的牛乳。

出生第 1 年滿足需求和發育的食物。嬰兒在 6 個月大之前吃固體食物，主要目的是在滿足鐵的需求。因此之故，第一種固體食物應該是加鐵強化的麥片。有些小兒科醫生會建議吃肉泥，以提供容易吸收的鐵質。稀飯是最好的第一種固體食物，因為它最不容易引起過敏。

開始的時候先餵一湯匙單一成分的食物（例如稀飯），然後逐漸增加份量。新食物餵了一個禮拜而沒有出現不良反應，就可以再加入另一種食物。現在可以加入麥片粥或是煮熟而磨碎的蔬菜、肉類、水果或蛋黃。

餵一種新食物必須觀察 7 天，因為過敏或不耐症可能要這麼久才會出現。另外很重要的一點是，不要餵混合的食物，除非其中的

從 6 個月大開始，吃固體食物的順序*

第 1 週	稀飯
第 2 週	加入胡蘿蔔泥
第 3 週	加入蘋果泥
第 4 週	加入燕麥粥
第 5 週	加入熟蛋黃
第 6 週	加入雞肉泥
第 7 週	加入豌豆泥
第 8 週	加入洋李

*如果在 4 個月大開始吃固體食物，建議先餵稀飯一個月。同時要注意，如果出現任何過敏或不耐的症狀，應代之以另一種類似的食物。

每種成分都已經分別吃過，而且沒有不良反應。食物過敏的徵象包括腹瀉、嘔吐、出疹子或氣喘。如果出現一種或一種以上的症狀，就必須停吃這種問題食物，經過幾個禮拜之後再吃一點試試看。如果問題仍然存在，應當諮詢小兒科醫生。幸運的是，有許多嬰兒到了兒童期便不再對食物過敏。

以前的父母和照顧者被告誡不要餵食容易引起嬰兒過敏的食物，包括蛋白、巧克力、花生、堅果魚類以及其它海產。目前美國小兒專科醫學會認為，沒有證據顯示，過了 6 個月大延遲餵食固體食物（包括上述常見的食物過敏原）可以預防食物過敏或**異位性疾病** (atopic disease)。

異位性疾病 (atopic disease) 對環境過敏源產生不當免疫反應的疾病，例如氣喘、濕疹和季節性過敏。

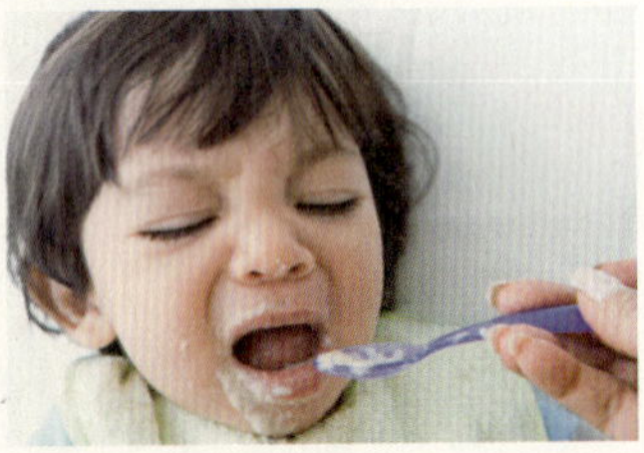
▲反覆餵食可以增加新滋味／口感的接受度

超市裡有各式各樣的食物泥供應嬰兒食用。單一食物要比混合食物或甜點來得好，尤其甜點的營養素含量並不多。大多數品牌都沒有添加鹽，不過有些水果甜點含有添加糖，不建議給嬰兒食用。

塑膠的嬰兒食物研磨器並不貴，可以用來磨碎未調味的熟食，例如蔬菜、水果和肉類。或者利用果菜機磨碎較大量的食物，分裝並冷凍成冰塊，存放在塑膠袋中，需要時就取出解凍和加熱。製作過程必須注意衛生。在家自製嬰兒食物要先磨碎，剩下的部分再調味供其他家人食用。嬰兒不會在意食物沒有加鹽、糖或香料。最好餵嬰兒吃各式各樣的食物，使他們到週歲時能吃許多種食物——母乳或配方、肉類、水果、蔬菜和穀類。

要使固體食物的餵食順利進行，可以參考下面的做法：

- 最好使用長柄的小湯匙。
- 讓嬰兒舒適地躺在懷裡，就像母乳或奶瓶哺餵一樣，不過身體稍微直立些以便吞嚥。這個姿勢會使嬰兒想吃食物。
- 放一點食物在湯匙尖端，並將它輕輕置於嬰兒的舌頭上。
- 對嬰兒抱著沈著而輕鬆的態度，因為他需要時間以便適應食物。
- 開始的時候只要讓嬰兒吃兩三口即可。
- 新食物連續試吃幾天以增加嬰兒的接受度。

自己進食的技巧需要協調能力，而且只有嬰兒獲准練習和實驗才能學會。6 到 7 個月大的嬰兒已經會抓取食物，並將他們從一手傳到另一手。此時嬰兒也開始長牙。到了 7 或 8 個月大就會玩弄盤子裡的食物和水杯，自己拿奶瓶，而且自己吃餅乾或吐司。掌握這些動作使嬰兒發展出自信與自尊。這類早期的自己進食行為也許不太有效率，不過父母應該要有耐心並鼓勵他們，這點很重要。

9 到 10 個月大的嬰兒會想要探索、體會和把玩食物，因而妨礙進食。食物是嬰兒探索環境的工具，因此用餐時往往弄得一團混亂——整碗通心麵可能會跑到嬰兒的頭髮上！照顧者應該放鬆心情，從容面對嬰兒這個階段的發育。到了週歲的時候，用手進食變得更有效率，牙齒冒出更多，咀嚼也越容易。總之，可以預期的是各種實驗和後果難料。

斷奶

在 6 個月大時，可以將擠出的母乳、配方或水裝在啜飲杯給嬰兒喝。從杯子飲用液體可以防止**兒童早發性蛀牙** (early childhood caries)。嬰兒一再地使用奶瓶會讓富含碳水化合物的液體浸泡牙齒，成為培養細菌的溫床。牙齒上的細菌會製造酸，溶解琺瑯質。為了避免蛀牙，不要讓嬰兒在入睡時口含奶瓶，或是讓他們坐上嬰兒座椅，塞給他們奶瓶。

10 個月大的嬰兒正在學習自己進食並且使用杯子喝液體。兒童經常使用杯子啜飲時，奶瓶哺餵和／或母乳哺餵的次數就可以減少。週歲嬰兒應該開始使用杯子啜飲，到了 1 歲半就該完全斷奶。嬰兒爬行和走路增加了機動性，自然而然會逐漸斷奶。即使如此，要讓嬰兒戒掉睡前一瓶奶的習慣並不容易。嬰兒哭鬧幾個晚上之後，堅定的照顧者或是讓步，或是使用安撫奶嘴（以 1 個禮拜為限）讓嬰兒逐漸遠離奶瓶。

兒童早發性蛀牙 (early childhood caries) 嬰兒在入睡時口含奶瓶，使得配方或果汁（甚至母乳）浸泡牙齒而導致蛀牙。上排牙齒最容易受侵蝕，而下排牙齒受到舌頭的保護。以前稱為「奶瓶症候群」和「奶瓶性齲齒」。

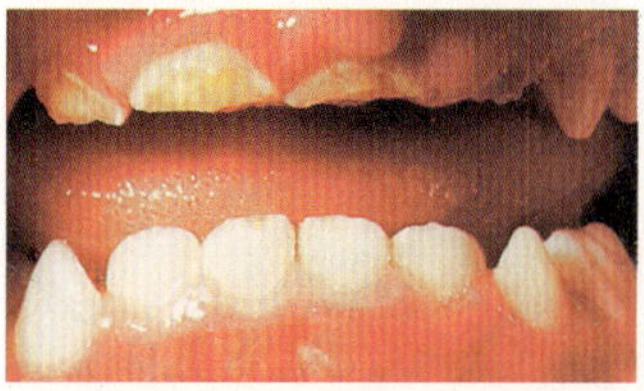

▲兒童早發性蛀牙。蛀牙的極端實例，原因是孩子含著奶瓶入睡。上排牙齒已經蛀到與牙齦齊平

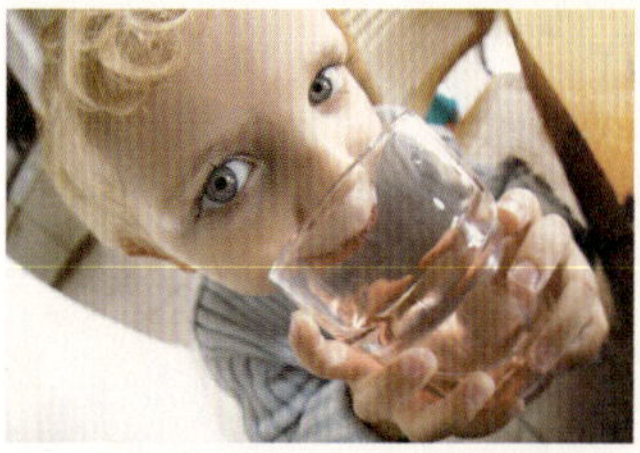

▲週歲嬰兒應該開始使用杯子。有上蓋的杯子可以防止液體噴灑，不過在幼兒的熟練和協調能力增加時，要讓他們練習使用沒有上蓋的杯子

嬰兒餵食指南

面臨營養權威不斷改變的飲食建議、自己的文化偏好以及親友過時的忠告，新手父母很難弄懂嬰兒的營養目標何在。有鑑於嬰兒飲食的諸多爭論，美國小兒專科醫學會特地發表了幾項聲明。以下的指南根據的就是這些聲明：

- *以多樣化的飲食為目標*。出生的頭 6 個月，嬰兒所需的就只有母乳或嬰兒配方。等到可以吃固體食物的時候，一次餵他一種新食物。在出生的第一年，目標是教導嬰兒享受各種營養的食物。這是一生的健康飲食習慣的基礎。
- *注意嬰兒的胃口以免餵食過度或不足*。嬰兒飢餓時才餵他們。不要強迫嬰兒吃完他們不想吃的份量。注意嬰兒飢餓或飽足的訊號。這樣可以強化嬰兒控制自己食量的天賦。

- **嬰兒需要油脂**。過量的油脂雖然導致許多成人的健康問題，不過它是嬰兒生長的重要能源。油脂也有助於神經系統的發育。
- **挑選蔬果和穀類，不過高纖食物不要過量**。從 6 個月大到週歲，嬰兒應該吃多樣化的蔬果。不過到了週歲，蔬菜選項中馬鈴薯獨占優勢。嬰幼兒期持續給予綠色和黃色蔬菜選項，可以獲取重要的維生素、礦物質和植化素。雖然高纖食物對成人有益，但是對嬰兒不利。它們體積大、容易飽而且往往能量偏低。水果、蔬菜和穀類含有天然纖維和營養素，是適合嬰兒的健康食物。
- **嬰兒需要適量的糖**。對活潑好動、生長迅速的嬰兒，糖是額外的能源。母乳、水果和少量的 100% 果汁都含有天然的糖和其它營養素。不應讓嬰兒吃含有代糖的食物，因為它們無法提供能量。另一方面，過量的糖（尤其是來自含糖飲料）是兒童肥胖流行病的禍首。
- **嬰兒需要適量的鈉**。幾乎所有的食物都含有天然的必需礦物質鈉。鈉是健康飲食的成分，嬰兒需要它才能維持健康。然而嬰幼兒攝取的鈉已經超過足夠攝取量。照顧者應該在孩子週歲以後才讓他們喝牛奶（鈉的天然來源），並且少吃繁複加工和調味的食物。
- **挑選含有鐵、鋅和鈣的食物**。嬰兒出生的頭兩年需要鐵、鋅和鈣的良好來源才能維持最佳的生長狀況。這些礦物質對血液健康、正常生長和骨骼強壯頗為重要。許多嬰幼兒的食物（例如麥片、餅乾和磨牙餅乾）都添加了這些礦物質強化。

嬰兒飲食的禁忌

以下是哺餵嬰兒時應該避免的食物和做法：

- **過量的配方或母乳**。對 6 到 8 個月以上的嬰兒來說，固體食物已經在飲食中占有一席之地。主要的理由是固體食物比母乳或低鐵配方含有更多生體可用的鐵質。6 個月以上的嬰兒一天喝 50 毫升到 1 公升的母乳或配方即可，其餘的能量需求則由食物供應。
- **容易造成噎到的食物**。食物呈圓形或卵形、半徑大於 1 公分或是質地軟黏、容易卡在小孩的喉嚨。這些食物包括熱狗（除非切成細條狀，而不是圓片）、糖果（硬糖或軟糖）、整粒堅果、葡萄、肉塊、生胡蘿蔔、爆玉米花和花生醬。照顧者不應讓幼兒邊玩邊狼吞虎嚥，而且每餐都要注意進食過程。

- *6 個月大以下的潛在食物過敏原*。牛奶、蛋白、花生、堅果、黃豆和小麥占了 90% 的兒童食物過敏。6 個月大以下嬰兒所吃的固體食物應該是加鐵強化的稀飯或燕麥粥、肉泥、蔬菜或水果。
- *牛奶，尤其是低脂或脫脂牛奶*。美國小兒科學會強烈反對父母給 2 歲以下的小孩喝減脂、低脂 (1%) 或脫脂牛奶。在兩歲之前喝低脂或脫脂牛奶，若要獲得足夠的能量，其中所含的礦物會超過幼兒腎臟的負荷。此外，脂肪攝取量偏低也會妨礙神經系統的發育。2 歲以上幼兒可以喝減脂、低脂 (1%) 或脫脂牛奶，因為此時他們所吃的固體食物已足以供應能量和脂肪的需求。
- *羊奶*。雖然食物過敏的風險較低，但是葉酸、鐵、維生素 C 和維生素 D 的含量都太低，不應當作為嬰兒的食物。
- *餵食太多果汁*。有些果汁（尤其是蘋果汁和梨子汁）所含的果糖和山梨醇會導致腹瀉，因為它們吸收緩慢。而且，如果果汁或類似飲料取代了配方或母乳，嬰兒可能會缺乏正常生長所需的能量、鈣和其它營養素。研究顯示過量的果汁與生長遲緩、消化道併發症、肥胖、身材短小和牙齒不健康有關；因此必須限制飲用這類飲料。專家建議 6 個月到 6 歲的嬰兒，一天的果汁用量最多 180 毫升。
- *食品安全的危險源*。嬰幼兒期的免疫系統尚未成熟，所以必須避免食源性疾病的潛在來源（參見第 13 章）。舉例來說，生乳（未加熱殺菌）或軟質起司（例如墨西哥起司）可能受到細菌或病毒污染。肉類、禽肉、蛋和海產應當烹煮到適當的溫度。此外，蜂蜜可能含有肉毒桿菌的孢子，可能造成致命的肉毒桿菌中毒。安全的食品處理始於正確的洗手。
- *過度補充營養素*。補充維生素或礦物質超過 100% 的 RDA 或 AI 會升高營養素中毒的風險。

哺餵嬰兒的建議摘要

母乳哺餵的嬰兒
- 哺乳 6 個月或更久（可能的話）。當哺乳次數減少或中止時，代之以配方哺餵。也可將母乳擠入奶瓶以供稍後食用。
- 提供維生素 D 補充劑（每日 400 IU）。
- 注意維生素 B_{12}、氟和鐵的補充，以免缺乏。

配方哺餵的嬰兒
- 出生第一年使用嬰兒配方，最好是加鐵強化的品牌。
- 提供維生素 D 補充劑（如果配方的含量低於 400 IU/日）
- 如果飲用水沒有氟化，要注意氟的補充。

所有的嬰兒
- 6 個月開始餵食加鐵強化的麥片。
- 6 個月以後餵以各種簡單而柔軟的食物，以期達到飲食多樣化的目標。

觀念檢查站 15.3

1. 列舉母乳和配方的三種相似處和三種相異處。
2. 列舉四種方法評估嬰兒是否已經準備好吃固體食物。
3. 嬰兒後期往往攝取過量的添加糖。說明少吃添加糖的數種方法。

案例研究 嬰兒期營養不足

戴蒙是 7 個月大的男孩，他被帶到診所做例行的體檢。檢查結果發現他的體重對年齡有點不足。他的醫生為他預約了 3 個月後的門診。到了 10 個月大的時候，戴蒙看起來有點遲鈍，體重對年齡更加不足。

有位合格營養師訪談了戴蒙 16 歲的媽媽，以了解他的進食狀況。根據 24 小時的飲食回憶，其中包括了兩瓶配方奶粉、三瓶 Kool-Aid 甜飲料和一根熱狗。媽媽在晚上往往把戴蒙托給鄰居以便外出幾個小時，所以也不太清楚他到底吃了什麼。

回答下列問題。解答在本章末尾。

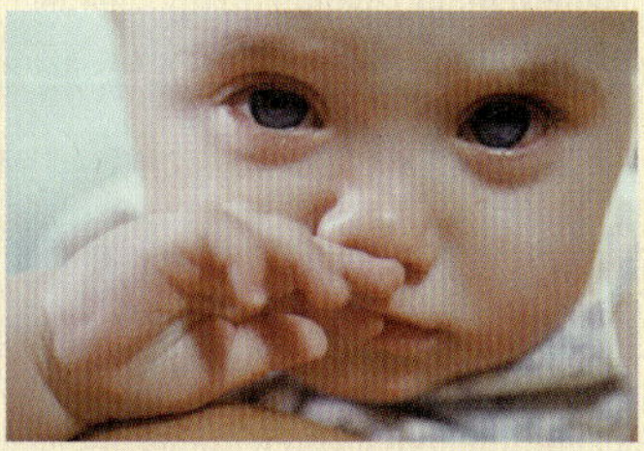

1. 戴蒙的媽媽沒有說明他吃的是哪一種配方。對於他的配方，你會提出何種問題？
2. 如果他的健康狀況沿著目前的趨勢持續下去，可能發生何種危險？
3. 戴蒙的照顧者應當提供他何種食物以符合他的年齡和營養需求？
4. 用奶瓶喝甜飲料可能會出現何種問題？
5. 戴蒙是否需要維生素或礦物質補充劑？

4. 列舉週歲以前嬰兒不該吃的三種食物。

15.4 幼兒與學齡前兒童的營養

嬰兒期的快速生長到了學步期和學齡前就逐漸緩慢下來。在 2 到 5 歲之間每年體重增加 2 到 3 公斤，身高增加 7.5 到 10 公分。生長速度慢下來，能量需求就減少，飲食行為也跟著改變。比方說，幼兒開始「挑食」。

能量需求（相對於體重）逐漸下降，從嬰兒期的每公斤體重 100 大卡降到學齡前的每公斤體重 90 大卡。如表 15-5 所示，當孩子長大，體力活動成了能量需要量的主要決定因素。

除非是貧窮或無家可歸（參見第 12 章），美加地區的幼兒通常有足夠的飲食，不過有幾種營養素必須特別留意：鐵、鈣和鈉（參見延伸閱讀 14）。

兒童營養需求快速指南

碳水化合物
- 每日 130 公克，供應能量給中樞神經系統並預防酮症

蛋白質
- 13-19 公克/日（1-3 歲）
- 34-52 公克/日（較大兒童）

油脂
- 必需脂肪酸至少 5 公克/日
- 30%-40% 的總能量（1-3 歲）
- 25%-35% 的總能量（較大兒童）

鐵。兒童缺鐵性貧血最容易發生在 6 個月到 2 歲之間——這個階段出生時的鐵存量耗盡，而飲食來源的鐵攝取不足。這種狀況會造成體力和學習能力下降，因為細胞的氧氣供應不足。另外一個影響是對疾病的抵抗力下降。婦幼特別營養補充計劃 (WIC) 有助於減少兒童缺鐵的發生率，不過仍有 16% 的幼兒和 5% 的學齡前兒童缺

表 15-5 幼兒的能量需求

男孩				女孩			
	體力活動				體力活動		
年齡（歲）	< 30 分鐘/日	30 - 60 分鐘/日	> 60 分鐘/日	年齡（歲）	< 30 分鐘/日	30 - 60 分鐘/日	> 60 分鐘/日
2	1000	1000	1000	2	1000	1000	1000
3	1200	1400	1400	3	1000	1200	1400
4	1200	1400	1600	4	1200	1400	1400
5	1200	1400	1600	5	1200	1400	1600

鐵。

美國 1 到 3 歲幼兒的鐵 RDA 是每日 7 毫克，而 4 到 8 歲兒童是每日 10 毫克。預防兒童缺鐵性貧血最好的方法是提供他們富含鐵的食物。動物食品雖然含有大量的飽和脂肪和膽固醇，但是其中高比例的血基鐵比植物食品中的鐵容易吸收。瘦肉就是很好的選擇，例如牛里脊肉（沙朗）。強化早餐麥片也能滿足鐵（和其它營養素）的需求。植物和補充劑中比較不容易吸收的鐵，若與維生素 C 的來源共食，可提高其吸收率。調整飲食可以有效預防缺鐵性貧血，不過如果已患貧血就需要鐵補充劑（參見第 9 章）。

鈣。童年期是骨骼快速生長和礦化的階段。如第 9 章所示，骨量只能累積到 20 歲出頭，年過 30 骨量就開始減少。因此，童年期和青少年期必須儘可能增加骨量。1-3 歲鈣的 RDA 是 700 毫克/日，4-8 歲鈣的需求增加到 1000 毫克/日。然而全國飲食調查顯示，兒童所攝取的鈣低於 RDA。在兒童的飲食中，牛奶和乳製品是鈣的主要來源；不幸的是，含糖飲料排擠了鮮奶。每天兩杯鮮奶就可以滿足幼兒的鈣需要量。兩歲以下幼兒應喝全脂牛奶，因為他們需要額外的油脂提供能量；不過兩歲以上最好喝減脂或脫脂牛奶。至於不吃乳製品的兒童，不管原因為何，都可另覓鈣和其它造骨營養素的來源。強化飲料如豆漿、杏仁乳、柳橙汁等，能夠提供像牛奶一樣多的鈣。有些豆莢和蔬菜也能提供鈣，不過生體可用率比乳製品來得低。

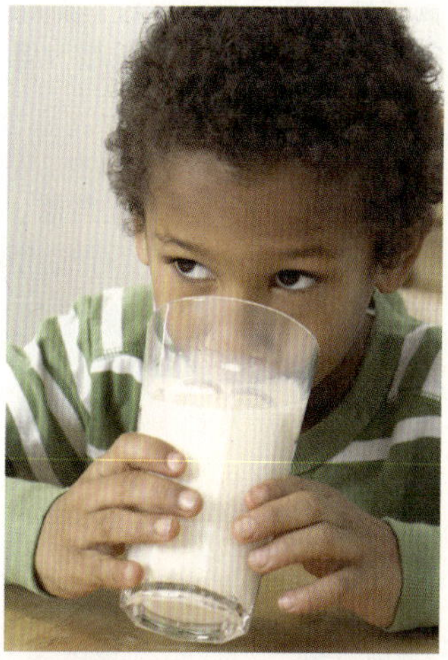

▲牛奶提供幼兒生體可用率高的鈣和維生素 D，不過喝太多牛奶會排擠其它營養素密集的食物。兒童如果每天喝 3 杯以上的牛奶，鐵和纖維質的攝取量可能會不足

鈉。學齡前兒童的鐵和鈣攝取不足之同時，鈉反而攝取過量（參見延伸閱讀 10）。常吃速食和加工食品使他們攝取的鈉比需要量多

1000 毫克/日。為了降低鈉的攝取，照顧者可以減少廚房和餐桌上鹽的用量；少用加工食材（例如罐頭肉和熱狗）；烹煮前洗清罐頭豆子和蔬菜；以及用水果、蔬菜、全穀類等取代成包的零嘴。

進食技巧是身體和認知發展的重要部分。幼兒透過食物的滋味和口感探索環境，學會熟練使用餐具並用杯子啜飲，開始用拒絕食物來表達自主性。在生命的這個階段，兒童也會測試自己小小世界的邊界，看看哪些事情是可以接受的，哪些不是。混亂的用餐時間、拒絕食物以及光吃一種食物，都是家庭緊張對立的來源。創造和諧的用餐氣氛可以避免這些行為發展成嚴重的進食問題（參見下一節）。照顧者必須了解，這是兒童發育的正常階段，但也必須堅持餐桌上的舉止有其界限。

學齡前兒童由於胃口減少，計劃飲食以符合他們的營養需求乃成為迫切之舉。對這個年齡層的兒童而言，營養素密度是重要的考量。整體而言，父母應該提供各種健康選項，讓兒童對自己所吃食物的種類和份量行使自主權。

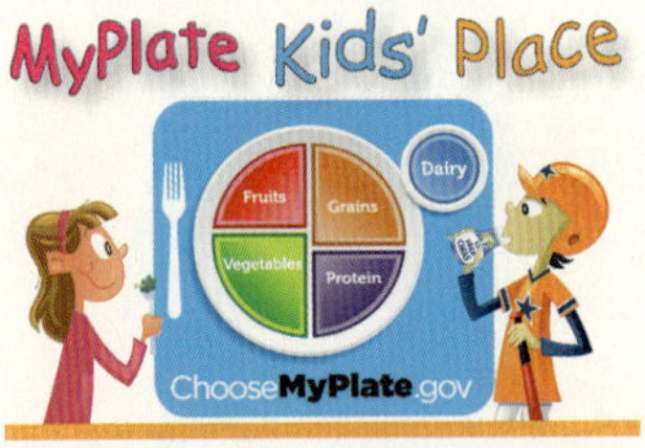

▲美國農業部為兒童設有健康餐盤網頁，以教育性遊戲、音樂和各種活動為特點

對兒童來說，「我的餐盤」是好用又容易了解的工具。它的「比例」適用於所有年齡層，不過兒童的「份量」較小。表 15-6 是符合我的餐盤份量原則的通用菜單，適用於學齡前和學齡兒童。對於 5 歲以下兒童，蔬菜類、水果類和蛋白質類的份量應該是有幾歲就吃幾湯匙（必要時再增加）。這個建議並不適用於五穀類或奶類，喝太多牛奶會造成飲食缺鐵。

表 15-6 根據「我的餐盤」而設計的兒童菜單

		大約的份數[1]				
食物大類	份量單位	2 歲[2]	5 歲[3]	8 歲[3]	12 歲[3,4]	16 歲[3,4]
穀類	盎司	3	5	5	6–7	6–10
蔬菜類	杯	1	1.5	2	2.5–3	2.5–3.5
水果類	杯	1	1.5	1.5	2	2–2.5
奶類	杯	2	2.5	3	3	3
蛋白質類	盎司	2	4	5	5.5–6	5.5–7
油脂類	茶匙	3	4	5	6	6–8
固體脂肪和添加糖	大卡	高達 140	高達 120	高達 120	高達 260–270	高達 260–400

1 尋找其他年齡和其他運動量的菜單請登入：www.chooseMyPlate.gov
2 體力活動少於 30 分鐘/日
3 體力活動 30-60 分鐘/日
4 女孩適用低端的數值

幸運的是，正常體重的兒童有內建的進食機制，在成長的各階段可以根據飢餓而調控食量。如果兒童的發育和生長正常，而且照顧者提供多樣化的健康食物，就可以保障兒童的健康。

對飲食要抱持健康的態度，這點很重要。照顧者雖然重視營養素密集的食物，但也沒有必要過度限制孩子的食物選擇。事實上，父母如果嚴格控制全家人的飲食，兒童就會有對身體不滿和飲食異常的風險。偶爾放縱一下無妨，例如跳過一兩餐不吃，或吃些「不那麼健康」的食物。飲食習慣和生活方式維持一個月以上（或終生）才會影響健康。如果大人以身作則，提供機會讓孩子學習，支持他們對食物的探索，限制不當的行為，孩子自能掌握自己的飲食方式。

以下數節會討論父母常有的一些抱怨和擔憂，探討其原因，並提供建議，以期幼兒與學齡前兒童的營養達到最佳狀態。除此之外，美國農業部我的餐盤 (www.ChooseMyPlate.gov) 和營養團隊 (www.teamnutrition.usda.gov) 提供計劃營養餐點的資源，適合各年齡兒童之用。「始終健康資源中心」(www.gerber.com) 也提供從懷孕一直到學齡前階段的營養指南。

認識「挑食」行為

許多父母都為幼兒古怪的飲食行為頭痛不已。幼兒與學齡前兒童不像嬰兒吃得那麼多，也沒有那麼規律。某天幼兒可能挑剔食物，堅決不肯吃青豆，然後隔天吃完青豆又要第二份。我們必須提醒父母，不要期望幼兒與學齡前兒童像嬰兒那般狼吞虎嚥，他們也不可能吃得像成人那麼多。過了嬰兒期生長速率慢下來，因此幼兒進食的驅力不是那麼強烈。此外，有時候兒童對玩耍和探索的興趣高過吃東西！

知名的兒童營養專家 Ellyn Satter 說，「父母的責任是何時、何地、吃什麼東西；兒童的責任是吃多少和要或不要吃。」

兒童對新食物尤其小心翼翼。原因之一是他們擁有較多的味蕾，而且這些味蕾要比成人來得敏感。這個年齡層的孩子通常會排斥自己不熟悉的事物。大人重複給予新食物，鼓勵幼兒擴大飲食範圍。幼兒可能要接觸新食物 10 次以上，才會發現這食物還不錯。如果父母有耐性而且堅持到底，兒童就會養成良好的飲食習慣。

童年期對食物好惡變化很快，而且受到食物溫度、外觀、口感和味道的影響。以下做法可以提升兒童對高營養素密度之食物的接受度。

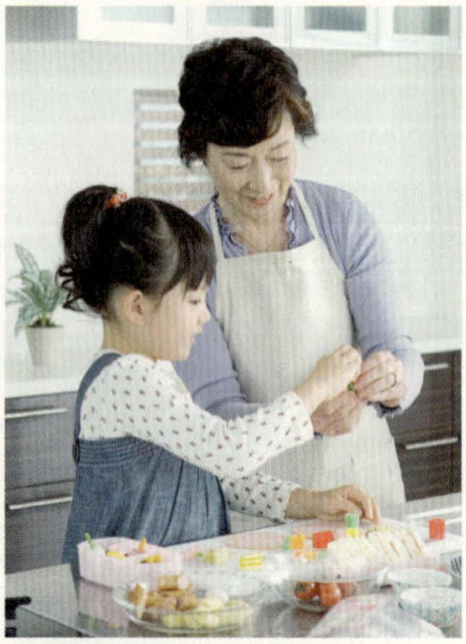

▲讓孩子幫忙挑選或準備自己的食物可以提高她對食物的興趣

兩歲的小孩常會偏好某種特定的食物，不過父母沒有必要擔心。小孩可能會從一種食物轉而偏好另一種食物（較大的嬰兒可能也會這樣）。如果照顧者持續提供食物選擇，小孩很快就會再吃各類食物，這種對特定食物的偏好會突然消失（就像它突然出現一樣）。

- 新舊並陳。將新食物和已經熟悉的食物併排放在一起，可以增加對新食物的接受度。
- 徵召兒童幫忙挑選／準備食物。比方說，讓兒童在當地的農夫市場挑選番茄和南瓜。
- 餐點分開盛放。小孩有時候會拒吃混合的食物，例如燉菜和砂鍋，即使他們愛吃其中的個別成分。
- 保持食物爽脆。有些食物的特性，例如酥脆的口感或溫和的味道，容易吸引孩子。孩子拒吃軟黏的熟胡蘿蔔，可能會喜歡生吃或稍微蒸一下的胡蘿蔔（4 歲以上的兒童可以生吃蔬菜，不用擔心他們會窒息）。
- 手抓食物很好玩。學齡前兒童終將學會使用湯匙和叉子，甚至鈍刀。不過也應該提供他們一些手抓食物，尤其是健康的沾醬，例如酸奶醬或鷹嘴豆泥。
- 把最好的留到最後。如果孩子餐盤裡的雞肉常常原封不動，上菜時就先上雞肉。孩子餓了就會吃！

不要把餐桌變成戰場，照顧者應當避免嘮叨、強迫和賄賂小孩吃食物。利用甜點當籌碼讓小孩吃蔬菜，反而提升了甜點的地位，讓蔬菜變得不那麼可口。這種策略間接地強化了挑食的行為，因為可以引起更多的注意。另外，強迫小孩清光餐盤，等於教他們不要相信自己內在的飽足訊號。合理的對策是一口律：要求孩子面前的食物至少要吃一口。照顧者也應該以身作則，如果自己吃各種營養素密度高的食物，孩子會有樣學樣。如果孩子拒絕吃東西，最好不要反應過度。如果你這麼做，孩子會認為不吃東西是獲得注意或操控現場的好辦法。大部分的孩子不會把自己餓到會傷身的地步。當孩子拒絕進食時，讓他在餐桌旁坐一會兒；如果他仍然不吃，就把食物移走，直到下一次的點心或用餐時間。最後，不要只注意負面行為，當正面行為發生時要重視。孩子嘗試新事物時要不吝給予讚美。總之，用餐時間應該是享受健康食物和全家團聚的美好時光（參見延伸閱讀 1）。

雖然挑食往往只是成長較慢和想要自主的表現形式，不過孩子突然失去胃口就必須注意。胃口不好可能是疾病潛伏的徵象，例如感染或腸胃問題。照顧者也要留意飲食失調的徵象。自己規定嚴苛的飲食限制可能是飲食失調的早期徵象。此外，**避食／限食失調**

避食／限食失調 (avoidant/restrictive food intake disorder) 飲食失調的一種，患者無法滿足能量／營養素需求而造成體重大幅降低或需要管餵／靜脈營養；並非由於食物不足、疾病或另一種飲食失調所引起。

(avoidant/restrictive food intake disorder) 的罹患者主要是兒童。患有這種飲食失調的兒童對特定食物或所有食物失去興趣，導致體重降低或生長遲緩，以及許多營養素缺乏症。限食比挑食或偶爾的拒絕食物嚴重得多，可能造成營養不良而需要管餵或靜脈營養。這種飲食失調很可能與壓力、焦慮或沮喪相關。在某些病例中，這種飲食失調可能是對某種負面經驗的反應，例如吃了某種食物之後噎到或嘔吐。

重新定位零食

父母或許會擔心，常吃零食會讓小孩吃不下正餐。然而兒童的胃容量小，每隔 3 到 4 小時就得吃東西。一天三餐只不過是社會習俗，在營養上沒有特別的益處。要兒童一天吃三餐，不如吃份量較小的五到六餐，反而比較容易滿足營養需求。如果午餐和晚餐間隔 6 小時，在晚餐前 2 小時吃點心可提供一些營養素，並且能夠避免晚餐桌上暴躁的態度。

我們*什麼時候*吃並不重要，重要的是吃了*什麼*。或許每一個家庭都需要重新定位零食。零食不是甜點的同義詞，相反地，它應該是營養素密集的小份量正餐。應該讓飢餓（而非時鐘）指引餐點的時間。重要的是，這些零食要預先計劃才能吃得健康（表 15-7）。水果與蔬菜（新鮮、冷凍或罐頭）和全穀類麵包與餅乾都是很好的零食。上班的父母要確定他們的孩子有營養的點心吃，以便撐到晚餐時間。

吃點心的地點很重要。安靜地坐在桌邊而非滿屋子邊跑邊吃，可以降低窒息的風險。關掉電視以免分心，可以避免漫不經心地進食。照顧者可提供二到三種營養素密集的選項，讓孩子挑選一種；應該從幼年開始就讓小孩負責挑選食物。最後，照顧者應該鼓勵孩子洗手和注意口腔衛生，一如正餐的規矩。

慎選膳食補充品

主流的科學社群，例如美國營養與膳食專科學會和美國臨床營養學會，都認為健康的兒童不需要複合維生素和礦物補充劑；營養的食物才是重點所在。事實上，吃強化的食物和補充劑會使某些營養素超過上限攝取量，例如維生素 A 和鋅。外形像糖果的兒童補充劑可能造成誤食而攝取過量，尤其是鐵。即食早餐麥片加牛奶，

幼兒噎到很容易預防，以下是給照顧者的建議：

- 以身作則坐在桌邊細嚼慢嚥。
- 餐點時間讓孩子坐在桌邊，不慌不忙，把注意力放在食物上。
- 不要給小孩圓、硬、黏或切得太大塊的食物，尤其在他們還沒長臼齒之前（大約 4 歲）；例如堅果、葡萄、葡萄乾、玉米花、花生醬和硬塊的生鮮水／蔬菜等。

表 15-7 可供兒童食用的 20 種健康點心

	鐵	鋅	鈣	維生素 C	纖維質
杏仁（1 盎司）*			✓		✓
未加糖的蘋果泥（1/2 杯）				✓	✓
豆子起司捲餅（1 個）	✓	✓	✓		✓
起司（1 盎司）和全麥餅乾（6 片）	✓	✓	✓		✓
蔓越莓乾（1/4 杯）				✓	✓
冷凍水果派（1 杯）				✓	✓
水果沙拉（1 杯）				✓	✓
水果冰沙加香蕉和草莓（1 杯）				✓	✓
白煮蛋	✓	✓			
鷹嘴豆泥（2 湯匙）和甜椒圈（1 杯）				✓	✓
低脂微波玉米花（未爆前 3 湯匙）*					✓
全穀類餅皮的迷你披薩（2 片）	✓	✓	✓	✓	✓
花生醬（2 湯匙）和蘋果片（1 杯）*		✓			✓
快速麵包，例如香蕉麵包，1 片	✓				✓
起司條（1 條）		✓	✓		
什錦乾果（1/4 杯）*	✓	✓			✓
鮪魚沙拉（1/2 杯）和全麥口袋餅	✓	✓			✓
全穀類麥片（1 杯）	✓	✓		✓	✓
全穀類麵食沙拉和蔬菜（1 杯）	✓	✓			✓
優格（8 盎司）和雜糧（2 湯匙）			✓		✓

*可能會噎到，適合 4 歲以上兒童食用

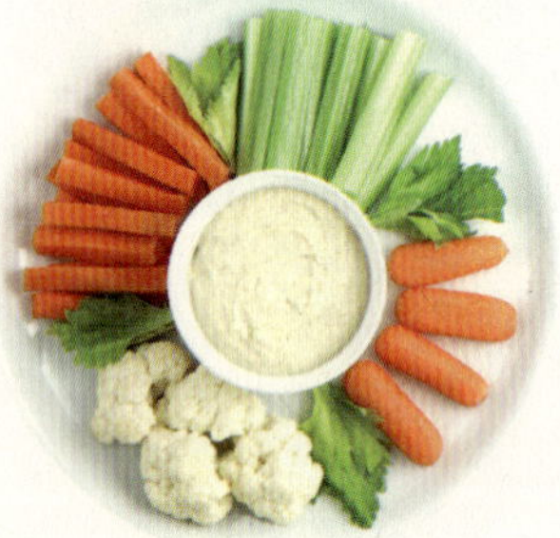

尤其可以彌補微量營養素的攝取與需求之間的缺口，例如葉酸、維生素 D、維生素 E、鐵和鋅等。

對於生病、極度挑嘴或正在減肥的小孩，美國小兒專科醫學會建議，服用兒童綜合維生素和礦物質補充劑，但不要超過標示上的 100% 參考值。不過本書一再強調的是，這種做法不能取代健康的飲食，兒童也不例外。如果要把目前的兒童飲食變得較為健康，必須將重點放在全穀類麵包和麥片、水果、蔬菜和低脂牛奶/乳製品。

避免鉛中毒

人類接觸鉛是因為喝了受到污染的水、吃入或吸入含鉛灰塵（例如剝落的含鉛油漆）、受污染的膳食補充品（例如骨粉製造的鈣補充劑）或使用含鉛器皿儲存／準備食物。美國 1 到 5 歲的 100 萬個兒童中，將近半數有高血鉛的問題，委實令人難以接受。幼兒特別容易鉛中毒，因為他們體型小、吸收鉛很快、常在地板上玩，而且喜歡把東西放進嘴裡。短期間的鉛中毒症狀包括腸胃不適、沒有胃口、暴躁、疲乏以及貧血。長期的可怕後果包括智力和行為障礙，並且升高成年期數種慢性病的風險。

健康國民 2020 的目標包括兒童血鉛濃度降低 10%，和消除兒童高血鉛問題。

鉛暴露的來源暫且不管，適當的營養可降低兒童鉛中毒的風險。三餐正常、節制脂肪的攝取、確保鐵和鈣的營養狀況良好，都可減少鉛的吸收。攝取足量的鋅、硫胺、維生素 E 等也能緩解鉛的害處。冷水的鉛濃度較低，可供飲用、沖泡配方或烹煮食物。長時間未開水龍頭（例如隔夜）時，鉛會積聚在自來水中，所以使用之前先放掉兩三分鐘的水。如果公共水源含有高濃度的鉛，可用瓶裝水代替，尤其是沖泡配方。總之，均衡飲食含有各種全穀類、瘦肉和低脂乳製品，尤其能夠保護兒童避免鉛中毒。

改變生活型態以克服便秘

便秘的定義是糞便乾硬而難以排出，這是兒童常有的問題。一般說來，4 歲兒童每天排便一次，不過正常的排便習慣差異極大。因此，糞便的質地比排便的頻率更為重要。兒科醫生對便秘的診斷是，排便延遲或困難長達兩週以上。在某些罕見的情況下，便秘是嚴重疾病的徵象。如果孩子發燒／嘔吐而且便秘、糞便帶血或腹部腫脹，照顧者必須立刻帶小孩就醫。

為什麼會便秘？雖然它可能是嚴重的疾病，但大多數的病例與生活方式相關。缺乏運動會造成便秘，此外，美國一般的兒童（和成人）攝取的纖維質幾乎只有 AI（足夠攝取量）的一半。排便習慣改變也可能是對食物（例如牛奶）過敏或不耐的徵象。然而在大部分的情況下，兒童便秘是忍便的結果。對兒童而言，疼痛的排便是極不愉快的經驗，以致於他們拒絕再排便。忍便越久，糞便就越乾硬，導致另一次疼痛的排便。這種惡性循環干擾了規律的排便習慣，如果不加以治療會造成**糞便阻塞** (fecal impaction)。

糞便阻塞 (fecal impaction) 因為慢性便秘而有大量乾硬的糞便停留在直腸。

碰到便秘的兒童，醫生首先必須排除生理的因素如腸道阻塞。治療便秘通常先用灌腸劑刺激排便。一旦清空糞便，必須改變生活方式才能預防日後的便秘。短期間內醫生可能會開各種瀉劑，但長期而言，飲食和生活方式才是最安全的對策。首先必須養成規律的排便習慣。比方說，每餐飯後父母應該排出時間，讓孩子不慌不忙地上廁所。可以利用獎勵（例如圖表上的貼紙）強化良好的習慣。增加體力活動，同時縮減靜態活動（例如看電視或打電動）有助於規律排便。緩解便秘的飲食療法包括多吃纖維質和多喝水。在治療初期，提供某些果汁（例如李子、葡萄和蘋果汁），並且用豆漿取

食品營養委員會的兒童纖維質建議量

幼兒	
1-3 歲	19 公克/日
4-8 歲	25 公克/日
男孩	
9-13 歲	31 公克/日
14-18 歲	38 公克/日
女孩	
9-13 歲	26 公克/日
14-18 歲	26 公克/日

代牛奶，可以緩解的效果。

最後，吃水果（例如李子、桃子和杏子）比喝果汁好，因為水果的能量較低。能夠提供纖維質的其它食物包括蔬菜、全穀麵包／麥片和豆子。食品營養委員會根據兒童的年齡設定每日纖維質攝取目標（參見頁緣）。重要的提醒是，多吃纖維質同時要多喝水，以免再度糞便阻塞。水分建議量是幼兒每日 4 杯（900 毫升），較大兒童每日 5 杯（1200 毫升）。

素食的合宜規劃

對幼兒來說，吃素有幾項風險，包括缺鐵性貧血、缺乏維生素 B_{12} 以及缺乏維生素 D 所造成的佝僂症。在出生的頭幾年吃體積龐大的素食，也可能會使兒童攝取的能量不足。不過只要仔細計劃飲食就可以輕易避開這些陷阱（參見第 6 章「營養與你的健康」專欄：素食與植物為主的飲食）。兒童的全素飲食必須注意蛋白質、維生素 B_{12}、鐵和鋅的含量，另外要重視維生素 D（或經常日曬）和鈣質。要彌補這方面的不足，只要多吃植物油、堅果、種子、即食早餐麥片和營養強化的豆漿即可。

口腔衛生

適當的飲食有助於大幅降低幼兒齲齒的風險。幼兒開始長牙就要注意口腔衛生，並且看兒童牙科。此外以下的做法有助於減少兒童齲齒的問題：

- 喝氟化水（或其他飲水）以對抗富含碳水化合物或酸的飲料（例如果汁、汽水、運動飲料、能量飲料等）。如果要喝含糖或酸性飲料，最好在用餐時喝，而非在兩餐之間喝。在兩餐之間不斷啜飲果汁（例如使用啜飲杯）會使牙齒一直接觸致齲的糖和酸。
- 每日使用兩次少量的含氟牙膏。
- 節制吃零食的行為。牙齒經常接觸糖和酸會增加蛀牙的風險。
- 慎選點心。一般人認為黏牙的高糖點心會造成蛀牙，不過扭結餅和玉米花這類食物也會為口腔細菌提供碳水化合物。與此相反的是，爽脆的水果和蔬菜（例如蘋果或芹菜）可以刷掉黏性的食物顆粒。吃乳製品點心如起司，可以中和致齲的酸。
- 如果幼兒或學齡前兒童要吃口香糖，最好讓他們吃無糖口香糖，可以降低齲齒的發生率。

如第 4 章所示，對大多數兒童而言，吃糖不會造成過動或反社會的行為。

自閉症與營養的關聯

自閉譜系障礙 (ASD) 的特徵是一系列的問題，包括社交互動、語言和非語言溝通，和／或異常的、反覆的、有限的行為和興趣。這些障礙通常在幼兒期就診斷出來，據估計每 68 個小孩就有 1 個，而且男孩多於女孩。ASD 的原因不十分清楚，不過與遺傳有一定程度的相關。

ASD 既會影響營養狀況，也會受營養狀況所影響（參見延伸閱讀 5）。除了發育和行為異常之外，許多 ASD 兒童也有腸胃疾病，例如便秘、腹瀉、胃食道逆流等。這些疾病會妨礙營養素的攝取或吸收。治療行為問題的藥物可能會改變胃口。有些自閉症兒童會因為發育障礙而有進食的問題。挑食行為也會影響營養素的攝取。有些 ASD 兒童對自己的食物選項非常固執，他們會根據食物的口感、顏色和溫度而拒絕食物（或整個食物大類）。因此之故，最重要的是提供他們營養素密實的食物選項。

關於 ASD 的原因和治療有許多與營養相關的理論。ASD 兒童的家庭普遍採用營養療法，例如飲食限制或營養素補充劑。有種廣泛使用的營養療法是無麩質、無酪蛋白 (GFCF) 飲食，這種飲食剔除所有的小麥、大麥、裸麥和乳製品。這種療法的支持者認為，對某些食物蛋白質的敏感會影響神經傳導素的合成，因而改變神經系統的功能。少有臨床證據支持 GFCF 飲食的效用，不過研究還在進行，而且有許多個案報告。目前美國小兒專科醫學會並不認可 GFCF 飲食是自閉症的療法。對於已經挑食的兒童強加額外的飲食限制，只會使營養素缺乏症更加惡化。採用 GFCF 飲食的家庭必須徵求合格營養師的協助，確保孩子獲得足量的營養，尤其是蛋白質、鈣、維生素 D、葉酸和 B 群維生素。

其他 ASD 的流行療法包括補充益生菌、維生素 B_6 和 B_{12}、葉酸、鎂、三甲基甘胺酸和二甲基甘胺酸、褪黑激素以及 ω-3 脂肪酸。這些療法的研究不多，不過令人鼓舞。有證據指出，自閉症兒童營養素的吸收和代謝異於常人，因此即使攝取足夠的營養，代謝過程所需的某些營養素仍然可能不足。這些補充劑雖然沒有什麼副作用，不過仍要注意避免過量。由於 ASD 發病率越來越高而且缺乏有效的療法，營養介入還會是活躍的研究領域。

儘管有許多人認為疫苗所含的汞與自閉症有因果關係，科學證據並不支持這種說法。例行接種疫苗雖然有點風險，但傳染病的風險更高得多。

觀念檢查站 15.4

1. 學齡前兒童的父母經常抱怨孩子挑食。為何這個階段的孩子容易挑食？提出三個（或以上）建議幫助學齡前兒童選擇營養的食物。
2. 學齡前兒童一天必須進食幾次？列舉適合 3 歲幼兒的三種營養素密集的點心。
3. 幼兒和學齡前兒童是否應該吃綜合維生素和礦物質補充劑？理由為何？
4. 解釋營養與口腔衛生的關係。列舉能夠降低齲齒風險的三種良好飲食習慣。
5. 何謂自閉譜系障礙？ASD 兒童的營養問題為何？

15.5 學齡期的兒童營養

許多學齡兒童的飲食還有不少改善的餘地，尤其是水果、蔬菜、全穀類和乳製品。另外建議少喝含糖汽水。美國學齡兒童的一項調查揭露，在調查當天有 40% 的兒童除了馬鈴薯和番茄醬之外沒有吃蔬菜，20% 沒有吃水果。攝取足量鈣質的學童不到 20%。一般說來，學齡兒童的營養需求和目標與學齡前兒童一樣。然而當兒童較大時，同儕壓力增加、來自媒體的健康訊息以及想要獨立自主的欲望，使得這些目標較難達到。「我的餐盤」的一日菜單根據年齡、性別、身高、體重和活動量而量身訂做，仍舊是飲食計劃的良好基礎，其重點為節制脂肪和糖的攝取，並且確保足量的鐵、鋅和鈣的攝取（圖 15-3）。現在我們要檢視學齡兒童的幾個特殊營養議題。

翻轉過重和肥胖的趨勢

今天兒童所面臨的最棘手的營養問題，就是越來越多人肥胖。從 1970 年代開始，兒童過重和肥胖的發生率已經增加了不止兩倍，大約三分之一的美國學童可歸類為過重或肥胖。案例持續上升，尤其是少數族群。兒童肥胖短期內的主要後果是，遭受揶揄、困窘、可能會沮喪以及身材短小。長期來說，到成人期會引發嚴重的健康問題，例如心血管疾病、第 2 型糖尿病和高血壓。童年期肥

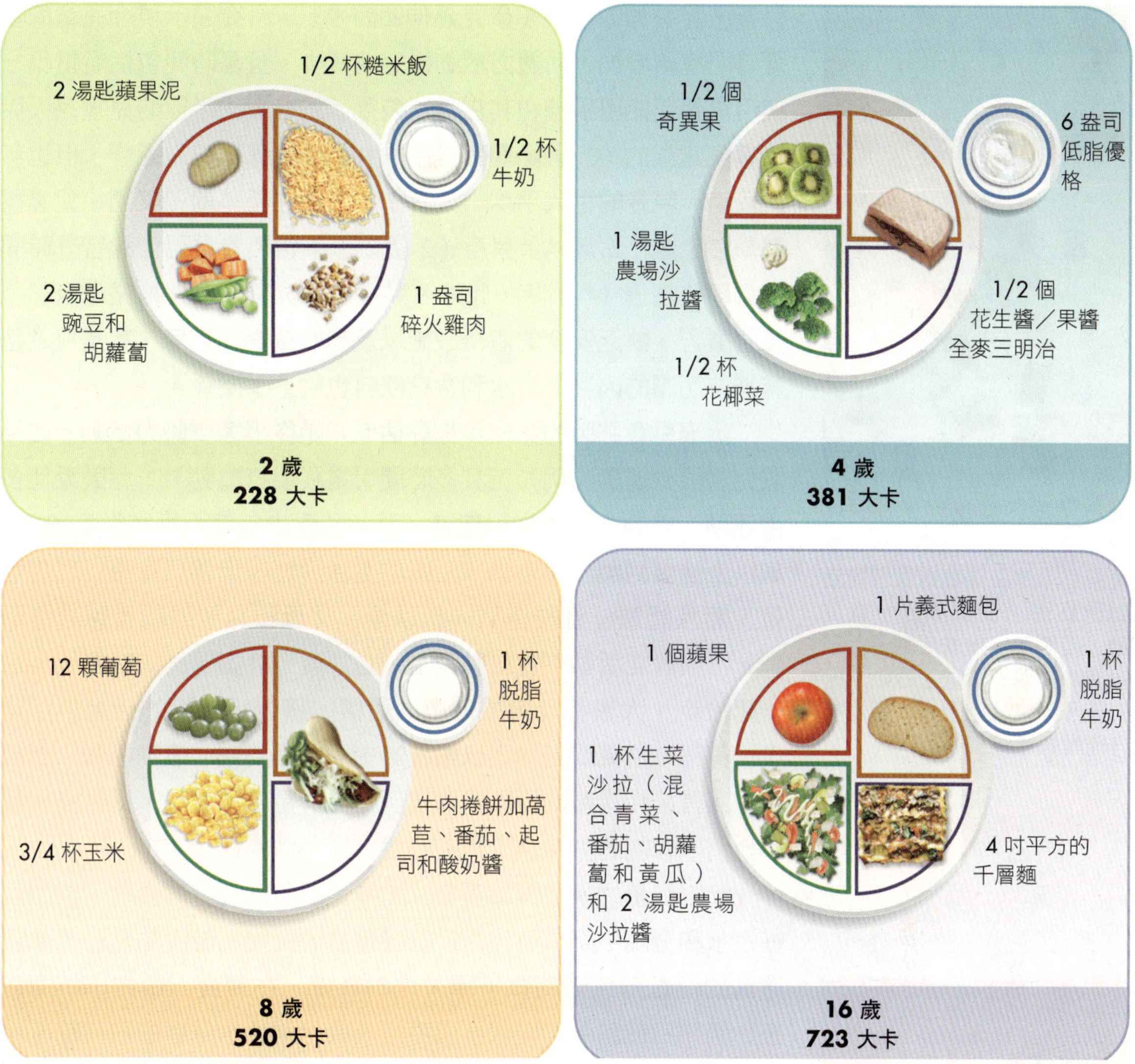

圖 15-3 利用「我的餐盤」規劃兒童的健康餐點。我的餐盤是有用的工具，適合所有 2 歲以上的美國人。我的餐盤的比例可應用於兒童和成人，不過份量大小和食物選項可根據年齡而改變

胖是健康的一大隱憂，因為有 40% 的肥胖兒童（和 80% 的肥胖青少年）會成為肥胖的成人。體重的大量增加往往始於 5 至 7 歲之間以及青少年期。

目前的研究指出，兒童肥胖有許多潛在的原因。記得第 7 章遺傳與環境的討論。有些嬰兒天生的代謝速率較慢；他們使用能量較有效率，因而更容易把攝取的能量儲存為體脂肪。不過一些研究也指出，個人體重的差異只有三分之一是遺傳因素造成的。

雖然飲食是重要的因素，不過有的研究者認為，缺乏運動也是

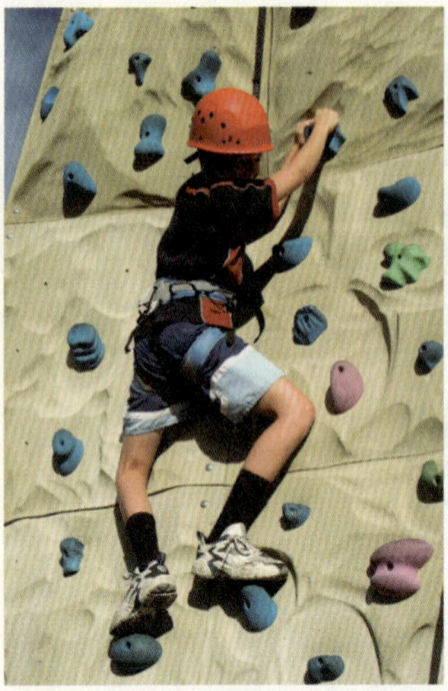

▲為了提升孩童對運動的興趣，學校已經開始實施新的體育課程。這些課程提供體能活動的訓練，例如攀岩、直排輪、慢跑等。這些活動並不重視團隊與競賽，缺乏運動天份的孩子不會受到壓力，因而提升運動的意願

兒童肥胖增加的推手（參見延伸閱讀 9）。研究顯示現今兒童的螢幕時間持續增加，而體力活動穩定地減少。螢幕時間包括看電視、使用電腦或使用手機和其它電子裝置。只有大約半數的兒童每天從事專家建議的 60 分鐘運動。許多中學將體育課列入選修，但也無濟於事。現今的世代平均一天有 7 小時黏在螢幕前。美國小兒專科醫學會建議，2 歲以上兒童（2 歲以下不建議看電視）的螢幕時間一週不要超過 14 小時。此外，零食過多、常吃速食、父母疏忽、媒體廣告、缺乏安全的遊樂設施以及高能量食品充斥，都是兒童肥胖推波助瀾的因素。汽水和含糖飲料也脫不了關係。

治療兒童肥胖的第一步是評估他／她從事多少體力活動。如果該兒童很少運動（例如花許多時間看電視或打電動），應鼓勵他多做運動。美國人運動指引建議，兒童和青少年每天應該從事 60 分鐘以上適度到劇烈的運動。活躍的生活形態不但讓兒童獲得理想體重，而且能夠一直維持到成年以後。父母和其他照顧者應該體認到，增加體能活動不會自動發生，必須擬定計劃。例如晚餐後全家一起散步，大家都能養成健康的習慣。適合小學生的活動包括散步、舞蹈、跳繩或是加入以樂趣為主而競爭為輔的運動團隊。對國中生而言，較複雜的運動團隊（例如美式足球和籃球）比較能夠吸引他們，較輕的重量訓練也有助益。

節制能量的攝取頗為重要，尤其是限制高能量的食物，例如含糖汽水和全脂牛奶，而代之以營養豐富的食物和健康的點心。強調適當的份量可以幫助孩子學習控制食量。在飲食上做些小小的修正，例如用低脂牛奶取代全脂牛奶，或用原汁水果罐頭取代糖漬水果罐頭，可以削減一些卡路里而又不至於犧牲食物的味道或干擾日常的飲食模式。少數族群的過重和肥胖日趨嚴重，健康專家必須精通不同文化的飲食偏好，才能好好處理他們的問題。

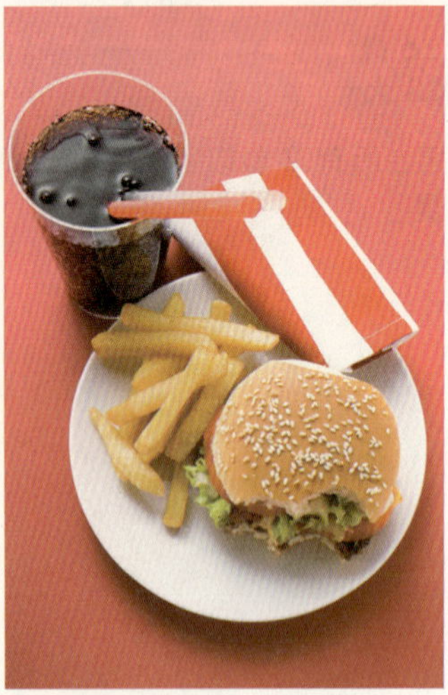

▲超大份量的食物如漢堡和含糖汽水，給全國超大體型的兒童火上加油

兒童通常沒有必要訴之於減重飲食。開始的時候，最好是從改變飲食習慣以維持體重著手。在肥胖治療方面，兒童比成人更占優勢，因為他們的身體可以將儲存的能量用於生長。所以只要控制體重的增加，身高和瘦肉組織的增長終將降低體脂肪占體重的百分比，產生更健康的體重對身高的比例。這就是肥胖應該及早治療的原因之一。如果較小的孩子需要減重，不應操之過急，以每週不超過 0.5 公斤為宜。這個孩子需要嚴密監控，以確保生長速率維持正常。他所攝取的能量不能太低，以致妨礙身高的增長。在某些情況

下，也許需要在醫師的指示下服用處方藥物（例如羅氏鮮）。對於 1% 到 2% 的病態肥胖的美國兒童，胃繞道手術是體重管理的選項之一（參見延伸閱讀 17 和 18）。

心血管疾病的早期徵象

與兒童肥胖的增加相應的是，兒童和青少年心血管疾病的早期徵象日漸盛行。在 12 到 19 歲的青年當中，每 5 位就有 1 位血脂異常。因此，修正生活方式以延緩疾病的進程成為終生的要事。美國小兒專科醫學會目前建議，9 到 11 歲的所有兒童應全面篩檢血脂，「高風險」的兒童甚至更小就篩檢，例如過重、有高血壓、抽菸或患糖尿病以及有心血管疾病的家族病史；或家族病史不明者。對膽固醇過高的兒童來說，改變生活方式，例如修正飲食和經常運動，是最重要的治療方法（參見延伸閱讀 12）。總之，遵循美國飲食指南的菜單和符合「我的餐盤」一日菜單的飲食，可以預防心血管疾病。有些高風險的兒童可能需要降膽固醇的藥物治療。

青年的第 2 型糖尿病

一般認為第 2 型糖尿病是成人的疾病。如第 4 章「營養與你的健康」專欄所示，它好發於超重的 40 歲以上人口。不過最近醫生已經注意到警訊，兒童（與青少年）的第 2 型糖尿病罹患率增加了。主要的原因是這個年齡層的肥胖率升高，以及體力活動的不足。這種疾病的兒童患者在診斷時有 85% 超重。

目前專家呼籲從 10 歲開始，針對過重或肥胖者，以及有第 2 型糖尿病風險者，每兩年篩檢一次空腹血糖。除了肥胖和靜態的生活方式之外，其他的危險因素包括近親患有第 2 型糖尿病，或是屬於非白人族裔。2013 年美國小兒專科醫學會公布了前所未有的兒童第 2 型糖尿病管理指引（參見延伸閱讀 8）。這些指引提供了監測血糖、服用藥物、體重管理和體力活動的建議。膳食管理對策包括正餐和點心的固定時間表；教導適當的份量大小；限制含糖飲料、高脂食物、零嘴和速食；以及多吃水果、蔬菜和低脂／脫脂乳製品。至於體力活動，專家建議兒童每天從事中等到劇烈的運動至少 60 分鐘。

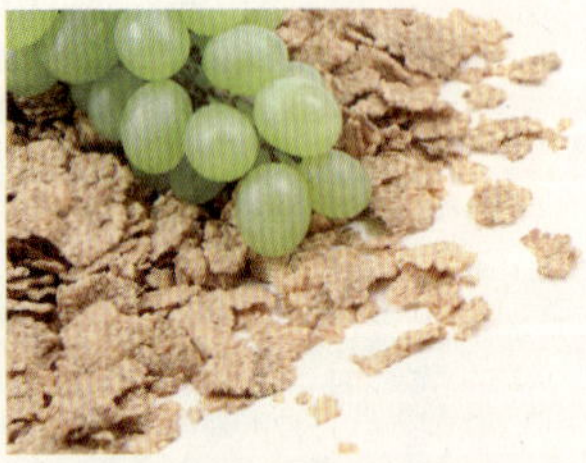

▲有的孩子抱怨早上沒時間吃早餐。你可以在前一天晚上準備好攜帶式早餐（例如用三明治袋裝滿麥片、堅果和水果乾），第二天早上抓了就走

一日之計在於早餐

「一日之中最重要的餐點是早餐」，這話你已耳熟能詳。然而高達三分之一的兒童沒吃早餐，這個問題到了青少年期更加惡化。跳過早餐不吃的兒童損失了給腦部和身體添加重要營養素的機會。對 2 到 18 歲的兒童，強化的即食早餐穀片通常是鐵、維生素 A 和葉酸的最好來源。早餐對認知能力的真正效益雖然尚有爭議，不過吃早餐的兒童更容易滿足每日的維生素和礦物質需求。除此之外，有越來越多的研究指出，吃早餐可以降低肥胖的風險（參見「營養新知」）。

營養強化的即食早餐穀片以美味和方便的形式提供許多營養素。吃早餐穀片可以增加維生素 A 和鐵的攝取量。一般說來，吃早餐的人可以攝取較多的維生素 A、維生素 C、鈣、鐵和纖維質。早餐的菜單不必受限於傳統食物，發揮一點想像力就能讓最難搞的小孩產生興趣。除了傳統早餐之外，前晚的剩菜也可以當早餐吃，例如披薩、義大利麵、湯、撒上什錦乾果的優格、肉醬燉豆或三明治。為了提供更多能量並延長飽足感，可以合併傳統富含碳水化合物的早餐食物和蛋白質來源，例如低脂起司、堅果或蛋等。

選擇健康的脂肪

學童的飲食應該包括每一大類的食物，沒有必要因為某種食物的脂肪含量而將它排除在外。兒童期過度強調減脂飲食可能導致飲食失調，並且助長「好食物、壞食物」的錯誤觀念。

不過兒童飲食調查發現，他們攝取太多飽和脂肪，其中大部分來自全脂牛奶／乳製品和油膩的肉類。除此之外，很少兒童（或成人）符合專家的建議：每週吃兩份魚類以確保足夠的 ω-3 脂肪酸攝取量。強調低脂乳製品（2 歲以後）、提供燒烤魚類、挑選瘦肉、切除顯眼的肉類脂肪以及禽肉上桌前去皮，這些做法可以養成終生的健康飲食習慣。兒童的點心應該只含適量的脂肪和糖，把重點放在水果、蔬菜、全穀類和乳製品。健康點心請參考表 15-7。

挑選適當的飲料

維持適當的水合狀態對兒童很重要。學童的水分需求從每天 1.7 到 2.4 公升，視年齡和性別而定。然而這 30 年來，飲料已從無卡的水和營養素密實的牛奶轉移到空卡的含糖飲料。事實上，含糖飲料（例如汽水、果汁飲料、運動飲料等）和調味乳的甜味劑每日提供學齡兒童 200 大卡（空卡）的能量（參見延伸閱讀 3）。從 1970 年代開始，含糖飲料的消費增加了 135%，同時發生的是兒童肥胖率增加 3 倍。兒童喝這麼多富含糖分的飲料，不僅攝取過量的卡路里，而且增加發炎程度，並惡化血脂狀況（參見延伸閱讀 13）。即使是 100% 果汁，許多人認為它是兒童飲食中維生素 C 和鉀的來的重要來源，也會造成肥胖、脂肪肝和代謝症候群（參見延伸閱讀 20）。

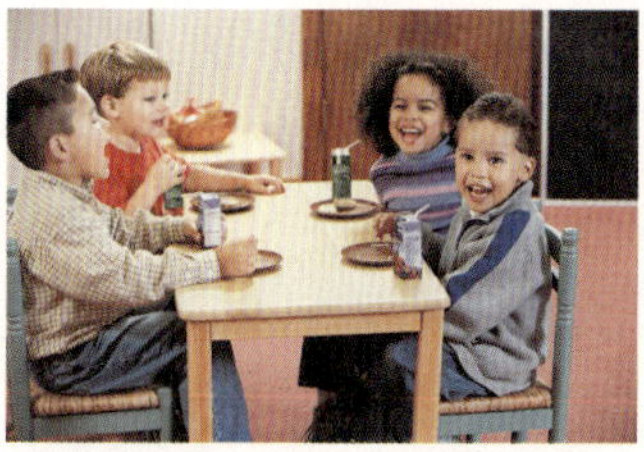

▲兒童喝太多果汁會造成不健康的血脂、脂肪肝和齲齒。美國小兒專科醫學會建議，1-6 歲兒童喝的果汁不要超過 4-6 盎司/日，7-18 歲兒童不要超過 8-12 盎司/日

用開水取代含糖飲料和用原味的低脂／脫脂牛奶取代調味乳，每天可以減少攝取 10.5 茶匙的糖，並且削減 10% 的總卡路里。此外，用水果取代 100% 果汁，可獲得重要的營養素，而不致攝取太多卡路里。總之，兒童飲料的首選是開水和低脂／脫脂牛奶。幼兒喝的果汁不要超過 4-6 液量盎司/日，較大兒童不要超過 8-12 液量盎司/日。

提升學校的營養教育

兒童清醒的時間大部分都在學校裡，因此學校是學習良好飲食習慣的地方（參見延伸閱讀 4）。學校的營養教育能幫助兒童了解，為何健康的飲食習慣會讓他們感覺更有精力、外表更好看而且做事更有效率。美國農業的「營養團隊」方案提供教材支持兒童營養計劃，以促進健康飲食和體能活動（參見 www.teamnutrition.usda.gov）。大部分的學校早已將營養教育列入衛生或科學課程，不過一直要到最近，這些健康的營養訊息才與學校自助餐廳的菜色合為一體。

歐巴馬總統在 2010 年簽署了「健康兒童免於飢餓法案」，提

營養新知 遏止兒童肥胖要剔除汽水而非早餐

在一項為期 2 年的觀察研究中，針對 271 位學齡兒童，檢視他們的飲食和運動習慣與肥胖的關聯。兒童健康體重的四個主要因素成為預測指標：與家人一起吃早餐、少喝含糖飲料、經常運動以及避免久坐不動（減少螢幕時間）。這項研究的結果可以作為預防兒童肥胖的公共政策的指引。

資料來源：Carlson JA and others: Dietary-related and physical activity related predictors of obesity in children: A 2-year prospective study. *Childhood Obesity* 8: 110, 2012.

供更多基金給全國學校午餐計劃、學校早餐計劃以及其他數種聯邦營養計劃。法律也授權美國農業部，針對學校供應的食物的營養品質作大刀濶斧的改革。在 2012-2013 學年度開始，公立學校的餐飲計劃必須符合新設立的一套營養標準，所提供的水果、蔬菜和全穀類的份數必須合乎規定，並且用脫脂／低脂牛奶取代全脂牛奶。未來 10 年中，這些標準也會逐步削減餐點的鈉含量。

學校自助餐廳所提供的早餐和午餐並非學校營養改造的唯一目標。在 2014 年，規範校園食品（來自點心吧或販賣機）品質的新標準開始生效。販售給學生的食物所含的卡路里、飽和脂肪和鈉都必須符合規範。

許多研究指出，改變學校供應的食物品質可以遏止學童 BMI 上升。上述的學校營養新規章就是根據這些研究而制定的。然而學生選擇食物時，多半視食物的味道而定。學校餐飲計劃雖有政府補貼，仍要依賴自助餐廳、點心吧或販賣機才能收支平衡。這些學校營養改造如何影響兒童的飲食行為仍然有待觀察。

如果我們的目標是削減兒童的腰圍，那麼提升他們的營養知識只能解決問題的一部分。從週一到週五，兒童所攝取的卡路里只有三分之一來自學校，因此健康的飲食行為必須延伸到教室外面，進入家庭，才能改變肥胖和慢性病持續發展的趨勢。照顧者和其他角色典範必須為兒童創造安全的用餐環境，讓他們主動參與，對於家庭裡的良好習慣也必須以身作則。

在 2012-2013 學年度，學校早餐和午餐計劃為 3,100 萬學生提供一面營養安全網。這些餐點三分之二以上是以免費或減價的方式提供給低收入戶的兒童。

觀念檢查站 15.5

1. 為 7 歲兒童規劃一份符合「我的餐盤」的菜單。
2. 列舉三種生活方式的改變以遏止兒童肥胖。兒童的體重管理對策與成人在哪一方面大不相同？
3. 說明適合學齡兒童的飲料選項。喝太多含糖飲料有何後果？
4. 提姆上學前不吃早餐。他不喜歡穀片、吐司或任何其他早餐食物。為了確保提姆能夠吃到營養的早餐，他的父母可以怎麼做？

15.6 青春期營養

青少年正處於進入成年期的關口；父母和學校仍會供應他們健康的食物，不過他們已經有能力自己張羅食物了。他們追求獨立自主、經歷認同危機、尋求同儕接納並且擔心自己的身體外觀。廣告商看準了青少年的市場，推出一系列的產品—糖果、速食、汽水、能量飲料等。這些食物往往排擠了營養素密實的食物，因而減少了鈣、鐵、鋅、脂溶性維生素和葉酸的攝取量。

青春期的身體變化導致一些青少年對身體不滿。晚熟的男孩或許因為身高和肌肉增長緩慢而感到挫折，女孩則對脂肪量的增加感到不滿，而這是發育的正常現象。要注意飲食失調的徵象（參見第 11 章）。

青少年往往不會考慮身體健康的長期利益。他們今天的所做所為，在日後常常要付出痛苦的代價。話說回來，吃健康飲食並不意味著必須放棄自己喜愛的食物。偶爾吃少量的速食和甜點，可以搭配較大份量的蔬果、瘦蛋白質來源、脫脂／低脂乳製品和全穀類製品。

青少年最顯著營養變化是卡路里攝取量的增加。大多數的女孩在 10 到 13 歲之間會開始急速生長，而大部分的男孩在 12 到 15 歲之間會開始急起直追。早熟的女孩可能在 7 到 8 歲，而早熟的男孩可能在 9 到 10 歲，就開始急速生長。在這段期間幾乎所有的器官和骨骼都在生長。女孩會長高 25 公分，而男孩會長高 30 公分。女孩的身體會積聚瘦肉和脂肪組織，而男孩增長的大部分是瘦肉組織。這一快速生長時期增加了最後成人體重的 50%，以及最後成人身高的 15%（參見圖 15-1）。

當生長速度向前衝時，青少年開始吃得更多。尤其是體力充沛的男孩子，幾乎看到什麼東西都想要吃！少女每日需要 1800 到 2400 大卡，而少男需要 2200 到 3200 大卡。如果青少年挑選營養素密實的食物，藉著增加的胃口很容易就可以滿足鈣、鐵和鋅的需求。如前所述，我的餐盤可以為指引（表 15-6 和圖 15-3）。不幸的是，青少年往往利用空卡而非營養的食物，來滿足（甚至超過）增加的能量需求。他們的卡路里有三分之一來自固體脂肪和添加糖。

青少年所吃的蔬果通常很少，只有四分之一的中學生每日吃五份水果和蔬菜。悲哀的是，他們所吃的蔬菜中，超過三分之一是洋芋片和薯條。蔬果吃得太少與維生素 A、維生素 C、維生素 E、葉酸、鎂和纖維的攝取量不足密切相關。而且青少年（尤其是女孩）把牛奶換成汽水和其他含糖飲料，所攝取的鈣和維生素 D 就會低於建議量。另一方面，青少年攝取的飽和脂肪、膽固醇、鈉和糖都超過美國心臟協會的建議量，把自己置於肥胖和心血管疾病的風險中。

章節 15.5 討論的兒童肥胖在青春期仍舊是重要的營養問題。在 12 到 19 歲的兒童中，18.4% 屬於肥胖。兒童肥胖具有性別和種

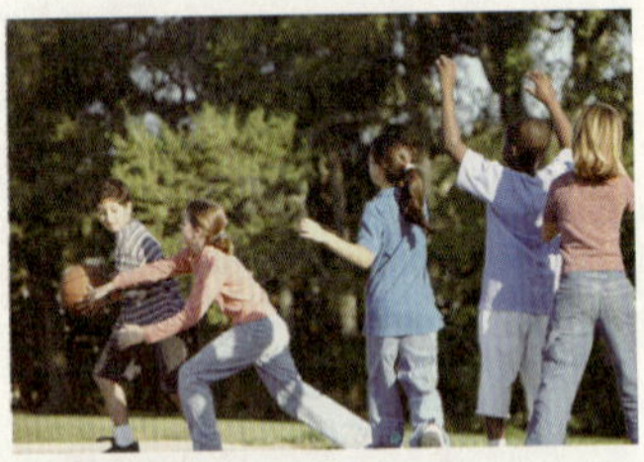

▲活躍的生活方式加上健康飲食，應該是青春歲月的一部分。良好的運動和飲食習慣有助於骨骼發育和骨骼健康

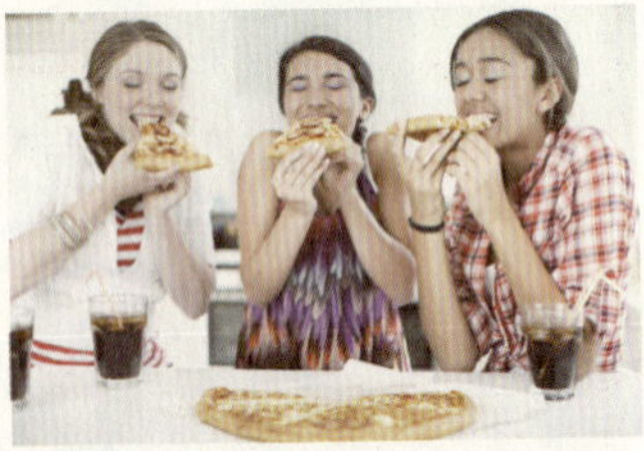

▲青少年嗜吃零食。不過只要規劃得宜，不難達到均衡飲食的目標

族差異：黑人女性和西裔男性的風險最高。過重和肥胖的青少年極可能成為肥胖成人，並且發展出共病症，例如第 2 型糖尿病、高血壓、心血管疾病、睡眠呼吸暫停以及關節問題。如果青少年仍在生長，那麼他／她在體重管理上就具有優勢；讓身高繼續增長而體重保持穩定，時間一久 BMI 就會下降。然而如果青少年已經達到成人的身高而依舊肥胖，就得採用減重療法了。減重應該緩慢進行，或許 1 週減 0.5 公斤，並且遵循第 7 章的忠告。

鈣和維生素 D。最近這 20 年，汽水已經取代牛奶成為最受兒童歡迎的飲料。第 2 章的圖 2-1 顯示，這兩種飲料所含的鈣和其它營養素呈現鮮明的對比。少女尤其不愛喝牛奶，她們認為乳製品是不受歡迎的卡路里來源。這種牛奶消費的趨勢始於童年早期，我們之所以在這裡討論它，是因為在青春期急劇生長時，建骨營養素的需求和攝取之間的缺口最大。女孩所攝取的鈣符合建議量者不到 10%，而男孩不到 25%。更糟的是，每 5 個兒童就有 1 個缺乏維生素 D。與此同時，青少年生長突增標示著骨骼發育的關鍵時期。14 到 18 歲女孩和男孩鈣的需要量是 1300 毫克/日，比人生任何時期都要來得高。如第 9 章所示，兒童期未能擴大骨骼礦化者，日後容易罹患骨質疏鬆症。

專家建議所有青少年和年輕成人，每天吃三份的奶類食品以符合鈣的需求。如果不吃乳製品，必須另覓鈣的來源。非奶類的鈣源包括杏仁、豆莢、綠色蔬菜以及強化食品（例如果汁、穀片、雜糧棒等）。不過必須注意的是，這些鈣的替代來源並不提供乳製品的其他重要營養素，例如蛋白質、維生素 A、維生素 D 和維生素 B_{12}。

鐵。青少年大約有 10% 的鐵存量偏低，或患有缺鐵性貧血。缺鐵性貧血危害青少年甚大，會使他們容易疲乏、精神無法集中、學習能力下降。總之，學業與運動表現都會受到影響。在快速生長期間，男孩有時會患缺鐵性貧血，不過女孩缺鐵的風險最大，因為月經流量大加上攝取不足。青少年應當選擇鐵的良好來源，例如瘦肉和營養強化的穀片，這點很重要。少女尤其必須攝取鐵的良好來源（或是定期服用含鐵的綜合維生素和礦物質補充劑）。

青少年的許多營養問題，例如肥胖、吃零食、飲料選項、不吃正餐等，都與幼童相同，而且已經充分討論過。以下我們探討幾個青少年專有的營養難題。

改掉吃速食的習慣

吃速食方便、隨興、便宜，而且你的朋友都在店裡上班。在美國不管哪一天，都有 40% 的年輕人在速食店裡吃東西。不幸的是，青少年去一趟速食店，所吃的東西比家常食物多出 300 大卡能量、14 公克脂肪和 400 毫克的鈉（參見延伸閱讀 6）。

青少年只要在食物選擇上作點改變，就能夠享受朋友歡聚而又不危害健康。做三明治的時候，只夾一片肉而非兩、三片，而且選擇燒烤而非油炸肉類。購買外賣三明治時，挑選份量適中的瘦肉，例如烤火雞肉或牛肉，而非油膩的香腸／肉腸切片。避免使用調味料；典型的速食三明治中，美乃滋提供充滿脂肪的 100 大卡。每一片起司提供額外的 80 到 100 大卡。選擇副餐時，對比典型的 500 大卡之大份薯條、一個小型烤洋芋或一份花園沙拉加減脂沙拉醬，可提供較少的卡路里和更多的營養素。普通汽水的卡路里一下子就節節高升，尤其是續杯免費時。青少年應該挑選營養的減脂／低脂牛奶取代零卡飲料，例如水或減肥汽水。披薩要挑選素食口味取代義式香腸／肉腸口味。可能的話，要求使用低脂起司和全麥餅皮。

當漢堡肉用磅而非盎司來計量時，份量控制就是個問題。速食餐廳的漢堡和其他食物的份量一直在增加。青少年如果選擇兒童餐，就可減少外食對荷包和腰圍的衝擊。超大份量的餐點看似經濟實惠，但是若非與朋友共享，切勿嘗試。總之，如果挑選得當並且節制食量，青少年仍可享受與朋友在速食店共餐的樂趣。

節制咖啡因的攝取

忙碌的學業、打工、課外活動、社會服務和深夜的螢幕時間，讓許多青少年尋求立竿見影的提神物質。一般說來，他們求助於咖啡因——全世界最流行的興奮劑。青少年常喝的汽水每份提供 25 毫克咖啡因。大約 30% 的青少年自承喝能量飲料，其中的咖啡因是每份 100 到 200 毫克。有越來越多青少年喝咖啡和茶，其中的咖啡因大約每杯 100 毫克。各式各樣的食物，包括巧克力和某些糖果或運動營養產品，也都含有咖啡因。所有來源加在一起，使青少年每日攝取 100 毫克以上的咖啡因。許多消費者並不清楚自己攝取多少咖啡因；能量飲料的標示不一定列出咖啡因的真正含量，因為

2013 年提出的「食品標示現代化法案」要求食品廠商清楚標示食品和飲料中的咖啡因含量。

(1) 目前的食品標示法並沒有規範而且 (2) 有些廠商（尤其是生產能量飲料者）視其產品為「專利配方」。

美國小兒專科醫學會建議，兒童若攝取咖啡因，不宜超過 100 毫克/日。咖啡因對任何年齡層的人都有一些副作用，例如腸胃不適、睡眠障礙、焦慮、血壓升高和心律不整。尤其是對小孩來說，過量的咖啡因可能會影響神經和心血管發育。除此之外，干擾正常的睡眠模式也會影響生長和學習能力。令人擔心的是，有數千份報告揭露了喝太多能量飲料而造成咖啡因中毒（甚至死亡）的實例。總而言之，青少年不應攝取過量的咖啡因（參見延伸閱讀 7）。

選擇素食

青少年有時為了展現自我而採用與家人不同的飲食模式如素食。同第 6 章所示，吃素有許多健康效益，包括較低的體重和較佳的血糖／膽固醇控制。對於少吃蔬果的人來說，確實有必要重視植物性食品。然而青少年並不一定充分了解這種替代的飲食模式可能造成何種健康後果，例如缺鐵性貧血。植物為主的飲食體積龐大，不適合胃容量小的幼兒，青少年比較沒有這個問題；不過任何年齡吃純素的人都必須小心監控能量、蛋白質、鐵、維生素 B_{12}、鈣和維生素 D（如果日曬不足）。這些營養素對青少年特別重要，而且他們的飲食本來就常常缺乏這些營養素。

青少年喜歡援引「人道對待動物」作為吃素的主要理由，不過如果利用吃素來減重，就得小心觀察他們。素食主義是社會認可的一種節食方式，不過對某些人而言，吃素可能是飲食異常的早期徵象。

酗酒

在章節 15.5 中，我們討論了學童的飲料含有太多的糖和太少的微量營養素，亟需改善。青少年的飲料不僅仍有營養素不足的問題，還冒出新問題：酗酒。青少年傾向於實驗、叛逆和冒險，因此使用這種非法而且危險的物質的人相當普遍。「全國青年危險行為調查」的結果顯示，20% 的青少年曾經在 13 歲時喝酒。在整個青春期的某個時間點上，70% 的青少年自承喝酒一次以上，而 22% 的人自承暴飲。

這種行為只是好玩，無傷大雅，對嗎？不對！研究顯示，青春期開始飲酒會造成嚴重的後果（參見延伸閱讀 15）。青少年的身體和腦部仍在發育，酒精暴露會造成腦部決策、記憶和學習的部位萎縮。學業問題和決策錯誤就是明證，因而導致法律糾紛、身體攻擊和危險性行為。判斷力不足最危險的後果就是醉酒駕駛。大約十分之一的青少年自承醉酒駕駛，這種危險的行為造成了三分之一的青少年致命車禍。飲酒也會導致意外受傷和死亡，例如溺水、摔倒和燒傷。

長期而言，青少年酗酒也會危害身體健康。研究顯示，青春期開始酗酒是成人酗酒的強力指標。在第 16 章你會學到更多酗酒的害處。因為酗酒者往往吃貧乏的飲食，因此營養狀況也會受到影響。此外因為空卡而增加體重，也升高了肥胖相關疾病的風險，例如高血壓和心血管疾病。這些生理後果可能要到生命末期才會浮出水面，不過可以確定的是，肝臟、腦部和心血管系統會先出問題。

對這個問題我們不應該睜一眼閉一眼，青少年飲酒不可視為正常成長過程的一環。相反地，未成年飲酒危害身體、情感和智力，其後果既深遠又嚴重。父母和其他照顧者應該與孩子討論酗酒的後果，立下清楚的規矩，並且追蹤孩子的行為。

觀念檢查站 15.6

1. 青少年的飲食最容易缺乏哪兩種礦物質？列舉這兩種礦物質的良好食物來源。
2. 模仿我的餐盤為青少年設計一種在速食餐廳也能購買的餐點。
3. 任何年齡的兒童喝能量飲料都安全無虞嗎？原因何在？
4. 列舉青少年酗酒的三種後果。

營養新知 食物的升糖指數會影響粉刺

大約 80% 到 90% 的青少年會長粉刺。雖然一般認為吃堅果、巧克力和披薩會使粉刺惡化，然而科學研究並無法指出粉刺與這些食物密切相關。根據觀察研究的結果，有兩種飲食因素可能與粉刺相關：高升糖指數的食物和大量的乳製品。科學家推測這兩種飲食因素會升高胰島素濃度，然後透過各種機制，增加皮脂的製造，並影響皮膚細胞的生長。目前有最可靠的證據支持食物的升糖指數與男性粉刺的關聯，至於乳製品及其脂肪酸含量的研究尚在進行。總之，多吃全穀類、蔬果和豆莢不一定能改善粉刺，不過對健康有諸多益處。

資料來源：Burris J and others: Acne: The role of medical nutrition therapy. *Journal of the Academy of Nutrition and Dietetics* 113: 416, 2013

營養與你的健康 Nutrition and Your Health (NAYH)

食物過敏與不耐症

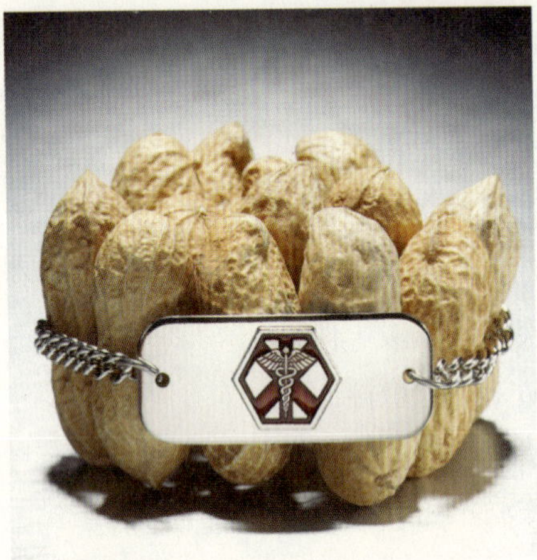

食物過敏的病例越來越多。在 1997 到 2007 年之間，兒童食物過敏增加了 18%。食物過敏以往是罕見的病例，現在每年導致 3 萬次急診和 150 人死亡。食物過敏造成的直接醫療支出、特殊飲食以及損失的工作時間，讓美國人每年花費 250 億美元。今天，食物過敏影響了 8%（590 萬）的美國兒童，其中三分之一對多種食物過敏（參見延伸閱讀 11）。

食物引起的不良反應，包括噴嚏、咳嗽、反胃、嘔吐、腹瀉、蕁麻疹和其它疹子，被區分為**食物過敏** (food allergy) 與**食物不耐症** (food intolerance)。「食物敏感」的定義不明，通常用來指稱食物引起的任何症狀。在我們的討論中，把食物引起的不良反應區分為兩個範疇。由免疫反應引起的稱為食物過敏，而不是由免疫反應引起的稱為食物不耐症。現在我們要來檢視這兩種反應，先過敏而後不耐症。

食物過敏：症狀與機制

對食物過敏的反應相當常見（圖 15-4），而且女性患者往往多於男性。最常發生食物過敏的時期是嬰兒期和成年早期。過敏反應的症狀可分為四類：

- 皮膚：發癢、刺痛*、發紅、蕁麻疹和腫脹
- 消化道：反胃、嘔吐、腹瀉、脹氣、腹痛、便秘和消化不良

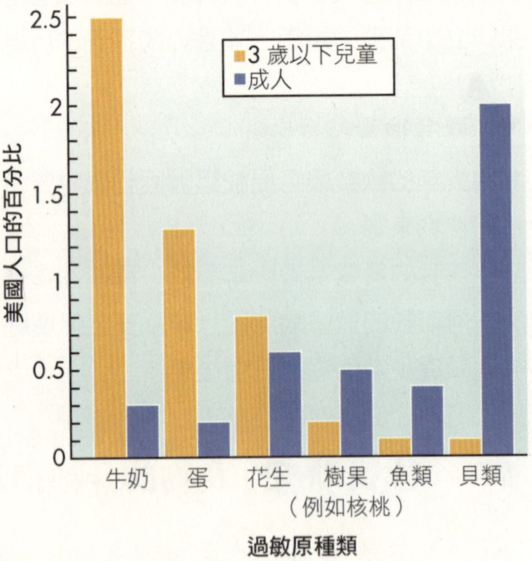

圖 15-4 美國人的食物過敏種類與對該食物過敏的人口百分比

資料來源：*Journal of Allergy and Clinical Immunology* (study done by Mount Sinai School of Medicine).

食物過敏 (food allergy) 食物引起的不良反應，包含過敏反應在內。

食物不耐症 (food intolerance) 食物引起的不良反應，但不包含過敏反應在內。

- 呼吸道：流鼻水、哮喘、充血和呼吸困難*
- 心血管系統：低血壓*和心率加速*

這些症狀通常在吃過問題食物之後很快發作，而且持續時間從數秒到數天都有。帶有星號 (*) 的症狀是發作極為迅速而且可能致命的過敏反應，稱為**過敏性休克** (anaphylaxis)。這種嚴重的過敏反應會造成低血壓以及呼吸道窘迫。對某種食物極度敏感的人不能觸摸該食物，甚至身處烹煮該食物的房間也會引起反應。雖然任何食物都有可能引起過敏性休克，但最常見的禍首是花生（實屬豆類，非堅果）、堅果（胡桃、核桃等）、貝類、牛奶（檢視標示是否有酪蛋白）、蛋（檢視標示是否有白蛋白）、大豆、小麥和魚類。其它經常產生不良反應的食物還有肉類和肉類製品、水果和起司。對小部分的人來說，吃花生和貝類是生死交關的事。

基本上，過敏是免疫系統所產生的不當反應。當免疫細胞辨識出有害的外來蛋白質（**抗原**，antigen）時，就將它摧毀並對它產生抗體，這樣下次再遭遇它時就能迅速而有效地起反應。幾乎所有的食物過敏都是由食物所含的蛋白質引起的，這些蛋白質稱為抗原（或**過敏原**，allergen）。在這種情況下，免疫系統誤認食物蛋白質為有害物質，因而發動免疫反應，造成蕁麻疹、流鼻水和消化道問題等症狀。

沒有人知道為什麼免疫系統有時候會對無害的蛋白質過度反應。嬰兒過早吃固體食物（例如 4 到 6 個月大之前）可能會觸發食物過敏。原因在於嬰兒的消化道尚未成熟（「有縫隙」），某些未消化的蛋白質可以被吸收進入血液。這個過程對母乳哺餵的嬰兒有益，因為他可以吸收母乳中的免疫蛋白質。然而如果其它蛋白質也循此管道進入血液，可能就會觸發免疫反應。

「衛生假說」提出另外一種有趣的觀點：在我們這個患有「病菌恐懼症」的社會，充斥著抗生素、洗手液、抗菌肥皂／清潔劑等，使得我們的免疫系統從未受過病原體的猛烈挑戰。其結果就是，免疫系統會對無害的物質變得敏感，例如食物蛋白質。最近的研究支持衛生假說。生長在農場或家有寵物的小孩，因為經常暴露在許多抗原中，比較少過敏或氣喘。

最近有研究者提出，維生素 D 濃度偏低與食物過敏的關聯。因為食物過敏發病率上升與維生素 D 缺乏症的增加同時發生。這種關聯或許與維生素 D 在免疫系統中的角色有關。

無論是哪種解釋，有一點是明確的：許多父母和其他照顧者非常關切孩子的食物過敏。

食物過敏的測試

食物過敏的診斷往往是件苦差事（表 15-8）。它需要一位經驗老到的醫師之參

過敏性休克 (anaphylaxis) 嚴重的過敏反應會造成低血壓以及呼吸道窘迫，可能會致命。

抗原 (antigen) 任何外來物質經過一段潛伏期後，引起敏感狀態和／或對微生物或毒物的抗性；會刺激免疫系統的某一特定反應的物質。

過敏原 (allergen) 會引發免疫系統製造過多抗體的外來蛋白（或抗原）；往後再接觸到同樣蛋白質就會出現過敏症狀。所有的過敏原都是抗原，但不是所有的抗原都是過敏原。

表 15-8 食物過敏的評估方法

病歷	包括症狀說明，進食到過敏發作的時間，症狀持續時間，最近的過敏反應，引發過敏的食物份量，可能引發過敏的食物，以及其他家族成員的過敏疾病
身體檢查	尋找過敏反應的徵象（疹子、發癢和脹氣等）
無過敏飲食	設計不會引發過敏的飲食，持續吃 1 到 2 週或直到症狀消失
食物激發	只要不出現過敏性休克，添加少量被排除在外的食物，一次一種
血液測試	檢測血液中是否有抗體與測試中的食物抗原結合
皮膚測試	將過敏原的樣本置於皮下，觀察是否有發炎反應

與。要確認是否有食物過敏，首先要詳細記錄症狀的由來，包括從進食到症狀發作的時間、症狀持續時間、最近的過敏反應、可能造成過敏的食物以及產生過敏所需的食物份量和性質。過敏反應通常由遺傳而來，所以過敏的家族病史也可以參考。身體檢查或許能揭露過敏的證據，例如皮膚病和氣喘。各種診斷測試可以排除其他疾病的可能性。

診斷食物過敏的第一個步驟，就是把可能引起過敏的所有食物成分完全從飲食中剔除，持續 1 到 2 個禮拜。通常受測者都吃幾乎沒有人會過敏的食物，例如米飯、蔬菜、非柑橘類水果以及新鮮肉類和禽肉。如果仍會出現症狀，就要更加嚴格限制飲食，或甚至吃特殊的低敏感性配方飲食。

一旦找到不會引發過敏的飲食，稱為**無過敏飲食** (elimination diet)，就把已知不會引發過敏性休克的食物，一次一種加入其中。開始的時候一次添加 1/2 到 1 茶匙（2.5 到 5 毫升）的劑量。劑量逐漸增加，直到平常攝取的份量為止。任何添加回去的食物引發明顯過敏反應者，即可鑑別為過敏原。

實驗室測試也有助於診斷食物過敏。皮膚測試法是先穿刺皮膚，然後把少量經過純化的食物萃取物置於皮下。如果對抗原過敏，該處就會紅腫。這種測試簡單而且安全，即使嬰兒也能做，不過恐怕無法清楚地診斷食物過敏。陽性的皮膚穿刺測試只是指出某人對食物敏感，但它無法確認該食物是否就是引發某些症狀的原因。不過較新的血液測試比較具有診斷價值。血液中的抗體會與來自食物的抗原結合，這種方法就是估計這些抗體的濃度。

與食物過敏共存

一旦鑑別出潛在的過敏原，就必須調整飲食。在某些情況下，食入少量會引發過敏的食物並不會出現明顯症狀。此外，加熱會破壞一些食物過敏原，所以烹煮或許能夠避免過敏反應。不過烹煮主要是對水果或蔬菜中的過敏原有效，而非更常見的牛奶、花生或海產中的過敏原。不過在大部分情況下，完全避免會引發過敏的食物是最安全的做法，所以必須仔細閱讀食品標示。2006 年的「食物過敏原標示暨消費者保護法案」規定，廠商必須在產品標示中清楚列出主要的

無過敏飲食 (elimination diet) 用於系統性測試過敏性食物的限制飲食，先剔除可能引發過敏的所有食物，持續吃 1 到 2 週，然後一次一種再把它們添加回去。

食物過敏原（牛奶、蛋、魚類、貝類、花生、堅果、小麥和大豆）。

治療食物過敏最大的挑戰是剔除會造成過敏的食物之後，患者是否仍能獲得足夠的必需營養素。兒童的食量本來就不大，如果剔除的食物含有許多營養素，他們的營養狀況就會捉襟見肘。合格營養師能夠協助擬定飲食計劃，必要時也能指導服用補充劑。

食物過敏的幼兒大約 80% 在 3 歲以前便不再過敏。父母了解這一點，就不致誤會過敏會持續一生。然而 3 歲以後診斷出來的食物過敏，比較可能持續終生，但也不是絕對如此。在這些病例中，有 33% 在 3 年內便不會再食物過敏。至於其他的人，過敏可能持續較久，甚至長達一生，例如對花生、堅果和貝類的過敏。每隔 6 到 12 個月，周期性地試吃引起過敏的食物，可以了解過敏反應是否已經趨緩。如果不再出現症狀，就表示已對該食物有耐受性。

專家正在研究幾種對策以舒緩食物過敏所造成的飲食限制。其中之一是利用抗生素增加過敏反應發生的閾值。比方說，某人只要食物含有微量的花生就會產生嚴重過敏，這種療法就可以緩解一部分焦慮。同樣地，免疫療法讓當事人暴露於極少量的過敏原，然後一步一步逐漸加量，以增加他／她對此過敏原的耐受性。疫苗則是另一研究領域。此外，科學家正在研究不含一般過敏原的基因改造食品。

預防食物過敏

食物過敏的病例有增無減，許多新手父母不知道何時／如何讓嬰兒開始吃固體食物。在 4 個月大之前吃母乳或配方以外的食物，很明顯地會升高食物過敏的風險。大部分專家，包括美國小兒專科醫學會和美國過敏、氣喘暨免疫學會都建議，4 到 6 個月大之間吃固體食物其風險較低；並不建議延遲至 6 個月大以後才吃固體食物。

任何食物都可能含有潛在過敏原，不過某些食物已經證實很容易引起過敏。美國八大主要食物過敏原是牛奶、蛋、花生、堅果、魚類、貝類、小麥和大豆。美國小兒專科醫學會和過敏暨傳染病研究所不再建議，延遲至 6 個月大以後才吃容易過敏的食物，即使嬰兒有食物過敏的家族病史也一樣。

以往都建議體質有過敏傾向的孕乳婦對容易引發過敏的食物忌口，因為過敏原不但會通過胎盤進入胎兒體內，也會出現在母乳內。然而研究顯示，母親的飲食限制並不能預防嬰兒的食物過敏。

最好的做法是完全母乳哺餵 6 個月，然後母乳與固體食物雙管齊下到 12 個月大。母乳含有促使小腸成熟的因子。配方哺餵的嬰兒（尤其是以牛乳為基質的配方）引發過敏的風險較大。有證據顯示，水解的配方（其中的大蛋白質已分解成較小的肽）可以預防嬰兒食物過敏。不過水解配方的價格是加鐵強化、以牛奶為基質的配方的 3 倍。

食物不耐症

食物不耐症是食物引起的不良反應，但

有嚴重過敏病史的人或氣喘患者，應隨身攜帶自行給藥的腎上腺素（例如腎上腺素注射器），在過敏性休克發作時可派上用場。

「食物過敏研究與教育基金會」提供免費的食物過敏資訊。電話：(800)929-4040；網址：www.foodallergy.org。

其中並不包含免疫機制。一般說來，少量的食物就能引發過敏反應，但需要較大的份量才會出現不耐的症狀。引發食物不耐症的原因包括：

- 某種食物的成分（例如紅酒、番茄和鳳梨）有類似藥物的活性，會影響生理作用，例如改變血壓。
- 某些食品添加物，例如亞硫酸鹽、食用色素、和味精 (MSG)。
- 食品污染物，包括家畜與作物生產過程所使用的抗生素和其它化學物質，以及加工過程中未移除的昆蟲屍體。
- 源自食物管理與烹調不當所產生的毒性污染物，例如肉毒梭孢桿菌、沙門氏桿菌或其它食源性微生物（參見第 13 章）。
- 缺乏某種消化酵素，例如乳糖酶（參見第 4 章）。

幾乎每個人或多或少都會有食物不耐症，其中有許多會出現消化道的症狀。

亞硫酸鹽是添加於食品和飲料中的抗氧化劑，敏感的人會因而皮膚發紅、呼吸道痙攣以及血壓偏低。紅酒、脫水馬鈴薯、水果乾、肉汁、湯粉、餐廳的生菜沙拉等，通常都含有亞硫酸鹽。味精可能會造成血壓上升、麻痺、出汗、嘔吐、頭痛和面部壓力。中國菜和許多加工食品（例如濃湯）常常含有味精。酒石酸鹽（食用黃色 4 號）可能導致呼吸道痙攣、皮膚發癢和泛紅。酪胺是酪胺酸（胺基酸的一種）的衍生物，常見於「陳年」的食物，例如起司和紅酒。這種天然存在的食物成分可能會使服用單胺氧化酶抑制劑（一種抗憂鬱劑）的人血壓升高。

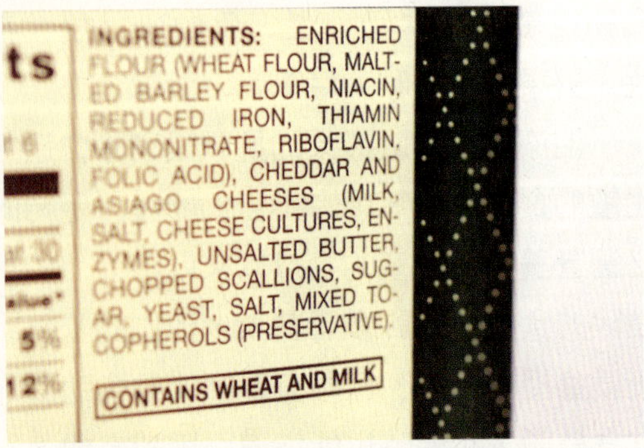

▲2006 年的「食物過敏原標示暨消費者保護法案」規定，廠商必須讓消費者知道產品中主要的食物過敏原

對付不耐症的基本方針就是和含有可疑成分的食物保持距離。不過並沒有必要完全限制這些食物，因為我們對引起不耐症的化合物通常不會像過敏原那樣敏感。

本章重點（數字代表章節）

15.1 嬰兒期的生長非常迅速；4 到 6 個月內體重會加倍，而在出生第一年身長會增加 50%。為了維持正常生長，尤其要攝取足夠的能量、蛋白質和鋅。生長曲線圖可以追蹤體重、身高（身長）、頭圍和身體質量指數的變化，協助嬰兒和兒童的營養評估。

15.2 嬰兒的能量需求是 100 大卡/公斤體重，比其他生命階段都要來得高。脂肪應占總能量的 50%。DHA 和 AA 是神經系統發育所需的重要脂肪酸。較小嬰兒的碳水化合物需求是 60 公克/日，較大嬰兒是 95 公克/日。較小嬰兒的蛋白質需求是 9 公克/日，較大嬰兒是 11 公克/日。有些嬰兒可能需要補充維生素 D、鐵和氟。母乳和配方可以提供足夠的水分；6 個月大之前不建議補充水分。

15.3 母乳或加鐵強化的嬰兒配方可以滿足出生到 6 個月大的營養需求。在 6 個月大之前，多數嬰兒並不需要吃固體食物。開始吃固體應該根據嬰兒的營養需求、身體能力和發育狀況而定。固體食物應該一次吃一種，首先吃加鐵強化的嬰兒穀片或肉泥（鐵的來源）。週歲之前應該避免讓嬰兒吃蜂蜜、牛奶（尤其是低脂牛奶）、添加鹽或糖的食物、以及會造成窒息的食物。

15.4 學齡前兒童的生長速率減緩，因而胃口變小。其它常見的營養相關問題包括缺鐵性貧血、便秘和齲齒。由於食量小和挑食行為，必須提供他們各種營養豐富的食物並且少量多餐。遵循我的餐盤之菜單實例，不過減少其份量（例如每一年增加 1 湯匙食物）。對於自閉譜系障礙，有數種營養療法正在研究中，包括無麩質、無酪蛋白飲食和某些膳食補充品。

15.5 學齡兒童攝取過量的能量和脂肪，加上運動不足，升高了過重、肥胖、第 2 型糖尿病和心血管疾病的風險。父母可以提供健康飲食，並且鼓勵孩子每日至少做 60 分鐘的運動。及早藉著飲食和運動的控制，肥胖的問題會隨著兒童身高的持續增加而獲得解決。學齡兒童的其他重要營養對策包括每天吃早餐和用低脂／脫脂牛奶或水取代含糖飲料。最近學校供應的餐點發生改革，目的是遏止兒童肥胖率的上升。

15.6 在青少年的生長爆發期，男孩和女孩對鐵、鈣和能量的需求都會增加。少女攝取的鈣不足頗令人關切，因為可能會造成日後的骨質疏鬆症。青少年應該少吃高油高糖的食物，並且節制攝取咖啡因（如果有的話）。青少年酗酒會造成許多嚴重後果，包括腦部發育障礙和成年期的肝臟／心血管疾病。

NAYH 最普遍的食物過敏與花生、堅果、貝類、牛奶、蛋、大豆、小麥和魚類相關。食物過敏最常發生在嬰兒期和成年早期。

知識檢查站（解答在下方）

1. 下列何者攝取不足會造成生長不良？
   a. 卡路里　c. 鋅
   b. 鐵　d. 以上皆是
2. 牛奶是營養素密集的來源，但不包括
   a. 蛋白質　c. 鈣
   b. 鐵　d. 鋅
3. 為了確保挑食的兒童攝取足量的維生素和礦物質，應該
   a. 提供營養強化的早餐穀片
   b. 吃肉類和蔬菜就可獲得甜點的獎賞
   c. 使用綜合維生素和礦物質補充劑
   d. 以上皆非
4. 11 個月大的女嬰體重 8.6 公斤，每日大約需要 ________ 大卡
   a. 690　c. 845
   b. 810　d. 930
5. 滿週歲的嬰兒才能喝牛奶，因為它
   a. 含有太多脂肪　c. 含有太多蛋白質
   b. 提供太多乳糖　d. 以上皆是
6. 你的姪女吃了芒果沙拉後爆發蕁麻疹並感覺反胃，原因可能是食物
   a. 敏感　c. 不耐症
   b. 過敏　d. 以上皆是
7. 下列何者是吃營養強化的即食早餐麥片的效益？
   a. 改善學業成績

b. 符合鐵和鈣的 RDA

c. 較低的兒童肥胖風險

d. 以上皆是

8. 研究中的無麩質、無酪蛋白飲食是用來治療

a. 佝僂症　　c. 鉛中毒

b. 貧血　　d. 自閉症

9. 治療過重的學齡兒童應該

a. 減少餐點次數

b. 遵循低醣飲食計劃

c. 每天至少運動 60 分鐘

d. 忌吃乳製品

10. 你要餵蘋果和藍莓泥給 7 個月大的女嬰，但她拒吃。你應該

a. 假設她不喜歡蘋果和藍莓

b. 改天再餵看看

c. 強迫她吃

d. 以上皆非

解答：1. d (LO 15.1), 2. b (LO 15.2), 3. a (LO 15.2), 4. a (LO 15.3), 5. c (LO 15.3), 6. b (LO 15.6), 7. d (LO 15.4), 8. d (LO 15.4), 9. c (LO 15.5), 10. b (LO 15.3)

學習問題（LO 數字是章首學習成果的章節）

1. 如果在整個兒童期吃的都是缺乏營養的飲食，會造成哪兩種結果因而限制了「迎頭趕上」的生長？(LO 15.1)
2. 3 個月大的嬰兒被醫生判定為生長遲緩，試列舉兩個可能的原因。(LO 15.1)
3. 計劃青少年的飲食必須強調哪兩種營養素？理由何在？(LO 15.2)
4. 吃素的兒童必須注意哪三種營養素的攝取量？(LO 15.2)
5. 嬰兒何時開始吃固體食物可由哪三個因素決定？(LO 15.3)
6. 比較第 15 章的嬰兒餵食指引與第 2 章的 2 歲以上兒童與成人的美國飲食指引。有哪些指引相同？有沒有互相牴觸之處？如果有的話，原因何在？(LO 15.3)
7. 敘述零食的三種優點和缺點。從童年期到青少年期，如何挑選健康的零食？(LO 15.4)
8. 為何學齡前兒童喜歡「挑食」，試列舉三個理由，並說明父母的因應方法。(LO 15.4)
9. 造成 10 歲兒童肥胖有哪三種可能的因素？(LO 15.5)
10. 列舉實證的對策以降低嬰兒食物過敏的風險。(LO 15.6)

營養學家的選擇

在 18 個月大的時候，萊拉的飲食應該涵蓋各種食物大類。她現在應該有幾顆牙齒了，不過咀嚼能力仍舊有限。萊拉是個幼兒，營養素需要量很大，而胃容量很小，所以吃點心是滿足營養需求的重要手段。

對較大兒童和成人而言，減脂玉米花是健康的低脂點心。不過兒童吃體積大而能量低的食物，可達到飽足感卻不能滿足營養需求。此外，玉米花有噎到

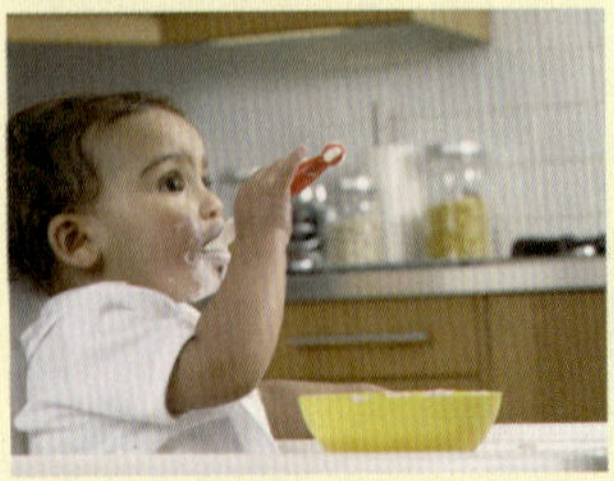

的風險。

雖然小胡蘿蔔加田園沙拉醬是 β-胡蘿蔔素和健康植物油的良好來源，但幼兒的咀嚼能力不足，大塊的脆硬食物可能會噎到。把胡蘿蔔切成細長條比較安全。

無脂優格是建骨的鈣和維生素 D 的良好來源，也確實沒有噎到的風險。然而嬰幼兒需要乳製品中的油脂和糖提供能量，以滿足生長的需求。全脂優格會是較好的選項。

對萊拉而言，全穀類餅乾加切達起司片是極佳的點心選項。它提供均衡的碳水化合物、蛋白質和油脂。選擇全穀類餅乾而非精製穀類製品，可以增加維生素和礦物質（參見第 4 章）。

幼兒常會挑食。萊拉生長步調較慢可能胃口較小，她對探索周遭世界的興趣大於坐下來吃餐點。萊拉吃東西的時候要確定她好好坐著，並且在一旁監看。最後，要以身作則。看到你吃自己提供的健康點心，她可能也會跟著吃。

案例研究解答 嬰兒期營養不足

1. 詢問配方有沒有加鐵強化。此外，要確認戴蒙的照顧者按照正確的方法沖泡配方。一定要讓照顧者繼續餵戴蒙吃配方，直到週歲為止。
2. 從情節梗概看來，戴蒙有生長不足的風險，可能是因為照顧者對餵養嬰兒缺乏知識。戴蒙的飲食可能缺乏卡路里以及鈣、鐵和鋅等，會造成生長遲滯、認知問題、行為問題和骨骼脆弱。
3. 除了加鐵強化的配方，戴蒙應該吃加鐵強化的麥片、水果泥、蔬菜和肉類，甚至部分小而軟的餐桌食物。孩子 6 個月大時，吃固體食物有助於滿足日增的營養需求。加工食品（例如熱狗）通常含有大量的鈉、脂肪或糖。熱狗和其它圓形、有彈性且直徑小的食物容易讓嬰兒和 4 歲以下幼兒噎到。這類食物並不能滿足戴蒙的營養需求。讓戴蒙嘗試自己進食有助於發展運動技巧並建立自信。
4. 嬰兒不應喝含糖飲料，例如可樂和或水果調味飲料，因為其中的營養素不能滿足戴蒙的需求。如果照顧者提供 100% 果汁，總量不可超過 6 液量盎司。為了預防兒童早期性蛀牙並發展自行進食的技巧，戴蒙應該學習用杯子喝飲料。
5. 正確沖泡的加鐵強化配方加上多樣化的固體食物，可以提供戴蒙所有必需的營養素。不過如果他患有貧血，就需要補充鐵。

延伸閱讀

1. Academy of Nutrition and Dietetics: Position of the American Dietetic Association: Nutrition guidance for healthy children ages 2 to 11 years. *Journal of the Academy of Nutrition and Dietetics* 114:1257, 2014.
2. Baker RD and others: Clinical report—Diagnosis and prevention of iron deficiency and iron-deficiency anemia in infants and young children (0–3 years of age). *Pediatrics* 126:1040, 2010.
3. Briefel RR and others: Reducing calories and added sugars by improving children's beverage choices. *Journal of the Academy of Nutrition and Dietetics* 113:269, 2013.
4. Briggs M and others: Position of the American Dietetic

Association, School Nutrition Association, and Society for Nutrition Education: Comprehensive school nutrition services. *Journal of the American Dietetic Association* 110:1738, 2010.

5. Cermak SA and others: Food selectivity and sensory sensitivity in children with autism spectrum disorders. *Journal of the American Dietetic Association* 110:238, 2010.
6. Cole SZ and Lanham JS: Failure to thrive: An update. *American Family Physician* 83:829, 2011.
7. Committee on Nutrition and the Council on Sports Medicine and Fitness: Sports drinks and energy drinks for children and adolescents: Are they appropriate? *Pediatrics* 127, 1182, 2011.
8. Copeland KC and others: Management of newly diagnosed type 2 diabetes mellitus (T2DM) in children and adolescents. *Pediatrics* 131:364, 2013.
9. Council on Communications and Media: Children, adolescents, obesity, and the media. *Pediatrics* 128:201, 2011.
10. Ford CN and others: Trends in dietary intake among US 2–6-year-old children, 1989–2008. *Journal of the Academy of Nutrition and Dietetics* 113:35, 2013.
11. Gupta RS and others: Childhood food allergies: Current diagnosis, treatment, and management strategies. *Mayo Clinic Proceedings* 88:512, 2013.
12. Kavey RW and others: Expert panel on integrated guidelines for cardiovascular health and risk reduction in children and adolescents: Summary report. *Pediatrics* 128:S213, 2011.
13. Kosova EC and others: The relationship between sugar-sweetened beverage intake and cardiometabolic markers in young children. *Journal of the Academy of Nutrition and Dietetics* 113:219, 2013.
14. Moag-Stahlberg A: The state of family nutrition and physical activity: Are we making progress? Report of the American Dietetic Association and American Dietetic Association Foundation, 2011. Available at http://www.eatright.org/foundation/fnpa .
15. Office of Juvenile Justice and Delinquency Prevention: Effects and consequences of underage drinking. *Juvenile Justice Bulletin*, 2012. Available at http://www.ojjdp.gov/pubs/237145.pdf.
16. Powell LM and Nguyen BT: Fast-food and full-service restaurant consumption among children and adolescents: Effect on energy, beverage, and nutrient intake. *JAMA Pediatrics* 167:14, 2013.
17. Rao G: Childhood obesity: Highlights of AMA expert committee recommendations. *American Family Physician* 78:56, 2008.
18. Spruiit-Metz D: Etiology, treatment, and prevention of obesity in childhood and adolescence: A decade in review. *Journal of Research on Adolescence* 21:129, 2011.
19. Wagner CL and others: Prevention of rickets and vitamin D deficiency in infants, children, and adolescents. *Pediatrics* 122(5):1142, 2008.
20. Wojcicki JM and Heyman MB: Reducing childhood obesity by eliminating 100% fruit juice. *American Journal of Public Health* 102:1630, 2012.

評估你的餐盤 Rate Your Plate

小畢的飲食問題

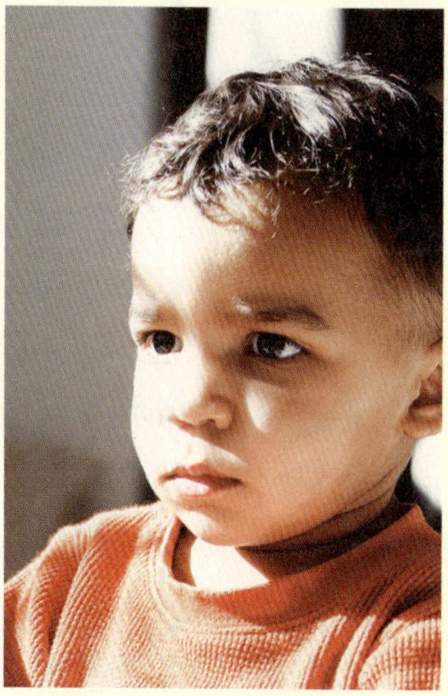

小畢今年 3 歲，媽媽很擔心他的飲食習慣。一般說來，他拒絕吃蔬菜、肉類和晚餐。有的時候他吃得很少，只喜歡吃零食。用餐時間雙方交戰，因為小畢說他不餓，而媽媽要他好好坐下來吃午餐和晚餐，以確定他獲得足夠的營養素，並且吃光盤子裡所有的食物。小畢喜歡全脂牛奶，一天要喝五、六杯。

做晚飯的時候，媽媽準備了許多蔬菜，把它們全煮得軟軟的，希望藉此吸引小畢吃。小畢的爸爸總是等到最後才吃蔬菜，並且告訴大家他之所以吃蔬菜，只是因為不得不吃。他也常抱怨晚餐的煮得不好吃。小畢總是把蔬菜留到最後，當媽媽命令他吃的時候，他就假裝作嘔。小畢經常在晚餐桌邊耗上一個小時，直到意志之戰結束。媽媽常做焗烤和燉菜，因為方便省事。小畢愛吃早餐穀片、水果和起司，而且經常要求拿它們當點心吃。但是媽媽往往拒絕，認為這樣他才有胃口吃晚餐。為了小畢的飲食問題媽媽跑來向你求助。

分析

1. 對於小畢的不良飲食習慣，父母也有責任。試列舉父母所犯的四個錯誤。

____

____

____

____

2. 為了改進小畢的飲食習慣，列舉父母可以採取的四種做法。

____

____

____

____

台灣的營養與健康
(Nutrition and Health in Taiwan, TWNH)

生育統計

我國與先進國家一樣，會定期檢視一套特別的生命統計數據叫作出生統計 (natality statistics)，來評估懷孕成果。其中的**嬰兒死亡率**大致可以反映出一個族群的全體健康狀況，因為影響孕婦和新生兒健康的許多環境因素，同樣也會影響族群內其他人的健康。先進國家的經驗證實，族群整體的社會環境改善、傳染病控制，以及衛生而營養食物的供應，對降低嬰兒死亡率的效果高於醫療技術的進步。

嬰兒死亡是指出生到一歲之內發生的死亡，以平均每千個活產嬰兒中之死亡人數表示。台灣近十年來，嬰兒死亡率明顯降低（表 TW15-1）。根據國健署的出生通報統計，低體重新生兒（出生體重少於 2500 公克）發生率為 8.5%，極低體重新生兒（出生體重少於 1500 公克）有 0.86%。出生男女性別比維持在 1.08-1.09，第三胎會升高到 1.1-1.2，失衡的現象仍然存在。

為促使我國嬰幼兒及兒童健康成長，政府積極推展從嬰幼兒、兒童到青少年的一系列照護政策（圖 TW15-1）。**母乳哺餵**在政府的積極推動之下，一個月內純母乳哺餵率有 68%，搭配嬰兒配方的總哺乳率有 90%。

兒童與青少年的過重肥胖問題日益嚴重（圖 TW15-2）。這是世界各國都高度重視的健康問題，因為兒童與青少年肥胖很容易延伸成為成年肥胖，而肥胖是許多慢性疾病的危險因子。肥胖的流行不僅因為個人的飲食和生活習慣不利熱量平衡，也反映出飲食環境的整體偏差，不利未成年人作出健康的選擇。

兒童與青少年還在生理成長和發育的階段，因此體重增加的標準與成人不同，各年齡層有專屬的 BMI 標準（表 TW15-2）。

我國的兒童肥胖比率為亞洲之冠，顯示肥胖為必須積極解決的課題。依據 102 年教育部學生健康檢查資料，過重及肥胖率為國小學童為 30.4%，其中男童為 34.2%、女童為 26.2%；國中為 29.8%，其中男生 34.3%、女生 25.0%。過重和肥胖問題，高年級通常比低年級嚴重，可能與課業壓力引發情緒性飲食有關（圖 TW15-3）；女生中以國中生比高中生

表 TW15-1 台灣近年的生育統計以及已開發國家的比對

年份	嬰兒死亡率	其他國家	嬰兒死亡率
93	5.3	芬蘭 2010	2.3
100	4.2	日本 2010	2.3
101	3.7	南韓 2010	3.2
102	3.9	德國 2010	3.4
103	3.6	美國 2010	6.1

資料來源：參見參考資料 1,2

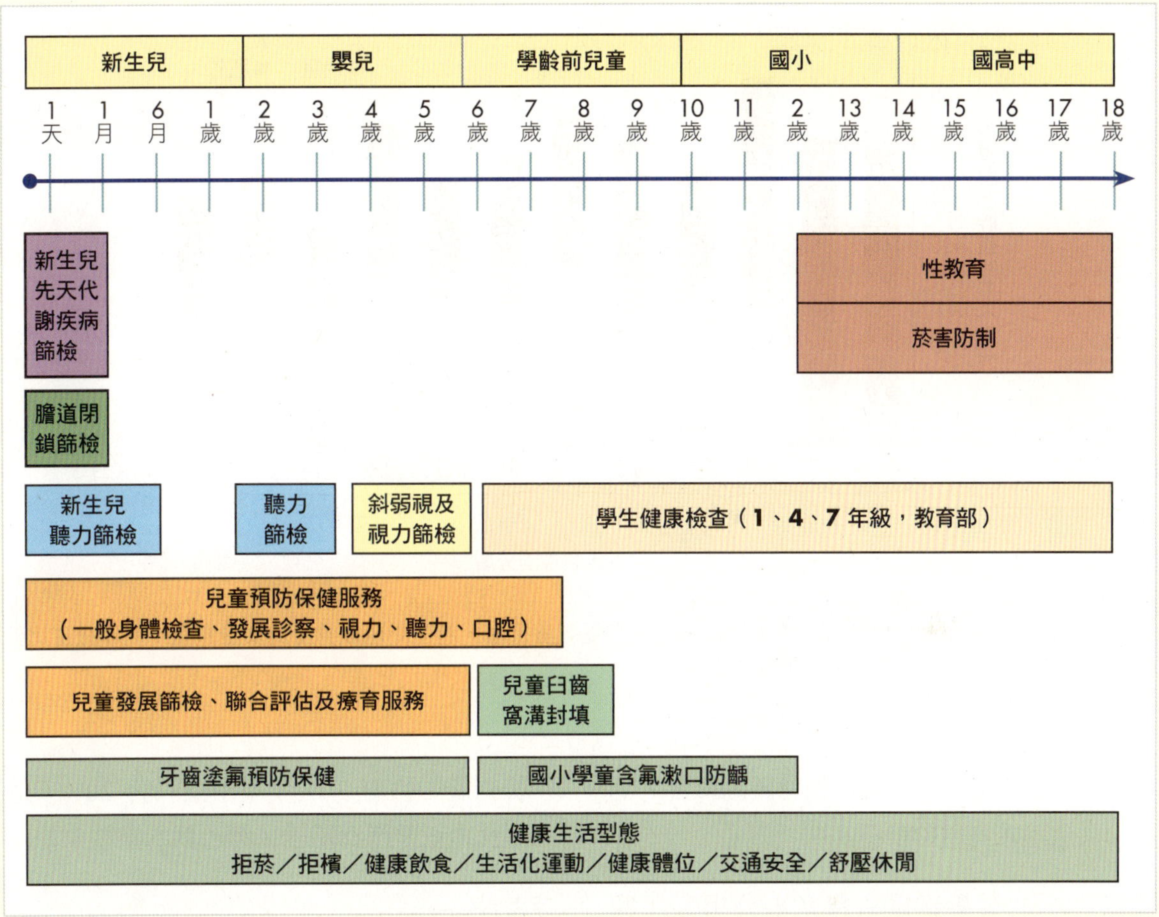

圖 TW15-1　台灣的嬰幼兒、兒童與青少年健康政策
資料來源：參見參考資料 3,4

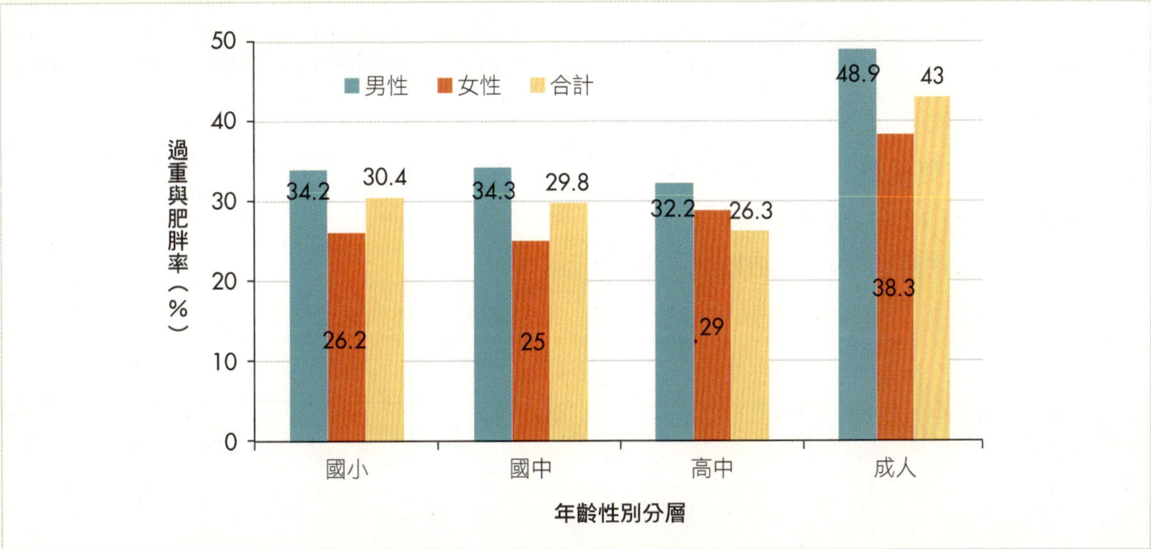

圖 TW15-2　台灣從國小到成年，過重與肥胖盛行率居高不下
資料來源：參見參考資料 5

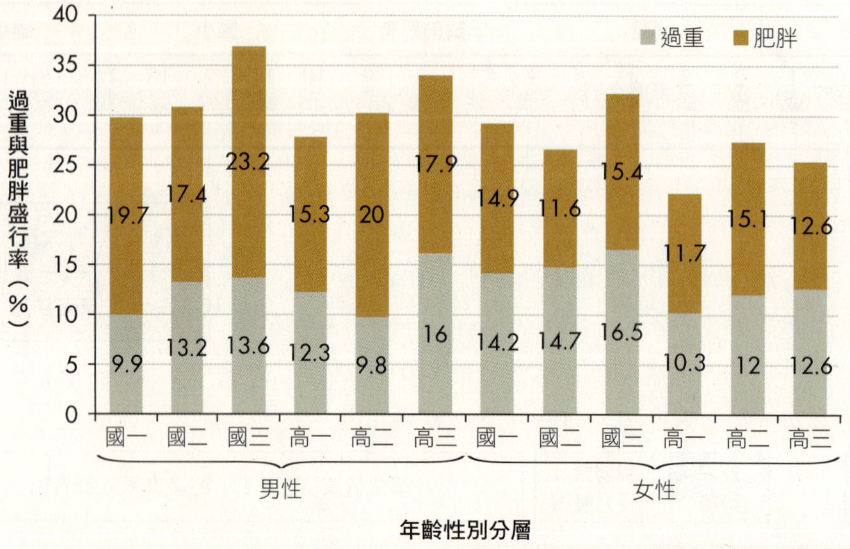

圖 TW15-3 台灣的國中與高中生各年級的過重和肥胖盛行率，體重問題以男生比女生嚴重，高年級生比低年級生嚴重，可能與課業壓力引發情緒性飲食有關

資料來源：參見參考資料 5

嚴重，可能是社會對少女體型意識的影響，使高中女生追求身材的維持。

國高中生的營養素攝取類型十分相似（圖 TW15-4），男性與女性也很相似。攝取不足的營養素有：膳食纖維、維生素 D 和 E、鉀、鈣、鎂。女生的攝取水準通常低於男生，原因之一是食量較小。

在食物的選擇方面，高中生不如國中生健康。蔬果攝取總量每日 5 份的國中生有 19%，高中生只有 12%；蔬菜攝取達三份的國中生有 35%，高中生有 29%。奶類每日攝取一份的國中生有 30%，高中生只有 20%。這三類食物正是膳食纖維、鉀和鈣的重要來源。

參考資料：

1. 國民健康署：中華民國 103 年出生通報統計年報。2015。台北市。
2. MacDorman MF, Mathews TJ, Mohangoo AD, Zeitlin J. International Comparisons of Infant Mortality and Related Factors: United States and Europe, 2010. National Vital Statistics Reports 2014;63, no. 5.
3. 國民健康署：2015 國民健康署年報。
4. 衛生福利部：中華民國 104 年版衛生福利年報。
5. 國民健康署：台灣國民營養健康狀況變遷調查結果。

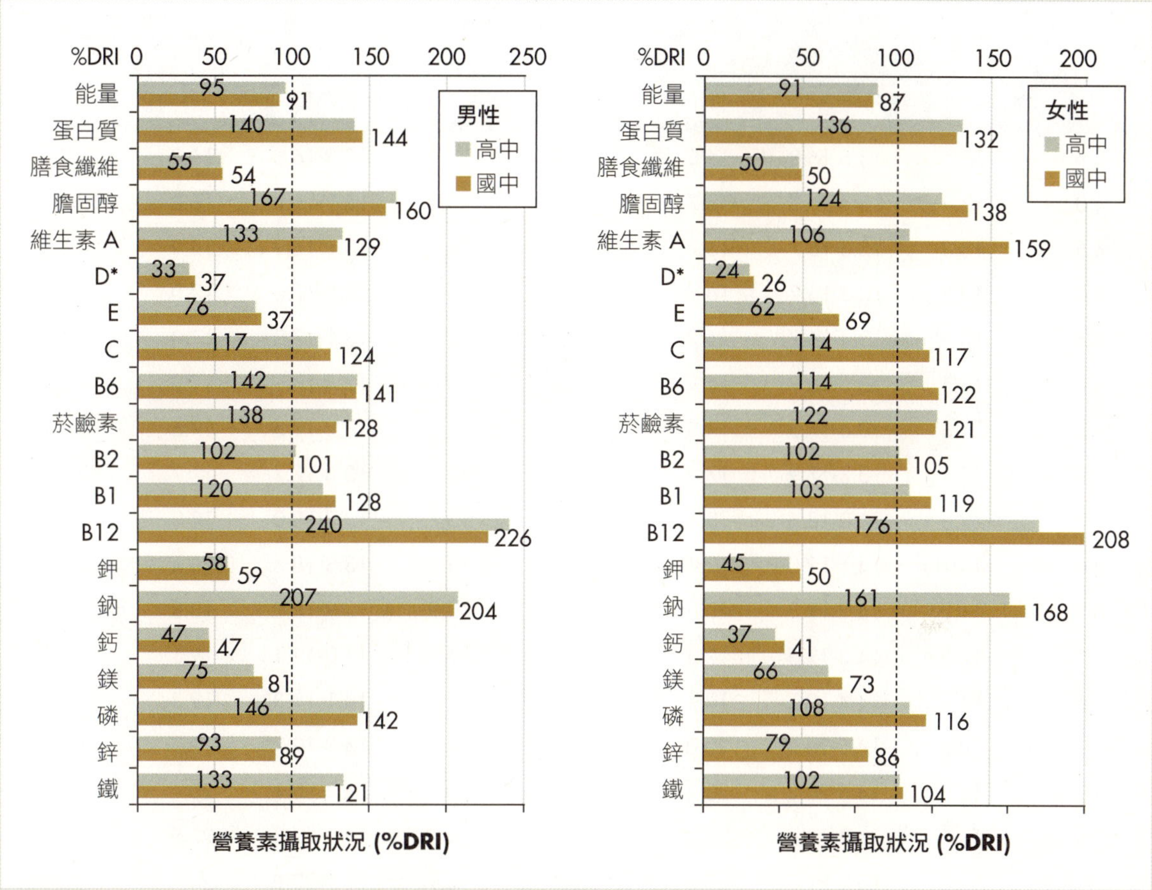

圖 TW15-4 國高中年齡的營養素攝取狀況十分相似，女生通常較男生少，但攝取不足的項目相同

*維生素 D 採用美國 DRI 之 15 微克

表 TW15-2 兒童及青少年生長身體質量指數（BMI）建議值

102 年 6 月 11 日公布

BMI = 體重（公斤）/身高^2（公尺^2）

	男性				女性			
年紀	過輕	正常範圍	過重	肥胖	過輕	正常範圍	過重	肥胖
	BMI<	BMI 介於	BMI≥	BMI≥	BMI<	BMI 介於	BMI≥	BMI≥
0.0	11.5	11.5-14.8	14.8	15.8	11.5	11.5-14.7	14.7	15.5
0.5	15.2	15.2-18.9	18.9	19.9	14.6	14.6-18.6	18.6	19.6
1.0	14.8	14.8-18.3	18.3	19.2	14.2	14.2-17.9	17.9	19.0
1.5	14.2	14.2-17.5	17.5	18.5	13.7	13.7-17.2	17.2	18.2
2.0	14.2	14.2-17.4	17.4	18.3	13.7	13.7-17.2	17.2	18.1
2.5	13.9	13.9-17.2	17.2	18.0	13.6	13.6-17.0	17.0	17.9
3.0	13.7	13.7-17.0	17.0	17.8	13.5	13.5-16.9	16.9	17.8

年紀	男性				女性			
	過輕	正常範圍	過重	肥胖	過輕	正常範圍	過重	肥胖
	BMI<	BMI 介於	BMI≥	BMI≥	BMI<	BMI 介於	BMI≥	BMI≥
3.5	13.6	13.6-16.8	16.8	17.7	13.3	13.3-16.8	16.8	17.8
4.0	13.4	13.4-16.7	16.7	17.6	13.2	13.2-16.8	16.8	17.9
4.5	13.3	13.3-16.7	16.7	17.6	13.1	13.1-16.9	16.9	18.0
5.0	13.3	13.3-16.7	16.7	17.7	13.1	13.1-17.0	17.0	18.1
5.5	13.4	13.4-16.7	16.7	18.0	13.1	13.1-17.0	17.0	18.3
6.0	13.5	13.5-16.9	16.9	18.5	13.1	13.4-17.2	17.2	18.8
6.5	13.6	13.6-17.3	17.3	19.2	13.2	13.2-17.5	17.5	19.2
7.0	13.8	13.8-17.9	17.9	20.3	13.4	13.4-17.7	17.7	19.6
7.5	14.0	14.0-18.6	18.6	21.2	13.7	13.7-18.0	18.0	20.3
8.0	14.1	14.1-19.0	19.0	21.6	13.8	13.8-18.4	18.4	20.7
8.5	14.2	14.2-19.3	19.3	22.0	13.9	13.9-18.8	18.8	21.0
9.0	14.3	14.3-19.5	19.5	22.3	14.0	14.0-19.1	19.1	21.3
9.5	14.4	14.4-19.7	19.7	22.5	14.1	14.1-19.3	19.3	21.6
10	14.5	14.5-20.0	20.0	22.7	14.3	14.3-19.7	19.7	22.0
10.5	14.6	14.6-20.3	20.3	22.9	14.4	14.4-20.1	20.1	22.3
11	14.8	14.8-20.7	20.7	23.2	14.7	14.7-20.5	20.5	22.7
11.5	15.0	15.0-21.0	21.0	23.5	14.9	14.9-20.9	20.9	23.1
12	15.2	15.2-21.3	21.3	23.9	15.2	15.2-21.3	21.3	23.5
12.5	15.4	15.4-21.5	21.5	24.2	15.4	15.4-21.6	21.6	23.9
13	15.7	15.7-21.9	21.9	24.5	15.7	15.7-21.9	21.9	24.3
13.5	16.0	16.0-22.2	22.2	24.8	16.0	16.0-22.2	22.2	24.6
14	16.3	16.3-22.5	22.5	25.0	16.3	16.3-22.5	22.5	24.9
14.5	16.6	16.6-22.7	22.7	25.2	16.5	16.5-22.7	22.7	25.1
15	16.9	16.9-22.9	22.9	25.4	16.7	16.7-22.7	22.7	25.2
15.5	17.2	17.2-23.1	23.1	25.5	16.9	16.6-22.7	22.7	25.3
16	17.4	17.4-23.3	23.3	25.6	17.1	17.1-22.7	22.7	25.3
16.5	17.6	17.6-23.4	23.4	25.6	17.2	17.2-22.7	22.7	25.3
17	17.8	17.8-23.5	23.5	25.6	17.3	17.3-22.7	22.7	25.3
17.5	18.0	18.0-23.6	23.6	25.6	17.3	17.3-22.7	22.7	25.3

說明：

一、本建議值係依據陳偉德醫師及張美惠醫師 2010 年發表之研究成果制定

二、0-5 歲之體位，係採用世界衛生組織 (WHO) 公布之「國際嬰幼兒生長標準」

三、7-18 歲之體位標準曲線，係依據 1997 年台閩地區中小學學生體適能（800/1600 公尺跑走、屈膝仰臥起坐、立定跳遠、坐姿體前彎四項測驗成績皆優於 25 百分位值之個案）檢測資料

四、5-7 歲銜接點部分，係參考 WHO BMI rebound 趨勢，銜接前揭兩部分數據

Chapter 16 成年期營養

學習成果

第 16 章的設計是要讓你能夠：

16.1 討論北美成人的人口統計趨勢及其對醫療保健的衝擊。

16.2 列舉數種老化原因的假說。

16.3 說明老人的生理變化如何影響營養狀況。

16.4 說明老人的社會心理變化如何影響營養狀況。

16.5 比較成人的膳食攝取量與目前的建議量。

16.6 說明成年期的營養相關疾病及其治療／預防方法。

16.7 列舉數種老人的營養服務計劃。

16.8 比較適度飲酒的健康效益和酗酒的風險。

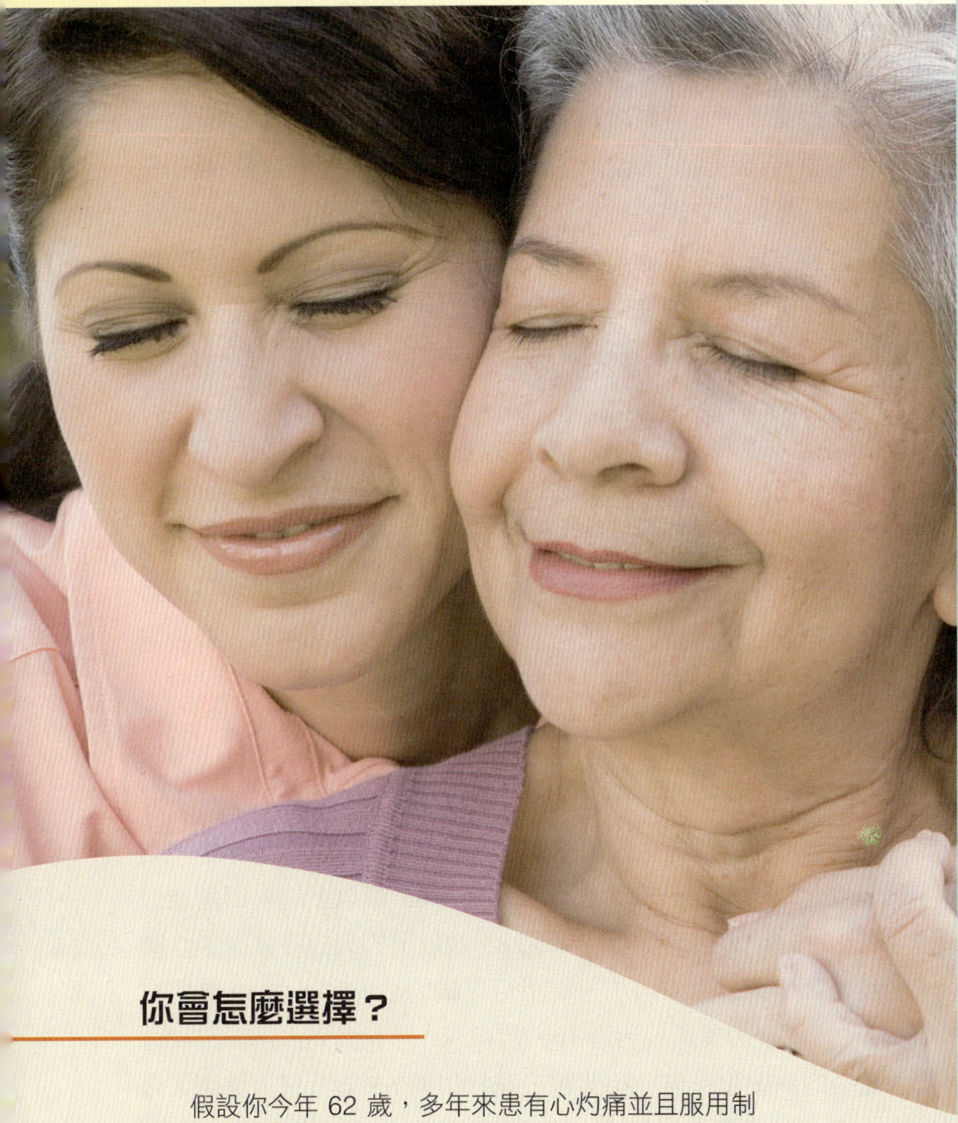

你會怎麼選擇？

假設你今年 62 歲，多年來患有心灼痛並且服用制酸劑以緩解症狀。最近你覺得虛弱疲乏，並且呼吸短促。血液檢查的結果是缺乏維生素 B_{12}，因而造成巨球性貧血。由於胃酸分泌減少，妨礙了維生素 B_{12} 的吸收。為了改善 B_{12} 的營養狀況，你會選擇下列何者？

a. 綠色葉菜

b. 燉牛肉

c. 即食麥片

d. 銀寶善存 50 歲以上成人專用補充劑

營養連線

一邊閱讀第 16 章一邊思考你的選擇，然後看看本章末尾的「營養學家的選擇」。

吃東西是人生一大樂事。只要具備常識並且知所節制，飲食正常也是維持身體健康的方法。大多數人都想活得老又活得好，但是從中年開始許多人就身受肥胖、心血管疾病、高血壓和中風、第 2 型糖尿病、骨質疏鬆症和其他慢性病的侵襲。只要飲食得當（例如遵循我的餐盤的原則或吃地中海飲食），我們可以延緩這些疾病，甚至防止它們的發生。如果能夠及早防範並持續整個成年期，將會獲益更多。無論是從個人的角度或國家的角度而言，善待自己就是即使在生命的後期也要努力保持活力。我們首先在第 1 章探討過這個觀念，本章要再討論一次，並加上老年人的特殊營養需求。

要記得，現在的日常作為將會大幅影響日後的健康狀況。如第 3 章所示，雖然基因有其影響力，但許多老化帶來的健康問題並非不可避免；它們源自侵蝕健康的飲食相關疾病。健康老人若注重飲食與每天運動——再加上一點遺傳運氣——使他們在退休後仍舊活躍而有勁，我們可以從他們身上學到不少。我們的目標是健康老化，至於或快或慢，有一部分是自己的抉擇。

16.1 北美的高齡化

由於醫療保健和衛生設施的進步，已開發國家的人口結構正朝向日漸老化的方向而改變。在北美地區，85 歲以上的人口增加最快。在 1997 和 2050 年之間，美國 85 歲以上的人口將會從 340 萬增加到 1,900 萬（圖 16-1）。更不可思議的是，到了 2050 年將有 100 萬（或以上）美國人活過 100 歲。

北美的高齡化呈現一些問題。雖然年過 65 歲者只占美國人口的 13%，但他們所使用的處方藥劑超過 25%，急症住院占 40%，以及 50% 的聯邦醫療預算。光是髖骨骨折，每年就要耗費國家 120 億美元。80%（或以上）的老人患有慢性病，諸如：心血管疾病、第 2 型糖尿病、高血壓和骨質疏鬆症。

儘可能延緩這些慢性病的發生有助於控制醫療支出。健康和獨立可以提升生活品質（不只是延長壽命而已），並且減輕已經負荷過重的醫療系統。必須謹記在心的是，老化不是疾病。而且老化帶來的疾病（例如骨質疏鬆症和動脈硬化）並非不可避免。許多疾病都能加以預防或管理。有的人確實因為年老而死，而非疾病致死。

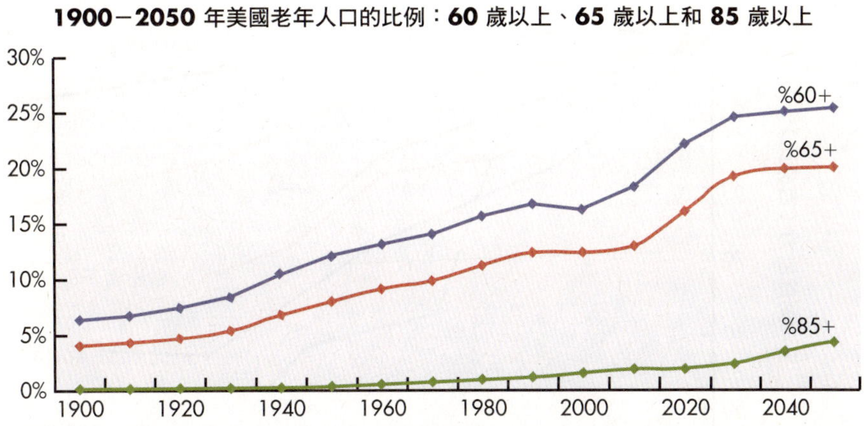

圖 16-1　美國老年人口的成長。本圖顯示美國老年人口的比例在過去一個世紀穩定上升，而且還會繼續上升。85 歲以上的人口雖然人數最少，成長速率卻最快。醫療保健和衛生設施的進步，加上二次大戰後的嬰兒潮，都是促成北美高齡化的因素。與此相反的是，45 歲以下大部分人口群的比例正在萎縮（此圖沒有顯示）；換句話說，以後只有越來越少的年輕人照顧越來越多的老人

老化的原因

成年期始於青少年完成身體的生長，是一生當中最長的時期。成年期與較年輕的生命階段不同，營養素主要是用來維護身體而非支持身體生長（懷孕是成年期中唯一將大量的營養素用於生長的時期）。當成人變老時，營養需求也跟著改變；舉例而言，老人需要較多的維生素 D。

老化 (aging) 的定義是成年期身體結構和功能隨著時間而逐漸發生的正常變化。有一種觀點把老化看成細胞緩慢死亡的過程，而這個過程打從受孕以後就立刻開始了。年輕的時候，老化並不明顯可見，因為主要的代謝活動都是邁向生長和成熟；我們製造許多活躍的細胞以滿足生理需求。到了青春晚期和成年期，身體的主要任務是維護細胞。從成年期開始到 30 歲左右，人體的運作達到巔峰：身材、精力、體能、耐力、效率和健康，都達到這一生的極致，大多數組織的細胞之合成和分解速率達到平衡。然而不可避免的是，細胞會老化和死亡。年過 30 之後，細胞分解的速率開始慢慢超越細胞更新的速率，造成器官的大小和效率逐漸下降。到了最後，身體已經無法滿足所有的生理需求，此時人體的功能開始走下坡（圖 16-2）。不過人體系統和器官通常都有足夠的**備用能力** (reserve capacity)，足夠處理一生當中的日常需求。人體能力雖然

老化 (aging)　成年期身體結構和功能隨著時間而逐漸發生的正常變化。

備用能力 (reserve capacity)　儘管細胞的數目或活力下降，器官仍舊保有正常功能的能力。

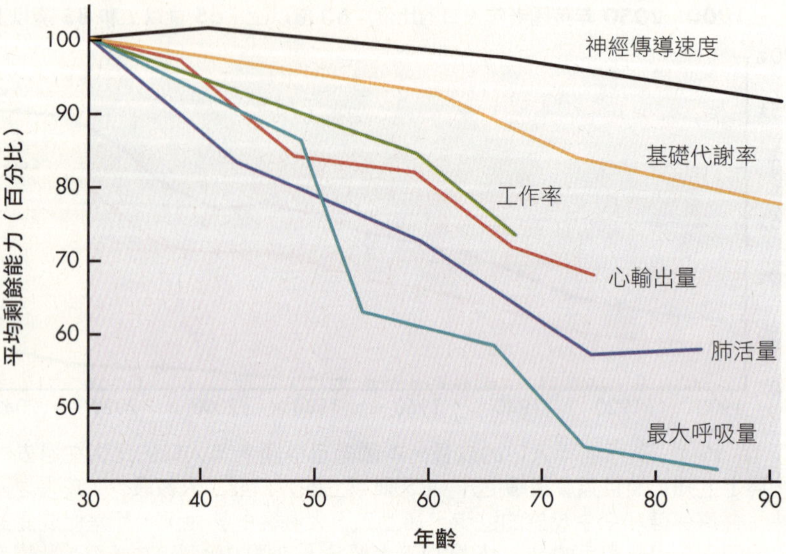

圖 16-2 老化引起的各項生理功能衰退。人體多種功能的衰退在久坐不動的人身上特別明顯

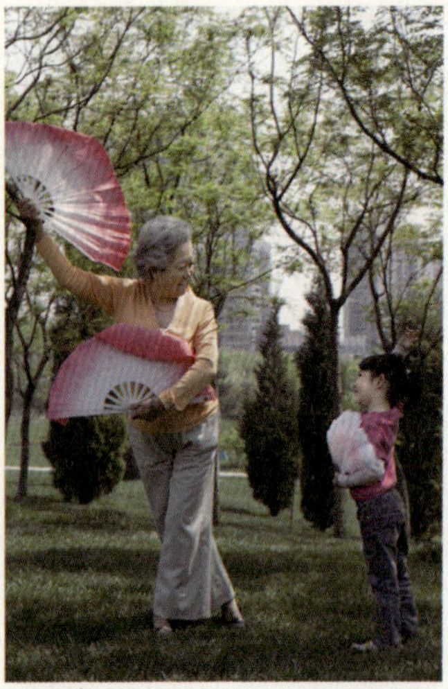

▲到了 2011 年，嬰兒潮已經 65 歲。老化人口所需的醫療照護日益迫切

腎元 (kidney nephrons) 腎細胞的單位，可以從血液中過濾出廢物而藉尿液排泄。

衰退，但通常不會出問題，除非在老化的身體上施加過大的壓力。比方說，喝酒會使老化的肝臟負荷過重，冬天鏟雪的壓力超過心肺功能，生病也會使老化的人體疲於應付。

老化的原因仍舊是個謎。老化所造成的生理變化很可能是自然的細胞變化、生活方式和環境影響的總和，如表 16-1 所示。即使是最有利的環境和最健康的生活方式，時日一久細胞的結構與功能還是會發生變化。衰老的細胞相繼死亡有實質上的益處，因為可以預防疾病如癌症。不幸的是，細胞的自然發展還是會產生不利的後果，因為器官越來越多的細胞死亡，它的功能就會衰退。舉例來說，當我們老化時，**腎元** (kidney nephrons) 就不斷地喪失。對有些人來說，這種情況會耗盡腎臟的備用能力，導致腎衰竭。不過大多數人終其一生仍能維持正常的腎功能。

長久以來，老年人口常見的疾病以及退化過程都被當作是老年必然的後果。有些老化現象確實無可避免，例如組織和器官的細胞數目逐漸減少、頭髮轉白、肺活量減少等。然而有許多所謂的退化現象可以利用健康的生活形態（例如吃營養飲食、經常運動、睡眠充足）和避免不利的環境因素（例如過度日曬和抽菸）加以降低、防止和／或翻轉。這些發現使科學家提出「一般老化」與「成功老化」的觀念。

表 16-1 目前有關老化原因的假說

複製基因藍圖 (DNA) 時發生錯誤 DNA 複製所發生的錯誤累積到一定程度，細胞就不再能夠合成重要蛋白質以發揮功能，因而死亡。
結締組織硬化 結締組織中平行的蛋白質鏈股互相交叉結合，使重要的人體組件彈性衰退。
吸引電子的化合物破壞細胞元件 吸引電子的自由基會破壞細胞膜和蛋白質。要防止這種破壞可以攝取足量的維生素 E 和 C、硒和類胡蘿蔔素。
荷爾蒙的功能發生變化 人體老化時，血液中許多荷爾蒙的濃度會下降，例如男性的睪固酮。可以補充這些和其它的荷爾蒙，不過造成的風險和效益仍然不明。
蛋白質醣化 (glycosylation) 血糖因為長期升高而附著在各種血液和身體蛋白質，不但削弱了蛋白質的功能，而且會促使免疫系統攻擊這些變了樣的蛋白質。
免疫系統功能降低 免疫系統在兒童期和成年早期最有效率，可是一旦老化，它對外來物質（例如病毒）的辨識和抵抗能力就會降低。營養素缺乏，尤其是蛋白質、維生素 E、維生素 B_6 和鋅，也會削弱免疫功能。
自體免疫 當白血球和其它免疫細胞除了攻擊外來蛋白質，也開始攻擊身體組織時，就會發生自體免疫反應。許多疾病，包括某些形式的關節炎，就是自體免疫的結果。
死亡是細胞的預定計劃 每個人體細胞只能分裂大約 50 次。一旦分裂次數達到這個數字，細胞就會自動死亡。
過多的能量使人體加速衰竭 沒有餵飽的動物，例如蜘蛛和老鼠，會活得比較久。必須攝取比平常少 30% 的能量才會出現這種效果。只有這種方法證實能夠大幅延緩老化過程（參見延伸閱讀 6 和 12）。

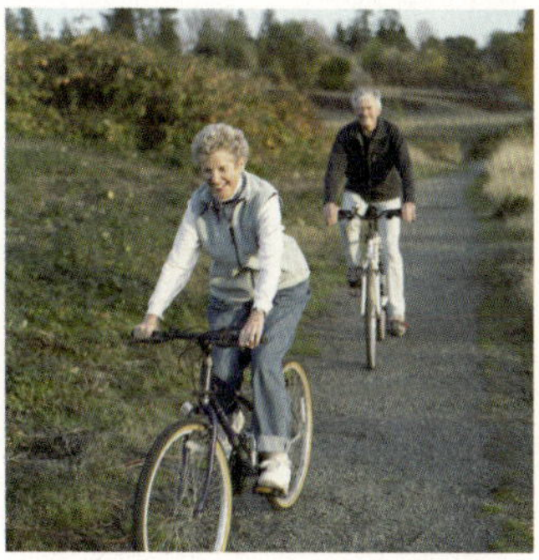

▲利用均衡飲食和生活方式延緩人體功能的衰退就是投資未來的健康。登入 www.nia.nih.gov 有許多免費的健康老化的資源

醣化 (glycosylation) 葡萄糖附著於其它化合物（例如蛋白質）的過程。

自然老化和健康老化

無論我們如何注重保健，身體細胞還是會老化。然而在相當程度上，我們可以掌握自己老化的速度。「自然老化」指的是典型的（或可預期的）隨著年齡增加而發生的老化現象，例如體脂肪增加、瘦體組織減少、血壓升高、骨量減少以及健康漸漸走下坡。研究者指出，不健康的生活形態、有害的外在環境和／或慢性病，確實會加速老化的過程。比方說，一向吃低鈉飲食的人年老時，血壓不會有升高的趨向。而且經常運動的老人瘦體組織仍然可以保持得很好。

在另一方面，「健康老化」指的是身體和生理功能衰退只是因

要記得單是延長壽命而沒有延緩慢性病的發生，只會增加受苦的時間。此外，對北美人來說，疾病纏身會造成龐大的經濟負擔。因此之故，光是延長壽命而沒有減少生病的時日，叫作「成功的失敗」。

為年歲增長，而非因為生活形態、環境因素以及慢性病的緣故。成功老化的人衰退速率較慢，也較晚出現慢性病的症狀。努力把健康的年歲延到最長，並把生病的時日減到最短，叫作**壓縮衰病** (compression of morbidity)。換句話說，我們應當努力使慢性造成的失能延後發生，並且把老化帶來的重大疾病壓縮到生命的最後歲月。

壓縮衰病 (compression of morbidity) 延緩慢性病造成失能的發生。

影響老化速率的因素

壽命 (life span) 是指人所能活的最大歲數。據我們所知，人的壽命有史以來從未改變過。除了未經證實的報導，說伊索匹亞有人活到 160 歲，目前壽命最長的記錄是一位 122 歲的女性和一位 116 歲的男性。另外，**預期壽命** (life expectancy) 是指預期出生於某一年的人平均所能活的歲數。北美男性的預期壽命是 76 歲，女性是 81 歲，而「健康年月」是 64 年。除此之外，如果你活到了 80 歲，預期壽命可以再加 7 到 10 歲。

壽命 (life span) 一個人所能活的最大歲數。

預期壽命 (life expectancy) 預期出生於某一年的人平均所能活的歲數。

老化速率因人而異，取決於遺傳、生活形態以及環境。除了遺傳之外，大部分影響老化速率的因素都可以自己掌控。

遺傳。有些家族有長壽的傾向。如果父母和祖父母都長壽，你可能也會長壽。雙胞胎研究指出，20% 到 30% 的長壽受到基因的影響。

影響壽命最明顯的遺傳特質就是性別。就人類以及大多數物種而言，雌性通常較雄性長壽。另外一種影響壽命的遺傳特質是代謝效率。與代謝速率較快的人相較，具有**儉用代謝** (thrifty metabolism) 特質的人需要的能量較少，而且比較容易儲存體脂肪。綜觀人類歷史，具儉用代謝特質的人比較長命，因為他們在豐饒期儲存體脂肪，因而在頻繁的糧食匱乏期有足夠的能量存活。然而生活在今日省力裝置充斥、糧食充裕的環境，儉用代謝反而會使人壽命減短。因為儉用代謝會使人儲存過量的體脂肪，進而罹患心臟病、高血壓和癌症等疾病而減短壽命。

儉用代謝 (thrifty metabolism) 能夠有效利用能量的遺傳特質，因此能量需求較低，容易儲存體脂肪。

遺傳難以大幅度地改變，不過讓我們看看如何控制生活形態與環境。

生活形態。生活形態指的是個人的生活模式，包括飲食選擇、運動模式以及物質使用（例如酒精、藥物和菸草）。生活模式會大幅影響健康和壽命，以及基因表現。如果個人有早發性心臟病的家族病史，藉由調整飲食、運動和抽菸的模式以延緩疾病的病程，尋求必要的醫療或者可以延長壽命。反之亦然。也就是說，即使有長壽的家族遺傳，不良的生活形態（例如吃高脂飲食與久坐不動）容易使人生病，加速老化，最終縮短預期壽命。

為了解開長壽之謎，科學家非常關注預期壽命高於平均值的社區，並且對他們的生活方式展開研究。有幾個社區的居民往往活到 90 甚至 100 歲，例如沖繩、地中海某些區域以及加州基督復臨安息日會的教區。

全世界預期壽命最高的是日本外海沖繩島的人：女性 86 歲和男性 78 歲。沖繩飲食的內容是米飯、魚類、植物蛋白質、蔬果、茶、植物香料和少量的肉類。酒精與鹽的攝取量也極低。由於吃的是低能量密度的飲食，通常能量攝取量偏低，BMI 維持在 21 左右。為了效法沖繩人的體重管理、壓縮罹病率以及長壽，坊間出現了一些提倡沖繩飲食法的書籍和網站。

吃傳統地中海飲食的人擁有全世界慢性病罹患率最低的記錄。如第 5 章所示，地中海飲食的特徵是每天吃豐富的蔬果、全穀類、豆子、堅果和種子。橄欖油是對心臟有益的單元不飽和脂肪來源，

除了本身隸屬長壽家族之外，百歲人瑞通常：
- 不抽菸或酗酒
- 成年期體重增加很少
- 吃許多蔬菜和水果
- 每日進行體力活動
- 從事心智活動
- 保持樂觀心態
- 維繫親密友誼
- 已婚或曾經結婚（尤其是男性）
- 擁有正常的 HDL 膽固醇製造速率

營養新知 限制卡路里：你的飲食是青春之泉嗎？

動物實驗顯示長期限制卡路里能增加壽命。「限制能量攝取的長期影響綜合評估」的研究員探討減少 25% 卡路里持續 6 個月，是否會改變人類壽命的生物指標。有 46 位過重的成人完成此項研究。受試者隨機分為四組：對照組（未限制卡路里）、CR 組（限制 25% 的卡路里）、CREX 組（限制 12.5% 的卡路里，並且利用運動計畫消耗 12.5% 的卡路里）和 LCD 組（吃低卡飲食，減重達 15% 後改吃維持體重的飲食）。受試者所吃飲食除了卡路里較低外，其它營養素都不缺乏，並且接受許多檢查，包括身體組成、熱量測定（參見第 7 章）、體溫和各種血液檢查。營養介入的三組其空腹胰島素濃度、能量消耗（亦即代謝速率）和 DNA 受損指標均下降。CR 和 CREX 組的核心體溫也下降。這些結果指出，長期限制卡路里會降低代謝速率並且降低空腹胰島素和體溫，這兩項是長壽的生物指標。為了區別限制卡路里對其它生物指標的影響並量度壽命，有必要再做進一步的研究。本項研究的飲食均仔細控制並且經常監測，而且所有食物都有供應。如果限制卡路里證實能夠增加壽命，你是否要試試看？

資料來源：Heilbronn LK and others: Effect of 6-month calorie restriction on biomarkers of longevity, metabolic adaptation, and oxidative stress in overweight subjects. *Journal of the American Medical Association* 295:1539, 2006.

關鍵思考

「青春之泉」是一個謎。有位叫作尼爾的歷史系學生斷言，青春之泉不是某個特殊的地方或事物，而是飲食與生活形態的組合。你認為他有何正當理由作此聲明？

而他們的主要膳食油脂就是橄欖油。豆子和魚是主要的蛋白質來源，而乳製品、蛋、禽肉和肉類吃得比較少。每日運動是他們生活的一部分。此外，許多地中海人用餐時會喝一點葡萄酒。

加州的羅馬琳達是基督復臨安息日會的教友聚居之地。這個教派重視身心管理，把它當成榮耀上帝的方式。男性教友的壽命比女性教友多 7 歲，比一般美國人多 4 歲。大約 30% 的教友吃素，即使有些人偶爾吃些動物製品，飲食的重心在未加工的植物食品。他們尤其常吃全穀類和堅果，這是他們慢性病罹患率較低的膳食因素。他們與地中海居民不同，大部分教友不喝酒。其他與長壽相關的生活方式還包括每天做體力活動、不抽菸、虔誠的信仰以及關係緊密的社區內的社會支持。

你是否注意到，這些生命的質與量俱佳的社區有一些的共通行為？他們吃的多半是未加工、富含纖維質的食物、健康的脂肪來源（例如植物油和魚類）以及瘦蛋白質來源。除了飲食之外，體力活動是他們日常生活的重要部分。把這些生活方式跟典型的北美人生活方式比較看看。

環境。收入、教育程度、醫療、住宅以及社會心理因素等外在環境對老化速率有重大的影響。比方說，個人有足夠的收入可購買營養的食物、高品質的醫療和安全的住宅，即可延緩老化的速率。接受必要的教育以賺取足夠的收入，有充分的知識選擇營養的飲食與健康的生活模式，也可延緩老化的過程。除此之外，有病儘早尋求醫療，有能力遵循醫護人員的指示，負起個人健康的責任，可延緩老化的速率。同樣道理，保護個人免於身體傷害、嚴寒酷暑與日曬雨淋的住宅，有助於延緩老化的過程。讓人可以自行做些決定並控制自己的活動（自主），提供社會心理支援（資訊與情感資源），可促進健康老化與幸福感。與此相反的是，收入不足、教育程度低下、缺乏醫療、居無定所和／或缺乏自主與社會心理支援，就會加速老化。

觀念檢查站 16.1

1. 說明目前的老化原因的三種假說。
2. 一般老化與成功老化有何區別？
3. 討論遺傳、生活形態和環境如何影響老化。

16.2 成年期的營養需求

成年期的挑戰就是維護身體，保存身體功能，並避免慢性病的侵襲——換句話說，就是成功地老化。吃健康飲食可以達到此一目標。如第 2 章所述，2010 年美國人的飲食指標規劃了健康飲食的藍圖，其中的建議可歸納為三點：

1. 從事體力活動以平衡能量的攝取與支出，維持健康體重。
2. 多吃蔬果、全穀類、脫脂／低脂乳製品以及海產。
3. 少吃含有鈉、飽和脂肪、反式脂肪、膽固醇、添加糖和精製穀類的食物。

總之，良好的營養在許多方面都對成人有益。滿足營養需求可延緩某些疾病的發作；改善現有疾病的管理；加速許多疾病的復原；促進身心健康和社會福祉；且可減少住院需要和住院天數（參見延伸閱讀 2 和 8）。一般說來，美國成人的營養良好，不過營養素過量與不足的情況還是存在。舉例來說，能量、脂肪和鈉等往往攝取過量（有的人也飲酒過量）。成年女性攝取的維生素 D 和 E、葉酸、鎂、鈣、鋅和纖維質等則低於建議量。成年男性缺乏的營養素與女性相同，只有維生素 D 例外——要到 50 歲才會出現問題。多數的育齡婦女（19 至 50 歲）攝取的鐵都不符需求；然而年長婦女因**停經** (menopause) 而減少鐵的需求，所以不會缺鐵。

停經 (menopause) 女性月經停止，通常始於 50 歲左右。

65 歲（或以上），尤其是長期住院或待在療養院的人，最容易營養不良。這些人可能會體重不足，並有各種微量營養素缺乏症的徵象（例如維生素 B_6 和 B_{12} 以及葉酸）。美國家醫專科學會、營養與膳食專科學會以及老年委員會等，為了找出 65 歲以上而有營養風險的人，共同製作了營養檢核表（圖 16-3）。老年人、家庭成員和醫護人員都可利用這張檢核表，在健康大幅惡化「之前」鑑別營養風險。如果吃健康飲食而發生問題，合格營養師可提供專業而個人化的建議。

美國的成人 DRI 依性別區分為四個年齡層：19 到 30 歲，31 到 50 歲，51 到 70 歲以及 70 歲以上。19 到 50 歲通常稱為「年輕成人」，51 到 70 歲是「中年成人」，而 70 歲以上是「老人」。營養需求發生變化的原因是身體組成、代謝作用以及器官功能隨著年齡而改變。

圖 16-3 老人營養檢核表

老人營養檢核表

這是 65 歲以上成人的營養檢核表。
圈選合適的敘述所對應的分數。然後把分數加總，與營養分數比對。

	分數	
	2	1. 患有慢性病或目前的疾病已經改變了食量和食物種類。
	3	2. 每日的食量少於兩頓正餐。
	2	3. 很少吃蔬菜、水果或乳製品。
	2	4. 幾乎每天喝 3 杯（或以上）的啤酒、烈酒或葡萄酒。
	2	5. 有牙齒或口腔疾病造成進食困難。
	4	6. 沒有足夠的錢購買食物。
	1	7. 大部分的時候獨自用餐。
	1	8. 每天服用 3 種（或以上）不同的處方或非處方藥物。
	2	9. 過去 6 個月體重非自主地增加或減少 4-5 公斤。
	2	10. 無法經常購物、烹飪或自己進食。
總計		

營養分數：

0 – 2：良好。6 個月後再檢核一次。

3 – 5：危險邊緣。各地的老人機構備有老人營養計劃的資訊。6 個月後再檢核一次。

6 或以上：高危險群。應由醫師檢視此檢核結果並提供改善營養的建議。

能量

年過 30 之後，靜態生活者的卡路里需求會日漸減少。老人的卡路里需求減少有各種解釋。年過 30 之後，基礎代謝率每 10 年下降 2%，因此 70 歲男性的能量需求比 30 歲男性少了 100 到 150 大卡/日。老化也會失去瘦體組織並減少運動量。從事運動可大幅增加能量需求，並且中止、延緩、甚至反轉瘦體組織的減少。此外，高能量消耗也比較容易滿足營養素的需求，而且還能避免過重。

蛋白質

北美所有成人的蛋白質攝取量通常都超過 RDA（每公斤體重 0.8 公克），並且在建議的 10% 到 35% 總卡路里的範圍內。不過最近有些研究指出，老人的蛋白質攝取量若稍微高於 RDA（每公斤體重 1.0 到 1.3 公克），有助於保存肌肉和骨量（參見延伸閱讀 1 和 5）。食物預算有限、嚼不動肉類或有乳糖不耐症的成人，可能無法攝取足夠的蛋白質。如第 6 章所示，超過人體所需的蛋白質會被分解，作為能源或儲存為脂肪。而代謝蛋白質所產生的廢物必須由腎臟移除，所以攝取過量的蛋白質會加速腎功能的老化。

油脂

所有成人的油脂攝取量往往等於或超過食品營養委員會所建議的 20% 到 35% 總卡路里。成人最好減少油脂攝取量，因為高油飲食與肥胖、心臟病和癌症有強烈的相關性。此外，減少油脂攝取量所造成的能量落差可由複合醣類來彌補（參見延伸閱讀 11 和 13）。

碳水化合物

北美所有成人的碳水化合物攝取量通常都低於建議量。此外，許多成人飲食的碳水化合物組成也應調整：增加複合醣類而減少簡單醣類。美國人所吃的穀類通常足夠，但只有 35% 的人遵循「所吃穀類有一半是全穀類」的原則。富含複合醣類的飲食較容易滿足營養需求並控制能量，因為許多甜食含高卡卻沒什麼營養。用富含複合醣類的食物取代甜食和精製碳水化合物也能改善血糖管理，對老人尤其有益。因為人體老化而增加體脂肪並減少活動量，會導致胰島素抗性。碳水化合物代謝不良相當普遍，以致 65 歲以上成人有 25% 患糖尿病。富含纖維質的飲食可降低結腸癌和心臟病風險、降低血膽固醇並且避免便秘。美國成人攝取的膳食纖維只比建議量的一半多一點。

水

許多成人，尤其是風燭殘年的人，水分攝取不足。許多人其實經常處於輕微脫水的狀況，有電解質不平衡的風險。對口渴的敏感度衰退、慢性病和／或故意少喝水以減少排尿的次數，都是老人水分攝取不足的原因。有些人水分的喪失增加，是因為服用藥物（例如利尿劑和瀉劑）、施過**造口術** (ostomy) 和／或腎功能減退，無法濃縮尿液。脫水相當危險，會導致不辨方向、心智混亂、便秘、糞便阻塞、甚至死亡。

造口術 (ostomy)　外科手術的一種，在腸道上造一迴路，開口通常做在腹腔上以取代肛門，例如結腸造口術。腸道迴路會導致經由糞便而喪失較多的水分。

礦物質和維生素

成年期許多營養素的需要量會發生變化（圖 16-4 和圖 16-5）。成人的飲食中容易缺乏、因而必須特別留意的微量營養素是鈣、維生素 D、鐵、鋅、鎂、葉酸、維生素 B_6、B_{12} 和 E。吸收不良或飲食不夠營養的成人，可依個人需求吃礦物質或維生素補充劑。事實上，許多營養專家建議老人（尤其是 70 歲以上者）每天吃綜合維生素和礦物質補充劑。補充劑或強化食品對補充維生素 D 和維生素 B_{12} 特別有益。

鈣與維生素 D。在成人飲食中，這些建骨營養素有偏低的傾向，因此過了 50 歲就會出現麻煩。這些營養素攝取不足，加上吸收能力降低，皮膚合成的維生素 D 減少，以及腎臟活化維生素 D 的功能衰退，種種因素導致了骨質疏鬆症。攝取足夠的鈣和維生素 D 對許多老人而言並不容易，因為在北美飲食中維生素 D 的來源有限，而老人又不太吃魚和強化牛奶等富含維生素 D 的食物。此外隨著年齡增加，乳糖酶的製造也跟著減少。記得牛奶含有豐富而容易吸收的鈣和維生素 D，但也含有乳糖。為了攝取所需的鈣和維生素 D，許多乳糖不耐症患者在用餐時喝少量的牛奶，而不會出現不良反應。加鈣強化的食物、起司、優格、帶骨吃的魚（例如罐裝沙丁魚或鮭魚）以及深綠葉菜類，都可幫助乳糖不耐症患者獲取所需的鈣－只是這些食物通常不提供維生素 D。每天日曬 10 到 15 分鐘可大幅改善維生素 D 的營養狀況。

鐵。成年期最常見的營養不良就是缺鐵性貧血，患者大部分是生育年齡的婦女，因為她們攝取的鐵不足以補充月經流失的鐵。成人缺鐵的其他原因包括消化道受傷出血（也就是出血性潰瘍或痔瘡），以及服用藥物（例如阿斯匹靈）而失血。老人因胃酸製造量減少，造成鐵吸收不良，也可能因而缺鐵。

鋅。除了成年期膳食鋅攝取量不夠理想，隨著老化而胃酸製造量減少，更造成鋅吸收量下降。老人鋅營養狀況不良會造成味覺喪失、心智遲緩、免疫功能下降和傷口癒合不良。

鎂。成人飲食所含的鎂有偏低的傾向。老人鎂攝取不足會造成骨量喪失、肌肉虛弱和心智混亂。另外也會造成心律不整而猝死，而且與心血管疾病、骨質疏鬆症和糖尿病相關。鎂的最佳來源是飲食；補充劑會導致腹瀉。

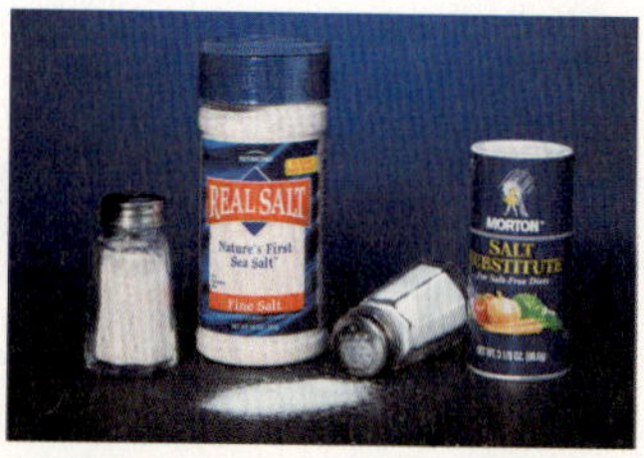

▲老人鈉的需求是 1200 到 1300 毫克/日。美國老人例行的鈉攝取量超過這個數量。鉀的需求是 4700 毫克/日。許多老人達不到這個目標

鈉。美國成人所攝取的鈉大約是 3400 毫克/日，超過 AI 的兩倍！（參見延伸閱讀 9）重度依賴加工食品和餐廳料理是鈉攝取量如此高的主要原因。老化帶來的味覺衰退也助長了對高鹽食物的偏好。飲食指引建議成人攝取的鈉不要超過 2300 毫克/日。對於年過 50 的成人，高血壓、高血壓前期、糖尿病或腎臟病患者，以及所有非裔美國人，上限攝取量更低：1500 毫克/日。這些族群對鈉特別敏感，容易造成血壓升高。然而把鈉的攝取量控制在 UL 以下的成人不到 10%。吃太多鈉的公認後果是高血壓（參見第 9 章），不過也與骨質疏鬆症（增加鈣的尿排泄）相關，並且加重老人腎功能的負擔。

雖然過量的鈉最受關注，但是低血鈉（低鈉血症）也是老人會有的問題。年過 70，尤其是服用利尿劑或腎功能不足者，低鈉血症的風險會升高。輕微低鈉血症的後果包括頭暈目眩、意識不清和腳步不穩，老人因而容易跌倒。其他問題還有疲乏、肌肉痙攣和沒有胃口。沒有腎臟病的老人不必嚴格限鈉，不過把鈉的攝取量降到 AI 可以改善大多數成人的健康。

葉酸、維生素 B_6 和 B_{12}。攝取足量的葉酸對育齡婦女極為重要，因為可防止神經管缺陷。在老年期，葉酸、維生素 B_6 和 B_{12} 尤其重要，因為它們可清除血液中的同半胱胺酸。如第 5 章所示，血液中同半胱胺酸濃度升高容易導致老人的心血管疾病、中風、骨折和神經退化。對老人而言，維生素 B_{12} 的問題比較特別，因為即使攝取量似乎足夠，仍然會出現缺乏症。人老化時，胃酸和內在因子的製造變慢，造成維生素 B_{12} 吸收不良。如果 B_{12} 耗盡，就會導致貧血和神經損壞。51 歲以上的成人應吃添加合成維生素 B_{12} 強化的食品或補充劑，因為合成的 B_{12} 比天然的容易吸收。

維生素 E。大多數人攝取的膳食維生素 E 都比建議量少。維生素 E 攝取量偏低，意味著人體內抗氧化劑的供應量減少，會使細胞容易受自由基破壞、加速慢性病和白內障的病程，並且加速老化。此外，維生素 E 濃度偏低會降低體能。

類胡蘿蔔素。某些類胡蘿蔔素具有各種重要的抗老化和保健功能。

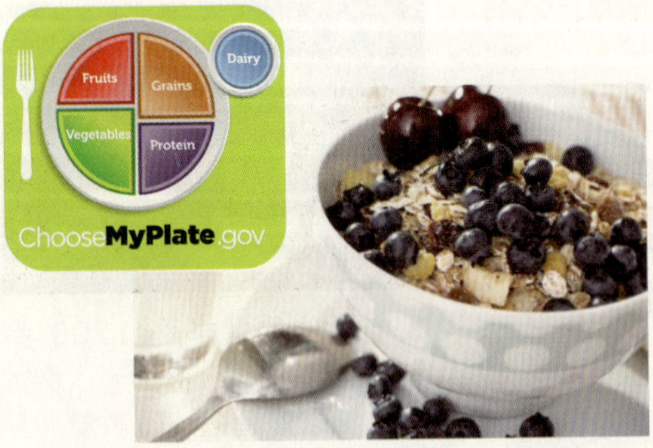

▲這份全穀類麥片、水果和牛奶的早餐與我的餐盤比較的結果如何？

例如葉黃素和玉米黃素能防止白內障和老年性黃斑病變。蔬果是類胡蘿蔔素和其它植化素的主要來源，所以多吃蔬果可抗老化。

成人實踐目前的飲食建議嗎？

一般說來，北美成人都想遵循本章所提的許多飲食建議。自從 1950 年代中期以來，許多人用脫脂和低脂牛奶取代鮮奶油和全脂牛奶，因而攝取較少的飽和脂肪。不過他們卻吃更多起司，而起司通常含有密集的飽和脂肪。從 1963 年開始，美國成人吃較少的奶油、蛋和動物脂肪，以及更多的蔬菜油和魚類。這些變化符合「少吃飽和脂肪和膽固醇、多吃不飽和脂肪」的建議。現在農場飼養的牛和豬比以往更瘦，也有助於減少飽和脂肪的攝取量。

成人飲食的其他方面仍然有待改善。美國最近的營養調查顯示，成人卡路里的主要來源是白麵包、牛肉、甜甜圈、糕餅、汽水、牛奶、雞肉、起司、酒精飲料、沙拉醬、美乃滋、馬鈴薯以及糖／糖漿／果醬。如果美國人真的想要降低糖、飽和脂肪和鈉的攝取量，許多食物就不會出現在這張名單上了。

觀念檢查站 16.2

1. 目前美國的成人蛋白質 RDA 是否適用於老人？原因何在？
2. 大多數美國成人的飲食應該限制哪些營養素？提出三個飲食建議以限制這些食物成分。
3. 列舉成人飲食往往缺乏的三種營養素。每種營養素分別建議一種豐富的食物來源。

16.3 與成人營養狀況相關的生理因素

成人飲食的食物選項和營養素含量與其他年齡層一樣，取決於生理、社會心理、經濟因素的互相作用。這些因素只要有一種發生變化，都會導致飲食品質、營養狀況以及健康的惡化。表 16-2 列舉了成年期生理發生的許多變化對飲食與營養需求的影響。有些變化（例如缺牙、喪失味覺和嗅覺）會影響進食；其他變化（例如喪失瘦體組織）會改變營養素和／或卡路里需求；還有一些變化（例

研究員認為維持瘦體組織或許是健康老化最重要的對策。理由是維持瘦體組織能夠：

- 維持基礎代謝率，有助於降低肥胖的風險。
- 保持低體脂肪，有助於控制血膽固醇濃度並避免第 2 型糖尿病的發作。
- 維持身體水分，降低脫水的風險並改善體溫調控。

表 16-2 老化引起的生理變化以及應付之道

生理變化	應付之道
胃口 ⓘ	• 監測體重並儘量吃飽以維持健康體重。 • 使用代餐產品如安素等。 • 挑選能量密集的食物，例如脂肪的植物來源。
味覺與嗅覺 ⓘ	• 變化飲食。 • 實驗無鹽的香料和調味品。
咀嚼／吞嚥能力 ⓘ	• 諮詢牙醫如何增加咀嚼能力。 • 必要時降低食物的硬度。
口渴的感覺 ⓘ	• 追蹤水分的攝取。 • 注意脫水的跡象（例如尿液減少或顏色變深）。
胃酸 ⓘ	• 吃瘦肉和加鐵強化的食品。 • 要求醫生監測血鐵濃度。 • 富含鐵的食物與維生素 C 共食。 • 吃維生素 B_{12} 強化的食物或補充劑。
排便功能 ⓘ	• 每天食取足夠的纖維質，多吃蔬果和全穀類麵包／麥片。 • 多喝水。
乳糖酶 ⓘ	• 以少量多次的方式喝牛奶。 • 吃優格或起司替代牛奶。 • 吃減乳糖或無乳糖的產品。 • 尋找其它鈣質來源。
肝功能 ⓘ	• 飲酒要節制。 • 避免吃超過 100% DV 的營養素補充劑，尤其是維生素 A。
胰島素功能 ⓘ	• 維持健康體重。 • 吃低升糖指數的碳水化合物（參見第 4 章）。 • 經常做體力活動。
腎功能 ⓘ	• 根據醫生和合格營養師指示調整飲食中的蛋白質和其它營養素。
免疫功能 ⓘ	• 滿足營養需求，尤其是蛋白質、維生素 E、維生素 B_6 和鋅。 • 經常做體力活動。
肺功能 ⓘ	• 遠離菸草製品。 • 經常做體力活動。
視力 ⓘ	• 多吃蔬果和全穀類麵包／麥片以獲取類胡蘿蔔素、維生素 C、維生素 E 以及鋅。 • 節制脂肪攝取量。 • 陽光熾烈時戴太陽眼鏡 • 不抽菸。 • 經常做體力活動（減少胰島素抗性）。 • 如果診斷出黃斑病變，與醫生討論補充鋅、銅、維生素 E、維生素 C 和 β-胡蘿蔔素的療法。
瘦肉組織 ⓘ	• 滿足營養需求，尤其是蛋白質和維生素 D。 • 經常做體力活動，包括肌力訓練。
心血管功能 ⓘ	• 維持正常血脂和血壓，必要時調整飲食或服用處方藥劑。 • 經常做體力活動。 • 保持健康體重。

表 16-2 老化引起的生理變化以及應付之道（續）

生理變化	應付之道
骨量 ↓	• 滿足營養需求，尤其是蛋白質、鈣和維生素 D（經常日曬有助於獲取維生素 D）。 • 經常做體力活動，尤其是負重運動。 • 停經婦女應考慮服用經過檢驗的骨質疏鬆症藥物。 • 保持健康體重（避免不必要的減重）。
心智能力 ↓	• 滿足營養需求（例如維生素 E、維生素 C、維生素 B_6、葉酸和維生素 B_{12}）和每週吃兩次海產。 • 保持終身學習。 • 經常做體力活動。 • 獲取足夠的睡眠。
脂肪存量 ↓	• 避免飲食過量。 • 經常做體力活動。

如胃酸減少、腎功能衰退）會改變營養素的利用。慢性病與藥物治療也是會改變許多成人的飲食和營養需求的生理變化。以下章節詳述這些因素對成年期營養狀況的影響。

身體組成

身體組成隨著老化而發生的主要變化是瘦體組織減少、脂肪存量增加以及體液減少。經常運動（後面章節將會詳述）可以減少這些不利的變化。

肌少症 (sarcopenia) 一般是指喪失肌肉組織。老人喪失瘦體組織會大幅升高疾病和死亡的風險。

肌少性肥胖 (sarcopenic obseity) 喪失肌肉量同時增加脂肪量。

瘦體組織喪失稱為**肌少症** (sarcopenia)。肌肉老化時，有些肌肉細胞萎縮，其它則消失不見；有些肌肉因積聚脂肪和膠原蛋白而失去彈性。喪失肌肉量導致基礎代謝變慢、肌力衰退以及能量需求減少。肌肉量減少也使體力活動變少，如此一來要維持肌肉量就更加困難了——所以一定要避免這種惡性循環。

瘦體組織隨著年老而減少時，體脂肪往往會增加。這種現象稱為**肌少性肥胖** (sarcopenic obseity)（參見延伸閱讀 14），主要源於飲食過量與運動不足，不過即使是男性運動員和削瘦婦女，年過 50 也會在腹部囤積一些脂肪。成年期增加少許脂肪無妨，不過大量的脂肪就會成為問題。記得肥胖會升高血壓和血糖，並且造成日常生活不便，例如搬運雜貨。

年過 70 體重下降是常見的問題，其中有 2% 體重不足（BMI 低於 18.5）。體重減輕是老人特別的問題，因為它會升高營養不足的風險，沒有能力對抗疾病和受傷，最後導致死亡。體重減輕的潛在原因（多半可用圖 16-3 的營養篩檢工具偵測出來）包括：

- 疾病
- 憂鬱／社交生活隔絕
- 味覺或嗅覺退化
- 咀嚼能力衰退
- 財源有限
- 靈敏度／力氣不足

骨骼與關節

如第 9 章所示，骨質喪失是老化的必然後果。對婦女而言，骨質喪失在停經之後迅速發生。男性中年以後骨質逐漸喪失，一直持續到老年。許多老人苦於未經診斷的軟骨病，此乃維生素 D 攝取不足所致。骨質疏鬆症會限制老人購物、備餐和運動的能力。攝取足量的維生素 D、鈣和蛋白質，不抽菸，節制飲酒（或不飲酒）和做負重運動，都有助於保存骨量。藥物也可減少骨質喪失。

關節炎有 100 多種形式，它會造成覆蓋／保護關節的軟骨退化和硬化。關節的這些變化會導致疼痛和發炎，以及運動困難。骨關節炎會隨著年老而更加盛行，它是老人失能的主要原因。風濕性關節炎並不常見，它在年輕成人間比較盛行。

雖然關節炎的真正原因和治療仍屬未知，許多未經證實的療法已經廣為人知。比較流行的療法包括特殊飲食、食物限制和營養素補充劑。然而沒有特殊的飲食、食物或營養素證實能夠預防、緩解或治癒關節炎。在所有關節炎相關的補充劑中，葡萄糖胺和／或軟骨素受到最廣泛的研究。許多（並非全部）研究顯示，這些補充劑可以減輕疼痛、延緩關節退化的進程或者重建軟骨。維持健康體重能夠減少關節疼痛的壓力，這是唯一的飲食相關療法。利用我的餐盤作為健康飲食的指南有助於體重管理。

運動

老化帶來的許多身體變化可以追溯到久坐不動的生活方式。你或許猜想得到，活躍的生活方式可以保存肌肉量並減少體脂肪。體力活動增加肌力和靈活度，改善平衡並降低跌倒的風險，減輕需要力氣的日常工作，改善睡眠品質，延緩骨量喪失，以及增加關節運動因而避免受傷。運動對個人的心理狀況也有正面影響。在理想的情況下，活躍的生活方式應該持續終生，並且包括增強耐力、肌

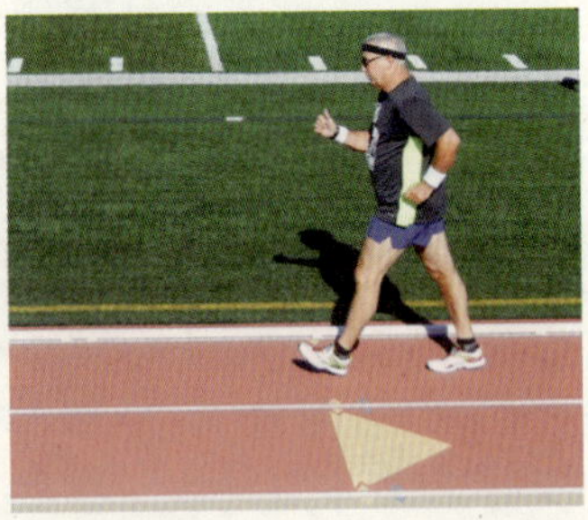

▲耐力、肌力、平衡和柔軟度是國立老化研究所提倡的 4 種運動要素。在 www.nia.nih.gov 可下載免費的「運動與體力活動：永保健康」

力、平衡和柔軟度的活動。2008 年的美國體力活動指引提供了以下老人專屬的指引。

有氧運動。所有成人都應當從事中等強度的有氧運動每週至少 150 分鐘，或劇烈的有氧運動每週 75 分鐘，或兩者結合的相等運動量。有氧運動可改善耐力，並且有助於防止慢性病。為了減重或維持體重，每天或許需要更長時間的運動。負重運動尤其能夠保存骨量。對於未曾運動的老人，重要的是逐漸增加運動的步調，即使是少量（例如 10 分鐘）的體力活動也應加以鼓勵。

肌力訓練。為了維持瘦體組織和基礎代謝率，肌力訓練應該包括 8 到 10 種不同的運動（每種運動做兩組，每組重複 8 到 15 遍），每週從事 2 到 3 次。應該強調涵蓋大肌群（例如手臂、背部和腿部）的運動和增強握力的運動。要慢慢開始，注意呼吸，兩組活動之間稍作休息，避免鎖緊手臂和腿部關節，若感覺疼痛要立即中止運動。

平衡運動。年過 65 歲而有摔倒風險的人可做改善平衡的運動。太極拳和瑜珈都可改善平衡。即使單腳站立或不用雙手從椅子上起立都是很好的開始。

柔軟度運動。除了有氧或肌力運動之外，1 週至少 2 天應該做每個主肌群的伸展運動。增加柔軟度可以讓許多簡單的動作變得更加容易，例如繫鞋帶。

所有老人都應該運動。與健康專家一起量身訂做自己的運動計劃，可以促進成功的老化。男性年過 40，女性年過 50，心臟病、糖尿病或關節疾病的患者，以及任何久坐不動的人，在開始運動計劃之前都應諮詢醫生。國立老化研究所鼓勵老人多運動，並且提供許多實際的運動安全的提示。請參考 go4life.nia.nih.gov 和延伸閱讀 4。

消化系統

如第 3 章所示，消化作用從口開始。大約 25% 的老人失去所有天然的牙齒，缺牙的人更多。低收入族群的缺牙問題更加嚴重。即使有合適的假牙，咀嚼能力也會受限。牙齒不好的老人會忌吃肉類或爽脆的蔬果，因而錯失重要的營養素，例如蛋白質、鐵和鋅

（來自肉類），以及鉀和纖維（來自蔬果）。有咀嚼問題的老人可吃肉泥和熟蔬菜（參見延伸閱讀 15）。

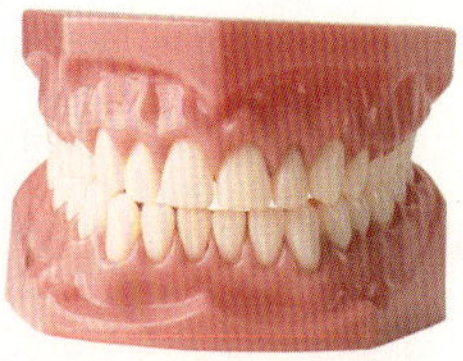

▲牙齒不好會影響進食和消化。吃較軟和較易咀嚼的食物，有充裕的時間咀嚼和吞嚥，可讓老人吃得更多

沿著消化道再進一步，HCl、內在因子和某些消化酵素（例如乳糖酶）的製造量因老化而減少。另外有些藥物會影響胃酸的製造。胃酸減少導致幾種營養素如鐵的吸收受到阻礙。低濃度的胃酸和內在因子減少了維生素 B_{12} 的消化和吸收。因此，老人即使攝取足量的鐵和維生素 B_{12}，仍然可能貧血。乳糖不耐症使得老人忌吃乳製品，因而減少了建骨營養素的攝取。強化食品和補充劑可以幫助老人克服這些營養素的消化和吸收問題。

便秘是老人腸道的主要問題。老人要防止便秘，就得攝取足夠的纖維質、多喝水並且做運動。老人通常不需纖維質補充劑，然而如果攝取的總能量低，無法獲得足夠的纖維質時，補充劑就派得上用場了。由於有些藥物會造成便秘，必須諮詢醫生是否需要使用瀉劑或軟便劑。

年老時除了胃腸老化，附屬器官的功能也會老化。比方說，肝功能就會變差。有酗酒或肝病的病史者，肝功能會變得更差。肝功能變差時，對許多物質（包括藥物、酒精和維生素／礦物質的補充劑或滴劑）的解毒能力就會下降，維生素中毒的機會就升高。

年老時膽囊的功能也變差。膽結石會阻塞膽管，使膽汁無法流入小腸，因而干擾脂肪的吸收。肥胖是膽囊疾病的主要風險因素，尤其是年老婦女。可改吃低脂飲食，甚至手術切除膽囊。

雖然胰功能會隨年齡而老化，不過胰臟有充分的備用能力。胰衰竭的徵象之一是高血糖，不過許多疾病都會造成高血糖，例如胰臟分泌的胰島素變少，或是細胞的胰島素抗性增加（常見於上身肥胖者）。改善飲食、經常運動並減掉多餘體重，可以改善胰島素功能和血糖調控。

神經系統

逐漸喪失傳遞訊號的神經細胞會削弱味覺和嗅覺，並且妨礙神經肌肉協調、推理能力以及記憶力。聽力和視力都會隨著年齡而老化。經常處於巨大噪音環境中（例如都市交通、飛機起降以及音樂）的人會有嚴重的聽力障礙。老人因聽力不好而避免社交接觸，容易導致飲食貧乏。

老人視力不好源於視網膜退化和白內障，會影響採購雜貨、尋找食品、閱讀標示以及在家備餐的能力。喪失視力也會使人避免社交接觸、減少體力活動並且不重視個人衛生和修飾打扮。黃斑病變是老人常見的視力退化疾病，影響 910 萬美國成人。它的主要危險因素是抽菸。攝取類胡蘿蔔素可降低黃斑病變的風險，多吃蔬果則可減少白內障風險。

神經肌肉協調不良會使得購物和備餐發生困難。即使像打開食品包裝這種小事也做不來的人，就只能吃方便食品或仰賴別人供餐。進食也會發生困難。神經肌肉不能協調的話，抓取杯子的把手和使用餐具都會成為挑戰。結果老人就會避免吃容易潑灑的食物（例如湯和果汁）和需要切割的食物（例如肉類和大塊蔬菜），只吃小塊狀的食物。有的人甚至會從社交圈退縮而單獨進食，導致營養素攝取不足。

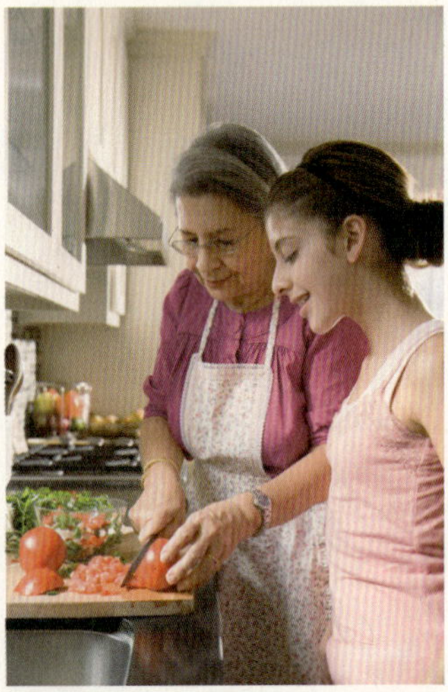
▲免疫功能隨著老化而下降，因此食品安全對老人愈發重要。第 13 章提供了食品安全的建議，例如備餐之前先洗手和清洗工作枱面

免疫系統

免疫功能會隨著老化而削弱。攝取足量的蛋白質、維生素（尤其是葉酸和維生素 A、D 和 E）、鐵、鋅等有助於維持免疫功能（參見第 8 和 9 章）。反覆生病和傷口癒合不良是缺乏營養素（特別是蛋白質和鋅）而妨礙免疫功能的警訊。在另一極端，營養過量也同樣會對免疫系統有害。比方說，肥胖和油脂、鐵與鋅等攝取過量會抑制免疫功能。

內分泌系統

隨著年齡增加，荷爾蒙的合成和釋出變慢。比方說，胰島素的釋出量減少和對胰島素的敏感度降低，表示餐後需要較長時間血糖才能恢復正常。維持健康體重、經常運動、吃低脂高纖飲食以及忌吃高升糖指數的食物，都可強化人體利用胰島素的能力，使餐後升高的血糖恢復正常。

慢性病

隨著年齡增加，肥胖、心臟病、骨質疏鬆症、癌症、高血壓和糖尿病也跟著盛行。每 10 位老人就有超過 8 位罹患一種令人虛弱的慢性病；而有半數的老人至少患有兩種慢性病。慢性病會強烈衝擊飲食。舉例來說，肥胖、心臟病和骨質疏鬆症會妨礙行動，使得購買和製備食物困難重重。慢性病也會影響營養素和能量的需求。

比方說，癌症會升高營養素和能量需求；高血壓表示應減少鈉的攝取量。營養素的利用也會受慢性病的影響，例如糖尿病會改變人體利用葡萄糖的能力。此外，心臟病會影響腎臟再吸收葡萄糖、胺基酸與維生素 C 的能力。

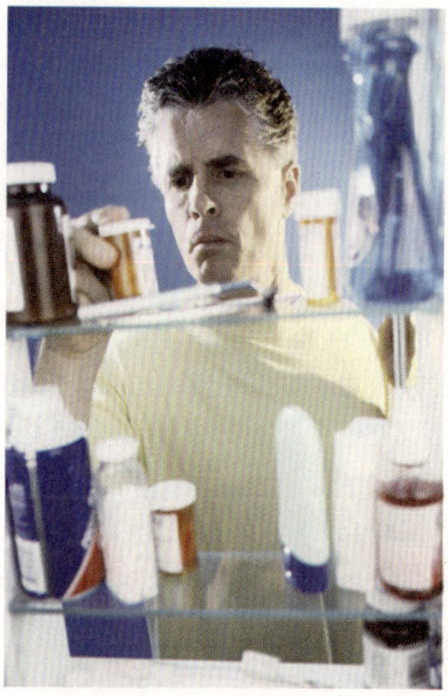

▲大約三分之一的老人每天服用八種（或以上）的藥物。在某些情況下，藥物會影響營養狀況。比方說，某些利尿劑會增加礦物質的尿排泄。在其它情況下，營養素和食物成分也會影響藥效。比方說，維生素 K 會影響抗血栓藥劑的作用

藥物

老人是藥物（處方藥和非處方藥）和營養素補充劑的主要消費者。有 90% 的老人每天至少吃一種處方藥，而年過 65 歲的老人有半數每天服用幾種藥物。成人服用補充劑的比例隨著年齡增加，到了 50 歲有半數每天服用補充劑。老化導致的生理功能下降（例如體液減少或肝腎功能衰退），使得藥物和營養素補充劑的效力在老人身上較為擴大和持久。

藥物可以根除感染並控制慢性病，不過有些藥物對營養狀況有不良的副作用，尤其是老人和／或多重用藥者。比方說，有些藥物會降低味覺和嗅覺的敏感度，或是導致厭食或反胃，以致沒有食慾。有些藥物會改變營養需求。例如阿斯匹靈可能造成胃出血，因此長期服用會升高鐵和其它營養素的需求。抗生素把病菌和益菌一併殺死，因而減少了大腸細菌合成的維生素 K（參見第 8 章）。有些藥物會妨礙營養素的利用——利尿劑和瀉劑會導致水分和礦物質排泄過量。即使維生素和礦物質補充劑也會影響營養狀況。大劑量的鐵補充劑會干擾鋅和銅的功能。葉酸補充劑會遮蓋維生素 B_{12} 缺乏症。

服藥的人應吃營養豐富的食物，並且忌吃任何會影響藥效的特定食物或補充劑。舉例來說，維生素 K 會抑制口服抗凝血劑的藥效，陳年起司會干擾治療高血壓和憂鬱症的藥物，葡萄柚會干擾鎮靜劑和降膽固醇藥物。有關應當避忌的食物和／或補充劑可諮詢醫生和藥師。

輔助與另類醫學

至少半數的成人自承使用某種膳食或草藥補充品。如第 2 章所示，FDA 沒有嚴格監控膳食補充品的效用。表 16-3 列出一些老人常用的草藥。注意這些草藥可能會給某些人帶來健康風險。此外它們還可能很貴（有些要價每月 100 美元以上），而且不在健保給付的範圍內。許多草藥製品已日漸沒落，因為花費大而收效少。與此

許多報告記錄了一些草藥和另類療法的危險性，有時甚至造成死亡。其中包括石蠶、美洲商陸、黃樟、曼陀羅、胡薄荷、紫草、小檞樹、育亨賓、半邊蓮、金不換、卡瓦椒，以及含有木蘭花、番瀉葉、海蜆粉、馬黛茶、紅茶菇、通血丸和柳樹皮的產品。

表 16-3 進一步檢視常用的草藥

產品	可能的藥效*	副作用	使用前應尋求醫生指導者
黑升麻	• 稍微緩和停經症狀（只對部分婦女有效；使用時間不應超過 6 個月）	• 反胃 • 肝臟受損	• 曾患乳癌的婦女 • 孕婦 • 服用雌激素、降血壓藥物、或血液稀釋劑者** • 肝功能異常者
軟骨素	• 緩和骨關節炎疼痛（可能有效）	• 腸胃不適 • 浮腫 • 掉髮 • 心律不整	• 氣喘患者 • 前列腺癌患者 • 任何服用血液稀釋劑者
蔓越莓	• 預防／治療尿道感染（可能有效） • 預防胃的幽門螺旋桿菌感染，降低潰瘍風險（有些證據）	• 腸胃不適和腹瀉 • 吃濃縮錠劑會升高腎結石風險	• 容易腎結石者 • 服用抗憂鬱劑或處方止痛劑者 • 任何服用血液稀釋劑者
紫錐花	• 預防／治療感冒或其他感染	• 反胃 • 皮膚發炎 • 過敏反應 • 腸胃輕微不適 • 排尿增加	• 患有自體免疫疾病 • 手術之前／之後的病患 • 對雛菊過敏者
大蒜	• 具有抗真菌特性（可能有效） • 降低血膽固醇和血壓（可能有效）	• 腸胃不適（例如心灼痛、脹氣） • 令人不快的氣味 • 過敏反應	• 手術之前／之後的病患 • 臨產期婦女 • 任何服用血液稀釋劑或 AIDS 藥物者
薑	• 緩解反胃和嘔吐（可能有效）	• 心灼痛 • 腹瀉 • 增加月經流量	• 有些研究認為可緩解害喜，但有出血風險，須小心使用 • 出血性疾病患者或服用血液稀釋劑者 • 心臟病患者 • 服用降血糖藥物者
銀杏	• 促進血液循環（可能有效） • 改善記憶力（尤其是阿茲海默症患者；證據薄弱）	• 輕微頭痛 • 腸胃不適 • 過敏反應 • 煩躁 • 抑制血液凝結 • 癲癇（如果受有毒的銀杏種子污染）	• 出血性疾病患者 • 手術之前／之後的病患 • 對此植物過敏者 • 同時服用小白菊、大蒜、人蔘、當歸或紅花苜蓿者 • 服用糖尿病藥物、血液稀釋劑、維生素 E 補充劑、抗憂鬱劑或利尿劑者
人蔘	• 降血糖（可能有效） • 增加能量（可能無效）	• 高血壓 • 氣喘發作 • 心律不整 • 失眠 • 頭痛 • 神經質 • 腸胃不適 • 抑制血液凝結 • 月經失調和乳房觸痛	• 任何服用處方藥劑者 • 曾患乳癌的婦女 • 患有慢性消化道疾病者 • 未受控制的高血壓患者

表 16-3 進一步檢視常用的草藥（續）

產品	可能的藥效*	副作用	使用前應尋求醫生指導者
葡萄糖胺	• 預防／治療骨關節炎（大概有效）	• 腸胃不適	• 氣喘患者或對貝類過敏者
聖約翰草	• 緩解輕微到中度的憂鬱症（大概有效）	• 輕微腸胃不適 • 皮疹 • 疲倦 • 坐立不安 • 增加對陽光的敏感度	• 任何服用處方藥劑者 • 對紫外線敏感者，包括由任何藥劑或療法引起者*** • 躁鬱症、重度憂鬱症、精神分裂症和阿茲海默症患者 • 任何從移植手術復原者
薑黃	• 緩解骨關節炎疼痛（可能有效）	• 腸胃不適 • 暈眩	• 膽囊疾病患者 • 胃食道逆流症患者 • 手術之前／之後的病患
纈草	• 緩解失眠（可能有效） • 降低焦慮（沒有足夠證據評估其效力）	• 注意力不足 • 頭痛 • 早晨昏沈 • 心律不整 • 腸胃不適 • 具有怪味 • 停藥譫妄	• 服用麻醉劑或中樞神經系統鎮靜劑者**** • 飲酒者 • 準備操作機械或駕駛者

孕產婦、2 歲以下兒童、年過 65 歲者和慢性病患者，沒有醫生指示切不可服用補充劑。病人住院時突然中斷另類療法或否認自己正在採用另類療法，所造成的問題頗受關切。另類療法與西藥併用可能會產生劇烈的互相作用，因而導致譫妄、凝血異常、心跳加快等併發症而需要特別護理。完全公開所有處方和非處方藥物有助於防止這些併發症。專家建議，如果時間允許，病人在預定動手術的前一個禮拜停止服用草藥，不然把所有補充劑的容器帶到醫院，讓麻醉醫生評估該採取何種措施。

*藥效評級來自 MedlinePlus 和／或國家輔助與另類醫學中心。

**華法林、阿斯匹靈、肝素、依諾肝素鈉、法安明。

***磺胺類藥物、消炎藥或胃酸逆流藥物。

****安定、酣樂欣和速可眠。

相反的是，消費者寧可把錢花在貨真價實的產品上，例如綜合維生素、維生素 D、ω-3 脂肪酸、纖維質和益生菌。

使用草藥的合理方式是每次只用一種產品，做症狀日記，並且在停用處方藥之前先與醫生討論。此外美國 FDA 建議，採用草藥療法而產生不良的副作用時要與醫生連絡。醫生最好將這種副作用報告給 FDA，州政府和當地衛生機關，以及消費者保護機構。

蒐尋草藥的額外資訊請登入下列網站。這些網站經常更新，並且涵蓋表 16-3 所列舉的草藥和許多其它草藥。

關鍵思考

賈米拉昨天到當地的藥房去找尋可以讓她在看書時保持清醒的產品。在貨架上她發現一種膳食補充品，宣稱是能夠治療睡意與疲倦的中國草藥。她想既然是藥房販售的產品，理當如標示所言安全又有效。

她的假設是否正確？吃這種草藥會有什麼風險呢？

• 國家衛生研究院之輔助與另類醫學中心 (NACCM)
  www.nccam.nih.gov
• 美國植物學協會

abc.herbalgram.org

- 史丹福大學輔助與另類醫療計劃 (CAMPS)
  camps.stanford.edu
- 國家衛生研究院之膳食補充品辦公室
  ods.od.nih.gov
- 天然藥物綜合數據庫
  naturaldatabase.therapeuticresearch.com

觀念檢查站 16.3

1. 何謂肌少症？為了避免這種疾病，你會建議何種飲食和生活方式？
2. 說明老化影響營養素的消化、吸收和利用過程的三種方式。
3. 列舉兩種可以改善成人免疫功能的輔助與另類療法。另外列舉兩種可以對抗關節炎的輔助與另類療法。

16.4 與成人營養狀況相關的社會心理因素

老人擔心自己的年老力衰會造成困窘，因而從社交圈退縮，寧可單獨用餐而不願與人共餐。單獨用餐者不論理由為何，很少人吃得夠飽或攝取足夠的營養。獨食無伴者不論年輕或年老，都懶得購買或烹煮食物。許多人逐漸養成對生命漠不關心的態度，長久下來健康和營養會每況愈下。在章節 16.5 你會看到，美國有一些營養輔助計劃可幫助老人獲取食物和社會支援。

憂鬱症

對生命抱持積極的態度以及完整的支持網絡，會讓飲食變得愉快而有趣。與此相反的是，社交孤立、悲傷、長期疼痛和生病或生活方式的改變，會導致沮喪、沒有胃口、對食物沒有興趣和失去生活能力。重度憂鬱侵襲 5% 到 8% 的美國成人。年過 65 歲之後，患憂鬱症的男性增加 11%，而女性增加 16%。憂鬱症若不治療，會使胃口持續減少，導致虛弱、營養不良、心智混亂並強化隔離與孤單的感覺（圖 16-6）。有的人反而以飲食過量來對抗憂鬱症，結果導致肥胖及其相關問題。憂鬱症可能預示潛伏的疾病，也會妨礙其他疾病或受傷的復原。高達 15% 的憂鬱症病例以自殺作為結

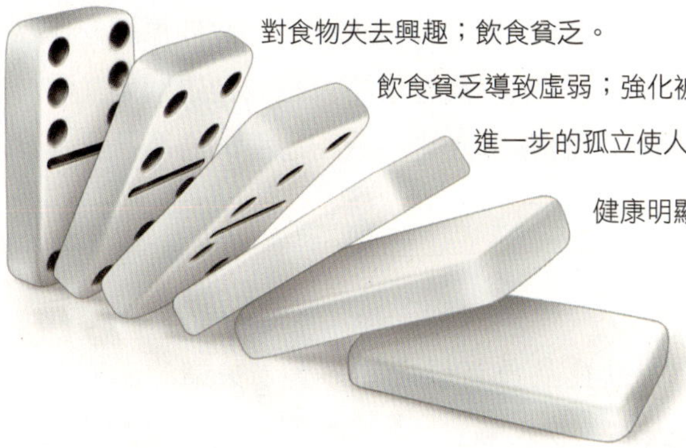
社交孤立；配偶或已死亡。
對食物失去興趣；飲食貧乏。
飲食貧乏導致虛弱；強化被孤立與遺棄的感覺。
進一步的孤立使人失去自我照顧的欲望。
健康明顯下降；仍然虛弱。
失去自我照顧的能力。

圖 16-6　老年人的健康往往會走下坡。一個小小的變化導致一連串事件或「骨牌效應」而損害健康。及早介入可以預防社會心理因素相關的身體虛弱

束。因此之故，及早偵測老人的憂鬱症很重要。憂鬱症通常可以治療，不過光靠藥物無法幫助歷經重大生活變化如喪偶的人，充分的社會支援和／或心理治療仍屬必要。

就像憂鬱症會影響飲食，飲食也會影響憂鬱症。迄今為止，還沒有足夠的證據可以提出營養建議以緩解憂鬱的症狀，不過 ω-3 脂肪酸、維生素 D 和某些 B 群維生素攝取不足與憂鬱症相關。

阿茲海默症

阿茲海默症是不可逆的、進行性腦部退化疾病，患者逐漸失去記憶、推理和理解的能力。阿茲海默症先是嚴重破壞老年人的心智能力，最後則是破壞肉體健康。美國大約 510 萬成人患有此症。

阿茲海默症的 10 種警訊列於頁緣。沒有人真正知道這種疾病的成因，不過科學家曾提出種種假設，包括腦部細胞發育或蛋白質製造發生變異、中風、血液脂蛋白的組成改變、肥胖、血糖調控不良（例如糖尿病）、高血壓、病毒感染和自由基過多等。

早在警訊出現之前 10 到 20 年，認知衰退的過程就已經開始，所以早期預防極為重要。阿茲海默症的預防方法著重在終生學習以維持腦部活動、多吃蔬果以及服用布洛芬 (ibuprofen)。科學家正在研究營養在阿茲海默症的防治上所扮演的角色。攝取足量的抗氧化營養素，例如維生素 C、維生素 E 和硒，可保護人體免於自由基的破壞。攝取足量的葉酸、維生素 B_6 和 B_{12} 尤其重要，因為血液同半胱胺酸升高也是危險因子。膳食脂肪與阿茲海默症的防治也有關係。多吃 ω-3 脂肪酸而少吃飽和與反式脂肪可降低阿茲海默症的風險。

阿茲海默症的十種警訊：
1. 最近的記憶喪失影響到工作表現
2. 無法從事原本熟悉的工作
3. 語言障礙
4. 不辨時間與地點
5. 判斷力減退或有瑕疵
6. 無法做抽象思考
7. 常常亂放東西
8. 喜怒無常或行為改變
9. 性格改變
10. 行為被動

老人營養不足的警訊：
- 疾病
- 飲食貧乏
- 缺牙或口腔疼痛
- 經濟困難
- 缺乏社交接觸和互動
- 多重用藥
- 非自主的增重或減重
- 需要照護協助
- 高齡長者

阿茲海默症患者的飲食要比同齡而健康的人來得差。照護者必須注意患者的飲食，以維持健康體重及營養狀況。此外每週吃兩次富含 ω-3 脂肪酸的魚，並且確定用餐習慣不會造成健康問題（例如食物含在口中忘記吞嚥）。經常運動也可改善患者的心智狀況（參見延伸閱讀 7）。

經濟因素

購買食物的預算對飲食品質有很大的影響。失業、未充分就業、退休、掙錢的人去世或收入減少，會導致無法買到足夠的健康食物，因而影響營養和健康。對年過 65 歲的人而言，收入不足是一種特殊問題，會吏人難以維持良好的營養狀況。美國政府的食品配發計劃和補充營養協助計劃可協助各年齡層的低收入者獲取所需的食物。

觀念檢查站 16.4

1. 憂鬱症如何影響營養狀況？
2. ω-3 脂肪酸攝取不足與哪些慢性病相關？試列舉至少兩種。
3. 經濟狀況欠佳會限制購買食物的能力。除此之外，財源有限如何影響營養狀況？

16.5 確保成年期的健康飲食

老年人的飲食應該增加營養豐富的食物，並且確保纖維質和水分的攝取量足夠。此外，還要含有一些瘦肉作為蛋白質、維生素 B_6、維生素 B_{12}、鐵和鋅的來源。

各年齡層的單身者都要面對食物補給的問題：採購、烹飪和儲存，而充分利用食物以減少浪費尤其不易。肉類和蔬菜的經濟包對單身者而言往往份量太多。許多單身的人居處狹隘，甚至沒有廚房和冰箱。要在預算有限、設備不足和胃口不大的情況下計劃飲食需要特別的技巧。以下是給單身者的實際建議：

- 如果有冰箱，可以一次煮大量的食物，然後分裝冷凍。
- 購買食物不要貪多；小包裝也許較貴，但讓食物腐壞同樣花錢。
- 要求雜貨店打開家庭號包裝的肉類或蔬菜，並分裝成小包。
- 只買幾樣水果——例如一個成熟的，一個半熟的，和一個未熟的——可以在幾天之內將它們吃完。

- 準備一罐奶粉，方便添加在烘焙食品或其它食物中。

表 16-4 提供更多方法改善老人飲食。

老年人口會出現營養缺乏和蛋白質-能量營養不足的問題，特別是住在醫院、療養院或長期照護機構的老人。這類營養問題會升高許多疾病的風險（包括褥瘡），並造成疾病和手術的復原不易。所以親友和醫護人員應該注意所有老人的營養狀況，包括住在養護機構的老人。家庭成員很容易根據老人的飲食模式和體重狀況判斷是否有營養問題。如果無法擬定健康的飲食計劃，合格營養師可以提供專業而個人化的建議。

總之，均衡的營養對老年人可謂裨益良多。滿足營養需求可以延緩疾病的發作；改善已有疾病的管理；加速從疾病的復原；增進身心健全與社交活動；並且能夠縮短住院日數。老人應該利用我的餐盤作為健康餐點的指引，但要注意容易缺乏的營養素，例如鈣、維生素 D 和維生素 B_{12}。www.ChooseMyPlate.gov 根據年齡、體重、身高、性別和活動量提供老人的一日菜單。為了滿足老人的特殊需求，特別重視營養豐富的食物、充足的水分和合適的體力活動

表 16-4　老年人的健康飲食指南

- 三餐定時；少量多餐或許更佳。每種菜單都以營養豐富的食物為主。
- 利用省力裝置與方便食品，但每天要吃一些新鮮食品。
- 嘗試新食物、新佐料和新的烹飪方式。罐頭食品不可吃太多，且要選擇低鈉者。
- 儲備一些容易烹調的食品，以便疲勞時可以派上用場。
- 偶爾享受一下，吃一塊上等肉排或鍾愛的新鮮水果。
- 在燈光明亮或陽光充足的地方用餐；把食物安排得賞心悅目；利用不同滋味、顏色、形狀、口感和香味的食材。
- 布置廚房和用餐區使烹飪與清理更加容易。
- 與親友共餐，或到老人中心用餐。
- 與鄰居共同分攤烹飪工作。
- 利用社區資源協助購物和居家照護。
- 經常運動。
- 儘可能在飯前散步以刺激食慾。
- 必要時切碎或磨碎難以咀嚼的食物。如果牙齒不好，可用較軟而富含蛋白質的食物（例如絞肉、蛋）取代肉排。另外可以煮濃湯、燉菜、砂鍋和全穀類食品。
- 如果動作不便，可以預先切割食物（或許需要親友協助），然後利用有把手的深鍋（或特製的烹飪器皿）烹煮。

目標，另外加上補充劑。

有些老人無法獲得足夠的食物，尤其是無法開車，或是親人住得太遠不能幫助烹飪或購物。老年人會將開口要求協助視為失去獨立的象徵。老人的自尊心，或是害怕被雇用的人欺騙，阻礙了許多求助的機會。在這種情況下，朋友可以幫上很大的忙。或許也可以透過當地的交通系統或計程車行安排特別的搭乘服務。

有許多老人三餐不繼而導致營養不良，因為他們不知道有照護計劃可以協助他們。由於無法烹飪而導致三餐不定時和體重減輕，是營養不足的警訊。我們應當找出營養不足的人，並告知他們社區服務機構。

老年人的社區營養服務

診所、醫院、私人醫生和保健中心都能給予老人醫療建議和服務（參見延伸閱讀 10）。居家照護機構、成人日托計劃、成人夜托計劃和**安寧病房**（hospice units，針對末期病人）能夠提供日常照護。

安寧病房 (hospice units) 強調舒適與尊嚴的臨終照護機構。

美國老人法案營養計劃每年服務 2 億 4,200 萬的 60 歲以上老人。聯邦標準要求這些餐點必須提供成人能量和營養素需要量的三分之一以上。

有些餐點（例如居家送餐）是直接送到老人家中。雖然居家送餐對困處家中的老人很有價值，但每天只能供應一到二餐。如果老人胃口不好，餐點就會儲存起來供日後食用，甚至丟棄。餐點沒有立刻食用或儲存不當，會有食源性疾病的風險。

想要進一步了解當地資深公民的資源，可以參考以下的網站：

老人照護定位系統
www.eldercare.gov

國家老年研究院
www.nia.nih.gov

美國老年醫學協會
www.americangeriatrics.org

以及老年人口管理局
www.aoa.gov

其他餐點則由共同用餐計劃提供，通常在便利的地點供應午餐。這個計劃的社交層面改善了老人的營養狀況。然而，共同用餐計劃每天最多只供一餐，而且通常一週只 5 天。資源有限的老人要到何處尋找額外的營養救濟？

除了共同用餐和居家送餐之外，美國某些地區有針對低收入老人的日用品配給。食物券也能裨益收入不高的老人（第 12 章對這些計劃有詳細的說明）。食物合作社和各種社團和宗教／社會機構都能提供額外的協助。

觀念檢查站 16.5

1. 傑瑞是位 76 歲的老人，妻子剛過世。目前是他一生當中首次獨居，因此不習慣自己備餐。你可以給他提出哪三種建議呢？
2. 為財源有限的老人提出三種可能的營養資源。

案例研究 老年人的飲食協助

法蘭是 78 歲的老太太，深為黃斑病變、骨質疏鬆症和關節炎所苦。自從幾年前丈夫死後，她就從家中搬到一間只有一房的小公寓。她的視力逐漸惡化，使她既難以上雜貨店買東西，甚至也不敢煮飯（怕把自己燒傷）。她常感到孤單；唯一的兒子住在一小時車程之外，並且身兼兩份工作，不過兒子儘量抽空過來看她就是了。法蘭沒有胃口，所以往往省略正餐不吃。她常吃的大部分是簡便的冷食，因此也談不上美味或多樣性。而且她裝假牙，無法咬堅韌的肉類或酥脆的食物。由於飲食的改變和胃口的喪失，法蘭的體重逐漸下降。

她日常的飲食大致是，早餐一片吐司抹人造奶油、蜂蜜和肉桂，以及一杯熱茶。如果吃午餐的話，通常是半罐桃子，半個火雞肉起司三明治和半杯水。至於晚餐，她可能會吃半個加了美乃滋的鮪魚三明治和一杯冰茶。通常她會吃一兩塊甜餅乾作為宵夜。

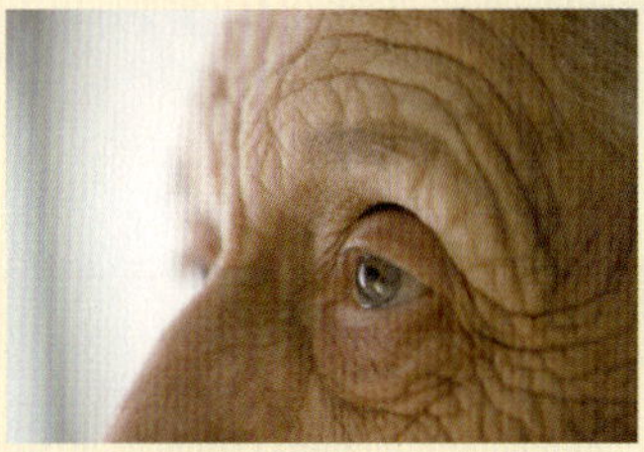

回答下列問題（解答在本章末尾）。

1. 法蘭目前的飲食可能缺乏哪些營養素？
2. 法蘭的飲食模式對健康狀況可能產生哪些影響？
3. 有哪些生理老化會影響飲食（參見表 16-2）？
4. 為了改善法蘭的營養狀況，你會再向她提出哪些問題？
5. 社區有哪些服務機構可以協助法蘭改善飲食？
6. 有哪些方便食物可以讓法蘭的飲食更健康、更多樣化？

營養與你的健康 Nutrition and Your Health (NAYH)

飲酒對營養的影響

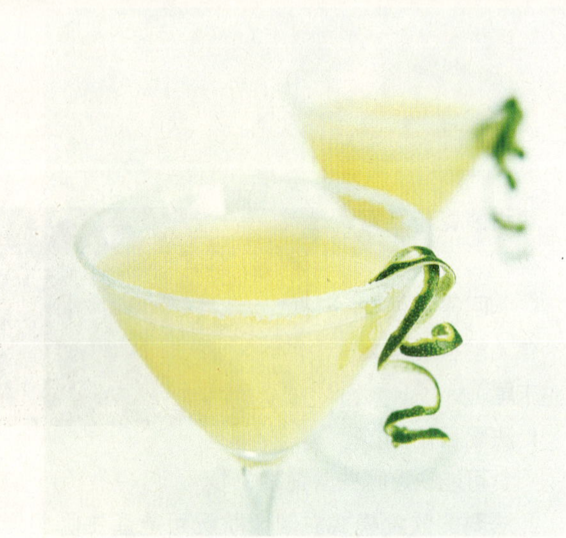

從飲酒到酗酒有許多等級，研究營養學必須了解飲酒和它對整體健康的影響。酒類所含的酒精就是化學上的**乙醇** (ethanol)。酒精本身雖非必需營養素，卻是北美地區半數成人的能量來源（約 7 大卡/公克），約占 3% 能量總攝取量（表 16-5）。

一「標準杯」含有 14 公克酒精，相當於一瓶 12 盎司的啤酒或葡萄淡酒。大部分的罐裝啤酒是 12 盎司，不過有的罐子或瓶子容量高達 40 盎司。麥芽酒的酒精含量稍高於啤酒，因此它的標準杯是 8 到 9 盎司。至於葡萄酒，其標準杯為 5 盎司。烈酒（例如威士忌或蘭姆酒）的標準杯就是小酒杯的容量 1.5 盎司。標準杯的大小由圖 16-7 說明。

現在你知道標準杯大小了，讓我們來定義幾種飲酒模式。**適度飲酒** (moderate drinking) 以單日和一週的數量來定義，適度飲酒的人必須符合這兩個標準。對男性而言，適度飲酒是一日不超過 4 杯，「而且」一週不超過 14 杯。對女性而言，適度飲酒是一日不超過 3 杯，「而且」一週不超過 7 杯。**重度飲酒** (heavy drinking) 涵蓋所有超過適度飲酒的模式。**暴飲** (binge drinking)，如第 1 章的「營養與你的健康」所示，其特徵為在短時間內（通常不到 2 小時）血液酒精濃度超過法定標準的 0.08 毫克/100 毫升。這種情況通常是男性一口氣喝 5 杯（或以上）／女性一口氣喝 4 杯（或以上）所造成的。暴飲確實會危害身心健康，不過它不一定是飲酒失調（稍後會討論）。

合法年齡的適度飲酒無可厚非，甚至還有某些健康效益（參見延伸閱讀 3）。然而只有大約一半的酒是適度飲用的。12 歲以上的人中，五分之一自承在過去 30 天內曾

酒的度數 (proof) 是酒精含量的雙倍。因此，80 度的伏特加含 40% 的酒精。

乙醇 (ethanol) 酒精的化學名稱。

適度飲酒 (moderate drinking) 男性飲酒一日不超過 4 杯，「而且」一週不超過 14 杯；女性飲酒一日不超過 3 杯，「而且」一週不超過 7 杯。

重度飲酒 (heavy drinking) 任何超過男性飲酒一日 4 杯或一週 14 杯／女性飲酒一日 3 杯或一週 7 杯的飲酒模式。

暴飲 (binge drinking) 在 2 小時內所喝的酒使血液酒精濃度超過 0.08 毫克/100 毫升；男性一口氣喝 5 杯（或以上）／女性一口氣喝 4 杯（或以上）。

表 16-5 酒精飲料的酒精、碳水化合物和卡路里含量*

飲料	數量（液量盎司）	酒精（公克）	碳水化合物（公克）	卡路里（大卡）
啤酒				
普通	12.0	13	13	146
淡味	12.0	11	5	99
蒸餾酒				
琴酒、伏特加、波本、威士忌（80 度）、白蘭地和干邑	1.5	14	–	96
葡萄酒				
紅酒	5	14	2	102
白酒	5	14	1	100
甜點和糖果	5	23	17	225
玫瑰紅酒	5	14	2	100
調酒				
曼哈頓	3.0	26	3	191
馬丁尼	3.0	27	–	189
波本加蘇打	3.0	11	–	78
威士忌沙瓦	3.0	13	14	147

*卡路里含量中幾乎沒有脂肪或蛋白質

資料來源：Modified from Goldman L and Schafer AI: *Goldman's Cecil Medicine*, 24th edition, Philadelphia, 2012, Elsevier Health Sciences. Used with permission

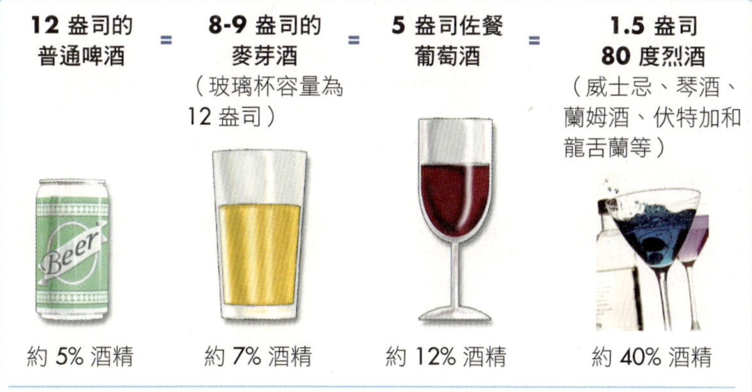
12 盎司的
普通啤酒
=
8-9 盎司的
麥芽酒
（玻璃杯容量為
12 盎司）
=
5 盎司佐餐
葡萄酒
=
1.5 盎司
80 度烈酒
（威士忌、琴酒、
蘭姆酒、伏特加和
龍舌蘭等）
Beer
約 5% 酒精
約 7% 酒精
約 12% 酒精
約 40% 酒精

此處所示的 % 酒精為酒精／容量，因飲料而異。

圖 16-7 何謂「標準杯」？

此處所示的標準杯含 14 公克酒精。記住酒吧和餐廳所供應的酒精飲料可能超過標準杯 20% 到 45%

經暴飲。此外，1,800 萬美國人患了**飲酒失調** (alcohol use disorder)。到目前為止，酒精是最普遍被濫用的藥物。

酒的釀造

酒精釀造的基礎是醱酵作用，也就是微生物在無氧狀態下分解簡單糖類（例如葡萄糖或麥芽糖），產生酒精、二氧化碳和水。碳水化合物含量高的原料尤其有利於酵母菌（負責製造酒精的微生物）的生長。紅酒是

飲酒失調 (alcohol use disorder) 心理疾病的一種，其特徵為造成重大障礙或痛苦的不良飲酒模式。

葡萄或其它果汁醱酵而成。啤酒的原料是發芽的穀類。許多水果、蔬菜和穀類都可以用來製造蒸餾酒（例如伏特加、琴酒和威士忌）。釀造溫度、原料組成以及儲存技術決定了酒類的特性。

酒精的吸收和代謝

酒精不需要消化。它藉擴散作用由消化道吸收，是所有能量來源中吸收效率最高的。酒精一旦吸收，就自由分布在全身的體液區間。大約 1% 到 3% 的酒精藉尿液排泄，1% 到 5% 藉呼吸揮發（此即酒測器的原理）。然而大部分的酒精（90% 到 98%）都由人體代謝。肝臟是酒精代謝的主要場所，胃的內襯細胞也能代謝一部分。酒精代謝的主要途徑需要酵素**酒精脫氫酶** (alcohol dehydrogenase) 和**乙醛脫氫酶** (acetaldehyde dehydrogenase)。酒精無法儲存在人體內，所以它的代謝比其它能源有絕對的優先權。

當酒精的攝取量超過人體的代謝能力時，血液中的酒精濃度上升，腦部接觸酒精，因而出現醉酒的症狀（參見表 16-6）。酒精的吸收和代謝視許多因素而定：遺傳、性別、體型大小、身體狀況、餐點成分、胃排空速率、飲料的酒精含量、服用的藥物、長期喝酒、甚至是否睡飽。女性吸收和代謝酒精與男性不同。男性胃的內襯細胞所代謝的酒精比女性多。女性體液比男性少，因此較難稀釋酒精。總之，女性的飲酒習慣即使與男性相同，卻會較快罹患酒精相關疾病（例如肝硬化）。

適度飲酒的益處

適度飲酒可以帶來幾種健康效益但僅限於男性每日一杯，女性略少於一杯。過了合

酒精脫氫酶 (alcohol dehydrogenase) 酒精（乙醇）代謝所用的酵素，把酒精轉變成乙醛。

乙醛脫氫酶 (acetaldehyde dehydrogenase) 乙醇代謝所用的酵素，最後把乙醛轉變成二氧化碳和水。

表 16-6 血液中的酒精濃度及其症狀

濃度*	偶爾喝酒	長期喝酒	酒精代謝所需時數**
50 (0.05%)	心情愉快；放鬆；駕駛和協調能力出現明顯的障礙	沒有影響	2–3
75 (0.075%)	與人打成一片	往往沒有影響	3–4
80–100 (0.08%–0.1%)	喪失協調能力；在美國和加拿大 0.08% 是安全標準	有一點徵候	4–6
125–150 (0.125%–0.15%)	放縱的行為；不連貫的失控行為	心情愉快或開始失去協調能力	6–10
200–250 (0.2%–0.25%)	喪失警覺性；昏昏欲睡	需努力才能控制情感或駕駛	10–24
300–350 (0.3%–0.35%)	恍惚到昏迷	呆滯和遲緩	10–24
>500 (>0.5&)	可能致死	昏迷	>24

*毫克酒精/100 毫升血液
**對偶爾飲酒者而言；長期酗酒者的酒精代謝較快

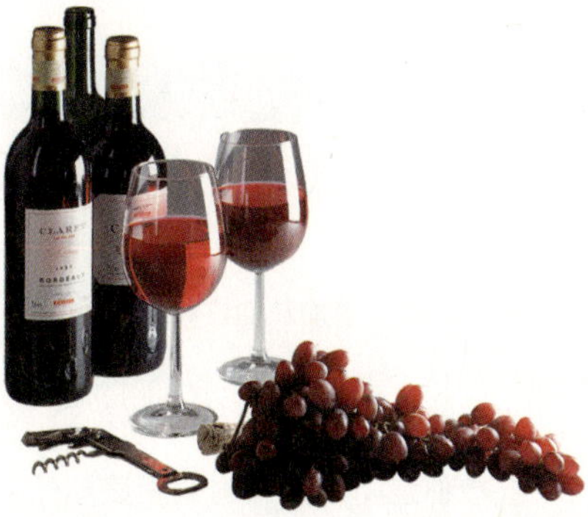

▲在所有酒類中，葡萄酒總是受到另眼相看。因為它含有許多有益的植化素（例如白藜蘆醇），所以被認為是最好的酒。這些物質在葡萄酒醱酵時從葡萄皮過濾出來。黑啤酒也是植化素的來源

關鍵思考

許多人都是菸酒不分家。這兩種行為合併在起會造成何種健康問題？

法飲酒年齡的人適度飲酒有利於社交和放鬆。至於生理上的效益是心血管疾病和第 2 型糖尿病的風險較低。不過如果以前喝酒現在戒掉，就得不到好處了。表 16-7 列出適度飲酒的其他益處。

重度飲酒的風險

最新版的「精神疾病診斷與統計手冊」(DSM-5) 正式將飲酒失調列為精神疾病，其定義為導致重大障礙或痛苦的不良飲酒模式。根據這個手冊，診斷取決於過去一年內符合下列兩項（或以上）判定：

- 酒喝得比自己預期的多，飲酒期間也比自己預期的長
- 不斷想要減少或控制喝酒，但不成功
- 花費許多時間達到與享受醉酒狀態，以及從醉酒狀態復原
- 渴望喝酒
- 一再因為喝酒而無法履行學校、職場或家庭的重要職責
- 不管酗酒所引發的人際問題而持續喝酒
- 因喝酒而放棄重要的社交、職業或休閒活動
- 即使身體出現危險狀況仍然一再喝酒
- 了解酗酒引發的問題之後仍然繼續喝酒
- 對酒精產生**耐受性** (tolerance)
- 不喝酒會產生**戒斷** (withdrawal) 症狀

在人生的某一階段，飲酒失調影響了 17% 的成年男性和 8% 的成年女性。研究顯示，40% 的飲酒失調與遺傳有關。基因確實會影響代謝酒精的酵素，不過科學家還在研究許多其他基因。因此之故，有酗酒家族病史的人，尤其是酗酒者的子女，要特別留意自己的飲酒行為。

及早診斷出飲酒失調可以預防許多健康問題，並且節省數百萬美金的醫療支出。詢問一個人喝多少酒和喝酒的次數，是偵測飲酒習慣的重要方法（參見第 869 頁的 CAGE 問卷）。飲酒失調能夠觀察得到的警兆包括：呼吸帶有酒味、臉部和皮膚泛紅、神經系統失調，如震顫、無故缺勤、經常發生意外以及不明原因摔倒或受傷。醫檢證據（例如肝功能不良、紅血球擴大和三酸甘油酯升高）也有助於診斷飲酒失調。

儘管適度飲酒有益健康，重度飲酒的風險更多，危害也更大。雖然酗酒是最容易預

耐受性 (tolerance) 需要更多物質才能達到想要的效果（例如醉酒），或是重複使用相同數量的物質但其效果反而遞減。

戒斷 (withdrawal) 中斷使用物質而出現身體症狀，例如出汗、心跳加速、震顫、失眠、反胃和嘔吐、焦慮、甚至癲癇。

表 16-7 適度飲酒與重度飲酒的影響摘要

	適度飲酒	重度飲酒
冠狀動脈心臟病	降低冠心病的致死率，主要是因為增加了 HDL-膽固醇、減少血凝塊和放鬆血管	心律不整、心肌受損、增加血液三酸甘油酯和增加血凝塊
高血壓和中風	血壓稍微降低；血壓正常的人減少缺血性中風	升高血壓；增加缺血性和出血性中風
周圍血管病變	降低此病風險，由於血凝塊減少	無
血糖控制及第 2 型糖尿病	降低糖尿病風險；降低糖尿病人心血管疾病的死亡率	低糖血症；胰島素的敏感度降低；胰臟（製造胰島素的部位）受損
骨骼與關節	增加雌激素分泌，因而增加女性的骨礦物質含量	減少成骨細胞因而導致骨質疏鬆症（也和營養素缺乏有關）；增加痛風的風險
腦功能	強化腦功能，減少癡呆症（因腦的血液循環增加）	腦組織受損，記憶力減退
骨骼肌	無	骨骼肌受損
癌症	無	升高口腔、食道、胃、肝、肺、結直腸和乳癌風險（尤其是飲食缺乏葉酸）
肝功能	無	脂肪肝和肝硬化（尤其是 C 型肝炎患者）；鐵中毒
消化道疾病	減少胃受某些細菌感染	胃（和胰臟）發炎；吸收細胞受損導致營養素吸收不良
免疫系統功能	無	降低功能，增加感染
神經系統功能	無	降低神經感覺作用，神經系統喪失對肌肉的控制
睡眠障礙	有一點放鬆作用	斷續的睡眠型態；惡化睡眠呼吸暫停
陽萎和性欲降低	無	使問題惡化，不分男女
服藥過量	無	使問題惡化，尤其是併用鎮靜劑
肥胖	無	增加腹部脂肪，由於酒精的卡路里迅速累積導致增重
營養素攝取	提供少許 B 群維生素和鐵	造成許多營養素缺乏：蛋白質、維生素和礦物質
酒精中毒	無	增加酒精中毒風險
胎兒健康	無	孕婦飲酒使胎兒中毒（參見第 14 章）
社交和放鬆	增加腦部神經傳導素的活性，使人放鬆和促進社交	增加暴力行為和焦慮不安
交通事故暨暴力致死	無	使交通和暴力致死的問題更加惡化

防的健康問題，它大幅促進了北美 10 大死亡原因中的 5 大項：心衰竭、癌症、**肝硬化** (cirrhosis)、交通和其他意外以及自殺（參見表 16-7 的其他健康風險）。就飲酒失調所造成的生產力喪失、醫療照護和財產損失而言，美國一年要花費 2,250 億美元。整體而言，飲酒失調會使人折壽 15 年。

酒精對肝臟危害最大。酗酒者 20% 患有肝硬化——它也是肝臟移植的第二大原因，侵襲大約 200 萬美國人。肝硬化是慢性的進行性疾病，其特徵為肝臟被脂肪所滲透。脂肪肝之所以會發生，是因為肝臟合成的脂肪增多，而消耗（作為能量）減少。最後，脂肪的積聚扼殺了血液的供應，使肝細胞得不到氧氣和營養素。肝細胞所聚集的脂肪可以多到使自己破裂而死亡，然後由結締組織（疤痕）取而代之。到了這個階段，就叫作肝硬化（圖 16-8）。早期的酒精性肝傷害尚可反轉，不過到了末期就無法反轉。一旦肝硬化，有50% 的機率在 4 年內死亡，預後比許多癌症要差得多。雖然攝取多少酒精會造成肝硬化不得而知，但有些證據顯示，男性每日 40 公克酒精（3 罐啤酒），女性每日 20 公克酒精（1.5 罐啤酒）就足以造成肝傷害。

種族因素對重度飲酒帶來的健康風險有很大的影響。美洲原住民飲酒相關的意外受傷、自殺、他殺和家庭暴力的比例最高。非裔酗酒者罹患肺結核、C 型肝炎、HIV/AIDS 和其他傳染病的風險比其他族裔來得高。拉丁美裔肝硬化致死的風險特別高。

酒精飲料沒什麼營養價值，因此飲酒失調常導致營養素缺乏症。只有啤酒含少許蛋白質和維生素。葡萄酒的鐵含量最高，其它酒類含量各異。營養素缺乏症主要是因為營養素攝取不足，但脂肪吸收不良（因胰臟功能不足），還有尿排泄喪失的增加也是重要原因。重度飲酒特別容易耗盡的維生素包括維生素 A、D、E 和 K、硫胺、菸鹼素、葉酸、維生素 B_6 和 B_{12} 以及維生素 C 等。可能缺乏的礦物質是鈣、磷、鉀、鎂、鋅和鐵等。另一方面，要留心維生素和礦物中毒。因為消化道和肝臟受損，加上某些酒類的礦物質含量極高，可能導致維生素 A、鐵、鉛或鈷中毒。在飲酒失調的營養療法中，首要目標是戒酒，然後補充營養素存量。

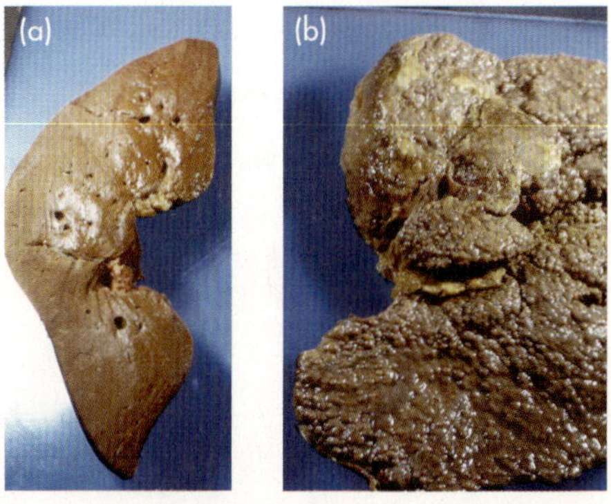

圖 16-8　酒精對肝臟的影響。酒精特別容易傷肝。圖 (a) 為正常肝臟，(b) 為硬化的肝臟。除了肝臟移植外，沒有其他療法

肝硬化 (cirrhosis)　肝細胞失去功能，由無功能的結締組織代替。毒害肝臟的物質會導致肝硬化。最常見的原因是長期酗酒。暴露於某些工業化合物也會造成肝硬化。

CAGE 問卷是用來鑑別飲酒失調。答案有一個以上是肯定的話，表示有飲酒的問題。
C：你曾經想過要戒酒 (CUT) 嗎？
A：別人批評你喝酒你會生氣 (ANNOYED) 嗎？
G：你覺得喝酒不好或有罪惡感 (GUILTY) 嗎？
E：你曾經一早起來就喝酒以鎮定神經或解除宿醉 (EYE-OPENER) 嗎？

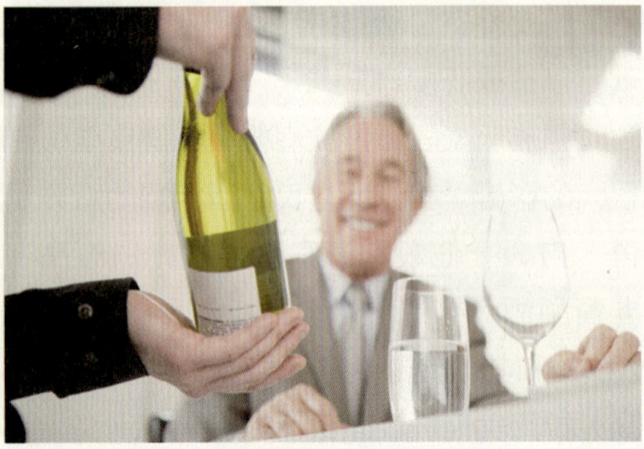

▲老人飲酒不要超過每日一杯

老人特容易患飲酒失調，或許因為閒暇時間很多、社交聚會飲酒、孤單或沮喪。飲酒失調的常見症狀，例如雙手震顫、言語含混、睡眠障礙、記憶喪失和腳步不穩，很容易被當成老化的徵象而受到忽視。老人因為酒精代謝較慢，體液較少，會比年輕的對手容易喝醉。即使適度飲酒也會加劇某些慢性病的狀況，例如糖尿病和骨質疏鬆症。除此之外，即使少量酒精也會與老人服用的各種藥劑起不良反應。飲酒傷身的後果在老人身上會放大，所以年過 65 歲飲酒不要超過每日一杯。

一旦飲酒失調的診斷確定，醫生就可以為個人或家庭安排適當的治療和諮商。治療往往包括服用藥物、諮商和社會支持。最終目標是要做到完全滴酒不沾。戒酒無名會 (Alcoholics Anonymous, AA) 或其他信譽良好的治療計劃在酗酒者復原期間可以支持當事者及其家人。

飲酒的準則

沒有任何政府機構建議飲酒。

2010 年美國飲食指南 (2010 Dietary Guidelines for Americans) 提供以下的飲酒建議：

- 飲酒要有節制，適度飲酒的定義是女性每日最多 1 杯，男性最多 2 杯。
- 有些人不該飲酒，包括喝酒不知節制的人、孕婦或可能懷孕者、兒童和青少年、所服藥劑會與酒精起作用的人，以及有特殊疾病的人。
- 從事需要高度專注、技術和協調能力的活動，例如駕駛和操作機械，都不可以喝酒。
- 追蹤來自酒類的卡路里以利體重管理。

對飲酒與健康的關係有了進一步的了解，合格營養師和其他健康專家就能推廣健康的生活方式——不是鼓勵隨意飲酒，而是重申適度飲酒可以帶來健康效益。

拜訪下列網站可獲得飲酒失調的進一步資料：

- 美國酗酒暨酒精中毒研究院；www.niaaa.nih.gov
- 美國藥癮協會；www.asam.org
- 美國自助交流中心；www.mentalhelp.net/selfhelp

本章重點（數字代表章節）

16.1 過去這一世紀中，雖然最高壽命沒有改變，但預期壽命已經大幅增長。對許多社會而言，這表示年過 65 歲的族群比例會上升。由於醫療費用的上漲，延遲疾病的目標對每一個人比以往更加重要。

成年期的特徵就是不再生長並且在生理上逐漸改變，這種改變稱為「老化」。細胞的變化、生活形態以及環境影響加在一起，造成老化的生理變化。健康的生活形態可延緩、預防和／或反轉老化。「自然老化」指的是典型的身體上和生理上隨著年齡發生的老化現象。「健康老化」指的是身體和生理功能衰退，只是因為年歲漸長的緣故。努力把健康的年歲延到最長，並把生病的時日減到最短，叫作「壓縮衰病」。

16.2 我的餐盤和 2010 年美國飲食指南規劃了健康飲食的藍圖，可協助民眾保存身體功能，避免慢性病的侵襲，並且成功地老化。這些指南建議吃多樣化的食物，平衡飲食與運動以保持健康體重，多吃全穀類、蔬菜和水果，少吃飽和脂肪、反式脂肪和膽固醇，限制糖和鹽以及節制飲酒。經常運動和安全備餐一樣重要。一般說來，美國成人的營養良好，不過能量、脂肪和鈉往往攝取過量（有的人也飲酒過量）。成人攝取的維生素 D 和 E、葉酸、鎂、鈣、鋅和纖維質通常低於建議量。年過 65 歲，尤其是長期住院或待在療養院的人，最容易營養不良。營養檢核表可找出有營養風險的老人。成人 DRI 依性別和年齡區分，以反映營養需求隨著年齡而變化。營養需求之所以會發生變化，是因為身體組成、代謝作用和器官功能隨著年齡而改變。

16.3 成人飲食的食物選項和營養素含量取決於生理、社會心理和經濟因素的互相作用。這些因素只要有一種發生變化，都會導致飲食品質、營養狀況以及健康的惡化。身體組成、身體系統和慢性病等生理因素的變化會影響飲食，改變營養素的需求和／或改變營養素的利用。特別要注意老化帶來的肌少症。藥物和補充劑可改善健康和生活品質，不過有些藥物對營養狀況有不良的副作用。要小心使用草藥。

16.4 社會心理對營養狀況的影響包括生活方式和社交互動的改變，以及心理健康的問題，例如憂鬱症和阿茲海默症。經濟因素對飲食的種類和份量也有很大的影響。

16.5 成人的飲食計劃應當以營養豐富的食物為基礎，另外參考個人患有的疾病，身體功能的衰退，藥物與營養素的交互作用，潛在的憂鬱症，和經濟上的限制。綜合維生素和礦物質補充劑也有助益，尤其是年過 70 的人。大多數社區都有共同用餐或居家送餐、食物券和其他日用品配給等服務。

NAYH 酒精不需經過消化，它在肝臟和其他組織代謝。只有適度飲酒才會有益處。這些益處包括：飲酒令人愉悅、促進社交、減少各種心血管疾病、增加胰島素的敏感度以及殺死有害細菌保護胃等。不過北美地區的 10 大死亡原因中，與酗酒相關的就有 5 項。酒精的害處信手拈來就有：心臟病、胰臟炎、消化道受損、維生素和礦物質缺乏、肝硬化、癌症、高血壓以及出血性中風等等。飲酒要有節制並且佐以餐點。女性（和老人）飲酒最好一日不超過 3 杯，而且一週不超過 7 杯；男性飲酒一日不超過 4 杯，而且一週不超過 14 杯。

知識檢查站（解答在下方）

1. 肥胖率隨著老化上升是因為
   a. 基礎代謝率隨著老化下降
   b. 體力活動隨著老化而減少
   c. 能量的攝取量超過消耗量
   d. 以上皆是
2. 營養計劃如共同用餐或居家送餐可以提供
   a. 較好的營養狀況
   b. 社交氣氛
   c. 經濟餐點給低收入老人
   d. 以上皆是
3. 在美國的老年人口中，增加速度最快的年齡層是________歲
   a. 65　　c. 79
   b. 74　　d. 85+
4. 下列何者準確描繪老化原因的理論？
   a. 睪固酮和雌激素增加，因而影響細胞功能
   b. 血糖降低，無法供應足夠的能量給腦細胞
   c. 卡路里攝取不足，加速身體分解
   d. 過量的自由基破壞細胞元件
5. 免疫系統隨著老化而降低效率，所以必須攝取足夠的________和________以維持免疫功能
   a. 維生素A，鉀
   b. 蛋白質，鋅
   c. 鋅，碘
   d. 維生素A，維生素K
6. 下列何種對策可預防或延緩阿茲海默症的發作？
   a. 避免挑戰腦力
   b. 少吃乳製品
   c. 攝取足量的B群維生素，例如葉酸、維生素 B_6 和 B_{12}
   d. 增加飲食中 ω-6 對 ω-3 脂肪酸的比例
7. 為了維持最佳營養狀況和健康體重，老人的飲食應該是________營養素密度和________卡路里含量
   a. 低，高　　c. 高，適度
   b. 低，低　　d. 高，高
8. 唐納被診斷出肝硬化。為了對抗肝功能不足，他應該
   a. 服用大劑量的維生素和礦物質補充劑
   b. 少喝酒
   c. 少吃膳食纖維
   d. 以上皆是
9. 酒精的消化是在
   a. 胃
   b. 小腸
   c. 肝臟
   d. 以上皆非；酒精不需要消化
10. 酒精危害最大的是
    a. 腦細胞，因為腦部比葡萄糖優先利用酒精作為能源
    b. 腎細胞，因為酒精在此處排泄
    c. 腸胃細胞，因為它們直接接觸食入的酒精
    d. 肝細胞，因為酒精在此代謝

解答：1. d (LO 16.3), 2. d (LO 16.7), 3. d (LO 16.1), 4. d (LO 16.2), 5. b (LO 16.3), 6. c (LO 16.4), 7. c (LO 16.5), 8. b (LO 16.6), 9. d (LO 16.8), 10. d (LO 16.8)

學習問題（LO 數字是章首學習成果的章節）

1. 壽命與預期壽命的區別何在？(LO 16.1)
2. 說明兩種老化原因的假說，並且根據你的生活經驗提出證據。(LO 16.2)
3. 列舉會隨著老化而功能下降的四種器官系統，以及應該如何調整飲食／生活方式以對應這個問題。(LO 16.3)
4. 說明老人經常從事體力活動的建議，包括阻力運動（重量訓練）。(LO 16.3)
5. 列舉老人營養不足的四種警訊，並加以簡短的說明。(LO 16.4)
6. 列舉美國飲食指引針對一般人所提出的三個重點，並舉例說明為何老人難以做到。有哪些建議可以克服這些障礙？(LO 16.5)
7. 老人的營養需求與年輕人有何不同？有何相同之處？請具體說明。(LO 16.5)
8. 列舉三種常見的草藥。它們的藥效和風險分別為何？如果你祖母考慮使用其中任何一種草藥，你會給她何種建議？(LO 16.6)
9. 列舉可以協助老人維持營養健康的三種社區資源。(LO 16.7)
10. 列舉適度飲酒的兩種健康效益。列舉兩種重度飲酒的風險。不喝酒的人是否應該為了健康效益而開始喝酒？(LO 16.8)

營養學家的選擇

老年只要出現營養素缺乏症，維生素 B_{12} 往往榜上有名。大約 6% 的老人缺乏維生素 B_{12}，有更多的人在缺乏邊緣。老人特別容易缺乏維生素 B_{12}，因為胃所製造的酸和內在因子會隨著老化而減少，而這兩者為吸收維生素 B_{12} 所不可或缺。除此之外，有些藥物會減少胃酸的製造，因而影響維生素 B_{12} 的吸收。

如第 8 章所示，動物性食品是天然維生素 B_{12} 的唯一來源。雖然綠色葉菜是葉酸（另一種 B 群維生素，可維持紅血球健康）的極佳來源，但是並非維生素 B_{12} 的良好來源。

一份 3 盎司的燉牛肉可提供 100% 的每日所需的 2.4 微克維生素 B_{12}。不過要記得，只有胃酸才能斷開維生素 B_{12} 和蛋白質的結合。即使牛肉富含維生素 B_{12}，如果胃酸分泌減少，也不會有很多維生素 B_{12} 被吸收。

合成維生素 B_{12} 存在於補充劑和強化食品中，它比天然維生素 B_{12} 容易吸收。這是因為它不需要從食物蛋白質斷開，即可與內在因子結合並在迴腸吸收。強化早餐麥片提供大約 80% 維生素 B_{12} 的 RDA，而且是容易吸收的合成形式，因此可改善維生素 B_{12} 營養狀況。

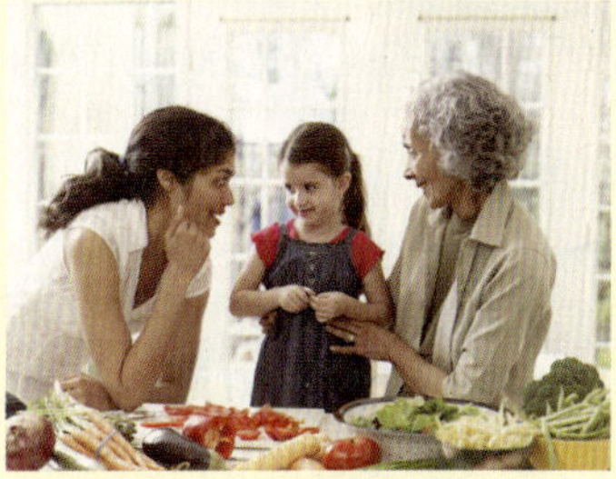

老人專用的補充劑，例如銀寶善存，提供 25 微克容易吸收的合成維生素 B_{12}。含量足足是 RDA 的 10 倍！吃這種超大劑量的維生素 B_{12} 會不會有問題？維生素 B_{12} 確實沒有設定上限攝取量，而且也沒有出現過中毒的報導。為了改善缺乏維生素 B_{12} 的狀況，補充劑的大劑量維生素 B_{12} 是最有效的。等到營養狀況恢復正常，就可以改吃強化食品，例如早餐麥片，以維持紅血球的健康。

案例研究解答 老年人的飲食協助

1. 法蘭的飲食缺乏許多營養素，包括蛋白質、鈣、鐵、鋅、維生素 B_{12} 和 D，以及纖維質。
2. 貧乏的飲食會使她的瘦體組織和骨量減少。由於鐵和維生素 B_{12} 攝取不足，可能會貧血。纖維不足會造成便秘。
3. 會造成胃口欠佳的生理變化包括味覺和嗅覺退化、口渴的感覺退化和咀嚼能力不足（與缺牙相關）。排便功能隨著老化而下降，而纖維攝取不足會進一步惡化這個狀況。胃酸和內在因子的製造量減少會升高貧血的風險，這個問題已經因為鐵和維生素 B_{12} 攝取不足而受到關切。
4. 如果有醫療史的額外資訊最好不過，包括目前所有的診斷和藥物。醫療狀況，例如高血膽固醇，會影響飲食建議。許多處方藥和成藥會影響胃口和營養素的生體可用率。除此之外，知道法蘭的身高和體重助於設定飲食目標。如果了解她的經濟資源，所做的飲食建議會比較容易遵循。
5. 法蘭可以詢問市政府有關共同用餐的計劃，例如用餐地點以及接送的交通工具。這種做法有助於紓解孤獨感，因為她會與其他老人有社交接觸，而這可能是她生活中一向缺乏的重要部分。她也可以要求居家送餐（如果有的話），好獲得一頓熱食。一天一頓的熱食能刺激胃口，或許正合她的需要。要是手頭拮据，她可以申請補充營養協助計劃或食物倉庫的救濟。
6. 能夠改善營養狀況的營養素密集且食用方便的食物包括：牛奶、花生醬、強化早餐麥片、罐頭雞肉或外賣肉類、優格、切片起司、卡特基起司、加鈣強化的柳橙汁、罐頭或冷凍蔬果和即食的新鮮蔬果，如洗淨的萵苣和香蕉。另外還有市售的營養棒或營養補充液（例如安素）也可以參考食用。補充營養素可預防日後的疾病並增加幸福的感覺。

延伸閱讀

1. Berner LA and others: Characterization of dietary protein among older adults in the United States: Amount, animal sources, and meal patterns. *Journal of the Academy of Nutrition and Dietetics* 113: 809, 2013.
2. Bernstein M and others: Position of the Academy of Nutrition and Dietetics: Food and nutrition for older adults: Promoting health and wellness. *Journal of the Academy of Nutrition and Dietetics* 112: 1255, 2012.
3. Brannon CA: Alcohol: Functional food or addictive drug? *Today's Dietitian* 10(12):8, 2008.
4. Chodzko-Zajko WJ and others: American College of Sports Medicine Position Stand: Exercise and physical activity for older adults. *Medicine and Science in Sports and Exercise* 41:1510, 2009.
5. De Souza Genaro P and Martini LA: Effect of protein intake on bone and muscle mass in the elderly. *Nutrition Reviews* 68:616, 2010.
6. Esposito K and others: Long-term effect of Mediterranean-style diet and calorie restriction on biomarkers of longevity and oxidant stress in overweight men. *Cardiology Research and Practice* 2011:1, 2010.
7. Getz L: The Mediterranean diet and cognition. Today's Dietitian 16:26, 2014.
8. Grieger L: Dietary tips for baby boomers: Ageless advice for an aging generation. *Today's Dietitian* 10(3):38, 2008.
9. Institute of Medicine: Sodium intake in populations: Assessment of evidence. National Academy of Sciences, 2013. Available at www.iom.edu/Reports/2013/Sodium-Intake-in-Populations-Assessment-of-Evidence.aspx Accessed 07/09/1013

10. Kamp BJ and others: Position of the American Dietetic Association, American Society for Nutrition, and Society for Nutrition Education: Food and nutrition programs for community-residing older adults. *Journal of the American Dietetic Association* 110: 463, 2010.
11. Kushi LH and others: American Cancer Society guidelines on nutrition and physical activity for cancer prevention: Reducing the risk of cancer with healthy food choices and physical activity. *CA: A Cancer Journal for Clinicians* 62:30, 2012.
12. Redman LM and others: Effect of calorie restriction in non-obese humans on physiological, psychological, and behavioral outcomes. *Physiology and Behavior* 94:643, 2008.
13. Riediger ND and others: A systemic review of the roles of n-3 fatty acids in health and disease. *Journal of the American Dietetic Association* 109:668, 2009.
14. Stenholm S and others: Sarcopenic obesity— definition, etiology, and consequences. *Current Opinions in Clinical Nutrition and Metabolic Care* 11:693, 2008.
15. Touger-Decker R and Mobley C: Position of the American Academy of Nutrition and Dietetics: Oral health and nutrition. *Journal of the Academy of Nutrition and Dietetics* 113:693, 2013.

評估你的餐盤 Rate Your Plate

I. 我是否在老化時仍保健康？

Malarkey 博士所著的「掌控你的老化」一書裡面有個計劃，整合了各種與成功老化有關的飲食和生活形態的因素。指出在這個計劃中有哪些項目你已經做到（或者設身處地為你的父母或其他長輩做答）。

身體：你是否吃均衡飲食、經常運動、無病無痛、戒菸、適度飲酒而且一夜好眠？

____

____

智力：你是否擅於分析、經常閱讀、每天學習新事物、在工作上（或學校中）運用心智能力，並且經常反省自己的生活？

____

____

情感：你是否心平氣和、接納自我、樂觀、笑口常開並放鬆自己？

____

____

關係：你是否善於傾聽、感覺受到朋友的支持、出席社交場合、常與家人談話，並且感覺與同事（或同學）親近？

____

____

心靈：你是否欣賞大自然、施捨或服務他人、靜坐或尋求宗教崇拜，並且感覺生命有其意義？

____

____

____

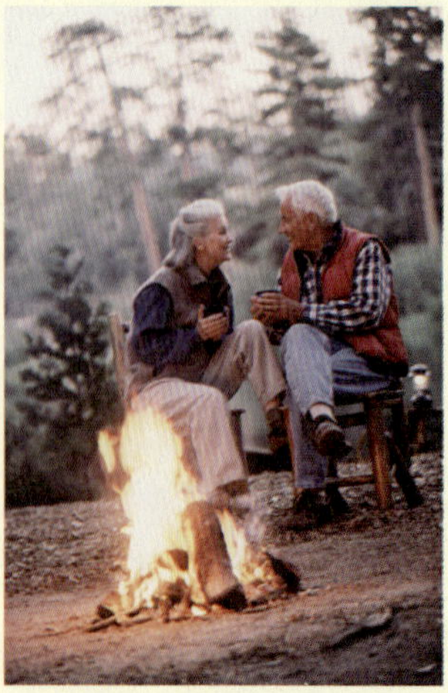

在生活中涵蓋越多這些因素，表示你維持整體健康的計劃更加充實。在這五個範疇中若有任何一個表現不理想，就表示你以後要在這方面多加強。

II. 協助長者改善飲食

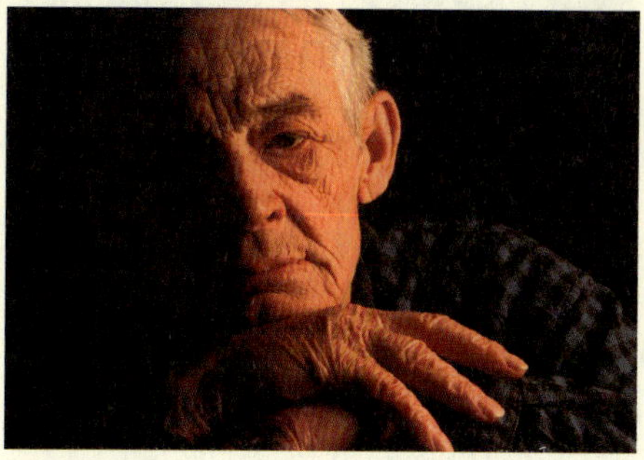

大多數人終其一生，都是與家人或親密朋友共餐。等到步入晚年，許多人不得不獨自生活和獨自用餐。在一項針對 4,400 位北美中老年人的飲食調查中發現，每五位就有一位獨居，而且 55 歲以上的人飲食貧乏。在 55 到 64 歲的婦女中，有四分之一飲食粗劣。這類飲食會使身心健康走下坡。底下以某位老人的生活狀況為例。

尼爾今年 70 歲，獨自居住在郊區的家中。他的太太在一年前過世。他朋友不多，主要的知己是他太太。對街和隔壁的鄰居相當友善，尼爾空閒時常在他們的庭院幫忙。尼爾身體一向很好，只是最近牙齒有問題，飲食只好草草解決。過去三個月他的身體和和精神不濟，漸漸陷入憂鬱中。他放下百葉窗，而且鮮少走出家門。尼爾家中只有很少的存糧，因為烹飪和購物以往大多由太太打理，而且他對食物也不感興趣。

如果你是尼爾的親戚而且得知他的現況，為了改善他的營養和精神狀況，有哪六件事你可以幫忙或建議？參考本章先前的討論可以得到一些主意。

1. ______________________________

2. ______________________________

3. ______________________________

4. ______________________________

5. ______________________________

6. ______________________________

台灣的營養與健康
(Nutrition and Health in Taiwan, TWNH)

人口變遷

我國的統計資料指出，台灣的人口結構已經有很大的變化（圖 TW16-1）。年人口比率早在 1993 年就超過 7% 總人口，成為「高齡化 (ageing) 社會」，推計將於 2018 年超過 14%，成為「高齡 (aged) 社會」，更於 2025 年超過 20%，成為「超高齡 (super-aged) 社會」。

相對之下，負責社會生產力的青壯年人口會逐漸下降，目前有 74%，五十年後只有 50%。就整體社會的發展來看，不僅高齡人群需要健康照護，青壯年也需要維護健康，才能發展個人生涯，並且營造家庭和貢獻社會。

以目前的趨勢來看，青壯年的健康不如老年人，國家的支持政策最少。他們要扶老且扶幼，飲食與生活型態都講求效率和方便，反而沒有時間照顧自己，埋下了許多疾病的風險，未來的醫藥支出很可能抵銷了工作期間的生產力。

成人各類食物的攝取分配。受年齡的影響，男性和女性都一樣，以老年人的食物選擇比年輕人更為健康（圖 TW16-2）。在忙碌的現代生活中，許多人以速食、即時與調理食品為主食，諸如速食麵、麵包、漢堡、三明治、包子和餃類等，統稱為便利性複合食品。

30 歲以下的年輕人攝取的奶類、蔬菜、水果類和全穀根莖複合醣類最少，而以便利性複合食品、簡單糖類、畜禽肉類和油脂類

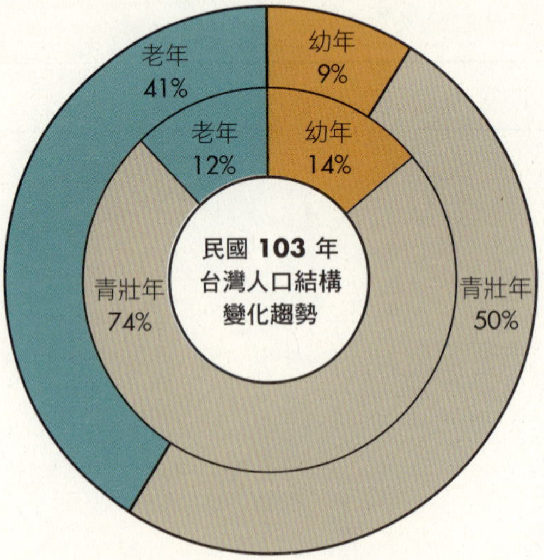

圖 TW16-1 台灣行政院人口會報推估台灣的人口結構將更趨向高齡，青壯年工作人口逐漸減少
資料來源：參見參考資料 1,2

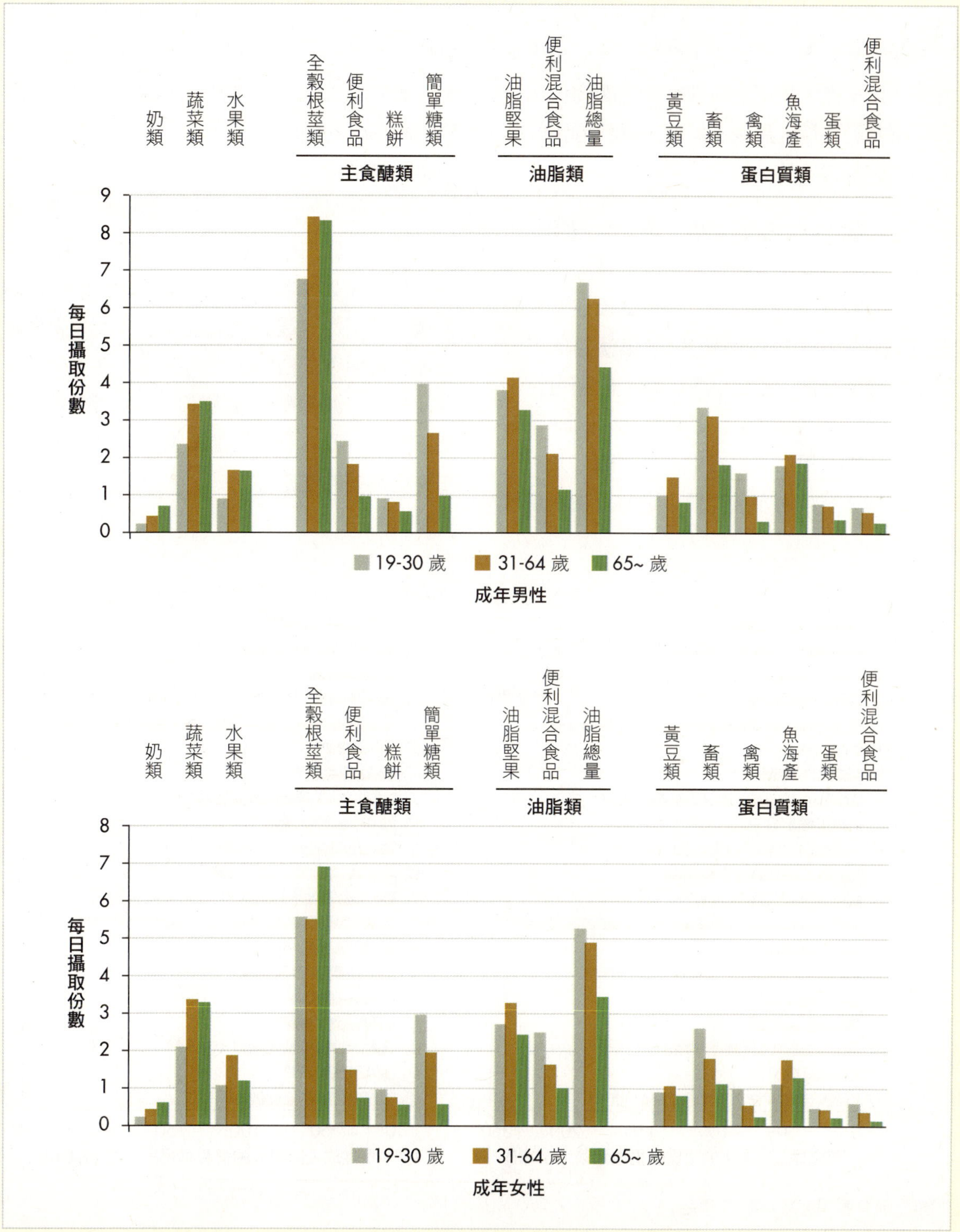

圖 TW16-2 台灣男性與女性成人每日攝取的各類食物份數因年齡而不同，老年人的選擇比年輕人健康，男女性都相同

資料來源：參見參考資料 3,4

最多。31 歲以上中老年人的飲食逐漸趨於健康，油脂和簡單糖類減少，奶類、蔬菜和水果增多，但是老人的蛋白質類攝取明顯降低，一般會認為動物性食品較不健康，矯枉過正的結果反而對健康不利。

年輕成人與老年的營養素攝取模式大致相同，但老年人普遍都攝取較少。從成年邁向老年，第一個明顯減少的營養項目是熱量攝取；年輕男女都可達到 DRI 水準，但老年就偏低了，以老年女性最低。三大熱量營養素的熱量比值差異不大（表 TW7-1），可知老人的食量普遍降低，飲食提供的營養素總量也隨著減少。

成人與老人攝取量明顯不足的營養素項目相同：鉀、鈣、鎂、鋅以及維生素 D 與 E，男性與女性也相同；以 %DRI 值比較時，老年人比成年偏低（圖 TW16-2&3）。另外還有碘輕微缺乏的問題，老人比年輕人嚴重（第九章與圖 TW9-6）。

老人非常注意控制油脂、膽固醇和鹽的攝取，因此油脂占總熱量的比例 <30%，膽固醇平均為男性 233 毫克，女性 155 毫克，鈉也明顯減少；不過，這種現象也表示老人減少食用肉類與蛋類等蛋白質完全的動物性食品，減少過度會同時減少微量礦物質與維生素之量。食鹽減少時，要注意選用加碘食鹽，以維護代謝和神經系統的健康。

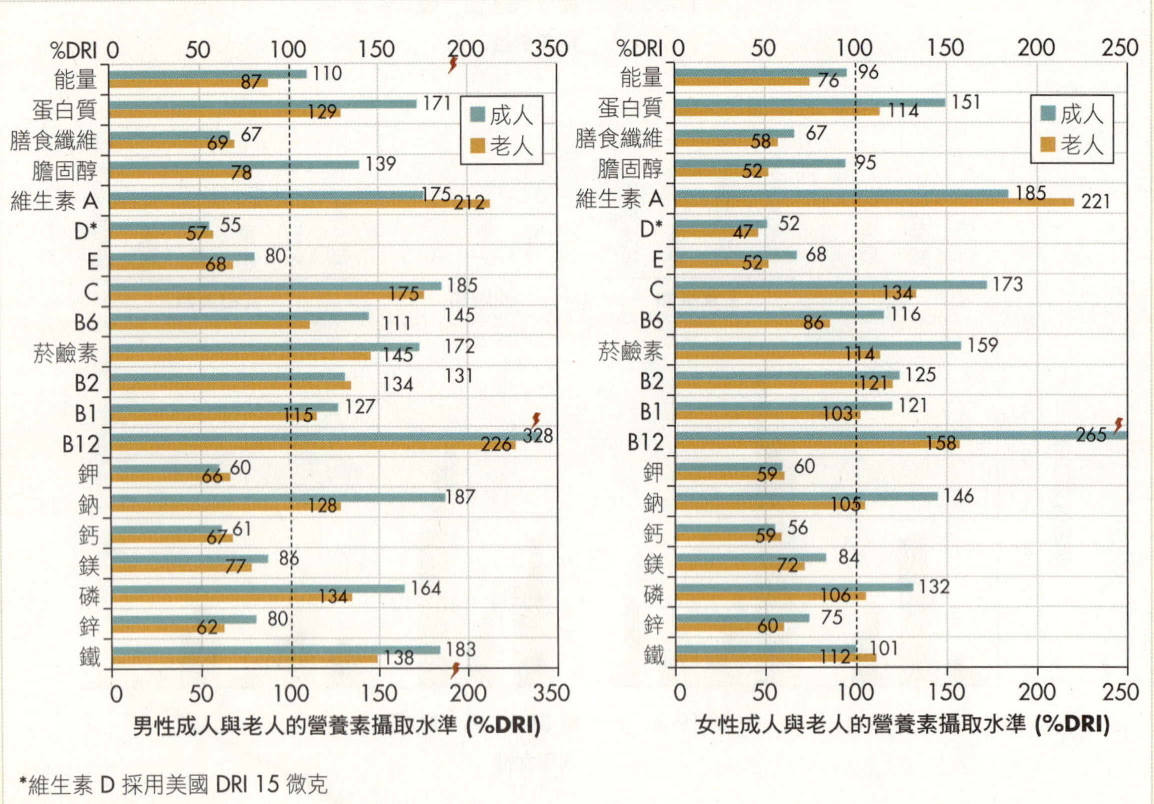

圖 TW16-3 台灣成人與老人的營養素攝取量與對 DRI 的比值，各項營養素都是老人偏低，男女性皆同，攝取不足的項目大致相同，還要加上碘不足

資料來源：參見參考資料 3,4

食慾。食慾是老人健康的關鍵因素。食慾差的老人攝取肉、魚海產、蛋類、蔬菜和水果等各類食物明顯減少；能量、蛋白質、B_1 和菸鹼素等重要營養素都低於 DRI，連醣類、鐵與磷也都減少（圖 TW16-4）。

食慾佳的老人會攝取多類的食物，獲得的營養素也多，貧血率較低，死亡風險也比較低。食慾佳的老人有多項特點和健康的生活表現：

- 教育水準和經濟能力較好
- 獨居者較少，單獨用餐者也較少
- 身體質量指數較高，手臂肌肉量較多，腕圍較大
- 每日活動量較多，日常活動力與生活機能都好
- 咀嚼能力較好，每日服藥較少
- 心智健康與一般健康狀態較優，認知功能失常者較少

參考資料：

1. 國家發展委員會人口推計。
2. 政院經濟建設委員會：中華民國 2012 年至 2060 年人口推計。2012。
3. 吳幸娟、潘文涵、葉乃華、張新儀、洪淑怡。台灣成人與老人營養素及食物攝取來源之變遷趨勢：由 NASHIT 1993~1996 到 2005~2008。
4. 國民健康署 台灣國民營養健康狀況變遷調查結果
5. Huang YC, Wahlqvist ML, Lee MS. Appetite predicts mortality in free-living older adults in association with dietary diversity. A NAHSIT cohort study. Appetite 2014; 83:89–96.

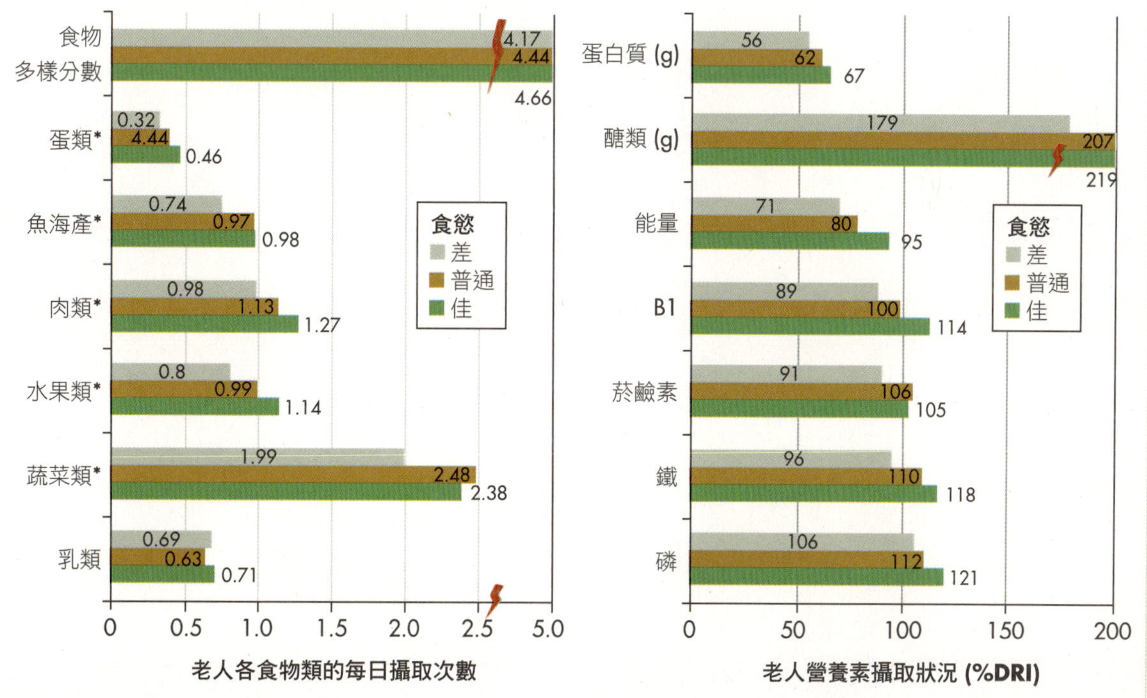

*食慾會造成顯著的影響。

圖 TW16-4　老人的食慾是營養關鍵因素，食慾好則食物攝取多樣，營養素也比較充足

資料來源：參見參考資料 5

Appendix A 食品標示所使用的「每日攝取參考值 (Daily value, DV)」

美國食品標示所使用的「每日攝取參考值」與最新的 RDA 和其它營養素標準的比較*

飲食成分	單位	4 歲以上的基準值	RDA 或其它飲食標準	
			男性19-30 歲	女性19-30 歲
總脂肪[a]	g	<65	–	–
飽和脂肪酸[a]	g	<20	–	–
蛋白質[a]	g	50	56	46
膽固醇[c]	mg	<300	–	–
碳水化合物[a]	g	300	130	130
膳食纖維	g	25	38	25
維生素 A	μg 視網醇活性當量	1000	900	700
維生素 D	IU，國際單位	400	600	600
維生素 E	IU，國際單位	30	22–33	22–33
維生素 K	μg	80	120	90
維生素 C	mg	60	90	75
葉酸	μg	400	400	400
硫胺	mg	1.5	1.2	1.1
核黃素	mg	1.7	1.3	1.1
菸鹼素	mg	20	16	14
維生素 B_6	mg	2	1.3	1.3
維生素 B_{12}	μg	6	2.4	2.4
生物素	μg	300	30	30
泛酸	mg	10	5	5
鈣	mg	1000	1000	1000
磷	mg	1000	700	700
碘	μg	150	150	150
鐵	mg	18	8	18
鎂	mg	400	400	310
銅	mg	2	0.9	0.9
鋅	mg	15	11	8
鈉[b]	mg	<2400	1500	1500
鉀[b]	mg	3500	4700	4700
氯[b]	mg	3400	2300	2300
錳	mg	2	2.3	1.8
硒	μg	70	55	55
鉻	μg	120	35	25
鉬	μg	75	45	45

縮寫：g = 公克，mg = 毫克，μg = 微克

*「每日攝取參考值」通常採用某一特定年齡層和性別的營養素建議量最高值。許多「每日攝取參考值」超過目前的營養素標準。部分原因在於此值是 1970 年代早期制定的，利用的是 1968 年公布的營養素需求估計值。「每日攝取參考值」還有待更新以反映目前的知識水平

a 這些「每日攝取參考值」根據的是 2000 大卡飲食，而非 RDA，其中 30% 的熱量來自脂肪（其中三分之一是飽和脂肪）、60% 來自碳水化合物、10% 來自蛋白質

b 鈉和氯的「每日攝取參考值」相當高，為的是讓飲食更具彈性，但超過之量並非人體健康所需

c 根據美國聯邦機構的建議量

Appendix B 糖尿病菜單設計工具

代換表和代換單位：了解糖尿病的餐點設計

合格營養師和其他糖尿病衛教師與病患密切合作，幫助病患了解飲食如何直接影響日復一日的生活品質。**食物代換表** (food lists) 是糖尿病衛教師用來幫助病患規劃自己的飲食以利血糖控制的一種方法。糖尿病人的第一批食物代換表是 50 多年前由美國營養師協會（現在的膳食營養學會）、美國糖尿病協會和美國公共衛生署共同製做的。多年來這些代換表曾經修訂以反映營養建議的進步和市面上日益增多的食物種類。最新的版本是 2014 年公布的「選擇你的食物：糖尿病的食物代換表」。

> **食物代換表 (Food lists)** 根據食物的巨量營養素組成和份量大小，將食物分類列表的系統。表中各種食物一份所含的碳水化合物、蛋白質、脂肪和能量都相近；又稱為 exchange lists。

食物代換表是根據卡路里和巨量營養素的含量，將食物的營養素成分組織成可供管理的架構。在最新版的代換表中，個別的食物被分為三大類：碳水化合物、蛋白質和油脂。每一類中則分列出巨量營養素含量類似的各種食物，諸如：各種牛奶和牛奶替代品、水果、蔬菜、澱粉、其它碳水化合物、蛋白質以及油脂。甚至還有酒精、組合食物（例如焗烤）和各種速食的代換表。在這些列表中，適當份量的各種食物可以提供同量的碳水化合物、蛋白質、油脂和能量。病患和合格營養師首先擬定符合病患能量和巨量營養素需求的飲食計劃。然後病患可以從各種表中選擇**代換單位** (choice)，代入飲食計劃中，而不必尋找或強記許多食物的營養組成。

> **代換單位 (choice)** 代換表上的食物份量大小；以前稱為 exchange。

由於食物代換表可以迅速估計任何食物或餐點的能量、碳水化合物、蛋白質和油脂含量，因此就成為非糖尿病人計劃菜單的好用工具。事實上，營養膳食學會和美國糖尿病協會曾出版了相關指南「挑選食物：供體重管理之用的食物代換表」。

表 B-1 列出每一代換表食物的基本營養素組成。個別食物的份量大小或有不同，但也列出估計值。蛋白質類和奶類中還有子類，其油脂含量不同，所提供的能量也不相同。你可以看出每種食物代換表所提供的卡路里和巨量營養素數量都與眾不同。健康飲食的規劃應該包括各代換表的食物以確保足夠的營養素。你應該仔細研究表 B-1 以熟習食物大類，代換單位（份量）的大小，以及每個代換單位所含碳水化合物、蛋白質、油脂和能量的數量。

注意食物代換表的食物大類與我的餐盤多少有點不同。對食物代換表而言，我們比較重視營養素組成和食物對血糖的影響，而非其植物來源。比方說，澱粉代換表內不只是麵包、乾麥片、熟麥片、米飯、麵食，還包括烤豆、玉米棒和馬鈴薯。雖然馬鈴薯和玉米是蔬菜，但它們的巨量營養素組成比較像麵包而不像花椰菜。此外，許多傳統上歸類為乳製品的食物，並沒有出現在牛奶和牛奶替代品的代換表中。起司反而歸屬蛋白質類，而鮮奶油和奶油乳酪歸屬油脂類。

在某些情況下，一種食物算作不只一種代換單位。在甜食和其它碳水化合物中，你會發現許多點心和調味料算是碳水化物也是油脂。食物代換表也提供使用者分析各種組合食物（例如披薩、砂鍋和濃湯）的指南。減脂／無脂食物、調味料、佐料和無糖飲料實質上是無能量食物，適量食用對能量或血糖幾乎沒什麼影響。

表 B-1 食物代換表的營養素組成（2014 年版）

食物分類	家用度量單位*	碳水化合物（公克）	蛋白質（公克）	脂肪（公克）	能量（大卡）
碳水化合物類					
澱粉（例如麵包、麥片、麵食米飯、餅乾、豆子）	1片，3/4 杯（生）或 1/2 杯（熟）	15	3	≦1[a]	80
水果		15	–	–	60
牛奶	1 塊（中或小）	12	8	0–3[a]	90
脫脂，低脂	1 杯	12	8	5	120
減脂		12	8	8	160
全脂		5	2	–	25
非澱粉質蔬菜	1 杯（生）或 1/2 杯（熟）				
甜食和其它碳水化合物	不定	15	不定	不定	不定
蛋白質類	1 盎司				
瘦		–	7	2	45
適量脂肪		–	7	5	75
高脂		–	7	8	100
植物為主		不定	7	不定	不定
油脂類	1 茶匙	–	–	5	45
酒精	不定	不定	–	–	100

*僅為估計值；精確數值參見食物代換表

[a] 以 1 公克計算

資料來源：*Choose Your Foods: Food Lists for Diabetes*, 2014 which is the basis of a meal planning system designed by a committee of the American Diabetes Association and the Academy of Nutrition and Dietetics.

利用食物代換表計劃菜單

現在讓我們利用食物代換表來計劃一日之菜單。我們的目標為 2000 大卡，55% 來自碳水化合物（1100 大卡），15% 來自蛋白質（300 大卡），30% 來自油脂（600 大卡）。它可以代換成為 2 份減脂牛奶，3 份非澱粉質蔬菜，5 份水果，11 份澱粉，4 份瘦蛋白質和 6 份油脂（表 B-2）。注意食物代換表彈性很大，此處的組合僅為一例。

表 B-2 55% 的卡路里來自碳水化合物，30% 來自油脂，還有 15% 來自蛋白質的代換模式

	大卡/日						
代換表	1200*	1600*	2000	2400	2800	3200	3600
牛奶（減脂）	2	2	2	2	2	2	2
非澱粉質蔬菜	3	3	3	4	4	4	4
水果	3	4	5	6	8	9	9
澱粉	5	8	11	13	15	18	21
蛋白質（瘦肉）	4	4	4	5	6	7	8
油脂	2	4	6	8	10	11	13

此代換模式仍可加以變化，比方說，減少牛奶而增加蛋白質

*能量為 1200 和 1600 大卡時，為了方便計劃起見，20% 的能量來自蛋白質而 50% 的能量來自碳水化合物

表 B-3 根據食物代換表計劃之一日 2000 大卡菜單實例*

早餐	
1 份減脂牛奶	1 杯減脂牛奶
2 份水果	1 杯柳橙汁
2 份澱粉	3/4 杯即食早餐麥片，1 片全麥吐司
1 份油脂	1 茶匙軟式人造奶油
午餐	
4 份澱粉	2 片全麥麵包，6 片全麥餅乾
2 份油脂	1 片培根，1 茶匙美乃滋
1 份非澱粉質蔬菜	1 片番茄
2 份水果	1 根香蕉
1 份減脂牛奶	1 杯減脂牛奶
點心	
1 份澱粉	3/4 盎司扭結餅乾
晚餐	
4 份瘦蛋白質	3/4 盎司瘦牛排（去除油脂）
2 份澱粉	1 個烤馬鈴薯（中等大小）
1 份脂肪	1 茶匙軟式人造奶油
2 份非澱粉質蔬菜	1 杯熟花椰菜
1 份水果	1 個奇異果
	咖啡（可有可無）
宵夜	
2 份澱粉	1 個貝果
2 份油脂	2 湯匙奶油起司

*本菜單目標為 2000 大卡，其中 55% 能量來自碳水化合物，15% 來自蛋白質和 30% 來自油脂。電腦分析此菜單的結果為 2040 大卡，其中 53% 能量來自碳水化合物，16% 來自蛋白質和 31% 來自油脂與目標相去不遠

表 B-3 將這些代換單位任意分配至早餐、中餐、晚餐和點心。早餐包括 1 份減脂牛奶、2 份水果、2 份澱粉和 1 份油脂；相當於 3/4 杯即食早餐麥片、1 杯減脂牛奶、1 片吐司塗 1 茶匙人造奶油和 1 杯柳橙汁。

午餐包括 2 份油脂、4 份澱粉、1 份非澱粉質蔬菜、1 份減脂牛奶和 2 份水果。相當於 2 片全麥麵包、1 片培根、1 茶匙美乃滋和 1 片番茄，換句話說，就是培根番茄三明治；你也可以再加一些萵苣（能量不計）。此外還有 1 大根香蕉（2 份水果），1 杯減脂牛奶和 6 片全麥餅乾（2.5 吋平方）。其後的點心為 1 份澱粉，亦即 3/4 盎司扭結餅乾。

晚餐包括 4 份瘦肉、1 份水果、2 份蔬菜、1 份油脂和 2 份澱粉。相當於 4 盎司烤牛排（純肉無骨）、1 個烤馬鈴薯（中等大小）塗 1 茶匙人造奶油，1 杯花椰菜和 1 個奇異果。如果喝一杯咖啡，熱量可以忽略不計。最後是 2 份澱粉和 2 份油脂的宵夜，可以轉換成 1 個貝果塗 2 湯匙奶油起司。

這份一日菜單僅是根據食物代換表所計劃的許多實例之一，蘋果汁可以取代柳橙汁，一根香蕉也可換成兩個蘋果，組合可以無限變化。注意此菜單所用的都是個別食物，比較容易計劃；不過食物代換表也列出一些普遍的組合食物可以協助你。比方說，1 杯千層麵通常提供 2 份適量油脂的肉類和 2 份碳水化合物。只要多加練習，你就可以掌握這些複雜的食物（圖 B-1）。至於目前，利用個別的食物可以使學習食物代換表更為容易。最

代換表	每日所吃總份數	每餐所吃份數		
		早餐	午餐	晚餐
牛奶和牛奶替代品				
非澱粉質蔬菜				
水果				
澱粉				
蛋白質				
油脂				

圖 B-1 在左邊的欄位中記錄你所計劃的食物代換模式。然後將代換單位分配至各餐，註明所用的食物及其份量大小

後，你可以計算表 B-3 所列的食物是否符合目標的 2000 大卡；這種練習有助於將代換單位轉變成真實的食物。

食物代換表的代換單位實例

在本節中，你只會找到包括在最新版食物代換表中許多代換單位的幾個實例。如果需要完整資料的小冊，可向膳食營養學會購買，花費不到 5 美元。

澱粉類

每份澱粉提供 15 公克碳水化合物、0-3 公克蛋白質、0-1 公克油脂，共 80 大卡。記住食物代換表中的澱粉份量大小通常比我的餐盤所建議的份量來得小。此外，油脂含量高的食物可視為 1 份澱粉加 1 或 2 份油脂。豆子、豌豆和豆莢算做 1 份澱粉加 1 份瘦蛋白質。

麵包類

份量大小	食物	份量大小	食物
1/4 個	貝果，大（約 4 盎司）	1 個	烙餅（直徑 6 吋）
1 片	麵包	1/3 個	烙餅（直徑 10 吋）
1/2 個	英式馬芬	3.25 平方吋	印度薄餅
1 個	鬆餅（直徑 4 吋）	1/2 個	漢堡麵包

麥片類

份量大小	食物	份量大小	食物
1/2 杯	熟麥片（例如燕麥片）	1/2 杯	甜麥片（例如糖霜麥片）
1/4 杯	雜糧麥片	3/4 杯	無糖即食早餐麥片
1 1/2 杯	爆麥片（例如爆米花）		

穀類

份量大小	食物	份量大小	食物
1/3 杯	米飯（例如白米飯和糙米飯）	1/2 杯	野稻，熟
1/3 杯	麵食，熟	1/3 杯	藜麥，熟

澱粉質蔬菜

份量大小	食物	份量大小	食物
1/2 杯	玉米	1/2 杯	馬鈴薯泥
1 杯	綜合蔬菜（含玉米、豌豆、胡蘿蔔）	1 杯	冬南瓜
1/2 杯	義大利麵醬	1/2 杯	番薯
3/4 個	烤馬鈴薯，大型		

餅乾類

份量大小	食物
8 片	動物餅乾
3 片 2.5 平方吋	雜糧餅乾
6 片	蘇打餅乾
6 片	奶油餅乾（算作 1 份澱粉 + 1 份油脂）
3 杯	玉米花
3/4 盎司	扭結餅乾
8 片	烤玉米片／洋芋片
13 片	玉米餅或洋芋片（算做 1 份澱粉 + 2 份油脂）

豆子、豌豆和豆莢（算作 1 份澱粉加 1 份瘦蛋白質）

份量大小	食物
1/3 杯	烤豆
1/2 杯	豆子，熟或罐頭（黑豆、鷹嘴豆、菜豆）
1/2 杯	豆莢，熟
1/2 杯	豌豆，熟（例如黑眼豆、裂莢豌豆）

水果類

每份水果提供 15 公克碳水化合物、0 公克蛋白質、0 公克油脂，共 60 大卡。一般說來，一份水果相當於 1/2 杯罐頭或冷凍水果、1 個小型水果、1/2 杯未加糖的新鮮果汁或 2 湯匙水果乾。注意你在雜貨店買的水果可能不只一個代換單位，比方說，1 根大香蕉相當於二份水果。果汁和水果乾的份量小，因為它們是碳水化合物和能量的密集來源。

水果

份量大小	食物
1 個	蘋果（約 4 盎司）
1/2 杯	蘋果泥，未加糖
1 根	香蕉（極小）
1 杯	黑莓
3/4 杯	藍莓
12 個	櫻桃
17 粒	葡萄
1 杯	哈密瓜（切塊）
1/2 杯	奇異果，切片
1 個	柳橙，中型
1/2 杯	鳳梨，罐頭
3 個	李子
1/2 杯	石榴籽
1 1/4 杯	西瓜，切塊
1 1/4 杯	草莓，整粒

果汁

份量大小	食物
1/2 杯	蘋果汁或蘋果酒
1/3 杯	葡萄汁
1/2 杯	柳橙汁
1/3 杯	李子汁

牛奶和牛奶替代品

根據油脂含量不同，牛奶和牛奶替代品分為兩個子類。所有的牛奶和優格產品提供 12 公克碳水化合物和 8 公克蛋白質，不過油脂含量從每份 0 到 8 公克不等。其它牛奶和牛奶替代品子類包括取代牛奶的食品（例如豆漿），但其營養成分與傳統的牛奶和優格稍微不同。如以下所示，這些食物被視為碳水化合物類（15 公克碳水化合物，70 大卡）和油脂類（5 公克油脂，45 大卡）的組合。請注意其它奶類替代品（例如杏仁乳）列於油脂類。

脫脂／低脂牛奶和優格（12 公克碳水化合物、8 公克蛋白質、0-3 公克油脂，共 100 大卡）

份量大小	食物
1 杯	脫脂牛奶、1% 牛奶或奶油牛奶
1/2 杯	罐頭、濃縮或脫脂牛奶
3/4 杯	優格（脫脂原味或脫脂未加糖／人工甜味劑）

減脂牛奶和優格（12 公克碳水化合物、8 公克蛋白質、5 公克油脂，共 120 大卡）

份量大小	食物
1 杯	2% 牛奶、酸奶、或酸奶酒
2/3 杯	優格（減脂，原味）

全脂牛奶和優格（12 公克碳水化合物、8 公克蛋白質、8 公克油脂，共 160 大卡）

份量大小	食物
1 杯	全脂牛奶、奶油牛奶或羊奶
1/2 杯	濃縮全脂牛奶
1 杯	優格（全脂，原味）

其它牛奶和牛奶替代品

份量大小	食物	
1/3 杯	蛋奶酒（由全脂牛奶製造）	1 份碳水化合物 + 1 份油脂
1 杯	米漿，原味，無脂	1 份碳水化合物
1 杯	米漿，調味，低脂	2 份碳水化合物
1 杯	豆漿，原味，低脂	1/2 份碳水化合物 + 1/2 份油脂
1 杯	豆漿，一般，原味	1/2 份碳水化合物 + 1 份油脂
2/3 杯	水果優格，低脂	1 份脫脂牛奶 + 1 份碳水化合物

非澱粉質蔬菜

非澱粉質蔬菜仍可提供碳水化合物，不過要比澱粉類食品來得少。一份非澱粉質蔬菜提供 5 公克碳水化合物、2 公克蛋白質、0 公克油脂，共 25 大卡。一般說來，1 個代換單位相當於 1/2 杯熟蔬菜或 1 杯生蔬菜。3 份非澱粉質蔬菜應該算作 1 份碳水化合物（15 公克碳水化合物，70 大卡），而非多份非澱粉質蔬菜。由於它們的碳水化合物含量偏低，青菜沙拉（萵苣、羅曼生菜、菊苣）可算作無熱量食物。為了符合美國飲食指引，每天必須吃各種澱粉質和非澱粉質蔬菜，因為它們分別含有不同的微量營養素和植化素。要特別留意選擇深色蔬菜，例如菠菜、胡蘿蔔和甜菜。

份量大小	食物	份量大小	食物
1/2 杯	蘆筍，熟	1 杯	黃瓜切片，生
1 杯	小胡蘿蔔，生	1/2 杯	青豆，熟
1/2 杯	甜菜，熟	1/2 杯	南瓜，熟
1/2 杯	花椰菜，熟	1/2 杯	番茄，燉煮
1/2 杯	羽衣甘藍，熟		

甜食和其它碳水化合物

這張代換表的食物或許不符合其它澱粉類的營養標準，不過它們很受歡迎，因此必須包含在飲食計劃內。甜飲料、甜點和食物中添加的甜味劑和調味料，都可以算作碳水化合物類（15 公克碳水化合物，70 大卡）和油脂類（5 公克油脂，45 大卡）的組合。

飲料、蘇打水和運動飲料

份量大小	食物	
1/2 杯	小紅莓雞尾酒	1 份碳水化合物
1 杯	水果飲料或檸檬水	2 份碳水化合物
1 罐（12 盎司）	清涼飲料，普通	2.5 份碳水化合物
1 杯	運動飲料（例如開特力）	1 份碳水化合物

布朗尼、蛋糕、甜餅乾、明膠、派餅和布丁

份量大小	食物	
1.25 吋平方	布朗尼，無糖霜	1 份碳水化合物 + 1 份油脂
1/12 個蛋糕	天使蛋糕，無糖霜	2 份碳水化合物
2 平方吋	蛋糕，糖霜	2 份碳水化合物 + 1 份油脂
2 個	巧克力豆餅乾	1 份碳水化合物 + 2 份油脂
5 個	香草威化餅	1 份碳水化合物 + 1 份油脂
1/2 杯	明膠，普通	1 份碳水化合物
1/8 個	南瓜派	1.5 份碳水化合物 + 1.5 份油脂
1/2 杯	布丁，普通，由 2% 牛奶製造	2 份碳水化合物

糖果、抹醬、甜食、甜味劑、糖漿和配料

份量大小	食物	
5 顆	巧克力糖	1 份碳水化合物 + 1 份油脂
2 湯匙	液體奶精（非牛奶）	1 份碳水化合物
1 湯匙	蜂蜜	1 份碳水化合物
1 湯匙	果醬或果凍，普通	1 份碳水化合物
1 湯匙	鬆餅糖漿，普通	1 份碳水化合物

調味料和醬汁

份量大小	食物	
2 湯匙	烤肉醬	1 份碳水化合物
1/2 杯	肉汁	1 份碳水化合物 + 1/2 份油脂
3 湯匙	沙拉醬，無脂，奶油為基質	1 份碳水化合物

甜甜圈、馬芬、糕餅和甜麵包

份量大小	食物	
1 個	糖霜甜甜圈	2 份碳水化合物 + 2 份油脂
1 個（4 盎司）	馬芬，普通	4 份碳水化合物 + 2.5 份油脂
1 個（2.5 盎司）	丹麥酥	2.5 份碳水化合物 + 2 份油脂

冰棒、冷凍甜點、冷凍優格和冰淇淋

份量大小	食物	
1 枝（3 盎司）	100% 果汁冰棒	1 份碳水化合物
1/2 杯	冰淇淋，無添加糖	1 份碳水化合物 + 1 份油脂
1/2 杯	冰淇淋，普通	1 份碳水化合物 + 2 份油脂
1/2 杯	雪泡	2 份碳水化合物
1/2 杯	希臘冷凍優格，低脂	1.5 份碳水化合物

蛋白質

蛋白質代換單位與牛奶和牛奶替代品的代換單位類似，只有油脂和碳水化合物的含量不同。瘦蛋白質（例如蛋白和去皮禽肉）提供 0 公克碳水化合物、7 公克蛋白質、2 公克油脂，共 45 大卡。適量油脂的蛋白質（例如全蛋和帶皮禽肉）提供 0 公克碳水化合物、7 公克蛋白質、5 公克油脂，共 75 大卡。高脂蛋白質（例如各種香腸和培根）提供 0 公克碳水化合物、7 公克蛋白質、8 公克油脂，共 100 大卡。植物為主的蛋白質通常含有一些碳水化合物，所以它們可算是碳水化合物／澱粉和蛋白質的組合。注意代換單位極小，一份典型的漢堡肉等於 3 或 4 份蛋白質。

瘦蛋白質（0 公克碳水化合物、7 公克蛋白質、2 公克油脂，共 45 大卡）

份量大小	食物	份量大小	食物
1 盎司	牛肉含 10% 以下的油脂（例如臀肉和沙朗）	1 盎司	瘦豬肉（例如火腿和里脊肉）
1 盎司	含 3 公克以下油脂的起司（例如無脂馬蘇里拉起司）	1 盎司	禽肉（去皮）
1 盎司	魚，非煎（例口鯰魚、鱈魚或水漬鮪魚罐頭）	1 盎司	外賣肉類含 3 公克以下油脂（例如火雞肉和火腿）
2 個	蛋白	1 盎司	貝類（例如蝦和蟹）
1 盎司	野味（例如水牛和鹿肉）		

中脂蛋白質（0 公克碳水化合物、7 公克蛋白質、5 公克油脂，共 75 大卡）

份量大小	食物	份量大小	食物
1 盎司	牛肉含 15% 以下的油脂（例如肋排和臀肉）	1 盎司	煎魚
1 盎司	含 4-7 公克油脂的起司（例如菲達和馬蘇里拉）	1 盎司	豬肉（例如肉排和肩胛肉）
1 個	蛋	1 盎司	禽肉，帶皮

高脂蛋白質（0 公克碳水化合物、7 公克蛋白質、8 公克油脂，共 100 大卡）

份量大小	食物	份量大小	食物
2 片	培根或豬肉	1 盎司	外賣肉類含 8 公克以上油脂（例如波隆那和薩拉米）
1 盎司	起司（例如美國、切達、帕米森和瑞士）	1 盎司	香腸（德國香腸和薰香腸）
1 根	熱狗		

植物為主的蛋白質

份量大小	食物	
1/3 杯	烤豆	1 份澱粉 + 1 份瘦蛋白質
1/2 杯	豆子，熟或罐頭（黑豆、菜豆和斑豆）	1 份澱粉 + 1 份瘦蛋白質
1/2 杯	毛豆，帶莢	1/2 份碳水化合物 + 1 份瘦蛋白質
1/3 杯	鷹嘴豆泥	1 份碳水化合物 + 1 份中脂蛋白質
3 盎司	黃豆漢堡肉	1/2 份碳水化合物 + 2 份瘦蛋白質
1/2 杯	豆腐	1 份中脂蛋白質

油脂

一份油脂類是 5 公克油脂，等於 45 大卡。油脂區分為不飽和油脂（主要來自植物）和飽和油脂（主要來自動物）。食物代換表按照其他健康權威的主張，建議民眾選擇不飽和油脂取代飽和油脂，並且遠離反式油脂。

不飽和油脂之單不飽和油脂（5 公克油脂，45 大卡）

份量大小	食物	份量大小	食物
1 杯	杏仁乳，未加糖	10 顆	花生
2 湯匙	酪梨	16 顆	開心果
1.5 茶匙	堅果醬（例如杏仁醬和花生醬）	1 茶匙	油（例如芥花油和橄欖油）
6 顆	杏仁		

不飽和油脂之多元不飽和油脂（5 公克油脂，45 大卡）

份量大小	食物	份量大小	食物
1 湯匙	低脂蔬菜油抹醬	1 茶匙	油（例如玉米油、紅花油或葵花油）
1 茶匙	人造奶油	2 湯匙	沙拉醬，減脂（可能含有碳水化合物）
1 湯匙	低脂美乃滋	1 湯匙	沙拉醬，普通
1 茶匙	美乃滋	1 湯匙	亞麻籽，磨碎

飽和油脂（5 公克油脂，45 大卡）

份量大小	食物	份量大小	食物
1 片	培根	1 茶匙	奶油，普通
1 湯匙	奶油，減脂	2 湯匙	椰子，切碎

低糖低脂食品

任何食品或飲料每份所含能量低於 20 大卡或碳水化合物低於 5 公克。如果每天只食用少量，這些食物對血糖控制幾乎沒有影響。有列出一人份用量的食物每天以不超過 3 份為宜。沒有列出一人份用量的食物則不必限量。然而許多低糖低脂食品含有高鈉，因此必須節制食用。

低碳水化合物食物

份量大小	食物	份量大小	食物
1 塊	糖果，硬糖或無糖		代糖
2 茶匙	果醬或果凍，淡味或無加糖	1/2 杯	生非澱粉質蔬菜（例如花椰菜、黃瓜和番茄）
	明膠，無糖	1/4 杯	熟非澱粉質蔬菜（例如胡蘿蔔、花菜和青豆）
	青菜沙拉		

減脂或無脂食物

份量大小	食物	份量大小	食物
1 湯匙	奶油起司，無脂	1 湯匙	美奶滋，無脂
4 茶匙	奶精，液體，無糖或調味	1 湯匙	沙拉醬，無脂
1 茶匙	人造奶油抹醬，減脂	2 湯匙	噴射奶油，淡味或無脂

醬料

份量大小	食物	份量大小	食物
2 茶匙	烤肉醬	1 湯匙	帕米森起司，切碎
1 湯匙	番茄醬	1.5 根	酸黃瓜（中型）
	辣椒醬	1 湯匙	醬油
	芥末醬（褐色或黃色）		

飲料／湯粉

份量大小	食物	份量大小	食物
	肉湯或清湯		咖啡，無糖或代糖
	蘇打水		水
	減肥汽水，無糖		水，調味，無糖

調味料

份量大小	食物	份量大小	食物
	大蒜，新鮮或粉末		香料
	香草，新鮮或乾燥		

混合調理食品

這些食物含有混合的食材，無法歸類在一張食物代換表。其中有許多高鈉食品。

主菜

份量大小	食物	
1 杯（8 盎司）	焗烤主菜（例如鮪魚義大利麵、千層麵或肉醬義大利麵）	2 份碳水化合物 + 2 份中脂蛋白質
1 杯（8 盎司）	燉菜（肉與蔬菜）	1 份碳水化合物 + 1份中脂蛋白質 + 0-3 份油脂

冷凍餐點／主菜

份量大小	食物	
1 份（5 盎司）	墨西哥麵餅捲（牛肉和豆泥）	3 份碳水化合物 + 1 份瘦蛋白質 + 2 份油脂
9-12 盎司	健康晚餐盒（< 400 大卡）	2-3 份碳水化合物 + 1-2 份瘦蛋白質 + 1 份油脂
1/4 片（12 吋）	薄皮肉類披薩	2 份碳水化合物 + 2 份中脂蛋白質 + 1.5 份油脂
1 份（4 1/4 盎司）	三明治	3 份碳水化合物 + 1 份瘦蛋白質 + 1-2 份油脂

即時沙拉

份量大小	食物	
1/2 杯	高麗菜絲沙拉	1 份碳水化合物 + 1.5 份油脂
1/2 杯	通心麵沙拉	2 份碳水化合物 + 3 份油脂
1/2 杯（3 1/2 盎司）	鮪魚或雞肉沙拉	1/2 份碳水化合物 + 2 份瘦蛋白質 + 1 份油脂

湯品

份量大小	食物	
1 杯（8 盎司）	豆子湯，乾豆或碗豆	1.5 份碳水化合物 + 1 份瘦蛋白質
1 杯（8 盎司）	濃湯（含牛奶）	1 份碳水化合物 + 1 份瘦蛋白質 + 1.5 份油脂
1 杯（8 盎司）	麵條湯	2 份碳水化合物 + 2 份油脂
1 杯（8 盎司）	番茄湯（清湯）	1 份碳水化合物
1 杯（8 盎司）	蔬菜肉湯（肉湯）	1 份碳水化合物 + 1 份瘦蛋白質

速食食品

主菜

份量大小	食物	
1 份（7 盎司）	雞胸肉，裹粉油炸	1 份碳水化合物 + 6 份中脂蛋白質
6 塊	雞塊或雞柳	1 份碳水化合物 + 2 份中脂蛋白質 + 1 份油脂
1 份（2 盎司）	雞翅，裹粉油炸	1/2 份碳水化合物 + 2 份中脂蛋白質
1/8 個（14 吋）	披薩，厚皮，有／無肉	2.5 份碳水化合物 + 1 份高脂蛋白質 + 1 份油脂

亞洲菜

份量大小	食物	
1 杯（6 盎司）	醬炒蔬菜豬肉	1 份碳水化合物 + 2 份瘦蛋白質 + 1 份油脂
1 個（3 盎司）	肉餡蛋捲	1.5 份碳水化合物 + 1 份瘦蛋白質 + 1.5 份油脂
1 杯	羅漢炒飯	2.5 份碳水化合物 + 2 份油脂
1 杯	撈麵或炒麵	2 份碳水化合物 + 2 份油脂

墨西哥菜

份量大小	食物	
1 個（6 盎司）	豆子起司捲餅	3.5 份碳水化合物 + 1 份份中脂蛋白質 + 1 份油脂
8 片	玉米片加起司	2.5 份碳水化合物 + 1 份高脂蛋白質 + 2 份油脂
1 個（3 盎司）	豬肉起司塔可餅	1 份碳水化合物 + 1 份中脂蛋白質 + 1/2 份油脂
1 磅	辣醬沙拉和雞肉玉米餅	3.5 份碳水化合物 + 4 份中脂蛋白質 + 3 份油脂

三明治

份量大小	食物	
1 個（4 盎司）	香腸蛋起司早餐捲餅	1.5 份碳水化合物 + 2 份高脂蛋白質
1 個（7 盎司）	烤雞三明治	3 份碳水化合物 + 4 份瘦蛋白質
1 個（5 盎司）	炸魚排三明治加起司和塔塔醬	2.5 份碳水化合物 + 2 份中脂蛋白質 + 1.5 份油脂
1 個（8 盎司）	起司堡（4 盎司）加醬料	3 份碳水化合物 + 4 份中脂蛋白質 + 2.5 份油脂
1 個（6 吋）	潛艇堡（無起司或醬料）	3 份碳水化合物 + 2 份瘦蛋白質 + 1 份油脂

副餐／開胃菜

份量大小	食物	
1 中份（5 盎司）	薯條	3.5 份碳水化合物 + 3 份油脂
8 個（5 盎司）	洋蔥圈	3.5 份碳水化合物 + 4 份油脂
1 小份	附餐沙拉（無起司、麵包丁、或沙拉醬）	2 份碳水化合物 1 份非澱粉質蔬菜

飲料和甜點

份量大小	食物	
12 液量盎司	咖啡，拿鐵，加脫脂牛奶	1 份脫脂牛奶
16 液量盎司	奶昔	7 份碳水化合物 + 4 份油脂
1 個，小型	蛋捲冰淇淋	2 份碳水化合物 + 1/2 份油脂

酒精

對糖尿病人而言，女性每日飲酒 1 杯，男性每日 2 杯，可視為健康飲食的一部分。酒精本身不會升高血糖，不過酒精飲料往往含有必須計數的碳水化合物。一份酒精提供 100 大卡。一份碳水化合物類提供 15 公克碳水化合物和 70 大卡。飲酒應佐以餐點以減少低糖血症的風險。

12 液量盎司	啤酒，普通	1 份酒精 + 1 份碳水化合物
1.5 液量盎司	蒸餾酒（例如蘭姆酒、伏特加）	1 份酒精
5 液量盎司	香檳	1 份酒精
3.5 液量盎司	餐後葡萄酒	1 份酒精 + 1 份碳水化合物

Appendix C 估計膳食攝取量與能量消耗量

雖然乍見之下好像困難重重，不過要追蹤你所吃的食物其實易如反掌。秘訣就在於吃完食物或喝完飲料之後儘快作記錄。

I. **填寫飲食記錄表**。本記錄含有空白的表格（表 C-1 為填寫範例）。如果這些資料的份量大小不符所需，不妨加以調整；比方說，你喝了 1/2 杯柳橙汁，但食物組成表只有 1 杯的數值，只要把數值減半再記錄即可。其次，為了節省時間，可將同樣的食物集中一次記錄；如果你一天喝 1 杯低脂牛奶三次，可以一次記錄為 3 杯。當你記錄飲食以供營養分析時，可參考以下的提示：

- 利用杯、茶匙、湯匙、公克、片或公分為單位（或將英制轉換成這些單位）估量和記錄所吃食物的份量。
- 記錄食物的品牌，例如「桂格即食燕麥」。
- 估量並記錄所有少量的調味食品，例如肉汁、沙拉醬、塔可醬、泡菜、果醬、糖、番茄醬和人造奶油。
- 關於飲料
  - 記錄牛奶的種類，例如全脂、脫脂、低脂、煉乳、巧克力口味或還原奶。
  - 註明果汁係新鮮、冷凍或罐裝。
  - 註明其它飲料的種類，例如水果飲料、水果口味飲料、酷愛 (Kool-Aid) 飲料，以及用水或牛奶沖泡的熱巧克力。
- 關於水果
  - 註明係新鮮、冷凍、乾燥或罐裝。
  - 如果是完整水果，記錄所吃數目和大小（例如蘋果 1 個——直徑 8 公分）。
  - 如果是加工水果，註明浸漬於水、淡糖漿或濃糖漿中。
- 關於蔬菜
  - 註明係新鮮、冷凍、乾燥或罐裝。
  - 利用杯、茶匙、湯匙、塊為單位加以記錄（例如胡蘿蔔棒——10 公分長 1 公分厚）。
  - 記錄蔬菜的準備方法。
- 關於麥片
  - 熟麥片利用湯匙或量杯加以估算（煮熟後秤量）。
  - 乾麥片利用湯匙或量杯加以估算。
  - 若有添加人造奶油、牛奶、糖、水果或其它東西，也要估量並記錄。
- 關於麵包
  - 註明係全麥、裸麥或白麵包等等。
  - 估量並記錄數目和大小（比斯吉——5 公分寬，2.5 公分厚；一片自製裸麥麵包——7.5 公分乘 10 公分，厚 0.6 公分）。
  - 三明治：列出所有成分（萵苣、美乃滋和番茄等等）。
- 關於肉類、魚類、禽肉和起司
  - 記錄肉類、魚類和禽肉煮熟後的大小（長度、寬度和厚度）或重量（例如熟漢堡肉餅——7.5 公分寬，1 公分厚）。

－記錄起司的大小（長度、寬度和厚度）或重量

－僅記錄煮熟，能吃的部分——不含留在盤中的骨頭或脂肪。

－記錄肉類、禽肉或魚類的準備方法。

• 關於蛋

－註明半熟或全熟、煎蛋、炒蛋、水煮蛋或蛋餅。

－若有添加牛奶、奶油或淋醬，也要註明種類和份量。

• 關於甜點

－註明係市售的品牌或自製。

－購買的糖果、西點和蛋糕要註明種類和大小。

－估量並記錄蛋糕、派餅和糕餅的厚度、直徑以及寬度或長度。

表 C-1　飲食記錄實例

時間	花費分鐘	M 或 S*	H[a] (0-3)	伴隨進食的活動	地點	食物與份量	他人	理由
上午 7:10	15	M	2	站立，準備午餐	廚房	柳橙汁 1 杯， Crispix 1 杯， 無脂牛奶 1/2 杯， 糖 2 茶匙 黑咖啡 1 杯	—	健康 習慣 健康 滋味 習慣
上午 10:00	4	S	1	坐著，記筆記	教室	減肥可樂 12 盎司	同學	減重
下午 12:15	40	M	2	坐著，談話	活動中心	雞肉三明治帶萵苣和美乃滋（雞肉 3 盎司、白麵包 2 片和美乃滋 2 茶匙）； 梨子 1 個， 無脂牛奶 1 杯	朋友	滋味 健康 健康
下午 2:30	10	S	1	坐著，念書	圖書館	普通可樂 12 盎司	朋友	飢餓
下午 6:30	35	M	3	坐著，談話	廚房	豬肉 1 塊， 烤馬鈴薯 1 個， 人造奶油 2 湯匙， 萵苣／番茄沙拉 1 杯， 農場沙拉醬 2 湯匙， 豌豆 1/2 杯， 全脂牛奶 1 杯， 櫻桃派 1 塊， 冰茶 12 盎司	男友	方便 健康 滋味 健康 滋味 健康 習慣 滋味 健康
下午 9:10	10	S	2	坐著，念書	客廳	蘋果，中型 1 個 水 1 杯	—	減重 減重

*M 或 S：表示正餐 (meal) 或點心 (snack)

[a]H：飢餓度（0 表示不餓；3 表示最餓）

表 C-1 飲食記錄實例（續）

時間	花費分鐘	M 或 S*	H[a] (0-3)	伴隨進食的活動	地點	食物與份量	他人	理由

*M 或 S：表示正餐 (meal) 或點心 (snack)
[a]H：飢餓度（0 表示不餓；3 表示最餓）

II. 利用你的飲食記錄填入營養素分析表。後面有空白的表格供您使用。

營養素分析實例

名稱	數量	大卡	蛋白質（公克）	碳水化合物（公克）	纖維（公克）	脂肪總量（公克）	單元不飽和脂肪（公克）	多元不飽和脂肪（公克）	飽和脂肪（公克）	膽固醇（公克）	鈣（毫克）	鐵（毫克）
蛋貝果，直徑 9 公分	1 個	180	7.45	34.7	0.748	1.00	0.286	0.400	0.171	44.0	20.0	2.10
果醬	1 湯匙	49.0	0.018	12.7	–	0.018	0.005	0.005	0.005	–	2.00	0.120
柳橙汁，新鮮或冷凍	1.5 杯	165	2.52	40.2	1.49	0.210	0.037	0.045	0.025	–	33.0	0.411
麥當勞起司堡	2 個	636	30.2	57.0	0.460	32.0	12.2	2.18	13.3	80.0	338	5.68
麥當勞薯條	1 份	220	3.00	26.1	4.19	11.5	4.37	0.570	4.61	8.57	9.10	0.605
可樂，普通	1.5 杯	151	–	38.5	–	–	–	–	–	–	9.00	0.120
烤豬腰肉，瘦	4 盎司	261	36.2	–	–	11.9	5.35	1.43	4.09	112	5.67	1.04
帶皮烤馬鈴薯	1 個	220	4.65	51.0	3.90	0.200	0.004	0.087	0.052	–	20.0	2.75
熟豌豆，冷凍	1/2 杯	63.0	4.12	11.4	3.61	0.220	0.019	0.103	0.039	–	19.0	1.25
人造奶油，80% 脂肪	20 公克	143	0.160	0.100	–	16.1	5.70	6.92	2.76	–	5.29	–
球葉萵苣，切碎	2 杯	14.6	1.13	2.34	1.68	0.212	0.008	0.112	0.028	–	21.2	0.560
法式沙拉醬	2 盎司	300	0.318	3.63	0.431	32.0	14.2	12.4	4.94	–	7.10	0.227
低脂牛奶	1 杯	121	8.12	11.7	–	4.78	1.35	0.170	2.92	22.0	297	0.120
全麥餅乾	2 個	60.0	1.04	10.8	1.40	1.46	0.600	0.400	0.400	–	6.00	0.367
總量		2584	99.0	300	17.9	112	44.1	24.8	33.4	266	792	15.4
RDA 或相關標準*		2900	58	130	38						1000	8
% 營養素需求		89	170	230	47						79	193

* 各項數值以 19 歲男性為準。注意大卡數僅為粗估。能量需求最好根據實際的能量輸出

‡ 這裡指的是真實的葉酸含量，而非膳食葉酸當量 (DFE)。如果食物添加葉酸強化，這種區別就很重要。因為添加的葉酸其吸收率是天然葉酸的兩倍，所以會比全部天然葉酸的食物容易滿足需求。營養素分析表尚未修訂以反映食物的膳食葉酸當量

營養素分析實例（續）

鎂（毫克）	磷（毫克）	鉀（毫克）	鈉（毫克）	鋅（毫克）	維生素A (RE)	維生素C（毫克）	維生素E（毫克）	硫胺素（毫克）	核黃素（毫克）	菸鹼酸（毫克）	維生素 B_6（毫克）	葉酸（微克）	維生素 B_{12}（微克）
18.0	61.0	65.0	300	0.612	7.00	–	1.80	2.58	0.197	2.40	0.030	16.3	0.065
0.720	1.00	16.0	4.00	–	0.200	0.710	0.016	0.002	0.005	0.036	0.005	2.00	–
36.0	60.0	711	3.00	0.192	28.5	145	0.714	0.300	0.060	0.075	0.165	163	
45.8	410	314	1460	5.20	134	4.10	0.560	0.600	0.480	8.66	0.230	42.0	1.82
26.7	101	564	109	0.320	5.00	12.5	0.203	0.122	0.020	2.26	0.218	19.0	0.027
3.00	46.0	4.00	15.0	0.049	–	–	–	–	–	–	–	–	–
34.0	277	476	88.2	2.54	3.15	0.454	0.405	1.30	0.350	6.28	0.535	6.77	0.839
55.0	115	844	16.0	0.650	–	26.1	0.100	0.216	0.067	3.32	0.701	22.2	–
23.0	72.0	134	70.0	0.750	53.4	7.90	0.400	0.226	0.140	1.18	0.090	46.9	–
0.467	4.06	7.54	216	0.041	199	0.028	2.19	0.002	0.006	0.004	0.002	0.211	0.017
10.1	22.4	177	10.1	0.246	37.0	4.36	0.120	0.052	0.034	0.210	0.044	62.8	–
5.81	3.63	7.03	666	0.045	0.023	–	15.9	–	–	–	0.006	–	–
33.0	232	377	122	0.963	140	2.32	0.080	0.095	0.403	0.210	0.105	12.0	0.888
6.00	20.0	36.0	86.0	0.113	–	–	–	0.020	0.030	0.600	0.011	1.80	–
298	1425	3732	3165	11.7	607	204	22.5	5.52	1.79	25.9	2.14	395	3.65
400	700	4700	1500	11	900	90	15	1.2	1.3	16	1.3	400‡	2.4
75	204	80	210	106	67	226	150	450	138	162	160	99	152

營養素分析表格

名稱	數量	大卡	蛋白質（公克）	碳水化合物（公克）	纖維（公克）	脂肪總量（公克）	單元不飽和脂肪（公克）	多元不飽和脂肪（公克）	飽和脂肪（公克）	膽固醇（公克）	鈣（毫克）	鐵（毫克）
總量												
RDA 或相關標準*												
% 營養素需求												

* 大卡數僅為粗估。能量需求最好根據實際的能量輸出

† 使用 RAE 數值

‡ 使用 DFE 數值

營養素分析表格（續）

鎂（毫克）	磷（毫克）	鉀（毫克）	鈉（毫克）	鋅（毫克）	維生素A (RE)	維生素C（毫克）	維生素E（毫克）	硫胺素（毫克）	核黃素（毫克）	菸鹼酸（毫克）	維生素 B_6（毫克）	葉酸（微克）	維生素 B_{12}（微克）

III. 總結膳食攝取量，填入列空格。

源自蛋白質、脂肪、碳水化合物、酒精卡路里的百分比。

攝取量

蛋白質 (P)：________公克/日 × 4 大卡/公克 = (P) ________大卡/日

脂肪 (F)：________公克/日 × 9 大卡/公克 = (F) ________大卡/日

碳水化合物 (C)：________公克/日 × 4 大卡/公克 = (C) ________大卡/日

酒精 (A)：(A) ________大卡/日*

卡路里總量 (T)/日 = (T) ________大卡/日

來自蛋白質的卡路里百分比：(P)/(T) × 100 = ________%

來自脂肪的卡路里百分比：(F)/(T) × 100 = ________%

來自碳水化合物的卡路里百分比：(C)/(T) × 100 = ________%

來自酒精的卡路里百分比：(A)/(T) × 100 = ________%

註：上面四個百分比加起來可能為 99、100 或 101，皆在誤差範圍內。

* 要計算飲料中有多少卡路里來自酒精，先計算有多少卡路里來自碳水化合物、脂肪和蛋白質，剩下的即為來自酒精的卡路里

IV. 利用下頁的表格再次記錄你一日的飲食，每項食品置於所屬的食物大類中，並且記下正確的份數（參見第 2 章）。例如火雞起司三明治分屬三個大類：穀類、蛋白質類和奶類。可以想見許多食物分屬不只一個大類。註明每種食物的份數。

根據健康餐盤記錄每種食物及其份數

食物或飲料	所吃數量	奶類	蛋白質類	水果類	蔬菜類	穀類	固體脂肪和添加糖*
總量							
建議份數							
超過／短缺份數							

*SoFAS: solid fats and added sugars.

V. 評估。根據我的餐盤所短缺的份數，你的營養素攝取量有何不足之處？有何方法能加以改進？

VI. 在你做飲食記錄的同一天，同時做 24 小時的活動記錄。包括睡眠、坐著、站立、走路以及任何形式的運動。利用第 7 章的表 7-5 計算這些活動所消耗的能量。如果你所從事的活動沒有列在表上，可用相似的活動代替。計算出當天所花的總卡路里，亦即把第 3 欄加總。底下為填寫範例和空白表格。

體重：70 公斤

活動	時間（小時）	能量消耗 第 1 欄 大卡/公斤/小時	第 2 欄（第 1 欄 × 小時）	第 3 欄（第 2 欄 × 體重）
快走	（60 分）1 小時	4.4	(× 1) = 4.4	(× 70) = 308

體重：　　公斤

活動	時間（小時）	能量消耗 第 1 欄 大卡/公斤/小時	第 2 欄（第 1 欄 × 小時）	第 3 欄（第 2 欄 × 體重）
總卡路里（第 3 欄全部加總）				

Appendix D 營養學中重要的化學結構

胺基酸

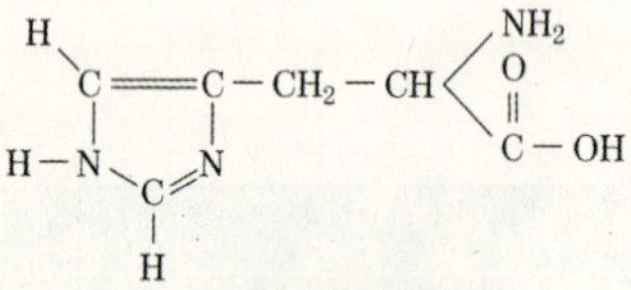
組胺酸 **(His)**
（必需）

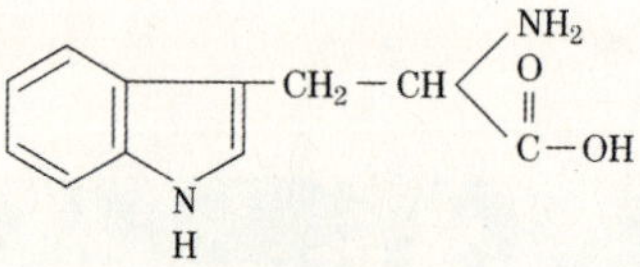
色胺酸 **(Trp)**
（必需）

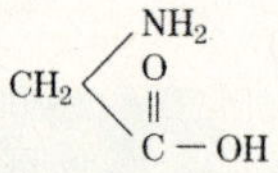
甘胺酸 **(Gly)**

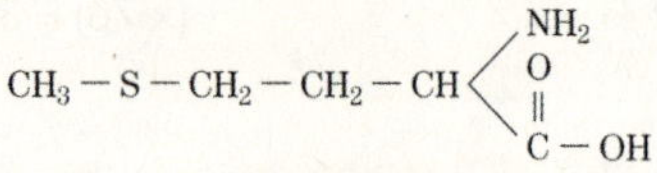
甲硫胺酸 **(Met)**
（必需）

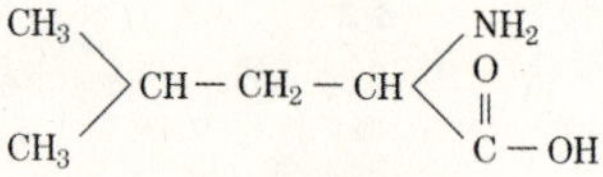
白胺酸 **(Leu)**
（必需）

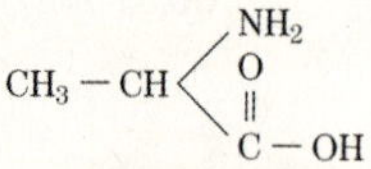
丙胺酸 **(Ala)**

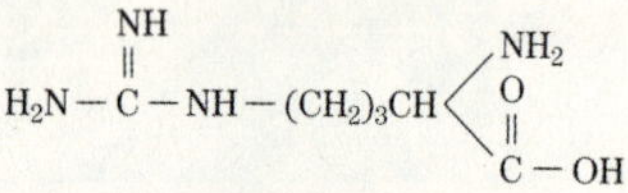
精胺酸 **(Arg)**
（嬰兒期必需）

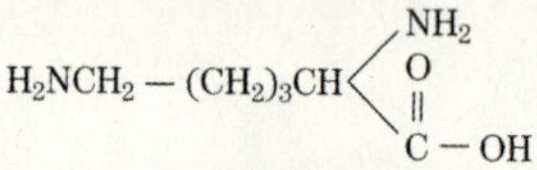
離胺酸 **(Lys)**
（必需）

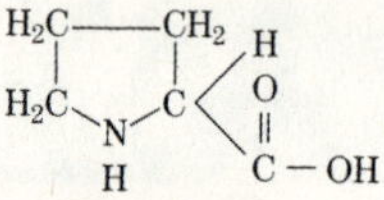
脯胺酸 **(Pro)**

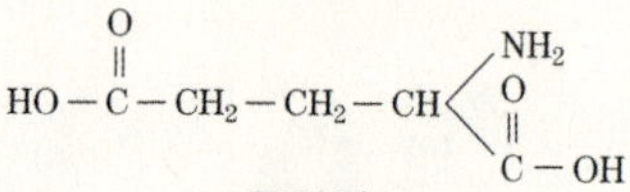
穀胺酸
（麩胺酸）**(Glu)**

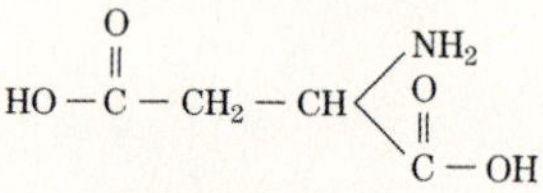
天冬胺酸 **(Asp)**

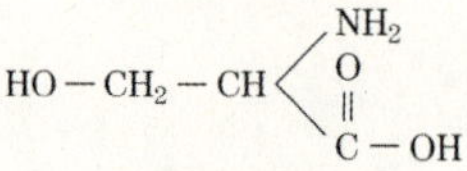
絲胺酸 **(Ser)**

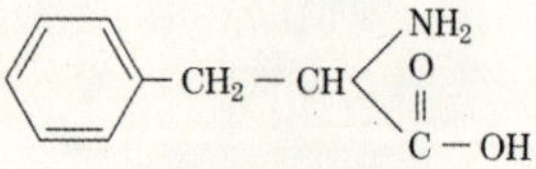
苯丙胺酸 **(Phe)**
（必需）

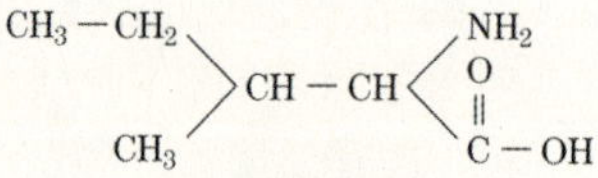
異白胺酸 **(Ile)**
（必需）

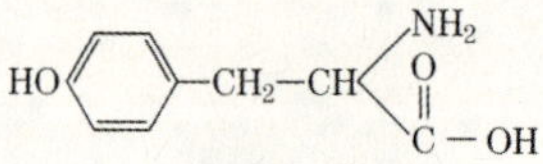
酪胺酸 **(Tyr)**

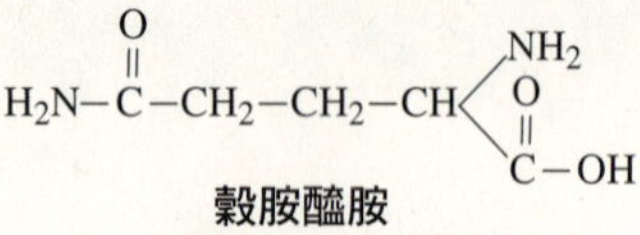
穀胺醯胺
（麩醯胺酸）**(Gln)**

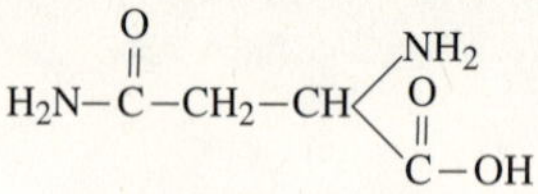
天門冬醯胺 **(Asn)**

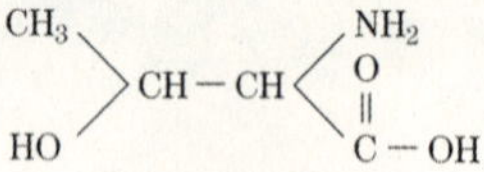
蘇胺酸 **(Thr)**
（必需）

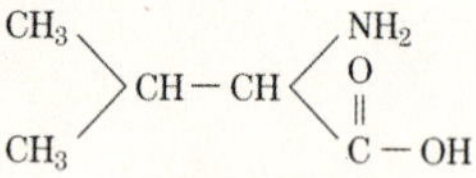
纈胺酸 **(Val)**
（必需）

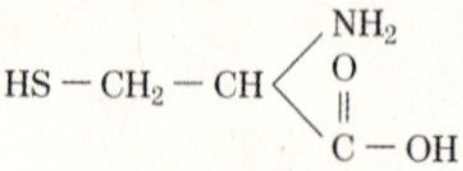
半胱胺酸 **(Cys)**

維生素

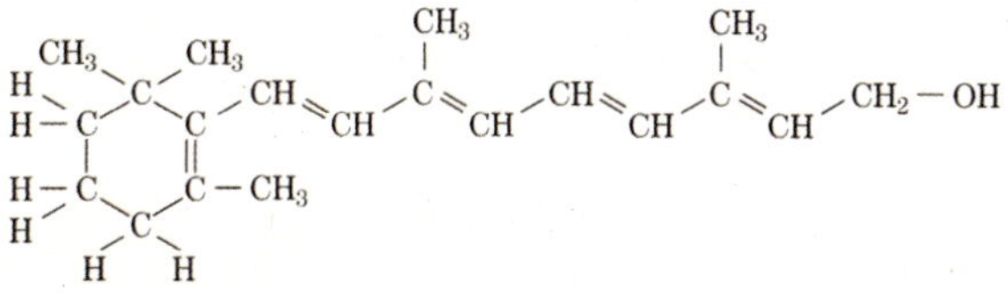

維生素 A：視網醛

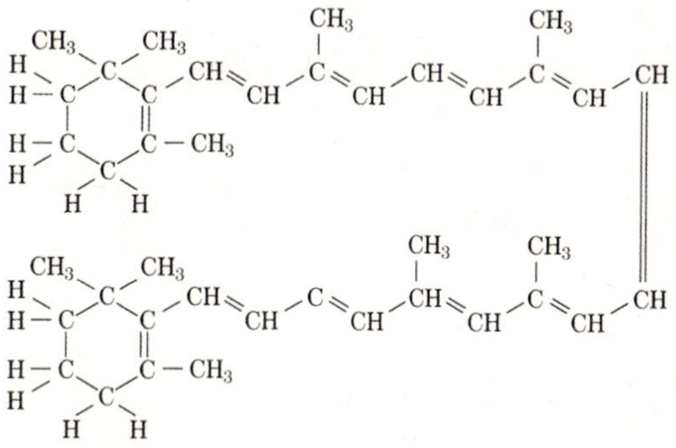

β-胡蘿蔔素

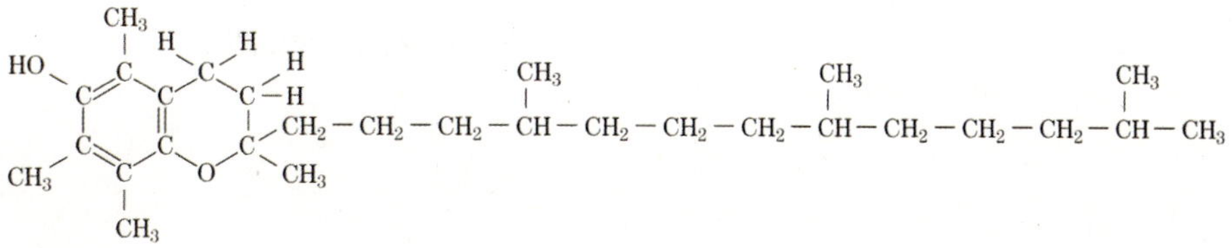

維生素 E

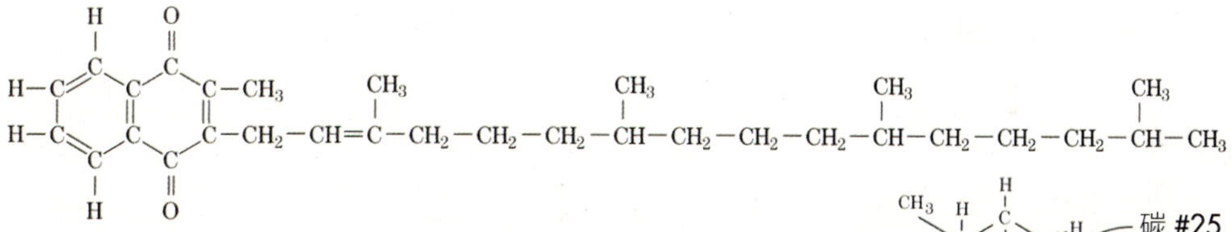

維生素 K

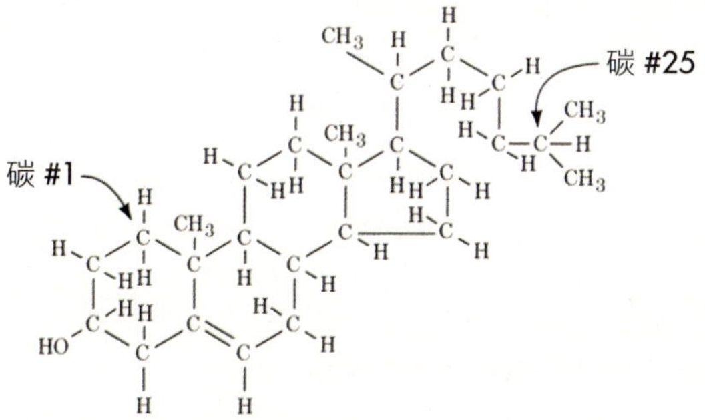

7-脫氫膽固醇

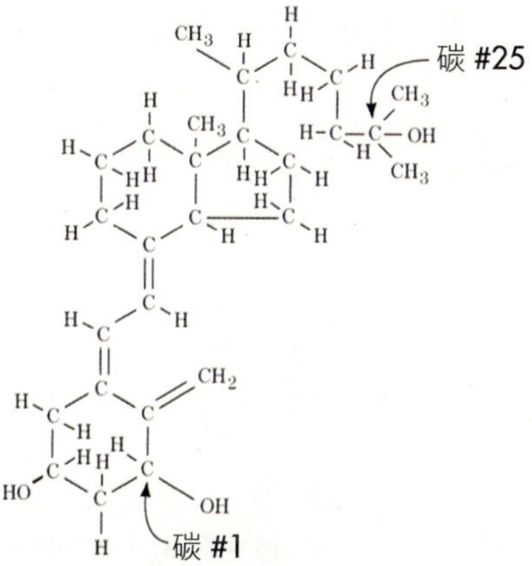

1,25-二羥基維生素 D_3（鈣三醇）

活化的維生素 D（鈣三醇）及其前體 7-脫氫膽固醇

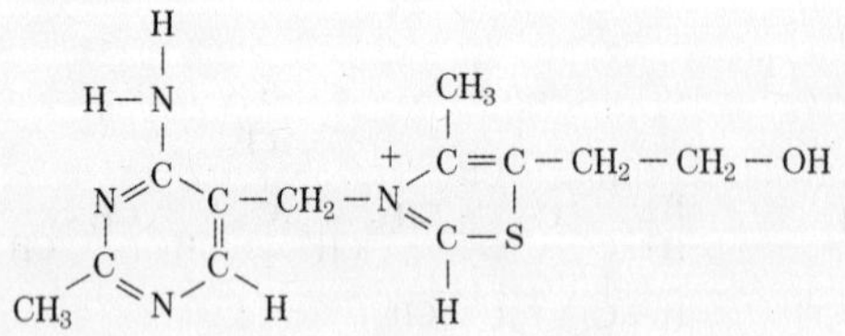

硫胺

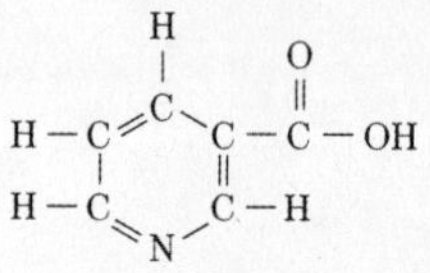

菸鹼酸

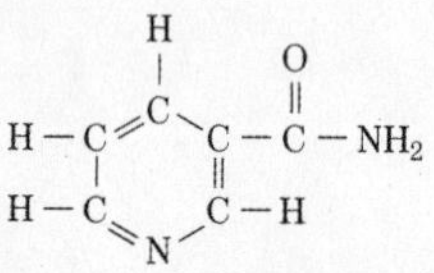

菸鹼醯胺

菸鹼素（菸鹼酸和菸鹼醯胺）

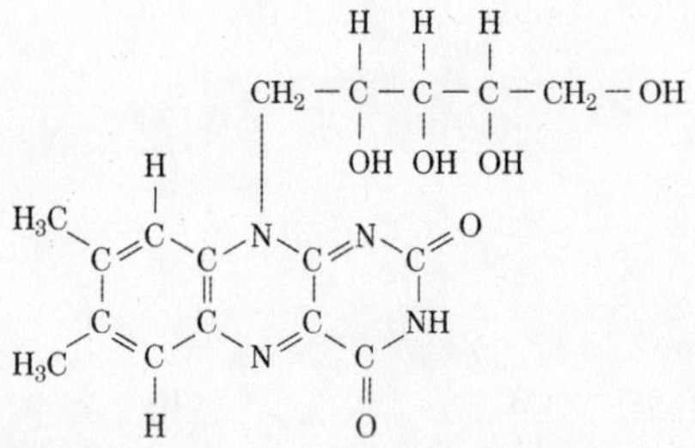

核黃素

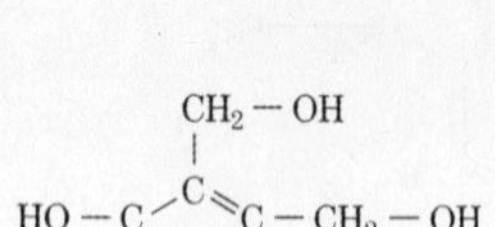

吡哆醇

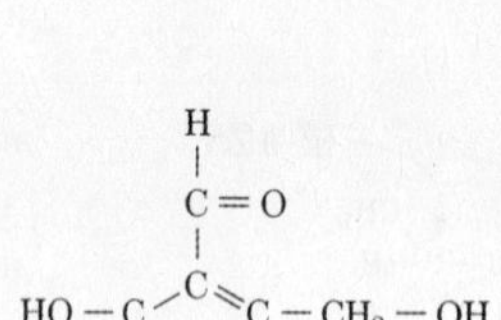

吡哆醛

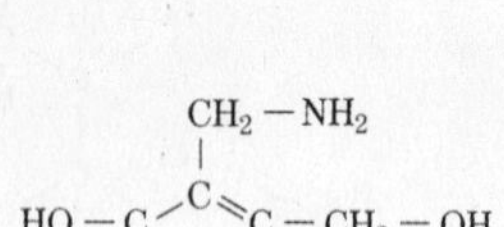

吡哆胺

維生素 B_6（吡哆醇、吡哆醛、吡哆胺三種化合物的統稱）

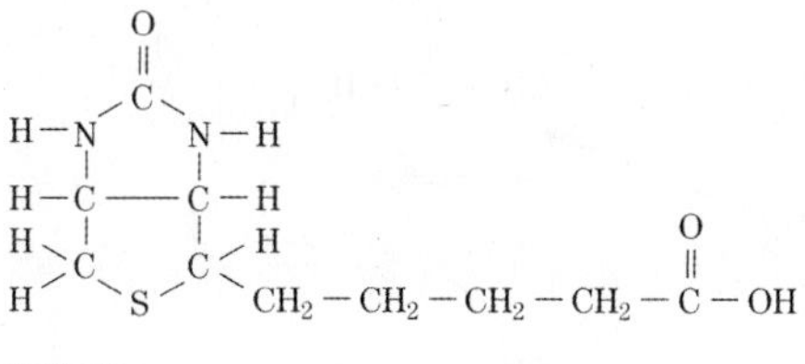

生物素

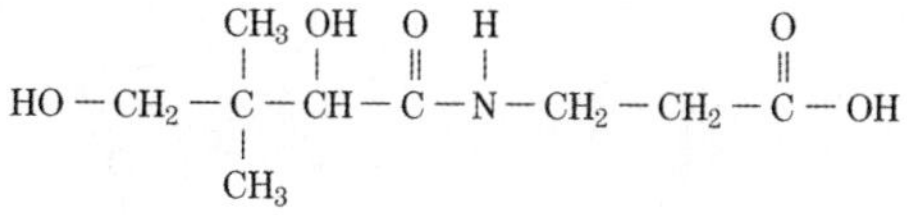

泛酸

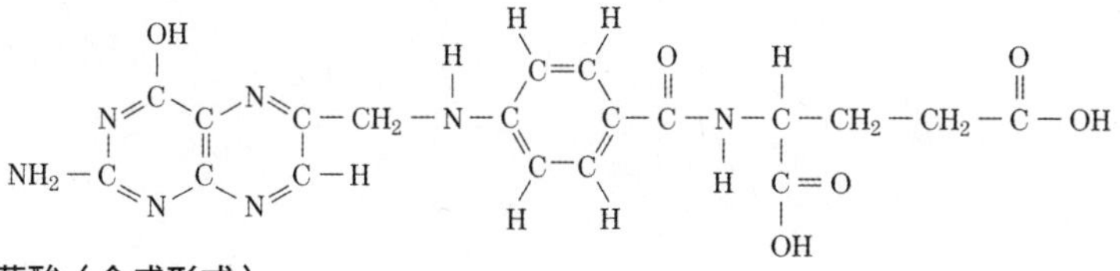

葉酸（合成形式）

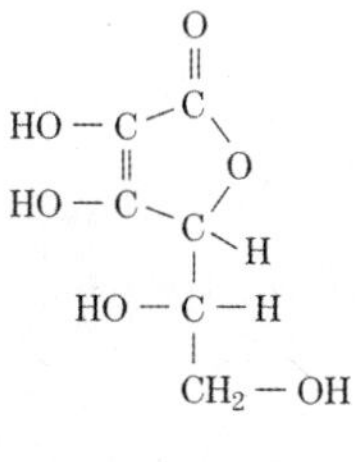

維生素 **C**（抗壞血酸）

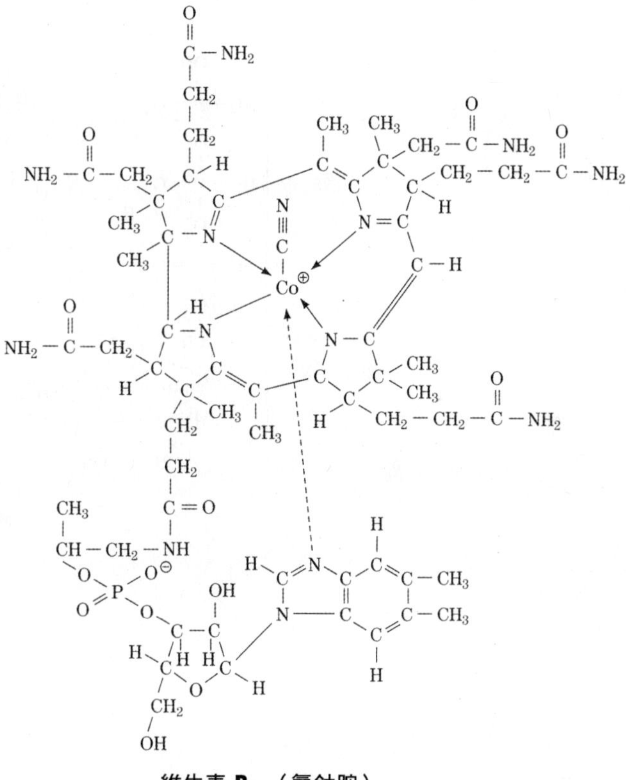

維生素 **B**$_{12}$（氰鈷胺）

圖中的箭頭表示氮的多餘電子被鈷原子吸引

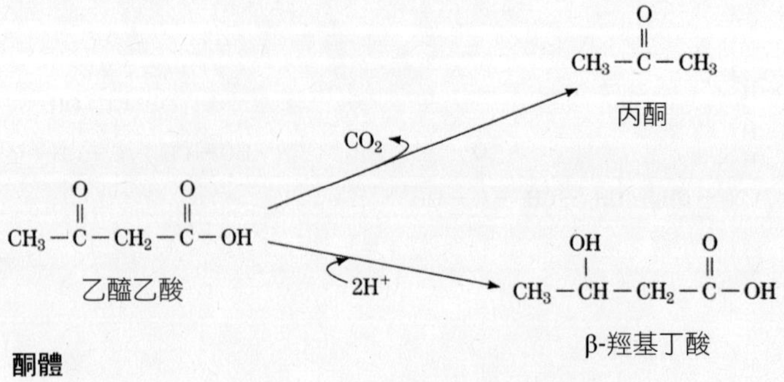

酮體

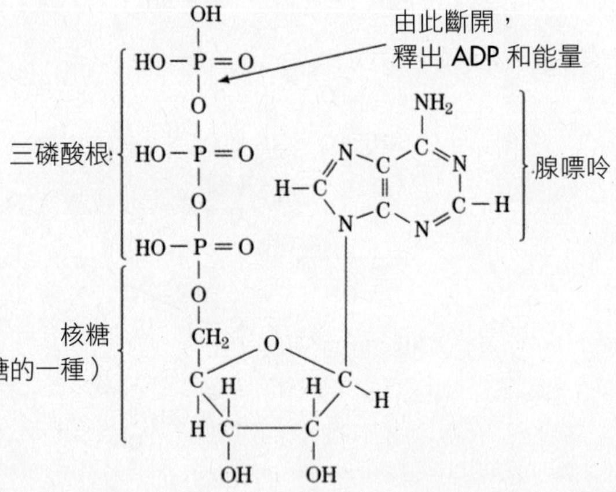

三磷酸腺苷 (ATP)

Appendix E 營養資訊來源

以下是可靠的食品營養資訊來源：

經常涵蓋營養議題的期刊

*American Family Physician**
American Journal of Clinical Nutrition
American Journal of Epidemiology
American Journal of Medicine
American Journal of Nursing
American Journal of Obstetrics and Gynecology
American Journal of Public Health
American Scientist
Annals of Internal Medicine
Annual Review of Medicine
Annual Review of Nutrition
Archives of Disease in Childhood
British Journal of Nutrition
BMJ (British Medical Journal)
Canadian Journal of Dietetic Practice and Research
Cancer
Cancer Research
Circulation
Critical Reviews in Food Science and Nutrition Diabetes
Diabetes Care
Disease-a-Month
FASEB Journal
Food and Chemical Toxicology
Food Engineering
Food Technology
Gastroenterology
Gut
International Journal of Obesity
*Journal of the American College of Nutrition**
*Journal of the Academy of Nutrition and Dietetics**
Journal of the American Geriatrics Society
JAMA (Journal of the American Medical Association)
Journal of Applied Physiology
Journal of Clinical Investigation
Journal of Food Science
Journal of Human Nutrition and Dietetics
JNCI (Journal of the National Cancer Institute)
Journal of Nutrition
*Journal of Nutrition Education and Behavior**
Journal of Nutrition in Gerontology and Geriatrics
Journal of Pediatrics
The Lancet
Mayo Clinic Proceedings
Medicine & Science in Sports & Exercise
Nature
The New England Journal of Medicine
Nutrition
Nutrition & Dietetics
Nutrition Reviews
*Nutrition in Clinical Practice**
Nutrition Today *
Obesity
Pediatrics
The Physician and Sportsmedicine
Postgraduate Medicine *
Proceedings of the Nutrition Society
Science
Science News *
Scientific American
Today's Dietitian

這些期刊大都可在大學圖書館或專題圖書館（例如健康科學圖書館）找到。目前它們多半可在線上查找。其中有些期刊是用縮寫而不是全名來排序。圖書館員可以協助你找尋這些期刊。帶有星號(*) 者對你而言可能比較有趣而且有用，因為有關營養的報導較多，而且內容較不艱深。

涵蓋營養議題的大眾雜誌

Better Homes and Gardens
Good Housekeeping
Health
Men's Health
Parents
Self

進階營養研究的教科書及其他資料

Erdman JW, MacDonald IA, Zeisel SH: *Present knowledge in nutrition*. Washington, DC: International Life Sciences and Wiley-Blackwell, 2012.

Gropper SS, Smith JL: *Advanced nutrition and human metabolism*. 6th ed. Belmont, CA: Wadsworth, Cengage, 2013.

Mahan LK, Escott-Stump S, Raymond JL: *Krause's food and the nutrition care process*, 13th ed. St. Louis: Elsevier Saunders, 2012.

Murray RK and others: *Harper's illustrated biochemistry*. 29th ed. New York: McGraw-Hill, 2012.
Ross AC and others: *Modern nutrition in health and disease*. 11th ed. Philadelphia: Lippincott, Williams & Wilkins, 2014.
Stipanuk MH, Caudill MA: *Biochemical, physiological, and molecular aspects of human nutrition*. 3rd ed. St. Louis: Philadelphia: Elsevier Saunders, 2013.

定期提供營養議題的營養相關通訊

Beef Insights
Cattlemen's Beef Board
www.beefnutrition.org
Berkeley Wellness
University of California at Berkeley
www.berkeleywellness.com
Consumer Health Digest
www.consumerhealthdigest.com
The Dairy Download
National Dairy Council
www.nationaldairycouncil.org
Environmental Nutrition
www.environmentalnutrition.com
Harvard Health Letter (and others)
Harvard Medical School
www.health.harvard.edu/newsletters
Health and Nutrition Letter
Tufts University
www.nutritionletter.tufts.edu
Mayo Clinic Health Letter
Mayo Clinic
healthletter.mayoclinic.com
Nutrition Action Healthletter
Center for Science in the Public Interest
www.cspinet.org
Nutrition Unscrambled Blog
Egg Nutrition Center
www.enc-online.org
Soy Connection
United Soybean Board
www.soyconnection.com
Women's Nutrition Connection Newsletter
Weill Cornell Medical College
www.womensnutritionconnection.com

專業機構

Academy of Nutrition and Dietetics
www.eatright.org
American Academy of Pediatrics
www.aap.org
American Cancer Society
www.cancer.org
American College of Sports Medicine
www.acsm.org
American Dental Association
www.ada.org
American Diabetes Association
www.diabetes.org
American Geriatrics Society
www.americangeriatrics.org
American Heart Association
www.americanheart.org
American Institute for Cancer Research
www.aicr.org
American Medical Association
www.ama-assn.org
American Public Health Association
www.apha.org
American Society for Nutrition
www.nutrition.org
Canadian Diabetes Association
www.diabetes.ca
Canadian Nutrition Society
www.cns-scn.ca
Dietitians of Canada
www.dietitians.ca
Environmental Working Group
www.ewg.org
Food and Nutrition Board of the Institute of Medicine
www.iom.edu/About-IOM/Leadership-Staff/Boards/Foodand-Nutrition-Board.aspx
Institute of Food Technologists
www.ift.org
National Council on Aging
www.ncoa.org
National Osteoporosis Foundation
www.nof.org
Society for Nutrition Education and Behavior
www.sneb.org

重視營養議題的專業機構

Bread for the World Institute
www.bread.org
Food Research and Action Center

frac.org
Institute for Food and Development Policy
www.foodfirst.org
La Leche League International
www.llli.org
March of Dimes
www.marchofdimes.org
National Council Against Health Fraud
www.ncahf.org
National WIC Association
www.nwica.org
Overeaters Anonymous
www.oa.org
Oxfam America
www.oxfamamerica.org

地方性營養諮詢機構

健康中心、縣市鄉鎮等地方衛生機構、私人醫療健檢機構之有證照的營養師，
公立營養推廣單位
食品、營養、家政、膳食保健等科系之教師

與營養有關或提供營養資訊的政府部門

美國

Agricultural Research Service United States Department of Agriculture
www.ars.usda.gov
Food and Drug Administration
www.fda.gov
Food Safety and Inspection Service
United States Department of Agriculture
www.fsis.usda.gov
MyPlate
www.choosemyplate.gov
National Agricultural Library
www.nal.usda.gov
National Cancer Institute
www.cancer.gov
National Center for Health Statistics
www.cdc.gov/nchs
National Heart, Lung, and Blood Institute
www.nhlbi.nih.gov
National Institute on Aging
www.nia.nih.gov
Publication.USA.gov
http://publications.usa.gov
U.S. Government Printing Office
www.gpo.gov

加拿大

Canadian Food Inspection Agency
www.inspection.gc.ca
Health Canada
www.hc-sc.gc.ca

聯合國

Food and Agriculture Organization
www.fao.org
World Health Organization
www.who.int

提供營養資訊的貿易機構和公司

Abbott Nutrition
www.abbottnutrition.com
American Institute of Baking
www.aibonline.org
American Meat Institute
www.meatami.com
Beech-Nut Nutrition
www.beechnut.com
Campbell Soup Company
www.campbellsoup.com
Dannon Company
www.dannon.com
Del Monte Foods
www.delmonte.com
DSM Nutritional Products
www.dsm.com
General Mills/Pillsbury
www.generalmills.com
Gerber Products Company
www.gerber.com
H.J. Heinz
www.heinzbaby.com
Idaho Potato Commission
www.idahopotatoes.com
Kellogg Company
www.kelloggs.com/us/
Kraft Foods Group, Inc.
www.kraftrecipes.com
Mead Johnson Nutrition
www.meadjohnson.com
National Dairy Council
www.nationaldairycouncil.org
Sunkist Growers
www.sunkist.com

Appendix F 英制公制換算和家用單位

公制英制換算

長度 Length

英制（美制）	公制
吋 (in)	= 2.54 公分，25.4 毫米
呎 (ft)	= 0.30 公尺，30.48 公分
碼 (yd)	= 0.91 公尺，91.4 公分
哩 (5280 ft)	= 1.61 公里，1609 公尺
海浬 (6077 ft)	= 1.85 公里，1850 公尺

公制	英制（美制）
毫米 (mm)	= 0.039 吋（1 角錢幣的厚度）
公分 (cm)	= 0.39 吋
公尺 (m)	= 3.28 呎，39.37 吋
公里 (km)	= 0.62 哩，1091 碼，3273 呎

重量 Weight

英制（美制）	公制
grain	= 64.80 毫克
英兩/盎司 (oz)	= 28.35 公克
英磅 (lb)	= 453.60 公克，0.45 公斤
英噸（2000 英磅）	= 0.91 公噸（907 公斤）

公制	英制（美制）
毫克 (mg)	= 0.002 grain（0.000035 英兩／盎司）
公克 (g)	= 0.04 (1/28) 英兩／盎司
公斤 (kg)	= 35.27 英兩，2.20 英磅
公噸 (1000 kg)	= 1.10 英噸

體積 Volume

英制（美制）	公制
立方吋	= 16.39 cc
立方呎	= 0.03 立方公尺
立方碼	= 0.765 立方公尺
茶匙 (tsp)	= 5 毫升
湯匙 (tbsp)	= 15 毫升
液量盎司	= 0.03 公升（30 毫升）*
杯 (c)	= 237 毫升
品脫 (pt)	= 0.47 公升
夸脫 (qt)	= 0.95 公升
加侖 (gal)	= 3.79 公升

公制	英制（美制）
毫升 (ml)	= 0.03 液量盎司
公升 (L)	= 2.12 品脫
公升	= 1.06 夸脫
公升	= 0.27 加侖

1 公升 ÷ 1000 = 1 毫升 = 1 cc（10^{-3} 公升）

1 公升 ÷ 1,000,000 = 1 微升（10^{-6} 公升）

*注意 1 ml = 1 cc

其它營養學常用的單位

單位	相當於
毫克/mg	1/1000 公克
微克/μg	1/1,000,000 公克
分公升/dl	1/10 公升（約 1/2 杯）
毫升/ml	1/1000 公升（5 ml 約 1 茶匙）
國際單位/IU	根據動物的生長速率概略估算而得的維生素活性

攝氏華氏溫度對照表

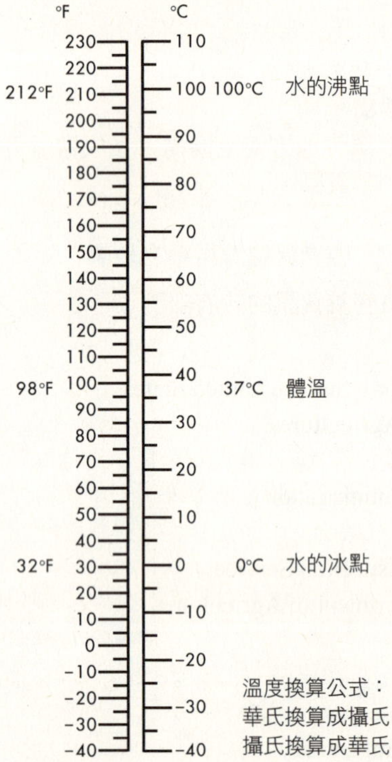

溫度換算公式：

華氏換算成攝氏 °C = (°F − 32) × 5/9

攝氏換算成華氏 °F = 9/5 (°C) + 32

家用單位

3 茶匙	= 1 湯匙	= 15 公克
4 湯匙	= 1/4 杯	= 60 公克
5⅓ 湯匙	= 1/3 杯	= 80 公克
8 湯匙	= 1/2 杯	= 120 公克
10⅔ 湯匙	= 2/3 杯	= 160 公克
16 湯匙	= 1 杯	= 240 公克
1 湯匙	= 1/2 液量盎司	= 15 毫升
1 杯	= 8 液量盎司	= 15 毫升
1 杯	= 1/2 品脫	= 240 公克
2 杯	= 1 品脫	= 480 公克
4 杯	= 1 夸脫	= 960 公克 = 1 公升
2 品脫	= 1 夸脫	= 960 公克 = 1 公升
4 夸脫	= 1 加侖	= 3840 公克 = 4 公升

Glossary 營養相關的醫學名詞

1,25-dihydroxyvitamin D_3 (calcitriol) 1,25-二羥基維生素 D_3（鈣三醇） 維生素 D 的活化形式。

7-dehydrocholesterol 7-脫氫膽固醇 皮膚中的維生素 D 前體。

25-hydroxyvitamin D_3 (calcidiol or calcifediol) 25-羥基維生素 D_3（鈣二醇或骨化二醇） 血液中的維生素 D 形式。有時簡寫成 $25(OH)D_3$。

absorption 吸收作用 物質被消化道吸收而進入血液或淋巴液的過程。

absorptive cell 吸收細胞 覆蓋在小腸絨毛表面的細胞，參與營養素的吸收。

Acceptable Daily Intake (ADI) 每日容許量 食品添加物終身食用可安全無虞的每日劑量。ADI 的單位是毫克/公斤體重/日。

acesulfame K 醋磺內酯鉀 代糖的一種，比蔗糖甜 200 倍，但不含能量。

acetaldehyde dehydrogenase 乙醛脫氫酶 乙醇代謝所使用的酵素，最終把乙醛轉變成二氧化碳和水。

acquired immunodeficiency syndrome (AIDS) 後天性免疫不全症候群 人類免疫不全病毒 (HIV) 感染免疫系統的特定細胞所造成的疾病。患者免疫功能降低，因而對許多致病因子毫無抵抗力，往往導致患者死亡。

adaptive thermogenesis 適應性生熱作用 這個名詞涵蓋人類在極小範圍內調節體溫的能力，兩個明顯的例子就是坐立不安和寒冷時顫抖。

added sugars 添加糖 在食品加工或製備過程中加入的糖或糖漿。

additives 添加物 添加到食品中的物質，無論有意或無意。

adenosine diphosphate (ADP) 雙磷酸腺苷 ATP 的分解產物。利用來自飲食的能量和磷酸根，可合成 ATP。

adenosine triphosphate (ATP) 三磷酸腺苷 細胞的主要能量貨幣。ATP 可以用在推動離子泵、酵素活化和肌肉收縮等各方面。

Adequate Intake (AI) 足夠攝取量 因為資訊不足而無法制定 RDA 的營養素以此代之。這是針對某一健康人群的營養素攝取，以觀察或實驗的方法估算出來的標準。沒有 RDA 可用時就用 AI。

adjustable gastric banding 可調節胃束帶手術 限制型手術，從食道到胃的開口用一條中空的胃束帶縮減。

aerobic 有氧的 需要氧氣。

aging 老化 成年期身體與生理的結構和功能隨著時間而逐漸發生的變化。

air displacement 體積描記法 在密閉艙中測量人體所排除的空氣，藉以估算人體組成。

alcohol dehydrogenase 酒精脫氫酶 酒精（乙醇）代謝所使用的酵素，把酒精轉變成乙醛。

alcohol 酒精（乙醇） 酒精飲料中的化合物 CH_3CH_2OH。

alcohol use disorder 飲酒失調 心理疾病的一種，其特徵為造成重大障礙或痛苦的不良飲酒模式。

aldosterone 醛固酮 血液容積減少時腎上腺分泌的荷爾蒙，作用在腎臟上，會促使腎臟保留鈉（因而保留了水分），以增加血液容積。

allergen 過敏原 會引發免疫系統製造過多抗體的外來蛋白質（或抗原）。往後再接觸到同樣蛋白質就會出現過敏症狀。所有的過敏原都是抗原，但不是所有的抗原都是過敏原。

allergy 過敏 人體偵測到外來蛋白質（抗原）而產生抗體的過度敏感的免疫反應。

alpha-linolenic acid α-次亞麻油酸 ω-3 必需脂肪酸，含有 18 個碳和 3 個雙鍵。

amino acid 胺基酸 構成蛋白質的基本單元，以碳原子為中心，連結一個氮原子和其它原子。

amphetamine 安非他命 會刺激中樞神經系統的一類藥物，對人體有副作用。濫用安非他命會造成肉體與心理的上癮。

amylase 澱粉酶 唾液腺或胰臟分泌的澱粉分解酵素。

amylopectin 支鏈澱粉 由許多葡萄糖結合而成的支鏈形式的澱粉。

amylose 直鏈澱粉 由許多葡萄糖結合而成的直鏈形式的澱粉。

anaerobic 無氧的 不需要氧氣。

anal sphincters 肛門括約肌 有內外二層，可控制排便。

anaphylaxis 過敏性休克 嚴重的過敏反應，導致血壓降低，呼吸困難，可能致命。

anemia 貧血 血液攜氧能力不足，原因有多種，例如缺鐵或失血。

anencephaly 無腦畸形 嚴重的先天缺陷，缺乏部分或全部的腦與頭骨。

angiotensin 血管張力素 肝臟製造的荷爾蒙，由腎臟釋出的酵素活化。它刺激腎上腺合成醛固酮並且指示腎臟保留鈉（因而保留水分）。這兩種作用會增加血液量。

animal model 動物模式 用實驗動物模擬人類的疾病而加以研究。如此可以增進對人類疾病的了解。

anorexia nervosa 厭食症 飲食失調的一種，乃是心理上喪失或排斥胃口以及自願挨餓，通常與青春期的各種社會壓力和扭曲的身體形象有關。

anthropometric assessment 人體測量 有關身高、體重、圍長和身體部位厚度的測量。

antibody 抗體 血液中的蛋白質，可與人體的外來蛋白質結合，有助於感染的預防和控制。又稱「免疫球蛋白」。

antidiuretic hormone 抗利尿激素 血液濃度偏高時腦下垂體分泌的激素，會抑制腎臟排泄水分，因而增加血液容積。

antigen 抗原 任何外來物質（通常是大分子）經過一段潛伏期後，引起敏感狀態和／或對微生物或毒物的抗性；會刺激免疫系統的某一特定反應的物質。

antioxidant 抗氧化劑 可中斷氧化劑（搜尋電子的物質）的破壞作用，防止食品或人體中的物質（尤其是油脂）分解。

anus 肛門 消化道的最末端，糞便的出口。

appetite 胃口 驅使我們覓食的主要心理（外在）本能，往往與飢餓無關。

arachidonic acid 花生四烯酸 由亞麻油酸製造的二十碳的 ω6 脂肪酸，含有四個碳-碳雙鍵。

artery 動脈 將血液帶離心臟的血管。

aseptic processing 無菌包裝 食物與容器同時進行消毒的方法，以這種方法處理的牛奶可以在室溫下保存。

aspartame 阿斯巴甜 由兩種胺基酸和甲醇合成的代糖，比蔗糖甜 200 倍。

atherosclerosis 動脈硬化 動脈（包括環繞心臟的動脈）內積聚脂肪物質（斑塊）。

atopic desease 異位性疾病 對環境過敏源不當的免疫反應而導致的疾病，例如氣喘、過敏性鼻炎、食物過敏或濕疹。

atypical anorexia nervosa 非典型厭食症 這種飲食失調符合厭食症大部分的診斷標準，唯獨體重仍在正常範圍。

avoidant/restrictive food intake disorder 避食/限食失調 飲食失調的一種，患者無法滿足能量／營養素需求而造成體重大幅降低或需要管餵／靜脈營養；並非由於食物不足、疾病或另一種飲食失調所引起。

bacteria 細菌 單細胞微生物，有的會製造毒素使人生病。它們只有一條染色體，並且缺乏許多人類細胞才有的胞器。有的不需氧氣，並能藉著孢子 (spores) 而存活。

bariatrics 肥胖病學 治療肥胖的醫學專業。

basal metabolism 基礎代謝 人在禁食的情況下，處於溫暖、安靜的環境中，保持清醒的休息狀態下的最低能量需求。男性約每小時每公斤體重 1 大卡，女性約每小時每公斤體重 0.9 大卡，這個數值常叫作「基礎代謝率」。

benign 良性 指不會擴散的腫瘤。

beriberi 腳氣病 由於缺乏硫胺而引起的疾病，症狀有肌肉衰弱、失去胃口、神經退化、有時還會水腫。

BHA, BHT 丁羥甲醚，丁羥甲苯 兩種常見的合成抗氧化劑，食品添加物的一種。

bile 膽汁 肝臟分泌的物質，儲存在膽囊裡，由膽管注入十二指腸。可協助脂肪的消化和吸收。

binge drinking 暴飲 在 2 小時內所喝的酒使血液酒精濃度超過 0.08 毫克/分公升；男性一口氣喝 5 杯（或以上）/女性一口氣喝 4 杯（或以上）。

binge eating 暴食 在短時間內（例如 2 小時）吃下極為大量的食物。

binge-eating disorder 劇食症 飲食失調的一種，特徵是反覆出現的暴飲暴食，與重大挫折和行為失控相關，不過沒有為防止增重的不當補償行為。

bioavailability 生體可用率 我們所吃的營養素能被身體吸收和利用的程度。

biochemical assessment 生化評估 評估與營養素功能相關的生化功能（例如血液或尿液中的營養素副產物或酵素活性）。

bioelectrical impedance 生物電阻法 利用低能量電流估計體脂肪的方法。脂肪儲存量越大，電阻就越大。

biological pest management 生物蟲害控制 利用天然的肉食動物、寄生蟲、病原體控制農作物的蟲害。比方說，利用瓢蟲控制蚜蟲侵襲。

biotechnology 生物技術 利用生物系統改變（最好是改進）植物、動物和其它生物特性的各種技術。

bisphosphonates 雙磷酸鹽 主要由碳和磷組成的化合物，會和骨骼礦物質結合，因而減少骨骼的破壞。

body mass index (BMI) 身體質量指數 體重（公斤）除以身高（公尺）的平方；≥ 25 表示過重而 ≥ 30 表示肥胖。

bolus 食糰 適於吞嚥的食物團塊。

bomb calorimeter 彈卡計 測量食物所含能量的儀器。

bond 鍵 兩個原子間共享電子而結合在一起。

branched-chain amino acids 支鏈胺基酸 具有支鏈碳架的胺基酸；必需胺基酸之纈胺酸、白胺酸、異白胺酸皆屬之。

brown adipose tissue 褐脂組織 特化的脂肪組織，可代謝能量營養素產生大量的熱能，但不會提供許多有用的能量供人體使用。未使用的能量皆以熱能的形式釋出。

buffers 緩衝物質 能使溶液抗拒酸鹼變化的化合物。

bulimia nervosa 暴食症 飲食失調的一種，乃是一次吃進大量食物，然後藉嘔吐或濫用瀉藥、利尿劑或灌腸劑等方式掏空身體。其它對抗過量卡路里的方式是禁食與過度的運動。

capillary 微血管 連接小動脈與小靜脈的微小血管，是身體細胞和血液交換營養素、氧氣和廢物的場所。

capillary bed 微血管床 在動脈和靜脈循環匯合處的微小血管（約一個細胞的厚度）。身體細胞和血液之間的氣體和營養素交換在此進行。

carbohydrate 碳水化合物 含有碳、氫、氧原子的化合物。糖、澱粉和纖維都屬於碳水化合物。

carbohydrate loading 碳水化合物增補法 為了增加肌肉肝醣的存量，在比賽前 6 天開始逐日降低運動的持續時間，並增加碳水化合物的攝取量。

carbon skeleton 碳架 胺基酸移除胺基 ($-NH_2$) 之後剩下的構造。

cardiovascular system 心血管系統 由心臟、血管、血液構成的身體系統，運送營養素、廢物、氣體、荷爾蒙至人體各部位、對免疫反應和體溫調節扮演重要色。

carotenoids 類胡蘿蔔素 蔬果中的色素，其顏色範圍由黃到橙到紅色，有的能用來製造維生素 A。

case-control study 病例對照研究 把有某種疾病（例如肺癌）的群體，和沒有這種疾病的群體加以比較。

celiac disease 麩質不耐症 有麩質不耐遺傳傾向的人接觸麩質而產生的自體免疫疾病。

cell nucleus 細胞核 內含染色體的胞器，具有雙層的核膜。染色體含有蛋白質合成與細胞複製的基因資訊。

cell 細胞 植物和動物的結構基礎。細胞有能力從環境擷取化合物，並且把化合物排泄到環境中。

cell differentiation 細胞分化 尚未特化的細胞轉變成特化細胞的過程，例如骨髓中的幹細胞變成紅血球和白血球。

cellulose 纖維素 葡萄糖分子以 β 鍵結合而成的直鏈多醣類，人體無法消化；不溶纖維的一部分。

cerebrovascular accident (CVA) 腦血管意外 又叫作中風。腦血管阻塞而造成部分腦組織壞死。

ceruloplasmin 銅藍蛋白 血液中的含銅蛋白質，其功能為運送鐵質。

chain-breaking 中斷連鎖 打斷刺激吃喝的兩種（或以上）行為之間的關係，例如邊看電視邊吃零食。

chemical reaction 化學反應 兩種反應物互相作用且均發生變化。

cholesterol 膽固醇 所有人體細胞都有的蠟狀脂質，含有多環結構。膳食膽固醇只存在動物食品中。

chromosome 染色體 一條大 DNA 分子與蛋白質結合而成，含有許多基因；可儲存與傳遞基因資訊。

chylomicron 乳糜微粒 由飲食中的脂肪與蛋白質、磷脂質和膽固醇組合的外殼構成的脂蛋白。乳糜微粒在小腸的吸收細胞內合成，經由淋巴系統進入血液。

chime 食糜 胃分泌物和半消化食物的混合物。

cirrhosis 肝硬化 肝細胞失去功能，由結締組織所代替。任何毒害肝臟的物質都會導致肝硬化。最常見的原因是長期酗酒。接觸某些工業化合物也會造成肝硬化。

cis fatty acid 反式脂肪酸 不飽和脂肪酸的碳-碳雙鍵兩邊的氫位於同一側。

clinical assessment 臨床評估 飲食相關疾病的身體證據。這種評估的重點在皮膚、眼睛、舌頭的外觀；大量掉髮的現象；觸覺；咳嗽與步行的能力。

coenzyme 輔酶 與未活化的酵素結合的化合物（例如水溶性維生素），形成具催化作用的活化酵素。輔酶以此方式協助酵素發揮功能。

cognitive behavior therapy 認知行為療法 心理療法的一種，能改變患者對飲食、體重和相關議題的看法。它協助患者探討新的思維方式，並且付諸實行。患者得以利用新的方法控制異常的飲食行為和生活上的壓力。

cognitive restructuring 認知重建 改變一個人對進食的認知架構－例如，改變藉口工作勞累而大吃大喝，代之以偕友輕鬆散步。

colostrum 初乳 懷孕後期與分娩最初數天，乳房首先分泌的液體，富含免疫因子與蛋白質。

community-supported agriculture 社區農業方案 社區的耕種者和消費者為了互相支持和分享糧食生產的風險和效益而成立農場，通常每週運送或採收蔬果，有時也包括乳製品和肉類。

compensatory behaviors 補償行為 為了擺脫暴食帶來的過量卡路里和／或內疚／焦慮而採取的行為，例如催吐、濫用瀉劑或過度運動。

complementary protein 互補蛋白質 兩種蛋白質互相補足所缺乏的必需胺基酸而成為高品質蛋白質。

complex carbohydrate 複合醣類 由許多單醣分子組成的碳水化合物，例如肝醣、澱粉和纖維。

compression of morbidity 壓縮罹病率 延緩慢性病造成失能的發生時間。

conditionally essential amino acids 條件性必需胺基酸 如果攝取量不足就必須由必需胺基酸製造的胺基酸。

congential hypothyroidism 先天甲狀腺功能低下 由於母體在懷孕期間攝取的碘不足，造成胎兒期及往後的身體生長與心智發展受阻。過去稱為呆小症。

congenital lactase deficiency 先天乳糖酶缺乏症 無法製造乳糖酶的先天缺陷，出生後就必須吃無乳糖飲食。

connective tissue 結締組織 把體內不同結構連結在一起的蛋白質組織。像肌腱和軟骨也是由結締組織構成。它也構成骨骼的一部分，並形成動脈和靜脈的非肌肉結構。

contingency management 危機管理 擬定行動計劃以應付可能過食的情況，例如在派對中，點心就在伸手可及之處。

control group 控制組 實驗中用來對照的組別，受試者沒有接受所測試的療法。

cortical bone 皮質骨 覆蓋海綿骨外層的緻密骨骼，也叫作緻密骨。

creatine 肌酸 肌肉細胞中的有機（亦即含碳）分子，是高能化合物磷酸肌酸的成分，能用來使 ADP 形成 ATP。

cytoplasm 細胞質 細胞內的液體和胞器（細胞核除外）。

Delaney Clause 迪藍尼條款 1958 年美國純粹食品藥物法的食品添加物修正案，禁止有意（直接）在食物中添加會在實驗動物或人體實驗致癌的化合物。

dementia 失智症 心智功能衰退或永久喪失。

denaturation 變性 由於加熱、酵素、酸性或鹼性溶液、或是震盪，而改變了蛋白質的三級結構。

dental caries 齲齒 細菌把糖代謝成酸，因而腐蝕了牙齒的表面。

deoxyribonucleic acid (DNA) 去氧核糖核酸 細胞內諸存遺傳訊息的成分；DNA 控制細胞蛋白質的合成。

diastolic blood pressure 舒張壓 心臟兩次搏動之間動脈所受到的壓力。

dietary assessment 膳食評估 評估個人日常的食物選擇，主要依據平常的飲食或前一日的飲食記錄。

dietary fiber 膳食纖維 食物中天然存在的纖維。

Dietary Guidelines for Americans 美國人的飲食指標 美國農業部和衛生福利部共同制定的飲食計劃和營養攝取的目標。

Dietary Reference Intakes (DRIs) 膳食營養素參考攝取量 這個名詞包括了國家科學院的食品營養委員會制定的最新營養素攝取建議，包括 RDA、AI、EER 和 UL 等。

digestion 消化作用 食物中的大分子經由化學和機械方法分解成腸壁可以吸收的小分子的過程。

digestion system 消化系統 身體系統包括消化道及其附屬結構，例如肝臟、膽囊、胰臟。此系統執行營養素機械性與化學性的消化和吸收過程，並排除糞便。

diglyceride 雙酸甘油酯 三酸甘油酯的分解產物，由甘油骨架和兩個脂肪酸結合而成。

direct calorimetry 直接測卡法 測量人體的散熱量以估算人體所消耗的能量，通常使用絕緣的小房間。

disaccharide 雙醣類 糖的一種，兩個單醣以化學鍵結合而形成。

disordered eating 飲食異常 由於壓力、疾病，或是為了達到健康或外表的目的，暫時而輕微的改變飲食模式。

diuretic 利尿劑 可促進排尿的物質。

diverticula 憩室 大腸外壁突出的小囊。

diverticulitis 憩室炎 憩室內細菌代謝產生酸而造成的發炎。

diverticulosis 憩室症 大腸上有很多憩室的症狀。

docosahexaenoic acid (DHA) 二十二碳六烯酸 含有 22 個碳和 6 個碳-碳雙鍵的 ω-3 脂肪酸。魚油富含 DHA，但人體也能自 α-次亞麻油酸慢慢合成。視網膜和腦都含有 DHA。

double-blind study 雙盲研究 實驗的受試者和研究者都不知道各個受試者被指派的組別（試驗或安慰劑），也不知道實驗的結果，而由獨立的第三者負責管理實驗的規則和結果，直到實驗結束為止。

dual energy X-Ray absorption (DXEA) 雙 X 光骨密度測量法 利用少量 X 光測量骨密度的高度精確的方法。

duodenum 十二指腸 小腸前段，接收胃的食糜和胰臟與膽囊的消化液。此處進行大部分的化學性消化作用，長度大約 25 公分。

early childhood caries 兒童早發性蛀牙 兒童睡覺時口含奶瓶，使果汁或配方（甚至母乳）浸泡牙齒而造成蛀牙。蛀蝕的大部分是上排牙齒，因下排牙齒有舌頭保護；以前叫作奶瓶性蛀牙。

eating disorder 飲食失調 飲食模式嚴重的改變而造成生理上的變化。這些改變包括節食、暴食、掏空和體重的升降。它也會造成情感上和認知上的變化，影響一個人意識與感受自己身體的方式。

eating pattern 飲食模式 結合食物和飲料經過一段時間構成個人完整的飲食攝取。

eclampsia 子癇症 妊娠高血壓的嚴重形式，特徵為蛋白尿和痙攣（先前稱為妊娠毒血症）。

edema 水腫 胞外空間積聚過多的體液。

eicosanoids 類二十碳酸 由多不飽和脂肪酸（例如花生四烯酸）合成的類激素化合物。這類化合物包括前列腺素、血栓素和白三烯素。

eicosapentaenoic acid (EPA) 二十碳五烯酸 含有 20 個碳和 5 個碳-碳雙鍵的 ω-3 脂肪酸。魚油富含 EPA，但人體也能自 α-次亞麻油酸慢慢合成。EPA 經過代謝成為類二十碳酸。

electrolytes 電解質 在水中分解成離子的物質，因而可以導電，例如鈉、氯和鉀。

elimination diet 無過敏飲食 剔除可能引發過敏的食物，持續吃一到二週，然後一次一種再把它們添加回去。

embryo 胚胎 就人類而言，指的是子宮內從懷孕的第三週開始到第八週結束的生命形式。

empty calories 空卡 來自固體脂肪和／或添加糖的卡路里。空卡食物只提供能量，幾乎沒有其它營養素。

emulsifier 乳化劑 能夠在脂肪小滴的外表包覆水或其它物質，讓脂肪懸浮於水中的化合物。

endocrine gland 內分泌腺 製造荷爾蒙的腺體。

endocrine system 內分泌系統 由各種腺體及其分泌的荷爾蒙所構成的人體系統。此系統調控人體的重要功能，例如生殖與細胞代謝。

endometrium 子宮內膜 覆蓋子宮內部的膜，在月經周期增厚，直至排卵為止。如果沒有受精，表層即在行經時脫落。

endoplasmic reticulum (ER) 內質網 細胞質中的胞器，呈管狀網絡。粗內質網含有核糖體，平滑內質網則沒有。

endorphin 腦內啡 人體內的天然鎮靜劑，可能與進食反應和止痛功能有關。

energy balance 能量平衡 以食物或酒精的形式所攝取的能量，與基礎代謝和體力活動所消耗的能量相符合。

energy density 能量密度 是由食物所含的能量（大卡）和它本身的重量相比而計算出來的。能量稠密的食物含高卡，但重量很輕（例如洋芋片），而低能量密度的食物含能量少而重量多，例如柳橙。

enterohepatic circulation 腸肝循環 在小腸和肝臟之間連續不斷的化合物回收；膽酸即為回收的化合物。

environmental assessment 環境評估 針對教育程度與經濟背景進行評估，因為這些因素會影響購買、運送、烹調食品以及遵照醫囑的能力。個人每週購買食物的預算也是重要的考慮因素。

enzyme 酵素 能加速化學反應而本身不起變化的化合物。幾乎所有的酵素都是蛋白質（有些是核酸類）。

epidemiology 流行病學 研究不同的族群中某種疾病罹患率的變化。

epigenetics 表觀遺傳學 利用機械方式改變基因表現，而非改變 DNA 序列。比方說，懷孕期間營養不良會改變胎兒的基因表現，並長期影響子女的體重控制。

epigenome 表觀基因體 細胞核內基因體標識和包裝的方式。

epiglottis 會厭軟骨 吞嚥時蓋住氣管的小片軟骨。

epinephrine 腎上腺素 腎上腺（位於腎臟）和各種神經末梢釋出的荷爾蒙，它也能促進肝臟中的肝醣分解。

epithelial tissue 上皮組織 覆蓋人體的外表和體內對外通道的表皮細胞。

ergogenic aid 輔助手段 利用器械、營養、心理、生理或藥物的手段以直接提升運動表現。

erythropoietin 紅血球生成素 主要由腎臟分泌的荷爾蒙，能促進紅血球的合成，並且刺激骨髓釋放紅血球。

esophagus 食道 連結咽喉與胃的消化道。

essential amino acid 必需胺基酸 人體無法自行合成，或所合成的量不敷所需，而必須仰賴食物供給的胺基酸。必需胺基酸共有 9 種。

essential fatty acid 必需脂肪酸 必需由飲食供應以維持健康的脂肪酸。目前只有 α-次亞麻油酸和亞麻油酸被歸類為必需脂肪酸。

essential nutrient 必需營養素 營養學名詞，一種物質如果從飲食中剔除，會導致人體健康受損的徵候。人體或是無法製造這種營養素，或是製造量不敷需求。在造成永久傷害之前，如果把這種營養素放回飲食中就能恢復健康。

Estimated Energy Requirements (EER) 能量需要量 指的是能夠符合不同年齡層和性別能量需求的平均需要量。

ethanol 乙醇 酒精的化學名稱，存在於酒類中。

exercise 運動 為提升肌力與體力而進行的體能活動。

extracellular fluid 細胞外液 細胞外的液體；包括血管內和細胞間內的液體；占全部體液的三分之一。

extracellular space 胞外空間 細胞外的空間。

failure to thrive 生長遲緩 嬰幼兒期因營養攝取不足、營養吸收效率欠佳或過度的能量消耗而導致生長不足；一般的定義是體重對年齡多次低於第 5 百分位，或在標準生長曲線圖上，體重下降 5 百分位以上。

famine 饑荒 糧食極度短缺，造成大量人口的挨餓；通常源於作物歉收、戰爭和政治動盪不安。

fat adaptation 脂肪適應 利用飲食和體能訓練讓肌肉在有氧活動中更有效地代謝脂肪作為燃料。

fat-soluble vitamins 脂溶性維生素 溶於脂肪以及苯和醚，而不溶於水的維生素，例如維生素 A、D、E 和 K。

fecal impaction 糞便阻塞 長期便秘以致乾硬的糞便保留在直腸中。

feces 糞便 排便時排出的物質，包括水分、纖維、堅韌的結締組織、細菌和死亡的消化道細胞。

female athlete triad 女運動員三症候群 女性運動員罹患的飲食異常，無月經和骨質疏鬆症。

fermentation 醱酵 在無氧的環境下，把碳水化合物分解成酒精、酸和二氧化碳的過程。

fetal alcohol spectrum disorders (FASDs) 胎兒酒精譜系障礙 由於母親在懷孕期間喝酒而導致的嬰兒一系列不可逆的身體與精神異常。

fetal alcohol syndrome (FAS) 胎兒酒精症候群 FASD 的嚴重形式。由於母親在懷孕期間喝酒而造成臉部特徵異常，以及神經系統發育和整體生長的問題。

fetus 胎兒 從懷孕的第九週開始到出生為止的生命形式。

fiber 纖維 植物性食品中的成分，無法在胃或小腸消化，最後構成糞便的體積。食物中的天然纖維質自成一類，稱為膳食纖維。

fluorosis 氟中毒 因長期攝取大量的氟而導致牙齒琺瑯質褪色，有時還會出現小孔。

foam cells 泡沫細胞 血管壁上充滿脂質的白血球，由大量的膽固醇包覆。

food allergy 食物過敏 食物引起的不良反應，包括免疫反應。

foodborne illness 食源性疾病 因為攝取的食物中含有有害物質而導致的疾病。

food desert 食品沙漠 有大量的居民（33% 或 500 人，以較少者為準）距離雜貨店在市區內超過 1 哩，在鄉村超過 10 哩的地區。

food insecure 糧食匱乏 飲食的品質、種類和／或合意性不足，有時家庭成員難以獲得足夠的食物。

food insecurity 糧食匱乏 由於缺乏食物或購買更多食物的金錢而感到焦慮的狀況。

food intolerance 食物不耐症 食物引起的不良反應，但不包含過敏反應在內。

fructose 果糖 一種六碳的單醣類，可以形成五邊或六邊的環形結構；存在水果和蜂蜜中。

fruitarian 果素者 主要吃水果、堅果、蜂蜜和植物油的人。

functional fiber 功能纖維 食物中添加的具有保健效益的纖維。

functional foods 機能食品 除了營養素之外，還提供其他健康效益的食品。例如番茄含有茄紅素，可稱為機能食品。

fungi 真菌 簡單的寄生生物，包括黴菌、酵母菌和蘑菇，依賴死亡或腐壞的有機物而存活。真菌或以單細胞的形式生長，例如酵母菌或以多細胞的菌落共同生長，例如黴菌。

galactose 半乳糖 一種六碳的單醣，是葡萄糖的異構物。

gallbladder 膽囊 附著在肝臟外面的器官，儲存肝臟分泌的膽汁。

Gastroesophageal reflux disease (GERD) 胃食道逆流症 胃酸逆流進入食道的病症。胃酸刺激食道的內襯，引起疼痛。胃壁或腸壁的擴張，有助於感受進食帶來的飽足感。

gastrointestinal (GI) tract 消化道 人體消化和吸收營養素的主要場所，包括口、食道、胃、小腸、大腸、直腸和肛門。

Gastroplasty 胃成形術 把胃的容量縮減到 30 毫升的外科手術。

gender and development (GAD) approach 性別與發展建議 了解兩性在永續發展過程中的角色和責任。

gene 基因 染色體上的遺傳物質，由 DNA 所構成。基因提供細胞製造蛋白質的藍圖。

gene expression 基因表現 利用基因上的 DNA 資訊製造蛋白質，是細胞發育的主要決定因素。

generally recognized as safe (GRAS) 公認安全 1958 年被認為安全的所有食品添加物名冊。製造商可以持續使用這些添加物而毋需特別聲明。FDA 負責證明不安全的添加物並將它們從名冊中剔除。

genes 基因 染色體上的遺傳物質，由 DNA 所構成。基因提供細胞製造蛋白質的藍圖。

genetically modified organism (GMO) 基因改造生物 藉基因工程製造出來的生物。

genetic engineering 基因工程 利用重組 DNA 的技術改變生物體的基因組成。

gestational diabetes 妊娠糖尿病 懷孕期間血糖濃度升高，產後即恢復正常；原因之一是胎盤製造的荷爾蒙抑制了胰島素調控血糖的作用。

gestational hypertension 妊娠高血壓 妊娠 20 週後首度出現的血壓高於 140/90 毫米汞柱，可能發展成子癇前症或子癇症。

gestation 妊娠 從受孕到分娩，生命體在子宮內發育的時期；人類的妊娠期大約 38 到 42 週。

glucagon 升糖素 胰臟製造的荷爾蒙，會刺激肝臟中的肝醣分解成葡萄糖，因而升高血糖。

glucose 葡萄糖 血液中的六碳糖，它和果糖鍵結就成為食用的砂糖；又稱為右旋糖，是簡單糖類的一種。

glycemic index (GI) 升糖指數 食用某種食物之後，血糖反應和標準食物（葡萄糖或白麵包）的對照。升糖指數的影響因素包括澱粉結構、纖維含量、食品加工、物理結構和餐點中的巨量營養素，例如脂肪。

glycerol 甘油 一種三碳醇，是三酸甘油酯的骨幹。

glycogen 肝醣 由許多葡萄糖構成的碳水化合物，結構上有許多分支，為葡萄糖的儲存形式，合成並儲存於肝臟和肌肉中。

glycosylation 糖基化 葡萄糖附著於其它化合物（例如蛋白質）的過程。

goiter 甲狀腺腫 由於飲食缺碘而引起的甲狀腺腫大。

Golgi complex 高基氏體 細胞核附近的胞器，負責處理新近合成的蛋白質，以便分泌或運送到其它胞器。

green revolution 綠色革命 指 1960 年代開始，在開發中國家引進新的農業科技而造成的作物產量上升。關鍵的科技是高產量而且抗病的稻米、小麥和玉米品種；增量使用肥料和水分；以及改進耕作技術。

gruels 稀粥 穀類或豆類加水或牛奶的稀薄混合物。

hard water 硬水 含有高濃度鈣、鎂、有時還有鐵的水。

heart attack 心臟病發作 因心臟血管的血流受阻而導致心臟機能迅速衰退，往往造成部分心肌死亡，亦稱心肌梗塞。

heavy drinking 重度飲酒 任何超過男性飲酒一日 4 杯或一週 14 杯／女性飲酒一日 3 杯或一週 7 杯的飲酒模式。

helminth 蛔蟲 可污染食品、水源、糞便、動物以及其它物質的寄生蟲。

hematocrit 血球比容 紅血球所占血液體積的百分比。

heme iron 血鐵質 動物組織所供應的鐵質，主要來自血紅素和肌紅素的成分。肉類中的鐵有 40% 是血鐵質，很容易吸收。

hemicellulose 半纖維素 膳食纖維的一種，其中木糖、半乳糖、葡萄糖和其它單醣鍵結在一起。

hemochormatosis 鐵沉積症 鐵的代謝失調所造成的過量鐵吸收，與鐵結合的蛋白質過度飽和，以及肝組織沉積過多的含鐵血黃素。

hemoglobin 血紅素 紅血球中的含鐵蛋白質，運送氧到身體組織並從組織帶走部分二氧化碳。血液之所以呈現紅色也是由於血紅素的緣故。

hemorrhage stroke 出血性中風 腦血管破裂、出血，以致部分腦遭受破壞。

hemorrhoid 痔瘡 大靜脈的顯著隆起，特指肛門部位的靜脈。

hepatic portal circulation 肝門循環 循環系統的一部分，利用大靜脈（肝門靜脈）運送富含營養素的血液從腸和部分胃的微血管到肝臟。

hepatic portal vein 肝門靜脈 從胃和腸連接到肝臟的大靜脈。

high-density lipoprotein (HDL) 高密度脂蛋白 從細胞藉血液運送膽固醇到肝臟的脂蛋白。血液中 HDL 濃度偏低會增加心血管疾病的風險。

high-fructose corn syrup 高果糖玉米糖漿 含有 42% 到 90% 果糖的玉米糖漿。

high-quality (complete) protein 高品質蛋白質 九種必需胺基酸含量豐富的食物蛋白質。

histamine 組織胺 組胺酸（胺基酸的一種）分解的產物，能刺激胃酸分泌，對人體還有其他功能，例如平滑肌的收縮、增加鼻液分泌、放鬆血管和收縮氣管。

homocysteine 同半胱胺酸 甲硫胺酸代謝過程中產生的胺基酸，其代謝需要維生素 B_6、葉酸、維生素 B_{12} 和膽鹼的參與。濃度升高會增加心血管疾病的風險。

hospice care 安寧照護 強調舒適與尊嚴死亡的照護。

human immunodeficiency virus (HIV) 人類免疫不全病毒 會造成愛滋病的病毒。

hunger 飢餓 驅使我們覓食的主要生理（內在）本能，由人體的內在機制調節。

hydrogenation 氫化作用 碳-碳雙鍵加氫變成單鍵。由於不飽和脂肪酸的氫化能增加蔬菜油的硬度，這個過程可以將液態油轉變成固態脂肪，例如用蔬菜油製造人造奶油和酥油。反式脂肪酸是氫化蔬菜油的副產品。

hyperglycemia 高糖血症 空腹血糖高於 100 mg/dl。

hypertension 高血壓 血壓一直維持在升高的狀態，超過 140/90 毫米汞柱。肥胖、缺乏運動、酗酒和攝取過量的鹽（鈉）都有可能造成高血壓。

hypoglycemia 低糖血症 血糖介於 40 到 50 mg/dl。

hyponatrimia 低鈉血症 血液中鈉濃度太低。

hypothalamus 下視丘 腦部下方的區域，調控飢餓、呼吸、體溫和其他人體功能。

hypotheses 假說 科學家用來解釋某一現象的「合理的猜想」。

identical twins 同卵雙胞胎 由單一卵子與精子發育而成的兩個個體，因此具有相同的基因構造。

ileocecal sphincter 迴盲括約肌 迴腸和結腸之間的環狀平滑肌。

ileum 迴腸 小腸的後段，長度約 150 公分。

incidental food additives 無意添加物 在加工過程中由於成分受到環境污染而間接出現於食品中的添加物。

indirect calorimetry 間接測卡法 藉由測量氧氣的輸入以計算能量的消耗。利用公式把氣體交換量轉變成能量消耗量。

infertility 不孕 是指一對男女經過一年未避孕的性生活而不能懷孕。

infrastructure 基礎建設 組織系統的基本架構。對社會而言，這些架構包括道路、橋樑、電話和其它基礎設施。

inorganic 無機 化學結構不含碳和氫鍵結的物質。

insulin 胰島素 胰臟的 β 細胞所分泌的荷爾蒙。它能促進肝臟合成肝醣，促進葡萄糖從血液中進入肌肉和脂肪細胞。

intentional food additives 有意添加物 食品製造商故意（直接）加入食品中的添加物。

international unit (IU) 國際單位 根據動物的生長速率而粗略估計的維生素活性。今天這些單位已經被精確的毫克或微克等實際重量所取代。

intracellular fluid 細胞內液 細胞內的液體，占全部體液的三分之二。

intrinsic factor 內在因子 胃分泌物中的物質，可促進維生素 B_{12} 的吸收。

irradiation 輻射線照射 輻射能通過食物時，在食物內製造出化合物（自由基），破壞微生物的細胞膜，分解其 DNA，連接其蛋白質，抑制酵素活性，以及改變各種蛋白質和細胞的機能。這個過程不會使食物具有放射性。

jejunum 空腸 小腸的中段，長度約 120 公分。

ketone bodies 酮體 脂肪分解不完全的產物，含有三到四個碳。大部分都含有酮基，因此稱酮體。乙醯乙酸即為一例。

ketosis 酮症 組織和血液中含有高濃度的酮體及其分解產物的病症。

kidney nephrons 腎元 腎細胞的單位，可以從血液中過濾出廢物而藉尿液排泄。

kilocalorie 仟卡 升高 1000 克（1 公升）水攝氏 1 度所需的熱能；有時也稱卡路里。

kwashiorkor 夸許奧卡症 能量中度缺乏，蛋白質極度缺乏，再加上已有的疾病，常見於幼兒。這些兒童往往受到感染並出現水腫的症狀，發育不良和虛弱，而且容易導致更嚴重的疾病。

kyphosis 駝背 脊椎異常彎曲，導致上背突出，往往由骨質疏鬆症引起。

lactase 乳糖酶 小腸吸收細胞製造的酵素，可將乳糖分解成葡萄糖和半乳糖。

lactation 哺乳期 懷孕期之後分泌乳汁的時期。

lactic acid 乳酸 細胞的無氧代謝所形成的三碳酸，是葡萄糖部分分解的產物。

lactobacillus bifidus factor 比菲德因子 初乳所含的保護因子，可以促進新生兒腸道中有益細菌的生長。

lactoovovegetarian 奶蛋素者 吃植物食品、乳製品和蛋的人。

lactose 乳糖 葡萄糖和半乳糖的結合。

lactose intolerance 乳糖不耐症 缺乏乳糖酶，症狀包括脹氣和腹瀉。

lactose maldigestion (primary and secondary) 乳糖消化不良（原發性和續發性） 原發性乳糖消化不良是指沒有明顯原因而乳糖製造不足。續發性乳糖消化不良是有特殊原因，例如長期腹瀉，而造成乳糖製造不足。食用乳糖後出現明顯的症狀，稱為乳糖不耐症。

lactovegetarian 奶素者 吃植物食品和乳製品的人。

lanugo 胎毛 因為挨餓失去許多體重而長出的絨毛。這些絨毛能直豎而保存空氣，以補償喪失的脂肪組織的絕緣功能。

laxative 瀉藥 刺激排便的藥物。

lean body mass 瘦體組織 體重減去脂肪儲存量就是瘦體組織，包括腦、肌肉和肝臟等器官，以及血液和其他體液。

lecithin 卵磷脂 磷脂質的一種，是細胞膜的重要成分。

leptin 瘦素 脂肪組織所製造的荷爾蒙，會影響體脂肪的調控。瘦素也會影響生殖功能和其他生理過程，例如胰島素的分泌。

let-down reflex 泌乳反射 嬰兒的吸吮所產生的反射作用，促使乳房導管釋出（噴出）乳汁；也叫作噴乳反射。

life expectancy 預期壽命 某個族群的平均壽命（通常從出生年開始計算）。

life span 壽命 一個人所能活的最大歲數。

lignins 木質素 由多環醇（非醣類）構成的不溶水纖維。

limiting amino acid 限制胺基酸 對人體的需求而言，食物或飲食中含量最低的必需胺基酸。

linoleic acid 亞麻油酸 ω-6 必需脂肪酸，含有 18 個碳和 2 個雙鍵。

lipase 脂肪酶 消化脂肪的酵素，由胃、唾液腺和胰臟製造。

lipid 脂質 脂質是含有許多碳和氫、少量氧、有時還有其它原子的化合物。包括脂肪、油和膽固醇，它們只有一種共通的特性：不溶於水。

lipoprotein 脂蛋白 血液中的化合物，含有脂質的核心和由蛋白質、磷脂質和膽固醇構成的外殼。

lipoprotein lipase 脂蛋白脂肪酶 微血管的內皮細胞上所附著的酵素，能將三酸甘油酯分解成脂肪酸和甘油。

lobule 小葉 乳房內儲存乳汁的囊狀結構。

locavore 當地食者 某人所吃的食物是在當地或某個半徑範圍內（例如 50、100 或 150 哩）種植或生產的。

long-chain fatty acid 長鏈脂肪酸 脂肪酸含有 12 個以上（含 12 個）的碳。

low-birth-weight (LBW) 低出生體重 指任何出生體重低於 2.5 公斤的嬰兒，通常是因為早產的緣故。

low-density lipoprotein (LDL) 低密度脂蛋白 血液中的脂蛋白，主要成分是膽固醇；LDL 膽固醇升高和心血管疾病有強烈的相關。

lower-body obesity 下身肥胖 脂肪主要積聚在臀部與大腿的肥胖形式，又稱雌性肥胖。

lower esophageal sphincter 下食道括約肌 環狀肌肉控制食道通往胃的開口。

lower-quality (incomplete) protein 較低品質蛋白質 含量較低或缺乏一種或一種以上必需胺基酸的食物蛋白質。

lumen 內腔 管狀物的內部，例如消化道的內腔或腸腔。

lymph 淋巴液 淋巴管中清澈的、類似血漿的液體，攜帶小腸吸收的大部分脂肪。

lymphatic system 淋巴系統 一種脈管系統，能接受細胞外液和大粒子，例如油脂吸收後的產物。淋巴液最後經由淋巴系統進入血液。

lysosome 溶酶體 含有消化酵素的胞器，用於細胞內部零件的更新。

macronutrient 巨量營養素 需求以公克為計量單位的營養素，例如油脂、蛋白質和碳水化合物。

macular degeneration 黃斑病變 眼睛慢性退化的疾病，肇因於黃斑（視網膜中負責中央視覺的部位）退化，造成視野中心出現盲點或模糊不清。

major mineral 巨量礦物質 飲食中所含的人體必需礦物質，需要量在每日 100 毫克以上。

malignant 惡性　指會擴散到或近或遠部位的腫瘤。

malnutrition 營養不良　營養過量或是營養不足所造成的健康問題。

maltase 麥芽糖酶　小腸吸收細胞製造的酵素，可將麥芽糖分解成兩個葡萄糖分子。

maltose 麥芽糖　葡萄糖和葡萄糖的結合。

marasmus 消瘦症　蛋白質和能量極度缺乏而導致的疾病，是蛋白質-能量營養不良所造成的疾病之一。患者幾無脂肪儲存，肌肉質量少而力氣小，常因感染而死亡。

megadose 超大劑量　一般是指營養素攝取量超過人體需要量的 10 倍。

megaloblast 巨母紅血球　骨髓內大型、有核且未成熟的紅血球，由於前驅細胞無法分裂所造成。

megaloblastic (macrocytic) anemia 巨球性貧血　貧血的一種，典型的症狀是大而有核的未成熟紅血球，肇因於前導細胞不能正常分裂。

menopause 停經　女性月經停止，通常始於 50 歲左右。

Metabolic Syndrome 代謝症候群　由於肥胖、缺乏運動、飲食富含精製碳水化合物，而引起的胰島素抗性、高血壓、血液中三酸甘油酯增加、HDL 膽固醇濃度降低等症狀。又稱為 X 症候群。

metabolic water 代謝水　碳水化合物、脂質和蛋白質代謝所產生的副產物－水。

metabolism 代謝作用　人體內的化學反應，可以產生能量進而維持生命活動。

metastasize 轉移　原始腫瘤從一個部位擴散到人體的另一個部位，有時擴散的距離相當遙遠。癌細胞能經由血管、淋巴系統或直接增殖而擴散。

micronutrient 微量營養素　需求以毫克或微克為計量單位的營養素，例如維生素和礦物質。

microvilli 微絨毛　小腸吸收細胞的黏膜層外表的延伸性皺褶。

mineral 礦物質　人體內促進化學反應和形成身體結構所利用的元素。

mitochondria 粒線體　細胞內製造能量的主要場所。除了其它的代謝途徑之外，它們也含有氧化脂肪作為燃料的途徑。

moderate drinking 適量飲酒　男性飲酒一日不超過 4 杯，而且一週不超過 14 杯；女性飲酒一日不超過 3 杯，而且一週不超過 7 杯。

moderate-intensity aerobic physical activity 適度有氧運動　增加心搏率和呼吸到某一程度（4-6 自覺量表）的有氧運動，例如快走、舞蹈、游泳和平地騎單車等。

monoglyceride 單酸甘油酯　三酸甘油酯分解的產物，也就是甘油和一個脂肪酸的結合。

monosaccharide 單醣類　簡單糖類，毋需再分解即可被人體直接吸收。

monounsaturated fatty acid 單不飽和脂肪酸　含有一個碳-碳雙鍵的脂肪酸。

motility 能動性　自發性運動的能力，亦指食物通過消化道的運動。

mucilage 黏膠質　膳食纖維的一種，含有半乳糖、甘露糖和其它單醣的長鏈；主要存在於海藻。

mucus 黏液　身體各部的腺體分泌的濃稠液體，含有一種兼具碳水化合物和蛋白質特性的化合物。它的功能是潤滑和保護細胞。

muscle-strengthing activity 肌力運動　增加骨骼肌的強度、耐力和肌肉量的體力活動，例如舉重、使用重量訓練機和健身操（如伏地挺身）等。

muscle tissue 肌肉組織　可以進行收縮作用而運動的組織。

myelin 髓磷鞘　包覆神經纖維的物質，由脂質與蛋白質（脂蛋白）構成。

myocardial depression 心肌抑制　心肌活性下。

myocardial infarction心 肌梗塞　部分心肌壞死。亦稱心臟病發作。

myoglobin 肌紅素　一種含鐵蛋白質，控制氧從紅血球擴散到肌肉細胞的速率。

negative energy balance 負能量平衡　能量攝取低於能量消耗的狀態，通常會造成體重降低。

negative protein balance 負蛋白質平衡　人體的蛋白質喪失超過攝取量，例如急症時期。

neotame 紐甜　有廣泛用途的非營養甜味劑，比蔗糖甜 7,000 到 13,000 倍。它的化學結構和阿斯巴甜很像。

nervous system 神經系統　由腦、脊髓、神經和感覺受體所構成的身體系統，可偵測感覺並控制運動以及生理與心智功能。

nervous tissue 神經組織　由極度分岔而拉長的細胞組成，能把神經衝動由人體的一部分傳到另一部分。

neural tube defect 神經管缺陷　在胎兒早期發育，形成神經管時出現缺陷，造成各種神經系統疾病，例如脊柱裂。孕婦缺乏葉酸會升高這種疾病的風險。

neuron 神經元　神經系統的基本結構和功能單位，由細胞體、樹突與軸突構成。

neurotransmitter 神經傳導素　神經細胞所製造的化合物，用於神經細胞間或與其他細胞的訊息傳遞。

night blindness 夜盲症　由於缺乏維生素 A，網膜在光線不足的情況下無法視物。

night eating syndrome 夜食症候群　其特徵為反覆在夜間進食，尤其是半夜醒來吃東西，或者晚餐過後再吃過量的食物。

nitrosamine 亞硝胺 硝酸鹽與胺基酸的分解物所形成的致癌物質，會導致胃癌。

nonceliac gluten sensitivity 麩質敏感 非麩質不耐症患者攝取麩質而引發類似麩質不耐症的一種（或以上）免疫相關症狀。

nonessential amino acid 非必需胺基酸 人體可以自行合成，不必仰賴食物供給的胺基酸。非必需胺基酸共有 11 種。

nonfermentable fiber 難醱酵纖維 腸道細菌難以代謝的纖維，又稱不溶性纖維。

nonheme iron 非血鐵質 植物來源以及動物組織的含鐵成分（血鐵質以外）所供應的鐵質。它的吸收效率比血鐵質低，而且吸收率依人體的需求而有不同。

nonspecific immunity 非特異性免疫 不需事先與病原體遭遇就能抵抗他們的入侵。

norepinephrine 正腎上腺素 神經末梢釋出的神經傳導素，或是腎上腺在壓力下所製造的荷爾蒙，與飢餓調控和血糖調控相關。

NSAIDs 非類固醇消炎藥 消炎、解熱、鎮痛的非類固醇藥物，例如阿斯匹靈和布洛芬等。

nutrient density 營養素密度 食物提供的營養素除以它所含的能量所得的比例。如果某種食物提供大量的營養素而相對少量的能量，就可以說它是高營養素密度。

nutrients 營養素 食物中有益健康的化學物質，其中多半是飲食中的必要成分。營養素提供我們卡路里、構造身體元件的材料，以及調控化學反應的因子。

nutrigenetics 營養遺傳學 研究基因對營養健康的影響，例如基因變異對營養需求和飲食調整的反應的影響。

nutrigenomics 營養基因體學 研究食物如何影響健康；例如透過與基因的互動，以及其後的影響基因表現。

nutritional genomics 營養學基因體學 研究營養學與遺傳學之間的相互作用；包括營養遺傳學和營養基因體學。

nutritional state 營養狀況 或稱營養狀態，個人藉由人體測量（身高、體重和圍長等）、血液和尿液中的營養素或它們的代謝產物之生化檢測、臨床體檢、飲食分析以及經濟評估等方法判定的營養健康情形。

nutrition security 營養充裕 有足夠的管道取得營養的飲食，以及衛生的環境和足夠的健康設施和醫療照護。

oleic acid 油酸 ω-9 必需脂肪酸，含有 18 個碳和 1 個雙鍵。

olfactory 嗅覺 對氣味的感覺。

omega-3 (ω-3) fatty acid ω-3 脂肪酸 不飽和脂肪酸，第一個雙鍵位置在甲基端數來第三個碳。

omega-6 (ω-6) fatty acid ω-6 脂肪酸 不飽和脂肪酸，第一個雙鍵位置在甲基端數來第六個碳。

organ 器官 能夠執行特殊功能的組織集合體－例如心臟，包括了肌肉、神經組織等等。

organelles 胞器 細胞內執行特殊功能的隔間、粒子或細絲。

organ system 器官系統 集合許多器官共同運作以執行整體的功能。

osmosis 滲透作用 溶劑（水）通過半透膜從低濃度區間流向高濃度區間。

osteomalacia 軟骨症 成人由於缺乏維生素 D，骨骼礦化不足，而造成的骨骼脆弱的疾病。

osteopenia 骨質缺乏 由於癌症、甲狀腺機能亢進或其他原因所引起的骨量減少。

osteoporosis 骨質疏鬆症 骨量減少導致骨折的風險，與老化、遺傳背景、飲食貧乏或停經婦女的荷爾蒙變化有關。

ostomy 造口術 外科手術的一種，在腸道上造一迴路，而開口往往做在腹腔上以取代肛門，例如結腸造口術。

overnutrition 營養過量 營養攝取遠超過身體需求的狀況。

ovum 受精卵 人類的卵細胞，受精過後會發育成為胎兒。

oxalic acid (oxalate) 草酸 有機酸的一種，存在於菠菜、大黃和番薯中，能抑制食物中的礦物質（例如鈣）被人體吸收。

oxidize 氧化 化學物質失去電子或獲得氧，因而改變其形狀和／或功能。氧化劑可從其它來源捕捉電子，此一來源失去電子即被氧化。

oxytocin 催產素 腦下垂體後葉所分泌的荷爾蒙，會引起乳房導管四周類似肌肉的細胞，以及子宮平滑肌的收縮作用。

parasite 寄生蟲 寄居於另一生物的外表或體內以獲取養分的生物。

parathyroid hormone (PTH) 副甲狀腺素 副甲狀腺製造的荷爾蒙，可促進維生素 D 的合成並協助骨骼釋出鈣。

pasteurizing 加熱殺菌 將食物加熱以殺死病原菌的過程。

pectin 果膠 膳食纖維的一種，含有半乳糖醛酸和其它單醣的長鏈；主要存在於植物的細胞壁之間。

pellagra 癩皮病 飲食中缺乏菸鹼素所造成的疾病，有皮膚發炎與腹瀉等症狀，最後會心智受損。

pepsin 胃蛋白酶 胃所製造，消化蛋白質之酵素。

peptide bond 胜肽鍵 把胺基酸連結成蛋白質的化學鍵。

percentile 百分位 將順序資料均分為一百等分數值的分割數。

periodization 訓練周期 在訓練季輪番改變運動量、運動強度和鍛鍊的項目。

peristalsis 蠕動 協調的肌肉收縮用以推進消化道的食物。

pernicious anemia 惡性貧血 無法吸收足量的維生素 B_{12} 而造成的貧血，伴隨著神經退化，最後會導致癱瘓和死亡。

peroxisome 過氧化體 可以摧毀細胞內有毒產物的胞器。

phagocytosis 吞噬作用 主動吸收的一種，吸收細胞形成內凹，粒子或液體進入內凹，然後由細胞吞噬。

pH 酸鹼平衡 溶液中相對酸度或鹼度的量度，其值為 0 到 14。pH 7 為中性，低於 7 為酸性，高於 7 為鹼性。

pharynx 咽 位於口腔和鼻腔的背面，是消化道和呼吸道的器官。一般稱為喉嚨。

phenylketonuria (PKU) 苯酮尿症 因為肝臟機能的缺陷，無法將苯丙胺酸代謝成酪胺酸。苯丙胺酸在人體內積聚而造成心智遲緩。

phosphocreatine (PCr) 磷酸肌酸 一種高能量化合物，能用來使 ADP 再形成 ATP。主要使用於爆發力活動，例如舉重和跳躍。

phospholipid 磷脂質 任何含有磷、脂肪酸和含氮鹼基的脂肪相關物質。磷脂質是每個細胞必不可少的成分。

photosynthesis 光合作用 植物利用太陽能合成能量化合物（例如葡萄糖）的過程。

physical activity 體力活動 肌肉收縮而產生動作，會消耗能量。

physical fitness 體適能 從事適度到劇烈的體力活動而不會過度疲勞的能力。

physiological anemia 生理性貧血 懷孕期間血液容量增加，稀釋了紅血球的濃度，因而造成貧血。

phytic acid (phytate) 植酸 植物纖維的成分，其磷酸基會與陽離子結合而降低其生體可用率。

phytochemical 植化素 存在於植物中的化學物質。常吃某些植化素有助於降低癌症或心血管疾病的風險。

pica 異食癖 嗜吃非食物的東西，例如泥土、黏土或洗衣用的澱粉漿。

placebo 安慰劑 一般是指實驗中用來隱瞞受試者的偽裝藥物；若是用在外科手術上，就叫作假手術 (sham operation)。

placenta 胎盤 孕婦所形成的器官，經由母體的氧氣與營養素得以輸送給胎兒，胎兒的排泄物也得以排除。胎盤也會分泌荷爾蒙以維持懷孕狀態。

plaque 斑塊 沉積在血管壁上的富含膽固醇的物質；含有各種白血球細胞、平滑肌細胞、結締組織（膠原蛋白）、膽固醇和其它脂質以及鈣質。

plasma 血漿 血液中非細胞的液體，包括血清和凝血因子。血清是血液凝結後留下的液體，其中並不包含凝血因子。

polycystic ovary syndrome (PCOS) 多囊性卵巢症候群 婦女荷爾蒙失衡（例如睪固酮和胰島素升高）而造成不孕、腹部脂肪增加、體毛過多和痤瘡等。

polypeptide 多胜肽 50 到 2000 個以上的胺基酸結合在一起。

polysaccharide 多醣類 由許多葡萄糖結合（10 到 1000 個以上）的碳水化合物。

polyunsaturated fatty acid 多不飽和脂肪酸 碳鏈中含有兩個（或以上）雙鍵的脂肪酸。

pool 庫 人體內的營養素存量，可供不時之需。

positive energy balance 正能量平衡 能量攝取高於能量消耗的狀態，通常會造成體重增加。

positive protein balance 正蛋白質平衡 蛋白質攝取量高於消耗量的狀態，例如成長期間人體蛋白質增加。

prebiotic 益生素 刺激大腸細菌生長的物質。

preeclampsia 子癇前症 妊娠高血壓的一部分，包括高血壓、腎衰竭、痙攣、甚至母子死亡。輕微者稱為子癇前症，嚴重者稱子癇症。

preservatives 防腐劑 抑制微生物生長或降低氧和金屬的破壞效果的化合物，藉以延長食品的上架期限。

preterm 早產 懷孕未滿 37 週即出生的嬰兒，或稱不足月。

primary hypertension 原發性高血壓 沒有明顯的病因而血壓達到 140/90 毫米汞柱或以上。

probiotic 益生菌 含有特定菌種的產品（例如優格），目的是讓此菌種在大腸繁殖。

progression 循序漸進 在數週或數月之內逐漸增加每種體力活動的頻率、強度、時間。

prolactin 泌乳素 母體分泌的荷爾蒙，能刺激乳汁的合成。

prostate gland 前列腺 環繞男性尿道的栗子狀器官，分泌物質進入精液。

protease 蛋白酶 消化蛋白質的酵素，由胃、小腸和胰臟製造。

protein-calorie malnutrition (PCM) 蛋白質-能量營養不良 能量和蛋白質經常攝取不足所造成的症狀，最後會導致身體消耗（尤其是瘦體組織）和容易感染。

protein equilibrium 蛋白質平衡 蛋白質攝取量等於消耗量的狀態。

protein 蛋白質 由胺基酸構成的食物和人體化合物，其特定結構含有碳、氫、氧和氮等原子。蛋白質所含的氮最容易被人體利用。

protein turnover 蛋白質轉換 細胞分解現存的蛋白質而合成新的蛋白質。

protozoa 原生動物 比細菌複雜的單細胞動物。致病的原生動物可藉食物和水傳染。

ptovitamin A 原維生素 A 可轉變成維生素 A 的物質。

purging disorder 掏空症 患者即使沒有暴食也反覆掏空（亦即催吐）以達到減重的目的。

pyloric sphincter 幽門括約肌 胃與十二指腸之間的環狀平滑肌。

pyruvic acid 丙酮酸 葡萄糖代謝形成的三碳化合物。

radiation 輻射 能量由中心向各個方向射出。各種輻射能包括 X 光和太陽的紫外線。

rancid 酸敗 含有脂肪酸的分解產物，產生令人不快的味道。

receptor 受體 細胞內與化合物（例如荷爾蒙）結合的部位，細胞因此亦受此化合物的控制。

recombinant DNA technology DNA 重組技術 在試管內利用一系列的酵素把生物體中的 DNA 分子切斷再接合，以改變其序列的技術。

Recommended Dietary Allowance (RDA) 每日建議攝取量 針對特定年齡性別之人群而建議的營養素攝取量，此量應可滿足該人群大多數人（97% 到 98%）的需要。

rectum 直腸 大腸的末端。

registered dietitian (RD)or registered dietitian nutritionist (RDN) 合格營養師 修畢營養師法規定的大學課程並獲得學士學位，完成 1200 小時的實習，並且通過國家證照考試的營養專業人員。

relapse prevention 防止重蹈覆轍 防止節食者在體重控制上一再犯錯的策略，例如認識各種高風險的環境，並預先排練適當的反應。

reserve capacity 備用能力 儘管細胞的數目或活力下降，器官仍舊保有正常功能的程度。

resting metabolism 休息代謝 禁食 4 小時，在清醒的休息狀態，並且處於溫暖、安靜的環境中，身體所消耗的能量。大約比基礎代謝高 6%，因為這種測試的規範較嚴格。

retina 視網膜 眼睛背面的感光層，含有感光受體，稱為桿狀細胞和錐狀細胞。

retinal 視網醛 維生素 A 的醛形式。

retinoic acid 視網酸 維生素 A 的酸形式。

retinoids 視網醇衍生物 具有生物活性的維生素 A 的集合名詞，包括視網醇、視網醛和視網酸。

retinol 視網醇 維生素 A 的醇形式。

retinyl 視網酯 維生素 A 的儲存形式。

ribonucleic acid (RNA) 核糖核酸 單股的核苷酸，可轉錄基因資訊並將它轉譯為蛋白質的結構。

ribosome 核糖體 細胞質中的粒子，負責將胺基酸連接成蛋白質；它可能附著在內質網上，也可能游離在細胞質中。

rickets 佝僂症 由於生長期間鈣質沉積太少，造成骨骼礦化不足的疾病。這是嬰兒和兒童缺乏維生素 D 的疾病。

R-protein 蛋白質 R 唾液腺製造的蛋白質，能促進維生素 B12 的吸收。它或許能保護維生素通過胃。

saccharin 糖精 代糖的一種，比蔗糖甜 300 倍，但不含能量。

saliva 唾液 唾液腺分泌的水狀液體，含有潤滑劑、酵素和其它物質。

salt 鹽 通常指鈉和氯的的比例為 40:60 的化合物。

sarcopenia 肌少症 一般是指喪失肌肉組織。老人喪失瘦體組織會大幅升高疾病和死亡的風險。

sarcopenic obesity 肌少性肥胖 喪失肌肉量同時增加脂肪量。

satiety 飽足感 感到滿足並且不想再吃東西。

saturated fatty acid 飽和脂肪酸 碳與碳之間不含雙鍵的脂肪酸。

scavenger cells 清道夫細胞 白血球的一種，能將自己埋入動脈壁因而堆積 LDL。因為這些細胞擷取 LDL，所以與動脈硬化相關。

scurvy 壞血病 飲食缺乏維生素 C 時，數週到數月之後所出現的缺乏症，初期的症狀是皮膚有點狀出血。

secondary hypertension 續發性高血壓 因為疾病（例如腎病或睡眠呼吸中止）或服藥導致血壓達到 140/90 毫米汞柱或以上。

secretory vesicle 分泌小囊 高基氏體製造的薄膜小囊，含有蛋白質和其它化合物以供細胞分泌之用。

self-montitoring 自我監控 追蹤所吃的食物以及影響進食的情況；利用日記記錄飲食習慣，包括時間、地點和心理狀況。這種做法有助於進一步了解自己的飲食習慣。

sequestrants 隔離劑 含有脂肪的食物會因為接觸金屬離子而酸敗，隔離劑能與金屬離子結合而防止酸敗。

set point 定點 通常指的是體重的嚴密控制。對於何種細胞控制定點，或是定點如何控制體重，我們一無所知。不過卻有證據顯示這種機制的存在。

sickle cell disease (sickle cell anemia) 鐮狀細胞症（鐮狀細胞貧血） 因為血紅素蛋白質鏈的初級結構出了差錯，造成紅血球結構不良而導致貧血。

simple sugar 簡單糖類 飲食中的單醣或雙醣。

sleeve gastrectomy 袖狀胃切除術 縮減 75% 胃容量的

外科手術（僅餘一根香蕉大小）。

small for gestational age (SGA) 胎兒生長不良 指嬰兒的出生體重低於妊娠週數應有的體重。對足月的新生兒來說，表示出生體重低於 2.5 公斤。早產兒加上 SGA 最可能罹患併發症。

soft water 軟水 幾乎不含鈣或鎂的水，可能含有鈉或其它礦物質。

solid fats 固體脂肪 在室溫下呈固體的脂肪，例如奶油和人造奶油。含固體脂肪的食物往往富含飽和脂肪酸或反式脂肪酸。

solvent 溶劑 可讓其它物質溶解的物質。

sorbitol 山梨醇 葡萄糖的醇衍生物，可以產生 3 大卡/克能量，但吸收速度很慢。通常用在無糖口香糖和減肥食品中。

specific Immunity 特異性免疫 白血球針對特定抗原的免疫功能。

spina bifida 脊柱裂 胚胎發育期間神經管沒有閉合的先天缺陷，脊髓或脊髓液可能突出脊柱之外。

spontaneous abortion 自發性流產 由於自然的原因，例如基因缺陷或發育問題，所造成的懷孕未滿 20 週的妊娠中止，並排出胚胎或未成熟的胎兒。

spores 孢子 休眠的生殖細胞，不需其他細胞的協助就能轉變成生物體。各種細菌和真菌都會形成孢子。

starch 澱粉 由許多葡萄糖結合，而且人體可以消化的碳水化合物，又叫複合碳水化合物。

sterol 固醇 含有多環（類固醇）結構和羥基(–OH) 的化合物。膽固醇即其一例。

stevia 甜菊糖 源自南美灌木的代糖；比蔗糖甜 100 到 300 倍。

stimulus control 刺激控制 改變環境以便降低飲食的刺激—例如，從視線可及之處移走食物，並將它們儲存在廚房的櫃子裡。

stress fracture 壓力性骨折 反覆壓迫骨骼而產生的骨折，好發部位為足部。

stroke 中風 由於腦動脈的血凝塊或其它變化影響血液流動，造成腦組織死亡，因而喪失身體機能，亦稱腦血管意外。

subclinical 亞臨床症狀 尚未嚴重到出現病徵或症狀，無法偵測或診斷。

sucralose 蔗糖素 用氯取代蔗糖的幾個羥基 (–OH) 而形成的代糖，比蔗糖甜 600 倍。

sucrase 蔗糖酶 小腸吸收細胞製造的酵素，將蔗糖消化成葡萄糖和半乳糖。

sucrose 蔗糖 葡萄糖和果糖的結合；食用砂糖。

sugar 糖 分子式是 $(CHO)_n$ 的簡單碳水化合物。所有糖的基本單位是葡萄糖－6 碳的環狀結構。飲食中的糖主要是蔗糖，由葡萄糖和果糖結合而成。

sustainable agriculture 永續農業 為農家提供穩定生活的農業系統；維持自然環境與資源；支援鄉村社區；從農場工人、消費者、到農場動物都受到尊重與合理待遇。

sustainable development 永續發展 同時減少貧窮，保護環境，和保留天然資本的經濟成長。

symptom 症狀 健康狀況出現變化，例如胃痛。

synapse 突觸 神經元的軸突與另一神經元的樹突之間的空隙。

systolic blood pressure 收縮壓 心臟送出血液時動脈所受到的壓力。

teratogen 致畸物 會引起／增加先天缺陷的天然或合成化合物。致畸物暴露不一定造成先天缺陷，它對胎兒的影響取決於劑量、特定時段和暴露時間的長短。

tetany 強直性痙攣 肌肉持續強力收縮而不放鬆。

theory 理論 有許多證據支持某種現象的解釋。

therapeutic phlebotomy 放血療法 定期放血，過程有如捐血，以便移除體內過量的鐵。

thermic effect of food (TEF) 食物熱效應 在能量營養素的消化、吸收和代謝過程中所增加的能量消耗，大約占所攝取能量的 5% 到 10%。

thrifty metabolism 儉用代謝 能有效利用能量的遺傳傾向，會升高增重與肥胖的風險。

thyroid hormone 甲狀腺素 甲狀腺製造的荷爾蒙，可調控生長與代謝速率。

tissue saturation 組織飽和度 組織內水溶性維生素有限的儲存容量。

tissues 組織 執行特定功能的細胞集合體。

Tolerable Upper Intake Level (UL) 上限攝取量 上限攝取量是營養素的每日最高攝取量而對幾乎所有的人不致引起反效果。這個數值指的是長期的每日攝取量。

tolerance 耐受性 需要更多物質才能達到想要的效果（例如醉酒），或是反覆使用相同數量的物質而其效果遞減。

total parenteral nutrition 全靜脈營養 經由靜脈供應所有的必需營養素，包括最基本的蛋白質、碳水化合物、脂質、維生素、礦物質和電解質。

toxins 毒素 生物製造的有毒化合物，會引起疾病。

trabecular bone 枝狀骨 又稱海綿骨，骨骼內部的多孔結構，主要出現在脊椎、骨盆和骨骼末端。

trace mineral 微量礦物質 飲食中所含的人體必需礦物質，需要量在每日 100 毫克以下。

transcription 轉錄 在合成蛋白質的過程中，DNA 的基因資訊拷貝到 RNA。

trans fatty acid 反式脂肪酸　不飽和脂肪酸（在食物中通常是單不飽和脂肪酸）的形式，其中碳-碳雙鍵的氫不在同一邊。在順式脂肪酸中，碳-碳雙鍵的氫在同一邊。

transgenic organism 基因轉殖生物　生物含有原本在其它生物體內的基因。

translation 轉譯　基因資訊拷貝到 RNA 並指導胺基酸序列以合成蛋白質的過程。

triglyceride 三酸甘油酯　人體和食物中脂質的主要形式。由三個脂肪酸和甘油（醇的一種）組合而成。

trimesters 孕期　為了便於討論和分析，把懷孕的 38 到 42 週概略分為三期，每期約 13 到 14 週。然而生命體的發育在整個懷孕期間是連續不斷的，並沒有特定的生理標識能將三期截然劃分。

trypsin 胰蛋白酶　胰臟分泌而在小腸作用的蛋白質消化酵素。

tumor 腫瘤　細胞團塊，可能為良性或惡性。

type 1 diabetes 第 1 型糖尿病　糖尿病的一種，胰臟的胰島素製造細胞完全受到破壞，需用胰島素治療。

type 1 osteoporosis 第 1 型骨質疏鬆症　停經後骨骼快速去礦化，造成多孔狀的枝狀骨。

type 2 diabetes 第 2 型糖尿病　糖尿病的一種，其特徵為胰島素抗性，常與肥胖相關。通常不需胰島素。

type 2 osteroporosis 第 2 型骨質疏鬆症　年過 70 的男性和女性出現多孔狀的枝狀骨和皮質骨。

ulcer 潰瘍　內襯組織受到侵蝕而損傷，胃潰瘍發生在胃，十二指腸潰瘍發生在小腸上端，統稱為消化性潰瘍。

umami 鮮味　某些食物，例如蘑菇和巴馬起司等的爽口的味道。添加味精可強化此種味道。

undernutrition 營養不足　長期的營養攝取不符需求而造成的健康問題。

underwater weighing 水中稱重法　首先用標準磅秤量出體重，然後沒入水中再稱一次，利用這兩次體重的差異計算體脂肪含量的方法。

underweight 體重不足　身體質量指數低於 18.5。由於這方面的研究較少，切點不如肥胖準確。

upper-body obesity 上身肥胖　脂肪主要儲存在腹部的肥胖形式；男性腰圍 >102 公分，女性腰圍 >89 公分均屬此種肥胖。又稱雄性肥胖。

urea 尿素　蛋白質代謝產生的含氮廢物，也是尿液中主要的含氮物質。

ureter 輸尿管　從腎臟運送尿液到膀胱的管狀物。

urethra 尿道　從膀胱輸送尿液至體外的管狀物。

urinary system 泌尿系統　由腎臟、膀胱、尿道等構成的身體系統，從循環系統移除廢物並調控血液的酸鹼平衡、化學平衡，以及人體內的水分平衡。

vegan 純素者　只吃植物食品的人。

vein 靜脈　將血液送回心臟的血管。

very-low-calorie diet (VLCD) 極低卡路里飲食　又稱為保留蛋白質修正斷食 (protein-sparing modified fast, PSMF)。這種飲食每日提供 400-800 大卡，通常是流質。其中 120-480 大卡是碳水化合物，其餘大部分是高生物價蛋白質。

very-low-density lipoprotein (VLDL) 極低密度脂蛋白　肝臟製造的脂蛋白，運送從血液中獲得的膽固醇和脂質，以及肝臟本身合成的脂質。

villi 絨毛　小腸內腔的手指狀突出物，參與消化與吸收作用。

virus 病毒　已知最小的致病因子，本身並不代謝、生長或移動，藉著寄主細胞的協助進行繁殖。病毒實質上是一小塊基因物質包在蛋白質外套裡。

viscous fiber 黏性纖維　能夠被大腸細菌醱酵的纖維，又稱水溶性纖維。

vitamin 維生素　飲食中必須含有的極少量化合物，有助於調控和支持人體內的化學反應。

vitamin D_2 (ergocalciferol) 維生素 D_2（麥角鈣化醇）　非動物來源的形式，例如在某些蘑菇中。

vitamin D_3 (cholecalciferol) 維生素D_3（膽鈣化醇）　前維生素 D，天然存在於某些動物來源，例如魚類和蛋黃。

water intoxication 水中毒　喝太多水導致血液和其他體液區間嚴重稀釋的狀況，可能會致命。

water-soluble vitamins 水溶性維生素　可溶解於水的維生素，包括維生素 B 群和維生素 C。

water 水　通用溶劑，化學式為 H_2O。人體含 60% 的水。

white blood cells 白血球　循環系統的元件之一；能擠過細胞間隙而移動。它們吞噬細菌、真菌和病毒，並且針對過敏反應，細胞受傷，和其它免疫細胞產生的蛋白質去毒化。

whole grains 全穀類　穀類植物種子的全部，包括麩皮、胚芽和胚乳（含澱粉的部分）。

Wilson's disease 威爾森氏症　導致銅積聚在組織中的遺傳疾病，肝臟、神經系統以及其他器官會損傷。

withdrawal 戒斷　中斷使用物質而出現身體症狀，例如出汗、心跳加速、震顫、失眠、反胃和嘔吐、焦慮、甚至癲癇。

xerophthalmia 乾眼症　由於缺乏維生素 A 而黏液分泌不足，造成角膜和結膜乾燥的症狀；使眼睛容易受到灰塵和細菌的侵襲，嚴重時會導致失明。

xylitol 木糖醇　木糖（一種五碳的單醣）的醇衍生物。

zygote 合子　即受精卵；指卵細胞與精子結合而未分裂之前的形式。

Index 中文索引

1,25-二羥基維生素 D_3 或鈣三醇 (1,25-dihydroxyvitamin D_3, calcitriol) 379
25-羥基維生素 D_3 或鈣二醇 (25-hydroxyvitamin D_3, calcidiol) 378
7-脫氫膽固醇 (7-dehydrocholesterol) 378
DNA 重組技術 (recombinant DNA technology) 653
α-次亞麻油酸 (alpha-linolenic acid) 212
ω-3 脂肪酸 (omega-3 fatty acid) 212
ω-6 脂肪酸 (omega-6 fatty acid) 212

一劃
乙醇 (ethanol) 864
乙醛脫氫酶 (acetaldehyde dehydrogenase) 866

二劃
二十二碳六烯酸 (docosahexaenoic acid, DHA) 213
二十碳五烯酸 (eicosapentaenoic, EPA) 213
人類免疫不全病毒 (human immunodeficiency virus, HIV) 642
十二指腸 (duodenum) 124

三劃
三酸甘油酯 (triglycerides) 208
三磷酸腺苷 (adenosine triphosphate, ATP) 107
上皮 (epithelial) 107
上身肥胖 (upper-body obesity) 323
上限攝取量 (Tolerable Upper Intake Levels, Upper Levels, or ULs) 78
下身肥胖 (lower-body obesity) 323
下食道括約肌 (lower esophageal sphincter) 122
下視丘 (hypothalamus) 325
口角炎 (cheilosis) 398
大卡 (kilocalories, kcal) 11
女運動員三症候群 (female athlete triad) 610
子宮內膜 (endometrium) 433
子癇前症 (preeclampsia) 750
子癇症 (eclampsia) 750
山梨醇 (sorbitol) 171

四劃
不孕 (infertility) 722
中風 (stroke) 10
中斷連鎖 (chain-breaking) 337
互補蛋白質 (complementary proteins) 273
內分泌系統 (endocrine system) 116
內分泌腺 (endocrine gland) 116
內在因子 (intrinsic factor) 123, 412
內腔 (lumen) 119
內質網 (endoplasmic reticulum, ER) 106
分泌小囊 (secretory vesicles) 106
化學反應 (chemical reaction) 13
升糖指數 (glycemic index, GI) 181
升糖素 (glucagon) 181
反式脂肪酸 (*trans* fatty acid) 211
心肌梗塞 (heart attack) 76
心肌梗塞 (myocardial infarction) 244
心血管（心臟）疾病 [cardiovascular (heart)disease] 9
心血管系統 (cardiovascular system) 110
支鏈胺基酸 (branched-chain amino acids) 265
支鏈澱粉 (amylopectin) 160
木質素 (lignin) 161
木糖醇 (xylitol) 171
比菲德因子 (*Lactobacillus bifidus* factor) 754
水 (water) 11
水中毒 (water intoxication) 460
水中稱重法 (underwater weighing) 321
水溶性 (water-soluble) 13
水溶性維生素 (water-soluble vitamins) 366
水腫 (edema) 278

五劃
丙酮酸 (pyruvic acid) 545
代換單位 (choice) 884
代謝水 (metabolic water) 454
代謝作用 (metabolism) 14
代謝症候群 (metabolic syndrome) 195, 248
出血性中風 (hemorrhagic stroke) 214
加熱殺菌 (pasteurizing) 672
半必需胺基酸 (conditionally essential amino acids) 266
半乳糖 (galactose) 158
半胱胺酸 (homocysteine) 402
半纖維素 (hemicellulose) 161
去氧核糖核酸 (deoxyribonucleic acid, DNA) 105
可調節胃束帶手術 (adjustable gastric banding) 344
失智症 (dementia) 400
奶素者 (lactovegetarian) 292
奶蛋素者 (lactoovovegetarian) 292
孕期 (trimester) 726
巨母紅血球 (megaloblast) 408

八劃

九劃

十劃

十一劃

基礎代謝 (basal metabolism) 313
寄生蟲 (parasite) 672
強直性痙攣 (tetany) 474
掏空症 (purging disorder) 608
排氣測量法 (air displacement) 321
氫化作用 (hydrogenation) 223
淋巴系統 (lymphatic system) 110, 112
淋巴液 (lymph) 110
添加物 (additives) 683
添加糖 (added sugars) 59
清道夫細胞 (scavenger cells) 232
甜菊糖 (stevia) 173
異位性疾病 (atopic disease) 756, 794
異食癖 (pica) 745
痔瘡 (hemorrhoid) 142, 178
第 1 型骨質疏鬆症 (type 1 osteroporosis) 475
第 1 型糖尿病 (type 1 diabetes) 190
第 2 型骨質疏鬆症 (type 2 osteroporosis) 475
第 2 型糖尿病 (type 2 diabetes) 190
粒線體 (mitochondria) 105
細胞 (cell) 12
細胞內液 (intracellular fluid, ICF) 450
細胞分化 (cellular differentiation) 473
細胞外液 (extracellular fluid, ECF) 450
細胞核 (cell nucleus) 105
細胞質 (cytoplasm) 105
組織 (tissues) 102
組織胺 (histamine) 141
組織飽和度 (tissue saturation) 369
脫水 (dehydration) 458
蛋白質 (protein) 11, 264
蛋白質 R (R-proteins) 412
蛋白質-卡路里營養不良 (protein-calorie malnutrition, PCM) 286
蛋白質平衡 (protein equilibrium) 282
蛋白質新陳代謝 (protein turnover) 277
袖狀胃切除術 (sleeve gastrectomy) 344
貧血 (anemia) 395
軟水 (soft water) 460
軟骨症 (osteomalacia) 381
造口術 (ostomy) 845
麥芽糖酶 (maltase) 174

十二劃

備用能力 (reserve capacity) 837
唾液 (saliva) 121
喉頭 (pharynx) 122
單元不飽和 (monounsaturated) 209
單酸甘油酯 (monoglyceride) 215
單醣類 (monosaccharide) 158
循序漸進 (progression) 543
惡性 (malignant) 431
惡性貧血 (pernicious anemia) 413
斑塊 (plaque) 244
植化素 (phytochemicals) 14
植酸 (phytic acid, phytate) 463
無氧 (anaerobic) 105
無菌包裝 (aseptic processing) 677
無意添加物 (incidental food additives) 686
無腦畸形 (anencephaly) 409
無過敏飲食 (elimination diet) 822
無機 (inorganic) 13
硬水 (hard water) 460
稀粥 (gruels) 287
結締 (connective) 107
絨毛 (villi) 124
腎上腺素 (epinephrine) 115, 181
腎元 (kidney nephrons) 838
舒張壓 (diastolic blood pressure) 247
視網酯 (retinyl ester) 371
視網酸 (retinoic acid) 371
視網膜 (retina) 372
視網醇 (retinol) 371
視網醇衍生物 (retinoids) 371
視網醛 (retinal) 371
超大劑量 (megadose) 82, 367
間接測卡法 (indirect calorimetry) 316
順式脂肪酸 (cis fatty acid) 210

十三劃

飲食失調症 (eating disorder) 588
飲食異常 (disordered eating) 587
飲食評估 (dietary assessment) 75
飲食模式 (eating pattern) 60
飲酒失調 (alcohol use disorder) 865
黃斑病變 (macular degeneration) 372
催產素 (oxytocin) 752
微血管 (capillary) 110
微血管床 (capillary bed) 278
微絨毛 (microvilli) 124
微量營養素 (micronutrient) 11
微量礦物質 (trace minerals) 14, 463
會厭軟骨 (epiglottis) 122
極低卡飲食 (very-low-calorie diet, VLCD) 343

極低密度脂蛋白 (very-low-density liporpoteins, VLDL) 231
極微量礦物質 (ultratrace mineral) 463
溶酶體 (lysosomes) 106
溶劑 (solvent) 14, 453
當地食客 (locavore) 702
羧酸 (acid group) 209
腦內啡 (endorphins) 587
腦血管意外 (cerebrovascular accident, CVA) 245
腫瘤 (tumor) 431
腳氣病 (beriberi) 396
腸肝循環 (enterohepatic circulation) 130
腺苷三磷酸 (ATP) 543
腺苷雙磷酸 (ADP) 543
葡萄糖 (glucose) 9, 157, 158
補償行為 (compensatory behaviors) 599
較低品質（不完全）蛋白質 (lower-quality, or incomplete proteins) 272
運動 (exercise) 537
過氧化體 (peroxisomes) 106
過敏 (allergy) 785
過敏性休克 (anaphylaxis) 821
過敏原 (allergen) 821
酮症 (ketosis) 179
酮體 (ketone bodies) 179
隔離劑 (seqestrants) 683
電解質 (electrolytes) 14, 451
預期壽命 (life expectancy) 840

十四劃

飽足感 (satiety) 7, 281
飽和脂肪酸 (saturated fatty acid) 209
厭食症 (anorexia nervosa) 588
壽命 (life span) 840
對照組 (control group) 20
慢性 (chronic) 9
滲透作用 (osmosis) 451
碳水化合物 (carbohydrate) 11
碳水化合物增補法 (carbohydrate loading) 563
碳架 (carbon skeleton) 280
管控刺激 (stimulus control) 337
綠色革命 (green revolution) 643
維生素 (vitamin) 11, 366
維生素 A 前體 (provitamin A) 371
維生素 D_2（麥角鈣醇）(Vitamin D_2, ergocalciferol) 381
維生素 D_3 膽鈣醇 (cholecalciferol) 378
認知行為療法 (cognitive behavior therapy) 598
輔酶 (coenzyme) 368
酵素 (enzyme) 13, 104
酸敗 (rancid) 223
酸鹼平衡 (pH) 113
銅藍蛋白 (ceruloplasmin) 505

十五劃

儉用代謝 (thrifty metabolism) 840
劇食症 (binge-eating disorder) 588
劇烈有氧運動 (vigorous-intensity aerobic physical activity) 537
增強體能 (ergogenic) 573
彈卡儀 (bomb calorimeter) 312
暴食 (binge eating) 599
暴食症 (bulimia nervosa) 588
暴飲 (binge drinking) 864
潰瘍 (ulcer) 139
瘦素 (leptin) 325
瘦體組織 (lean body mass) 313
緩衝物質 (buffers) 279
蔗糖 (sucrose) 158
蔗糖素 (sucralose) 172
蔗糖酶 (sucrase) 174
複合醣類 (complex carbohydrate) 11
褐脂組織 (brown adipose tissue) 315
質子泵抑制劑 (proton pump inhibitors, PPIs) 138
適度有氧運動 (moderate-intensity aerobic physical activity) 537
適度飲酒 (moderate drinking) 864
適應性生熱作用 (adaptive thermogenesis) 315
醋磺內酯鉀 (acesulfame-K) 173
麩質不耐症 (celiac disease) 144
麩質敏感 (nonceliac gluten sensitivity) 145

十六劃

器官 (organ) 102
器官系統 (organ system) 102
學說 (theory) 20
憩室 (diverticula) 178
憩室炎 (diverticulitis) 178
憩室症 (diverticulosis) 178
機能食品 (functional foods) 52
機能纖維 (functional fiber) 163
澱粉 (starch) 11, 157
澱粉酶 (amylase) 121, 174
糖 (sugar) 157
糖尿病 (diabetes) 9
糖精 (saccharin) 172

膳食營養素參考攝取量 (DRIs)：針對個人攝取量的建議，維生素
美國國家研究院醫學研究所 (IOM) 食物與營養委員會 (FNB)

年齡層	維生素 A (μg/d)[a]	維生素 C (mg/d)	維生素 D (μg/d)[b,c]	維生素 E (mg/d)[d]	維生素 K (μg/d)	硫胺 (mg/d)	核黃素 (mg/d)	菸鹼素 (mg/d)[e]	維生素 B_6 (mg/d)	葉酸 (μg/d)[f]	維生素 B_{12} (g/d)	泛酸 (mg/d)	生物素 (μg/d)	膽素 (mg/d)[g]
嬰兒														
0–6 mo	400*	40*	10	4*	2.0*	0.2*	0.3*	2*	0.1*	65*	0.4*	1.7*	5*	125*
7–12 mo	500*	50*	10	5*	2.5*	0.3*	0.4*	4*	0.3*	80*	0.5*	1.8*	6*	150*
兒童														
1–3 y	300	15	15	6	30*	0.5	0.5	6	0.5	150	0.9	2*	8*	200*
4–8 y	400	25	15	7	55*	0.6	0.6	8	0.6	200	1.2	3*	12*	250*
男性														
9–13 y	600	45	15	11	60*	0.9	0.9	12	1.0	300	1.8	4*	20*	375*
14–18 y	900	75	15	15	75*	1.2	1.3	16	1.3	400	2.4	5*	25*	550*
19–30 y	900	90	15	15	120*	1.2	1.3	16	1.3	400	2.4	5*	30*	550*
31–50 y	900	90	15	15	120*	1.2	1.3	16	1.3	400	2.4	5*	30*	550*
51–70 y	900	90	15	15	120*	1.2	1.3	16	1.7	400	2.4[h]	5*	30*	550*
>70 y	900	90	20	15	120*	1.2	1.3	16	1.7	400	2.4[h]	5*	30*	550*
女性														
9–13 y	600	45	15	11	60*	0.9	0.9	12	1.0	300	1.8	4*	20*	375*
14–18 y	700	65	15	15	75*	1.0	1.0	14	1.2	400[i]	2.4	5*	25*	400*
19–30 y	700	75	15	15	90*	1.1	1.1	14	1.3	400[i]	2.4	5*	30*	425*
31–50 y	700	75	15	15	90*	1.1	1.1	14	1.3	400[i]	2.4	5*	30*	425*
51–70 y	700	75	15	15	90*	1.1	1.1	14	1.5	400	2.4[h]	5*	30*	425*
>70 y	700	75	20	15	90*	1.1	1.1	14	1.5	400	2.4[h]	5*	30*	425*
懷孕														
≤18 y	750	80	15	15	75*	1.4	1.4	18	1.9	600[j]	2.6	6*	30*	450*
19–30 y	770	85	15	15	90*	1.4	1.4	18	1.9	600[j]	2.6	6*	30*	450*
31–50 y	770	85	15	15	90*	1.4	1.4	18	1.9	600[j]	2.6	6*	30*	450*
哺乳														
≤18 y	1200	115	15	19	75*	1.4	1.6	17	2.0	500	2.8	7*	35*	550*
19–30 y	1300	120	15	19	90*	1.4	1.6	17	2.0	500	2.8	7*	35*	550*
31–50 y	1300	120	15	19	90*	1.4	1.6	17	2.0	500	2.8	7*	35*	550*

mg＝毫克，μg＝微克

字體說明：粗體表示建議攝取量 RDA，非粗體加*代表足夠攝取量 AI，兩者都可作為個人攝取的目標。

RDA 數值表示滿足特定年齡性別層之 97-98% 人口所需要的營養素攝取量。針對母乳哺餵的健康嬰兒，AI 數值為平均攝取量；針對其他年齡性別層，AI 可以滿足該層幾乎全數人口的需求，不過因為數據不足或不確定，無法明確指定可信賴的人口涵蓋百分比。

[a] 視網醇活性當量 (RAE)，1 RAE＝1 微克視網醇＝12 微克 β-胡蘿蔔素＝24 微克 α-胡蘿蔔素或 β-玉米黃素。食物之維生素 A 前體的類胡蘿蔔素含量以視網醇當量 (RE) 表示時，RE 數值除以 2 可得 RAE 量。針對食物與補充劑中既成的維生素 A 與補充劑中維生素 A 前體的類胡蘿蔔素，1 RE＝1RAE。

[b] 膽鈣醇 1μg＝40 IU 維生素 D。

[c] 沒有日曬的建議攝取量。

[d] 表示為 α-生育醇之量，包括食物中生物活性最強的唯一天然生育醇 RRR-α-生育醇，還有強化食品與補充劑中的各種 2R 立體異構物分子 (RRR-、RSR-、RRS-和 RSS-α-生育醇等)；但是不包括強化食品與補充劑中的各種 2S 立體異構物分子 (SRR-、SSR-、SRS-和 SSS--α-生育醇等)。

[e] 單位是菸鹼素當量(NE)。1 mg 菸鹼素＝60 mg 色胺酸；0-6 個月數值為既成菸鹼素 (不是 NE)。

[f] 膳食葉酸當量 (DFE)。1 DFE＝食物天然葉酸 1 μg＝與食物共食之強化或補充劑葉酸 0.6 μg＝空腹攝取補充劑葉酸 0.5 μg。

[g] 膽素雖然訂有 AI，但資料不足而不確定各生命期是否都必須由飲食供應；某些生命期可能體內自行合成就已經足夠所需。

[h] 由於 10-30% 老人對食物中結合態 B_{12} 的吸收不良，因此建議 50 歲以上應該攝取 B_{12} 強化之食物或補充劑以滿足 RDA 水準。

[i] 基於葉酸攝取量與胎兒神經管缺陷的關聯有充分的實證基礎，故而建議生育年齡婦女除了從多樣化飲食攝取葉酸之外，還應從強化食品或補充劑攝取 400μg 的葉酸。

[j] 育齡婦女在產前檢查確認懷孕之前應持續利用強化食品或補充劑以補充 400 μg 的葉酸，這段受孕前後時間是胚胎神經管發育的關鍵期。

資料取自美國 DRI 系列。

膳食營養素參考攝取量 (DRIs)：針對個人攝取量的建議，礦物質（按字母排序）
美國國家研究院醫學研究所 (IOM) 食物與營養委員會 (FNB)

年齡層	鈣 (mg/d)	鉻 (μg/d)	銅 (μg/d)	氟 (mg/d)	碘 (μg/d)	鐵 (mg/d)	鎂 (mg/d)	錳 (mg/d)	鉬 (μg/d)	磷 (mg/d)	硒 (μg/d)	鋅 (mg/d)
嬰兒												
0–6 mo	200*	0.2*	200*	0.01*	110*	0.27*	30*	0.003*	2*	100*	15*	2*
7–12 mo	260*	5.5*	220*	0.5*	130*	11	75*	0.6*	3*	275*	20*	3
兒童												
1–3 y	700	11*	340	0.7*	90	7	80	1.2*	17	460	20	3
4–8 y	1000	15*	440	1*	90	10	130	1.5*	22	500	30	5
男性												
9–13 y	1300	25*	700	2*	120	8	240	1.9*	34	1250	40	8
14–18 y	1300	35*	890	3*	150	11	410	2.2*	43	1250	55	11
19–30 y	1000	35*	900	4*	150	8	400	2.3*	45	700	55	11
31–50 y	1000	35*	900	4*	150	8	420	2.3*	45	700	55	11
51–70 y	1000	30*	900	4*	150	8	420	2.3*	45	700	55	11
>70 y	1200	30*	900	4*	150	8	420	2.3*	45	700	55	11
女性												
9–13 y	1300	21*	700	2*	120	8	240	1.6*	34	1250	40	8
14–18 y	1300	24*	890	3*	150	15	360	1.6*	43	1250	55	9
19–30 y	1000	25*	900	3*	150	18	310	1.8*	45	700	55	8
31–50 y	1000	25*	900	3*	150	18	320	1.8*	45	700	55	8
51–70 y	1200	20*	900	3*	150	8	320	1.8*	45	700	55	8
>70 y	1200	20*	900	3*	150	8	320	1.8*	45	700	55	8
懷孕												
≤18 y	1300	29*	1000	3*	220	27	400	2.0*	50	1250	60	12
19–30 y	1000	30*	1000	3*	220	27	350	2.0*	50	700	60	11
31–50 y	1000	30*	1000	3*	220	27	360	2.0*	50	700	60	11
哺乳												
≤18 y	1300	44*	1300	3*	290	10	360	2.6*	50	1250	70	13
19–30 y	1000	45*	1300	3*	290	9	310	2.6*	50	700	70	12
31–50 y	1000	45*	1300	3*	290	9	320	2.6*	50	700	70	12

字體說明：粗體表示建議攝取量 RDA，非粗體加*代表足夠攝取量 AI，兩者都可作為個人攝取的目標。RDA 數值表示滿足特定年齡性別層之 97-98% 人口所需要的營養素攝取量。針對母乳哺餵的健康嬰兒，AI 數值為平均攝取量；針對其他年齡性別層，AI 可以滿足該層幾乎全數人口的需求，不過因為數據不足或不確定，無法明確指定可信賴的人口涵蓋百分比。

資料取自美國 DRI 系列。

Sources: Dietary Reference Intakes for Calcium, Phosphorus, Magnesium, Vitamin D, and Fluoride (1997); Dietary Reference Intakes for Thiamin, Riboflavin, Niacin, Vitamin B-6, Folate, Vitamin B-12, Pantothenic Acid, Biotin, and Choline (1998); Dietary Reference Intakes for Vitamin C, Vitamin E, Selenium, and Carotenoids (2000); Dietary Reference Intakes for Vitamin A, Vitamin K, Arsenic, Boron, Chromium, Copper, Iodine, Iron, Manganese, Molybdenum, Nickel, Silicon, Vanadium, and Zinc (2001); and Dietary Reference Intakes for Calcium and Vitamin D (2011). These reports may be accessed via www.nap.edu.

C

膳食營養素參考攝取量 (DRIs)：針對個人攝取量的建議，巨量營養素
美國國家研究院醫學研究所 (IOM) 食物與營養委員會 (FNB)

年齡層	碳水化合物 (g/d)	總纖維質 (g/d)	油脂 (g/d)	亞麻油酸 (g/d)	α-次亞麻油酸 (g/d)	蛋白質 (g/d)
嬰兒						
0–6 mo	60*	ND	31*	4.4*	0.5*	9.1*
7–12 mo	95*	ND	30*	4.6*	0.5*	**11.0**
兒童						
1–3 y	**130**	19*	ND[b]	7*	0.7*	**13**
4–8 y	**130**	25*	ND	10*	0.9*	**19**
男性						
9–13 y	**130**	31*	ND	12*	1.2*	**34**
14–18 y	**130**	38*	ND	16*	1.6*	**52**
19–30 y	**130**	38*	ND	17*	1.6*	**56**
31–50 y	**130**	38*	ND	17*	1.6*	**56**
51–70 y	**130**	30*	ND	14*	1.6*	**56**
>70 y	**130**	30*	ND	14*	1.6*	**56**
女性						
9–13 y	**130**	26*	ND	10*	1.0*	**34**
14–18 y	**130**	26*	ND	11*	1.1*	**46**
19–30 y	**130**	25*	ND	12*	1.1*	**46**
31–50 y	**130**	25*	ND	12*	1.1*	**46**
51–70 y	**130**	21*	ND	11*	1.1*	**46**
>70 y	**130**	21*	ND	11*	1.1*	**46**
懷孕						
14–18 y	**175**	28*	ND	13*	1.4*	**71**
19–30 y	**175**	28*	ND	13*	1.4*	**71**
31–50 y	**175**	28*	ND	13*	1.4*	**71**
哺乳						
14–18 y	**210**	29*	ND	13*	1.3*	**71**
19–30 y	**210**	29*	ND	13*	1.3*	**71**
31–50 y	**210**	29*	ND	13*	1.3*	**71**

字體說明：粗體表示建議攝取量 RDA，非粗體加*代表足夠攝取量 AI，兩者都可作為個人攝取的目標。RDA 數值表示滿足特定年齡性別層之 97-98% 人口所需要的營養素攝取量。針對母乳哺餵的健康嬰兒，AI 數值為平均攝取量；針對其他年齡性別層，AI 可以滿足該層幾乎全數人口的需求，不過因為數據不足或不確定，無法明確指定可信賴的人口涵蓋百分比。

[a] 根據參考體重以及每公斤體重 0.8 公克而計算。

[b] ND = 目前並未訂定。

資料取自美國 DRI 系列。

Sources: Dietary Reference Intakes for Energy, Carbohydrate, Fiber, Fat, Fatty Acids, Cholesterol, Protein, and Amino Acids (2002). This report may be accessed via www.nap.edu.

膳食營養素參考攝取量 (DRIs)：針對個人攝取量的建議，電解質和水

美國國家研究院醫學研究所 (IOM) 食物與營養委員會 (FNB)

年齡層	鈉 (mg/d)	鉀 (mg/d)	氯 (mg/d)	水 (L/d)
嬰兒				
0–6 mo	120*	400*	180*	0.7*
7–12 mo	370*	700*	570*	0.8*
兒童				
1–3 y	1000*	3000*	1500*	1.3*
4–8 y	1200*	3800*	1900*	1.7*
男性				
9–13 y	1500*	4500*	2300*	2.4*
14–18 y	1500*	4700*	2300*	3.3*
19–30 y	1500*	4700*	2300*	3.7*
31–50 y	1500*	4700*	2300*	3.7*
51–70 y	1300*	4700*	2000*	3.7*
＞70 y	1200*	4700*	1800*	3.7*
女性				
9–13 y	1500*	4500*	2300*	2.1*
14–18 y	1500*	4700*	2300*	2.3*
19–30 y	1500*	4700*	2300*	2.7*
31–50 y	1500*	4700*	2300*	2.7*
51–70 y	1300*	4700*	2000*	2.7*
＞70 y	1200*	4700*	1800*	2.7*
懷孕				
14–18 y	1500*	4700*	2300*	3.0*
19–50 y	1500*	4700*	2300*	3.0*
哺乳				
14–18 y	1500*	5100*	2300*	3.8*
19–50 y	1500*	5100*	2300*	3.8*

說明：符號*代表足夠攝取量 AI，可作為個人攝取的目標。針對母乳哺餵的健康嬰兒，AI 數值為平均攝取量；針對其他年齡性別層，AI 可以滿足該層幾乎全數人口的需求，不過因為數據不足或不確定，無法明確指定可信賴的人口涵蓋百分比。

資料取自美國 DRI 系列。

Source: *Dietary Reference Intakes for Water, Potassium, Sodium, Chloride, and Sulfate* (2005). This report may be accessed via www.nap.edu.

巨量營養素適量範圍

巨量營養素	範圍（% 總能量）兒童 1-3 歲	兒童與青少年 4-18 歲	成人
油脂	30–40	25–35	20–35
ω-6 多元不飽和脂肪（亞麻油酸）	5–10	5–10	5–10
ω-3 多元不飽和脂肪（α-次亞麻油酸）	0.6–1.2	0.6–1.2	0.6–1.2
碳水化合物	45–65	45–65	45–65
蛋白質	5–20	10–30	10–35

[a] 總量中大約 10% 可來自更長鏈的脂肪酸。

資料取自美國 DRI 系列。

SOURCE: *Dietary Reference Intakes for Energy, Carbohydrate, Fiber, Fat, Fatty Acids, Cholesterol, Protein, and Amino Acids* (2002). The report may be accessed via www.nap.edu.

膳食營養素參考攝取量 (DRIs)：上限攝取量 (UL[a])，維生素
美國國家研究院醫學研究所 (IOM) 食物與營養委員會 (FNB)

年齡層	維生素 A (μg/d)[b]	維生素 C (mg/d)	維生素 D (μg/d)	維生素 E (mg/d)[c,d]	維生素 K	硫胺	核黃素	菸鹼素 (mg/d)[d]	維生素 B_6 (mg/d)	葉酸 (μg/d)[d]	維生素 B_{12}	泛酸	生物素 (g/d)	膽素	類胡蘿蔔素[e]
嬰兒															
0–6 mo	600	ND	25	ND	ND	ND	ND	ND	ND	ND	ND	ND	ND	ND	ND
7–12 mo	600	ND	38	ND	ND	ND	ND	ND	ND	ND	ND	ND	ND	ND	ND
兒童															
1–3 y	600	400	63	200	ND	ND	ND	10	30	300	ND	ND	ND	1.0	ND
4–8 y	900	650	75	300	ND	ND	ND	15	40	400	ND	ND	ND	1.0	ND
男性/女性															
9–13 y	1700	1200	100	600	ND	ND	ND	20	60	600	ND	ND	ND	2.0	ND
14–18 y	2800	1800	100	800	ND	ND	ND	30	80	800	ND	ND	ND	3.0	ND
19–70 y	3000	2000	100	1000	ND	ND	ND	35	100	1000	ND	ND	ND	3.5	ND
> 70 y	3000	2000	100	1000	ND	ND	ND	35	100	1000	ND	ND	ND	3.5	ND
懷孕															
≤ 18 y	2800	1800	100	800	ND	ND	ND	30	80	800	ND	ND	ND	3.0	ND
19–50 y	3000	2000	100	1000	ND	ND	ND	35	100	1000	ND	ND	ND	3.5	ND
哺乳															
≤ 18 y	2800	1800	100	800	ND	ND	ND	30	80	800	ND	ND	ND	3.0	ND
19–50 y	3000	2000	100	1000	ND	ND	ND	35	100	1000	ND	ND	ND	3.5	ND

[a] UL＝對幾乎所有人（97% 到 98%）都不致引起反效果的每日最高攝取量。若沒有特別說明，此量代表飲食、飲水和補充劑提供的總量。由於資料欠缺而沒有 UL 值的維生素有：維生素 K、硫胺、核黃素、維生素 B_{12}、泛酸、生物素和類胡蘿蔔素等。沒有 UL 時更要留意攝取超量的風險。

[b] 只針對既成的維生素 A，不包括維生素 A 前體。

[c] 針對 α-生育醇，涵蓋補充劑中所有的 α-生育醇。

[d] 維生素 E、菸鹼素和葉酸都是專指強化食品、補充劑或兩者並用時的合成葉酸總量。

[e] β-胡蘿蔔素補充劑只建議用在有維生素 A 缺乏風險者作為維生素 A 前體的來源。

[f] ND＝沒有訂定，因為該年齡層不良反應的資料欠缺，而且體內代謝過量攝取的能力也欠缺。飲食攝取應該完全來自食物，以避免攝取過量。

資料取自美國 DRI 系列。

SOURCES: Dietary Reference Intakes for Calcium and Vitamin D (2011); Dietary Reference Intakes for Calcium, Phosphorus, Magnesium, Vitamin D, and Fluoride (1997); Dietary Reference Intakes for Thiamin, Riboflavin, Niacin, Vitamin B-6, Folate, Vitamin B-12, Pantothenic Acid, Biotin, and Chlorine (1998); Dietary Reference Intakes for Vitamin C, Vitamin E, Selenium, and Carotenoids (2000); and Dietary Reference Intakes for Vitamin A, Vitamin K, Arsenic, Boron, Chromium, Copper, Iodine, Iron, Manganese, Molybdenum, Nickel, Silicon, Vanadium, and Zinc (2001). These reports may be accessed via www.nap.edu.

膳食營養素參考攝取量 (DRIs)：針對個人攝取量的建議[a]，礦物質與電解質[b,c]（按字母排序）

美國國家研究院醫學研究所 (IOM) 食物與營養委員會 (FNB)

年齡層	砷[b]	硼 (mg/d)	鈣 (g/d)	銅 (μg/d)	氟 (mg/d)	碘 (μg/d)	鐵 (mg/d)	鎂 (mg/d)[d]	錳 (mg/d)	鉬 (μg/d)	鎳 (mg/d)	磷 (g/d)	硒 (μg/d)	釩 (mg/d)[e]	鋅 (mg/d)	鈉 (mg/d)	氯 (mg/d)
嬰兒																	
0–6 mo	ND[f]	ND	1	ND	0.7	ND	40	ND	ND	ND	ND	ND	45	ND	4	ND	ND
7–12 mo	ND	ND	1.5	ND	0.9	ND	40	ND	ND	ND	ND	ND	60	ND	5	ND	ND
兒童																	
1–3 y	ND	3	2.5	1000	1.3	200	40	65	2	300	0.2	3	90	ND	7	1500	2300
4–8 y	ND	6	2.5	3000	2.2	300	40	110	3	600	0.3	3	150	ND	12	1900	2900
男性/女性																	
9–13 y	ND	11	3	5000	10	600	40	350	6	1100	0.6	4	280	ND	23	2200	3400
14–18 y	ND	17	3	8000	10	900	45	350	9	1700	1.0	4	400	ND	34	2300	3600
19–70 y	ND	20	2.5[g]	10000	10	1100	45	350	11	2000	1.0	4	400	1.8	40	2300	3600
>70 y	ND	20	2	10000	10	1100	45	350	11	2000	1.0	3	400	1.8	40	2300	3600
懷孕																	
≤18 y	ND	17	3	8000	10	900	45	350	9	1700	1.0	3.5	400	ND	34	2300	3600
19–50 y	ND	20	2.5	10000	10	1100	45	350	11	2000	1.0	3.5	400	ND	40	2300	3600
哺乳																	
≤18 y	ND	17	3	8000	10	900	45	350	9	1700	1.0	4	400	ND	34	2300	3600
19–50 y	ND	20	2.5	10000	10	1100	45	350	11	2000	1.0	4	400	ND	40	2300	3600

[a] UL＝對幾乎所有人（97% 到 98%）都不致引起反效果的每日最高攝取量。若沒有特別說明，此量代表飲食、飲水和補充劑提供的總量。由於資料欠缺而沒有 UL 值的礦物質有：砷、鉻和矽等。沒有 UL 時更要留意攝取超過建議量的風險。

[b] 砷雖然未訂定 UL，但不成為在食品或補充劑加砷的正當理由。

[c] 矽雖然沒有證據顯示對人體有不良反應，但不成為在食品或補充劑加矽的正當理由。

[d] 鎂的 UL 僅適用於藥物提供之鎂量，不涵蓋食物和飲水供應的鎂。

[e] 釩雖然沒有證據顯示對人體有不良反應，但不成為在食品或補充劑加釩的正當理由。本項 UL 值係來自實驗室動物研究，可應用於訂定成人的 UL，但無法應用於兒童和未成年青少年。

[f] ND＝沒有訂定，因為該年齡層不良反應的資料欠缺，而且體內代謝過量攝取的能力也欠缺。飲食攝取應該完全來自食物，以避免攝取過量。

[g] 年齡 50 歲以上之 UL 降為 2。

資料取自美國 DRI 系列。

SOURCES: Dietary Reference Intakes for Calcium and Vitamin D (2011); Dietary Reference Intakes for Calcium, Phosphorus, Magnesium, Vitamin D, and Fluoride (1997); Dietary Reference Intakes for Thiamin, Riboflavin, Niacin, Vitamin B-6, Folate, Vitamin B-12, Pantothenic Acid, Biotin, and Choline (1998); Dietary Reference Intakes for Vitamin C, Vitamin E, Selenium, and Carotenoids (2000); Dietary Reference Intakes for Vitamin A, Vitamin K, Arsenic, Boron, Chromium, Copper, Iodine, Iron, Manganese, Molybdenum, Nickel, Silicon, Vanadium, and Zinc (2001); and *Dietary Reference Intakes for Water, Potassium, Sodium, Chloride, and Sulfate* (2004). These reports may be accessed via www.nap.edu.